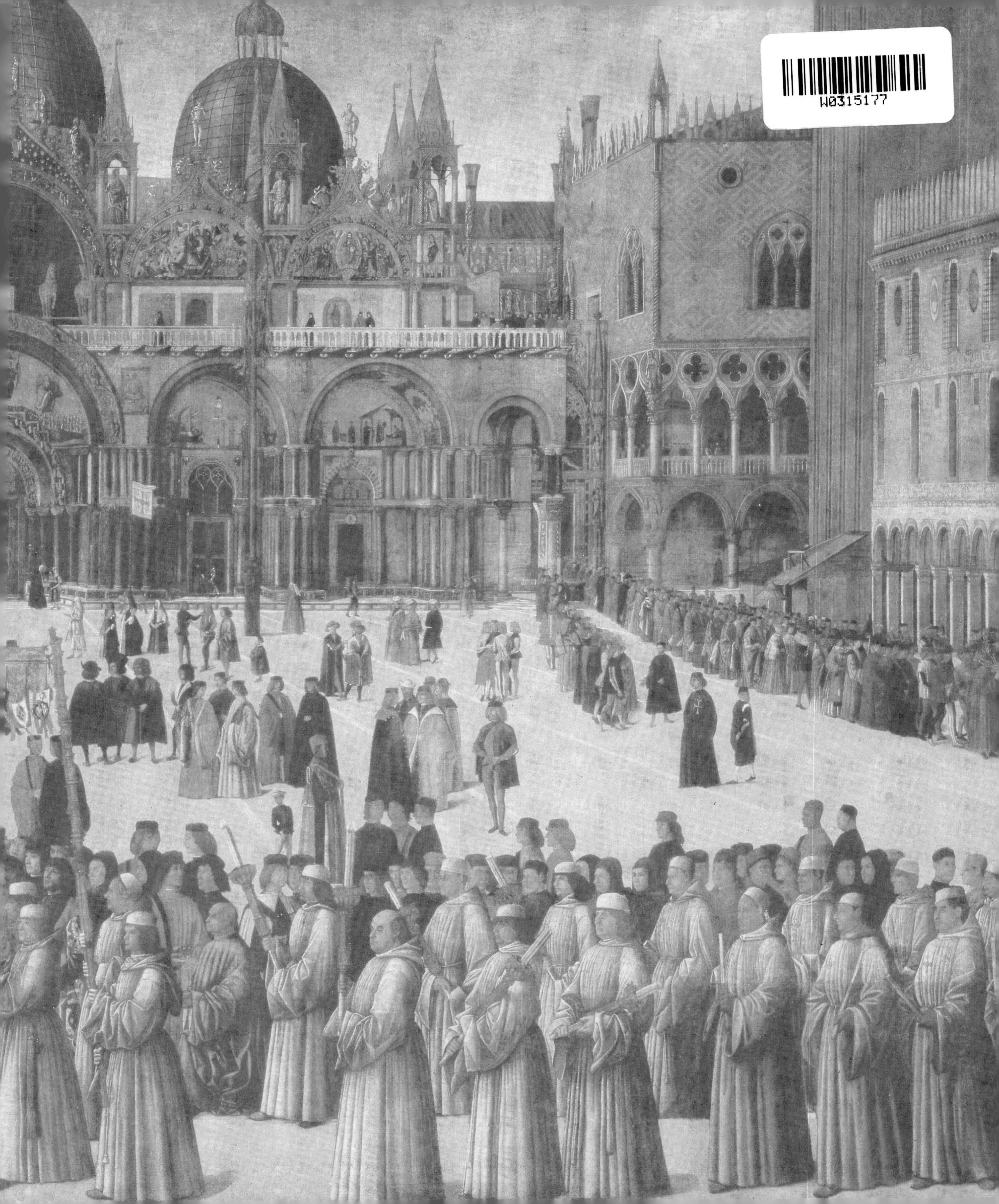

Die Kunst der italienischen Renaissance

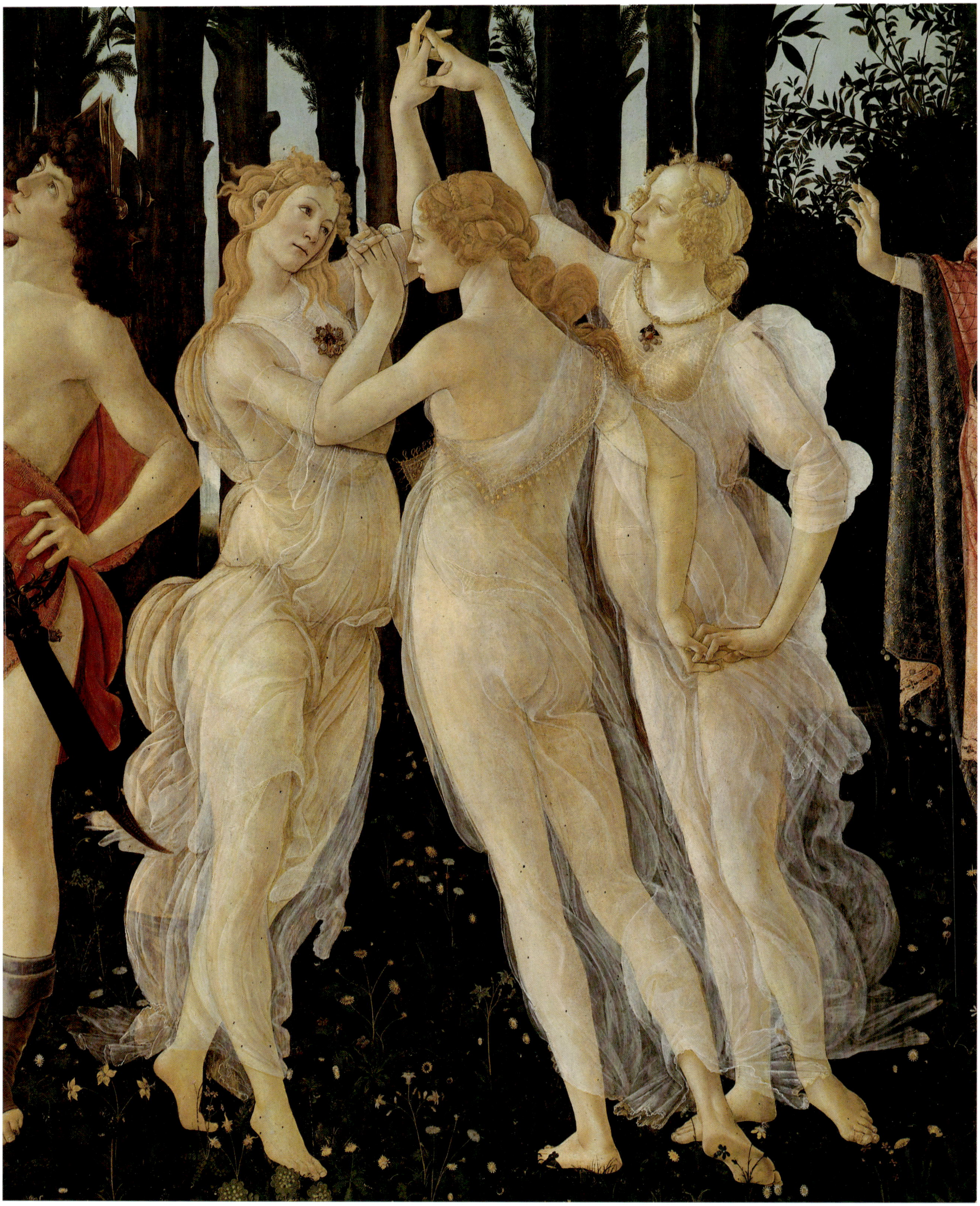

Die Kunst der italienischen Renaissance

Architektur · Skulptur · Malerei · Zeichnung

Herausgegeben von Rolf Toman

Könemann

Bonner Straße 126, D-50968 Köln

Redaktion und Produktion:
Rolf Toman, Espéraza, Birgit Beyer, Köln
Korrekturen und Anhang: Christine Traber, Berlin, Andreas Pohlmann, Köln
Übersetzung der Beiträge von Alick McLean aus dem Englischen:
Monika Wagner (S. 12–35), Dorle Merkel (S. 98–129)
Umschlaggestaltung: Peter Feierabend, Berlin
Reproduktionen: Columbia Offset Group, Singapur
Druck und Bindung: Neue Stalling, Oldenburg
Printed in Germany
ISBN 3-89508-054-3

Inhalt

Rolf Toman
Einleitung 6

Alick McLean
Italienische Architektur des Spätmittelalters 12

Alexander Perrig
Malerei und Skulptur des Spätmittelalters 36

Alick McLean
Architektur der Frührenaissance in Florenz und Mittelitalien 98

Wolfgang Jung
Architektur der Hochrenaissance und des Manierismus in Rom und Mittelitalien 130

Jeanette Kohl
Architektur der Spätrenaissance in Venedig und im Veneto 156

Uwe Geese
Skulptur der italienischen Renaissance 176

Barbara Deimling
Malerei der Frührenaissance in Florenz und Mittelitalien 238

Alexander Rauch
Malerei der Hochrenaissance und des Manierismus in Rom und Mittelitalien 308

Alexander Rauch
Malerei der Renaissance in Venedig und Norditalien 350

Alexander Perrig
Vom Zeichnen und von der künstlerischen Grundausbildung im 13. bis 16. Jahrhundert 416

Fürstenhäuser, Dogen, Päpste 442

Glossar 444

Bibliographie 452

Personenindex 460

Domenico di Michelino
Dante und die Drei Königreiche (Detail), 1465
Öl auf Leinwand
Florenz, Museo dell'Opera del Duomo

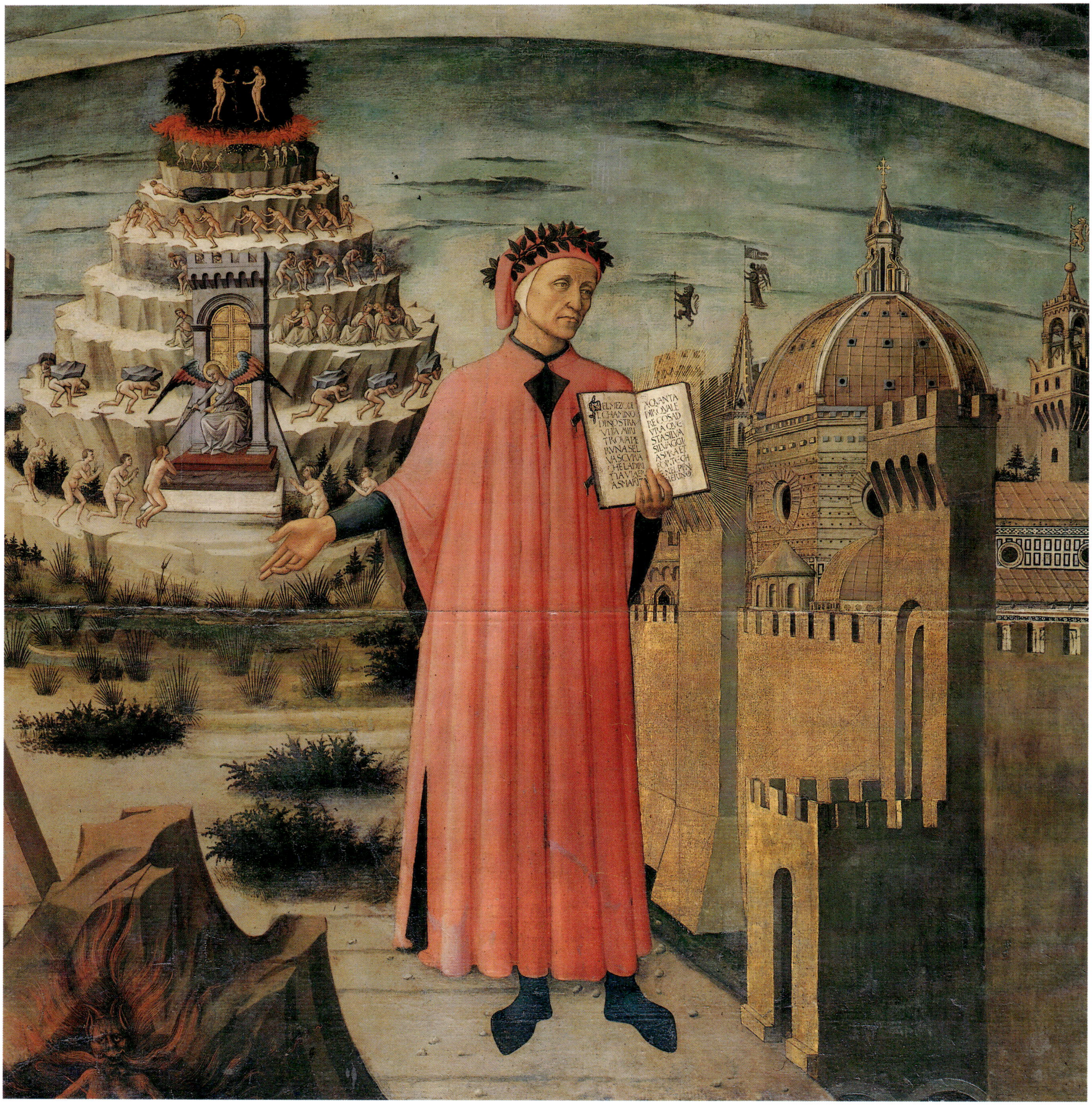

Rolf Toman

Einleitung

Wer sich erstmalig mit der italienischen Renaissance beschäftigt, um zu erfahren, was denn diese Epoche zu einem so grandiosen Kapitel der Weltkunst macht, bringt in der Regel schon gewisse Vorstellungen mit, die sein Interesse leiten. Ausgehend von der Übersetzung des Wortes »Renaissance« mit »Wiedergeburt« ist hiermit zumeist der Gedanke eines unbestimmten, aber strahlenden Neubeginns verbunden, das Gegenstück zu der – ebenso unbestimmten – Vorstellung vom »finsteren Mittelalter«. Aus dieser Gegenüberstellung ergeben sich die einzelnen Oppositionsmerkmale, welche den positiv besetzten Renaissancebegriff mit Inhalt füllen: »Die Renaissance ist das Aufkommen des Individualismus, das Erwachen des Schönheitsdranges, der Triumphzug von Weltlust und Lebensglück, die Eroberung der irdischen Wirklichkeit durch den Geist, die Erneuerung der heidnischen Lebensfreude, die Bewußtwerdung der Persönlichkeit in ihrem natürlichen Verhältnis zur Welt.« Dies sind die begeisterten Ausführungen, die der niederländische Kulturhistoriker Johan Huizinga in seinem Aufsatz »Das Problem der Renaissance« einem fingierten Enthusiasten über die Renaissance in den Mund legt. Wenn man dem Gesagten noch hinzufügt, daß sich die Renaissance in der Vorstellung der meisten rückbezieht auf den Geist der Antike und zur Darstellung räumlicher Tiefe in der Malerei erstmals die geometrisch konstruierte Perspektive ins Spiel bringt, hat man schon die wesentlichen Elemente benannt, die das Renaissancebild in der Regel ausmachen.

Als Herausgeber dieses Bandes über die Kunst der italienischen Renaissance bin ich von der Unterstellung eines solchen Renaissancebildes und der Kenntnis einiger weniger Renaissancekünstler des Zielpublikums ausgegangen. Darüber hinaus schwebte mir ein Werk vor, das auch den zahlreichen Studenten der Kunstgeschichte als Einstieg in das so komplexe Gebiet dienen könnte. Die Autoren hatten darin eine Vorgabe für die Darstellungsart und den Schwierigkeitsgrad ihrer Texte. Diese gilt auch für die vorliegende Einleitung, in der das oben skizzierte Renaissancebild in einigen Punkten problematisiert und ergänzt werden soll.

Das Verhältnis des Mittelalters zur Renaissance wird gewöhnlich in einer zu starken Opposition gesehen. Dennoch mag es erklärungsbedürftig erscheinen, warum ein Band über die Kunst der italienischen Renaissance, deren Beginn um 1420 datiert zu werden pflegt, der Behandlung des Spätmittelalters so viel Raum gewährt. Alick McLean, der Autor der ersten beiden Architekturkapitel, gibt darauf eine Antwort: Zur Charakterisierung des Gemeinsamen der italienischen Architektur vom 11. bis zum 16. Jahrhundert schlägt er vor, den Renaissancebegriff zu erweitern, ihn als ein »ideologisches Werkzeug« päpstlicher Machtentfaltung – einschließlich ihrer propagandistischen Bauherrentätigkeit – ebendieser Zeit zu begreifen, als »bewußte Wiederbelebung der antiken Weltherrschaft unter christlichen Vorzeichen«. Dieser Renaissancebegriff sprengt die herkömmlichen Epochengrenzen ebenso, wie er die üblichen stilistischen Klassifizierungen der Bauformen dieser Zeit außer acht läßt. Er wird in diesem Buch nur von McLean in Anspruch genommen und ist nicht auf die anderen Kunstgattungen, wie Skulptur und Malerei, übertragbar.

Die herkömmliche Periodisierung der italienischen Kunstgeschichte mit ihrer zu starken epochalen Zäsur um 1420 läßt sich aber auch aus anderen Gesichtspunkten in Frage stellen. Schon Giorgio Vasari (1511–1574), der berühmte Künstlerbiograph des 16. Jahrhunderts, datierte die große Erneuerung der italienischen Kunst auf das Ende des 13. Jahrhunderts; er verband sie mit den Florentiner Künstlern Cimabue (um 1240/45 – nach 1302) und Giotto (1267–1337). Giotto »öffnete die Pforten der Wahrheit für diejenigen, die seither die Kunst zu der Vollkommenheit und Größe gebracht haben, in der wir sie in unserem Jahrhundert sehen«, schreibt Vasari und behauptet damit eine Kontinuität der italienischen Kunstentwicklung von Giotto bis Michelangelo, dem Genie seiner Zeit, an dem er alle übrigen Künstler mißt. Bereits mit Bezug auf Giottos Zeit spricht Vasari von der »Rinascità«, der Wiedergeburt; er sah die große Erneuerung der Kunst in der Nachahmung der Natur, was für ihn fast gleichbedeutend war mit ihrer Rückkehr zu den Alten. Die herausragende Rolle Giottos wurde übrigens vor Vasari schon von anderen betont, u.a. von Boccaccio (1313–1375) und Lorenzo Ghiberti (1378–1458). Beide rühmen seinen Naturalismus und attestieren damit bereits der Kunst des späten Duecento (= 13. Jahrhundert) und des frühen Trecento (= 14. Jahrhundert) ein formales Charakteristikum, das auch an der Renaissancekunst des 15. Jahrhunderts immer wieder hervorgehoben wurde. Was diesen Punkt als Kriterium betrifft, wird man also eher von Renaissancen als von *der* Renaissance sprechen müssen.

Es ist bemerkenswert festzustellen, daß auch neuere Periodisierungsvorschläge zur italienischen Kunstgeschichte, die sozial- und wirtschaftsgeschichtliche Forschungsergebnisse mit in ihre Überlegungen einbeziehen, die herausragende Rolle Giottos nie in Frage stellen: »Um im eigentlichen Sinn von italienischer Kunst reden zu können, muß man also auf Giottos Lösungen und die der Künstler seiner Generation warten – genauso wie auf Dantes Literatur und die seiner Zeitgenossen, will man von einer italienischen literarischen Sprache reden ... «, heißt es bei Giovanni Previtali in seinem Aufsatz »Die Periodisierung der italienischen Kunstgeschichte«. Zwischen 1290 und 1320 sieht er eine Blütezeit der Kunstentwicklung in Mittelitalien und vor allem in Florenz, die vieles von dem vorwegnimmt, was – erneut und vollends – in der florentinischen »Frührenaissance« des Quattrocento zur Entfaltung kommt. Die Wiederholung der florentinischen Renaissance war denn auch wesentlich ein Rückbezug auf die eigene große Zeit im frühen Trecento, die Zeit Giottos. So viel zur Begründung, warum dem Spätmittelalter auch hier so viel Raum gewährt wird.

Alexander Perrig, der die Entwicklung der Malerei und Skulptur

Paolo Uccello (?)
Perspektivische Kelchstudie
9 x 24 cm
Feder und dunkelbraune Tusche auf weißem Papier
Florenz, Galleria degli Uffizi, Gabinetto Disegni e Stampe

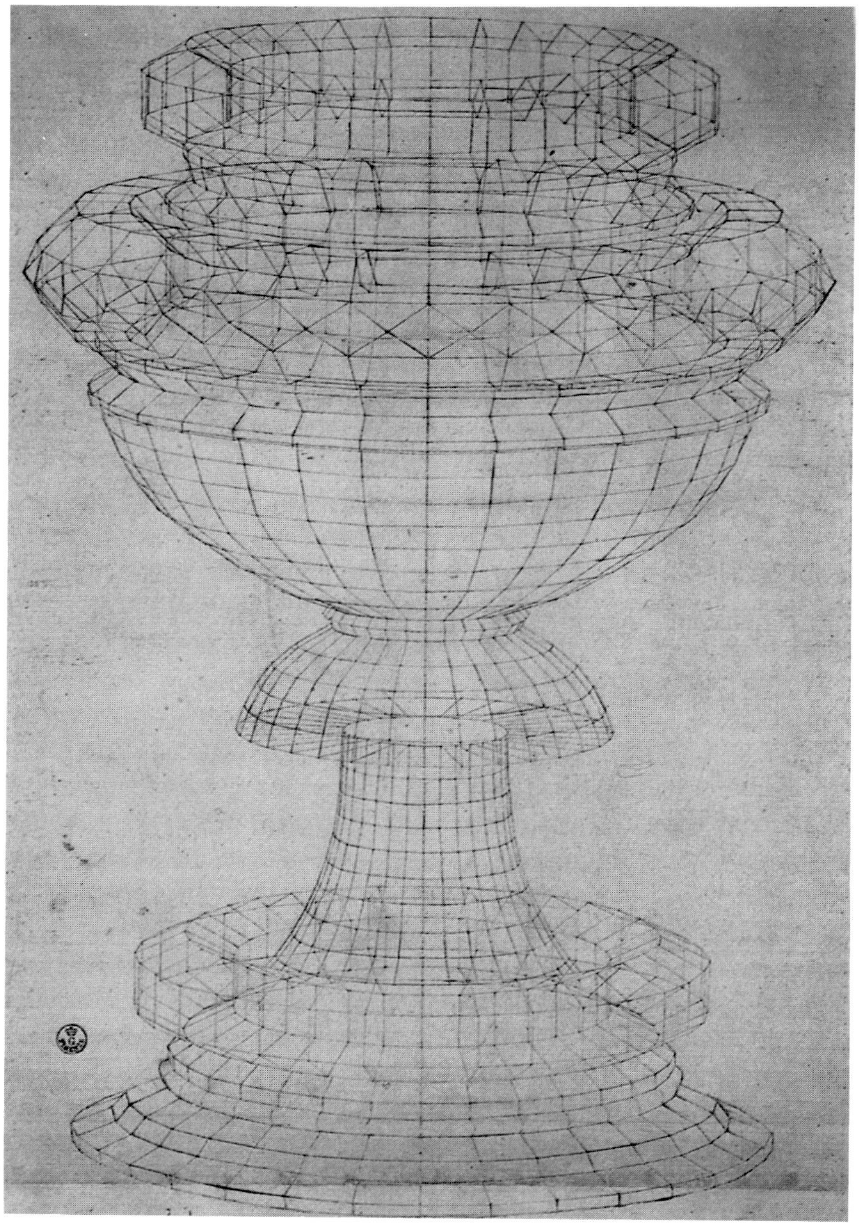

des 13. und 14. Jahrhunderts in diesem Band nachzeichnet, spricht mit Bezug auf die Blütezeit des späten Duecento und des frühen Trecento von der Geburt und Entfaltung des neuen »Naturstils«. Er kommt freilich zu ganz anderen Antworten auf die Fragen, wodurch diese Blütezeit hervorgerufen und was sie befördert habe. Am wenigsten teilt er die allgemeine Giottomanie: »Der Innovationsschub, der die mittelitalienische Malerei zwischen 1280 und 1345 revolutionierte und eine Region, die bis dahin eine Statistenrolle gespielt hatte, ins Rampenlicht der Kunstgeschichte treten ließ, verdankte sich weder einer zufälligen Kumulation regionaler Spitzentalente noch der Wunderkraft eines Supergenies.« – Ich werde an dieser Stelle nicht vorwegnehmen, worin Perrig die treibende Kraft für die rasante Entwicklung der italienischen Kunst dieser Zeit sieht; es mag genügen, dem Leser einige interessante Antworten auf die Beantwortung der oben gestellten Fragen in Aussicht zu stellen.

Wodurch ist es aber überhaupt gerechtfertigt, von dem Neuen der Renaissance, d. h zunächst der florentinischen Frührenaissance des Quattrocento, zu sprechen? Welche Kriterien haben Bestand und begründen die herkömmliche Zäsur? Wie steht es beispielsweise um die vielbeschworene »Weltlichkeit« der Renaissance? – Auf die Bildthemen der Quattrocentomalerei bezogen, kann davon jedenfalls kaum die Rede sein, worüber wir durch statistisches Material belehrt werden, das uns Peter Burke in seinem Buch »Die Renaissance in Italien« vorführt. Bei seiner Interpretation des Materials – 2033 datierte und hinsichtlich ihres Sujets klassifizierte italienische Bilder zwischen 1420 und 1539 – kommt er zu folgendem Ergebnis: »Es besteht kein Zweifel, daß die zu jener Zeit in Italien bestellten Bilder in der Mehrzahl ein religiöses Thema hatten, und schon diese Tatsache reicht aus, um die vereinfachende Ansicht zu korrigieren, Italien sei im 15. Jahrhundert eine im wesentlichen säkulare Kultur gewesen.«

Ohne sich auf diesen Befund zu beziehen, kommt Barbara Deimling in ihrem Beitrag über die Malerei der Frührenaissance in Florenz und Mittelitalien, zum Abschluß ihrer Besprechung der Bilder Masaccios, die alle ein religiöses Thema haben, zu einem Resümee, das sich wie ein differenzierender Kommentar zu Burkes Aussage liest. Sie stellt fest: »daß die Weltanschauung der Renaissance weniger von einer Profanierung der Welt und der Kunst geprägt war – der Mensch der Renaissance war im gleichen Maße um die Rettung seiner Seele im Jenseits besorgt wie der Mensch des Mittelalters –, doch war man darum bestrebt, die göttliche Ordnung durch diesseitige Mittel zu veranschaulichen, um sie auf diese Weise dem Gläubigen eindringlicher erfahrbar werden zu lassen.«

Mit dem Ausdruck »diesseitige Mittel« bezieht sich Deimling auf den Naturalismus von Masaccios Figuren- und szenischen Darstellungen sowie auf den Raumillusionismus durch die zentralperspektivische Konstruktion seiner Bilder. Sie verweist damit auf die entscheidenden Merkmale, um derentwillen man die Renaissancemalerei mit Masaccio (1401–1428) beginnen läßt. Ihm werden Filippo Brunelleschi (1377–1446) in der Architektur sowie Ghiberti und Donatello (1386–1466) in der Bildhauerei als die entscheidenden florentinischen Neuerer an die Seite gestellt. Die anfänglichen Lösungsversuche des Problems räumlicher Malerei zur Zeit Giottos aufgreifend, bemühten sich die genannten Künstler, die räumlichen Verhältnisse in ihren Darstellungen zu präzisieren und von ihren früheren Konstruktionsmängeln zu befreien. Es war Brunelleschi, der eine nicht empirische, sondern wissenschaftliche Lösung des Problems mit der Entdeckung der mathematischen Regeln zur Konstruktion der Perspektive fand. Ihre Anwendung beschäftigt die nachfolgenden Künstlergenerationen in und um Florenz. Erst um die Mitte des 15. Jahrhunderts wird das Interesse für den Raum auch außerhalb der Toskana größer, da aber das Thema nun nicht mehr so neu ist, scheint es mit seiner Verbreitung

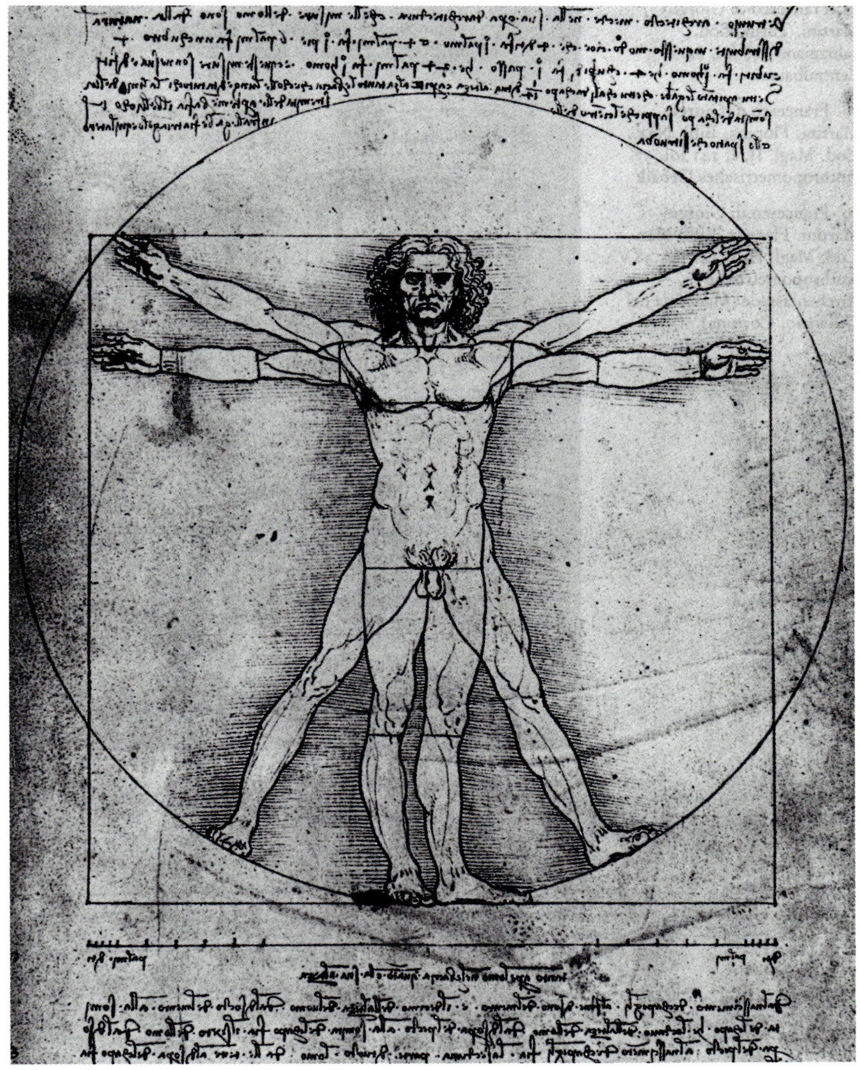

Leonardo da Vinci
Kanon menschlicher Proportionen nach Vitruvius
Feder und Tinte, 34,4 x 24,5 cm
Venedig, Accademia

zugleich auch an Spannung zu verlieren. Im Cinquecento (16. Jahrhundert) lassen andere Probleme, etwa das der Bewegungsdarstellung (Leonardo und Michelangelo) und das der Auflösung der zeichnerischen Kontur durch die Farbe (Tizian und andere Venezianer) die Perspektive in den Hintergrund treten.

Betrachten wir ein anderes »Renaissancemerkmal«: das »Aufkommen des Individualismus«. Wir berühren damit einen Grundgedanken Jacob Burckhardts, den dieser in seinem großen Werk »Die Kultur der Renaissance in Italien« facettenreich entfaltet: »In Italien zuerst (...) erwacht eine *objektive* Betrachtung und Behandlung des Staates und der sämtlichen Dinge dieser Welt überhaupt; daneben aber erhebt sich mit voller Macht das *Subjektive,* der Mensch wird geistiges Individuum und erkennt sich als solches.« Um nicht an alte Debatten um den »Renaissancemenschen« anknüpfen zu müssen, sei hier die kulturgeschichtliche Perspektive auf die Kunstgeschichte eingeengt:

Als Indiz für das wachsende Selbstbewußtsein der Menschen im 15. Jahrhundert darf die Wiederbelebung der Porträtmalerei um die Mitte des Jahrhunderts angesehen werden, eine Malereigattung, die seit der Spätantike fast ganz von der Bildfläche verschwunden war. Neben Fürsten, Adligen und Angehörigen des hohen Klerus ließen sich besonders Bürgerliche wie Kaufleute, Bankiers, Handwerker, humanistische Gelehrte und Künstler darstellen, wovon letztere sich erst seit einigen Jahrzehnten Privilegien und gesellschaftliches Ansehen verschaffen konnten. Söhne aus gutgestellten Familien hatten es nicht leicht, sich mit ihrem Wunsch, Maler oder Bildhauer zu werden, gegen ihre Väter durchzusetzen. Das Ansehen der Familie stand dagegen.

Nicht nur im Mittelalter, sondern bis ins 15. und 16. Jahrhundert hinein war der Weg eines Künstlers dadurch vorgeschrieben, daß er wie ein Handwerker als Lehrling zu einem Meister gehen und dort viele Jahre dienen mußte. Der 1370 geborene toskanische Maler Cennino Cennini berichtet in seinem Malereitraktat über diesen mühseligen Ausbildungsweg des Kunst-Handwerkers: »Fürs erste wird es zum geringsten ein Jahr dauern, das Zeichnen auf dem Täfelchen einzuüben; dann mit dem Meister in der Werkstätte stehen, bis du alle die Zweige gelernt, welche unserer Kunst zugehören. Dann mit der Bereitung der Farben anfangen, das Kochen des Leims zu lernen, Gips zu mahlen, das Verfahren, mit Gips zu grundieren, zu lernen, ihn erhaben zu machen und zu schaben, zu vergolden, gut zu körnen; durch sechs Jahre hindurch. Und dann zum praktischen Versuchen im Malen, ornamentieren im Peitschen, Weltgewänder machen, in der Wandmalerei sich üben – andere sechs Jahre.« Dies jedenfalls war nicht der Königsweg zum Universalmenschen, der in vielen Disziplinen versierten Idealgestalt des Künstlers, dem in Wirklichkeit nur wenige entsprachen. Immerhin waren es im 15. und 16. Jahrhundert deutlich mehr als noch im 14. Jahrhundert. Zu ihnen gehörten Brunelleschi, Ghiberti, Leon Battista Alberti, Francesco di Giorgio, Donato Bramante, Leo-

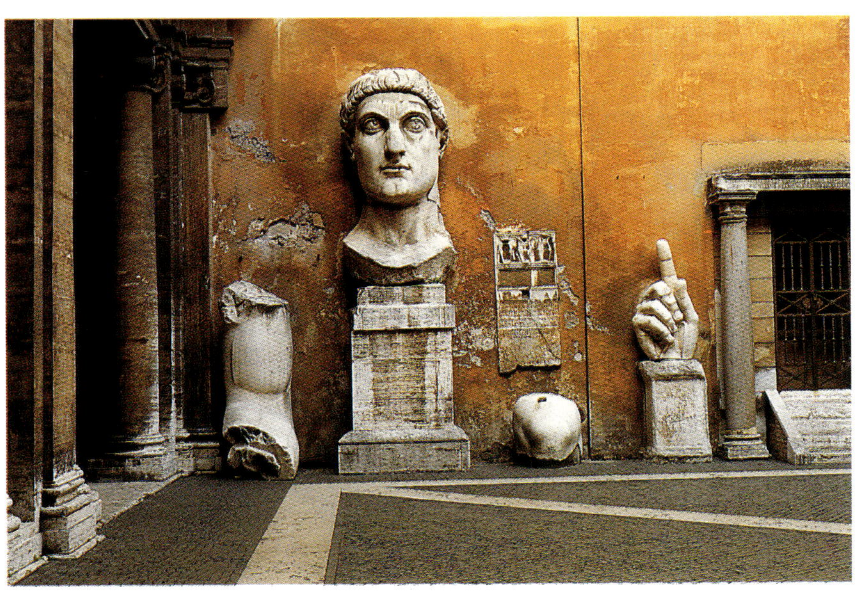

Antike Skulpturen/Torsi im Innenhof
des Konservatorenpalastes
Rom, Kapitolshügel

nardo, Michelangelo und andere. Selbst unter der kreativen Elite ihrer Zeit waren sie Ausnahmeerscheinungen. Es ist bemerkenswert, daß die meisten von ihnen *auch* Architekten waren, was für den gesellschaftlichen Rang dieser Berufsgruppe spricht.

Die Architektur galt nicht als eigenständiges Handwerk und besaß auch kein eigenes Ausbildungssystem. Wer Architekt war, hatte seine formelle Ausbildung in der Regel in einem anderen Fach erhalten, hatte sich darin bewährt und war dann zu größeren Aufgaben fortgeschritten, wozu Kenntnisse der Arithmetik, Geometrie und der Proportionslehre antiker Baukunst vonnöten waren. Die Entwurfsarbeit und die dazu notwendige Bildung – d.h. der Anteil der Architektur an den »freien« Künsten – nobilitierten den Architekten. Aber auch Maler und Bildhauer konnten sich Ansehen verschaffen – in dem Maße, wie man anerkannte, daß sie keine gewöhnlichen Handwerker waren. Nach mittelalterlicher Klassifikation gehörten Malerei und Bildhauerei nicht zu den »freien«, sondern zu den »mechanischen« Künsten. Die artes liberales wurden an den Universitäten gelehrt; dazu gehörten die Elementarfächer Grammatik, Logik, Rhetorik (das trivium) und die höheren Fächer Arithmetik, Geometrie, Musik und Astronomie (das quadrivium). Wie wichtig eine höhere Bildung für die Emanzipation des Künstlers war, wurde bereits von Ghiberti gesehen. Seiner Ansicht nach sollten Maler und Bildhauer Grammatik, Geometrie, Arithmetik, Astronomie, Philosophie, Geschichte, Medizin, Anatomie, Perspektive und »theoretisches Entwerfen« studieren: ein wahres Studium generale. Ghiberti selbst war einer der ersten Künstler, der bei der Ausführung eines Werkes ein hohes Maß an Entwurfskompetenz für sich beanspruchte und sich diesbezügliche Rechte sogar vertraglich zusichern ließ. Uwe Geese führt dies am Beispiel von Ghibertis Paradiesestür am Baptisterium in Florenz aus, die in mehrerer Hinsicht einen kunsthistorischen Wendepunkt markiert.

»Artista« bezeichnete bis weit ins 15. Jahrhundert einen Studenten der artes liberales, nicht etwa einen Maler oder Bildhauer. Es waren Künstler wie Ghiberti und seinesgleichen, die sich im 15. und 16. Jahrhundert zunehmend von theologischer Programmatik und den Vorgaben ihrer Auftraggeber emanzipierten und dem Begriff »Künstler« schließlich die Bedeutung verschafften, die er im modernen Sinne hat. Daß damit auch ein gesellschaftlicher Statuszuwachs einherging, läßt sich – bei aller Vorsicht vor Übertreibungen – zu recht behaupten.

Der Veränderung des mittelalterlichen Steinmetzes zum Architekten, des Bildhauers und Malers als Handwerker zum Künstler korrespondieren Veränderungen auf der Seite des Auftraggebers, und beides wiederum hängt zusammen mit einem Funktionswandel der Kunst. Vom 4. bis ins 17. Jahrhundert war die Kirche *der* Auftraggeber für die europäische Kunst. Im Italien der Renaissance jedoch wurden bereits die meisten Bilder von Laien bestellt. Im 15. und 16. Jahrhundert läßt sich dort eine deutliche Differenzierung und Diversifizierung der Auftraggeberschaft feststellen. Die auftraggebenden Laien oder Geistlichen handelten als Privatpersonen oder als Vertreter verschiedener Korporationen. Zu den korporativen Auftraggebern gehörten z.B. die Zünfte, etwa die Arte della Lana oder die Calimala in Florenz, die für den Dom bzw. das Baptisterium verantwortlich waren und z.T. größere Objekte, meist Skulpturen, in Auftrag gaben. Zu den korporativen Auftraggebern zählten aber auch Bruderschaften, die sich religiösen oder karitativen Aufgaben widmeten, die sich politisch und kulturell engagierten. Bei den Venezianern hießen solche Zusammenschlüsse von Bürgern *scuole,* von denen es zahlreiche kleine und (um 1500) sechs hoch angesehene, die *scuole grandi,* gab. Als dritter Typ eines korporativen Auftraggebers ist schließlich der Staat oder die Stadtregierung zu nennen.

Die Differenzierung zwischen öffentlichen und privaten Auftraggebern macht wenig Sinn, wo man es mit Fürsten als Staatsregenten zu tun hat. Diese pflegten zwischen öffentlichen und privaten Rollen wenig zu unterscheiden und waren, ans Befehlen und Herrschen gewöhnt, oft recht ungeduldige Auftraggeber. Immerhin erhielten einige Künstler regelmäßige Aufträge von ihnen und gelegentlich sogar eine feste Anstellung. Mantegna war Hofmaler in Mantua, Leonardo in Mailand, um nur zwei der bekanntesten Beispiele zu nennen. Für die Künstler hatte eine solche Anstellung meist zwei Seiten: Der größeren ökonomischen Sicherheit und einem Zuwachs an Prestige standen gewisse Präsenzpflichten und eine größere Abhängigkeit bei der Arbeit selbst gegenüber.

Für die Bestellung von Bildern und Skulpturen lassen sich seitens der Auftraggeber drei Hauptmotive unterscheiden: Frömmigkeit, Prestige und Vergnügen. Das letztgenannte Motiv ist insofern das interessanteste, weil es das neueste ist und im Verlauf des 15. und 16. Jahrhunderts gegenüber den anderen an Bedeutung zunimmt. »Die Familien, bei denen es sich anscheinend besonders deutlich zeigt, haben eines gemeinsam: humanistische Bildung.« Peter Burkes Feststellung legt nahe, daß das bildungsbedingte Verständnis von Bildern das Vergnügen an denselben steigerte. Gerade unter den Fürsten und den Repräsentanten großer Familien, die als Kunstförderer besonders hervortraten, hatten die humanistischen Lehrer einige ihrer aufgeschlossensten Schüler. Aber auch die Künstler selbst mußten wohl manchmal Humanisten zu Rate ziehen, wenn es um Bilder ging, die ihren eigenen Sachverstand in Fragen klassischer Mythologie und antiker Geschichte überforderten. Die Frage, ob sie dabei eigene Bildungsinteressen verfolgten oder nur auftragsbezogene Unterweisung erhielten, sei hier dahingestellt.

Was schließlich das Verhältnis der Renaissance zur Antike betrifft, waren es also zunächst die literaturkundigen Humanisten, von denen die Aneignung der klassischen Tradition ausging. Auch hier gingen die wesentlichen Impulse wieder auf das Trecento zurück, in dem die klassische Antike und die Vertrautheit mit ihrem literarischen Erbe eine enorme Wiederbelebung erfuhren. Der einflußreichste Fürsprecher für eine »neue Gelehrsamkeit« war Petrarca (1304–1374), der die Begeisterung für die Antike auf viele »Jünger« übertrug, unter anderem auf Coluccio Salutati. Dieser wurde 1375 als Kanzler nach Florenz gerufen, wo er sich zum führenden Vorkämpfer der klassischen Philologie

Giacomo Barozzi, genannt Il Vignola
Brunnenanlage mit Flußgöttern und
Blick auf die Gartenfront der Palazzina Farnese, um 1560 begonnen
Caprarola

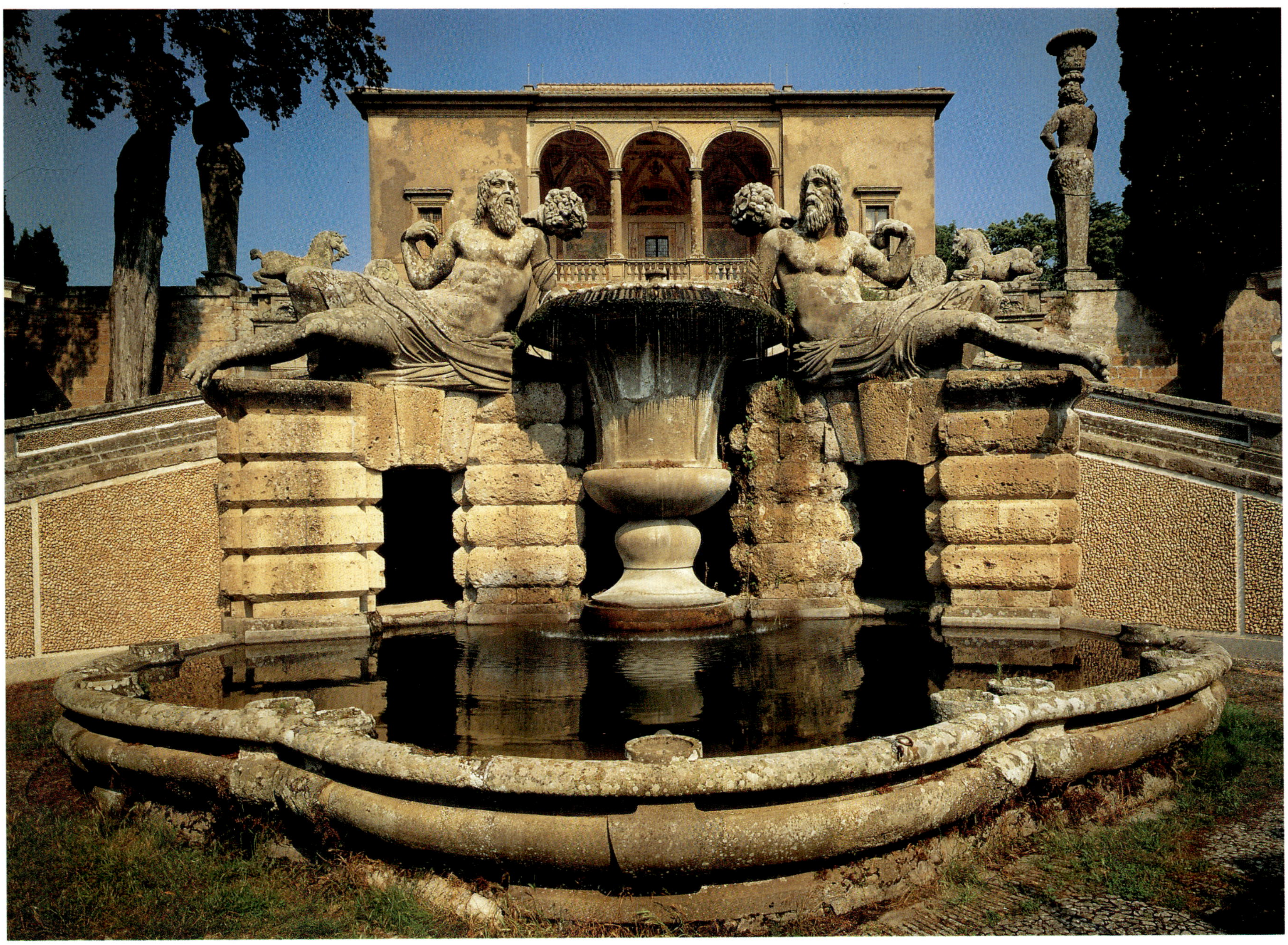

entwickelte. Zu seinen Schülern gehörten einige der wichtigsten humanistischen Gelehrten der folgenden Generation: Leonardo Bruni, Pietro Paolo Vergerio, Poggio Bracciolino u.a. »Der Kanzler war das Bindeglied zwischen der Welt der Gelehrsamkeit und Bildung und der Welt des Handels und der Politik.« Wie sich die humanistische Antikenrezeption in der Renaissance entfaltete, wie sie im 15. und 16. Jahrhundert – in theoretischer Hinsicht – systematisiert, verwissenschaftlicht und – in praktischer Hinsicht – ideologisch nutzbar gemacht wurde, erfährt der Leser in den folgenden Beiträgen, in denen das Verhältnis der Renaissance zur Antike immer wieder thematisiert wird. Es sollte aber auch beim Blick auf dieses Bestimmungsmerkmal der Renaissance bereits deutlich geworden sein, wie problematisch es ist, das Spätmittelalter aus der Betrachtung auszublenden.

Auch was die Abgrenzung von Früh- und Hochrenaissance, von Renaissance und Manierismus betrifft, sei der Leser auf die Beiträge selbst verwiesen. Der Herausgeber war sich mit den Autoren darin einig, daß in einem Band, in dem das Spätmittelalter so starke Berücksichtigung findet, der Manierismus – als Auflösung und Ende der Renaissance, in der Kunstgeschichte gelegentlich auch mit Spätrenaissance gleichgesetzt – nicht unbehandelt bleiben dürfe. Auch hier wurde eine allzu scharfe Zäsur bewußt vermieden. Definitives findet der Leser im Glossar.

Alick McLean

Italienische Architektur des Spätmittelalters

»Die Malerei birgt in sich eine wahrhaft göttliche Kraft, indem sie nicht bloß gleich der Freundschaft bewirkt, daß ferne Menschen uns gegenwärtig sind, sondern noch mehr, daß die Toten nach vielen Jahrhunderten noch zu leben scheinen, so daß wir sie mit hoher Bewunderung für den Künstler und mit großer eigener Lust wieder und wieder betrachten.«
– Alberti, Della pittura, Vorwort zum II. Buch

»...wenn der Glaube des Volkes nicht nur auf den Beweisen gelehrter Männer gründet, sondern täglich gestärkt wird, da ja großartige Bauwerke, ewigwährende Denkmäler und scheinbar schon immer vorhandene Zeugen, wie von Gott selbst geschaffen, den Menschen greifbar vor Augen stehen, dann wird der Glaube der jetzt Lebenden und der zukünftigen Geschlechter, welche diese wunderbaren Schöpfungen betrachten, bleiben und wachsen. Ja, der Glaube wird bewahrt und vertieft, die Demut vor dem Wunderbaren entsteht und bleibt.«
- Nikolas V, zit. nach Manetti, The Life of Nicholas V

Versuch einer Definition der Renaissance

Verfasser des ersten Zitates ist der erste universalgebildete Vertreter der Renaissance, Leon Battista Alberti, ein brillanter Humanist, Gelehrter der schönen Künste und theoretisch wie praktisch versierter Architekt. Das zweite Zitat stammt von Papst Nikolaus V., einem der größten Bauherren der Renaissance. Nach hundertjährigem Exil des Heiligen Stuhls in Avignon war er nun der dritte Papst, der wieder in Rom amtierte. Es überrascht keineswegs, daß gerade dieser Papst Albertis Auffassung, die Malerei fördere die Frömmigkeit, auf die Architektur übertrug. Die päpstliche Kurie war während der Amtszeit Nikolaus' V. der Auftraggeber Albertis, und der Künstler hat wohl bei den Projekten des Papstes zum Wiederaufbau des Vatikan als Ratgeber entscheidend mitgewirkt. Der Papst sah allerdings sehr wohl Unterschiede zur Malerei in der Art, wie die Architektur die göttliche Macht veranschauliche. Die Architektur konnte die Toten nicht wieder lebendig machen, die Abwesenden nicht anwesend, auch Gottheiten nicht wirklich – die Malerei aber machte es möglich, sie wie lebendige Männer und Frauen darzustellen. Dafür zeigte die Architektur sehr anschaulich, wie die Orte aussahen, wo die in weiter Ferne Weilenden, die längst Verblichenen oder die Götter ihr Leben verbrachten oder verbracht hatten. Die Architektur hatte gegenüber der Malerei sogar noch eine weitere Ausdrucksfähigkeit – ihre Werke schienen für die Ewigkeit geschaffen. Dadurch herrschten die in ihnen wohnenden Persönlichkeiten und Institutionen nicht nur in der Gegenwart, sondern für alle Zeiten.

Nikolaus V. betont diesen Unterschied zwischen Malerei und Architektur in Worten und Taten als einer der größten Kunstmäzene des 15. Jahrhunderts. Mit seinen Bauwerken ließ er ein seit langem untergegangenes Weltreich wiederauferstehen, bevölkerte es jedoch nicht mit den heidnischen Amts- und Würdenträgern der Antike, sondern mit der zeitgenössischen Christenheit, die nun er, der Papst, als der neue Pontifex maximus regierte. Indem sie die Kirche St. Peter noch prächtiger als ihre antike Vorgängerin wiederaufbauten, ließen Nikolaus V. und seine Nachfolger sie als ein »ewiges«, von Gott selbst geschaffenes Denkmal erscheinen, als einen »unvergänglichen Beweis« dafür, daß den Päpsten nicht nur der Sitz im einstigen Zentrum einer Weltmacht zustand, sondern auch die Schlüssel zu Himmel und Erde, die dem Apostel Petrus, dem ersten Papst und Gründer der christlichen Kirche, durch Christus persönlich übergeben worden waren. (Abb. S. 13)

Es ist die bewußte Wiederbelebung der Antike unter christlichen Vorzeichen, die als Definition der Renaissancearchitektur diesem Beitrag zugrunde liegt. Renaissance. Mit diesem Begriff ist nicht einfach ein Stil bezeichnet, sondern ein ideologisches Werkzeug, ein Mittel der Überzeugung, während einer bestimmten Epoche italienischer Geschichte entwickelt und untrennbar mit dieser verbunden, da es dazu diente, eine absolute weltliche und geistliche Autorität zu rechtfertigen. Dies stellt jedoch keinesfalls architektonische Publikationen in Frage, die ihren Schwerpunkt auf die Stiluntersuchung legen. Vielmehr liegt dem die häufig gemachte Beobachtung zugrunde, daß die Bauwerke des spätmittelalterlichen Italien den Eindruck erwecken, als hätten sie schon ewig dagestanden und seien für die Ewigkeit geschaffen, da sie vielfach wie Weiterentwicklungen, Nachbildungen, ja sogar Plagiate antiker Architekturen wirken. Es geht jedoch nicht um die Suche nach Beispielen »mangelhafter« Originaltreue, sondern darum, den Grund für die Änderungen zu erkennen: die Christianisierung der wiederbelebten Antike. Aufgrund dieser gleichwertigen Vorgaben sahen die Architekten und Mäzene des spätmittelalterlichen Italien sowohl auf frühchristliche und frühmittelalterliche Vorbilder als auch auf klassische, schufen somit ganz bewußt keinen rein klassischen Stil, sondern verwandelten die Vergangenheit im Sinne der neuen Zeit.

Die oben erläuterte Definition der Renaissancearchitektur als ein ideologisches Werkzeug, aus verschiedenartigen Stilen zusammengesetzt, verlangt eine Ausweitung der Epochengrenzen. Denn mit klassischen Elementen durchmischte Architekturformen sind bereits unter Kaiser Konstantin beim Bau sakraler und weltlicher Gebäude zu beobachten (Abbn. rechts unten u. S. 20). Seit dessen Regierungszeit bedient sich jede Stilepoche, die gegenwärtige nicht ausgenommen, antikisierender Elemente, um gewisse Machtstrukturen zu unterstützen, die sich an der klassischen und frühchristlichen Antike orientieren. Es gibt jedoch gute Gründe, die Renaissance der päpstlichen Baukunst auf die Zeitspanne vom 11. bis zum 16. Jahrhundert einzugrenzen, denn diese ist die Zeit der größten Machtfülle des Papsttums und der bedeutenden religiösen Reformbewegungen. Die Kirche leitete im 11. Jahrhundert eine große Erneuerungsbewegung ein, was ihr zu größerem Einfluß in geistlichen Fragen verhalf. Zu diesem Zeitpunkt forderte der Klerus auch erstmals die weltliche Vorherrschaft. Die Reformationsbewegung Martin Luthers im 16. Jahrhundert hingegen entfaltete sich außerhalb des kirchlichen Einflußbereiches und wurde von Rom zunächst unterschätzt. Gerade dies führte aber dazu, daß die Pläne des Papsttums, es sowohl im geistlichen als auch im weltlichen Bereich zu Weltmacht zu bringen, endgültig scheiterten.

Während der Renaissance war das dringendste Anliegen der Kirche, die Überzeugungen einer schnell wachsenden Glaubensgemeinschaft zu festigen – Papst Nikolaus V. dachte dabei besonders an das gemeine Volk (italienisch »volgare«), wollte also den reinen, römisch-katholischen Glauben unter die nichtadligen Laien bringen. Die kleinen Leute lebten bis zum Beginn des 11. Jahrhunderts hauptsächlich auf den Ländereien ihrer Feudalherren oder in kleinen Städten. Sie verdienten ihr Brot entweder als Bauern oder als Handwerker, welche die Bauern belieferten. Als jedoch das Tyrrhenische Meer und der ganze Mittelmeerraum zu Beginn des 11. Jahrhunderts für den italienischen Handel erneut offenstanden, blühten große Hafenstädte wie Pisa, Genua und Amalfi rasch wieder auf. Aber auch in den Ansiedlungen im Binnenland entwickelten sich zunehmend Handel und Handwerk. Dort wuchs die Einwohnerzahl bis ins 14. Jahrhundert hinein stetig an. Das gemeine Volk wurde wohlhabender, zahlreicher und zog immer häufiger in die Städte um. Die Kirche hielt es nun für notwen-

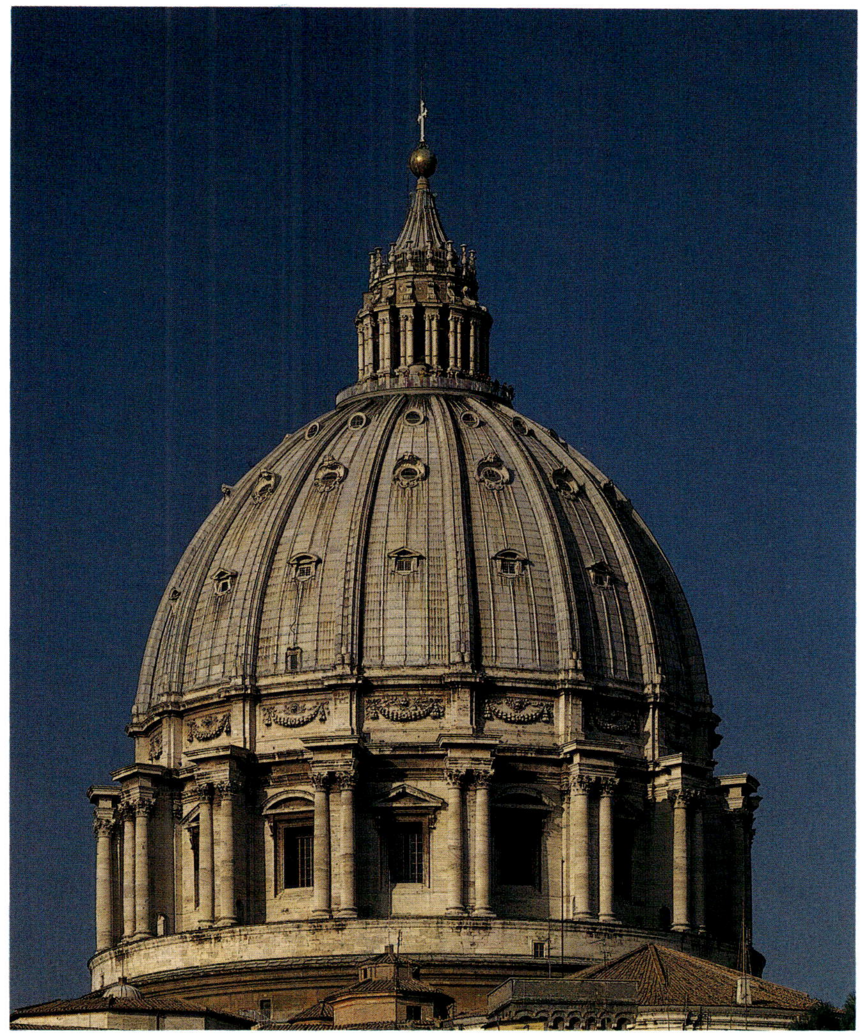

Die Kuppel von St. Peter, 1546–64
Rom

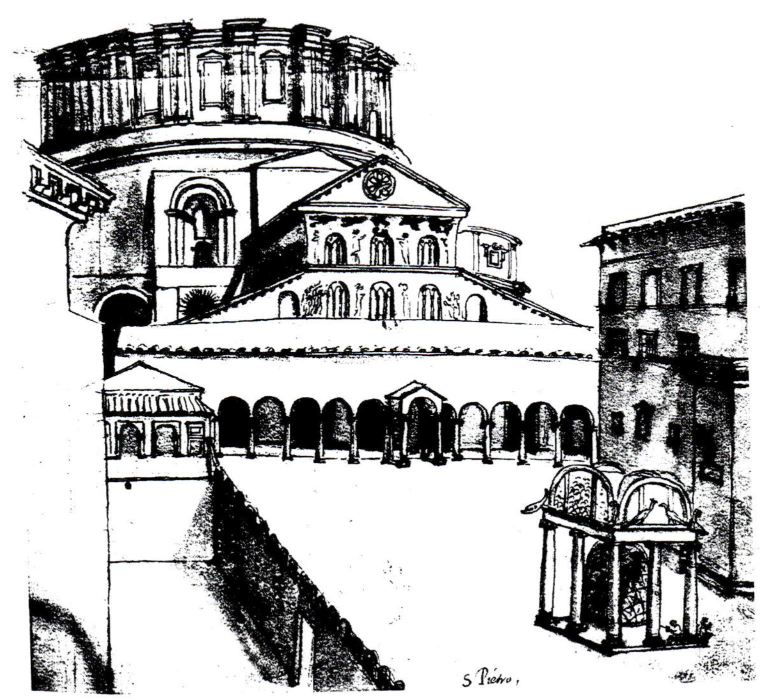

Das Atrium von Alt-St.-Peter, um 319–22 begonnen
Zeichnung von G.A. Dosio

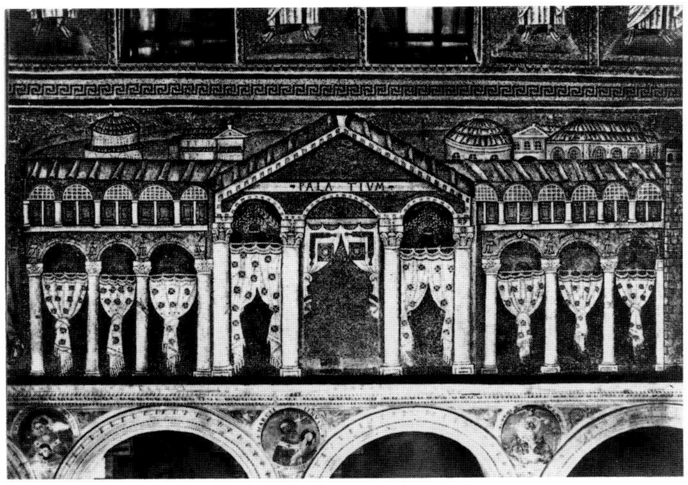

Der Palast des Ostgotenkönigs Theoderich in Ravenna
Mosaik in St. Apollinarius

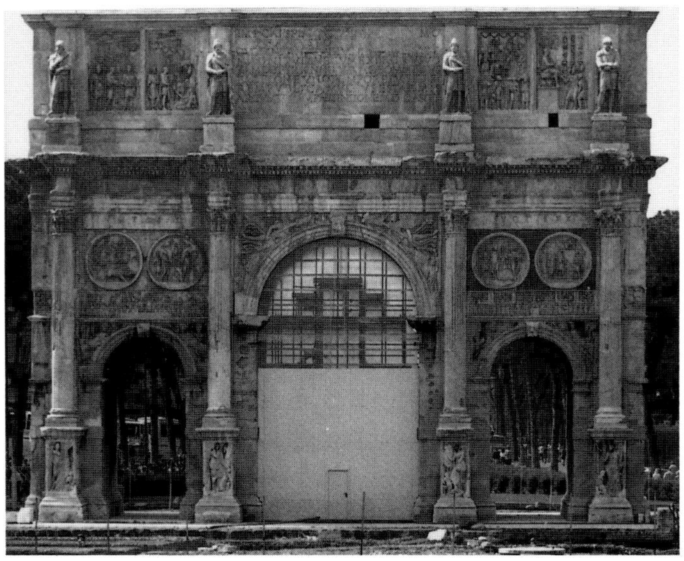

Der Mark-Aurel- und Konstantin-Triumphbogen
Rom

dig, dieser Bevölkerungsschicht verstärkt Beachtung zu schenken. Ihre Architektur, das wirksamste Mittel päpstlicher Propaganda, richtete sich nicht nur an das Volk, sie wurde auch mit dessen Geld finanziert.

Die Berücksichtigung des 11. Jahrhunderts für die Definition der Renaissance bietet den Vorteil, nicht nur die Tätigkeit der Päpste als Bauherren lückenlos verfolgen zu können, sondern auch den hiermit verbundenen einheitlichen Stil und die wiederkehrende Ikonographie ihrer Bauten. Natürlich gab es Weiterentwicklungen. Auf klassische und frühchristliche Elemente wurde aber nie verzichtet. Es entstanden dabei stilistische Variationen, wie auch die Bautypen selbst einem Wandel unterlagen. Die neuen Stilvariationen und Gebäudetypen lassen sich im allgemeinen sehr genau den verschiedenen gesellschaftlichen Gruppen zuordnen, die die Architektur finanzierten. Nicht nur die Päpste bauten, sondern auch Bevölkerungsschichten, die gleichzeitig die Adressaten der päpstlichen Propaganda waren. Indem sie eigene Bauwerke errichteten, trugen sie dazu bei, daß die zentrale Autorität in Rom geschwächt wurde. Denn vom 11. bis zum 13. Jahrhundert bauten die Bürger wachsender Handelszentren, wie z. B. Pisa, nicht nur aus Frömmigkeit, sondern um aus ihren Städten, unabhängig vom Papsttum, ein neues Rom und ein neues Jerusalem zu machen. Vom 13. bis zum 14. Jahrhundert errichteten Wohlhabende in weiteren wichtigen Handelsstädten zahlreiche Kirchen und öffentliche Paläste, um ihren Vorrang inner- und außerhalb der Stadt durchzusetzen oder zu festigen. Im 15. Jahrhundert bauten reiche Familien oder vermögende einzelne Bürger in antikisierendem Stil private Stadt- und Vorstadthäuser, die neuen Zentren der Stadtpolitik und der höfischen Kultur. Von der Mitte des 15. Jahrhunderts bis zur Mitte des 16. Jahrhunderts baute die gleiche Schicht reicher Privatleute große Villen mit Gartenanlagen weitab von den Städten und pflegte dort eine verfeinerte Lebensart. Jede der genannten Phasen existierte neben der nachfolgenden fort, obwohl die jeweils neu einsetzende Entwicklung meist die durchschlagendsten Veränderungen mit sich brachte. Die Bauwerke des Papstes in Rom und die papsttreuen Klöster, Stadtgemeinden und Fürstenhöfe zeigten sich ganz besonders empfänglich für architektonische Neuerungen, gleichgültig ob von Freunden oder Gegnern. Die allumfassende Herrschaft des Christentums auszudrücken, dafür nutzte die Kirche jedes Mittel. Innerhalb der entstandenen architektonischen Vielfalt blieben die Bauwerke des Papstes der herrschende Maßstab.

Die unablässige Bautätigkeit der Päpste hielt die symbolische Wirksamkeit ihrer Gebäude aufrecht, obwohl doch so viele Städte, Institutionen und Privatpersonen ihre Kunst nachahmten. Die »wunderbaren« Bauwerke des Papstes Nikolaus V. behielten ihre magische Anziehungskraft noch bis ins 16. Jahrhundert. Dann überschritt die Reformationsbewegung des Nordens die Alpen. Die berühmten Thesen Luthers am Portal zu Wittenberg und die nachfolgende radikale Bilderstürmerei der Wiedertäufer und Calvinisten verneinten die magischen Fähigkeiten von Reliquien, Heiligenbildern und Gebäuden. Sie brachten damit zum ersten Mal in der Geschichte des westlichen Christentums den Glauben an die Kirche als einer Institution mit allumfassender, von Gott gegebener Macht ins Wanken. Nie wieder erreichte die Kirche das alte Ansehen.

Die »Protorenaissance« und der Aufbau eines päpstlichen Römischen Reiches

Im Florenz des 11. Jahrhunderts begannen Päpste und papsttreue Bischöfe erstmals seit der Karolingerzeit in großem Maßstab zu bauen. Dabei entstanden so berühmte Werke wie das Baptisterium (Taufkirche), die Kirchen San Miniato al Monte, Santa Reparata, der Erzbischofssitz sowie die Badia di Fiesole, die sich stilistisch deutlich von anderen Bauwerken dieser Zeit unterscheiden, sei es in Italien oder den Ländern des Nordens. Antikisierende Elemente wurden sehr sorgfältig bearbeitet und mit hoher Könnerschaft eingesetzt; die Polychromie ist elegant: gewöhnlich dunkelgrüne Monteferratosteine kombiniert mit weißem Marmor. Die klassischen Ordnungen und Einzelelemente wurden genauso sachverständig behandelt wie in der florentinischen Architektur des frühen 15. Jahrhunderts, weshalb die Historiker ihre Entstehungszeit im allgemeinen als »Protorenaissance« (Vorrenaissance) bezeichnet. Diese Bezeichnung legt jedoch nahe, in der florentinischen Baukunst werde unterschieden zwischen den Vorläufern und den »eigentlichen«, in Wahrheit aber diesen nachgeschaffenen Renaissancebauwerken – eine Auffassung, die bereits von Villani unterstützt wird, der im frühen 14. Jahrhundert das Baptisterium als antiken Marstempel erwähnt, wiederaufgebaut unter Karl dem Großen. Nach dem gegenwärtigen Forschungsstand sind jedoch die

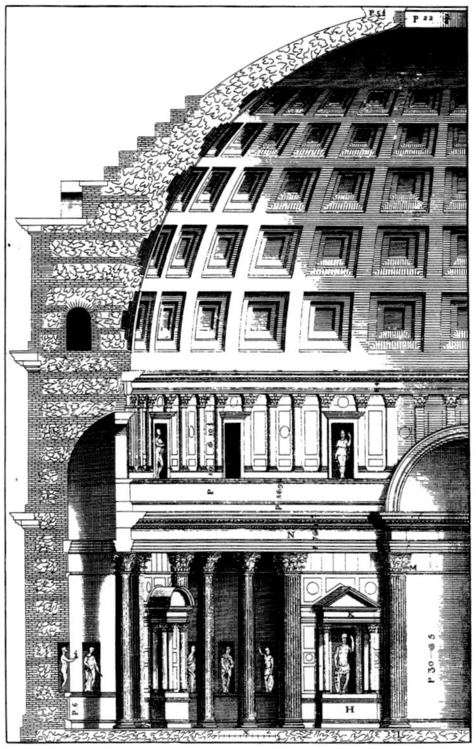

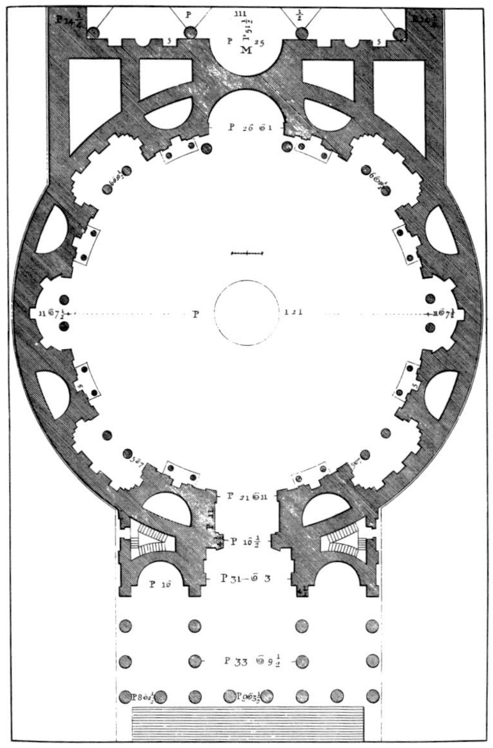

Auf- und Grundriß des Pantheons, Rom
Aus: Palladio, Die vier Bücher zur Architektur

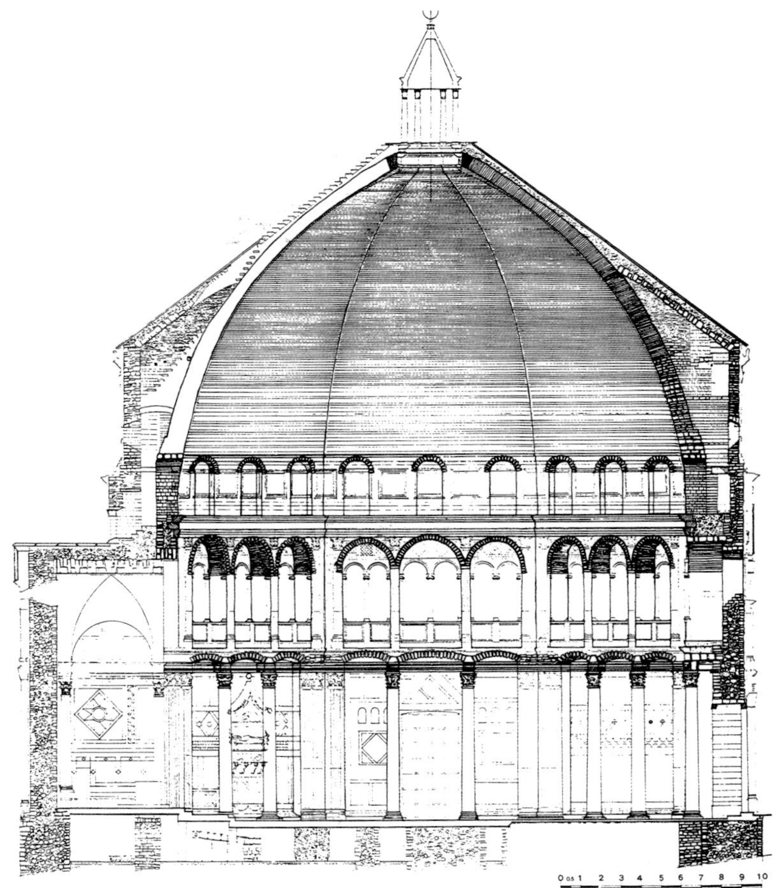

Aufriß des Baptisteriums San Giovanni
Florenz

beiden wichtigsten dieser Bauwerke, das Baptisterium (geweiht im Jahre 1059) und San Miniato (Wiederaufbau 1018), das Ergebnis ständiger Veränderungen bis ins 15. Jahrhundert hinein. Besonders das Baptisterium zeigt dies deutlich. Die Arbeiten an der polychromen Verkleidung und der doppelschaligen Kuppel wurden spätestens zum Zeitpunkt der Beisetzung des Bischofs Ranierus im Jahre 1113 begonnen. Im Jahre 1150 krönte bereits eine Laterne die Kuppel. 1202 wurde die rechteckige Chorkapelle vollendet. Das Gewölbe muß um dieselbe Zeit fertiggestellt worden sein; ganz sicher aber vor dem Beginn der Mosaikarbeiten im byzantinischen Stil im Jahre 1225. 1293 wurden dem Außenbau die mit weiß-grünen Querstreifen versehenen Eckpilaster hinzugefügt, welche die sieben Aufrisse rahmen. Andrea Pisano führte 1330–36 die ersten Bronzetür aus, Ghiberti schuf während der Jahre 1403–24 und 1425–52 die zweite und dritte Tür. Auch für die Kirche San Miniato können wir derartige, sehr einfühlsame Ergänzungen nachweisen. Die letzte und vielleicht bemerkenswerteste ist das1448 unter der Bauleitung Michelozzos entstandene Tabernakel, das in höchstem Maße mit der vom 11. bis zum 14. Jahrhundert entstandenen Fassade und den Innenwänden harmoniert. Der Betrachter hat den Eindruck, daß alle Teile der Kirche zum selben Zeitpunkt entstanden seien.

Die herausragendsten Bauwerke des spätmittelalterlichen Florenz oder, besser gesagt, der florentinischen Renaissance, waren also nicht etwa die Ergebnisse der künstlerischen Eingebung genialer Einzelner. Die Bauwerke selbst legen eine solche Theorie zunächst nahe, denn ihre Großartigkeit scheint auf einer einheitlichen Bautradition zu gründen. Die Gemeinsamkeiten widerlegen allerdings die bisherige Einteilung florentinischer Renaissance-Architektur in die Epochen der Protorenaissance, Gotik und Renaissance. Die Erbauer florentinischer Kirchen zeigten während der ersten fünf Jahrhunderte nach der Jahrtausendwende vielmehr eine nie schwächer werdende Neigung zu klassischer Polychromie. Architekten und Steinmetze führten die entsprechenden Stilprinzipien schon recht früh, im 11. Jahrhundert, ein und verfeinerten sie ständig, bis die große Zeit eines Brunelleschi, Michelozzo oder Alberti begann.

Bei einer genauen Betrachtung der Kirche San Miniato mit dem Baptisterium werden diese Prinzipien recht deutlich. Die gesamte Komposition von San Miniato al Monte besitzt eine klassische, streng geometrische Gliederung, die ihre Bedeutung aus der Überlagerung zweier Elemente schöpft. Die Vorderansicht mit den fünf großen Blendarkaden und den drei Portalen zeigt sich im Stil eines kaiserlichen Palastes. Oberhalb dieser als Palastschauseite gestalteten Basis erhebt sich eine Tempelfront.

Diese architektonischen Motive passen sich einem streng geometrischen Schema ein. Die gesamte Fassade wie auch die Tempelfront im oberen Teil umschreiben jeweils ein Quadrat, und ein Dreierrhythmus gliedert den Aufriß, angefangen bei den Portalen. Dieses Ordnungsschema wiederholt sich auf allen Ebenen baulicher und dekorativer Gliederung der Fassade, wie den Lünetten der Blendarkaden und beim Dreierrhythmus der Arkaden im Inneren des Mittelschiffes. Noch das heutige Baptisterium zeigt die Gliederung der Außenwände nach dem beschriebenen Schema.

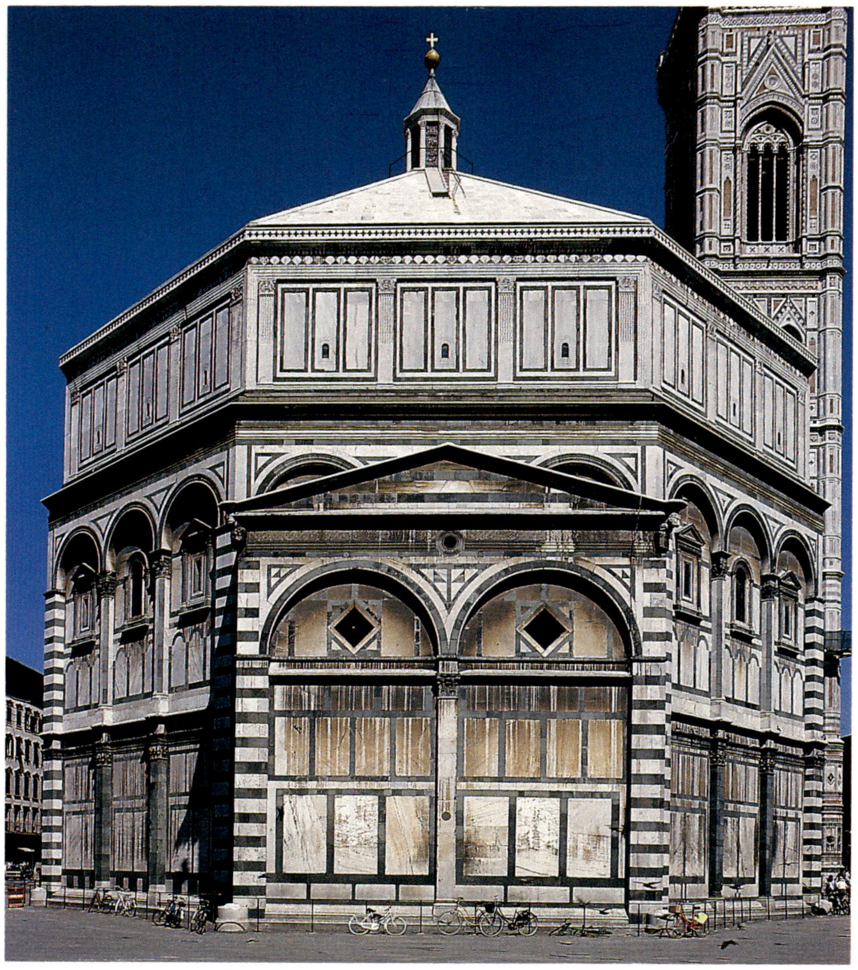

Das Baptisterium San Giovanni
Florenz

So abstrakt uns diese Anordnung auch vorkommen mag – sie folgt dem Vorbild einer typischen antiken Palastfassade mit einem von drei Portalen durchbrochenen Portikus. Darüber befindet sich eine Reihe Fenster oder eine offene Galerie. Auch das Quadrat als zentrale Form dieser Schauseite ist Kennzeichen einer klassischen Tempelfront. Das einzige, anscheinend nicht harmonierende Element dieser polychromen, antikisierenden Fassade, das in Gold und mehreren Farben gehaltene Mosaik in der Mitte der Tempelfront, gibt Aufschluß über die Bedeutung der Geometrie. Das Mosaik stellt drei Personen dar: Christus, auf der einen Seite von der Madonna und auf der anderen von Minias, dem Schutzheiligen dieser Kirche, umgeben. Die drei Bögen im Giebelfries darüber entsprechen jeweils der hierarchischen Wertigkeit dieser Figuren und die sternförmige Intarsie oberhalb der Christusfigur betont zusätzlich ihren höheren Rang, genau wie das Kreuz und der Adler darüber sowie das Fenster unterhalb. Die feinere Intarsienarbeit des mittleren Bogens im Portikus führt diesen Akzent im Erdgeschoss fort. Dieser geometrisch gegliederte Außenbau ist nach dem Vorbild eines originalen Bühnenbildes der Antike gestaltet, der Scaena des Republiktheaters. Sie diente dazu, dramatische Figuren wirksam in Szene zu setzen. Die Anwendung der Geometrie auf die ganze Fassade deutet auf die überall zu spürende Anwesenheit der Heiligen.

Die Übernahme der beiden klassischen, streng geometrischen Bautypen – des Kaiserpalastes und der Tempelfront – geschah gewiß nicht zufällig. San Miniato und das Baptisterium wurden in einer Zeit erbaut, die von eminenter Bedeutung für die Geschichte von Florenz wie für das Papsttum war. Die Bauten sind steinerne Zeugnisse dieser politischen Umwandlungen. Seit der Mitte des 11. Jahrhunderts begann das Papsttum, seine Macht unabhängig vom Kaiser auszubauen. Dies geschah in drei Phasen: Zunächst ernannte nicht mehr der Kaiser, sondern die Kardinalsversammlung den Papst, dann machte dieser das Recht geltend, die Bischöfe zu ernennen; dies führte gegen Ende des 11. Jahrhunderts zu dem als Investiturstreit bekannt gewordenen Konflikt; schließlich forderte der Papst das Recht, den Kaiser zu krönen, mit der bereits aus anderen Zusammenhängen bekannten Begründung, daß dem Papst allein die volle geistliche und weltliche Macht auf Erden gebühre.

Florenz begann schon früh, sich in diesen Konflikt einzuschalten. Die papsttreuen Markgrafen von Tuszien aus dem Hause der Grafen von Canossa vereinigten im 11. Jahrhundert fast die ganze Toskana und die Emilia Romagna unter ihrer Herrschaft. Sie richteten einen Regierungssitz in Florenz ein. Die Canossa lieferten dem Papst die benötigte politische und militärische Rückendeckung, damit er seine Reformen durchsetzen konnte, die sie bedingungslos unterstützten. Florenz wurde in der Folge zu einem Sammelbecken päpstlicher Reformer, unter ihnen der Bischof von Florenz, Gebhard von Burgund, der im Jahre 1059 das Baptisterium weihte. Noch im selben Jahr wurde Gebhard, nach dem neu eingeführten Wahlverfahren unter Ausschluß des Kaisers, zum Papst Nikolaus II. (1059–61) gewählt.

Mit Hilfe der Canossa konnte Gebhard nahezu unbeschränkt für die Interessen der Reformbewegung und des Papsttums bauen. Im folgenden Jahrhundert unterstützte die Konsularregierung der Guelfenpartei den Papst, im 14. Jahrhundert die mittlerweile reich gewordenen Handwerker- und Bankiersfamilien. Im 15. Jahrhundert waren es die Medici, die als päpstliche Bankkaufleute tätig waren und gleichzeitig de facto Florenz beherrschten. Vor diesem historischen Hintergrund gewinnt die Neuentwicklung der Tempelfront und der Fassadenbilder von San Miniato eine besondere Bedeutung. Die Tempelfront verkörpert das Göttliche und thront über dem weltlich-kaiserlichen Triumphbogen. Innerhalb des Vierecks verbindet der konstante Dreierrhythmus diese beiden Sphären: Christus beherrscht die Fassade von den Bögen der Attika bis zu deren Vergrößerung im Erdgeschoß. Die Komposition wirkt sehr harmonisch, weil sich diese Ordnung in verschiedenen Maßstäben wiederholt. Die meisterhafte Behandlung der klassischen Fassade zeigt sich außerdem in der ausgewogenen Bichromie (Zweifarbigkeit). Die gesamte Ikonographie ist der Vereinigung der göttlichen und weltlichen Macht gewidmet.

Das besonders betonte Fenster unterhalb der Christusfigur bringt eine Spannung in diese Harmonie. Es wirkt wie ein einladendes Portal, aber niemand kann in dieser Höhe hindurchgehen. Die respekteinflößende Christusfigur verwehrt offenbar ebenfalls den Eintritt. Es bleibt unklar, ob hier eine Einladung oder ein Verbot ausgesprochen wird; eine gewisse Willkür vergrößert die Macht Christi und seiner Stellvertreter auf Erden. Die Päpste hatten eine Waffe, schrecklicher als jede Festung oder jedes Heer: die Möglichkeit, den Gegnern die Himmelstore zu verschließen. Die durch Gebälk und Ikonographie streng gegliederte Fassade zeigte diese Gewalt über Erlösung oder Verdam-

San Miniato al Monte, um 1090 begonnen
Florenz

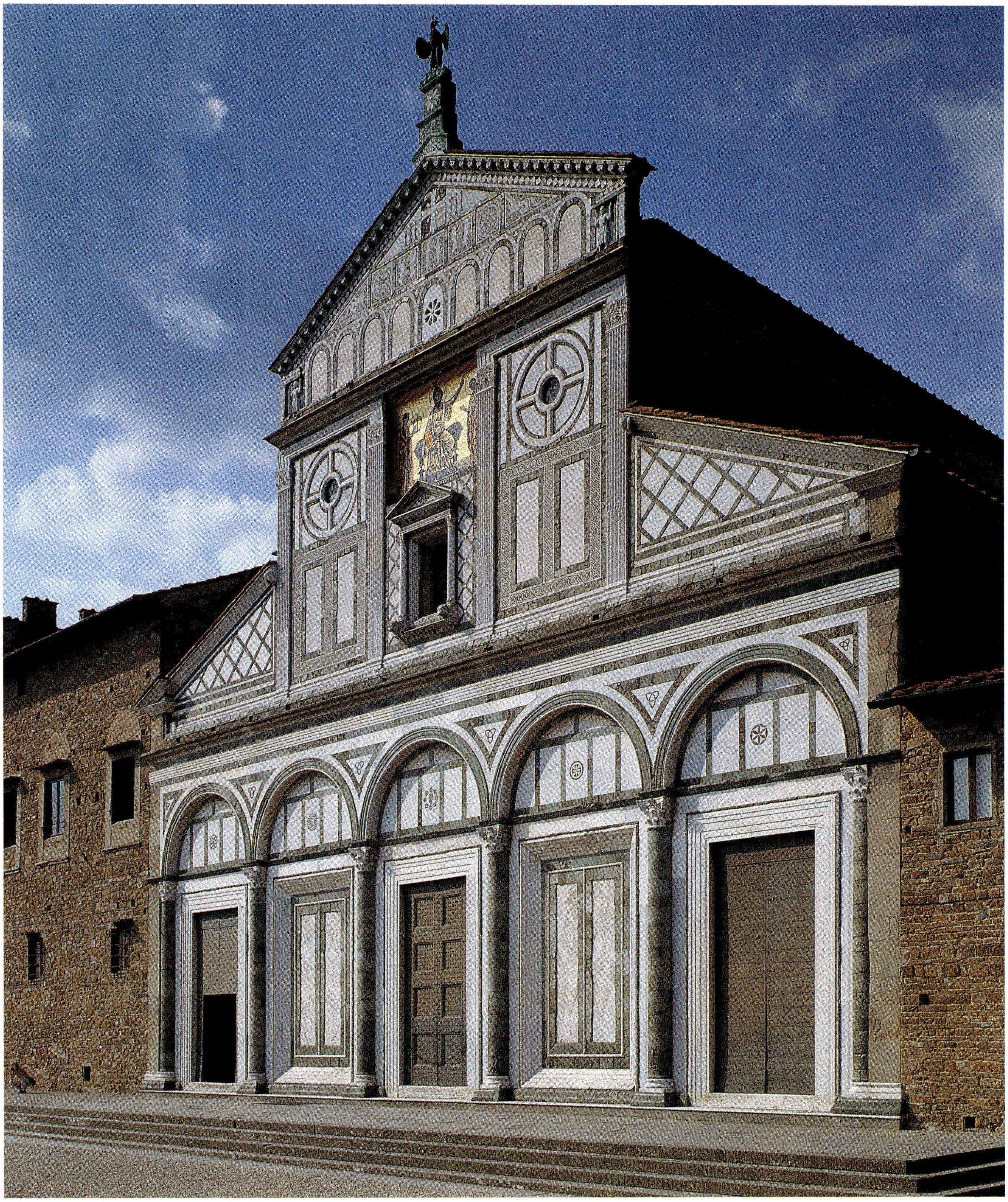

San Miniato al Monte, Hauptschiff
Florenz

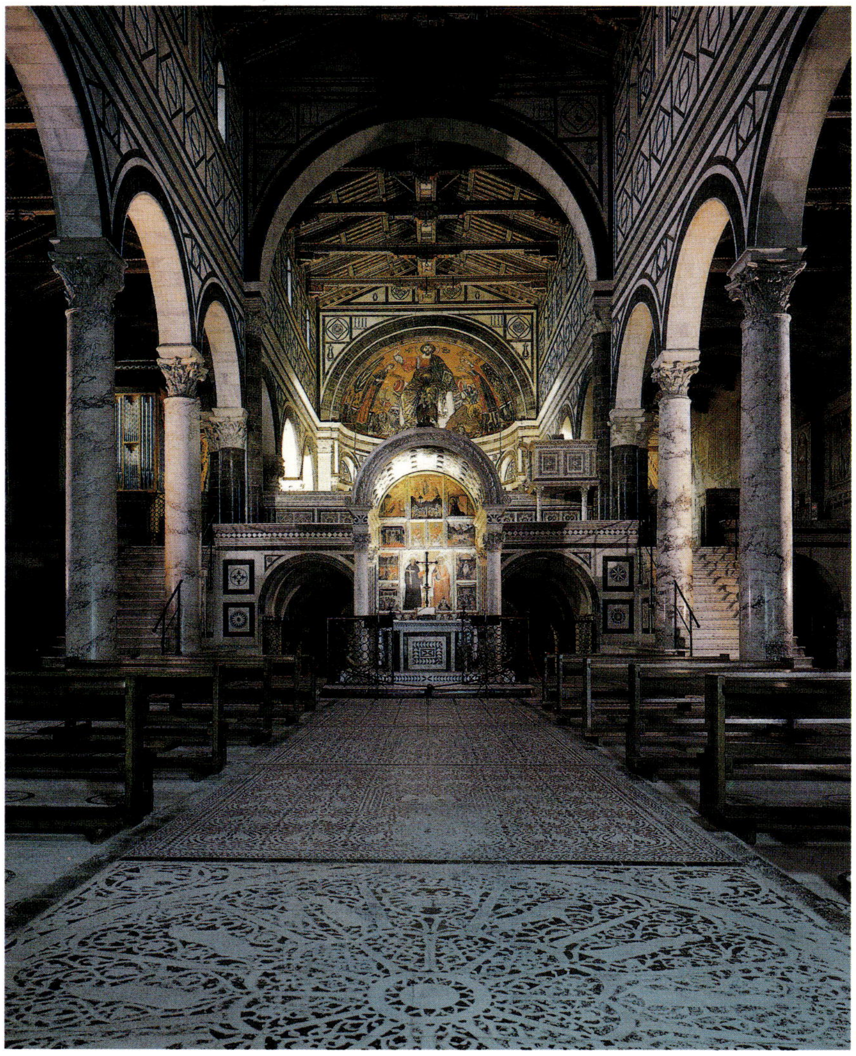

mung nicht nur den Bürgern von Florenz, sondern auch dem ganzen Arnotal, dem die Kirche San Miniato zugewandt ist, und sogar Gebieten, die dem Papst feindlich gesinnt waren.

Die Renaissance in Pisa

Die drohende Fassade von San Miniato wandte sich einem mächtigen Gegenspieler von Florenz, der stromabwärts liegenden Stadt Pisa zu. Vom 11. bis zum 13. Jahrhundert arbeiteten die Pisaner ebenfalls an bedeutenden Bauprojekten (Kathedrale, Baptisterium, Campanile und Campo Santo), die sich völlig vom Baptisterium in Florenz oder von der Kirche San Miniato unterscheiden. Pisanische Bauwerke leben von der reichen Skulptur. Nahezu hemmungslos wurden Pisas Fassaden mit dekorativen Verzierungen überzogen – wogegen sich Florenz mit Nüchternheit und strenger Proportionalität abhob. Die Architekten der Kathedrale zu Pisa, Buschettus, Rainaldus und Guiglielmus, schufen sehr komplexe Aufrisse, spielten mit dem Konstrast von Hell und Dunkel, verwendeten tief eingemeißelte Blendarkaden in stattlichen Mengen, vorkragende Zwerggalerien, kunstvolle Gravuren. Intarsienarbeiten dienten der Akzentuierung, beherrschten aber niemals – wie häufig bei den florentinischen Bauwerken – die Komposition. Die Florentiner Architekten beschränkten die plastische Durcharbeitung der Fassade auf ein Minimum, da für sie die zeichnerisch-geometrischen Gliederungselemente der Inkrustation und deren rhythmische Wiederholung von größerer Bedeutung war. In Pisa wiederum waren die Bauwerke wesentlich größer als in Florenz. Durch die reiche Ornamentik und Sichtbarkeit nach allen Seiten hin, wie auf dem Campo dei Miracoli, wirken sie noch mächtiger.

Imposanz, bildhauerischer Reichtum und verschwenderisch eingesetzte Galerien nähern die Kathedrale und das Baptisterium zu Pisa den romanischen Bauwerken Norditaliens und der Gebiete jenseits der Alpen, wie Speyer sowie der Städte entlang der Pilgerstraße durch Frankreich und Spanien nach Santiago de Compostela. Die Dekorationen erinnern stark an die spanische und sizilianische Romanik, die wiederum der islamischen Architektur verpflichtet ist. Pisas Architekten haben die islamische Architektur direkt studiert, sei es auf Sizilien oder in anderen Gebieten des Mittelmeerraums. Zeugen dieses Einflusses sind zwei Inschriften an der Fassade der Kathedrale. Die erste berichtet von vier aufeinanderfolgenden Seesiegen über die Sarazenen in der Nähe von Sizilien bzw. Sardinien während der Jahre 1005 bis 1034. Die zweite erläutert, wie die Kriegsbeute eines weiteren Sieges im Jahre 1064 verwendet wurde: »Der Sieger bestimmte den Bau dieser Mauern.« (Quo pretio muros constat hos esse levatos.). Die Kathedrale von Pisa wurde tatsächlich mit Hilfe von Kriegsbeute aus dem Sarazenenkrieg erbaut; und in der Folge verewigten zahlreiche Verzierungen nach islamischem Vorbild das Bild der Besiegten auf ihren Mauern.

Diese Inschriften verraten aber keineswegs nur das Erbe des Islam, sondern das noch viel weiter zurückliegende des antiken Rom. Deshalb brachte Pisa in der Architektur dieselbe klassische Ikonographie hervor wie Florenz, verfolgte damit jedoch völlig andere politische Ziele. Die Sprache der Inschriften ist das klassische Latein, der Stil imitiert lateinische Sinnsprüche. Auch die drei als Triumphbogen ausgebildeten Portale folgen dem Beispiel siegreicher römischer Generäle und Kaiser. Wie bei der Kirche San Miniato rahmt die horizontale Arkade, Kennzeichen einer kaiserlichen Palastfassade, die Portale. Die in gemischtem Stil erbaute Kirche in Pisa betont jedoch mit ihren kriegerischen Inschriften noch stärker das Triumphale. Die Chroniken des Zeitgenossen Maragone weisen ebenfalls darauf hin, daß die Pisaner sich nicht nur ihrer antiken römischen Vorfahren rühmten, Gründer der Hafenstadt Pisae, sondern sich selbst als Neurömer auffaßten, im Kreuzzug gegen die Sarazenen ebenso siegreich wie die antiken Römer. Eine eigenartige Form von spolium (Beutegut) am Aufriß der Kirche erhärtet diese Deutung. Marmorblöcke mit Inschriften von antiken römischen Monumenten wurden in die neuen Mauern eingepaßt. Die Inschriften sind – offenbar absichtlich – entweder auf der Seite oder

Kathedrale, die »Tempelfront« im oberen Fassadenbereich, um 1120 begonnen
Pisa
Innenansicht, Hauptschiff mit Blick auf die Apsis, um 1063 begonnen

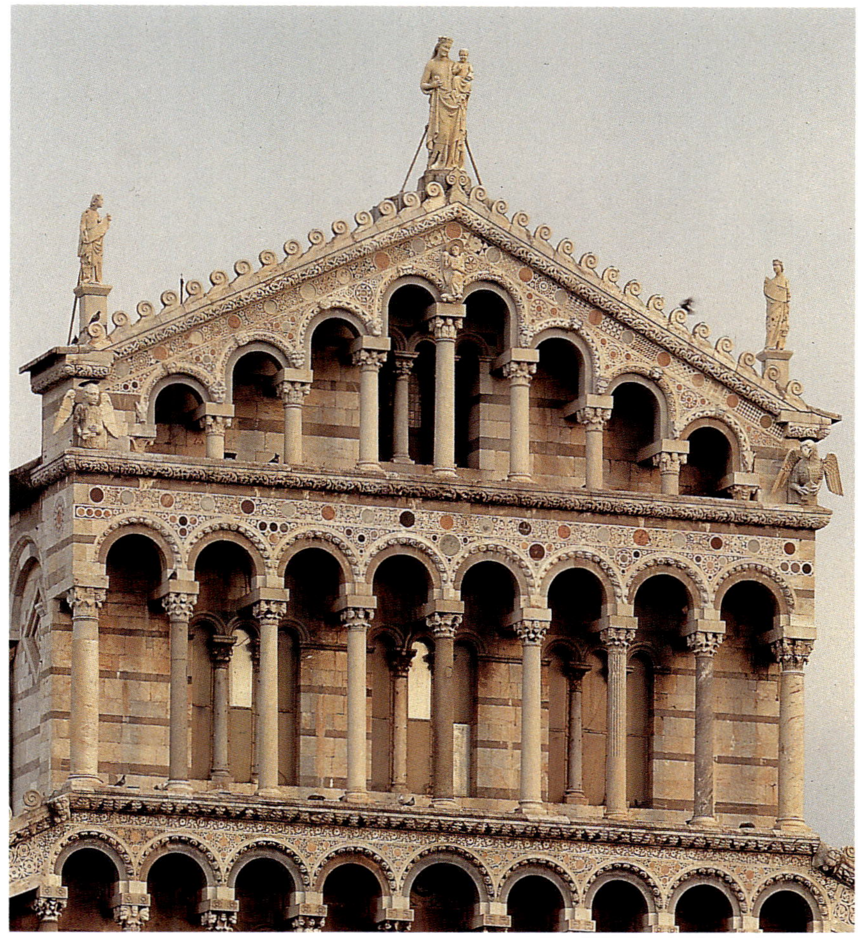

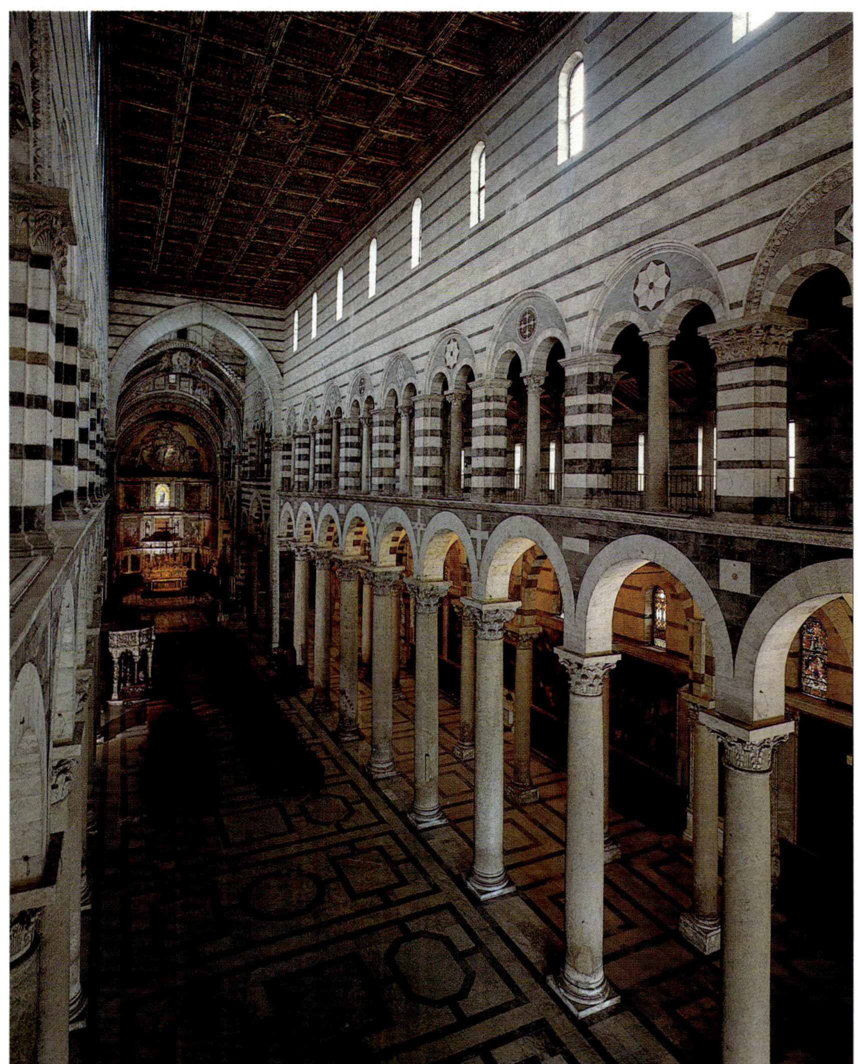

auf dem Kopf angeordnet. Pisa enteignete Rom; die Stadt erklärte sich als Sieger über die Trümmer der Antike.

Ein eigenwilliger Einsatz antiker Motive beim Bau der Kathedrale diente den Pisanern also offensichtlich ihrer Selbstverherrlichung als Eroberer und Reichsgründer. Sie verstanden sich ganz und gar nicht als treue Vasallen eines ehrgeizigen Papstes. Gleichwohl aber sahen sich die Pisaner als christliche Reichsgründer, wie die Verwendung eines weiteren, aus der Antike vertrauten Architekturmotivs verdeutlicht. Die Tempelfront ihrer Kirche erhebt sich über der Palastfassade mit dem Portikus und den triumphbogenförmigen Portalen des Erdgeschosses, vergleichbar mit der Kirche San Miniato. Allerdings verwendeten die Pisaner nicht den Dreierrhythmus, sondern eine durchgehende Folge freistehender Bögen. Eine einzige Rangabstufung zwischen den Bögen befindet sich im Giebelfeld, wo sie der Spitze zu kontinuierlich größer werden. Zwei Bögen teilen die Mitte des Giebelfeldes und flankieren die höchste Säule. Oberhalb dieser Mittelachse zeigt sich die pisanische Antwort auf die Christusfigur an der Fassade der florentinischen Kirche San Miniato: Die Muttergottes hält das Christuskind in ihren Armen.

Die Statue der Jungfrau auf dem Giebel der Fassade zeigt das religiöse Selbstverständnis der Stadt und ihrer Kathedrale, die der heiligen Jungfrau geweiht wurde, zum Dank für die Erfolge der pisanischen Handels- und Kriegsflotte. Pisa hatte den siegreichen Kreuzzug gegen die Heiden zwar im Gefolge des Papstes als Kriegsherr und Oberhaupt der katholischen Kirche geführt, hauptsächlich aber im Namen der Jungfrau und zum Ruhme der Stadt. Dadurch, daß sie ihre Kriegsbeute in ein der Madonna geweihtes Heiligtum verwandelten, gaben die Pisaner ihren Expansionsbestrebungen eine religiöse Rechtfertigung. Aus ähnlichen Motiven bauten die Venezianer ihre Kirche San Marco. Sie gründeten mit aus Byzanz geraubten Reliquien des Hl. Markus das Zentrum ihres neuen bürgerlichen Selbstbewußtseins als – interessante Parallele – neue Byzantiner.

Pisa drückte sein Geltungsbedürfnis jedoch nicht allein durch eine Mischung aus islamischer Ornamentik, klassischer Symbolik und Marienverehrung aus. Noch während der Arbeiten an der Fassade der Kathedrale beauftragte die Stadt im Jahre 1153 den Architekten Diotisalvi, das neue Baptisterium zu bauen. Es sollte das ältere, das seitlich an der Kathedrale gelegen hatte, ersetzen und bildet nun die genaue Mitte zu der Achse des Mittelschiffes. Kathedrale und Baptisterium sollten einander ergänzen. Einige Besonderheiten deuten auf die Absichten dieses Projektes.

Das Pisaner Baptisterium unterscheidet sich von den meisten als Zentralbau konstruierten Taufkapellen oder Kirchen der Zeit. Es hat nicht, wie üblich, einen mehreckigen Grundriß, sondern ist kreisförmig, was den Einsatz hochspezialisierter Steinmetze erforderte. Auch das Spannen des Gewölbes war schwieriger als bei Kirchen mit ebenen Mauerflächen. Sehr ungewöhnlich war bereits die Größe der zweistöckigen Galerie, das unerhört hohe, kegelförmige Dach blieb aber bisher unerreicht. Seine damalige wie auch seine heutige Gestalt hob

Aufriß des Heiligen Grabes und der Anastasis, um 335 begonnen
Jerusalem
Baptisterium, 1153–1256
Pisa

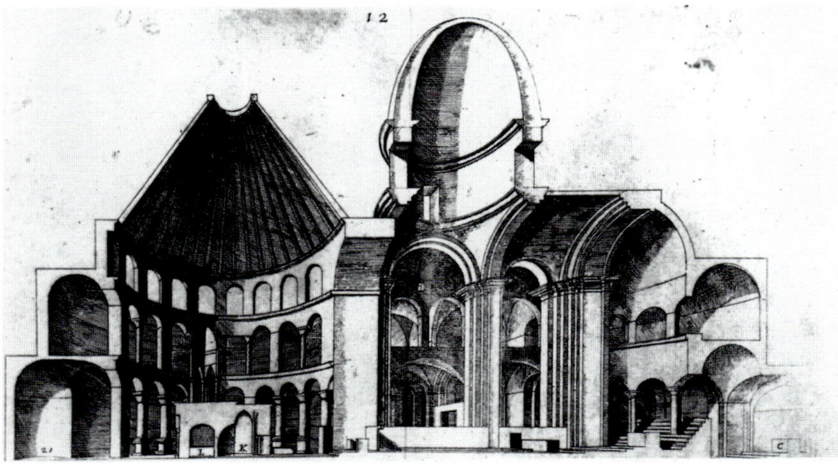

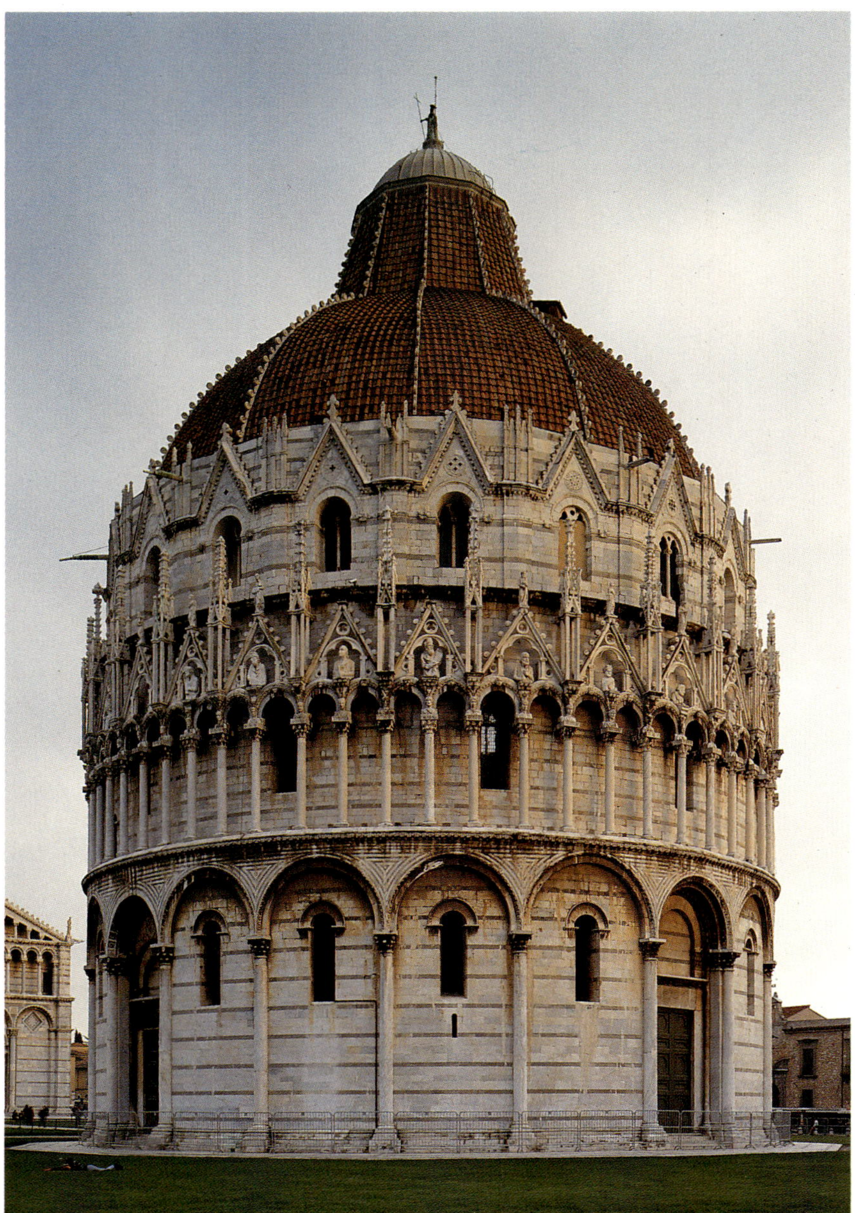

sich deutlich vom restlichen Außenbau der Kirche ab, ganz gleich, ob von unmittelbarer Nähe aus betrachtet oder aus weiterer Entfernung. Alle genannten Bauglieder unterschieden Pisas Baptisterium in der Tat von sämtlichenen zeitgenössischen Bauwerken, mit einer Ausnahme, die das Vorbild so vieler als Zentralbau errichteter christlicher Gebäude in Italien bildete: die Anastasis (Auferstehungskirche) des Heiligen Grabes von Jerusalem (Abb. links oben). Nach Ansicht zahlreicher Kunsthistoriker wurde das Pisaner Baptisterium tatsächlich dem Grabmal genau nachgebildet. Unterschiede zum Original bestehen nach dieser Auffassung allein deshalb, weil Mittelalter und frühe Neuzeit jeweils eigene Vorstellungen von einer Nachbildung hatten. Im Mittelalter genügte es, wenn die Nachbildung in sehr abstrakter Weise dem Original ähnelte. Dies legt die Folgerung nahe, daß alle Zentralbauten, auch das achteckige Baptisterium von Florenz, »Nachbildungen« der Grabeskirche sind. Möglicherweise gibt das Pisaner Baptisterium als erstes überhaupt diese Tradition abstrakter Nachbildungen der Grabeskirche auf, da seine Ähnlichkeit im Detail wie nie zuvor sichtbar ist. Völlig identisch ist es jedoch nicht, weil gleichzeitig zwei Jerusalemer Bauwerke das Vorbild abgaben: das Heilige Grab und der Felsendom, der andere berühmte Zentralbau der Heiligen Stadt, den Pisanern und ihren Zeitgenossen unter der Bezeichnung »Tempel des Herrn« bekannt. Ihn bekrönte sogar eine noch mächtigere Kuppel als das Heilige Grab, die zudem noch aus großen Entfernungen eindeutig zu erkennen war, denn sie wuchs fast völlig frei aus den Ringmauern des Tempelplatzes und überragte die ganze Stadt. Nur ein einziges Bauwerk erreichte die Größe des Felsendomes. Dies war die Al-Aqsa-Moschee, den Pisanern und ihren Zeitgenossen als »Palast des Herodes« oder »Palast des Salomo« bekannt. Sie stand auf dem Tempelplatz, nicht weit entfernt vom Felsendom. Die längliche Anlage mit zahlreichen Seitenschiffen bildete mit dem Felsendom eine Achse. Die Beziehung der beiden Gebäude zueinander, nämlich die zwischen einer linearen und einer Zentralstruktur, die beide als einzige auf einem geheiligten Territorium stehen, war dieselbe wie bei Pisas Kathedrale und Baptisterium. Als wollten sie diesen Eindruck noch verstärken, bauten die Pisaner ein Jahrhundert darauf noch eine lange wallähnliche Anlage als Hintergrund für diese Komposition von Punkt und Linie. So entstand der heutige Campo Santo, der Friedhof von Pisa. Schließlich schütteten sie das »heilige Feld« mit Originalerde vom Berge Golgatha bei Jerusalem auf. Pisas Friedhof auf dem Campo dei Miracoli lag nun auf dem Tempelberg eines neugeschaffenen Jerusalem. Der Nachbildung von Jerusalems Bauwerken folgte die Inbesitznahme der Erde der Heiligen Stadt.

Das hatte noch keine Stadt zuvor gewagt. Zunächst übernahm Pisa Motive aus der Architektur des Islam und der römischen Baukultur, weihte sie sodann der Heiligen Jungfrau, und umgab schließlich die Bauwerke mit einem »Wunderfeld«, Stätte der Passion und der Grablegung des Herrn Jesus Christus. Diese Anstrengungen zeigen Pisas dringendes Bedürfnis nach einer eigenen religiösen Identität. Die Stadt betete zur heiligen Jungfrau um einen eigenen Weg zu Gott, denn sie

Campo dei Miracoli, 1063–1350
Grundriß der Gesamtanlage (unten links)
Aufriß der Kathedrale (unten rechts)
Pisa

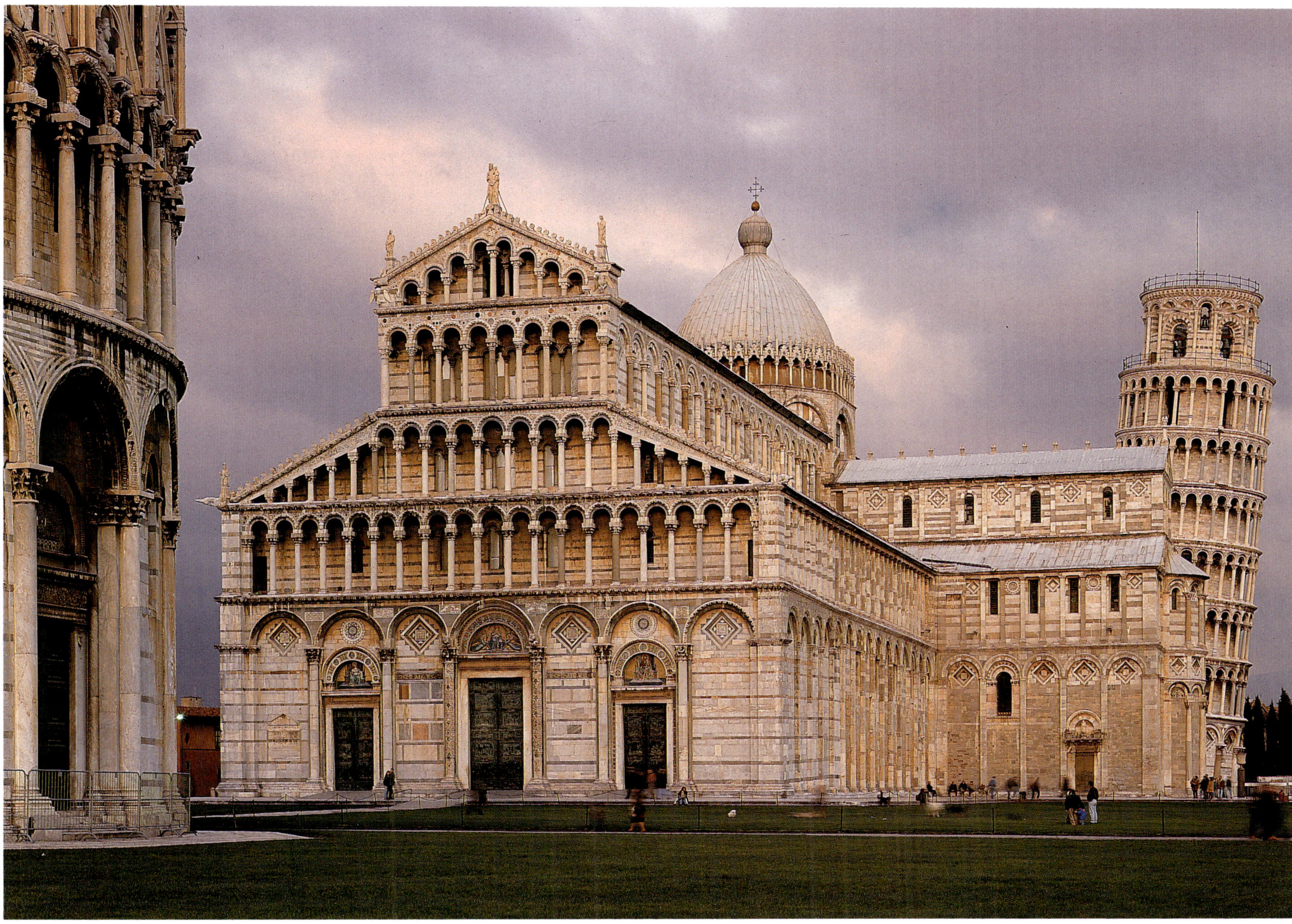

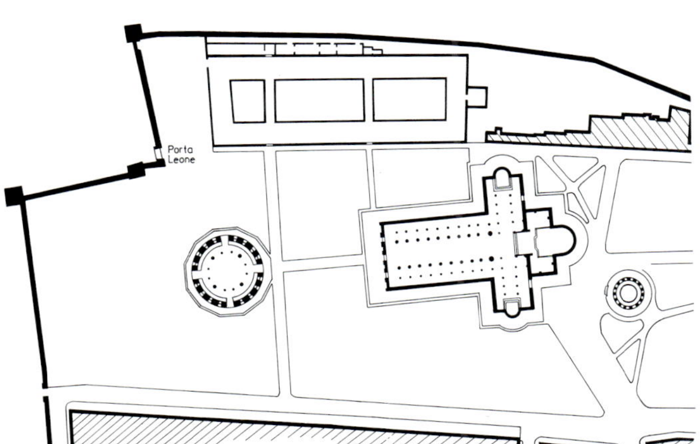

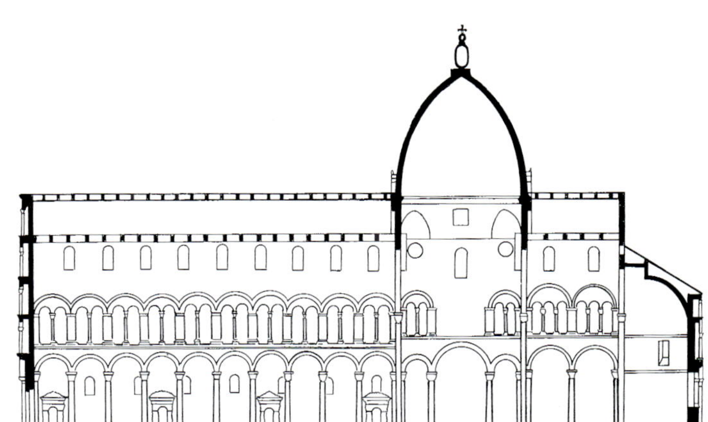

Assisi, San Francesco
Ansicht von Osten

errichtete ihr Jerusalem nicht an irgendeinem Platz, sondern an ihren traditionellen Orten für Taufe und Messe, bei ihren Siegerdenkmälern, auf ihrem Friedhof. Das irdische Jerusalem garantierte ihr den direkten Zugang zu jenem anderen himmlischen Jerusalem, Sinnbild der ewigen Erlösung.

Pisa bemühte sich selbständig um das Ewige Heil, weil die Stadt sich gegen die Forderungen des Papstes und dessen Drohungen mit Exkommunikation und Verdammung zur Wehr setzen mußte. Als sie mit dem Bau des Baptisteriums begann, stritt sie mit dem Heiligen Stuhl über die Teilnahme am zweiten Kreuzzug und als Folge davon über ihre künftigen Stadtrechte. Eine Beschneidung dieser Privilegien bedeutete die Herausgabe der Kolonien Korsika und Sardinien. Es war jedoch keine Glaubensfrage, wie im Streit zwischen Kurie und Kaiser, welche die Pisaner mit dem Papst entzweite, obwohl sie häufig mit dem Kaiser paktierten. Pisa räumte dem absoluten Machtstreben des Papstes und dessen Plänen, das Heilige Land zu erobern, ganz einfach einen geringeren Stellenwert ein. Die Stadt wollte zunächst ihre eigene Herrschaft festigen, und bedurfte dazu einer florierenden Wirtschaft und einer starken Flotte. Ihren Machtwillen leitete sie von den Reformen und Kreuzzugsideen des Papstes ab, allerdings unter einer anderen Leitfigur: der Madonna, die Schutzheilige dieser Mischung aus Neu-Rom und Neu-Jerusalem.

Bettelorden verändern die großen Handelszentren

Die Bauprojekte von Florenz und Pisa setzten im 11. und 12. Jahrhundert in der gesamten Toskana neue Maßstäbe für die religiöse Architektur. Als zu Beginn des 13. Jahrhunderts die christliche Reformbewegung und der Wohlstand aus dem Seehandel auch in diese Region vordrangen, begannen Städte wie Lucca, Pistoia, Prato, Arezzo, und viele weitere nördlich und südlich des Apennin und des Arnotals, sich ihre eigene religiöse Identität zu bilden und diese durch rege Bautätigkeit und die Umgestaltung des Stadtplans auszudrücken. Der ersten Generation von Bauwerken dieses neuen Stils folgte eine Experimentierphase, die vor dem Hintergrund einer neuen Periode religiösen Eifers zu sehen ist. Diese Phase hielt zwar in den meisten Fällen nicht länger als 80 Jahre an, hinterließ aber eine bleibende Spur: Die Gemeinden errichteten riesige Bauwerke auf öffentlichen Plätzen. Solche religiösen Zentren verteilten sie im ganzen Stadtgebiet.

Aufstrebende Städter gründeten gegen Ende des 13. Jahrhunderts voller religiösen Eifers religiöse Gemeinschaften. Die Visionäre Innozenz III. und Honorius III. riefen zwei neue geistliche Orden ins Leben: die Franziskaner im Jahre 1210 und die Dominikaner 1216. Ihnen folgten die Augustiner, Serviten, Karmeliter usw. Alle diese Orden wurden weitgehend von der neuen gesellschaftlichen Schicht der Handwerker, Händler und Bankleute getragen. Obwohl ihre Mitglieder wie Mönche nur eine einfache braune, weiße oder schwarze Kutte trugen, von einem Seil zusammengehalten, und obwohl sie sich noch strengeren Gelübden der Armut unterwarfen als die Mönchsorden, so lehnten sie das Diesseits und die Sitten der Stadt doch nicht gänzlich ab. Sie schrieben gefühlvolle, poetische Hymnen auf die Madonna, aber auch auf Sonne und Mond. Ihre Predigten hielten sie in der Volkssprache und mit dem schauspielerischen Talent der fahrenden Leute. Sie hielten es für ihre höchste Pflicht, mit ihrer ganzen Person das Leben Christi und der Apostel nachzuahmen und dafür zu sorgen, daß ihre Zuhörer es ihnen nachtaten.

Die Bettelbruderschaften beeinflußten unübersehbar die Architektur der Städte. Nur die erste Generation von Ordensbrüdern baute nicht. Der heilige Franz von Assisi hatte seinen Schülern ausdrücklich den Bau von Kirchen untersagt. Er wies sie an, stattdessen die jeweiligen Priester und Bischöfe bereits bestehender Kirchen und Plätze um die Erlaubnis zu bitten, dort zu predigen. Infolgedessen veränderten die Bettelbrüder das Stadtbild in radikaler Weise. Straßen und Plätze wurden zum Rahmen für ihre Aufrufe zur Buße und ihre gekonnt vorgetragenen Gleichnisse oder exempla. Jetzt waren nicht nur die Plätze vor oder unter Kirchenportalen, sondern ganz alltägliche Orte Stätten der Andacht.

Durch die Wahl ihrer Unterkünfte trugen die Bettelorden ebenfalls deutlich zur Vermehrung heiliger Stätten bei. Ein gutes Beispiel hierfür ist Florenz (Abb. 19). Die Ordensgemeinschaften ließen sich dort nieder, wo noch keine großen Kirchen standen: in bescheidenen Häusern

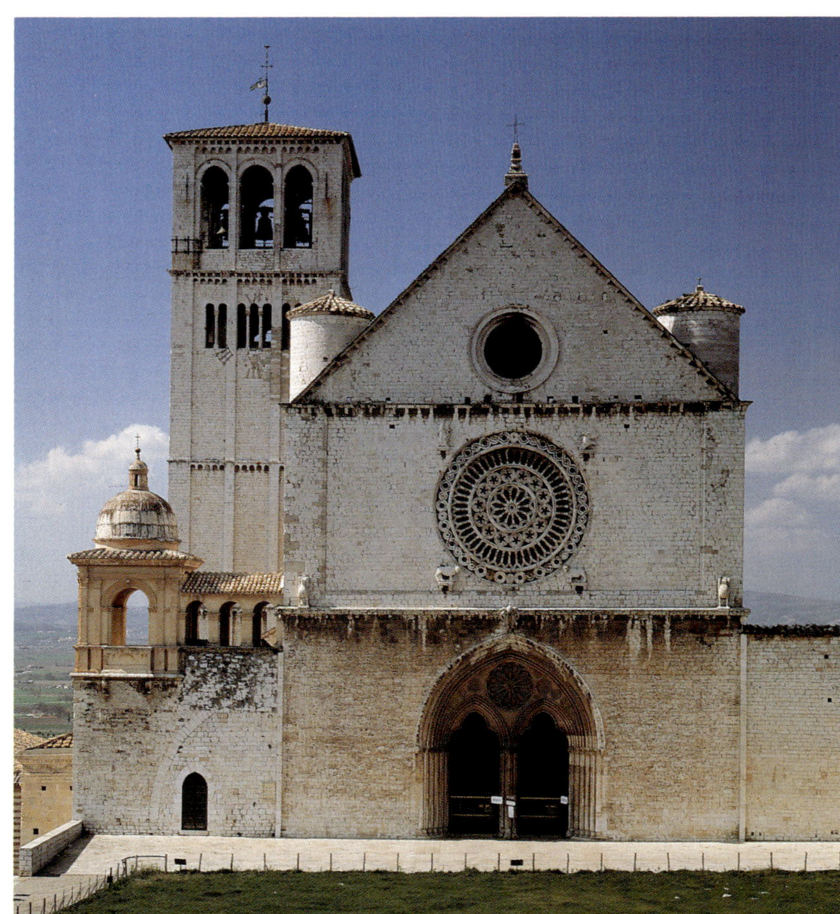

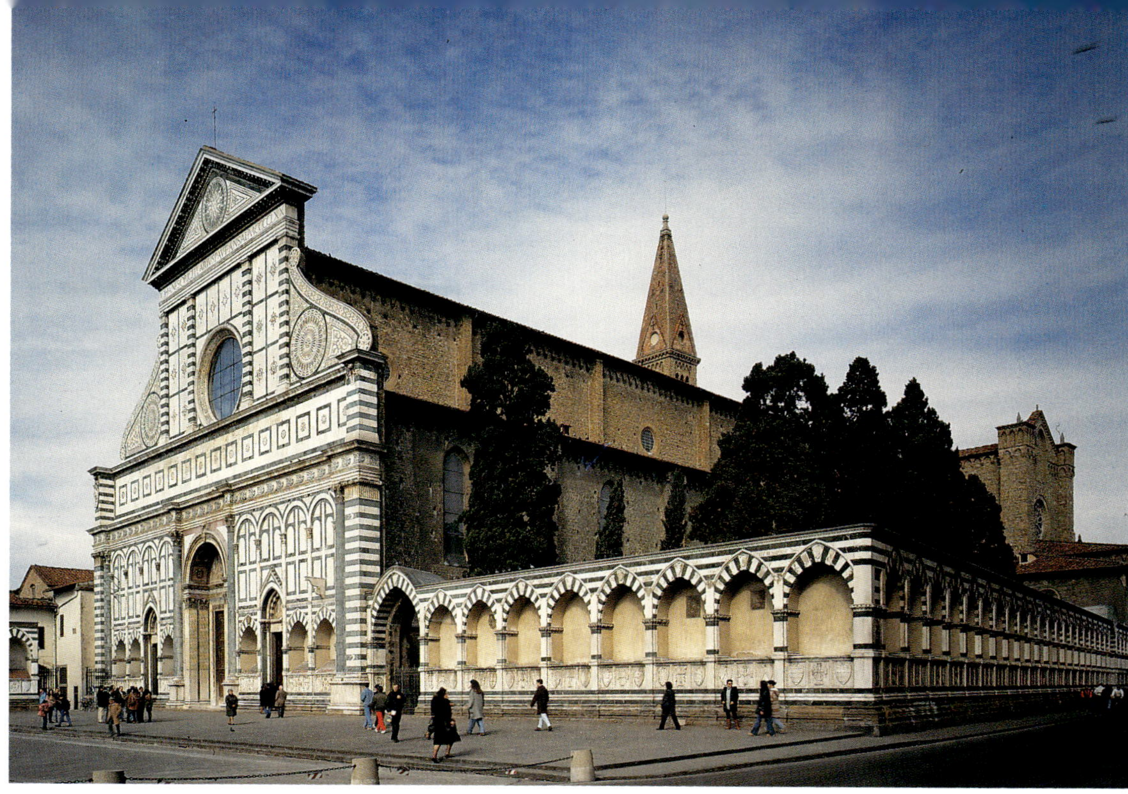

Santa Maria Novella, Florenz

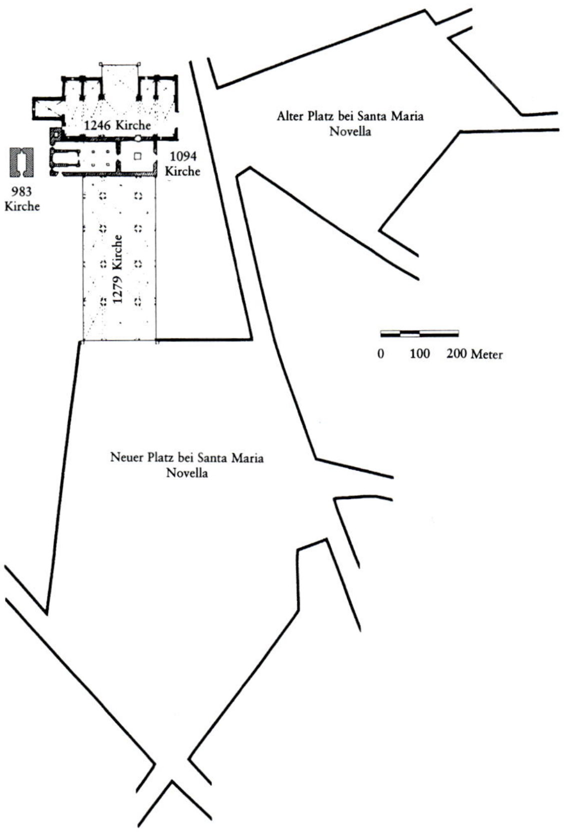

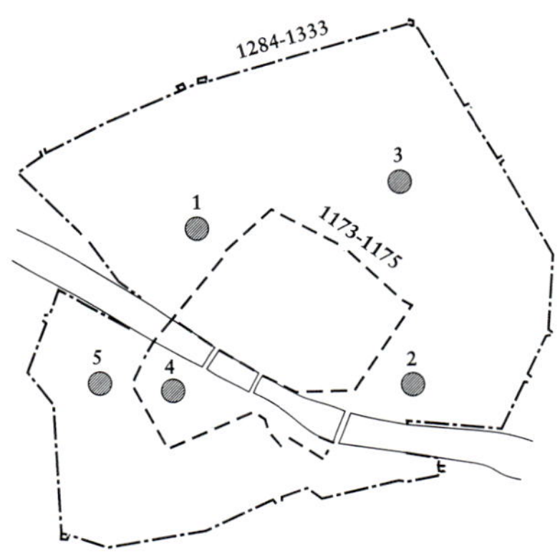

Plan der Kirchengründungen durch Bettelorden in Florenz: Dominikaner: Santa Maria Novella, 1221 (1); Franziskaner: Santa Croce, 1226–8 (2); Serviten: Santissima Annunziata, 1248 (3); Augustiner: Santo Spirito, 1250 (4); Carmeliter: Santa Maria degli Carmine, 1268 (5)

auf offenen Marktplätzen (Piazza) innerhalb oder außerhalb der Stadttore. Die meisten Gemeinschaften vergrößerten ihre Unterkünfte bei steigender Mitgliederzahl und wachsenden Spendeneinnahmen. Schließlich entstanden doch traditionelle Kirchen und immer größere Klosteranlagen. Schon sehr früh, während des zweiten Jahrzehnts des 13. Jahrhunderts, spendeten kirchliche und städtische Schichten den Bruderschaften. So reichlich ausgestattet, konnten sie die Mutterkirchen der beiden größten Orden, San Domenico in Bologna und die Basilika des heiligen Franz in Assisi bauen. Beide Kirchen wurden größer und kunstvoller ausgeführt als die ehemals dominierenden Stadtkirchen, da sie die Neuerungen der gerade aus Frankreich eingeführten Gotik beachteten. In Frankreich standen die Bettelorden ganz besonders in päpstlicher Gunst, da sie sich im Kampf gegen die Kirchenspaltung verdient gemacht hatten. Die Größe ihrer Kirchen war den Bettelorden Italiens ein Vorbild.

Die Kirche Santa Maria Novella in Florenz (Abbn. 20-21) verdeutlicht diese Entwicklung von einer schlichten Unterkunft für die Ordensgemeinschaft bis hin zu einem Monument im großen Stil. Der Grundstein für die Kirche in ihrer heutigen Form wurde im Jahre 1279 gelegt, wobei das Mittelschiff einer um 1246 erbauten Kirche nun als Querschiff diente. Durch diesen Umbau ergab sich der besondere Umstand, daß die Kirche nun zwei Plätzen zugewandt lag, die durch eine Reihe von avelli (Grabstätten) miteinander verbunden waren. Bevor Alberti im Jahre 1470 die Fassade umgestaltete, waren lediglich die Grabstätten und der untere Teil der Schauseite mit Marmor verkleidet, was die Horizontale weit stärker als heute betonte. Die gewaltige Kirche steht heute unmittelbar an der Straße. Unter einer Reihe bichromer Bögen also fanden Mitglieder der Kirchengemeinde ihre letzte Ruhestätte. Nun konnten auch die Vorstädter sich an einem heiligen Ort begraben lassen. Die prächtigen Kapellen im Inneren Santa Maria Novellas oder auch der Franziskanerkirche Santa Croce wurden – genau wie die avelli – zu Grab- und Gedenkstätten. Kapellen mit zwei oder sogar vier Jochbögen flankierten die größeren Altarräume in den Mittelschiffen der Dominikaner- bzw. Franziskanerkirchen von Florenz. Trotz ihrer gotischen Form haben die Bögen eine Bedeutung, die aus der Antike stammt. Denn hier ist die Abfolge von Triumphbögen ebenfalls Zeichen des Sieges – nicht über feindliche Heere, sondern über den Tod. Der aufstrebende städtische Adel konnte es sich leisten, Kapellen zu stiften und die neuen Orden großzügig zu beschenken. Die großen Bankhäuser der Stadt – die Bardi, Peruzzi und Baroncelli – stifteten der Kirche Santa Croce ihre prächtigen Kapellen. Viele reiche Familien schmückten ihre Privatheiligtümer mit bis heute berühmten Renaissancegemälden Italiens.

Santa Croce und andere Ordenskirchen besaßen äußerst großzügige Innenbauten, die einen passenden Rahmen für die luxuriös ausgestatteten Kapellen des Querschiffs abgaben. Die Offenheit dieser Anlagen erinnert an die ursprünglichen Predigtstätten der Bettelordensbrüder. Im Grunde aber verstieß die Prachtentfaltung der Bettelorden

Santa Croce, um 1226– um 1294
Innenansicht des Hauptschiffs mit Blick zur Apsis
Grundriß der Gesamtanlage

gegen Ende des 13. Jahrhunderts gegen ihre eigenen Armutsgelübde und gegen das Verbot, Kirchen zu bauen. Die reichen Spenden, mit denen die Ordensgemeinschaften in den neu entstandenen italienischen Städten viele Kunstwerke finanzierten, fehlten nun den älteren Kirchen und Klöstern. Die reichgewordenen Bettelorden führten bald die Sitten der traditionellen ein. Sie hatten zwar für eine Weile die Herrschaft der Stadtkirchen geschwächt, griffen nun jedoch ihrerseits zur Macht. Ihre mächtigen Kathedralen und Paläste leiteten eine neue Phase italienischer Baukultur ein.

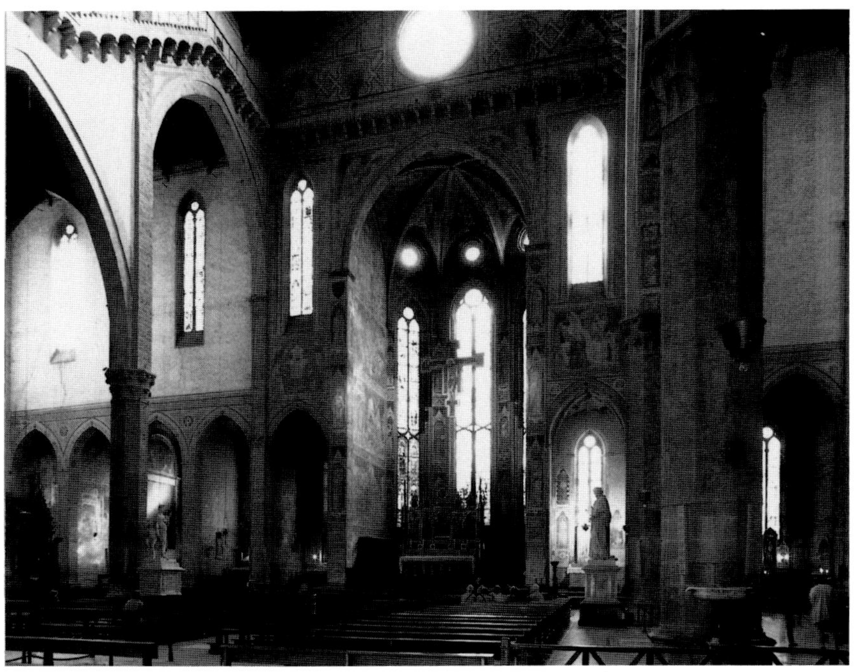

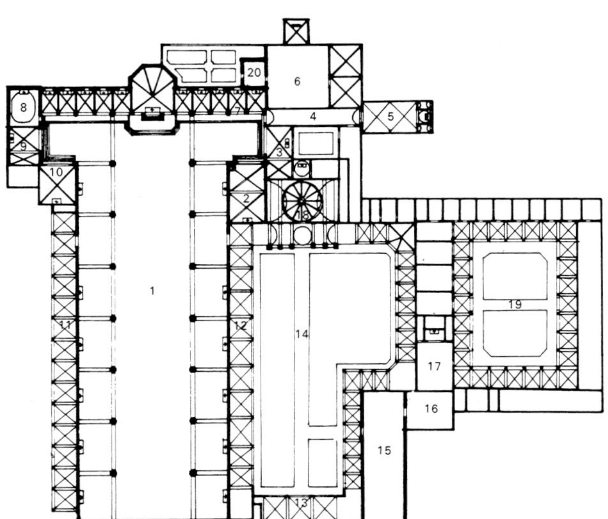

Die Kathedrale zu Florenz und Orsanmichele – Rückkehr zum Monumentalen

Nicht nur die Bettelorden veränderten mit ihrer Ausweitung des religiösen Raumes und des religiösen Patronats die Gesellschaft von Florenz und anderer großer Städte. Auch Händler, Bankleute und Handwerker drängten nun den Feudaladel aus seiner herrschenden Stellung. Die religiöse und wirtschaftliche Entwicklung trug entscheidend zu dem Untergang der adligen »boni homines« (Wohlhabenden) und gleichzeitigen Aufstieg der großen Zunftmeister von Florenz bei. Letztlich entschied sich die Machtfrage jedoch auf dem Schlachtfeld. In dem Zeitraum zwischen dem Todesjahr Friedrichs II., 1250, und dem Jahr der Schlacht von Benvenuto, 1266, waren Florenz, Siena und die ganze Toskana wiederholt Schauplätze blutigen Gemetzels. Gegen Ende des Jahrhunderts waren nahezu alle kaisertreuen, meist adligen Ghibellinen oder weißen Guelfen, unter ihnen Dante, getötet oder aus der Stadt verbannt worden. Die nun herrschenden Guelfen – Händler, Bankleute und erfolgreiche Handwerker – gründeten oligarchische Gemeinwesen, in denen die Vorrechte nur noch durch beruflichen Erfolg, nicht mehr durch die Zugehörigkeit zu einem Adelsgeschlecht bestimmt waren.

Wie im Krieg, so in der Architektur: Die neuen politischen Machthaber bauten nach traditionellen Vorbildern. Dies begann bei der Kathedrale und setzte sich fort bei der Kirche Orsanmichele, der monumentalen Piazza und dem Regierungspalast des neuen Regimes. Noch im selben Jahr, 1293, als gewisse Justizerlasse das Schicksal der Ghibellinen und allzu einflußreicher Adliger besiegelten, gab der Stadtrat die Restaurierung der alten Kathedrale Santa Reparata, vor dem Baptisterium, in Auftrag. Zur gleichen Zeit begann die Arte di Calimala, eine der mächtigsten Gilden der Stadt, mit dem Bau der polychromen Pfeiler an den äußeren Ecken des Baptisteriums. Im folgenden Jahr bereits entwickelte die Kommune noch ehrgeizigere Pläne für ihre Hauptkirche. Sogar die Möglichkeit einer neuen Kathedrale war im Gespräch. Im Februar 1296 verfügte die Stadt tatsächlich den Bau einer Kirche »von allergrößtem Glanz«. Der Grundstein wurde am 8. September gelegt.

Für die Planung war der Architekt Arnolfo di Cambio verantwortlich. Zunächst Schüler des Bildhauers Nicola Pisano in Siena, arbeitete er dann selbständig in Orvieto und Rom. Wahrscheinlich war er in Florenz noch an anderen Projekten beteiligt, etwa an der Badia im Jahre 1284, an der Ergänzung des Baptisteriums mit polychromen Eckpfeilern 1293 und an der Kirche Santa Croce 1294/5.

Arnolfos große bildhauerische Kunst wurde an der Kathedrale erstmals deutlich. Als erste Kirche in Florenz stand sie unter dem starken Einfluß der prachtvollen Skulpturen Pisas, der Heimat von Arnolfos Meister. Zu Beginn baute man auf dem Platz von Santa Reparata, besser gesagt, man umbaute ihn. Die Leute besuchten weiterhin die alte Kirche, während die Kathedrale um diese herum in die Höhe wuchs. Arnolfo betreute nur die erste von drei Bauphasen. Die vollendete Kathedrale wurde so breit, wie er es geplant hatte. Wahrscheinlich stammt auch die Dreikonchenanlage um die kuppelüberwölbte Vierung von ihm; allerdings schwebte ihm ein kürzeres Mittelschiff vor.

Arnolfo di Cambios Fassade des Florentiner Doms
Zeichnung aus dem 16. Jh.
Florenz, Museo dell' Opera del Duomo

Hauptschiff des Doms (Santa Maria del Fiore), Florenz

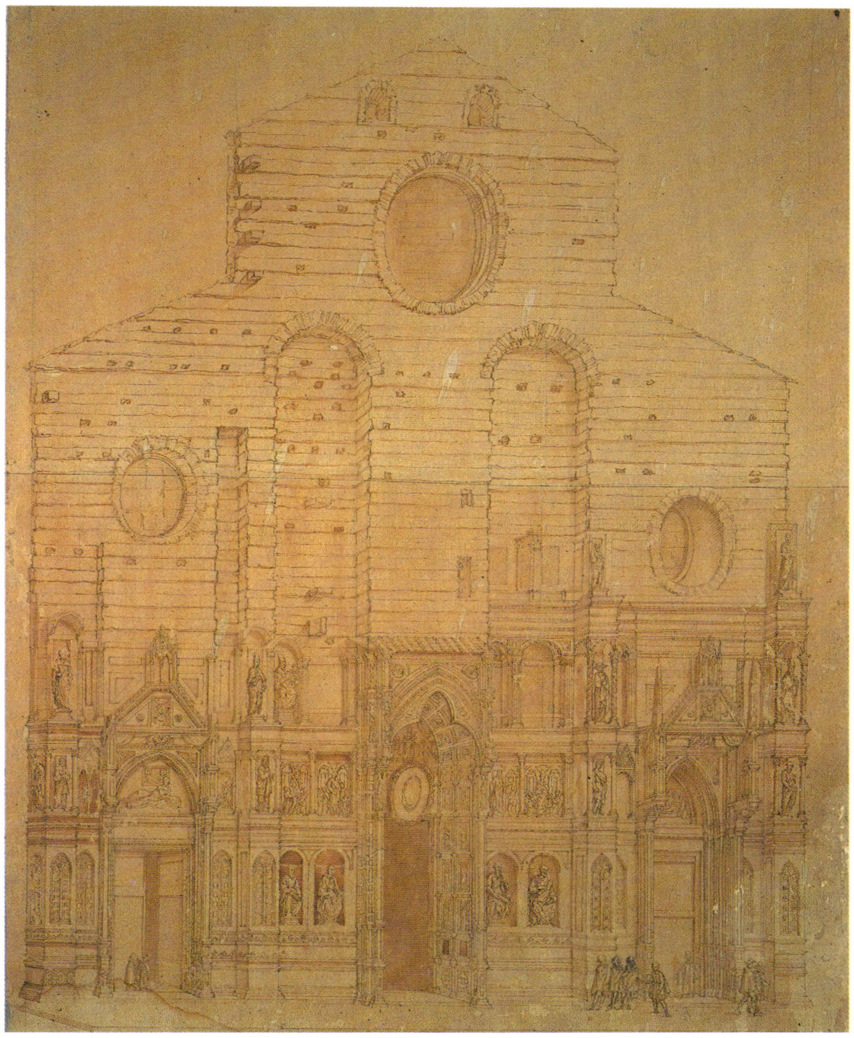

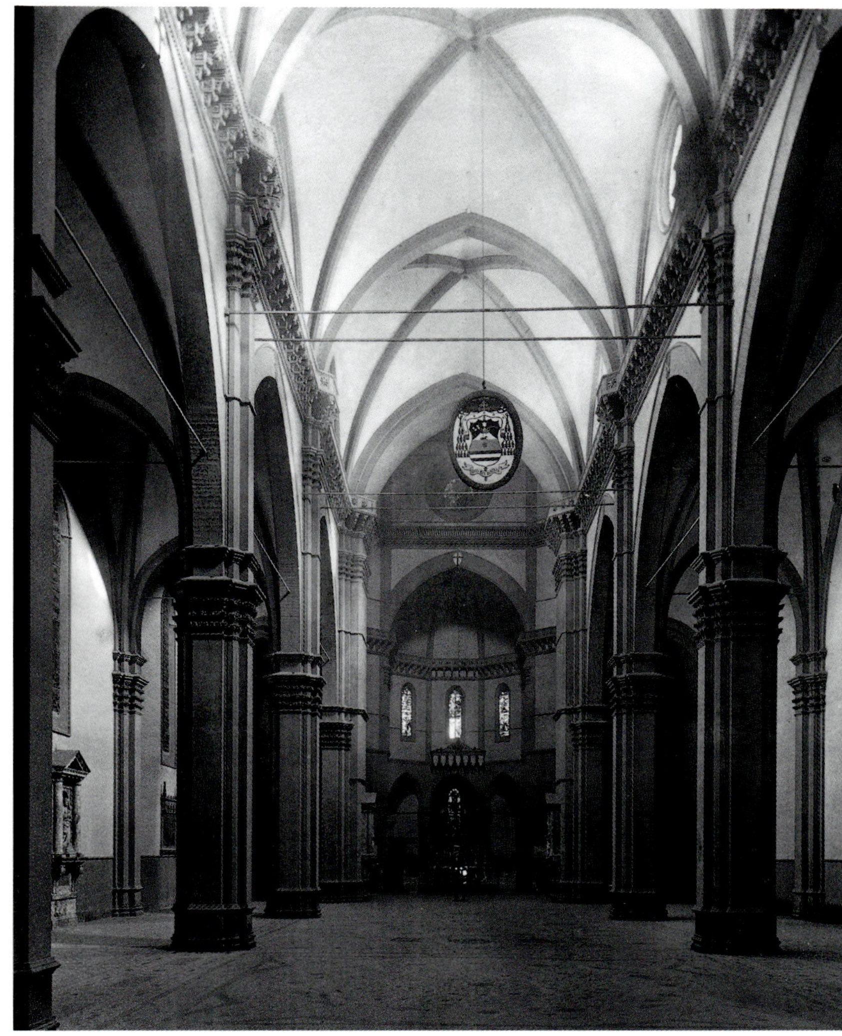

Arnolfo kombinierte wie bei seinen Skulpturen gotische, romanische und antikisierende Elemente; so bei der Badia, Santa Croce und anderen Fassaden. Das Besondere war die dreiteilige Gliederung. Der Dreierrhythmus entstand nicht nur durch die drei Portale, sondern auch durch die starken Stützpfeiler, die vom Boden bis zum Dach reichten. Diese mächtigen, senkrechten Teiler erinnern an die Komposition der Badia und der inneren wie äußeren Ostseite von Santa Croce. Breite quadratische Gliederungselemente, typisch für die florentinische Architektur seit dem Baptisterium und San Miniato, gleichen die betonte Vertikale wieder aus.

Die Fassade von Santa Maria del Fiore ist insofern bezeichnend, als sie die künstlerische Tradition der von den Bettelorden gepflegten Grab- und Kapellenarchitektur mit der älteren Tradition verbindet, im Obergeschoß Darstellungen von Christus, der heiligen Jungfrau und den Heiligen aufzunehmen. Sie holt die Heiligen auf die Ebene der Gläubigen herunter, eine Wirkung, die in Einklang steht mit der neuen erzählerischen Tendenz, die die Bettelorden in Predigten ebenso wie in der Kunst eingeführt haben. Da die Arkaden auf Bodenhöhe nun aber von Heiligen besetzt sind, bleibt kein Platz mehr, Privatpersonen in die Bildwerke der Kirche einzubeziehen, wie es in den dominikanischen avelli der Fall war. So unmittelbar die Skulpturen in ihrer anschaulichen Darstellung auch sind, der Schwerpunkt ihrer inhaltlichen Auswahl und architektonischen Plazierung liegt auf der Heiligkeit anderer, himmlischer Gestalten - vor allem wie in Pisa der Madonna - und nicht auf der Frömmigkeit zeitgenössischer Bürger von Florenz.

Eine Mischung aus Bettelordens- und traditioneller Architektur prägt auch das Innere von Santa Maria del Fiore. Die Zusammenstellung gotischer und antiker Motive zeigt ein künstlerisches Feingefühl für die Raumaufteilung. Arnolfo gab dem Mittelschiff eine hölzerne Deckentäfelung, nach dem Vorbild von Santa Croce. Lediglich in der Vierung dürfte die sinnbildliche Ausgestaltung mit dem Übergang von Holzdecke zu Steingewölben den horizontalen, geradlinigen Raum in einen vertikalen, abgerundeten Raum der mit Kuppeln versehenen Dreikonchenanlage verwandelt haben. Obwohl das Mittelschiff später im Laufe des Jahrhunderts ein Gewölbe erhielt, ist dieser Eindruck architektonischer Auflösung doch erhalten geblieben. An

Dom, Blick von der Via Proconsolo
um 1294 begonnen, Kuppel 1418–36
Florenz

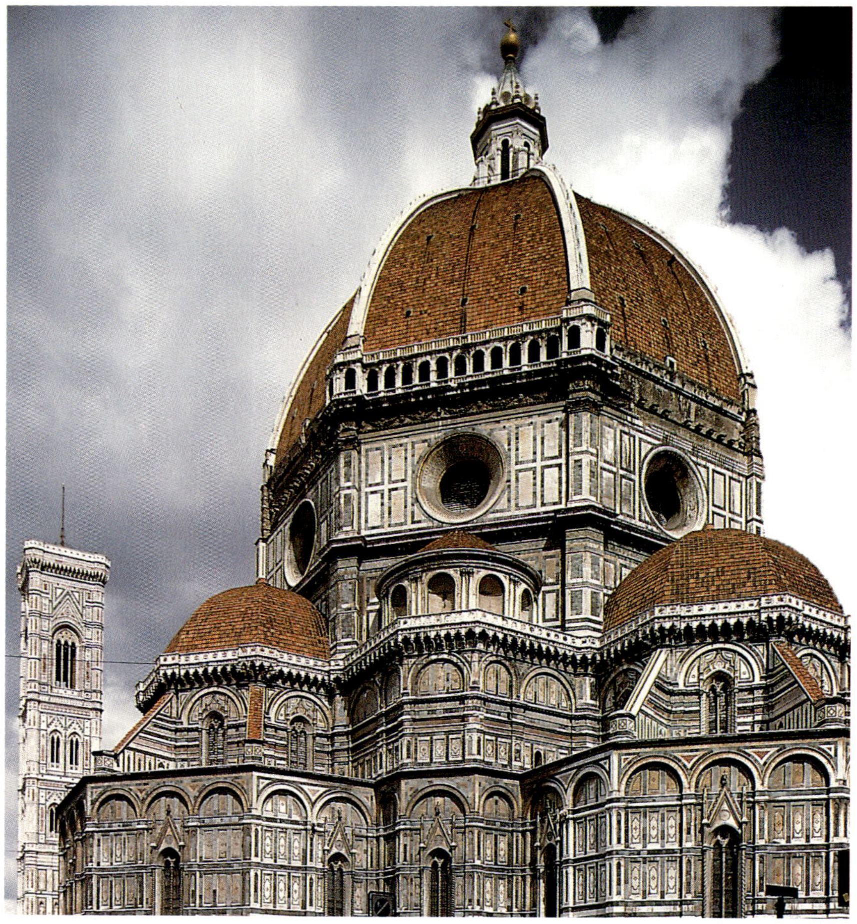

der Vierung herrscht die runde Form vor, nicht nur wegen ihrer Größe, sondern auch durch dreifache Wiederholung. Dies erinnert weniger an die Einzelkuppeln der Baptisterien von Florenz und Pisa, sondern an ältere Querschiffe mit drei Apsiden, wie häufig bei romanischen Kirchen in der Toskana. Ein Beispiel ist die noch erhaltene Kirche Santa Reparata.

Fast ein halbes Jahrhundert nach dem Tod Arnolfos im Jahre 1310 wurde Santa Maria del Fiore erweitert. Auftraggeber war diesmal die mächtige Wollgilde der Stadt. In den Jahren 1351 bis 1368 beschäftigte die Arte della Lana zahlreiche Architekten, darunter Francesco Talenti, Neri di Fioravante, Alberto Arnoldi, Giovanni di Lapo Ghini, Talentis Sohn, wie auch Simone di Francesco. Sie alle waren Mitglieder des Bauausschusses mit seinen verschiedenen Gremien. Hier trafen sich auch bedeutende zeitgenössische Maler und Bildhauer, darunter Taddeo Gaddi, Andrea Orcagna, Andrea da Firenze, sowie Vertreter wohlhabender Bankhäuser, z. B. Portianari und Albizzi. Nach lebhaften Debatten und zahlreichen Änderungen einigten sie sich auf den heute noch zugrundeliegenden Bauplan. Dieser war sensationell – die Vierung wurde größer als das Mittelschiff. Ihre Breite betrug ganze 72 Braccia, genau die halbe Höhe einer ebenfalls nie zuvor so kühn geplanten Kuppel, die jedoch erst Brunelleschi vollenden konnte, weil er eine Lösung für die schier übermächtig erscheinenden Probleme ihrer Konstruktion fand.

Als der Kathedralenbau Formen annahm, bemühte sich die Stadt um eine angemessene Umgebung. Der Stadtrat verfügte 1339, daß der gepflasterte Boden vor der teilweise fertiggestellten Fassade niedriger gesetzt werden sollte, um ihre monumentale Wirkung zu steigern. 1363 bestimmte ein neuer Erlaß, daß alle Häuser rund um den Altarraum mit der Dreikonchenanlage sich nun deren gewölbten Formen anpaßten. Außerdem sollten diese Häuser Arkaden erhalten, passend zu den Arkaden der Apsis. Tatsächlich wurde dadurch eine bemerkenswerte Harmonie zwischen der Kirche und ihrer Piazza hergestellt. Die Südostseite des Grundrisses bildet eine Ausnahme. Der Besucher, der die Piazza del Duomo von der heutigen Via Proconsolo aus betritt, sieht die Kirche aus einem Winkel, der scheinbar die Symmetrie stört, sich jedoch bald als idealer Aussichtspunkt herausstellt, denn von hier aus sind Vierung, Apsis und Kuppel auf einen Blick zu erfassen (Abb. links).

Die Anpassung der Piazza an die Kathedrale und die ausgefeilte Lenkung ihrer Wahrnehmung geschahen ebenso wenig wie die innere Raumgliederung des Domes allein aus ästhetischen Gründen. Wenn jemand aus der beengten Via Proconsolo im spitzen Winkel auf die Piazza trat, bot sich ihm beim Anblick der Kirche der gleiche Eindruck von Weite und räumlicher Auflösung, wie er auch im Innern der Kirche an der kuppelüberwölbten Vierung entstand. Dieser Anblick war vermutlich abgestimmt auf Stadtprozessionen, etwa zu Ehren des Hl. Johannes oder am Fronleichnamsfest. Nicht nur das Innere der Kirche während der Messe, sondern die ganze Stadt wurden bei solchen Anlässen zur gigantischen Theaterbühne. Das Volk hörte nun jedoch nicht mehr die Predigten der einst bescheidenen Bettelmönche, sondern verehrte die zur Schau getragenen Heiligenfiguren und bewunderte den prächtigen Zug der Priester, Ordensbrüder und Zunftmitglieder.

Die religiöse und architektonische Bestätigung für die immer einflußreichere Stellung der großen Gilden von Florenz zeigt sich am deutlichsten in der Anlage eines der letzten bedeutenden Sakralbauten des Trecento, Orsanmichele. Das Bauwerk in seiner heute nicht mehr erhaltenen Form diente zunächst, im Jahre 1285, als große Getreidemarkthalle, errichtet auf den Fundamenten einer bescheidenen, vierzig Jahre älteren Kapelle. Ein wundertätiges Madonnenbildnis gab dem Ort allmählich seine einstige religiöse Bedeutung zurück. Die ein Jahr zuvor gegründete Laienbruderschaft von Orsanmichele, die das Bild in der Markthalle aufgestellt hatte, gewann sehr schnell an Ansehen und Wohlstand in der ganzen Stadt Florenz. Die Getreidehalle galt nun gleichzeitig als Handels- wie auch als Pilgerzentrum, bis eine Feuersbrunst umfangreiche Reparaturen und schließlich den bis heute erhaltenen Neubau erforderte. Die Arbeiten dauerten von 1337 bis 1350.

Die neue Kirche Orsanmichele wurde ein Steinbau. In einem Dokument aus dieser Zeit wird der Einsatz von Stein für dieses Bauwerk gerechtfertigt, das »für die Verehrung der Heiligen Jungfrau Maria und für die Lagerung von Getreide und Mehl besser geeignet« sein sollte. (»in quo veneratio gloriose Virginis Marie posset aptius celebra-

Orsanmichele, 1285 begonnen
Florenz

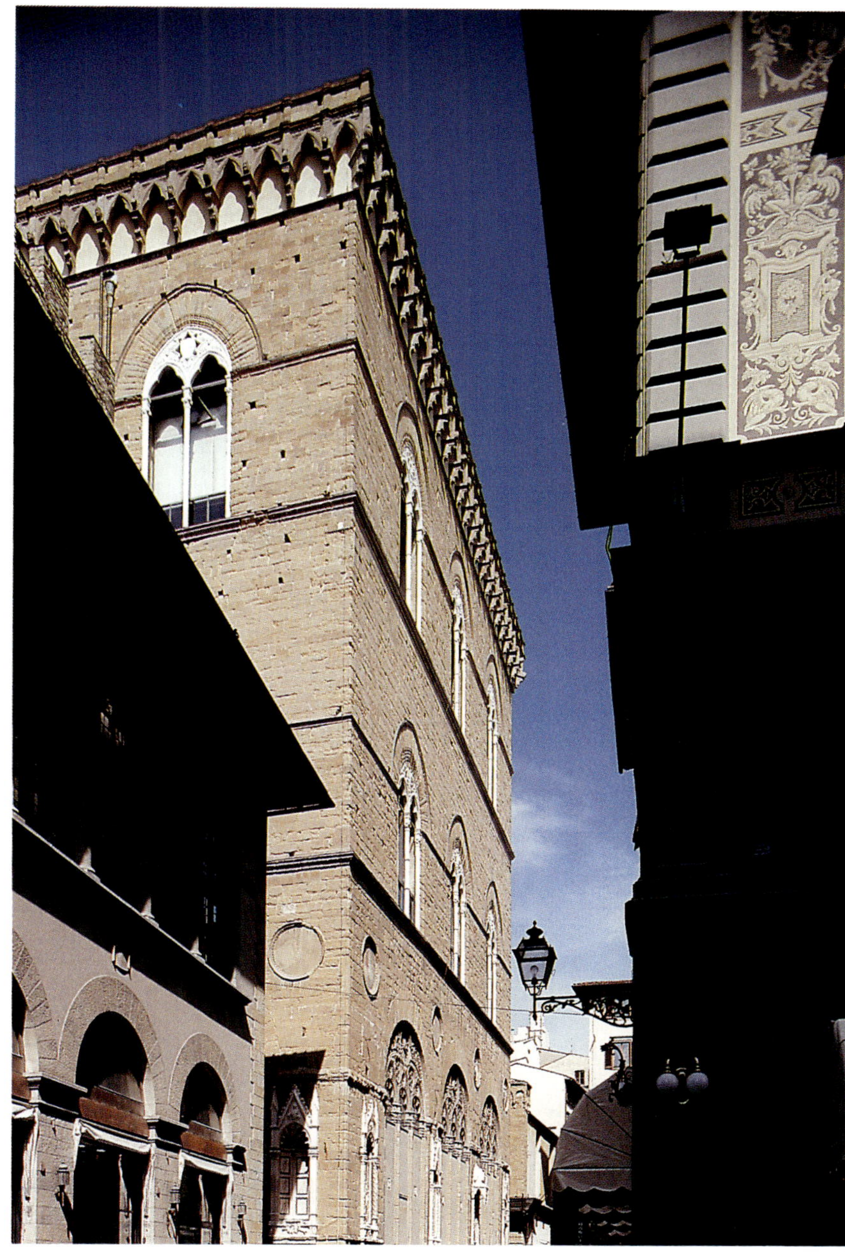

ri, et granum et bladum melius conservari«). Die Pfeiler, die das sechsjochige Gewölbe stützten, erhielten am Außenbau eine Reihe tiefer Figurennischen, im Inneren flache Aussparungen, die Platz für eine Täfelung und später auch Fresken boten. Schon bald nach Beginn der Bauarbeiten bestimmte ein kommunaler Erlaß, was Täfelung und Fresken abbilden sollten: die Schutzheiligen der großen Zünfte von Florenz. Die mächtigen Gilden planten, außerdem auch in die Außennischen ihre Heiligenfiguren einzusetzen. Viele von ihnen sollten erst durch die nächste Generation antikisierender Bildhauer geschaffen werden; unter ihnen die der berühmten Künstler Ghiberti, Donatello oder Nanni di Banco und Verrocchio.

Im Jahre 1352 gewann die Getreidemarkthalle von Florenz noch mehr an sakraler Bedeutung zurück, als die Bruderschaft von Orsanmichele dem Bildhauer Andrea Orcagna einen neuen Tabernakel zu Ehren der Madonna in Auftrag gab, um ihn gegen den alten auszutauschen (Abb. S. 80). Orcagnas gelungenes Meisterstück belegt ein ganzes Joch. Es ragt mit seinem kuppelartigen Abschluß in das Gewölbe. Der Tabernakel enthält das 1346 entstandene Andachtsbild der Madonna von Bernardo Daddi und bildet in der Reihe von Jochen einen altarähnlichen Anziehungspunkt.

Erst in den sechziger Jahren des 14. Jahrhunderts wurde der Getreidehandel in Orsanmichele eingestellt. Die Rundbögen wurden zugemauert und der so entstandene geschlossene Raum ausschließlich der Verehrung der Jungfrau geweiht. Der einzige noch scheinbar praktisch genutzte Teil der nun erweiterten Anlage, das nachträglich hinzugefügte obere Stockwerk für Getreidelagerung und -handel, zeugt von der traditionell priesterlichen Stellung, die die Gilden in Florenz nach und nach einnahmen. Die dort gelagerten Kornreserven standen zur Verteilung bereit, falls wieder solche Hungersnöte und Seuchen ausbrechen sollten, wie die Stadt sie zwischen 1330 und 1348 erlebt hatte. Den an den Säulen, die diese Vorräte trugen, dargestellten Heiligen kam daher die gleiche Aufgabe zu wie dem Votivbild der Madonna in der Kathedrale von Pisa: Sie sollten das leibliche Wohlergehen der Bürger der Stadt sicherstellen. Da die Heiligen von Orsanmichele aber die Schutzheiligen der einzelnen Zünfte waren, bekamen die Gilden selbst etwas von Schutzpatronen der Stadt, von symbolischen »Stützpfeilern der Gemeinschaft«, gleich den Aposteln, die nach der Schilderung der Offenbarung das himmlische Jerusalem tragen. Anstelle von Stadtbeamten aus Fleisch und Blut, die einst an diesem Ort einen florierenden Getreidehandel überwachten, schenkten die Mensch gewordenen Säulen nun einer hilflosen Bevölkerung Almosen. Die Pilger von fern und nah konnten nun in würdiger Umgebung die Madonna um materielle und moralische Hilfe bei ihren Sorgen anflehen. Abgesehen von den wachsamen Zunftheiligen sah ihnen niemand mehr dabei zu.

Siena im späten Mittelalter

Während die Guelfen und später die großen Zünfte von Florenz immer prachtvoller bauten, verfolgten die Mächtigen von Siena, einem weiteren bedeutenden Handels- und Bankenzentrum in der Toskana, ebenfalls ein überaus ehrgeiziges Projekt. Bereits gegen Ende des 13. Jahrhunderts war die Kathedrale von Siena sehr beeindruckend. Im dritten Jahrzehnt des 14. Jahrhunderts entwickelte sie sich jedoch zu einer der größten Kathedralenkonstruktionen der lateinischen Christenheit. Die Stadt hatte sich jedoch zuviel vorgenommen: Bald fehlte das Geld für den weiteren Ausbau und die Architekten standen vor unlösbaren Problemen.

Im Jahre 1226 wurde der Grundstein gelegt. Die bis heute erhaltenen Teile dieser ersten Bauphase im Inneren des Mittelschiffes zeigen, daß Siena von der Romanik aus Pisa beeinflußt war: bichrome Bänder laufen die Archivolten entlang und schmücken mehrstöckige Stützpfeiler. Auf dem mit einem schweren Fries dekorierten Architrav lastete ursprünglich wohl ein Tonnengewölbe. Die starke Betonung der Horizontalen durch den Fries, die Bänder und breit bemessenen Jochbögen gleicht die vertikale Orientierung der hohen Pfeiler aus. Der eintretende Besucher blickt zuerst auf die Vierung, die, ähnlich wie bei der Kathedrale zu Pisa, mit einer Kuppel bekrönt war.

Dem Vergleich mit Pisa hält die Stadt auch in politischer Hinsicht stand. Siena stand bis zum Ende der 60er Jahre des 13. Jahrhunderts auf der Seite des Kaisers und der Ghibellinen. Die Kathedrale war als

Dom, um 1290 begonnen
Orvieto

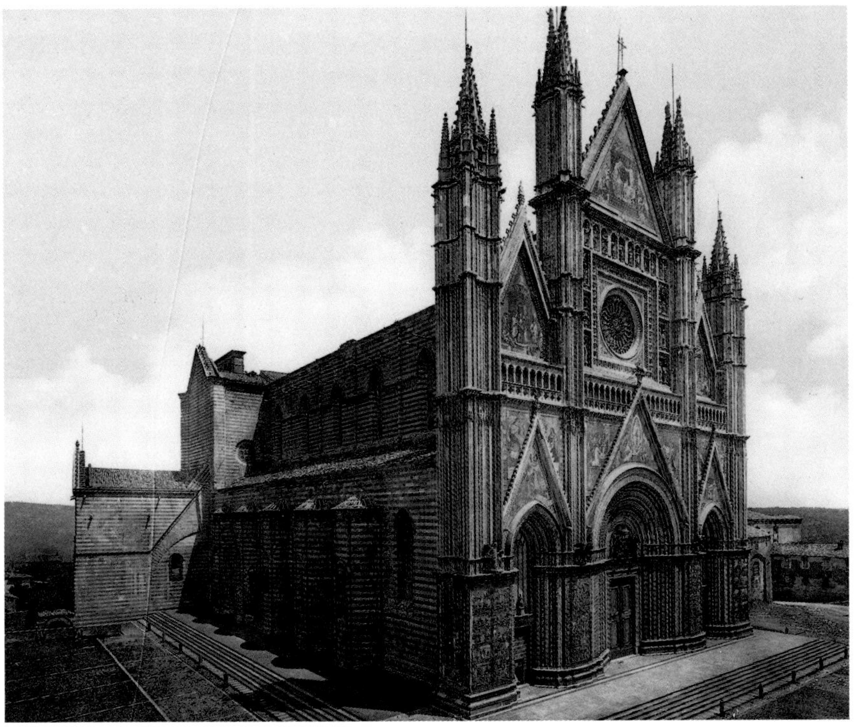

Zeichen städtischer Unabhängigkeit der Madonna geweiht. Nach der Schlacht von Montaperti, die mit einem überwältigenden Sieg der Sienesen und verbündeten Ghibellinen über die für Florenz kämpfenden Guelfen am 4. September 1260 endete, fand dieses Selbstbewußtsein neue Nahrung. Schon die Pisaner hatten der Hl. Jungfrau im Jahre 1087, vor ihrem Sieg über die Sarazenen, eine Messe geweiht; aber die Sienesen ernannten sie nun, am Vorabend der Schlacht gegen die Papsttreuen, zur Königin ihrer Stadt.

Bereits sechs Jahre später erlitten sie jedoch in der Schlacht von Benvenuto eine empfindliche Niederlage. Die Guelfen, nun an die Macht gekommen, vermochten jedoch weder, Sienas Feindschaft gegenüber Florenz zu unterdrücken, noch den starken kulturellen Einfluß der Stadt Pisa zu verhindern. Die Rivalität zwischen Florenz und Siena entwickelte sich mehr und mehr zu einer wirtschaftlichen Konkurrenz, denn auch in Siena entwickelte sich das Bankenwesen des lateinischen Westens sehr gut. Beide Städte wetteiferten zudem in der Disziplin des sogenannten »campanilismo«: Wer baute den höchsten Turm, den prachtvollsten Palast, usw.? Siena besaß bereits die größere und modernere Kathedrale, mit der sich die florentische Santa Reparata aus dem 11. bis 13. Jahrhundert nicht messen konnte. Ein Jahr, nachdem Florenz den Architekten Arnolfo für den Bau der Badia gewonnen hatte, sicherten die Sienesen sich ihren Vorsprung, indem sie einen Schüler des größten toskanischen Bildhauers der Mitte des 13. Jahrhunderts, Nicola Pisano, beauftragten. Es war dessen leiblicher Sohn, Giovanni.

Zeigt Arnolfos Kunst in Florenz schon gotischen Einschlag, so gilt das erst recht für die Arbeiten Giovanni Pisanos an der sienesischen Kathedrale. Immer aber behalten sie den antikisierenden Einschlag, ein Erbe Nicolas und der früher entstandenen, romanischen Teile der Anlage. Giovanni gestaltete die untere Hälfte der Fassade, oberhalb der älteren Triumphbogenbasis. Drei dicht nebeneinander stehende Portale lassen für Skulpturennischen keinen Raum. Giovanni brachte sie daher oberhalb der Bogenwölbungen an. Die Nischen sind wie bei Arnolfos Fassade in Florenz gotisch geformt, die Beziehung zwischen Skulptur und Nische sowie die gesamte Komposition sind jedoch entschieden klassisch: Die gesamte Fassade dient als Bühne für die dramatischen Gebärden der Heiligen, Propheten und klassischen Philosophen, die einander vor dem Publikum der Kirchenbesucher lebhafte Reden halten. Die Figuren stammen zwar alle aus der Bibel und dem klassischen Altertum, ihre rhetorische Ausdruckskraft, eingeführt durch die Bettelordensprediger, entspricht jedoch dem Kunstverständnis der Renaissance. Dennoch verkörpert die Fassade Giovannis vornehmlich den monumentalen Kirchentyp aus der Zeit vor den Bettelorden. Das Mosaik von San Miniato, welches Christus, die Jungfrau und den Hl. Minias darstellt, bildete eine Vorlage für die erhöhte Plazierung dieser Schausteller aus Kalkstein. Giovanni stand wohl ebenfalls unter dem Eindruck der Fassadenskulpturen von Kathedrale und Baptisterium zu Pisa, nicht weit von seiner Heimatstadt. An beiden Gebäuden hatte Giovanni zusammen mit seinem Vater gearbeitet.

Im späten 14. Jahrhundert entstand in Siena eine Kathedrale, die sich deutlich vom restlichen Stadtbild abhob. Siena beabsichtigte, Florenz, besonders aber Orvieto zu übertrumpfen, die beide große neue Kathedralen besaßen (Abb. links). Der eigenwillige obere Teil der Kathedralenfassade von Siena deutet heute noch auf die ursprüngliche Konstruktion. Die diesen Teil rahmenden Stützpfeiler stehen unbequem oberhalb der leeren Fläche zwischen den Wimpergen (Ziergiebeln) der Portale im Erdgeschoß und den viereckigen Stützpfeilern. Das Mittelschiff – so die technische Erklärung – wurde nochmals erhöht, nachdem Giovanni Pisano und seine Vorgänger die Schauseite bereits vollendet hatten. Der neue obere Fassandenteil reichte jedoch über die tatsächliche Gesamtbreite des Mittelschiffes hinaus. Damit erreichten die Erbauer etwas, das ihnen offensichtlich wichtiger war als ein Erscheinungsbild, das der baulichen Logik entsprach: Die Proportionen der Fassade bildeten eine geometrische und architektonisch-ikonographische Komposition aus einer quadratischen Tempelfront über einem als Triumphbogen gestalteten Portal. Die vollkommenen Proportionen dieser Tempelfront werden betont durch das kreisrunde Rosettenfenster, das von vier gleichgroßen Seitenteilen eingerahmt ist, und durch die gleichseitigen Dreiecke der Ziergiebel.

Eine derartig spektakuläre Fassade ist Ausdruck der um die Mitte des Trecento entstehenden Neigung, ja geradezu Besessenheit der Sieneser, ihre Kirche um jeden Preis zu vergrößern und zu vervollkommnen, und sei es auf Kosten architektonischer Konventionen. Zwischen dem Ende der Dienstzeit Giovanni Pisanos im Jahre 1297 und der Vollendung des oberen Fassadenteils nach 1357 war Siena bereits mit einem weiteren Entwurf, einem der extravagantesten Bauvorhaben der

Dom, um 1226 begonnen
Siena

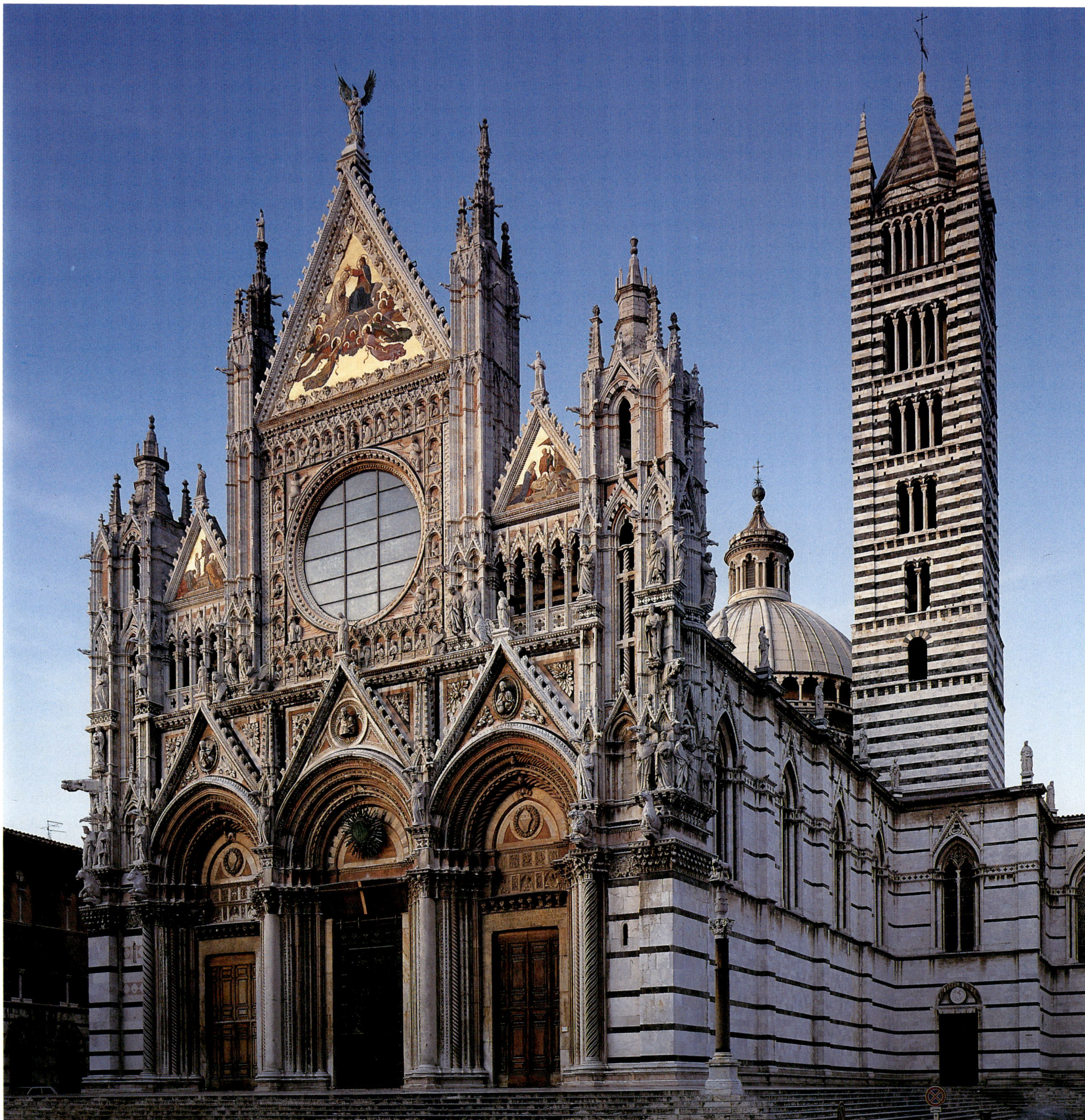

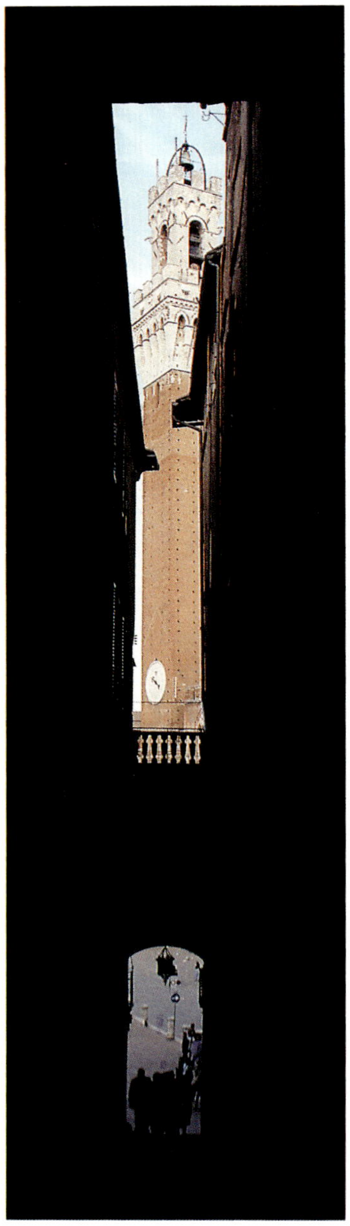

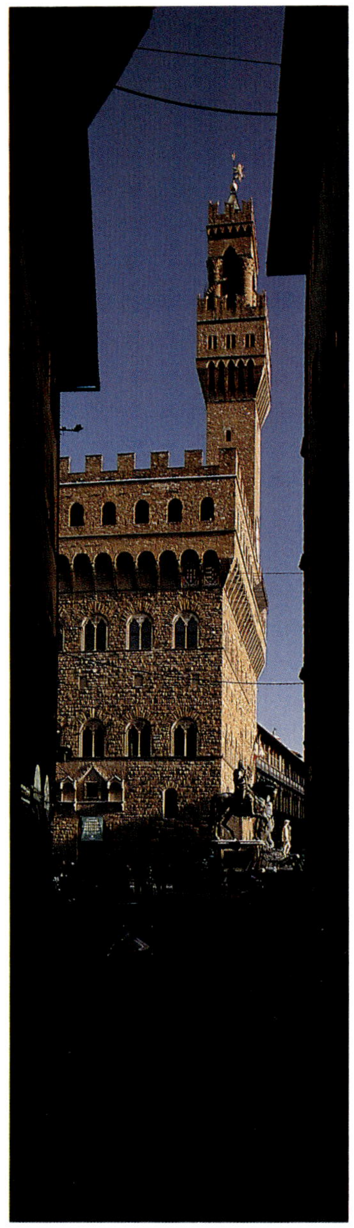

LINKS:
Turm des Palazzo Pubblico (Torre della Mangia), Siena, 1325–48
RECHTS:
Turm des Palazzo Vecchio, Florenz, 1299–1318

ABBILDUNG GEGENÜBER:
San Gimignano und seine Stadttürme

spätmittelalterlichen Architektur, beschäftigt. Es übertraf an Kühnheit noch die unmöglich erscheinende Kuppel der Kathedrale von Florenz und die katastrophale Höhe der von Beauvais. Nachdem im Jahre 1339 der Altarraum bereits um zwei Joche über einem neuen Baptisterium erweitert worden war, sollte der neue Entwurf ausgeführt werden. Das bestehende Mittelschiff mit dem Chor wurde dabei zum Querschiff eines neuen Mittelschiffes. Dieses sollte rechtwinklig zu den beiden anderen Gebäudeteilen liegen, erheblich größer werden und am Nordende des bestehenden Querschiffes in einem Kapellenkranz enden, ähnlich Sugers Chorumgang in der Abteikirche Saint Dennis, aber so groß wie der Chor von Notre Dame zu Paris. Unüberwindliche bauliche und ästhetische Schwierigkeiten, vor die dieses überwölbte Chorhaupt die Sieneser stellte, führten schließlich dazu, daß sie sich einem anderen Entwurf zuwandten, ebenso grandios, aber mit einem Kreuzgrundriß, wie er in der ganzen Region verbreitet war. Die unvollendeten Baureste dieses letzten Entwurfs sind heute noch westlich des erhaltenen Querschiffs zu besichtigen, wo ihre außergewöhnlich und merkwürdig gebogenen Stützpfeiler in das Stein- und Marmormauerwerk des Museo dell' Opera del Duomo eingebaut wurden. Die zunächst rätselhafte Krümmung dieser Pfeiler am oberen Ende entstand bei dem wahnwitzigen Versuch, über ihnen eine gigantische Kuppel von der Höhe der größten Kathedralen Frankreichs und von der eineinhalbfachen Spannweite des zuletzt erbauten Mittelschiffes von Santa Maria del Fiore zu spannen – die Pfeiler waren jedoch zu schmal und standen zu weit auseinander. Was die Sieneser trotz alledem vor einer größeren architektonischen Katastrophe bewahrte, waren Probleme, die nichts mit dem Bauvorhaben zu tun hatten, aber ihre ganze Aufmerksamkeit in Anspruch nahmen und ihre Mittel erschöpften: Dürreperioden, Hungersnöte, Bankkonkurse und Seuchen – sämtliche Plagen, die Florenz schon seit den vierziger Jahren nicht zur Ruhe kommen ließen. Im Jahre 1357 holten sich die Sieneser endlich Rat bei einem Architekten aus Florenz, Benci di Cione. Daraufhin rissen sie zunächst einmal die vom Einsturz bedrohten Bauabschnitte nieder. Das einzige, das den Sienesern übrig blieb außer dem leeren, beängstigend großen Platz, den sie für das neue Mittelschiff freigeräumt hatten, war die vernünftigere Alternative, das vorhandene Mittelschiff aufzustocken und die Fassade um die reinste geometrische Gliederung und die ausdrucksvollsten hieratischen Formen zu vervollkommnen, die sie hervorzubringen vermochten.

Wettstreit auch in der profanen Baukunst

Eine weitere Form von architektonischem Wettstreit zwischen Siena und Florenz, der mit religiösem Eifer nichts zu tun hatte, war der Campanilismo im wörtlichen Sinne, der Bau von Glockentürmen. Der Glockenturm war seit Jahrhunderten ein fester Bestandteil weltlicher und religiöser Bauwerke. Bürger, Kirchgänger, Mönche und Laienbrüder richteten ihren Tageslauf nach dem Schlag der Glocken, deren Klangvolumen wie auch die Turmhöhe das Ansehen des Besitzers bestimmte. Wer den höchsten Turm mit dem kräftigsten Glockenklang besaß, der besaß die Macht.

Allerdings forderte der Turmherr den Gehorsam seiner Untertanen nicht aus reiner Willkür, denn die Türme dienten auch der Verteidigung im Kriegsfall. Tatsächlich sind die Vorläufer des Renaissanceturmes bei den mittelalterlichen Festungen des italienischen Feudaladels zu suchen. Die erste Phase des Campanilismo leitete der Landadel ein, dessen Türme die Hausdächer der Leibeigenen oder kleinen Händler weit überragten. In Friedenszeiten ausreichend, wurde es bei Territorialkämpfen nötig, die Türme ständig zu erhöhen. Dem architektonischen Krieg folgte in der Regel wirkliches Blutvergießen. Als immer mehr Arbeitskräfte in die Städte zogen, verschärfte sich die Lage der Feudalherren. Handwerker und Leibeigene entzogen sich ihren Pflichten gegenüber dem Lehnsherrn durch Flucht in die Freiheit. Sogar sehr großzügige Fürsten konnten selten mit der Anziehungskraft des Stadtlebens konkurrieren.

Die politisch und wirtschaftlich klügsten dieser Lehnsherren zogen lieber selbst in die Stadt, ehe sie ihre gesamten Untertanen verloren. Sie bauten einfach ihre ländlichen Festungen in Form städtischer Turmanlagen neu, die vom Rest der Stadt praktisch völlig abgeschirmt waren, und verpflanzten ihre Untergebenen in diese Mauern. Die Lage

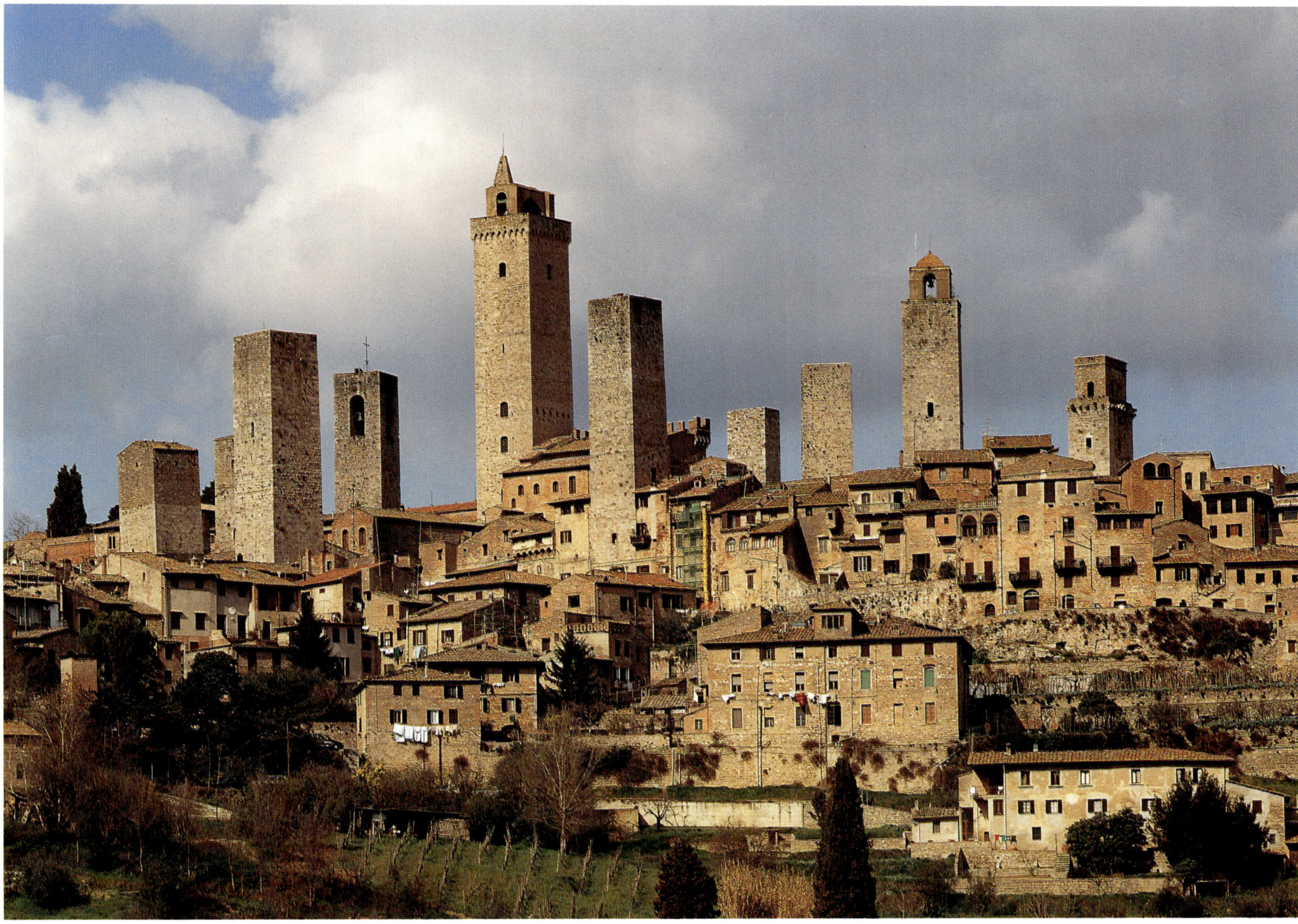

spitzte sich in dem Maße zu, wie immer mehr dieser Landadeligen in die Städte zogen. Jedes dieser consorteria genannten Adelshäuser wetteiferte mit den anderen und mit den Stadtherren, sich die Treue ihrer Untertanen zu bewahren und damit auch deren wirtschaftliche und militärische Unterstützung. Jeder baute für sich den größtmöglichen Turm, um seine Rechte und Machtbefugnisse über die von ihm beanspruchten Untertanen zu demonstrieren. Italiens Stadtsilhouetten wurden zu kleinen Manhattans. Wie in einem gut bespickten Nadelkissen standen sie nebeneinander – Türme, auf die selbst heutige Industriemanager neidisch wären. Extreme Beispiele sind heute noch in Bologna und San Gimignano (Abb. oben) zu besichtigen.

An der Skyline von San Gimignano ist heute noch der Stadtturm das höchste Bauwerk. Die heute recht kultiviert wirkenden Türme von Florenz und Siena waren ursprünglich ziemlich rohe Mahnmale städtischer Oberhoheit, welche die Bürger häufig auch mit gewaltsamen Mitteln zu verteidigen wußten. Nicht mehr private Fehden und Blutrachen sollten das Leben der Stadt regeln, sondern eine Rechtsprechung nach allgemein gültigen Gesetzen. Ganz besonders aber lag der Stadtregierung daran, von allen Bürgern Steuern zu erheben. Eine Consorteria errichtete den späteren Stadtturm auf dem Palazzo Vecchio in Florenz zunächst unter dem Namen »Torre Faraboschi«. Um diesen herum errichteten die Florentiner dann ihren asymmetrischen Regierungspalast, dessen Grundstein 1299 gelegt wurde. Es dauerte ganze 19 Jahre, bis das Gebäude in seiner heute noch erhaltenen Form ausgeführt wurde. Es umschloß den alten Turm, nun erhöht durch einen bemerkenswerten, viersäuligen Glockenstuhl. Der vollendete Palazzo Vecchio hatte eine derartige Wirkung, daß die anderen großen Städte einem wahren Turmrausch verfielen. Siena und Volterra bauten ihre Zunfthäuser nach seinem Vorbild. Siena fügte dem Zunfthaus jedoch erst während der Jahre 1325 bis 1348 einen Turm an.

Siena und Florenz setzten ihre Türme offenbar immer in eine Beziehung zum übrigen Stadtbild. So ist der Torre della Mangia zu Siena für sich gesehen zwar außergewöhnlich hoch, aber er mußte die nicht nur im Verhältnis zu der entsprechenden Piazza (dem Campo), sondern auch zur ganzen Stadtebene sehr niedrige Lage des Regierungspalastes ausgleichen. Besonders wichtig war, daß er die Turmreihe an der Via di Città und den oberhalb liegenden Duomo noch überragte. Der 102m hohe Backsteinturm auf der muschelförmigen Piazza ist nun Stadtmittelpunkt und von allen zum Campo führenden Straßen aus gut zu sehen.

Piazza del Campo, um 1297 begonnen
Siena

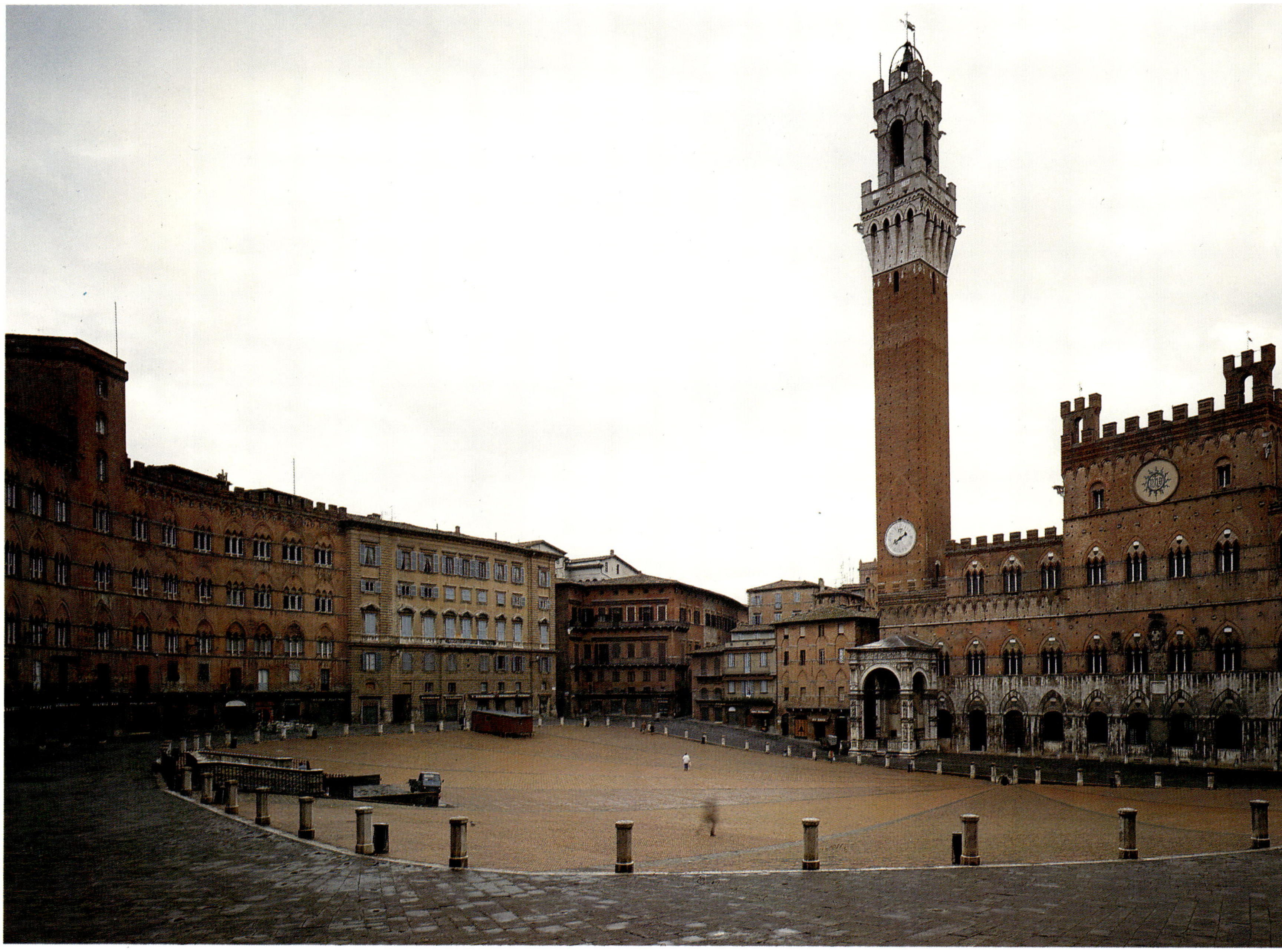

In Florenz, auf der Piazza della Signoria, entstanden ähnliche Schaueffekte, jedoch schrittweise und während eines wesentlich längeren Zeitraumes. Ursprünglich bestand die ganze Piazza nur aus dem kiesbedeckten Vorplatz der Casa Uberti; die florentinischen Guelfen zerstörten den Familiensitz und verdammten die Uberti dazu, ihn nie wieder aufbauen zu dürfen. Der einst so mächtige Clan mußte die Stadt verlassen. Neben den Trümmern plante die Stadt schon 1280 den Bau eines Palastes, der den nicht weit entfernten Bargello ersetzen sollte. In seiner ersten Ausführung, nach einem Entwurf aus dem Jahre 1299, grenzte der Palazzo Vecchio mit der Nordseite an die nun leere Piazza Uberti; die anderen Fassaden blickten auf enge Straßen. Die Stadt benötigte dann noch ganze 82 Jahre für Planung, Bau und Vollendung der Piazza in ihrer heutigen Form. Im Westen des Turmes legte sie zunächst einen weiteren Platz an und ergänzte später beide durch die noch fehlende Erweiterung im Nordwesten zu einer großen Freifläche. Als die Bauherren merkten, wie groß der Platz nun war, ergab sich nach 1306 die Notwendigkeit, Palast und Turm zu erhöhen. Es entstand eine Anlage, die, vom Ende der heutigen Via Calzaiouli aus, die bekannte dramatische 3/4-Ansicht bietet (Abb. 35).

So sehr florentinische wie sienesesische Turmanlagen auf die Wirkung atemberaubender Höhe abzielen – sie zeigen ein ästhetisches Empfinden, das noch weit darüber hinaus geht. Die Städte legten

Stadthalle, Orvieto

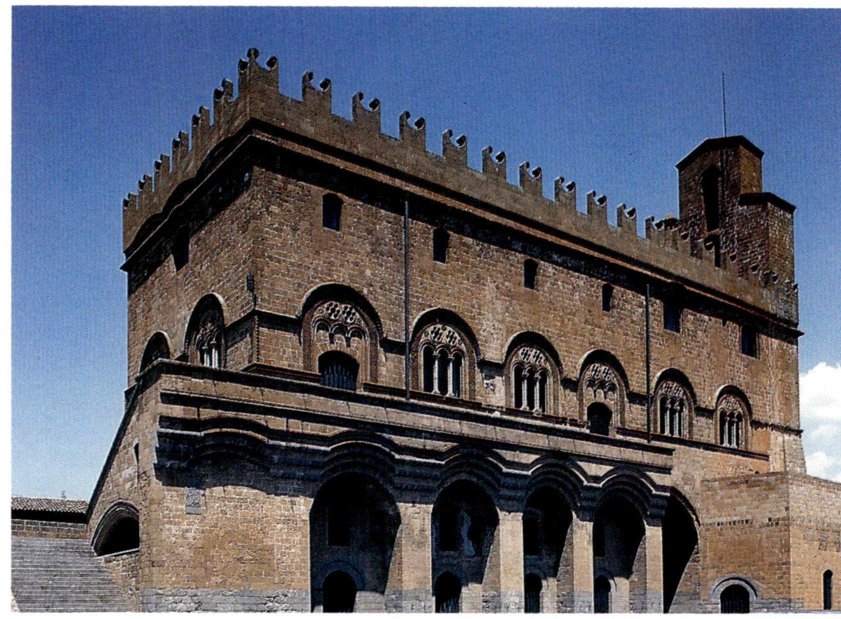

großen Wert darauf, daß bei Turm, Piazza und Regierungspalast eine Wirkung von einzigartiger Geschlossenheit entstand. Die Bürger betrachteten diese Gebäudetypen traditionellerweise nicht nur als befestigte Wehranlagen, sondern auch als Kunstwerke. Der Palast von Siena ist aus einer alten, hochentwickelten Baukultur entstanden, die wahrscheinlich aus norditalienischen Städten wie Bergamo, Como oder Cremona stammt. Orvieto, Todi und Viterbo entwickelten monumentalere Ausprägungen dieses Palasttyps, etwa den Palazzo dei Papi. Allen diesen Bauten war gemeinsam, daß die Empfangs- und Repräsentationszimmer sich oberhalb einer offenen Loggia befanden. Darunter wurde oft Markt abgehalten. Mit Ausnahme von Orvieto und Siena standen diese Paläste gegenüber den Hauptkirchen der Gemeinden und zeigen dadurch, daß sie sich von den wesentlich älteren kirchlichen Regierungs- und Verwaltungsgebäuden ableiteten, besonders von den Bischofsresidenzen. Der Palazzo dei Papi in Viterbo ist sogar ein direkter Anbau des Bischofspalastes, ein Hinweis auf noch ältere Verwaltungsgebäude: die von Arkaden gesäumten kirchlichen Klosteranlagen, Anbauten der jeweiligen Kathedrale.

Die Ausführung des Campo von Siena (Abb. S. 32) macht ebenfalls Anleihen bei der kirchlichen Architektur. Ein im Jahre 1297 herausgegebener städtischer Erlaß verfügte, daß die Fenster aller Häuser auf dem Campo mit Drillingsbögen versehen werden, genau wie es beim Palazzo Pubblico geschehen war, dessen Fenster wiederum auf die Zwillingsfenster im Mittelschiff der Kathedrale zurückgingen. Diese standen ihrerseits in einer vergleichbaren Beziehung zu den Zwillingsfenstern des Bischofspalastes, wie der Palazzo Pubblico zum Sansedonipalast oder anderen Privatresidenzen auf dem Campo. Der Platz erhielt durch die abgestimmte Wandgliederung seiner Bauten eine rhythmische Geschlossenheit nach dem Vorbild klösterlicher Säulengänge.

Der Palazzo Vecchio in Florenz löst sich völlig von all diesen Traditionen. Eine Ausnahme bilden seine reichverzierten Zwillingsfenster, die allerdings in den trutzigen Rustikastein seiner festungshaften Mauern eingelassen sind. Im Erdgeschoß gibt es gar keine Fenster, weil die Stadt sich noch gegen Ende des 13. Jahrhunderts, als der Palast gebaut wurde, mit den turmbewehrten Anlagen der städtischen Consorteria nicht nur architektonisch, sondern auch militärisch auseinandersetzen mußte. Daher wurde aus dem Palast eine gigantische Stadtbastion zum Schutz der Ratsherren vor Übergriffen der unruhigen Clans oder des aufgebrachten Volkes. Er hat, von den geschlossenen Turmanlagen einmal abgesehen, nur einen einzigen Vorläufer, den Palazzo del Capitano del Popolo, auch Bargello genannt, der in den 50er Jahren des 13. Jahrhunderts errichtet wurde. Die Fassade im Erdgeschoß ist gleichfalls Bossenwerk, und ebenso krönen Zinnen das Dach und den Turm. Beide Anlagen haben einen größeren Grundriß als die Enklaven der Consorteria, aber ihre Gliederung ist schlichter, mit einem von Arkaden gesäumten Innenhof und einheitlichen, rhythmisch wiederkehrenden Schmuckformen. Grundsätzlich ist der Einfluß der Klosterhöfe nicht zu übersehen; ein bestimmtes Bauwerk dieser Gegend diente jedoch als direkter Vorläufer: der Palazzo del Imperatore in Prato (Abb. S. 34) wurde zwischen 1238 und 1249 erbaut, unmittelbar vor den Entwürfen zum Palazzo del Capitano del Popolo. Er diente den beiden jüngeren Palästen sogar als Vorbild bei der Namensgebung, denn er war eines der wenigen Bauwerke der italienischen Halbinsel, das die Bezeichnung »Palazzo« zu Recht, als Kaiserpfalz, trug. Die Bezeichnung leitet sich vom Palatinhügel in Rom ab, während der Antike der vornehme Stadtteil der Kaiser. Der Palazzo del Imperatore war ursprünglich der Sitz des Adelsgeschlechtes der Alberti, wurde aber dann im späten 12. Jahrhundert von Kaiser Friedrich Barbarossa zum regionalen Regierungssitz erklärt. Sein Nachfolger, Friedrich II., erweiterte ihn daraufhin um das Vierfache seiner Größe. Der Palast war und ist eines der imposantesten Bauwerke Friedrichs II. in ganz Italien und kommt im Rang gleich nach dem Capo del Monte und dem Stadttor von Capua. Bis heute haben Architekturhistoriker es leider versäumt, den Palast als Vorläufer öffentlicher und privater Bauwerke in Florenz genügend zu würdigen. Sein Aufbau ist von kristallener Klarheit, mit einem völlig symmetrischen Innenhof, der nicht von Arkaden, sondern von sich verjüngenden, stark rustizierten Mauern begrenzt wird. Der blendend weiße Stein und die gebogenen Ghibellinenzinnen mildern das drückende Gewicht des Bossenwerks. Der Stadt und Landschaft beherrschende Palast war ursprünglich noch aus weiteren Entfernungen sichtbar, weil er, in der großen Zeit der Alberti, einen heute eingefallenen Turm besaß, dessen Glocke noch einige Jahre lang das Leben aller Bürger regelte, nachdem der Palast, seit der Schlacht von Benvenuto, in den Besitz des Guelfenrates von Prato übergegangen war.

Der Palazzo del Imperatore und andere Bauwerke Friedrichs II. boten dem Bauherrn, der ein Vorbild für Stadtpaläste großen Stils suchte, eine prachtvolle Alternative zu der kirchlichen Architektur oder den weitaus roheren, turmbewehrten Festungen. Friedrich II. ver-

ABBILDUNG GEGENÜBER:
Piazza della Signoria, 1299–1382
Florenz

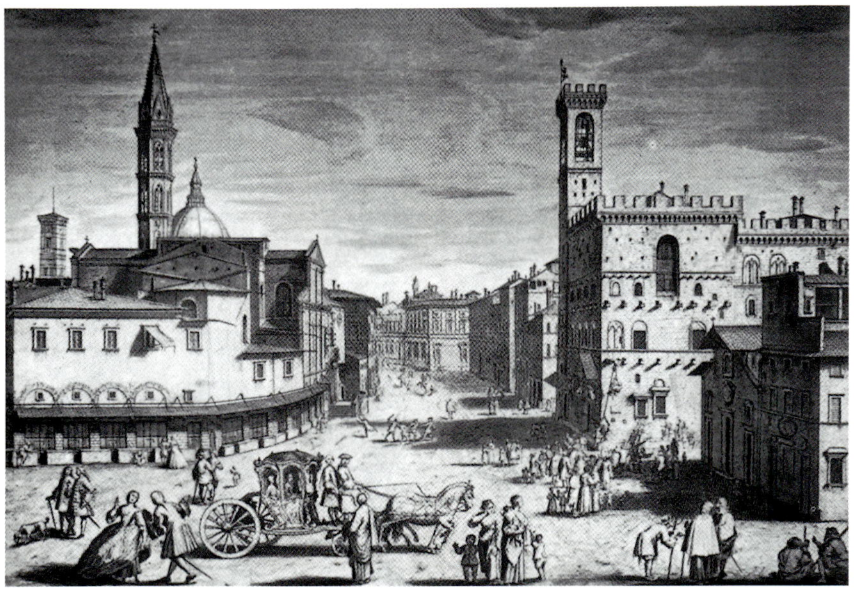

Via Proconsolo mit dem Bargello und der Badia, Florenz
Stich von G. Zocchi, 18. Jh.

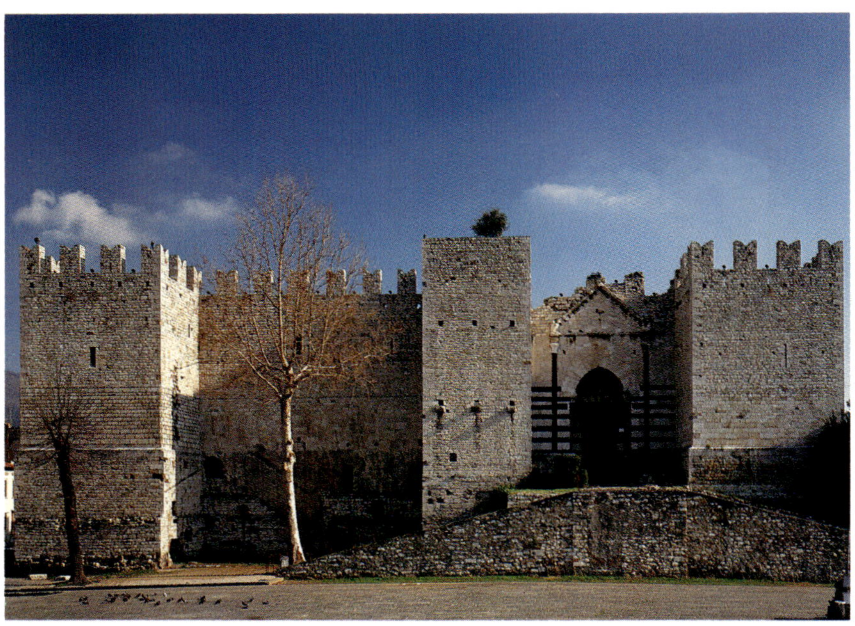

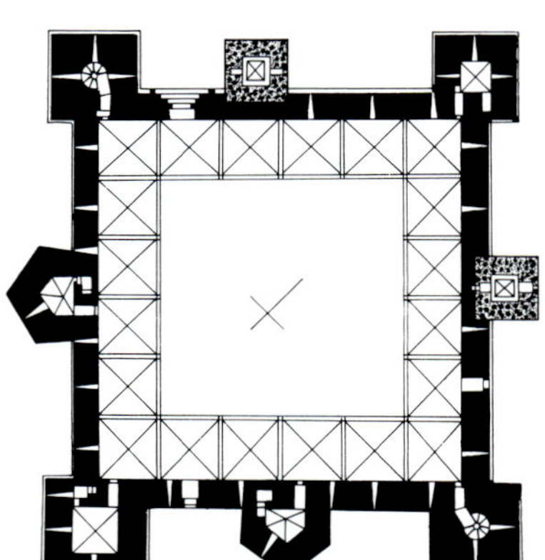

Palatium Imperatoris
Eingangsfront und Grundriß
Prato

wandte die in Sakralbauten allgemein üblichen antiken Formen, setzte sie allerdings in einen festungsähnlichen Rahmen. Damit gab er sie als unmittelbaren Verweis auf die Architekur des Palatinhügels im Rom der Kaiserzeit zu erkennen, was seiner gesamten Politik entsprach, seine Unabhängigkeit von der weltlichen Macht des Papstes zu demonstrieren.

Die Architektur Friedrichs II. beeinflußte kaisertreue wie papsttreue Städte gleichermaßen. Als die Florentiner diesen säkularen Bautyp bei der Errichtung des Bargello und des Palazzo Vecchio übernahmen, taten sie damit einen Schritt, die weltliche Macht der Stadt von der geltenden Vorstellung einer religiös begründeten Herrschaft abzuheben. Diese säkulare Bauweise steht in Einklang mit der Tatsache, daß Florenz und Siena im 13. und 14. Jahrhundert Palazzi auf eigenen Plätzen errichteten, die nicht an der Kathedrale lagen. Diese innovative Herangehensweise an Profanbauten läßt jedoch nicht zwangsläufig auf eine Säkularisierung der kommunalen Macht schließen.

Dieselben Persönlichkeiten aus Regierung und Verwaltung, die für den Bau kommunaler Plätze und Paläste verantwortlich waren, investierten mindestens genausoviel, wenn nicht mehr Geld und Arbeit in ihre Kirchplätze und Kirchen, deren Glockentürme mindestens so sehr die Stadt beherrschten wie die der Paläste. Die gleichzeitige Entwicklung prachtvoller profaner und sakraler Komplexe in Städten wie Florenz und Siena läßt sich eher begreifen als Ausdruck der Wechselbeziehungen zwischen weltlicher und religiöser Macht, denn als Zeichen ihrer Spaltung.

Die Oligarchien der Städte befriedeten ihre einzigen gefährlichen Gegenspieler, die städtischen Clans oder Consorteria mit einer erfolgreichen Taktik. Sie verpflichteten einzelne Mitglieder dieser Clans zu Loyalität. Entsprechende Gesetze, notfalls mit Hilfe der Stadtmiliz durchgesetzt, bedrohlich hohe Stadttürme und das Mittel der zeitweisen oder lebenslänglichen Verbannung standen dem Stadtrat zur Verfügung. Auch die Religion machte die Stadtbewohner fügsam, zeigten doch Bilder wie die der Kirche San Miniato sehr eindringlich die bedrohliche Sakralgewalt. Die Bettelorden predigten die Besinnung auf ein christliches Leben. Allerdings gefährdeten sie damit nicht nur das Ansehen der alten Feudalkonsorten, sondern ebenfalls den Aufstieg der Zünfte in den Städten, untergruben sie doch jede Hierarchie und zentrale Autorität. Zu Beginn des Trecento richteten daher die meisten Stadtregierungen ihr Patronat wieder auf Bauvorhaben, die die zentrale Stellung ihrer Macht und der hinter ihnen stehenden Kirche bestärkten und das vornehmlich an den Plätzen um städtische Regierungsgebäude und Kathedralen.

Mit der Wiedererrichtung des antiken Rom innerhalb ihrer Stadtmauern wehrten Städte wie Florenz einen Prozeß religiösen, gesellschaftlichen und politischen Wandels ab, der eine Bedrohung für jegliche Idee einer konzentrierten, universellen Obrigkeit darstellte. Solange andere Staaten, wie das feudalherrschaftliche Mailand, Frankreich oder später Spanien, in diesen Entwicklungen weniger fortgeschritten waren, aber im Einsatz primitiverer Militärgewalt über wirkungsvolle

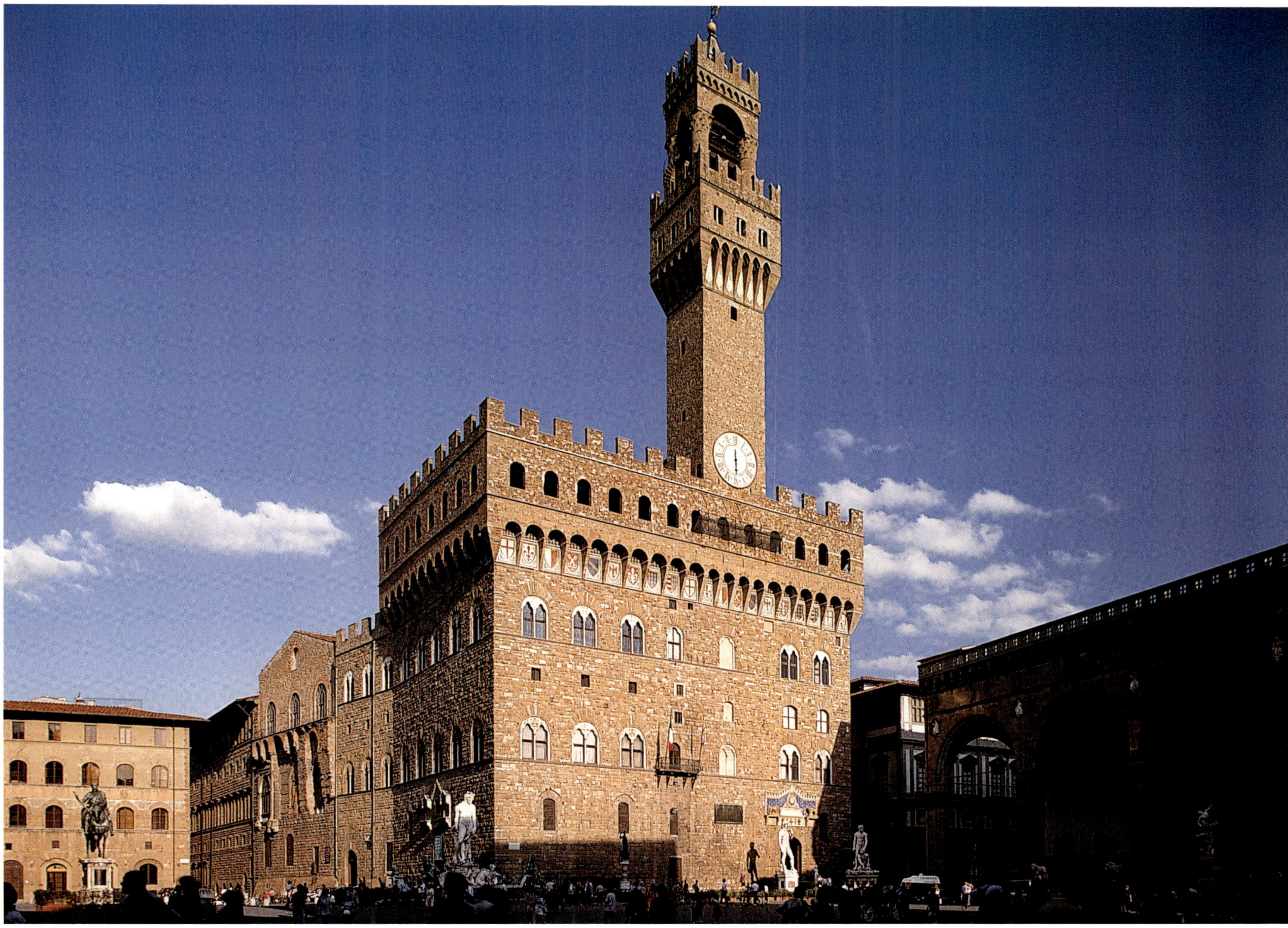

Mittel verfügten, mag man in Städten wie Florenz eine solche Rückentwicklung für notwendig erachtet haben, um sich politische Unabhängigkeit zu bewahren. Die erste Volkserhebung bedrohte die Stadt trotz alledem, als der Bau von Kathedrale und öffentlicher Piazza bereits gut vorangeschritten, jedoch noch nicht vollendet war. Es war der Aufstand der Ciompi, der Wollkämmer, Arbeitern am unteren Ende der sozialen Leiter, denen es sowohl verwehrt war, Zünfte zu bilden als auch – als Folge daraus – politische Ämter zu bekleiden. Im Jahre 1378 rissen die Ciompi die Regierung an sich. Sie und andere Stadtbewohner, die nicht in den großen Zünften organisiert waren, hielten die Macht bis 1382. Dann schlugen die Vollzünfte die Abtrünnigen in einem blutigen Gemetzel nieder. Zehn Monate später vollendete die neue Zunftregierung die triumphbogenähnliche Loggia dei Lanzi, welche sogar der konservative Matteo Villani als »prahlerisch« bezeichnete. Das neue Regime pflasterte sehr rasch die Piazza della Signoria, säumte sie mit demselben Arkadentyp wie um die Rückseite des Duomo, und setzte diese Arkaden dann bis zu den Blendbögen von Orsanmichele fort. Um das Jahr 1407 beauftragte die Kommune den Baumeister Brunelleschi, die Kathedrale mit einer Kuppel zu krönen.

Diese Bauwerke trugen dazu bei, die Fiktion zu schaffen, Florenz sei ein Musterbeispiel an Ordnung, städtischer Pracht und republikanischen Werten, eine Vorstellung, die Humanisten ebenso förderten wie Künstler und Handwerker des ausgehenden Trecento und beginnenden Quattrocento. Eben dieses Bild war so oder in abgewandelter Form der neuen Rolle angemessen, die Florenz und einige wenige andere Städte der Halbinsel spielten, nachdem sie siegreich aus den architektonischen und militärischen Kämpfen um lokale und territoriale Vorherrschft hervorgegangen waren. Florenz, Mailand, Venedig und das päpstliche Rom zum Beispiel entwickelten sich zu mehr alsnur zu Städten, sie wurden Territorialstaaten, in denen die weltliche Macht zum erstenmal seit Untergang des antiken Kaiserreiches dauerhaft die Tendenz zur Konzentration in größeren Zentren zeigte, statt sich in einzelne Lehnsgüter, örtliche Gemeinschaften und Nachbarschaften aufzusplittern. Innerhalb dieser Zentren setzte sich die Zersplitterung in den Abbildern der Macht jedoch weiter fort: Sie verlagerten sich von den Enklaven der Bettelorden, dem Pantheon der Gilden oder den monumentalen Profanbauten zu den Palästen der mächtigen Familien, die auf dem besten Weg waren, die Vorherrschaft in den neuen oligarchischen und despotischen Regierungen Italiens zu erringen.

Alexander Perrig

Malerei und Skulptur des Spätmittelalters

Die vermeintliche Renaissance der Kunst von Christi Zeitgenossen

Die Kultbildreform in Assisi

In einer Seitenkapelle von Santa Chiara in Assisi hängt seit 1260 das Tafelkreuz (Abb. unten links), das zu Lebzeiten des Hl. Franz von Assisi (1181/2–1226) hinter dem Altar des Kirchleins San Damiano gehangen hatte. Es sieht wie alle Tafelkreuze aus, die das 12. Jahrhundert als Spezialität umbrischer und toskanischer Malerwerkstätten hinterließ. Allerdings soll sein starrer Kruzifix nicht immer so starr gewesen sein. Eines Tages zwischen 1205 und 1208, als der künftige Ordensgründer davor kniete und um Erkenntnis des einzuschlagenden Lebensweges bat, soll er sich geregt und gerufen haben: »Geh und stell mein Haus wieder her, das, wie du siehst, zerfällt«.

Überliefert hat diese Episode Tommaso da Celano, des Heiligen Freund, Gefährte und frühester Biograph († um 1260). Er tat es freilich erst in seiner zweiten, 1246–47 abgefaßten Biographie. Als die Welt von dem Sprechwunder erfuhr, war die Zeit der aufrecht am Kreuz stehenden und über Leiden und Tod offenäugig triumphierenden Kruzifixe auch in Italien bereits vorbei. Im Schoß des jungen Franziskanerordens hatte zwischenzeitlich das stattgefunden, was man mit Rücksicht auf die schnellere Entwicklung in Frankreich und Deutschland die »verspätete Kruzifixreform« nennen kann.

Deren Initiator war Elias von Cortona (um 1180–1253), der erste, noch vom Hl. Franz selbst eingesetzte Generalminister des Ordens. Seine Verantwortung für eine angemessene Ausstattung ebenso wie für den Bau der Mutterkirche in Assisi wahrnehmend, hatte er von dem renommierten Meister Giunta Pisano ein Tafelkreuz malen und dabei

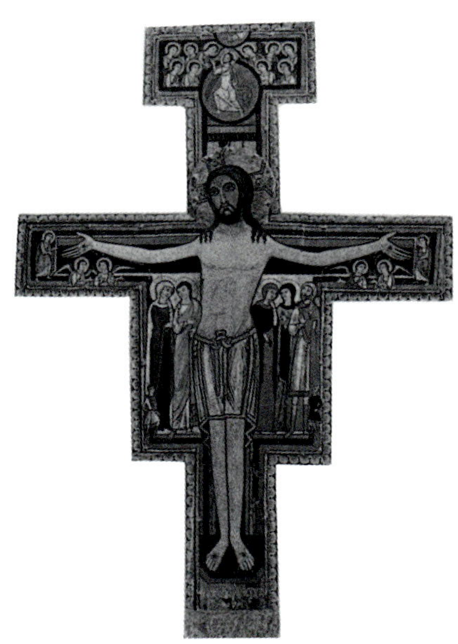

Wunderkreuz aus S. Damiano, um 1200
Tempera auf Holz
Assisi, Santa Chiara

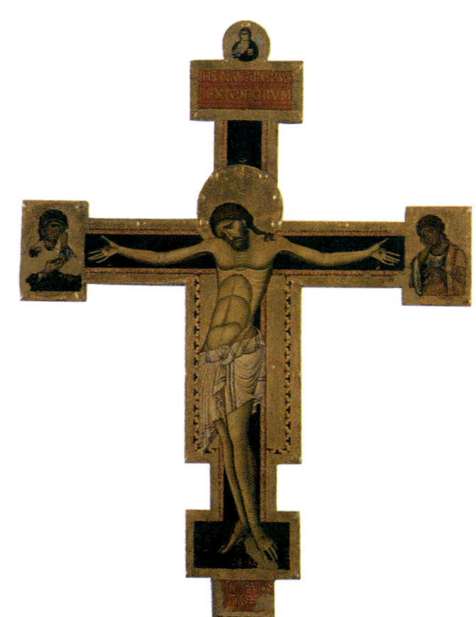

Giunta Pisano
Tafelkreuz, um 1240
Tempera auf Holz, 174 x 131 cm
Assisi, Santa Maria degli Angeli

Detail aus Abb. S. 36 unten rechts

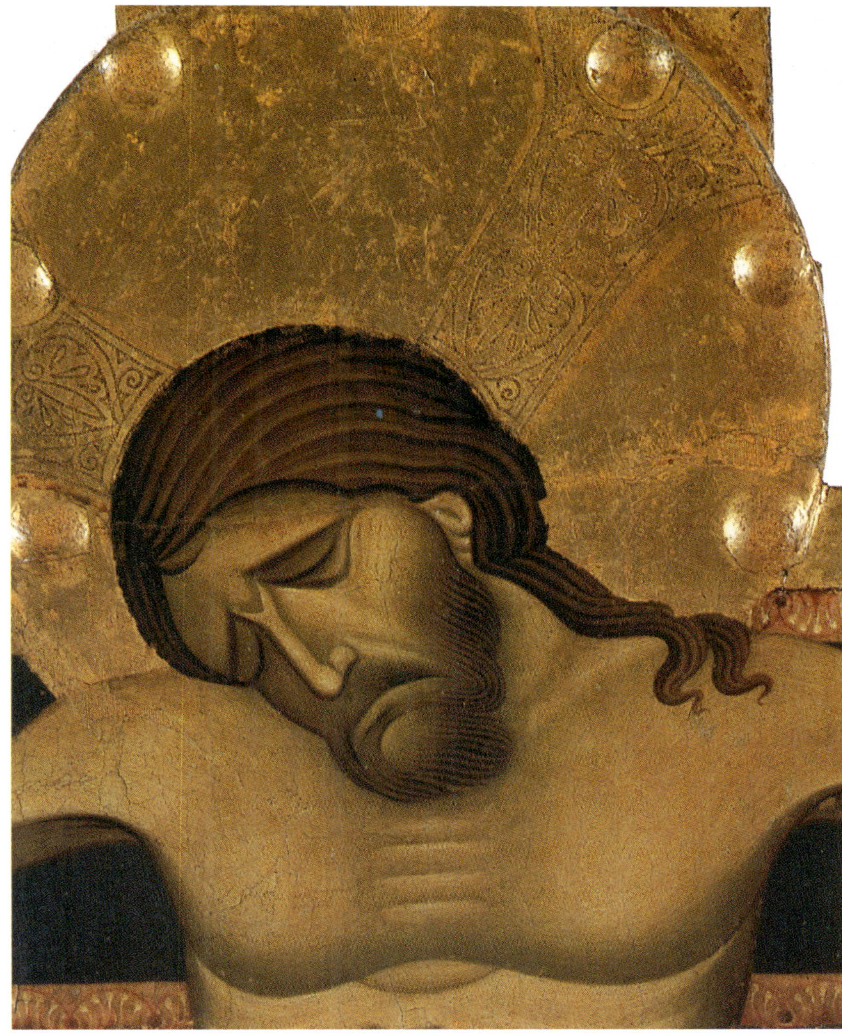

den uralten, im 5. Jahrhundert aufgekommenen Typus des lebenden Kruzifix durch den Typus des gestorbenen ersetzen lassen. Das riesenhafte (nicht mehr erhaltene) Werk war 1236 vollendet und auf dem einstigen Lettner der Unterkirche als deren wichtigster Schmuck installiert. Sein Anblick weckte indes nicht nur Andachtsgefühle. Schon die neuartige Christusfigur dürfte, zumindest bei den älteren Brüdern, einiges Befremden erregt haben. Erst recht aber mußte dies die Tatsache tun, daß zu Christi Füßen das Bildnis des knienden Stifters erschien (Abb. S. 38 unten). Obwohl im Vergleich zur Christusgestalt ein unauffälliger Winzling, scheint es zu jener Mißstimmung unter den Brüdern beigetragen zu haben, die sich 1239 in die Amtsenthebung des ungeliebten Generalministers entlud.

Nach Ausweis der späteren, noch erhaltenen Tafelkreuze Giunta Pisanos (Abb. S. 36 unten rechts) entsprach der Gekreuzigte des Generalministers sowohl in seiner Haltung als auch in den Grundzügen des Stils den Kruzifixen byzantinischer *Kreuzigungs*ikonen. Er trat den Brüdern somit nicht nur als ein ikonographisches, sondern zugleich auch als ein formensprachliches Novum entgegen. Dies aber bedeutet, daß es Elias von Cortona bei seinem Auftrag an den pisanischen Maler um mehr als eine bloße Kruzifixreform ging. Den Maler anweisend, den kleinen Kruzifix einer szenischen Ikone (vom *Kreuzigungs*kontext abgelöste Kruzifixe kamen in Byzanz kaum vor) zum Muster einer ins Gigantische gesteigerten Nachbildung zu nehmen, schwebte ihm womöglich eine künstlerische Sprachreform insgesamt vor. Tatsächlich scheint Giuntas Takelkreuz weder das einzige noch das erste Kultbild gewesen zu sein, das der Generalminister für seine Mutterkirche (deren Bau ihm vom Papst aufgetragen worden war) bestellte. Seiner Bestellung voraus ging vermutlich diejenige einer für den Hochaltar bestimmten Tafel mit der Darstellung des Hl. Franz. Die Existenz einer solchen ist zwar nirgendwo dokumentiert. Sie bildete aber wohl die Voraussetzung dafür, daß ab 1235 – dem Vollendungsdatum der von Bonaventura Berlinghieri signierten Franziskus-Tafel in S.Francesco in Pescia (Abb. S. 38) – ikonenartige Bilder des Ordensgründers auf den Hochaltären der Kirchen von Tochterkonventen aufzutreten begannen. Es waren dies nicht nur die ersten Hochaltarbilder eines Heiligen überhaupt, sondern auch die ersten Kulttafeln, die den einheimischen Stil durch einen importierten ersetzten.

Ikonenstil und Bettelorden

Vereinzelte Ikonen waren immer schon, seit dem Bestehen einer byzantinischen Kunst, in den Westen gelangt. In Rom wurden mehrere schon im Frühmittelalter verehrt. Sie schienen den kostbarsten Reliquien ebenbürtig zu sein, galten sie doch als authentische Werke von Christi und Mariae Zeitgenossen – des Evangelisten Lukas, des jüdischen Ratsherrn und Christus-Konsultanten Nikodemus oder gar eines zu frühchristlichen Zeiten insgeheim malenden Engels.

Vor dem Beginn des 13. Jahrhunderts hatte der Glaube an diese geheiligte Urheberschaft vorab zur Produktion von Kopien sowie zu motivischen Übernahmen geführt. Stilistisch war er – von kurzen Perioden einer Intensivrezeption abgesehen – folgenlos geblieben. Dies änderte sich nach der Einnahme und Plünderung Konstantinopels durch die Kreuzfahrer im April 1204. Im Laufe der mehr als 50jährigen Besetzung der Stadt gelangten nicht nur die Kunst- und Reliquienschätze zahlloser Kirchen und Klöster in den Westen, sondern auch neue Nachrichten über Bedeutung, Wundertätigkeit und Entstehungsmodalitäten der zu diesen Schätzen gehörigen Bilder.

Einer der ersten Träger solcher Nachrichten war vermutlich Elias von Cortona. 1217 durch Franz von Assisi zum Provinzialminister der Griechenland und Konstantinopel, Armenien, Syrien, Palästina und Ägypten umfassenden »Terra Sancta« ernannt, machte er sich in den vier Jahren vor seinem Aufstieg ins Amt des Generals mit den ostkirchlichen Verhältnissen so gründlich vertraut, daß Papst und Kurie ihn als ständigen Ratgeber brauchten. Was er über die byzantinischen Kultbilder und ihre Herstellungsrituale vor Ort erfuhr und zu sehen bekam, ließ ihn wohl zur Überzeugung gelangen, in diesen ehrwürdigen Tafeln seien die echten Bildnisse Christi, der Gottesmutter und der Heiligen, ja sogar die Stile der urchristlichen Maler unverfälscht überliefert.

Bonaventura Berlinghieri
Franziskus-Tafel, 1235
Tempera auf Holz, 160 x 123 cm
Pescia, San Francesco

Meister Jacobus
Kuppelmosaik, ab 1225
Florenz, Baptisterium

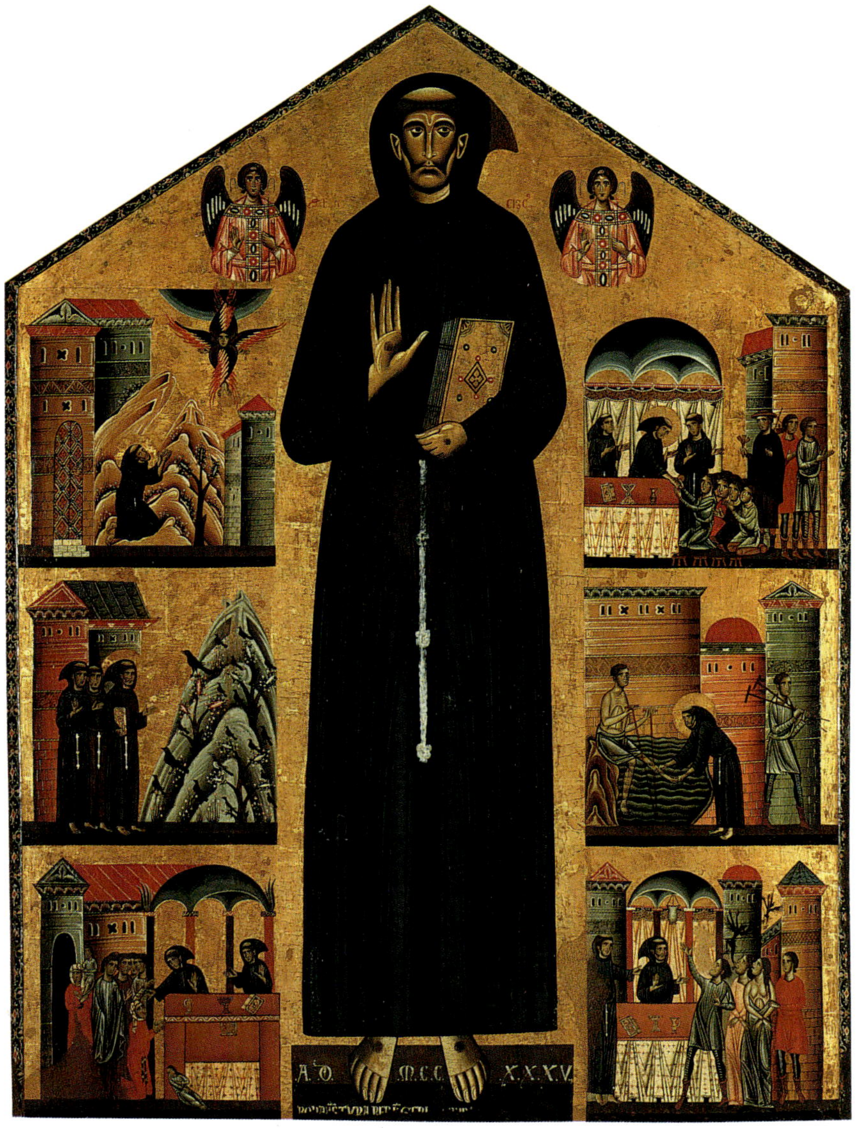

Kaum war Elias nach Italien zurückgekehrt (1220), begann eine signifikante Vermehrung nicht nur von angeblichen Lukas- oder Nikodemus-Originalen und Kopien nach solchen, sondern auch von entsprechenden Kulten und Herkunftslegenden. In Rom gab der Hl. Dominikus dazu gleichsam das öffentliche Startsignal, indem er 1221, anläßlich der Übersiedlung der Dominikanerinnen von Santa Maria in Tempulo nach San Sisto, deren kostbarstes Umzugsgut, eine vorkarolingische Marienikone, der Prozession eigenhändig vorantrug. 1225 stellten die Pisaner ein ähnliches Bild – sie hatten es in einem eroberten lucchesischen Kastell entdeckt – in ihrem Dom zur Anbetung auf. Am Ende des Jahrhunderts hatte wohl fast jeder größere Ort nicht nur seine eigene »urchristliche« Tafel, sondern auch die auf deren Besingung eingeschworene und um die Pflege ihrer Legende besorgte Bruderschaft. Als der Dominikaner Fra Giordano da Rivalto (um 1260 –1310) in einer 1306 in Florenz gehaltenen Predigt das Thema byzantinische Ikonen ansprach, vernahmen die Florentiner daher wahrscheinlich nur, was sie schon unzählige Male zuvor vernommen hatten: daß »die ersten Bilder, die von ihnen (den Hl. Drei Königen) aus Griechenland kamen ... ursprünglich von Heiligen gemalt« worden seien; daß die Personen darauf »genauso dargestellt (sind), wie sie wirklich aussahen und in ihrem Wesen waren«; daß Nikodemus als erster Christus in dem Zustand, in dem dieser am Kreuz hing, abgebildet habe – er »war ja dabei, als Christus gekreuzigt wurde«; »daß Lukas die Gottesmutter authentisch auf einer Tafel porträtierte, die jetzt in Rom verehrt wird« (nämlich unter der Bezeichnung »Salus Populi« Romani in Santa Maria Maggiore); und daß solche aus Griechenland importierten Bilder folglich »die allergrößte Autorität ... und ebensoviel Beweiskraft wie die Schriften« besäßen.

Elias von Cortona hatte es wohl für seine Pflicht gehalten, das von ihm veranlaßte Tafelkreuz so gestalten zu lassen, daß es als das »wahre« Bildnis des Gekreuzigten auch denen erschiene, die gewohnt waren, dieses mit einem triumphierenden Christus zu assoziieren. Eben diesem Zweck aber sollten offenbar das kleine Abbild seiner Person und die ihr in den Mund gelegte inschriftlichen Bitte dienen: »Jesu Christe pie miserere precantis Helie« (»Frommer Jesus Christus, erbarme dich des betenden Elias«). Bildnis und Bitte bürgen für die »Wahrheit« des neuen Kruzifix, indem sie ihn als den wirklichen, hier und jetzt anwesenden Allmächtigen, von dem die Kraft der Erhörung ausgeht, qualifizieren. Auch daß das der Tafel einbeschriebene eigentliche Kreuz wie bei den bisherigen Tafelkreuzen und abweichend von byzantinischen Darstellungen in Ultramarin- statt Holzfarbe gemalt war (aus den noch erhaltenen Nachfolgewerken zu schließen) stellte vermutlich eine Vertrauen bildende Maßnahme dar. Es erschien von gleichsam himmlischer Substanz, als Ort des Eintritts in die Sphäre der Unsterblichkeit und des Triumphs. Das Alte war im Neuen integriert, dem potentiellen Vorwurf der Vermenschlichung Gottes der Boden entzogen. Innerhalb weniger Jahrzehnte folgten alle neuen Tafelkreuze, auch die nicht für Franziskanerkirchen bestimmten, dem Tafelkreuz-Exempel des Generalministers.

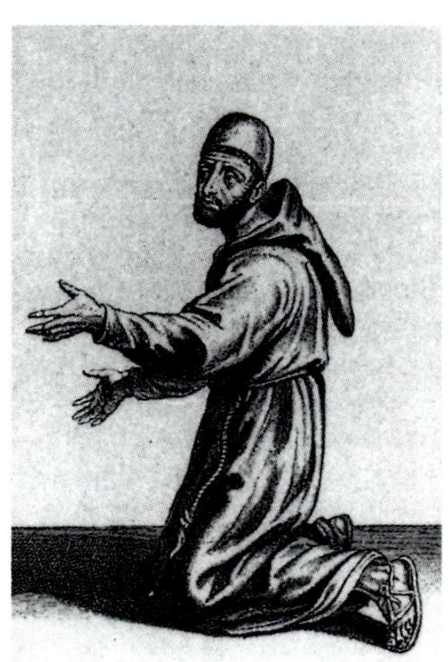

Der Generalminister Elias von Cortona am Fuße des verlorenen Kreuzes von Giunta Pisano in Assisi (1236): Nach Art eines Zeugen bürgte das kniende Figürchen für die »Wahrheit« des von ihm angebeteten Christus.
Stich aus dem 17. Jahrhundert

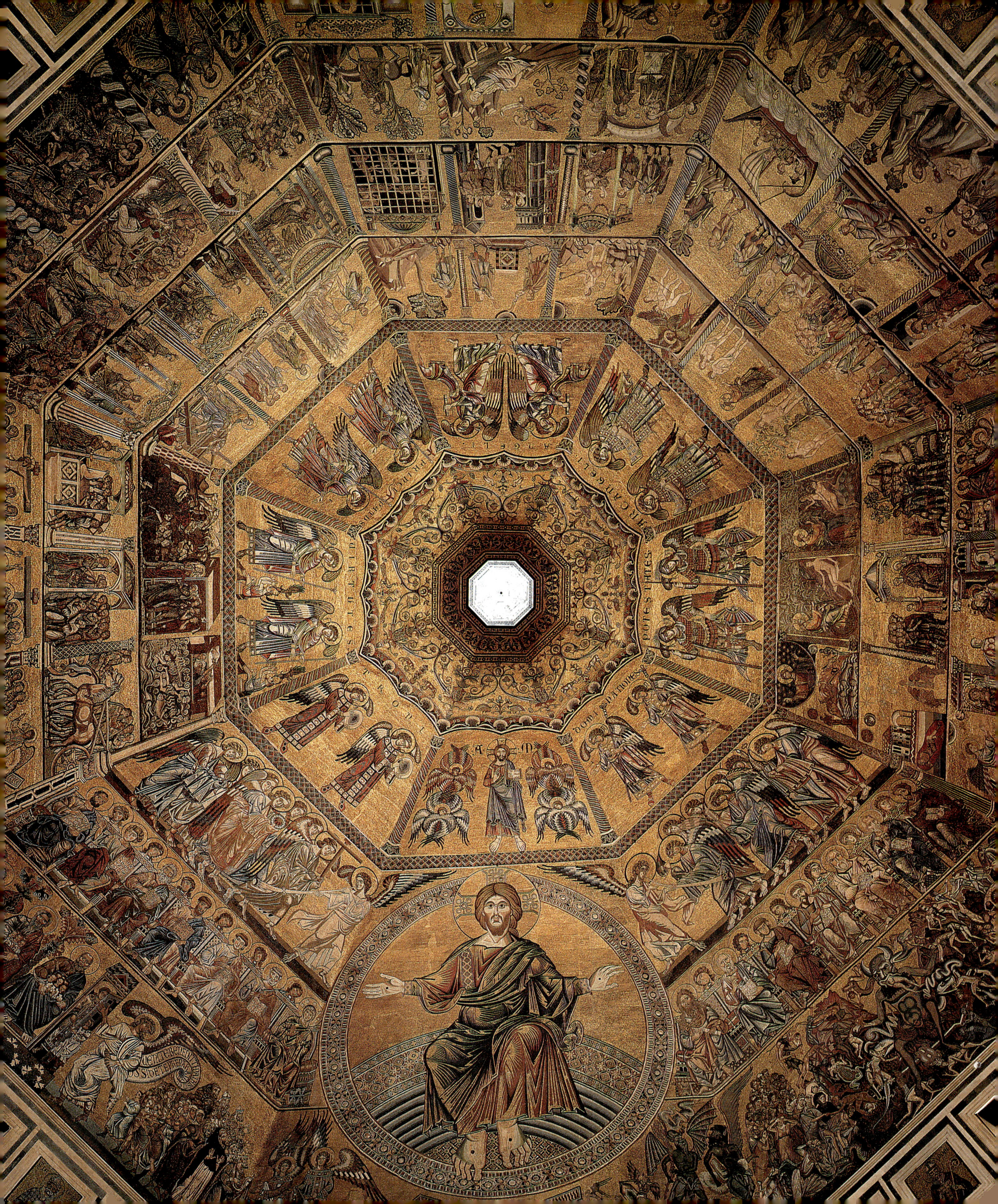

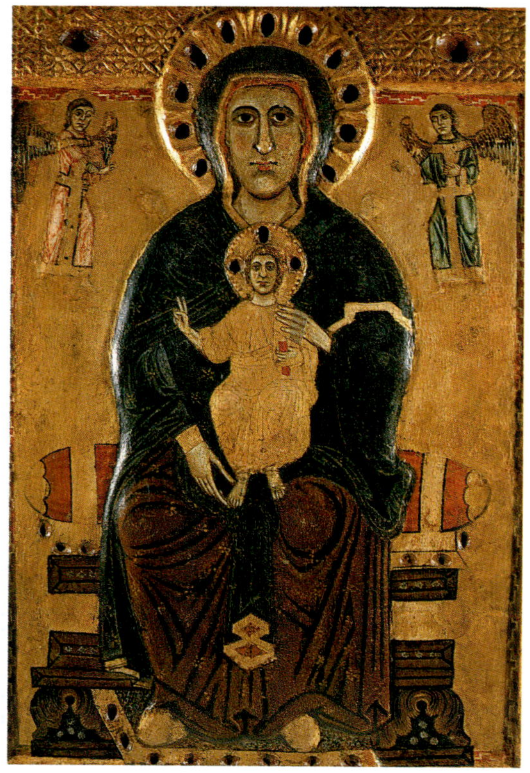

Meister von Tressa
Marientafel (Madonna mit den großen Augen)
Tempera auf Holz
Siena, Museo dell' Opera del Duomo

Ikonenstil und Kommunen

Im Unterschied zu den Kirchen der neuen Bettelorden scheinen sich diejenigen der Weltgeistlichkeit und der traditionellen Mönchgemeinschaften dem Byzantinismus größtenteils erst in der zweiten Hälfte des Jahrhunderts erschlossen zu haben. Eine Ausnahme machte neben Venedig und Pisa, auf deren Schiffen ja die byzantinische Beute abgeführt wurde, Florenz. Im dortigen Baptisterium begann schon 1225 mit der Ausmosaizierung der Kuppel ein Werk Gestalt anzunehmen, das im Endeffekt zu einem der gewaltigsten Monumente des »Urchristenstils« auf Italiens Boden werden sollte (Abb. S. 39). Seinen Schöpfer, Meister Jacobus, hatte die auftraggebende Kaufmannszunft der Calimala, seit dem 12. Jahrhundert für Pflege und Ausstattung der Taufkirche zuständig, aus Venedig kommen lassen. Sie tat es nicht nur, weil die Levantestadt über die besten Mosaizisten verfügte, sondern wohl auch in der Gewißheit, in einem venezianischen Künstler die Garantie für ein Mosaik des richtigen Stiles zu finden.

Das gigantische Kuppelmosaik war halbwegs vollendet, ehe der Byzantinismus in Siena Fuß zu fassen begann. Er tat es unauffälliger als in Florenz, aber mit umso größerer Wirkung. Der sienesische Byzantinismus wurde – und darin liegt das Geheimnis seiner Zählebigkeit – »Staatssache«, vergleichbar demjenigen Venedigs. Ursache davon war ein für die Kommune lebenswichtiger Vorfall, der am 4. September 1260 bei Montaperti errungene Sieg der ghibellinischen Sienesen über das zahlenmäßig stärkere Heer der florentinischen Guelfen. Am Vorabend der Schlacht hatte Bonaguida Lucari, der sienesische Regierungschef, die himmlischen Mächte zur Parteinahme für Siena genötigt, indem er die Himmelskönigin vor der im Dom versammelten Bürgerschaft und im Beisein des Bischofs zur Königin der Kommune erkor. Die Kür erfolgte vor dem Hochaltar, dessen Vorderfront zu diesem Anlaß wahrscheinlich mit seinem Festtagsschmuck, dem alten, hölzernen Antependium, versehen worden war. Nachdem sich die darauf verbildlichte *Madonna mit den großen Augen* (Abb. S. 40 oben)

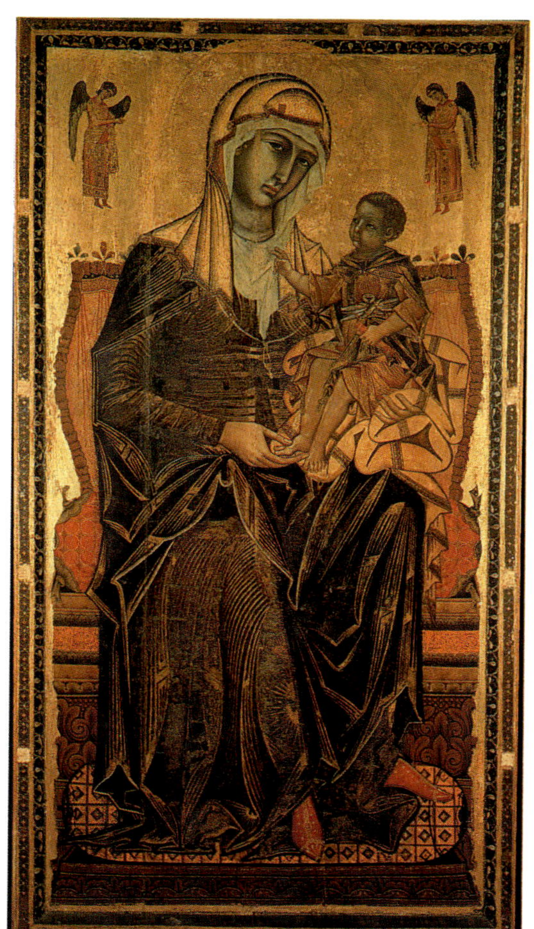

Coppo di Marcovaldo
Marientafel (Madonna del Bordone), 1261
Tempera auf Holz,
225 x 125 cm
Siena, Santa Maria dei Servi

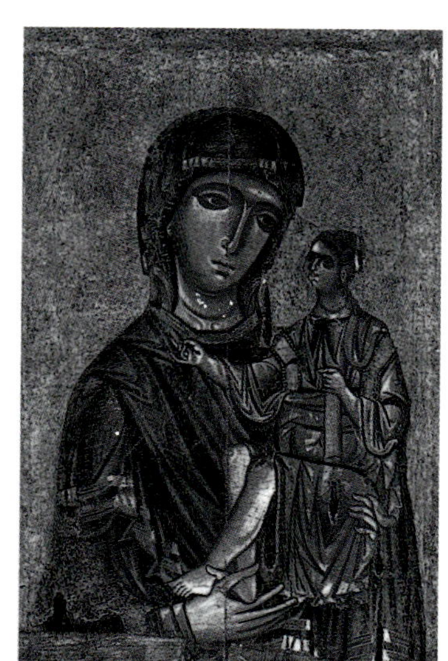

Das zerstörte Original der Marienikone, auf die sich diese Replik bezieht, befand sich im ehemaligen Blindenasyl der Wegführer (hodegoi). Die Hodegetria-Ikone war die meistreproduzierte Ikone überhaupt und hat – auf dem Wege solcher Repliken – auch auf die italienischen Madonnenbilder des 13. Jahrhunderts gewirkt.

Ikone der Hodegetria
12. Jahrhundert
Athen, Byzantinisches Museum

Dietisalvi di Speme
Marientafel (Madonna del voto), nach 1261
Tempera auf Holz, (ursprünglich flankiert von den Figuren der vier Stadtpatrone Sienas)
Siena, Museo dell' Opera del Duomo

ABBILDUNG UNTEN:
Guido da Siena
Madonna mit Heiligen,
um 1270
Holz, 96 x 186 cm
Siena, Pinacoteca Nazionale

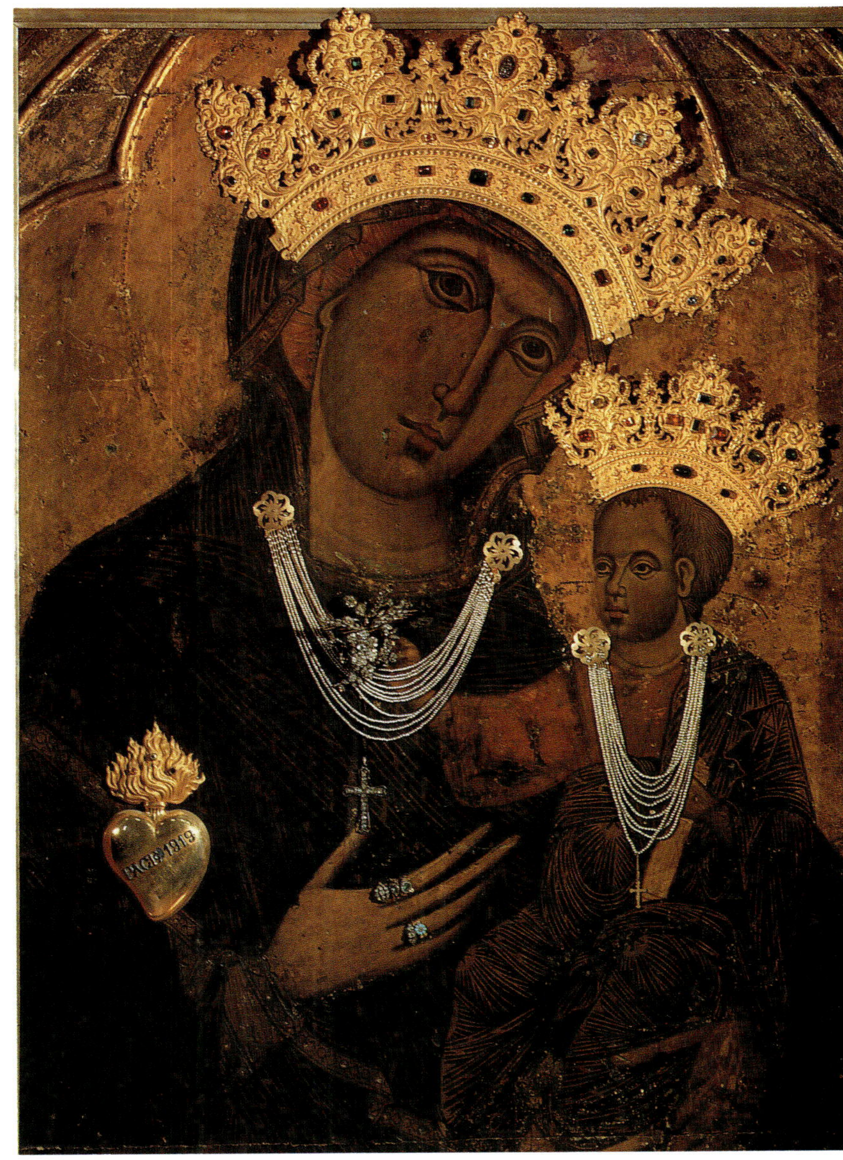

anderntags wunschgemäß für die Sache Sienas eingesetzt hatte, wurde das Antependium zum standfesten Altarbild erhöht.

Es behielt die neue Ehrenstellung nur kurz. Die in feierlicher Audienzhaltung erstarrte, von zwei Engelchen beweihräucherte Königin, die ihr Kind wie das kleine Kultbild eines in der Luft thronenden Weltenrichters vor sich hält, sah sich in ihrem Anspruch, Sienas »wahre« Königin zu sein, von zwei Seiten her gleichzeitig diskreditiert: von der berühmten Ikone der »Siegbringerin« (Nikopoia) in Venedig und von einer »Hodegetria-Ikone« in Siena. Beide Bilder stammten aus Byzanz, beide galten als Werke des Hl. Lukas. Zu ihnen verhielt sich die *Madonna mit den großen Augen* wie ein »modernes«, das wirkliche Aussehen von Sienas Königin verfälschendes Madonnenporträt.

Die »Hodegetria-Ikone« befand sich im Besitz von Sienas Serviten. Diese Angehörigen des 1233 in Florenz gegründeten Ordens »der Diener Mariae«, die sich vermutlich größtenteils aus exilierten florentinischen Ghibellinen rekrutierten, trugen ein Ihriges zum Gesichtsverlust des Dombildes bei. Gleich nach dem Montaperti-Sieg ließen sie durch den angeblich am Tag der Schlacht gefangenen Florentiner Maler Coppo di Marcovaldo eine große Bildtafel malen (Abb. S. 40 unten links), deren thronende Madonna sich zu der vergleichsweise zwerghaften alten Domherrin (Abb. S. 40 oben) wie ein mumienhaftes Phantombild zur lebendigen Wirklichkeit verhält. Ikonographisch sind sich die Maria der einen und die der anderen Tafel gleich. Bildauswärts blickend, werden beide von zwei kleinen, im Goldgrund stehenden Engeln flankiert. Beide lassen die auf einem Fußkissen ruhenden beschuhten Füße sehen und berühren mit der Rechten das rechte Füßchen des mit seiner Rechten segnenden und in der Linken eine Buchrolle haltenden Kindes. In beiden Tafeln schneidet der mit kreisförmigen Ornamenten verzierte Heiligenschein in die obere Zierrahmenleiste ein, ruht der Thron auf vegetabilen Füßen und besteht der Thronsitz aus drei Lagen von Kissen und die Kopfbedeckung aus zwei Lagen von Tuch. Aber es ist, als wäre diese äußerliche Gleichheit nur dazu da, den Sienesen zu zeigen, wie aus der *Madonna mit den großen Augen* durch Elimination der Symmetrie von Körperhaltung und Gewandfaltensystem, durch Steigerung des Volumens, Neigung des Hauptes, Verfeinerung der Gesichtszüge und Applikation von Chrysographie (Goldgrätigkeit), kurzum durch Byzantinisierung der Gesamterscheinung ein authentisches Staatsporträt von Sienas Königin werden kann.

Daß sich Coppos Tafel als solches verstand, beweisen vor allem die unbyzantinische Gewandung und die dem Kopftuch eingestickten, von Kreisen umrahmten kaiserlichen Adler. Mantel und enganliegender Rock, Kopftuch und Schuhe sind – auch in ihrem erdhaften Dreiklang von Kastanienbraun, Gelb und Dunkelrot – zeitgenössischen Königinnenroben nachempfunden. Sie weisen die Dame als Gebieterin über ein weltliches Staatswesen aus. Die kaiserlichen Adler spielen auf das Adlerbanner Manfreds, des Königs von Sizilien (1232–66), an, unter dem die Sienesen ihren Montaperti-Sieg errungen hatten. Sie verraten die ghibellinische »Gesinnung« der Madonna. Auf deren himmlischen

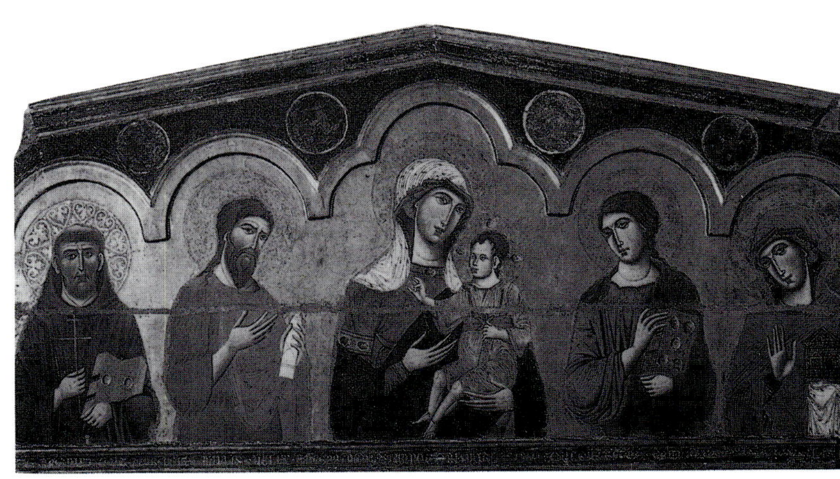

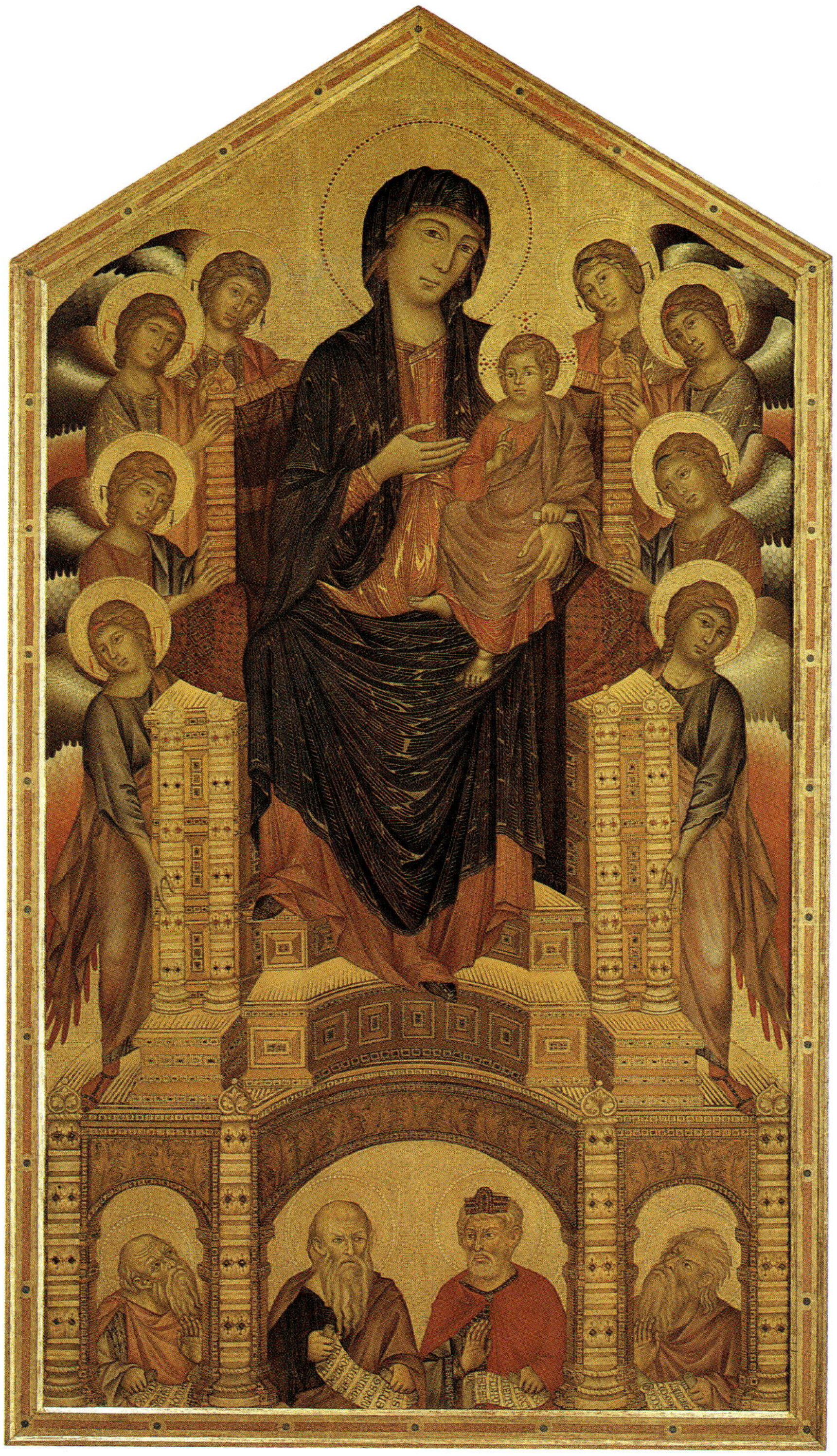

Cimabue
Thronende Madonna (Madonna aus Santa Trinita), 1280–85
Tempera auf Holz, 385 x 223 cm
Florenz, Galleria degli Uffizi

Status verweisen lediglich Engel, Heiligenschein und die Chrysographie von Mantel und Rock. Die demonstrative Politisierung der Aussage sollte die Sienesen wohl in ihrem Glauben bestärken, daß die Himmelskönigin, ungeachtet des am 18. November 1260 vom Papst über die Stadt verhängten Interdikts, auf Seiten der Kommune stand.

Coppos Tafel machte Furore. Sie wurde sofort Gegenstand zahlreicher, von auswärtigen Bruderschaften bestellter und entsprechend entpolitisierter Imitate. Gleichzeitig scheint sie bewirkt zu haben, daß man die eben erst dem Hochaltar des Doms aufgesetzte *Madonna mit den großen Augen* wieder entfernte. Was an deren Stelle trat, hatte allerdings keine Ähnlichkeit mit Coppos Regentin. Es war eine halbfigurige Hodegetria (Abb. S. 41 oben) – womöglich dieselbe, die man zuvor bei den Serviten verehrt hatte. Obwohl sie nach Ausweis des ihr verliehenen Titels *Madonna del voto* als das authentische Bildnis derjenigen galt, der man die Unterwerfung des Staates gelobt hatte und den Sieg bei Montaperti verdankte, drückte sich ihr Machtanspruch lediglich darin aus, daß sie von den (nicht mehr erhaltenen) Halbfigurenporträts der vier Stadtpatrone flankiert war. Mit diesen zusammen bildete sie einen fünfteiligen, durch Arkadensäulchen zwischengegliederten und zur Mitte hin sachte ansteigenden Ikonenfries.

Dieser – von byzantinischen Ikonostasebalken inspirierte – Ikonenfries versichtbarte erstmals die Gemeinschaft der in einer Kirche durch ihre Reliquien vertretenen Heiligen. Deren gemalte Büsten erschienen während des Hochamts wie die hinter der Brüstung einer himmlischen Loggia stehenden Gesprächspartner des amtierenden Priesters. Sie strichen dessen Vermittlerrolle optisch so überzeugend heraus, daß das neue Dombild alsbald zum Vorbild ungezählter anderer Hochaltarretabel wurde (u.a. Abb. S. 41 unten). Damit freilich ergab sich eine paradoxe Situation. Während auf den für den Privatkult oder den Kult der Laienkorporationen reservierten Nebenaltären zusehends größer werdende Ganzfigurentafeln (Abb. S. 42 und 43) standen, die auch während der Messe primär die Gläubigen, nicht den Priester ansprachen, waren die Hochaltäre mit vergleichsweise unscheinbaren, das Volk quasi ignorierenden Halbfigurenzeilen besetzt. Ausgerechnet die wichtigste Stelle in den Kirchen erschien, wenngleich ideologisch aufgewertet, ästhetisch unterprivilegiert.

In Siena, dessen Malerwerkstätten zwischen 1260 und 1300 einen Großteil der für Nebenaltäre toskanischer Kirchen bestimmten Madonnentafeln produzierten, scheint diese Situation bewirkt zu haben,

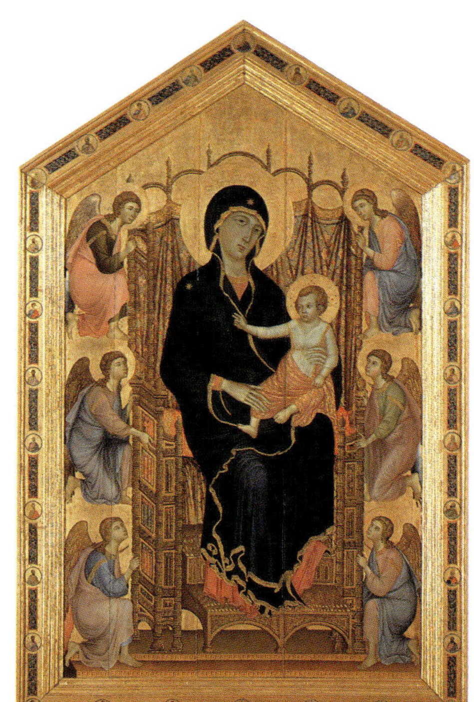

NEBENSTEHEND
UND DETAIL GEGENÜBER:
Duccio di Buoninsegna
Thronende Madonna
(Madonna Rucellai), um 1285
Tempera auf Holz, 450 x 290 cm
Florenz, Galleria degli Uffizi

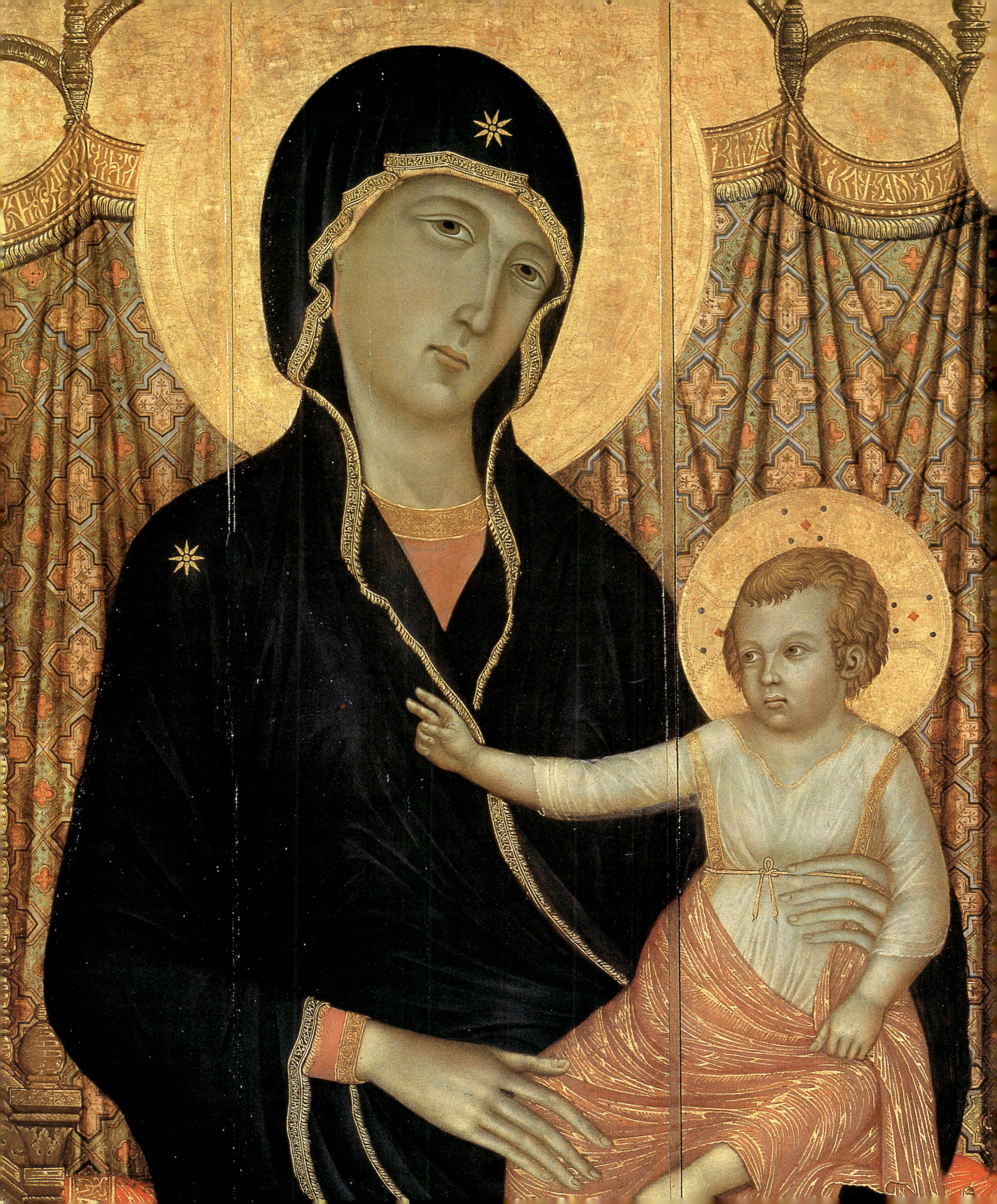

Duccio di Buoninsegna
Maestà (Hochaltarbild), 1311
Tempera auf Holz, 214 x 412 cm (Mittelbild)
(ursprüngliche Maße des gesamten Retabels, um 500 x 468 cm)
Siena, Museo dell' Opera del Duomo

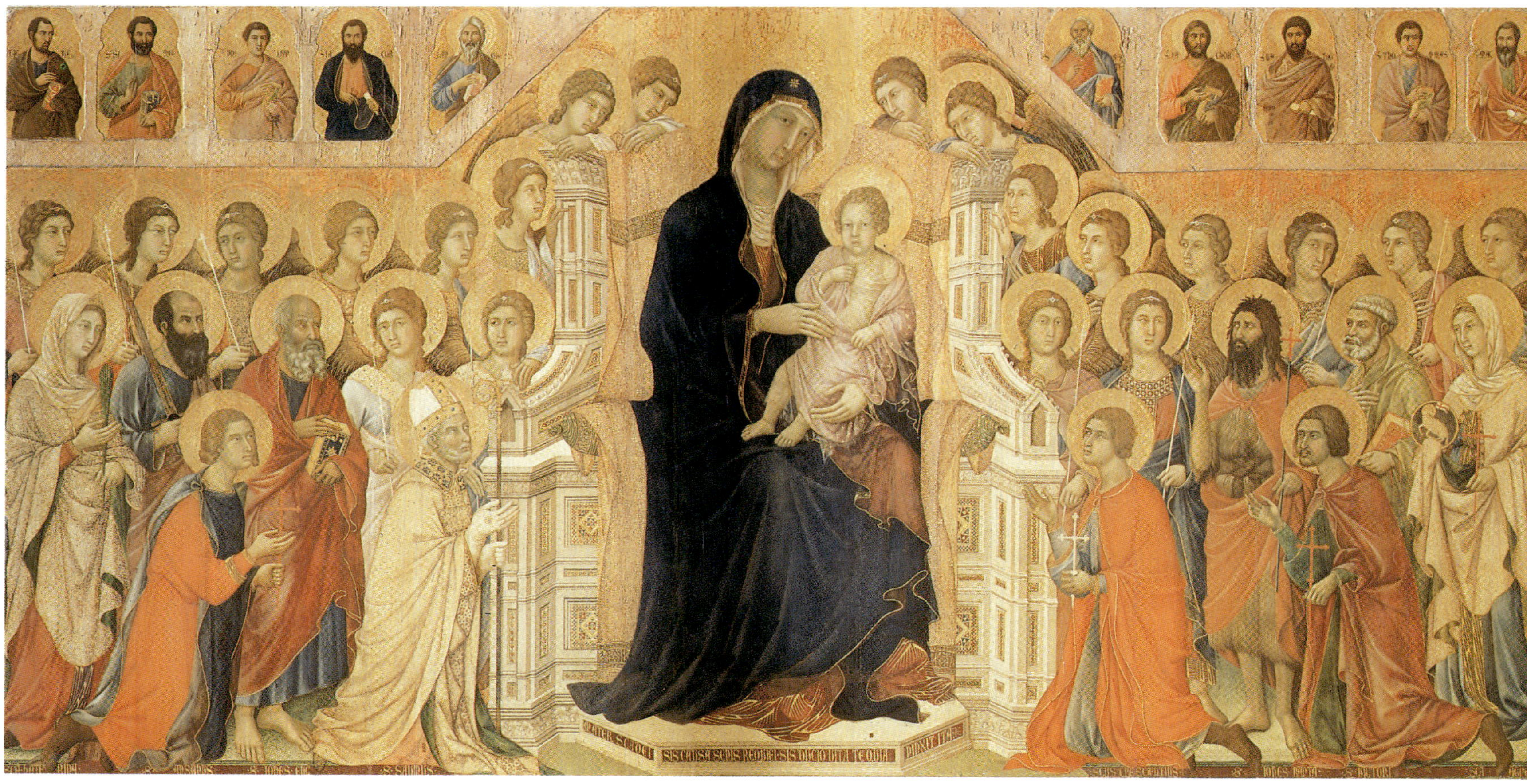

daß man der *Madonna del voto* allmählich überdrüssig wurde. 1308 beschloß die Domopera, das kleine Retabel durch ein vergleichsweise gigantisches, allezeit die ganze Gemeinde ansprechendes ersetzen zu lassen. Das Werk, mit dessen Ausführung man Duccio di Buoninsegna (um 1255 – um 1318) betraute, sollte von einer Predella untersockelt und doppelseitig bemalt sein. Auf seiner Vorderfront sollte in Großformat die thronende Madonna, umgeben von einem Hofstaat aus Engeln und Heiligen – die *Maestà* – erscheinen (Abb. oben).

Duccios *Maestà* wurde das erste offizielle Staatsporträt der Königin Sienas. Zwar läßt sie nichts von der politischen Parteilichkeit von Coppos Servitenmadonna (Abb. S. 40 unten links) erkennen. Umso eindrücklicher aber bringt sie das, was der *Madonna del voto*, ihrer Vorgängerin, abging – die Zuwendung gegenüber der Kommune – zur Geltung. Ihr transzendentales Statussymbol, die Chrysographie, ist, abweichend von derjenigen fast aller byzantinisierenden Madonnen einschließlich der duccesken, vom Mantel auf das von diesem fast gänzlich verdeckte Untergewand verlagert. Damit wird klargestellt, daß diese Himmelskönigin ihren himmlischen Status durch dessen »Bemäntelung« dem irdischen ihrer Untertanen anzunähern geruht, in erster Linie also als Stadtherrin betrachtet sein will. Sie sitzt denn auch auf einem Marmorthron, der in seiner Räumlichkeit, Schwere und farbigen Inkrustation von derselben Konsistenz wie Sienas romanischer Dom zu sein scheint. Ihr in kaiserlichen Purpur gekleidetes Kind nimmt die Haltung eines offiziellen Sprechers ein, der sich, auf sein Ich weisend, an ein außerhalb des Bildes befindliches Publikum wendet. Die Bildauswärtsgewandtheit von Mutter und Kind aber wirkt wie die Antwort auf die An- und Fürsprache der vier vor den Spalieren des Hofstaats erscheinenden Stadtpatrone, die nach Art auswärtiger Gesandter an einem Fürstenhof ihre Botschaft im Knien vortragen. Ihre Gegenwart und ihr Verhalten bringen eine geschichtliche Dimension in das Bild. Sie lassen das Dargestellte als den zum Dauerzustand geronnenen Augenblick der Audienz erscheinen, welche die Königin und ihr Kind der Kommune, dank permanenter Vermittlung von deren Fürsprechern, immerzu gewähren.

Daß die Sienesen in dieser neuen Madonna endlich vorbehaltlos ihre Königin zu sehen vermochten, kommt in der Behandlung zum Ausdruck, die sie dem Werk nach dessen Vollendung zuteil werden ließen. Am 9. Juni 1311 wurde die *Maestà* durch Geistlichkeit, Magistrat und Volk in Duccios Werkstatt abgeholt und wie eine lebende Fürstin in Prozession, unter den Klängen der Stadtmusik und dem Geläut aller Glocken in den Dom überführt. Vier Jahre später wurde sie gewissermaßen ins Rathaus zitiert und zum Subjekt einer al fresco gemalten »Staatsvisite« gemacht (Abb. S. 45). Das im Juni 1316 vollendete Werk des Duccio-Schülers Simone Martini (um 1284–1344)

Simone Martini
Maestà, 1316 vollendet
Fresko
Siena, Palazzo Pubblico, Sala del Mappamondo

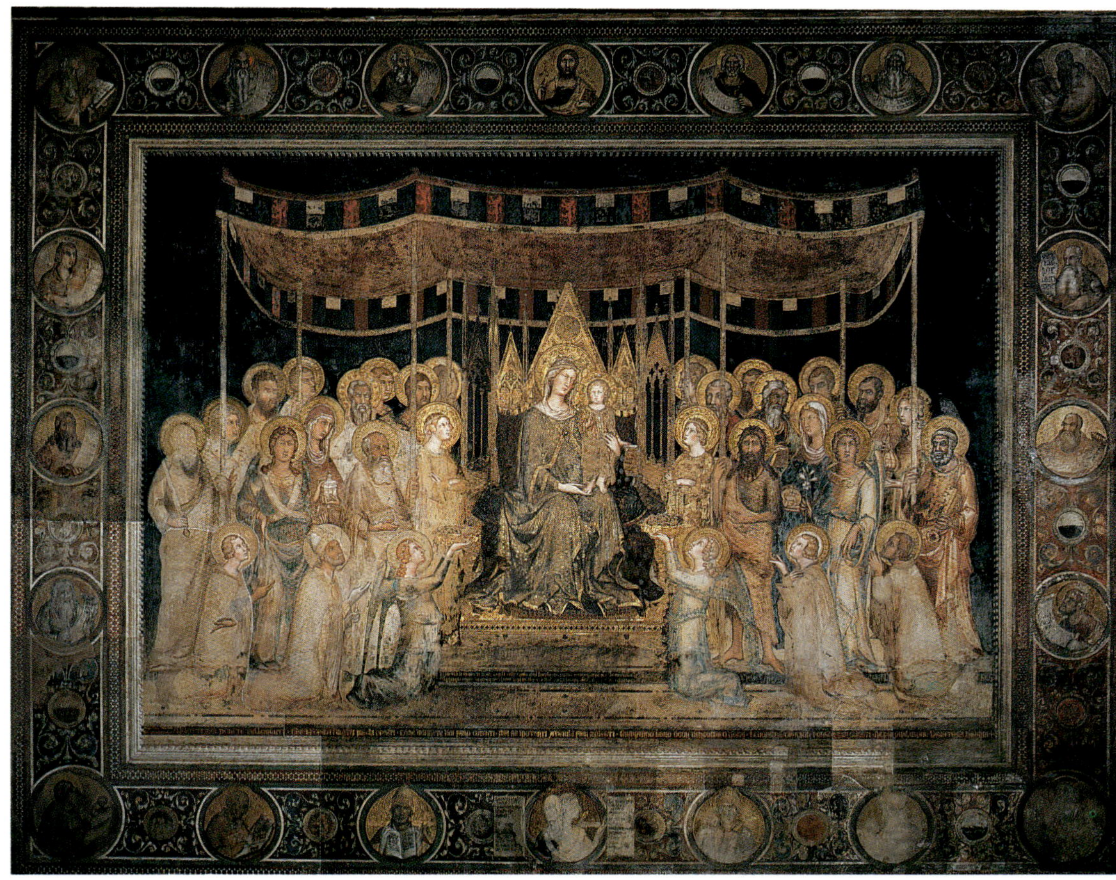

suggeriert mit seinem Zierrahmen den Eindruck eines in die westliche Schmalseite des Alten Ratsaals eingebrochenen Riesenfensters, hinter dessen Öffnung, auf einer in den tiefblauen Himmel hineinkragenden Rampe postiert, die himmlische Gesellschaft erscheint.

Sie unterscheidet sich in ihrer Zusammensetzung allein dadurch vom »Audienzbild« im Dom, daß die Zahl der Engel von 10 auf 6 reduziert und die Zahl der Heiligen von 6 auf 10 erweitert worden ist. Zum Zeichen, daß sich die Königin außerhalb ihrer Residenz befindet, wird sie von einem mit den sienesischen Staatswappen geschmückten Tragehimmel überdacht, dem Möbel, das bei fürstlichen Einzügen die Hauptperson schirmte. Ihren Ultramarinmantel tauschte sie gegen einen golddurchwirkten braunen »Reisemantel«, das Äquivalent des braunen Mantels von Coppos »ghibellinischer« Servitenmadonna (Abb. S. 40 unten), ein. Ihr Thron wirkt leicht und mobil, seine Wangen, die sich zum Abbild eines gotischen Kathedralchors formieren, sehen aus, als wären sie zusammenklappbar. Wie auf Duccios Retabel knien links und rechts vor dem Thron, auf der unteren der beiden Rampenstufen, die vier heiligen Botschafter Sienas, jetzt allerdings angeführt von zwei knienden Engeln, die der Königin ein Kommunegeschenk in Form von Blüten darbieten.

Königin und Kind wenden die Blicke der Fensterwand zu, wo die Ratsvorsitzenden saßen. Diesen galt auch der kindliche Segensgestus und die Salomonische Ermahnung auf dem vorgezeigten Pergamentblatt («Liebet die Gerechtigkeit, die ihr die Erde richtet«). Allerdings waren Segnen und Ermahnen der ehrwürdigen Ratsherren nicht der Hauptzweck der gemalten Visite. Deren Plazierung an eine der Schmalwände setzt vielmehr die Absicht voraus, das Fresko mit den an der gegenüberstehenden Schmalwand befindlichen Abbildern der territorialen Besitztümern der Kommune in Beziehung zu bringen. Diese Abbilder fungierten als eine Art Urkunden, die das Erworbene und die Modalitäten von dessen Erwerb »wahrheitsgemäß« festhalten sollten. Zu ihnen verhielt sich die Madonna wie eine Fürstin, die durch ständige Visitation ihrer Ländereien die Permanenz ihrer Sorge für Recht und Ordnung ebenso wie ihrer Besitzansprüche markiert.

Die kleine Renaissance des »Urchristenstils« in der Plastik

Daß der byzantinische Ikonenstil nach der Eroberung Konstantinopels (1204) so bereitwillig für den »Urchristenstil« gehalten und nachgeahmt werden konnte, ist Symptom einer Krise, die nicht zuletzt durch das Wirken des Hl. Franz von Assisi und seiner ersten Jünger heraufbeschworen worden war. Die franziskanischen Predigten klangen anders, als was man bis dahin von Kanzeln herab vernommen hatte – einfach, bilderreich und voller Bezüge auf die tausend Facetten des Alltags. Unmerklich die Sinne ihres Auditoriums schärfend, änderten sie

Niccolò Pisano
Kanzel, 1260
Marmor, 465 cm
Pisa, Baptisterium

Die Franziskaner pflegten aus ihren Predigten kleine Bildershows zu machen, indem sie Bildtafeln oder Transparente mit auf die Kanzel nahmen. Das ist aus einem der Spottgedichte zu schließen, mit denen der Weltklerus des 13. Jahrhunderts seinem Befremden über den neuen Predigtstil der Bettelorden Ausdruck verlieh. Auch die Kanzeln selbst wurden als Bildträger immer wichtiger.

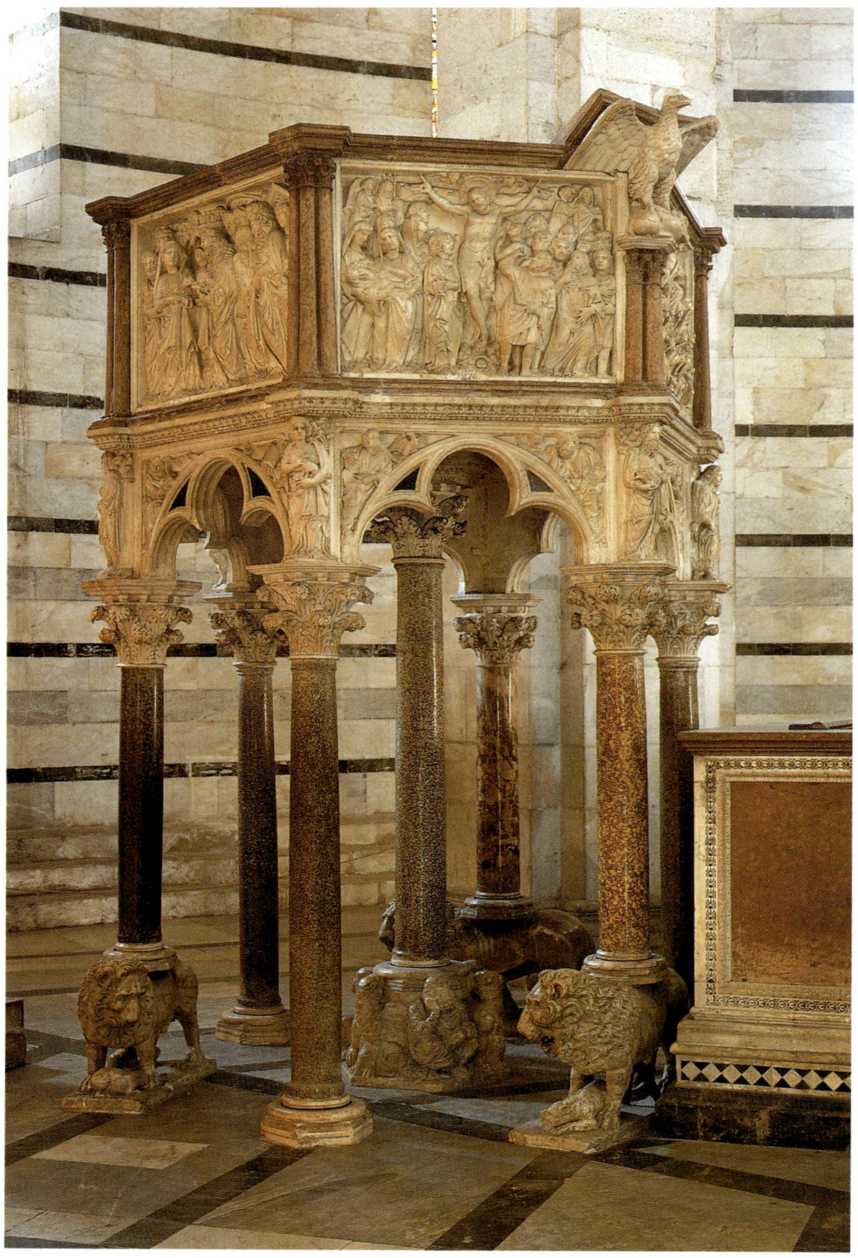

ungewollt auch dessen Einstellung zur einheimischen Kunst. Daß diese, im Vergleich zur byzantinischen emotionslos und zu Formeln erstarrt, hinter den Ansprüchen der zur Selbstreflexion erwachten städtischen Gesellschaft herhinkte, war allmählich unübersehbar. Sie schien zwar gleichen urchristlichen Ursprungs wie die griechische, aber im Lauf der Zeiten degeneriert und zum Zerrbild der »wahren« Kunst geworden zu sein.

Ihre wichtigste Sparte, die gemalten Kultbilder, zu reformieren, war relativ leicht. Es fehlte weder an geeigneten Vorbildern noch an der Möglichkeit, die Nachahmung von deren Stil zu erlernen. Als schwieriger erwies sich offenbar eine Reform der Skulptur. Sie wurde erst nach der Mitte des Jahrhunderts in Angriff genommen, und zwar zuerst in Pisa und im Hinblick auf den plastischen Schmuck einer Kanzel (Abb. links) – des Möbels, das als Bildträger zusehends wichtiger geworden war, nachdem die Franziskaner die Sitte eingeführt hatten, sich in Predigten auf Bilder zu beziehen. Für die Kanzel des (u.a. auch als Pfarrkirche fungierenden) Pisaner Baptisteriums wurde gleichsam über Nacht ein Reliefstil geschaffen, dessen Klassizismus sich der steifen Geometrie der hundert Jahre älteren Domkanzelreliefs gegenüber wie eine polemische Antithese ausnimmt.

Seine Vorbilder waren vor allem römische Reliefs. Als Bestandteile der um den Dom versammelten Sarkophage bzw. als in dessen Außenmauern eingelassene Spolien schienen sie geheiligt zu sein durch ihre Verbundenheit mit dem heiligen Ort. Mit ihnen verhielt es sich im Prinzip genauso wie mit den griechischen Mal-, Mosaik- und Elfenbeinwerken. Antike Reliefs hatten schon immer von Zeit zu Zeit – besonders im 12. Jahrhundert – zur künstlerischen Anregungsquelle gedient. Doch was davon jeweils nachgeahmt worden war, hatte sich auch in diesem Fall auf Motive beschränkt. Den Stil dieser ehrwürdigen Denkmäler zum Gefäß christlicher Darstellungsinhalte zu machen, konnte anscheinend erst Aufgabe werden, nachdem die Ausdrucksweise der Gegenwartsplastik einmal den Verdacht erregt hatte, ihrer ursprünglichen »Wahrheit« entfremdet zu sein.

Mit der Ausführung der Kanzel wurde Niccolò Pisano (um 1205–80) betraut. Er hatte zuvor in Apulien, möglicherweise als Mitglied jener Bildhauergruppe gewirkt, von der sich Kaiser Friedrich II. (1220–50) die seinen imperialen Ansprüchen zum Sprachrohr dienende klassizistische Staatskunst hatte schaffen lassen. Das Arbeiten all'antica dürfte ihm somit vertraut gewesen sein. In römischem Reliefstil biblische Geschichten zu erzählen, war freilich etwas anderes, als nach dem profanen Vorbild antiker Büsten und Triumphreliefs Profanes zu meißeln. Wie schwierig diese neue Aufgabe war, erhellt aus der unsystematischen Art, mit der sie erfüllt worden ist. Niccolò antikisierte, indem er die Bildfelder randvoll mit gewichtigen, in eng gestaffelten Raumschichten angeordneten Figuren auffüllte und diese großenteils in klassischen Gewändern, Physiognomien, Haar- und Barttrachten auftreten ließ. Doch wirklich antikengemäß gerieten ihm nebst den drei säulentragenden Löwen und den sechs Kämpferstatuetten biblischer Heldinnen und Helden nur die Reliefs der *Geburt Christi*, der *Anbetung der Könige* und der *Darstellung im Tempel*. In der *Anbetung der Könige* (Abb. S. 47 oben) thront die der Phädra des gleichnamigen Sarkophags (Abb. S. 47 unten) nachgebildete und durch den kleinen Giebel über ihrem Haupt als Verkörperung der Kirche ausgewiesene Jungfrau wie eine Muttergöttin in Priesterinnengewand, die, im Bewußtsein ihrer weltgeschichtlichen Sendung, hoheitsvoll das Begrüßungsritual an ihrem Sohn vollziehen läßt. Die beiden bärtigen Könige gleichen römischen Senatoren, die der Anblick eines Juno-Kultbilds in die Knie zwang. Allein das pralle Christuskind durchbricht, ungeduldig nach dem Geschenk, das ihm dargeboten wird, greifend, die pathosgeladene Feierlichkeit des Zeremoniells.

Niccolò Pisano
Kanzeldetail: Anbetung der Heiligen drei Könige
Marmor, 85 x 113 cm
Pisa, Baptisterium

Phädra-Sarkophag
Pisa, Camposanto

Gegenüber den drei ersten Reliefs scheinen die *Kreuzigung* und das *Jüngste Gericht* stilistisch aus der Rolle zu fallen. Ihre von unterschiedlichsten Affekten bestimmte Dramatik ließ den Rekurs auf die in Pisa verfügbaren Antiken nur noch bei der Gestaltung weniger Nebenfiguren zu. Niccolò mußte in diesem Fall auf Byzantinisches zurückgreifen. Der Rückgriff beweist, daß Ikonen und römische Marmorreliefs gegebenenfalls als vertauschbar angesehen werden konnten.

Es blieb jedoch nicht bei diesem Dualismus von zwei Ausdrucksweisen der »Urchristenzeit«. Niccolò brachte noch ein drittes, ein gotisches Stilelement in sein Wunderwerk ein. Wie um der möglichen Assoziation mit heidnischer Triumphbogenarchitektur den Boden zu entziehen, verschweißte er die Rundbögen, deren prophetengestaltige Zwickelfüllung sosehr an die Victorienzwickel des Konstantinsbogens erinnert, mit Kleeblattbögen, d.h. einem Maßwerkmotiv. Diese Verfremdung des Antikenbezugs gibt vor allem deshalb zu denken, weil gotisches Maßwerk in der Toskana bis dahin genauso unbekannt war wie der im Kreuzigungs-Relief präsentierte Typus des mit drei statt vier Nägeln ans Kreuz gehefteten Christus. Beides verweist auf die Ile de France, das Ursprungsland des Maßwerks und eines der ersten Verbreitungsgebiete des Dreinagelkruzifix. In der dortigen Plastik hatte sich denn auch im zweiten Jahrhundertviertel kurzzeitig ein an antiker Statuarik inspirierter Klassizismus ausgebreitet, zu dessen berühmtesten Exponenten die Heimsuchungsgruppe am Westportal der Reimser Kathedrale zählt. Offenbar war der Programmierer der Kanzel ein Theologe, der – wie der Pisaner Erzbischof Federigo Visconti (1254–77) – in Paris studiert hatte. Daß er dem Dominikanerkonvent von Santa Caterina angehörte, ist wohl anzunehmen. Kaum war die Kanzel nämlich vollendet (1259/60), wurde Niccolò mit der Schaffung des Dominikus-Schreins für die dominikanische Mutterkirche in Bologna beauftragt. Bei der Erfüllung des Auftrags assistierte ihm nebst Arnolfo di Cambio der pisanische Predigerbruder Guglielmo.

Merkwürdigerweise scheint Niccolòs Klassizismus nur bei den Dominikanern vorbehaltlose Zustimmung gefunden zu haben (was nebst dem Dominikus-Schrein u.a. auch die einer römischen Juno-Statue nachempfundene und mit antikischem Schmuck behängte thronende Madonna bezeugt, die Arnolfo di Cambio nach 1282 für das Grabmal des Kardinals Guillaume de Braye in der Dominikanerkirche von Orvieto schuf). Im Unterschied zum dominikanischen Mutterkonvent in Bologna mochte ihn Sienas Domopera jedenfalls nicht wiederholen lassen, als sie den Bildhauer am 29. September 1265 mit einer ähnlichen Kanzel für ihren Dom beauftragte (Abb. S. 48). Stattdessen ließ sie ihn einen stilistischen Paradigmenwechsel zugunsten französischer Vorbilder vollziehen. Möglicherweise hatten die Pisaner Reliefs der Jugendgeschichte Christi Kontroversen entfacht. Es kann aber auch sein, daß man ihre Achillesferse, den Mangel an Flexibilität des Ausdrucks entdeckte. Offenkundig ist jedenfalls der Zuwachs an physischer und emotionaler Differenziertheit, der die neue gegenüber der älteren Kanzel auszeichnet. Seinetwegen wurde sogar ein spürbarer Verlust an Monumentalität – Folge davon, daß als Vorbilder nur

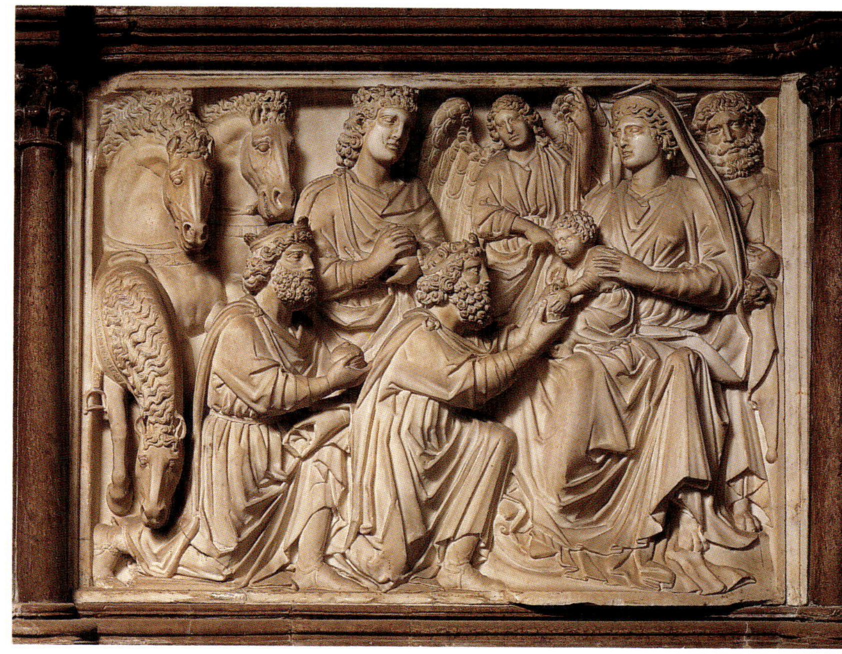

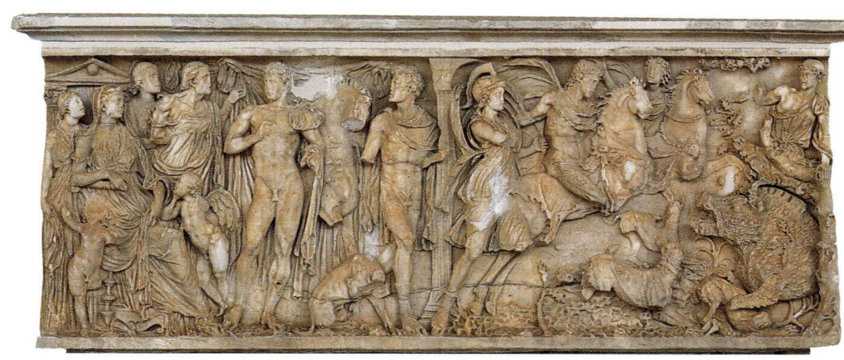

Werke der französischen Kleinplastik, Elfenbein- oder Silberreliefs, verfügbar waren – in Kauf genommen.

Die Adaption des gotischen Stils in der Plastik führte zu einer Verlebendigung der Bildwelt, die weit über das in der byzantinistisch gefärbten zeitgenössischen Malerei Erreichte hinausging. Die Mikrokosmen der von Niccolò Pisano, seinem Sohn Giovanni und seinen übrigen Schülern seit dem sienesischen Auftrag geschaffenen Kanzeln, Schreine, Ziborien, Grabmäler, Brunnenanlagen und Fassadenausstattungen prägten bis weit ins Trecento hinein auch die Vorstellungsweise der Maler. Gerade durch die Überzeugungskraft der an keine dogmatischen Regeln gebundenen Vitalität ihrer Figuren aber trugen sie dazu bei, die an den Byzantinismus gekoppelten Begriffe von künstlerischer »Wahrheit« und »Authentizität« zu zersetzen und damit die latente Krise, in welche die Kunst von Mittelitalien nach 1204 hineingeraten war, offenkundig zu machen.

Niccolò und Giovanni Pisano
Kanzel, 1265–68
Marmor, 460 cm
Siena, Dom

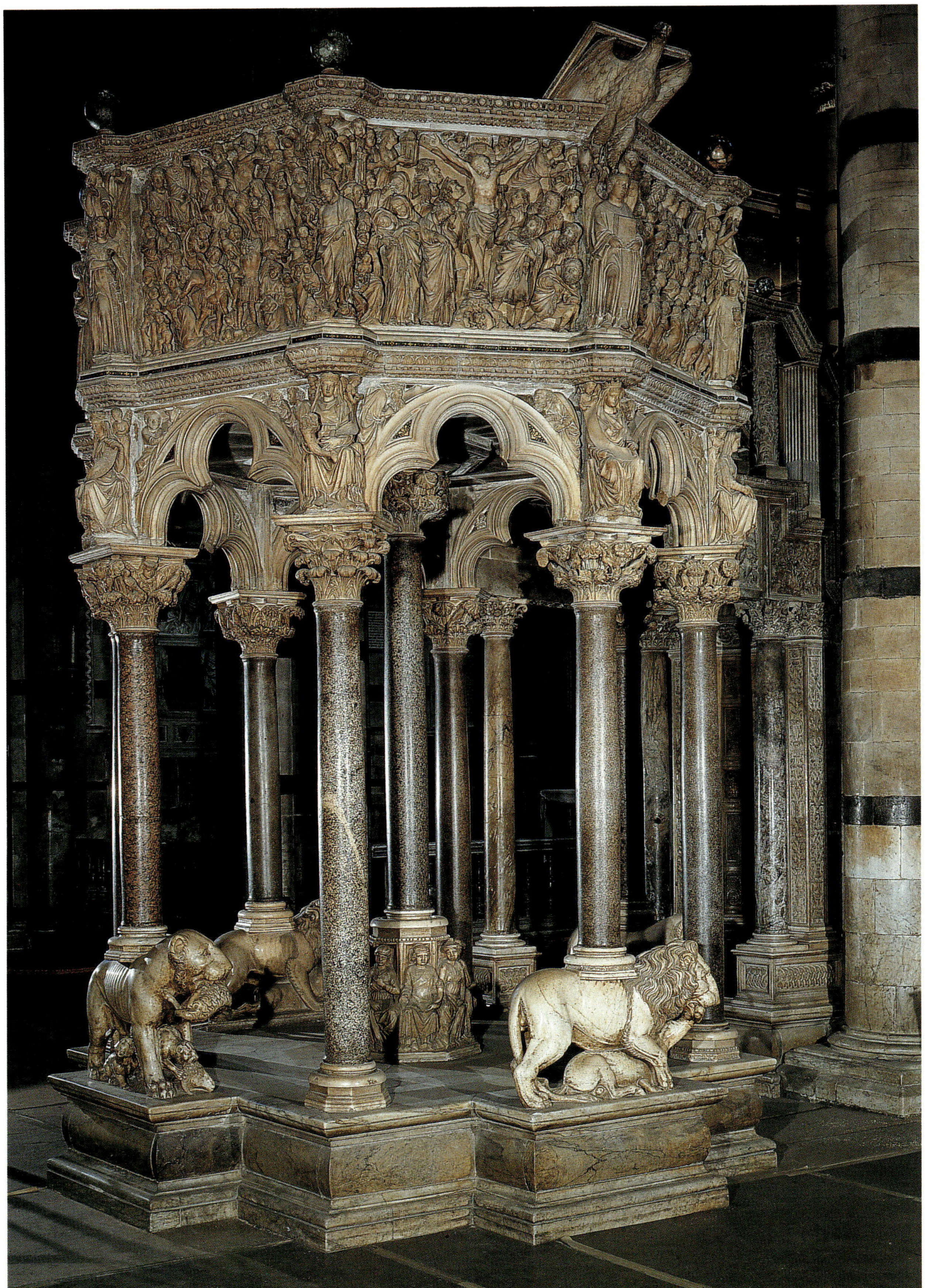

Assisi, San Francesco
Oberkirche, Langhaus von Osten

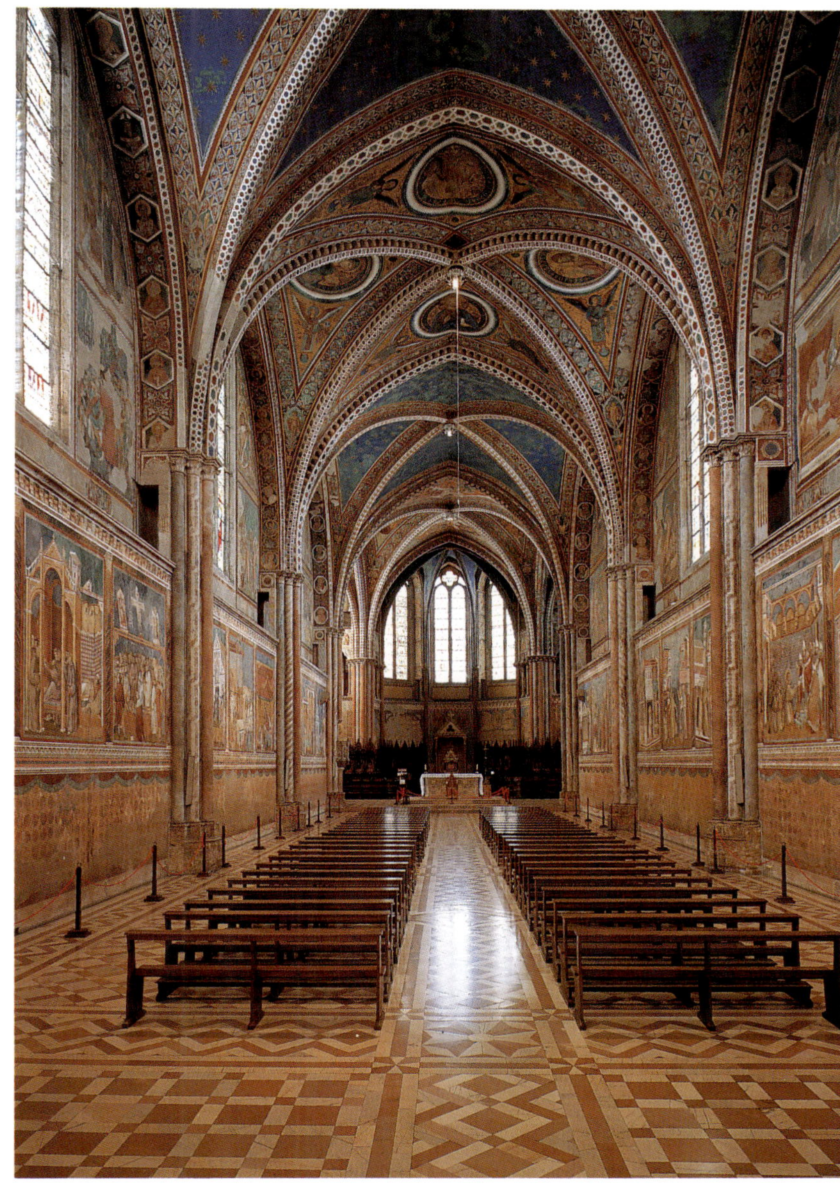

Roger Bacon und die Geburt des »Naturstils«

Roger Bacons Reformpostulat

Daß etwas schief und an den Bedürfnissen der Gesellschaft vorbei gelaufen war, scheint im 13. Jahrhundert niemand so klar erkannt zu haben wie der Franziskaner Roger Bacon (um 1220–92). Dieser geniale Wissenschaftler und Erforscher von Farbe und Licht hatte vermutlich lange vor seinem späten Eintritt in den Orden (1257) bemerkt, wie wichtig Bilder nicht nur fürs Volk, sondern gerade auch für dessen liebste Prediger waren. Selber Franziskaner geworden, erfuhr er die Grenzen ihrer Brauchbarkeit wohl am eigenen Leib. Das Fazit, das er daraus im »Opus majus«, seinem 1266–68 zuhanden des Papstes verfaßten enzyklopädischen Hauptwerk, zog, gehört zu den erhellendsten und folgenreichsten rezeptionsgeschichtlichen Dokumenten, die das Mittelalter hinterließ.

In Bacons Augen hatten die Bilder in ihrem damaligen Zustand als Lehrmittel versagt. Sie ermangelten der Anschaulichkeit. Statt von ihnen das, wovon die heiligen Texte berichten, so körperhaft real vorgestellt zu bekommen, daß es mitsamt seinem geistigen (allegorischen, moralischen und mystischen) Sinn begriffen werden kann, werde man von ihnen »nicht nur im Größten, sondern auch im Kleinsten getäuscht«. Schuld daran seien die (als Auftraggeber bzw. Entwerfer tätigen) Theologen. Sie hätten keine Ahnung mehr von Geometrie und »perspectiva« (Optik). Ließen sie sich, die Maler anweisend, wieder (wie ihre spätantiken Vorgänger, die sich »der Bilder ... bedienten, um die Wahrheit des Wortsinns und des daraus resultierenden geistigen Sinnes augenfällig zu machen«) von den »Elementa« Euklids und den Büchern der übrigen Geometriekapazitäten leiten, würden dem Erkennen alsbald aufs neue die Schleusen geöffnet. »Oh wie unaussprechlich schön würde die göttliche Weisheit leuchten und wie unendlich sich der Nutzen vermehren, wenn all die in der Schrift enthaltenen geometrisch faßbaren Dinge körperhaft gestaltet unseren Augen vorgesetzt würden! ... Alles, wovon die Bibel berichtet, würden wir so wahrnehmen, als wäre es gegenwärtig. Wir könnten Salomos Tempel, ja sogar das von den Propheten nur im Geist erblickte Himmlische Jerusalem mit den Augen betreten. ... Daher erachte ich nichts eines in der Weisheit Gottes Gelehrten würdiger als die augenfällige Darstellung dreidimensionaler Formen dieser Art. Möge der Herr (der Papst) doch befehlen, daß sie (wieder) geschieht. Es gibt drei oder vier Männer, die dazu wohl in der Lage wären ...«

Bacon meinte mit diesen Männern keine Giottos, sondern seinesgleichen – »perspectiva«-bewanderte Theologen wie den Landsmann und Mitbruder John Peckham (um 1240–92) oder den aus Schlesien stammenden und wahrscheinlich dem franziskanischen Laienorden angehörenden Witelo. Sie allein besaßen in seinen Augen das zur Verräumlichung von Bildflächen nötige Know-how und damit die Kompetenz, als entwerfende Programmierer den wahren Gehalt der heiligen Schriften sinnenfällig zu machen. Daß die Maler seiner Zeit von sich aus nie dazu kämen, solches zu tun, nachdem sie es seit Jahrhunderten verlernt hatten, brauchte Bacon nicht extra zu sagen. Den Beweis dafür hätte jedem Bacon-Leser der noch frische Freskenzyklus im Langhaus der Unterkirche von San Francesco in Assisi liefern können. Sein linksseitiges Initialbild (Abb. S. 50) zeigt, was die kargen Worte Tommaso da Celanos suggerieren, sonst nichts: einen Franz, der sich »nackt«, Gott im Himmel anrufend, in den Schutz des »frommen Bischofs der Stadt« begab und von diesem den Mantelschutz empfing; die »vielen anwesenden Personen«, die das von Franz Gerufene »hörten«, an ihrer Spitze (heute nicht mehr zu sehen) Vater Bernardone mit Zeichen des Zorns und den ihm vom Sohn zurückgegebenen Kleidern. Keine Örtlichkeit, kein Raum, keine bodenständigen Körper – nichts, was dem Betrachter das Gefühl vermitteln könnte, Augenzeuge eines in seine eigene Welt hineinspielenden Vorgangs zu sein. Es hing von der Vorstellungskraft und dem rhetorischen Geschick der Prediger ab,

Franziskusmeister, um 1260
Franziskus sagt sich von seinem Vater los (links)
Der Traum Innocenz' III (rechts)
Assisi, San Francesco, Langhaus der Unterkirche

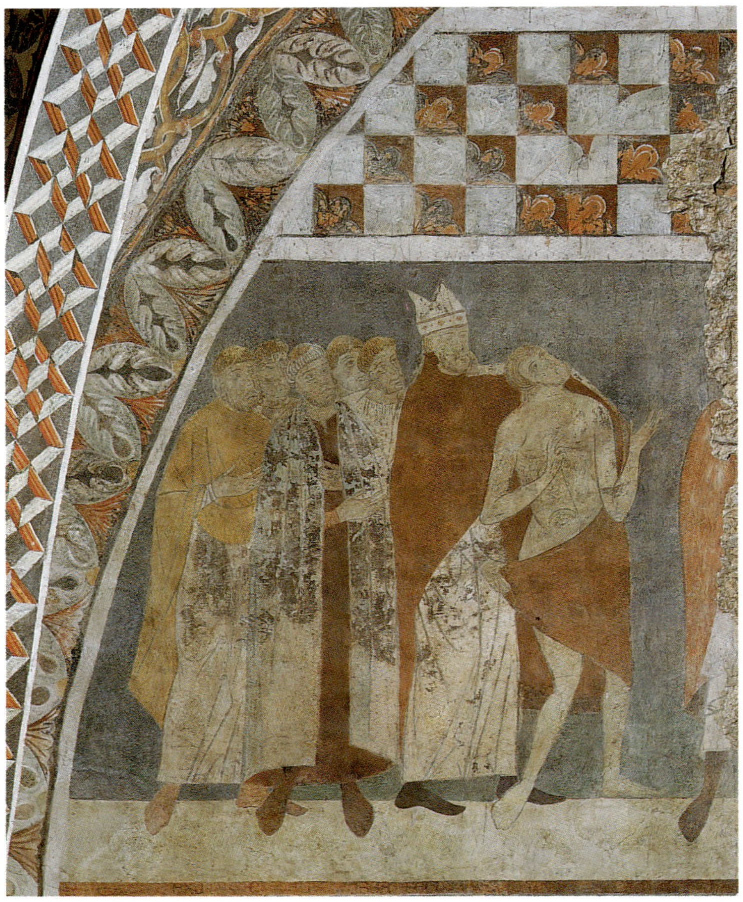

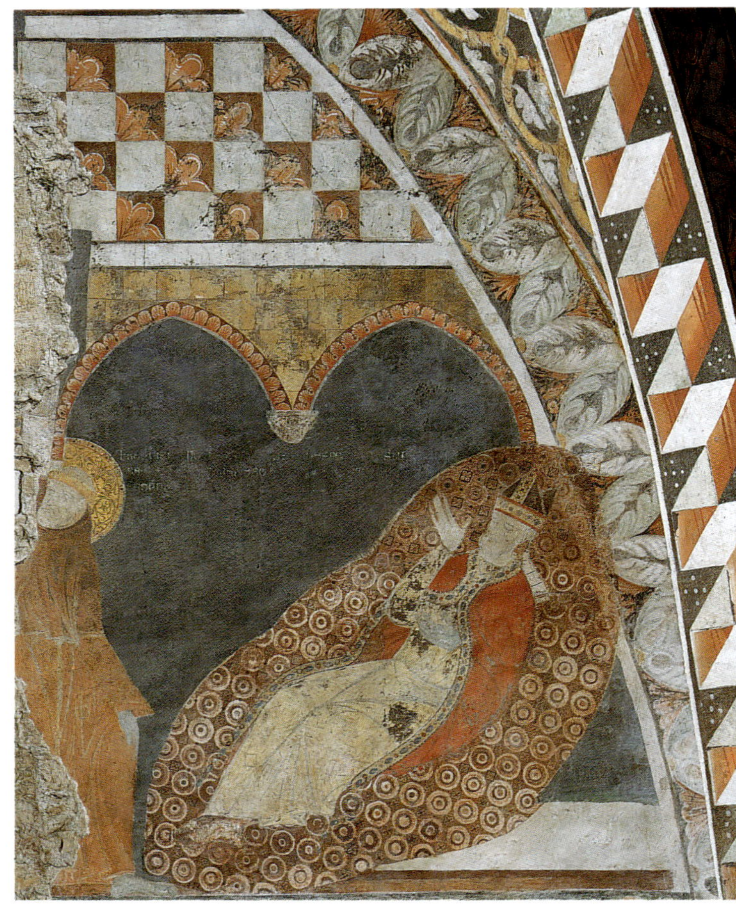

ob die Gläubigen sich diejenige Realität, die sich zwischen den Zeilen des Textes und hinter den Chiffren der bildlichen Textübersetzung verbirgt, zu vergegenwärtigen, ob sie seinen Ausführungen über den geistigen Sinn von Text oder Bild zu folgen vermochten oder nicht.

Bacon hat die an die Gegenwartskunst zu stellenden Ansprüche erstmals seit Gregor dem Großen (590–604) wieder beim Namen genannt und damit die Kluft kenntlich gemacht, die sie vom künstlerischen Ist-Zustand trennten. Der Ist-Zustand war Bacon zufolge frustrierend. Auftraggeber, Programmierer und Künstler handelten so, als seien Bilder in den Kirchen nach wie vor deshalb vonnöten, »damit« – wie Gregor schrieb – »diejenigen, die des Lesens unkundig sind, das, was sie in den Büchern nicht lesen können, wenigstens durch Betrachtung dessen, was an den Wänden steht, lesen«; als bestehe ihre Aufgabe wie im ersten Jahrtausend noch vorrangig darin, Schriftersatz zu liefern und einer Masse von Analphabeten die in Bibel, Apokryphen und Heiligenviten überlieferten Fakten zur Kenntnis zu bringen. Zwar hatte die Kunst das wachsende Bedürfnis nach Kommentaren, das von den Hochschulen aus in die schon um 1200 gutenteils alphabetisierte städtische Gesellschaft übergriff, keineswegs ignoriert. Aber noch die Sieneser Domkanzel (1265–68) trug ihm allein durch Vermehrung und Individualisierung des Handlungspersonals Rechnung (Abb. S. 48). Raum und Zeit sind einerlei. Der *Traum Josephs* scheint sich abstandslos im Rücken des Hohepriesters der *Darstellung im Tempel*, die *Flucht nach Ägypten* im Rücken des Träumenden und dies alles zusammen dicht unter einer (stellenweise doppelstöckigen) Figurenzeile abzuspielen, die auch ihrerseits wieder aus einer Addition mehrerer ort- und zeitindifferenter »Fakten« besteht. Der didaktische Zweck des Reliefs beschränkt sich darauf, das Publikum wiedererkennen, bewundern und lieben zu machen, was es inzwischen auswendig wußte. Die Aufgabe, das Wiedererkennbare in seinen raum-zeitlichen Kontext zu stellen und von diesem her zu kommentieren, fiel, da die Bibellektüre dem Volk untersagt war, voll und ganz den Predigern zu. Daß diese sich überfordert fühlten und insgeheim gesprächigere Bilder wünschten, versteht sich.

Die Geburt des »Naturstils«

Bacon trug sein Bilderreformpostulat an prominenter Stelle vor – in der Einleitung zu dem von der Geometrie bzw. »perspectiva« handelnden vierten, wichtigsten Teil seines »Opus«. Das 1268 vollendete Manuskript schickte er weisungsgemäß sofort an den in Viterbo residierenden Papst. Doch Clemens IV. (1265–68), Bacons Hoffnung, starb noch im selben Jahr. Die fast dreijährige Sedisvakanz, die seinem Tod folgte, war kaum dazu angetan, kuriales Interesse an dem Werk wachzuhalten. Erst Nikolaus III. (1277–80) erkannte offenbar dessen

Martyrien von Petrus und Paulus
Lünettenfresko, um 1278–80
Rom, Scala Santa, Laurentius-Kapelle
(Sancta Sanctorum), Südwand

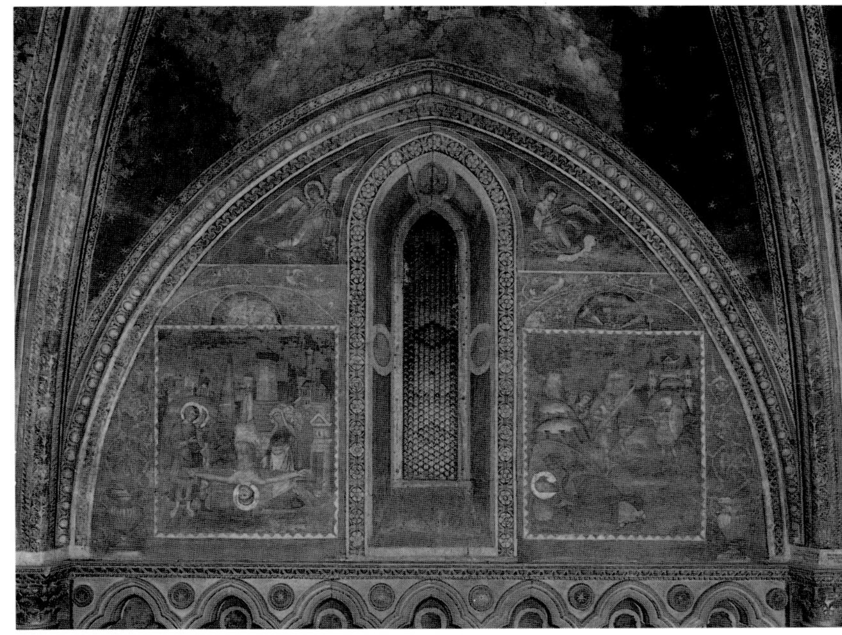

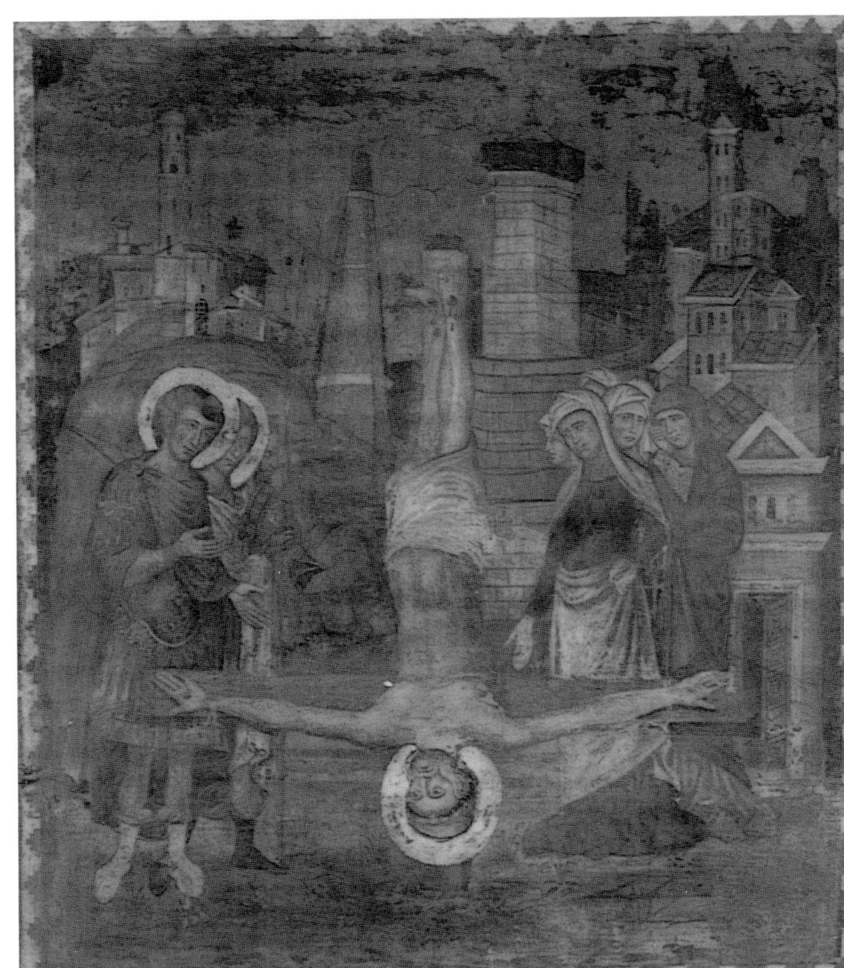

Bedeutung. Dieser vormalige Protektor des Franziskanerordens, der, kaum zum Papst gewählt, den Perspektivtheoretiker und Bacon-Bewunderer John Peckham (um 1240–92) an die päpstliche Universität in Viterbo berief (wo bereits Witelo wirkte), ließ die von ihm erneuerte Palastkapelle Sancta Sanctorum in Rom mit Fresken ausmalen, die wie erste Versuche einer Exemplifikation von Bacons neuem Bildbegriff wirken (Abb. rechts). Verglichen mit den Langhausfresken der Unterkirche von Assisi (Abb. S. 50) haben die dort dargestellten Martyriumsszenen geradezu die Qualität malerischer Erlebnisberichte. Sie zeigen ein Gelände von echter Tiefenerstreckung. Ihre Figuren sind, statt lediglich nach rechts oder links hin »verschiebbar« zu sein, mit dem fiktiven Vermögen begabt, vor- und zurückzutreten, einiges hinter sich zu lassen und anderes vor sich zu haben, Wegstrecken zu suggerieren und ihre eigenen Sicht- und Kommunikationsgrenzen abzustecken.

Im Bild des *Martyriums Petri* ist der Geschehnisort ein stadtnaher kleiner Außenbezirk, hinterfangen von einem Steilhügel sowie der Stadtsilhouette. Deren Mauern, Tore, Türme und Häuser verleihen dem städtischen Areal schon dadurch, daß sie den Eindruck erwecken, in unterschiedlichen Tiefenraumschichten angesiedelt zu sein, die Wirkung gewaltiger Größe. Kraft ihrer zentralen »Merkmonumente«, dem Obelisk und dem Hadriansmausoleum, machen sie die Identität dieses Areals mit dem vom vatikanischen Hügel her gesehenen Rom evident. Den solcherart verräumlichten Schauplatz scheinen die vier Frauen soeben von einem der Ringmauertore her betreten zu haben. Durch ihre mit der Stellung der drei Männer kontrastierende Position als Nachzüglerinnen ausgewiesen, fungieren sie als Indikatoren der historischen Zeit – jener Spanne, während welcher der Apostel, am Kreuz langsam verblutend, vor dem herbeigeströmten römischen Volk seine letzte Predigt gehalten haben soll.

Die *Kreuzigung Petri* und ihr Pendant, die *Enthauptung Pauli*, geben sich als Bestandteile eines übergreifenden, von einem Lanzettfenster zerteilten dekorativen Rahmenbilds zu erkennen. Sie sind darin weder fest verankert noch eindeutig lokalisierbar. Gerahmt von schmalen Treppenbordüren, bekrönt von je einem Himmelssegment, dünn und leichtgewichtig wie Pergamentblätter wirkend, scheinen sie einem tiefroten Grund eingehängt zu sein, an nichts als den zierlichen Akanthusranken befestigt, die sich, betrippelt von zwei flügelschlagenden Tauben, auf der oberen Rahmenleiste zum Kielbogen formieren. Wie als Gradmesser ihrer Ort- und Schwerelosigkeit steht auf dem Lünettengesims, zwischen den Historienbildern und dem untersten Teil des wuchtigen Lünettenrahmens, je eine goldgetriebene Amphora von ostentativer Korpulenz, Behälter und Wachstumsquelle saftiger Ranken.

Amphoren, Ranken, Himmelssegmente und Tauben, ferner die fliegenden Engel mit Kreuz, die von einer blauen Zenithzone herab auf die Historienbilder weisen, und das mit Rosettenbändern gerahmte Lanzettfenster machen das Inventar des Rahmenbildes aus. Ihre Symbolträchtigkeit und ihr innerer Bezug zu den Historienbildern sind offenkundig und erweisen die Fresken dieser Papstkapelle als erste pre-

ABBILDUNG GEGENÜBER:
Die Erschaffung der Welt, die Erschaffung Adams,
Bau und Einzug in die Arche
unten: Szenen der Franzlegende, um 1290
Fresken im Langhaus der Oberkirche
Assisi, San Francesco

digtgerechte Bildaufbereitung im Sinne von Bacon. Die Bilder im Bild vergegenwärtigen, was den »Wortsinn« der betreffenden Texte ausmacht: jene historische Realität, die ihren fundamentalen Eigenwert besitzt und zugleich über sich selbst hinaus auf einen tieferen Sinn verweist. Diesen festschreiben zu wollen, wäre müßig. Seine Deutung war Sache der theologisch Versierten und erfolgte vermutlich von Mal zu Mal anders und mit anderen Resultaten. Entscheidend ist, daß das Rahmenbild ihr die optischen »Stichworte« liefert. Es präsentiert den Inhalt der Martyriumsbilder gleichsam als ein zum immerwährenden Gedenken aufbewahrtes Vermächtnis. Es zeigt Möglichkeiten der Wesensbestimmung der Märtyrer auf durch die standhaften goldenen Gefäße, aus denen Lebendiges sprießt. Und es bietet mit der feierlich gerahmten Lichtquelle sogar die Handhabe zur Benennung dessen, was die Märtyrer miteinander verbindet und ihnen ihre Stärke verlieh.

Die Verwirklichung von Bacons Postulat war eine der folgenreichsten Taten in der Geschichte der nachantiken westlichen Kunst. Sie bedeutete den Wiedergewinn eines objektiven Maßstabs zur Messung der inneren »Richtigkeit« eines Bildes. Der Maßstab war Gottes eigene Schöpfung, die jedem Sehenden zuhandene Erscheinungswelt. Nach ihr die Kunst ausrichten hieß, sie zum Spiegel der Wahrheit des Sichtbaren zu machen und damit auch zum Träger des zeitlos richtigen, weil göttlichen Stils.

Jacopo Torritis Werk in Assisi

Die Fresken der Palastkapelle markieren so etwas wie die Testphase der Baconschen Bilderreform. Ihrer Vollendung folgten denn auch sogleich zwei monumentale Bilderzyklen ähnlicher Thematik – der eine (bis auf zwei Apostelköpfe zerstörte) im Narthex von Alt-Sankt Peter in Rom, der andere (schlecht erhaltene) im Chor und Querschiff der offiziell als Papstkapelle fungierenden Oberkirche von San Francesco in Assisi. Sie waren kaum begonnen, als ihr päpstlicher Auftraggeber starb (1280). Wieder drohte die Bilderreform auf der Strecke zu bleiben. Wieder war es ein dem Franziskanerorden verbundener Papst, der sie schließlich vorantrieb. Nikolaus IV. (1288–92), selbst Mitglied des Ordens und 1274–79 dessen Generalminister, sorgte, ganz im Sinn seines verehrten Vorläufers Nikolaus' III., für die sofortige Wiederaufnahme der Malarbeiten in Assisi. In dem noch undekorierten Langhaus entstand eine neue Generation von reformierten Historienbildern – Szenen aus dem Alten und dem Neuen Testament sowie ein 28teiliger Franzlegenden-Zyklus.

Mit ihrer Konzeption wurde, scheint es, zunächst Jacopo Torriti betraut, ein Franziskaner, von dessen Künstlertum die Nachwelt deswegen Kenntnis erhielt, weil er und sein »socius« Jacopo da Camerino zweimal jene Mauer der Anonymität durchbrachen, hinter der sich das Wirken franziskanischer Künstler zu verbergen pflegt. Sie taten es – gewiß auf Befehl des Papstes – durch Verewigung sowohl ihrer Namen als auch ihres Äußern in den Apsismosaiken von zwei der wichtigsten Basiliken Roms. Ihre Bildnisse sind an Bedeutung mit dem Generalministerporträt auf Giuntas Tafelkreuz von 1236 (Abb. S. 38 unten) vergleichbar. Sie geben Aufschluß nicht nur darüber, wie Bacons Reformpostulat in die Praxis umgesetzt wurde, sondern auch über die Rolle, die dabei den Künstlern des Ordens zukam. In dem zuerst (1292) vollendeten Mosaik der Lateransbasilika erscheinen Torriti und sein Gehilfe im Apostelregister unterhalb der Kalotte, jeder als ein kniender Zwerg unter stehenden Riesen. Torriti kniet links, auf der »Ehrenseite« des Mosaiks. Den linken Fuß auf ein Stück Pergament, das Symbol der »Grundlage« seines Werkes, gestellt, präsentiert er sich als dessen Entwerfer, der die Entwurfsinstrumente dem Hl. Jakobus, seinem gigantischen Namenspatron, weiht. Die Entwurfsinstrumente aber sind Zirkel und Richtscheit – Utensilien, die bis dahin der Kennzeichnung der Architekten (und gelegentlich auch des Weltenschöpfers) gedient hatten. Ihre Präsenz in den Händen Torritis beweist, daß dieser sein Mosaik nach »geometrischen« Prinzipien, d.h. im Sinne Bacons entwarf. Sie attestiert dem Entworfenen, wahr im Sinn von wirklichkeitsgemäß zu sein, und weist den Instrumententräger als Repräsentant eines neuen, »wissenschaftlich« arbeitenden Künstlertyps aus. Seinesgleichen entwarf schon die Fresken in Sancta Sanctorum, unter seinesgleichen dürfte jeder Künstler gearbeitet haben, welcher – wie der die Smalttafel behämmernde Jacopo da Camerino auf der anderen Seite des Mosaiks – damals für die Ausführung der neuartigen Bilder zuständig war.

Zu entwerfen waren in Assisi als erstes nach den Gewölbedekorationen die biblischen Szenen in der Fensterzone. Sie wurden – die alttestamentlichen an der rechten, die neutestamentlichen an der linken Langhauswand – in zwei Registern angeordnet (Abb. S. 53), von denen das untere jeweils die Fortsetzung des oberen ist. Schon ihre Auswahl stellte eine respektable Leistung dar, scheint sie doch im Hinblick auf zwei verschiedene Leserichtungen getroffen worden zu sein: die »natürliche«, der Erzählfolge entsprechende horizontale und die »künstliche«, der Wandgliederung entsprechende vertikale. Die letztere war die wichtigere; denn wie das querhausnächste Halbkompartiment an der rechten Langhauswand exemplifiziert, hatte sie zur Erkenntnis tieferer Sinnschichten zu führen.

Dieses Halbkompartiment zeigt im oberen Register die *Erschaffung des Kosmos*, im unteren den göttlichen Befehl zum *Archebau* und dessen Vollzug. Beide Bilder knüpfen, um ihre Verankerung in der Kunst des Frühchristentums herauszustreichen, demonstrativ an Szenen des berühmten, damals frisch restaurierten Freskenzyklus von S. Paolo fuori le mura in Rom an (über dessen einstiges Aussehen Nachzeichnungen des 17. Jahrhunderts Aufschluß geben). Beide aktualisieren ihre Vorbilder gemäß dem neuen Stand von Naturwissenschaft und Bibelexegese. In der Schöpfungsszene erscheint das zentrale konzentrische Kreisgebilde nicht mehr als Fenster zum gestirnten Himmel, sondern als ein Behälter kosmischer Energien. Sein Zentrum, eine feuerrot glühende Leere, ist allein von der »authentisch« Christus-gemäßen Gestalt Gottes besetzt. Die Gestirne sind Bestandteile einer eigenen, die göttliche umkreisenden Sphäre. Diese aber bildet mit ihrer smaragdgrünen Tönung den Übergang von der weiß flimmernden Grenz-

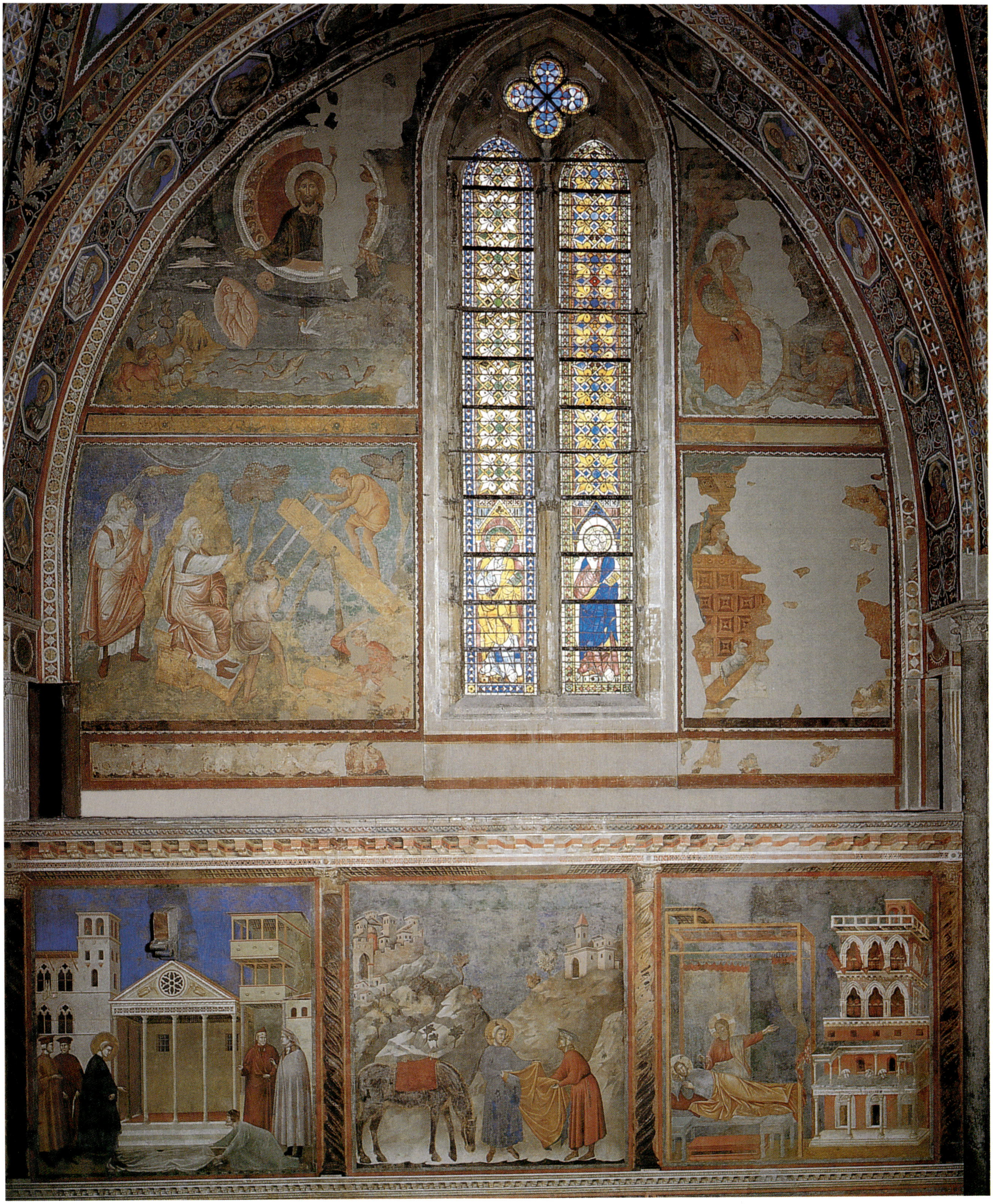

Die Vogelpredigt, um 1295
Fresko, Eingangswand der Oberkirche
Assisi, San Francesco

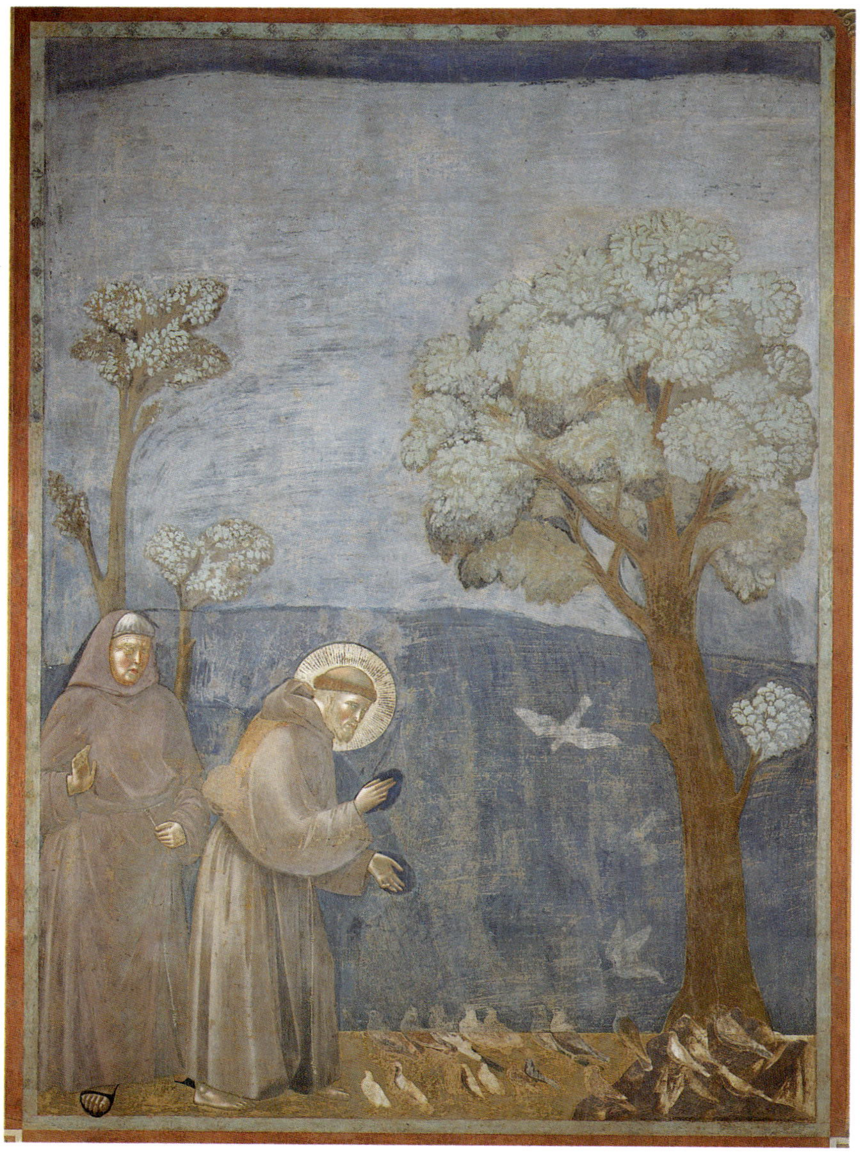

zone der göttlichen Sphäre in jenen bunten irdischen Bereich der von Wolken durchsegelten Luft und der von Pflanzen und Getier aller Art bevölkerten Land- und Wassergefilde, in dessen Herrschaft sich das jünglingsgestaltige aktive Licht und die frauengestaltige passive Finsternis gleichmäßig teilen. Paradox mutet an, daß die Gottessphäre feuerrot, Gottes Gewandung selbst jedoch ultramarinblau und purpurn erscheint. Der scheinbare Widerspruch zeitigt einen phänomenalen Effekt: der Schöpfergott scheint aus einem leeren expandierenden Raum heraus in einen stufenweise gefügten statischen Raum hinein zu agieren und zugleich die Fähigkeit des Sich-Zurückziehens in seine eigene Sphäre zu besitzen. Er steht dem Geschaffenen gegenüber und ist gleichzeitig darin. Wir haben es mit der den Wortsinn des Genesis-Berichtes kommentierenden Verbildlichung eines neuen Schöpfungsbegriffes zu tun.

Diesem dient die Szene im unteren Register zur Erläuterung. Sie zeigt, wie Noah durch Anleitung seiner drei sägenden und hämmernden Söhne die ihm von Gott befohlene Erschaffung der Sintflutarche besorgt. Auch seine Gestalt wurde der Figur einer Genesis-Szene in San Paolo nachgebildet, aber nicht einer der beiden stehenden Noah-Gestalten im dortigen *Archebau*, sondern dem sitzenden Schöpfergott eines der Erschaffungsbilder. Die »göttliche« Sitz- und Anweisehaltung und die »göttliche« Tracht aus weißer Tunika und rotem Pallium verdeutlichen, daß Noah zwar – als Schöpfer einer Arche, die vorher nicht existierte – mit Gott vergleichbar, zugleich aber von ihm absolut verschieden ist, da er, um die Arche schaffen zu können, des von Gott schon Vorerschaffenen – des planenden Logos, der Materie, der Zahlen und Maße, Werkzeuge und Arbeiter – bedarf. Er ist der Vermittler, nicht (wie der eine Buchrolle haltende Erschaffer Adams in San Paolo) der Besitzer des göttlichen Machtworts – das Paradigma des neuen Künstlers à la Torriti, der seine »socii« anweist, wie das ihm von Gottes Stellvertreter befohlene Werk seinem Entwurf gemäß zu verwirklichen sei.

Der neue Franzlegenden-Zyklus

Während die Konzeption des biblischen Zyklus von der Bildtradition ausgehen konnte, waren dem Entwerfer des Franzlegenden-Zyklus lediglich Rudimente einer solchen verfügbar. Für den neuen Wein mußten in diesem Fall auch die Schläuche geschaffen werden. Die Aufgabe war allenfalls mit derjenigen der Schöpfer der großen frühchristlichen Bilderzyklen vergleichbar. Auf welchem Niveau sie gelöst worden ist, zeigt schon die den Bildern zum »Behälter« dienende Scheinarchitektur. Trotz ihrer geringen optischen Tiefe übt sie die Suggestivkraft eines eigenständigen Baukörpers aus. In der Schrägansicht (Abb. S. 49) erscheint sie als eine kontinuierliche, hinter den realen Wandpfeilern durchlaufende Quasi-Galerie, in der Frontalansicht (Abb. S. 53) als ein von diesen Pfeilern wie von Fassadentürmen flankierter »Portikus«. Die erste Erscheinungsweise entspricht der ideellen Kontinuität, die zweite der faktischen Diskontinuität der Szenenabfolge.

Für die Adressaten auch des Franzlegenden-Zyklus war die einzeljochbezogene, »meditative« Lektüre wichtiger als die Joch für Joch »abschreitende«. Dementsprechend wurde der flankierende Rahmungseffekt der realen Wandpfeiler von der Scheinarchitektur nicht überspielt, sondern unterstrichen, indem die Windungen der beiden inneren und äußeren Scheinsäulen gegenläufig gebildet und die Scheinkonsolen und Gebälkkassetten perspektivisch auf die jeweilige Fensterachse bezogen wurden. Da die Fensterachsen größtenteils nicht mit den Jochmittelachsen übereinstimmen, ist diese perspektivische Bezogenheit gerade auf sie ein Beweis, daß Sockel- und Fensterwandzone von Joch zu Joch auch als eine inhaltliche Einheit betrachtet sein wollen. Sie ergeben zusammen das »Bild« der Vorderfront einer über den Erdboden hinausgehobenen Kirche, hinter deren geheimnisvoll leuchtendem Fenster und hinter deren portalloser »Vorhalle« ein Saal aus Licht vermutbar ist – die Metapher für die den körperlichen Augen

Das Gebet in San Damiano, um 1295
Fresko im Langhaus der Oberkirche
Assisi, San Francesco

Die Stigmatisation, um 1295
Fresko im Langhaus der Oberkirche
Assisi, San Francesco

ABBILDUNG SEITE 56:
Die Lossagung vom Vater, um 1295
Assisi, San Francesco, Langhaus der Oberkirche

ABBILDUNG SEITE 57:
Der Traum Innocenz' III., um 1295
Assisi, San Francesco, Langhaus der Oberkirche

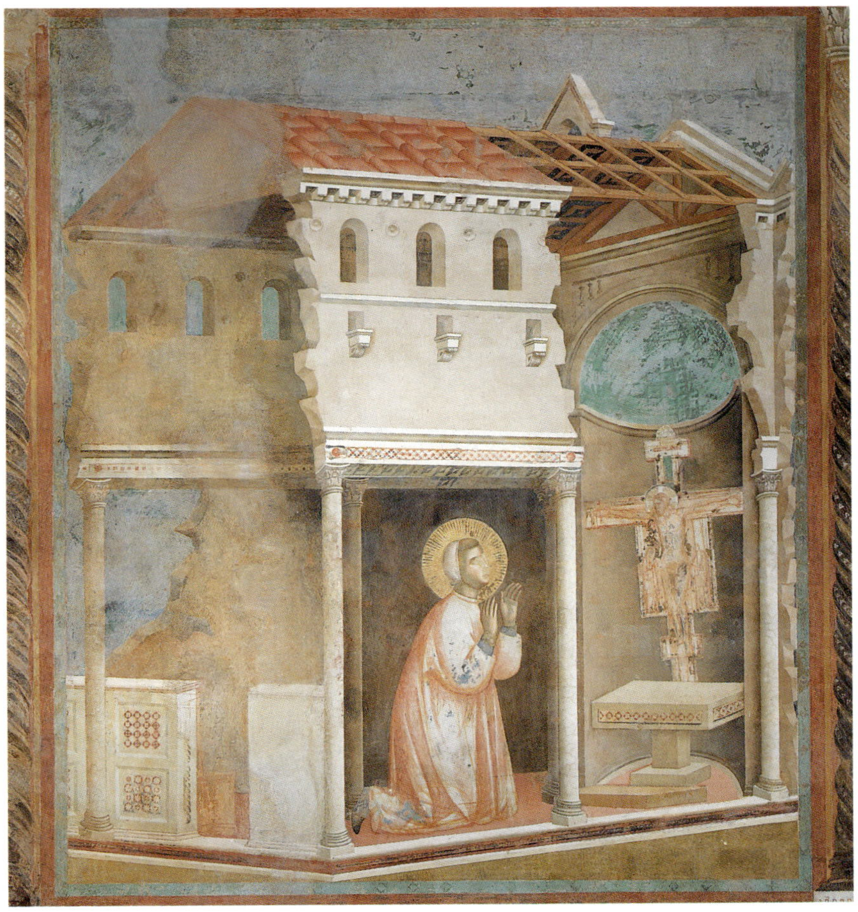

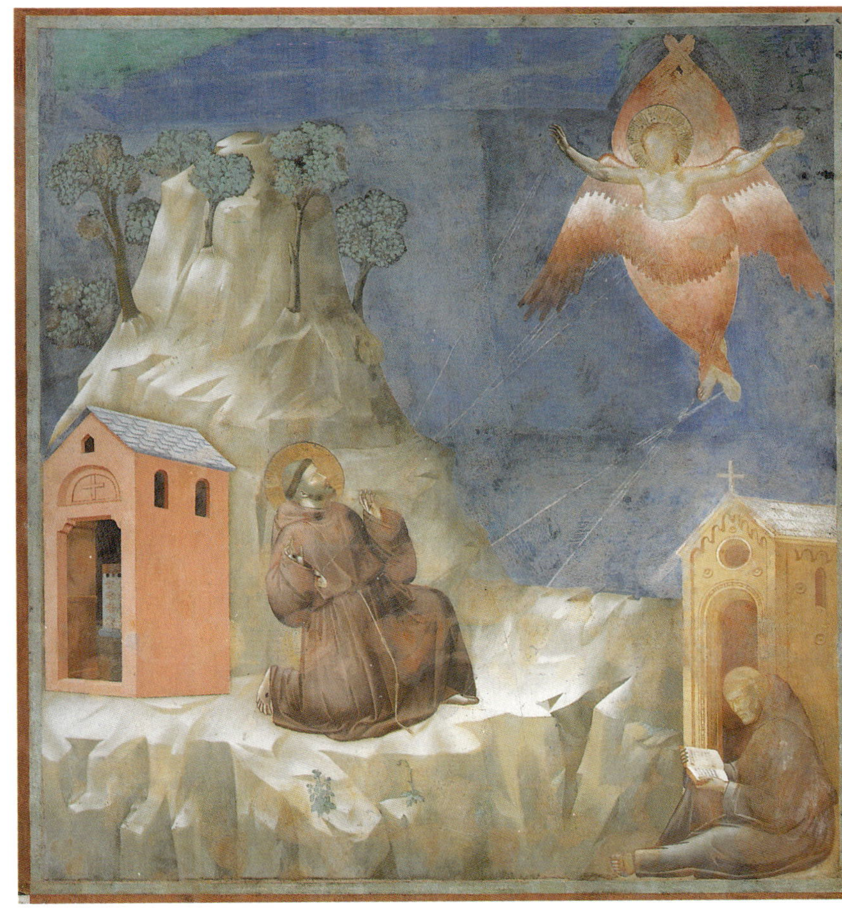

unzugänglichen Sinnsphären, die sich denen erschlossen, welche die »Portikus«-Bilder im Geist zu durchdringen verstanden.

Daß der Eintritt in den »Lichtsaal« Ziel der Betrachtung sein sollte, wird von diesen Bildern selbst angezeigt. Sie wurden gerade in den beiden für die Einstimmung des Betrachters so wichtigen ersten Jochen zu je einer im Mittelbild kulminierenden Dreieinheit (Abb. S. 53 unten) komponiert. Das Mittelbild erhält seinen vollen Sinn von den seitlichen Bildern und wirkt sich seinerseits auf die seitlichen sinngebend aus. In jedem der beiden ersten Joche wurde sein Bildraum durch Zerteilung der Berg- bzw. »Stadt«-Landschaft in zwei gleichgewichtige Hälften zu einem Ort der Entscheidung gestaltet. In der *Mantelspende* ist die mittelaxiale Zäsur auf den Heiligen selber bezogen. Sie weist ihn als denjenigen aus, der sich, an einem quasi alltäglichen Scheideweg stehend, entschieden hat, vom hohen Roß abzusteigen und mit dem »gewissen vornehmen Ritter, der edel von Geist, aber arm und schlecht gekleidet war« (Bildunterschrift), die Kleidung zu teilen. Was diese Entscheidung »bedeutet«, veranschaulichen die Architekturen der seitlichen Bilder – der von Kommunalgebäuden eingefaßte, mit geflügelten »Viktorien« geschmückte, aber als Gefängnis dienende heidnische Tempel auf der einen und der dem träumenden Franz von Christus angezeigte himmlische Palast auf der anderen Seite. Sie stellen klar, daß es um die Wahl zwischen Ruhm in der irdischen und Ruhm in der himmlischen Vaterstadt ging, und daß sich Franz, die Armut mit dem Ritter teilend, für den letzteren entschied. In der *Lossagung vom Vater* (Abb. S. 56) ist die Zäsur absolut. Sie läßt den Heiligen als denjenigen erscheinen, der alle Brücken zu Besitz und bürgerlichem Leben abgebrochen hat. Der geschichtliche Stellenwert dieses Abbruchs wird wieder durch die Flankenbilder erklärt. Sie besagen, daß sich Franz mit seiner Entscheidung gegen den leiblichen und für den geistlichen Vater die Voraussetzung schuf, um den Sinn des ihm vom Kruzifix in San Damiano erteilten Auftrags erkennen und zur Stütze der wankenden römischen Kirche werden zu können.

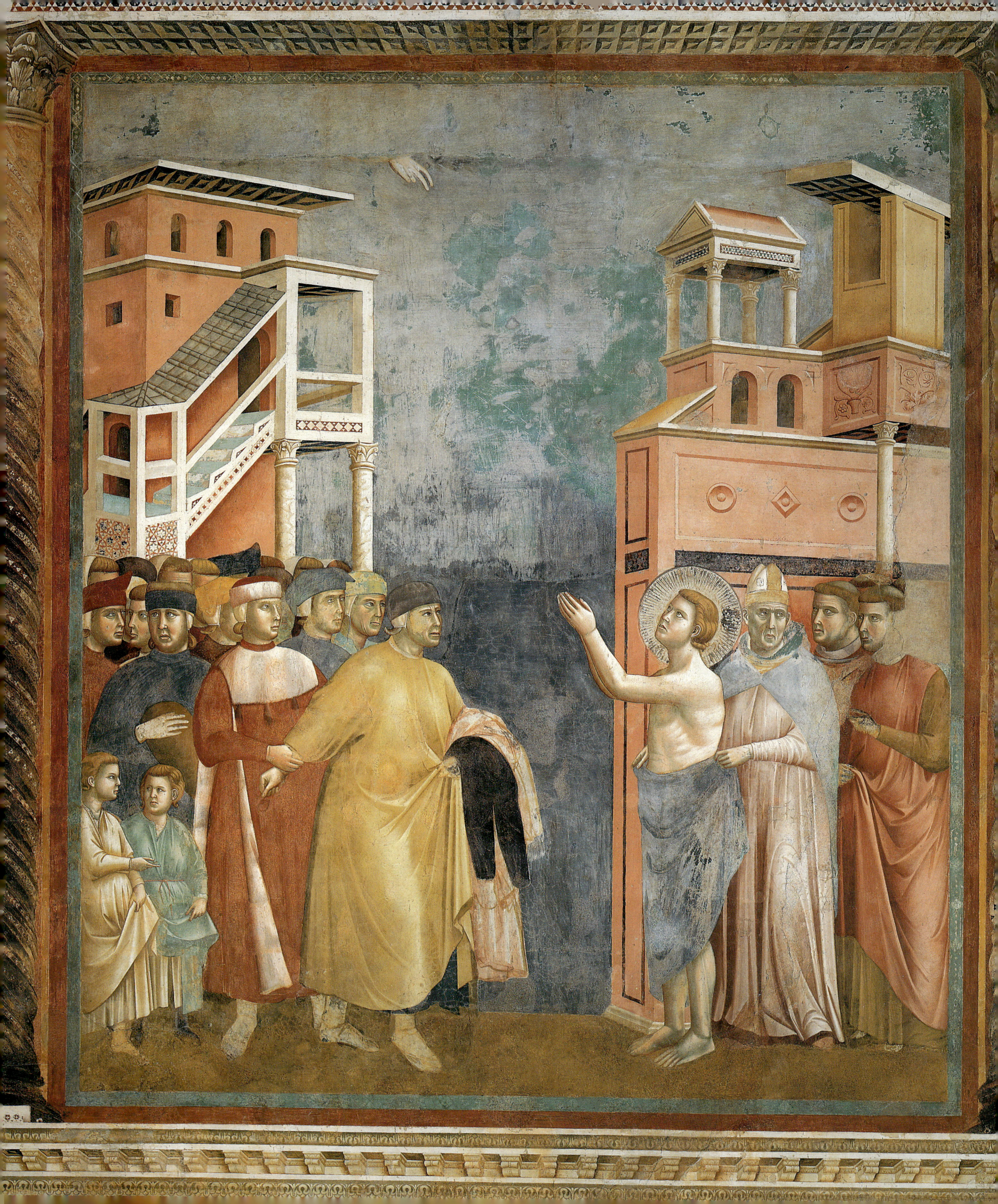

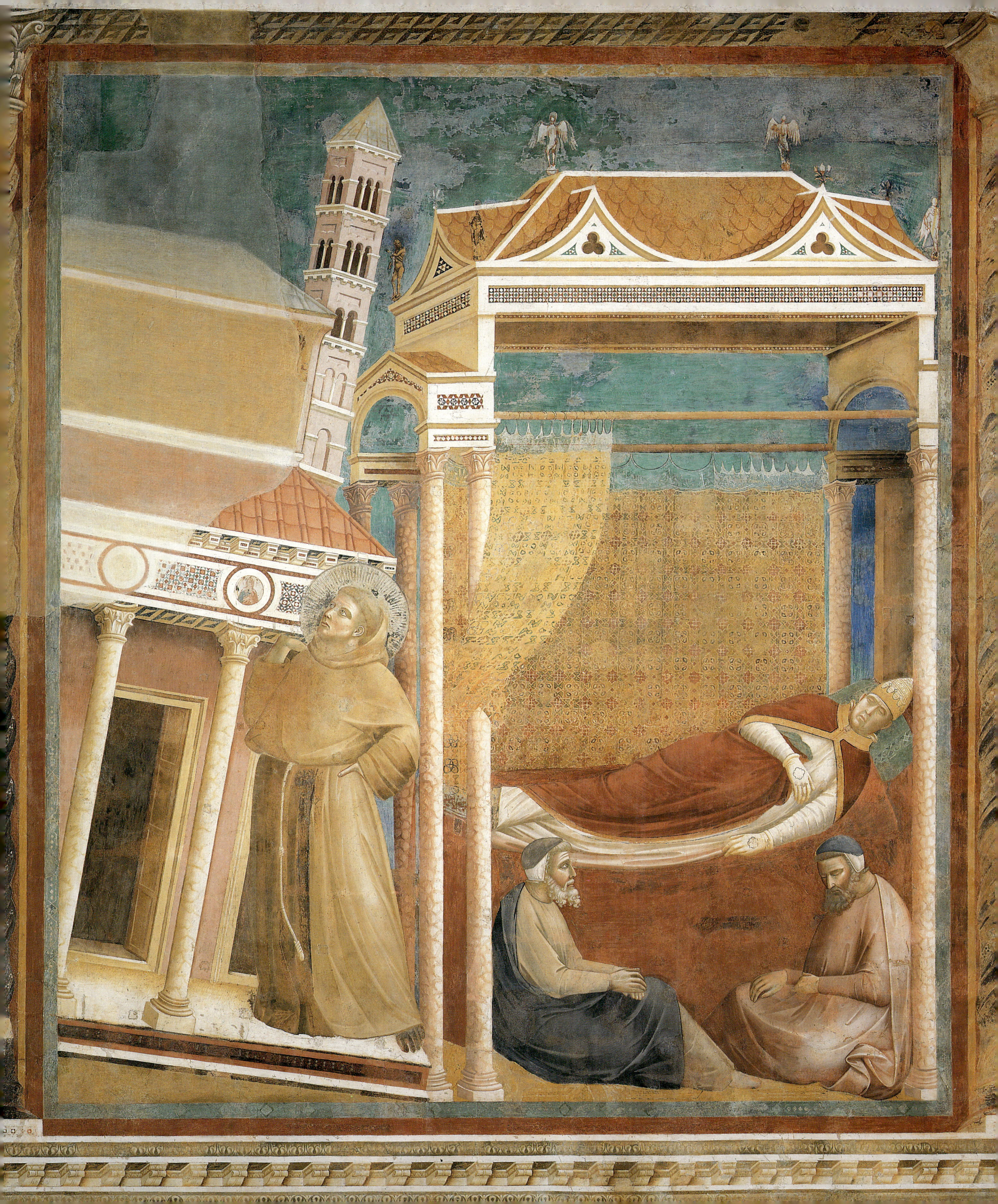

Padua, Arenakapelle
Innenansicht zum Chor hin

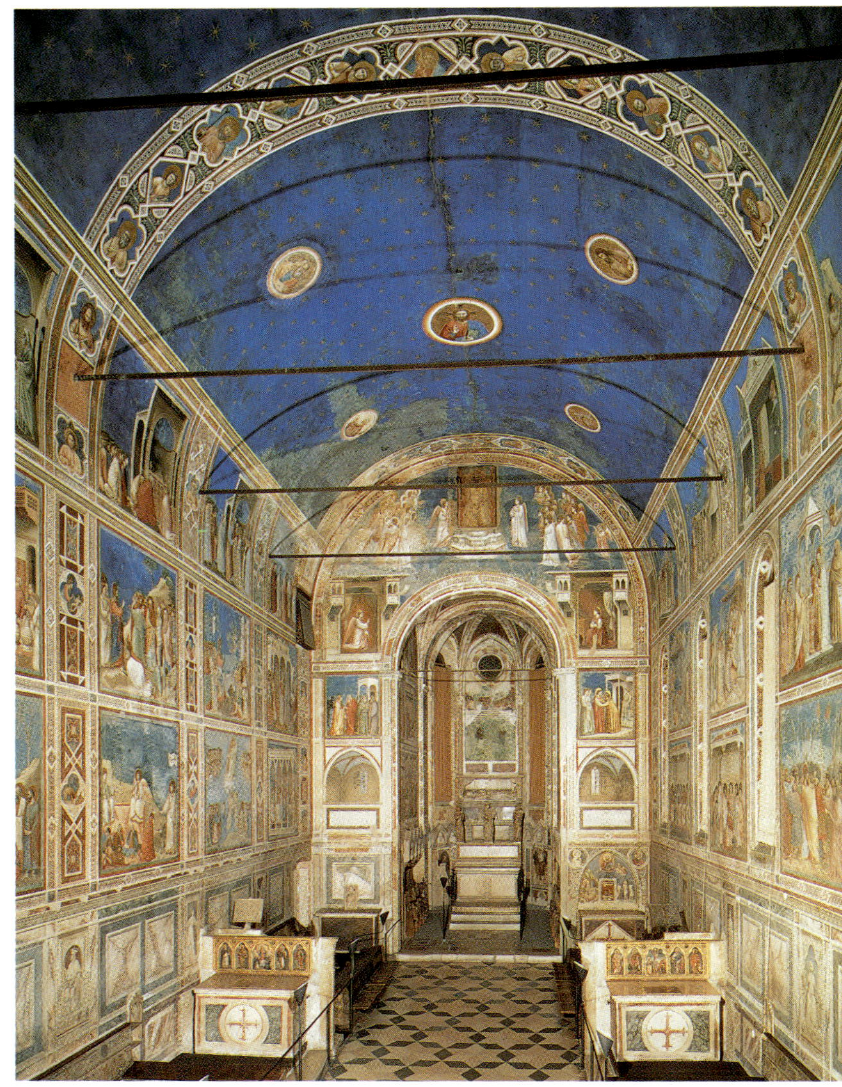

Die Ausbreitung des »Naturstils«

Die Wirkung der Fresken von Assisi und die Rolle Giottos

Die Fresken der Oberkirche waren wohl spätestens um 1295 vollendet. Sie entsprachen sosehr den Bedürfnissen der Zeit, daß sich die westliche Bildwelt innerhalb weniger Jahrzehnte ihrem naturstilistischen Exempel anglich. Den Gebildeten gaben sie alles an die Hand, wessen der Intellekt zu einer tiefsinnigen Textexegese bedurfte. Den Ungebildeten führten sie, was in den bisherigen Darstellungen irreal und unbegreiflich wirkte, quasi greifbar vor Augen. Den Künstlern schließlich gereichten sie allein schon aufgrund ihrer Schlüssigkeit und rhetorischen Überzeugungskraft zum Anlaß, die Grundlagen der eigenen Kunst zu überdenken und die überkommenen Muster und Werkstattverfahren durch die neuen, Ansehen und Gewinn versprechenden zu ersetzen.

Die privilegierten unter den Künstlern waren die Maler des Ausführungsteams. Sie hatten dem Konzeptionsprozeß aus nächster Nähe beiwohnen dürfen und dabei wohl schrittweise das Know-how erlernt, dessen es zur Konstruktion und Weiterentwicklung naturalisierter Bildräume bedurfte. Daß ihnen die Hauptrolle bei der Verbreitung des Neuen zufiel, versteht sich. Umso bedauerlicher, daß aus den zeitgenössischen Quellen kein Wort über ihre Zahl, ihre Namen und ihre Herkunft verlautet. Der einzige namentlich bekannte Maler, von dem angenommen werden darf, daß er zur Ausführungsequipe gehörte, ist Giotto (1266/7–1337), der Schüler jenes Cimabue, dessen Werkstatt man die Ausführung der Fresken im Querschiff zuschreibt. Er war jedem künstlerisch tätigen Franziskaner gegenüber im Vorteil; denn, einmal selbständig geworden, brauchte er sein Licht nicht unter den Scheffel zu stellen.

Giottos Karriere begann vermutlich damit, daß der Mutterkonvent den Maler, der sich bewährt hatte, an Tochterkonvente weiterempfahl. Zuerst vermutlich an die Brüder von San Antonio in Padua. Die (bis auf zwei Fragmente zerstörten) Fresken in deren Kapitelsaal – Szenen aus der Franzlegende und der Frühgeschichte des Ordens – stellten das erste Beispiel des »Naturstils« in Oberitalien dar. Sie dürften ungeachtet dessen, daß der Maler seine assisischen Muster noch mit einer gewissen Verkrampftheit handhabte, Aufsehen erregt haben. Die schwerreichen Scrovegni wünschten Gleichartiges erst für ihre Kapelle im Chorumgang des Santo und dann für die Arenakapelle.

Die letztere, 1303 im Rohbau fertiggestellt, war von Rechts wegen keine Stiftung der Scrovegni. Als Bauherr zeichnete vielmehr das Paduaner Kapitel des 1261 (?) in Parma gegründeten Ordens der Cavalieri Gaudenti. Enrico Scrovegni, ein Laienmitglied (»Coniugato«), dem das Omen anhaftete, Sohn eines der übelsten Wucherer aller Zeiten zu sein, hatte die Kapelle lediglich mitfinanziert. Indes scheint er einen Streit mit den Ordensvorstehern zum Anlaß genommen zu haben, sich vom Papst die alleinigen Besitzrechte zu erschleichen und die malerische Innenausstattung der Kapelle in eigene Regie zu nehmen. Der Auftrag dieses zwielichtigen Geschäftemachers hatte schon von daher etwas Unerhörtes. Er bezog sich zudem auf das Innere eines Gebäudes, das durch den schieren Kontrast zwischen dem, was es offiziell vorgab zu sein (»Hauskapelle«), und seiner tatsächlichen Größe und Selbstherrlichkeit öffentlichen Gesprächsstoff abgab und Emotionen – Bewunderung, Staunen, Entrüstung – wachrief. Daß die Erledigung eines solchen Auftrags, des größten bis dahin von einem einzelnen Bürger erteilten, den Beauftragten unabhängig davon, wie die künstlerische Leistung ausfiel, berühmt machen würde, war für jeden Kenner menschlicher Verhältnisse voraussehbar.

Giottos Leistung richtig einzuschätzen, ist heute nahezu unmöglich. Unsere Sicht auf die Realität wird durch einen doppelten Nebelschleier verstellt: einerseits durch den dem florentinischen Lokalpatriotismus entsprossenen Mythos und andererseits durch den romantischen Geniekult, der diesem zur Verstrebung gereicht. Der eine machte aus dem Maler, den vor 1309 keine einzige Quelle erwähnt, den »Begründer der neuzeitlichen Malerei«. Der andere krönte diesen deus ex

Giotto
Das Jüngste Gericht, 1304–06
Fresko
Padua, Arenakapelle, Eingangswand

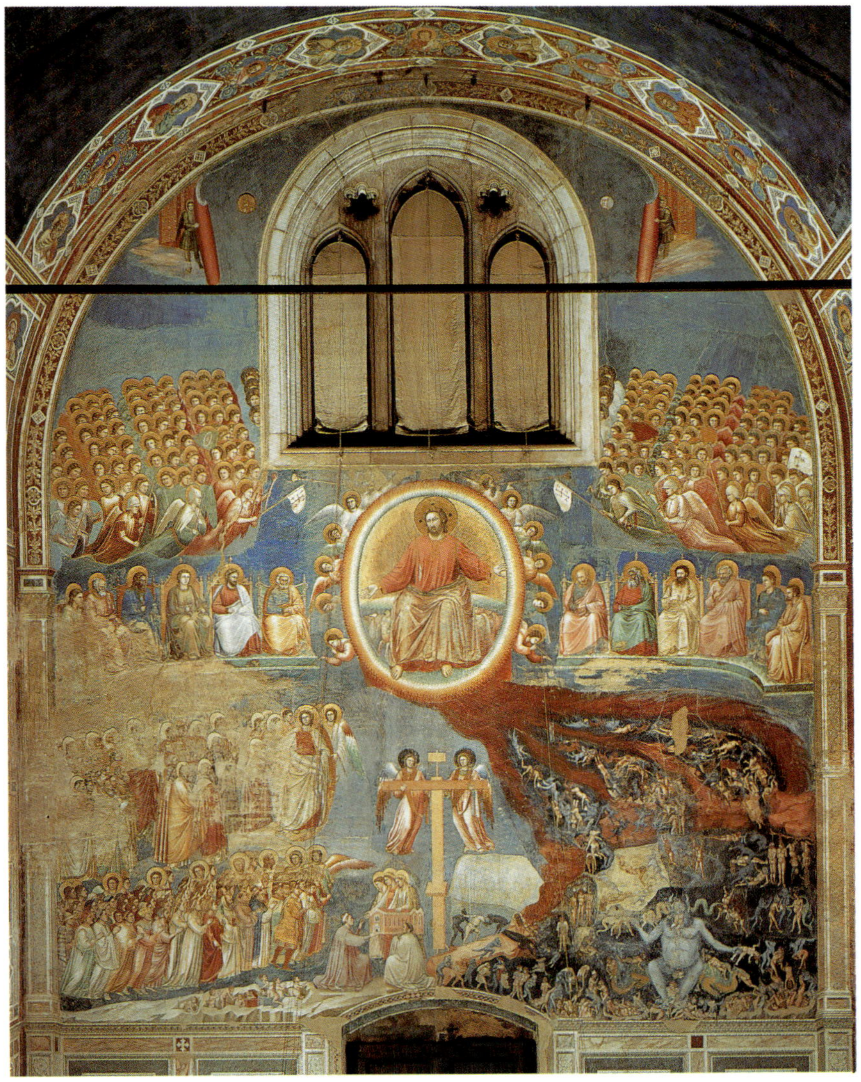

machina mit dem Nimbus der Unfehlbarkeit. Daß die Realität prosaischer war, beweisen schon die bildlichen Sachinventare. Sie setzen sich weitgehend aus Abwandlungen von Typen zusammen, die in Assisi geprägt worden sind. Eines von vielen Beispielen ist die für die Szenen der *Überreichung der Freierstäbe*, des *Gebets der Freier* (Abb. S. 61 rechts oben) und der *Vermählung Mariae* verwendete Chorraumabbreviatur. Sie ging mitsamt ihren vier Grundfarben (Blau für Apsiskalotte, Grün für Kassettendecke, Rot für Apsisgesims und Kalotteneinrahmung sowie Ocker für die architektonischen Großformen) aus der Kapellenabbreviatur in der Franzlegendenszene der *Thronvision* hervor. Das schrägansichtige Muster wurde lediglich – nach dem Architekturschema der Fensterzonen-Szene des *Christus unter den Schriftgelehrten* – frontalansichtig gemacht und beidseits mit einem schmalen Seitenschiff bestückt.

Während Giotto nach Ausweis dieser Vorbildverfremdung recht souverän mit seinen architektonischen Mustern umging, tat er sich bei der Deklination der figürlichen mitunter schwer. Das junge Paar entwerfend, das in der *Flucht nach Ägypten* (Abb. S. 61 links unten) dem Esel auf den Fersen folgt, griff er auf die beiden Knaben im assisischen Lossagungs-Fresko (Abb. S. 56) zurück. Allerdings gelang es ihm nicht, sie dem neuen Kontext anzugleichen. In seinem Bild scheint die vordere der beiden Gestalten hinkend im Begriff zu sein, des Esels Schwanz zu kämmen, während ihre Gesprächspartnerin, gleichsam auf der Stelle tretend, mit der Linken an ein querliegendes Gewandfaltenpaket faßt. Zwischen beiden Figuren hängt ein Händchen, das dem Vorbild zufolge die Linke der vorderen sein müßte, jetzt jedoch als die untätige Rechte der hinteren fungiert. Im Lossagungs-Fresko läßt die Körpersprache an Klarheit nichts zu wünschen übrig. Sie drückt die dem Jüngeren vom Älteren erteilte Ermahnung zum Verzicht darauf aus, mit den in den Schürzen deponierten Steinen Franz zu bewerfen.

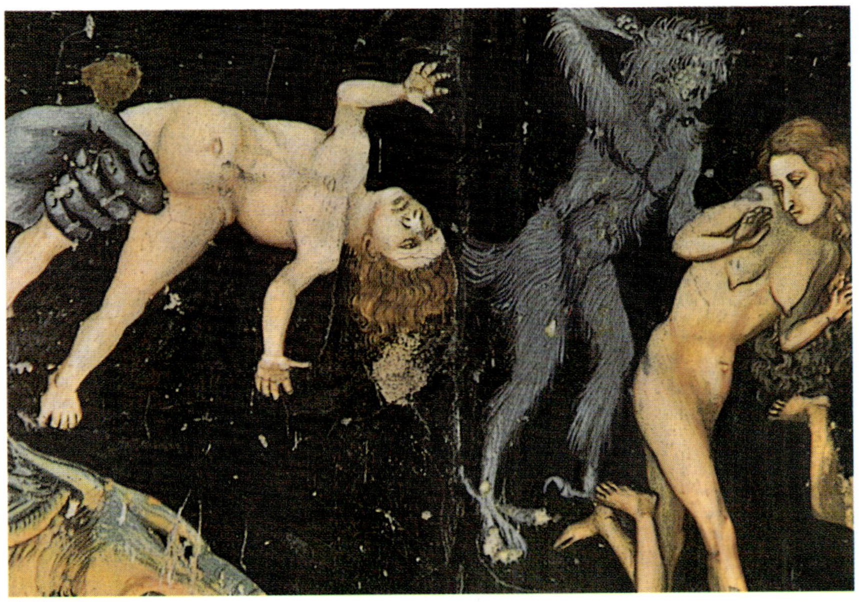

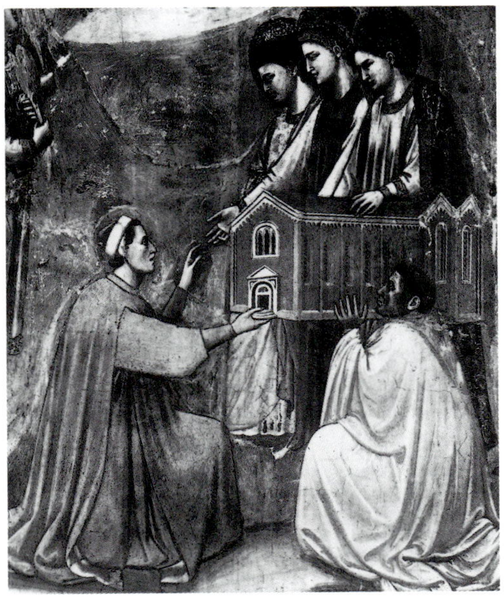

ABBILDUNG LINKS:
Giotto
Das Jüngste Gericht, Detail:
Hölle

ABBILDUNG RECHTS:
Giotto
Das Jüngste Gericht, Detail:
Enrico Scrovegni läßt der Madonna die Kapelle überreichen

Giotto
Einzug in Jerusalem (Detail)
Fresko, 1304–06
Padua, Arenakapelle

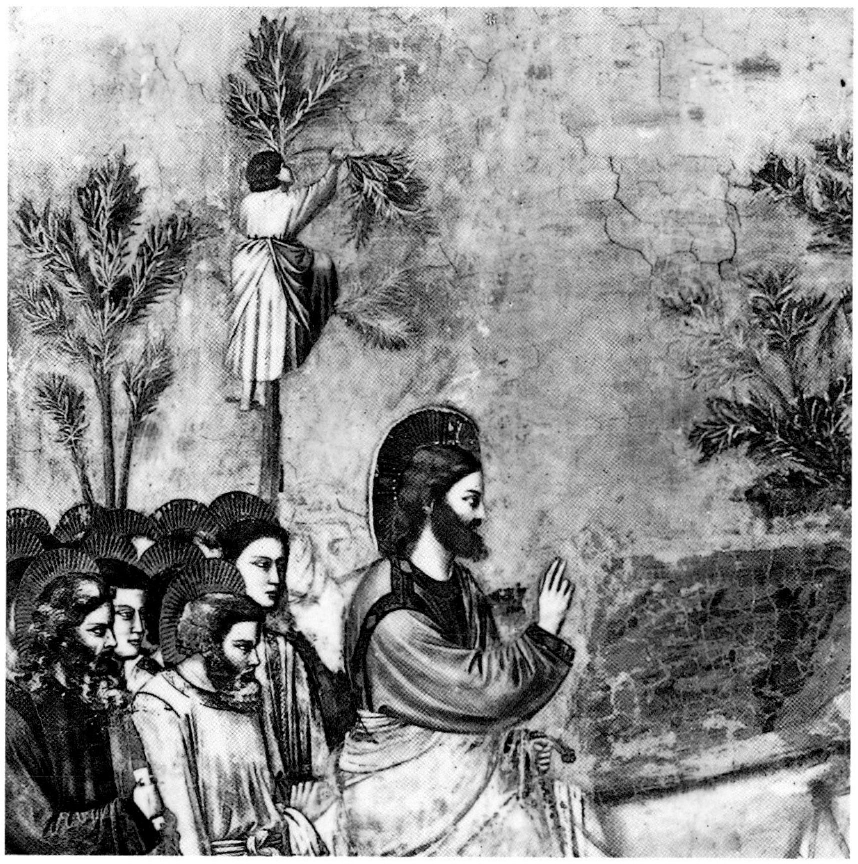

Die Vierzahl der Begleitfiguren in Giottos *Flucht nach Ägypten* ist durch keinen Evangelien- oder Apokryphentext legitimiert. Sie trägt vermutlich einem Wunsch des Auftraggebers Rechnung, aus der Flucht der Heiligen Familie das Analogon einer Kaufmannsreise zu machen. Von derlei Wünschen, die bei der Programmierung zu berücksichtigen waren, scheint es viele gegeben zu haben. Enrico stand ja, als Sohn und Erbe eines Menschen, den Dante den Insassen seiner Hölle zuschlug, und als Cavaliere Gaudente, der dem Paduanischen Zweig seines Ordens die Publicity stahl, unter doppeltem Profilierungszwang. Er mußte die Kapellenikonographie auf Marienverehrung, Wucherbekämpfung und sexuelle Enthaltsamkeit trimmen und zugleich seine eigene Verbundenheit mit diesen Gaudenti-Idealen deutlich machen lassen. Innerhalb des marianischen Zyklus hatten infolgedessen sowohl die mit Maria liierten Beispiele ehemännlicher Keuschheit (Vater Joachim, Bräutigam Joseph, »Adoptivsohn« Johannes) als auch solche – selten dargestellten – Episoden zum Zuge zu kommen, aus denen die Verwerflichkeit des Wuchers erhellt (*Vertreibung der Händler, Judas-Pakt, Judas' Erhängung*). Auch war darauf zu achten, daß die für die Sockelzone vorgesehenen Tugend- und Lasterallegorien nicht die falschen Assoziationen weckten. Das wäre zweifellos der Fall gewesen, hätte man als »Caritas-Antipodin« traditionsgemäß die Habsucht (avaritia) bestimmt. Indem stattdessen der Neid (invidia) dargestellt wurde, war der Spieß umgedreht und fanden sich als lasterhaft diejenigen denunziert, die dem Kapellenbesitzer die Millionen mißgönnten.

Im einzelnen präjudizierte Enricos Profilierungssucht sogar die Bildstruktur. Im *Jüngsten Gericht* (Abb. S. 59) mußte der Caritas- und Keuschheitsheld in persona auftreten, direkt über dem Eingangsportal, unübersehbar für jeden, der die Kapelle verläßt. Allen zu seinem Konterfei Aufschauenden sollte er als der Fromme erscheinen, dem zuliebe die von Johannes und einem Engel flankierte Madonna vom Himmel stieg und den Weg zu jenen Wucherern versperrt, denen im Feuerstrom das Judas-Schicksal der Erhängung blüht. Was Enrico Scrovegni allerdings nicht durfte, war, sich als den Träger der Kapelle aufspielen. Um der wohl stadtbekannten Wahrheit willen hatte diese Rolle ein klerikaler Repräsentant der Gaudenti, kenntlich am grauen Mönchsgewand, zu übernehmen. Er spielt sie freilich nach Scrovegnischer Regie, so nämlich, daß man ihn für das Faktotum halten muß, das seinem Herrn, dem Geschäftspartner der Himmelskönigin, die körperliche Mühe der Warenübergabe abnimmt.

Der von Enrico Scrovegni bestellte Programmierer des Zyklus war höchstwahrscheinlich ein Theologe aus dem örtlichen Franziskanerkonvent. Aus der Souveränität zu schließen, mit der er sein umfangreiches ikonographisches Programm ohne Verletzung des Decorums den Privatwünschen des Auftraggebers anpaßte, muß er über eine enorme Vorstellungskraft und geistige Flexibilität verfügt haben. Von seiner Umsicht zeugt schon die Vielzahl der von ihm ausgeschlachteten schriftlichen Quellen – nebst der Bibel, dem Evangelium des Pseudo-Matthäus und der »Legenda aurea« des Jacobus de Voragine gehörten dazu auch zwei der neuesten franziskanischen Erbauungsschriften, die »Meditationes vitae« Christi (um 1300) und Ubertino di Casales »Arbor vitae crucifixae Jesu« (1305). Tatsächlich scheint sein Programm nicht nur Angaben zur Thematik und personellen Zusammensetzung der Bilder, sondern auch solche zur Farbigkeit, ja sogar zu figürlichen Verhaltensweisen enthalten zu haben. Das ist daraus ersichtlich, daß in der Arenakapelle zum erstenmal die Gewandfarben der Figuren Mariae, Christi und der zwölf Apostel konsequent als individuelle Erkennungssignale behandelt und scheinbar kanonische Verhaltensmuster nach Maßgabe neuester exegetischer Schriften verändert worden sind. In der *Anbetung der Könige* (Abb. S. 61 links oben) z.B. ist Maria nicht wie bis dahin üblich ins Weite blickend, sondern mit gesenkten Augenlidern dargestellt, entsprechend dem Satz in den Meditationes: »seht auch die Jungfrau, wie ihre Augen, während sie mit großer Bescheidenheit spricht, immer zu Boden gerichtet sind«. In der *Hochzeit zu Kana* ist der Bräutigam als Johannes charakterisiert – bibeltextwidrig, aber konform dem Statement der »Meditationes«, wonach Christus seinen Lieblingsjünger am Ende des Festes beiseite genommen und aufgefordert habe, die eigene Frau zu verlassen und ihm nachzufolgen. In der *Himmelfahrt* sind Maria und die Apostel, statt wie noch in Assisi stehend, auf den Knien und mit heiteren Gesichtern um den Startplatz Christi versammelt. Am Himmel kommen Engelschöre »nacheinander in Reih und Glied zum Vorschein, um Ihn (Christus) zu empfangen«.

Giotto
Die Anbetung der Heiligen Drei Könige (links oben)
Die Flucht nach Ägypten (links unten)
Das Gebet der Freier (rechts oben)
Die Vertreibung der Händler (rechts unten)
Fresken, 1304–06
Padua, Arenakapelle

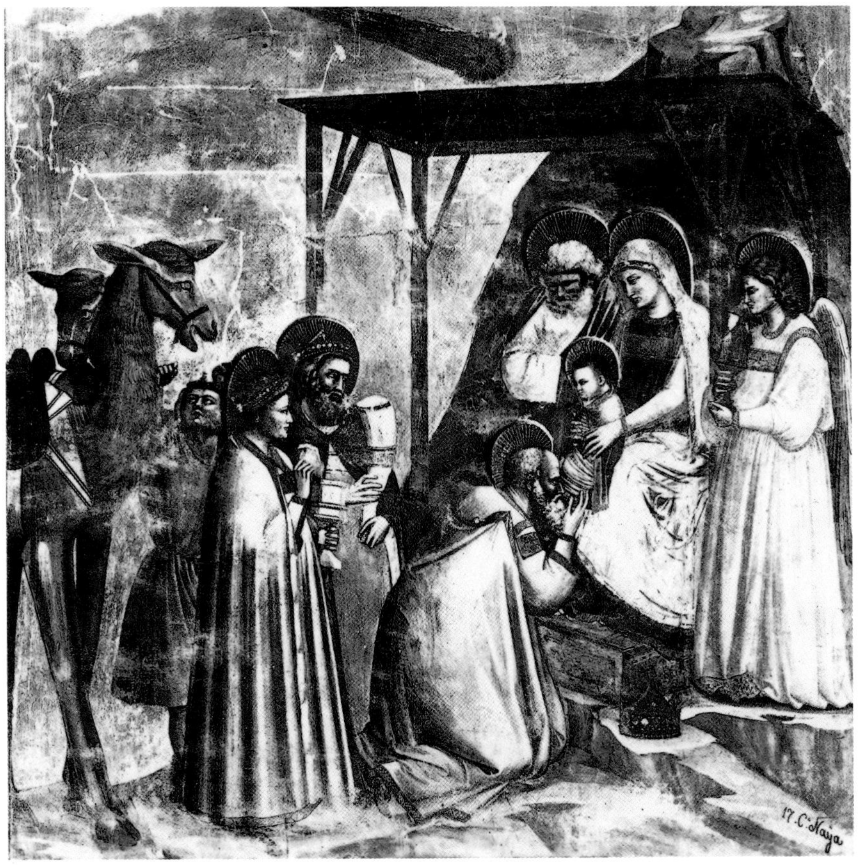

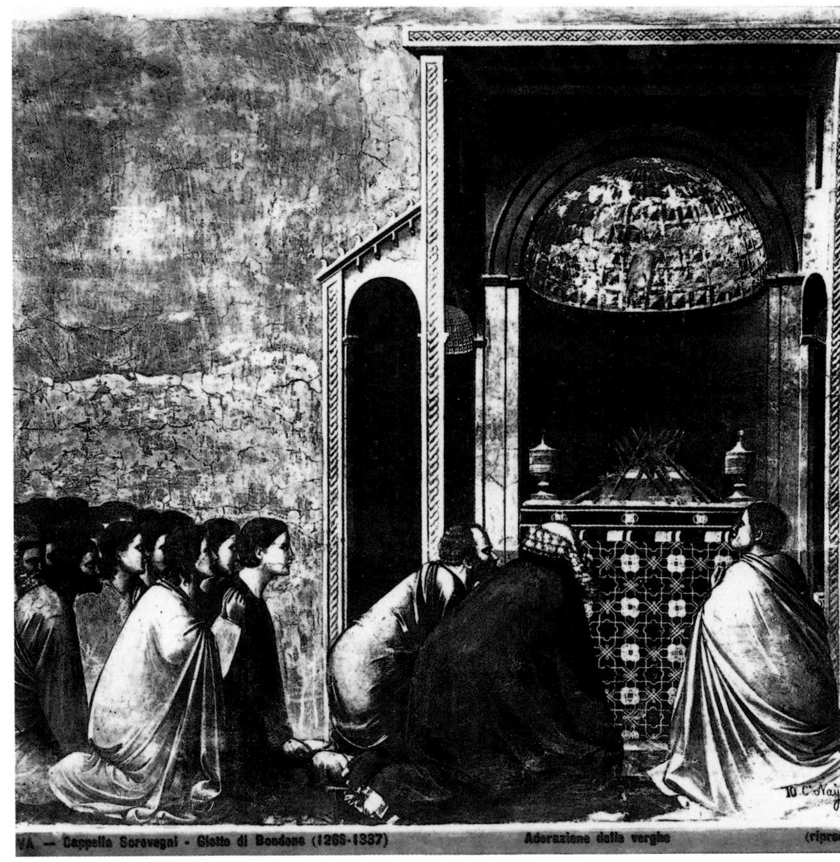

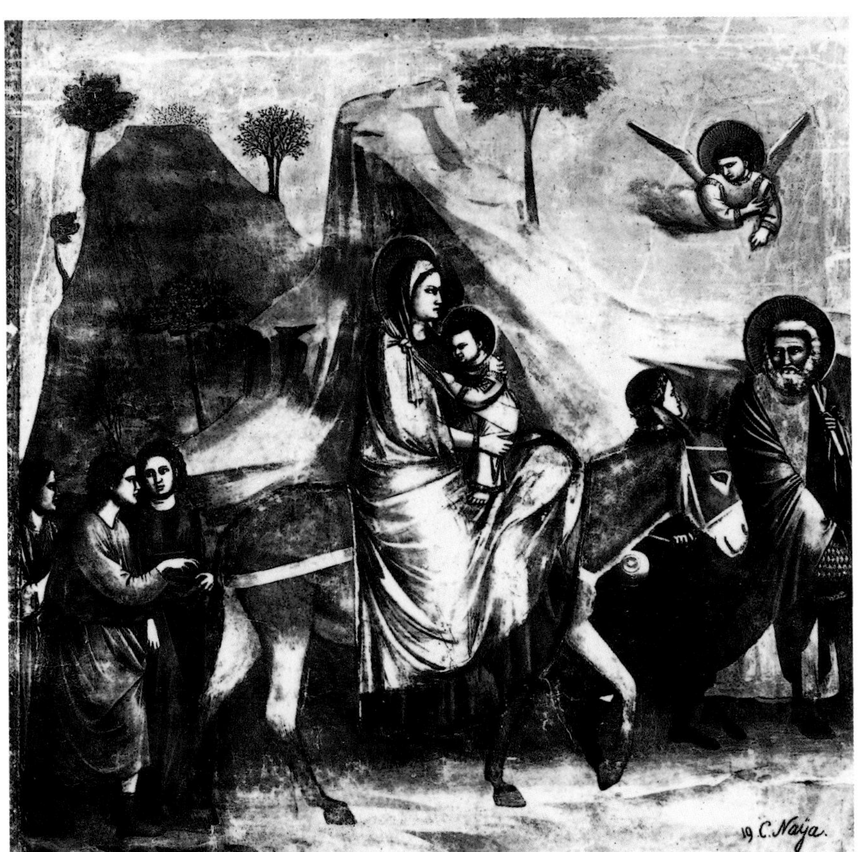

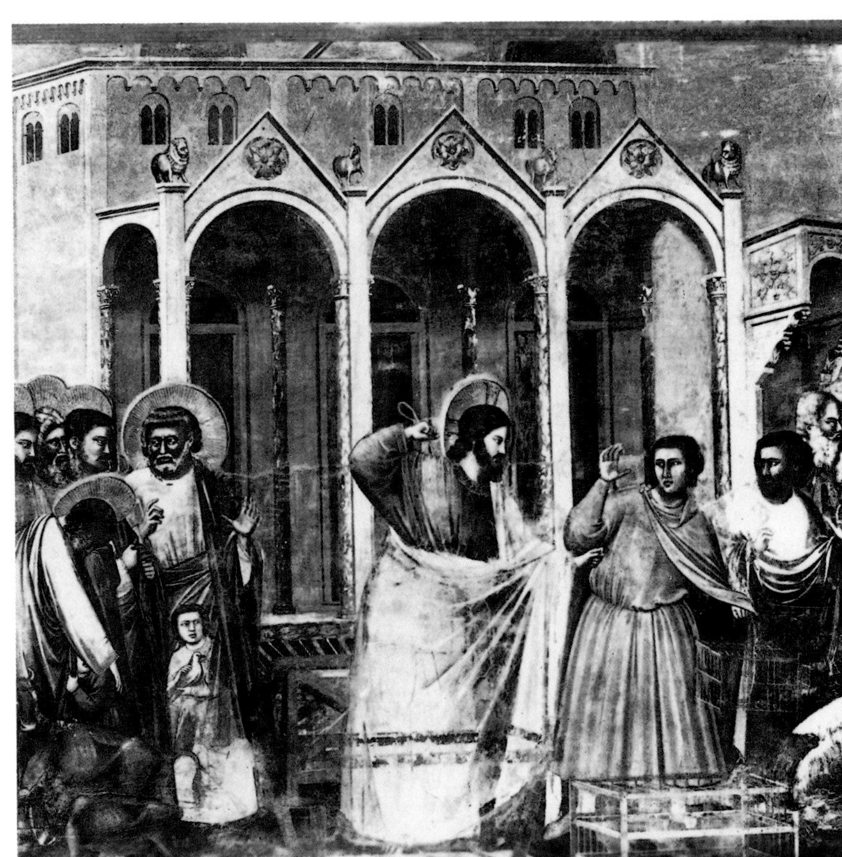

Die Prüfung der Wundmale, um 1295
Fresko im Langhaus der Oberkirche
Assisi, San Francesco

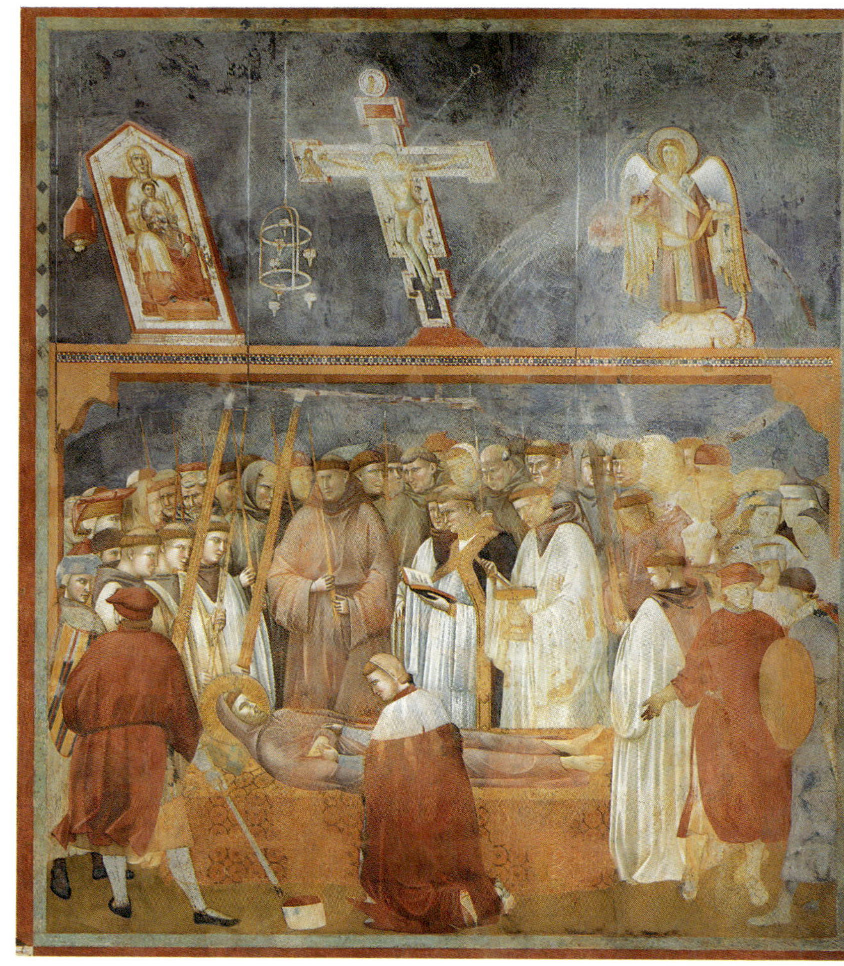

Schon diese wenigen Beispiele geben eine Ahnung von der Ausgefeiltheit des Programms, das Giotto zur Ausführung vorlag. Im einzelnen muß dieses derart detailliert gewesen sein, daß es anders als in Form von Skizzen wohl kaum an den Maler hätte vermittelt werden können. (Zur zeichnerischen Praxis von Laien im Mittelalter siehe das Kapitel über die Zeichnung S. 416 ff.) Der ikonographische Innovationsgehalt, der die Fresken der Arenakapelle auszeichnet, ist in der Tat gewaltig. Er widerspiegelt den durch die weltberühmte paduanische Universität beflügelten Geist eines Ordensgelehrten, niemals die Denk- und Vorstellungsweise eines Laienkünstlers. Ihn direkt oder indirekt als Leistung Giottos hinzustellen, kommt ungeachtet dessen, daß in den schriftlichen Quellen (wie üblich) nichts über Namen, Person und Arbeitsweise des Programmierers verlautet, einer Geschichtsklitterung gleich.

Die Entmachtung des byzantinistischen Kultbilds

Was im letzten Jahrzehnt des 13. Jahrhunderts im Langhaus von San Francesco in Assisi entstand, hat Züge einer bewußten »Entmythisierung« des Byzantinismus. Während dieser im biblischen Zyklus immerhin noch einzelnes wie die Gesichtsform des Schöpfergottes und die Chrysographie seines Gewandes (Abb. S. 53) bestimmt, ist er im Franzlegenden-Zyklus sogar aus den drei fiktiven Kulttafeln in der Szene der Wundmalprüfung (Abb. rechts) getilgt. Die mittlere dieser Tafeln läßt nichts mehr von der Formelhaftigkeit des »nikodemischen« Kruzifixtypus (Abb. S. 36 rechts) erkennen. Ihre Christusfigur scheint an dem blauen »Himmelskreuz«, dem sie auf moderne Art, mit drei Nägeln, angeheftet ist, gänzlich entspannt, nach Art eines wirklichen Toten zu hängen. Die Madonna der linken Tafel thront wieder wie ihre romanischen Ahninnen frontal und aufrechten Hauptes, zugleich aber in einer so lebendigen Haltung und Körperlichkeit, daß man ihren schmerzlichen Seitwärtsblick zu dem Gekreuzigten und das behutsame Anfassen von Schulter und Fuß ihres Söhnchens für die Reaktion auf einen echten, außerbildlichen Vorgang halten könnte.

Die drei Tafeln wirken wie eine reale zeitgenössische Lettnerbalkenbesatzung. Sie könnten problemlos als Nachbildung eines wirklichen, frisch installierten Kulttafelsets aufgefaßt werden, zumal ihre Darstellungsgegenstände – Madonna, Kruzifix und Michael – dieselben sind, denen einst die besondere Verehrung des Hl. Franz gegolten hatte. Doch wie dem auch sei, feststeht, daß der naturalisierte Kruzifixtypus der Mitteltafel in der Folge genauso verbindlich wurde, wie es der 1236 durch Elias von Cortona institutionalisierte byzantinische gewesen war; und daß die Madonna der linken Tafel, wenn schon keinen kanonischen Typus, so doch eine schier uferlose Vielfalt »natürlicher« Madonnen inaugurierte. Giotto nahm den einen wie die andere in sein Musterbuch auf und sorgte als einer der ersten für ihre Verbreitung. Den Kruzifix reproduzierte er u.a. in dem kleinen Altarkreuz der Arenakapelle in Padua und in dem monumentalen Tafelkreuz, das einst auf dem Lettnerbalken der Franziskanerkirche von Rimini aufgestellt war. Die Madonna bildete die nächst Duccios großer Bruderschaftstafel von 1285 (Abb. S. 42 unten) wichtigste Anregungsquelle seiner Ognissanti-Madonna in Florenz (Abb. S. 63), die ursprünglich, zusammen mit einem Tafelkreuz und einer Tafel des Marientodes, auch ihrerseits auf einem Lettner stand. Als Giordano da Rivalto 1306 noch einmal die Wahrheit und »allergrößte Autorität« der Lukas- und Nikodemus-Ikonen zu beschwören versuchte (siehe oben S. 38), war deren Zeit im Grunde abgelaufen. Wenige Jahre nach seiner Predigt in Florenz hatten der »natürliche« Kruzifix und die »natürliche« Madonna ihre byzantinistischen Vorgängertypen reihenweise – auch aus den Dominikanerkirchen – verdrängt (Abb. S. 66 unten).

Das Beispiel Duccios

In Siena, wo der Byzantinismus seit der Installation der *Madonna del voto* (Abb. S. 41 oben) als eine Art Staatsstil fungierte, war dies nicht ohne weiteres möglich. Hätte sich Duccios *Maestà* (Abb. S. 44) bei der Überführung in den Dom (1311) statt im »urchristlichen« im Naturstil von Giottos Ognissanti-Madonna präsentiert, wäre sie wohl, aller Schönheit zum Trotz, den meisten Sienesen als die »falsche« erschienen. Aber Duccio hatte einen Weg gefunden, das Altehrwürdige mit

ABBILDUNG UNTEN:
Ambrogio Lorenzetti
Abschied des Hl. Ludwig von Toulouse von Bonifatius VIII.
Fresko
Siena, San Francesco

Giotto
Thronende Madonna
aus der Kirche Ognissanti
Tempera auf Holz, 325 x 204 cm
Florenz, Galleria degli Uffizi

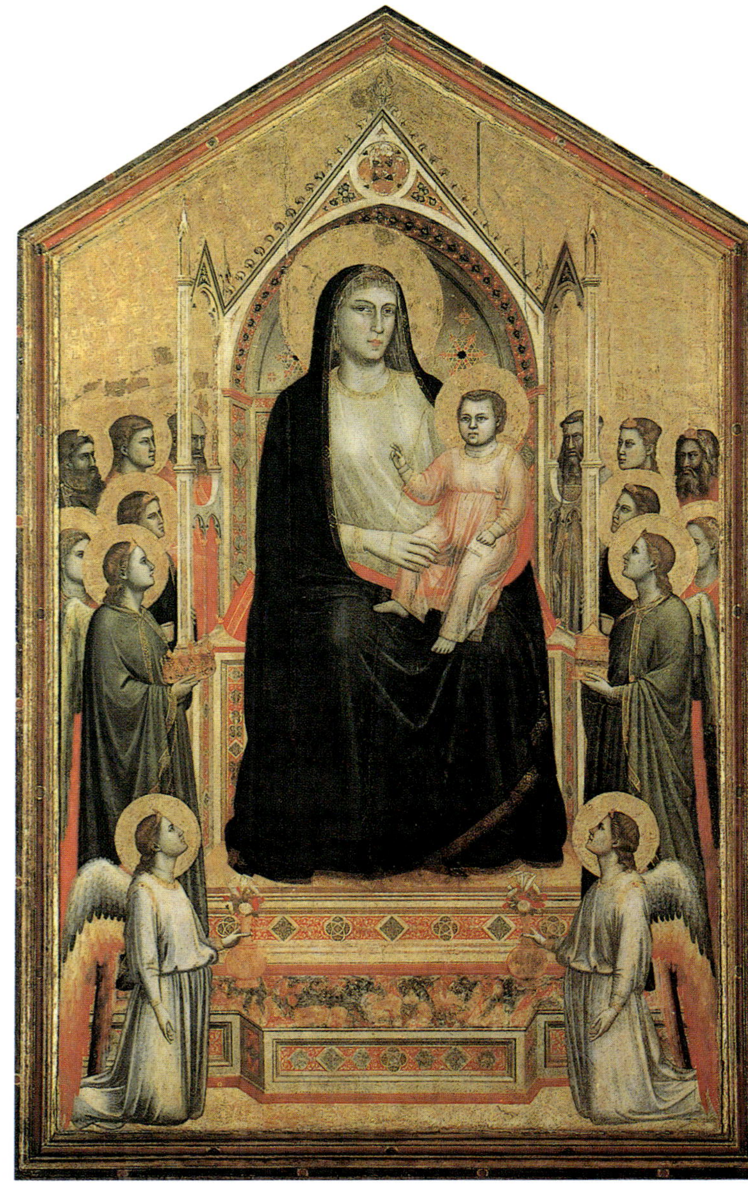

dem Zeitgemäßen so in Einklang zu bringen, daß seine Madonna wie eine neue Schöpfung des Hl. Lukas empfunden werden und gleichzeitig auf die Zersetzung eben desjenigen »Lukas-Stils« hinwirken konnte, der ihr die Qualität der »authentischen« verlieh.

Duccio respektierte, was ihm als das Spezifikum der »urchristlichen« Vorbilder erschienen sein mag: das Überlängte der Körper, die Zartheit der Glieder, den ovalen, langnasigen, kleinmundigen Gesichtsschnitt, das Fahle der Farben des Fleisches, die kanonischen Gesten und die Grundschemata der Stand- und Schreitmotive, Gewänder und Landschaften. Zugleich aber setzte er alles daran, um das Formelhafte optisch aufzubrechen und in Natürlichkeit zu verwandeln. Den gedrängt gestaffelten Hofstaat des Schaubilds stattete er gleichsam mit individuellen Atemspielräumen aus, indem er das Zentrum mit einem massiven Thron und die vorderen Ränge mit Heiligen besetzte, deren Gewänder aufgrund ihrer Fältelungsweise subtile körperliche Volumina suggerieren. Seine zerbrechlichen Gestalten wurden mit soviel unterschiedlichen, gewellten, lockigen oder glatten, schmiegsamen oder struppigen Haartrachten versehen und in so verschiedenartige und fein differenzierte Stoffe gekleidet, als hätte der Maler es darauf angelegt, ihre Superiorität über die vergleichsweise hölzern wirkenden Figuren in Giottos Ognissanti-Madonna zu beweisen.

Mehr Möglichkeiten zur Naturalisierung des »Urchristenstils« als das große Schaubild boten die (zum Teil verlorenen) marianischen Predellen- und Aufsatzbildchen und die 26 Passionsszenen der an das Domkapitel adressierten Rückseite des Riesenretabels (Abb. S. 64). Der Gekreuzigte in deren Zentrumsbild erscheint denn auch ebenso wie die beiden Schächer in der Haltung des fiktiven Lettnerkruzifixes von Assisi. Die feingegliederten kleinen Säle und Loggien, die, mit Kassettendecken oder Kreuzgratgewölben und zum Teil mit mehreren Türen versehen, den Handlungen zum Behältnis, Durchgangsort oder Hintergrund dienen, scheinen direkt aus den frontalen und schräggestellten Kastenräumen der assisischen Langhauszyklen entwickelt zu sein.

Im Unterschied zu Giotto hatte sich Duccio seine Raumdarstellungsmethode vermutlich autodidaktisch, durch Studium dessen erworben, was er in Rom oder Assisi zu sehen bekam. Nichtsdestoweniger gehen seine perspektivischen Konstruktionen zum Teil weit über das in der Arenakapelle (Abbn. S. 58 ff.) Erreichte hinaus. Das wie die *Kreuzigung* sich über zwei Register erstreckende Bild des *Einzugs Christi in Jerusalem*, das den Passionszyklus einleitet (Abb. S. 64 links oben), präsentiert seinen Gegenstand erstmals als ein auf engsten Raum konzentriertes Massenspektakel, dem der Betrachter wie von der Krone eines zum vordergründigen Vorstadtgarten gehörigen Baumes aus beiwohnt. Das zweite Doppelregisterbild trägt erstmals kompositionell der Tatsache Rechnung, daß *Christi Verhör* durch den Hohepriester Kaiphas und *Petri Verleugnung* (Abb. S. 64 rechts oben) gleichzeitig und an verschiedenen Stellen ein und desselben Palastes stattfanden. Es zeigt ein doppelstöckiges Gebäude, dessen Untergeschoß sowohl Fassade als auch Innenhofambiente suggeriert und zu

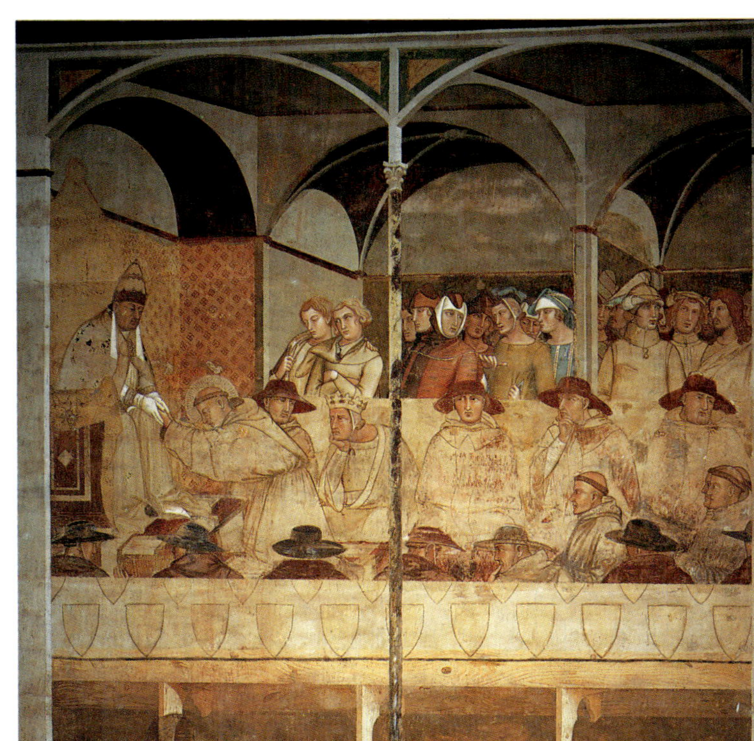

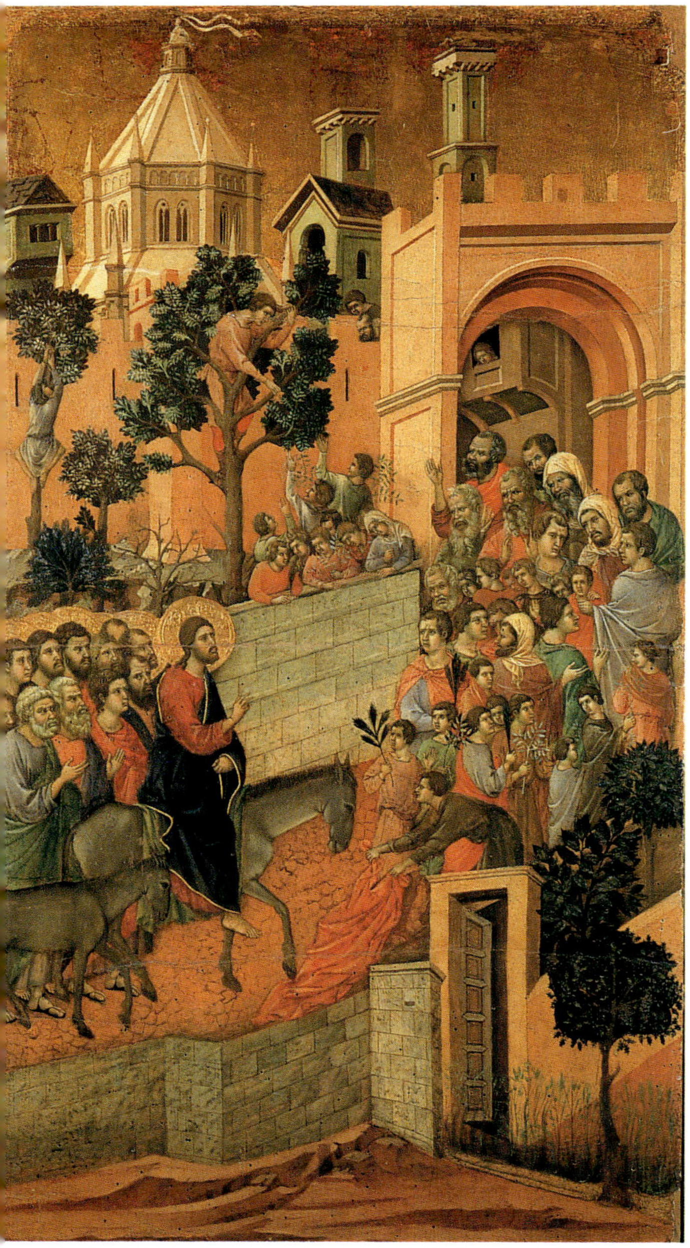

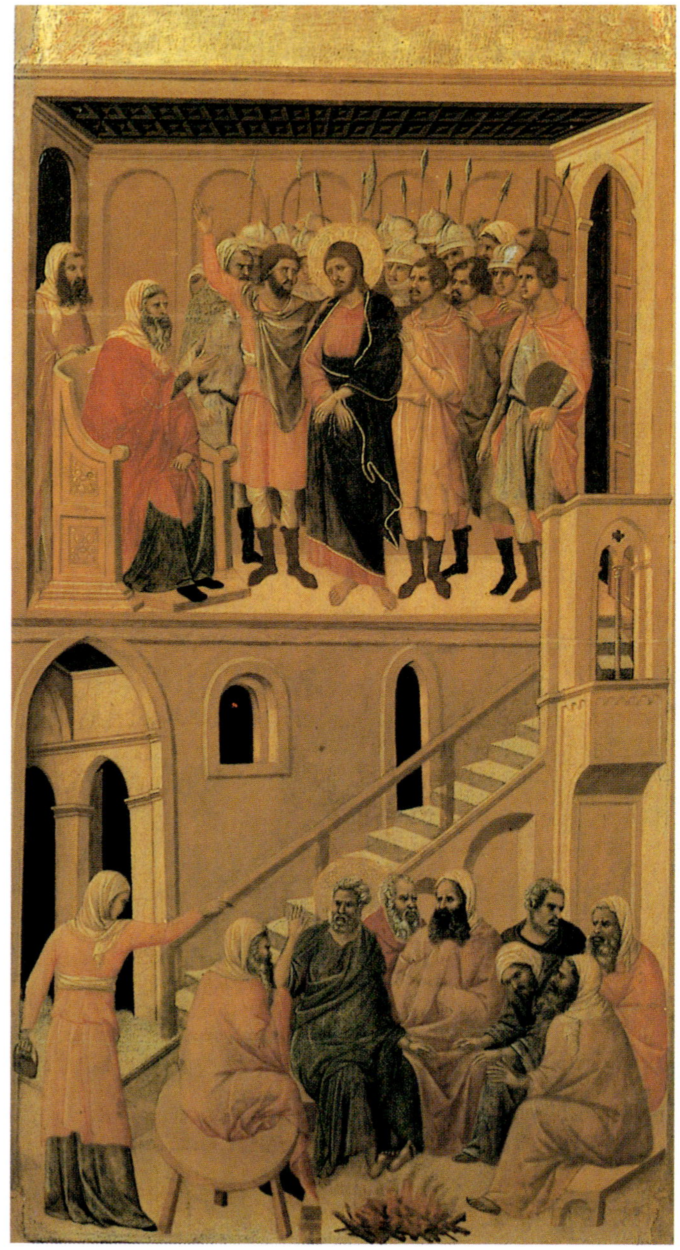

ABBILDUNG GEGENÜBER:
Simone Martini
Guido Riccio da Fogliano
Fresko, 340 x 968 cm
Siena, Palazzo Pubblico, Sala del Mappamondo

ABBILDUNG LINKS:
Duccio di Buoninsegna
Maestà-Rückseite, 100 x 57 cm
Detail: Einzug in Jerusalem
Siena, Museo dell' Opera del Duomo

ABBILDUNG RECHTS:
Duccio di Buoninsegna
Maestà-Rückseite, 99 x 53,3 cm
Detail: Christus vor Annas und Verleugnung Petri
Siena, Museo dell' Opera del Duomo

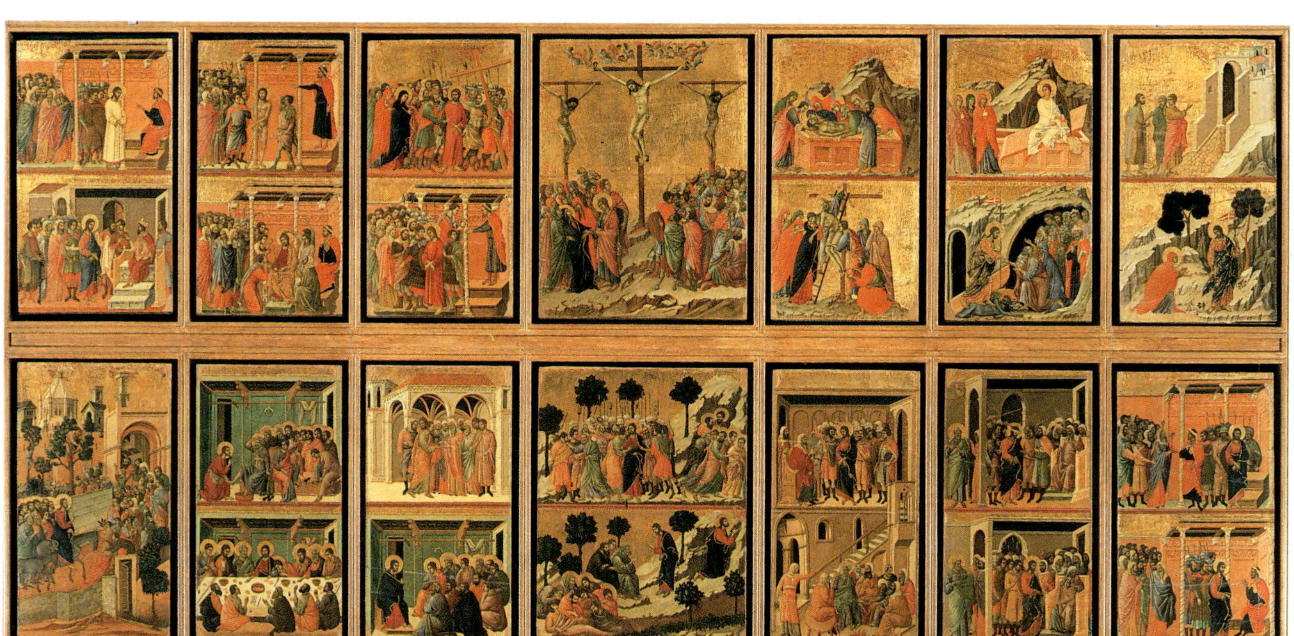

Duccio di Buoninsegna
Maèsta-Rückseite
mit 26 Passionsszenen, 1311
Tempera auf Holz, 214 x 412 cm
Siena, Museo dell' Opera del Duomo

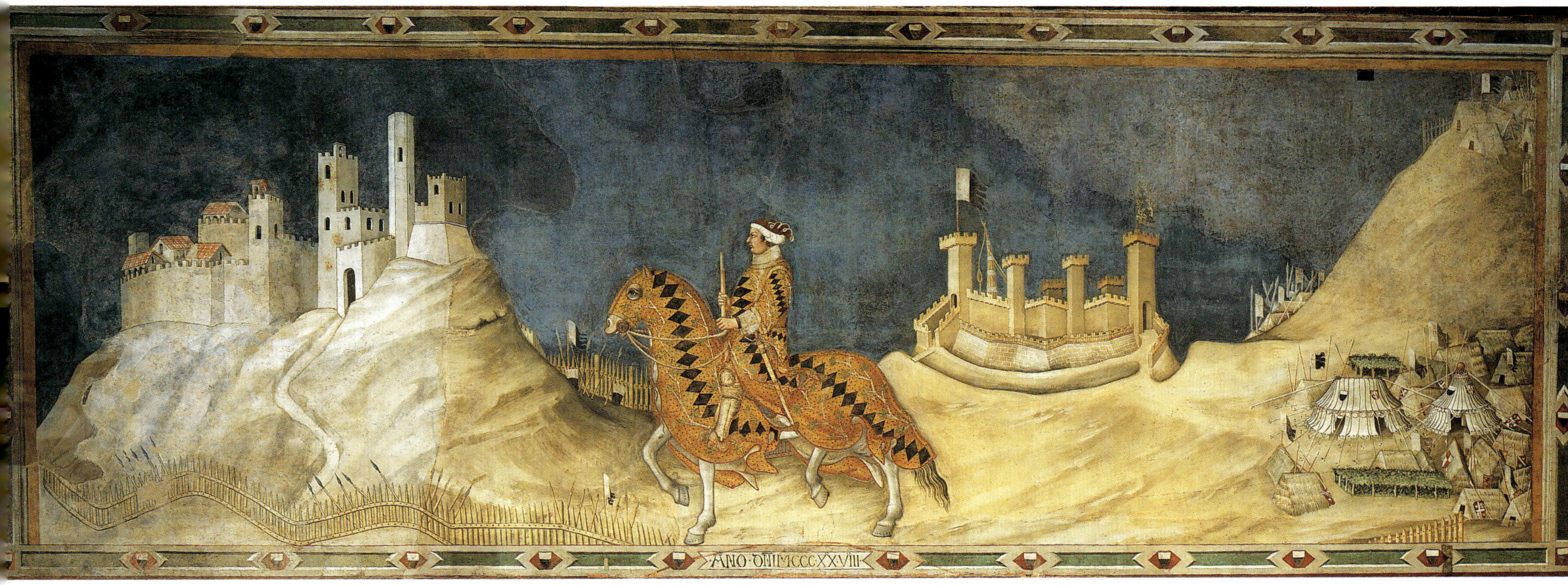

dessen aus dem Verhörsaal bestehenden Obergeschoß eine Außentreppe führt. Vor dieser sitzt eine Runde bärtiger Männer, die sich Zeit und Kälte mit Palaver und Wärmen der Hände und Füße vertreiben. Einer von ihnen, durch den Heiligenschein als Petrus gekennzeichnet, tanzt aufgrund seiner grünen Mantelfarbe aus der Reihe und wird von der links außen stehenden Magd als Anhänger Christi denunziert. Daß sein Dementi Lüge ist, machte Duccio augenfällig, indem er Petri Körperachse auf diejenige Christi und seinen Abwehrgestus, Kopf und Nimbus so auf die Treppe bezog, als wäre der Apostel in Gedanken zu seinem Herrn hochgestiegen. Der Treppe selbst und dem die beiden Geschosse verklammernden Erker ist kaum anzumerken, daß sie keine ad hoc-Erfindungen sind. Ihr Vorbild scheint die überdachte Freitreppe des Palazzo zu sein, der im assisischen Lossagungs-Fresko (Abb. S. 56) hinter der Anhängerschaft des zornigen Vaters aufragt.

So überzeugende Szenarien wie im Einzugs- und im Verhörbild oder wie die mit Städtchen bestückte gebirgige Panoramalandschaft, die den Betrachter fast mit Schwindelgefühlen nachvollziehen macht, was die Evangelien über *Christi dritte Versuchung* berichten, sind aus Duccios überragendem Talent allein kaum erklärbar. Ihre Erfindung dürfte gerade auch dadurch ermöglicht worden sein, daß Duccios Aufgabe in der schlichten Verbildlichung des evangelischen Wortsinns bestand. Sie erforderte weder doppelbödige Konzepte noch optische »Stichworte« zur Deutung von verborgenem Sinn und setzte somit auch keine Kenntnisse, über die nur ein Theologe hätte verfügen können, voraus. Der Maler, von Vorgaben geleitet, die womöglich allein aus einer Liste der Themen bzw. Bibelstellen bestanden, konnte sich voll auf den Ausdruck der ihm von den Texten suggerierten Handlungs- und Schauplatzvorstellungen konzentrieren. Seine *Maestà* war insofern eine persönlichere Leistung als Giottos Paduaner Werk der Arenakapelle (Abbn. S. 58–61)

Duccios Maestà als Musterfundgrube

Außer zum Vehikel sienesischer Staatspropaganda wurde Duccios Hochaltarretabel auch zum »Assisi en miniature«. Wie aus dem großen Schaubild so ging aus fast jedem seiner 26 szenischen Bildchen eine Filiation von »Schulwerken« hervor, die alle die Eigenschaft haben, die byzantinistische Komponente des Vorbilds zugunsten einer Weiterentwicklung der naturstilistischen zu ignorieren. Aus dem Bild des *Einzugs in Jerusalem* beispielsweise gewann Pietro Lorenzetti (†1348) das Konzept zu seinem gleichnamigen Fresko in Assisi. Aus dem Straßen- und Platzambiente in der *Heilung des Blinden* und aus dem Palastambiente von *Christi Verhör und Petri Verleugnung* zog Simone Martini die Inspiration zu den Unglücksschauplätzen in den Nebenszenen seines Agostino-Novello-Retabels. Diese Schauplätze wurden ihrerseits wieder zu Keimzellen des städtischen Idealporträts in Ambrogio Lorenzettis Rathausfresko des *Guten Regiments* (Abb. S. 66/67).

Auf Duccios Historienbildchen rekurrierte noch jener rätselhafte, von Ghiberti und Vasari »Barna« getaufte Maler, der um 1340 die rechte Seitenschiffswand der Kollegiatskirche von San Gimignano mit dem größten neutestamentlichen Zyklus des Jahrhunderts versah. Im Unterschied zu Simone Martini und den Gebrüdern Lorenzetti übernahm er von dem Vorbild sogar die »byzantinische« Überlängtheit der Figuren. Sein *Abendmahl* (Abb. S. 78) spielt sich im gleichen frontalansichtigen Kastenraum mit den konsolenartigen Deckenbalken und den hochrechteckigen Wandvertiefungen, zum Teil sogar nach dem gleichen Verhaltensritual (vgl. die Figuren von Christus, Judas und Johannes) ab wie dasjenige der Maestà-Rückseite. Es könnte als Musterfall epigonaler Vorbildverwertung aufgefaßt werden, zeugte nicht der Zyklus als ganzer von jener kritischen Distanz zu Duccio, in der sich eine ganz andersartige Auffassung der biblischen Geschehnisse manifestiert (hierzu siehe unten S. 73–78).

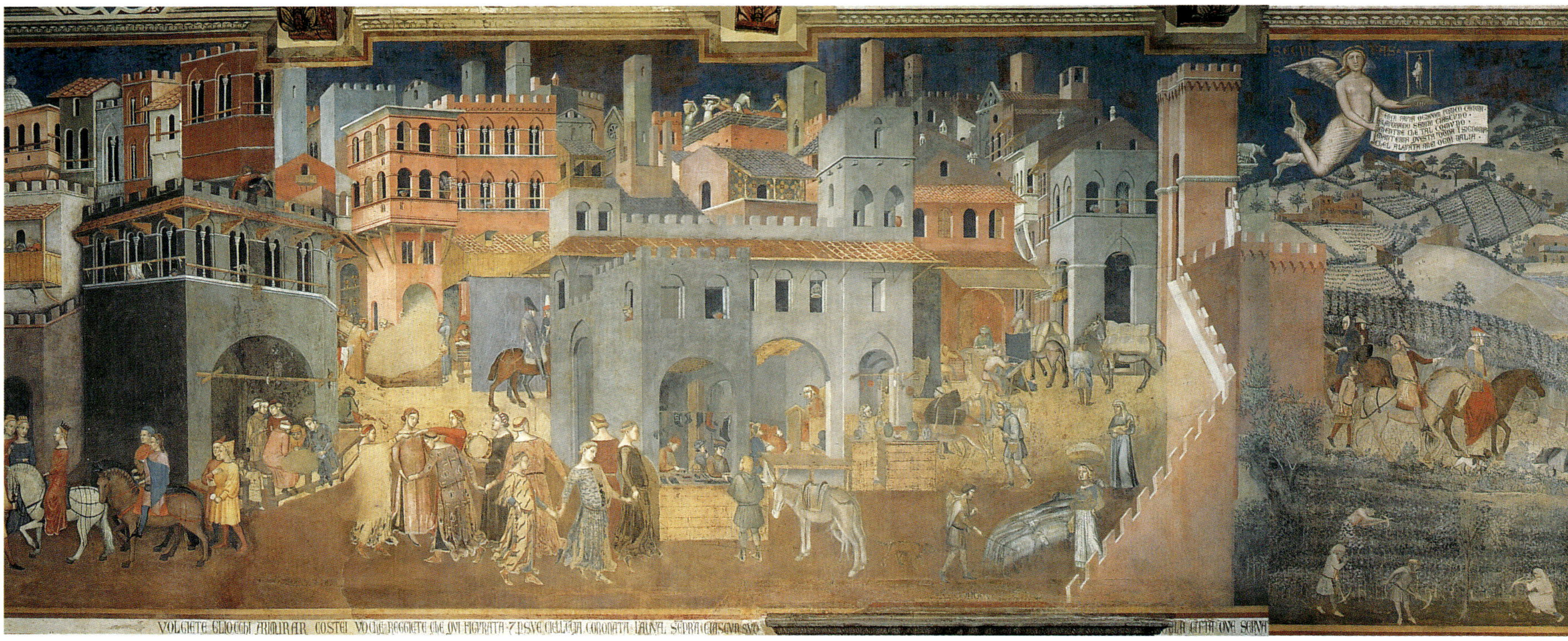

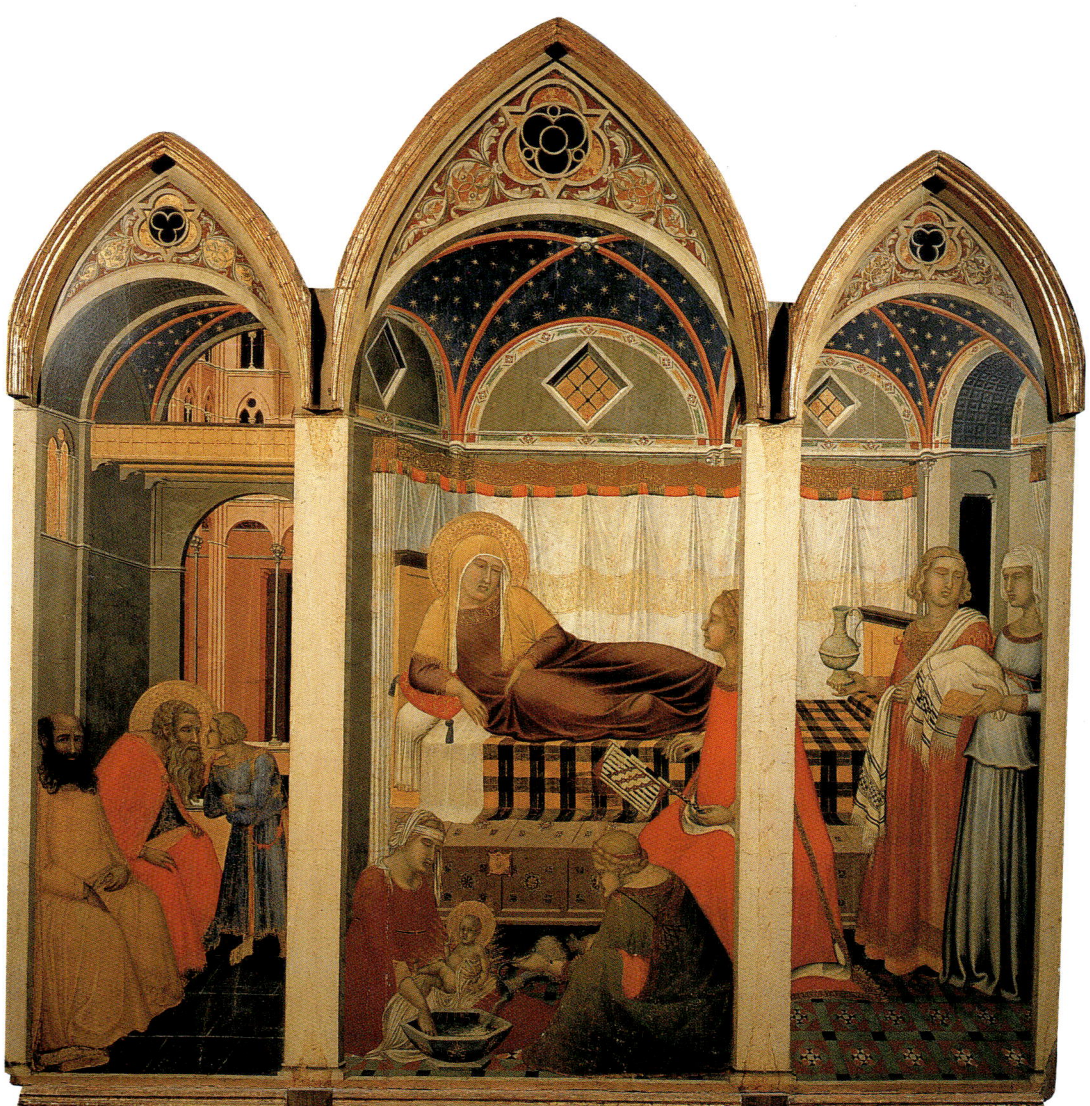

ABBILDUNG GEGENÜBER:
Ambrogio Lorenzetti
Stillende Madonna
Tempera auf Holz, 90 x 48 cm
(Erzbischöflicher Palast)
Siena, Museo del Seminario

Pietro Lorenzetti
Mariengeburt, 1342
Tempera auf Holz, 187 x 182 cm
Siena, Museo dell' Opera del Duomo

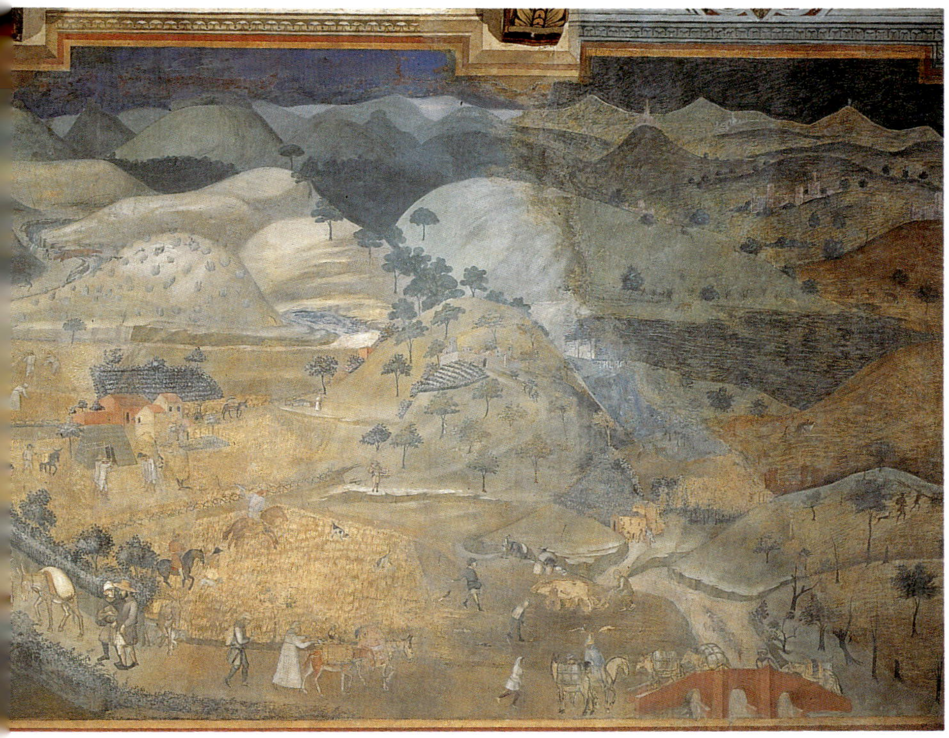

Ambrogio Lorenzetti
Die Folgen des guten Stadtregiments, 1337–40,
Fresko in der Sala della Pace
Siena, Palazzo Pubblico

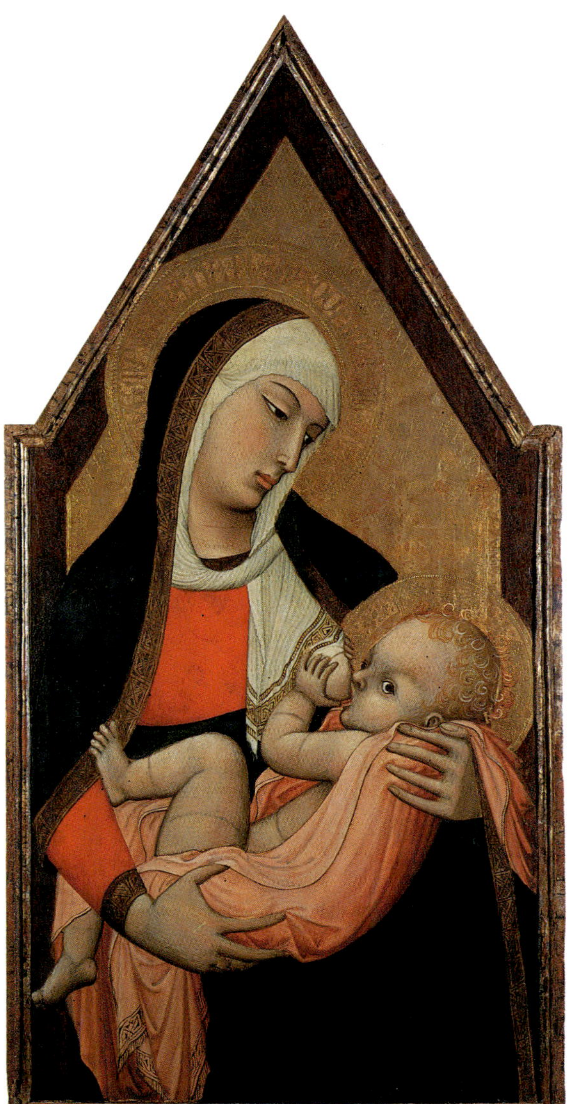

Die Reife des Naturstils

Die Malereien der Unterkirche von San Francesco in Assisi
Die franziskanische Mutterkirche hat die von Roger Bacon geforderte Bilderreform nicht initiiert. Aber drei Jahrzehnte lang – von 1290 bis zur Plünderung des Konvents im September 1319 – blieb sie deren wichtigster Motor. Kaum war nämlich die malerische Ausstattung der Oberkirche komplett, wurden in der Unterkirche Verhältnisse, die neue Malkampagnen erforderlich machten, geschaffen. Zur Befriedigung des Wunsches geistlicher Prominenz, in der Nähe der Gebeine des Hl. Franz beerdigt zu werden, entstand daselbst eine Serie von Kapellenanbauten, deren jede eine klaffende Lücke in die Mauersubstanz und den bestehenden Freskenschmuck riß. Nicht nur bedurften diese Anbauten ihrer eigenen Innenverkleidung. Sie machten auch eine Neudekoration zumindest des westlichen Querschiffes nötig.

Die erste, in die Stirnwand des rechten (nördlichen) Querarms gebrochene Kapelle wurde von Kardinal Napoleone Orsini († 1342) erworben und dem Hl. Nikolaus geweiht. Sie scheint in den ersten Jahren des Trecento ausgemalt worden zu sein. Obwohl ihre Malereien wahrscheinlich vor den Fresken der Arenakapelle (Abb. S. 58–61) entstanden, sind sie diesen in mancher Hinsicht überlegen. Insbesondere auf die Situations- und Milieuschilderung und die Dynamisierung der Einzelfiguren scheint sich ihr Meister (angeblich ein Giotto-Schüler) besser als Giotto verstanden zu haben. Während der zornentbrannte Christus in dessen *Händlervertreibung* (Abb. S. 61) gleichsam als Gefangener des eigenen Mantels agiert, ist sein Äquivalent in der Nikolauskapelle – der Jude, der seine Wut angesichts der geplünderten Geldtruhe an dem Heiligenbild, das den Raub nicht hatte verhindern können, ausläßt (Abb. S. 68) – statt nur von der Hüfte an aufwärts in toto als Wüterich kenntlich gemacht. Er zeichnet sich ebensosehr durch eine handlungsadäquate Ausfallstellung der Beine wie durch eine Gewandung aus, deren auswärts flatterndes Mantelstück die Vehemenz des Voranstürmens und deren Faltenrichtungskontraste gleichsam die Zuckungen des die Peitsche führenden Arms indizieren.

Nach Abschluß der Malarbeiten in der Nikolaus-Kapelle malte ein anderer »Giotto-Schüler« die benachbarte, von Bischof Teobaldo da Pontano († 1329) gestiftete Magdalenenkapelle aus. Figürliche Bewegung darzustellen war nicht seine Stärke, wohl aber die Gestaltung des landschaftlichen Umraums. Der »Magdalenenmeister« brachte das Kunststück zuwege, die wechselnden Schauplätze eines Reiseromans in das Bild einer einzigen Großlandschaft zu verdichten (Abb. S. 69). Deren blickfangende Hauptchiffre ist der dickbauchige, ruder- und segellose Kahn, der von dem abweisend schroffen hintergründigen Küstenmassiv weg in den Hafen rechts hineinzudriften scheint – im unsichtbaren Schlepptau zweier vorausfliegender Engel. In seinesgleichen waren der Legende zufolge Magdalena und ihre Getreuen an der kleinasiatischen Küste ausgesetzt worden und durch Fügung Gottes nach Marseille gelangt. Die beiden Engel, durch ihre Position über dem Leuchtturm als himmlische Lotsen ausgewiesen, vollziehen ein

Der Zorn des beraubten Juden
gegen das Bildnis des Hl. Nikolaus, um 1303
Fresko in der Nikolauskapelle
Assisi, San Francesco, Unterkirche

ABBILDUNG GEGENÜBER:
Die Landung der Hl. Magdalena
in Marseille, um 1310
Fresko in der Magdalenenkapelle
Assisi, San Francesco, Unterkirche

Ausschermanöver. Während der hintere die Stadt anfliegt, setzt der vordere zu einer langen Kurve an, deren Ziel – aus der Richtung seiner Blicke zu schließen – die kleine Felseninsel im linken Vordergrund ist. Diesem Manöver, das sich genau über der Hafenbucht abspielt, entspricht das Auseinanderdriften der optischen Leitlinien im Felsmolenbereich. Die geschwungenen Kanten der hinteren Mole und die ihnen sekundierende Laufrichtung der kleinen Lastenträger leiten den Blick in die Stadt. Die Kanten der vorderen Mole führen ihn stadtauswärts auf dasselbe kahle Inselchen zu, das vom vorderen Engel angekurvt wird. Diese doppelte Leitliniendivergenz widerspiegelt die Doppelstrangigkeit der Legende. Deren Hauptstrang endet in Marseille, wo Magdalena ansäßig wurde, predigte und den Gouverneur bekehrte (ihre im Schiff sitzende, am Nimbus kenntliche Gestalt ist dementsprechend auf die Stadt fixiert). Den Nebenstrang bildet die vom fast bekehrten Gouverneur und dessen schwangerer Frau unternommene Reise nach Rom (zwecks Einholung eines Gutachtens über Magdalena beim Hl. Petrus) und das dabei geschehene Wunder (des Gouverneurs Frau gebar und starb auf der Hinfahrt, wurde zusammen mit dem Säugling auf einer Insel deponiert und von ihrem Mann auf der Rückfahrt vom Tod aufwachend angetroffen). Entsprechend dem Umstand, daß bei der »Toteninsel« sowohl bei der Hin- als auch bei der Rückfahrt Station gemacht wurde, bietet das Fresko nebst der von der Stadt aus zur Insel dirigierten auch eine umgekehrte, von der unteren linken Bildecke ausgehende Leserichtung an. Deren sekundäre Bedeutung kommt in der Unscheinbarkeit der einschlägigen Chiffren zum Ausdruck. Daß am linken Bildrand der Bug eines am Inselchen anlegenden

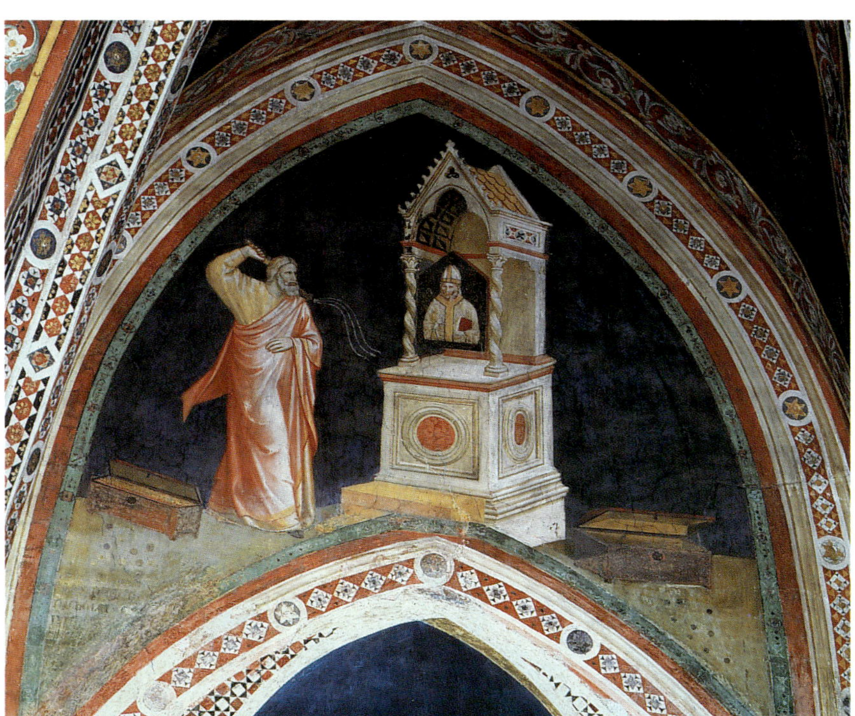

Schiffes mit gerefftem Segel, dem ein Mann entsteigt, zum Vorschein kommt, bemerkt der den Leitlinien folgende Betrachter erst, nachdem sein Blick einmal auf dem Inselchen gelandet ist. Den Mann identifiziert er als den Gouverneur, vor dessen ausgestrecktem Arm das (inzwischen zweijährig gewordene) Kind legendentextgemäß zur Mutter flieht – einer Frau, deren merkwürdige Doppelsilhouette die Fähigkeit hat, zugedeckte Leiche und offengesichtige Erwachende gleichzeitig zu sein.

Das Fresko ist ein Paradebeispiel »gelehrter« Malerei. Basierend auf einem Legendentext, der Stoff für einen kapellenfüllenden Zyklus hätte bieten können, ruft es durch ein Minimum an geschickt arrangierten Orts- und Handlungsindikatoren die Hauptzüge der Historie wach, um diese zum Gleichnis der verschlungenen Wege werden zu lassen, auf denen Gott durch seine Heiligen die großen Wunder wirkt. Seine Ausführung setzt eine Geistesarbeit voraus, die auf philologischer und visueller Ebene gleichzeitig stattfand. Das eine war die Textkomprimierung. Daß sie durch einen Angehörigen des Ordens erfolgte, versteht sich. Doch von ihr konnte das andere, die Entwurfsarbeit, schlecht abgetrennt werden. Wer den langatmigen Text komprimierte, mußte dies ja im Hinblick auf Form und Funktion des künftigen Gemäldes tun. Ikonographische Programmierung und Entwerfen der bildlichen Form waren nahtlos miteinander verkoppelt und folglich – wie in allen Fällen, in denen es auf mehr als die bloße Wortsinnvermittlung einfacher Textstellen ankam – in der Hand ein und desselben zeichnerisch begabten Ordensgelehrten. Kein Wunder, daß auch die Unterkirchenzyklen anonym geblieben sind, ja daß vorquattrocenteske Freskosignaturen, in Pfarr- und Bischofskirchen keine Seltenheit, in Bettelordenskirchen überhaupt nicht vorkommen.

Der Martinszyklus in der gleichnamigen Langhauskapelle und der Passionszyklus im südlichen Querhaus durchbrechen diese Anonymität nur scheinbar. Zwar wird der eine wie der andere heute einer wohlbekannten Künstlerpersönlichkeit aus dem Laienstand – Simone Martini bzw. Pietro Lorenzetti – zugeschrieben. Aber diese Zuschreibungen erfolgten auf stilkritischer, nicht auf archivalischer Basis. Was sie von den Attributionen anderer San-Francesco-Fresken unterscheidet, ist lediglich ein höherer Plausibilitätsgrad. Martins- und Passionszyklus fallen nun einmal, jeder auf seine Weise, aus dem Rahmen jenes Kollektivstils, der, vertreten durch das Gros aller übrigen Wandbilder der Kirche, mit »Isaak-Meister«, »Giotto« oder »Giotto-Schule« assoziiert zu werden pflegt, heraus. Beide enthalten Reminiszenzen der Malerei Duccios. Während der eine durch die für Simone typische feinfühlige Schilderung stofflicher Phänomene und seelischer Gemütszustände brilliert, zeichnet sich der andere vor allem durch spektakuläre Bühnenprospekte und eine drastische Dramatik und Farbigkeit aus – Eigenheiten, die an Pietro Lorenzetti erinnern.

Pietro malte vermutlich zwischen 1315 und 1319, d.h. kurz nachdem die »Giotto-Schule« den nördlichen Querarm mit einem Zyklus der Kindheits- und Jugendgeschichte Christi ausgeschmückt hatte. Selbstverständlich waren ihm die Passionsszenen der *Maestà*-Rückseite

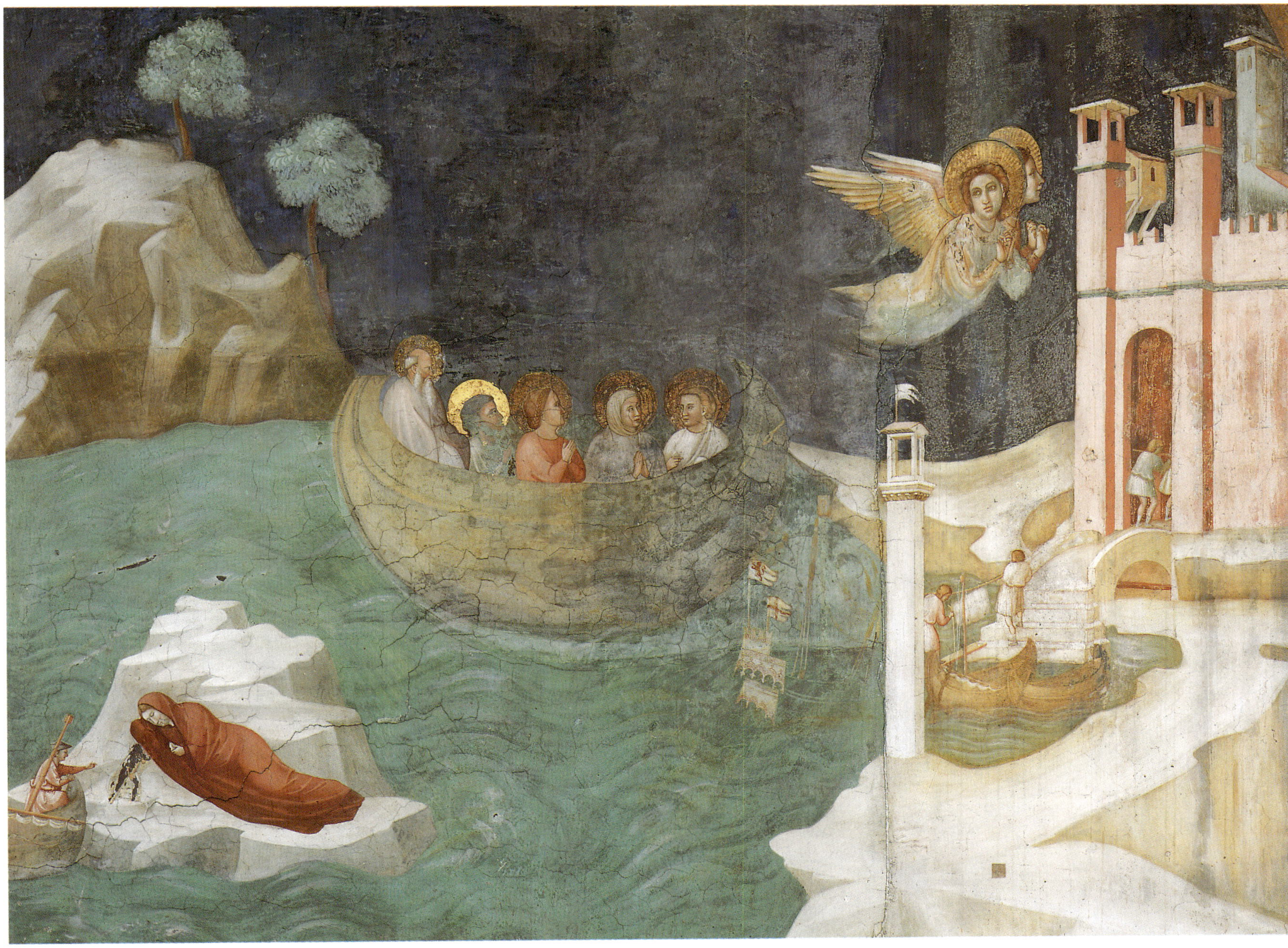

seines Lehrers Duccio (Abb. S. 64) präsent. Aber mit Ausnahme des *Einzugs in Jerusalem* scheint keine davon bei der Konzeption des Zyklus Pate gestanden zu haben. Wie das Fresko des *Abendmahls* (Abb. S. 70) exemplifiziert, waren es neue, von theologischer Denkarbeit geprägte Bildvorstellungen, die den Charakter des Zyklus bestimmten. Schon die dem Geschehen zum Behältnis dienende Architektur hat ihresgleichen weder in der sienesischen noch in der außersienesischen Malerei. Ihr Haupttrakt, der sechseckige Speisesaal, öffnet sich zum Betrachter wie der Unterbau einer Marmorkanzel Niccolò oder Giovanni Pisanos (Abb. S. 46, 48) in Kleeblattarkaden, deren vorspringende Kämpfer mit Verkröpfungen im Kranzgesims korrespondieren und je einer Statuette zur Standfläche dienen. Linksseitig (zur Rechten Christi!) ist ihm ein rechteckiger, bis zur vordersten Bildebene vorspringender Küchentrakt angefügt, in dem unter dem Knistern eines Kaminfeuers, dem Schmatzen eines ungenierten Hündchens und dem Schnurren einer Katze Geschirr gespült wird.

Diese einzigartige Architektur hat ihren besonderen Zweck. Sie sollte die Sinne zu dem hinführen, was das Letzte Abendmahl seinem Wesen nach »ist«. Als Wegweiser dienen Form und funktionale Differenziertheit des Gebäudes sowie die darin waltenden Licht- und Zahlenverhältnisse. Säulen, plastische Ausstattung und sechseckiger Grundriß verleihen dem von einer unsichtbaren Lichtquelle erleuchteten Speisesaal die Vollkommenheit eines Tempels. Die vom sichtbaren Kaminfeuer erhellte Küche wird durch ihr Personal und die von ihm als Serviette bzw. Waschlappen benutzten jüdischen Gebetsstolen zum Symbol des vergangenen, alttestamentlichen Zeitraums, in dem vorbereitet wird, was im gegenwärtigen, neutestamentlichen geschieht. Die Dreizahl der Wände und der dreiteiligen Arkaden zeigt an, daß dieser zur Ewigkeit (dem gestirnten Nachthimmel) hin geöffnete neutestamentliche Raum im Zeichen des Dreieinigen steht, während die Sechszahl der radialen, »kreisenden« Elemente – der Pavillonecken und der Deckenbalken sowie der inkrustierten Stirnseiten der Marmorbänke – auf jenen sechsten Tag der (jüdischen) Woche, jenen Freitag verweisen, an dem er durch den Erlösungstod Christi seine perfekte »Innenausstattung« erhielt. Alles zusammen ergibt ein Gleichnis sowohl der Geschichte der christlichen Kirche als auch des zweinaturigen Gottessohns, der, eins mit dem Vater und dem Geist, sein »Sechstagewerk« auf Erden durch ein neues »Passahmahl« abzuschließen im Begriff ist.

Im Unterschied zu Pietro Lorenzetti hatte Simone Martini keine hintersinnigen Historien zu malen. Bei den Legendenszenen der dem

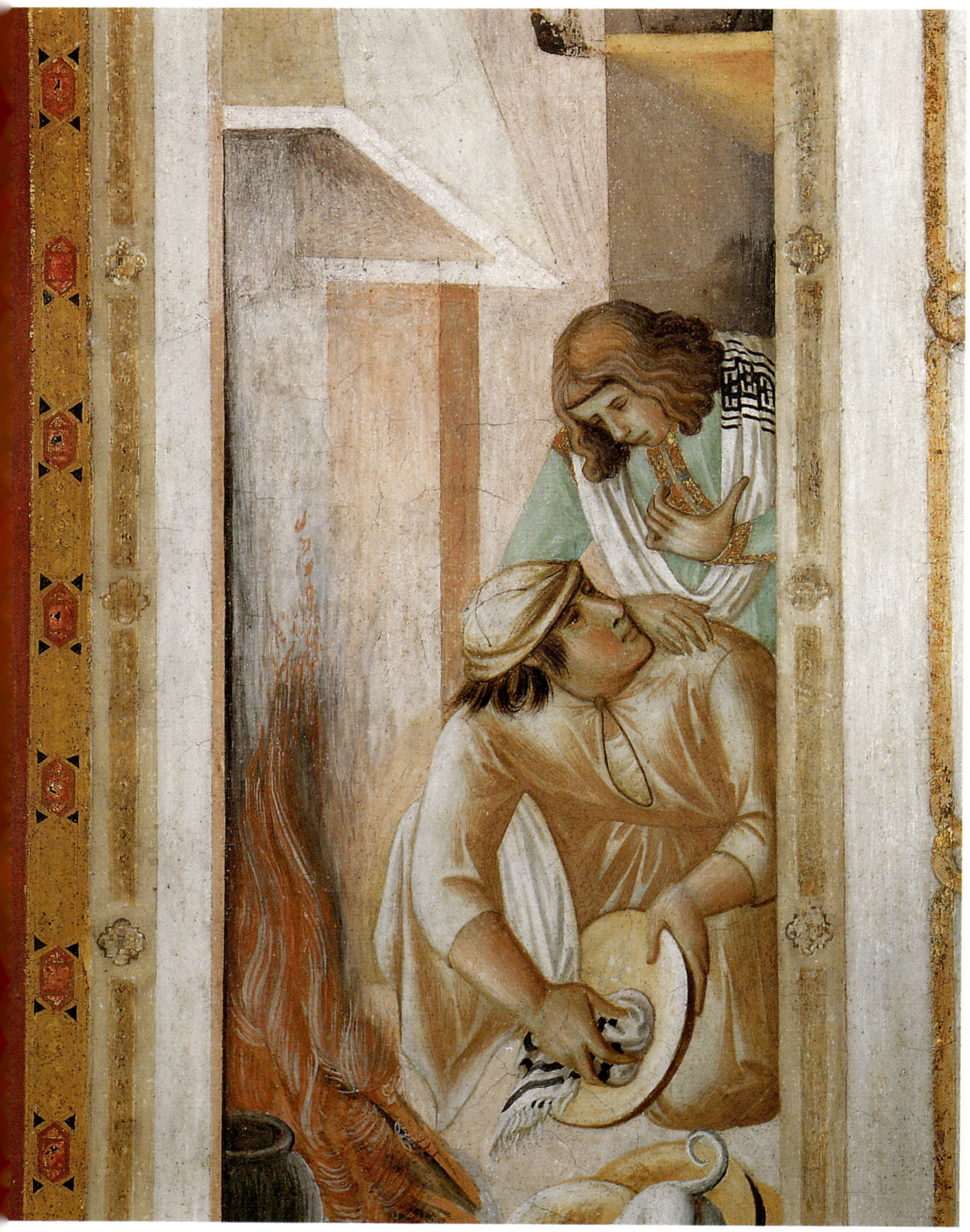

UNTEN UND DETAIL LINKS:
Pietro Lorenzetti
Das Abendmahl, vor 1319
Fresko, 244 x 310 cm
Assisi, San Francesco, Unterkirche, Westliches Querhaus

Franziskanerkardinal Gentile da Montefiore († 1312) gehörigen Martinskapelle (Abb. S. 71) kam es – wie bei den szenischen Bildchen in Duccios Domretabel (Abb. S. 64) – auf einfache Wortsinnverbildlichung an. Daß diese Fresken trotz anderer Thematik stärker von Duccio geprägt sind als die thematisch gleichartigen Pietros, kann daher paradoxerweise als Zeichen, daß Simone selbständiger als sein Landsmann vorgehen konnte, aufgefaßt werden. Seine Aufgabe wurde insofern erschwert, als die zehn Legendenbilder über relativ schmale Wandflächen zu verteilen waren und daher ziemlich kleine und obendrein hochrechteckige Formate ergaben. Um trotz dieser Beengtheit Monumentalität zu erzeugen, mußte Simone für die durchschnittliche Figurenlänge zum Teil erheblich mehr als die halbe Bildhöhe einsetzen und eine entsprechende Minimalisierung des figürlichen Umraums in Kauf nehmen. Die Resultate scheinen noch den alten Giotto beeindruckt zu haben. In der Sterbeszene (Abb. S. 71), die der Konzeption von dessen *Himmelfahrt des Johannes Evangelista* in der Perruzzi-Kapelle von Santa Croce offenbar die Richtung wies, wird das Formatsgefälle zwischen Figuren und Architektur überhaupt nicht als Mißverhältnis empfunden, weil die bischöfliche Palasthalle in ihrer Niedrigkeit, mit ihren in Finsternis getauchten rückwärtigen Sälen, den dissonierenden Rhythmen ihrer Arkaden und dem Kontrast zwischen der verschatteten linken und der beleuchteten rechten Partie als der adäquate Resonanzraum der mit Zuversicht gemischten Bedrücktheitsgefühle der Trauergemeinde agiert. Als solcher kontrastiert die Halle denn auch mit dem lichten Turmgeschoß, dessen Hineinragen in den Ultramarinhimmel wie ein Kommentar über die daneben stattfindende Auffahrt der Seele anmutet. Nicht von ungefähr ist, was in dieser Szene des Todes beklemmend, asymmetrisch und »zwielichtig« erscheint, in der Begräbnis-Szene konsequent durch Gegenteiliges ersetzt – eine luftige, gleichmäßig erhellte Kirchenhalle, die durch ihre Symmetrie und das leuchtende Blau von Katafalk, Maßwerkfenstern und Gewölben ganz auf Tröstliches eingestimmt wirkt.

Der Handlungsadäquanz der Daseinsräume entspricht die Nuanciertheit des körpersprachlichen Vokabulars. Sie übertrifft alles, was die Kunst bis dahin an Affektendarstellung hervorgebracht hatte. Allein die Sterbeszene enthält fast ebensoviele neue Muster des Trauerverhaltens wie anwesende Personen. Da sieht man den mit der schwarzen Stola umhängten Priester, flankiert von zwei ungleichaltrigen Ministranten, leise die Sterbegebete ablesen. Kniend sind zwei in Goldbrokat gewandete Diakone damit beschäftigt, ihrem sterbenden Herrn die letzten Atemzüge zu erleichtern – der vordere, indem er behutsam unter dessen Hinterkopf greift, der hintere, indem er, mit vornübergebeugtem Kopf vor sich hin schluchzend, zärtlich des Bischofs Linke in der seinigen hält. Von den zu Füßen des Sterbenden knienden Ministranten starrt der eine händeringend auf das erbleichende Haupt, während der andere ob der Inbrunst seines Gebetes zum Seher wird, der das über der Saaldecke sich abspielende Seelen-

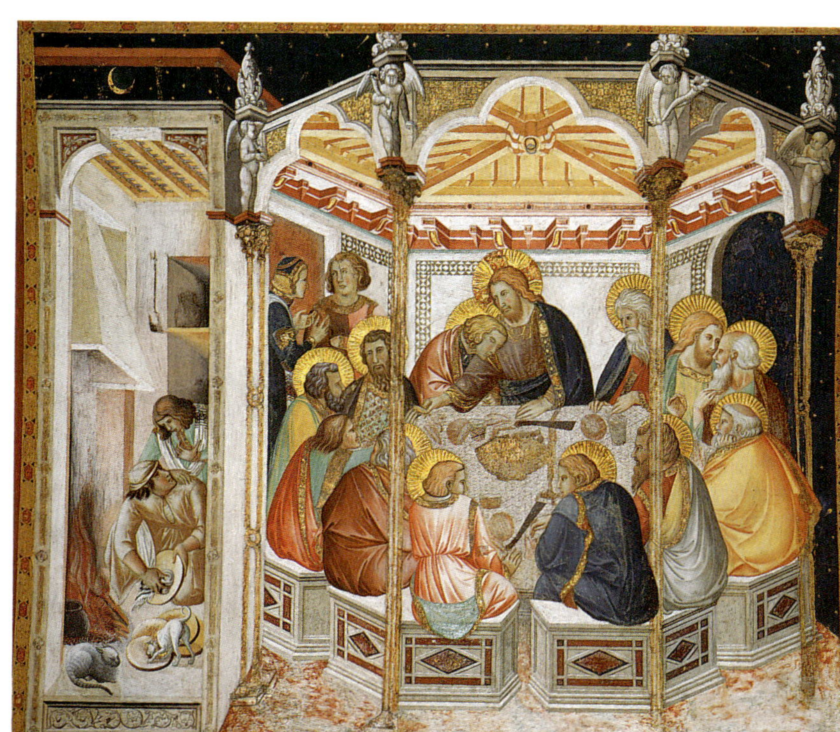

Simone Martini
Der Tod des Hl. Martin, vor 1319
Fresko, 284 x 230 cm
Assisi, San Francesco, Unterkirche, Martinskapelle

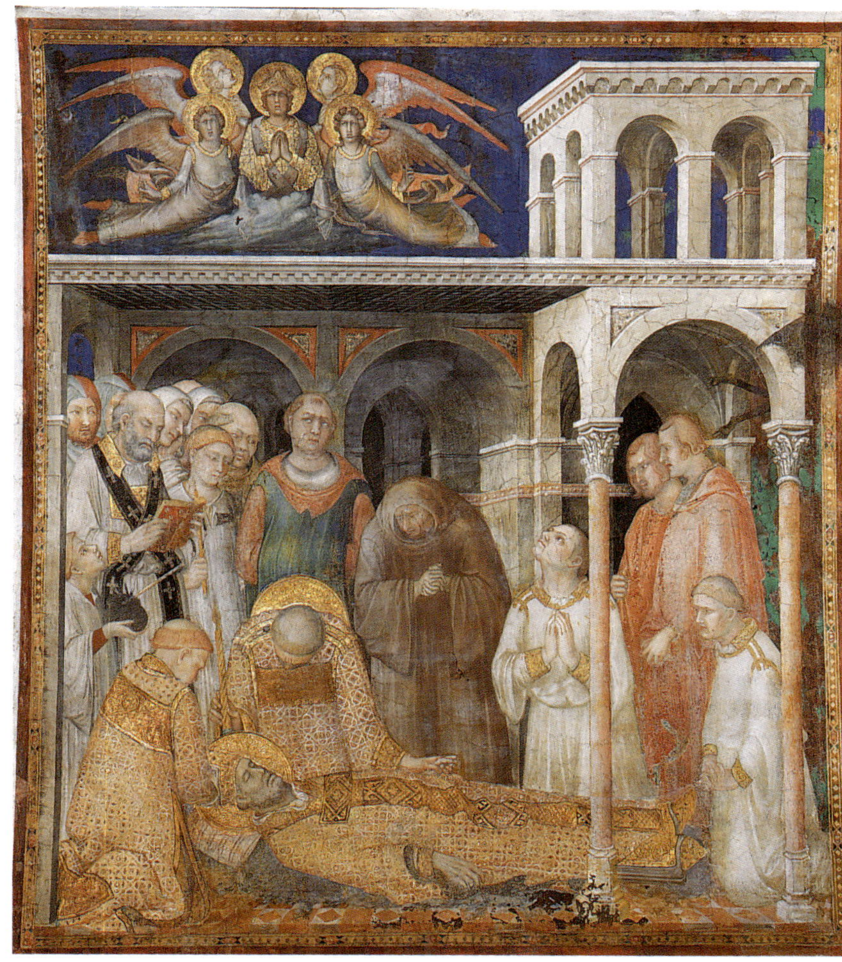

fahrtschauspiel erschaut. Sein franziskanischer Nachbar scheint, von Kummer gebeugt, händereibend den Tränen ihren Lauf zu lassen, dieweil der hinter dem nimbierten Diakon aufragende Edelmann, dessen blaue Schürze die Hände verbirgt, feuchten Auges zur Saaldecke blickt.

Von solchen Schmerzausbrüchen ist das Begräbnis-Bild frei. Seine Trauergemeinde verharrt in jener Stille, die den Dies-irae-Gesang der beiden kerzenhaltenden Mönche beinahe hörbar sich im Raum ausbreiten läßt. Diese Mönche sind zwar vorgebildet in den Weihnachtssängern des Franzlegenden-Zyklus, wirken aber, als seien sie speziell für das *Martinsbegräbnis* ausgedacht worden. Durch schlichte Modifikation von Kopfhaltung, Mundöffnung, Stirn und Augen wurde die Tonart des Gesangs ihrer Vorbilder kontextgemäß verwandelt, aus dem Fortissimo in C-Dur ein wehmütiges Moll, dem der Unwillkürgestus, mit dem einer der Mönche seine Kutte anhebt, gleichsam die Qualität eines Aufseufzens verleiht.

Um 1319, nach Vollendung der Malereien in der Unterkirche, konnte San Francesco in Assisi als das bestbestückte, moderne Paradigmenarsenal im Abendland gelten. Es enthielt alles, wessen ein Künstler zur Schaffung wirklichkeitsgerechter Bildwelten bedurfte – Muster für jedes individuelle und kollektive menschliche Verhalten, jede Art von Gelände, Außen- und Innenarchitektur, Mobiliar, Gerätschaft, Kleidung und Faltenwürfen und nicht zuletzt auch für eine Unmenge neuartiger Ornamente, Rahmensysteme, Farbkombinate und Oberflächentexturen. Allein schon die aus dem körpersprachlichen Alltagsvokabular erstmals in die Hochsprache der Kunst übernommenen Gesten stellten einen beachtlichen Vorbilderschatz dar. Sie dürften umso aufmerksamer registriert worden sein, als sie statt die Wichtigkeit gerade die Irrelevanz irdischer Standesunterschiede unterstreichen. So dienen das vulgäre Fingerhakeln und Stemmen der abgewinkelten Hand in die Hüfte dem Ausdruck himmlischer Solidarität mit den »Armen« und finden sich daher zuallererst bei den jubilierenden Engeln (Abb. links) im Gewölbekappenfresko der Franz-Apotheose (Vierungsgewölbe der Unterkirche). Auf ähnliche Weise wurde auch der Daumenzeigegestus geadelt. Wie zum Hohn auf Quintilians (um 35 – nach 96) klassisches Rhetoriklehrbuch, das ihn als eines Redners unwürdig abqualifiziert, bestimmte man zu seinem ersten Träger den vor Honorius III. predigenden Hl. Franz. Und während in der Folge mindestens drei weitere Heilige – u.a. die Madonna einer Sacra Conversazione und der Christus einer Fußwaschung – mit dem Daumen zeigen durften, ließ man diesen plebejischen Gestus, der um 1365 aus dem Musterrepertoire der Künstler sang- und klanglos wieder verschwand, nur von einem echten Plebejer vollziehen – dem Servierer in Pietros Lorenzettis *Abendmahl* (Abb. S. 70), der den Tellerwäscher daumenzeigend auf den Umstand aufmerksam macht, daß »die da nebenan« sauberer Teller bedürfen.

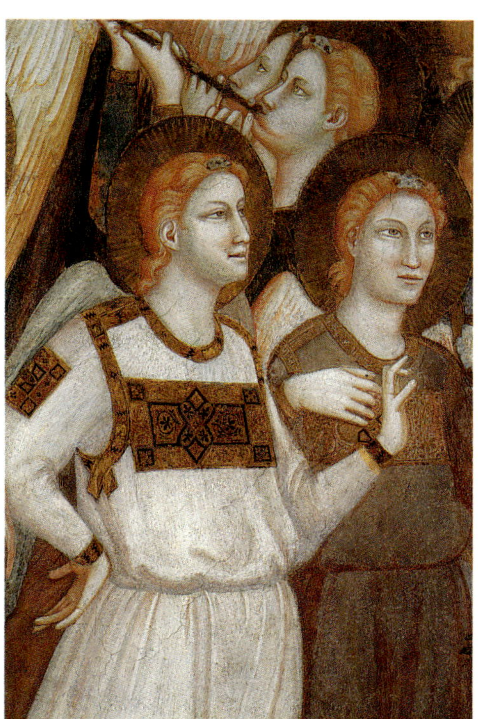

Engel, Detail aus: Die Verherrlichung des heiligen Franz, vor 1319
Fresko in der Unterkirche, Westliches Querhaus
Assisi, San Francesco

Taddeo Gaddi
Szenen aus dem Marienleben,
um 1328–30, Fresco
Florenz, Santa Croce,
Ostwand der Baroncelli-Kapelle
(links: vorletzter Restaurierungszustand)

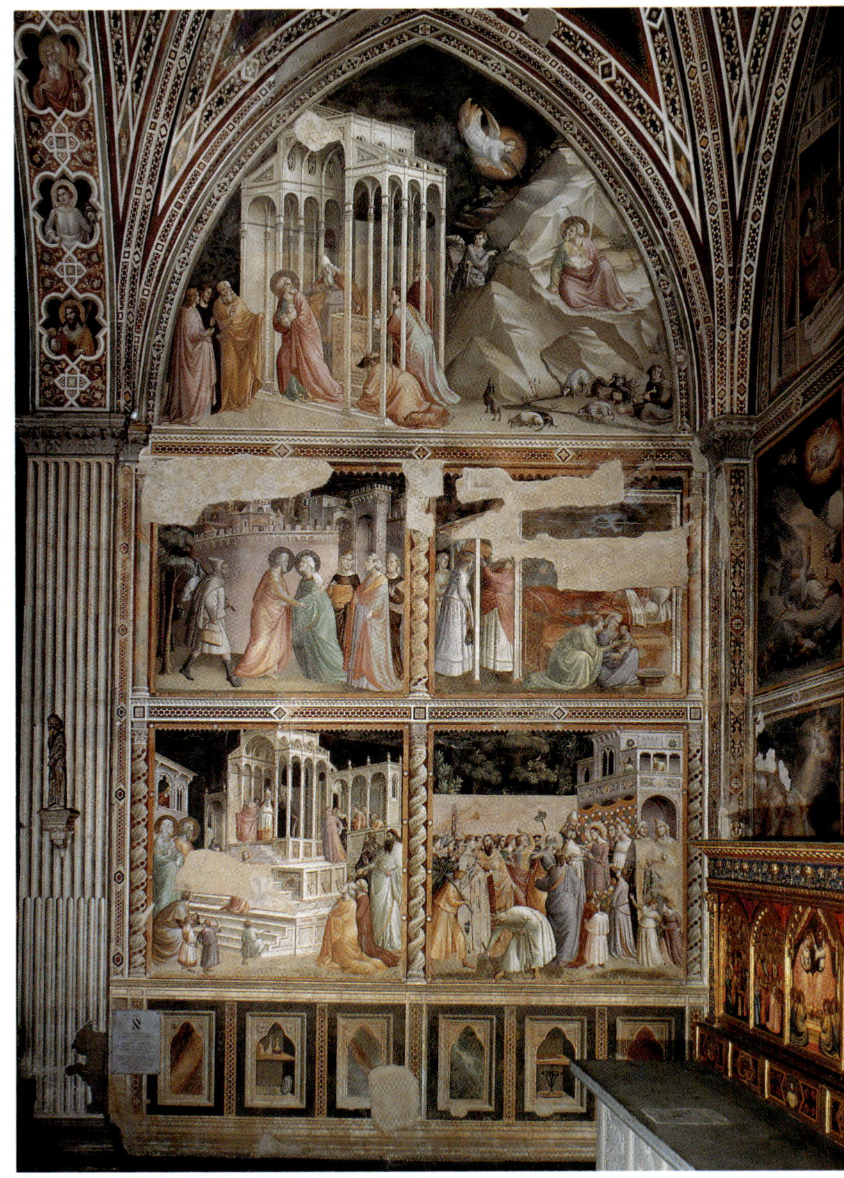

Der Illusionismus in der Defensive

Nach der Plünderung Assisis im September 1319, als die Stadt und ihr räuberischer Machthaber die Folgen des vom Papst gegen sie verhängten (erst 1352 aufgehobenen) Interdikts zu tragen hatten, hörte San Francesco auf, dem Abendland neue künstlerische Impulse zu geben. Es mußte seine Vorreiterrolle zunächst an Florenz und an Siena abtreten. In Florenz waren es insbesondere die Chorkapellen der seit 1295 im Bau befindlichen neuen Franziskanerkirche Santa Croce, die sich in den zwanziger und dreißiger Jahren als Schauplätze malerischer Innovationen profilierten. In Siena waren es neben dem Franziskaner-

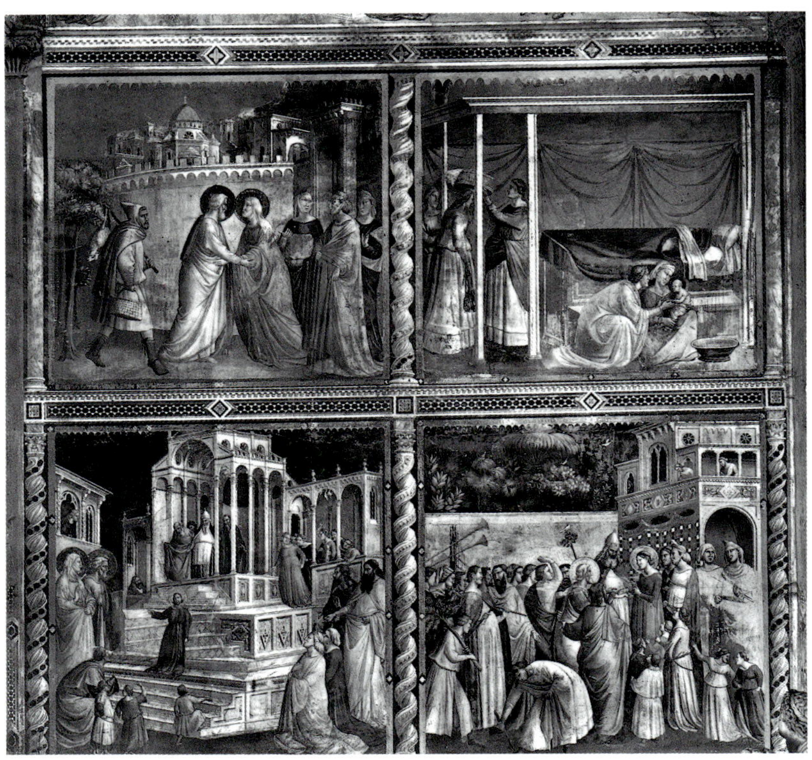

konvent (dessen Lorenzetti-Fresken fast gänzlich zerstört sind) vor allem das Rathaus und die Seitenaltäre des Doms (Abb. S. 65–67). An beiden Orten brachte eine Allianz von bürgerlichem Kapital, Gelehrsamkeit und künstlerischer Virtuosität Leistungen zuwege, die noch ein Ghiberti (1377/8–1455) als Gipfelpunkte nachantiker Flächenkunst pries.

Von den Santa-Croce-Fresken scheinen die von Giottos Schüler Taddeo Gaddi in der Baroncelli-Kapelle gemalten lange Zeit die berühmtesten gewesen zu sein. Sie enstanden vermutlich in den späten zwanziger Jahren, d.h. zu einer Zeit, als sich in den Dominikanerkonventen die Zeichen offener Opposition gegen den herrschenden Illusionismus zu häufen begannen. (Vgl. hierzu das folgende Kapitel). Dementsprechend wurde ihr Hauptstück, der fünfteilige Marienzyklus an der Ostwand der Kapelle (Abb. oben) zu einer Art Apologie des franziskanischen Naturstils gestaltet. Einerseits bietet er, was den Zeitgenossen als ein Nonplusultra an »Verismus« erschienen sein mag, indem er bereits erprobte Trompe-l'œil-Faktoren (scheinarchitektonisches Rahmensystem, Scheinschränke mit »Stilleben«, konsequente Beleuchtung der Bildwelt von der realen, außerbildlichen Lichtquelle her) um eine Reihe von neuen bereichert (Häufung komplizierter Schrägansichten, Abstimmung der Größe und Untersichtigkeit der beiden basilikalen Tempel auf deren Position im Bildraum, zusätzliche Beleuchtung des Geländes in der Szene *Joachim bei den Hirten* von oben, durch die vom Engel repräsentierte innerbildliche Lichtquelle). Andererseits stellt er diesen »Verismus« demonstrativ als Mittel zum Zweck der Belehrung heraus.

Als solches gibt sich zuallererst die Scheinarchitektur zu erkennen. Statt wie diejenige des Franzlegendenzyklus in Assisi (Abb. S. 53) als ein eigenständiger, quasi betretbarer Baukörper, erscheint sie als ein plastisches Gestell, das den vier rechteckigen Bildern gewissermaßen zur Halterung dient. Ihre auffallendsten Elemente sind die gewundenen Säulen. Daß sie lediglich in der Vierzahl auftreten, zwingt dazu, sie mit den beiden Tempeln in Beziehung zu setzen, die merkwürdigerweise nur je vier Mittel- und Seitenschiffsstützen besitzen. Durch diesen Bezug aber wurden sie für die Zeitgenossen zu Abbildern der vier gewundenen Marmorsäulen, die damals, als Relikte des Salomonischen Tempels verehrt, den Altarbaldachin von Stankt Peter in Rom stützten. Ihre Präsenz machte die sechssäulige Scheinarchitektur zum Symbol der Kirche, jenes Neuen Salomo-Tempels, als dessen leibhaftige Verkörperung ja das Gottes-»Gefäß« Maria galt.

Verwunderlich ist, wie die vier »Salomo-Säulen« verteilt sind. Statt die beiden Register paarweise zu besetzen, massieren sie sich zu dritt im unteren Register, so daß die vierte im oberen allein steht und zwischen der *Begegnung an der Goldenen Pforte* und der *Geburt Mariae* eine scharfe Zäsur schafft. Diese obere Säule steht indes nicht nur allein, sie war auch – wie alte Aufnahmen belegen (Abb. S. 72 links) – unvollständig. Sie besaß weder Kapitell noch Kämpferblock, ja nicht einmal die nötige Schaftlänge, um an das Gebälk anzustoßen (was den vorletzten Restaurator so irritiert zu haben scheint, daß er das Fehlende kurzerhand ergänzte, woraufhin der letzte Restaurator das Malwerk seines Vorgängers mitsamt den darunterbefindlichen Malschichten durch Blankozone ersetzte). Sie vertritt die zwischen der Begegnung der beiden Eltern und der Geburt ihrer Tochter Maria stattgefundene Empfängnis, symbolisiert also den Moment der Konzeption des neuen Salomo-Tempels. Die drei vollständigen Säulen im unteren Register zeigen dementsprechend an, daß dieser Tempel bei der Übergabe der Jungfrau an den Hohepriester und ihrer Vermählung vollendet worden und bereit ist, den Sohn des Dreifaltigen in sich aufzunehmen.

Die Scheinarchitektur fungiert demnach wie der weltgeschichtliche Rahmen, welcher den Sinn der dargestellten Ereignisse als der Vorboten der großen Zeitenwende zu erkennen erlaubt. Von der Zeitenwende selbst lassen die Bilder nichts sehen, wohl aber davon, was sie bedeutet. Sie zeigen es durch das »verrückte« Verhalten des Tempels in der Tempelgang- und des Hohepriesterpalastes in der Vermählungsszene. Beide Gebäude überschneiden, obwohl im Hinter- bzw. Mittelgrund des jeweiligen Bildraums angesiedelt, mit dem vordersten Teil ihrer Dachpartie die obere Bildrahmenleiste (im Unterschied dazu wird der vordergründige Tempel der Lünettenszene korrekterweise vom Rahmen überschnitten). Sie sind gleichsam im Begriff, sich von ihrer bloßen Bildwirklichkeit, die ja eine vergangene meint, zu lösen und der gegenwärtigen Wirklichkeit des neuen Salomo-Tempels anzuverwandeln. Wer ihrer ansichtig wurde, merkte, daß mit Mariae Tempelgang aus der jüdischen Kirche die jetzige, christliche, und mit *Mariae Vermählung* aus dem hohepriesterlichen der päpstliche Wohnsitz zu werden begann.

Die Dominikanische Antithese

Die Zeit der Drangsal

Der Innovationsschub, der die mittelitalienische Malerei zwischen 1280 und 1345 revolutionierte und eine Region, die bis dahin eine Statistenrolle gespielt hatte, ins Rampenlicht der Kunstgeschichte treten ließ, verdankte sich weder einer zufälligen Kumulation regionaler Spitzentalente noch der Wunderkraft eines Supergenies. Er resultierte daraus, daß Bacons Forderung nach einer Generalreform der Historienmalerei am päpstlichen Hof Gehör gefunden und zu einer engen Kooperation zwischen »perspectiva«-kundigen Gelehrten und gelehrigen Malern geführt hatte. Unmerklich wuchsen die letzteren in eine Interpretenrolle hinein, die, obwohl auf die Wortsinnexegese beschränkt, bis dahin doch Bestandteil des exegetischen Monopols der Geistlichkeit gewesen war. Gleichzeitig stiegen sie in der gesellschaftlichen Geltung. Simone Martini wurde der Freundschaft eines Petrarca gewürdigt, Giotto 1334 zum obersten Leiter aller kommunalen Bauvorhaben in Florenz ernannt. In beiden Fällen war der entscheidende erste Schritt zur künftigen Emanzipation der bildenden aus dem Verbund der »mechanischen« Künste exemplarisch getan. Fragt sich, was Malerei und Plastik daran gehindert hat, den Zustand, den sie in Florenz um 1420 erreichten, schon in der Generation der Martini-, Lorenzetti- und Giotto-Schüler zu erreichen.

Vordergründig war es die Häufung von Unglück in den vierziger Jahren. Der Pest von 1340 folgte der Zusammenbruch der florentinischen und sienesischen Banken. In Florenz wurde im Mai 1342, um noch Schlimmeres zu verhüten, Walter de Brienne, Titularherzog von Athen, zum Diktator auf Lebenszeit ernannt. Er erreichte mit seinem Versuch, eine gleichmäßige Verteilung der Abgaben zu erzwingen, nichts weiter, als daß er im Juli 1343 aus Amt und Stadt vertrieben wurde und die Handwerkerzünfte das Vakuum nutzten, um die bald fünfzigjährige Macht der Magnaten zu brechen. Kaum war die halbwegs demokratische neue Verfassung in Kraft, begannen die Katastrophen apokalyptische Dimensionen anzunehmen. 1346 sahen sich die noch verbliebenen Florentiner Handelsgesellschaften mit dem gewaltigsten Defizit in der Geschichte der Stadt konfrontiert. Wie zuvor schon in anderen Regionen Europas waren die Ernten jetzt auch in der Toskana von Heuschreckenschwärmen weggefressen worden. Im Jahr darauf wurden sie vom Hagel vernichtet. Vergebens fanden allerorts Bitt- und Bußprozessionen statt – im Frühjahr 1348 fiel, von Pisa aus, die Schwarze Beulenpest über die Hungernden her. Als sie nach einem Jahr des Wütens wich, war das Sozialgefüge in den halbwegs entvölkerten Städten gleichsam durch den Wolf gedreht. Neue Gesichter, vor Armut und marodierenden Söldnerbanden geflohene Leute vom Land, welche die leerstehenden Häuser besetzten, und alte Gesichter mit neuen Manieren, Kleinbürger, die über Nacht reich geworden waren, prägten den Alltag und trugen dazu bei, aus der Gesellschaft ein explosives Gemisch zu machen, dessen Spannungen sich in Volks- und Arbeiteraufständen entluden. Sofern sich das Denken nicht – wie in

Bartolo di Fredi
Das Schlangenwunder Mosis, 1367
Teil des alttestamentlichen Freskenzyklus
San Gimignano, Collegiata

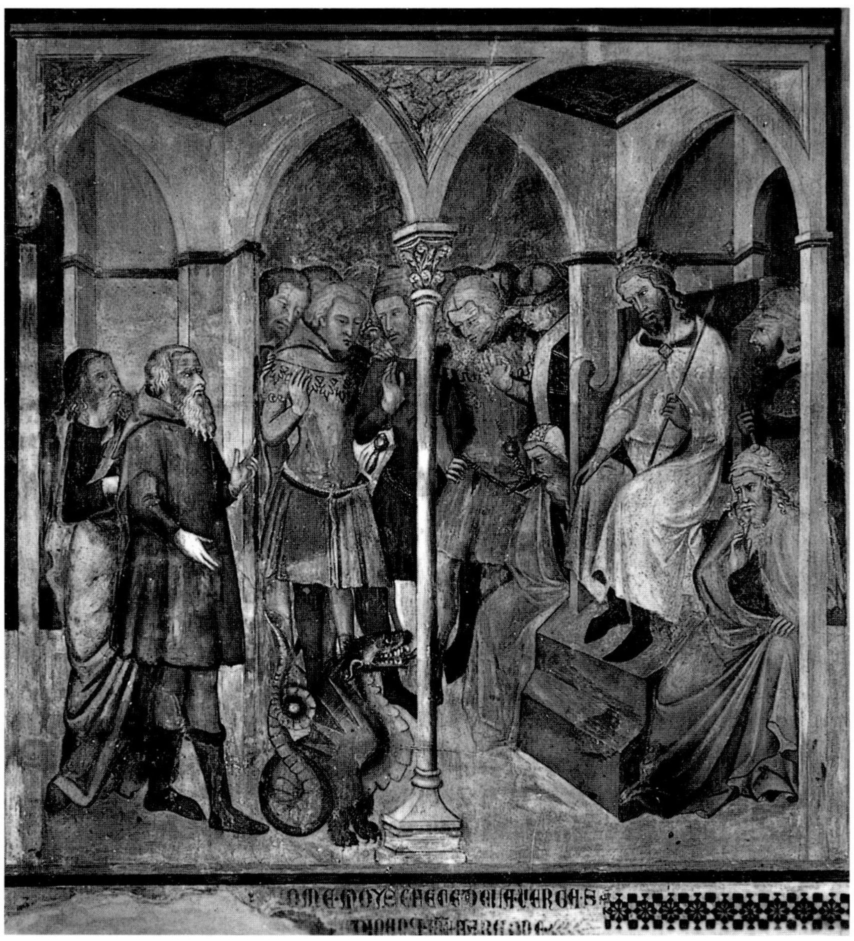

Boccaccios »Decamerone« (1348–53) – in die Welt der Ironie und Sinnlichkeit zurückzog, nahm es Moralingeschmack an. Buße geriet zum Schlagwort, ihre öffentliche Praktizierung zum Heilmittel gegen Ansehensverlust. Im Juli 1355, zwei Monate nach dem Sturz der Magnatenregierung in Siena, verschenkte einer der Gestürzten, der Kaufmann Giovanni Colombini (1304–67), sein Vermögen, um sich fortan Werken der Demut und Selbstkasteiung sowie der Predigt gegen die Privilegienwirtschaft der Reichen zu widmen. Obrigkeitliche Versuche, ihn durch Verbannung loszuwerden, schlugen fehl, da der Büßer sich wachsenden Anhangs erfreute. In seinem Todesjahr 1367 erhielt seine in der Toskana und in Umbrien inzwischen vielfach nachgeahmte Lebensform sogar die päpstliche Approbation.

Während Colombini und die »Gesuati«, wie seine Anhänger sich nannten, eine moderne, städtische Form des Büßertums praktizierten, zogen andere es vor, ihr Leben nach Art der seit den zwanziger Jahren auch bildlich wiederbelebten Urväter des Mönchtums als Einsiedler zu verbüßen. Giovanni delle Celle (um 1310–96), der Abt des Vallombrosaner Klosters Santa Trinità in Florenz, zog sich, geplagt von Gewissensbissen seiner nekromantischen Neigungen wegen, um 1356 in die Wälder von Vallombrosa zurück. Dutzende folgten seinem Beispiel. Selbst Petrarca liebäugelte zeitweilig mit einem einsiedlerischen Alternativdasein. Boccaccio, der für dergleichen wenig übrig hatte, kam 1362 immerhin in Bedrängnis durch den Besuch eines Kartäusers, der ihn beschwor, die weltlichen Studien an den Nagel zu hängen und die eigenen Bücher zu verbrennen. Sich Ansinnen dieser Art zu widersetzen, hatten längst nicht alle Intellektuellen den Mut. Viele taten es dem Hl. Hieronymus gleich und empfanden ihr Gelehrtsein als Sünde. Angeführt von dem Pisaner Pietro Gambacorta († 1392), schlossen sie sich zur Kongregation der »Einsiedler des Hl. Hieronymus« zusammen – einer der vielen Buß- und Betbruderschaften, die jetzt allerorts aus dem Boden schossen.

Der Stilwandel – eine Folge der Katastrophen?

Hinter diesem Moral- und Bußboom und seinen eskapistischen Tendenzen steckte der Wunsch nach Wiedererlangung jenes »Unschuldszustandes«, dessen vermeintlicher Verlust Gottes Zorn erregt zu haben schien. Das Denken an die Vergangenheit fesselnd, lähmte er auch die Initiativen auf dem Gebiete der Kunst. Die der Pest entronnenen Bildhauer und Maler waren weder minder begabt noch schlechter ausgebildet als ihre dahingerafften Kollegen (zu denen in Siena die Lorenzettis, in Florenz Maso di Banco, Bernardo Daddi und Andrea Pisano gehörten). Doch die meisten verhielten sich zu dem Erbe, das sie antraten, wie Einfältige, denen ein Schatz in den Schoß gefallen war. Sie zehrten davon und wußten es nicht zu mehren. Wie zur Rechtfertigung ihrer Rückwärtsgewandtheit leitete die Malerzunft Sienas ihre Statuten von 1355 mit einem Satz ein, der jene Zeiten Gregors des Großen (590–604) heraufbeschwört, da der Bedarf nach Bildern noch mit dem Analphabetismus des Laienvolks legitimiert werden konnte: »Da wir durch die Gnade Gottes dazu da sind, den rohen Menschen, die nicht lesen können, die wunderbaren, durch und in der Tugend des Hl. Glaubens gewirkten Dinge offenbar zu machen ...«.

Provoziert wurde diese Entwicklung u.a. durch eine veränderte Auftragssituation. Die während der Pest für fromme Gemälde gestifteten Durchschnittssummen schrumpften zwischen 1349 und 1363 auf ein Fünftel zusammen. Bedeutende Aufträge gingen fast nur noch von Institutionen aus, die – wie in Florenz das Kloster Santa Maria Novella und die Orsanmichele- und Bigallo-Bruderschaften, in Siena das Hospital von Santa Maria della Scala (das seinen Reichtum allerdings lieber in den Kauf von Reliquien als in Kunst investierte) – über große Legate aus der Pestzeit verfügten. Wie schon in den vierziger Jahren hatten die Künstler wieder um den Verlust ausreichender Arbeit zu bangen. Viele legten ihre Werkstätten zusammen oder schlossen, um sich die Aufträge zu teilen, untereinander Kooperationsverträge ab. Selbst ein so angesehener Maler wie Bartolo di Fredi (um 1330–1410), der seine sienesische Werkstatt schon 1353 mit Andrea Vanni teilte, sah sich weitgehend auf Arbeiten für auswärtige Kirchen, die einen Nachholbedarf an moderner Malerei hatten, verwiesen.

Diese Situation erklärt freilich nur den Rückgang des Innovativen, nicht das Spezifische der künstlerischen Produkte. Wie das *Schlangen-*

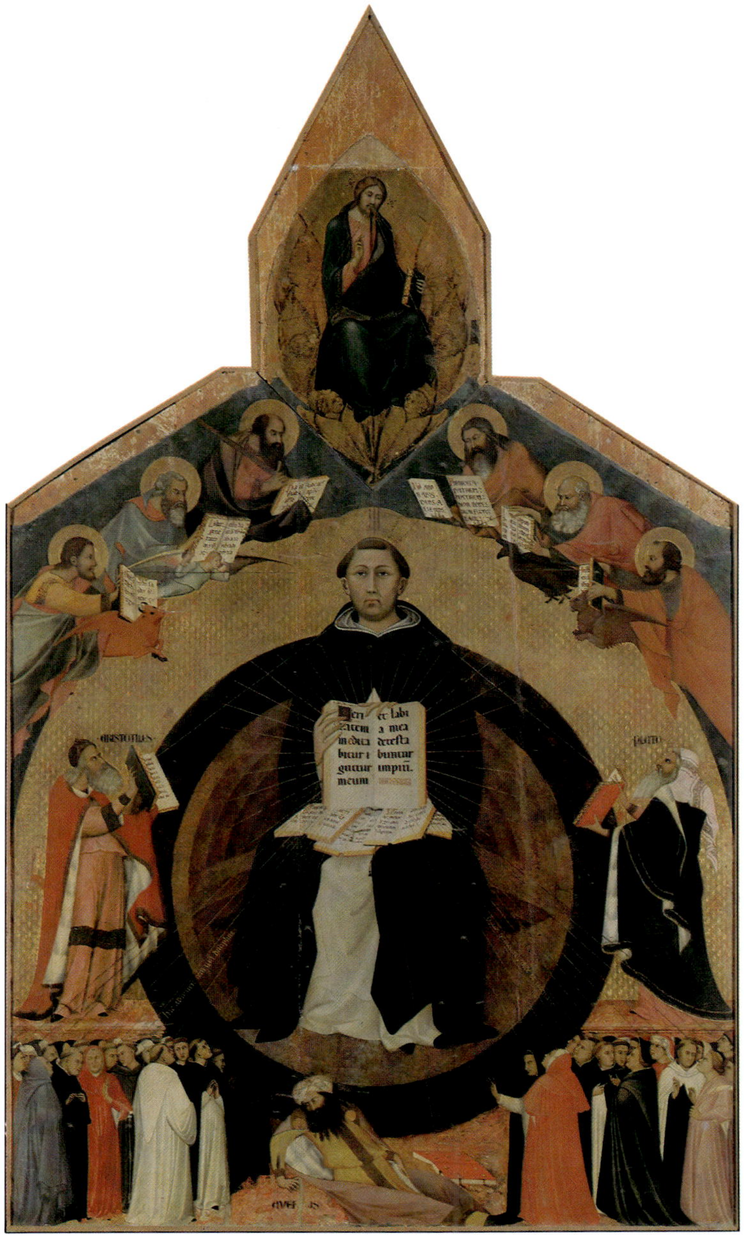

Lippo Memmi
Die Verherrlichung des Hl. Thomas von Aquin, um 1323
Holz, 375 x 258 cm
Pisa, Santa Caterina

wunder Mosis (Abb. S. 74) in dem von Bartolo signierten und 1367 datierten alttestamentlichen Freskenzyklus in San Gimignano exemplifiziert, besteht das Spezifische weniger in der massiven Präsenz von Zitaten als vielmehr in der Art des Zitierens. Der pharaonische Thronsaal ist das Ergebnis einer Umkonstruktion der päpstlichen Audienzhalle in einem Fresko Ambrogio Lorenzettis. Die Arkaden des Vorbilds wurden wie Bauklötze aus ihrem tektonischen Kontext herausgelöst und, ohne Rücksicht auf räumliche und funktionale Logik, nach rein symmetrischen Gesichtspunkten wieder zusammengefügt. Die Rückwand des so entstandenen neuen Saalgefüges gleicht einer mit der Frontarkade verklebten und verkeilten Faltkulisse, der Fußboden einer Rutschbahn, auf der die Figuren nur dank ihrer Versteifung Halt zu finden scheinen.

Diese Bildraumverflachung ist mehr als das in Kauf genommene Nebenprodukt eines Bastelverfahrens. Sie weist auf eine im Zeichen des Antiillusionismus stehende neue Ästhetik. Ihresgleichen kennzeichnet nämlich die nach der Großen Pest entstandene toskanische Kunst überhaupt. Es ist, als hätten deren Produzenten ausgerechnet die erstaunlichste Leistung ihrer Vorgänger als Irrweg betrachtet.

Daß sie dies keineswegs taten, bezeugt der Dichter Franco Sacchetti (um 1330–1400). Einer seiner Novellen (Nr. 136) zufolge gingen »gewisse Maler und andere Meister« eines Tages (zwischen 1352 und 66) von Florenz hinauf nach San Miniato al Monte »wegen einer Malerei und heiklen Arbeit, die es in der Kirche zu machen galt«. Nachdem sie mit dem Abt gespeist und gezecht hatten, warf der Maler Andrea di Cione, genannt Orcagna (um 1308–68) die Frage in den Raum, wer denn wohl nebst Giotto der größte Meister in der Malerei gewesen sei. Man nannte Cimabue, Stefano, Bernardo (Daddi), Buffalmacco, usw. Da gab Taddeo Gaddi der Diskussion eine Wende. Die Genannten hätten gewiß alle »in einer Weise gemalt, daß man meinen könnte, es sei menschenunmöglich, sowas zu machen«. »Aber«, so fügte er hinzu, »diese Kunst schwand dahin und ist von Tag zu Tag im Schwinden begriffen«. Niemand in der Runde widersprach. Offenbar war man sich einig, daß nicht die Künstlerschaft den genannten Schwund zu verantworten hatte. Dieser betraf ja schließlich auch die Kunst der Anwesenden selbst und insbesondere diejenige Taddeos und Orcagnas. Beide hatten ihren Zeitgenossen vor der Zeit der Schwarzen Pest als zu den »besten in Florenz lebenden Meistern des Malerhandwerks« gehörig gegolten. Aber der Illusionismus ihrer damaligen Malerei schwand genauso dahin, wie derjenige der Brüder Lorenzetti unter der Hand Bartolos dahingeschwunden war. Schuld daran hatte wohl ein neues Programmierungsziel.

Die Rolle der Dominikaner vor 1348

Dessen Träger waren vor allem die Dominikaner. Gewohnt, hinter Neuerungen Häresien zu wittern, scheinen sie in den malerischen Schauspielen, die seit dem ausgehenden 13. Jahrhundert die Sinne insbesondere der Besucher von Franziskanerkirchen betörten, vorab die Gefahr einer Verweltlichung des Religiösen gesehen zu haben. Zwar konnten sie anfänglich nichts dagegen ausrichten, da sich ihr Orden gerade zwischen 1285 und 1310 mit eigenen Problemen ausgelastet sah. Aber kaum war die Krise überwunden und der dominikanischen Aversion gegen die populären Minderbrüder ein Verbündeter in der Person Johannes' XXII. (1316–34) erwachsen, begann man, dem herrschenden Illusionismus eine doktrinäre, an die Tradition des 13. Jahrhunderts anknüpfende »Begriffskunst« entgegenzusetzen, aus der im Idealfall jede Andeutung eines irdischen Hier und Jetzt ausgemerzt ist.

Eines der ersten Exempel wurde in Santa Caterina zu Pisa, in Form der riesigen Kulttafel des Hl. Thomas von Aquin (1224/5–74) statuiert (Abb. oben). Wohl aus Anlaß von dessen Kanonisation (1323) entstanden, präsentiert sie den neuen Ordensheiligen als einen gottähnlich über den Kosmos herrschenden Geistesfürsten und Ketzerbesieger, der alles Licht der göttlichen, gottinspirierten und irdischen Weisheit in seinem Haupt vereinigt, um es mittels der eigenen Bücher an die universitas der christlichen Gelehrten weiterzuleiten. Mit ihrem abstrakten, von unten nach oben sukzessive verflachenden Raum und ihrer Verabsolutierung der thomasischen Gelehrsamkeit verhält sie sich zu Giottos großer Franziskus-Tafel, die damals den Hochaltar der pisanischen Franziskanerkirche zierte, wie Wasser zu Feuer. Den Dominikanern

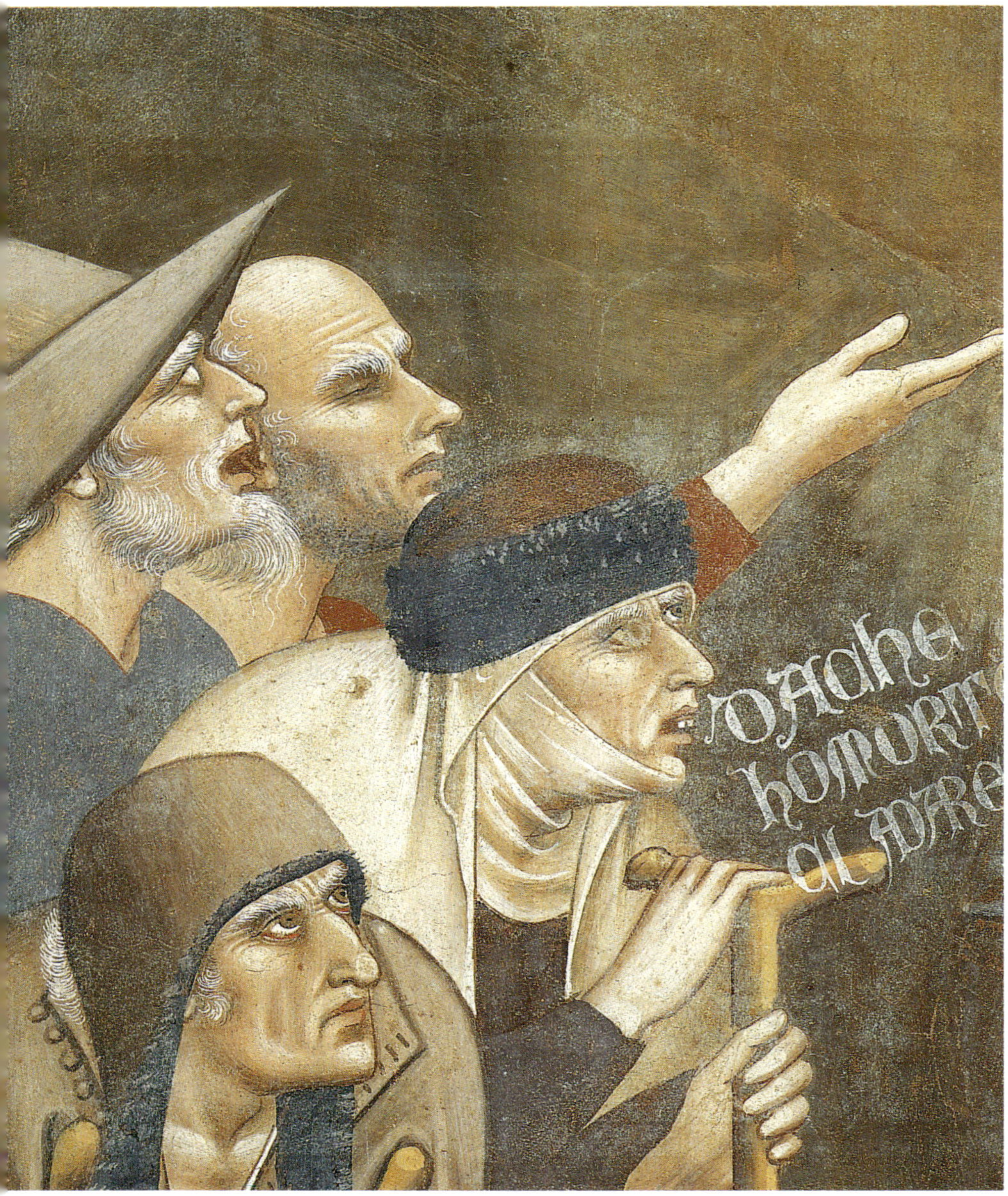

Andrea Orcagna
Triumph des Todes (Fragment), vor 1348
Fresko
Florenz, Museo dell' Opera di Santa Croce

dürfte diese Tafel als schiere Provokation erschienen sein, zeigt sie doch in ihrem Hauptbild, was bis dahin allenfalls Gegenstand einer Nebenszene war – statt das ortlos aufragende Bildnis des Stigmatisierten (vgl. Abb. S. 38 oben) die hier und jetzt stattfindende Stigmatisation selbst. Indem das Dargestellte einen von den Glaubenshütern immer wieder angefochtenen Wunderbericht zum Dogma erklärte und den Gründer des Konkurrenzordens zum schlechthin Perfekten, noch im Diesseits zur Gleichheit mit Christus Auserwählten erhob, forderte es eine bildliche Antwort förmlich heraus.

Vor der Mitte des 14. Jahrhunderts scheint es den Dominikanern eher selten gelungen zu sein, mit ihrem »Begriffsstil« auch auf künstlerische Unternehmen außerhalb ihrer Konvente Einfluß zu nehmen. Eindeutig gelang es ihnen in Pisa. Zwischen 1332 und 1336 entstand im dortigen Camposanto ein Freskenzyklus, dem in drei Kolossalbildern – *Triumph des Todes, Jüngstes Gericht* und *Thebais* – die Schrecken des Endzeitgerichts und die rechtzeitige Abkehr von Welt- und Sinnenlust zu predigen oblag. Konzipiert von einem Magister der dominikanischen Ordenshochschule, verrät dieses Meisterwerk des Florentiner Malers und Spaßvogels Bonamico di Martino, genannt Buffalmacco, seine geistige Verwandtschaft mit der *Thomas-Apotheose* von Santa Caterina (Abb. S. 75) schon durch die extensive Präsenz von Schrift. Sein erster Teil (Abb. unten) gleicht denn auch einem allegorisch-moralischen Erbauungstraktat, komponiert in Form »lebender Bilder«. Deren erstes (Abb. S. 77) vergegenwärtigt die im 13. Jahrhundert in Frankreich erdichtete Begegnung der Lebenden mit den drei Toten. Eine adlige Jagdgesellschaft scheint, plötzlich konfrontiert mit Anblick und Gestank von drei in unterschiedlichen Verwesungsstadien befindlichen Leichen, der Sinnlosigkeit ihres bisherigen, mit Jagen nach dem Nichtigen verbrachten Lebens innezuwerden. Sie hat nur die Wahl entweder des Rückzugs in eine Schlucht, die am Höllenberg endet, oder aber des beschwerlichen Aufstiegs zum Berg der Entsagung.

Der Aufstieg führt über das Höhlendach, unter dem die Verwesenden liegen. Das Dach bildet eine Wegkehre und zugleich die Kanzel, von der herab ein greiser Eremit seine Argumente wider den Stolz ausbreitet. Wer ihm folgt, den werden weder Tod noch Teufel erschüttern. Denen, die sich seiner Botschaft verschließen und im »Garten der Lüste« (rechte Freskoseite) verharren, wird keine Zeit zur Umkehr bleiben, wenn furiengleich der Tod heransaust und die von Eroten vorgegaukelte Harmonie mit der Sense zerschlägt. Denn der Garten ist

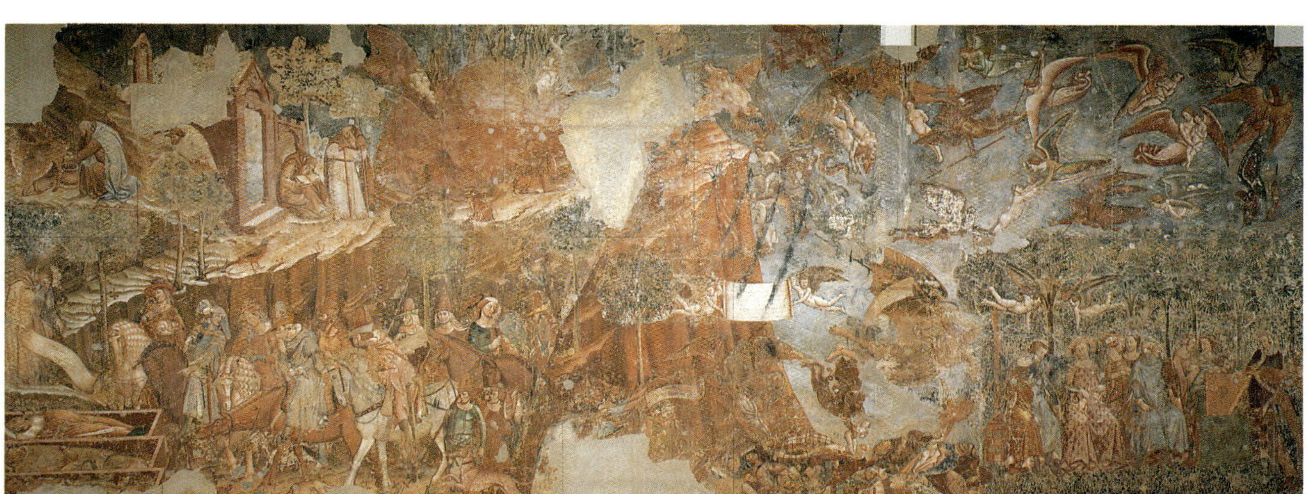

Buffalmacco (Bonamico di Martino)
Triumph des Todes, 1334/42
Fresko
Pisa, Camposanto

Buffalmacco
Detail aus: Triumph des Todes

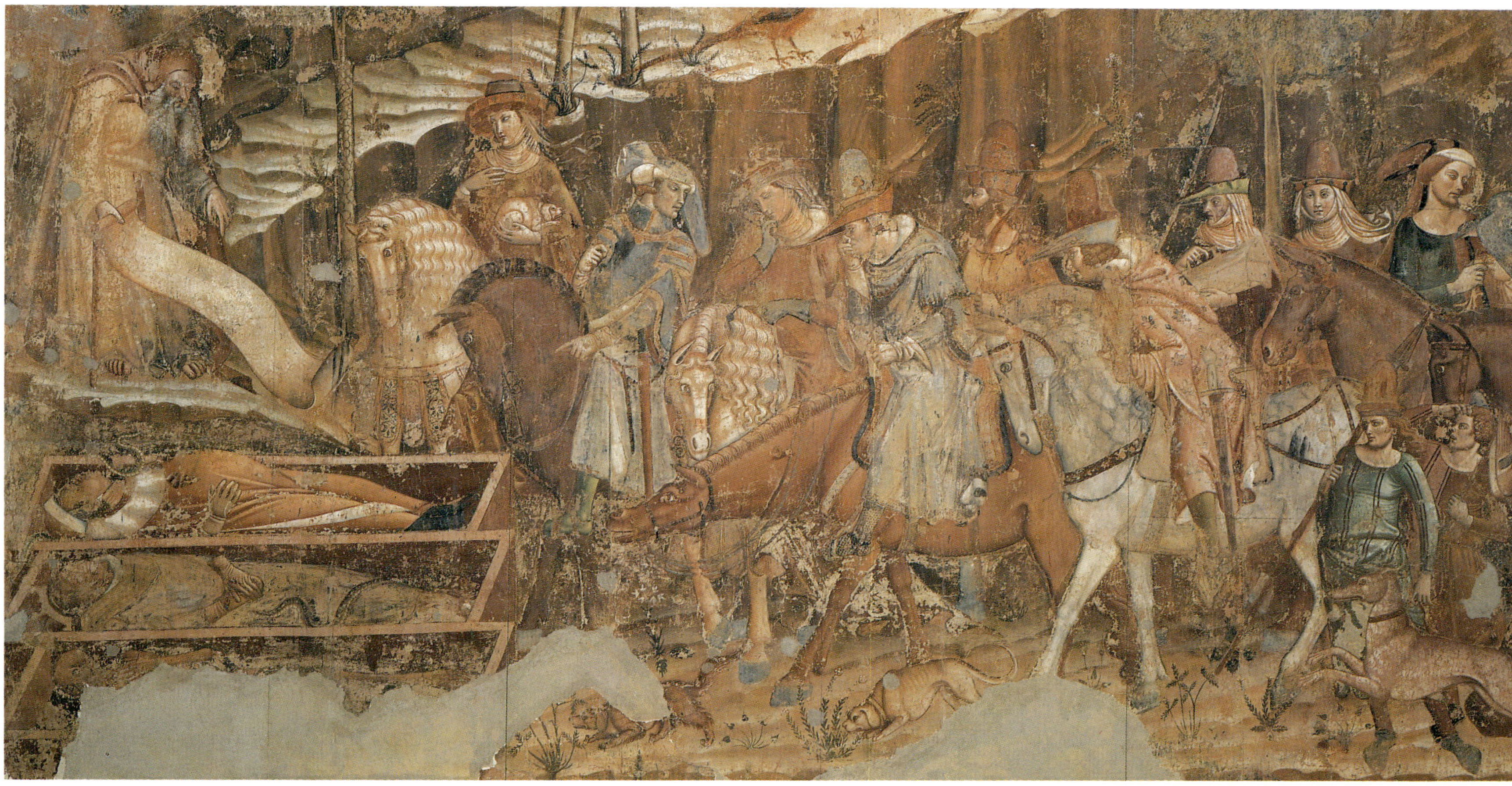

quasi eins mit einem Massengrab. Aus diesem krallen sich Teufel im Sturzflug die verfetteten Seelen, um sie in die feurigen Spalten des Höllenberges zu stopfen – nur wenigen kann die Beute von Engeln abspenstig gemacht werden. Am linken Massengrabufer, mit dem Rücken zur Jagdgesellschaft und von dieser halbwegs getrennt durch einen riegelartig vorstoßenden Felsgrat, stehen und hocken die, welche nichts zu verlieren haben, die Ausgestoßenen, die Bettler und Krüppel. Sie, denen die Welt ein Ausläufer der Hölle, das Leben ein Bitt- und Bußgang und das Sterben die Erlösung ist, bilden das kompositionelle und geistige Scharnier zwischen den beiden Bildhälften. Ihr beschwörendes Schreien nach dem Tod wird, dem Lustgarten zugewandt, zur dröhnenden Anklage, zum Schrei des Gewissens, der, ungehört verhallend, seine lebensfrohen Adressaten als die künftigen Teufelsfuhren denunziert.

Der düstere Zyklus, in dem die Hölle erstmals als Zentrale einer allgegenwärtigen teuflischen Weltmacht erscheint (direkt neben ihrem himmelragenden Felsensilo findet das Jüngste Gericht statt!), traf sosehr den Nerv der Zeit, daß selbst Franziskaner, sonst keine Liebhaber pessimistischer Schwarzweißmoral, Ähnliches bei sich zu haben begehrten. In Santa Croce in Florenz ließen sie die rechte Seitenschiffswand durch Andrea Orcagna mit einer dem pisanischen Exempel nachempfundenen Freskentrilogie bemalen. Nicht von ungefähr fiel dieser Akt der Angleichung an dominikanisches Denken just in die Mitte der vierziger Jahre, als das Amt des Inquisitors von Florenz von einem Franziskaner besetzt und die Zusammenarbeit zwischen den beiden großen Konventen ausnahmsweise recht eng war.

Mit Orcagnas Werk und seinem pisanischen Vorbild in Größe und finsterem Pathos verwandt ist der neutestamentliche Zyklus der Kollegiatskirche von San Gimignano (Abb. S. 78). Seine antiillusionistische Tendenz erhellt schon aus der Flachheit des Rahmensystem, das die 26 Bilder miteinander verschweißt. Zwar wird im *Einzug in Jerusalem* (Abb. S. 78, Mitte) die vertikale Mittelleiste des Rahmens gleich dem Zwischenpfosten eines Zwillingsfensters von der Bildwelt hinterwandert. Aber den räumlichen Effekt, den diese Hinterwanderung erzeugt, macht die Perspektivwidrigkeit der Komposition sogleich zunichte. Die Türme der Stadtmauer benehmen sich so, als hätten sie die obere Bildrahmenleiste zu stützen. Christi Reiseziel erscheint wie ein aus Raum und Zeit herausgehobenes »Ding an sich«, Christus selbst wie ein geisterhaft darauf zuschwebendes Reiterdenkmal.

Den Sinn dieser Reduktion des Bildraums auf ein raumhaltiges Zeichensystem offenbart die Szene des *Judas-Verrats* (Abb. S. 78, Bildkompartiment links unten). Ihr Kastengehäuse dient nur nebenbei der

Barna da Siena
Ausschnitt aus dem neutestamentlichen Freskenzyklus
(Verkündigung, Einzug in Jerusalem, Verrat des Judas, Abendmahl), um 1340
Höhe (ohne Sockelzone): 8 m
San Gimignano, Collegiata, rechtes Seitenschiff

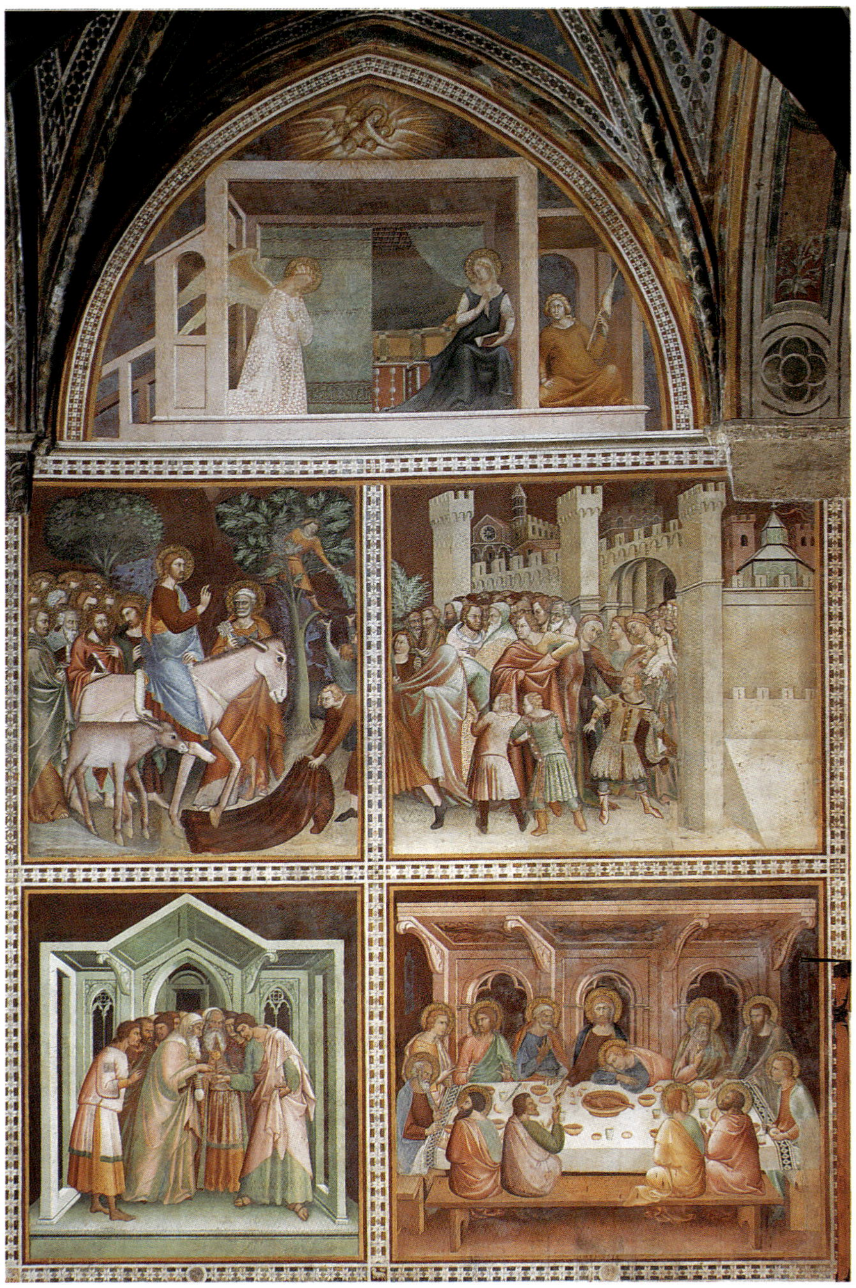

Kennzeichnung des historischen Orts. In erster Linie kommentiert es das Tun der flüsternd ihre Köpfe zusammensteckenden Gang. In die abstrakte Leere des Bildgrunds gesetzt, verleiht es der Auszählung der Silberlinge an den Verräter die Bedeutung einer der Welt verborgenen Konspiration. Seine Assoziierbarkeit mit einem Kirchenvorbau, hinter dessen satteldachbedecktem Mittelstück ein offenes Portal erscheint, läßt diese Konspiration zugleich als einen Akt erscheinen, der, wenn schon nicht von der Welt, so doch von dem unsichtbaren Einen, Hintergründigen gesehen wird. Die vielfach betonte architektonische Symmetrieachse schließlich, die als das Maß der menschlichen Befindlichkeit fungiert, entlarvt den so auffällig aus der Mitte gerückten Auszählungsvorgang als eine absolut »linke«, die prästabilierte Harmonie störende und deshalb mit allen Anzeichen schlechten Gewissens vollzogene Handlung.

Von hier aus gesehen ist es logisch, daß das Gehäuse in der benachbarten Abendmahls-Szene – im Unterschied auch zu seinem Vorbild in Duccios Domretabel (Abb. S. 64) – keine Seitenwände besitzt. Der ganzen »Welt« geöffnet, weist es die unter seinem Dach stattfindende Handlung als das, was sich sehen lassen kann, aus. Am Maßstab seiner Symmetrie läßt sich die Vollkommenheit der in der Tischgemeinde waltenden Ordnung und damit die Reinheit des Zusammenkunftzweckes ablesen, am doppelten Dreiklang von Fenstern und Deckenkompartimenten die Göttlichkeit der von Christus vollzogenen Tat. Hier wie dort und in allen übrigen Bildern des Zyklus erweist sich die irrationale Bildraumstruktur als Mittel zur moralischen Qualifikation des Geschehens.

Florenz und die Herrschaft der dominikanischen Ästhetik

Die schlimmen vierziger Jahre brachten auch in den Machtverhältnissen des Mönchtums eine Wende. Während der Franziskanerorden stagnierte und im gesellschaftlichen Ansehen sank, ging der Dominikanerorden materiell wie moralisch gestärkt aus der Drangsal hervor. Unter seinem Generaloberen Jean de Moulins (1349–50) und dessen Nachfolgern zu straffer Disziplin gebracht, sah er die Stunde gekommen, der Gesellschaft zusammen mit seiner dogmatischen Weltsicht auch seine Auffassung von Wesen und Aufgabe sakraler Kunst aufzuprägen. Die erste Gelegenheit dazu verschaffte ihm in Florenz wahrscheinlich die Bruderschaft von Orsanmichele.

Sie war 1291 gegründet worden zur besonderen Verehrung jenes wundertätigen Marienbilds, das einen der Pfeiler der Getreidemarktloggia zierte. Nachdem das Marienbild 1304 einem Brand zum Opfer gefallen war, hatte die Compagnia ein neues, nach dem Vorbild von Giottos Ognissanti-Madonna (Abb. S. 63) gemaltes Bild aufgestellt und diesem zu Ehren auch schon einen Tabernakel errichtet. Vier Jahrzehnte später – die Kommune hatte in der Zwischenzeit (1336) mit dem Bau einer größeren, der heutigen Markthalle begonnen – besann sie sich indes wieder auf das verbrannte Urbild. Aufgrund von Kopien ließ sie dieses 1346 durch Bernardo Daddi († 1348) »rekonstruieren« und das moderne Bild durch die »Rekonstruktion« des alten ersetzen (Abb. S. 80). Unmittelbar nach der Großen Pest zweigte die Bruderschaft von den 350.000 Goldflorin, die ihr von dahingerafften Mitgliedern vermacht worden waren, 86.000 für ein neues Tabernakel ab. Den Auftrag, dieses auszuführen, erhielt Andrea Orcagna, der Maler.

Er konzipierte es wie ein doppelseitiges Retabel (Abb. S. 80–81). Daß das Ganze ein überkuppeltes Gehäuse auf quadratischem Grundriß ist, wird erst beim Umschreiten erkennbar. Selbst die achteckigen Pfeiler wurden – mittels eines raffinierten Systems aus Vorlagen, farbiger Inkrustation und Vergoldung – ins Flächige verfremdet. Zur optischen Entkörperlichung des Kolosses trägt nicht zuletzt die 1366 hinzugefügte, 162,5 Zentimeter hohe marmorne Einfriedung bei, hinter deren bronzevergitterten Öffnungen sich undeutlich der Unterbau

Andrea Pisano
»Die Malerei« (oben)
»Die Bildhauerei« (unten), um 1340
Marmorrelief vom Campanile, 83 x 69 cm
Florenz, Museo dell' Opera del Duomo

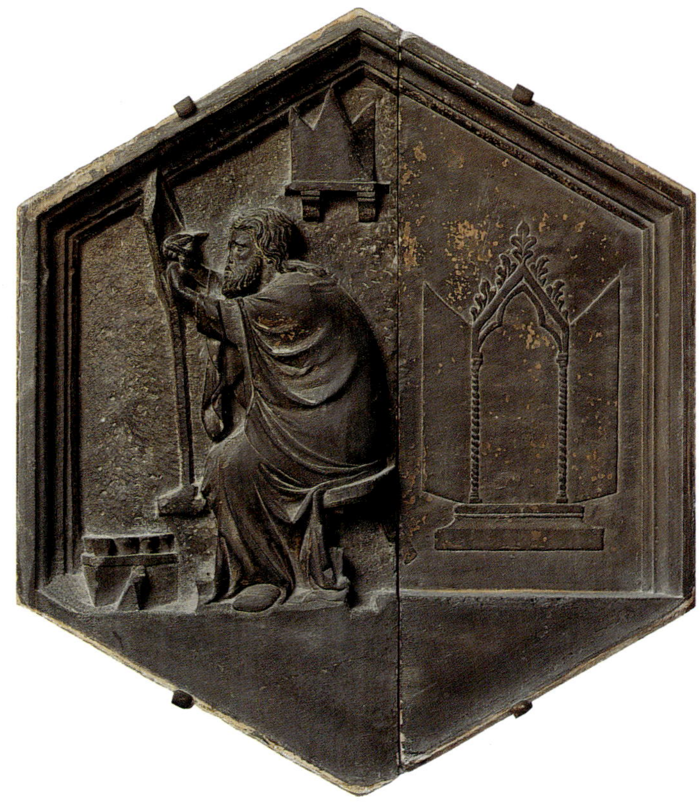

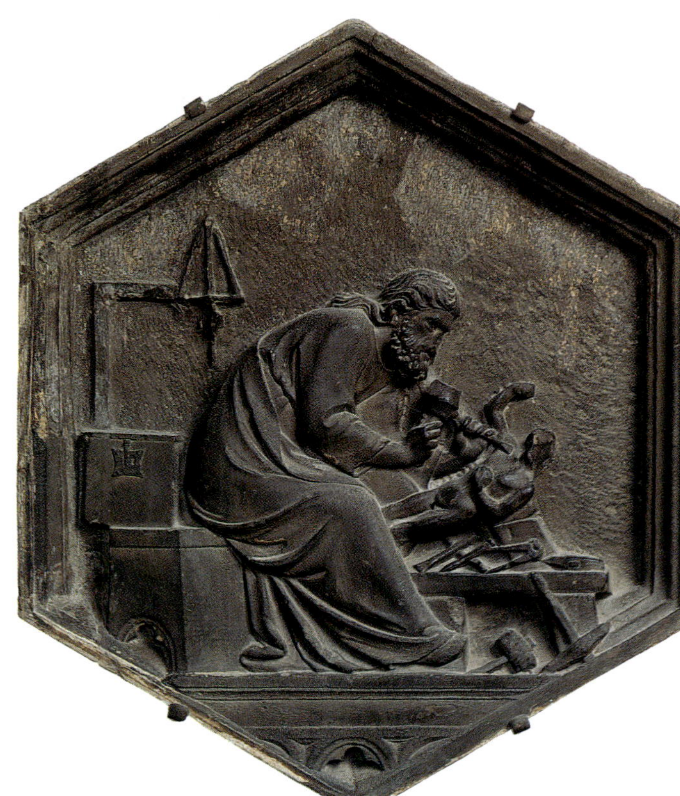

abzeichnet. Sie grenzte das Tabernakel aus dem Profanbereich der Loggia (deren zur Straße hin offene Arkaden erst ab ca. 1367 zugemauert wurden) aus und ließ es denen, die sich an Sonn- und Feiertagen seiner von Kerzen beleuchteten Hauptfront näherten, wie eine Fata Morgana erscheinen – ein aus Gold und Edelsteinen gewirktes, märchenhaft glitzerndes Kirchenportal, das, geheimnisvoll dem verborgenen Grund entsteigend, sich geradewegs in die goldene Fläche des von Daddi gemalten Jenseitsraums öffnet.

Im Unterschied zur Hauptfront des Tabernakels ist die Rückfront verschlossen, das Tor vermauert durch ein Relief, das sich zu ihm wie eine gigantische Gemme zu ihrer Goldschmiedefassung verhält (Abb. S. 81). Das Relief verbildlicht unten den *Tod* und darüber die *Himmelfahrt der Maria* – zwei Episoden, die bis dahin zwar immer aufeinander bezogen, aber jeweils in getrennten Bildern dargestellt wurden. Es weist eine ähnliche Abtreppung von zwei unbestimmbar flachen Kastenräumen auf wie der irdische Sphärenbereich im Pisaner Thomas-Retabel (Abb. S. 75). Das Marientod-Schauspiel findet quasi im Querschnitt einer Erdgrube statt, deren Bodenstück und deren sich über den Köpfen der Trauergemeinde zum Höhlendach vorwölbende Wandung seitlich an die gewundenen Säulen anstoßen. Dagegen scheint sich die *Himmelfahrt* vor einer farbig gemusterten Fliesenwand abzuspielen, die, der Erdgrube gegenüber zurückgesetzt, vom Bogenfries der Arkade wie von den Fransen eines Vorhangs überlappt wird. Der Kontrast zwischen unterer und oberer Sphäre ist enorm und scheint so etwas wie den Gegensatz zwischen der Enge des »irdischen Jammertals« und der Unermeßlichkeit des Paradieses zum Ausdruck zu bringen. Daß mit der oberen Sphäre tatsächlich jener seit Adam und Evas Vertreibung verlassene »Garten« gemeint ist, den die mittelalterlichen Kosmographen in der östlichsten und höchstgelegenen Region der Erde ansiedelten, geht aus der Befindlichkeit und dem Verhalten des Hl. Thomas hervor. Dieser »Augenzeuge« der leiblichen Aufnahme Mariae in den Himmel kniet in der Luft – Zeichen dafür, daß er den blühenden Ort über dem Jammertal nicht leibhaftig betrat, sondern dorthin im Geist entrückt worden ist. Von der »neuen Eva« nimmt er denn auch ein Nichts entgegen, das als deren Gürtel allein das »geistige Auge« des Glaubens erkennt.

Diese Vergeistigung der legendären Gürtelspende überrascht umso mehr, als die Kommune von Florenz seit 1350 den Schlüssel zu dem in Prato befindlichen Reliquiar des »echten« Madonnengürtels verwahrte und die Gürtel-Odyssee den Inhalt einer der Hymnen ausmachte, welche die Bruderschaft zu Ehren ihres Kultbildes sang. Noch überraschender aber ist die Himmelfahrt selbst. Da der mandorlaförmige, von acht Engelsarmen festgehaltene Behälter direkt an den Bogenkranzscheitel des Reliefrahmens stößt, erweckt sie den Eindruck, vorzeitig zum Stillstand gekommen zu sein. Daß dieser Effekt seinen guten Sinn hat, beweist das rot und golden schimmernde Kassettenmuster des voluminösen Behälters. Seine zentralperspektivische Anlage evoziert einen Tiefensog von geradezu magischer Kraft, der sich auf die Gestalt der Madonna ebenso wie auf ihr schweres Sitzmöbel aus-

Andrea Oreagna
Tabernakel (mit Madonnabild von Bernardo Daddi), 1352–66
Marmor, Mosaik, Gold, Lapislazuli
Florenz, Orsanmichele

ABBILDUNGEN UNTEN:
Andrea Oreagna
Tabernakeldetails: Szenen aus dem Marienleben

ABBILDUNG GEGENÜBER:
Andrea Oreagna
Tod und Himmelfahrt Mariens, 1359
Marmorrelief
Florenz, Orsanmichele

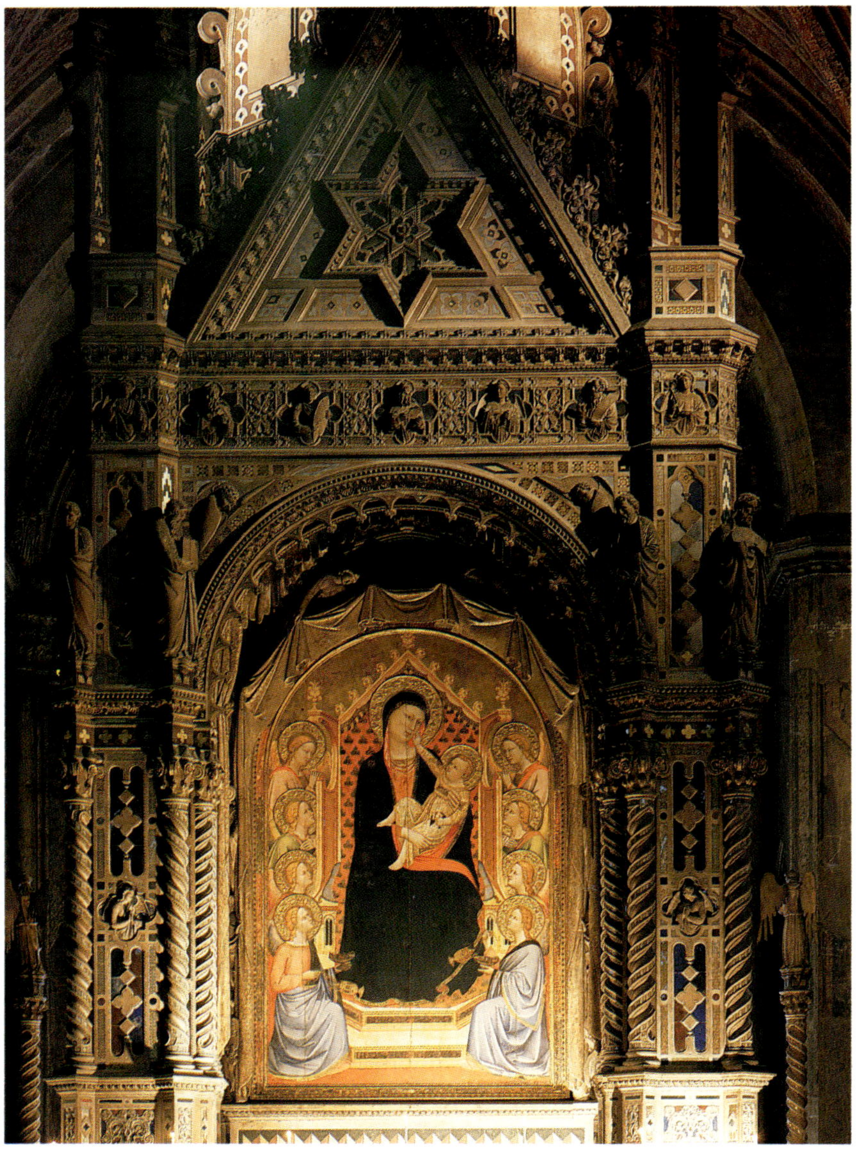

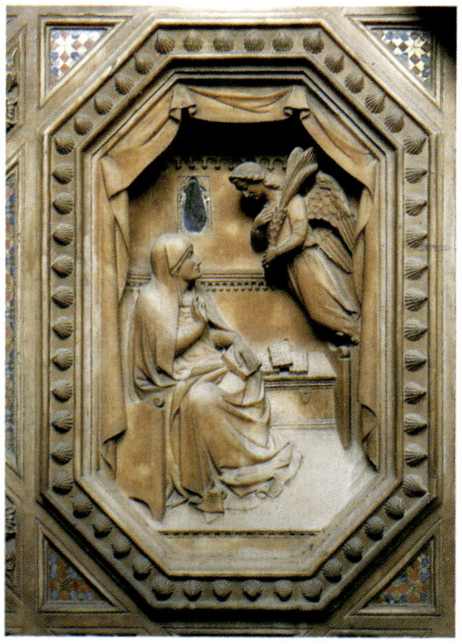

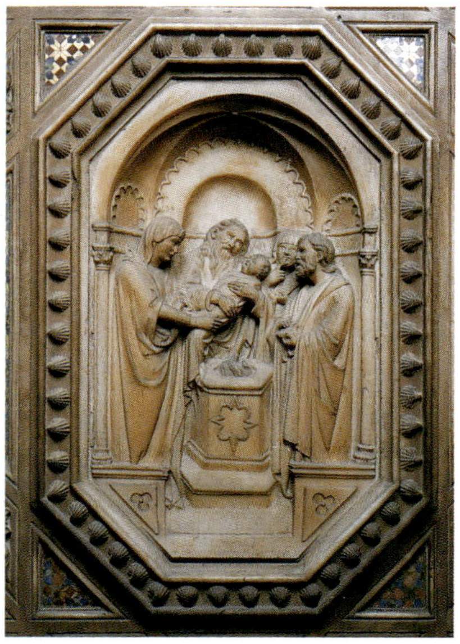

zuwirken und beides einwärts zu ziehen scheint. Das einzigartige Mandorlagebilde erweist sich damit als Symbol des nirgendwo lokalisierbaren »Orts«, an dem das Entschwinden Mariens vom Diesseits ins Jenseits geschah. Es ist sozusagen die Sakralform einer jener magischen Türen, die – wie die Florentiner u.a. aus französischen Ritterromanen (ihrer neuerlichen Lieblingslektüre) erfuhren – allein für die Besitzerinnen und Besitzer übernatürlicher Kräfte sichtbar und durchlässig waren.

Das Riesenrelief verhält sich zu den illusionistischen »Assuntabildern« der ersten Trecentohälfte, in denen Maria in einem dem irdischen analogen, dreidimensionalen Raum entschwebt und dabei ihren Ledergürtel dem Hl. Thomas aushändigt, wie ein plakatives Korrektiv. Es paßt damit ganz in den Rahmen eines Programms, das durch die Tendenz gekennzeichnet ist, aus dem Tabernakel ein Manifest der Rechtgläubigkeit zu machen, und eben damit auch seine dominikanische Herkunft verrät. Diese Tendenz kommt vor allem darin zum Ausdruck, daß auf die vier Eckpfeiler des Gehäuses die Statuetten der zwölf Apostel verteilt und ihre aufgeschlagenen Bücher bzw. Schriftrollen mit Versen beinschriftet sind, die zusammen das lateinische Credo ergeben (den Anfangsvers – CREDO IN UNUM DEUM – präsentiert Petrus); daß die den Eckpfeilern der Schranke aufgesetzten Leuchterengel-Säulen von je vier »guelfischen« Löwen bewacht werden; und daß auf dem Wimperg der Hauptfront der mit gezücktem Schwert bewaffnete Erzengel Michael, der Wächter der Kirche, erscheint. Aber auch die Reliefs der Sockelzone, die allein durch das Schrankengitter hindurch und nur in gebückter oder kniefälliger Haltung einsehbar sind, wurden als orthodoxe Lehrstücke konzipiert. Sie formieren sich zu einem ringsum laufenden »Rosenkranz«, bestehend aus 8 Hauptgliedern mit Szenen aus dem Marienleben (Abbn. links unten) und 23 kleineren, miteinander verketteten Zwischengliedern, von denen 8 mit Propheten und 15 mit Tugendallegorien besetzt sind. Die letzteren folgen dem Klassifikationsschema in Thomas von Aquins »Summa theologica«. Ihre ungewöhnliche Zahl entspricht den 15 Vaterunsern, 15 x 10 Ave Marias und 15 Ehre sei dem Vater, aus denen sich der Gebetskomplex des Rosenkranzes zusammensetzt. Dessen Einführung schrieben die Dominikaner bekanntlich ihrem Ordensgründer zu.

Kaum war Orcagnas Tabernakel durch die Errichtung der Schranke komplett und die Getreidemarkthalle offiziell zur Kirche umgewandelt (1366), schuf sich der Konvent von Santa Maria Novella sein eigenes Denkmal – das selbstherrlichste, das zur Glorifizierung eines Mönchsordens bis dahin geschaffen worden war. Die Mittel dazu hatten einmal mehr Laienängste um das Seelenheil locker gemacht. Buonamico di Lapo Guidalotti († 1355), der Kaufmann, der dem Herzog von Athen während dessen Diktatur als Schatzmeister gedient hatte, war durch die Pest, die ihm die Gemahlin raubte, so sehr von Gottesfurcht gepackt, daß er den Dominikanern ein neues, auch als Tagungsraum für Konzile und Inquisitionstribunale geeignetes Kapitelhaus errichten ließ und außerdem 417 Goldflorin für dessen Ausmalung vermachte.

In Anbetracht von Größe und Form der zu bemalenden Flächen

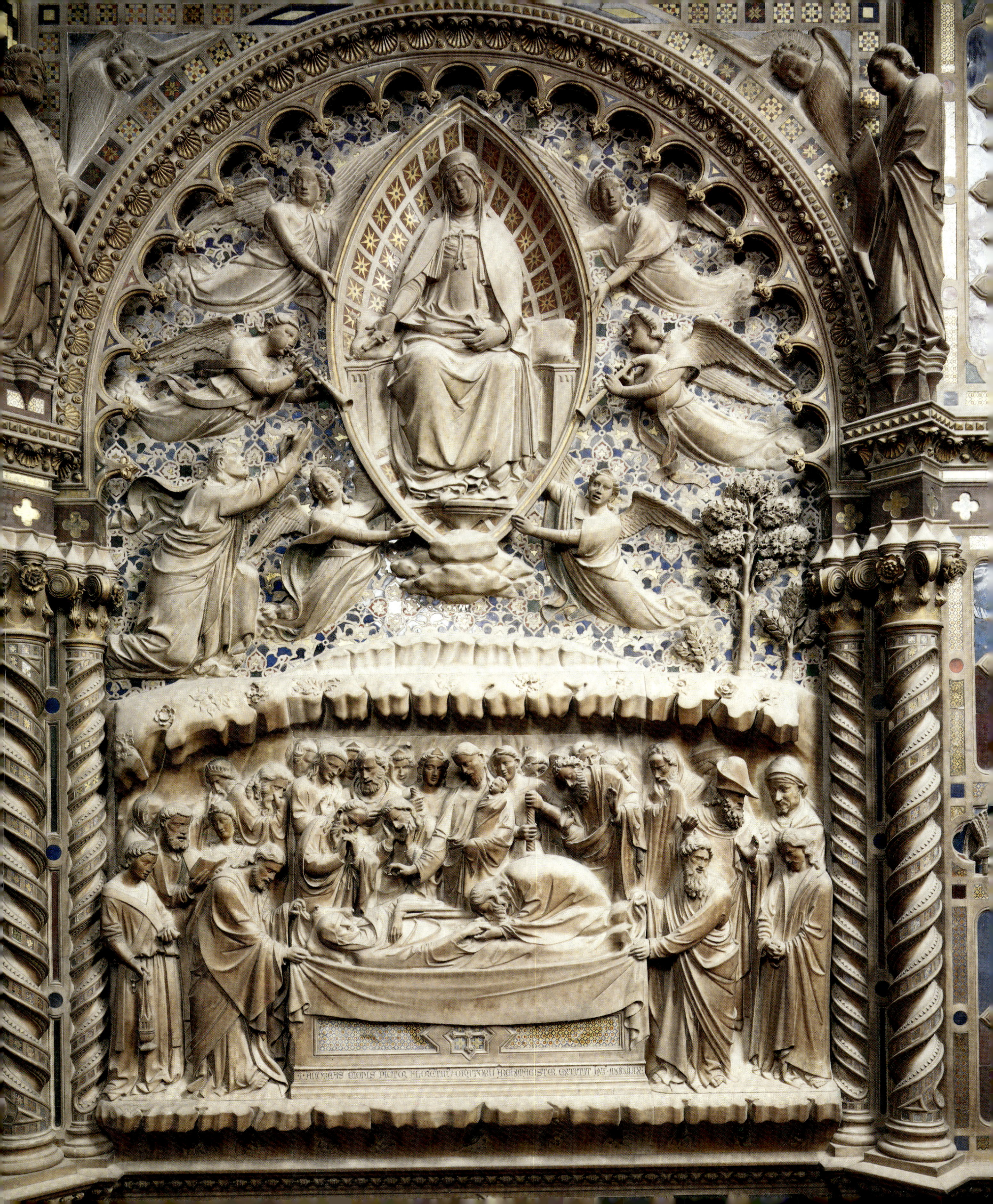
ANDREAS CIONIS PICTOR FLORETIN' ORATORII ARCHIMAGISTER EXTITIT HU' MCCCLIX

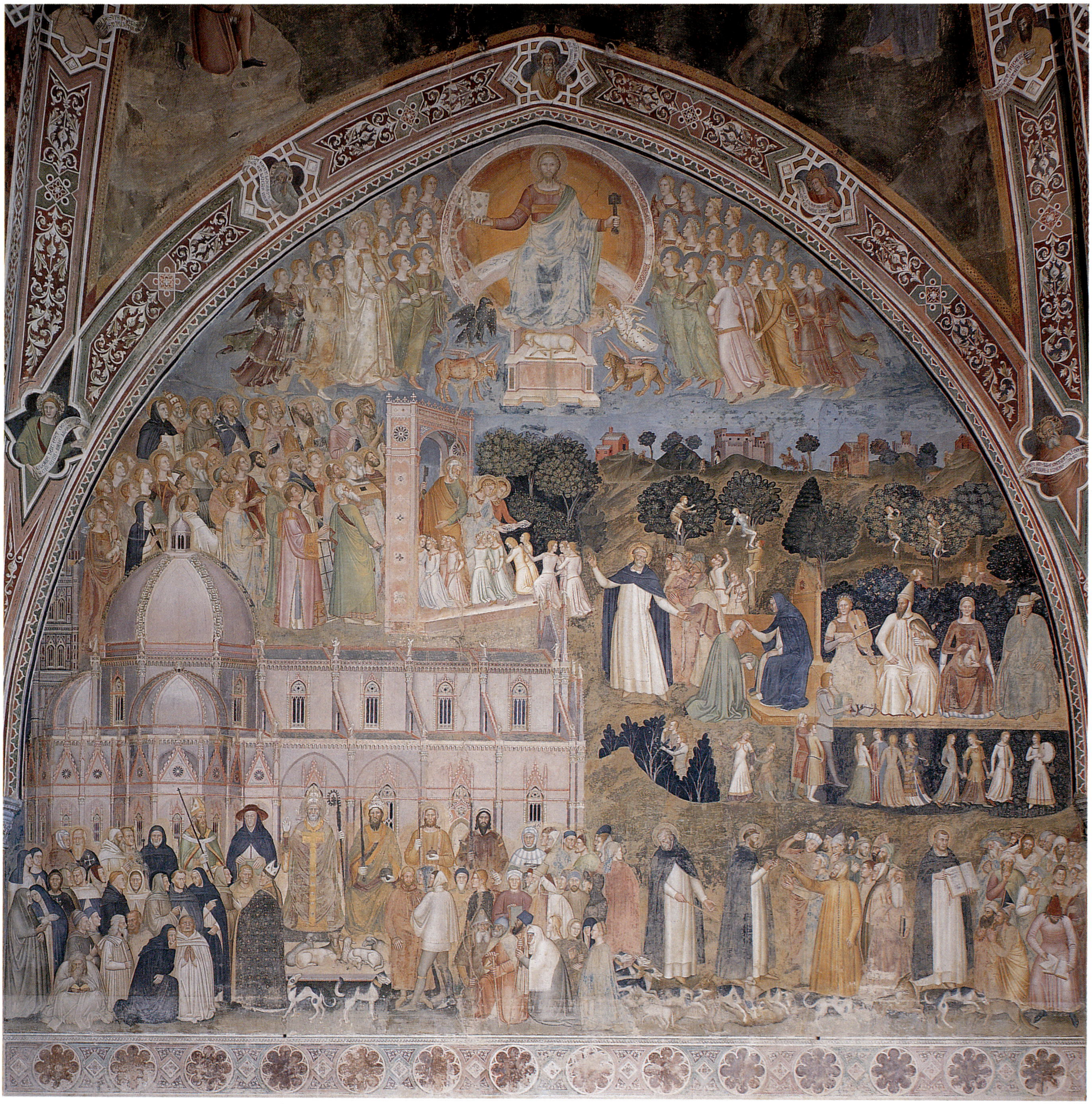

Andrea Bonaiuti (Andrea da Firenze)
Der Weg zum Seelenheil, um 1365–67
Fresko
Florenz, Santa Maria Novella, Spanische Kapelle

Andrea Bonaiuti (Andrea da Firenze)
Christliche Weisheit im Geiste des Hl. Thomas von Aquin, um 1365–67
Fresko
Florenz, Santa Maria Novella, Spanische Kapelle

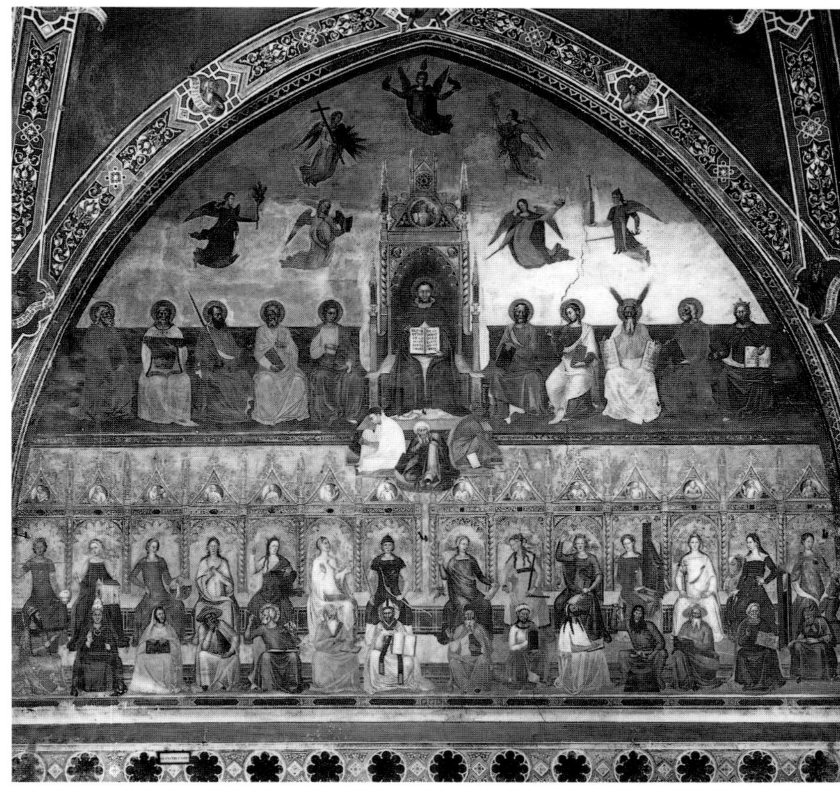

stellte die Konzeption der Fresken eine der heikelsten Programmierungsaufgaben des Jahrhunderts dar. Begonnen wahrscheinlich von Guidalottis Freund und Testamentsvollstrecker Fra Jacopo Passavanti († 1357), scheint sie die Gelehrten des Konvents ein volles Jahrzehnt beansprucht zu haben. Erst 1365 war das Konzept ausführungsreif. Am 30. Dezember jenes Jahres schloß der Prior von Santa Maria Novella mit dem in der Nähe wohnenden Maler Andrea Bonaiuti († 1378?) einen Kontrakt, der diesen verpflichtete, Kreuzrippengewölbe und Wände des annähernd quadratischen Riesensaals innerhalb von zwei Jahren mit der gewünschten Malerei zu verkleiden.

Deren wichtigste Aufgabe war, den Dominikanerorden im allgemeinen und die Heiligen Thomas von Aquin und Petrus Martyr im besondern als die von der Vorsehung erwählten Vollender des Erlösungswerks Christi vor Augen zu stellen. Ihrer expliziten Erfüllung dient das Fresko, das die rechte (östliche) Saalwand besetzt (Abb. S. 82). Überfangen vom Gewölbekappenbild der *Navicella,* dem Gleichnis der allen Stürmen trotzenden Obrigkeitskirche, thematisiert es die im Namen des Papstes und im Hinblick auf die Rettung der Seelen erfolgende Ketzerbekämpfung und Indoktrination. Deren Organe sind als die nächst dem Papst wichtigsten Erdbewohner qualifiziert. In dem vor der Längsfront der großen Kuppelkirche (Sinnbild der Ecclesia universalis) postierten »Gruppenporträt«, das die von der geistlichen und weltlichen Obrigkeit präsidierte Gemeinschaft der Gläubigen vertritt, ist die zweithöchste Person ein Kardinal im Dominikanerhabit. Er sitzt auf gleichem Niveau wie der Kaiser, aber zur Rechten des erhöht sitzenden Papstes. Durch sein Buch als Hüter der offiziellen Lehre ausgewiesen, verkörpert er die von seinem Orden beanspruchte Macht. Welcher Art diese ist, veranschaulichen die zur untersten Bildzeile gehörigen schwarzweißgefleckten Rüden, die »domini canes« (Hunde des Herrn). Zwei von ihnen bewachen ein zu Füßen von Papst und Kaiser gelagertes Schafsquartett, das Sinnbild der Gesamtheit der auf der Welt zu hütenden Christen. Zum Zeichen, daß ihnen Gefahren jedweder Herkunft zu erwittern obliegt, ist der eine Rüde der klerikalen, der andere der Laienhälfte der Gläubigengemeinschaft zugedreht. Das zwischen den Laiengruppen hervorbrechende und, angefeuert vom Hl. Dominikus, nach rechts rennende Rudel zeigt die inquisitorische Aufgabe des Ordens im Vollzug – das Wiedereinfangen abgedrifteter Schafe und das Jagen und Zerfleischen der Wölfe. Daß dieses blutige Tun als bloße Metapher für dominikanische Überzeugungsarbeit verstanden sein will, lehren die beiden Menschengruppen, die hinter dem agressiven Jagdrudel aufgebaut sind. Die eine besteht aus zwölf falschen Aposteln, denen der Hl. Inquisitor Petrus Martyr die Beweisgründe für die Verfehltheit ihrer Lehren an seinen fünf Fingern abzählt. Die andere, unbestimmbar große, wird vom Hl. Thomas von Aquin beeindruckt durch das, was schwarz auf weiß in dessen »Summa contra gentiles« steht.

Das Fresko ist nach der gleichen parataktischen Methode komponiert wie das 60 Jahre frühere *Jüngste Gericht* der Arenakapelle (Abb. S. 59) oder der in den 30er Jahren gemalte *Triumph des Todes* in Pisa (Abb. S. 76). Verteilung und Dimensionierung der einzelnen Chiffren erfolgten unabhängig von einer übergreifenden Bildraumvorstellung, allein nach Maßgabe ihres Stellenwerts innerhalb des hierarchisch strukturierten Denksystems. Aus der Kombination von Kuppelkirche und christlichem »Gesellschaftsporträt« resultiert zwar ein beachtlicher Tiefeneffekt. Aber er teilt sich der Umgebung genausowenig mit, wie die raumsuggestive Schrägstellung der Paradiespforte die räumlichen Verhältnisse im Paradies selber beeinflußt. Daß dessen Bewohner von der Kuppel teilweise überschnitten werden, muß denn auch angesichts der zwischen ihnen und dem Kirchengebäude bestehenden Distanzlosigkeit als die bloße Visualisierung jener theologischen Metapher aufgefaßt werden, derzufolge sich »hinter« der hiesigen Ecclesia das Paradies der Seligen verbirgt. Überhaupt scheinen die Wechsel von Vorder- und Hintergründigem nur Sinn zu machen, wenn man sie, wie das je Obere und Untere, metaphorisch versteht – als Ausdruck der Beziehung zwischen Gegenwärtigem und Künftigem oder zwischen dem anzustrebenden Dauerhaften (dem Paradies) und dem Vergänglichen, von dem man sich abwenden soll (der »Welt« mit ihrer Gier nach irdischen Früchten und ihrem ruhelosen Hin und Her). Sie anders zu verstehen, hindern schon die figürlichen Größenrelationen. Die Paradiesbewohner haben die gleiche Länge wie die stehenden Figuren in dem tief unter ihnen befindlichen »Gesellschaftsporträt«. Sie sind lediglich kleiner im Verhältnis zur sitzenden Tribünenprominenz. Deren absolute Größe ergab bezeichnenderweise den Exklusivmaßstab für die Dimensionierung Petri sowie der vier heiligen Dominikaner, die als Hundetreiber, Ketzerbekämpfer, Heidenbekehrer oder Wegbereiter in die Seligkeit agieren. Giganten im Vergleich zu den Tänzerinnen im »Keller« der Lustparktribüne und den Seelchen, die Petrus das Himmelstor passieren läßt, werden diese Ordenshelden an Wuchs nur noch von dem apokalyptischen Christus-Gott und dessen Mutter übertroffen, die, als vereinzelte Riesin in den Engelshofstaat integriert, genau die Höhe der Himmelstoröffnung besitzt.

Zu dem Machtanspruch, der aus diesem Fresko hallt, verhält sich das gegenüberstehende, westliche Wandbild (Abb. S. 83) wie eine logische Begründung. Überdacht vom Gewölbekappenbild der *Ausgießung des Hl. Geistes,* versinnlicht es die umfassende Natur der im Hl. Thomas von Aquin verkörperten dominikanischen Weisheit. Seine Hauptchiffren sind zwei übereindergestockte Sitzfigurenspaliere. Das untere, doppelstufige stellt das zweimal siebenfältige System der theologischen und der profanen Wissenschaften dar, personifiziert durch eine »Chorgestühl«-Besatzung aus adligen Damen, zu deren Füßen je ein berühmter »Spezialist« sitzend das Einschlägige tut. Das obere Spalier besteht aus zweimal fünf vor den Himmel der Sieben Tugenden (oder Gaben des Hl. Geistes) gesetzten, vom Hl. Thomas präsidierten Empfängern göttlicher Inspiration (Hiob, David, Paulus, Markus, Johannes Evangelista, Matthäus, Lukas, Moses, Isaias, Salomo).

Aufgrund ihrer schemenhaften Perspektive erzeugen »Chorgestühl« und »Regierungsbank« zusammen den Eindruck eines flachgetreppten Raumkastens ähnlich demjenigen des Pisaner Thomas-Retabels (Abb. S. 75). Allerdings fällt die Treppung ästhetisch kaum ins Gewicht. Sie wird im Gegenteil negiert einerseits durch die progressive Steigerung der Figurengrößen von unten nach oben und andererseits dadurch, daß die »Regierungsbank«, statt von den Fialen und Wimpergen des »Chorgestühls« überschnitten zu werden, frei über diesen schwebt. Die hoch über den Personifikationen der Wissenschaften thronenden biblischen Gestalten und ihr Vorsitzender können infolgedessen ebensogut als vorder- wie als hintergründig empfunden werden. Sie besitzen gewissermaßen die göttliche Eigenschaft, ortlos allgegenwärtig zu sein.

Aus dem Rahmen des irrealen Flächenraums fällt allein die Thronarchitektur der Hauptfigur heraus. Kraft ihrer frontalperspektivischen Sitz- und Wangenverkürzung wirkt sie in ihrem abstrakten Kontext wie ein in gedankliche Sphären versetztes Stück tastbarer Realität – eine buchstäbliche Verkörperung der unkörperlichen Wissenschaftsthrone. Der dem eigentlichen Thron vorgelagerte Podest aber, auf dem, winzig im Vergleich zu ihrem Besieger, die Häretiker Sabellius, Averroes und Arius hocken, scheint die vorderste Bildebene des Freskos zu durchstoßen und mitsamt seiner häretischen Fracht in den Kapitelsaal hineinzukragen. Der scheinbare Vorstoß in den Realraum macht evident, daß Ketzer aus der geistigen Gemeinschaft sowohl der Heiligen als auch der Wissenschaften exkommuniziert sind, und daß ihr denkerisches Tun, da von den Sieben Gaben des Hl. Geistes ausgeschlossen und rein diesseitsbezogen, dem Sitzen vor einem Abgrund gleicht.

Die Kapitulation der franziskanischen Ästhetik

Um 1366, als in Florenz die Freskierung des neuen Kapitelsaals der Dominikaner begann, ging bei den Franziskanern ein vergleichsweise bescheidener Freskenzyklus seiner Vollendung entgegen. Gestiftet von einem Lapo di Lizio Guidalotti († um 1350), entstand er just in der mitgestifteten Kapelle jener Sakristei, deren gigantische Größe den Mönchen von Santa Maria Novella möglicherweise den Wunsch nach einem noch gigantischeren Kapitelsaal eingeflößt hatte. Mit seiner Ausführung war seit ca. 1360 der kurz zuvor in Florenz ansäßig gewordene Lombarde Giovanni da Milano befaßt. Er lieferte ein Werk, das ungewollt die geistige Stagnation, die das damalige Wirken des Ordens in der Toskana bestimmte, widerspiegelt.

Gemalt wurden an den Seitenwänden je fünf Szenen aus dem Marien- und dem Magdalenenleben (Abb. S. 85). Es sind gutenteils Neuredaktionen von Szenen der Baroncelli- (Abb. S. 72) bzw. der assisischen Magdalenen-Kapelle (Abb. S. 69). Zu den Baroncelli-Zitaten gehören auch die Hauptelemente des scheinarchitektonischen Rahmensystems. Da sie um der Symmetrie willen auf beide Wände übertragen werden mußten, war ihre Metaphorik nicht mehr gefragt. Die glatten und die gedrehten Scheinsäulen verkamen zu dekorativen Scharnieren. Was sie unterfangen, sind nicht mehr Gebälke, sondern horizontale Rahmenleisten, die mit den vertikalen verschweißt sind und mit diesen einen einheitlich verzierten Flachrahmen ergeben.

Während die Dominikaner bestrebt waren, die bildende Kunst zu intellektualisieren und zum Sprachrohr ihrer dogmatischen Weltsicht zu machen, zog man sich in Santa Croce auf die Position des Erzählens zurück. Die paradoxen Gebäudeperspektiven, die dem *Tempelgang* und der *Vermählung Mariae* in der Baroncelli-Kapelle einen so tiefen Doppelsinn verleihen (vgl. oben S. 72 f.), wurden berichtigt. Die dreischiffige und dreijochige Basilika in den dortigen Szenen von *Joachims Vertreibung* und *Mariae Tempelgang* wurde um ein Joch verlängert bzw. durch eine fünfschiffige frontale Halle ersetzt, so daß an die Stelle der Vierzahl in ihrem Stützensystem unverfängliche Zahlenverhältnisse traten. Daß die entsprechende Verengung des Inhalts gewünscht war, ist kaum anzunehmen. Sie ergab sich vermutlich von selbst, indem Künstler und franziskanische Theologen nicht mehr kooperierten. Der Programmierer, Bruder Kustos Ludovico di Giovanni, scheint seine Anweisungen auf das Nötigste – die Festlegung der Bildthemen, das szenische Personal und die allgemeinen Gestaltungsrichtlinien – beschränkt zu haben. Da der Maler damit Gelegenheit erhielt, im einzelnen den eigenen Intentionen zu folgen und insbesondere seine Virtuosität in der perspektivischen Gebäudekonstruktion herauszustreichen, waren innere Widersprüche sozusagen miteinprogrammiert. So wird die Tiefensuggestion von Giovannis Bühnenprospekten im mittleren Register durch die Überdimensionierung der Figuren konterkariert. In

Giovanni da Milano
Szenen aus dem Marienleben, 1365
Fresko
Florenz, Santa Croce, Rinuccini-Kapelle

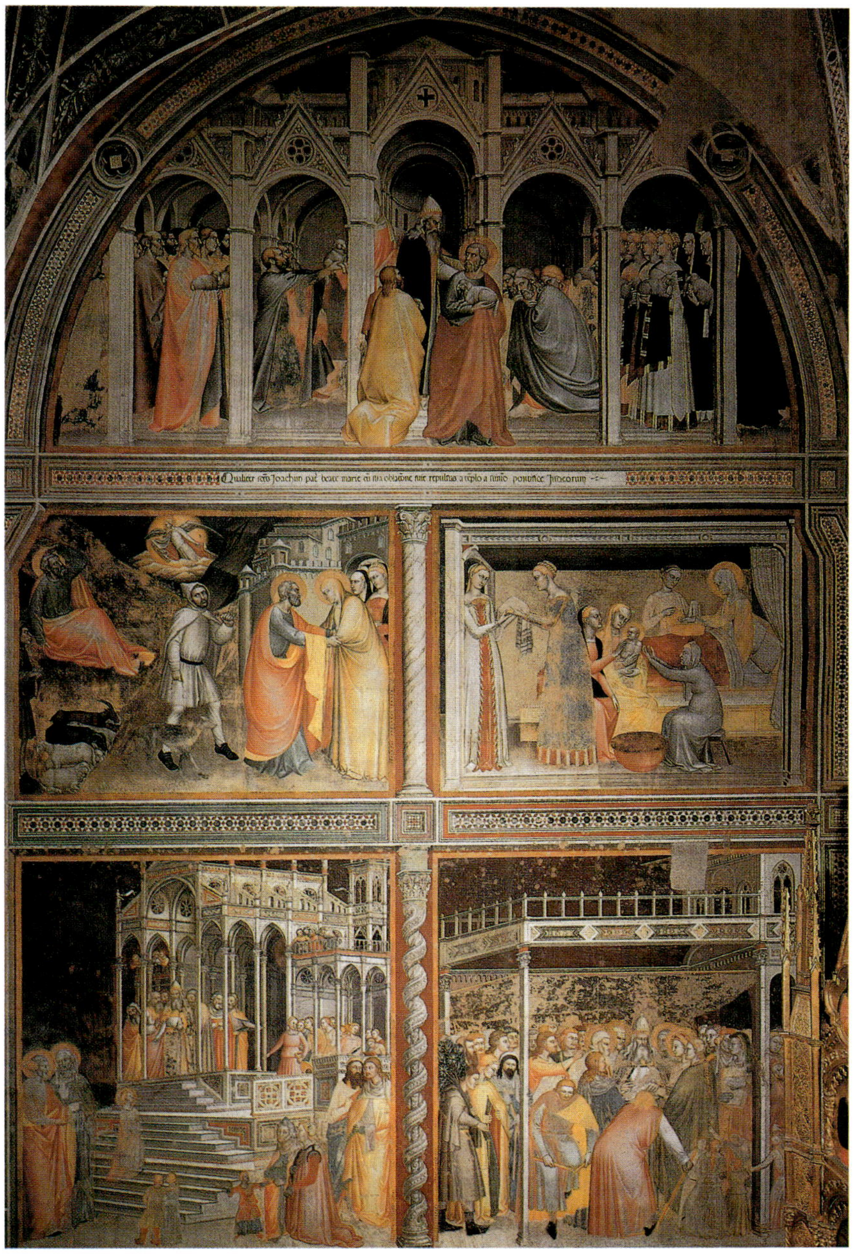

der Szene der *Vermählung Mariae* hebt sie sich selber auf durch überzogene Schrägperspektive. Auf ihr figürliches Inventar wirken die Räume wie Korsetts. Die frontale fünfschiffige Halle im Lünettenbild der *Joachim-Vertreibung* – Ergebnis einer meisterhaften Umkonstruktion des Tempels in Giottos *Vertreibung der Händler* (Abb. S. 61 rechts unten) – scheint nur da zu sein, um der Straffheit der Kirchenordnung und der Macht des Oberpriesters über die erstarrte Gemeinde, aus der Mariae künftiger Vater exkommuniziert wird, Ausdruck zu geben. Obwohl keines der Bilder eine explizite Moralbotschaft enthält, scheint jedes von Moralität getränkt und darauf abgezweckt zu sein, rechtes Benehmen – sei es in der Kirche, sei es angesichts eines Wunders oder bei der Begegnung zwischen Eheleuten – zu exemplifizieren.

Giovanni da Milano
Szenen aus dem Magdalenenleben, 1365
Fresko
Florenz, Santa Croce, Rinuccini-Kapelle

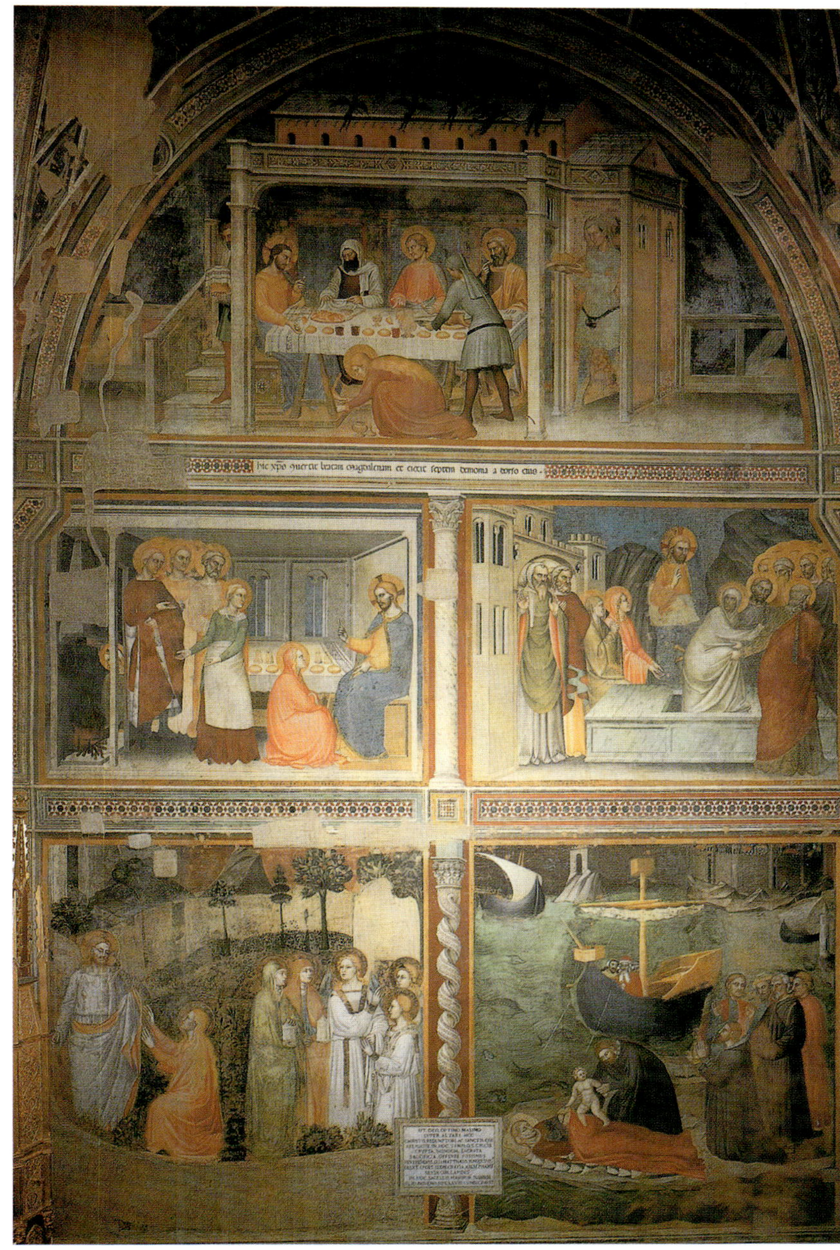

Nicht von ungefähr wurde das *Gastmahl im Hause Simons* in einen stillen Exorzismus umgedeutet, vollzogen von Christus an der ihm die Füße salbenden Magdalena. Die dem Speisesaaldach wie ein Insektenschwarm entflatternden Teufel lassen die Sünde, die, ehe sie vergeben ward, die Seele der reuigen Dirne eingeschwärzt hatte, als ungeheuerlich erscheinen. Daß man die Höllenbrut jetzt sogar im Rahmen einer ganz und gar »unteuflischen« Geschichte zu Gesicht bekam, zeigt exemplarisch, wie sehr der Franziskanerkonvent und der von ihm bestellte Maler inzwischen vom doktrinären Schwarzweißdenken der Dominikaner angesteckt waren.

Die Herausforderung der Höfe

Florenz in Stagnation (1368–1400)

Nach dem Ende der großen Pest hatte es in Florenz eine Weile so ausgesehen, als wäre der Kunst erneute Konjunktur beschert. Zwischen 1349 und 1368 waren Werke entstanden, die zu den aufwendigsten des Jahrhunderts gehören und, obwohl anderen Geistes als die Meisterwerke des Illusionismus, diesen doch weder an Tiefe des Gehalts noch an künstlerischer Gediegenheit nachstehen. Kaum aber hatten sie ihre Vollendung erreicht, zogen »sienesische« Verhältnisse auch in die Arnostadt ein. Ein Krieg erst mit Pisa und dann mit dem Papst, innere Unruhen und eine neue wirtschaftliche Depression erstickten die Stiftungsinitiativen und brachten einmal mehr auch die Bauarbeiten am Dom zum Erliegen. Als in den achtziger Jahren die Gelder wieder zu fließen begannen, ergaben sie nur noch ein Rinnsal. Das gehobene Bürgertum, unter dem seit 1343 antiklerikale Gefühle grassierten, hatte sich inzwischen angewöhnt, seine Überschüsse vornehmlich in Staatsanleihen, opulente Hochzeiten und Begräbnisse und die Verschönerung der Wohnhäuser zu investieren.

Betroffen von seiner Zurückhaltung gegenüber der Kirche war jetzt vor allem Santa Maria Novella. Unversehens bekamen die Dominikaner zu spüren, was es bedeutete, »Wachhunde des Herrn« in einer Zeit zu heißen, da die Stadt dessen irdischen Stellvertreter Gregor XI. (1370-78) bekriegte und das exkommunizierte Volk die acht Mitglieder jener Regierungskommission, der die Konfiszierung von Kirchengütern oblag, als Heilige verehrte. Ihr Ansehensverlust schien irreparabel; denn im Jahr des Ciompi-Aufstands, 1378, als der Krieg beigelegt wurde, brach das Abendländische Schisma aus und ließ die kirchliche Autorität vollends zerfallen. Die Künstler waren jetzt weithin gezwungen, sich nach dem Beispiel ihrer Kollegen in Siena in die spärlich gewordenen Aufträge zu teilen. Selbst Niccolò di Pietro Gerini († vor 1416), Inhaber einer der rührigsten Malerwerkstätten der Zeit, mußte einträglichere Werke wie Fresken und Retabel fast regelmäßig in Assoziation mit anderen Meistern (Pietro Nelli, Jacopo di Cione, Doffo, Ambrogio di Baldese, Lorenzo di Niccolò, Spinello Aretino) ausführen.

Der Beginn dieser Stagnationsperiode war von einem signifikanten Generationenwechsel begleitet. 1366 starben Nardo di Cione und Taddeo Gaddi, zwei Jahre später sank auch Nardos Bruder Orcagna ins Grab. 1369 taucht in den Dokumenten zum letzten Mal Giovanni da Milano auf. Selbst um Andrea Bonaiuti, der alle Genannten nach Ausweis seines 1379 datierten Testaments überlebte, wurde es in Florenz nach 1368 still. Diese abtretende Generation hatte ihre Meisterschaft noch unter den Virtuosen des franziskanischen Naturstils erworben. Obwohl sie spätestens um 1350 auf den neuen Begriffsstil eingeschwenkt war, wurden doch erst ihre Nachfolger zu Opfern der Diskriminierung des Illusionismus. Sofern ihnen das Konstruieren »realistischer« Bildräume überhaupt noch beigebracht wurde, verlernten sie es, da kein Bedarf mehr nach solchen bestand. Taddeo Gaddis Söhne Agnolo († 1396) und Giovanni, Stefanos Schüler Giottino, die aus der Orcagna-Werkstatt hervorgegangenen Maler Giovanni del Biondo (†1398), Spinello Aretino (um 1350–1410) und Niccolò di Pietro Gerini, sie alle begnügten sich vielfach wieder mit jener Mustercollage, die, ehe sie von Roger Bacon theoretisch aus den Angeln gehoben wurde, jahrhundertelang die bildkompositorische Standardmethode dargestellt hatte. Gewiß waren ihre Muster um einiges raffinierter als die flächigen Chiffren von einst. Sie zu vermehren, zu variieren und ihren Naturmodellen anzugleichen, blieb denn auch weiterhin Ziel künstlerischen Ehrgeizes (Abb. S. 420 links). Aber diesem Bemühen entsprach nicht einmal mehr eine Naturalisierung der innerbildlichen Größenverhältnisse, geschweige denn eine solche des figürlichen Umraums. Was dies für die Historienmalerei zu bedeuten hatte, lehrt der zwischen 1388 und 1392 gemalte Kreuzlegendenzyklus in der Hauptchorkapelle von S. Croce, eine Stiftung der Familie Alberti, der mächtigsten unter den Kaufmannssippen, die seit dem Staatsstreich von 1382 wieder den Ton in der Kommune angaben.

Mit seiner Ausführung war Agnolo Gaddi, Taddeos Sprößling, betraut. Er konnte kaum über Phantasiemangel klagen. Aber angesichts seiner Aufgabe – der größten, vor die ein Maler in Florenz zwischen 1370 und 1420 gestellt war – ging er wie ein schlechter Literat zu Werk, der den Aufbau einer Erzählung außer von Wünschen seiner Mäzene von seinem Zettelkasten abhängig macht. Gemäß den Vorgaben eines Programms, dessen Hauptziel in einer möglichst vollständigen Verbildlichung der Legende bestand, hatte Agnolo in jedem der acht wandbreiten Bildfelder mindestens drei Episoden unterzubringen. Im zweituntersten Bild der linken Seitenwand (Abb. S. 87) waren dies erstens die *Vergötterung des Perserkönigs Chosroes,* der das Hl. Kreuz aus Jerusalem entführt hatte und sich von den Untertanen als Gottvater anbeten ließ; zweitens der *Traum des kreuzesfrommen Kaisers Heraclius* am Vortag seines Sieges im Zweikampf gegen des vergötterten Sohn; und drittens der auf einer Brücke stattfindende *Zweikampf* selbst. Agnolo entsprach diesem Szenenhäufungspostulat, indem er zuerst das dem väterlichen Tempelmuster (Abb. S. 72) nachempfundene Chosroes-Heiligtum und dessen Anbetergemeinde komponierte, unmittelbar neben das Heiligtum das offene Feldherrnzelt des wachträumenden Heraclius mit der davor sitzenden Wachmannschaft plazierte und den Rest des Bildfelds mit Geländeformen und zwei dazwischengezwängten Pferdevorderteilen inklusive Reitern füllte.

Daß die Vergötterungsepisode eine Geschichte für sich ist, wird außer aus der »zentrifugalen« Hallenperspektive allein daraus ersichtlich, daß die beiden vor dem rechten Seitenschiff knienden Chosroes-Anbeter den Zeltwächtern der Traumepisode den Rücken zudrehen, während der »Träumer« im Zelt gegenüber dem Heiligtum abgeschirmt und dem von rechts oben herabschwebenden Engel zugewandt ist. Daß zwischen den drei Episoden ein zeitliches Abfolgeverhältnis besteht, kommt lediglich in der sukzessiven Verkleinerung der Örtlichkeitsindikatoren – Tempel, Zelt, Brücke – zum Ausdruck. Der Verkleinerung sekundiert zwar der Eindruck einer zunehmenden Dynamik,

Agnolo Gaddi
Anbetung des Chosroes, Traum des Heraclius,
Kampf des Heraclius, zwischen 1388 und 1392
Fresko
Florenz, Santa Croce, Chorkapelle

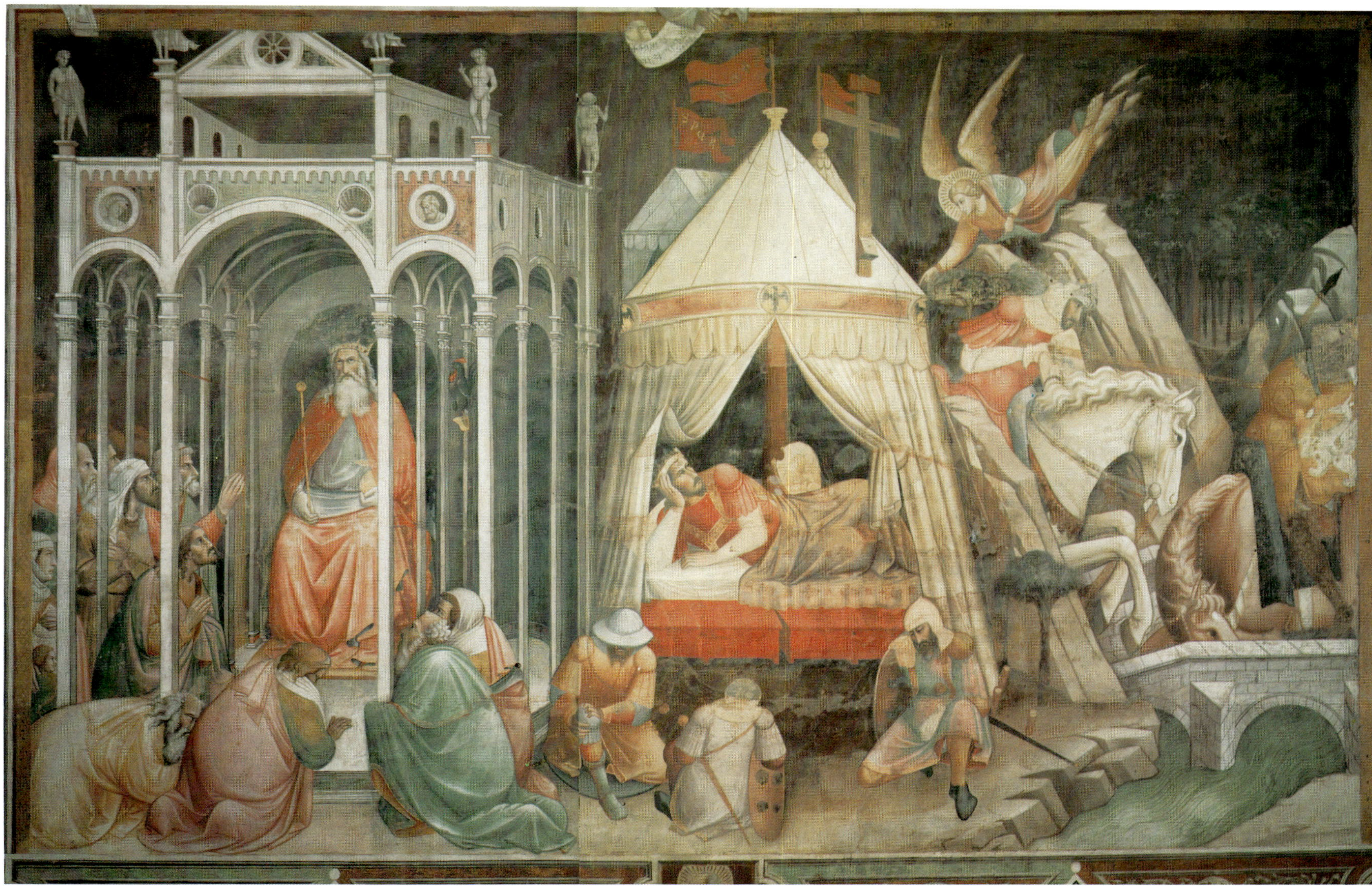

aber kein auch nur annähernd adäquater räumlicher Schichtungseffekt. Obwohl das Heraclius-Zelt dem Chosroes-Heiligtum gegenüber merklich zurückgesetzt ist, erscheint es im Verhältnis größer als dieses, sein Mittelpfosten dicker als die Tempelpfeiler, sein Bewohner voluminöser als der thronende Perser. Ähnliches gilt für den kämpfenden im Verhältnis zum liegenden Heraclius. Wäre nicht die an das Zelt gelehnte Felsplatte, müßte man meinen, Roß und Reiter kämen, in wundersam vergrößerter Form, aus einem Seitenausgang der Feldschlafstätte gesprengt. Felsen, Bäumchen, Brücklein und Bach (»Donau«) machen die Widersprüche komplett. Ohne jede Rücksicht auf proportionale Stimmigkeit aneinandergefügt, geben sie sich als schiere Einschiebsel zu erkennen.

Während es Agnolos Vater und seinen Generationsgenossen Überwindung gekostet haben mag, um ihren erfahrungsperspektivischen Kenntnissen im Bedarfsfall zuwiderzuhandeln, tat sich Agnolo umgekehrt schwer, überhaupt noch so etwas wie bildräumliche Kohärenz zu erzeugen. Das Bastelverfahren hatte sich selbständig gemacht und die differenzierteren Kompositionsweisen der einstigen Lehrer verdrängt. Sosehr war es wieder zur unreflektierten Routine geworden, daß Agnolo anscheinend sogar vergaß, daraus einen Gegenstand der Lehrlingsunterweisung zu machen. Sein langjähriger Schüler Cennino Cennini, der gegen Ende des Jahrhunderts unter dem Titel »Libro dell'Arte« (Buch von der Kunst) ein Kompendium der meisterlichen Lehren verfaßte, verliert über Methoden des Bildkomponierens kein Wort. Was er von seinem Meister darüber erfuhr, hatte sich offenbar auf die Anweisung beschränkt, vor der zeichnerischen Fixierung eines in Fresko zu malenden Bildes mit Hilfe von Schnüren die wichtigsten Horizontalen und Vertikalen auf dem Verputz zu markieren.

Auch »perspectiva« scheint in Agnolos Werkstatt kein Thema mehr gewesen zu sein. Cennini, in dessen Libro das Wort gar nicht vor-

Giovanni d'Ambrogio (nach Entwurf Agnolo Gaddis)
Justitia, 1383–86, Marmor und glasierte Ziegel
Florenz, Loggia dei Lanzi

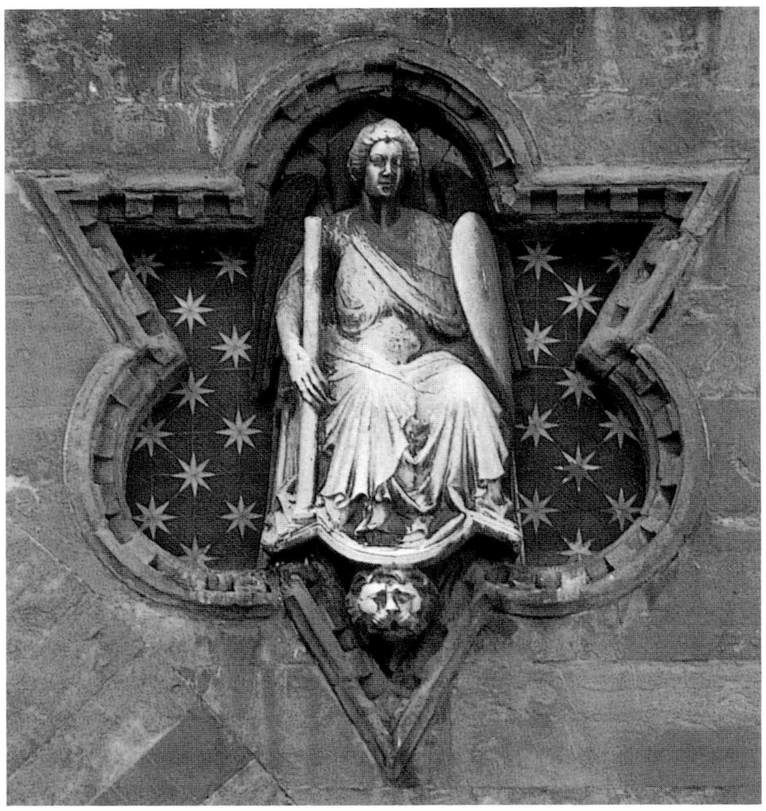

Simone Talenti und **Benci di Cione**
Loggia dei Lanzi, 1376–82
Florenz

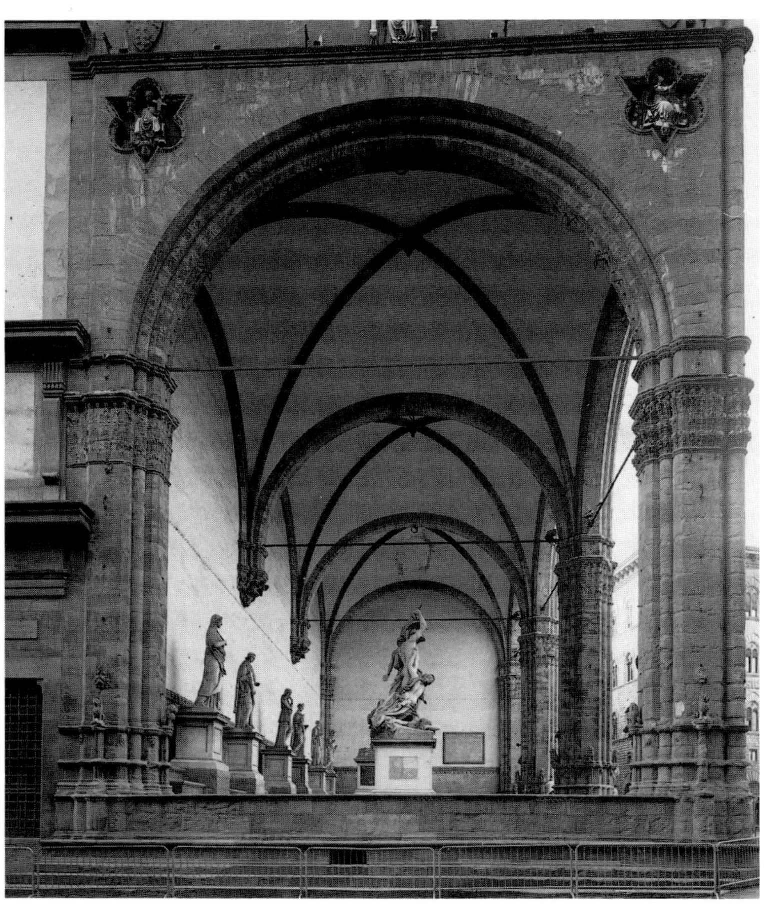

kommt, lernte lediglich, was seinem Lehrer von Vater Taddeos mutmaßlichen Faustregeln noch im Gedächtnis geblieben war: »daß das Gesims, das du zuoberst an der Seitenfront des Gebäudes anbringst, abwärts«, dasjenige auf dem Bodenniveau des Gebäudes »aufwärts« und »das Gesims in der Mitte des Gebäudes ... geradeaus« gerichtet sein soll; und daß, »wenn du Berge, die entfernter erscheinen, darzustellen hast, deine Farben dunkler, und wenn du sie näher erscheinen läßt, deine Farben heller sein müssen«. Da »Berge« für Agnolo so etwas wie steinerne Setzlinge, Äquivalente von Bäumen, Gebäuden, Zelten oder Brücken waren, lautete das Darstellungsrezept entsprechend simpel: »Nimm große Steine, die klippig und nicht geschliffen sind, und konterfeie sie ab.«

Von der Verengung des künstlerischen Horizonts, wie sie sich in Agnolos Kreuzlegenden-Zyklus einerseits und in Cenninis Libro dell' arte andererseits widerspiegelt, war das Bildhauer- offenbar noch mehr als das Malerhandwerk betroffen. Schon in den 50er Jahren scheint es unter seinen Repräsentanten niemanden mehr gegeben zu haben, dem man die Bauleitung von plastisch ausgezierten Gehäusen wie der Loggia del Bigallo oder des neuen Tabernakels von Orsanmichele hätte anvertrauen können. In beiden Fällen mußte ein Maler (Orcagna) einspringen. Ebenso, als es 1383–86 um die plastische Bogenzwickelausstattung der Loggia dei Lanzi (Abb. links unten) ging. Die von der Kommune mit der Planung und Errichtung dieser staatlichen Fest-, Empfangs- und Vereidigungshalle beauftragte Dombauhütte und ihre Architekten Benci di Cione und Simone Talenti sahen sich außerstande, selber die einschlägigen Entwürfe zu liefern. Man bezog sie von Agnolo Gaddi, der die dreipaßgefaßten Reliefs der sieben Tugendallegorien vermutlich so entwarf, wie er gewohnt war, Gemäldefiguren zu entwerfen. Die von den Bildhauern stur nach seinen Entwürfen ausgeführten Relieffiguren (Abb. links oben) zeigen entsprechend unhaptische Züge. Sie zerfließen gleichsam in die Breite und lassen selbst in der Nahsicht nur mit Mühe erkennen, welcher wie sitzende Körper sich unter der kleinteiligen Gewandfaltenlandschaft verbirgt.

Daß sich das Architektenteam auch die Entwurfsarbeit für die Bauplastik des Doms von Malern abnehmen ließ, bezeugt ein Dokument vom 5. September 1387. Es registriert die Bezahlung für eine von Lorenzo di Bicci (um 1350–1427) gefertigte Apostelzeichnung, nach der Piero di Giovanni Tedesco eine Statue meißeln sollte. Wie diese herauskam, wissen wir nicht. Aber wenn sie den noch erhaltenen spättrecentesken Skulpturen für die Fassade und die Seitenportale glich, bestand ihr einziges Verdienst in handwerklicher Solidität. Allein zwischen 1391 und 1397 regte sich noch einmal ein den Formalismus aufbrechender Geist. Ein Bildhauer mit dem Ehrgeiz, sich an der Antike zu messen, schuf damals die Einfassungsreliefs der Porta della Mandorla (Abb. S. 89) – ein Werk, dessen Ranken und von Energie strotzende Figürchen ausnahmsweise den Vergleich mit Werken Arnolfo di Cambios und der Pisani (Abb. S. 46–48, 79) aushalten.

Wie das künstlerische Anspruchsniveau so schwand auch das Ansehen der Künstler. Ob deren Entlohnung generell schlechter wurde und

Porta della Mandorla, 1391–1421
Florenz, Dom

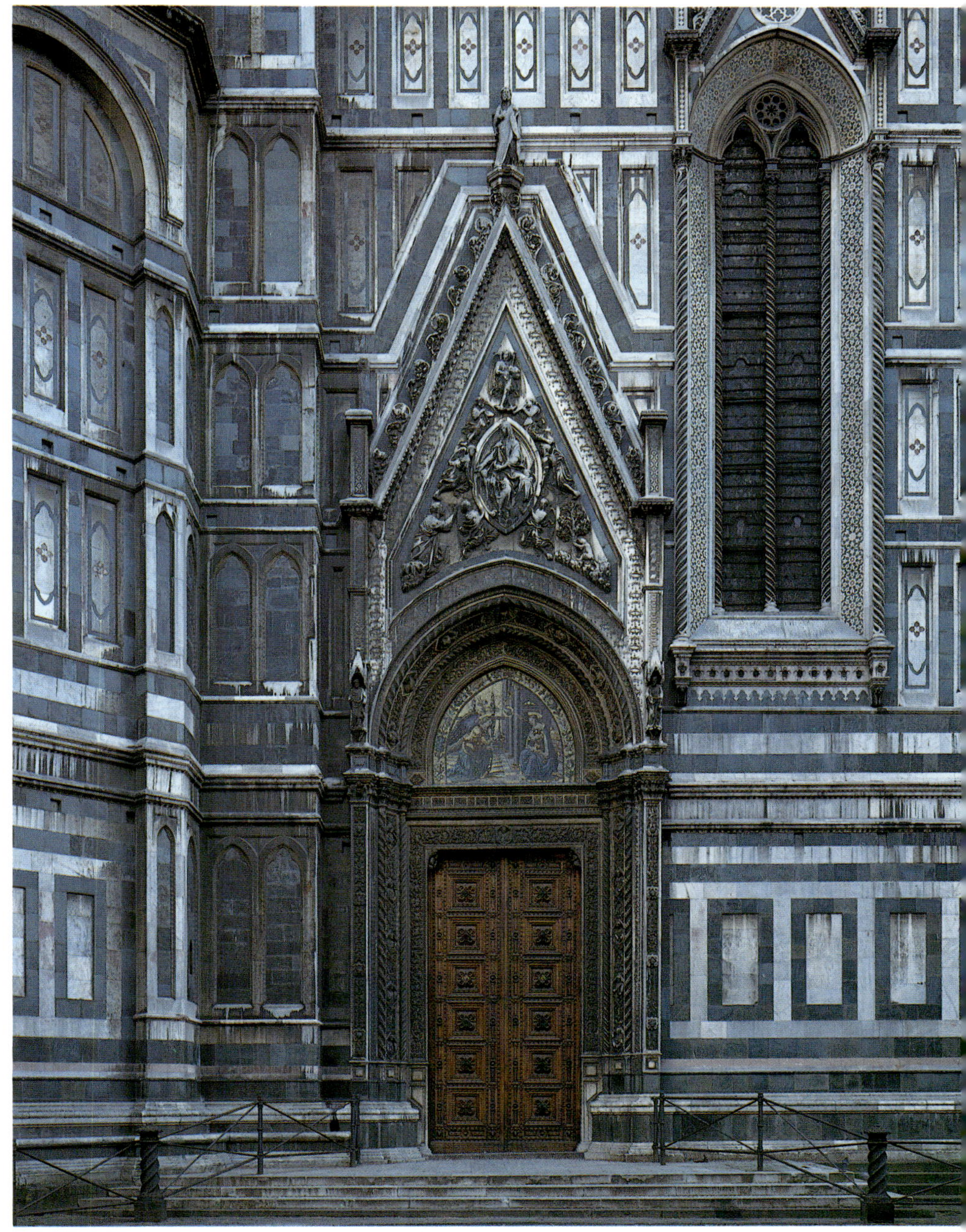

Herkules
Skulptur an der Porta della Mandorla

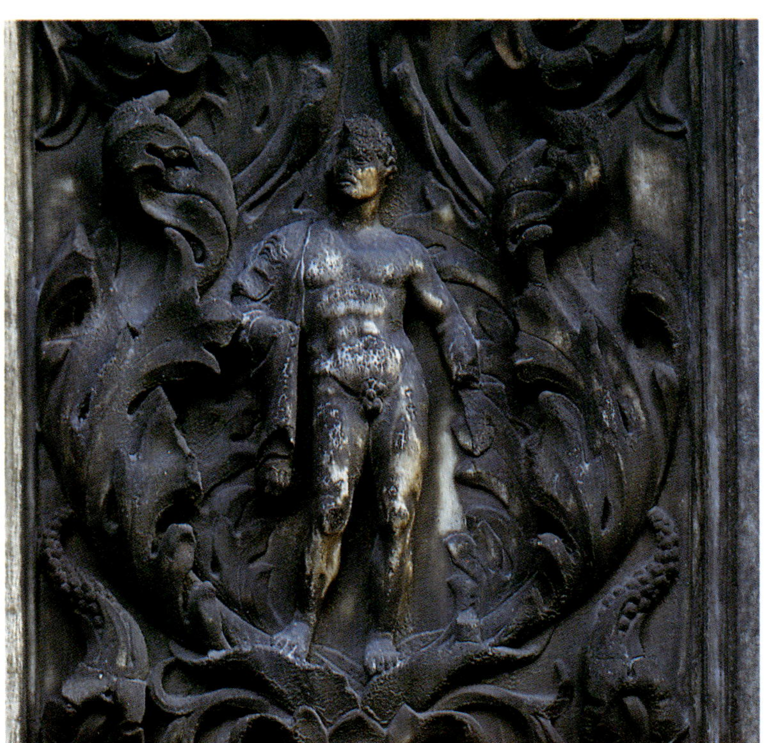

Agnolo Gaddi, der meistbeschäftigte Maler seiner Zeit in Florenz, sich deswegen außerstande sah, die Buße von 600 Lire zu entrichten, die ihm die Verprügelung des Steuereintreibers Miniato Tufi 1392 eingebracht hatte, muß zwar dahingestellt bleiben. Sicher aber verschlechterte sich die Zahlungsmoral der Klienten. Giovanni del Ponte (1380–1437/42), der emsige Retabel- und Cassone-Maler, wanderte 1424 nicht durch eigene Schuld ins Gefängnis, sondern weil er durch das Versäumnis der Strozzi, Tornabuoni und Rucellai, ihm die gelieferten Truhenbilder zu zahlen, ruiniert worden war. Erschreckend deutlich offenbart sein Schicksal die Kluft, welche die neue Geldaristokratie zwischen sich und den Vertretern des Mittelstands aufriß, um ihrer Geltungssucht Genüge zu tun. Den auf Wahrung ihrer Standeswürde Erpichten erschienen mitunter selbst Zeichen spontaner Gastfreundschaft wie Sittlichkeitsvergehen. Als sich Monna Margherita, die aus Patriziergeschlecht stammende Frau des neureichen Großhändlers Francesco di Marco Datini (1335–1410) im November 1410 dazu herabließ, mit den aus Florenz eingetroffenen Malern (u.a. Niccolò di Pietro Gerini), die das Äußere des Datini-Palazzo in Prato ausschmücken sollten, zusammen zu speisen, heuchelten die Agenten des abwesenden Hausherrn Entrüstung. Die Kerle seien schließlich nicht auf der Hochzeit und hätten auch nicht Hungers zu sterben, schrieb derjenige, der fürchtete, den Skandal ausbaden zu müssen, seinem Kollegen.

Francesco Datini selbst war überzeugt, für seine Künstlerverachtung Gründe zu haben. Konfrontiert mit der Zahlungsforderung der drei Maler, die ihm 1392 die Loggia seines Palazzo ausmalten (u.a. Agnolo Gaddi und Niccolò Gerini), warf er das Trio erst aus dem Haus und machte dann seinem hand- und fußlosen Ärger in folgendem brieflichen Gezeter Luft: »Wenn Giotto noch lebte, würde er, glaube ich, billiger sein. Da sie auf lockere Erde gestoßen sind, meinen sie, sie könnten nun bei mir ihre Spaten bis zum Knauf hineinschlagen. Gott behüte mich vor anderen dieses Schlags.« Selbstverständlich hätte der Geizhals auch über jede Forderung Giottos gezetert. Doch den drei Malern gegenüber glaubte er sich gerade deswegen im Recht, weil diese in seinen Augen keine Giottos waren. Erst nach monatelangem Hin und Her und Zureden von Seiten seines Hausfreunds und Notars rückte er, wenn schon nicht die von der Schlichtungskommission verlangten 60, so doch wenigstens 55 Florin heraus.

Die Meinung, daß die gegenwärtigen Künstler keine »Giottos« mehr seien, war zu Datinis Zeiten verbreitet. Weder im zweiten, den berühmten Florentinern gewidmeten Teil von Filippo Villanis »De origine civitatis Florentiae et eiusdem famosis civibus« (um 1381–82) noch in Cino Rinuccinis »Risponsiva« (1397) ist auch nur beiläufig von ihnen die Rede. Auch später – bei Lorenzo Ghiberti und Cristoforo Landino (1424–1504), dem Verfasser des berühmten Dante-Kommentars von 1481 – wurden für erwähnenswert nur Künstler, die vor 1368 lebten, gehalten. Selbst in dem ausschließlich den Denkmälern

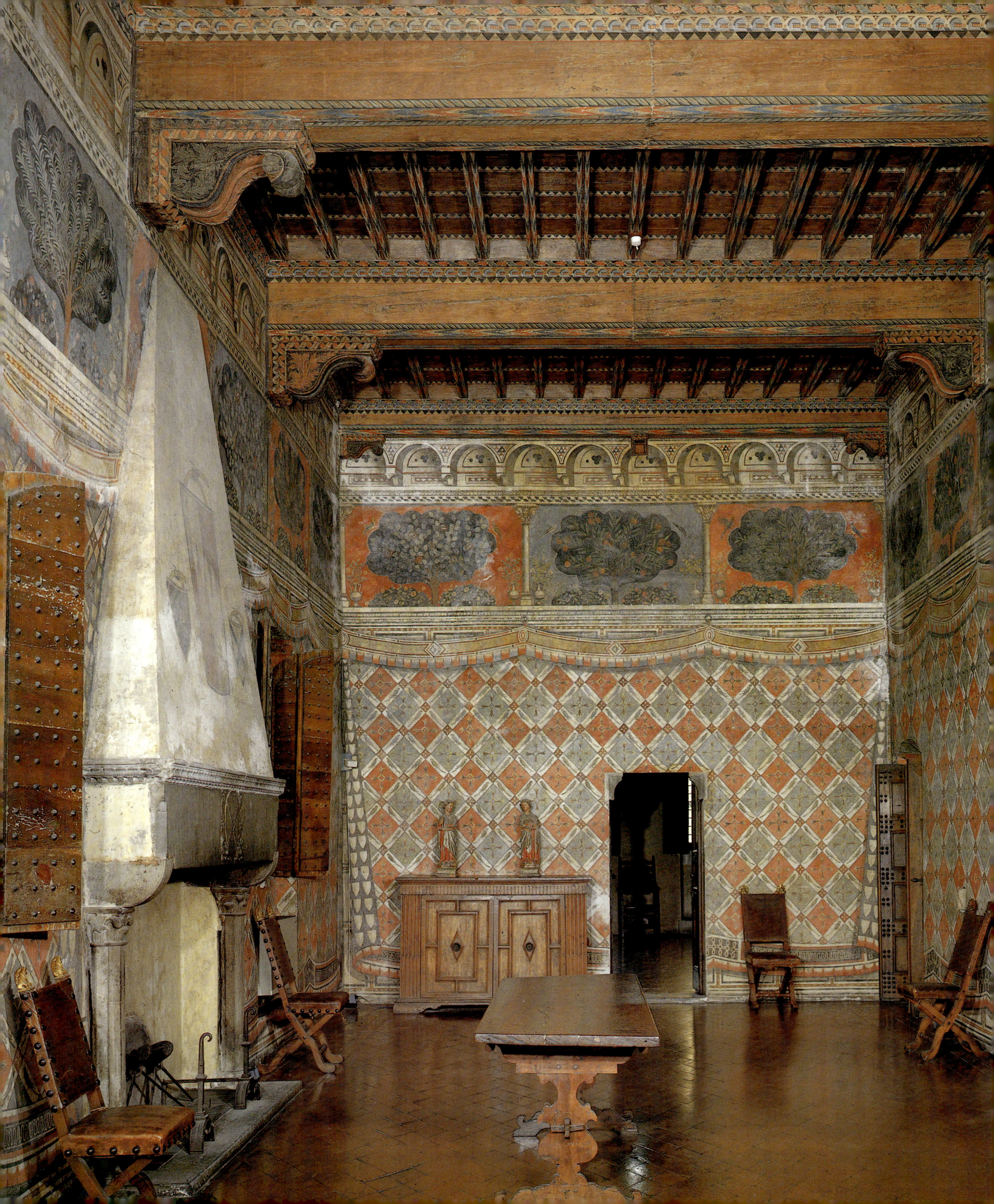

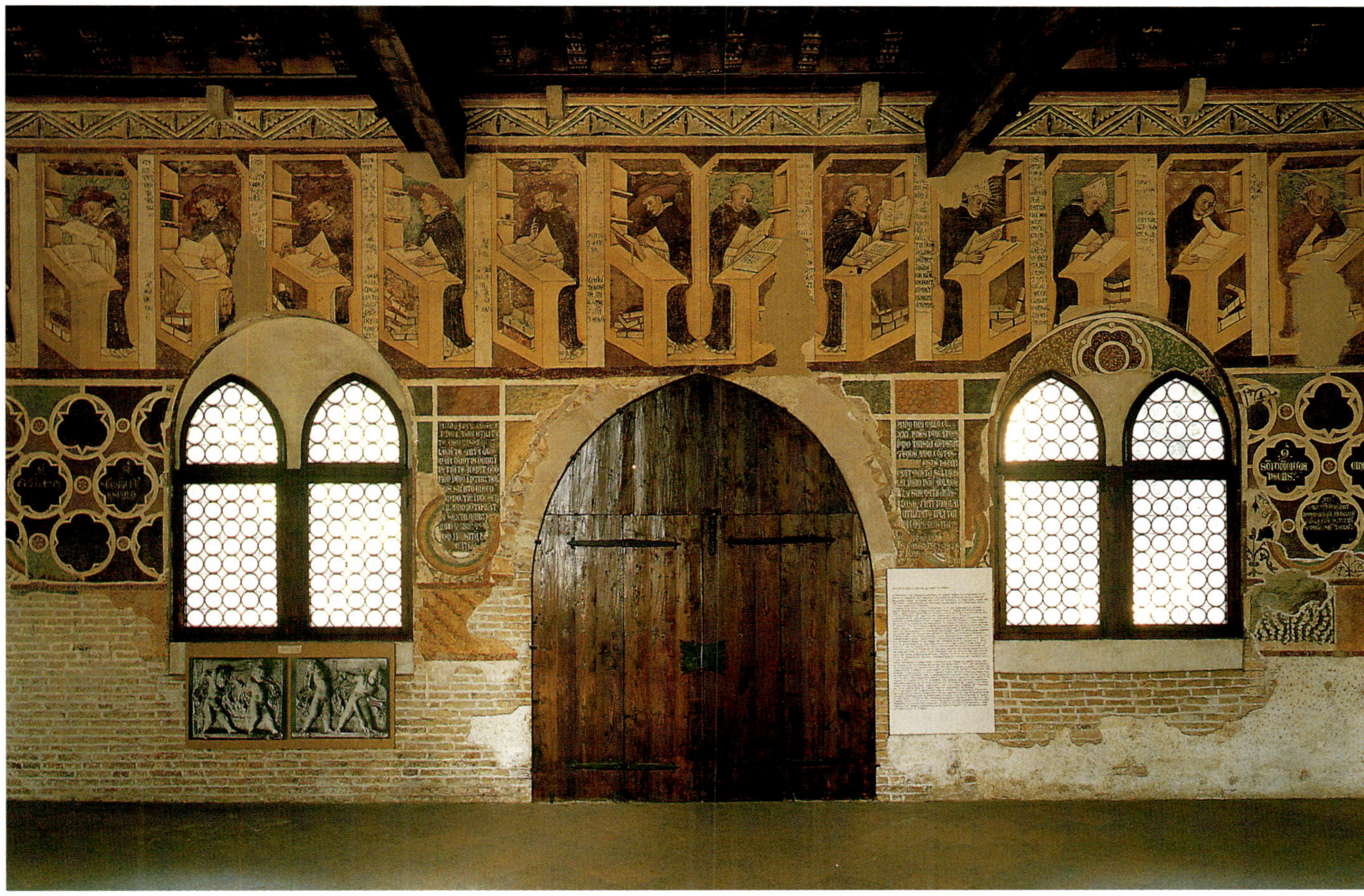

Tommaso da Modena
Detail aus dem Freskenzyklus:
Vierzig gelehrte Dominikaner, 1352
Treviso, S. Nicolo, Kapitelsaal des
Dominikanerkonvents

Palazzo Davanzati
um 1330 – Mitte 14. Jahrhundert
Florenz

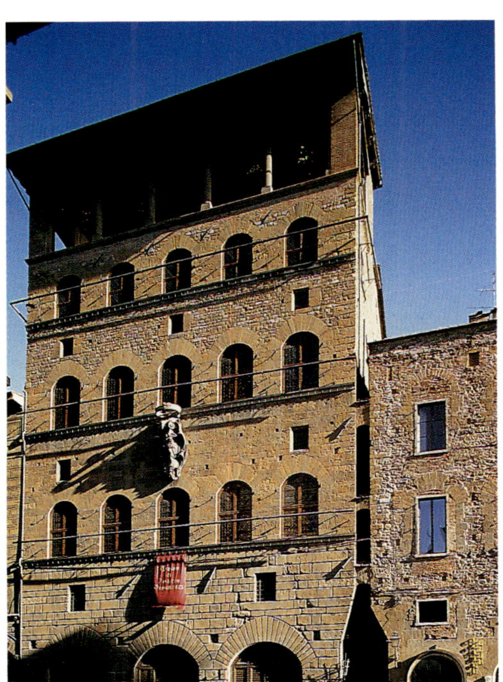

ABBILDUNG LINKS:
Fresken der Sala dei Pavoni
1395–1400
Florenz, Palazzo Davanzati

des Camposanto in Pisa gewidmeten Gedicht des aus Volterra stammenden Trompeters Michelangelo di Cristofano (1487) sind nebst Benozzo Gozzoli (1420–97) allein solche Maler erwähnt, die dort in der ersten Trecentohälfte gewirkt hatten (Stefano, Taddeo Gaddi und Buffalmacco), obwohl ein ansehnlicher Teil der Camposanto-Fresken zwischen 1370 und 1392 ausgeführt worden war (u.a. von Andrea Bonaiuti, Piero di Puccio und Spinello Aretino). Es bedurfte eines neuen historischen Kontinuitätsbewußtseins, ehe vereinzelt auch Namen wie Agnolo Gaddi, Antonio Veneziano oder Starnina wieder aus der Versenkung auftauchten, und der fleißigen Umsicht eines Vasari (1511–74), ehe ihren Trägern ein halbwegs angemessener Nachruf zuteil ward. Allerdings war die Erinnerung an die Repräsentanten jener Ära, die so lange als kunstgeschichtliche quantité négligeable traktiert worden war, inzwischen derart verblaßt, daß es Vasari manchmal selbst bei so spektakulären Werken wie den Kapitelhausfresken von Santa Maria Novella (Abb. S. 82–83) nicht gelang, auch nur noch des Malers Namen ausfindig zu machen. Andrea Bonaiuti blieb für Jahrhunderte geschichtliche Null – genau wie seine jüngeren Zeitgenossen Giovanni del Biondo, Niccolò di Pietro Gerini, Mariotto di Nardo und Lorenzo Monaco.

Angesichts dessen, daß der künstlerische Prestigeverlust Hand in Hand mit einem Qualitätsverfall ging, ist man versucht, den letzteren für die Ursache des ersteren zu halten und den Malern und Bildhauern selbst die Schuld an ihrem sozialen Abstieg zu geben. Doch die Dinge lagen – wie ein Vergleich mit der Situation in Siena beweist – komplizierter. Dort bekleideten zwischen 1360 und 1420 mehr Künstler öffentliche Ämter als jemals zuvor (u.a. die Maler Lippo und Andrea Vanni, Bartolo di Fredi und sein Sohn Andrea di Bartolo, Paolo di Giovanni Fei und der Bildhauer Jacopo della Quercia). Von ihren Kollegen in Florenz dagegen gelangte in diesem Zeitraum kein einziger zu einer vergleichbaren Ehre. Politisches Engagement seitens der Künstlerschaft war für die Florentiner Großbourgeoisie gleichbedeutend mit Subversion – aus dem Schicksal des Goldschmieds Giovanni di Pietro zu schließen. Dieser hatte bei irgendeinem öffentlichen Anlaß aus den Reihen der vierzehn niederen Zünfte heraus »viva il popolo e gli Arti!« (es lebe das Volk und die Zünfte!) gerufen und war daraufhin (1393) wegen Störung des »gegenwärtigen friedlichen Zustands der Stadt« geköpft worden.

Der soziale Abstieg war politisch bedingt und eher Ursache als Wirkung des künstlerischen Verfalls. In der Tat hatten die Künstler nie aufgehört, das Gesollte zu tun. Was ihnen seit den späten sechziger Jahren fehlte, war jener geistige Rückhalt in der Intelligenz, der ihre Kreativität in der Vergangenheit beflügelt hatte. Selbst wenn es um Kapellenausstattungen ging, scheinen sich jetzt die entscheidenden Phasen der Werkvorbereitung mitunter auf einem ähnlich primitiven Niveau abgespielt zu haben wie im Fall der Außendekoration des Palazzo Datini in Prato. »Herr Torello, Ser Lapo (Mazzei, der Notar und Hausfreund des Besitzers) und ich« – heißt es 1410 im Schreiben eines von Francesco Datinis Agenten – »sind mit diesen Malern zusammengekommen, und nach vielem Palaver sind wir so verblieben, daß sie auf ein Blatt Papier eine Historie nach ihrem Gutdünken zeichnen, und daß wir uns dann auf diese Zeichnung beziehen und zusehen, wie wir miteinander einig werden.« Nichts an dieser Mitteilung deutet auf den Schimmer eines persönlichen Interesses an dem auszuführenden Werk, geschweige denn auf ein Konzept, mit dem sich die Künstler hätten auseinandersetzen können. Die einzige Kopfarbeit, auf die sich die drei Agenten einlassen mochten, bestand darin, den Entwurf zu gegebener Zeit daraufhin zu prüfen, ob er ihnen zusagte oder nicht. Daß von einem solchen Verhalten keine Inspiration ausgehen konnte, versteht sich.

Datinis Agenten spielten in diesem Fall gratis und laienhaft die Rolle jener bezahlten Unterhalter, von denen man sich vor Malarbeiten im oder am eigenen Haus gelegentlich beraten und, wenns an die Verhandlung mit den Künstlern ging, vermutlich auch vertreten ließ. Da sie im Unterschied zu solchen »buffoni«, »giullari« oder »uomini di corte« aber offenbar ideenlos waren, ist anzunehmen, daß von den Malern einfach gewünscht wurde, was gerade in Mode war. Der zwischen 1395 und 1400 ausgemalte Palazzo Davanzati in Florenz (Abb. S. 91) – der einzige toskanische Trecentopalast, dessen Innendekoration die Sucht der späteren Besitzergenerationen nach je zeitgemäßer Neuverkleidung einigermaßen heil überstand – veranschaulicht beispielhaft, worauf es dieser Gesellschaft, die es so nötig hatte, sich durch Nachäffung ritterlicher Sitten aufzuplustern, ankam. Mehrere seiner Gemächer sind bis zur halben Höhe mit gemalten Teppichen und einer darüber befindlichen, ringsum laufenden Scheingalerie verziert, deren perspektivisch nach Schablone konstruierte Arkaden sich in einen Baumgarten öffnen. Den Bewohnern des Palazzo dürfte diese Galerie das erhebende Gefühl vermittelt haben, sich im Hof einer fürstlichen, durch die in den Arkadenzwickeln angebrachten Wappen aber als höchsteigener Familienbesitz ausgewiesenenen Märchenresidenz zu befinden. In der »Camera della Castellana«, suggerierte sie den solcherart zu »Höflingen« Mutierten darüber hinaus die Empfindung, zum Intimkreis einer aristokratischen Burgherrschaft zu gehören und vom Hof aus Zeuge einer sich hinter der Loggiabrüstung abspielenden tragischen Liebesverquickung zwischen der schönen Burgherrin (castellana) von Vergy, dem braven Ritter Guglielmo und der eifer- und rachsüchtigen Frau des Herzogs Guernieri zu sein – Protagonisten einer 1285 in Frankreich entstandenen und den Florentinern aus einer abgekürzten Übersetzung bekannten Erzählung.

Diese Art der Wandverkleidung bedurfte, auch wenn sie durch gestikulierende Halbfiguren verbildlichte Historien einschloß, keiner sonderlich einfühlsamen Künstler. Sie konnte einem jener Dutzendmaler anvertraut werden, die sich angesichts der wachsenden Repräsentationsbedürfnisse des Großbürgertums und der gleichzeitig schwindenden Zahl öffentlicher Malaufträge auf die Innendekoration von Privathäusern spezialisiert hatten. Diese »Zimmermaler« (pittori di camera) führten vermutlich wie die heutigen Tapezierer ihre Musterkataloge, aus denen sich die Kundschaft die gewünschten Motive aussuchte. Im vorliegenden Fall dürfte deren schiere Tauglichkeit, »Höfisches« zu suggerieren, maßgebend für die Auswahl gewesen sein. Jedenfalls nahmen der Auftraggeber, Francesco di Tommaso Davizzi († 1400), und seine Gemahlin Catelana degli Alberti keinen Anstoß daran, daß das ringsum laufende »Hofgalerie«-Motiv im Grunde weder mit dem Interieurmotiv der Scheintappisserien noch mit dem Exterieurmotiv des hinter der Galeriebrüstung befindlichen Gartenambientes vereinbar ist.

Herkunft und ursprüngliche Funktion dieses Galerienmotivs liegen im Dunkeln. Sieht man von den figurenlosen Scheingalerien im Konklave-Saal des Papstpalastes in Avignon und im Großen Saal des Castello Pandino bei Cremona (um 1338–40 bzw. 1370 gemalt) einmal ab, scheint allein die von Tommaso da Modena 1351–52 geschaffene Freskenverkleidung im Kapitelsaal des Dominikanerkonvents von Treviso (Abb. S. 91) vergleichbares zu bieten. Ihr 212 cm über dem Fußboden ansetzendes Hauptstück zeigt zwei sich zu scheinarchitektonischen Mäandern formierende Batterien von je zwanzig gleichförmigen Studierstübchen, deren jedes besetzt ist von einem inschriftlich benannten und charakterisierten dominikanischen Heiligen, Seligen, Papst oder Kardinal. Wie die viereinhalb Jahrzehnte jüngeren Scheingalerien im Palazzo Davanzati war dieser Studiolofries dazu bestimmt, gemeinschaftsstiftend zu wirken, indem er Gefühle der Zugehörigkeit zu einer Idealwelt – in diesem Fall einer Welt der frommen Wissenschaft – weckte. Zu ihm aufblickend, konnten sich die versammelten Mönche als die jüngsten Mitglieder jener Universitas empfinden, deren ehrwürdige Koryphäen bei aller Verschiedenheit von Person und Betätigungsweise im Geist auf das gleiche Ziel hinarbeiten und jeder des anderen Tun durch sein eigenes anzutreiben scheint. Angesichts dessen, daß sich die Studiolokette über dem Saaleingang in einen rechts- und einen linksläufigen Strang auseinanderdividiert und beide Stränge an das die Mitte der Saalrückwand besetzende (um 1250 gemalte) Fresko einer von Petrus und Paulus flankierten Kreuzigung stoßen, drängte sich sogar der Eindruck auf, als wären selbst Richtungsdivergenzen im dominikanischen Denken nur dazu da, um dessen innere Symmetrie und gleichmäßige Ausgerichtetheit auf Leiden und Vermächtnis Christi zu unterstreichen.

Die Aneinanderreihung perspektivisch verzogener Zellen ist ein ebenso wirksames wie eingängiges und leicht transportables Mittel zur Erzielung einfacher Kontinuitätseffekte. Sie mag daher gerade bei den Innendekorateuren Schule gemacht haben. Doch über welche Zwischenstationen auch immer die Anregung zu den architektonisch fehlkonstruierten Galeriearkaden im Palazzo Davanzati kam, sie beschränkte sich jedenfalls auf das Formelhafte. Der dem Trevisaner Werk eigene Realismus der Charakteren-Schilderung fand in Florenz keinen Nachhall. Selbst die vierzehn Wissenschaftsrepräsentanten in Andrea Bonaiutis Thomas-Apotheose (Abb. S. 83) wirken steif und schemenhaft im Vergleich zu Tommasos idealen Aktionsporträts, in denen das simple Thema »Dominikaner bei gelehrter Beschäftigung« vierzigfach abgewandelt und jedesmal so gestaltet ist, daß eine neue Facette des Umgangs mit Feder und Tinte, Papier und Büchern, eine andere Form der Konzentration oder Nachdenklichkeit und ein anderes – sanftes oder verbissenes, heiteres oder säuerliches, normal- oder kurzsichtiges, hageres oder fettleibiges, rasiertes oder unrasiertes – Individuum zum Vorschein kommt. Tommasos Werk erscheint im nachhinein wie das Symptom eines kulturellen Führungswechsels.

Der große Kontrast: Padua und die höfische Kunst in Oberitalien

Der Wechsel fand im letzten Drittel des Trecento statt. Während Mittelitalien künstlerisch ins Provinzielle abglitt, rüstete der Norden auf. Die mächtigsten jener Condottieri-Clans, die dort in den vergangenen Jahrzehnten die kommunale Macht an sich gerissen hatten, die Visconti in Mailand, die Scaliger in Verona, die Carrara in Padua, waren sich der Bedeutung von Architektur, Dichtung und bildenden Künsten zur ideologischen Absicherung ihrer Zwangsherrschaft sehr wohl bewußt geworden. Sie suchten nicht nur herausragende Gelehrte und Panegyriker, sondern auch die besten Architekten und Künstler an sich zu binden. Ihre miteinander verschwägerten Höfe wurden zu Brutstätten einer neuen Kultur.

Der attraktivste war derjenige der Carrara. Er konnte von der Anziehungskraft profitieren, deren sich die Stadt Padua dank ihrer 1222 von Friedrich II. gegründeten Universität und ihrem nicht minder berühmten »Santo« erfreute. Schon um die Mitte des 13. Jahrhunderts ein Zentrum des jungen Humanismus, hatte Padua seinem Stolz auf die eigene Vergangenheit 1274 durch Errichtung eines Prunkgrabmals für den mythischen Stadtgründer Antenor und seinem kommunalen Selbstbewußtsein 1306 durch den Neubau eines Palazzo Ragione, der den seinerzeit größten Versammlungssaal im Abendland enthielt, Ausdruck verliehen. In Padua, wo man den Historiker und einstigen Bürger Titus Livius (59 v. Chr. – 17 n. Chr.) gleich einem Heiligen verehrte, hatte 1315 die erste Dichterkrönung nach altrömischem Vorbild stattgefunden. Hier verbrachte Francesco Petrarca (1304–74), der allseits bewunderte Humanist, seine letzten Lebensjahre. Hier siedelten sich auch etliche Maler, denen es in Florenz zu eng geworden war, an, u.a. Giusto de'Menabuoi (ab 1370 in Padua nachweisbar) und Agnolo Gaddis Schüler Cennino Cennini (1398 in Padua dokumentiert). In dieser Stadt, die den assisischen Naturstil vor allen anderen oberitalienischen Städten assimilierte, hatte die dominikanische Begriffskunst ebensowenig Chance, Wurzeln zu schlagen, wie die byzantinistische Staatskunst des benachbarten Venedig. Stattdessen wurden unter der aufgeklärten Herrschaft Francescos I. (1355–88) noch einmal alle Möglichkeiten des in der Toskana obsolet gewordenen Illusionismus ausgelotet. Was dabei das Zusammenspiel von politischem Ehrgeiz, intellektuellem Scharfsinn und künstlerischem Artikulationsvermögen zu leisten vermochte, lehrt beispielhaft die Jakobus-Kapelle, die ein Höfling des Herrschers, der Markgraf Bonifacio Lupi di Soragna, 1372–76 dem rechten Querarm des »Santo« einverleiben und durch Altichiero da Zevio (um 1330 – nach 1390) und dessen Werkstattequipe ausmalen ließ (Abb. S. 94 und 95).

Gebaut von dem venezianischen Bildhauer und Architekten Andriolo de'Santi, der ebenso wie Altichiero zuvor am Scaligerhof in Verona gewirkt hatte und in der Kunst der vorauseilenden Erfüllung herrscherlicher Träume entsprechend geschult war, fällt diese Kapelle schon durch ihre Form aus dem Rahmen des Üblichen heraus. Vom Kirchenschiff her gesehen präsentiert sie sich wie eine verkleinerte und vereinfachte Version des (damals noch unvollendeten) Palazzo-Ducale-Neubaus in Venedig. Ihr weiß und rot gemustertes, nach oben in Wimperge ausfransendes »Piano-nobile« ist statt mit Fenstern mit fünf gotischen Marmortabernakeln, in denen die Statue je eines Heiligen steht, sowie mit zwei Wappenschildern bestückt. Ihr »Untergeschoß« hat das Aussehen einer offenen Halle, deren rückwärtige Arkaden ursprünglich den Eindruck erweckten, teils durch Grabbauten (Kombinaten aus fiktivem Grufteingang und darüber befindlichem realen Grabmal) verstellt zu sein, teils sich ins »Freie«, nämlich in die Bildwelt eines *Kreuzigungs*freskos zu öffnen.

Dem illusionistischen Effekt widersprechen heute die beiden lichtlosen, weil von außen her zugemauerten Oculi. Sie wirken als Glieder der realen Architektur. Das taten sie, solange durch ihre dunklen Glasscheiben mattes Nordlicht einfiel, vermutlich nicht. Wie schon ihre Querovalform und Laibungsprofile und das durch sie vorgetäuschte räumliche Distanzverhältnis zu den spitzbogigen Arkaden anzeigen, waren diese Oculi darauf abgezweckt, als Bestandteile der Bildwelt zu wirken – als fahle, geheimnisvoll schimmernde, zu den Rändern hin sich aufhellende Scheiben, welche die beim Tod des gekreuzigten Gottessohnes eingetretene Sonnen- und Mondverfinsterung evozierten. Sie machten aus dem *Kreuzigungs*fresko das erste gemalte Schauspiel mit »lebender«, entsprechend den Veränderungen des natürlichen Außenlichtes bald stärker, bald schwächer entlichteter Atmosphäre.

Dieses weitgehend in Erdfarben (Ocker, Braun und Rosa) gehaltene Schauspiel kann in der Tat als Vorform eines Panoramas gelten. Sein

Altichiero da Zevio u.a.
Traum des Königs Ramirez, Versammlung des Kronrats, Schlacht von Clavijo
Fresko, 1376–79
Padua, S. Antonio, Cappella di S. Giacomo

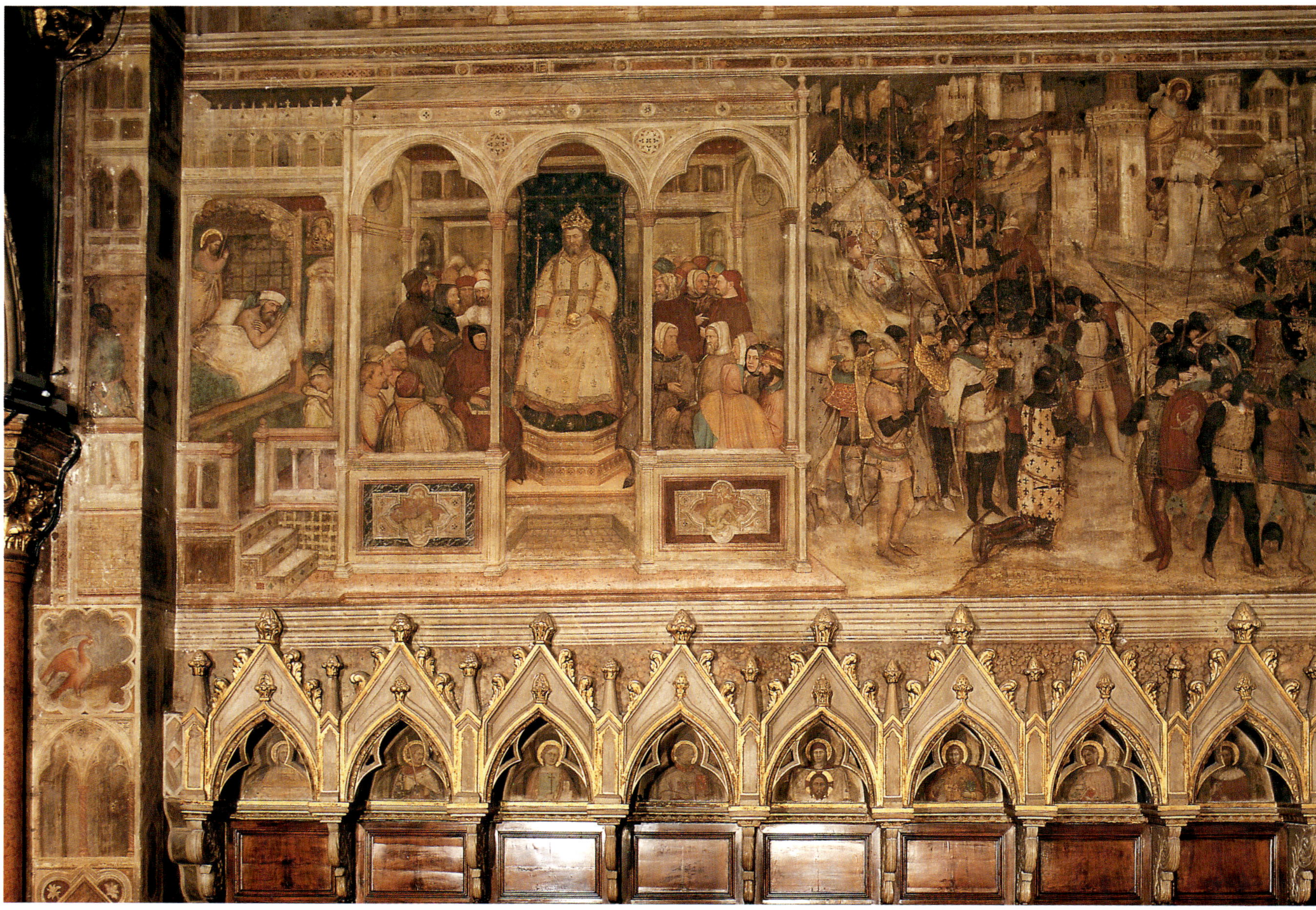

unterster Teil ist als eine direkt auf dem Kapellenboden errichtete, sich zwischen den roten Säulen der Blendarkade verspannende Scheinbalustrade (die im mittleren Joch aus der Vorderfront eines realen Sarkophages besteht) gebildet. Im Unterschied zu den Schranken, die das Publikum moderner Panoramen von der Bildwelt trennen und in die zur Aufrechterhaltung der Illusion nötige Distanz zwingen, ist diese Scheinbalustrade der eigentliche Faktor des Trompe-l'œil-Effekts. Sie ermöglicht, was mit den Mitteln der Erfahrungsperspektive allein gar nicht erreichbar gewesen wäre: die *Kreuzigung* als einen gleichsam von der Halle der Pilatus-Residenz oder des jüdischen Rathauses her gesehenen Vorgang zu erleben, der sich auf dem Niveau des Betrachters und in dessen eigener zeitgenössischer Umwelt abspielt.

Der »Panorama«-Effekt wurde nicht um seiner selbst willen gesucht. Er sollte insbesondere dazu dienen, bei Gottesdiensten Massen von Gläubigen anzulocken und ihnen die Eucharistie zu einem randvoll mit Inhalt gefüllten Erlebnis werden zu lassen. Zu diesem Zweck wurde der Altar dergestalt ins Zentrum der »Halle« gesetzt, daß das gemalte Kreuz in der Optik des Messepublikums die Bedeutung eines Altarkreuzes und das Fresko als Ganzes die Funktion eines gigantischen Triptychons erhielt – eines Altarbilds, das alle gewöhnlichen Altarbilder vergessen ließ, weil seine Bildwelt die lebendige Wirklichkeit selbst zu sein schien.

Hinter der genialen Inszenierung verbirgt sich eine Strategie, die den eigentlichen Stiftungszweck – die Verherrlichung einer Höflingssippe – gerade durch dessen Verschleierung zu erreichen versuchte. Sie liegt auch den Fresken in den Gewölben und an den Schmalseiten der Kapelle zugrunde. Diese Fresken berichten nur scheinbar legendengetreu über Leben und posthume Wundertaten des Titelheiligen Jakobus.

Altichiero da Zevio u.a.
1376–79, Kreuzigungsfresko, um 840 x 280 cm
Padua, S. Antonio, Cappella di S. Giacomo

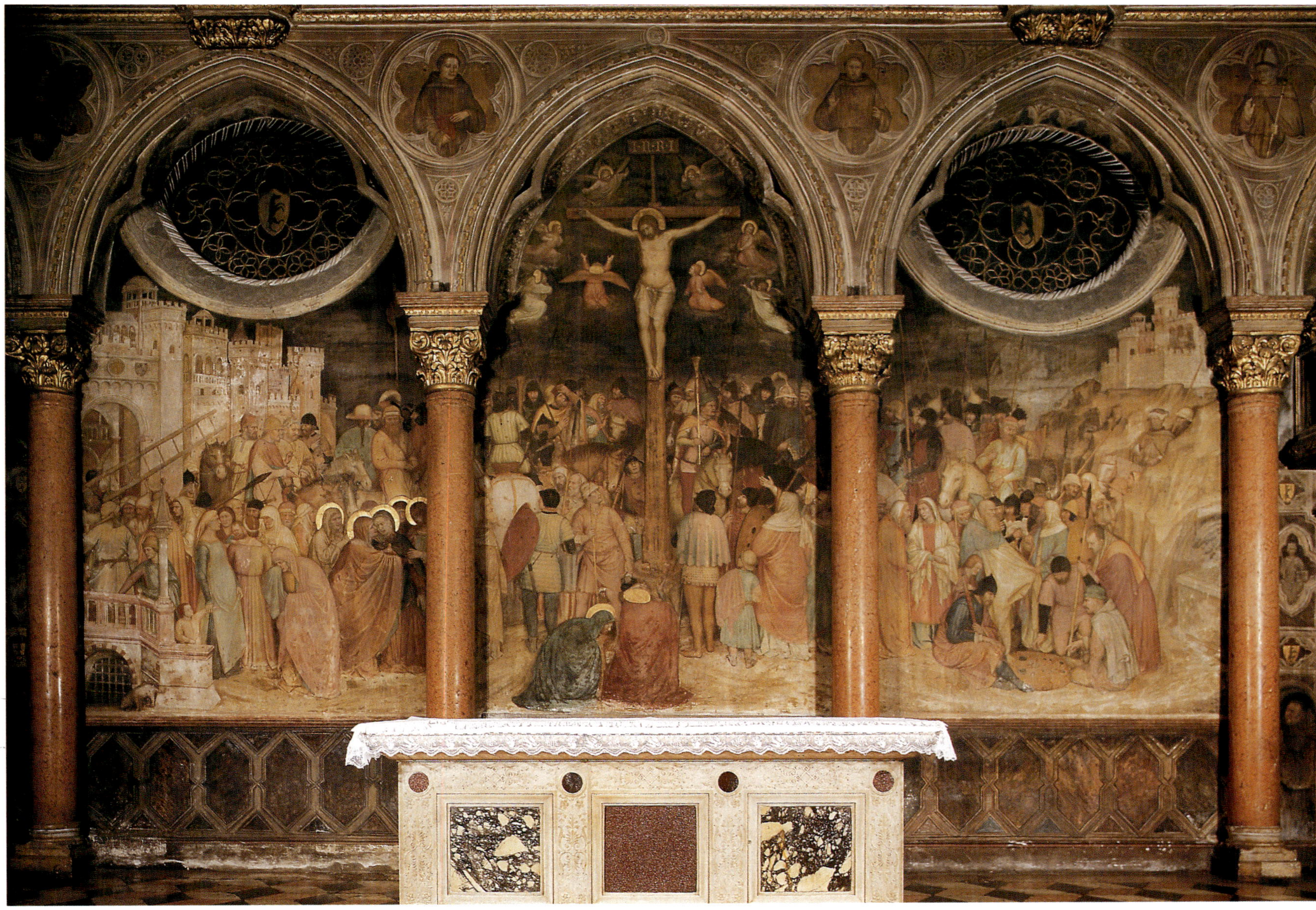

In Wahrheit münden sie in eine Apotheose des Auftraggebers aus. Als deren Vehikel diente die Geschichte des asturischen Königs Ramirez, der, vom Hl. Jakobus im Traum zur Bekämpfung der Mauren ermahnt, sich erst mit seinem Kronrat beriet und dann die Ungläubigen mit Hilfe des Heiligen bei Clavijo besiegte (um 844). Sie ist, in drei nahtlos miteinander verbundenen Szenen, über dem Chorgestühl der linken (westlichen) Schmalwand dargestellt (Abb. links). Die Zentrumsszene, der *Sitzung des Kronrats* gewidmet, enthält das erste erhaltene höfische Gruppenporträt. Ihre königliche Hauptperson, unter einem mit Anjou-Lilien verzierten Baldachin thronend, weist Gesichtszüge und Bartform Ludwigs des Großen von Ungarn (1342–82) auf, dessen Parteinahme zugunsten Paduas und gegen Venedig vor allem dem diplomatischen Geschick Bonifacio Lupis zu verdanken war. Dieser scheint, aus der Perspektive des Königs gesehen, bescheiden an der Peripherie der linken Hälfte der Versammlung Platz genommen zu haben. Aus der Perspektive des Betrachters jedoch befindet sich seine zur Profilbüste reduzierte Erscheinung nicht nur ganz im Vordergrund, sondern auch präzise in der Mittelachse der Kapellenwand. Ausgezeichnet durch einen mit »Amor« beinschrifteten Prunkhelm, unauffällig angezeigt durch die Sprechgesten zweier in der Nähe postierter Ratsherren sowie durch die Blicke des rückansichtigen Nachbarn zu seiner Linken und der ihm halbwegs zugewandten Gemahlin zur Rechten, erscheint er wie die graue Eminenz, die das in der Versammlung Gesagte fürsorglich prüft. Sein Blick scheint sowohl auf den König als auch auf seinen Diensthern Francesco I. gerichtet zu sein, dessen markante Profilbüste an der gegenüberliegenden Thronsaalwand die Versammlung durch ihre abgehobene Stellung beherrscht.

In Lupis Gesichtsfeld befindet sich außerdem Francescos Freund

ABBILDUNG RECHTS:
Freskenzyklus mit Monatsbildern, vor April 1407
Der Monat Oktober
Fresko
Trient, Castello del Buonconsiglio, Adlerturm

Petrarca. Er ist von allen Räten der einzige, der vollansichtig und mit Buch erscheint. Zur Rechten des Königs sitzend und von diesem angesprochen, wird er als der Ratgeber par excellence präsentiert. Neben ihm sitzt Lombardo della Seta, der hochgebildete Jurist und Antikenkenner, der für Bonifacio Lupi das Rechtliche beim Bau der Jakobus-Kapelle geregelt hatte. Die schiere Gegenwart und prominente Stellung des Dichterfürsten und des mit ihm befreundeten Juristen machen – zusammen mit dem Wort »Amor« auf Lupis Helm – aus dem Kriegsrat der Legende einen »Friedensrat« humanistischen Geistes, der statt über Vernichtungsstrategien über diplomatische Mittel zur Kriegsvermeidung berät. Gleichzeitig scheinen sie Hinweis darauf zu sein, daß die beiden Freunde maßgebend auch bei der Konzeption der Kapellenausstattung wirkten.

Die Umdeutung der Kriegsratepisode in eine »Friedensberatung« warnte den zeitgenössischen Betrachter davor, die anschließende Szene der sogenannten *Schlacht von Clavijo* beim legendären Nennwert zu nehmen. Tatsächlich wird hier nur am Rande gekämpft. Realiter geht es um einen Vorgang, dem man den Titel »Die Macht des Gebets von Ludwig dem Großen« geben könnte. Der hünenhafte König scheint sein Heer deshalb versammelt zu haben, um durch die von den Offizieren gebildete stadtwärts gerichtete Gasse hindurch kniefällig die Intervention des Heiligen zu erbitten. Während der linke Heeresteil, der sich durch nachrückende Truppen ständig zu vergrößern scheint, in gespannter Andachtsstimmung verharrt, scheint der rechte die Aufgabe zu haben, den störenden Waffenlärm der Feinde zum Verstummen zu bringen. Das Gebet wird, vom Gros des Heeres unbemerkt, erhört, der Mauerring der übermächtigen Feindesstadt durch den Heiligen, den man Jacobus de Voragine zufolge den »Donnersohn« nannte, zertrümmert. Das Gemeinte ist klar: Solange Ludwig der Große kraft seiner Fürsprache Breschen für das ihm ergebene Padua zu schlagen versteht, erübrigt es sich, für dessen Unabhängigkeit mit Waffengewalt zu kämpfen.

Die Verfremdung der Jakobus-Legende ist an sich schon Beweis für den weitreichenden Einfluß des Programmierers auf die Gestaltung der Fresken. Dessen enge Kooperation mit dem Maler scheint denn auch eine der Hauptursachen des gewaltigen qualitativen Vorsprungs zu sein, der Altichieros »Ramirez-Register« gegenüber dem wenige Jahre später gemalten, ebenfalls dreiszenigen »Chosroes-Heraclius-Bild« Agnolo Gaddis (Abb. S. 87) auszeichnet. Die Ramirez-Geschichte wurde wie ein in drei Akte gegliedertes illusionistisches Bühnenstück inszeniert, dessen wechselnde Schauplätze dergestalt miteinander verzahnt sind, daß sie eine nahtlose Kontinuität des Geschehnisablaufs suggerieren. Schlafkammer und Thronsaal geben sich als Teile desselben weitläufigen Palastes zu erkennen. Ihre vorderseitige Verbindungsrampe zeitigt dadurch, daß sie links mit einer Außentreppe beginnt und rechts in die freie Landschaft ausmündet, einen phänomenalen Doppeleffekt. Einerseits fordert sie den Betrachter dazu heraus, sich den Übergang von der Traum- zur Kronratszene – das Erwachen des Königs, sein Heraustreten aus der Intimität des mit einem Madonnenbild geschmückten Gemachs in die Öffentlichkeit des Palasthofes und seinen Einzug in die vollbesetzte Halle – vorzustellen. Andererseits evoziert sie den Eindruck, als habe sich der betende König der dritten Szene vom Thronsaal her direkt zu seinen teils schon auf ihn wartenden teils noch im Anmarsch begriffenen Truppen begeben. Die dritte Szene erscheint damit als die logische Fortsetzung der ersten und zweiten. Sie erscheint in ihrem Kontext wie ein Gleichnis der weltverändernden Wirkung, die aus einer verborgenen Ursache hervorgehen kann.

Ob die Jakobus-Kapelle mit dem Hintergedanken, errichtet und ausgemalt worden ist, das Renommierstück der bürgerlichen Scrovegni in den Schatten zu stellen, muß dahingestellt bleiben. Indes macht es den Anschein, daß einen solchen Zweck ihre unmittelbare Nachfolgerin, die 1377–78 auf dem Vorplatz des Santo erbaute und von Altichiero freskierte Georgs-Kapelle, verfolgte. Gestiftet vom Ritter Raimondino de Lupi († 1379), einem Verwandten Bonifacios, wurde sie der Arenakapelle so ähnlich gemacht, daß wohl niemand umhin kam, der diese kannte, sich angesichts ihrer Christus-, Georg-, Katherina- und Lucia-Szenen die Bilder Giottos (Abb. S. 58–61) in Erinnerung zu rufen und dabei des in dem siebzig Jahre jüngeren Werk verkörperten enormen Fortschritts inne zu werden. Der erzwungene Vergleich ließ Altichieros Werk wohl wie das Manifest einer Zeitenwende erscheinen. Mit seinem packenden Realismus, seiner perspektivischen Bravour und seiner farbigen und formalen Differenziertheit spielte es denn auch in der Folge eine ähnliche Rolle für Oberitalien, wie sie zwei Generationen später das Werk Masaccios für Florenz und die Toskana zu spielen begann. Neue Maßstäbe setzend, wurde es nicht nur zum Vorbild von Künstlern wie Pisanello, Jacopo Bellini, Mantegna oder Foppa. Es beeinflußte womöglich sogar solche, die die Jakobus- und Georgs-Kapelle lediglich vom Hörensagen kannten – etwa jenen rätselhaften (böhmischen?) Maler des Bischofs von Trient, der um 1400 einen Saal im dortigen Adlerturm mit einer »Zwölfmonatslandschaft« ausschmückte (Abb. S. 97) und nur deshalb keine dem Panoramaeffekt von Altichieros *Kreuzigung* (Abb. S. 95) gleichwertige Wirkung erzielte, weil er sich anscheinend nicht dazu verstehen mochte, seinen vordergründigen, Monat von Monat trennenden »Stangen« das Aussehen wirklicher Säulen zu geben.

Daß der Ruf nach einer »Wiedergeburt der Kunst« und die Suche nach einer wissenschaftlichen Form der Raumdarstellung (Linearperspektive), überhaupt die Erneuerungsbewegung, die wir heute mit dem Wort »Frührenaissance« assoziieren, von Florenz, nicht von Padua ausging, ist verständlich. In Padua hatte kein um 1400 am Beginn seiner Karriere stehender Künstler Anlaß, die Kunst seiner Väter als eine Degeneration der Vorangegangenen zu sehen. Hier bestand eher die Gefahr, daß man sie als Non plus Ultra empfand.

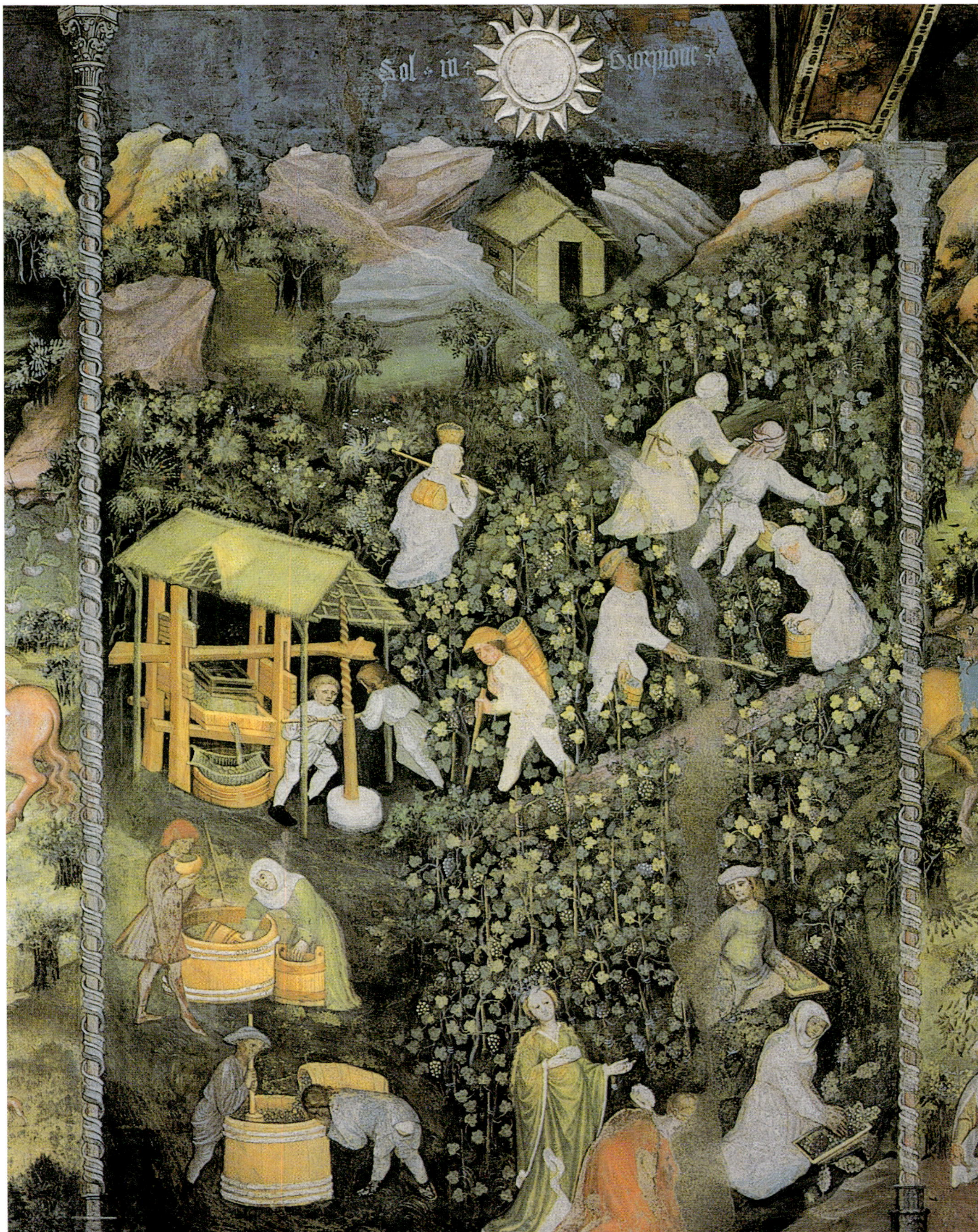
Sol in Scorpione

Alick McLean

Architektur der Frührenaissance in Florenz und Mittelitalien

»Erklimmen wir den Hügel am linken Ufer des Arno, geweiht dem heiligen Blut des seligen Minias, besteigen wir die beiden Gipfel des Berges, an dem einst Fiesole lag! Von jedem Gipfel der umliegenden Hügelkette erblicken wir die Straßen und Plätze unserer Stadt Florenz. Steigen wir hinauf, beten wir im Angesicht der in den Himmel ragenden Stadtmauern, herrlichen Türme, riesigen Kirchen und wunderbaren Paläste. Kaum zu glauben, daß eine Stadt zu solchen Herrlichkeiten fähig ist, noch weniger ein einzelner wohlhabender Mann. Und doch ist es so.«

Coluccio Salutati, De seculo et religione

Stadtstaaten: Die Architektur der Tyrannen

Gegen Ende des 14. Jahrhunderts, als Coluccio Salutati seine Lobreden auf Florenz schrieb, waren in den meisten italienischen Städten bereits die wichtigsten öffentlichen Bauten vollendet; die Straßen waren gepflastert und die Ringmauern geschlossen. Sogar junge Stadtstaaten wie Florenz, Mailand, Venedig und Rom verlegten sich nun darauf, die bestehenden Bauanlagen zu erweitern und zu verschönern, anstatt neue Projekte in Auftrag zu geben. Diesem Wandel, der sich im öffentlichen Bereich von einer Politik der Neuerrichtungen zu einer Verfeinerung, Erweiterung oder Renovation des Bestehenden vollzog, läßt sich eine Vielzahl von Gründen zuschreiben. Der Zeitraum vom 11. bis zum 14. Jahrhundert war deshalb so günstig für die großen Bauvorhaben gewesen, weil die Bevölkerung Italiens ständig anwuchs und immer reicher wurde. So erreichte Florenz etwa um 1300 den höchsten Bevölkerungsstand (100.000 Einwohner) und die größte wirtschaftliche Blüte dieser Epoche. Ein Jahrhundert später hatten Hungersnöte, Bankzusammenbrüche und Seuchen die Einwohnerzahl der Stadt auf nahezu die Hälfte gesenkt. Zwar war der in den Städten angehäufte Reichtum durchaus noch vorhanden, doch konzentrierte er sich nun in wenigen Händen. Darüber hinaus war es so gut wie unmöglich geworden, die Gelder durch örtliche Investitionen zu vermehren, weil es zu wenige Arbeitskräfte gab und diese zudem auch noch sehr teuer bezahlt werden mußten.

So entstanden in dieser Zeit nahezu keine öffentlichen Bauten – es sei denn, Ämter wurden erstmalig eingerichtet oder neu besetzt, wie es der Fall war, als die Gemeindeverwaltungen durch Tyrannenherrschaft abgelöst wurden oder als der Papst seinen Sitz zurück nach Rom verlegte. Eine weitere Ausnahme zu den Einsparungen bei öffentlichen Bauten bildeten die Festungsanlagen. Obwohl die Städte im allgemeinen keine neuen Stadtmauern errichteten, da die meisten Anlagen bereits zu groß für die zusammengeschrumpfte Bürgerschaft waren, führte die Erfindung der Kanone dazu, daß die bestehenden Mauern verstärkt werden mußten. Man fügte massive, schräg abfallende Mau-

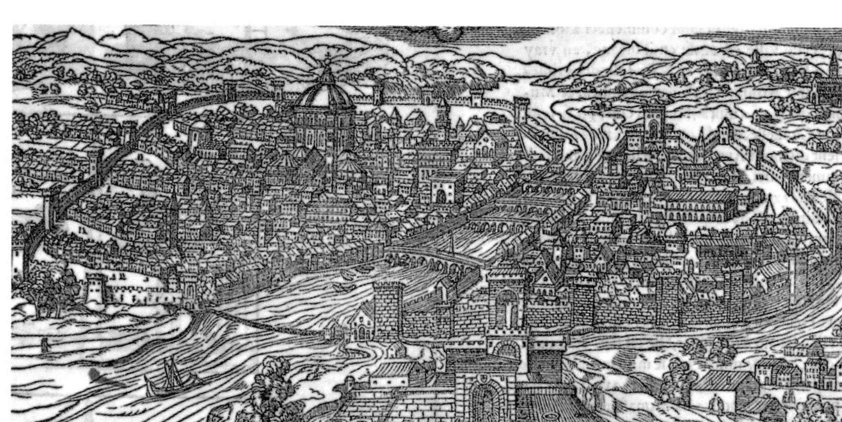

Stadtplan von Florenz im 15. Jahrhundert, Stich, Paris, Bibliothèque Nationale

Rocca Roveresca, um 1483–1490
Mondavio

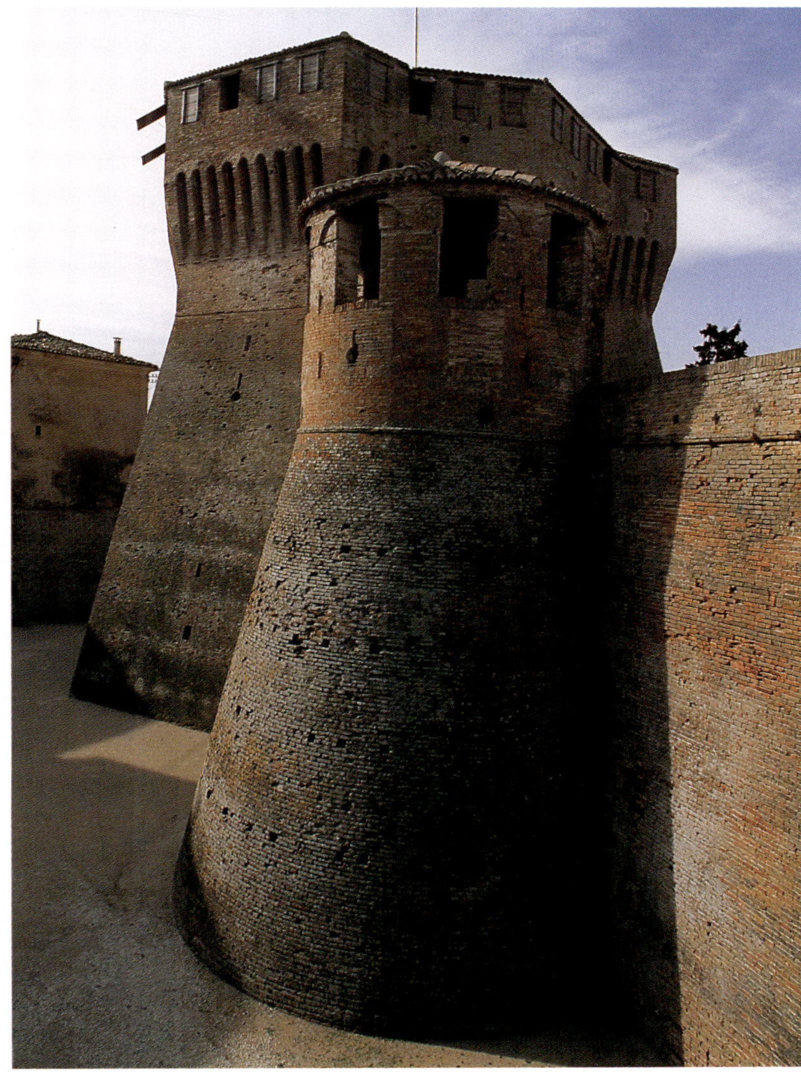

erabschnitte hinzu und errichtete Bastionen mit polygonalem (eckigem) oder rundem Grundriß, deren nach innen geneigte oder rundgemauerte Außenwände die angreifende Artillerie besser abwehren konnten. Vorstehende Wehrplatten boten günstige Schießscharten, um auf Angreifer zu feuern, die in den Zwinger (Umgang zwischen innerer und äußerer Mauer) gelangt waren. Es war kein Zufall, daß die Machtausdehnung der Stadtstaaten und Tyrannenherrschaften gleichzeitig mit der Entwicklung neuzeitlicher militärischer Techniken und Befestigungsanlagen stattfand, denn der in den großen Zentren konzentrierte Reichtum ermöglichte es den Herrschern, große Armeen mit teurem Kriegsgerät zu unterhalten. Dadurch sahen sie sich in der Lage, ihr Staatsgebiet auszuweiten und zu verteidigen und gleichzeitig innere Unruhen zu unterdrücken.

Die Entwicklung der Profanarchitektur vom großangelegten Neubau zum bloßen Ausbau öffentlicher Bauwerke und zur gelegentlichen Errichtung neuer Amtsgebäude und Festungsanlagen bedeutete jedoch nicht das Ende der seit dem 11. Jahrhundert gepflegten Tradition monumentaler Baudenkmäler. Neue Herausforderungen bestimmten die Arbeit der Baumeister, denn nun ging es vornehmlich darum, neue Verzierungselemte für öffentliche Bauten zu entwickeln und traditionelle zu verfeinern. Sie wandten sich zunehmend einem Stil zu, der ihrer Ansicht nach das klassische Ideal des Gleichmaßes akkurat verwirklichte. Dadurch gelang es ihnen, deutlicher als bisher die gleichen Vorstellungen von Romanitas und Weltherrschaft auszudrücken wie ihre Vorgänger. Auch beschränkte sich der wiederbelebte Stil all'antica nicht mehr auf die öffentlichen Bauten allein. Nun, da der Wohlstand in den Händen einiger weniger Familien, Einzelpersonen oder – in den Diktaturen – der Despoten lag, konnten diese als Bauherren im Dienste der Verherrlichung ihrer eigenen wachsenden politischen und gesellschaftlichen Macht auftreten. Schon zu Beginn des 14. Jahrhunderts und früher besaßen reiche Familien private Kapellen und Paläste, aber die Zurschaustellung von Reichtum und Macht war durch Luxusgesetze und öffentliche Bauordnungen für Kirchen, Plätze und Straßen eingeschränkt. Viele dieser Verordnungen blieben zwar bis weit ins 16. Jahrhundert in Kraft, aber die Möglichkeiten der Prachtentfaltung des einzelnen wuchsen dennoch stetig an. Gegen Ende des 15. Jahrhunderts gab es Familiensitze von solch dramatischer Wirkung, daß sie das Stadtbild ebenso prägten wie die Turmanlagen im 11. und 12. Jahrhundert. Die Macht der jeweiligen Familie spiegelte sich jedoch nun eher in den ausgeklügelten Grundrissen und der raffinierten symbolischen Ausschmückung wieder, statt daß sie sich in schierer Höhe ausgedrückt hätte.

Der Aufstieg neuer staatlicher und privater Bauherren führte dazu, daß sich die Architekten in vielerlei Hinsicht umstellen mußten. Das Lebenswerk eines Baumeisters vom späten 12. bis zum beginnenden 15. Jahrhundert bestand zumeist aus wenigen öffentlichen Bauvorhaben großen Maßstabs in einer, vielleicht auch zwei Städten. Sein Nachfolger im späten 15. und im 16. Jahrhundert arbeitete an zahlreichen kleineren Projekten im Auftrag vieler öffentlicher, besonders aber privater Bauherren. Der Architekt der Neuzeit mußte sich daher um so häufiger zu verkaufen wissen, und er eignete sich wohldurchdachte Methoden an, um diesen Zweck zu erreichen. Er schöpfte meist aus seiner praktischen Erfahrung als Bildhauer, Goldschmied oder Maler. In diesen Berufen war es bereits seit mehr als einem Jahrhundert üblich, zahlreiche kleinere Auftragsarbeiten von vielen öffentlichen und privaten Mäzenen anzunehmen. Während die Baumeister im 13. und 14. Jahrhundert ihre wichtigsten Projekte als Mitglieder oder Leiter von Dombaugesellschaften ausführten, besaßen andere Künstler ihre eigenen Werkstätten. Wie man auch in den Kapiteln über die Malerei nachlesen kann, waren diese Künstler in der Lage, überaus schnell auf Änderungen im Geschmack zu reagieren und diese sogar selbst herbeizuführen, was ihnen mehr als alles andere einen regelmäßigen Strom an Aufträgen von der nur begrenzten Kundschaft eintrug. Die architektonischen Stilrichtungen veränderten sich im allgemeinen sehr viel langsamer, denn die Bauvorhaben waren kostspielig und langfristig geplant. Was dabei eine vielleicht noch größere Rolle

Axonometrie der Domkuppel nach Sanpaolesi

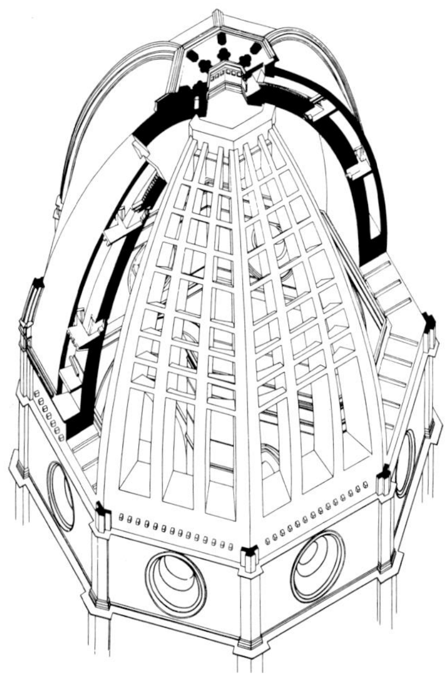

ABBILDUNG GEGENÜBER:
Santa Maria del Fiore, Dom von Florenz
um 1294–1467
Domkuppel von Filippo Brunelleschi, 1418–36

spielte, war, daß die Bauherren bei der Umsetzung ihres Geschmacks wesentlich konservativer vorgingen, denn sie gaben Bauwerke in Auftrag, die vor der Ewigkeit zu bestehen hatten.

Zwar bemühten sich die Baumeister auch im 15. Jahrhundert noch um Aufträge größeren Ausmaßes, und das nicht ohne Erfolg, doch mußten sie diese nun nicht mehr als die einzige Möglichkeit betrachten, um bauliche Möglichkeiten zu erkunden, neue Ideen einzuführen und sich einen Namen zu machen. Sie erschlossen sich zahlreiche Medien, die zuvor nur für technische Zwecke benutzt worden oder gänzlich unbekannt gewesen waren. Baumodelle, Zeichnungen oder architektonische Abhandlungen ermöglichten es ihnen, rasch und unter geringen Kosten neue Stilrichtungen zu erkunden und diese Ideen einem interessiertem Kunden anschaulich nahezubringen. Die neuen Medien brachten den Architekten nicht nur bedeutende Aufträge ein, sondern veränderten auch die gesamte Baukultur. Wie in der Malerei wurde es nun möglich, Stilrichtungen zu ändern die Ausdrucksformen zu verfeinern und so neue Bauherren für ihre Projekte zu gewinnen. Das Bild des Architekten in der Öffentlichkeit wandelte sich; sein Ruhm begründete sich nunmehr ebensosehr auf dem Geschick, mit welchem er seine Ideen in Worten und Bildern auszudrücken vermochte, wie auf der Kunstfertigkeit, mit der er sie in der Praxis umsetzte.

Florenz im 15. Jahrhundert: Die Wiederentdeckung der Antike

Nach neuesten Erkenntnissen gründete sich das wiederbelebte Interesse des 15. Jahrhunderts an der Antike nicht nur auf dem intensiven Studium der antiken römischen Denkmäler, sondern auch auf der Wiederentdeckung örtlicher Bautraditionen aus der Protorenaissance und sogar aus dem Trecento. Brunelleschi, Michelozzo und Alberti übernahmen die geometrischen Gliederungen, Größenverhältnisse und Schmuckformen solcher Gebäude wie dem Baptisterium zu Florenz, der Kirche San Miniato, dem Palazzo Vecchio, der Kirche Orsanmichele und einiger noch älterer Anlagen, etwa aus dem mittelalterlichen Venetien. Das Neue in ihrem Stil gründete sich auf einer kritischen Annäherung an die Bauweisen der Vergangenheit sowie auf innovativen, eigenen Entwürfen. Sie übernahmen die traditionellen Elemente nicht unmittelbar, sondern anhand von Maßstäben, die auf ihrer eigenen Auffassung der Antike basierten. Dabei eigneten sie sich entweder nur das an, was ihren Vorstellungen entsprach, oder versuchten, örtliche Traditionen dem anzugleichen. Die Genauigkeit, mit der sie sich an antike Vorlagen hielten, wurde jedoch durch eine Reihe von Faktoren eingeschränkt. Besonders auffällig ist, daß sie bewußt oder unbewußt bestimmte mittelalterliche Bautechniken, hauptsächlich aber einige Arten der geometrischen Proportionierung beibehielten. Außerdem waren sie »antiken« Vorbildern verpflichtet, die in Wahrheit aus der romanischen Epoche stammen. Das auffälligste Beispiel dafür ist das Baptisterium von Florenz. Darüber hinaus bereitete die aus der Antike überlieferte architektonische Abhandlung des Vitruv, auf welche alle Bezug nahmen, erhebliche Schwierigkeiten in der Auslegung. Dennoch ist es das Verdienst der Architekten dieser Zeit, daß sie den folgenden Generationen in Italien und später der ganzen Welt eine kritische Haltung zur Tradition nahebrachten, die schließlich dazu führte, daß alle Gesichtspunkte des baulichen Entwurfs neu überdacht werden mußten.

Filippo Brunelleschi (1377–1446) war der erste, der seinen Entwürfen diese kritische Haltung zugrunde legte. Aus verschiedenen Gründen gelang es ihm, sich von den lokalen Bautraditionen zu lösen. Er war nicht bei einem Baumeister, sondern bei einem Goldschmied in die Lehre gegangen, gehörte also nicht der Gilde der Steinmetze, sondern derjenigen der Seidenweber an, die sich mit den Goldschmieden zusammengeschlossen hatte. Er hatte es dem Ruf seines handwerklichen Könnens zu verdanken, nicht seiner Stellung als Architekt, daß man ihn dazu aufforderte, an der Ausschreibung für den Bau des ehrgeizigsten Projekts seiner Zeit teilzunehmen: der *Kuppel von Santa Maria del Fiore* (Abb. S. 101). Angespornt von der Herausforderung, diesen Auftrag zu bekommen, wandte sich Brunelleschi von den traditionellen örtlichen Bauweisen ab, um eine Technik zu entwerfen, vermittels derer sich ein Gewölbe von solch nie dagewesener Spannweite errichten ließ. Dabei sicherte er sich die Mitarbeit zweier der innovativsten Bildhauer seiner Zeit, Donatello und Nanni di Banco; nicht etwa, weil er sich ihrer Kenntnisse für den baulichen Entwurf bedienen wollte, sondern damit sie mit ihm zusammen ein überzeugendes Modell der geplanten Kuppel anfertigten.

Ihr Kuppelmodell war in der Tat von einer solch kühnen Neuerung geprägt und von einer solchen Überzeugungskraft, daß Brunelleschi den Bauauftrag erhielt, noch ehe es überhaupt vollendet war. Brunelleschi erhielt den Vorzug unter den Mitbewerbern, weil er der einzige war, der behauptete, das Projekt ohne das übliche Lehrgerüst erstellen zu können. Die Mitbewerber versahen ihre Modelle maßstabsgetreu mit Lehrgerüsten, welche die Kuppel in der Mitte vom Boden bis zur Decke abstützten – Brunelleschi aber entwickelte ein sich selbst stützendes System.

Es bestand aus vier Teilen. Zunächst bildete Brunelleschi die achteckige Kuppel als Doppelschale aus. Die innere Schale sollte dabei von genügender Stärke sein, um die äußere, leichtere zu unterstützen. Dann versteifte er jede der acht Flächen der Kuppel mit einer Kombination aus Steinreihen und offenen Rippen, deren Krümmung nach oben hin er durch zahlreiche Unterleger sicherte. Beide Kuppelschalen

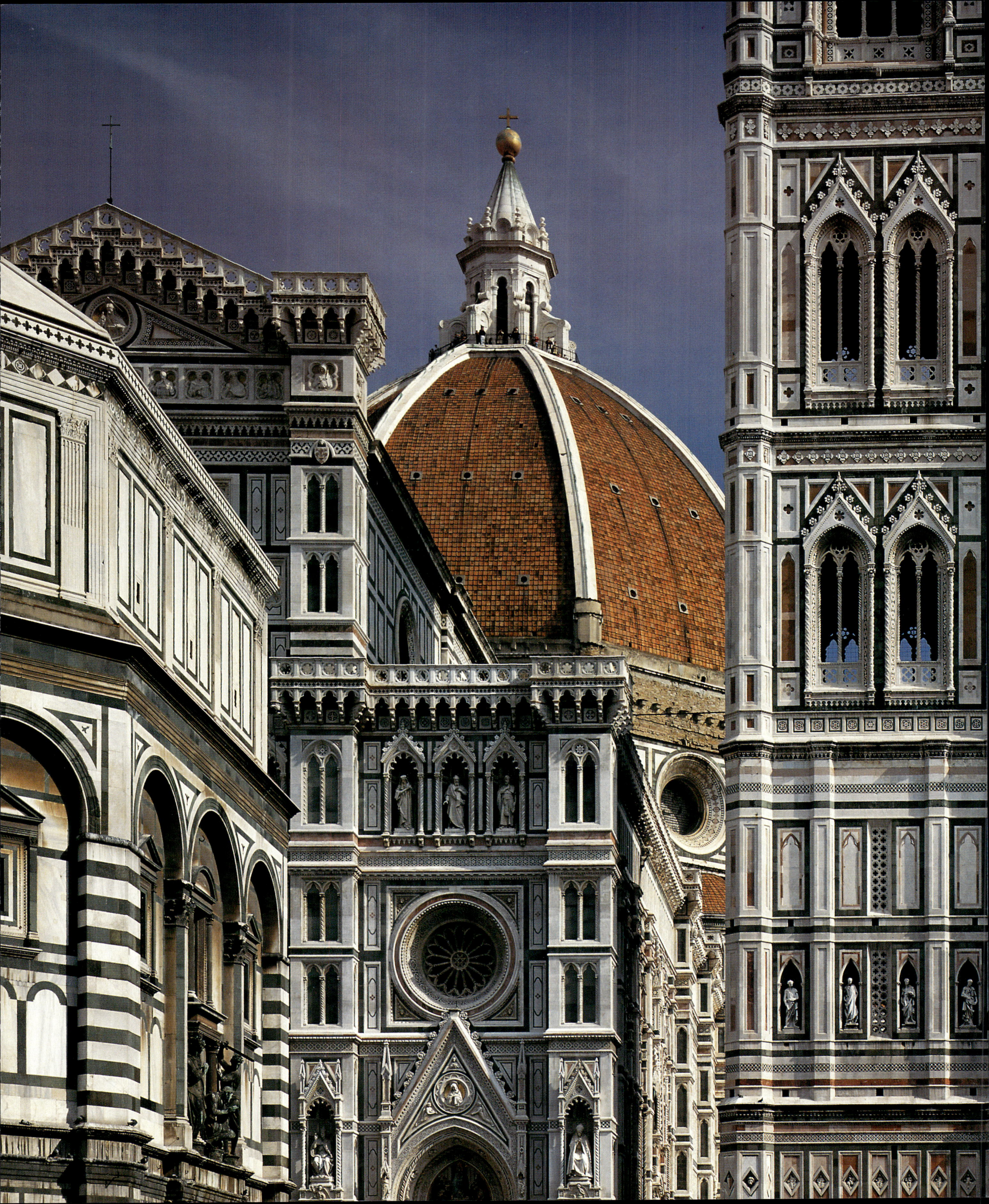

Filippo Brunelleschi
Ospedale degli Innocenti (Findelhaus), 1419 begonnen
Fassade (oben), Innenansicht der Loggia (unten)
Florenz

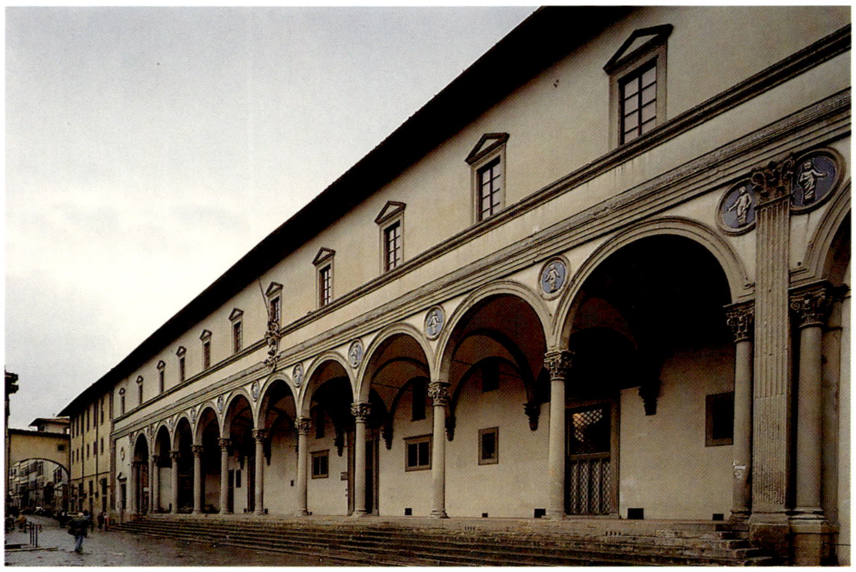

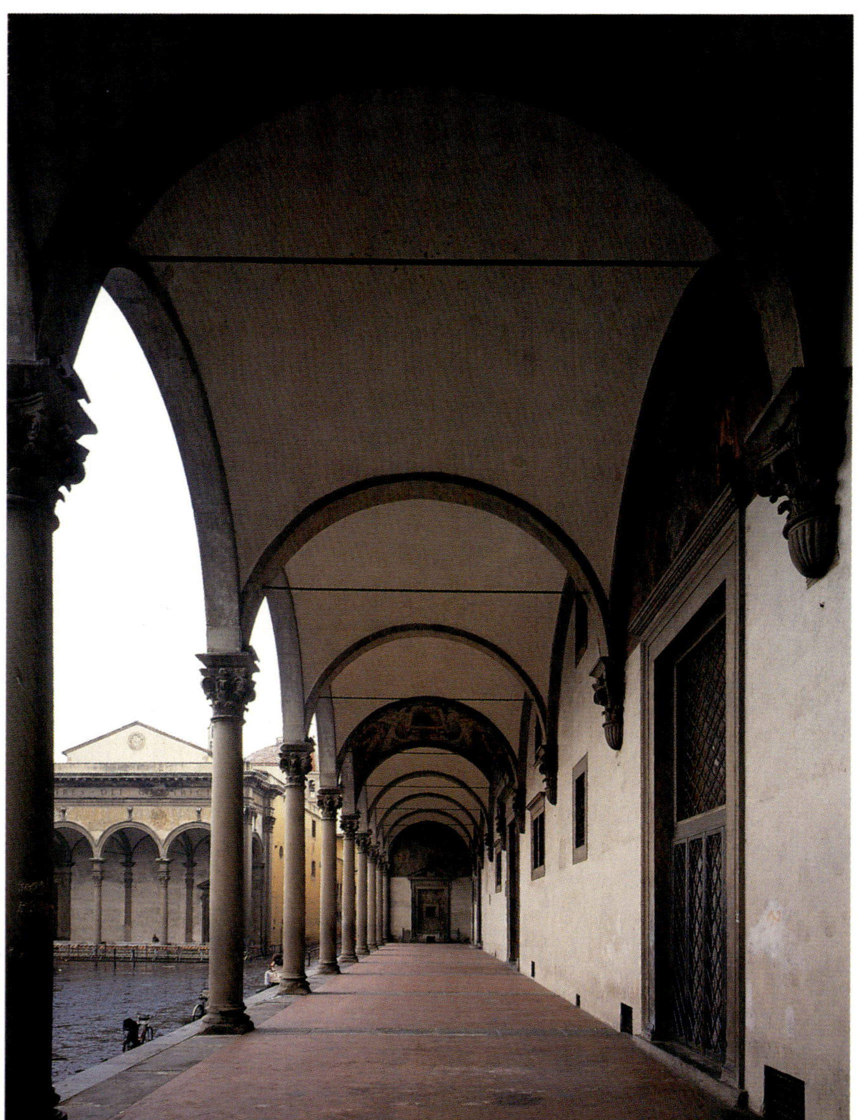

waren zwar achteckig, jedoch dick genug gebaut, daß sich innerhalb ihrer Mauern ein Kreis beschreiben ließ. Durch seine Studien historischer Kuppelkonstruktionen wußte Bruneschelli, daß eine runde Form innerhalb einer achteckigen Kuppel dieser dieselben Eigenschaften wie einer runden Kuppel verlieh. Besonders die Schubkraft nach innen wurde dadurch ausgeglichen, so daß, abgesehen von dem Schub nach außen an ihrer Basis, eine selbsttragende Konstruktion entstand. Dieselbe Methode wandte Brunelleschi nun auch in kleinerem Maßstab an, nämlich auf die einzelnen Schichtungen der Ziegelsteine. Diese konstruierte er als eine Reihe vollkommener Kreise, die jeweils aufeinander ruhten. Indem er in genau abgemessenen Abständen vertikale Ziegel in jede Schicht einfügte, machte er sich dadurch die Kraft der jeweils vollendeten Schicht zunutze, um die im Bau befindliche nächste Schicht zu tragen. Die Abstände waren so kurz, daß die vertikal gerichteten Ziegel das Gewicht der zwischen ihnen liegenden horizontalen Ziegel bis zu dem Zeitpunkt tragen konnten, da die nächste Schicht, die entsprechend ihre eigenen vertikalen Ziegel enthielt, vollendet war und selbsttragend wurde. Der optische Eindruck dieser Bautechnik wurde als »Fischgrätenmuster« bezeichnet, jedoch irrtümlicherweise, denn der Richtungswechsel erfolgt nur an bestimmten Stellen, nicht bei jedem neuen Stein. Das praktische Ergebnis dieser Technik war, daß man die enormen Kosten und den Zeitverlust vermied, die durch die – für solche Bauaufgaben übliche – sperrigen Holzaufbauten und Lehrgerüste entstanden.

Mit der Arbeit an der Kuppel begann Brunelleschi im Jahr 1420. Obwohl teilweise auch die Ideen Ghibertis und anderer Wettbewerbsteilnehmer in das Projekt miteinflossen, folgte der Bau bis zu seiner Fertigstellung und Einweihung im Jahr 1436 in nahezu allen Einzelheiten den Plänen, die Brunelleschi zusammen mit Donatello und Nanni die Banco entworfen hatte, als sie 1418 das Modell anfertigten. Der überwältigende Erfolg seiner Kuppel trug wohl dazu bei, daß Brunelleschi kurz darauf wiederum in einem Wettbewerb den ersten Platz errang. Diesmal ging es um die Konstruktion der Laterne, welche die ganze Anlage krönen sollte. Aus der Begründung der Dombaukommission geht hervor, daß es Brunelleschi gelungen war, mit seiner Laternenkonstruktion nicht nur ein technisches Problem zu lösen, sondern auch jene Geschmacksmischung aus traditionellen und neuen architektonischen Gestaltungsweisen anzusprechen, die im Florenz des frühen 15. Jahrhunderts so verbreitet war: »...Filippo di ser Brunelleschis Modell hat die schönsten Formen ... und die beste Komposition, (um die) besagte Laterne vollkommen zu machen...«. Hier zeigt sich noch reines scholastisches Denken: Die Vollkommenheit des Ganzen ist einzig in dem Zusammenspiel der ihrerseits vollkommenen Teile erreichbar. Ähnliche Auffassungen lassen sich im 14. Jahrhundert immer wieder finden. Was sich aber seit dem Beginn des Kuppelbaus grundlegend geändert hatte, waren die Kriterien, nach denen man jene »Vollkommenheit der Teile« beurteilte. Brunelleschi selbst hatte zu diesem Geschmackswandel entscheidend beigetragen: Nun prägte die Antike das Schönheitsideal der Zeit.

Filippo Brunelleschi
Santa Croce, Pazzi-Kapelle, 1429– um 1461
Florenz

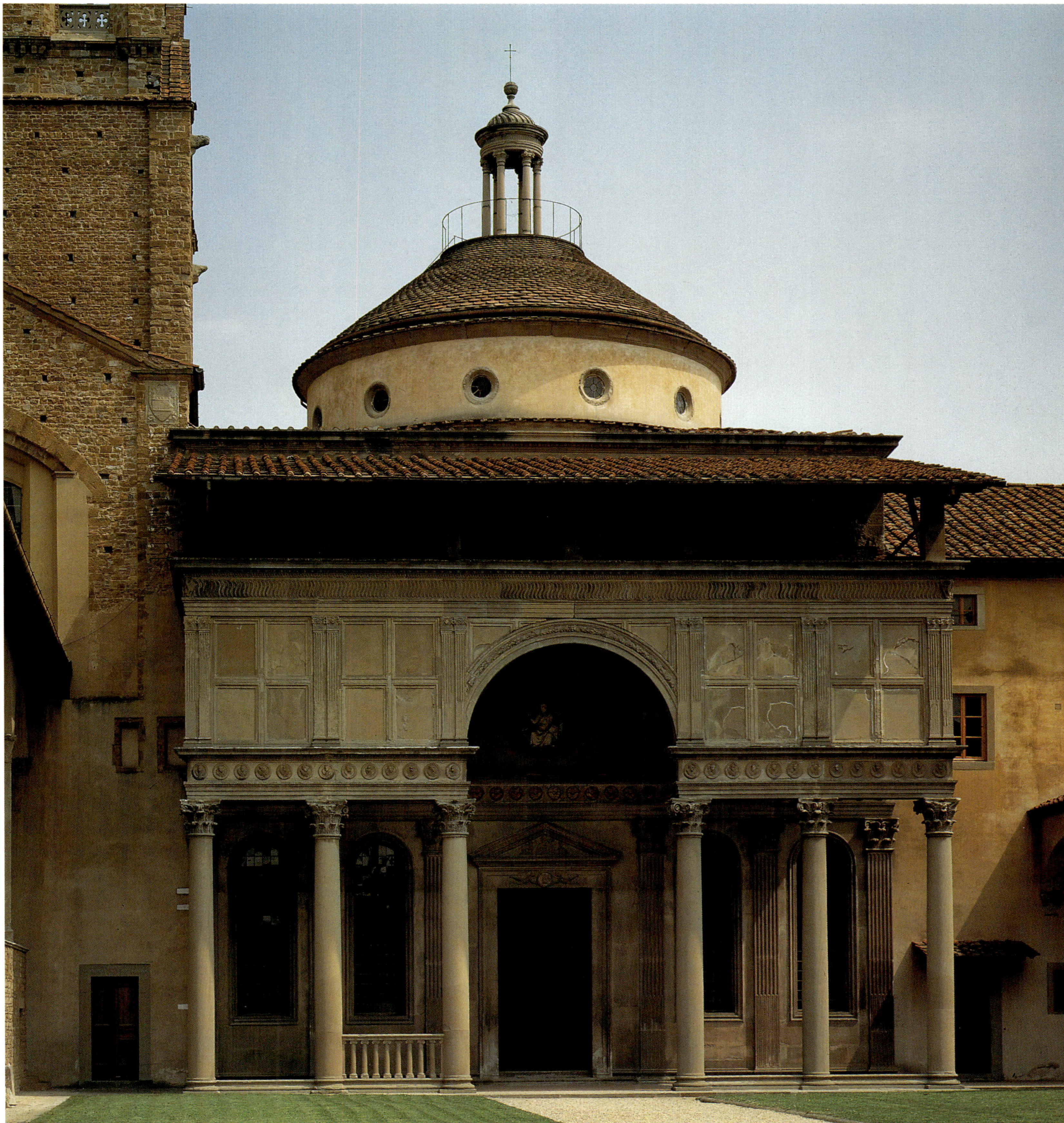

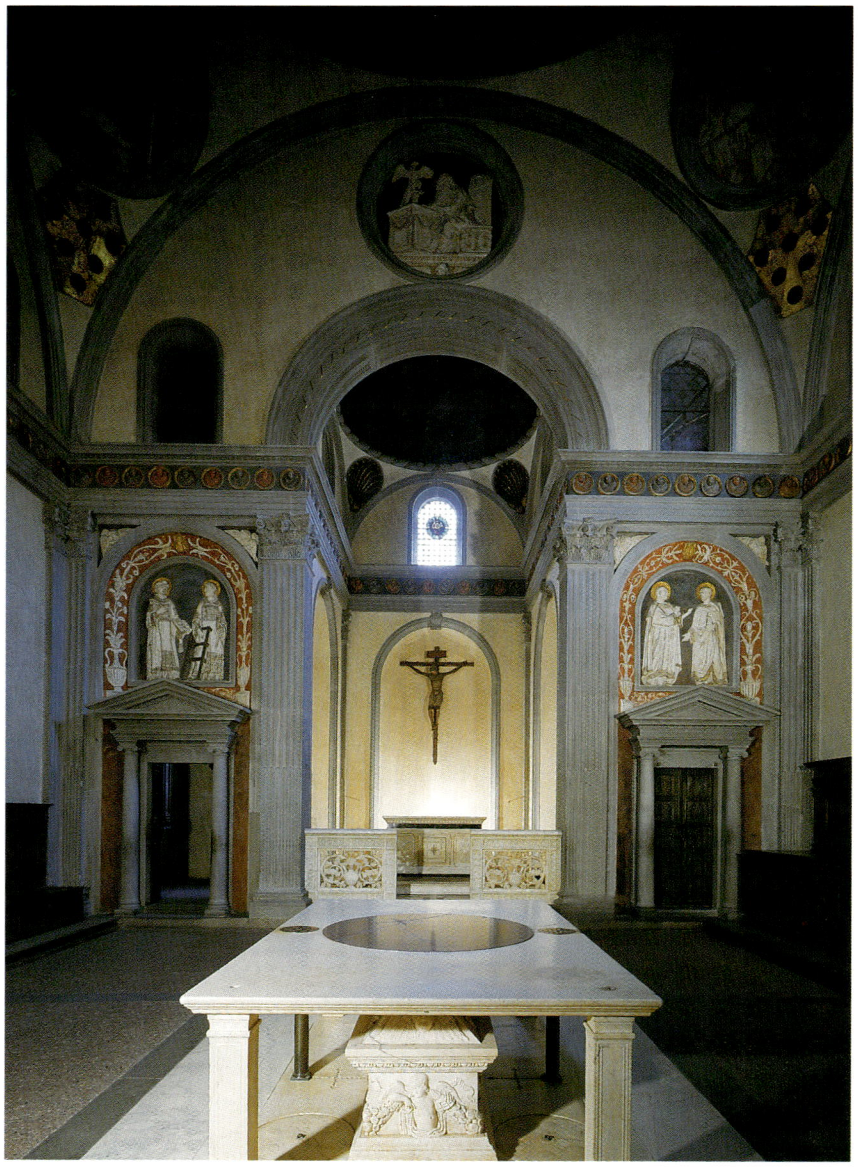

Filippo Brunelleschi
San Lorenzo, Alte Sakristei
1419/21–1428

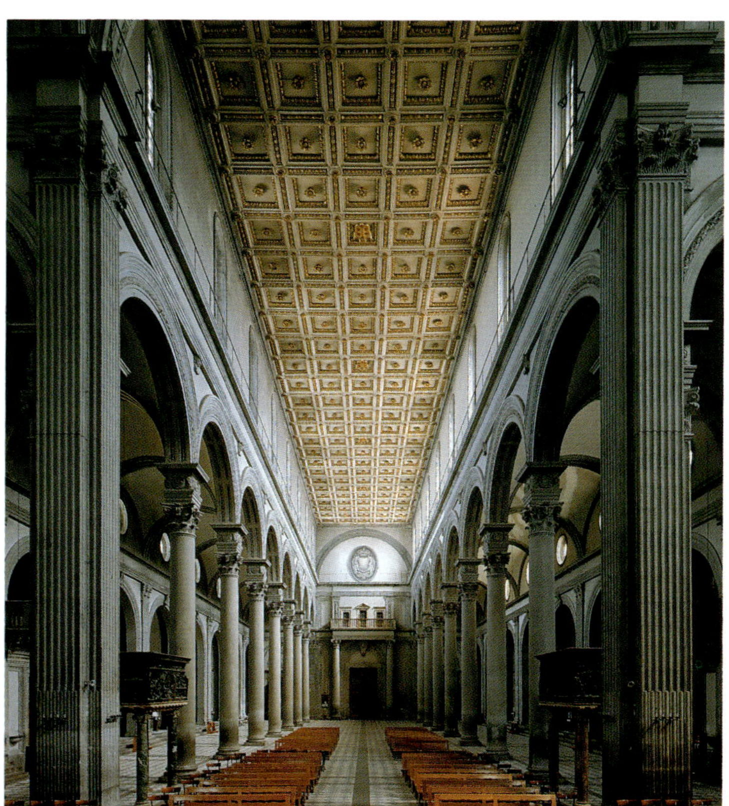

ABBILDUNG LINKS UNTEN:
Filippo Brunelleschi
San Lorenzo, Hauptschiff
um 1419 begonnen
Florenz

Das erste Werk Brunelleschis, in dem sich eine Vermischung traditioneller und ursprünglicher Elemente manifestierte und das in der Beurteilung von 1436 lobend erwähnt wird, war jedoch weder die Laterne noch die Kuppel. Es handelte sich dabei vielmehr um das *Ospedale degli Innocenti,* das Findelhaus (Abbn. S. 102) mit dessen Bau Brunelleschi im August 1419 begonnen hatte, ein Jahr nach Beginn der Zusammenarbeit mit Donatello und Nanni di Banco zur Erstellung des endgültigen Modells für die Kuppel. Beiden Gebäuden gemeinsam war die Umsetzung der klassischen Lehre von der Vollkommenheit des Kreises. Sie bestimmte die Dicke der achteckigen Kuppelschalen ebenso wie die Krümmung der Arkadenbögen des Findelhauses. Rundbögen waren im Gegensatz zu Spitzbögen bereits seit langem in florentinischen Bauwerken gegenwärtig und schmückten sogar einige der jüngst erbauten Krankenhäuser in der Region. Äußerst selten jedoch wies ihre Gestaltung eine solch symmetrische Beziehung zwischen Krümmung und Breite, Gewölbeanfang und Höhe des Schlußsteins auf. Wie bei der Kuppel bediente sich Brunelleschi eines traditionellen Gebäudetyps als Vorbild; in diesem Fall war es das arkadengesäumte florentinische Krankenhaus. Er verfeinerte sodann den baulichen Entwurf dieses Gebäudetypus nach strengsten Maßstäben und vereinfachte die Prinzipien der architektonischen Ausführung.

Einen klaren Eindruck von der neuartigen Theorie, die hinter Brunelleschis architektonischem Entwurf stand, vermittelt ein zeitgenössischer Vergleich zwischen den ursprünglich von Brunelleschi gezeichneten Bauplänen und der tatsächlichen Vollendung des Gebäudes durch seine Nachfolger, denen der Meister das Projekt 1426 übergab, um sich ausschließlich der Kuppel widmen zu können. Der Verfasser dieses Vergleichs ist Brunelleschis Biograph, Antonio Manetti. Unter anderem tadelt er die endgültige Ausführung deswegen, weil in ihr die von Brunelleschi bestimmten Proportionen der gesamten Fassade verzerrt wurden. Auch hatte man es verabsäumt, die Fenster des Obergeschosses an den jeweiligen Enden mit Pilastern zu flankieren, und schließlich hatte man im Südwestabschnitt der Fassade den Architrav heruntergezogen.

Brunelleschi verwandte bei dem Bau des Findelhauses seine ganze Genialität darauf, einen systematischen Formenschatz all'antica zu entwickeln. Dies stimmte mit den Ansprüchen seiner Auftraggeber, der Vertreter der Seidenzunft, überein. Anders als die Wollzunft, welche die Kuppel finanziert und Brunelleschis architektonischen Einfallsreichtum dahingehend ermutigt hatte, ein zeitaufwendiges, teures Projekt zu verwirklichen, dessen Wirkung hauptsächlich in seinen nie dagewesenen Ausmaßen bestand, war es der Seidenzunft offenkundig von Anfang an darum zu tun, ihre Menschenfreundlichkeit so schnell und kostengünstig wie möglich unter Beweis zu stellen. Die einzige Seite des Gebäudes, die für die Öffentlichkeit sichtbar sein würde, nämlich die Fassade, sollte daher nicht durch monumentale Ausmaße glänzen, sondern eher durch ihre ästhetische Ausführung. Während Grundriß und Eingangsarkade ganz dem traditionell üblichen Schema folgten, entschloß sich Brunelleschi, den einzelnen Teilen durch einen

Filippo Brunelleschi
Santo Spirito, um 1434 begonnen
Rundbögen des Haupt- und Querschiffs
Florenz

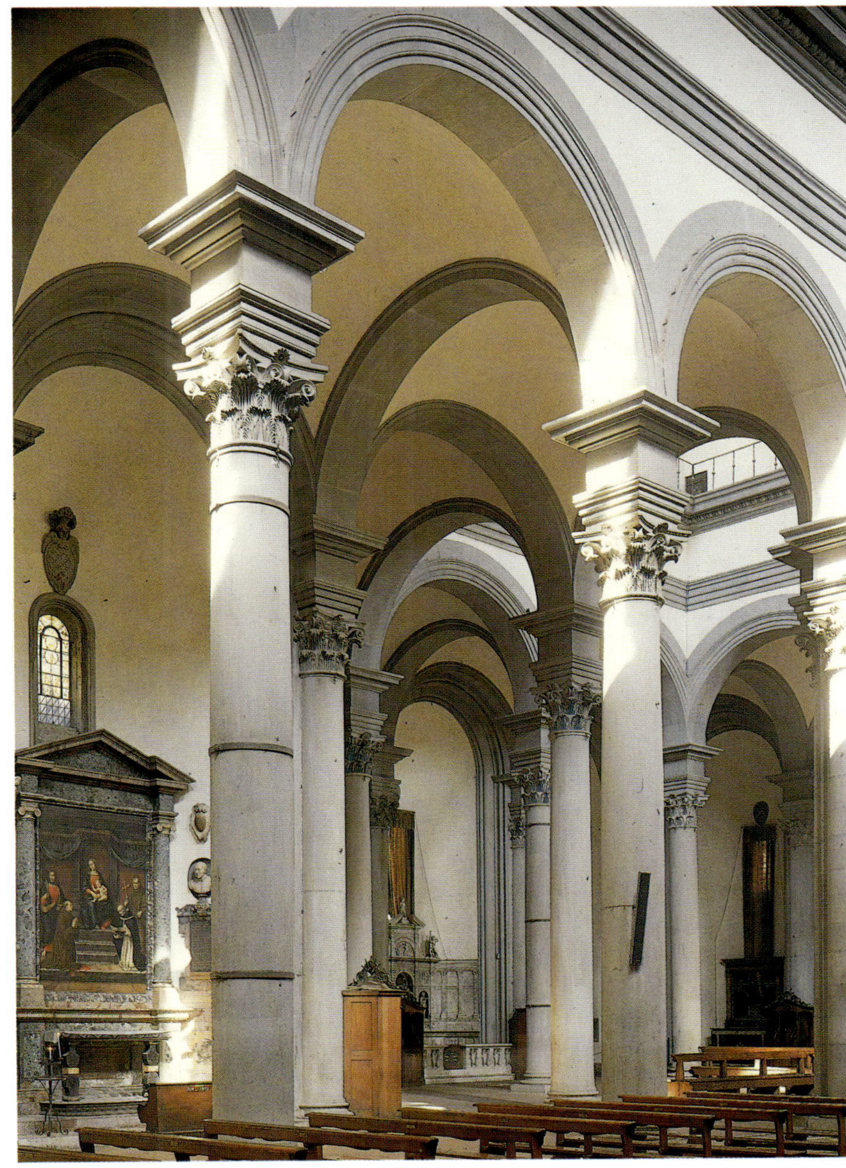

All'antica-Stil Ausdruck zu verleihen. Die Schönheit dieser Elemente äußerte sich nicht etwa durch verspielte, wechselnde Schmuckformen, sondern durch schlichte, harmonische Geschlossenheit.

Brunelleschis Arbeit am Findelhaus war vor allem deshalb so bemerkenswert, weil er diesem öffentlichen Gebäude, das von Laien geführt und finanziert wurde, mit der Fassade das Erscheinungsbild eines Klosters gab und es so ermöglichte, daß dieser Ort in seiner letztlichen Gestaltung für religiöse Zusammenkünfte im Freien dienen konnte. Bei dem Entwurf monumentaler Bauten machte Brunelleschi zwischen kirchlicher und profaner Architektur keinen Unterschied. Die Arkaden, der Fries und der Rhythmus der Fensteranordnungen des Findelhauses finden sich auch in den Kirchenschiffen von *San Lorenzo* (Abb. S. 104) und *Santo Spirito* (Abb. rechts) wieder, mit dem einzigen Unterschied, daß hier die Kapitelle kunstvoller gearbeitet waren und unter den Abakus jeweils ein verzierter Kämpfer eingefügt war. Die eher vertikalen Proportionen der Rundbögen verleihen dem Kirchenschiff einen Staccato-Rhythmus und führen den Bewegungsfluß an den Säulen entlang statt durch sie hindurch. Dieser Stil erinnert an frühchristliche und byzantinische Kirchenschiffe, wie zum Beispiel Santa Sabina in Rom (422–32) oder S. Apollinare in Classe, Ravenna (534–49).

Brunelleschi paßte die Struktur der Säulen und Bögen auch seinen kirchlichen Zentralbauten an. In der alten Sakristei von San Lorenzo (Abb. S. 104) unterteilte er die Wände mit Pilastern, die einen breiten Fries, ein Gesims und Rundbögen trugen. Dadurch gewann er im unteren Bereich eine Umrahmung, in die er aus den Ordnungen herausfallende Bögen und mit Giebeln gekrönte Türen einfügte. Die hier eingesetzte Wiederholung der Bogenform, die er auch in der subtiler gestalteten Pazzi-Kappelle in Santa Croce (Abb. S. 103) verwandte, soll den Bewegungsfluß weder entlang der Bögen noch durch sie hindurch lenken, sondern nach oben zu den abgerundeten Pendentifs und zu der von ihnen getragenen Kuppel führen. Brunelleschi wendet die Gliederung durch Pilaster sogar innerhalb der Kuppel an, wo sie in ihrer Eigenschaft als Gewölberippen zur Betonung der Oberfläche und ihrer Elemente, nicht aber des gesamten umspannten Raumes dienen. Die Wirkung, die sich aus den so angewandten Ordnungen ergibt, besteht darin, daß sich der nach oben strebende Fluß der Bögen und des Gewölbes in einer wahrhaften Fuge aus Kurven, Linien und Flächen bricht. Einzig in der bemerkenswerten Loggia der Pazzi-Kapelle mit ihrer Kuppel und dem kassetiertem Tonnengewölbe gelingt es Brunelleschi, einen ähnlich volumetrischen Effekt des Innenraums zu schaffen, wie es bei seinen klassischen Vorbildern der Fall ist, etwa im Pantheon oder im Tempel der Minerva Medica. Ein Aufenthalt in Rom, den sein Biograph Manetti erwähnt, mag der Grund dafür gewesen sein, daß Brunelleschi sich von der in der romanischen Tradition der Toskana üblichen zweifarbigen Linienform abwandte. Ein anderes Bauprojekt jener Zeit, die unvollendete Kirche Santa Maria degli Angeli (begonnen im Jahr 1434), weist in ihrem Entwurf eine ähnliche Plastizität und Umsetzung der Romanitas auf und umfaßt einen

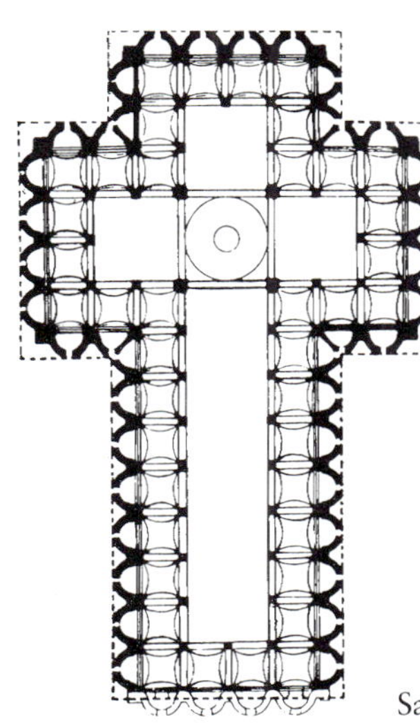

Santo Spirito, Grundriß

Brunelleschi und die Perspektive

Lange vor der Zeit Brunelleschis und Albertis war die Frage der Perspektive bereits von Philosophen und Malern erkundet worden, doch die Tatsache, daß ihr Interesse von unterschiedlicher Art war, hatte sie voneinander isoliert. Euklid, Roger Bacon oder Robert Grosseteste hatten die Perspektive im Zusammenhang mit ihren Studien der Optik untersucht. Ihr Interesse bestand darin zu entdecken, vermittels welcher Mechanismen wir die sichtbare Welt wahrnehmen; nicht aber darin, überzeugende Mittel der Darstellung zu entwickeln. Angefangen bei Duccio und Giotto begannen die Maler, ebendiesen Gesichtspunkt zur Grundlage ihrer eigenen Erforschung der Perspektive zu machen. Giottos Arbeiten in der Arena-Kapelle in Padua oder der Bardi-Kapelle in Florenz zeigen zum Beispiel, wie sehr ihm daran gelegen war, räumliche Verhältnisse und Rauminhalte darzustellen, sowohl, um einen Rahmen für seine erzählerischen Bilder zu schaffen, als auch, um die Figuren und Gegenstände als Darstellung der Wirklichkeit überzeugender zu gestalten und sie nicht nur als Zeichen wiederzugeben. Hinter all diesen Bemühungen stand aber ein gemeinsames Streben: so genau wie möglich zu beschreiben, in welchem Verhältnis ein einzelner, imaginärer Beschauer zu den von ihm betrachteten Gegenständen in einem gegebenem Moment steht, und zu bestimmen, entweder in der Theorie oder in der Darstellung, inwiefern sich dieses Verhältnis wandelt, sobald sich eine Veränderung in der Entfernung oder im Blickwinkel ergibt. Dieses gemeinsame Interesse an dem dynamischen Verhältnis zwischen Subjekt und betrachtetem Objekt gründete letztlich in einer von beiden Seiten empfundenen religiösen Skepsis: Die althergebrachten Traditionen humanistischer oder biblischer Gelehrsamkeit, die Werke der Kirchenväter, klösterlicher Schriftgelehrter, Illustratoren oder traditioneller Mosaizisten gaben nur unzureichende Informationen an die Hand, um die Welt verstehen und beschreiben zu können. Statt sich auf die bestehenden Formeln und Bilder zu verlassen, strebten beide Seiten danach, nur darauf zu vertrauen, was sie mit ihren eigenen Augen sahen.

Der erste Künstler der Renaissance, der sich erwiesenermaßen ein genaues Verständnis von den Prinzipien des Sehens aneignete, war Brunelleschi. Er tat dies in einer Weise, die außer dem rein empirischen Denker jeder Philosoph zutiefst mißbilligt hätte: nicht mit Hilfe der Theorie, und nicht einmal vermittels der abstrakten Geometrie, sondern einfach indem er sein Gesichtsfeld mit einem Raster versah und dann den Inhalt dieses Rasters genauestens aufzeichnete. Es gibt Berichte darüber, daß er bei zwei Gelegenheiten diese Methode in einer öffentlichen Vorführung anwandte; einmal auf der Piazza della Signoria in Florenz, und einmal auf der Piazza del Duomo in derselben Stadt. Letzteres Beispiel ist einfacher zu beschreiben. Brunelleschi stellte sich in die Mitte des Hauptportals der neuen Kathedrale und blickte in Richtung des Baptisteriums, das sich mit seinem Standpunkt auf einer Achse befand. Dadurch wurde sein Gesichtsfeld von dem Portal genau umrahmt. Zu der Art und Weise, in welcher er diesen umrahmten Blick dann festgehalten haben könnte, liefert uns Alberti, der erste Theoretiker, der diesen Prozeß beschrieb, einige Vorschläge. Alberti nennt das, was Brunelleschis »Tür-Ebene« war und was auf dem Gebiet der Perspektive heute als »Bildebene« bezeichnet wird, das »Fenster«. Die beste Möglichkeit sei nun, das Fenster mit einem Raster zu überziehen. Brunelleschi hätte den Türrahmen benutzen können, um ein solches Raster zu erstellen, entweder indem er in gleichem Abstand voneinander an jeder der vier Seiten Orientierungspunkte markierte oder indem er zwischen diesen Punkten Fäden aufspannte. Auf welche Weise auch immer Brunelleschi sein »Fenster« unterteilte, er garantierte die Genauigkeit des Bildes, indem er während seiner Arbeit eine absolut festgesetzte Distanz dazu beibehielt. Dies zeigt sich auch in der ebenso merkwürdigen wie brillanten Methode, die er benutzte, um den Zuschauern das vollendete Bild zu zeigen. Er schnitt in Augenhöhe ein kleines Guckloch in die bemalte Leinwand und stellte dann einen Spiegel davor. Auf diese Weise legte er die Distanz zwischen dem Auge des Betrachters und dem wiedergespiegelten Bild genau fest und bewirkte dadaurch, daß es maßstabsgerecht gesehen wurde.

Brunelleschis Durchbruch bestand darin, daß er eine Methode ersann, mit deren Hilfe sich ein bestimmter Anblick akkurat wiedergeben ließ. Die Präzision der Methode ermöglichte einen raschen Fortschritt auf diesem Gebiet, denn sie gab den Künstlern und Theoretikern, die versuchten, einen solchen Anblick geometrisch zu konstruieren, ein zweidimensionales Muster an die Hand, das - einer Fotografie vergleichbar war. Alberti brachte das nötige theoretische und praktische Geschick mit, um diese geometrisch-perspektivischen Regeln daraufhin in seiner Schrift »Della Pittura« zu bestimmen. Aufgrund dieser Abhandlung fand die Praxis einer perspektivischen Konstruktion weite Verbreitung. Alberti war demnach der erste, dem es gelang, die Interessen der Philosophen und Maler zu vereinen. Die Dinge, die ihm entgangen waren oder die er nicht erklärt hatte, wurden von einer Reihe von Praktikern und Theoretikern auf dem Gebiet der Perspektive ergänzt, wie zum Beispiel von Paolo Uccello, Piero della Francesca und Leonardo da Vinci. Die Methode der perspektivischen Konstruktion, in ihrer von Leonardo verfeinerten Form, wird auch heute noch von Architekten und Malern als geltende Konstruktionsweise verwendet.

Leonardo war zugleich einer der ersten Künstler, der versuchte, sich aus den Fesseln der Perspektive zu befreien. Ähnlich wie ihre absolut präzise – und aus ebendiesem Grunde auch unpräzise – moderne Entsprechung, die Fotografie, gewährt die Perspektive nur von einem einzigen Standpunkt aus Einblick. Sie löst so den Betrachter vom Objekt; eine Problematik, die sich durch ihre häufige Anwendung in einzeln für sich stehenden, zweidimensionalen Tafelbildern noch verschärfte. Dieses Format wurde interessanterweise erst kurz nach der Erfindung der Perspektive beliebt, was sich zum größten Teil auf Alberti und seine Auffassung zurückführen läßt, daß das Gemälde als ein »Fenster« verstanden werden sollte. Der Betrachter, der durch dieses Fenster Albertis schaut, wird auf das Niveau eines Voyeurs reduziert. Er überläßt es dem Künstler, sich der Herausforderung zu stellen, detaillierte Informationen über das betrachtete Objekt zu sammeln. Leonardo versuchte, dieser Problematik zu entfliehen, indem er damit experimentierte, das Gesehene aus mehreren Standpunkten darzustellen, oder es sogar in Ausschnittzeichnungen zu zerlegen.

Graphische Rekonstruktion von Brunelleschis Perspektivedemonstration des Florentiner Baptisteriums

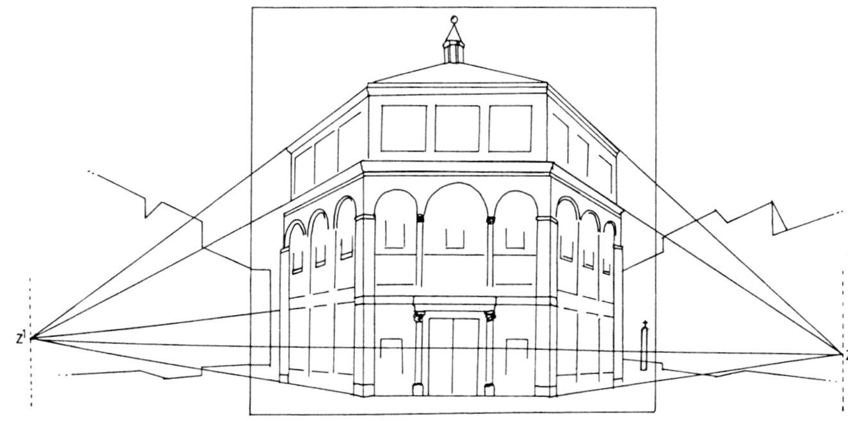

Albrecht Dürer
Vorrichtung zur Konstruktion raumperspektivischer Darstellung

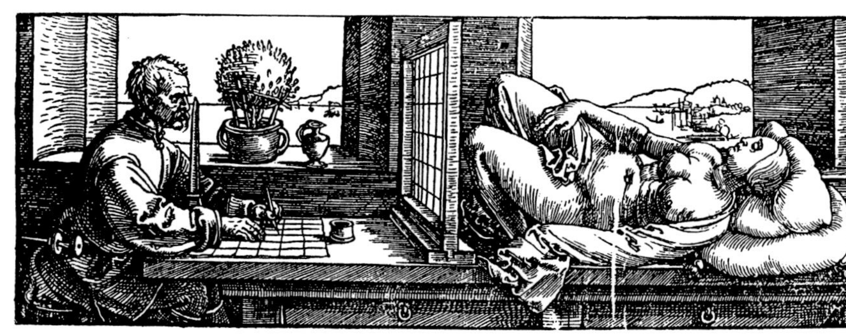

Michelozzo di Bartolomeo
Kloster San Marco, 1437–51
Kreuzgang des Hl. Antonius (oben)
Bibliothek (unten)
Florenz

äußerst detailliert ausgeführten sechzehneckigen Grundriß, Säulen in Kolossalordnung und eine Kuppel im Pantheon-Stil. Obgleich das Projekt nicht zur Vollendung gelangte, sollte doch die zugrunde liegende Idee einen überaus starken Einfluß auf spätere Generationen italienischer Architekten nehmen: Es handelte sich bei dem Entwurf um einen freistehenden, zentral angelegten Tempel, im Grunde genommen eine Kuppel ganz für sich allein. Diese Idee wurde später zu einer klassischen Gestaltungsform, denn sie galt als das ideale Symbol für die Vollendung Gottes auf Erden.

Brunelleschis Klassizismus bestimmte zu weiten Teilen den Stil jenes Mannes, der die Vollendung einiger seiner Projekte übernahm: Michelozzo (1396–1472). Dieser übertrug die Loggia des Findelhauses auf die Bibliothek des nahegelegenen Dominikanerklosters *San Marco* (Abb. rechts unten), wenn auch zunächst mit weniger großem technischen Erfolg: Eine Reihe falsch plazierter Säulen einer tragenden Wand darunter führte dazu, daß der erste Aufbau zusammenstürzte und neu errichtet werden mußte. Michelozzo war ein gelernter Bildhauer und seine Schaffenskraft konzentrierte sich hauptsächlich auf die großartige Schönheit seiner Ornamente und den kostbaren, reliquienhaften Charakter seiner kleineren Bauten. Dazu gehört zum Beispiel der elegante klassische Rahmen, den er für zahlreiche Werke Donatellos schuf: die Cappella del Crocefisso in der Kirche San Miniato. Eines seiner Werke, welches sich nicht in der näheren Umgebung von Florenz befand, die Portinari-Kapelle in Sant'Eustorgio zu Mailand (1462), überträgt Brunelleschis linearen Klassizismus auf einen zentral angelegten Bau. Hier verschmelzt Michelozzo den Stil Brunelleschis mit der frühchristlichen und lombardischen Tradition des Ortes; eine Idee, die sich bald auch der nächste große Architekt der Stadt, Bramante, aneignen sollte.

Manettis Bemerkungen zu Brunelleschis Findelhaus und zur Arbeit des Meisters überhaupt waren nicht die einzigen zeitgenössischen Berichte von der enormen Wirkung, die dieser neue klassische Stil ausübte. In seiner 1435–36 geschriebenen Abhandlung über die Malerei, »Della Pittura«, pries Leon Battista Alberti (1404–1472) die Meisterleistungen Brunelleschis bei der Kuppel und anderen Werken mit den Worten, sie kämen denen der Antike gleich und überträfen diese sogar noch. Alberti hebt ebenso auch Donatello und Masacchio hervor, da sie auf ihrem jeweiligen Gebiet, der Bildhauerei und der Malerei, dem antiken Stil in Florenz wieder zur Geltung verholfen hatten. Albertis Bewunderung für die jüngsten florentinischen Errungenschaften auf dem Gebiet der Kunst sowie die Anleitungen und Beispiele, die er seinen Lesern gibt, zeigen, wie fasziniert er von den klassischen Praktiken war. Doch hatte Albertis Begeisterung für den Klassizismus einen anderen Ursprung, als die der Künstler, denen er sein Lob zuteil werden läßt. Sie war in ihrem Wesen eher mit der Auffassung der Auftraggeber dieser Künstler zu vergleichen. Alberti war ein ausgebildeter Humanist und hatte die Jahre zu Beginn seiner Karriere damit verbracht, die klassische römische Dichtung und theoretische Abhandlungen aus dieser Zeit zu erforschen. Er verfaßte daraufhin auch eigene

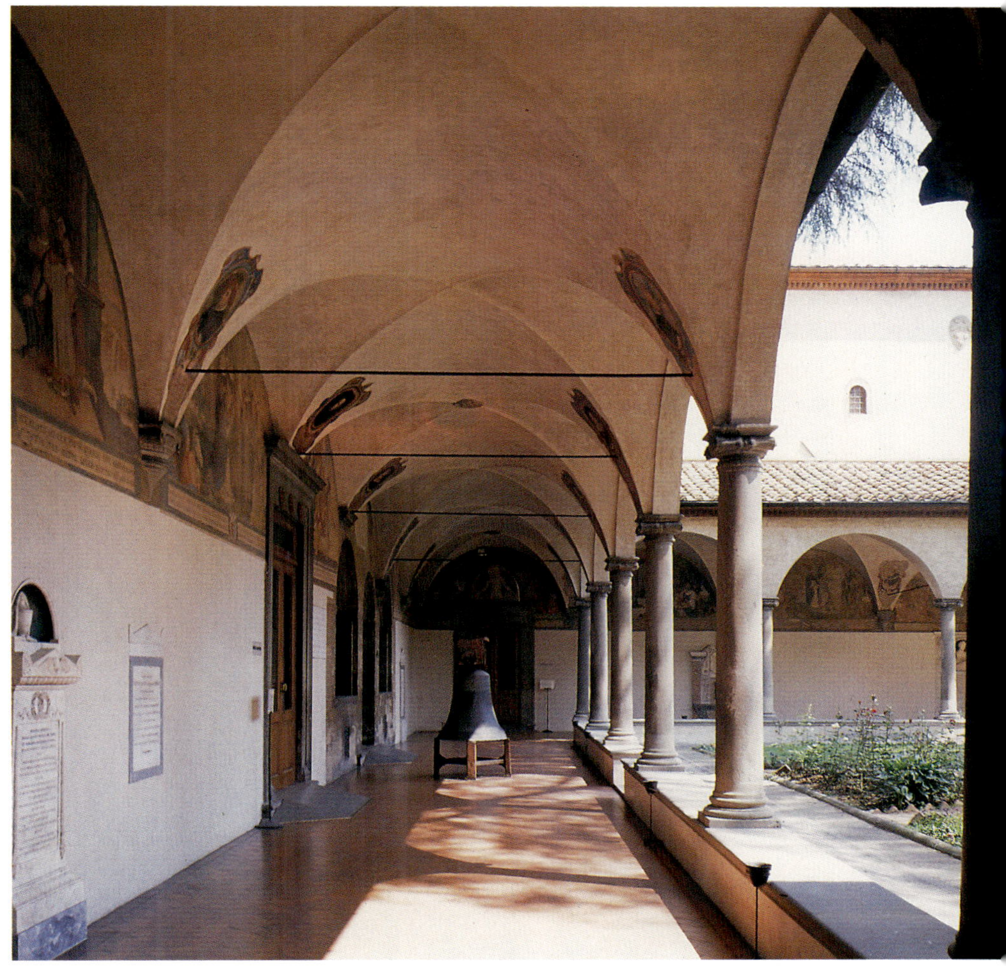

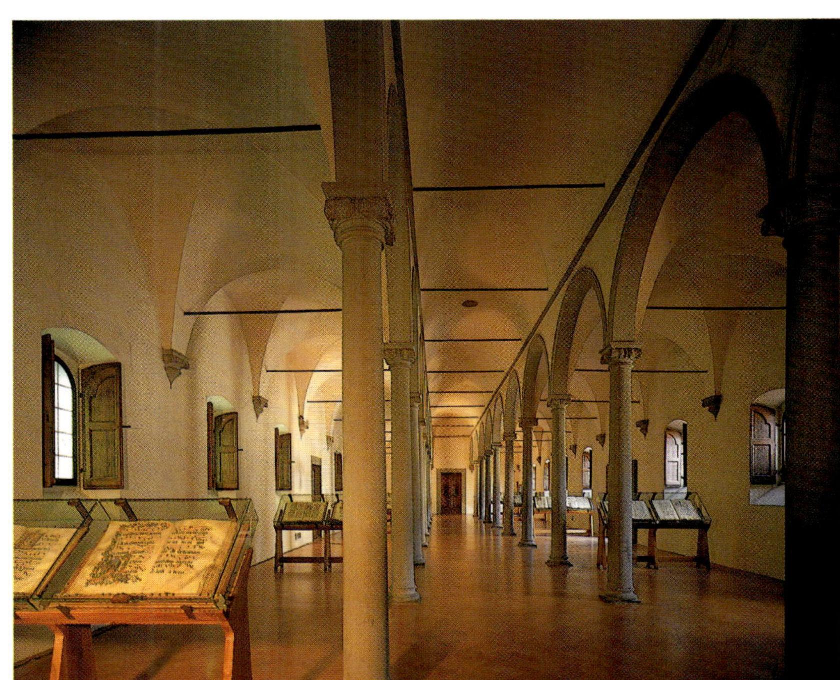

Leon Battista Alberti
Santa Maria Novella, 1458 begonnen
Geometrische Anordnung der Fassade
Florenz

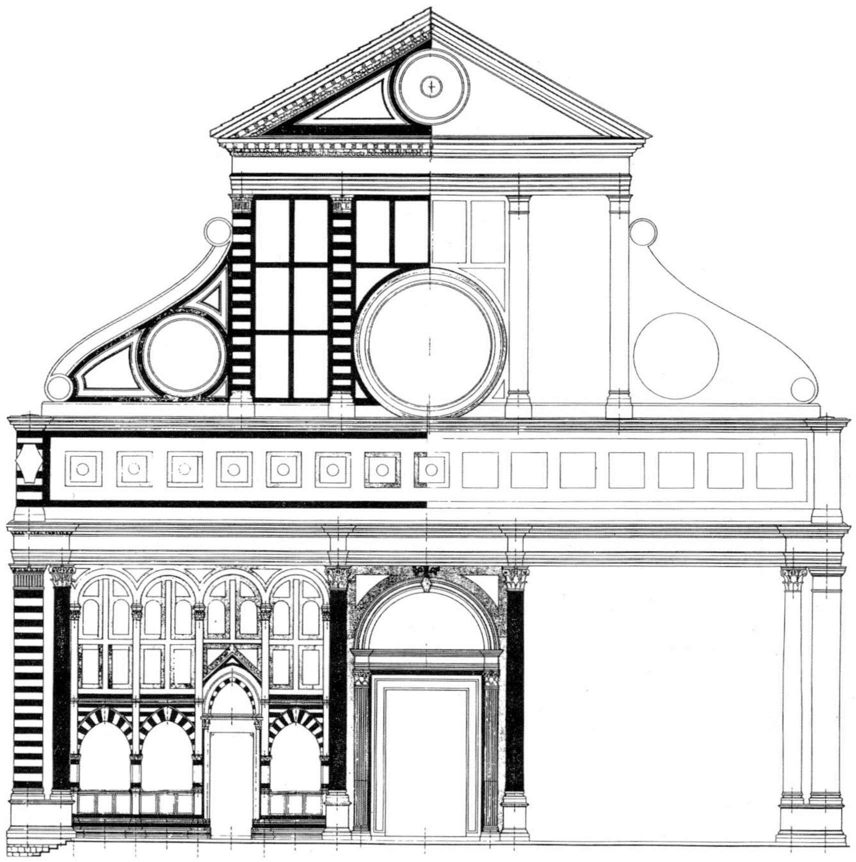

Werke, wie zum Beispiel 1424 den »Filodoxeos«, den er mit Erfolg als ein wiederentdecktes antikes Theaterstück ausgab, oder 1429 die Abhandlung »De commodis et incommodis litterarum«. 1432 hatte er seine Studien des Staats- und Kirchenrechts zu Bologna beendet und begab sich nach Rom, um dort unter Papst Eugenius IV. seine philologischen und juristischen Fertigkeiten in der päpstlichen Kurie unter Beweis zu stellen. Das erste Anzeichen dafür, daß er sich für die Architektur zu interessieren begann, war seine 1433 verfaßte Schrift »Descriptio Urbis Romae«.

Ein bedeutender Wendepunkt in Albertis Leben und möglicherweise auch in der Geschichte der Kunst im 15. Jahrhundert erfolgte im Jahre 1434. In diesem Jahr verließ Alberti Rom und folgte Eugenius IV., der zu dieser Zeit sowohl mit dem römischen Adel als auch mit dem östlichen Konzil in Basel in Konflikt geraten war, nach Florenz. Die Schwierigkeiten, die sich Eugenius IV. dabei in den Weg stellten, seine Hegemonie in Rom zu behaupten, und die Tatsache, daß er sich Florenz als Zufluchtsort aussuchte, weckt Erinnerungen an ähnliche Begebnisse während des Investiturstreits im 11. Jahrhundert. Albertis unverhohlene Begeisterung bei der Betrachtung der »den antiken Meistern gleichkommenden und sie noch übertreffenden« Werken der Florentiner muß von recht nachhaltiger Wirkung gewesen sein, denn kaum ein Jahr nach seiner Ankunft vollendete er »De Pictura« und übersetzte das Werk zum Zwecke der Veröffentlichung ein Jahr später in die Volkssprache. Diese Version enthielt auch die erwähnte Widmung an Brunelleschi. Alberti plädierte dafür, dieselbe Mischung aus latinitas und Erneuerungsgeist in die Malerei einzuführen, die er bei Brunelleschis, Donatellos und Masacchios Werken gesehen hatte. Darüber hinaus gelang es ihm, die Techniken dieser Meister so zu erklären, daß sie auch von anderen Künstlern verwendet werden konnten und dadurch weite Verbreitung fanden. Alberti hat niemals auch nur darauf angespielt, daß dieser neue Stil dem Papsttum zum Vorteil gereichen könnte. Er betonte lediglich die Bedeutung einer sich auf einen Punkt konzentrierenden Perspektive, von Harmonie und Ordnung sowie die Notwendigkeit, die gesellschaftliche Stellung der Künstler über die der Handwerker zu heben – weil es sich bei ihnen um Denker handle, die in der Lage seien, einen narrativen Rahmen überzeugend nahezubringen. Zu einem Zeitpunkt, da der Adel in Rom aufsässig wurde und man mit nervös gespannter Aufmerksamkeit die Vereinigung der östlichen und westlichen Kirchen erwartete, hat es den Anschein, als sei die Betonung, die Alberti auf die Einheit der einzelnen Teile und deren harmonisches Zusammenspiel legte, programmatisch gemeint. Obwohl man in dieser Hinsicht nur Vermutungen anstellen kann, bleibt doch eine Tatsache bestehen: Nahezu alle Künstler, denen Nikolaus V., der Nachfolger Eugenius IV., Aufträge erteilte, hatten eines gemeinsam. Sie folgten den Regeln des florentinischen Stils, so wie sie Alberti, der Studienfreund des Papstes in Bologna, festgelegt hatte. Der neue All'antica-Stil verbreitete sich daher von Florenz aus bis zu dem Ort, durch welchen er überhaupt erst inspiriert worden war, nämlich Rom. Von dort aus eroberte er die gesamte italienische Halbinsel und schließlich die westliche Christenheit.

Bevor Alberti im Jahre 1442 zu einem kurzen Besuch nach Ferrara reiste, zeigte er zunächst nicht das gleiche kritische Engagement für die Architektur, wie er es für die Malerei und Bildhauerei an den Tag gelegt hatte. In Ferrara entwarf er jedoch einen Sockel für die Reiterstatue, die seinem Freund Lionello d'Este, dem Herzog der Stadt, gewidmet werden sollte. Möglicherweise fügte er auch einen Entwurf für den Campanile der Kathedrale Ferraras hinzu. Man nimmt an, daß Alberti bereits im nächsten Jahr damit begann, die 10 Bücher des Vitruv über die Architektur umzuschreiben, nämlich in seiner Abhandlung »De re aedificatoria«, an der er bis zum Jahr 1452 schrieb. In der Zwischenzeit, möglicherweise bereits im Jahre 1446, begann er die Arbeit an seinem ersten architektonischen Auftrag, dem Palazzo Rucellai in Florenz (1446–51), von dem später die Rede sein wird. Seine erste kirchliche Auftragsarbeit, die Vollendung der Fassade von *Santa Maria Novella* (Abb. links oben u. S. 110/11), ging von demselben Bauherrn aus, Giovanni Rucellai, dessen Name sich in riesigen lateinischen Buchstaben über die attische Tempelfront des Gebäudes zieht. Obwohl er sich in seiner Abhandlung gegen einen polychromen Baustil ausspricht, verschmelzt er in der Fassade von Santa Maria Novella dennoch eine polychrome Gestaltung in fast unsichtbarer Weise mit den bestehenden Elementen aus dem 13. und 14. Jahrhun-

ABBILDUNG SEITE 110/111:
Leon Battista Alberti
Santa Maria Novella, oberer Fassadenteil
Florenz

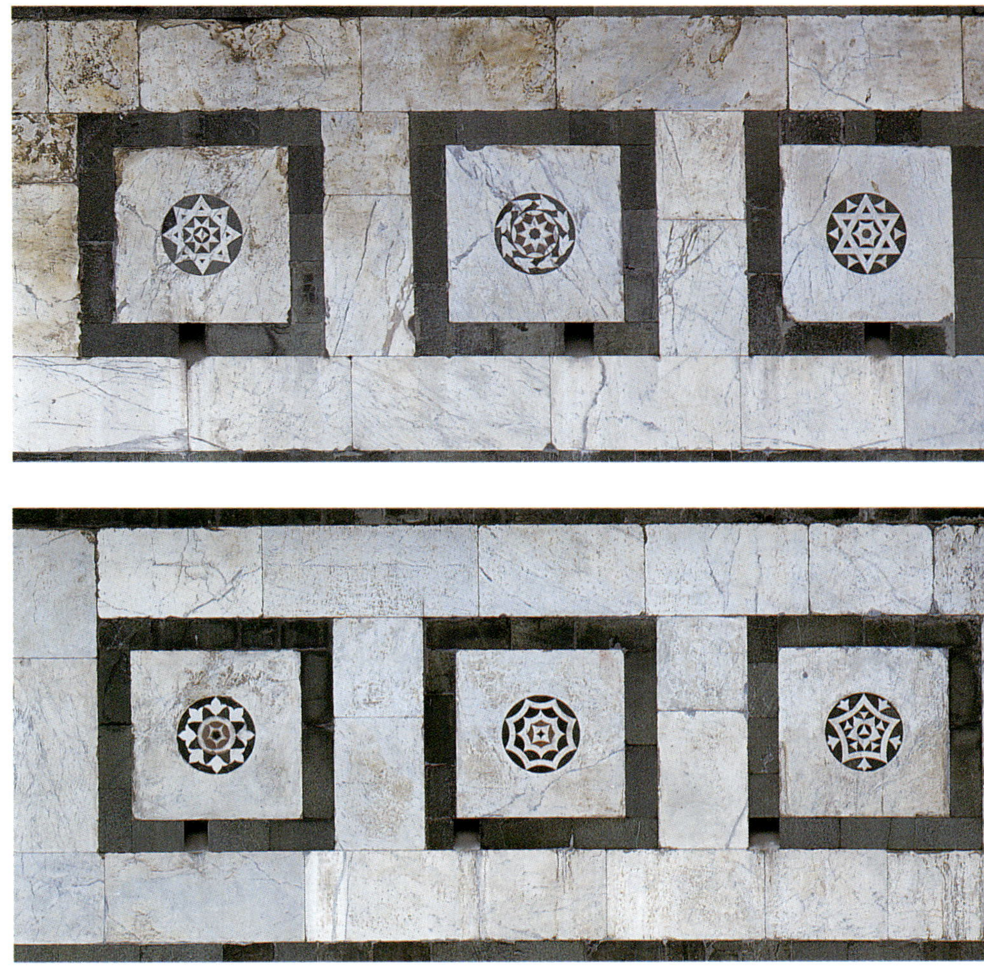
Santa Maria Novella
Marmorintarsien der Fassade

dert. Alberti schließt so einen Kompromiß auf der Ebene zweitrangiger Regeln, um sich an sein eigenes, fundamentales Gesetz der Gestaltung halten zu können: die harmonische Einheit, bei der alle Teile in einem solch geschlossenen Zusammenspiel stehen, daß die Veränderung auch nur eines dieser Teile die Wirkung des Ganzen zerstören mußte. Dieses Gesetz wird dem Leser nun einigermaßen vertraut sein, da es auch im Zusammenhang mit der Kathedrale von Siena und der Laterne Brunelleschis wiederholt zur Sprache kam. Es ist ein scholastisches Gesetz, dessen Abstraktheit es davor bewahrt, in einer unabänderlichen Strenge zu erstarren. Es läßt Raum für Veränderungen, die auf Art und Stil eines Gebäudes beruhen, so lange nur das Gebäude selbst eine in sich geschlossene Stimmigkeit besitzt. Die Liebe jedoch, mit der Alberti die polychrome Marmorfassade ausführte und Motive aus dem von ihm meistgeschätzten Gebäude, San Miniato al Monte (Abb. S. 17), übernahm, legt nahe, daß er sich auf von dem Ausdruck klarer Ordnung angezogen fühlte, der durch einen polychromen Stil möglich wird – etwas, das er vielleicht auch von Brunelleschis Kontrastierung verschiedenfarbiger Pietra Sirena mit weißem Verputz gelernt hatte. Und noch eine andere von Rucellai in Auftrag gegebene Arbeit späteren Datums, die Rekonstruktion des *Heiligen Grabes* nach genauen Messungen aus Jerusalem (Abb. S. 109 unten), ist ein weiterer Beweis für die Tatsache, daß Alberti den florentinischen polychromen Stil nicht nur akzeptierte, sondern auch sehr wohl beherrschte. Dieses in seiner Vollendung wie ein kostbarer Edelstein wirkende Bauwerk erinnert an Michelozzos Tabernakel in San Miniato. Es ist ein Beispiel wie aus dem Lehrbuch für einen weiteren Grundsatz aus der Schrift Albertis: daß die ranghöchsten aller Auftragsarbeiten die sakralen Gebäude seien.

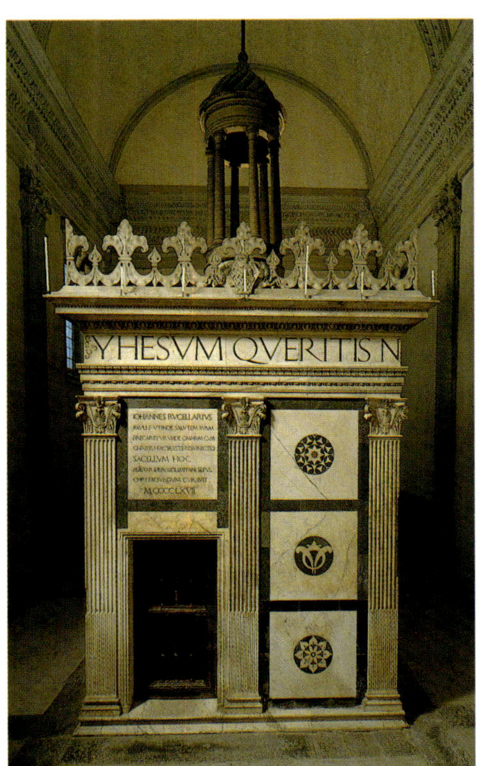

Leon Battista Alberti
Tempietto del Santo Sepolcro
1467
Florenz, San Pancrazio
Rucellai-Kapelle

Die anderen, großen Kirchenbauten Albertis – *San Francesco* in Rimini (Abb. S. 113), *San Sebastiano* (begonnen 1459) und *Sant' Andrea* (Abb. S. 112), beide in Mantua – weisen alle Eigenschaften auf, die über die enger gefaßten Definitionen der Ordnungen, der Proportionen und der Harmonie, wie er sie in seiner Abhandlung formulierte, hinausgehen. Wie schon bei Santa Maria Novella, wo Alberti Motive der bereits vorhanden Bauteile mit Stilen aus der älteren Kirche San Miniato vermischte, ergänzte der humanistische Architekt auch bei San Francesco das bestehende gotische Gebäude in einer Weise, die ganz auf die vorgegebenen Formen und das bauliche Konzept abgestimmt war, während er gleichzeitig Bezüge zu einem anderen, älteren Bauwerk mit einbaute. Dieses ältere Bauwerk war der Triumphbogen des Augustus in Rimini, dessen Strukturen Alberti in weiten Teilen übertrug, zusammen mit Elementen aus dem Triumphbogen des Konstantin in Rom. Dadurch stellte er eine Verbindung her, die in seinem Werk immer wieder eine Rolle spielen sollte; nämlich die Verschmelzung des klassischen Triumphbogens mit basilikalen Bauteilen.

Alberti setzte seine kirchlichen Arbeiten für eine andere Tyrannenfamilie fort, die Gonzagas in Mantua. Sein erstes Projekt in ihrem Auftrag war San Sebastiano. Bei dieser Kirche schloß er die sich bei einer basilikalen Form ergebenden Probleme von vornherein aus, indem er für den Grundriß einen Zentralbau in Form eines griechischen Kreuzes benutzte. Dieser Grundriß und die einfach geschnittenen Seitentrakte, die sich daraus ergaben, ermöglichten es ihm, eine Fassade zu entwickeln, die vornehmlich die Elemente einer antiken Front aufwies, gekrönt von einem gesprengten Giebel und einem eingesenkten Fen-

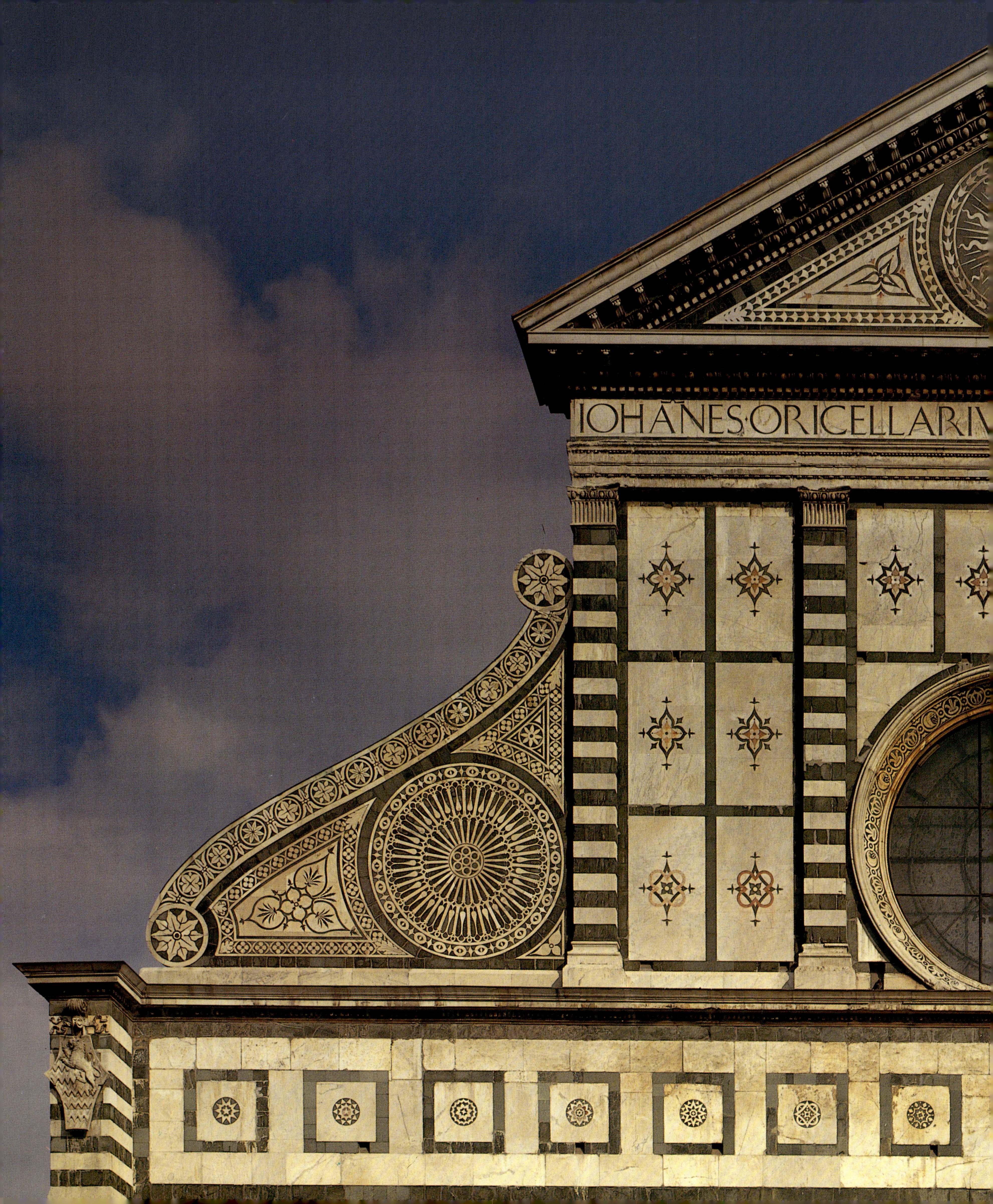
IOHANES·ORICELLARIV

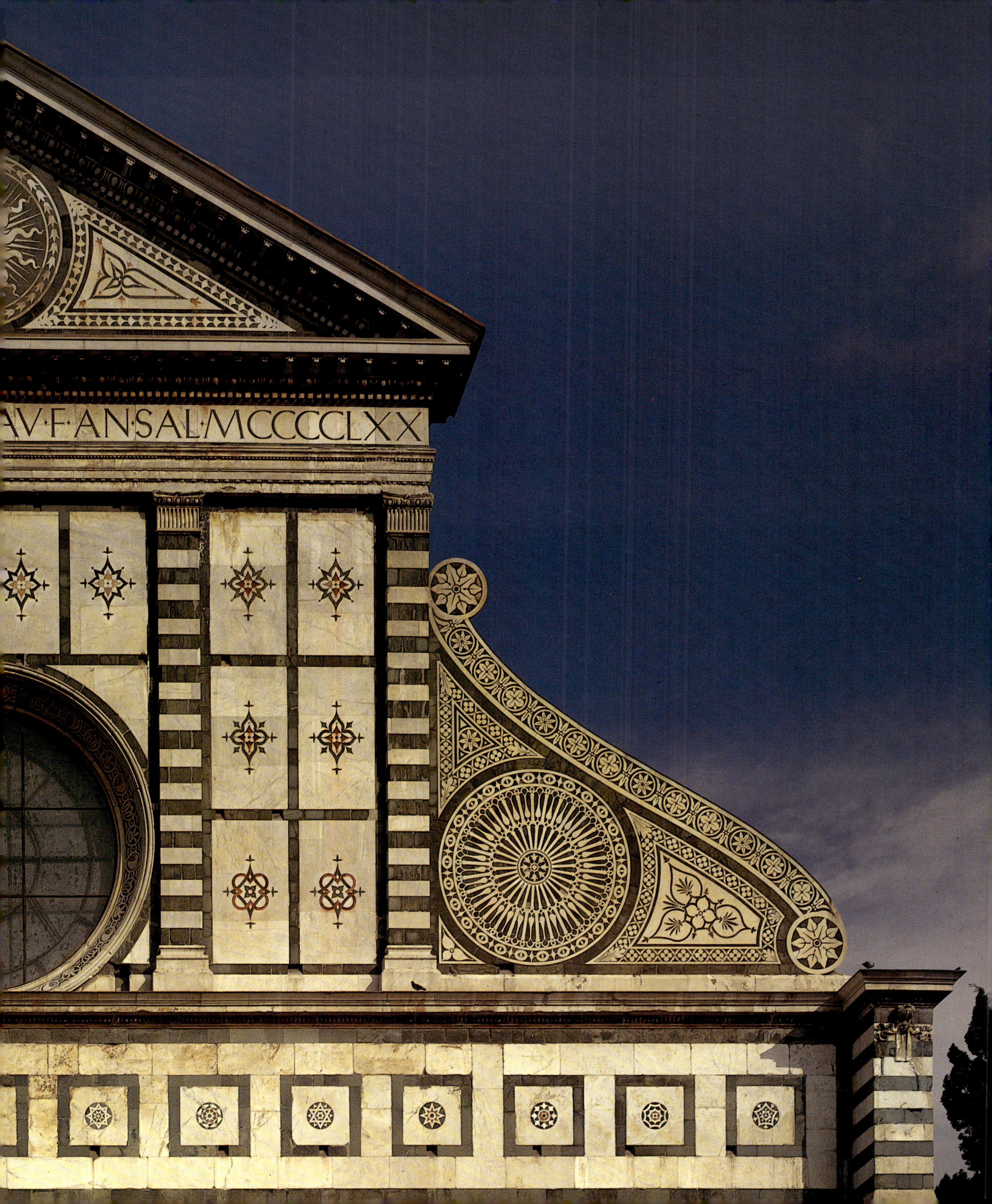
AV·F·AN·SAL·MCCCCLXX

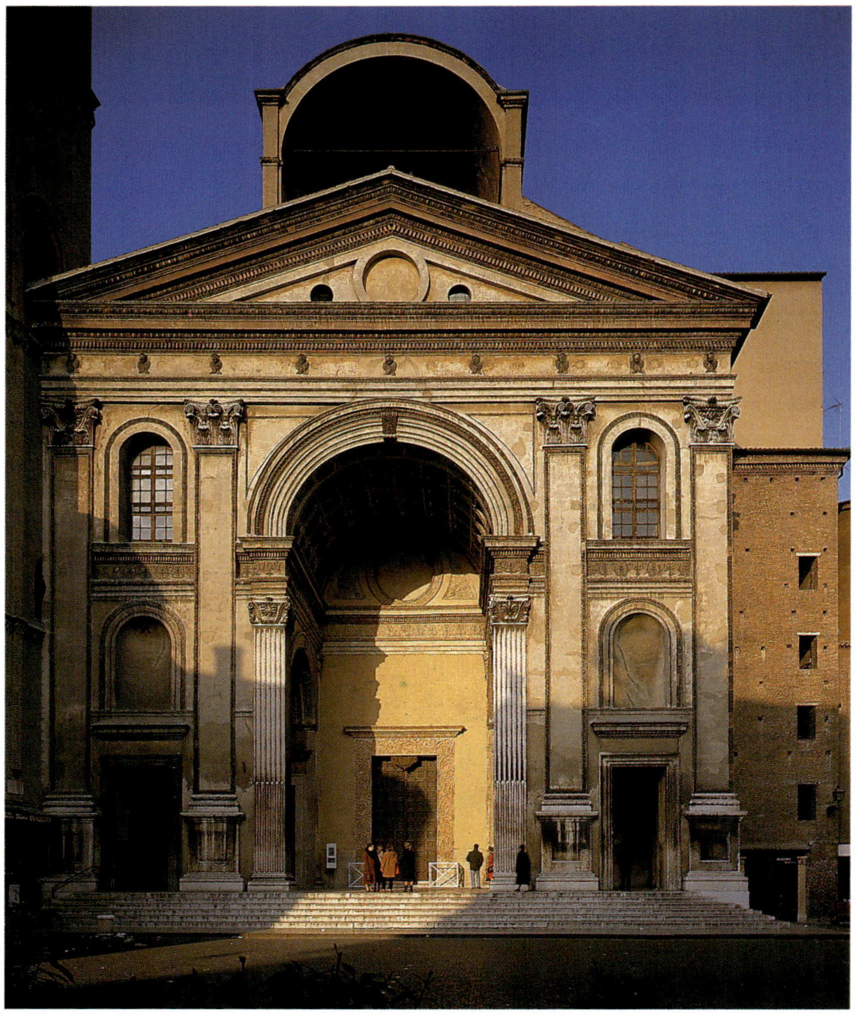

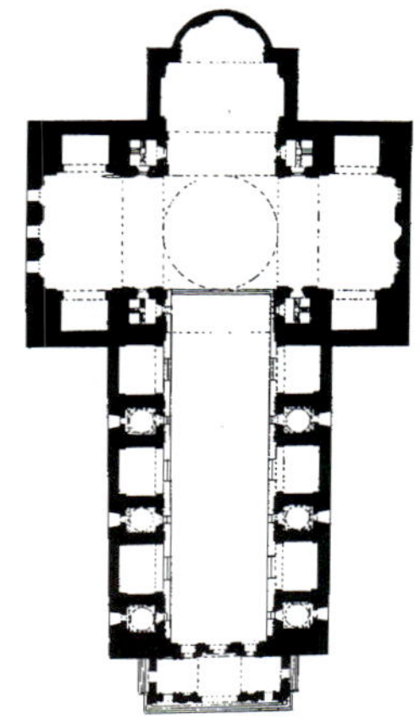

Leon Battista Alberti
Sant' Andrea, um 1471 begonnen
Mantua

Grundriß
Eingangsfassade (links)
Hauptschiff mit Blick ins Chor (rechts)

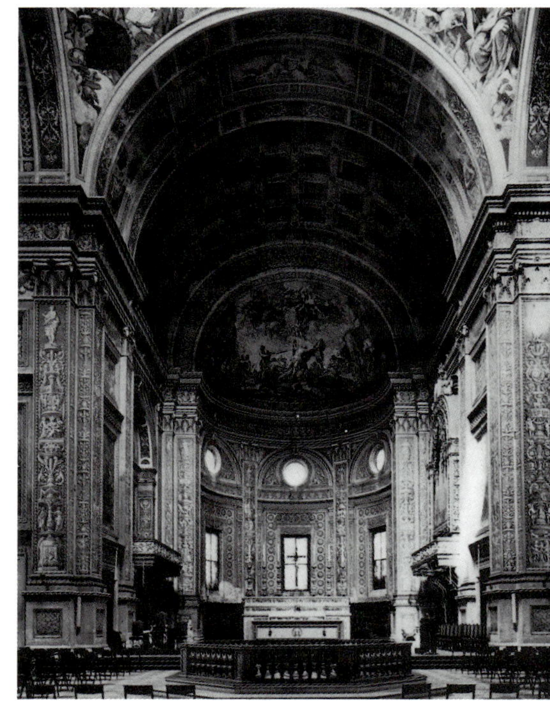

ster, welche er möglicherweise von einem Triumphbogen aus dem weit entfernten französischen Orange übernommen hatte. Der Rekonstruktion Rudolph Wittkowers zufolge erstreckte sich eine breite Freitreppe entlang der gesamten Fassade, wie in den Beispielen antiker Tempel des Vitruv oder in seiner eigenen Schrift und wie sie auch erst jüngst bei solchen Gebäuden wie der romanischen und gotischen Kathedrale von Massa Maritima in der Toskana verwendet worden waren.

Die letzte große Auftragsarbeit Albertis, *Sant' Andrea* in Mantua (Abbn. oben), führte ihn zu seiner überzeugendsten Verschmelzung antiker Gebäudeformen mit zeitgenössischen liturgischen Bedürfnissen. Der Entwurf gründet auf einem umgestalteten basilikalen Grundriß, mit einer Reihe von Kapellen statt der traditionellen Seitenschiffe. Die Kirche liegt am Zusammenfluß einer Reihe wichtiger Straßen im Zentrum der Stadt und wird vom Marktplatz flankiert. Die kunstvollsten Ausführungen wurden auf das Innere der Kirche und auf die Fassade verwandt. Letztere ist dabei von solch plastischer Gestaltung, daß sie wie freistehend wirkt. Es handelt sich in der Tat um mehr als eine bloße Fassade, es ist eine außergewöhnliche Mischform aus Narthex, Vorhalle, Triumphbogen und der Front eines antiken Tempelbaus. All dies wird gekrönt von einem gespenstisch sich auftürmenden Tonnengewölbe, das sich dem Blick entzieht, sobald man an den Eingang herantritt. Der Eingang selbst besteht aus einem Rundbogen, der über einer Reihe korinthischer Pfeiler schwebt. Diese werden ihrerseits von einer dreistöckigen Fensterfront flankiert, die an den Ecken wiederum durch korinthische Pfeiler abgeschlossen wird. Über dem Rundbogen befindet sich ein langgestreckter Fries und ein breiter Giebel. Die Laibung des Bogens wird einfach in die Tiefe der Fassade fortgeführt und geht dort in ein Tonnengewölbe über. Auch die Pfeiler setzen sich nach innen fort und werden nur von einer quer zum Portal verlaufenden Wiederholung des Hauptbogens im kleineren Maßstab unterbrochen. Eine niedrige Tür durchbricht die weite Ausdehnung der ungegliederten Wand, welche das Tonnengewölbe der Hauptfassade abschließt. Diese Tür führt den Beschauer in einen Raum, der sich explosionsartig in eine Höhe ausdehnt, die weit über das Giebelfeld der Fassade hinausgeht. Die bemalte Kassettierung des Tonnengewölbes über dem Mittelschiff wirkt wie ein Echo des kassettierten Fassadengewölbes, das auch in den seitlichen Kapellen seine Entsprechung findet. Jede von ihnen wiederholt das Motiv des Triumphbogens und des Tonnengewölbes aus der Fassade. Erst am Ende des Kirchenschiffs wird die lineare Geometrie des Tonnengewölbes in ihre rein symmetrische Entsprechung umgewandelt. Hier erschließt sich dem Blick – als zweiter, unerwarteter Sprung in eine andere Größenordnung – eine riesige Kuppel. Umrahmt von den sie stützenden, wuchtigen Strukturen der Triumphbögen, welche die Gewölbe von Mittelschiff, Kapelle und Querschiff abschließen, verwirklicht diese Kuppel die zentral angelegte Idealform der Frührenaissance.

Aufgrund der Experimente, die Brunelleschi und Alberti mit den klassischen Ordnungen, Zentralbauten, der antiken Fassadengliederung und der Form des Triumphbogens angestellt hatten, ließen sich auch einige toskanische Architekten der nächsten Generation, wie Francesco di Giorgio und Giuliano da Sangallo, zu solchen Stilformen inspirieren. Der aus Siena stammende Francesco di Giorgio (1439–1501/02) errichtete mehrere Bauten, die auf einer ausgedehnten Form

Leon Battista Alberti
Tempio Malatestiano (San Francesco), 1450–68
Rimini

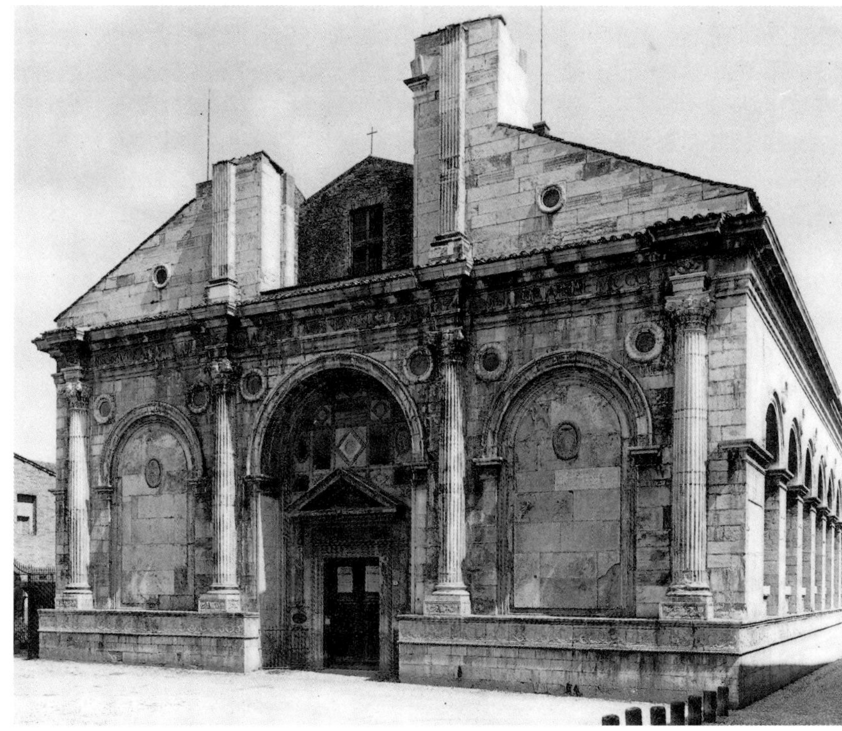

des griechischen Kreuzes gründeten. Dazu gehörte unter anderem auch die Kirche *Santa Maria delle Grazie al Calcinaio* in Cortona (Abb. S. 114 oben), die er zwischen 1484 und 1490 auf einem Hügel erbaute. Die offene Lage der Kirche ermöglichte es ihm, alle Außenseiten des Gebäudes mit klassischen Pilastern und giebelgekrönten Fenstern zu gliedern; eine Gestaltungsweise, die er auch an allen acht Seiten der oktagonalen Trommel in der Kuppelkonstruktion wiederholte. Ähnlich wie bei Brunelleschis Kuppel ist auch diese durch die Strukturierung der Trommel von weither sichtbar. Die eingebaute Fensterfront macht sie zu einem dritten Stockwerk, das in Größenverhältnis und Gliederung mit den Stockwerken darunter harmoniert. Die Fassade weist eine ähnlich zurückhaltende Vertikalstuktur auf wie die Kuppel und schließt den einfachen Grundriß des Kirchenschiffs mit einer antiken Front ab. Diese Front wird durch denselben Fries im unteren Geschoß und dieselben Eckpfeilern gegliedert, die sich auch um die gesamte Kirche ziehen. In der Mitte des oberen Stockwerks wird die Fassade unter dem Giebel von einem Rundfenster durchbrochen, das in der gleichen Form auch die anderen Achsen des kreuzförmigen Grundrisses abschließt. Die Gestaltung des Kircheninneren folgt dem von Brunelleschi entwickelten Schema, worin sich Pilaster aus Pietra Serena von der weißen Wand abheben und einen breiten Fries tragen, der wiederum von weitgespannten halbkreisförmigen Bögen abgeschlossen wird. Darin, daß sich die Pilaster auch auf das Tonnengewölbe über dem Mittelschiff ausdehnen, zeigt Francesco di Giorgio eine Tendenz, klar abgegrenzte, räumliche Unterteilungen zu betonen, die ihrem Charakter nach eher dem Stil Brunelleschis verwandt ist als Alberti, dem eigentlichen Vorbild für das Tonnengewölbe.

Eine verdichtete Version dieses immer häufiger anzutreffenden Kirchentypus mit einer kleinen Kuppel und das erste Beispiel, in dem er als reiner Zentralbau konzipiert wurde, hat Giuliano da Sangallo (um 1445–1516) in Prato gebaut. Es handelt sich dabei um die Kirche *Santa Maria delle Carceri* (Abb. S. 114 unten), die dem von Kaiser Friedrich II. gebauten klassizistischen *Castello del Imperatore* (Abb. S. 34) direkt gegenübersteht. Die Geschichte, die dem Bau von *Santa Maria degli Carceri* zugrunde liegt, widerspricht all jenen Historikern, die dazu neigen, die Renaissance als eine Zeit der Säkularisierung und Rationalisierung zu sehen. An der Stelle, wo später die Kirche gebaut werden sollte, befand sich früher eine kleine Kapelle mit einem Gemälde der Madonna, direkt neben den Gefängnissen der Stadt, den »carceri«. Eines Tages sah ein kleines Mädchen Tränen in den Augen der Madonna. Sie beeilte sich, ihre Geschichte zu erzählen, die auch von anderen Zeugen bestätigt wurde, darunter der Glöckner einer nahegelegenen Kirche. Die Stadt war sich darüber einig, daß man zu Ehren dieses wunderbaren Gemäldes eine Kirche bauen müsse, deren Architekt in einem Wettbewerb ermittelt werden sollte. Dem ortsansäßigen Architekten, der diesen Wettbewerb gewann, gelang es jedoch nie, sein Projekt zu erbauen. Der Grund liegt in der ausgedehnten Macht der in Florenz herrschenden Medici; derselben Familie, die auch die späteren Arbeiten Brunelleschis und viele der Werke Michelozzos in Auftrag gab. Lorenzo d'Medici stellte entweder die Qualität des Entwurfs in Frage, welcher den Wettbewerb gewonnen hatte, oder er wollte einfach nur die Interessen seines Lieblingsarchitekten, Giuliano da Sangallo, so gut wie möglich vertreten, dem er ohne viel Federlesens den Bauauftrag erteilte.

Die unkomplizierten liturgischen Ansprüche einer kleinen Pilgerkirche in einem Stadtteil Pratos, der bereits reichlich mit Kirchen versehen war, boten Giuliano da Sangallo die ideale Gelegenheit zur Realisierung eines freistehenden Zentralbau nach klassischem Muster. Das vollendete Gebäude beweist erneut den ungebrochenen Einfluß Brunelleschis. Das Innere ist von Pilastern und Bögen gegliedert, und die Trommel der Kuppel ist mit Rundfenstern durchbrochen. Der Entwurf ist mit der Pazzi-Kapelle in Santa Croce fast identisch. Die gesamte Konstruktion wird von einer Laterne gekrönt, die ihrer Gestalt nach eine kleinformige Kombination von Brunelleschis Laterne auf dem Florenzer Dom und der frühmittelalterlichen Laterne auf dem Florenzer Baptisterium ist. Die weißen Marmorwände von *Santa Maria degli Carceri* sind durch Bänder aus grünem Prateser Marmor gegliedert, ähnlich wie sie sich auch am Baptisterium und an den Prateser Gebäuden aus dem 11. bis zum 14. Jahrhundert finden. Die giebelgekrönten Türen und die Fenster im Stockwerk darüber erinnern an die antike Fassadengliederung von *San Miniato al Monte.* Dennoch sind die Spuren Jahrhunderte zurückliegender Geschichte gegenwärtig, sei es in dem kreuzförmigen Grundriß, den man entwickelt hatte, um den liturgischen Ansprüchen der Gemeinde gerecht zu werden, oder in dem treppenförmigen Sockel, der das Gebäude trägt. Einen ähnlichen Sockel besitzt auch der einzige vorangegangene Zentralbau des 15.

Francesco di Giorgio
Santa Maria delle Grazie al Calcinaio, 1484–90
Cortona

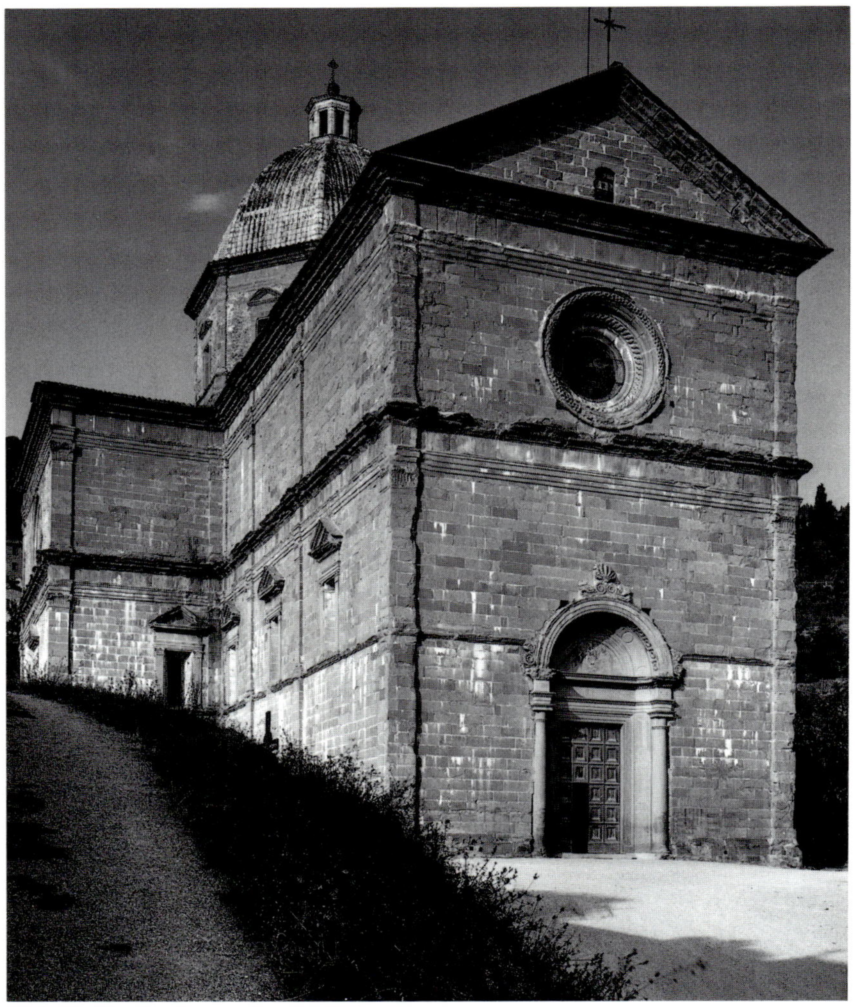

Jahrhunderts, der jedoch keine so vollendete Symetrie aufweist, Albertis Kirche *San Sebastiano*.

Die Verbreitung und Entwicklung des zentral angelegten Kirchentypus all'antica stieß, zumindest in der Toskana, auf Hindernisse. Die Begründung, die im allgemeinen dafür herangezogen wird, sowohl von Architekturhistorikern der heutigen Zeit als auch von Kritikern aus dem 15. Jahrhundert, liegt darin, daß diese Form mit den zeitgenössischen liturgischen Ansprüchen nur bedingt vereinbar sei: Der zentrierte Grundriß, insbesondere in seiner radikalen, kreisförmigen Gestalt verringere den nutzbaren Raum innerhalb der Kirche und unterminiere die hierarchischen Unterscheidungen zwischen Zelebrant, Chor und Gemeinde. Der Florentiner Giovanni Aldobrandini zum Beispiel kritisierte die kreisrunde Tribüne von *SS. Annunziata* (ca. 1444–77); ein Projekt, zu dem Michelozzo den Anstoß gegeben hatte und das von Manetti und Alberti mit neun Kapellen ergänzt wurde, die den zentralen Chorraum umgaben. Aldobrandini beklagt sich darüber, daß der Entwurf unpraktisch sei, und fährt, nachdem er die funktionalen Schwächen dargelegt hat, mit einer sowohl typologischen wie auch moralischen Kritik fort: Solche Zentralbauten mit angrenzenden Kapellen, wie lobenswert auch immer sie für ihren antiken Baustil sein mochten, seien dafür gedacht, als Mausoleen für Kaiser zu dienen, und nicht für den Nutzen »eines Klosters wie diesem«. Darüber hinaus sei es unvermeidlich, daß die Gegenwart von Frauen in den Kapellen, in solcher Nähe zu den singenden Brüdern, den letzteren »turbatione« (Verwirrung) verursache. Wie zweifelhaft seine Kritik in manchen Punkten sein mochte, so hatte Aldobrandini zumindest darin recht, daß er andeutete, das hauptsächliche Motiv der Architekten und ihres Auftraggebers, in diesem Fall der in Mantua herrschende Ludovico Gonzaga, habe darin bestanden, dem letzteren ein ebenso prächtiges und ruhmreiches Gedächtnis zu errichten wie den römischen Kaisern. Diese Einschätzung muß Gonzaga ebensosehr geschmeichelt haben, wie sie die republikanischen Bürger von Florenz verärgerte. Gleichzeitig wird sie wohl den Neid der Medici erregt haben, deren inoffizieller Herrscherstatus sie daran hinderte, ihren eigenen, quasi-imperialen Ambitionen unverhohlen Ausdruck zu verleihen.

Toskanische Künstler wie Alberti, deren Wunsch es war, kompliziertere – und teurere – Experimente im klassischen Stil auszuführen, hatten keine andere Wahl, als sich Bauherren in solchen Städten wie Mantua, Ferrara, Mailand oder Rom zu suchen. Dort hatten die Despoten und Päpste größere Aussicht darauf, eine unangefochtene Autonomie sicherzustellen, und weniger Schwierigkeiten dabei, sich über den Willen einer Versammlung von Volksvertretern hinwegzusetzen, die sich über die Zuteilung der knappen öffentlichen Mittel zur persönlichen und staatlichen Selbtverherrlichung stritten. Die Ankunft in einem fürstlichen Hof war jedoch keine Garantie dafür, daß man nun ungehindert mit klassischen Formen experimentieren konnte, mochte der jeweilige Herrscher auch noch so mächtig sein. Die örtlichen

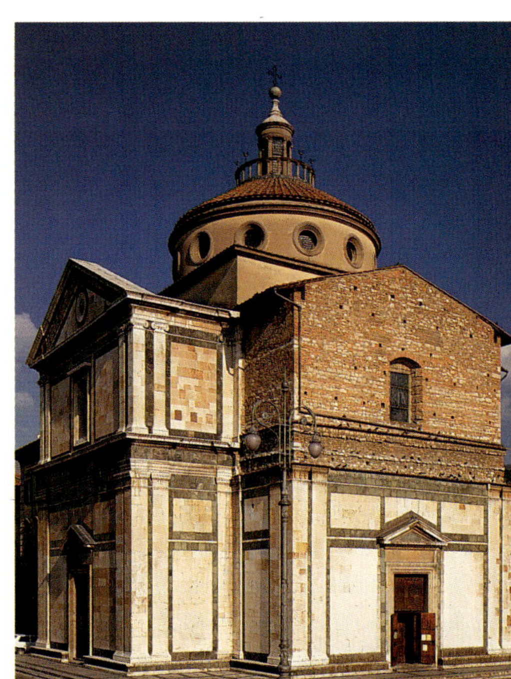

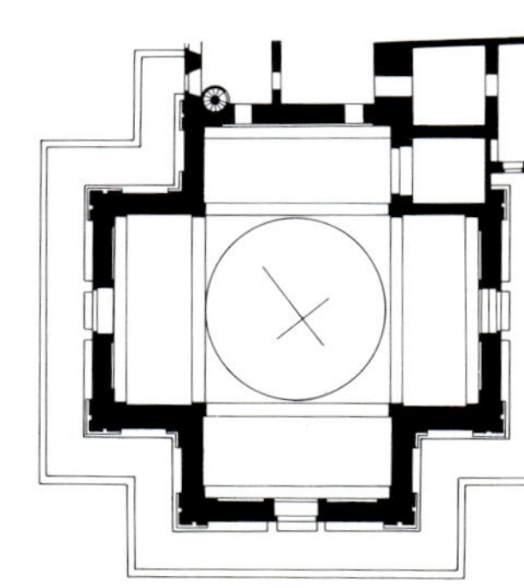

Giuliano da Sangallo
Santa Maria delle Carceri
1485 begonnen
Prato

Donato Bramante
Santa Maria delle Grazie, um 1492 begonnen
Mailand

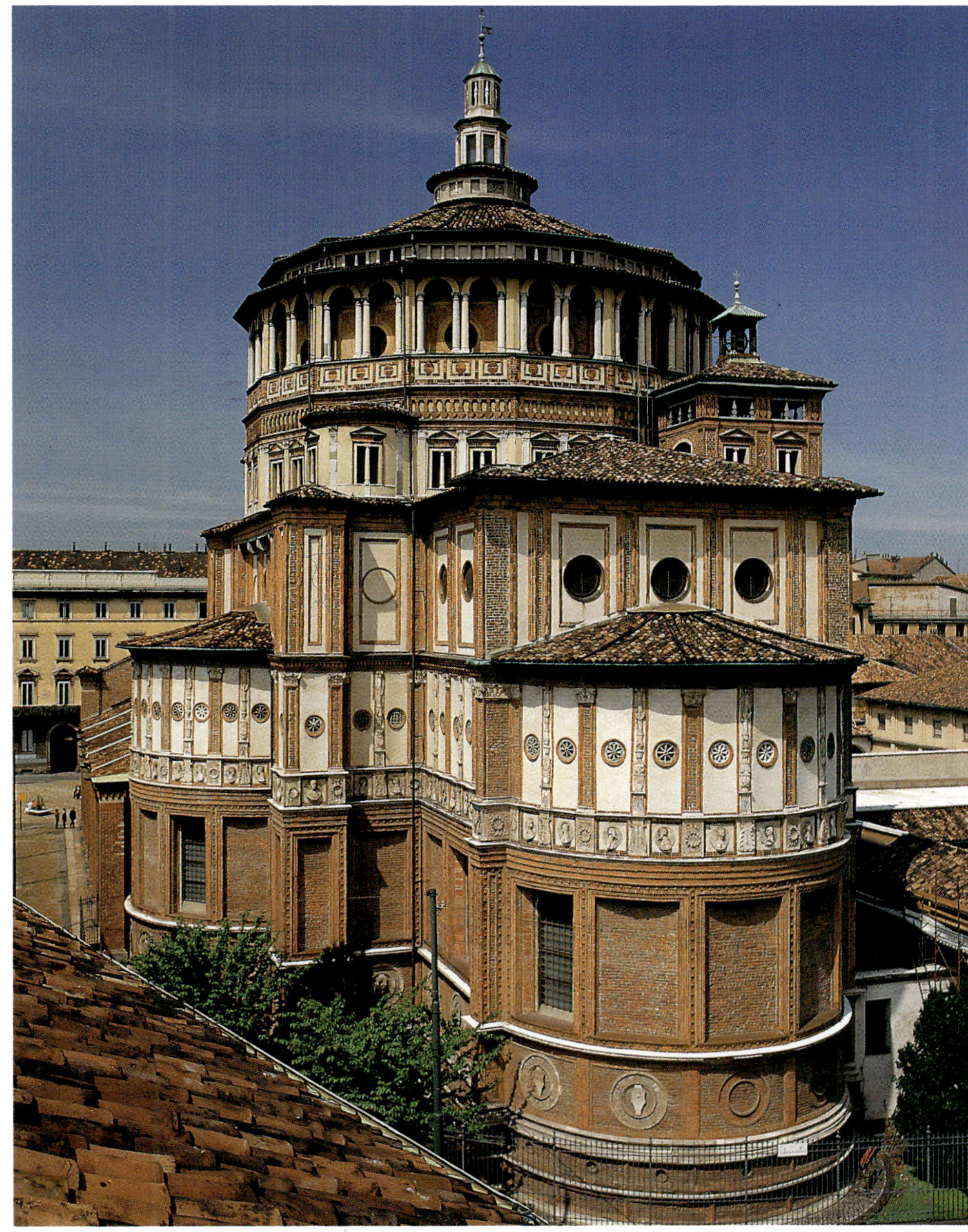

Arbeitskräfte, die über Generationen hinweg in gotischen oder prägotischen Traditionen gewirkt hatten, mußten neu angeleitet werden, was der bedingungslosen Unterstützung des Bauherrn selbst bedurfte. Ein nützliches Mittel, um diese Unterstützung zu gewinnen, war die architektonische Abhandlung. Alberti hatte damit Erfolg bei Nikolaus V. und auch bei Ludovico Gonzaga. Letzterer kombinierte übrigens in brillanter Weise finanzielle und politische Druckmittel, um die Bürger von Florenz dazu zu zwingen, die Tribüne in SS. Annunziata entsprechend dem Entwurf Albertis zu bauen. Solche Vorkommnisse mögen das Umsichgreifen architektonischer Abhandlungen in der Renaissance erklären (siehe Seiten 116/17), wie zum Beispiel die Schriften von Filarete, Francesco di Giorgio, Sebastiano Serlio und Andrea Palladio.

Der erste dieser Architekturtheoretiker, Filarete, reiste 1451 von Florenz nach Mailand, auf Empfehlung von Piero de'Medici, der zu den dortigen neuen Herrschern, den Sforzas, enge politische und finanzielle Bande unterhielt. Nach einem ersten, vorübergehenden Aufenthalt ließ sich Filarete um 1460 fest in Mailand nieder und begann zu gleicher Zeit mit der Arbeit an seiner Abhandlung und der Arbeit an einem seiner anspruchsvollsten Projekte, dem *Ospedale Maggiore*. Filarete verband in diesem – Brunelleschis Florentiner Findelhaus nachempfundenen – Werk klassische und regionale Stilelemente, wie dies zwanzig Jahre später auch Bramante beim Bau seiner Mailänder Kirchen *Santa Maria presso San Satiro* und *Santa Maria delle Grazie* (Abbn. rechts) tat. Bramante kam zwischen 1477 und 1482 nach Mailand. Die kunstvolle Gestaltung von S. Maria delle Grazie zeigt, daß Bramante großen Respekt vor den örtlichen Traditionen hatte. Die lineare Abgrenzung der einzelnen Teile geht weit über das hinaus, was je in dieser Hinsicht in den Entwürfen Brunelleschis enthalten war, und ruft in der äußeren Erscheinung der Kirche einen schwindelerregenden Effekt hervor, welcher eher den aus dem 14. Jahrhundert stammenden Inkrustationen der Florentiner Domfassade vergleichbar ist. Erst im Inneren der Kirche beginnt Bramante sich von der Linearität zu lösen, die sowohl seinem toskanischen Vorgänger in Mailand als auch der Tradition der Stadt zu eigen war. Hier dominiert die Kreisform, die auf allen Größenebenen die Verzierungen, den Grundriß und die einzelnen Bauteile bestimmt und die schließlich in der Kuppel ihren Höhepunkt findet, welche allen diesen Elementen eine Einheit verleiht. Dieses Spiel mit den geometrischen Formen wird in der Kassettierung der Bögen im Mittelschiff und am merklichsten in der Apsis zu einer ausdrucksstarken, sehr römischen Art der Raumunterteilung umgewandelt, die das kreisförmige Motiv vom flachen Ornament zu einem massiven, plastischen Volumen umbricht. Diese Elemente in Santa Maria delle Grazie zeigen, wie eindringlich sich Bramante mit Formen auseinandersetzte, die einen explizit römischen Charakter aufwiesen. Er fuhr fort, deren Möglichkeiten in jener Stadt zu erkunden, die sich für Erneuerungen im antiken Stil im 15. und 16. Jahrhundert am förderlichsten erweisen sollte, nämlich Rom selbst. Dort schuf er seine Werke im Auftrag und mit der Unterstützung des Papstes, dessen Amt und Institution sich als legitimen Erben des alten römischen Reiches verstand.

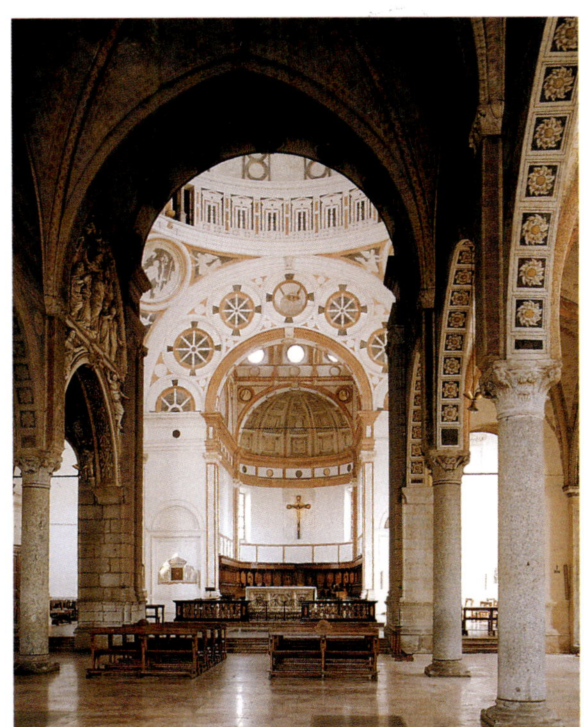

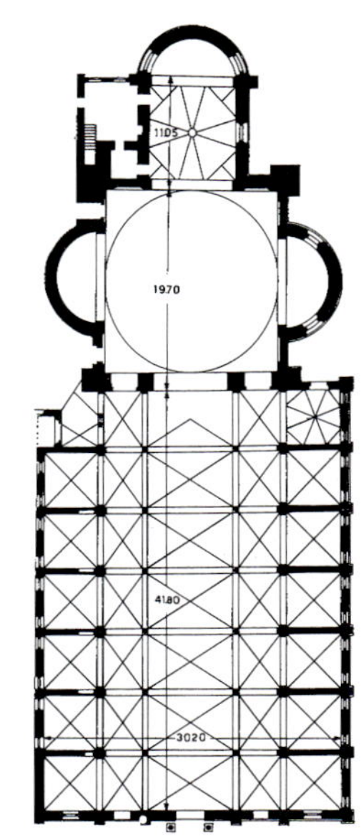

Santa Maria delle Grazie
Innenansicht und
Grundriß

Inhalte der Architekturtheorie wurden im Spätmittelalter in den verschiedensten Formen zu Papier gebracht. Der Abt Suger von Saint Denis liefert uns eine

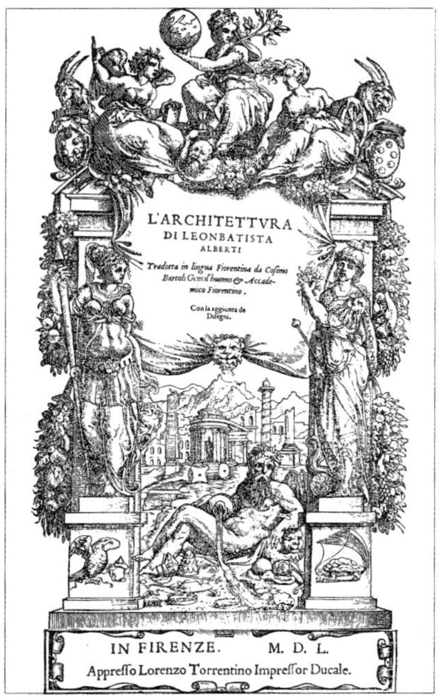

Leon Battista Alberti
De re aedificatoria, Frontispiz der italienischen Ausgabe von 1550

Beschreibung der Entscheidungen, die er bei der Erstellung der ersten gotischen Architektur für seine berühmte Abteikirche getroffen hat. In seinen Ausführungen gewinnen zwei Themen ein besonderes Gewicht: die machtvolle Wirkung, die eine derart prachtvolle Architektur ausstrahlt, um im Betrachter Ehrfurcht und somit auch Glauben zu erwecken, und die Ehre oder vielmehr die wahrhaft ruhmvolle Größe, die ein solches Gebäude seinem Bauherrn und Gönner verleiht, dem König von Frankreich, dessen Heiligtum und Grabstätte die Kirche war, aber auch seinem Erbauer, wie er selbstbewußt hinzufügt, nämlich ihm, Suger, selbst. Diese beiden Aspekte der architektonischen Prachtentfaltung waren keineswegs neu, sondern stammen ursprünglich von Vitruv und waren in der christlich religiösen Architektur seit Konstantin dem Großen gegenwärtig. Bis heute blieben sie Leitmotive der Architekturtheorie. Wesentliche Veränderungen gab es dabei nur hinsichtlich der Methode, mit deren Hilfe man diesen Effekt der Ehrfurchtseinflößung und der Selbstverherrlichung am wirkungsvollsten zu erzielen versuchte.
Sogar der schärfste Kritiker des Abtes von Saint-Denis, Bernhard von Clairvaux, mußte die machtvolle Wirkung anerkennen, die Suger seiner Kirche verliehen hatte. Bernhard war aber der Auffassung, daß die schwindelerregenden Formen und, insbesondere die verzerrten Gestalten der Wasserspeier und absonderlichen Bestien, die zur spätromanischen und frühgotischen Architektur gehörten, den armen Mönch in abscheulicher Weise davon ablenkten, seine Seele auf Gott zu konzentrieren. Er selbst trat für eine Architektur von verhaltener Pracht ein, für einen Stil, der es vermochte, zur Besinnlichkeit anzuregen und Liebe zu Gott einzuflößen. Er entwickelte einen Baustil, bei dem die Ausschmückung in der Architektur selbst bestand, einem klaren Gefühl für Proportion und Harmonie. Um diese Architektur zur Wirkung zu bringen, sprach er sich für ähnliche Lichteffekte aus, wie sie Suger ersonnen hatte, diesmal jedoch mit Fenstern aus klarem Glas, welche die baulichen Strukturen betonen sollten, statt sie zu verschleiern, und durch welche die harmonischen Formen im Inneren in ein Licht getaucht würden, das so rein und strahlend war wie die neuen weißen Kutten der Zisterzienser.
Bernhards Betonung der architektonischen Form und Gestaltung, welche über die Ausschmückung zu stellen sei, wurde zur Grundlage für die ersten baulichen Verfügungen im Italien des Spätmittelalters, die sich explizit mit ästhetischen Gesichtspunkten auseinandersetzten, die der Franziskaner. Die bescheidenen Standorte und die einfache Botschaft jener sorgfältig proportionierten Architektur, zu der man nun auch narrative Ausschmückungen hinzufügte, trugen wesentlich zu dem bemerkenswerten Erfolg bei, den die Brüder dabei verzeichnen konnten, die Unterstützung der gläubigen Stadteinwohner Italiens zu gewinnen. Dombaugesellschaften wie die Opera del Duomo in Florenz sahen sich gezwungen, einen ähnlichen Ansatz zu übernehmen, um mit den Siedlungen der Bettelmönche

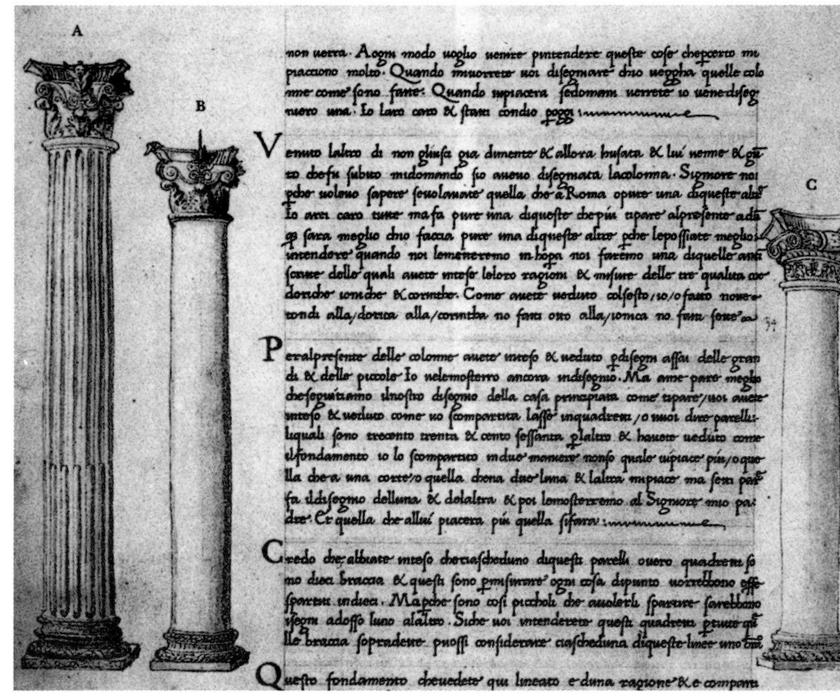

Filarete, Trattata d'architettura, um 1465, Klassische Säulenordnung

im Randgebiet der Stadt konkurrieren zu können. Die florentinische Opera orientierte sich an diesen Ideen beim Bau ihrer Kathedrale, wobei sie die breiten Proportionen von Santa Croce übernahm und diese auf die Fassade der Kathedrale, den Glockenturm und auf Orsanmichele anwandte.
Man gestaltete in diesem Stil sogar Skulpturen, Reliefs oder manchmal auch Wandmalereien an den Straßenecken mit Darstellungen Christi, der Propheten des Alten Testaments, der Heiligen oder am häufigsten der Jungfrau Maria. Dabei bediente man sich einer ähnlichen Pose wie sie die zahlreichen Prediger der Franzikaner oder Klarissinnen einnahmen, die den Vorbeikommenden das Evangelium verkündeten, um diese in ihrer Frömmigkeit zu bestärken. Auf diese Weise entstand im späten 14. Jahrhundert eine klare und harmonische Architektur, die sich von den narrativen Figuren und Bildnissen abgrenzte, während sie ihnen gleichzeitig einen wirkungsvollen Rahmen verlieh. Sie bildete die entscheidende Grundlage für die künstlerischen und architektonischen Theorien des 15. Jahrhunderts.
Leon Battista Alberti hielt diese Theorien in gesetzmäßiger Form fest, zunächst in seiner Abhandlung »Della Pittura«, die er 1435–36 verfaßte. Darin setzt er sich für zwei wesentliche Punkte ein: Als erstes gehe es darum, einen in strikten Proportionen gehaltenen, perspektivischen Rahmen für die dargestellten Figuren zu schaffen. Als zweites müsse man diese Figuren in einer Weise anordnen und ihnen Ausdruck verleihen, daß sie mit der storia, dem erzählerischen Inhalt, übereinstimmen und eine dramatische Einheit bilden. Alberti geht aber über die Ansichten Bernhards von Clairvaux und Franziskus' hinaus, indem er einen Gesichtspunkt betont, der diesen Heiligen ein Dorn im Auge gewesen wäre. (Ihr Vorgänger Suger hingegen hätte seine Freude daran gehabt). Die dramatische Einheit einer Darstellung sollte nicht allein dem Zweck dienen, den moralischen Inhalt zu vergegenwärtigen. Es gehe auch darum,

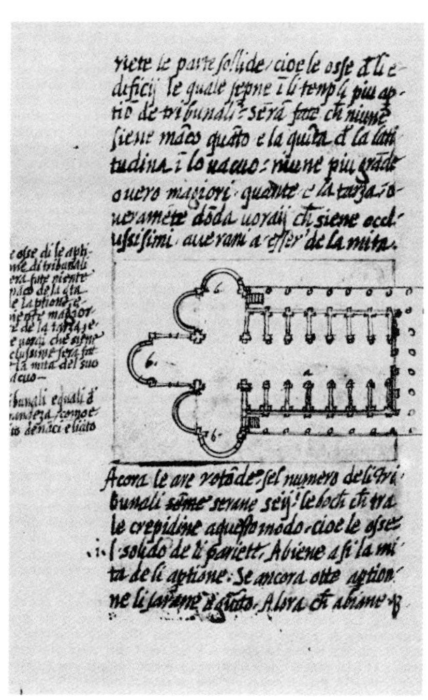

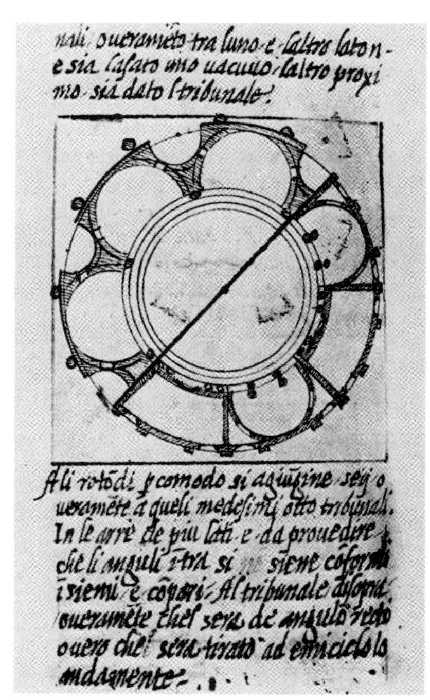

Leon Battista Alberti
De re aedificatoria
Kirchengrundriß mit Transept (links)
Zentralbau-Grundriß mit kreisförmig angelegten Apsiden (rechts)

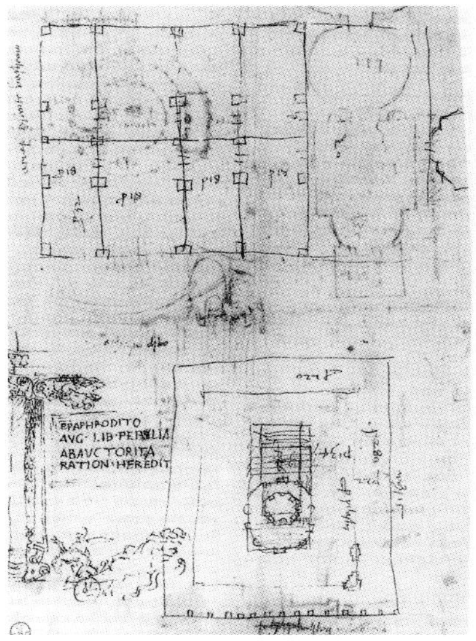

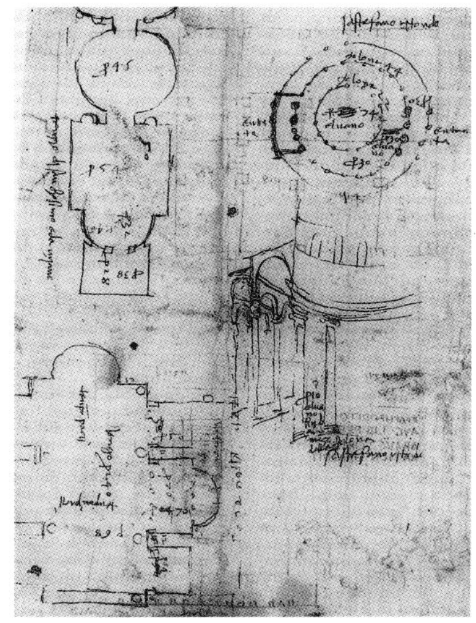

Francesco di Giorgio
Antike Mausoleen und Tempel in Rom (links)

Spätantike und Frühchristliche Monumente (rechts)

das Genie des Malers selbst unter Beweis zu stellen. Alberti war der Ansicht, daß das Streben nach Ruhm ebenso praktisch wie lobenswert sei; jedoch nur so lange, wie sich der Künstler beim Verfolgen dieses Ziels darum bemühte, die Theorie und die Praxis des Malens zu meistern und nicht zu oberflächlichen Lösungen Zuflucht zu nehmen.
Alberti baute seine Architekturtheorie auf den gedanklichen Inhalten seiner Abhandlung über die Malerei auf. Diese Ideen verband er mit einer gründlichen Auseinandersetzung mit den Schriften des Vitruv und ausführlichen Erläuterungen zu bestimmten Gebäudetypen und Baupraktiken. In seiner Abhandlung »De re aedificatoria« (ca. 1442–1452) erläutert er unter anderem, wie man die günstigste und angemessene Stelle für einen Bau ermittelt oder wie man die klassischen Ordnungen in angemessener Weise anwendet, um dem Charakter, dem Status oder der Nutzung eines Gebäudes Ausdruck zu verleihen. Albertis Auffassung dessen, was angemessen sei, wurden von vielen so interpretiert, als habe er einzig das hierarchische Dekorum betonen wollen. Sie sind jedoch ebenfalls Ausdruck seiner Vorstellung von narrativen Strukturen und der damit verbundenen dramatischen Wirkung.
Trotz der gedanklichen Verbindungen zwischen seinen Schriften über die Malerei und über die Architektur hat Alberti diese beiden Elemente nie zu einer Einheit

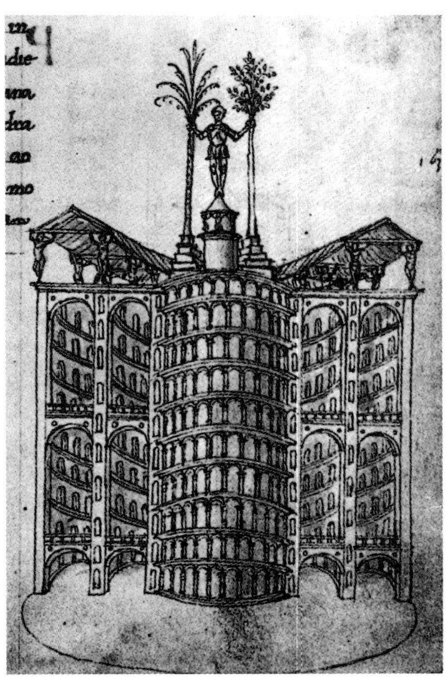

Filarete
Trattata d'architettura

zusammengefaßt. Aufgrund einer solchen Einheit hätte er eine Theorie für ein allumfassendes Kunstwerk entwickeln können, in dem Malerei und Architektur durch ihr Zusammenspiel eine ganz neue Wirkung erzielen. Immerhin finden sich in seinen architektonischen Schriften und in seinen Briefen Bemerkungen, die darauf hindeuten, daß er bei einigen Entwürfen sowohl der figuralen als auch der abstrakten Ausschmückung von Gebäuden eine wesentliche Rolle zuwies. In Übereinstimmung mit der Tatsache, daß er eher dazu neigte, vom Gesichtspunkt des Theoretikers aus zu sprechen als aus der Sichtweise eines ausübenden Künstlers, hat er in seinen Text auch keine Bilder eingefügt. Er eignete sich erst dann eine andere Sichtweise an, als er selbst zum ausübenden Künstler wurde, woraufhin er seine Untersuchungen in den Gebäuden selbst fortsetzte.
Während keine der späteren Schriften des 15. Jahrhunderts eine solche Vielseitigkeit und ein ähnliches theoretisches Abstraktionsvermögen aufwies wie die Abhandlung Albertis, begann man jedoch nun, Wort und Bild zu verbinden. In zahlreiche architektonische Schriften der Renaissance wurden Zeichnungen eingefügt. Die erste dieser Art war Filaretes Abhandlung »Trattato d'achitettura« aus dem Jahr 1460. Darauf folgten Francesco di Giorgios »Trattato di architettura civile e militare« (ca. 1482), die Schrift »L'Architettura« des Serlio (1537–75) und Palladios »Quattro Libri dell'Architettura« aus dem Jahr 1570. Diese neue Art der Darstellung läßt sich wohl teilweise darauf zurückführen, daß alle diese Künstler im Gegensatz zu Alberti eine berufliche Ausbildung als Maler und Zeichner besaßen. Auch gab diese Darstellungsweise den Verfassern die Möglichkeit, in äußerst wirkungsvoller Weise architektonische Ideen zu entwickeln und zu vermitteln. Dies war sogar auf einer recht abstrakten Ebene möglich, wie sich an einem Beispiel in der Schrift Francesco die Giorgios erkennen läßt. Er setzte sich darin mit der Idee auseinander, daß die Kirche auf der Form und den hierarchischen Verhältnissen des menschlichen Körpers gründe, und gestaltete eine Zeichnung nach denselben Ideen des Vitruv (und des Plutarch), die sich durch die gesamte Architekturtheorie und Praxis des Mittelalters und der Frührenaissance zogen, sei es nun in Johann von Salisburys Schrift »The Body Public« aus dem 12. Jahrhundert, in Albertis eigenen Schriften oder in den Skulpturen, Pilastern und Fresken der Fassade von Orsanmichele. Serlio zeigt eine ähnlich subtile Darstellungsweise bei seinen Ausführungen über tragische, komische und rustikale Szenerien der Architektur, die er nicht nur in seinen Zeichnungen darlegt, sondern auch in der Gestaltung des eigentlichen Textes wiedergibt. Die allgemeine Tendenz aller Schriften nach Alberti ist es jedoch, von dessen ausgewogener Mischung zwischen abstrakter Theorie und Praxis abzuweichen und immer stärkter zu einer Darlegung formaler Ideen zu neigen. Während Alberti ausführlich über die klassischen Ordnungen und Bauten sprach, brachten seine Nachfolger detaillierte Zeichnungen und Rekonstruktionen von baulichen Überresten aus der Antike zu Papier. Darüber hinaus flochten sie Zeichnungen ihrer eigenen, vollendeten, geplanten oder imaginären Bauten ein, in denen sie ihre Fertigkeit, die klassischen Ordnungen und Vorbilder umzugestalten, in ein vorteilhaftes Licht stellten.
Die »Quattro Libri« des Palladio sind ein besonders extremes Beispiel für diese Tendenz zur Illustrierung von Abhandlungen. Er vermischt darin Bilder der Antike und Darstellungen seiner eigenen Gebäude, läßt jedoch verhältnismäßig wenig Raum für einen Text. Zeichnungen ersetzen Worte, wenn auch auf einer weniger theoretischen Ebene. Letztlich jedoch strebt er darin einen ähnlichen, Ruhm versprechenden Effekt an, wie ihn auch Alberti und Suger befürwortet hatten. Zur Zeit Palladios war aus diesen Schriften nicht nur ein Kunstwerk geworden, sondern es ließen sich mit ihrer Hilfe auch mit nie dagewesener Präzision spezifische architektonische Ideen vermitteln. Dies gelang Palladio, indem er zum ersten Mal in systematischer Weise die Technik einer orthographischen Projektion anwandte, bei der er Grundriß, Querschnitt und Aufriß eines Gebäudes in verschiedenen Abbildungen darstellte. Der Nachteil einer solchen zeichnerischen Technik war jedoch, daß kein Raum mehr für die Darstellung eines Gebäudes in seinem tatsächlichen oder geplanten Umfeld blieb. Der Ausdruck beschränkte sich auf das Erscheinungsbild und den Plan des Gebäudes selbst, herausgelöst aus jeglichem Kontext. Diese Konzentration auf das Bauwerk allein wird verständlich, wenn man in Betracht zieht, mit welcher Art von Gebäuden er sich vornehmlich beschäftigte: Basiliken, die inmitten einer Piazza als Objekt isoliert werden, Paläste in geschäftsleeren Straßen und, was am aufschlußreichsten ist, Villen innerhalb von ländlichen Gärten oder unbebauten Feldern.

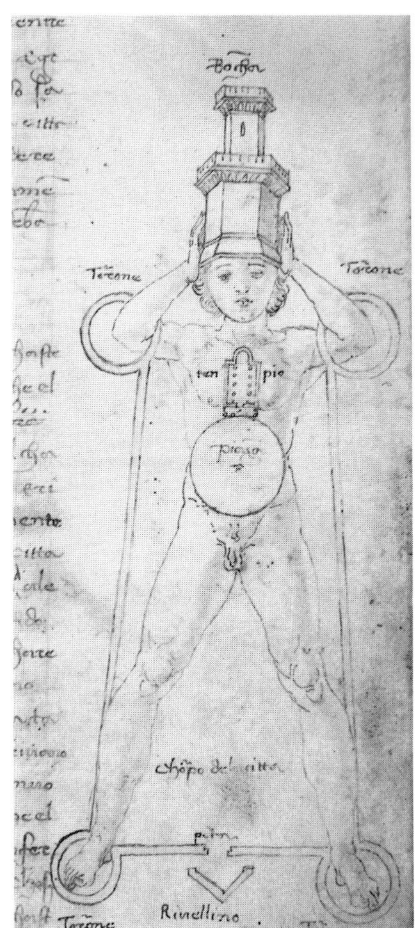

Francesco di Giorgio
Stadtplan, einbeschrieben in die Proportionen des menschlichen Körpers

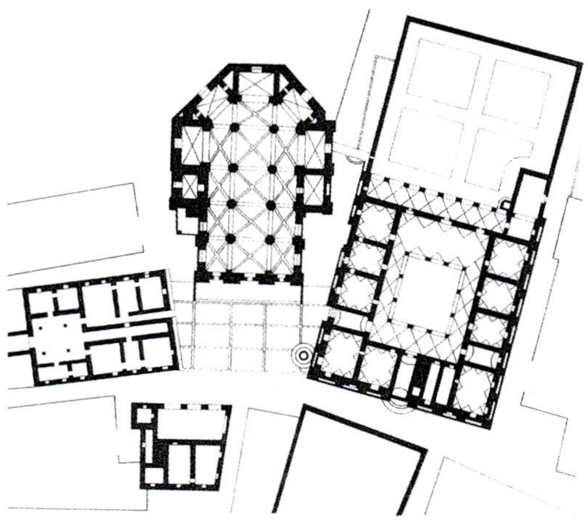

Grundrisse der Kathedrale,
des Palazzo Piccolomini und
des Palazzo Comunale
Pienza, Piazza Pio II.

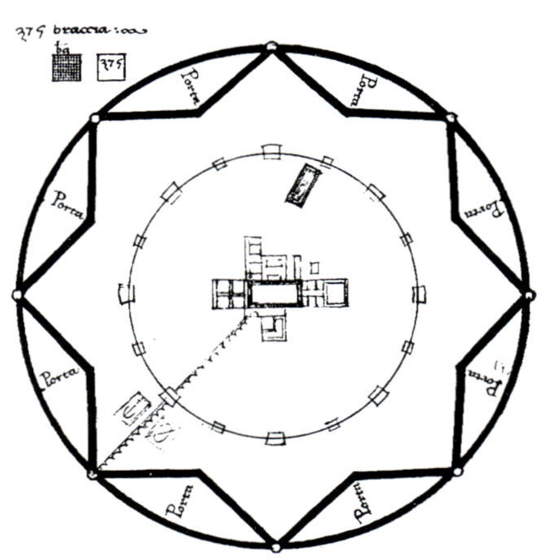

Filarete
Trattato d' architettura
Plan der Idealstadt Sforzinda

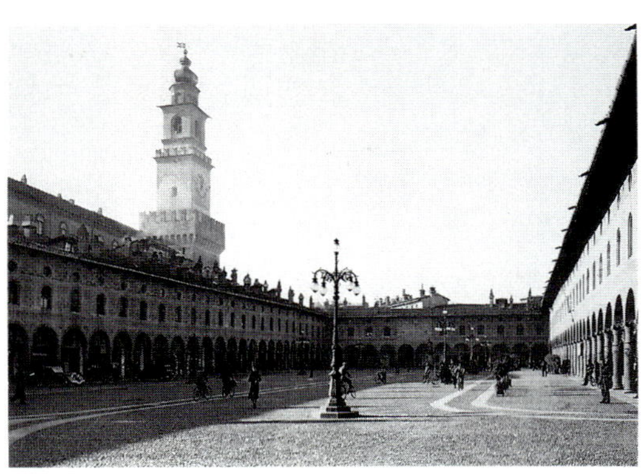

Ludovico Sforza
Donato Bramante
Vigevano, entworfen vor 1499

Das Bild der idealen Stadt im westlichen Europa wurde über weite Strecken des Mittelalters im klösterlichen Umfeld aufrechterhalten. Es trat in zwei verschiedenen Formen auf: zum einen in Handschriften, als Illustration zur biblischen Beschreibung, die in der Offenbarung des Johannes vom himmlischen Jerusalem gegeben wird; zum anderen in idealtypischen Anlagen der Klöster selbst, basierend auf den Grundsätzen, die im karolingischen Idealplan von St. Gallen festgelegt worden waren (ca. 820). Beide Bilder folgten einer auf einer doppelten Achse basierenden Symmetrie und grenzten sich in ihrer absoluten Reinheit von dem Charakter jener willkürlichen realen Strukturen ab, die sich den vielfältigen Bedürfnissen eines rastlosen städtischen Lebens angleichen mußten. Das ging soweit, daß selbst die auf dem St. Gallener Plan eingezeichneten Hühnerställe einer Idealkonstruktion folgten.

Dieses der Wirklichkeit entfremdete Idealbild der Stadt blieb während des gesamten Hoch- und Spätmittelalters von großem Einfluß auf die Architektur der Klöster und Kirchen. Das zeigt sich zum Beispiel in der fortgesetzten Tradition des Klosterinnenhofs im Stile des Peristyls oder der Empore bei romanischen Kirchen. Trotz der offenkundigen Grenzen, die dieses Ideal aufwies, nahm man es auch zum Vorbild, um bestehende Städte umzugestalten und neue Städte zu entwerfen. Dies geschah, sobald es den Gemeindeverwaltungen oder den Despoten in Italiens urbanen Zentren gelungen war, ihre Autorität auch auf die städtische Gesetzgebung und Planung auszudehnen. Ein frühes Beispiel dafür sind die neuen Siedlungen im Stadtgebiet von Florenz, die alle auf einem symmetrischen Raster angelegt sind und sich um einen Platz im Mittelpunkt gruppieren. Dort findet sich unweigerlich eines oder finden sich gar beide wichtigsten Gebäude der Stadt, die Kirche und das Rathaus, und manchmal auch eine Arkade. Umrahmt wurden diese Anlagen von einer ebenso regelmäßigen Verteidigungsmauer. Interessant wurde es dort, wo ideale Form und gegebene Verhältnisse aufeinandertrafen. Die Gesetzgeber und Stadtplaner erwiesen sich in solchen Fällen als bemerkenswert einfallsreich und erfinderisch, indem sie zwar von der vereinheitlichten geometrischen Form des Ideals abwichen, aber dennoch eine symbolische Auslegung beibehielten. Die Einwohner von Siena planten ihren Campo auf einer abschüssigen und unebenen Stelle, verwandelten diese in einen theaterähnlichen, halbkreisförmigen Platz und umgaben ihn mit arkadengesäumten Galerien im Piano nobile, die nicht nur an die Arkaden an der Fassade des gegenüberliegenden *Palazzo Pubblico* erinnerten, sondern auch an die Frontseite und die Kuppel ihrer Kathedrale. In Prato gestaltete man eine halbzerstörte Piazza vor der Kirche in einen breiten, arkadengesäumten Platz um, der in der Mitte eine Einbuchtung aufwies, um so auf gerader Achse den Grundriß des Querschiffes wiederzuspiegeln, das sich auf der Verlängerung dieser Achse befand. Die Florentiner verwandten eine ähnliche Raumgestaltung mit Arkaden für die Piazza vor ihrer Kathedrale und spiegelten in deren Form das kunstvolle Auf und Ab der strahlenförmige Vierung der Kirche wieder. Der Verwirklichung des Ideals einer doppelachsigen Symmetrie im klosterähnlichen Raum war jedoch in Florenz die Loggia von Brunelleschis Findelhaus am nächsten gekommen.

Die Macht, über diese Orte zu verfügen, basierte auf der Macht, die betroffenen Besitztümer entweder zu kaufen oder zu enteignen. Als die Gemeinden im späten 14. und im 15. Jahrhundert den Territorialstaaten und Fürstentümern weichen mußten, wuchs diese Macht noch an, was dazu führte, daß sich in ganz Italien

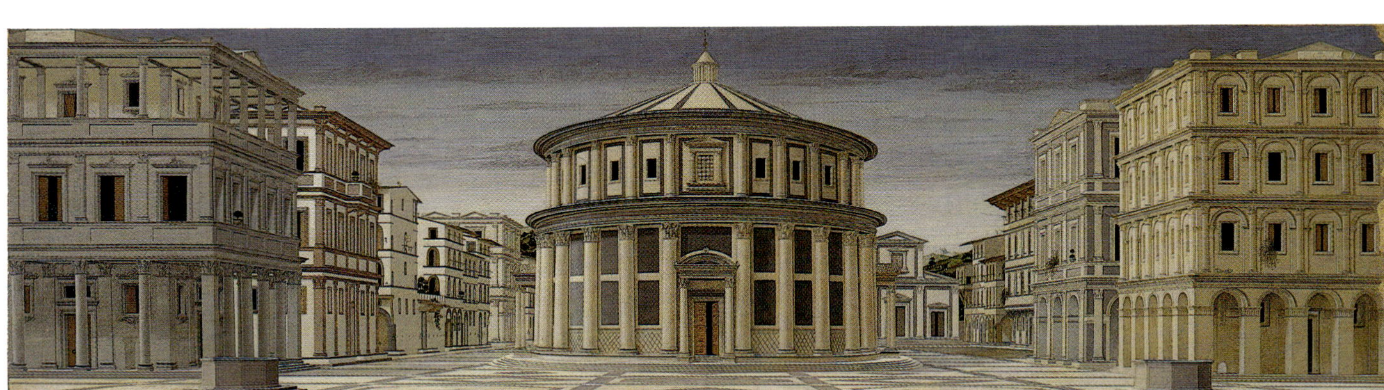

Unbekannter Künstler
Ideale Stadt, 15. Jahrhundert
Urbino, Palazzo Ducale

Bernardo Rossellino
Pienza, Kathedrale und Palazzo Piccolomini
begonnen 1459

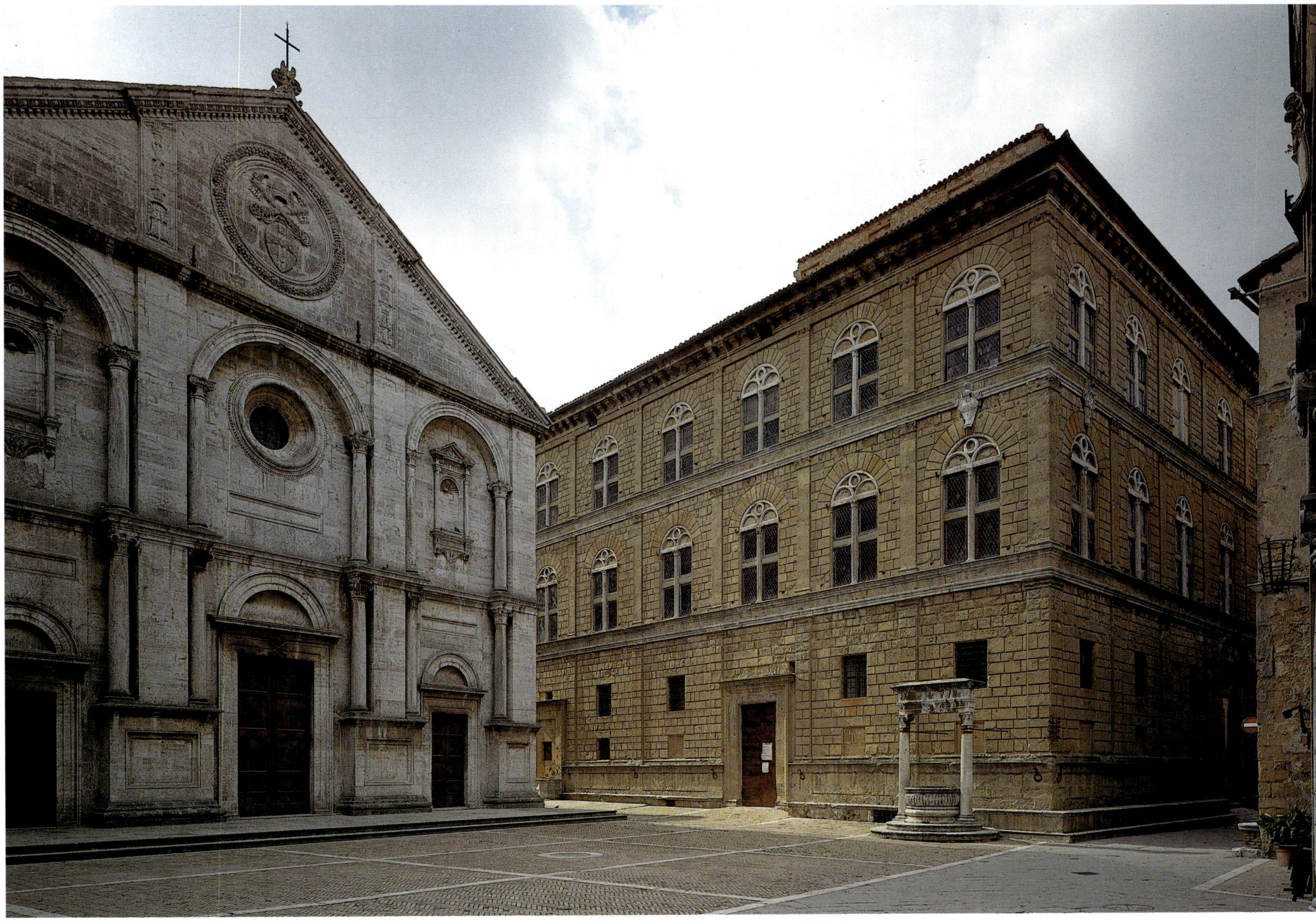

solche idealisierten Plätze verbreiteten. Das vielleicht früheste Beispiel dafür war das Pienza Papst Pius' II., wo sich auf dem Domplatz die klassizistischen Fassaden der Kirche und des angrenzenden Palastes gegenseitig ergänzen. Die Sforza bauten das Zentrum der Stadt Vigevano um, wie es heißt mit Hilfe Bramantes und Leonardos, und säumten den langgezogenen Platz in der Stadtmitte mit einem fortlaufenden Säulengang, über dem sich die klassisch durchgebildeten Fassaden der Wohnhäuser erhoben.
Diese Idealisierung in der Architektur wurde von einer Gesetzgebung begleitet, die es sich zur Aufgabe machte, solche und ähnliche Plätze innerhalb der Städte in ihrer Nutzung einzuschränken. Dabei ging es insbesondere um die Plätze, über die traditionell die religiösen Prozessionen zogen. Als man gegen 1380 die *Piazza della Signoria* in Florenz fertigstellte, war dieser einer der wenigen städtischen Plätze in Italien, der nicht für die Abhaltung von Märkten gedacht war. Gegen Ende des nächsten Jahrhunderts erließ man in Rom und in anderen Städten Gesetze, die eine ähnliche Begrenzung auf eine einseitige Nutzung von repräsentativen Plätzen und Straßen bewirken sollten. Die Päpste, angefangen mit Nikolaus V., entwarfen Pläne, um den Vatikan mit breiten, ebenen Straßen neu zu gestalten und erließen Gesetze, mit deren Hilfe sie deren Nutzung reglementierten. Diese Gesetze erlaubten es jedem, der gewillt war und die Mittel dazu hatte, sich einen prächtigen Palast zu bauen, das angrenzende Eigentum weniger vermögender Grundbesitzer aufzukaufen, wenn nötig auch gegen deren Willen.
Der nächste logische Schritt in Richtung einer vollkommen idealen Stadt erforderte eine Art Tabula rasa, wie sie in den Siedlungen um Florenz stattgefunden hatte. Den ersten Plan dieser Art entwarf Filarete im Auftrag der Sforza für eine Stadt, die Sforzinda heißen sollte. Eines der bemerkenswertesten Projekte in dieser Richtung, das auch tatsächlich verwirklicht wurde, war im späten 16. Jahrhundert die von den Gonzaga in Auftrag gegebene Stadt Sabbionetta. Das gegenüber abgebildete Gemälde einer Idealstadt aus dem 15. Jahrhundert stellt anschaulich dar, welchen Charakter diese idealen Plätze und Städte nach ihrer Vollendung haben sollten. Die Stadt ist auf einem perspektivischen Raster angelegt und der Aufriß eines jeden Gebäudes ist durch klassizistische Formen wie Arkaden oder ein Säulengebälk gegliedert. Am kunstvollsten ist die kreisförmige Kirche in der Mitte dargestellt. Die absolute Regelmäßigkeit des rationalisierten Entwurfes und der architektonischen Ordnungen macht es unmöglich, diesem Plan etwas hinzuzufügen oder etwas daraus zu entfernen. Ähnlich wie bei den frühmittelalterlichen Darstellungen des himmlischen Jerusalems wird die Piazza von keinerlei geschäftigem Treiben entweiht und ist vollkommen menschenleer.

Sforza-Schloß, 2. Hälfte des 15. Jahrhunderts
Mailand

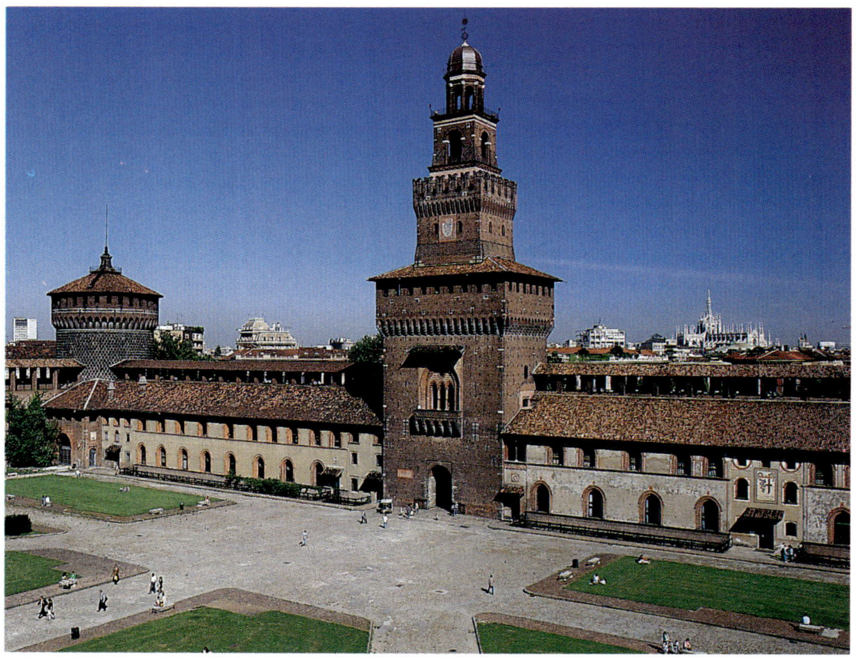

Der Palast der Renaissance

Obwohl Brunelleschis Findelhaus das erste Gebäude war, das in dem neuen antiken Stil gestaltet worden war, gab es zunächst in der säkularen Architektur nur wenige, die diesem Beispiel folgten. Das sollte sich erst im späteren Verlauf des Jahrhunderts ändern. Brunelleschi war selbst für ein weiteres Gebäude verantwortlich, den Palazzo di Parte Guelfa in Florenz, bei dem er alle Seiten der Fassade an den Ecken mit Pilastern gliederte. Sein klarer, rechteckiger Grundriß, das hochaufgeschossene Volumen und die großen Fenster erinnern an das Heiligtum aller Zünfte von Florenz, Orsanmichele, und letztlich auch an die Vorbilder dieser Kirche, den Palazzo Vecchio und den Palazzo Bargello. Diese Bauten sowie die öffentlichen Paläste, von denen im letzten Abschnitt die Rede sein wird, sind in der Anwendung der Zierformen und der strikten Geometrie des Entwurfes weit zurückhaltender, als es in der religiösen architektonischen Tradition üblich war. Die Gebäude, bei denen die kirchlichen und klassischen Verzierungselemente am deutlichsten übernommen wurden, waren die Residenzen jener beiden Institutionen, die jeweils Anspruch auf den Titel ihrer römischen kaiserlichen Vorgänger erhoben. Das war zum einen der Palast der Päpste in Viterbo, und zum anderen waren es die Burgen der Kaiser des Heiligen Römischen Reiches, insbesondere die Bauten Friedrichs II. Das zeigt sich zum Beispiel an Capo di Monte, mit seinem vollkommen oktagonalen Grundriß, dem kunstvollen Portal und der abgestuften Rustikaquaderung, oder auch im toskanischen Palatium Imperatoris in Prato (Abb. S. 34), mit seiner kristallinen Form, dem Portal im antiken Stil, das von korinthischen Pilastern umrahmt wird, der zweifarbigen Ornamentierung und der Rustikaquaderung. Am verschwenderischsten ist dieser Stil jedoch beim Dogenpalast in Venedig ausgefallen. Obwohl alle diese Bauten einen bedeutenden Einfluß auf die Architektur öffentlicher Gebäude ausübten, folgte man ihrem Beispiel jedoch nicht bei der Gestaltung von Wohnhäusern. Das einzige, was man häufig übernahm, war ihr Name, palatium, der sich von der ursprünglichen Residenz der römischen Kaiser auf dem Palatin-Hügel in Rom ableitete. Bereits im 13. Jahrhundert gebrauchten mächtige Bürger der Stadt Prato diesen erhabenen Namen für ihre Wohnhäuser, doch zeigte keiner eine besondere Neigung dazu, auch die Ornamentierung oder den Entwurf der päpstlichen und kaiserlichen Paläste zu übernehmen, außer in seltenen Anwendungen der polychromen Gestaltung oder der etwas häufigeren Verwendung von Fenstern im Vielpaß-Stil. Eine Ausnahme zu dieser Regel bildet die Stadt Venedig. Die geschützte Lage der Lagune und der stabile Charakter der Republik erlaubten es den Patriziern der Stadt, kunstvoll verzierte und symmetrisch angelegte Konstruktionen zu errichten, die sich häufig den Dogenpalast selbst zum Vorbild nahmen, ohne jedoch mit diesem in Konkurrenz zu treten. Es ist keineswegs überraschend, daß die ersten Bauten in der Toskana, bei denen kirchliche und imperiale Baustile auf monumentaler Ebene übernommen wurden, die Häuser der mächtigen Kaufmanns- und Bankiersfamilien waren. Diese besaßen die Mittel, um sich umfangreiche Bauprojekte dieser Art leisten zu können.

Der erste monumentale Palast für private Zwecke, der im 15. Jahrhundert in Florenz gebaut wurde, war der *Palazzo Medici*, mit dessen Bau Michelozzo im Jahre 1444 begann (Abb. S. 122). Ähnlich wie seine Vorgänger in Venedig, Lucca und Siena ist auch der Charakter dieses Gebäudes verhaltener als der seines Vorbilds, des Palazzo Vecchio (Abb. S. 35). Der Grundriß ist nahezu symmetrisch und umschließt einen weitläufigen Innenhof. Michelozzo gliederte die Außenmauern des Erdgeschosses mit einer ähnlichen Rustikaquaderung, wie sie der Palazzo Vecchio aufweist. Er schwächte diese Rustika-Gestaltung dann in den oberen Stockwerken in zwei Stufen ab, wobei er das abgestufte Mauerwerk des Palatium Imperatoris Friedrichs II. imitierte. Die halbkreisförmigen Fensterbögen, die Friese und Gesimse sind die einzig explizit klassischen Elemente dieser Fassade. Die abgerundeten, durch Säulen geteilten Fenster inmitten der größeren, halbkreisförmigen Umrahmungen bewirken zusammen mit der Rustikaquaderung einen Effekt, der eher den toskanischen Bischofspalästen zu vergleichen wäre, dem Palazzo Bargello und dem Palazzo Vecchio, als den neuesten Experimenten im Klassizismus, welche Brunelleschi und auch Michelozzo selbst unternommen hatten.

Der Innenhof des Medici-Palastes jedoch zeigt sich von einer ganz anderen Seite (Abb. S. 122 unten). Hier läßt Michelozzo ganz deutlich den Einfluß Brunelleschis erkennen, indem er die vier Wände des Hofes im wesentlichen mit genau der gleichen Arkade wie die des Findelhauses säumt. Die Tatsache, daß Michelozzo eine aufwendigere Version dieses klassizistischen Innenhofs innerhalb des Palazzo Vecchio vollendete, beweist, daß die historischen Verbindungen zwischen dem Medici-Palast und dem Regierungspalast der Stadt mehr als nur ein Zufall waren. Der Medici-Palast war im eigentlichen Sinne eine Erweiterung zum Palazzo Vecchio, nicht nur wegen des machtvol-

Luciano Laurana, Francesco di Giorgio
Palazzo Ducale, um 1454 begonnen
Urbino

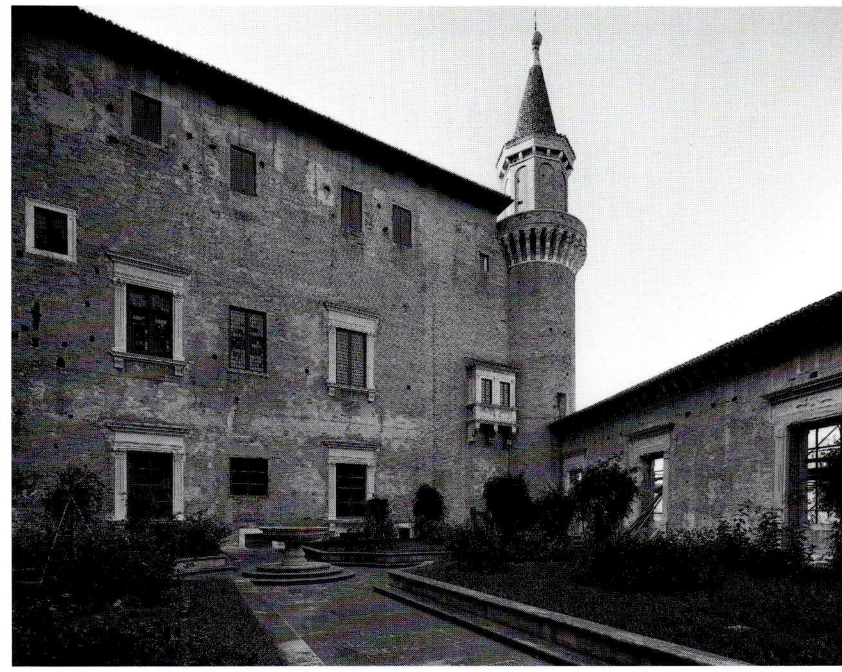

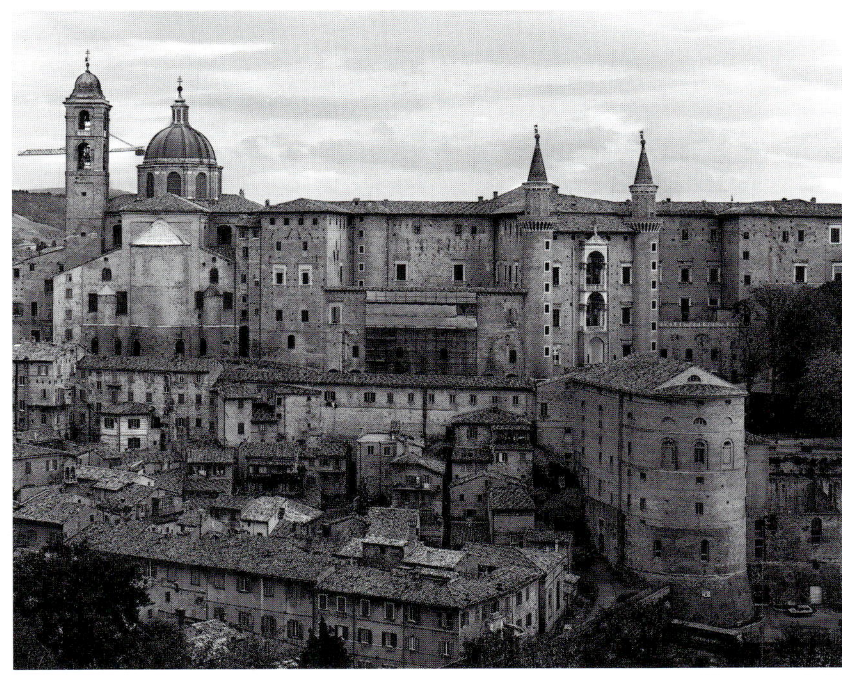

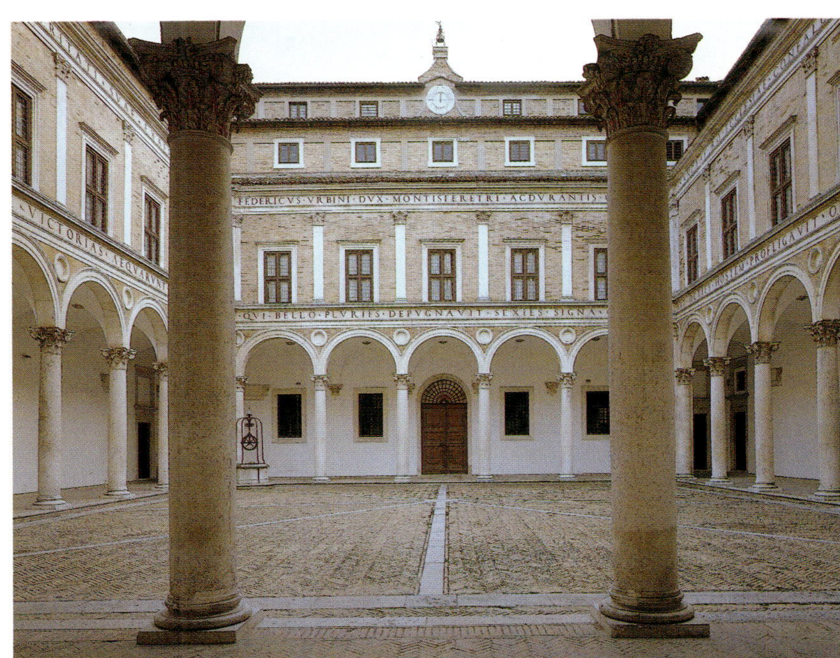

len Einflusses der Medicis, sondern auch, weil er die einzigen angemessenen Unterkünfte bot, die die Stadt den zu Besuch kommenden Botschaftern und Würdenträgern zu bieten hatte. Die Form und die kunstvolle Verzierung der Innenräume diente in idealer Weise einer solchen Verwendung. Dies verlieh der ursprünglichen Machtquelle der Medici, nämlich dem Bankgeschäft, ein noch größeres Ansehen. Der Begriff »Bank« stammte übrigens tatsächlich von der langen Bank ab, die sich an der Fassade dieses und anderer Finanzhäuser entlangzog. Hier setzten sich die Kunden nieder, um auf eine Gelegenheit zu warten, mit Angehörigen der mächtigen Familie zu sprechen, um ihre finanziellen Geschäfte zu regeln. Zu ihnen gesellten sich Bürger aus allen Ebenen der Gesellschaft, die die Gunst der Medicis zu erringen suchten. Je nach ihrer gesellschaftlichen Stellung drangen diese »Höflinge« dann in unterschiedliche Tiefen des halb öffentlichen, halb privaten Gebäudes vor. Die meisten kamen nur bis zur Sala Grande, deren Wände mit Gemälden von Künstlern wie Uccello, Pesellino und der Brüder Pollaiuolo geschmückt waren. Nur die ranghöchsten, illustren Persönlichkeiten drangen bis zu den privateren Gemächern vor.

Die Verwendung explizit klassischer Formen für die äußere, ganz der Öffentlichkeit zugewandte Fassade eines Palastes war im 15. Jahrhundert recht selten in der Toskana. Das erste Beispiel dafür hält man im allgemeinen für kaum erwähnenswert. Es handelt sich dabei um den Palazzo Datini in Prato, dessen Bau von einem der erfolgreichsten internationalen Handelsbankiers der Toskana im späten 14. Jahrhundert in Auftrag gegeben wurde. Kurz nach Datinis Tod im ersten Jahrzehnt des 15. Jahrhunderts wurden klassische Säulen und zweifarbige Fensterumrahmungen auf die Fassade gemalt, die an das nahegelegene Palatium Imperatoris erinnerten. Erst im Jahre 1446, als Alberti die Arbeit an einem Palast für Giovanni Rucellai begann, wurden die klassischen Ordnungen auch auf das Mauerwerk einer Fassade angewandt, und auch hier nur in Form von Pilastern. Ähnlich wie bei dem Medici-Palast, den die Riccardi-Familie im 17. Jahrhundert ausbaute, ist der *Palazzo Rucellai* (Abb. S. 123) in seiner heutigen Erscheinungsform wesentlich ausgedehnter als das Original. Hier war es jedoch der Bauherr selbst, der über den ursprünglichen Entwurf hinausging. Der Unterschied zwischen den beiden Projekten legt ein Zeugnis davon ab, welch unterschiedliche Ziele Architekt und Bauherr verfolgen. Alberti machte die eingeengte Lage und begrenzte Weite des Grundstücks dadurch wett, daß er die Fassade des Gebäudes mit derselben sorgfältigen Beachtung für Proportionen, Harmonie und Symmetrie ausführte, für die er sich in seiner Abhandlung »De re aedificatoria« ausgesprochen hatte. Er wandte auf die Fassade nicht nur die Ordnungen an, die Michelozzo sich für das Innere des Palazzo Medici vorbehalten hatte, sondern übertrug sie darüber hinaus auch auf drei Ebenen. In ihrer Variation folgt er den Gesetzen Vitruvs, die eine fortschreitende Verfeinerung fordern, und geht von dorischen Säulen im Erdgeschoß zu ionischen und korinthischen Säulen in den oberen Stockwerken über. Dabei trennt er die jeweiligen Ebenen durch einen Fries, der mit demselben persönlichen Emblem des Giovanni Rucellai verziert ist,

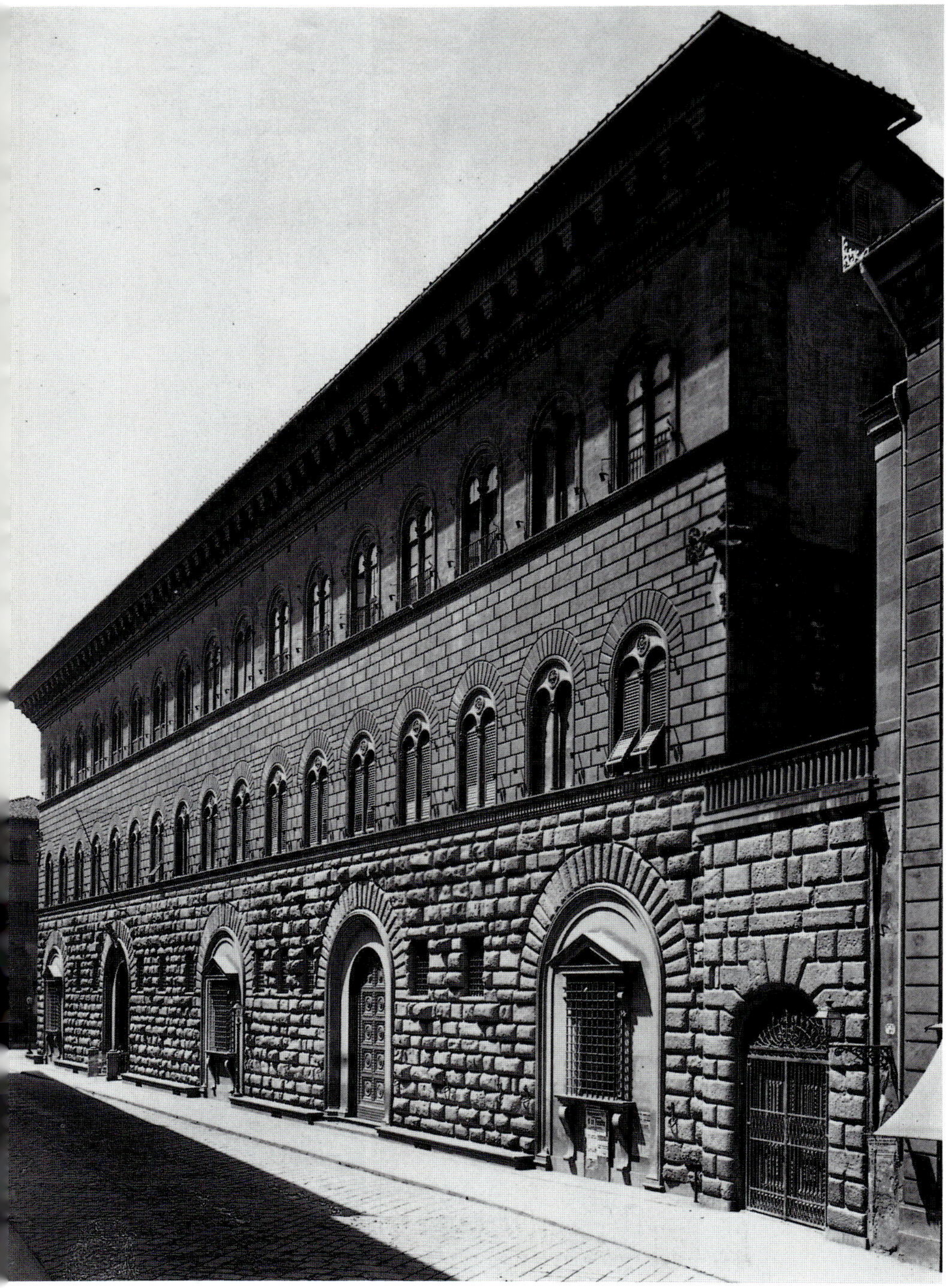

Michelozzo di Bartolomeo
Palazzo Medici-Riccardi, um 1444 begonnen
Außenfassade (links)
Innenhof und Grundriß (unten)
Florenz

das auch an der Fassade von *Santa Maria Novella* zu sehen ist: ein Segel, das sich in den günstigen Winden des Schicksals bläht. In dieses Ordnungsschema fügt Alberti auf geschickte Weise halbkreisförmige, durch Säulen geteilte Fenster in den oberen Stockwerken und viereckige Fenster im Erdgeschoß ein; ähnlich der Gestaltung des Palazzo Medici und des Palazzo Vecchio. Erstere trennt er von den klassischen Ordnungen durch eine Rustikaquaderung, während er letztere mit ebendiesen Ordnungen verbindet, indem er Friese im klassischen Stil einfügt, die die größere Entfernung zwischen den Fenstern und den Pilastern ausgleichen sollen. Die fünf Travéen der Fassadengliederung sind in einer vollkommenen Symmetrie angeordnet, deren Mitte das einzige und zentrale Portal bildet. Die gesamte Konstruktion wird am Fuße des Gebäudes von einem Streifen Mauerwerk im Rautenmuster getragen, welches eine genaue Replik des opus reticulatum ist. Dieses Mauerwerk wird seinerseits am unteren Ende durch die unverzichtbare Sitzbank für Rucellais Bankkunden abgeschlossen.

Die Abwechslung von glattem und bossiertem Mauerwerk und die feine Abstufung im Relief der klassizistischen Pilaster, Friese, Fensterumrahmungen und der Tür verhindern, daß bei dieser bis ins kleinste Detail ausgeführten Fassade der Eindruck des Überladenen oder der Unübersichtlichkeit entsteht. Diese bemerkenswert dichte und schlüssige Konstruktion wurde in solch vollkommener Weise dem von Alberti aufgestellten Ideal eines Bauwerks, von dem nichts entfernt werden und dem man nichts hinzufügen darf, gerecht, daß sie unmöglich jene später von Albertis ehrgeizigen Bauherrn befohlenen, zusätzlichen Ausführungen zu ertragen vermochte. Nachdem Alberti seine Beteiligung an dem Projekt abgebrochen hatte, stellte Rucellai einen anderen Architekten für die Arbeit ein. Es handelte sich dabei um Bernardo Rossellino, derselbe Architekt, der möglicherweise bereits die technischen Aspekte von Albertis ursprünglichem Plan beaufsichtigt hatte.

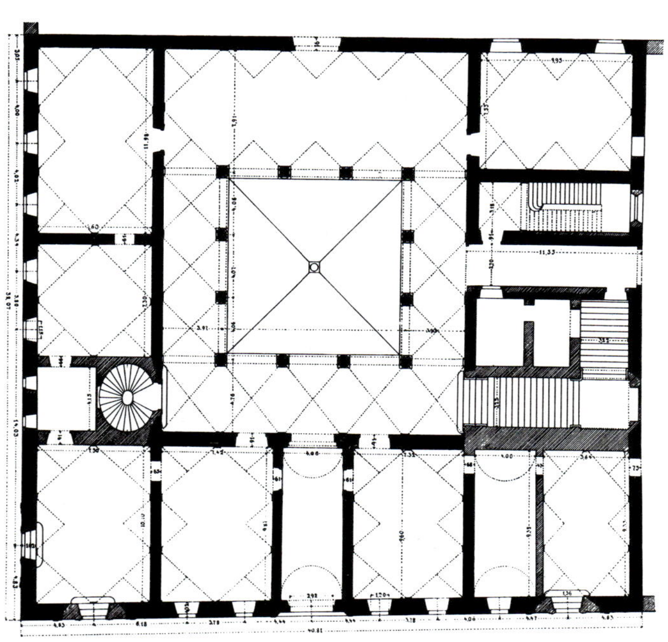

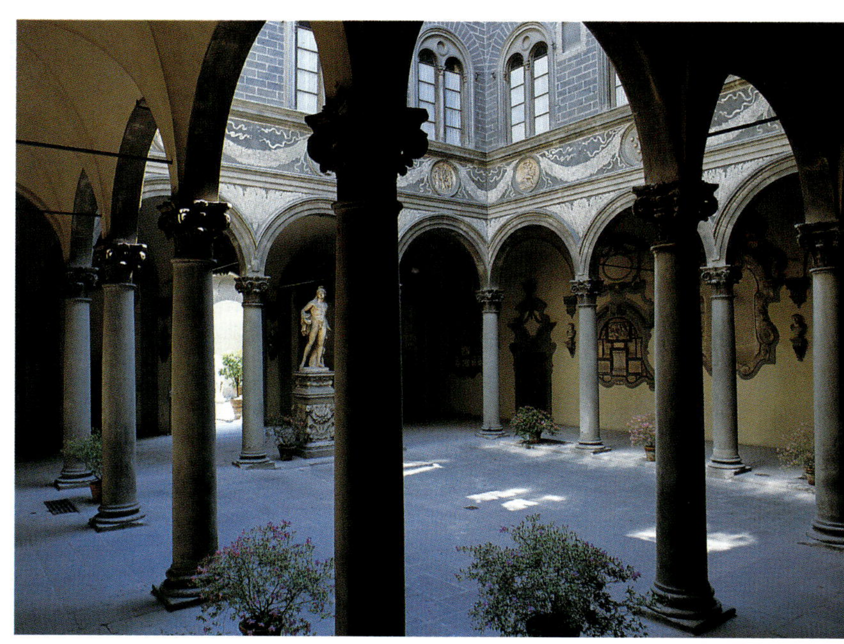

Leon Battista Alberti
Palazzo Rucellai
um 1456 begonnen
Florenz

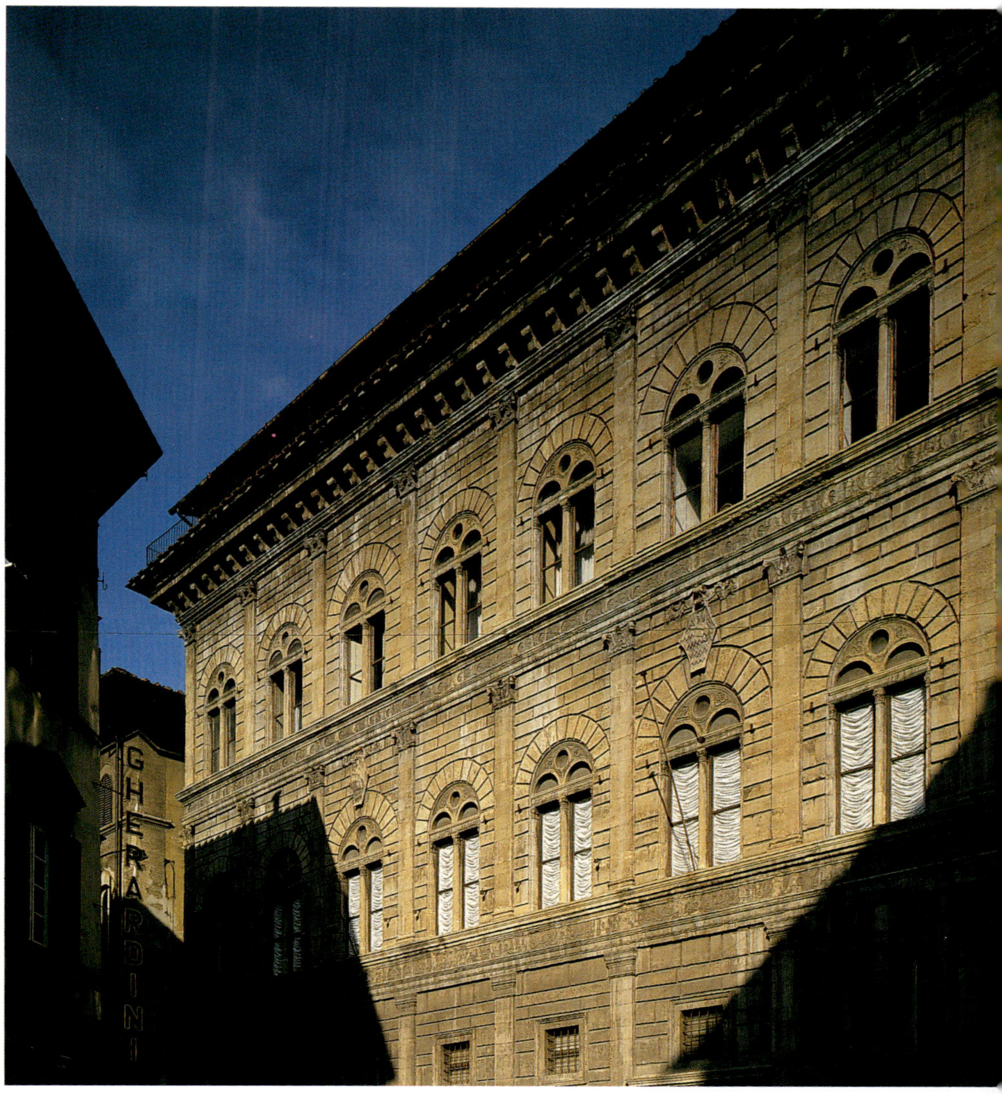

Nachdem es ihm gelungen war, das angrenzende Grundstück auf der einen Seite des ursprünglichen Bauwerks zu erwerben, und in Erwartung, daß er auch die andere Seite würde kaufen können, befahl Rucellai, die Fassade von ihrer ursprünglich fünf Travéen umfassenden, symmetrischen Form auf eine Breite von acht Travéen auszudehnen. Selbst wenn es ihm gelungen wäre, den restlichen Grund zu erwerben, um die letzte, die achte Travée zu vollenden, hätte doch die so entstandene Konstruktion mit dem klassischen Empfinden Albertis gebrochen, denn die Fassade wäre dadurch nicht nur auf eine leere Wand zentriert gewesen, sondern sogar auf einen Pilaster. Doch Rucellai war, trotz all seines aus dem Bankgeschäft resultierenden Reichtums und seiner politischen Verbindungen zu den Medici, nie dazu in der Lage, das bescheidene Haus seines Nachbarn aufzukaufen, mit dem Ergebnis, daß die letzte Travée des Gebäudes unvollendet blieb. Der trostlose Anblick der bruchstückhaften Ausführung der Bögen und der Rustikaquaderung verrät, wie hauchdünn die Politur war, mit deren Hilfe Alberti versucht hatte, eine Reihe unscheinbarer Wohnhäuser in den schönsten Palast von Florenz zu verwandeln. Hätte der Bauherr Albertis Plan respektiert, so wäre der kluge Einfall gelungen, die Mängel des Grundstücks durch eine prachtvolle Gestaltung im klassischen Stil auszugleichen. Rucellai fühlte sich jedoch eher dem örtlichen Geschmack der Prachtentfaltung verpflichtet, sei es nun im Stile des Medici-Palastes oder dessen Vorbilder. Hier ging es letztlich nur darum, die eigene Macht durch schiere Größe zu beweisen, nicht aber durch eine ästhetische Ausführung. Weil er danach gestrebt hatte, eine gesamte Seite der dreieckigen Piazza einzunehmen, an der sein Palast stand, um schließlich an der Länge von weniger als einer Travée zu scheitern, zerstörte Rucellai die Magie von Albertis idealer Konstruktion und zog damit seinen eigenen Ehrgeiz ins Lächerliche.

Ähnlich wie bei seinen kirchlichen Entwürfen fand Albertis florentinscher Palast vor Anbruch des nächsten Jahrhunderts keine Nachahmer. Zwar wurde die Stadt in den nächsten fünfzig Jahren mit prachtvollen Palästen geradezu überfüllt, doch nahmen sich diese alle den Palazzo Medici zum Vorbild und besaßen im allgemeinen ein in einer aggressiven Rustika gehaltenes Äußeres im Stile der toskanischen Gotik. Die klassischen Ordnungen traten dabei lediglich bei der Gestaltung der Innenhöfe und der Ausschmückung der Innenräume in Erscheinung. Die Paläste, die Giuliano da Sangallo baute, waren typisch dafür und zeigen, wie unglaublich unterschiedlich der örtliche Geschmack war, sobald es um Häuser und nicht um Kirchen ging. Es ist nahezu unmöglich, in dem bombastischen Äußeren des *Palazzo Strozzi* (Abb. S. 124) dieselbe Hand zu entdecken, die mit soviel Sorgfalt elegante klassische Pilaster und polychrome Ausschmückungen in die Fassade von Santa Maria delle Carceri (Abb. S. 114) eingefügt hatte. Die einzigen Zeichen, die eine Gemeinsamkeit verraten, sind der symmetrische Entwurf, die klassizistischen Fensterumrahmungen im Erdgeschoß, die Friese und die Tatsache, daß es sich um ein freistehendes Gebäude mit einem mächtigen Raumvolumen handelt. Es ist in der Tat fraglich, ob Sangallo diesen Palast tatsächlich entworfen hat. Obwohl berichtet wird, daß er das äußerst bemerkenswerte Holzmodell dafür gebaut hat, ist es durchaus möglich, daß der Entwurf selbst von Benedetto da Maiano stammt und daß das mächtige Gesims von Il Cronaca gestaltet wurde.

Ähnlich wie bei der Erneuerung des kirchlichen Baustils war es nur außerhalb von Florenz in wirklich fruchtbarer Weise möglich, mit der Gestaltung von Palästen im klassischen Stil zu experimentieren. Doch selbst in fürstlichen Palästen stießen die Architekten auf Wiederstand gegen rein klassische Entwürfe. Der *Palazzo Ducale* in Urbino (Abbn. S. 121), den sich Albertis großer humanistischer Freund und Kriegsfürst Federico da Montefeltro bauen ließ, ist dafür ein gutes Beispiel. Der Bau ist zu groß angelegt und auf einem zu unregelmäßigen Gelände gelegen, um im Grundriß mehr als nur eine auf einzelne Teile beschränkte Symmetrie zu ermöglichen. Die Architekten, Francesco di Giorgio und Luciano Laurana, versuchten, die endlose, sich krümmende Fassade, die auf den zentralen Platz der Stadt hinausgeht, mit Türen und Fenstern im klassischen Stil zu bändigen. Doch der vorherrschende Eindruck bleibt der einer Festung, die zahlreiche fürstliche Gemächer und Verwaltungsräume in sich birgt. Dieser Effekt einer ummauerten Festung tritt noch deutlicher an der Fassadenseite hervor, die über das Stadtgebiet von Urbino schaut und deren mittlerer Teil von zwei Rundtürmen eingerahmt wird. So mittelalterlich diese heute wirken mögen, und es wohl auch zur Zeit ihres Baus taten, sind diese Türme dennoch ein bemerkenswertes Beispiel für die Verwendung nachempfundener Elemente aus der antiken Festungsarchitektur. Es

Benedetto da Maiano, Giuliano da Sangallo, Il Cronaca
Palazzo Strozzi, 1489–1504
Florenz

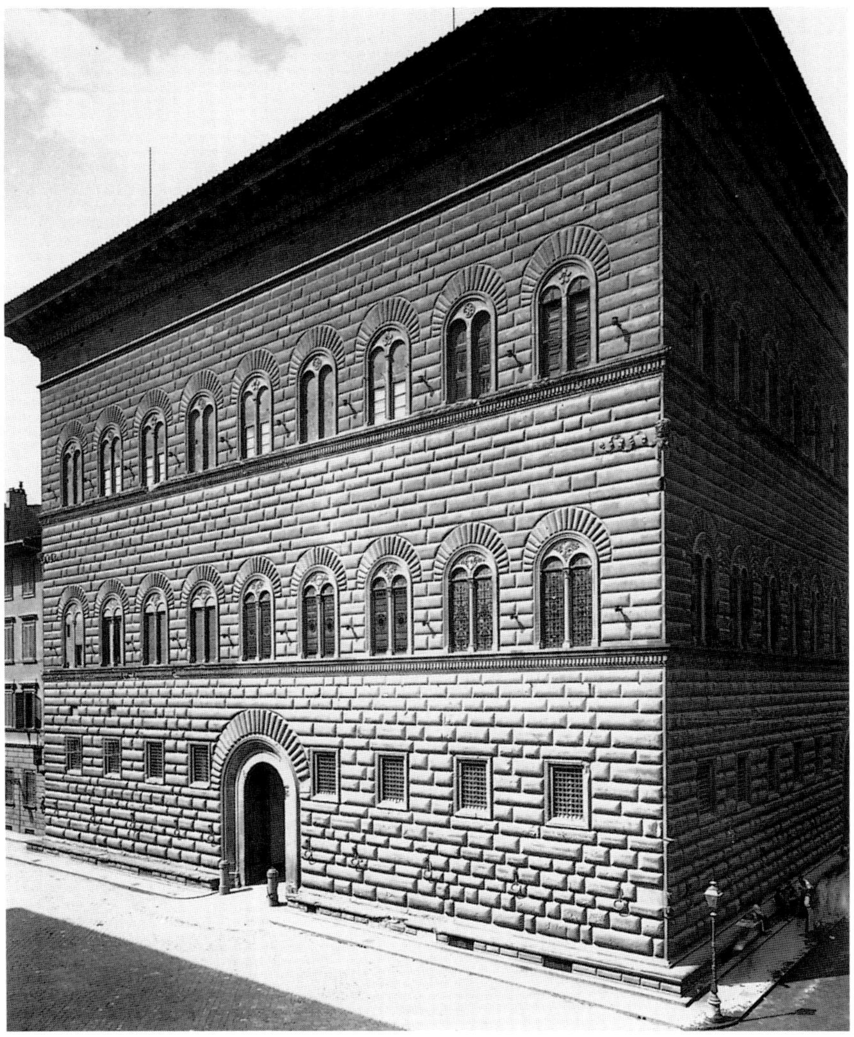

Leon Battista Alberti ?, Giuliano da Sangallo
Palazzo Venezia, 1469–74
Rom

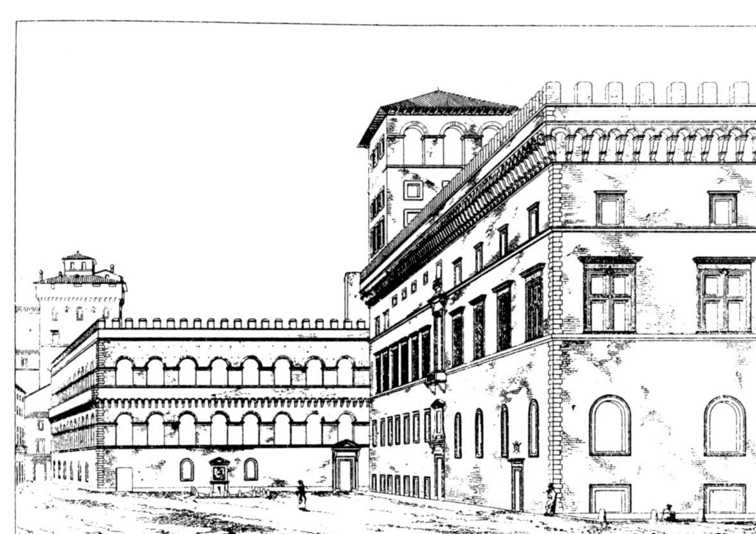

hatte bereits zuvor Bauten gegeben, die solche Stilelemente übernahmen, wie zum Beispiel der von Laurana entworfene Triumphbogen des Alfons von Aragon oder der Eingang des Palastes Friedrichs II. Diese Elemente bestanden aus Portalen im klassischen Stil, und manchmal auch Galerien, die zwischen zwei Türme eingefügt wurden. Es ist sehr gut möglich, daß dieses Motiv dem Palasttypus des imperialen Rom entnommen ist, der während der letzten Jahrhunderte des Reiches besonders im östlichen Mittelmeerbereich weit verbreitet war. Seine imperialen Ursprünge treten im Palazzo Ducale besonders hervor, wie zum Beispiel in den geschickt eingefügten korinthischen Säulen und kassettierten Bögen und in der eleganten Gestaltung der oberen Stockwerke durch die Kanellierung der Säulen und die blütenförmigen Bossen im Zentrum der einzelnen Kassetten. Der Effekt dieser imperialen Elemente ist, daß der gleich einem Kaiser herrschende Fürst von Urbino sich den Blick auf seine Untertanen und auf die Landschaft eröffnet, beginnend mit dem Renaissancegarten, der sich vor der Loggia ausbreitete, bis hin zu den weitesten Gipfeln des Apennin. Der Fürst ist seinerseits für seine Untertanen klar sichtbar und gleichzeitig weit von ihnen entfernt. Die klassischen Bögen, die seinen Palast verzieren, vermitteln darüber hinaus auch eine Ahnung davon, in welch aufwendigem, klassischen Stil die inneren Gemächer ausgeschmückt sind; deren bemerkenswertester Raum das fürstliche Studiolo ist. Die Ecktürme, die diese Bögen einrahmen, stehen beschützend über seinem Besitz. Sowohl der Ausblick von der Galerie Montefeltros als auch der kaiserliche Anspruch, den der Fürst zu vermitteln suchte, sind beide in dem bemerkenswerten Porträt zu erkennen, das Piero della Francesca von ihm und seiner Frau gemalt hat (Abb. S. 272).

Die Verschmelzung der klassischen Baustile von Kirchen und Palästen läßt sich einzig in der Stadt erkennen, von der diese Stile ursprünglich ausgegangen sind, in Rom. Dort wirkten die mächtigen Kardinäle der Stadt und der Papst selbst als Bauherren. Zur Zeit Nikolaus V. hatte das Papsttum seine Macht über die römische Republik und über die mächtigen Familien der Stadt gefestigt. Einer der ersten Fälle, bei denen die klassischen Ordnungen auf einen römischen Palast angewandt wurden, war die Loggia der alten Peterskirche, von der aus der Papst seinen Segen erteilte. Sie wird Alberti zugeschrieben und wurde vor 1464 vollendet, wahrscheinlich unter Papst Pius II. Diese dreistöckige Loggia ist uns durch eine Zeichnung des Marten van Heemskerck überliefert. Darin ist zu erkennen, daß hier wahrscheinlich zum ersten Mal in diesem Jahrhundert klassische Säulen (und nicht Pilaster) für eine Fassadengestaltung verwandt wurden. Die einzigen anderen Beispiele sind möglicherweise an der Kathedrale in Pienza zu finden, die unmittelbar Papst Pius II. zugeschrieben wird, sowie an der Loggia seines angrenzenden Palastes, die ebenfalls einen weiten Ausblick auf die Landschaft gewährt (siehe Sondertext über die Idealstadt, S. 118/19)). Beide Beispiele werden Bernardo Rossellino zugeschrieben, derselbe Bildhauer und Architekt, der auch den Palazzo Rucellai erweiterte. Die Loggia der Peterskirche führt diesen Typus der arkadengesäumten Galerie wieder zu seinen imperialen Ursprüngen zurück; in einer ähnlichen Weise, wie Alberti auch das zeitgenössische

Palazzo Cancelleria, um 1489–1517
Innenhof
Rom

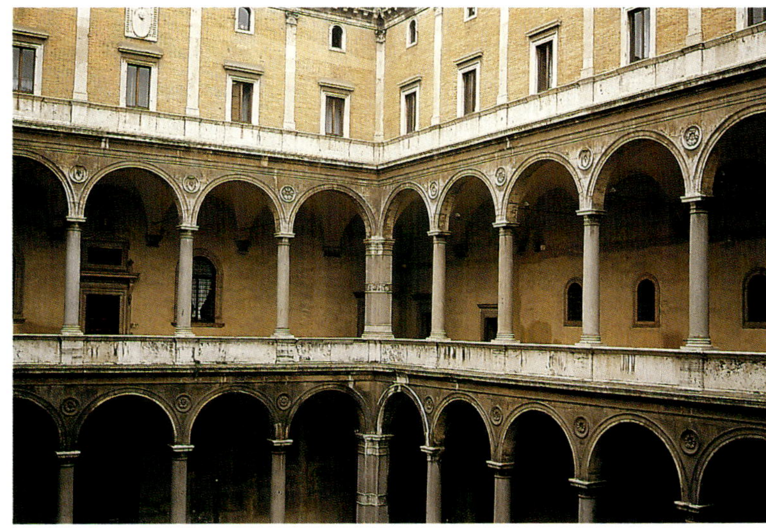

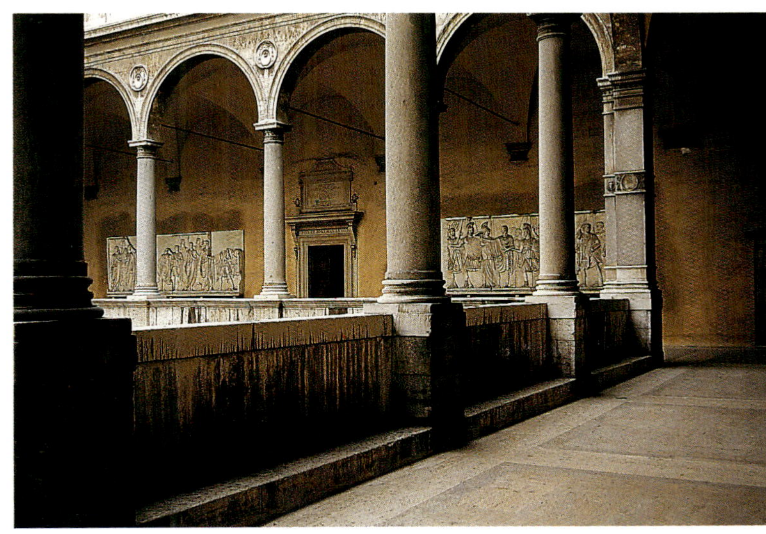

Latein wieder auf den Stil Ciceros zurückführen wollte. Der einzige Unterschied besteht in dem eindeutig religiösen Charakter des Baus, der erkennen läßt, daß das eigentliche Vorbild in dem frühchristlichen Rom Konstantins zu finden ist, nicht aber im Rom der ersten Cäsaren. Die Loggia verbindet die Mutterkirche dieser von Machtstreben gekennzeichneten Religion mit der quasi-imperialen Residenz der Päpste, die nur wenige Jahrzehnte zuvor in Auftrag gegeben wurde. Sie gewährt daher dem Papst einen idealen Rahmen, wenn er seinen ehrerbietigen Untertanen den Segen erteilt; denn er tut dies in zweifacher Eigenschaft: als geistiger Erbe des Heiligen Petrus – und somit auch als Erbe Christi – und als weltlicher Erbe der alten römischen Kaiser. Dies unterstreicht der Titel des Papstes ebenso sehr wie seine Architektur – Pontifex Maximus.

Das Papsttum flößte somit den Formen Albertis jene ideologische Macht ein, die ihnen vorher gefehlt hatte. Sie wurden daraufhin unverzüglich in den Palästen der Kardinäle übernommen; zuerst in dem Innenhof des *Palazzo Venezia* (Abb. S. 124) des Kardinals Barbo (der spätere Paul II.), welcher ebenfalls Alberti zugeschrieben wird, auch wenn ihn Giuliano da Sangallo zwischen 1469 und 1474 umgestaltet hat. Als nächstes treten sie an der Fassade und im Innenhof der *Cancelleria* des Kardinals Raffaele Riario in Erscheinung (Abb. rechts) und an dem fast gleich aussehenden *Palazzo Corneto-Giraud-Torlonia*. Die beiden letztgenannten Gebäude tragen beide deutlich die Spuren eines Meisters, der stark von Alberti beeinflußt wurde. Die Ausführung der nach innen gelegenen Ecken des Innenhofes der Cancelleria mit doppelten Eckpfeilern und die Ähnlichkeit dieser Gestaltung mit Santa Maria della Pace (Abb. S. 132) legt nahe, daß der eben erst in Rom eingetroffene Architekt der letztgenannten Kirche, Bramante, an dem Bau in irgendeiner Weise beteiligt war. Die Ähnlichkeit des Palastinnenhofes mit der Gestaltung eines Klosters zeigt, wie weit der klassische Baustil bereits in die Architektur der Wohnhäuser vorgedrungen war, auch wenn es sich hier um das Haus eines Kardinals handelt. Doch sollte dies erst der Anfang sein. Durch diese römischen Paläste, deren theokratische Ausstrahlung stetig durch die Erneuerungen in der klassischen religiösen Architektur verstärkt wurde, verbreitete sich der All'antica-Stil allmählich zurück nach Norden. Dort wurde sein Erfolg von jenen Umwälzungen getragen, durch welche in der Renaissance die alten Herrscher in den Städten abgelöst wurden und die mittelalterlichen Republiken in einem Reich aufgingen.

Der Palast, die Villa und die Verstärkung des Privatlebens

Die allmähliche Integration klassischer Formen in die Gestaltung von Wohngebäuden im Italien des 15. Jahrhunderts ging mit einer Veränderung des häuslichen Lebens einher. Der Palazzo Rucellai wurde zum Beispiel an einer Stelle gebaut, an der sich vorher eine Reihe von Wohnhäusern befunden hatte. Der Preis, den eine Prachtentfaltung von dieser Größenordnung forderte, bestand in der Notwendigkeit, zusätzliche Räume auszustatten – und zu lernen, wie man diese vorteilhaft nutzen konnte. Frühere Generationen mächtiger florentinischer Familien hatten einen Großteil ihrer Geschäfte in den im Erdgeschoß befindlichen Bogengängen ihrer Paläste abgewickelt, oder auf den Straßen und Marktplätzen. Sie hatten Hochzeiten, Begräbnisse und andere Festivitäten in Eckloggien gefeiert, wie zum Beispiel in der Loggia degli Alberti oder in Rucellais eigener Loggia. Nun aber gewährten die Bänke, die sich an der Straßenseite der wichtigsten Paläste von Florenz entlangzogen, lediglich Platz, um hier darauf zu warten, daß man in das privatere Umfeld der Innenhöfe und Amtsgemächer eingelassen wurde. Die Familien selbst zogen sich zunehmend in diese Innenhöfe, inneren Säle und versteckten Gärten zurück, um dort ihre eigenen, halböffentlichen Feste zu feiern. Diese Entwicklung erfolgte zur gleichen Zeit, in der das Familienleben einen verstärkt privaten Charakter erhielt. Als Mittelpunkt wurde zunehmend der individuelle Familienkreis empfunden, nicht mehr die riesige, ausgedehnte Versammlung der mittelalterlichen Großfamilie. Die Tatsache, daß sowohl in der Architektur der Wohnhäuser als auch in der

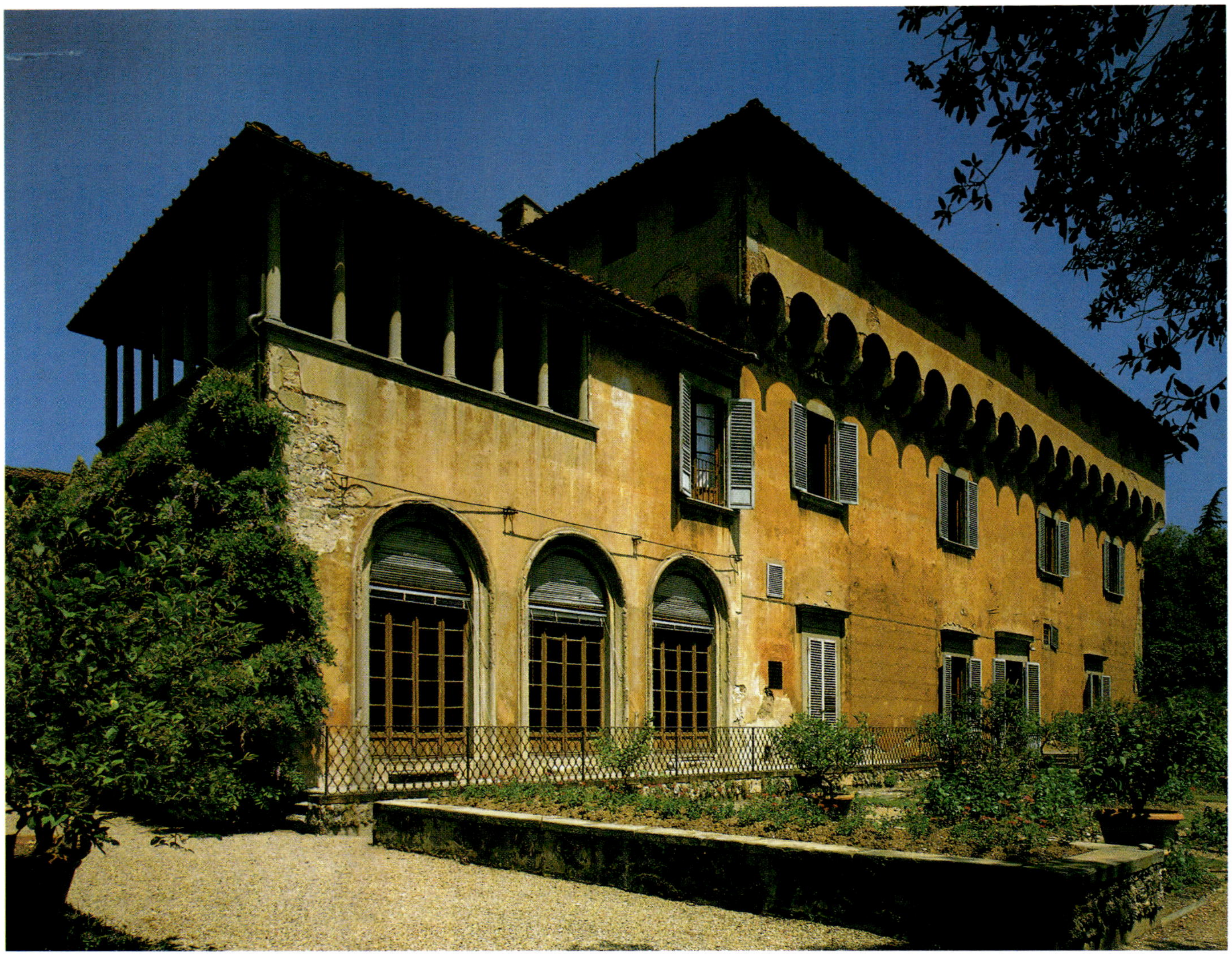

Michelozzo di Bartolomeo u. a.
Villa Medicea di Careggi , 1457
Careggi/Florenz

Entwicklung des Familienlebens eine Verlagerung nach innen stattfand, hatte zur Folge, daß sich der Charakter der spätmittelalterlichen Stadt grundlegend änderte. Die arkadengesäumten, vom regen Geschäftsleben erfüllten, mit Familienfeiern und Verkehr belebten Straßen wurden nun auf ihre Funktion als Verkehrsadern beschränkt. Die hohen Außenmauern der Paläste wurden nur dann von Menschen, die nicht zur Familie oder zur Kundschaft gehörten, gesäumt, wenn religiöse oder städtische Prozessionen an ihren ehrwürdigen Fassaden vorbeizogen.

Die Verlagerung des Familienlebens ins Innere der Häuser wurde durch eine Entwicklung beschleunigt, die sich im Florenz des 15. Jahrhunderts abzeichnete: Man begann, Villen mit jeweils dazugehörigen Gärten zu bauen. In solchen Gebäuden wie Michelozzos Medici-Palast oder dem späteren Pitti-Palast wurde mit der Entwicklung derartiger Gärten begonnen. Sie basierten auf den schlichten Gartenanlagen des ersten Medici-Palastes nahe San Marco, welche sich ihrerseits wiederum die Klostergärten zum Vorbild genommen hatten, wie auf den ausgedehnteren Grünanlagen der zahlreichen Bettelorden, die zwischen den Mauerringen vieler Städte ihre Niederlassungen gegründet hatten. Je beliebter solche Gärten beim städtischen Adel wurden, desto größer wurde auch das Bedürfnis nach einer neuen, komplexeren Gestaltung. Die ersten Gärten dieser Art wurden um die befestigten Besitztümer mächtiger Familien inmitten der toskanischen Landschaft gebaut. Die *Villen der Medici* in Careggi (Abb. oben) und Castello (Abb. S. 127) sind Beispiele dafür, deren erstere Michelozzo mit einer Loggia versah, um den festungshaften Charakter des Gebäudes ein wenig abzumindern. Castello und die Villa Medici in Fiesole waren verfeinerte Versionen dieses sich herausbildenden Gebäudetypus. Die gleichmäßige Fensteranordnung und die zurückhaltende Ornamentierung im klassischen Stil spiegelte die zunehmend strenge, förmliche Gestaltung der Gärten wieder, an welche die Gebäude grenzten. Doch gründete die Gestaltung der Fassaden auf dem neu entstandenen Baustil der Paläste und paßte sich der ländlichen Umgebung so gut wie überhaupt nicht an. Andererseits jedoch konnte man von diesen Villen aus einen weiten

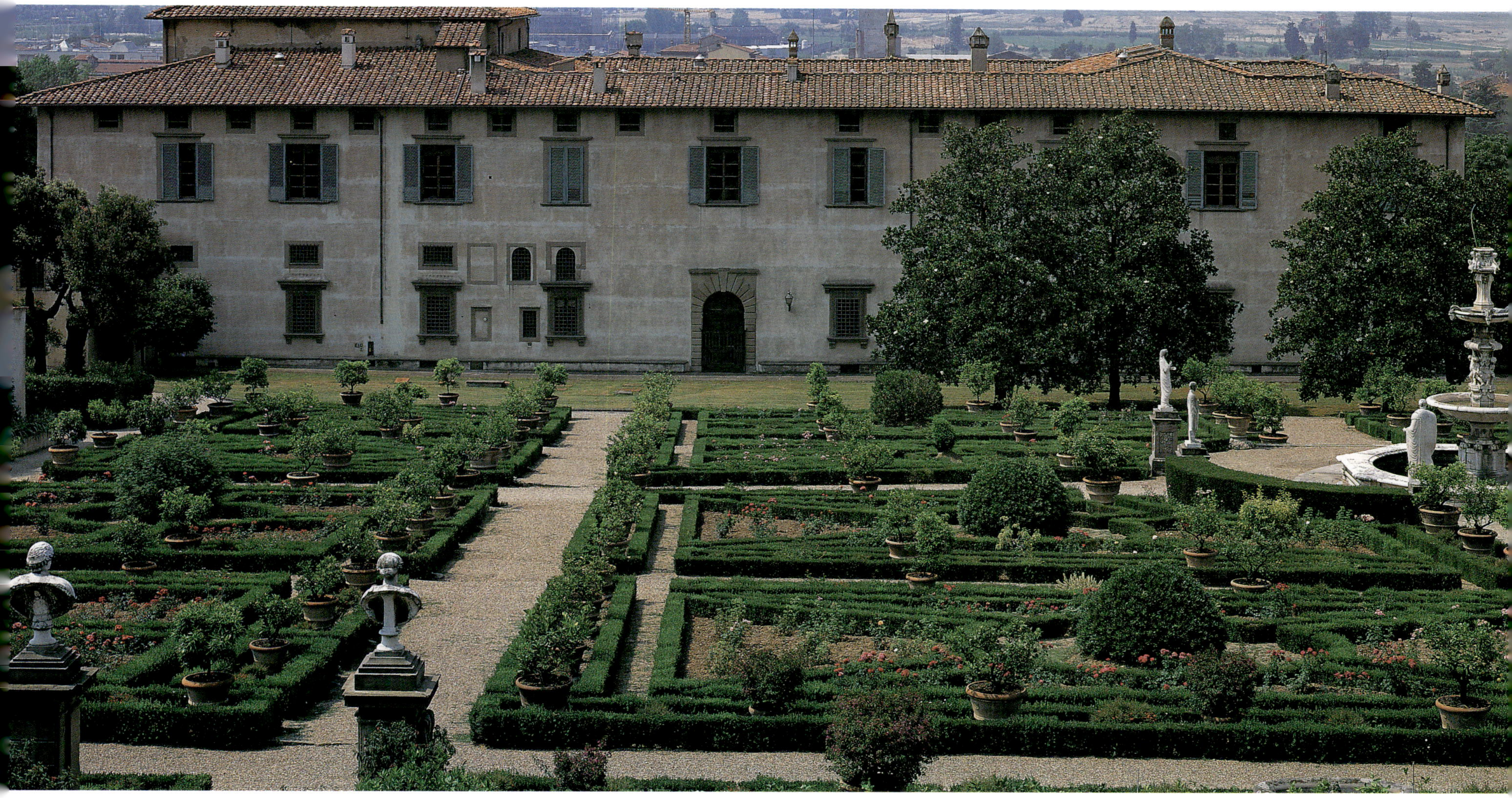

Villa Medicea di Castello
nach 1465 begonnen, 1480 von der Medici-Familie erworben
Florenz

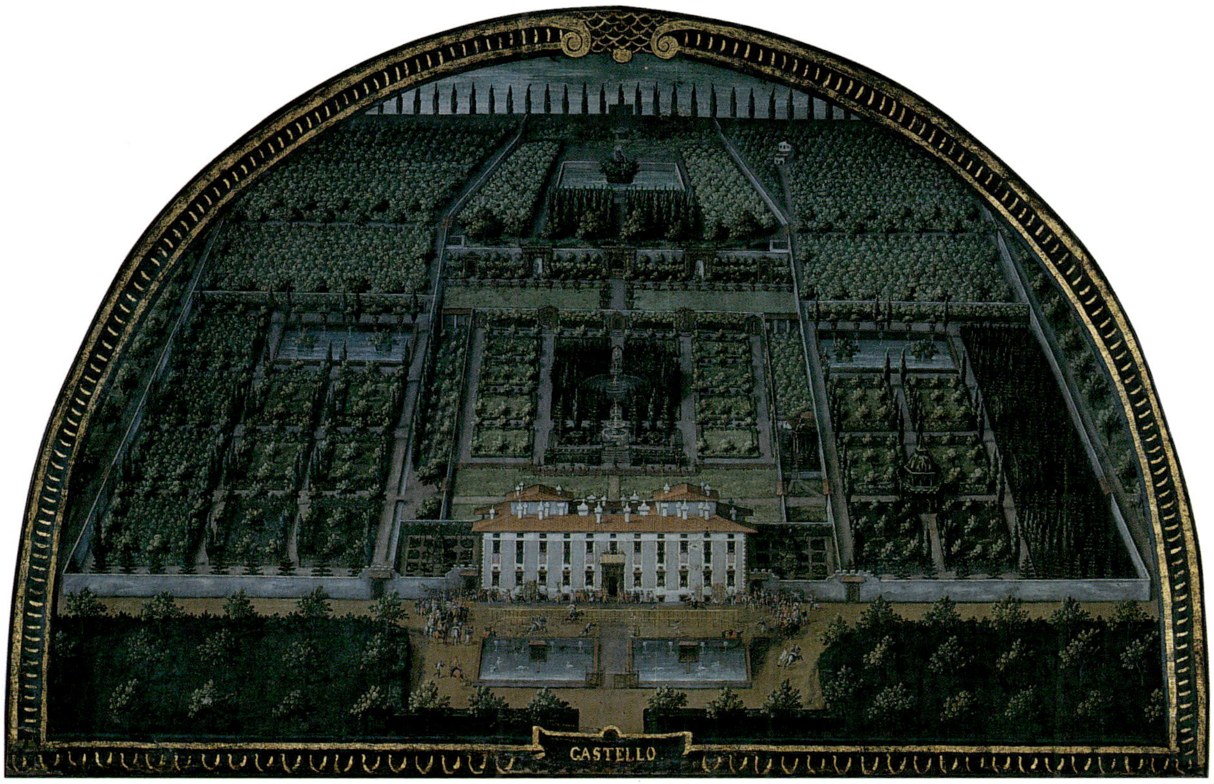

Giusto Utens
Vedute der Villa Medicea di Castello
Florenz, Museo di Firenze comera

Giuliano da Sangallo
Villa Medicea di Poggio a Caiano, 1480–85
Poggio a Caiano, Florenz

ABBILDUNG GEGENÜBER:
Villa Medicea di Poggio a Caiano
Der Saal Leos X. mit Ausmalungen
von Andrea del Sarto, Pontormo u.a.
um 1521 begonnen
Florenz

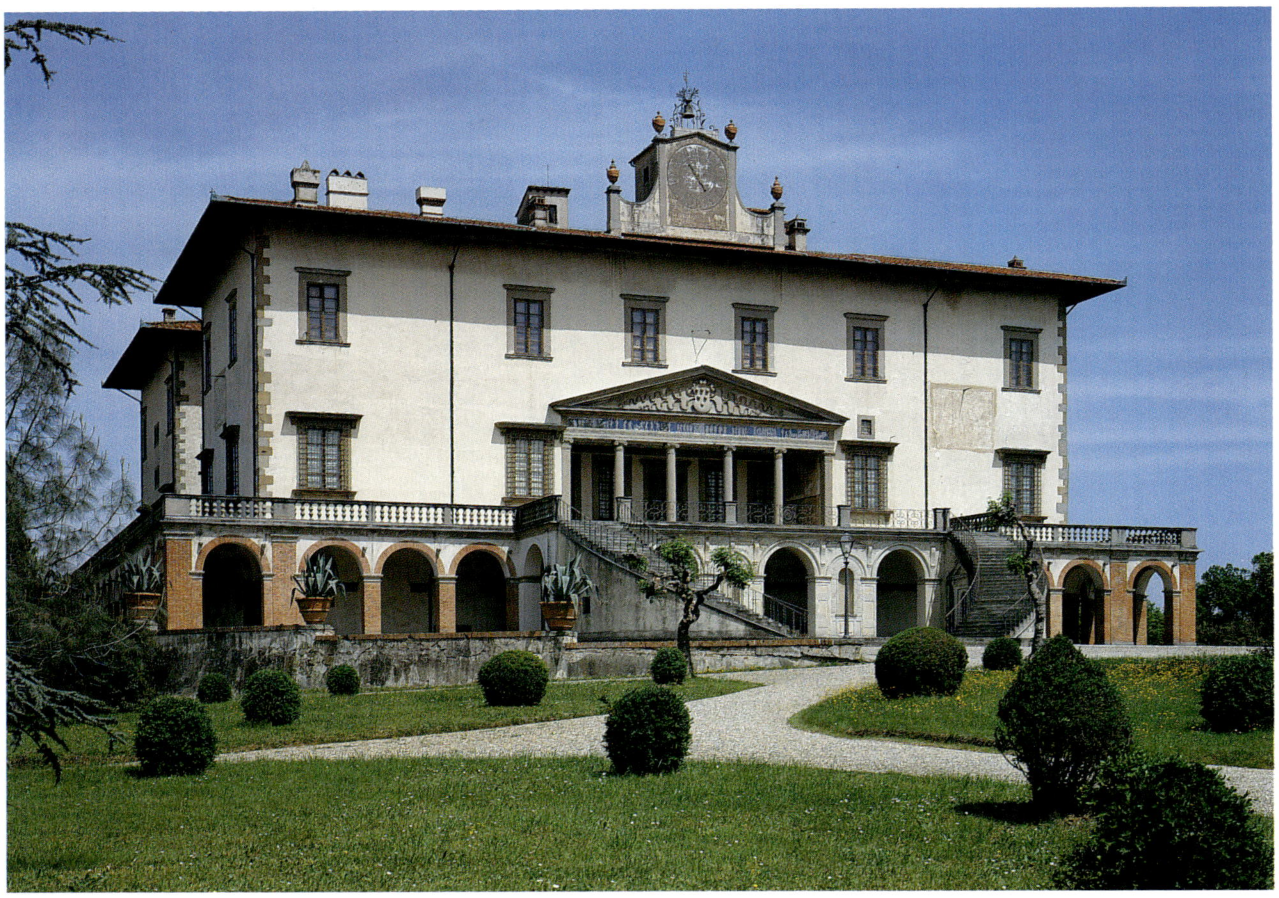

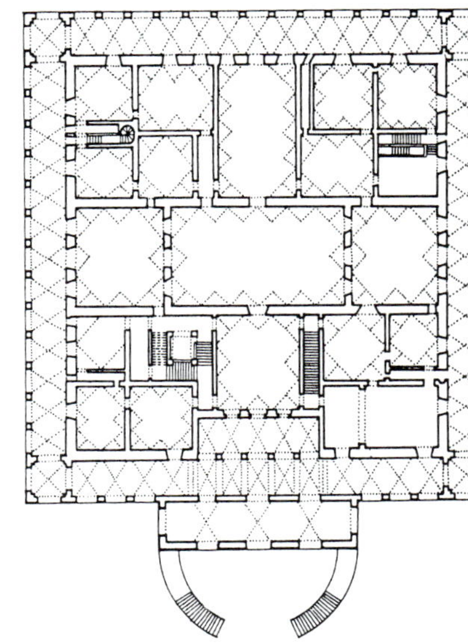

Blick auf die Landschaft genießen, eine Landschaft, die nicht mehr unbedingt nur das Eigentum der Medici sein mußte, sondern, insbesondere in Fiesole, ein gesamtes, sich ausbreitendes Panorama war: Florenz und das Tal des Arno.

Die Villa als monumentale architektonische Form, insofern sich solche Gebäudetypen überhaupt so eindeutig festlegen lassen, bedurfte einer Entwicklung zur symmetrischen Anordnung des Grundrisses und der Verwendung explizit klassischer Formen in der Fassadengestaltung. Die ersten Tendenzen in eine solche Richtung ließen sich an zwei der zuvor erwähnten Paläste erkennen; dem Palast Federico da Montefeltros in Urbino und dem Palast Papst Pius' II. in Pienza. Beiden Gebäuden ist eine riesige Loggia im klassischen Stil gemeinsam, von der aus das Herrschaftsgebiet betrachtet werden konnte. Die in der Geschichte der westlichen Welt vielleicht eifrigsten und fruchtbarsten Erbauer dieses Gebäudetypus, die Medici, konnten den Erfolg verzeichnen, ein Modell herauszubilden, das alle nachfolgenden Villen beeinflussen sollte; von den päpstlichen Villen über die Villen Palladios und Versailles bis hin zu Jeffersons Monticello. Im Jahre 1480 begann Giuliano da Sangallo mit der Arbeit an der *Villa Medici* in Poggio a Caiano (Abb. oben). Er gründete den Bau auf einem aus einer Arkade bestehenden Sockel und gab dem Grundriß eine vollendete Symmetrie. Seitlich halbierte er das Gebäude durch einen Raum mit einem Tonnengewölbe, das auf beiden Seiten durch ein Oculus abgeschlossen wurde. Dadurch wurde mehr als in irgendeinem anderen bis dahin gebauten, säkularen Gebäude der Eindruck eines Kircheninneren erweckt. Sangallos krönende Errungenschaft war jedoch der Eingang, der zu diesem überwölbtem Raum führte. Eben von seiner Arbeit an Santa Maria delle Carceri kommend, die er gleichzeitig ausführte, unternahm er den radikalen Schritt, die tempelartige Front des gegenüberliegenden Palatium Imperatoris zu übernehmen und es auf das Portal der Villa anzuwenden; diesmal mit sechs Säulen statt der zwei Pilaster der toskanischen Residenz Friedrich II. und mit einem Fries innerhalb des Giebelfeldes, der ebensosehr an die antike griechische Architektur erinnert wie an die Architektur der antiken Kaiserzeit. Alle Zurückhaltung, welche die Medicis bei der Wahl Michelozzos statt Brunelleschis für die Gestaltung ihres Stadtpalastes bewiesen hatten, wurde hier fallengelassen. Wie es in der Geschichte der Villa so oft der Fall war – zum Beispiel bei der antiken Villa Adriana oder der Villa d'Este aus dem 16. Jahrhundert –, war dieses Gebäude ein privates Bekenntnis des imperialen Ehrgeizes seines Bauherrn; ein Ehrgeiz, der zunächst scheitern sollte, um dann jedoch in den folgenden Jahrzehnten verwirklicht zu werden.

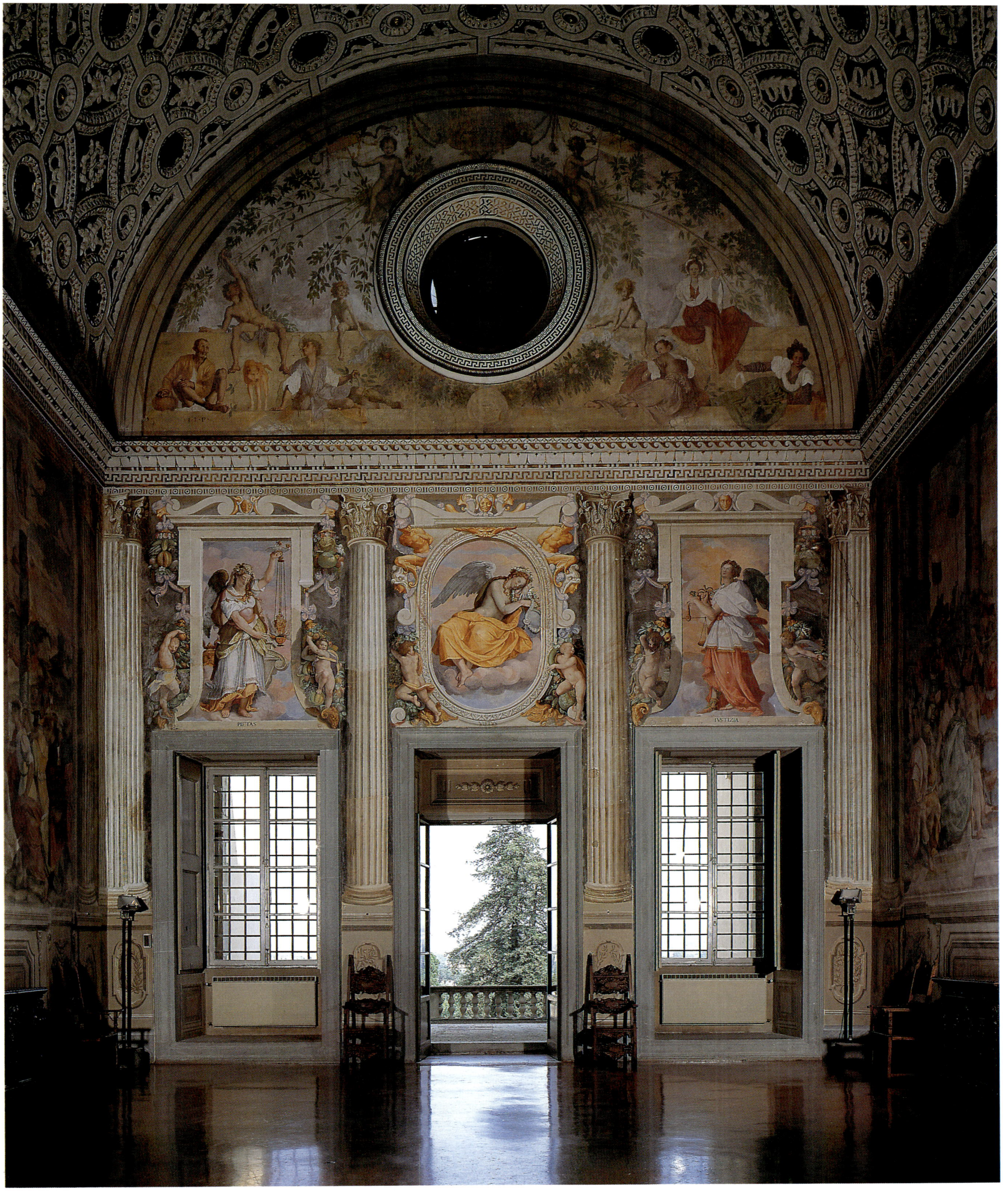

Wolfgang Jung

Architektur der Hochrenaissance und des Manierismus in Rom und Mittelitalien

»Groß war der Anteil des Papsttums an der Renaissance-Kultur, dieser glänzenden Blüte einer Weltepoche, nach welcher der fieberhaft angestrengte Geist Italiens naturgemäß in Erschöpfung sank.«

Gregorovius, Geschichte der Stadt Rom im Mittelalter

Der Aufbruch in das Goldene Zeitalter

Ein gleichermaßen religiöser wie temporaler Herrschaftsanspruch bestimmt Kirche und Papsttum schon im ausgehenden 15. vor allem aber im 16. Jahrhundert. Deren bildhafte Darstellung fordert Papst Nikolaus V. Die Liturgie könne nicht mehr bloß den christlichen Glaubensgehalt symbolisieren, vielmehr sollen spettacoli grandiosi den im Glauben Unsicheren zum Glauben zurückführen. Ebenso solle die Architektur mit großartigen, den Monumenten der Antike gleichen Gebäuden die auctoritas ecclesiae zum Ausdruck bringen. Doch dieser Herrschaftsanspruch und seine weltliche Repräsentation provozieren den Widerspruch vieler Gläubigen. Die grenzenlose Machtgier wie die ruinöse Prunksucht des Borgia-Papstes schließlich führen um die Jahrhundertwende zur ersten tiefgehenden Krise der Kirche und zum Ruf nach grundlegenden religiösen Reformen. Gleichwohl bleiben die Forderungen Nikolaus V. das Programm auch der folgenden Päpste im Jahrhundert der Reformen.

1503 besteigt Giuliano della Rovere als Julius II. den Papstthron. Er stellt sich die Aufgabe einer umfassenden Erneuerung der Kirche in allen Bereichen. Zu seinem ersten Anliegen wird die Wiederherstellung der kirchlichen Autorität. Voraussetzung hierzu ist, daß der Papst die vatikanischen Kassen sanieren kann. In Rom sucht er die Vormacht des Vatikans über die Bürgerschaft zu sichern, zugleich vermag er den Kirchenstaat gegen die Übergriffe Venedigs zu verteidigen. Mit Julius II. sei, verkündet am 21. XII. 1507 Egidio da Viterbo, die Zeit einer universalen, ja »imperialen« Hegemonie der Kirche angebrochen. Es beginne das Goldene Zeitalter. Die »ecclesia militans et triumphans« (die wehrhafte und siegreiche Kirche) zeichenhaft zu repräsentieren, fordert Julius II. von Bramante, Michelangelo und Raffael.

Mit dem Entwurf für das *Tempietto in San Pietro in Montorio* (Abb. S. 131) formuliert Bramante zu Beginn des Cinquecento (um 1502) den Typ der zentralen Votivkirche grundlegend neu. Umgehend wird es zum Modell der beginnenden Hochrenaissance. Im Auftrag des spanischen Königshauses sollte am Ort, wo der Überlieferung nach der Apostel Petrus gekreuzigt worden war, eine Memorialkapelle errichtet werden. Über einer Krypta erhebt sich, durch einen Stufensockel abgesetzt, ein Zentralraum von minimalen Abmessungen, überhöht durch einen vielfach durchbrochenen Tambour; umfaßt wird der Bau von einer dorischen Säulenordnung und überkrönt durch eine – wenn auch in der Folgezeit veränderte – Kuppel mit Laterne. Wie uns Serlios Architekturtraktat zeigt, sollte den Bau ein portizierter Rundhof rahmen. Das neue Verständnis einer zugleich antiken und modernen Architektur gibt diesem Entwurf seine außergewöhnliche Monumentalität. Die plastische Wandbehandlung und die regelgerechte Ordnung vermögen den Eindruck eines römischen Tempels hervorzurufen. Zugleich sucht Bramante das Modell des Rundtempels zu rekonstruieren. Vitruv ebenso wie der Tempel des Hercules Victor beziehungsweise der Vesta haben hierfür Modell gestanden. Die Antike ist daher das gestaltgebende Prinzip des Entwurfes. Zugleich wird sie durch den Verweis auf das Martyrium Petri, und damit auf die Geburt der ecclesiae romanae, zur historischen Legitimation des religiösen und des weltlichen Anspruches der Kirche.

Ähnliche Gedanken bestimmen auch die wenige Jahre später (1505/06) einsetzende Planung für St. Peter. Papst Nikolaus V. hatte etwa ein halbes Jahrhundert zuvor die Restaurierung und Ergänzung Alt-St.-Peters begonnen, diese aber bald wieder abgebrochen. Doch Julius II., der sich im direkten Vergleich mit dem Kirchengründer Petrus als der große Erneuerer der Kirche sieht, entscheidet sich gegen eine partielle Erweiterung und für den Abriß der altehrwürdigen Hauptkirche der Christenheit. Architekt des Neubaus wird Bramante. In Zusammenarbeit mit Giuliano da Sangallo schlägt er zunächst wohl einen Zentralentwurf vor, auch wenn die Zeichnungen in diesem Punkt nicht ganz eindeutig sind. Bramante nimmt damit – nach Überzeugung des 15. und beginnenden 16. Jahrhunderts – die in der Antike gebräuchlichste, ja diese charakterisierende Form des Sakralbaus wieder auf. Die wesentlichsten Referenzen für die humanistischen Architekten waren das romanische, jedoch für antik gehaltene Baptisterium in Florenz, die Tempel der Minerva Medici und des Bacchus (Santa Costanza), vor allem aber das Pantheon und das neben der konstantinischen Basilika nächst bedeutendste Heiligtum der Christenheit, die ebenfalls von Konstantin gegründete – zentrale – Grabeskirche in Jerusalem.

Bereits im ersten Entwurf entwickelt Bramante die im Quattrocento insbesondere von Francesco di Giorgio und Leonardo formulierten

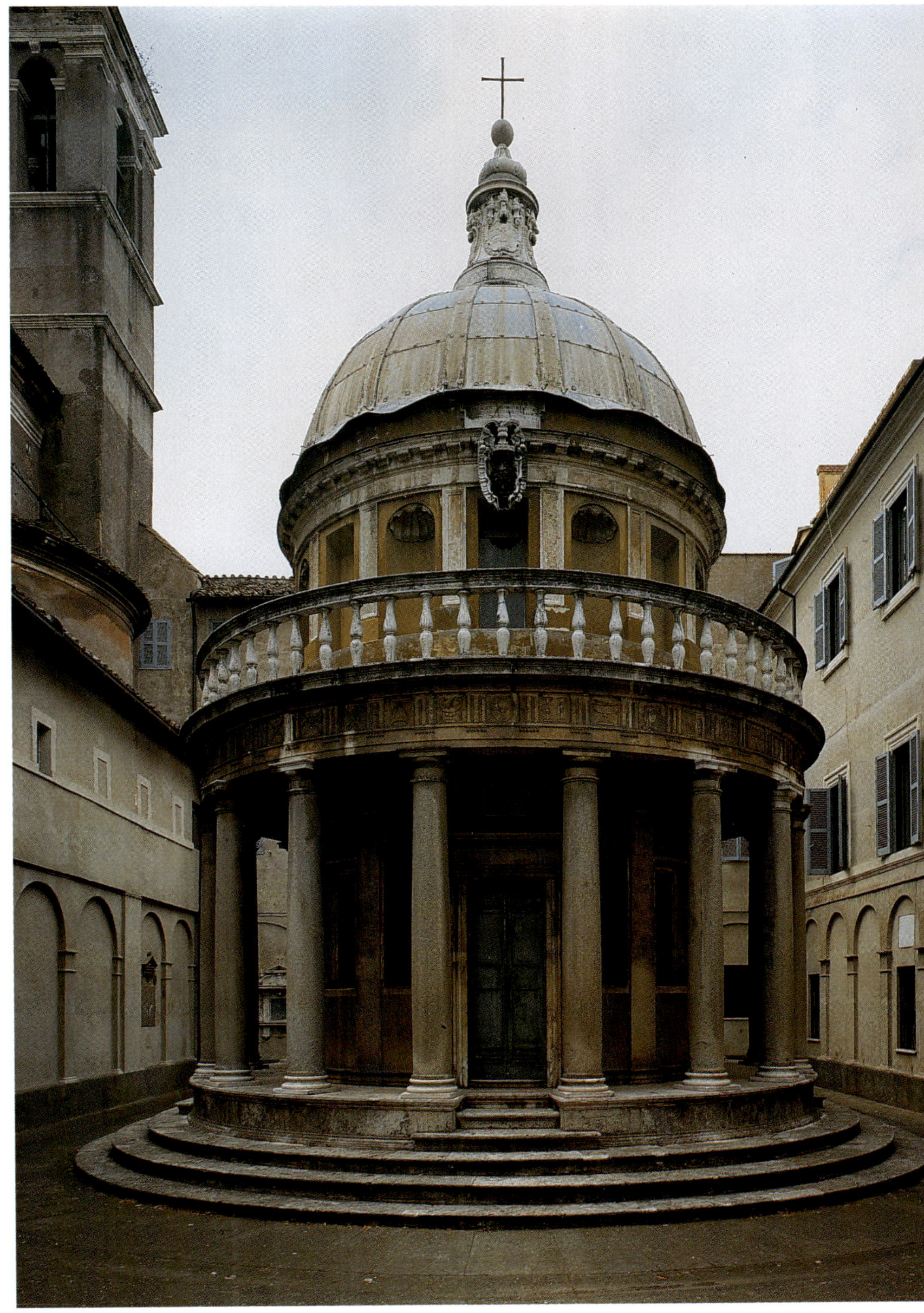

Donato Bramante
Tempietto San Pietro in Montorio, 1502
Rom

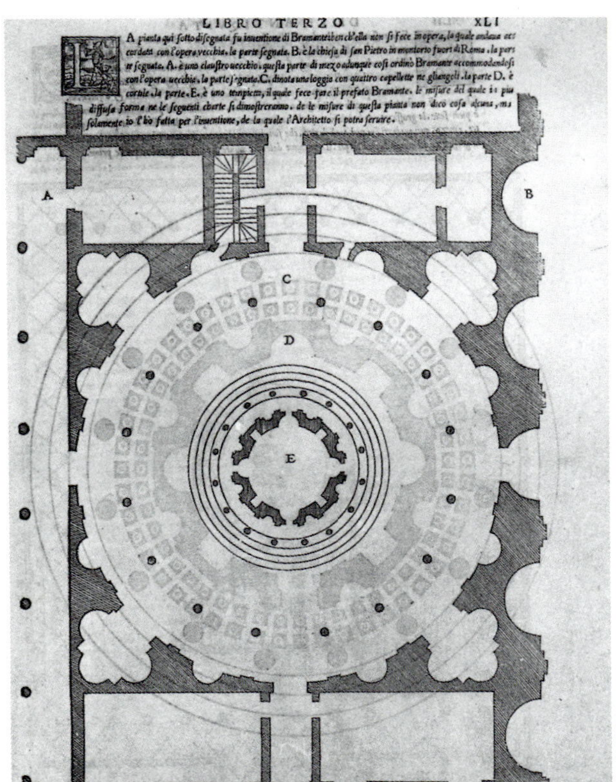

Donato Bramante
Entwurf für Tempietto und Portikushof
San Pietro in Montorio (nach Serlio)

Donato Bramante
Kreuzgang von Santa Maria della Pace, 1504 vollendet
Rom

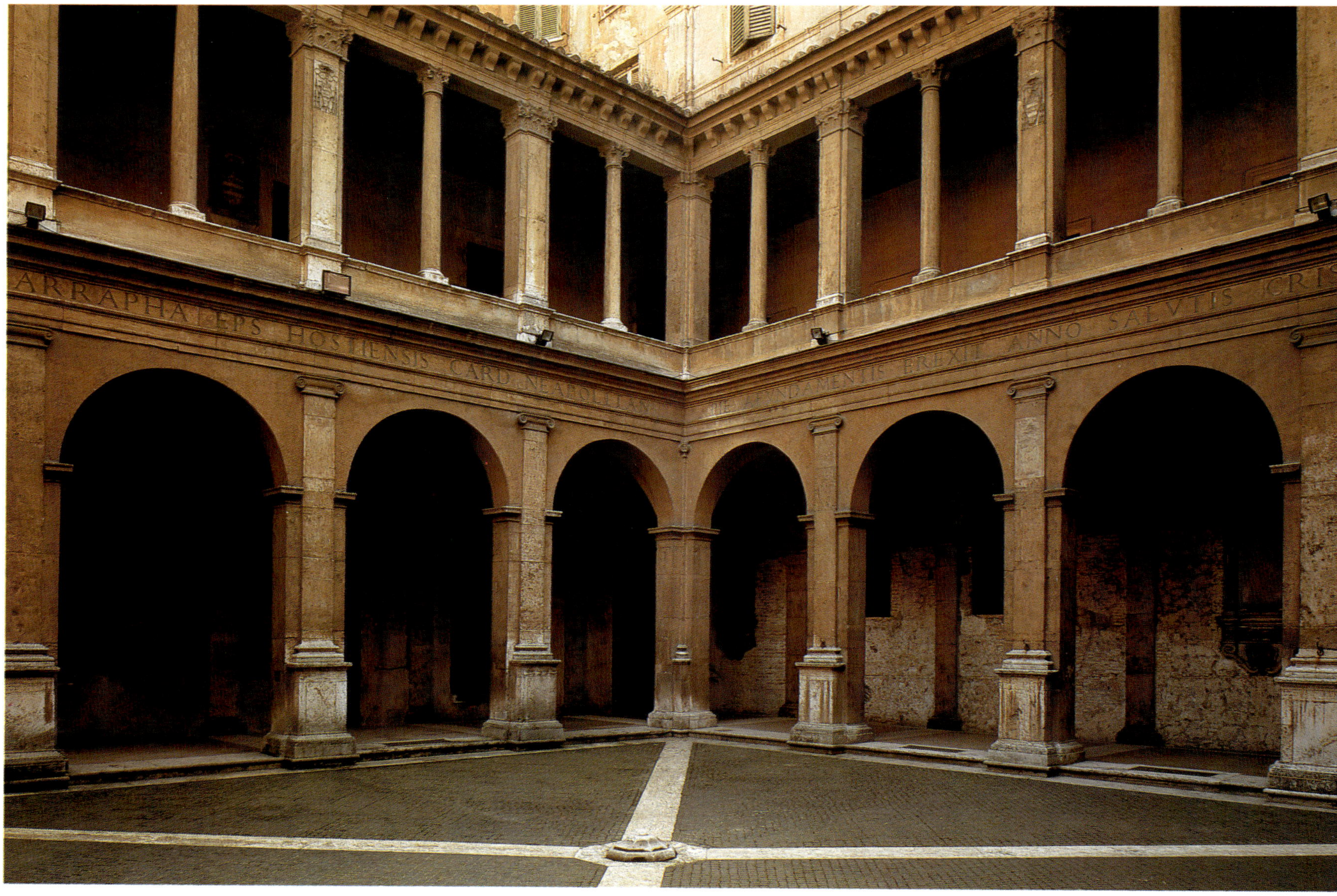

Zentralbaulösungen entscheidend fort, indem er die Pfeiler unter der zentralen Kuppel gegen diese und gegen die Nebenkuppeln abschrägt. Denn so kann er zugleich die zentrale Kuppel in ihrem Durchmesser unabhängig von der Breite der Schiffe bestimmen und sie durch eine Korona von Nebenkuppeln von bis dahin nicht gekannter Größe umfassen. Doch die Pfeiler dieser frühen Quincunx-Lösung vermögen die zunächst geplante, statisch ungünstige Überwölbung nicht zu tragen (Es handelt sich um eine ähnliche Kuppel wie die, welche wir bei Serlio finden). Die auf Rat Giulianos – als Antwort auf das entstandene Problem – ausgearbeitete Grundrißlösung ist wesentlich massiver angelegt. Der Plan Peruzzis, Bramantes Assistenten, gibt ihn in seinen Grundzügen wieder.

Der Papst aber, so zwingt die Ausführung (seit 1506) zu schlußfolgern, fordert statt eines Zentralbaus einen Langhausentwurf, in dem sein Mausoleum zum visuellen Endpunkt wird – noch hinter dem Grab Petri. Die Ausführung des von Michelangelo geplanten Grabprojektes stellt Julius II. allerdings vorerst zurück. Sind sich der Papst und der Architekt auch uneins über die Form des Neubaus, so verfolgen sie doch das gleiche Ziel: Die bedeutendste Bauunternehmung des Humanismus soll architektonisches Sinnbild jener »ecclesia militans et triumphans« sein. Die Berufung auf das kaiserzeitliche Rom wird dabei zum wesentlichsten Instrument. Dennoch – oder gerade deshalb – beginnen immer mehr Gläubige an der Wahrheit und Unbedingtheit der christlichen Lehre, vor allem aber an der Führung dieser Kirche zu zweifeln, wie der Widerspruch des Erasmus von Rotterdam und das schließlich 1512 einberufene Laterankonzil zeigen.

Bramantes Idee des antik-modernen Sakralbaus wird indes zum Modell, zum exemplum, für die nachfolgenden Generationen. Er selbst entwickelt sehr wahrscheinlich um 1508 einen Entwurf für das *Sanktuarium Santa Maria della Consolazione in Todi* (Abb. S. 135). Über einem von vier halbkreisförmigen Apsiden ergänzten Quadrat erhebt sich hier ein mächtiger Tambour mit Kuppel. Frappierend ist die Ähnlichkeit zu nur wenig früheren Studien Leonardos, des Partners vieler Diskussionen, als beide noch in Mailand tätig waren. In Rom wird Raffael, Bramantes berühmtester Schüler, die Grundidee von St. Peter in der Begräbniskapelle der Chigi in Santa Maria del Popolo wie auch in der Bruderschaftskirche Sant'Eligio degli Orefici in virtuoser Form fortentwickeln; und Antonio da Sangallo der Jüngere wird von der Quincunx-Lösung ausgehend vor den Toren der Stadt Sant'Egidio in Cellere entwerfen. 1518 schließlich, vier Jahre nach Bramantes Tod, beginnt Antonio da Sangallo der Ältere die in ihren einfachen Formen monumentale Kirche *Madonna di San Biagio* bei Montepulciano (Abb. S. 134). Doch anders als Bramante in den frühen Entwürfen für *St. Peter* (Abb. unten rechts) gibt der Architekt hier dem Plan über dem griechischen Kreuz eine Ausrichtung durch die einseitig angefügte Apsis, womit er zugleich die wesentlichen liturgischen Probleme löst. Ihre größte Verbreitung aber erfährt Bramantes Modell mit der Veröffentlichung der Traktate Serlios und Palladios.

Parallel zur renovatio ecclesiae (Erneuerung der Kirche) sucht Julius II. eine renovatio romae in die Tat umzusetzen. Im Konflikt mit der eigenwilligen Kommune gibt er eine neue Währung aus, veranlaßt die Anhebung der Steuern und versucht, das Rechtswesen unter seine Kontrolle zu bringen. Vor allem aber greift der Papst direkt in die städtische Bebauung ein (Abb. S. 136).

Auf der der Stadt zugewandten Seite des päpstlichen Castel San Angelo (Engelsburg) ergänzt Giuliano da Sangallo das Appartement Julius' II. um eine durch einen Tympanon überhöhte Loggia. Wenige Jahre später (um 1509) wird auf der dem Castel gegenüberliegenden Tiberseite ein Platz geschaffen und in der Achse die Straße zur päpstli-

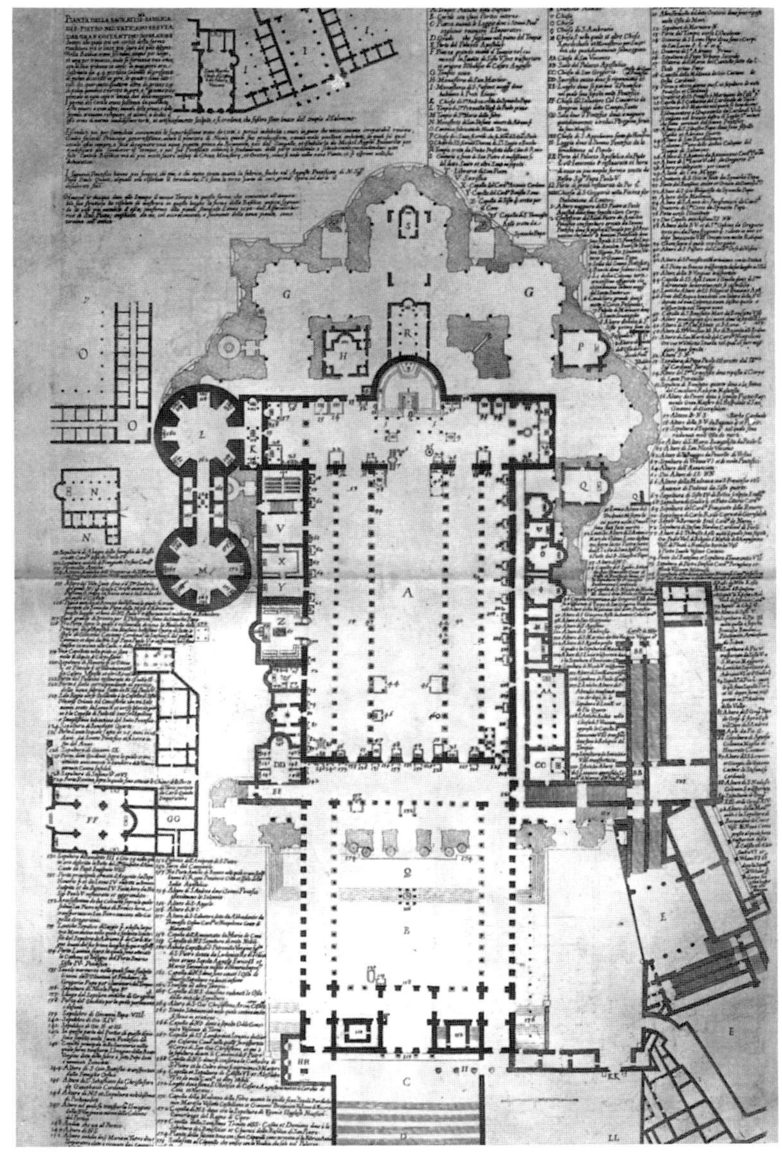

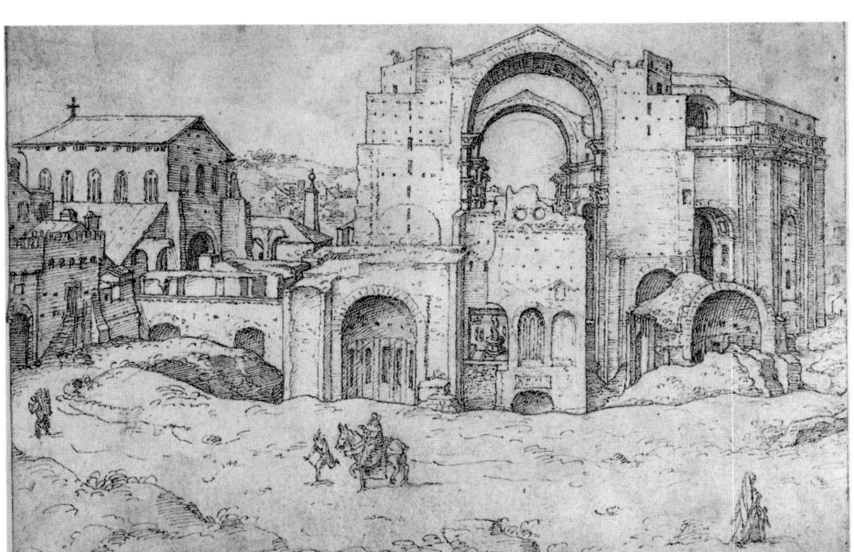

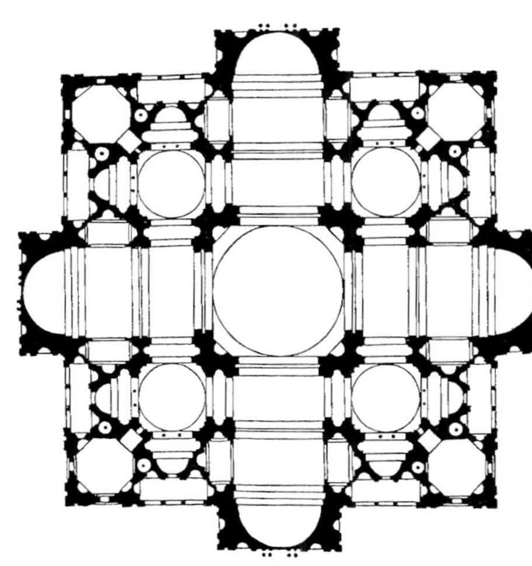

NEBENSTEHEND:
Donato Bramante
Grundrißentwurf für St. Peter, 1505/06
Florenz, Galleria degli Uffizi
Gabineto Disegni e Stampe

LINKS:
Marten van Heemskerck
Sankt Peter, Ansicht von Nordosten
um 1535
Federzeichnung, 12,8 x 20 cm
Berlin, Staatliche Museen zu Berlin–
Preußischer Kulturbesitz,
Kupferstichkabinett

Antonio da Sangallo d.Ä.
Madonna di San Biagio, 1518–45
Montepulciano

Leonardo da Vinci
Zentralbau-Entwürfe
um 1498 oder später

ABBILDUNG GEGENÜBER:
Nach **Donato Bramante** (?)
Ausführung **Cola da Caprarola u.a.**
Santa Maria della Consolazione, 1508
Todi

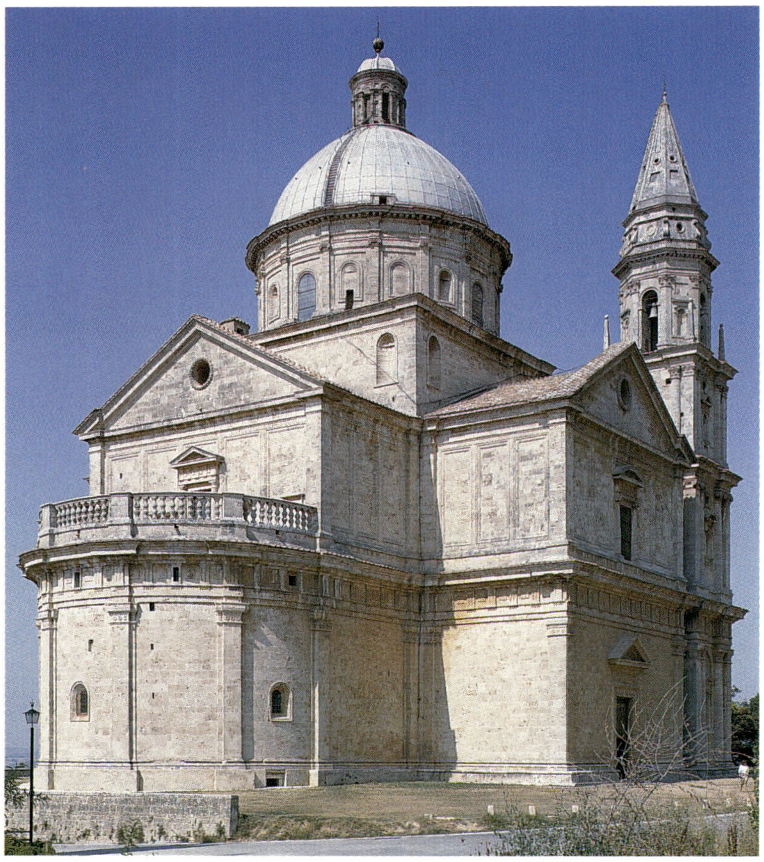

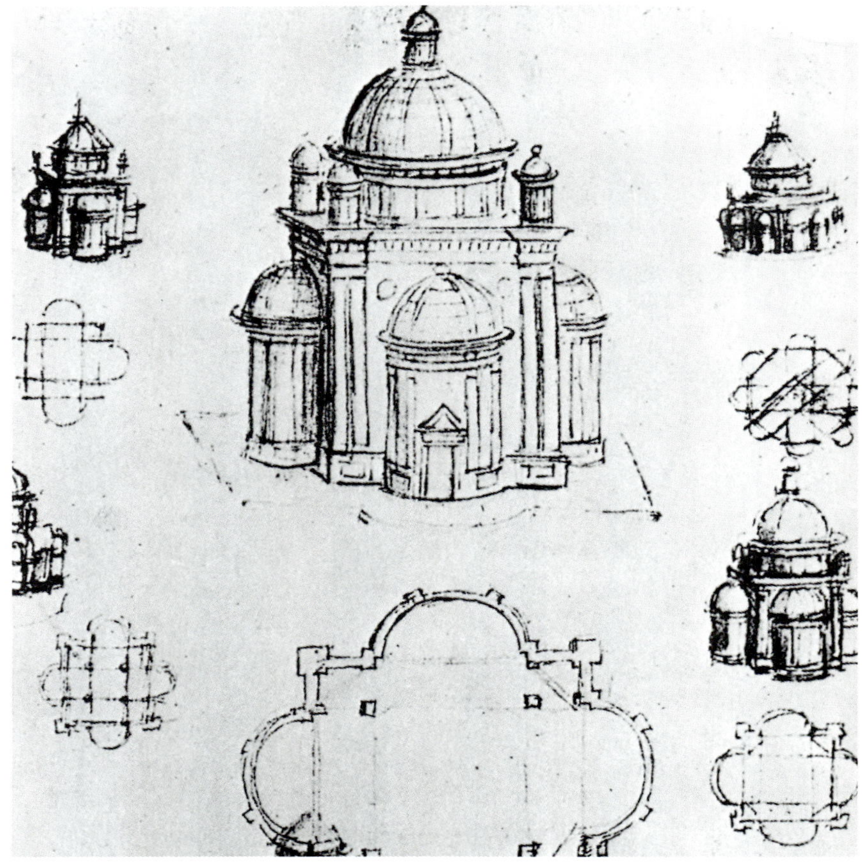

chen Münze verbreitert (im Plan mit J gekennzeichnet). Die Loggia all'antica wird zum perspektivischen Fluchtpunkt für die Via Papalis (A), die Via Sistina (C) sowie die Via Recta (D), um so augenscheinlich die Präsenz des Papstes in der Stadt darzustellen. Zugleich ist die Loggia die ideale Plattform, von welcher aus der päpstliche Blick in symbolischer Form die Stadt, und im besonderen das Viertel der Banken entlang der Via Giulia (H) – auch damals ein Zentrum der Macht –, zu dominieren vermag. Um 1508 plant Bramante hier einen Palast (P), welcher nicht nur die Notare der Bürgerschaft, sondern auch alle die Beamten aufnehmen sollte, welche die in diesem Teil der Stadt zahllosen wirtschaftlichen Transaktionen betreuten. Die solchermaßen der völligen Autorität des Papstes unterstellte Gerichtsbarkeit hätte die Bedeutung der Kommune ebenso gemindert, wie das imposante Gebäude und die ihm vorgelagerte Piazza, die Platea Nova, die mittelalterlichen Senatoren- und Konversatorenpaläste auf dem Campidoglio, dem Kapitol, ausgestochen hätten. Mit der Verlängerung der vom Castel San Angelo ausgehenden visuellen Achse bis zur Platea Nova wäre diese zur großartigsten Bühne der päpstlichen Herrschaft im Zentrum des neuen Roms geworden. Das Projekt scheiterte jedoch grundsätzlich, als die Kommune 1511, in einem Moment größter päpstlicher Schwäche, die Aufgabe desselben von Julius II. erstreiten konnte.

Wie Raffaels Fresko der Giustizia in der Bibliothek Julius II. programmatisch den Rechtsanspruch des Papstes im allgemeinen und das Projekt des Gerichtspalastes im besonderen ankündigt, stellt das Fresko des Parnaso die Poesie beziehungsweise den Entwurf für den *Belvederehof* dar (Abb. S. 137). Schon bald nach seiner Thronbesteigung beauftragt Julius II. Bramante damit, seine privaten Gemächer und die circa tausend römische Fuß entfernte quattrocenteske Villa Innocenz VIII. zu verbinden. Und obgleich die durch zwei schmale, zunächst drei-, dann eingeschoßige Gebäude flankierte Hoffolge Theateraufführungen und Turnieren ebenso wie dem Müßiggang unter Orangenbäumen und dem Studium antiker Sulpturen vorbehalten ist, dient auch dieser Entwurf in erster Linie – nicht anders als der Gerichtspalast – der Darstellung der umfassenden Macht des Papstes. So sucht dieser zugleich die antike Größe der klassischen Bauten zu evozieren und die Residenzen der bedeutendsten Fürstenhöfe und Herrscherhäuser zu übertreffen. Dabei war die achsial angelegte Hoffolge des Tempels der Fortuna in Palästrina, welcher zur damaligen Zeit mit dem Namenspatron des Papstes, Julius Caesar, in Verbindung gebracht wurde, das wesentliche Vorbild. Die Hoffolge formt Bramante nach dem Blick des Papstes aus seinen Gemächern. Entsprechend neigt er den entfernteren und höheren Hof wie eine Theaterbühne gegen den Horizont. Nicht weniger szenographisch sind die die Thea-

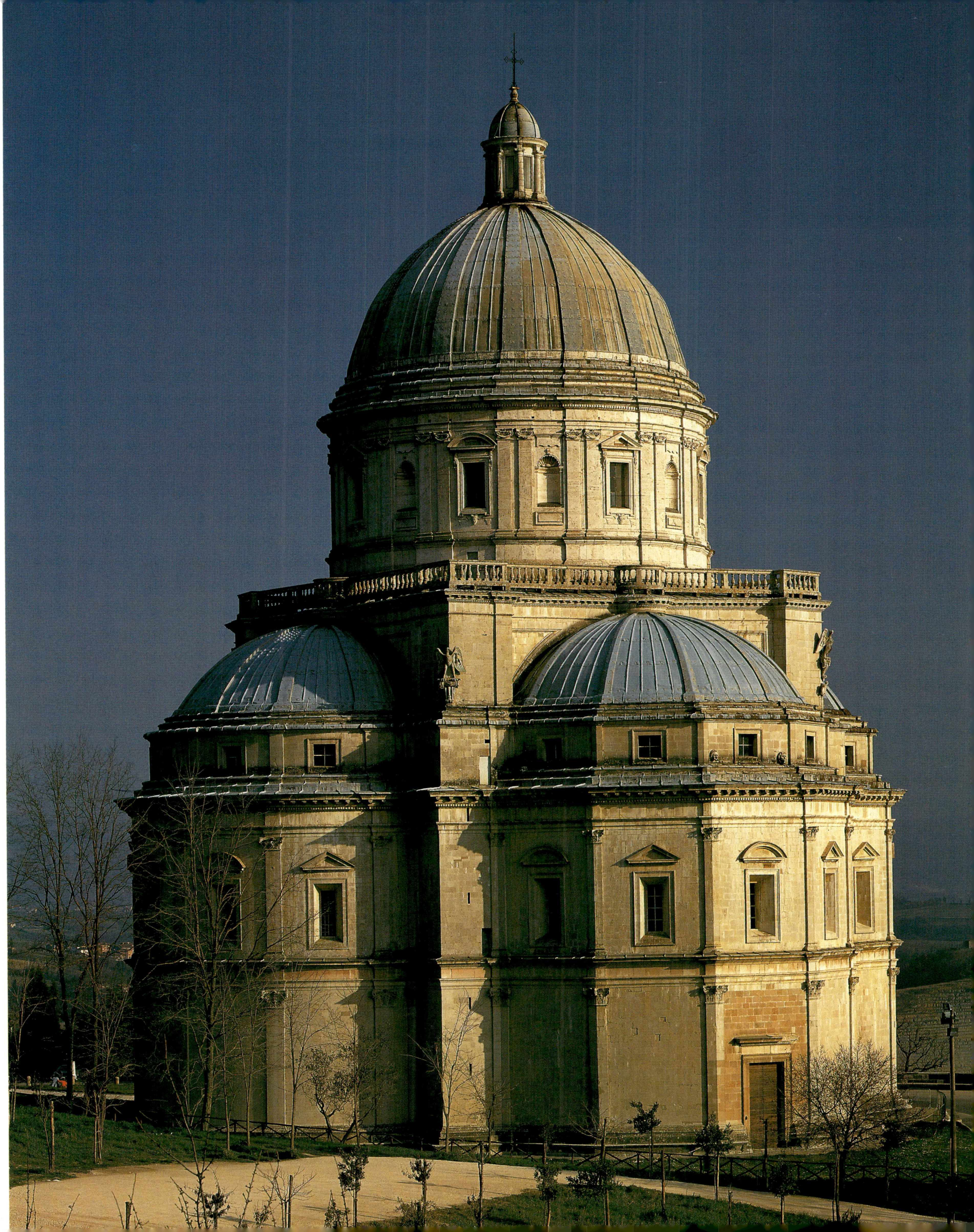

Rekonstruktion der Baumaßnahmen Julius' II. und Bramantes (1503–13) auf dem Romstadtplan von Nolli (nach Tafuri)

Die wichtigsten Straßen im Rom des 15. Jahrhunderts
A Via Papalis
B Via Floreta und Campo de Fiori

Die Maßnahmen Sixtus' IV. (1471–84)
C Via Sistina
D Via Recta
E Ponte Sisto

Die Maßnahmen Alexanders VI. (1492–1503)
F Via Alessandrina

Die Maßnahmen Julius' II. (1503–13) und Bramantes (ausgeführte Vorhaben)
G Via della Lungara
H Via Giulia
I Piazza und Canale di Ponte
L Via di Ripetta
M Apsis von Santa Maria del Popolo
N Belvedere-Hof
O Vatikanische Loggien

Geplante, nicht ausgeführte Vorhaben
P Justizpalast
Q Erweiterung der alten Cancelleria
R Sankt Peter

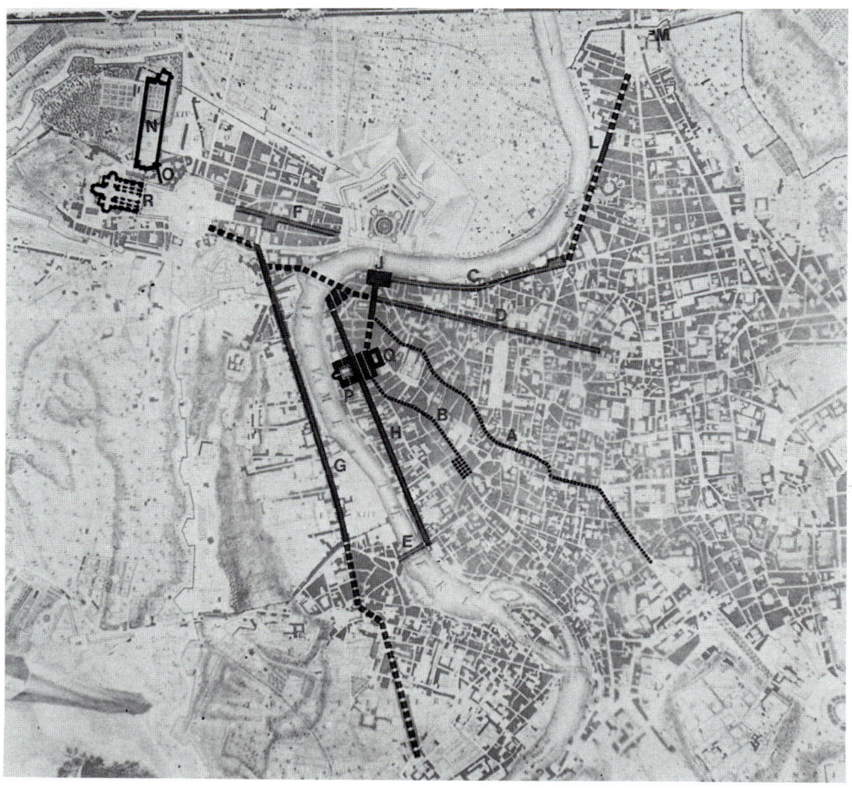

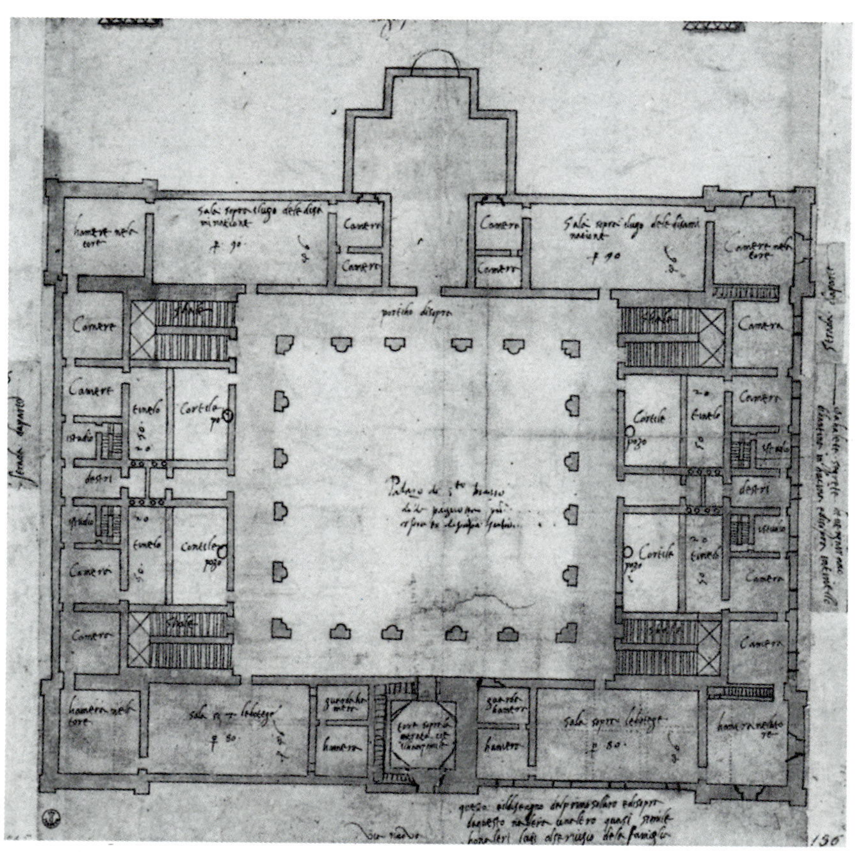

Donato Bramante
Projekt für den Palazzo dei Tribunali in der Via Giulia in Rom
Florenz, Galleria degli Uffizi, Gabinetto Disegni e Stampe

terstufen fassenden Treppenkörper sowie die nur geringfügige Reduzierung der Arkaden im oberen Hof; sie sollen von den ungelösten Höhenunterschieden ablenken, den zweiten Hof tiefer und so monumentaler erscheinen lassen. Fluchtpunkt des Blickes ist die mit Serlio berühmt gewordene inverse-exverse Rundtreppe. Auf diese Bühnenkulisse wird Raffael in einem ersten Entwurf für die *Schule von Athen* (Abb. S. 332) antworten.

Von ungleich kleineren Ausmaßen als der Justizpalast und der Belvederehof, jedoch grundsätzlich ebenso von der Idee einer renovatio romae bestimmt, sind der Palazzo Caprini und die Villa Farnesina. Das Ideal antiker Architektur und hohe wirtschaftliche Ausnutzung zum einen, moderner Komfort, doch geringe Baukosten zum anderen vermag Bramante im *Palazzo Caprini* (nach 1501) zu verbinden (Abb. S. 138 oben). Von antiker Großartigkeit ist die Fassade, welche im Erdgeschoß durch Bossen und im Piano Nobile durch eine dorische Ordnung ausgezeichnet wird. Dem Bautyp der römischen insulae entnommenen sind die Läden auf der Straßenebene, welche – wie hier – oftmals früh vermietet, einen wesentlichen Teil der Baukosten einbrachten und in der Folge die Unterhaltung des Baus sicherten. Die Disposition der Räume zeugt von der Kenntnis Vitruvs, respektiert aber zugleich die Bedürfnisse der mit nur begrenzten Mitteln ausgestatteten oberen Mittelschicht, die sich an den Residenzen der Kardinäle und reichen Bürger orientiert. Auf das Vestibül folgen Innenhof und komfortable Treppe, Empfangssaal und Privatgemächer mit Studierzimmer, beheiztem Bad und Kapelle; auf der Straßenebene angeschlossen sind Küchen und Lagerräume. Im besonderen Maße tragen der Palazzo Caprini – und seine Nachfolger – zur renovatio des kaiserzeitlichen Roms bei. Doch erst die von Bramante wiederentdeckte antike Bautechnik, eine Ziegelkonstruktion in Stuck zu verkleiden, ermöglicht es den weniger vermögenden Bauherren, Fassaden von monumentaler Größe zu errichten. Daß Bossen und Säulenordnung nur vorgetäuscht sind, gesteht Bramante mit einem Kunstgriff ein, wenn er die zentrale Bosse über den äußeren Läden gegen jede statische Logik in der Achse teilt.

Für den bedeutendsten päpstlichen Bankier, Agostino Chigi, errichtet Peruzzi (ab 1508) die *Farnesina* auf der dem Bankenviertel gegenüberliegenden Tiberseite unterhalb des von antiken Dichtern besungenen Gianicolos (Abbn. S. 138 unten u. S. 139 oben). Der streng gegliederte Baukörper steht in einem direkten, wenn auch stark regularisierten Verhältnis zu den ihn umgebenden, geometrisch angelegten Terrassen und Gärten. Da er zugleich gegen die unter Julius II. ausgebaute Via Lungara zurückversetzt ist, entzieht sich die Farnesina weitgehend dem Blick und trägt – sehr zum Zorn des Papstes – nur eingeschränkt zur renovatio der Stadt bei. Die große Begeisterung Leos X. aber werden die humanistischen Diskussionen, Festessen und Theateraufführungen finden. Pindar und Theokrit werden übersetzt, Bembo, Bibbiena und Giovio gehen aus und ein, Sodoma, Sebastiano del Piombo und Pietro Aretino sind hier auf Dauer zu Gast. Die Zugangsloggia, für die Raffael den Amor-und-Psyche-Zyklus entwirft, dient als

Giovanni Antonio Dosi
Der Hof des Belvedere im Vatikan von Bramante
Federzeichnung
Florenz, Galleria degli Uffizi, Gabinetto Disegni e Stampe

Donato Bramante
Ansichten der »Lumaca« del Belvedere
Rom, Vatikan

Bühne antiker Schauspiele, die Gärten hingegen als Kulisse der Satyrspiele. Die von Peruzzi freskierten – sogar Tizian täuschenden – illusionistischen Ausblicke versetzen den Betrachter schließlich gänzlich in das antike Rom.

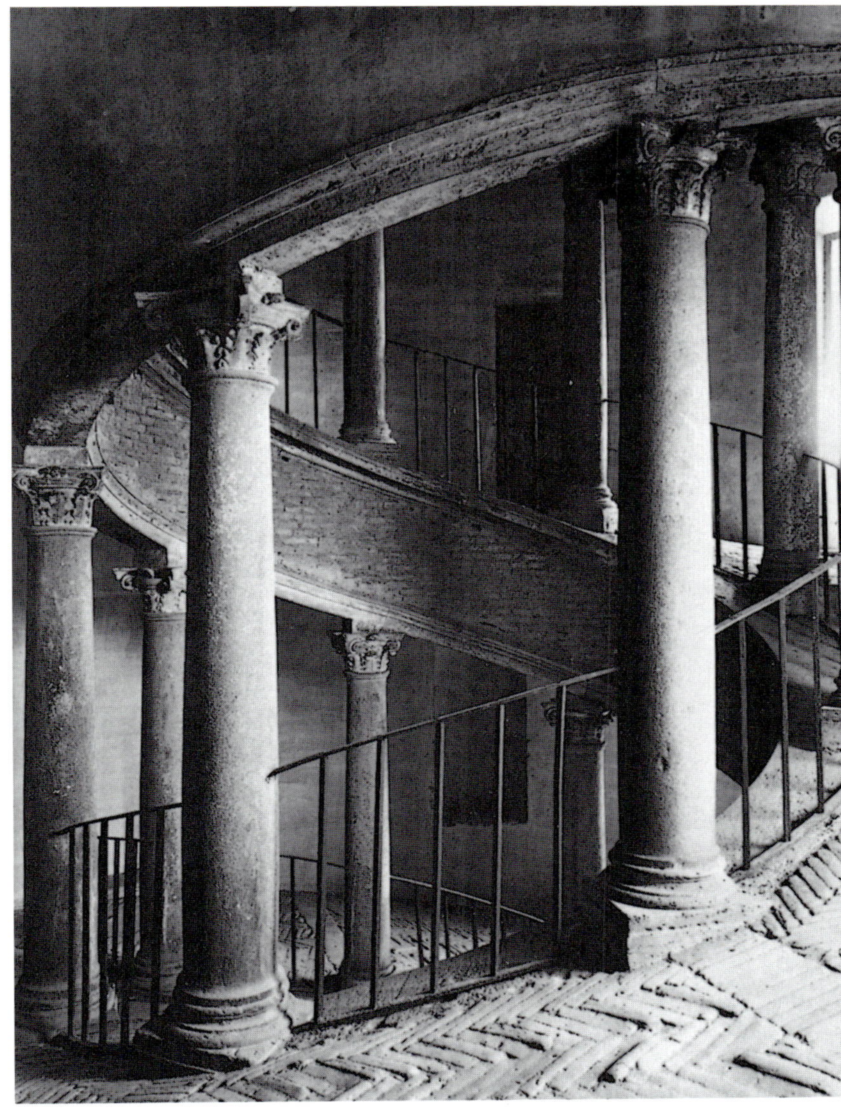

Euphorie und Krise

Papst Leo X. (1513–21), Sohn des Lorenzo il Magnifico, führt sich als Neuerer und Friedensstifter in die Politik ein. Als Medici stets um den Erhalt und den Ausbau der florentinischen Hausmacht bemüht, sucht er im Gegensatz zu seinem allzeit konfliktbereiten Vorgänger den Ausgleich mit den Invasoren Italiens, Frankreich und Spanien. Derweil erlebt das leoninische Rom einen Moment höchster Blüte, was die vatikanischen Kassen in den Ruin treibt. Die architektonischen Unternehmungen sind unter Leo X., erklärtem Mentor der Künste, von immensem Anspruch, auch wenn deren Ausführung oft ausbleibt. Stand die Zeit Julius II. im Zeichen Bramantes, gehen nun, nach dessem Tod, alle wesentlichen Impulse von Raffael und seinem Mitarbeiter Antonio da Sangallo aus. In unterschiedlicher Form führen sie Bramantes Entwürfe fort und entwickeln seine Ideen und Modelle.

Noch von Bramante für das Amt des »ersten Architekten St. Peters« vorgeschlagen, wird Raffael von Leo X. hierin umgehend bestätigt. Den ersten Entwurf arbeitet er zusammen mit Fra Giocondo aus, dem damals bedeutendsten Kenner antiker Architektur; 1516 kommt Antonio da Sangallo hinzu, der strengste Verteidiger eines akademischen Vitruvianismus. Ein Holzschnitt Serlios zeigt Raffaels ersten Entwurf für St. Peter (Abb. S. 139 unten). Die von Julius II. eingeforderte Langhauslösung mit geschlossenem Chor überarbeitet er grundlegend. Den bereits ausgeführten Chor durchbricht er, um ihn und die seitlichen Apsiden durch Umgänge zu umfassen. Hiermit kann er das Ungleichgewicht der Seitenschiffe und des Chores wieder ausgleichen. Vor allem aber kann er so, entsprechend der Grundidee Bra-

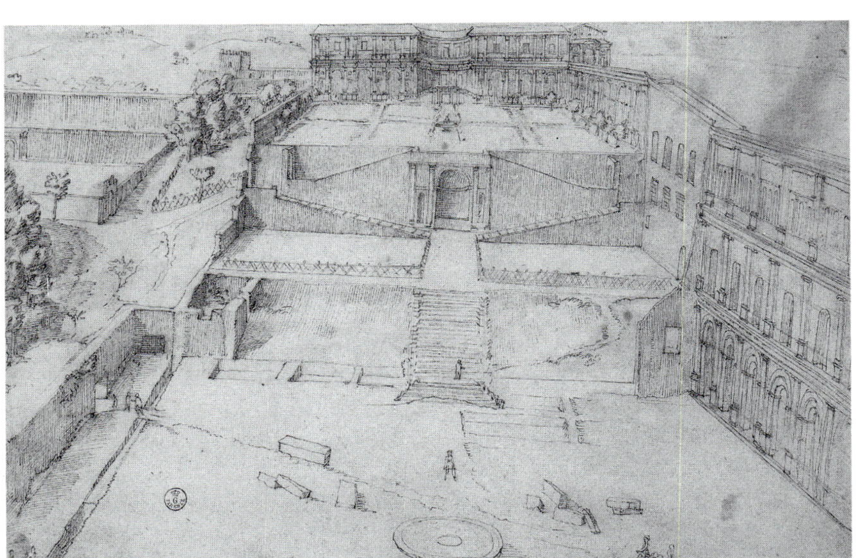

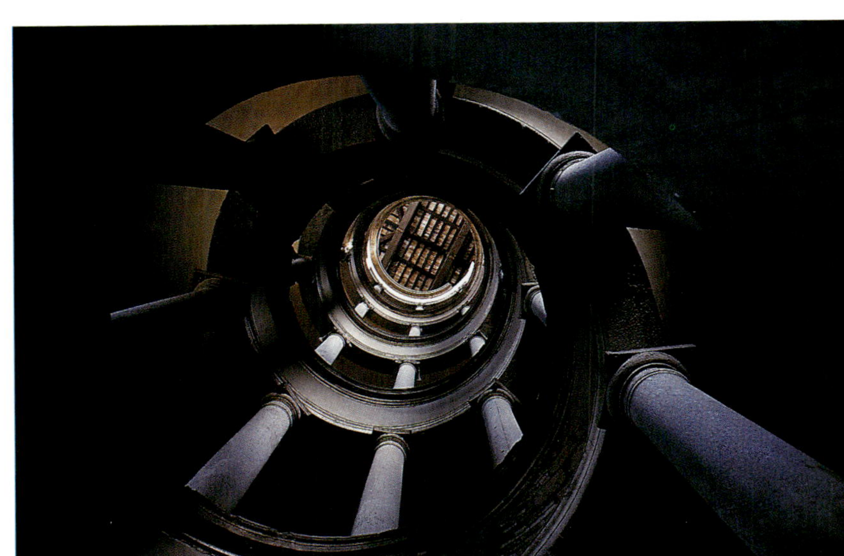

Donato Bramante
Palazzo Caprini (Raffaels Haus)
seit 1501, Stich von A. Lafréry, 1549
Rom

ABBILDUNG UNTEN:
Baldassare Peruzzi
Villa Farnesina, Blick auf die Loggia
seit 1508
Rom

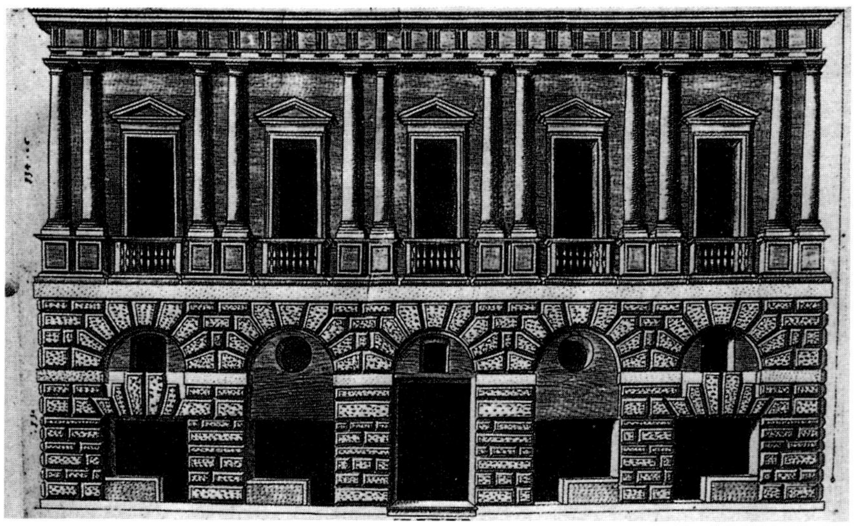

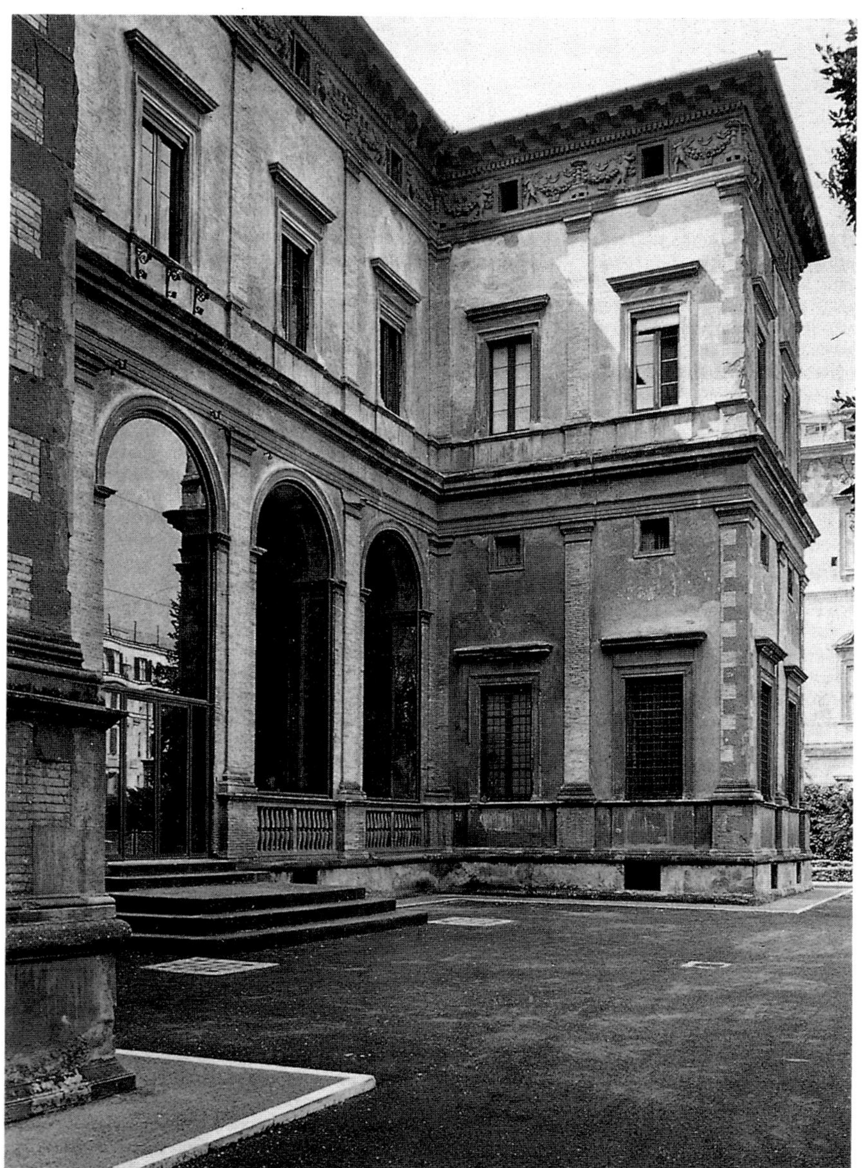

mantes, die Hauptkuppel wieder durch vier Nebenkuppeln fassen. Die Fassade entwirft er als Portikus mit Säulen von gigantischer Höhe. Antonio folgt demgegenüber zunächst einem Vorschlag Fra Giocondos und überkuppelt das Langhaus durchgehend, um im Anschluß einen Entwurf zu entwickeln, welcher entlang der Längsachse nur zwei Kuppelräume zeigt. Gemeinsam arbeiten die Architekten vor allem an der Fassade. Statt für einen Säulenportikus entscheiden sie sich schließlich für eine Monumentalordnung mit eingestellter Nebenordnung. Albertis Sant'Andrea in Mantua (Abb. S. 112) ist hierfür die wesentliche Referenz. Zugleich gibt das Motiv des Triumphbogens der Benediktionsloggia eine imperiale Rahmung.

Anders als Julius scheint Leo zunächst nach Frieden und Ausgleich, insbesondere mit der römischen Kommune, zu streben. Sein Anspruch auf temporale Macht ist jedoch nicht geringer als der seines Vorgängers. Deutlich zeigt sich dies in den Vorbereitungen zur festlichen Verleihung der römischen Bürgerwürde an Leos Bruder Giuliano und seinen Neffen Lorenzo im September 1513. Nach einer Reihe von Zugeständnissen hatte sich die Kommune zu diesem Schritt bereit erklärt. Antike Theateraufführungen und opulente Bankette werden ebenso in Auftrag gegeben wie Dichterlesungen und Gottesdienste. Hierzu wird von Rosselli, vielleicht nach einem Entwurf Giuliano da Sangallos, ein hölzernes Theater auf dem Kapitol unmittelbar vor den Senatoren- und Konservatoren-Palästen errichtet. Mit einem Fest der päpstlichen Familie wird so – wenn auch noch in symbolischer Form – der heiligste Ort der Kommune in Besitz genommen. Der wahrscheinlich erste Entwurf sah sogar eine steinerne Umfassungsmauer für das Theater vor. Eine solche Struktur aber wäre zum dauerhaften Zeichen des päpstlichen Triumphes über die Bürgerschaft geworden.

Doch nicht nur das politische Zentrum der römischen Kommune, sondern auch das Zentrum des antiken Roms sucht der Papst zeichenhaft zu besetzen. Ebenfalls bereits zu Beginn seiner Herrschaft beauftragt der Medici-Papst Giuliano da Sangallo, dann 1515 Antonio da Sangallo, mit dem Entwurf eines gigantischen Familienpalastes im Zentrum der Stadt, zwischen der Piazza Navona, der römischen Universität und dem Pantheon. Dieser wahrscheinlich für den Bruder des Papstes bestimmten Residenz kommt wesentliche politische Bedeutung zu. Giuliano da Medici heiratet nämlich im Jahre 1515 eine Verwandte des französischen Königs. Der neue Palast und die in unmittelbarer Nähe geplante französische Kirche San Luigi dei Francesi wären zum eindrucksvollen Zeichen der Freundschaft der Herrscherhäuser geworden, besonders noch nach dem Frieden von Bologna und dem Konkordat von 1516. Zugleich ist der Ort des Entwurfs Brennpunkt des antiken Roms. Die Piazza Navona wäre zum Vestibül geworden wie auch das Pantheon im übertragenen Sinn zum Teil des Baus.

Den beiden päpstlichen Bauaufträgen, dem provisorischen Theater auf dem Kapitol und dem Entwurf an der Piazza Navona, liegt noch ein weiteres Konzept zugrunde, sollen sie doch die Verbundenheit von Arno und Tiber, von Florenz und Rom zum Ausdruck bringen. Dort sucht der Medici-Papst die – 1494 mit der Vertreibung aus Florenz –

Baldassare Peruzzi
Villa Farnesina, Gartenfassade
Rom

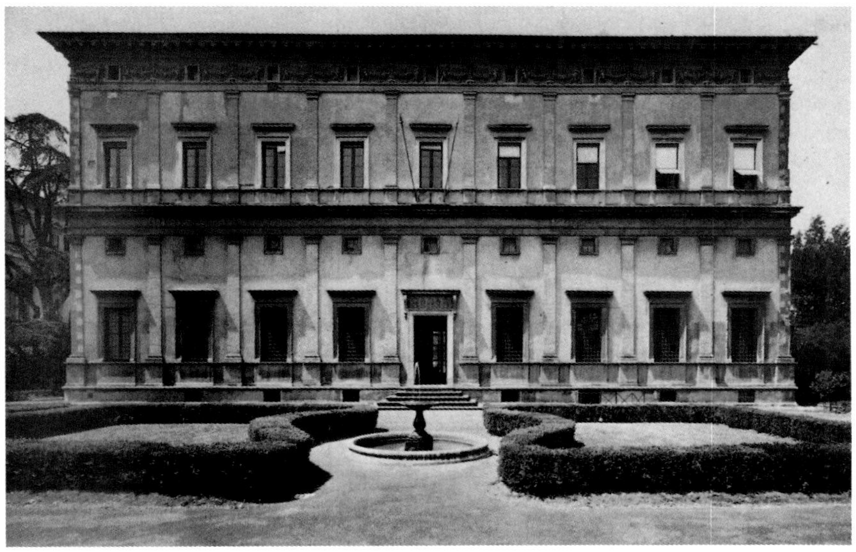

verlorene Vormacht seiner Familie wiederherzustellen. Ihre Parallele finden die beiden Projekte in der für den triumphalen Eintritt Leos in Florenz errichteten hölzernen Fassade des Domes sowie in dem ebenfalls von Giuliano da Sangallo geplanten Familienpalast in der Via Laura.

Besonders zwei Projekte für die Familienkirche der Medici, San Lorenzo, lassen die mediceische Baupolitik verständlich werden. Bestand die hölzerne Fassade des Domes nur für einen Augenblick, so sollte mit der *Fassade von San Lorenzo* ein ebenso triumphales, wie dauerhaftes Bild der Präsenz der Medici in Florenz entstehen (seit 1516). Für die Fassade, welche ein reiches Figurenprogramm aufnehmen sollte, reicht zunächst Giuliano da Sangallo mehrere Entwürfe ein. Doch können weder die wohl zunächst für Santa Maria di Loreto bestimmten und umgezeichneten Entwürfe überzeugen noch die späteren, zwar gigantischen, jedoch wenig eindrucksvollen. Ebensowenig kann sich Jacopo Sansovino, der Architekt der hölzernen Domfassade, durchsetzen. Auch ein weiterer, ideenreicher Entwurf, welcher Raffael zugeordnet werden kann, scheitert, wohl, weil sein Autor eine römische, nicht aber eine florentinische Architektur entwirft. Die scharfe Ablehnung der von den Gonzaga in Auftrag gegebenen Rotunde der SS. Annunziata beziehungsweise des Palazzo Salviati sind hier Referenz. Ende 1516 kann sich schließlich Michelangelo den Auftrag sichern (Abb. S. 141 oben). Architektur und Skulptur dieses Werkes seien bestimmt, so setzt sich der Künstler zum Ziel, zum Spiegel ganz Italiens zu werden. In den folgenden zwei Jahren entwickelt er die architektonische Struktur jedoch nur langsam und schenkt seine Aufmerksamkeit hauptsächlich den Skulpturen. Doch wird das ganze Vorhaben 1519 von einem Tag auf den anderen aufgegeben. Der Grund hierfür ist wohl, auch wenn nicht expressis verbis ausgesprochen, der Tod Lorenzo de'Medicis und die damit verbundene wesentliche Schwächung des dynastischen Anspruches der Familie. Spätestens zu diesem Zeitpunkt müssen sich die Medici bewußt geworden sein, daß im republikanischen Florenz die zeichenhafte Besetzung des Stadtraumes auch für den Medici-Papst ein zu großes Wagnis geworden wäre. Umgehend schlägt der päpstliche Kanzler daher vor, die Darstellung der Familie aus dem urbanen Kontext in das Innere der Kirche zu verlagern.

Mit Entwurf und Ausführung der *Neuen Sakristei,* der Grabkapelle vierer Medici, wird Michelangelo umgehend beauftragt (Abb. S. 141 unten). Nach der Arbeit am Grabmal Julius' II. ist damit der Tod zum zweiten Mal Thema seiner Arbeit. Wie Jahre zuvor geht der Künstler wiederum zunächst von der Idee eines Freigrabes aus, welches er zentral in einem der Alten Sakristei Brunelleschis nachgebildeten, kubischen Raum aufzustellen beabsichtigt. In der folgenden Überarbeitung ergänzt er dann die Gliederung der Alten Sakristei um ein Register, fügt perspektivisch sich verjüngende Fenster ein, ersetzt die gratige Kuppel durch eine illusionistisch wirkungsvolle Interpretation der Pantheonskuppel und rückt schließlich die Gräber gegen die Wände. Die Entfremdung der traditionell überlieferten Elemente, sowohl der Ordnungen wie der Zeichnung der Sarkophage, gibt dem Entwurf seinen grundlegenden irrationalen Charakter. Zugleich leistet Michelangelo mit diesem Entwurf einen wesentlichen Beitrag zur Formulierung eines die Ideale und die Normen der klassischen Renaissance verneinenden, antiklassischen, frühen Manierismus. Auch der Biograph Vasari deutet es an. Der Künstler löst die klassischen Formen aus ihrem Kontext, um dieses Vokabular zu verformen und neu zu interpretieren. Allein entscheidend ist hierbei sein künstlerischer Wille. An die Stelle traditioneller Überlieferung, Norm und Modell treten nun virtuos angelegte Effekte. Doch bleibt das Werk unvollendet, denn mit der republikani-

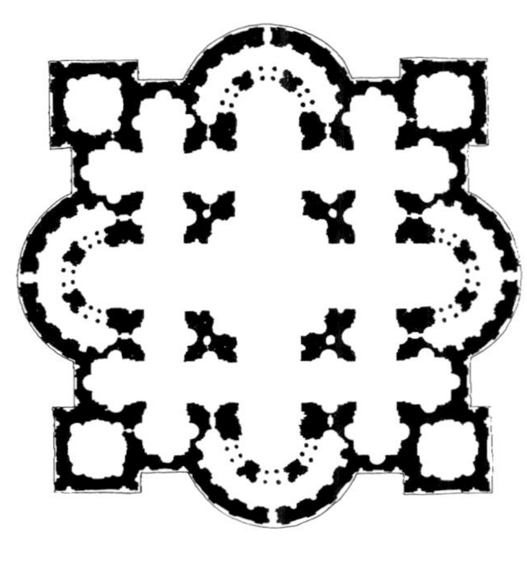

Bramante/Peruzzi
Grundrißentwurf für St. Peter, vor 1513

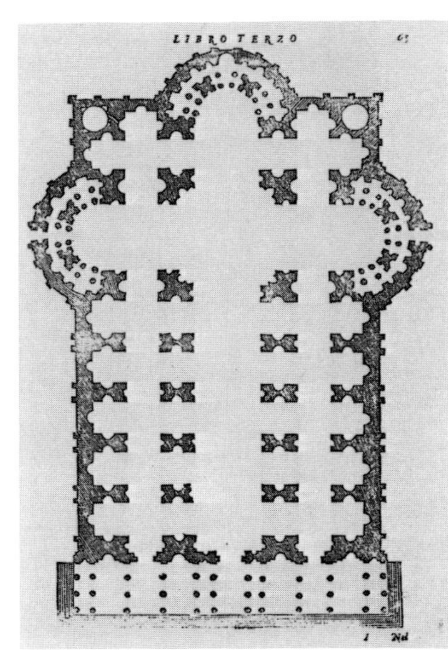

Raffael
Grundrißentwurf für St. Peter, 1514

Rekonstruktion der Baumaßnahmen und Projekte Leos X. (1513–21) auf dem Romstadtplan von Nolli – nach Tafuri

Rekonstruktion des kapitolinischen Theaters von 1513, axonometrischer Schnitt – nach Bruschi

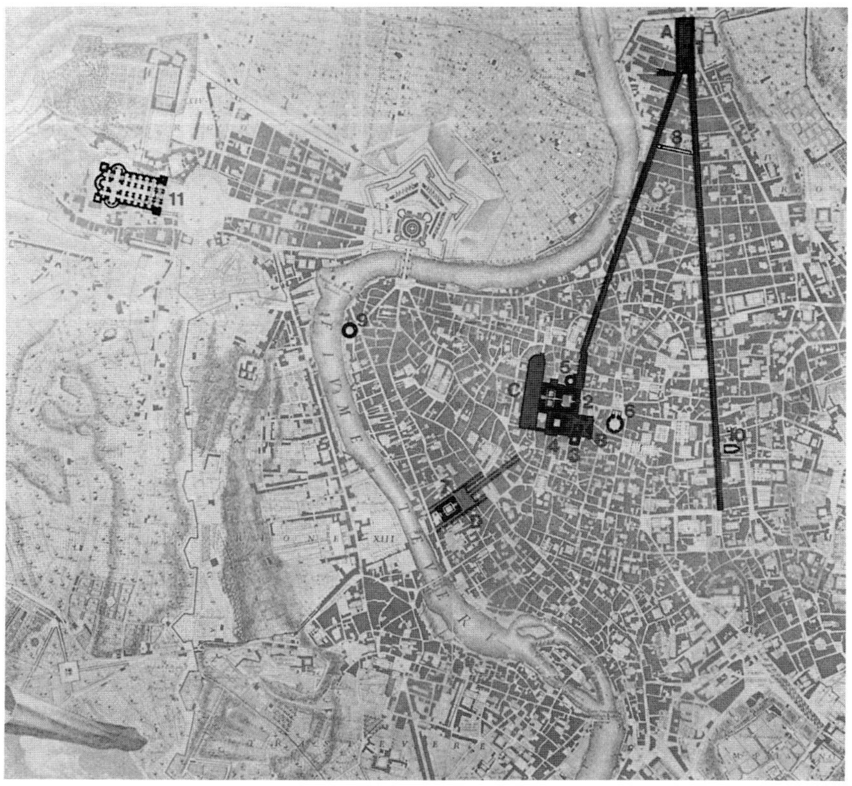

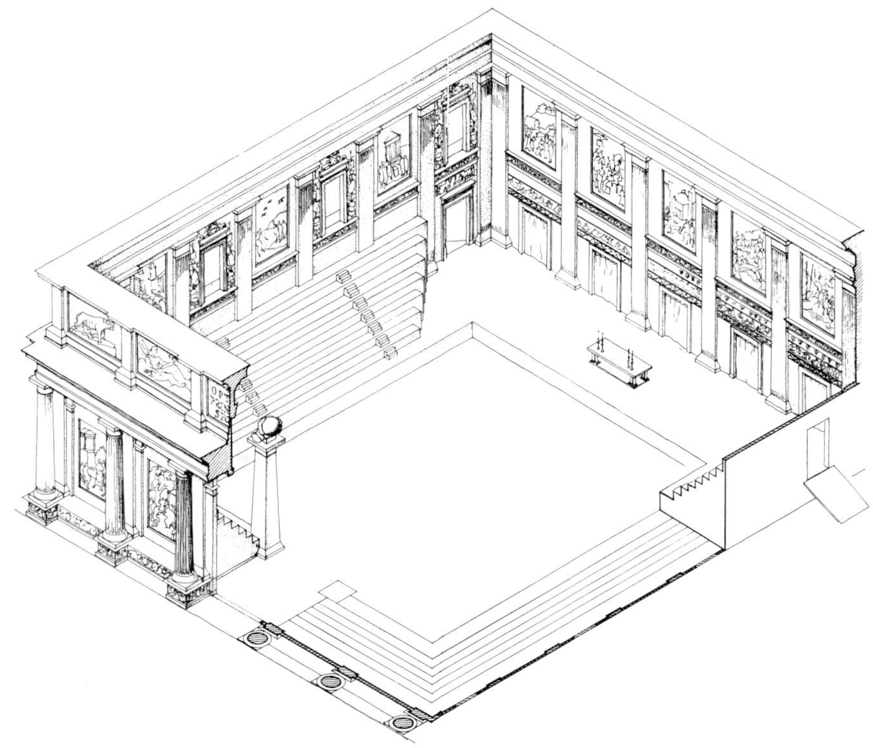

1 der von Raffael und Antonio da Sangallo d.J. projektierte Obelisk, um 1519
2 Projekt des Antonio da Sangallo d.J. für einen Medici-Palast, um 1515
3 Palazzo Medici (später Lante) des Giuliano da Sangallo, 1514 ff.
4 Universität
5 San Luigi dei Francesi, Projekt auf zentralem Grundriß von Jean de Chenevières, 1518
6 Pantheon
7 Palast des Kardinals Alessandro Farnese von Antonio Sangallo d.J., 1514 ff.
8 Ospedale degli Incurabili
9 San Giovanni dei Fiorentini (Wettbewerb 1519 ff.)
10 San Marcello al Corso (1519 ff.)
11 Projekt Raffaels für Sankt Peter

A Piazza del Popolo nach dem Projekt Raffaels und des Antonio da Sangallo d.J.
B Piazza Medicea nach dem Projekt des Antonio da Sangallo d.J.
C Piazza Navona
D Piazza Farnese

schen Revolte und der erneuten Vertreibung der Medici (1527) bricht Michelangelo seine Arbeit an der Neuen Sakristei ab. Nach der Rückkehr der Medici weigert er sich, das Werk zu Ende zu führen.

Im folgenden ist es besonders die Palastbaukunst, die zur Entwicklung manieristischer Konzepte in der Architektur beiträgt. Ausgehend von Raffaels Entwurf für die Villa Madama sind dessen Palazzo für den Freund Branconio d'Aquila und Giulio Romanos Villa Lante die herausragenden Monumente dieser Entwicklung in Rom. Den Auftrag für die *Villa Madama* (Abbn. S. 142) erhält Raffael 1517/18. Diese wohl bedeutendste Villa der kurzen und mit ihr zu Ende gehenden Hochrenaissance, wird zum einzigartigen Ausdruck der humanistischen Zeit, der archäologischen Studien antiker Monumente und ihrer Beschreibungen, der Übernahme antiker Lebensformen, der Wiederaufführungen antiker Theaterstücke. Für die Staatsgäste auf ihrem Weg zum Papst geplant, umfaßt das funktionale, der Villenbeschreibung des Plinius direkt entnommene Programm Vestibül und Anditio, Empfangshöfe und von Orangenbäumen verschattete Gärten, Hippodrom und Geheimgärten, Fischteich und Festterassen, Thermen und Nymphäum, Antikensammlung und ein »fast« vitruvianisches Theater. Ähnlich der wichtigsten Referenz, dem Belvederehof, sind die Räume entlang visueller Achsen angelegt. Doch tritt an die Stelle des bühnenartigen Gegenübers, das den Belvederehof bestimmt, eine Vielzahl theatral angelegter Prospekte. Die geforderte Darstellung päpstlicher Macht findet ihre Übersetzung u.a. in der Talfassade und dem zentralen, triumphal gefaßten, die Benediktionsloggia im Vatikan evozieren-

Michelangelo Buonarroti
S. Lorenzo, Fassadenentwurf, 1516/7–19
Florenz, Casa Buonarroti

ABBILDUNG UNTEN:
Michelangelo Buonarroti
S. Lorenzo, Neue Sakristei, 1519–27
Florenz

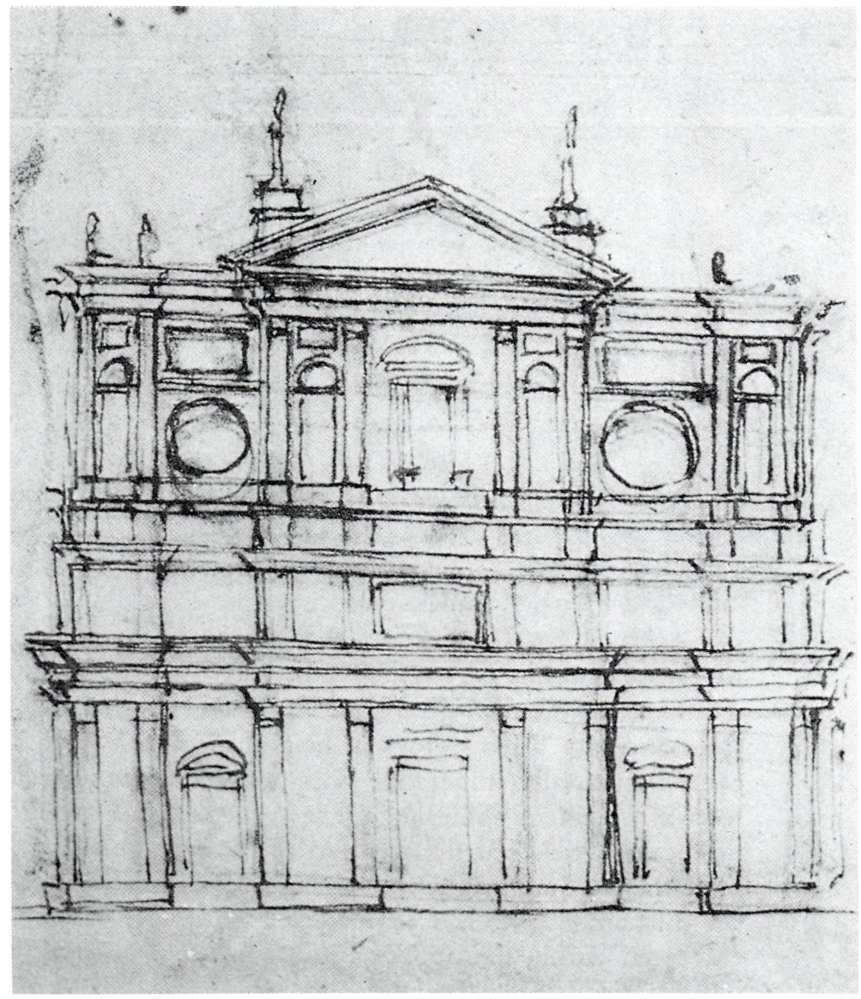

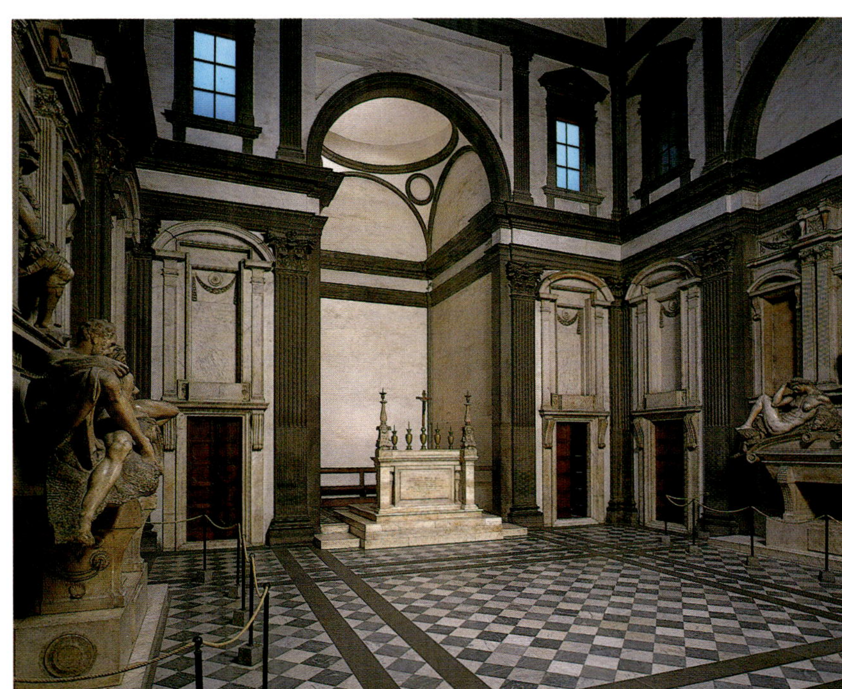

den Balkon. Und im Theater wird der Papst im übertragenen Sinn, wiederum wie im Belvederehof, zum ersten Zuschauer, aber auch zum ersten Schauspieler. Wie schon in Bramantes Entwurf erhält das otium, die Muße, so seine politische Bedeutung.

Mit dem Entwurf für den *Palazzo Branconio d'Aquila* (Abb. S. 143 oben) geht Raffael sogar noch einen Schritt weiter und interpretiert die renovatio romae grundlegend neu. Wesentlich anders als Michelangelo, jedoch von ähnlich großer und lang andauernder Wirkung, transformiert Raffael hier (ebenfalls um 1518/19) die überkommenen Modelle und Regeln der klassischen Renaissance. Die Regeln Vitruvs hatte schon Bramante oft in wenig orthodoxer Form ausgelegt, Raffael aber vermißt nicht nur bei Vitruv, sondern auch im Werk Bramantes den für die späte Antike so wesentlichen dekorativen Reichtum der Materialien. So bestimmen Leichtigkeit und Grazie ebenso wie materieller Luxus und kompositionelle Komplexität seinen Entwurf. Das Ladengeschoß des im 17. Jahrhundert im Rahmen der Baumaßnahmen für St. Peter zerstörten Palastes zeigt eine dem Bramante-Modell noch nahe Anordnung von fünf Bogenöffnungen, flankiert von Dreiviertelsäulen. Im Piano Nobile jedoch wird diese strukturelle Ordnung ad absurdum geführt. Konvexe Nischen scheinen die konkaven Säulen fortzuführen. Keinen Beitrag zur Gliederung können die entgegen der Regel zu kleinen Säulen der Fensterrahmungen leisten. Gänzlich aufgelöst wird die erste Ordnung im Zwischengeschoß zwischen überbordenden Stuckmotiven. Zu einem abstrakten Muster wird die Fassade schließlich im obersten Geschoß. Nicht weniger provozierend angelegt ist die horizontale Gliederung. Ist die Fassade im Ladengeschoß noch durch die Dreiviertelsäulen deutlich gefaßt, schwächen die finalen Nischen das Piano Nobile, ebenso wie im obersten Geschoß die an Stelle einer visuell-strukturellen Fassung eingefügten Bildfelder. Die fortgesetzte Verschiebung der senkrechten Achsen verstärken die Kompositionsidee noch. Zugleich ist die Fassade von einem bis dahin unbekannten Ausstattungsreichtum, wozu farbiger Marmor, bemalter Stuck, Grisailleschmuck und antike Statuen gehören, womit der Palazzo Branconio zum einzigartigen Ausdruck des luxuriösen Lebenstiles des leoninischen Roms wird und zugleich, gegen Ende des zweiten Jahrzehntes, zum Vorboten des Manierismus.

In ähnlicher Form wie Raffael im Palazzo Branconio negiert sein bedeutendster Schüler Giulio Romano schon in der zu seinem römischen Frühwerk gehörenden *Villa Lante* (Abb. S. 154) die Norm durch Vielfalt und Widerspruch, durch unerwartete Effekte, dissonante Rhythmen und durch gesuchte Diskontinuität. Der Widerspruch wird hier zur Regel. Ausgangspunkt der Planung war die Überlieferung, die Villa des römischen Dichters Martial habe hier gestanden. Diese sollte über den vorhandenen Ruinen im neuen Glanz entstehen, um auf diese Weise Antike und Gegenwart eins werden zu lassen. Doch wie zeitgebunden diese Interpretation der Antike ist, zeigt der Entwurf eindrucksvoll. Das Spiel zwischen Regularität, vorgegeben durch die kubische Außenform, und Asymmetrie der unterschiedlich großen Räume bestimmt den Grundriß der Villa auf dem

Raffael
Villa Madama, begonnen 1518
Rom

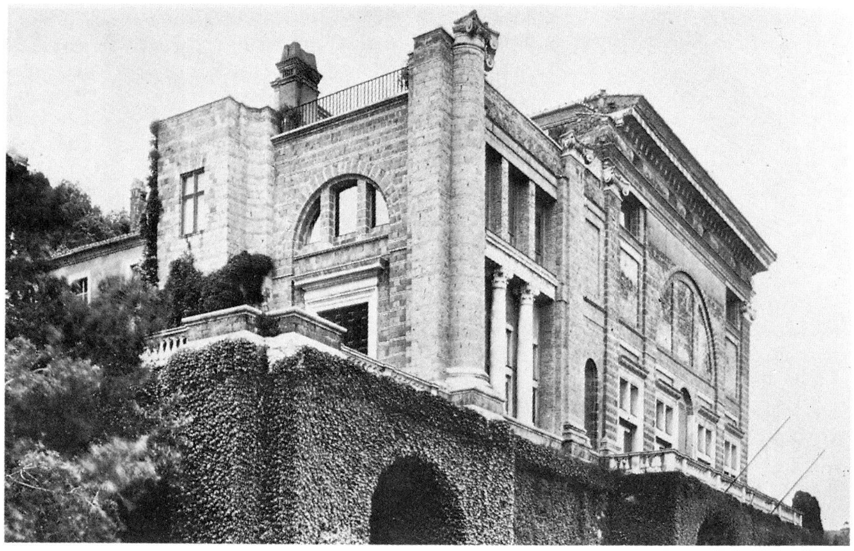

Raffael
Villa Madama, Gartenfront

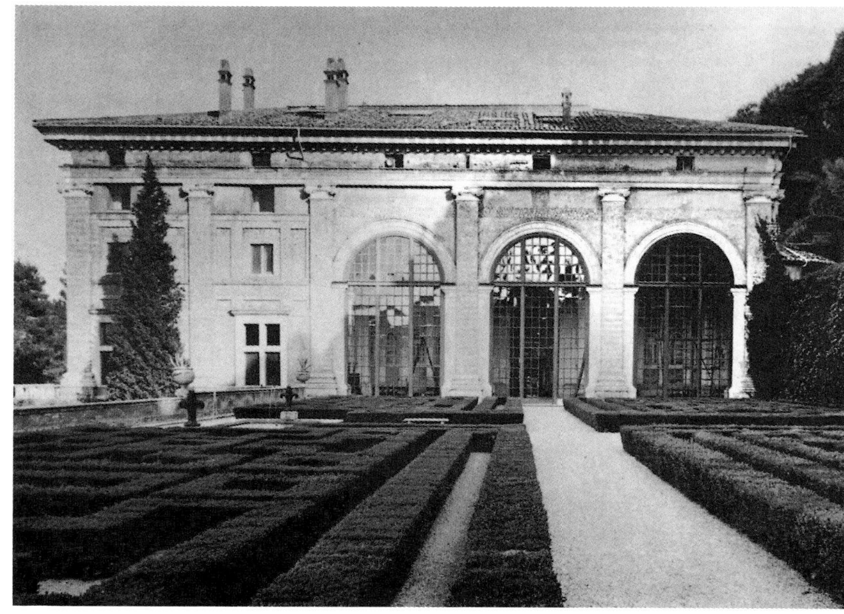

Raffael
Villa Madama, Loggia

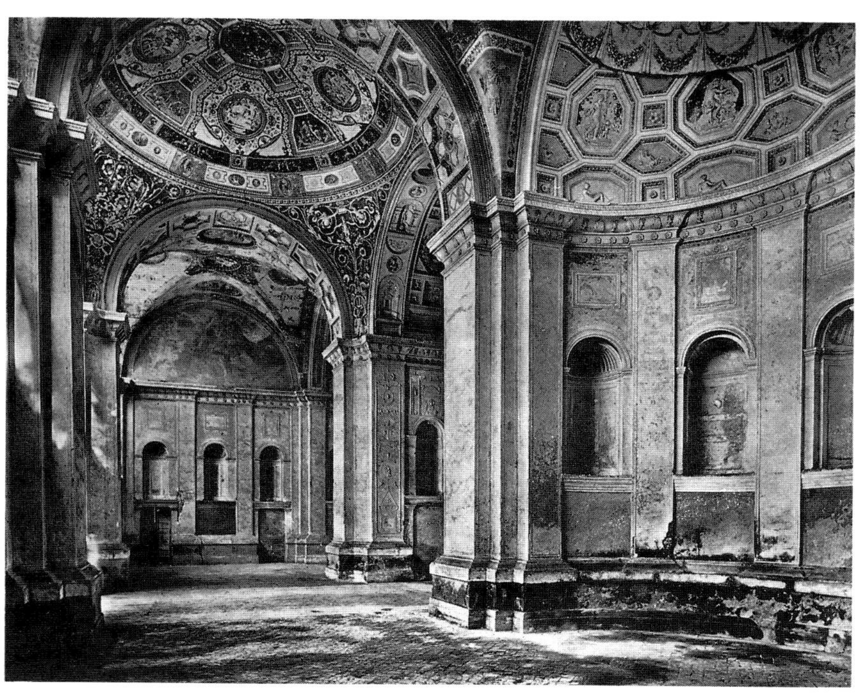

Gianicolo, während die vielfach unterschiedene Serie der Fassaden experimentellen Charakter besitzt. Wider jede strukturelle Logik schneiden die drei weiten Serlianen durch das Gesims. Kein Versuch wird unternommen, zumindest die visuelle Ordnung im folgenden Geschoß wiederherzustellen. Entsprechend ohne Halt sind die übergeordneten Fenster. Und wieder werden, wie schon im Palazzo Branconio, die Randzonen der Fassade deutlich geschwächt, u.a. durch die Verschiebung der Säulen- und Vorlagenachsen. Mit der Villa Lante ist diese Entwicklung zugleich an einer scharfen Zäsur angelangt. Schon der Tod Raffaels (1520) und die Volkstrauer um ihn hatten das Ende der klassischen Renaissance gekennzeichnet, endgültig war mit Leos Tod (1521) die Zeit des grenzenlosen Optimismus zu Ende gegangen. Das 1517 beendete Lateranskonzil war zudem ohne Wirkung geblieben. Obgleich Leo X. Erasmus von Rotterdam zeitweise für sich hatte einnehmen können, war der Widerstand der Reformer immer größer geworden. Die tiefe religiöse wie politische Krise der Kirche ist imminent.

Die Epoche der Reform und Gegenreform

Die protestantische Reform zwingt die Kirche dazu, ihre Strukturen grundlegend zu überdenken. Die tiefgehende Ablehnung der weltlichen Macht des Papsttums jenseits der Alpen spiegelt sich im Italien Clemens VII. und seiner Nachfolger in zahlreichen Ordensgründungen, wie der Theatiner (1524), der Barnabiten (1533) und der Jesuiten (1540). Die durch Reform und Gegenreform ausgelöste religiöse Krise erfaßt bald die gesamte Halbinsel. Nicht weniger tief und lang andauernd ist die politische Krise. Gegen die französischen und spanischen Invasoren sucht Clemens VII. aufzubegehren. Doch die Truppen Karls V. überfallen, plündern und brandschatzen Rom, womit die politische Ohnmacht der Kirche über lange Zeit besiegelt wird. Der allmächtige

Giovan Battista Naldini
Fassade des Palazzo Branconio-Raffael
Federzeichnung
Florenz, Galleria degli Uffizi,
Gabinetto Disegni e Stampe

ABBILDUNG UNTEN:
Palazzo Spada
auf dem Palazzo Branconio-Raffael
basierend, Mitte 16. Jahrhundert

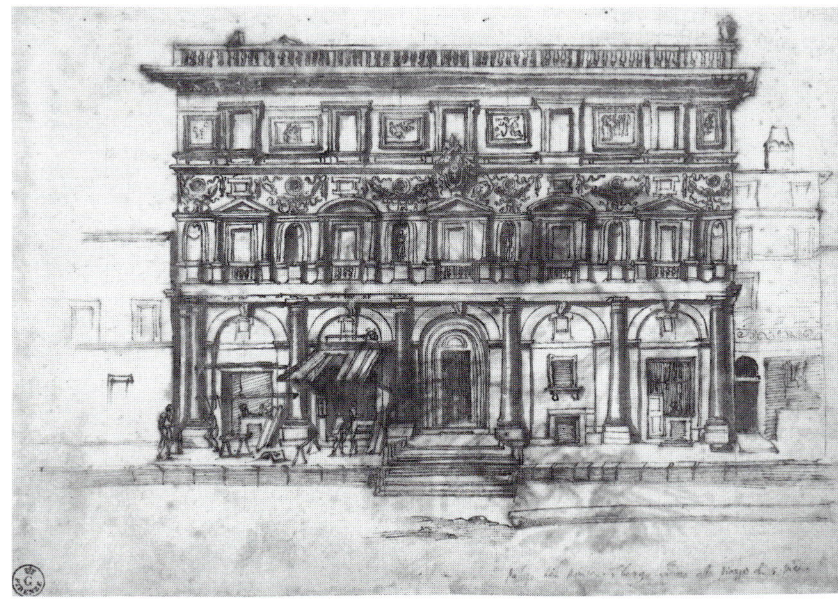

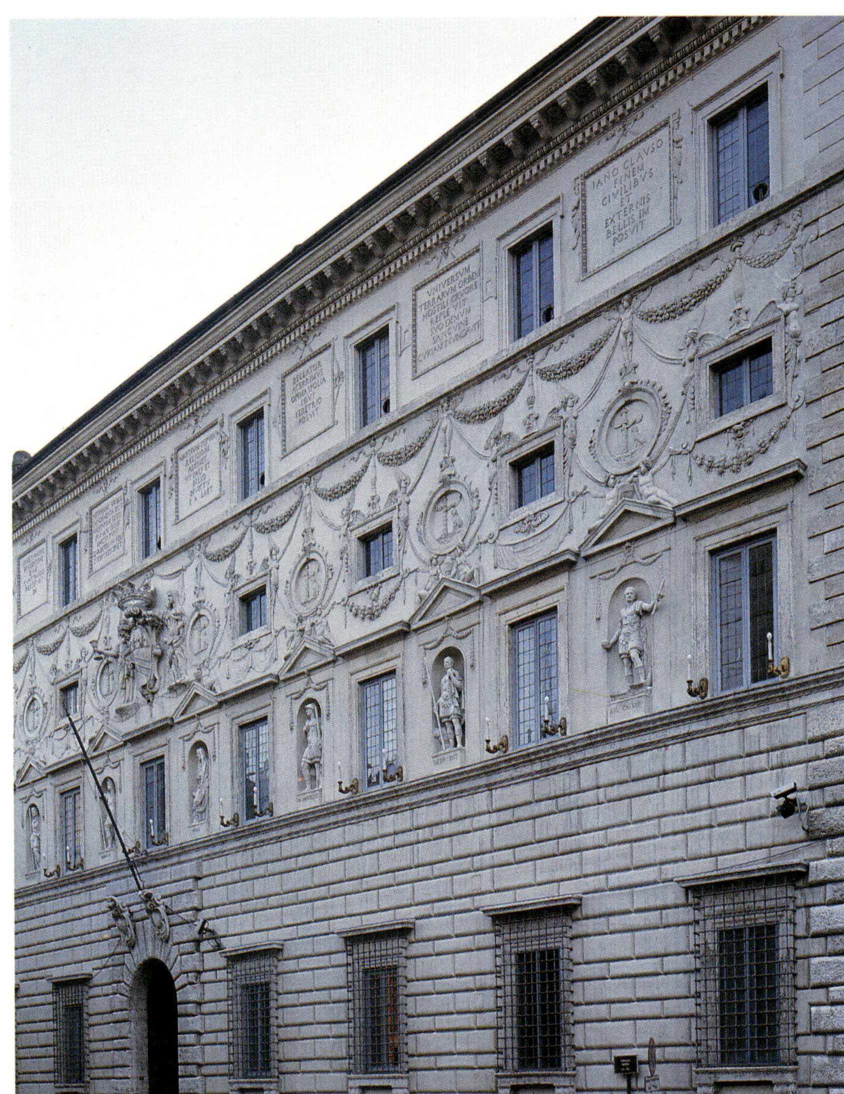

Karl V. nimmt 1529 Florenz ein, 1530 läßt er sich in Bologna zum Imperator krönen. Fast ganz Italien ist ihm in der Folgezeit verpflichtet, wenn nicht Untertan. Eine Politik der Restabilisierung der Kirche wird insbesondere Paul III. (1534–49), obgleich ein Bewunderer Erasmus', Freund der neuen Orden und die Reformen grundsätzlich befürwortend, verfolgen. 1542 läßt er die Inquisition zu, ein Jahr später die kirchliche Zensur. Erst der Beginn des trientinischen Konzils (1546) kennzeichnet ein neues Selbstverständnis der Kirche.

In der durch die reformatorische Bewegung ausgelösten Krise wird die Darstellung der humanistischen Kultur und der politischen Macht der Päpste, wenn auch unter dem Namen der magnificenza als Mittel der renovatio der Stadt gerechtfertigt, zum Argument gegen das Papsttum. Für eine kurze Zeit wird sich die Kirche zuvorderst um die Sicherung ihres Staates sorgen, die aufwendige Selbstdarstellung aber zurückstellen. Erst mit der erneuten Konsolidierung der Kirche werden sich auch die Päpste wieder der Idee der magnificenza bedienen. Zugleich bringt die reformatorische Bewegung die humanistische Idee einer Konvergenz von Antike und Christentum sehr bald zu Fall. Das neue – protestantische – Ideal heißt bescheidene Würde, schmucklos hat ihre Darstellung zu sein. Wobei der antike Formenkanon zunehmend abstrahiert und kodifiziert zum Instrument der Kommunikation wird. Zugleich übt das höfische Leben Frankreichs und Spaniens, der Invasoren in Italien, eine ungeheure Attraktion aus. So leben Hoch- und Spätrenaissanceformen fort, doch zur ersten Sprache der Künstler in ganz Europa werden die vielfältigen, oftmals auch gegensätzlichen Formen des Manierismus.

In den Jahren nach dem Sacco di Roma (der Plünderung Roms durch spanische und deutsche Söldner Kaiser Karls V. in den Jahren 1527/28) erreicht die Bautätigkeit des Kirchenstaates ihren Tiefpunkt. Dies betrifft insbesondere St. Peter. Zwar werden die Ablaßforderungen nochmals erhöht, doch gerade die deutschsprachigen Länder weigern sich weitgehend, diesen nachzukommen. Die Arbeit an St. Peter, über einen langen Zeitraum unter der Leitung Antonio da Sangallos, geht entsprechend langsam voran. Man beschränkt sich im wesentlichen darauf, den zentralen Bereich unter der Kuppel hochzuführen. Um 1535 stellt Marten van Heemskerck die Baustelle St. Peters als eine Ruine dar (Abb. S. 144). Die eigentliche Schwierigkeit des Entwurfes jedoch deutet das in den Jahren 1539–46 geschaffene, sogar begehbare Holzmodell Antonios an. Dem Bau von gigantischen Ausmaßen fehlt eine ebenso einfache wie monumentale Definition. Dies betrifft gleichermaßen den Grundriß, die Kubatur und die Zeichnung der Fassaden. Michelangelo, seit 1534 zurück in Rom, jedoch bis zum Tod Antonios 1546 nicht als Architekt tätig, wird diesen und sein Modell deswegen herb kritisieren.

Nicht weniger langsam gehen nach dem Tod Raffaels die Arbeiten an der Villa Madama voran. Die Aufmerksamkeit gilt der Ausmalung der wenigen errichteten Räume sowie der Anlage weiter Terrassen. Der Bau selbst aber, nur wenige Jahre zuvor mit dem erwartungsvollen Anspruch begonnen, zum Zeichen höchster humanistischer Kultur zu

Marten van Heemskerck
Ansicht von St. Peter, Blick von Osten, um 1535
Federskizze, 22,2 x 27,3 cm
Berlin, Staatliche Museen zu Berlin–Preußischer Kulturbesitz, Kupferstichkabinett

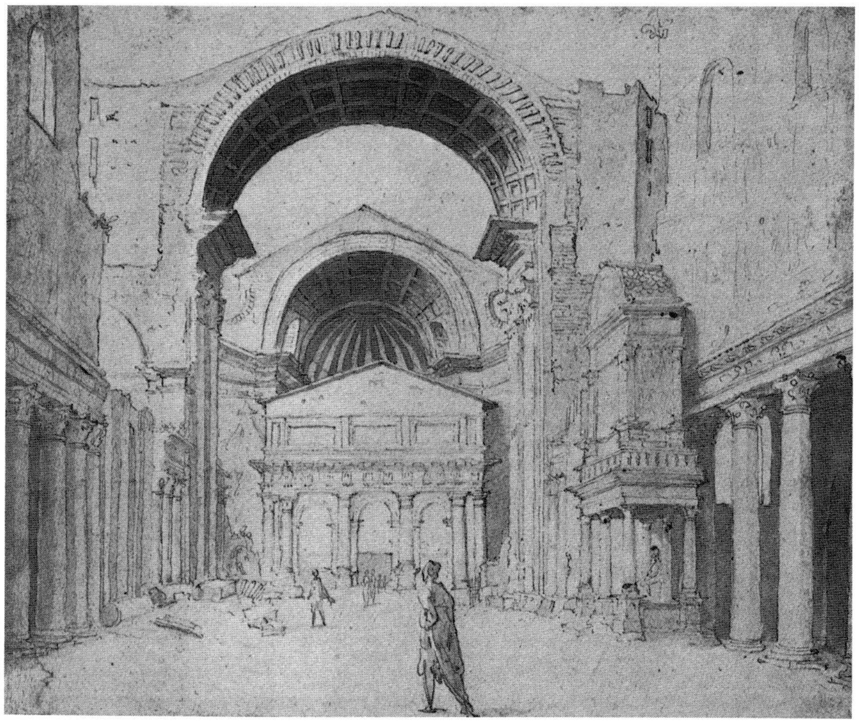

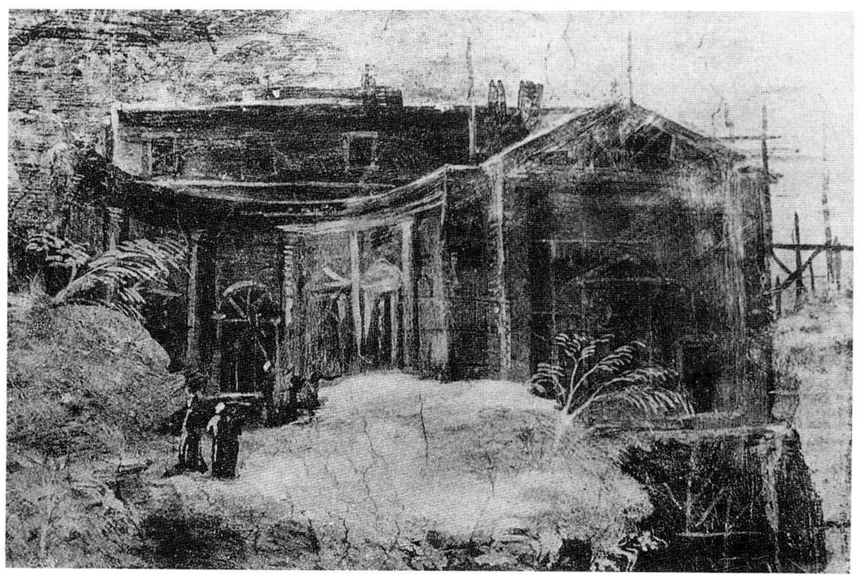

Giulio Romano und G.F. Penni
Ansicht der Villa Madama von Südosten,
Detail aus der *Schlacht des Konstantin*
Vatikan, Sala di Constantino

werden, wird, folgt man wiederum den Zeichnungen Heemskercks, zu einer »fast« antiken Kulisse antiker Skulpturen. Vor allem aber werden Serlio und Palladio die virtuose Vielfalt des Entwurfs in ihren Traktaten reduzieren und regularisieren.

Schon unter Leo X. beginnt Antonio da Sangallo (um 1514) den *Familienpalast der Farnese* (Abbn. S. 145) zwischen Via Giulia und Campo de Fiori. Für den ersten, blockhaften, im Vergleich zum späteren Bau noch bescheidenen Entwurf war Bramantes Projekt für den nahen Gerichtspalast die wesentliche Referenz. Mit Besteigung des Papstthrones jedoch verwirft der Bauherr die erste Planung. Der Familienpalast des Papstes Paul III. wird in einem Maße vergrößert, daß er bald alle Gebäude der Stadt an Ausdehnung und Höhe übertrifft. Zudem wird der festungshaften Residenz ein Platz vorgelagert und in der Achse die Via Baullari begradigt, verbreitert und bis zur Via Papalis geöffnet. Wenngleich Antonio Vitruvs Beschreibung des römischen Hauses zum Ausgangspunkt nimmt, spiegelt der schwere Bau nicht ideale Werte der Antike, sondern in ostentativer Form die mit der Papststellung gewonnene Macht der Farnese. Daß diese im gleichen Zeitraum sehr viel weniger Geld für Bauten der Kirche oder für kirchliche Wohltätigkeit ausgaben als für den Palast, unterstreicht dies noch. Michelangelo, aufgefordert Antonios Entwurf für die Farnese fortzuführen, setzt nur wenige, jedoch grundsätzliche Akzente. So rahmt und überhöht er das zentrale Fenster des Piano Nobile in der Fassade zur Piazza, zugleich vergrößert er das Hauptgesims deutlich. Nicht nur die neuen, nun monumentalen Proportionen, auch der Lilien- und Akanthusblattfries, welcher das Familienwappen aufnimmt, sind alles andere als vitruvianisch. Die wohl radikalste Neuerung aber ist nur Absicht geblieben. Vasari informiert uns, daß der Künstler eine Blickachse von der Piazza durch den Hof, die Gärten, über eine über den Tiber zu bauende Brücke bis nach Trastevere führen wollte, welche eine antike Herkulesstatue bestimmt hätte. Diese ausnehmend dynamische Blickachse hätte den statischen Charakter des Palastes ins Gegenteil verkehrt.

Für die Massimo-Familie plant und baut Peruzzi in den gleichen Jahren (zwischen 1532–36) einen Palastkomplex (Abbn. S. 146). Doch sein Ansatz ist ein grundlegend anderer als der Antonios. Der urbane Kontext wird nicht dominiert, sondern in raffinierter Form fortgeschrieben, wenn er die Hauptfassade mit der Via Papalis kurvt, während er den Zugangsportikus nach der Via del Paradiso ausrichtet. Durch Fresken im Portikus ausgezeichnet, zeigt sich die Fassade und die sie bestimmende Stuckbossenquaderung im wechselnden Licht von größter Eleganz. Und wo Antonio seinen Plan vitruvianisch regelgerecht entwirft, schafft Peruzzi eine vielleicht unorthodoxe, jedoch außergewöhnlich reiche Vielfalt unterschiedlich geschnittener und belichteter Räume. Der Betrachter folgt keiner offensichtlichen Logik, vielmehr wird er wie durch Kulissen zu immer neuen Aus- und Einblicken geführt. Daß Peruzzi nicht nur ein großer Illusionist, sondern auch der wohl bedeutendste Bühnenarchitekt dieser Jahre war, ist hier ausschlaggebend. Zugleich studiert Peruzzi mit archäologischer Akri-

Antonio da Sangallo d.J. und Michelangelo Buonarroti
Palazzo Farnese, um 1514 begonnen
Fassadendetail und Gesamtansicht (unten)
Rom

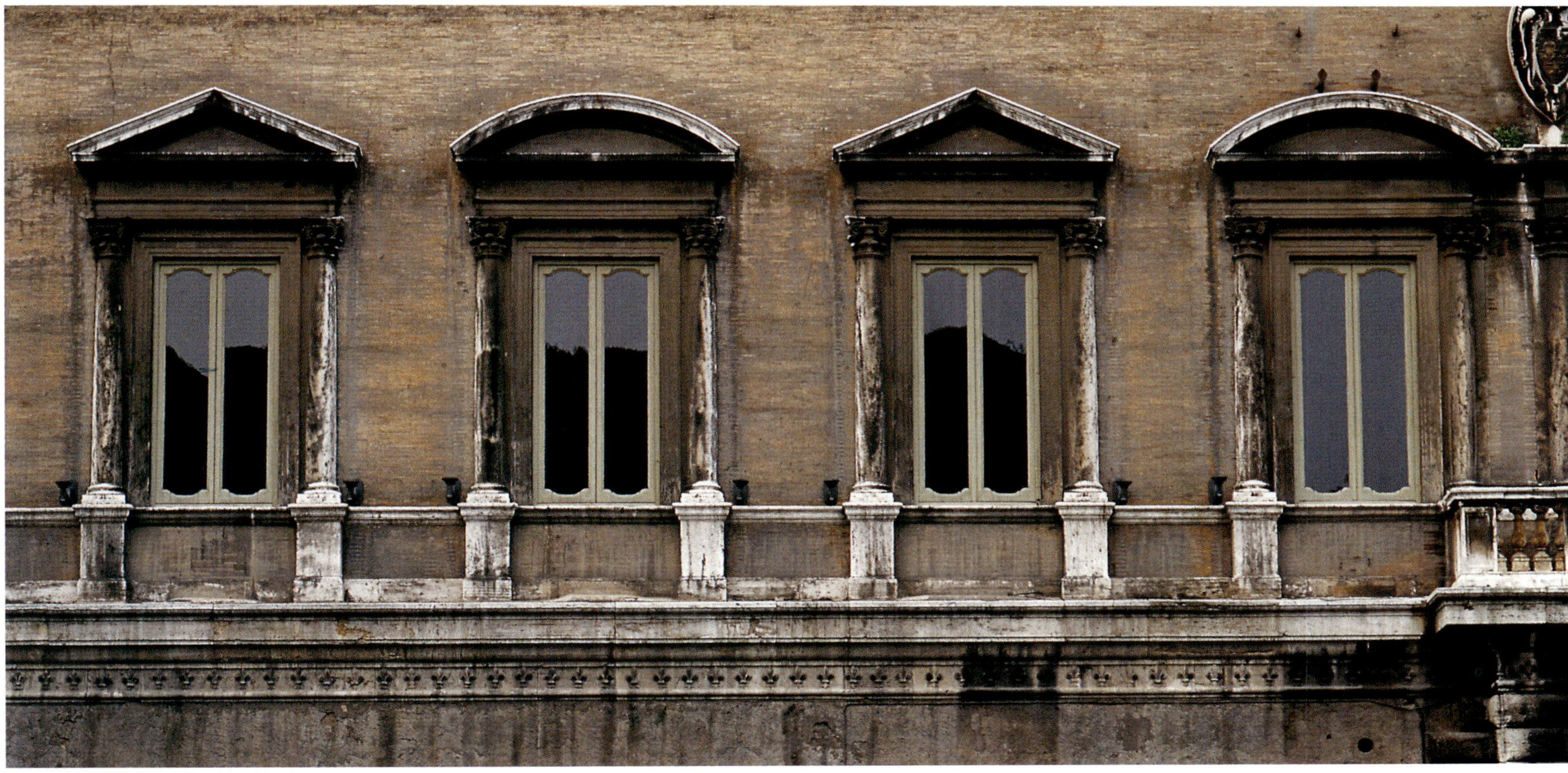

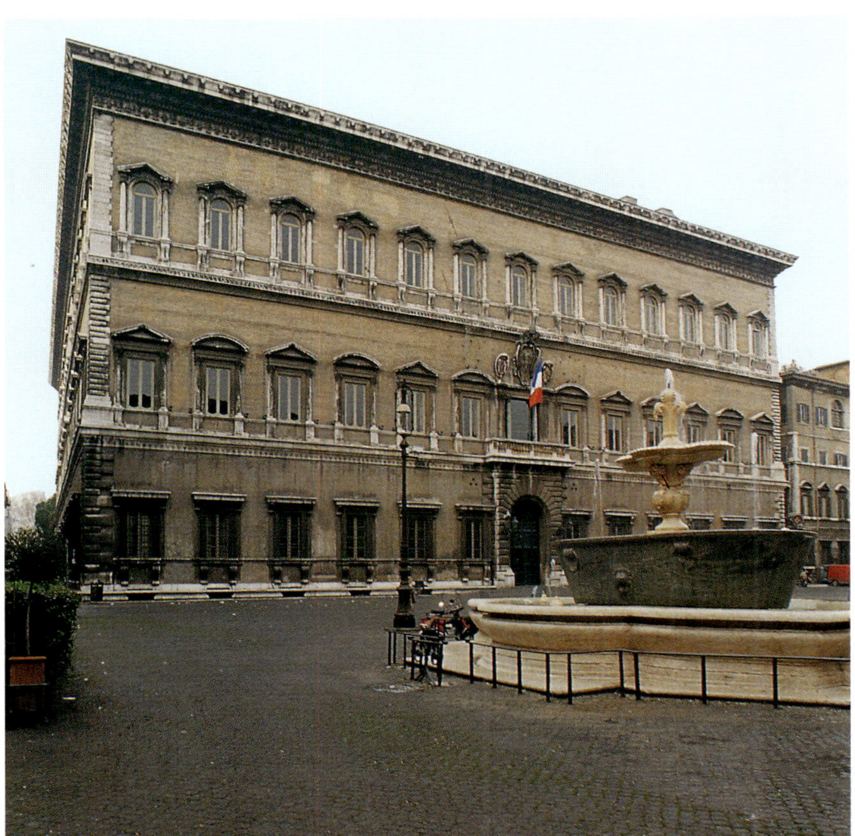

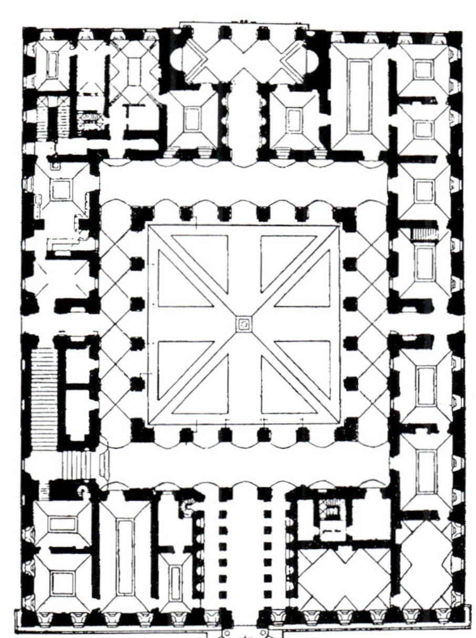

Palazzo Farnese
Grundriß

Baldassare Peruzzi
Palazzo Massimi alle Colonne, 1532–36
Ansicht zur Via Papalis (oben)
Innenhof (unten)
Rom

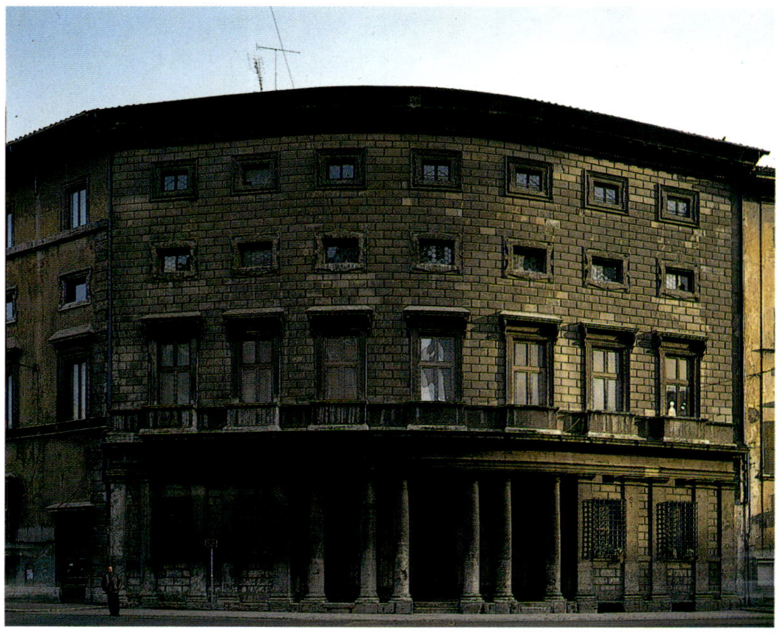

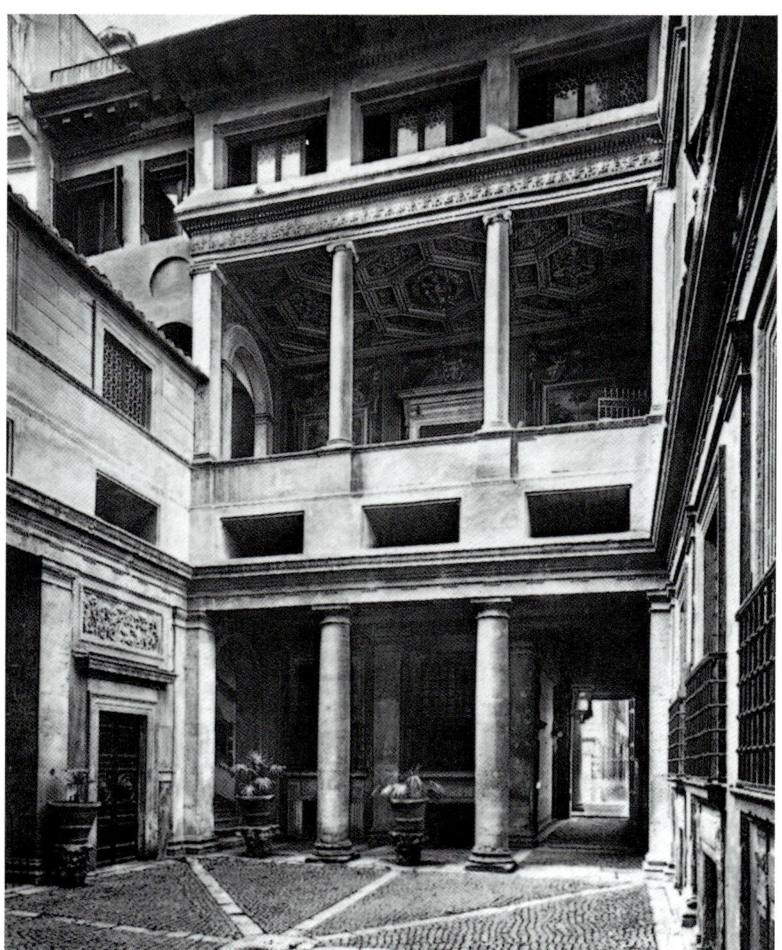

bie nicht nur das vitruvianisch-kaiserzeitliche Rom, sondern auch, wie seine zahlreichen Skizzen belegen, die folgenden, antiklassischen Epochen der Antike. Diese reale Vielfalt in einem Architekturtraktat auf Typen zu reduzieren, hat Peruzzi wohl beabsichtigt, doch hat er diese in sich höchst widersprüchliche Unternehmen nicht zu Ende geführt. Sein Schüler Serlio wird hierauf aufbauend die Sprache der Architektur kodifizieren und verbreiten.

Giulio Romano, welcher 1524 dem Ruf Federico Gonzagas nach Mantua gefolgt war, errichtet zwischen 1526–34 in dessen Auftrag eine villa suburbana, den *Palazzo del Tè* (Abbn. S. 147). Der flache Baukörper und seine unterschiedlichen Fassaden, die offenen Loggien und die weiten Höfe sowie die wie Kulissen durchbrochenen, in die Landschaft sich öffnenden Exedren sind in ihrer Anlage recht einfach, in ihrer Ausformulierung aber höchst theatral. Die zahllosen Verstöße gegen die Regeln einer orthodox verstandenen Antike, Vasari nennt sie »kapriziöse Erfindungen«, wenden sich an ein ausgesuchtes Publikum, welches diese versteht und zu schätzen weiß. Zu diesen illusionistischen, virtuos ausgearbeiteten Effekten gehören die Verbindung der toskanischen Rustikaordnung mit der rhythmischen Travee des Belvederehofs oder die dorischen Triglyphen, welche in die Zone unterhalb des Zwischengesimses zu rutschen drohen. In diesem Sinn schafft Giulio, während Bramante und auch Raffael die Antike mit deren Mitteln zu einem neuen Höhepunkt in der Moderne zu führen versuchten, einen ebenso antikischen wie erheiternden Rahmen des höfischen Lebens.

Im Herbst 1546, nach einer reichen Karriere am mantuanischen Hof, wird Giulio zum Baumeister St. Peters berufen. Er stimmt wohl

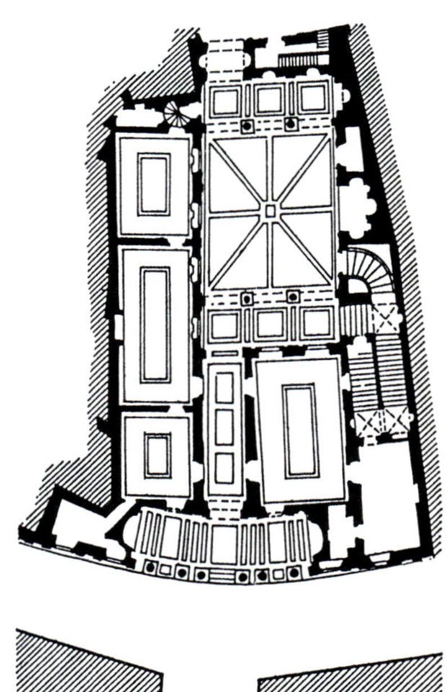

Palazzo Massimi alle Colonne, Grundriß

Giulio Romano
Palazzo del Tè, um 1526–34
Haupt- und Seitenansicht (oben)
Gartenansicht (unten)
Mantua

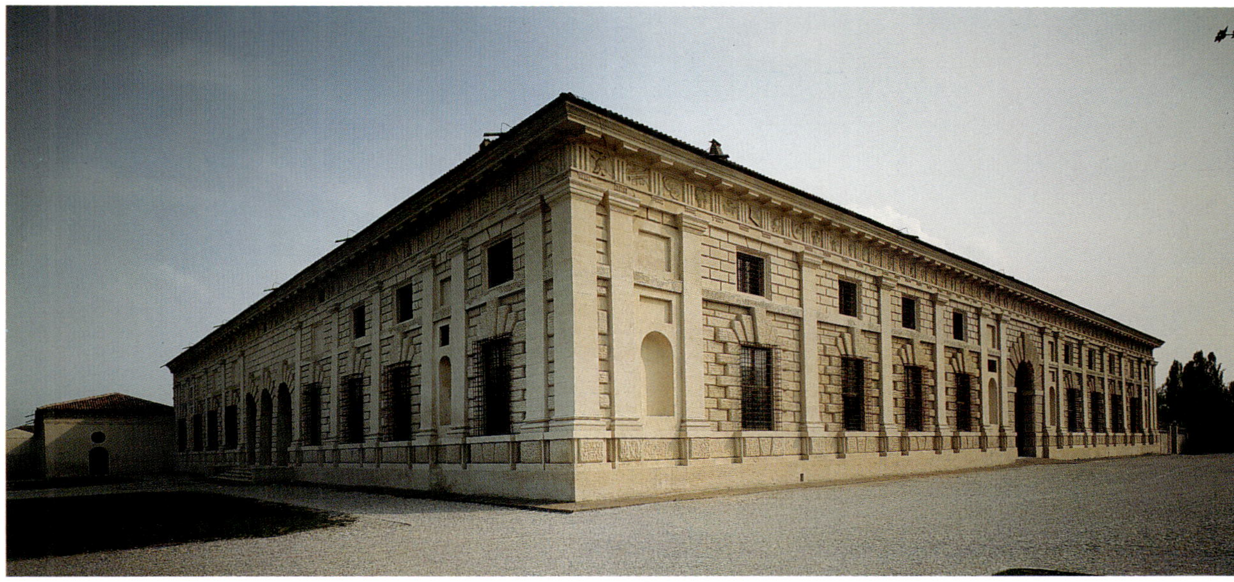

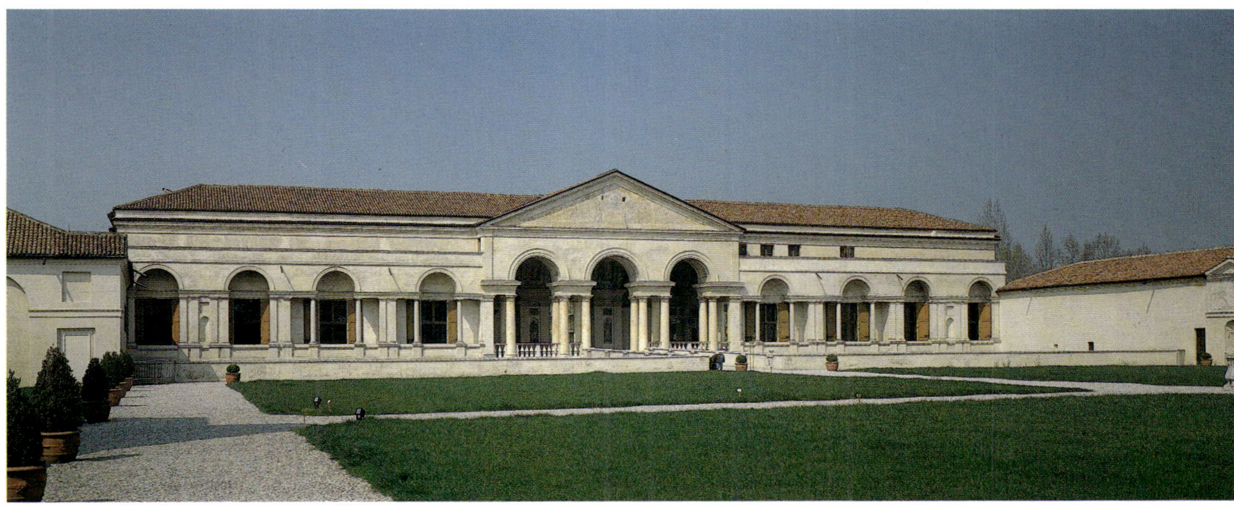

zu, stirbt aber wenige Monate danach. So sieht sich der nun schon 72-jährige Michelangelo wider alle Erwartungen damit beauftragt, die Arbeit an St. Peter fortzuführen. Zum Ausgangspunkt nimmt Michelangelo Bramantes ersten Plan (Abb. S. 133 unten). Er sei klar, einfach, lichtdurchflutet und ohne Konfusion, vor allem aber sei er von antiker Größe. Den Grundriß Antonios (Abb. S. 150 unten) reduziert Michelangelo drastisch, sowohl in seiner Ausdehnung wie in seiner Raumdisposition. Zugleich strafft und monumentalisiert er den Außenbau. Gerade die Treppenaufgänge zwischen den Apsiden können die skulptural spannungsreiche Kraft desselben andeuten. In den nächsten achtzehn Jahren ist das Bautempo hoch, nicht zuletzt deswegen, weil die finanziellen Mittel dazu bereitstehen, da die Spanier einen Großteil ihrer in Amerika erbeuteten Schätze überweisen. Der Außenbau kann bis zum Ansatz der Kuppel über dem Tambour hochgeführt werden. Zur Planung derselben hatte Michelangelo schon bald nach Baubeginn die Pläne der Kuppel Brunelleschis für Santa Maria del Fiore angefordert. Hiervon ausgehend überarbeitet er die Kuppellösung mehrfach, um sich schließlich für eine relativ flache Wölbung, jedoch mit hoher Laterne, zu entscheiden. In ihrer Breite verjüngt, hätten die äußeren Lastbögen die Kuppel illusionistisch überlängt, während die Sphäre selbst zum lastenden Kontrapunkt geworden wäre. Dieses Wechselspiel dynamischer und lastender Momente hätte sich in der Laterne fortgesetzt. Und wenn, wie Alberti unterstreicht, die Kuppel des Florentiner Domes »alle Völker der Toskana« überwölbte, so hätte Michelangelos Kuppel »alle Christen« überwölbt. Sein Nachfolger Giacomo della Porta jedoch wird die Kuppel steiler ausführen und die Laterne in ihrer Höhe reduzieren.

Nur neun Jahre nach dem Sacco durch seine Truppen zog Karl V. von Spanien im Triumphzug nach Rom ein. Ziel dieses Zuges war das Kapitol. Wände in Holz und Leinwand wurden hierfür als theatrale Kulisse entworfen. In unmittelbarer Reaktion darauf entscheidet Paul III. 1537, die Statue des Marc Aurel hierher zu überführen. Die wohl bedeutendste bronzene Reiterfigur der Antike war durch das Mittelalter hindurch das Symbol für Gesetz und Regierung. Als Folge werden die bis dahin auf dem Kapitol analog verstandenen Figuren des Wolfes und der Löwin an einen anderen Ort gebracht. Daß die Reiterfigur über lange Zeit mit Konstantin, dem Erbauer der St.-Peter-Basilika, identifiziert worden war, erlaubte erneut, die enge Beziehung von imperialer Herrschaft und Christentum herauszustellen. Womit der Papst die Eingriffe Julius' und Leos fortführte, wie insbesondere die Figur des Jupiter unterstreicht. Der Wille des Papstes ist es, dem heiligen Ort der Bürgerschaft seinen und den Stempel der Kirche aufzudrücken. Das Bild, das er hierzu wählt, ist das des Erneuerers des Ruhmes der Stadt. Kongenial interpretiert Michelangelo diesen Anspruch. Zwischen Palastwänden von großer tektonischer Kraft aufgespannt, ist der ovale Platz nach der Blickachse eines Betrachters geformt (Abbn.

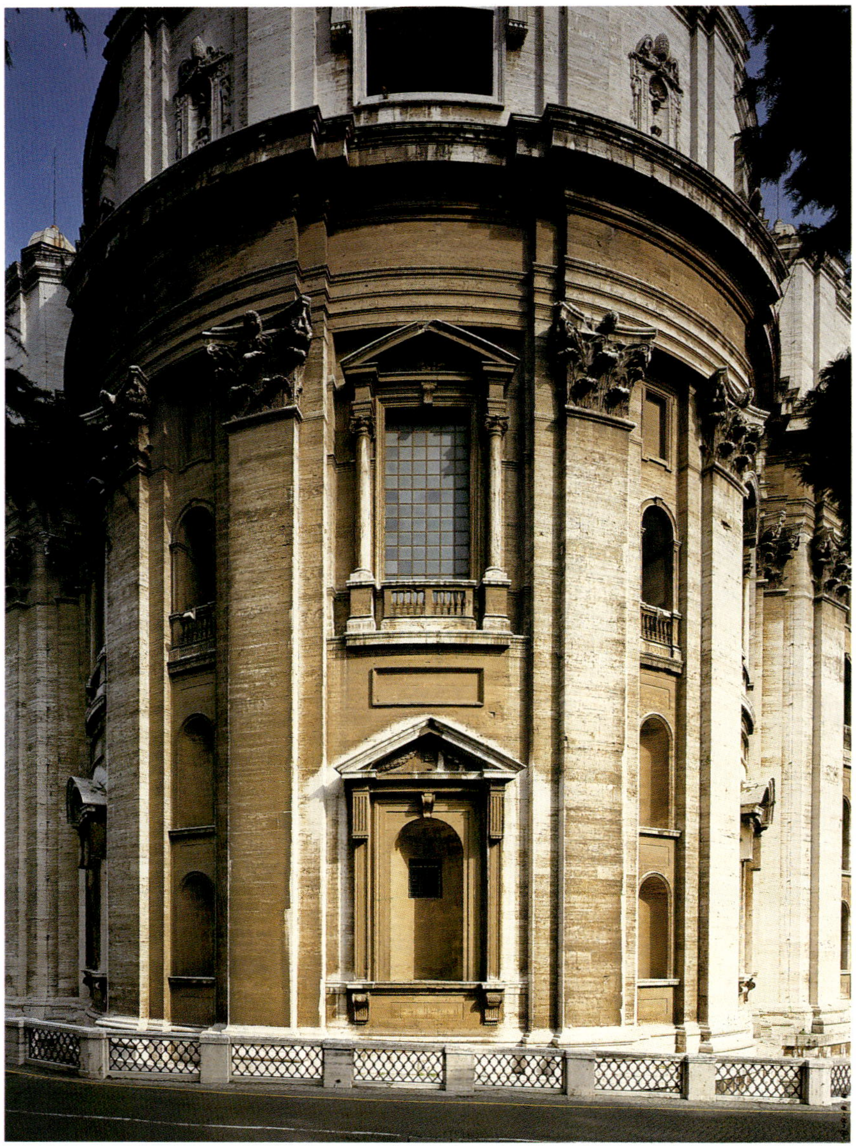

Michelangelo Buonarroti
Sankt Peter, westliche Apsis
Rom

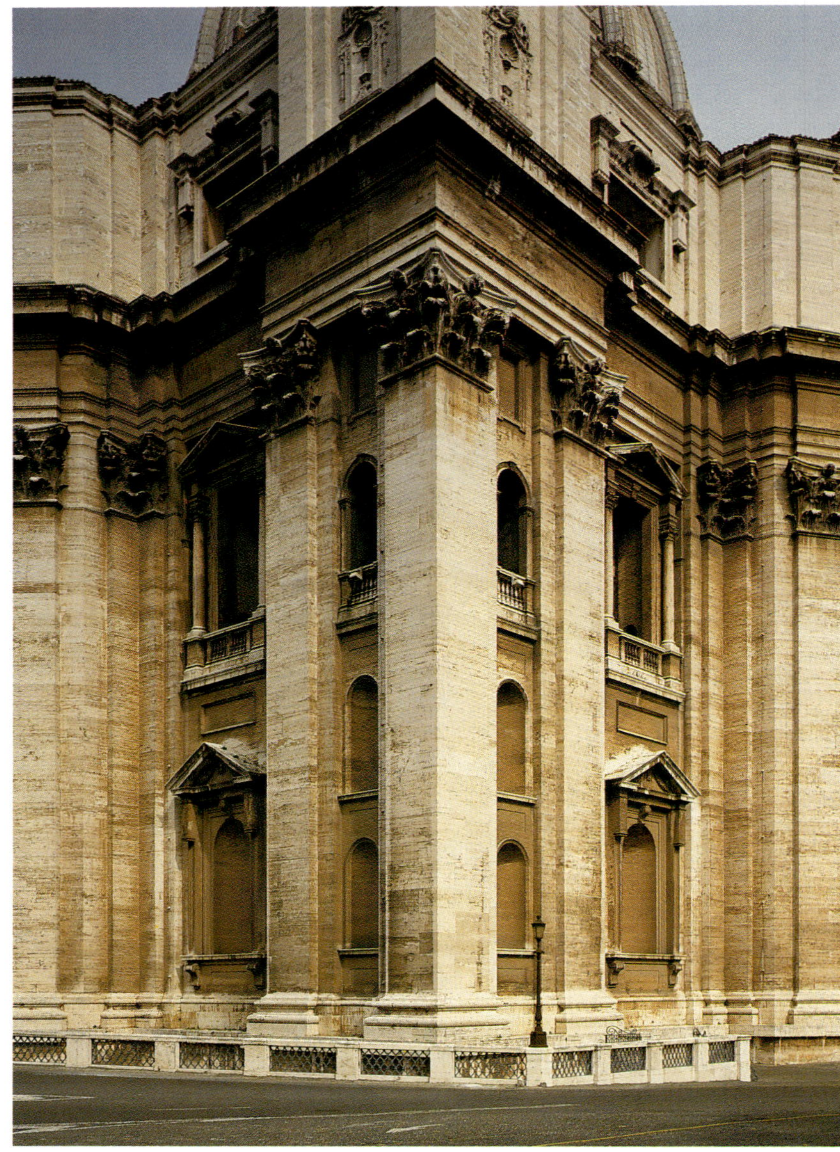

Michelangelo Buonarroti
Sankt Peter, die Kolossalordnung
des kubischen Außenbaus
Rom

Michelangelo Buonarroti
und Giacomo della Porta
Sankt Peter, Tambour, Kuppel und Laterne
von Nordwesten
Rom

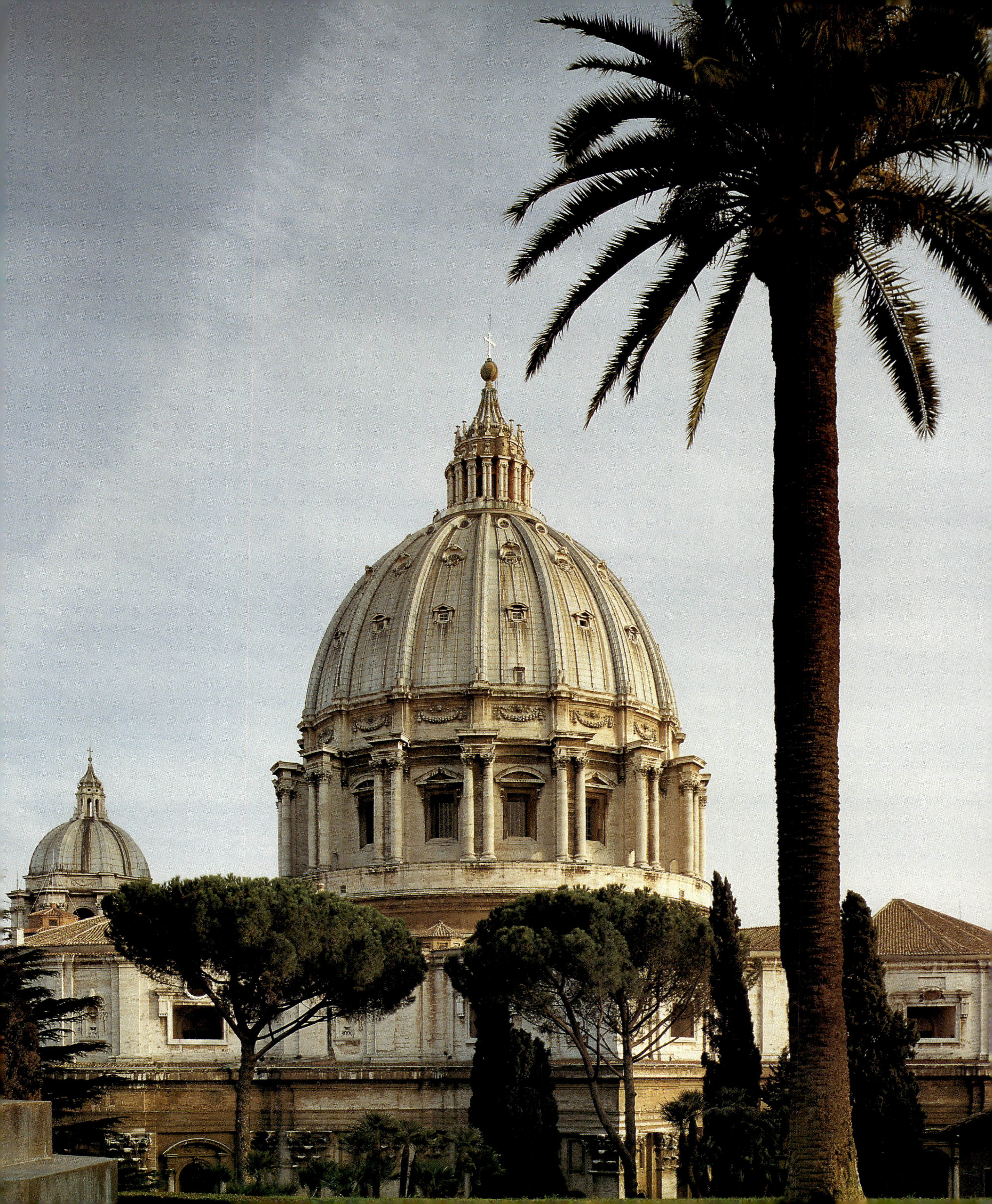

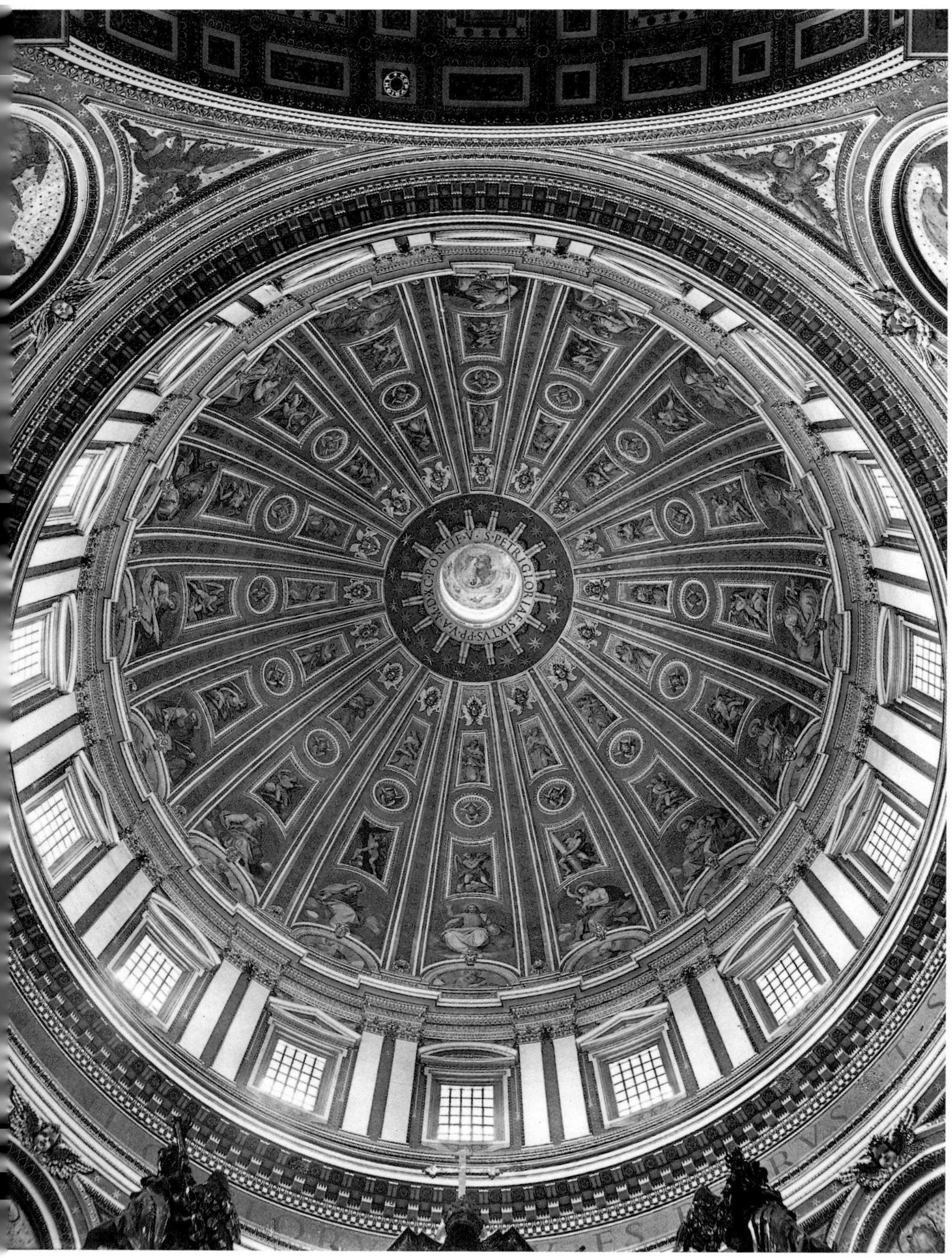

Michelangelo Buonarroti
Innenansicht der Domkuppel (links)
Außenansicht des Chores mit Apsiden von Westen (unten)
Rom

S. 152 u. 153). Jedes Detail, seien es die horizontal überfaßten Portici, die Form der Basis des Standbildes oder der – nicht ausgeführte – Baldachin oberhalb des Jupiter, unterstützt diese Inszenierung. Oftmals ist auf die Verwandtschaft der »umgekehrten Perspektive« mit Theaterbauten hingewiesen worden. Michelangelo schafft hier eine Bühne. Und wenn sie auch zum Modell zahlloser Bürgerhäuser und -plätze geworden ist, bleibt sie doch unerreicht.

Mit dem Entwurf für das Kapitol vermag ein Papst zum ersten Mal, einem römischen Stadtraum eine völlig einheitliche Form zu geben. Die Realisierung zog sich allerdings über mehr als ein Jahrhundert hin. Die von Pius IV. (um 1562) geplante Straße von San Marco zum Quirinal und von dort bis zur römischen Brücke über die Aniene, die Via Pia, ist das gleichermaßen szenographisch kontrollierte Gegenstück. Ihren Ausgangspunkt findet die schnurgerade Straße in der Skulpturengruppe der Dioskuren, ihren visuellen Fluchtpunkt in Michelangelos Fassadenentwurf für das römische Stadttor, die *Porta Pia* (Abbn. S. 151). So wenig die aurelianischen Mauern noch der modernen Artillerie hätten standhalten können, so wenig war die wenige Ziegelsteine tiefe Fassade zur Verteidigung gedacht. Vor allem aber, Michelangelos Entwurf wendet sich nicht nach außen, sondern zur Stadt. Auch die neue Straße war nicht funktional begründet. Die Via Pia ist vielmehr eine Bühne und die Porta Pia die Kulisse. Das direkte Vorbild für dieses Schaustück ist die Tradition des antiken Theaters, von der die Gedankenwelt des 16. Jahrhunderts umfassend beeinflußt ist. So scheinen sowohl die von Serlio aufgezeichnete tragische Bühne, welche ein monumentales Stadttor dominiert, wie auch die von Villenbauten gesäumte, komische Bühne Pate gewesen zu sein. Analog hierzu formuliert der Künstler die Elemente seines Fassadenentwurfes alleine nach ihrer visuellen Wirkung. Die Fassade zeigt nicht, wie sooft

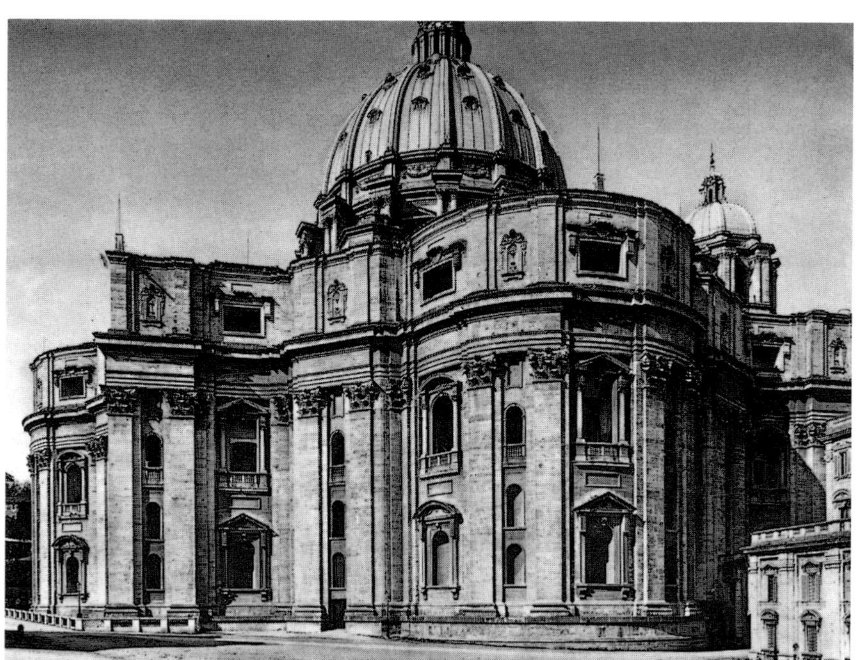

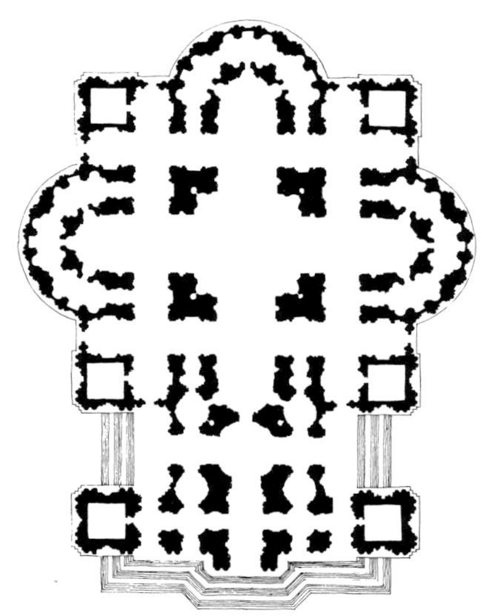

Antonio da Sangallo d.J.
Grundriß von St. Peter, 1539

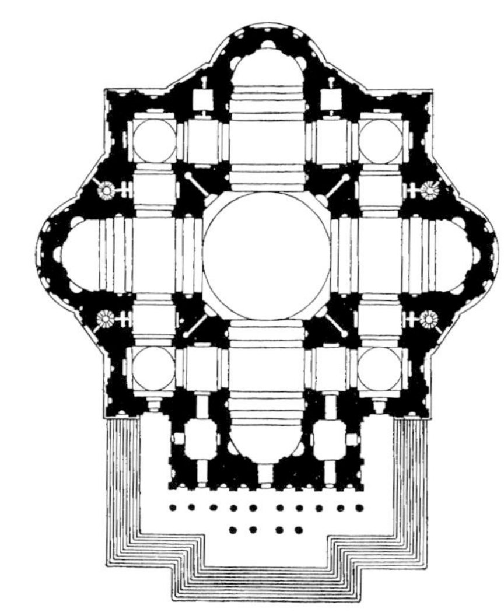

Michelangelo Buonarroti
Grundriß von St. Peter, 1546–64

Michelangelo Buonarroti
Porta Pia, 1562 begonnen
Rom

Blick auf Via und Porta Pia
Fresko im Lateranspalast, Sala all Coneistoro
Rom

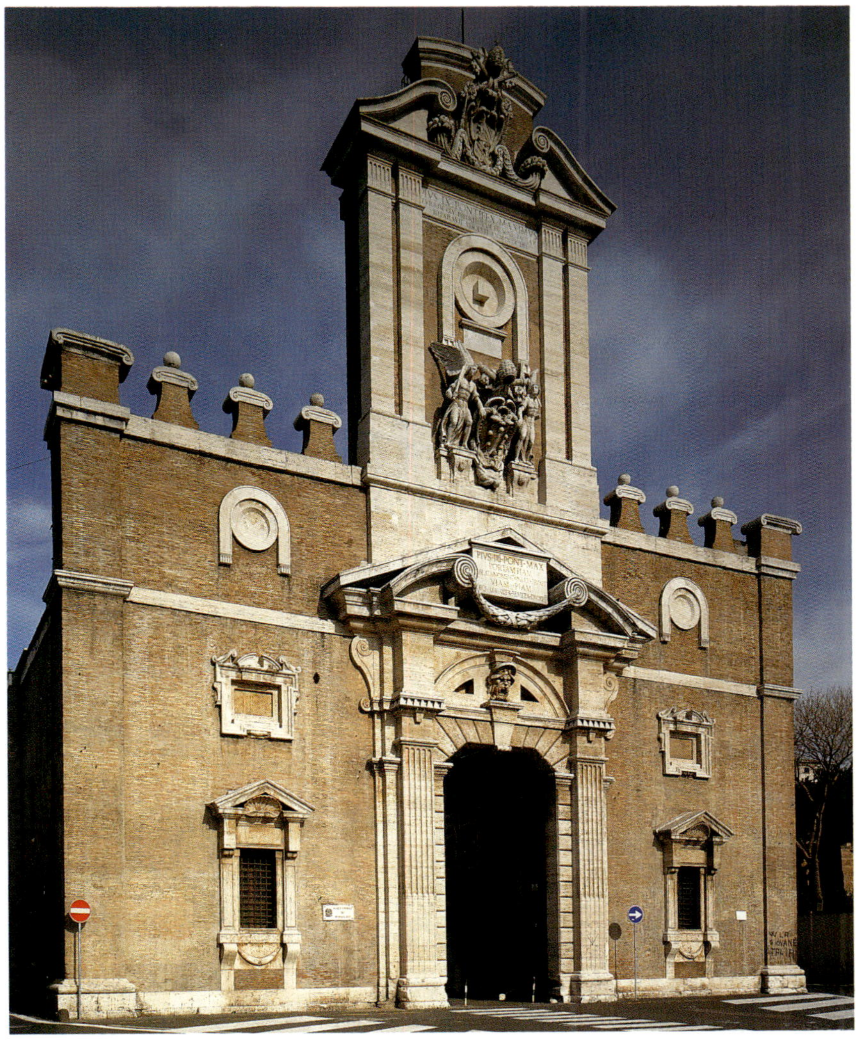

Innenhof gruppiert, spricht das von Pirro Ligorio entworfene Casino eine ganz andere Sprache. Während in Vignolas Entwurf erst die Ordnung die zahlreichen Bild- und Stuckdekorationen zusammenzuhalten vermag, fehlt den Fassaden des Casinos jede Ordnung. Statuen, Reliefs und Inschriften wie auch Mosaike, Marmorinkrustationen und Glanzputze bestimmen vielmehr den Baukörper. Vignola wird 1562 ein Traktat über die architektonische Ordnung herausgeben, welches seiner Typologisierung wegen bald zum Standardwerk nachfolgender Generationen wird. Demgegenüber hatte Ligorio, gerühmter Kenner der Antike, Archäologe und Sammler, 1553 ein Buch über die Antichità di Roma veröffentlicht, welches eine »wissenschaftlich richtige« Wiederherstellung der Antike im Neuentwurf vorschlug. Obgleich in ihrem Verständnis grundlegend unterschiedlich, sind beide Villen Vorbild, wenn am Hof des sich ankündigenden barocken Absolutismus die Villa zum unverzichtbaren Muß wird.

Ignazio di Loyola und der Orden der Jesuiten finden ihre erste Heimstatt in unmittelbarer Nähe des Palazzo Venezia an der Via Papalis. Die Hilfe Francesco Borgias ermöglicht es Ignazio, die Planung der Ordenskirche und des Konventes um 1550 aufzunehmen, doch schon bald interessiert sich Kardinal Alessandro Farnese für das prestigereiche Projekt (Abb. S. 155 unten). Als Architekten schlägt er, der sich schon bald als Bauherr durchsetzen kann, Vignola vor, denn er will eine nicht nur funktional gelöste, sondern eine moderne Architektur im Namen seiner Familie. In der langen Zeit nach Grundsteinlegung (1554) bis zum Baubeginn (1568) formulierte das trientinische Konzil seine Forderungen an die Sakralarchitektur. Hierzu gehörten die Freistellung der Hauptschiffe von Gräbern und Chorschranken, die Schaffung weiter hallenartiger Räume, um es großen Massen zu ermöglichen, den Predigten zu folgen, sowie die Anlage zahlreicher Kapellen.

zuvor, das Widerspiel dynamischer und lastender Kräfte, vielmehr ähnelt sie einer spielerischen Festdekoration. Michelangelos Via und Porta Pia werden so zum direkten Vorläufer der frühbarocken Stadtplanung unter Sixtus V.

Während die Gegenreformation das theoretische Programm einer neuen spirituellen Erfahrung zu formulieren sucht, entwickelt die höfische Gesellschaft, zu der längst auch wieder die Päpste gehören, eine Kultur von raffinierter Eleganz. Gleichermaßen faszinierend sind die *Villa Giulia* (seit 1551, Abb. S. 154) und das unter Paul IV. begonnene und von Pius IV. fortgeführte *Casino Pio* (seit 1559, Abb. S. 154 unten). Villa und Casino, die erste innerhalb der aurelianischen Mauern, die zweite in den Gärten des Vatikan, sind Bühnen päpstlicher Feiern und des höfischen Müßigganges. Vignola, der erste Architekt der Villa Giulia, gibt dem Außenbau eine am Palazzo del Tè orientierte, stark tektonische, jedoch weniger theatral anmutende Ordnung, deren Rustika das mittige Tor rahmen; während der zentrale halbrunde, auf ein Nymphäum ausgerichtete Portikushof den Rundhof der Villa Madama fortentwickelt. Ähnlich um einen gekurvten, nun aber ovalen

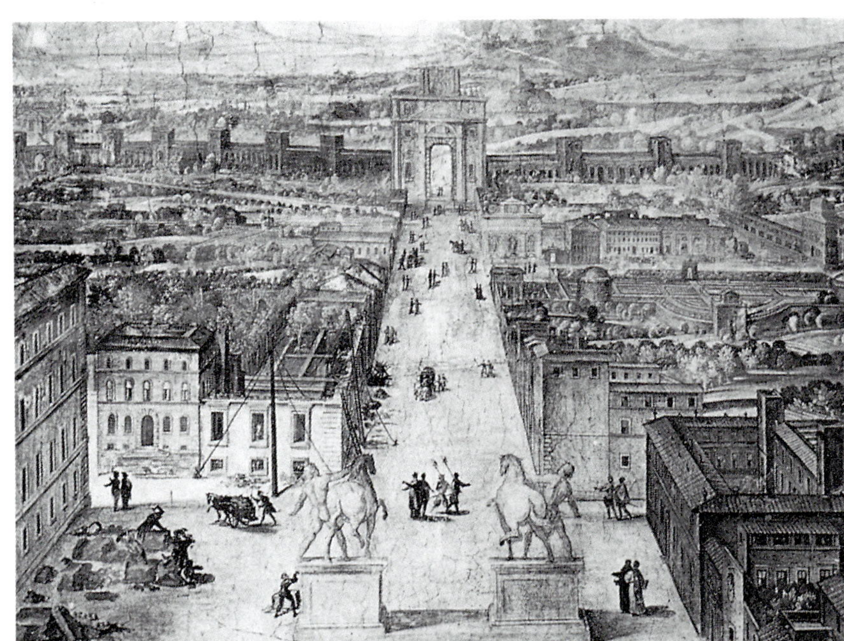

H. Cock
Blick auf den kapitolinischen Hügel in Rom, um 1544–45

ABBILDUNG GEGENÜBER:
Michelangelo Buonarroti
Kapitol, Fassade des Konservatorenpalastes

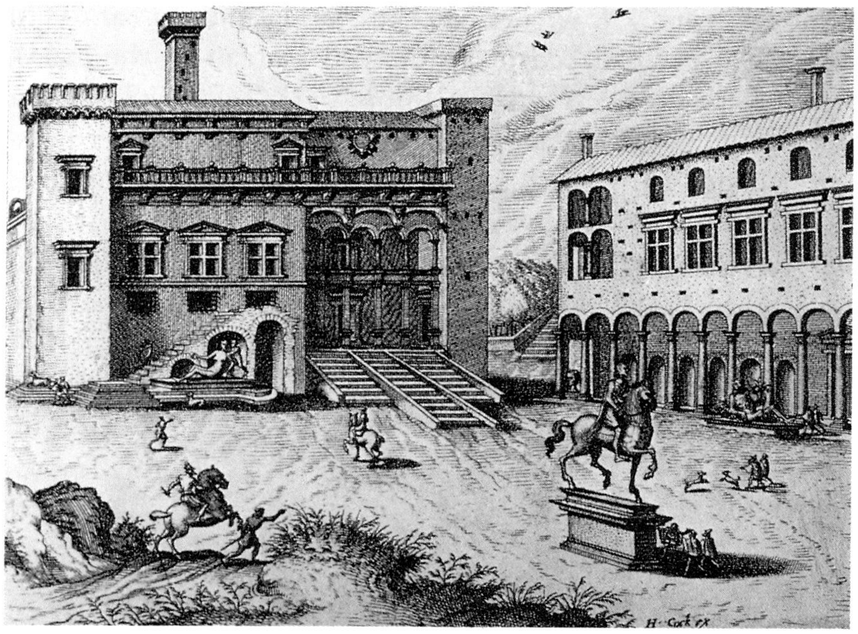

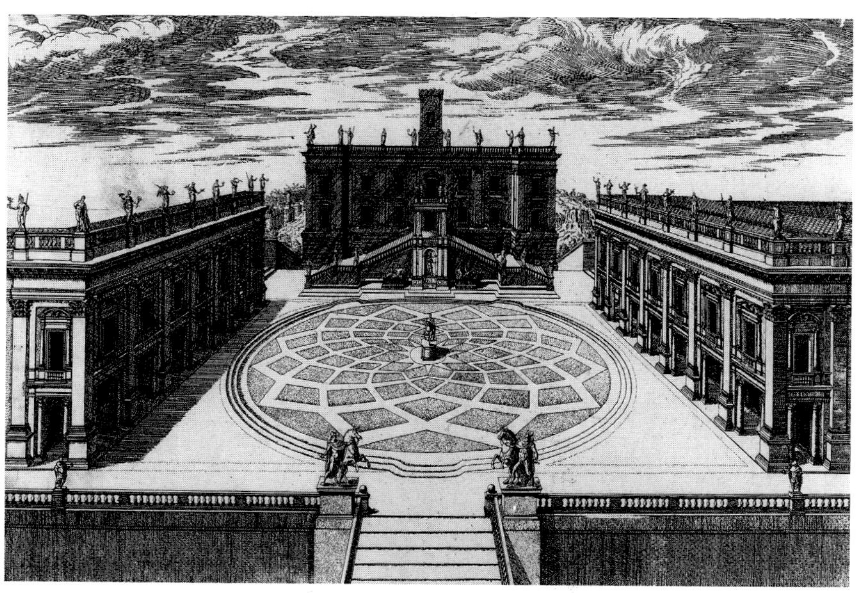

Etienne Dupérac
Das Campidoglio nach dem Entwurf Michelangelos, 1569

Zugleich wurde eine jede Ablenkung und Zerstreuung vermeidende, schmucklose Ausführung gefordert. Hierauf antwortet Vignolas einschiffiger Grundriß, von dem die Kapellen deutlich abgesetzt sind, in perfekter Form. Nicht überzeugen jedoch kann er seinen Bauherrn von seinem Fassadenentwurf, welcher zwar von anspruchsvoller Komplexität, jedoch von geringer Kohärenz ist. Und wie die Farnese um 1546 Antonio da Sangallo durch Michelangelo ersetzt hatten, entließen sie nun Vignola, um Michelangelos Mitarbeiter Giacomo della Porta in ihren Dienst zu stellen. Dieser vermag die Fassade in einem rhythmischen Crescendo gegen die Mitte zu steigern und so den Zugang, noch durch das außergewöhnliche Motiv des Tympanons im Tympanon überhöht, theatral herauszustellen.

Der 1577 abgeschlossene Bau wird so zum höchsten Ausdruck der römischen Spätrenaissance wie auch zum Zeichen einer Kirche, welche, die Krise der Reform hinter sich lassend, den Neuaufbruch sucht, auch wenn das Jahrhundert der Reformen seinen symbolischen Schlußpunkt erst im Zeitalter des Barock finden wird, wenn am 22. Mai 1622 Ignazio di Loyola, Fillipo Neri, Theresa d'Avila und Francis Xavier heiliggesprochen werden. Waren das Tempietto in San Pietro in Montorio (Abb. S. 133) und der erste St.-Peter-Entwurf (Abb. S. 133) Symbol eines noch harmonisch gefügten Makrokosmos, wird Il Gesù zur Allegorie des Weges, welche die Menschheit hin zur Errettung gehen muß. Im Hochbarock wird der Bernini-Schüler Gaulli dies in ein Fresko übersetzen, welches illusionistisch die Tonne über dem Schiff durchbricht und die Architektur der Kirche eins werden läßt mit der Himmelskuppel.

Ein Triumph der Antike?

Wenn eine complexio oppositorum, eine unlösbare Fügung der Widersprüche, die Renaissance kennzeichnet, dann ist das Cinquecento in Rom das vielleicht schillerndste Beispiel.

Das unter Julius II. ausgerufene Goldene Zeitalter bringt der Kirche die Sanierung der Staatsfinanzen und ihren Verlust, große militärische Gewinne und die folgenschwere Aufteilung der Halbinsel zwischen Frankreich und Spanien, ersten reformatorischen Widerstand und die Kirchenspaltung. Mit ihr geht nicht nur die Zeit der Repräsentation caesarischer Größe und imperialer Macht zu Ende, es auch geht die Überzeugung verloren, Antike und Neuzeit könnten ineinander aufgehen. Eine neue religiöse Spiritualität kennzeichnet die Epoche der Reform und Gegenreform, aber auch der oft weit überzogene Intellektualismus der höfischen Gesellschaft. Zugleich wird die Antike typologisiert und auf leicht anzuwendende Elemente reduziert.

Im Quattrocento war das Verständnis der Antike ein wesentlich anderes. So lag der Frührenaissance ein grundsätzlich vereinheitlichendes gedankliches Prinzip zugrunde. Dies umfaßte gleichermaßen die Ereignisse der Geschichte wie die Formen des Raumes. Die Darstellung der Geschichte im zentralperspektivisch vereinheitlichten Raum ist höchster Ausdruck dieses Prinzips. Als uneinheitlich erwies sich die Antike jedoch, versuchte man sie auf ein einziges Grundmodell zu

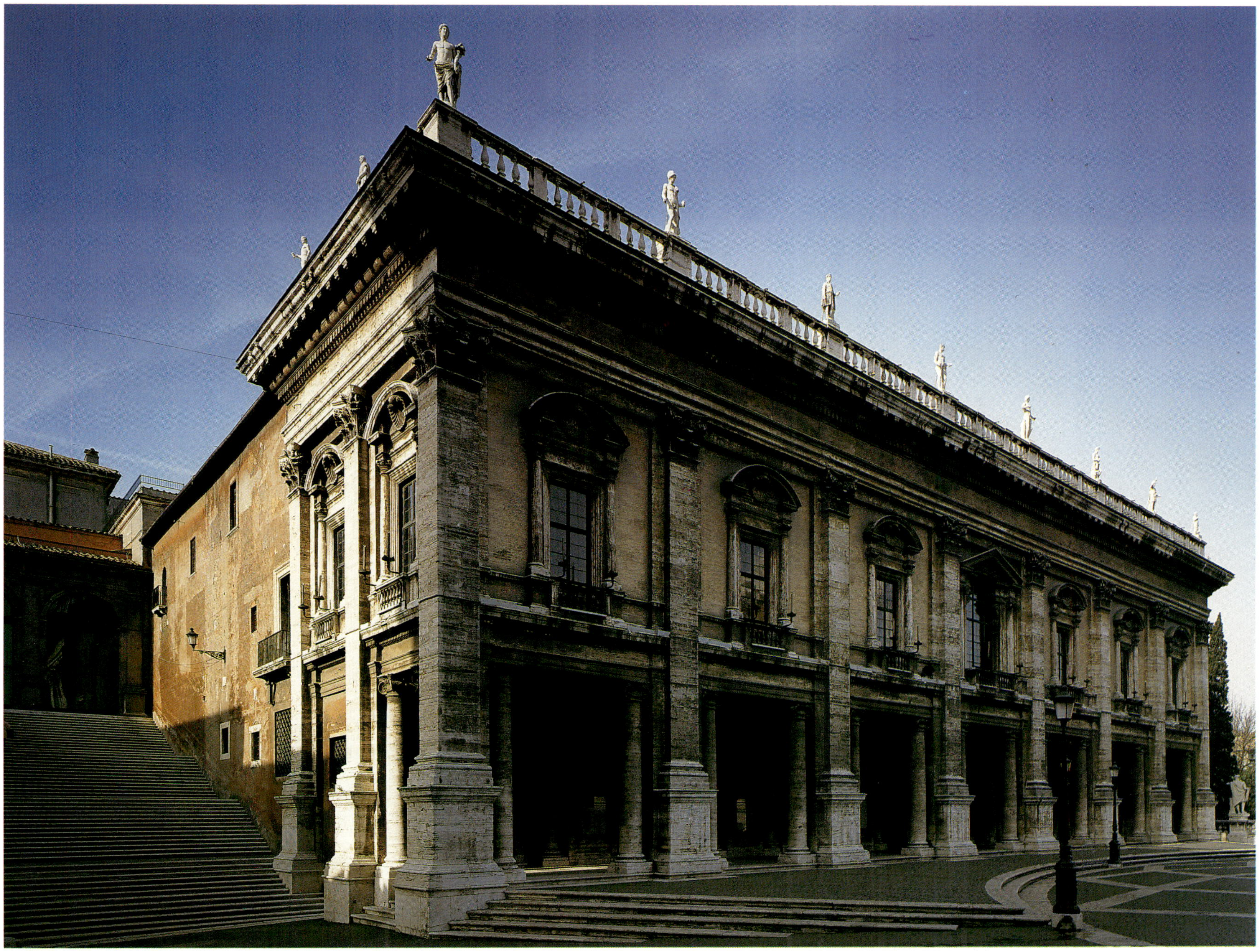

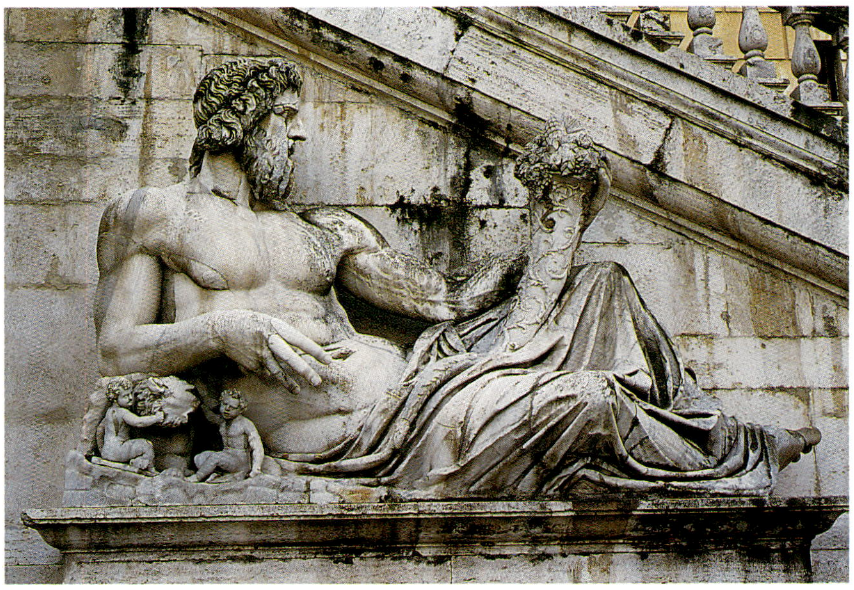

Michelangelo Buonarroti
Flußgott am Treppenaufgang des Senatorenpalastes

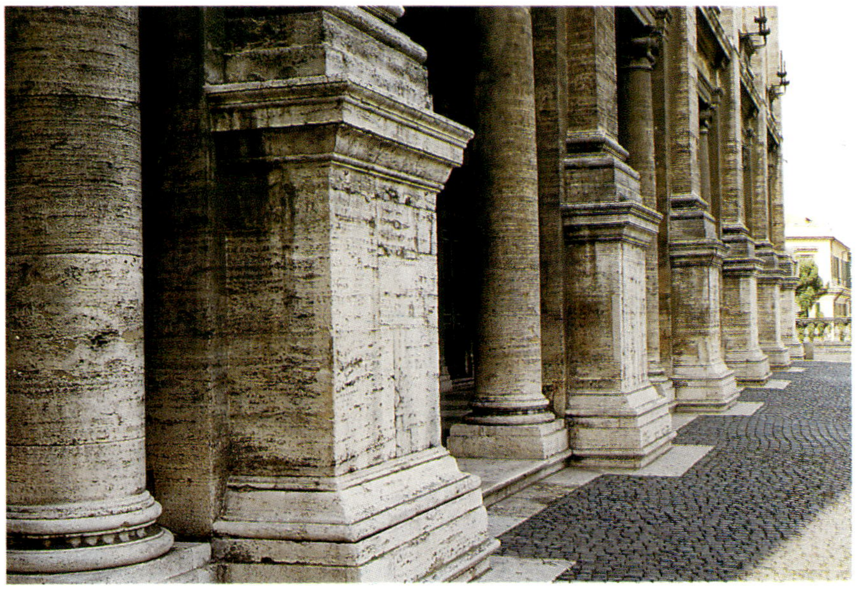

Michelangelo Buonarroti
Detail der Fassadenordnung des Konservatorenpalastes

Giacomo Barozzi, genannt Il Vignola, Bartolomeo Ammannati u.a.
Villa Giulia, 1551–55, Eingangsseite
Rom

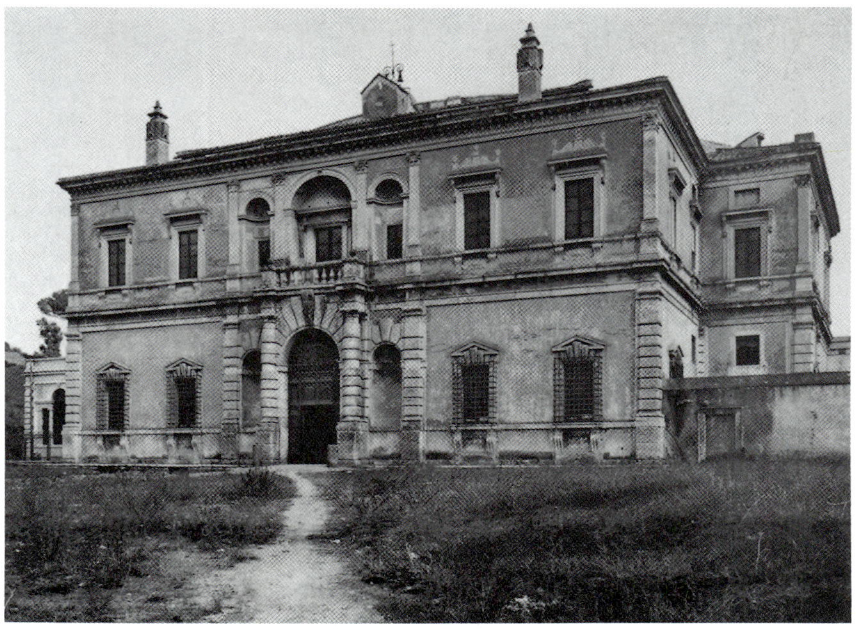

ABBILDUNG RECHTS:
Giacomo Barozzi, genannt Il Vignola
Villa Lante, 1568–78
Luftansicht der Gesamtanlage
Bagneia

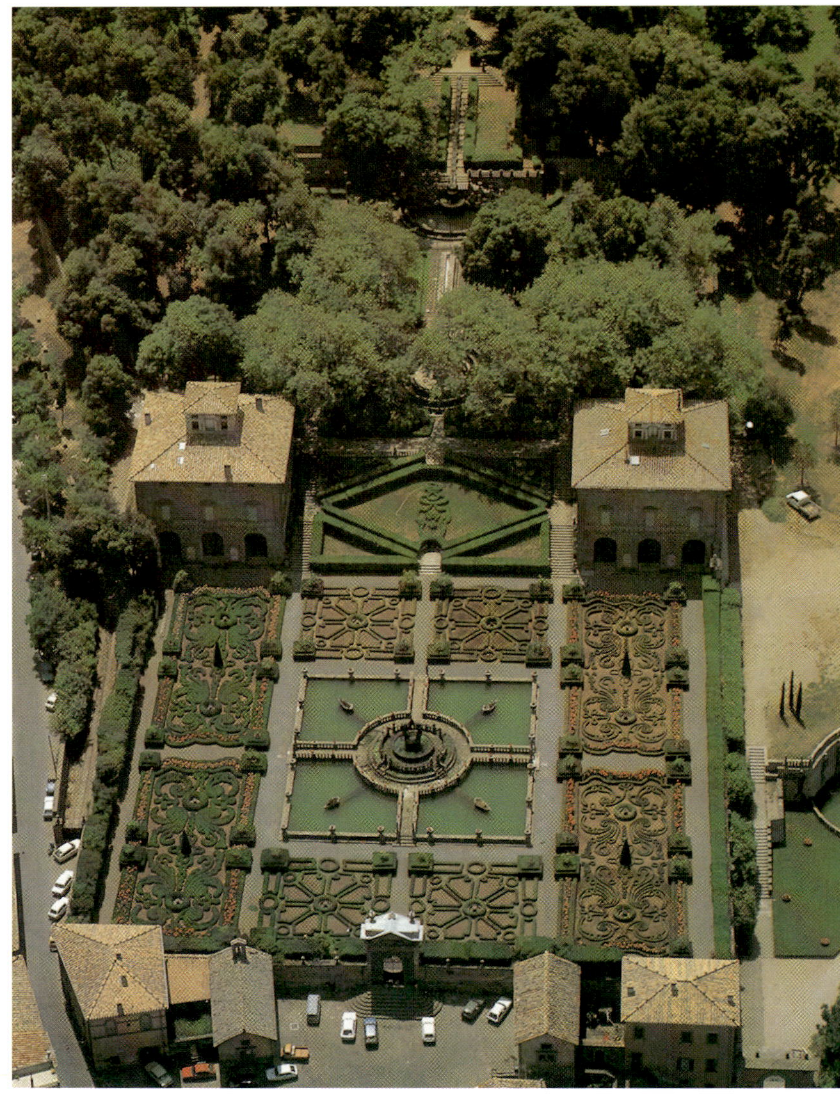

Pirro Ligorio
Casino Pius' IV. im Vatikan, 1559 begonnen
Eingangsseite (unten) und Grundriß (rechts)

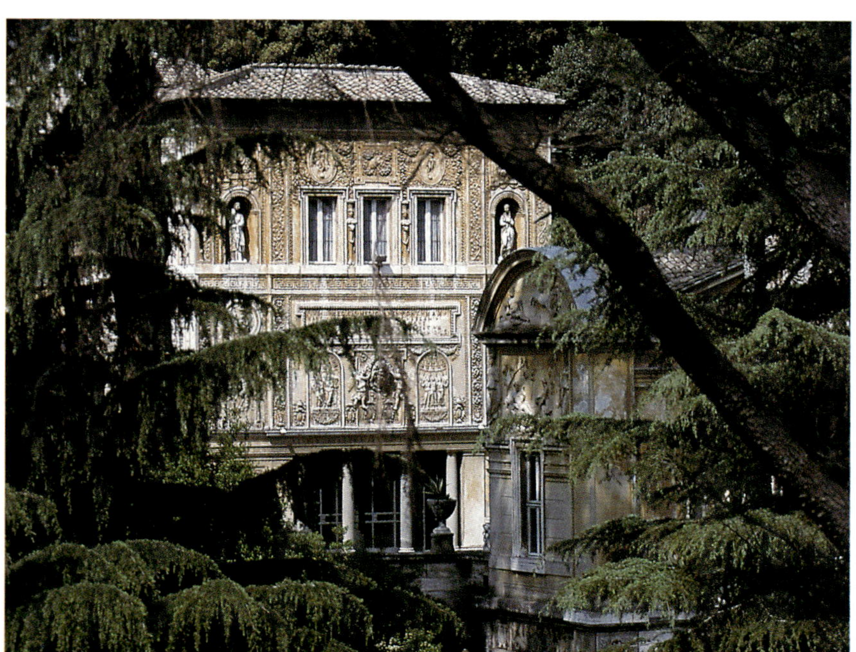

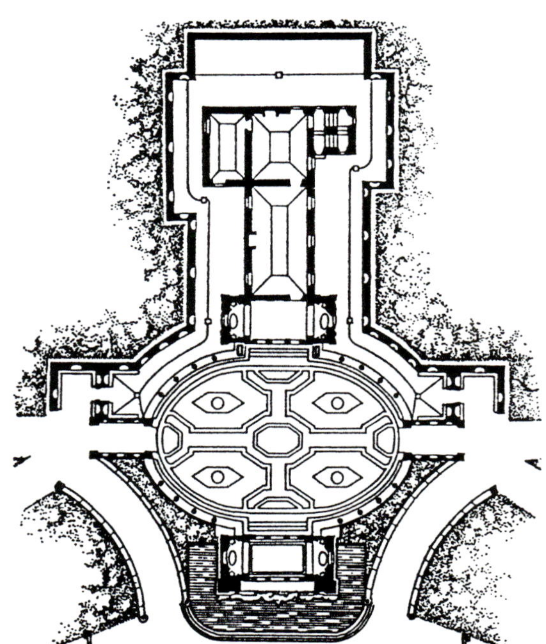

ABBILDUNG UNTEN:
Giacomo della Porta
Die Fassade der Kirche Il Gesù, 1572–74
Rom

Giacomo della Porta
Villa Aldobrandini, 1598–1603
Blick von der Gartenseite
Frascati

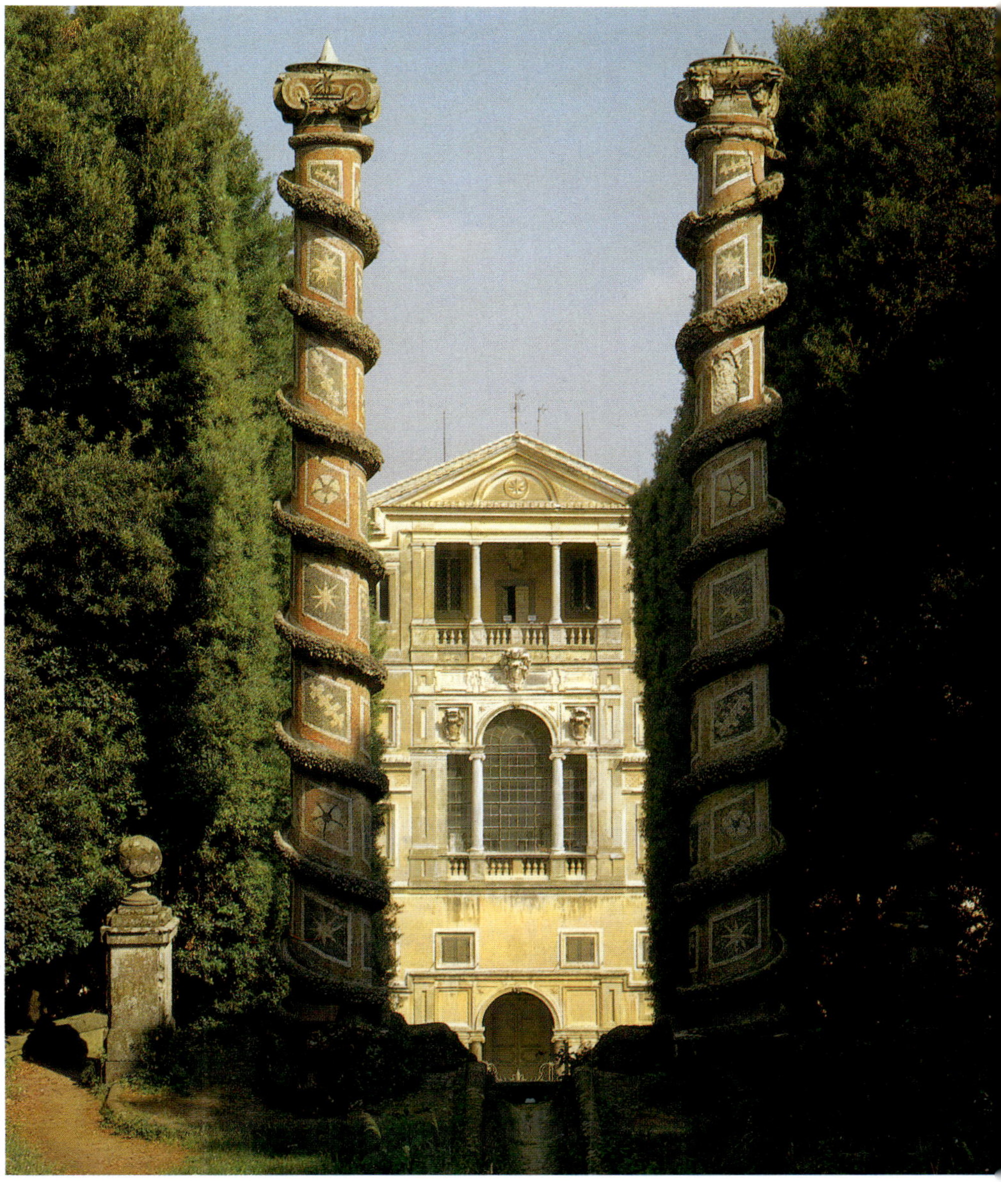

reduzieren. Insbesondere Vitruvs Traktat war nur schwer verständlich, und die Vielfalt der antiken Vorbilder widersprach ihm. Hierauf reagierend formulierte Leon Battista Alberti die Prinzipien der Kunst neu. In ihrem Mittelpunkt steht die Antike als perfektes Vorbild, sie wird in alle Bereiche des Lebens integriert. Dieses Grundprinzip galt durchweg, auch wenn jeder Künstler die Antike in ganz persönlicher Form interpretierte, auch wenn neben antiken Formen frühchristliche und mittelalterliche Formen fortlebten und obgleich die Antike immer schon Teil der politischen Darstellung war.

Zu Beginn des Cinquecento verlagern sich jedoch die Gewichte deutlich. Julius II. und Leo X. beauftragen Bramante und Raffael, ihren Herrschaftsanspruch in einer neuen Form zu repräsentieren. War der Machtanspruch der Päpste ausgreifender geworden, so mußte auch der Formenschatz der Antike großartiger werden. Die Berufung auf das klassische Rom wird zum Instrument, welches die ecclesia militians et triumphans aus der Geschichte herleiten und so legitimieren soll. Die klassische Antike Bramantes und Raffaels, so sehr sie im Sinne des Goldenen Zeitalters zeitlos sein will, wird zum Bild einer höchst instabilen politischen Konstellation. Dennoch bleibt für Bramante und Raffael die Antike das formative Prinzip ihrer Werke, auch dann, als der jüngere Künstler gegen Ende des zweiten Jahrzehntes die klassische Sprache um Formen spätantiker Architektur erweitert.

Dieses Prinzip geht erst in der Folgezeit, im Widerstreit von freier Interpretation antiker Zusammenhänge und der Kodifikation derselben verloren. Kirche und Gesellschaft fordern eine ebenso suggestive wie subjektive Architektursprache. Antike Formen werden aus ihrem Kontext gelöst, verformt und neu gefügt; gleichzeitig finden sie ein breiteres Publikum. Parallel nimmt die Zahl von Traktaten zu, welche eine Theorie der Antike zu formulieren suchen und dabei, statt diese in ihren Zusammenhängen nachzuzeichnen, Typen bestimmen und neue Regeln fixieren. Je umfangreicher das »Lexikon« antiker Formen wurde, um so größer wurde die Möglichkeit immer neuerer Kombinationen. Diese Regelwerke, zunächst als Antwort auf die zahllosen Interpretationen der Antike gedacht, provozieren selbst deren ständige Neuformulierung.

Das sich wandelnde Verständnis der Antike spiegelt in diesem Sinne die verschiedenen Phasen der Renaissance im 16. Jahrhundert: So wechselvoll das Goldene Zeitalter ist, so kurzfristig ist der Triumph der Antike; und so widersprüchlich das Zeitalter der Reform und Gegenreform ist, so entschieden ist der Verlust antikennahen Denkens.

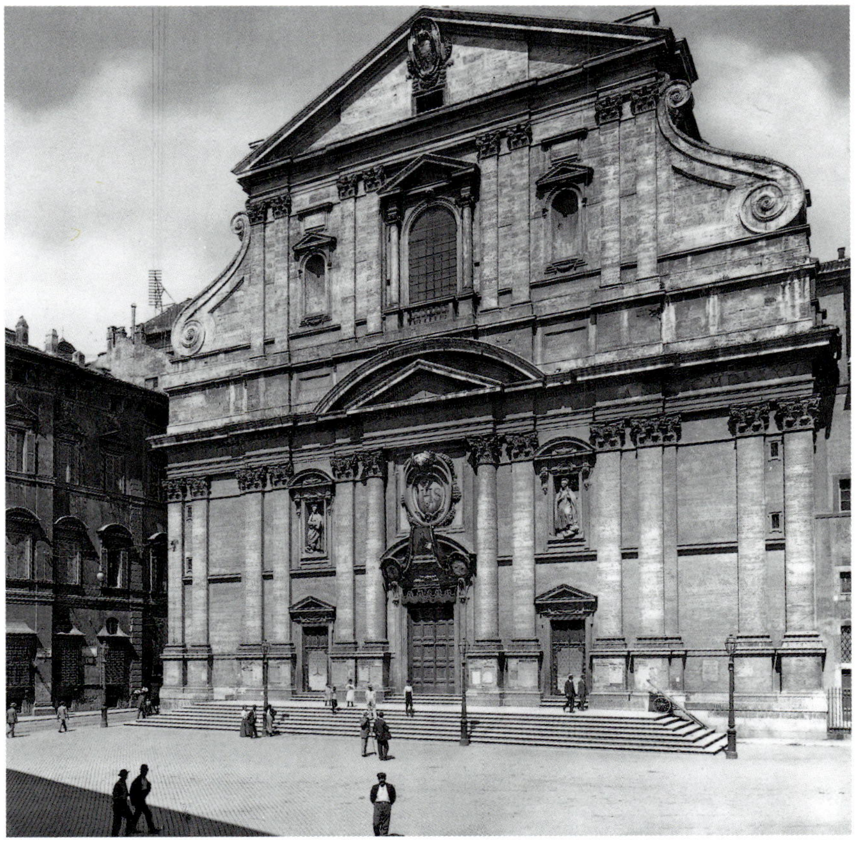

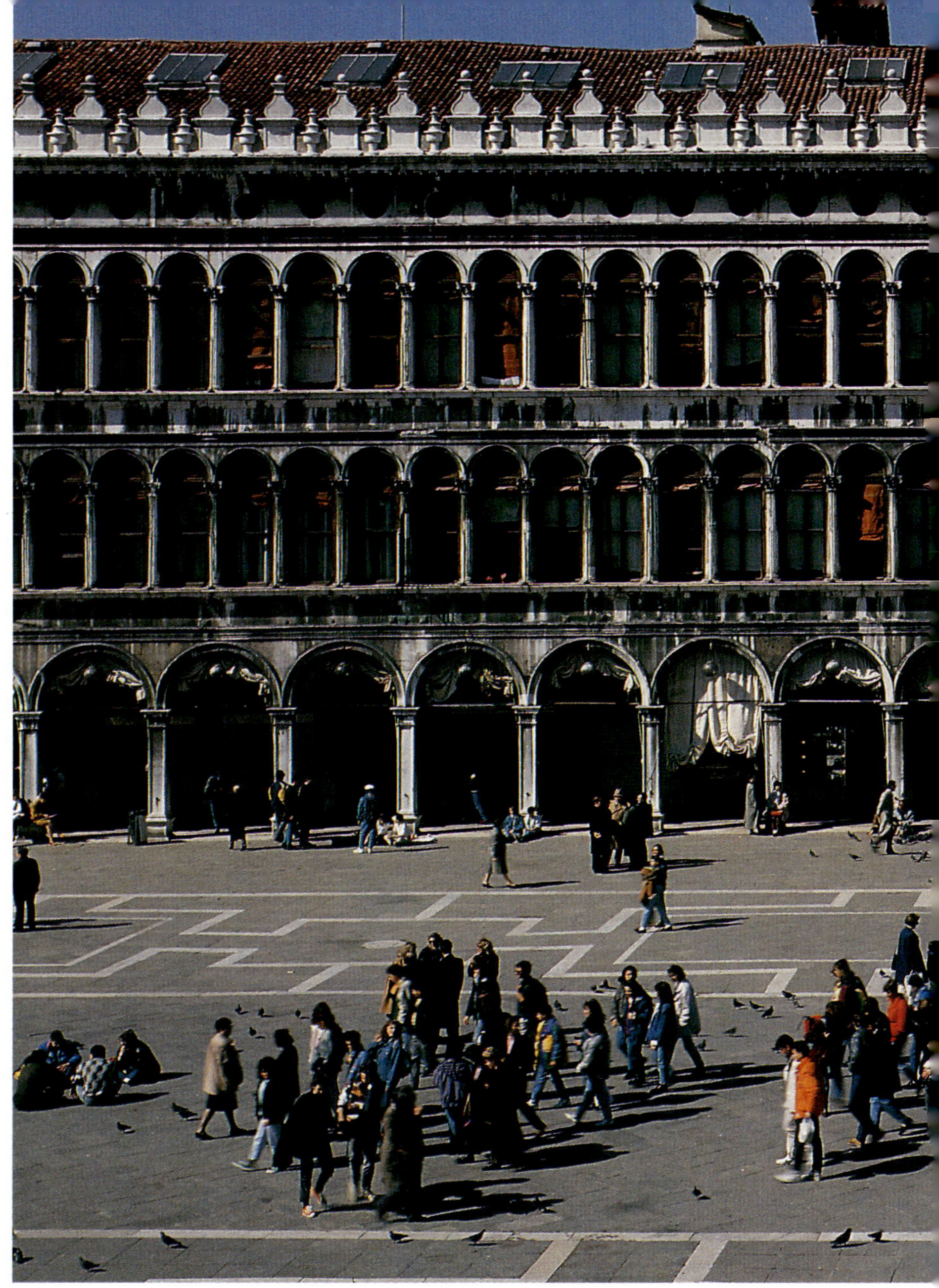

Jeanette Kohl

Architektur der Spätrenaissance in Venedig und im Veneto

Ausgangsbedingungen

Als in den Jahren 1527/28 zahlreiche ambitionierte Künstler und Architekten vor den Wirren des Sacco di Roma aus dem Kirchenstaat flohen, der ihnen bis dahin eine lukrative Wirkungsstätte geboten hatte, hieß ihr Ziel oftmals Venedig. Unter den venezianischen Imigranten der späten 1520er Jahre waren drei Künstler, deren Anwesenheit eine Entwicklung auslösen sollte, die mit historischer Verspätung eintrat: die venezianische Architekturrenaissance des 16. Jahrhunderts. Die Trias der Erneuerer im Geiste der römischen Architektur bestand aus Sebastiano Serlio (1475–1554), Michele Sanmicheli (1484–1559) und Jacopo Sansovino (1486–1570). Hinzu gesellte sich – gut ein Jahrzehnt später – ein gewisser Andrea di Piero, Sohn eines Müllers aus Padua, ausgebildeter Steinmetz, um eine Generation jünger als die Vorgenannten und Vollender einer an der klassischen Antike und der römischen Hochrenaissance orientierten Architektur in Oberitalien. Sein Gönner Giangiorgio Trissino gab ihm um 1540 in Anlehnung an Pallas Athene den klingenden Namen »Palladio«.

Als Serlio, Sanmicheli und Sansovino in Venedig eintrafen, fanden sie ein großstädtisches Agglomerationsgebiet von ca. 125.000 Menschen vor. Das zeitgenössische Florenz war halb so bevölkerungsreich, Rom wies gar nur knapp 50.000 Einwohner auf. Dennoch kamen die drei aus dem kulturellen Zentrum Europas in ein – bei aller Urbanität – nach ihren Maßstäben wohl architektonisches Entwicklungsgebiet.

Venezianischer Traditionalismus

Charakteristisch für das 15. Jahrhundert in Venedig ist das beharrliche, ja zähe Festhalten an architektonischen Formen aus der voraufgegangenen Geschichte. Der Westflügel des seit 1340 im Bau befindlichen Dogenpalastes wurde 1424 in gotischen Formen errichtet, und noch im Jahre 1484 entschloß sich der Große Rat Venedigs nach einem verheerenden Brand am Regierungsgebäude für einen Wiederaufbau in der nicht mehr eben aktuellen Maniera tedesca. Selbst im Jahre 1581 noch gibt sich der venezianische Chronist Francesco Sansovino verärgert über die Dominanz gotischer Bauten in seiner Heimatstadt. Ein zweites, entscheidendes Charakteristikum venezianischer Baukultur ist der Rekurs auf Bauformen der lokalen Tradition. Venedig war keine römische Gründung und sah insofern zunächst im römischen Klassizismus kein Paradigma zum Ausdruck seiner städtischen Identität. Die eigene Geschichte, die politische und geographische Sonderstellung der Stadt, fand man exemplarisch in zwei Großbauten verkörpert, die bis ins 16. Jahrhundert Vorbildcharakter hatten: die Markusbasilika und der Palazzo Ducale. San Marco wurde zum Prototyp eines bis weit in die Renaissance reichenden Byzantinismus im Kirchenbau; der Regierungspalast, ursprünglich aus dem 12. Jahrhundert und Symbol der Unabhängigkeit der Republik, setzte über Jahrhunderte hinweg Maßstäbe für den Profanbau.

Der venezianische Traditionalismus ist eng mit dem spezifischen sozialen und politischen Gefüge der Stadt und ihres Regierungsapparates, der Serenissima Signoria, verknüpft. Seit der sog. »Serrata«, der Schließung des Großen Rates für nicht adelige Vertreter im Jahre 1297, herrschte ein kleine Kaste alteingesessener Patrizierfamilien über den Inselstaat. Der Anteil der Nobili an der Gesamtbevölkerung machte im Jahre 1540 nicht einmal 3,5 % aus. Etwa ebenso groß war die Schicht der Cittadini, zumeist wohlhabende Unternehmer, denen jedoch der Zugang zu den höchsten Staatsämtern – Prokurator oder gar Doge – verwehrt war. Alle übrigen Bewohner – mit Ausnahme der Kleriker – zählten zum niederen Stand der Popolani.

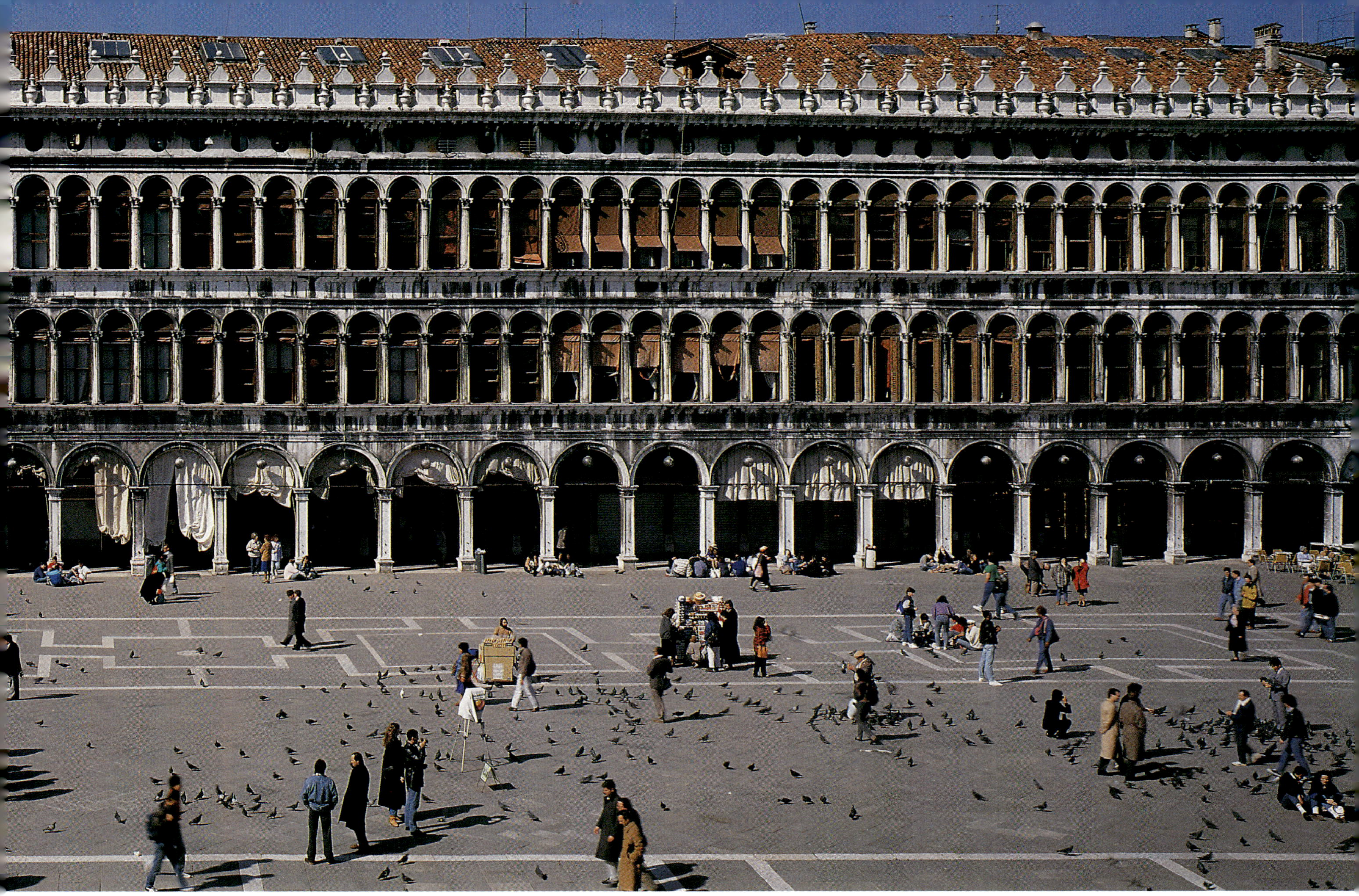

Das oligarchische System Venedigs zeichnete sich vor allem durch eine streng hierarchische Struktur aus, in der soziale Mobilität nahezu ausgeschlossen war. Mit erstaunlicher Konstanz hielt sich dieses System, ohne je ernsthaft ins Wanken zu geraten, über 500 Jahre. Der Konservatismus und die Homogenität der auf Traditionswahrung bedachten Klasse der Nobili fand auf architektonischem Gebiet seinen Ausdruck in einer weitgehend einheitlichen, selbstreferentiellen Grundhaltung des Zitierens und Paraphrasierens von Bauformen der eigenen Geschichte, seien diese veneto-byzantischer Prägung oder der venezianischen Gotik entnommen; besonders deutlich wird dies bei den venezianischen Privatpalästen.

Bautätigkeit in Venedig vor 1530

Um 1500 bot Venedig ein geschlossenes Bild aneinandergedrängter Architekturen. Der sprunghafte Anstieg der Bevölkerungszahl im 13. Jahrhundert (mehr als 100.000 Einwohner vor der großen Pest 1348) hatte einen Bauboom und städtebaulichen Wildwuchs nach sich gezogen, dem die Serenissima nur mit Mühe Einhalt gebieten konnte. Durch Enteignungen und staatliche Ankäufe wurden im 14. und 15. Jahrhundert lichte Plätze, die campi, mit eigenen Zisternen zwischen den Fluchten des aufgrund der Baugrundknappheit in seiner Höhe wachsenden Häusermeers angelegt, ein funktionierendes Brücken- und Straßensystem erschlossen und der soziale Wohnungsbau aus der Taufe gehoben. Das Aushängeschild der »admiranda urbis Venetiae«, die Piazza San Marco, ließ hingegen augenscheinlich noch zu wünschen übrig. An ihre Umgestaltung begab man sich im ersten Jahrzehnt des 16. Jahrhunderts.

Der Neubau der Alten Prokuratien auf der Piazza San Marco

Die Prokuratoren der Serenissima entschlossen sich kurz vor 1500 für den Abriß ihres alten, baufällig gewordenen, um 1204 fertiggestellten Verwaltungsgebäudes an der Nordseite der Piazza. Procuratori nannten sich die neun ranghöchsten Exekutivbeamten der Stadt; drei von ihnen, die Procuratori de Supra, waren für die Verwaltung des Bezirkes San Marco zuständig. Der dreigeschossige Neubau der *Prokuratien* (Abb. oben) war, ebenso wie sein Vorläufer, als Gebäude mit Mischnutzung geplant: im Erdgeschoß Läden, in den Obergeschossen die Wohnungen der Prokuratoren. Nachdem ein Brand 1512 Teile der Baustelle verwüstet hatte, erging 1514 der Auftrag zum Weiterbau an den mittlerweile zum Proto, einer Art Chefarchitekt der Prokuratoren, avancierten Bartolomeo Buon (geb. 1440). Buon starb 1529, sein Nachfolger wurde der eben erst aus Rom zugereiste Jacopo Sansovino. Ihm blieb nicht viel mehr zu tun, als das bandwurmartige Gebäude an seinem Westflügel bis 1538 fertiggzustellen.

ABBILDUNG S. 156/157:
Bartolomeo Buon, Jacopo Sansovino
Die Alten Prokuratien auf der Piazza San Marco, 1512–1538
Venedig

Michele Sanmicheli
Porta Palio, vollendet ca. 1557
Verona

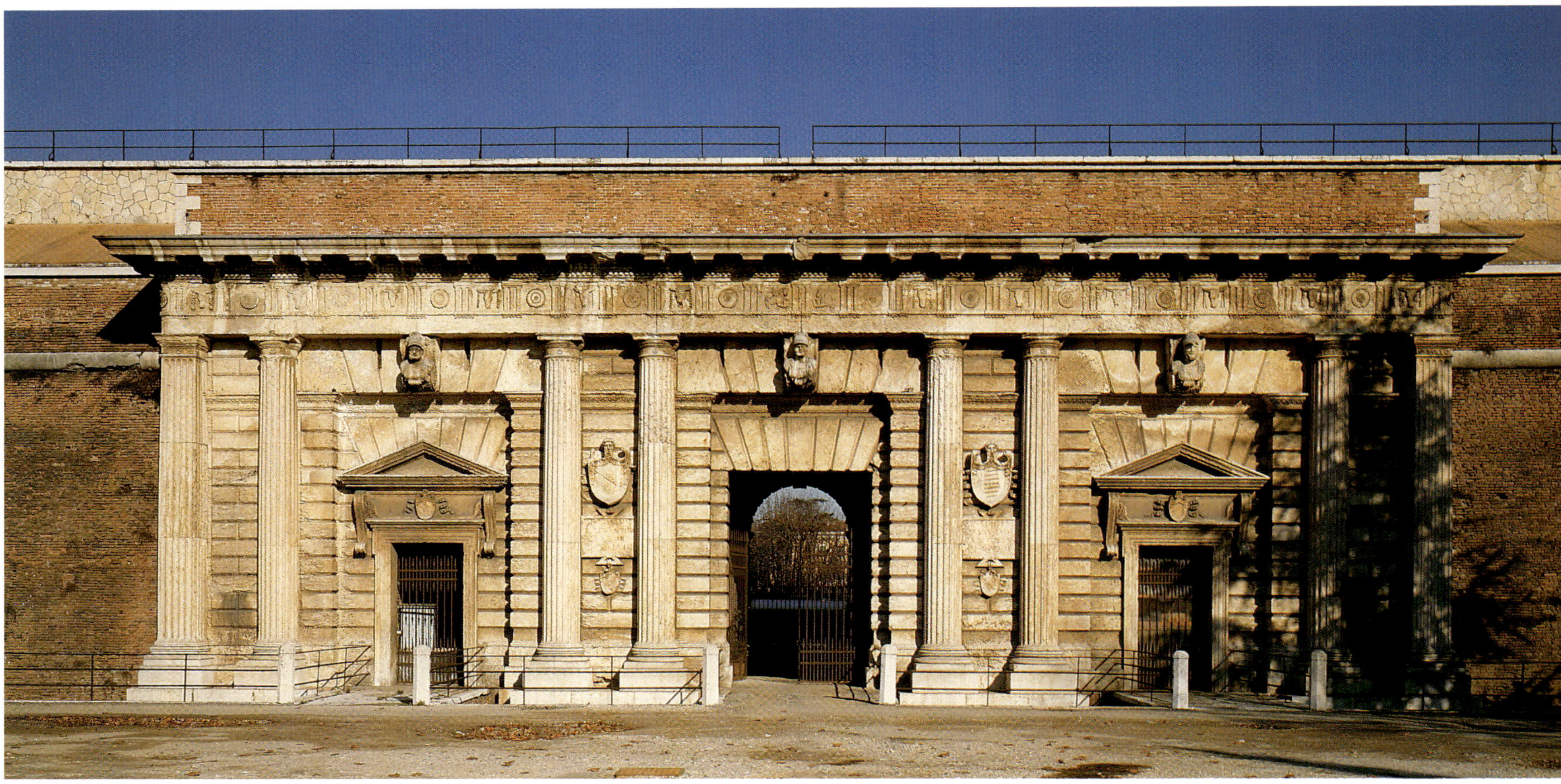

Der Neubau der Procuratie Vecchie exemplifiziert auf anschauliche Weise wesentliche Charakteristika der traditionsverhafteten venezianischen Bauweise des frühen Cinquecento: Als Architettura aerea ist der Bau so licht- und luftdurchlässig wie nur möglich, der Übergang zwischen öffentlichem, kommerziellem und privatem Raum ist fließend. Das typisch venezianische Arkadenmotiv führt zu einer gewissen Reihungsmonotonie und verschleiert die eigentliche Aufteilung des Gebäudes in neun separate Prokuratoren-Palazzi mit individuellen, rückwärtigen Eingängen. Zudem demonstriert diese Vereinheitlichung ostentativ Gleichheit und Einmütigkeit der obersten Staatsbeamten, den Zusammenhalt des Staates. Die Dominanz von Säule und Bogen in einer doppelten Arkadenstellung und das Verhältnis von einer Arkade im Erdgeschoß zu zwei darüberliegenden rekurrieren ebenso auf das Fassadenschema des Dogenpalastes wie der Akroterienwechsel am oberen Gebäudeabschluß. Zwar wird gotisches Stilvokabular gemieden, aber keineswegs um den Preis der Aufgabe venezianischer Bauformen: Der Neubau der Prokuratie Vecchie ist nicht mehr und nicht weniger als die um ein Stockwerk erhöhte »Neuauflage« des im veneto-byzantinischen Stil errichteten Vorgängerbaus. Erst mit der Realisierung seiner eigenen Entwürfe im Rahmen der Neugestaltung des Markusplatzes sorgte Jacopo Sansovino ab 1537 für eine epochemachende Modernisierung der venezianischen Staatsarchitektur.

Verona und Vicenza

Die Serenissima sicherte sich – neben dem ehrgeizigen Sansovino als Proto – die Dienste eines weiteren Romkenners: Der im Kreis um Bramante und Giuliano da Sangallo ausgebildete Michele Sanmicheli wurde 1528 Festungsbaumeister der Republik. Hauptsächlich auf dem venezianischen Festland und in seiner Heimatstadt Verona tätig, die seit 1405 der Serenissima unterstand, hinterließ er dort ähnlich nachhaltige Spuren wie Sansovino in Venedig. Berühmt wurde Sanmicheli durch seine neuartige Konzeption im Verteidigungsbauwesen. Welche besondere, symbolhafte und repräsentative Bedeutung dieser recht spröden Bauaufgabe zugemessen wurde, geht aus einem Gutachten des Generalkapitäns von Venedig, Francesco Maria della Rovere, von 1536 zu einer Befestigungsanlage am Laguneneingang Venedigs hervor. Hier wird kritisiert, daß die bollwerkartigen Festungsarchitekturen dem republikanischen Selbstverständnis und der Tradition der Stadt zuwiderliefen, da sie Ausdruck autoritärer Regierungsformen seien. Festungen seien daher zwar stark zu bauen, sollten aber auch von der Offenheit und dem Friedenswillen Venedigs künden. Im Sinne dieser Doppelfunktion ist auch die *Porta Palio,* eines der zahlreichen wehrhaften Stadttore Sanmichelis, entstanden (Abb. oben). Sie ist Repräsentations- und Verteidigungsbauwerk in einem: Die dominante Rustizierung und weitgehende Geschlossenheit der Außenfassade sug-

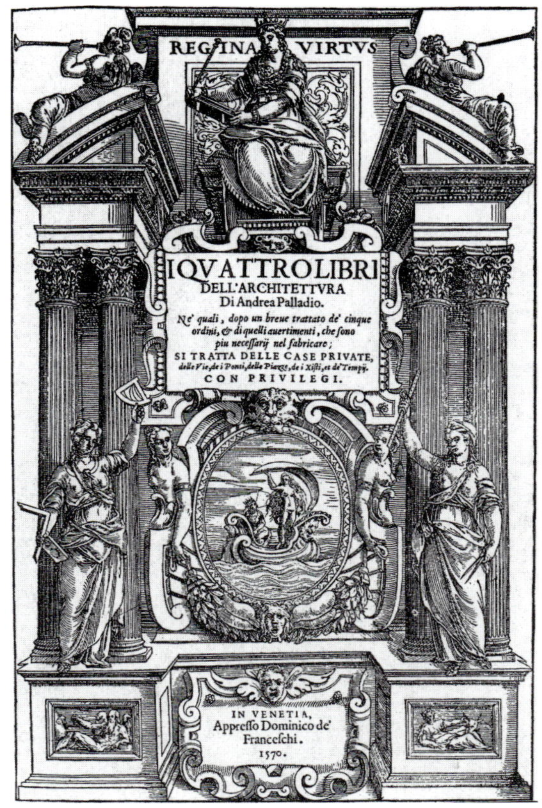

Frontispiz der Originalausgabe von »I Quattro Libri dell'architettura«
(Die vier Bücher zur Architektur) von Andrea Palladio
Venedig, 1570

geriert Uneinnehmbarkeit und gibt zugleich durch klassische Säulenordnung und antikisierendes Schmuckwerk die Visitenkarte des republikanischen Vendig ab.

In Vicenza, dem dritten Zentrum der venezianischen Renaissance, dominiert die Architektur Andrea Palladios (1508–1580), darunter die sog. *Basilica Palladiana* (Abb. S. 165), der *Palazzo Thiene,* die *Villa Rotonda* (Abb. S. 175) und das Teatro Olimpico (Abb. unten). Dieser erste feststehende, nachantike Theaterbau wurde von der »Olympischen Gesellschaft«, deren Gründungsmitglied Palladio war, 1580 ins Leben gerufen und gilt als letztes Bauprojekt des Meisters. Die Lösung der neuen Bauaufgabe im Sinne eines all'antica gestalteten Theaterraumes mit abgetreppten Sitzreihen im Halboval und einer frontalen Bühnenfassade, der Scenae frons, ist das Ergebnis sowohl von Palladios vorausgegangenen Erfahrungen mit den damals üblichen temporären, hölzernen »Halb-Theatern« als auch seiner intensiven Studien der Beschreibungen antiker Theater im Architekturtraktat des Vitruv. Aus eigener Anschauung waren ihm die antiken Theater von Rom, Pula und Verona sowie die Theaterruine des Teatro Berga in Vicenza bekannt. Das aus dem Geiste der Antike entstandene Teatro Olimpico ist allerdings nicht nur der Schauplatz humanistischer Theaterambitionen, sondern auch deren Denkmal. Die Olympioniken der Vicentiner Theatergesellschaft konnten offensichtlich der Versuchung nicht widerstehen, sich selbst für ihre kulturelle Glanztat buchstäblich mit in Szene zu setzen: Die vollplastischen Figuren in den Nischen und auf den Gebälkvorsprüngen der Bühnenwand sind Porträts der Mitglieder im Habitus antiker Helden.

1570 erschien in Venedig die Erstausgabe von Palladios historisch einflußreiem Traktat »I Quattro Libri dell'architettura« (Abb. oben), in denen er sowohl einzelne Bauprojekte als auch deren zugrundeliegende Prinzipien erläuterte. Zu diesem Zeitpunkt waren Serlio, selbst Verfasser eines unmfangreichen »Musterbuches« antiker Bauformen, Sanmicheli und Sansovino bereits tot. Ohne ihre theoretische wie praktische Vorarbeit jedoch wäre der palladianische Paradigmenwechsel von venezianischen Traditionsformen hin zur Anwendung antiker Normen – zumindest in praxi – undenkbar.

Kirchenbau der venezianischen Frührenaissance

Die ersten konsequenten Bemühungen, gotische Formen im venezianischen Kirchenbau zu überwinden, finden sich erst um 1460. Bezeichnenderweise bringen diese Bemühungen jedoch einen Rekurs auf den lokalen Byzantinismus mit sich. Venedig war vom frühen Mittelalter bis ins 13. Jahrhundert dem Verwaltungsbereich des byzantinischen Exarchen von Ravenna unterstellt. Der Einfluß byzantinischer Kultur dokumentiert sich nicht zuletzt in der seit 1063 als Kreuzkuppelbau entstandenen Markuskirche, die zum typologischen Urbild des venezianischen Sakralbaus wurde: Den Kopien aus dem 11. und 12. Jahrhundert folgte die Adaption des Kreuzkuppel-Schemas in zahlreichen Kirchen der Frührenaissance. Doch auch die in Venedig und im Veneto weit verbreiteten Saalkirchen sowie basilikale Neubauten der Frührenaissance kamen nicht ganz ohne San-Marco-Reminiszenen aus. Die Gründung der Kirche *San Zaccaria* (Abb. S. 161) geht auf eine Stiftung des Dogen Pasquale Malpiero im Jahre 1457 zurück und diente der Signoria und dem Dogen als Osterkirche. Ab 1458 wurde Antonio Gambello mit der Planung und Bauausführung betraut, nach seinem Tode 1481 übertrug man die Bauleitung an Mauro Codussi, der sich bereits durch den Bau der Kirche San Michele in Isola (ab 1469) einen Namen gemacht hatte. Codussi (um 1440–1504) gilt als Pionier des venezianischen Renaissancekirchenbaus. Der von ihm eingeleitete Stilwandel läßt sich an der Fassade von San Zaccaria besonders deutlich ablesen: Den etwas schwerfällig und geschlossen wirkenden Unterge-

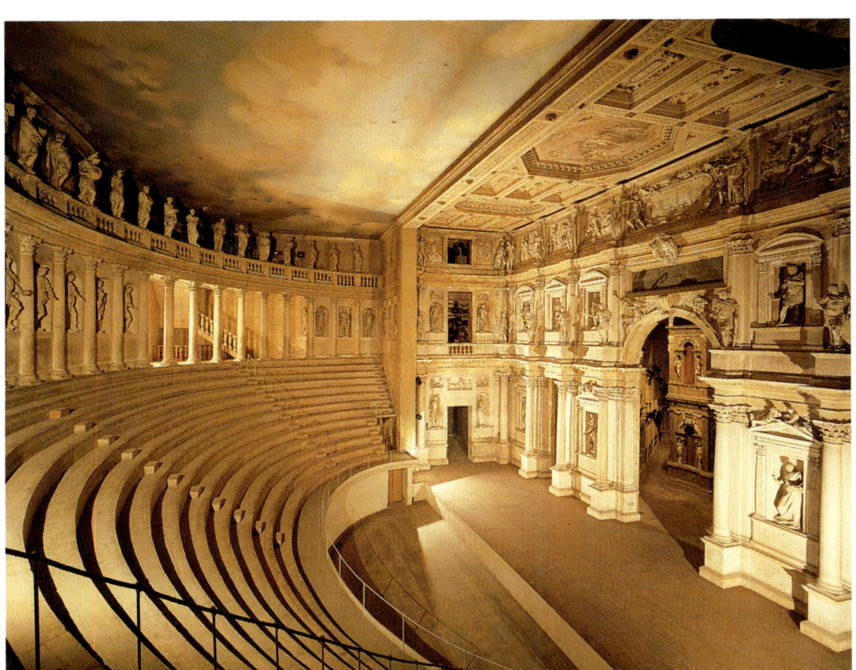

Andrea Palladio
Innenansicht des Teatro Olympico, 1580–1583
(Bühnenerweiterung 1584 durch Vincenzo Scamozzi)
Vicenza

Pietro Lombardo
Fassade der Kirche Santa Maria dei Miracoli, 1481–89
Venedig

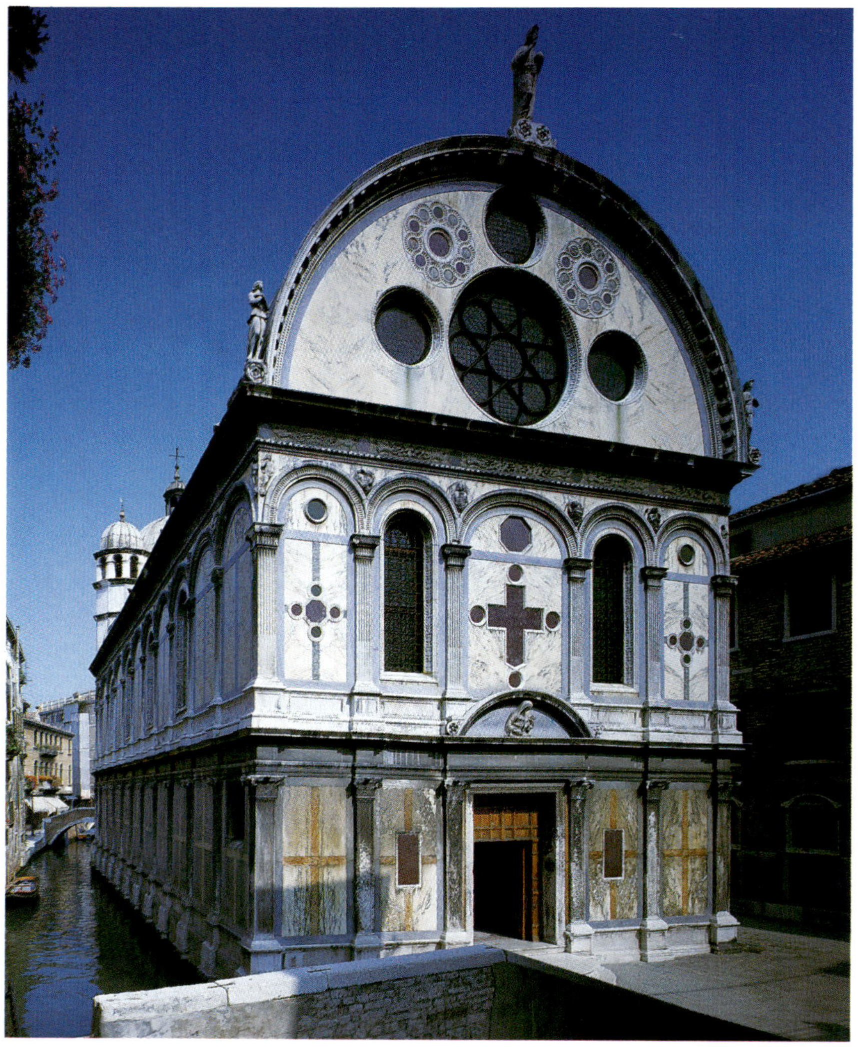

schossen seines Vorgängers setzte er eine offenere, stark rhythmisierte Architektur auf, deren Gliederungsmomente – freistehende, gekuppelte Säulenpaare, Pilaster und klar gruppierte Rundbogenfenster – nach oben hin zusehends für Reliefwirkung sorgen und im obersten Geschoß in einer Doppelsäulenkolonnade vor Arkaden kulminieren. Die ideelle Anbindung der Osterkirche an den Dogen und seine Privatkirche San Marco wird formal durch Paraphrasen bzw. Zitate nach Bauteilen der Markusbasilika zum Ausdruck gebracht.

Die schönste und bedeutendste Kirche der venezianischen Frührenaissance ist zweifelsohne die 1481–1489 von Pietro Lombardo und seiner Werkstatt zu Ehren eines wundertätigen Marienbildes errichtete Votivkirche *Santa Maria dei Miracoli* (Abb. links). Der relativ kleine, kompakte Baukörper besteht aus einfachen stereometrischen Grundformen – Quader, Halbkugel, Zylinder – und besticht durch seine strukturelle Klarheit. Das bereits von Leon Battista Alberti bevorzugte Schema der tonnengewölbten Saalkirche (Cappella Rucellai, S. Andrea in Mantua, Abb. S. 112) wird hier mit einer überkuppelten Chorkapelle im Anschluß an das Langhaus verbunden und verweist in dieser Form auf Vorbilder wie die Arena-Kapelle in Padua (Abb. S. 58) oder die Cappella dei Mascoli in San Masco. Zwar erinnern einige traditionelle Bauelemente wie Rundgiebel, überkuppelte Chorkapelle und die mehrfarbige Inkrustrierung des Innenraumes an San Marco, sie verbinden sich gleichwohl zu einem individuellen und einheitlichen Baugedanken, der sich vor allem durch eine weitgehende Übereinstimmung zwischen Innenraum und Außenbau auszeichnet. Die Fassade entspricht einem Querschnitt durch das Gebäude: Das halbrunde Giebelfeld markiert die Wölbung der Tonne, die Geschoßaufteilung spiegelt Portalzone und darüberliegende Nonnenempore wider. Der kompakte zweigeschossige Bau ist, für Venedig bis dahin untypisch, rundum mit grün-weiß-roten Marmoreinlagen und runden Porphyrscheiben aufwendig inkrustriert, so daß Gesamtzusammenhang und Volumen des Baukörpers betont werden. Die farbige Marmorverkleidung galt, laut Alberti, als antikes Element. Das Bemühen um Annäherung an altrömische Bauwerke wird zudem in der dezidiert antiken Motivik der Chorpilaster, Kapitelle und Schmuckfriese des Innenraums deutlich. Der Innenraum zeigt eine ebenso einfache wie imposante Verbindung von Langhaussaal und anschließendem Chor: 14 Stufen, eine Allusion an Mariä Tempelgang, führen auf den triumphalen Chorbogen zu, hinter dem sich der überkuppelte Zentralbau des Sanktuariums befindet. Die Lichtinszenatorik der Architektur setzt deutliche Akzente, indem der große Saal nur diffuses, seitliches Licht erhält, während das Sanktuarium vom durchfensterten Tambour hell erleuchtet wird und sich als geistiges Zentrum der Anlage ausweist.

Pietro Lombardo
Innenansicht der Kirche Santa Maria dei Miracoli, 1481–1489
Venedig

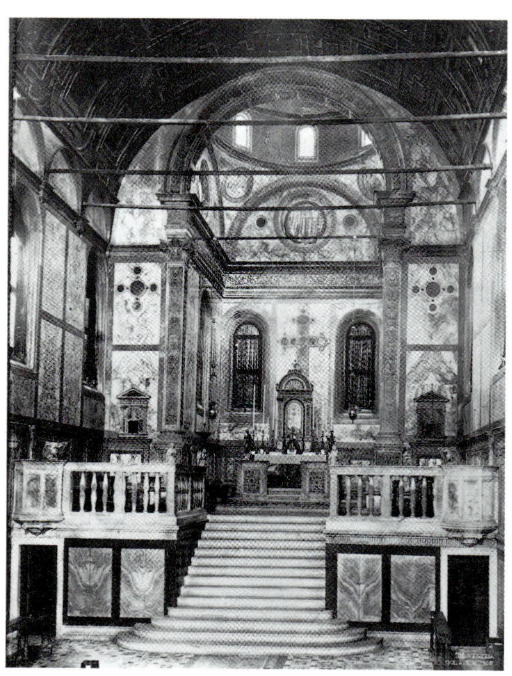

Palladios christliche Tempel

Ein grundsätzlicher Paradigmenwechsel im venezianischen Sakralbau setzte erst hundert Jahre später mit den Kirchen Andrea Palladios ein. Die Fassade von San Francesco della Vigna sowie die Kirchen San *Giorgio Maggiore* (Abb. S. 161) und *Il Redentore* (Abb. S. 163) kün-

Andrea Palladio
San Giorgio Maggiore, ab 1566
Venedig

Antonio Gambello, Mauro Codussi
Fassade der Kirche Santa Zaccaria, 1458-1534
Venedig

den von einer grundlegenden Neudefinition traditionell venezianischer Bauformen und demonstrieren Palladios Vorliebe für Elemente des antiken Tempels. Sein Versuch einer architektonischen Zusammenführung von antikem Tempel und neuzeitlichem Gotteshaus war jedoch keineswegs so unproblematisch, wie dies die Bauten auf den ersten Blick suggerieren. »Die vollkommenste und hervorragendste Form der Gotteshäuser ist die runde ...; da sie schließlich in allen ihren Teilen gleich weit vom Mittelpunkt entfernt ist, ist sie am geeignetsten, die Einheit, das unendliche Wesen, die Gleichförmigkeit und die Gerechtigkeit Gottes zu bezeugen«, heißt es im IV. Buch der »Quattro Libri« – gleichwohl entstand keine von Palladios venezianischen Kirchen als Zentralbau. Ideal und Realität klaffen weit auseinander. Neben liturgischen und funktionalen Überlegungen waren hierfür die Beschlüsse des Konzils von Trient (1545–63) ausschlaggebend. Der gegenreformatorische Vordenker Carlo Borromeo lehnte die von Palladio favorisierte Form der Ritonda, des Rundtempels, als heidnisch ab und forderte, daß der Grundriß einer Kirche auf die Kreuzesform als Zeichen des Leidens Christi zurückführbar sein müsse. So heißt es denn auch folgerichtig bei Palladio im IV. Buch zum Grundriß von San Giorgio Maggiore, er stelle »mit der Form des Kreuzes vor den Augen der Betrachter jenes Holz dar, an dem unser Heiland hing«.
Als der venezianische Senat am 4. September 1576 angesichts einer verheerenden Pestkatastrophe in seiner Not den Beschluß faßte, eine Votivkirche zu Ehren des Erlösers, Nostro Redentore, zu errichten, verpflichtete er 1577 Andrea Palladio, der sich bereits durch die seit 1566 im Bau befindliche Klosterkirche San Giorgio hervorgetan hatte, für diese wichtige Aufgabe. Man wünschte, zwei vorläufige Entwurfszeichnungen zu erhalten, die auf verschiedenen Grundrißkonzepten – Zentralbau bzw. Längsausrichtung des Hauptschiffes – beruhten. In den folgenden Treffen des Großen Rates kam es zu Kontroversen, an deren Ende die Fürsprecher des zentralen Rundbaus, allen voran Palladios Freund Marcantonio Barbaro, unterlagen. Palladio sah sich folglich vor die schwierige Aufgabe gestellt, die dreifache Funktion der Kirche bei der Grundrißdisposition zu berücksichtigen und architektonisch adäquat zum Ausdruck zu bringen: *Il Redentore* war zum einen Votivkirche, also eine Dankesgabe, die vom Gnadenerweis des Erlösers zu zeugen hatte, zum anderen war sie Prozessionskirche, da der Senat eine alljährliche feierliche Prozession (21. Juli) zur Kirche gelobt hatte, zum dritten schließlich hatte sie den Bedürfnissen einer Klosterkirche Rechnung zu tragen, denn sie unterstand Kapuzinermönchen. Die Lösung fand Palladio in drei eigenständigen, strukturell verschiedenen Raumformen, die hintereinandergeschaltet sind und sich beim Begehen sukzessive erschließen (Abb. S. 162). Das durch Wandpfeiler rhythmisierte, tonnengewölbte Langhaus bezeichnet das letzte Stück des Prozessionsweges und nimmt deren Teilnehmer auf. Daran anschließend folgt der Zentralbau des Presbyteriums, von einer Tambourkuppel überfangen und seitlich von fast halbrunden Tribunen abgeschlossen.

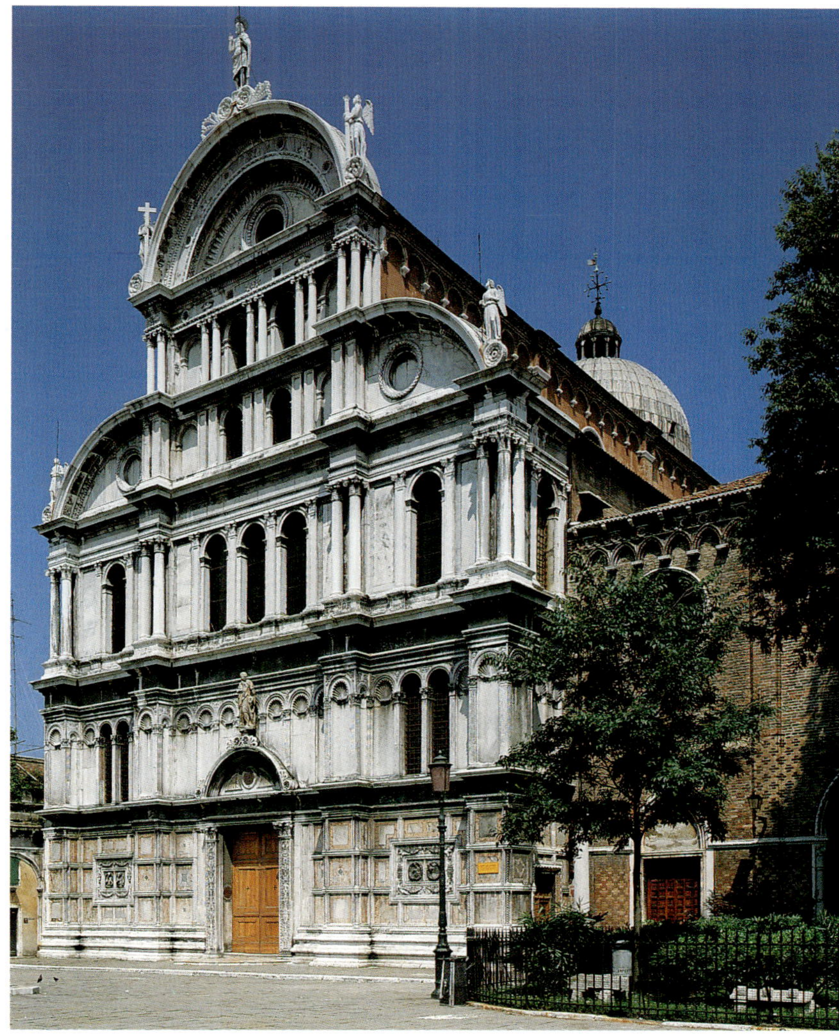

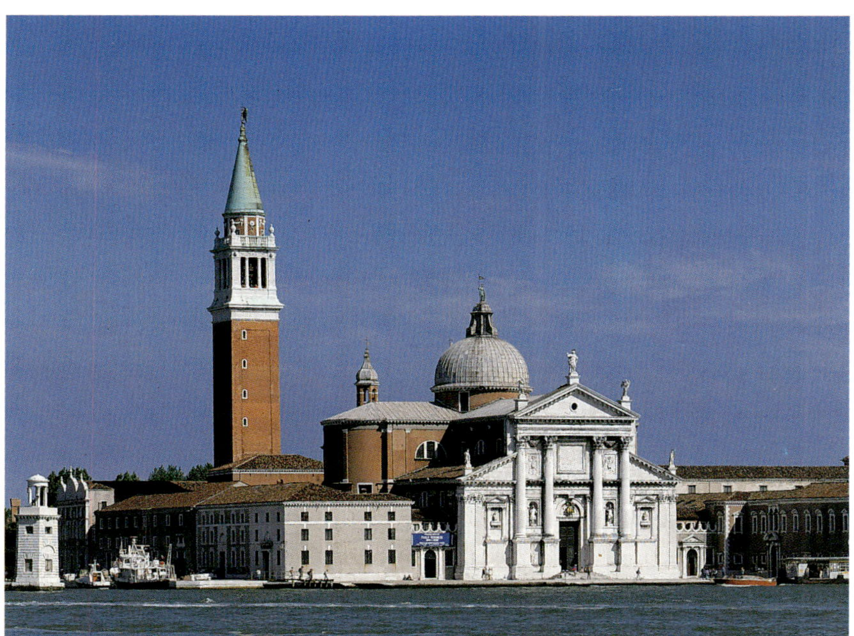

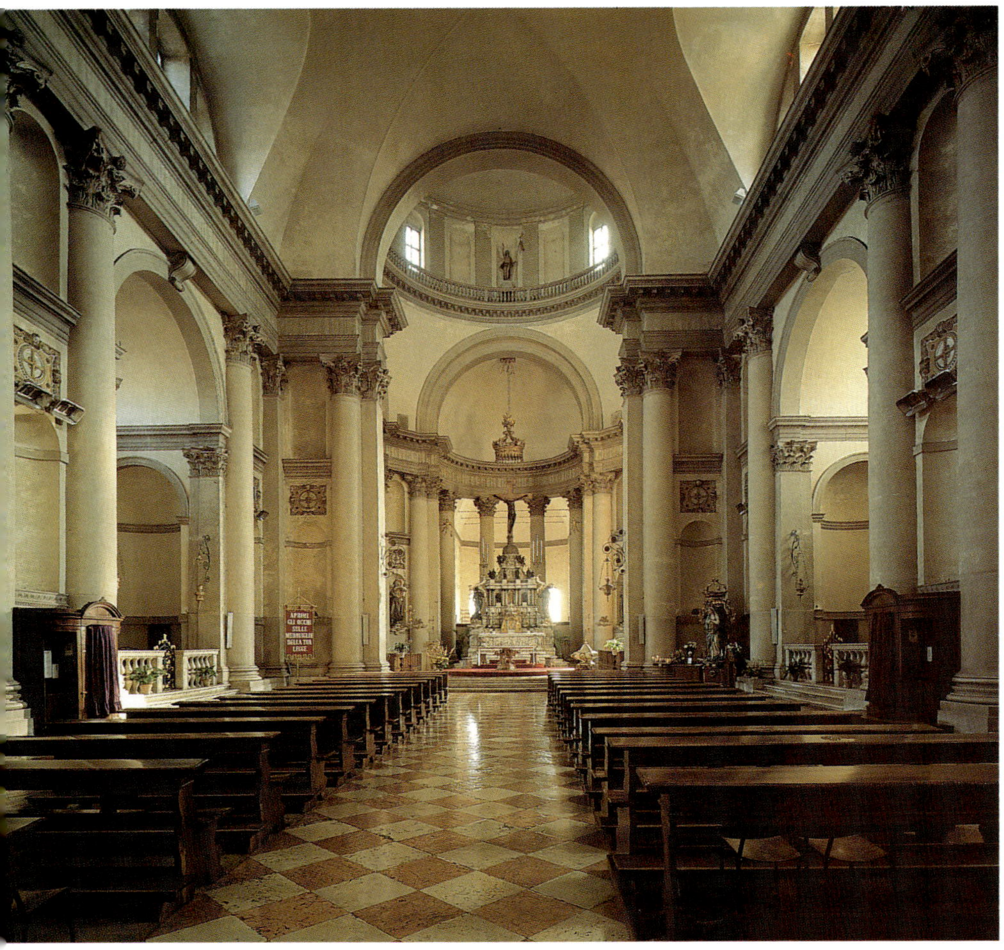

Andrea Palladio
Innenraum der Kirche Il Redentore
1577-1592
Venedig

GEGENÜBERLIEGENDE SEITE:
Fassade der Kirche Il Redentore

Palladio greift hier den Gedanken der Ritonda als Ausdruck der Unendlichkeit Gottes für den Altarbereich auf und bezeichnet mit dieser Bauform den Votivcharakter der Kirche. Der Mönchsraum schließlich ist – wie schon bei San Giorgio – hinter das Presbyterium ausgelagert und durch eine Exedra von den beiden vorderen Raumteilen optisch getrennt. Alle Elemente fügen sich in das Longitudinalschema ein, ohne ihre Eigenständigkeit preiszugeben. Für die Gliederung des Schiffes waren Palladios Aufrißstudien der antiken Diokletians- und Titusthermen maßgebend. Dezidiert antikisch ist auch die Fassade von Il Redentore: Das Motiv der Überlagerung zweier antiker Tempelfronten, von denen die vordere – das Zitat eines Antentempels – das Mittelschiff markiert, ist ein der Antike entlehnter, palladianischer Topos. Die inszenatorische Funktion der Fassade als liturgischer Schlußpunkt der Prozession wird durch die erhöhte Positionierung nach dem Vorbild antiker Podiumstempel und durch die Triumphbogenmotivik von Portal und Mittelteil verstärkt. Palladio griff bei San Giorgio Maggiore und Il Redentore auf den Topos eines überkuppelten Zentralbaus im Anschluß an ein Langhaus zurück, der sich exemplarisch an Santa Maria dei Miracoli vorgebildet fand. Er verband diese Form mit einem hinter das Presbyterium angehängten Mönchschor, einer Lösung, die auf dem Tridentiner Konzil kodifiziert und von Carlo Borromeo in seinen »Instructiones Fabricae et Supellectilis Ecclesiasticae« propagiert worden war. Palladios Gratwanderung zwischen den architektonischen Normen der heidnischen Antike und den zeitgenössischen Forderungen der Gegenreformation führte zu der im Grunde hybriden Verbindung von Zentralbau, Wandpfeilerkirche und vorgeblendeter Tempelfront. Eine harmonische Zusammenbindung aller Teile gelang ihm jedoch über die Einheitlichkeit der Proportionierung, Wandgliederung und Wölbung der einzelnen Bauteile sowie über die Farbgebung: Die traditionelle, sinnliche Farbigkeit venezianischer Kirchen weicht abstraktem Weiß, Ausdruck der *Reinheit des göttlichen Geistes.*

Städtische Repräsentationsbauten

Als die Serenissima sich nach der Befriedung durch den Vertrag von Bologna 1529 zu einer Neubebauung von Piazza San Marco und anschließender Piazetta des Palazzo Ducale entschloß, beauftragte sie ihren Proto Sansovino mit einer Gesamtkonzeption. Dessen ambitionierter Plan sah u.a. den Abriß der noch im Bau befindlichen Alten Prokuratien und eine einheitliche Randbebauung beider Plätze vor. Die Alten Prokuratien wurden nicht eingerissen und die Südseite der Piazza wurde erst ab 1583 unter Vicenzo Scamozzi bebaut, doch entstanden drei repräsentative Neubauten von Sansovino an der Piazzetta: die staatliche Münze, genannt *Zecca,* die *Libreria* und, als deren Annex, die *Loggetta* (Abbn. S. 164). Der Auftrag für die Münze erging 1535 durch die Provveditori della Zecca; die massiv erscheinende, dorische Rustikaarchitektur am Bassin von San Marco war 1545 fertiggestellt (Abb. S. 164). Der ursprünglich zweigeschossige Bau erinnert an Festungsarchitekturen und suggeriert Stabilität und Uneinnehmbarkeit. In diesem Sinne ist die Fassade der Zecca nicht rein manieristische Spielerei, sondern sinnbildhaftes Monument der Krisenfestigkeit der venezianischen Währung, des Zecchino, und damit des Staates.

Gleich neben der städtischen Schatzkammer befindet sich deren ideelles Pendant, die 1537 begonnene *Libreria.* Venedig, seit etwa 1490 Hauptstadt des europäischen Buchdruckes, hatte 1468 die wertvolle und umfangreiche Handschriftensammlung des Kardinals Bessarione geerbt, die es nun, zusammen mit den eigenen, rasch anwachsenden Beständen, unterzubringen galt. Zudem sollte die Libreria Räume für eine Eliteschule sowie neue Amtszimmer der Prokuratoren beherbergen. Bemerkenswert sind sowohl Größe als auch Ausstattung und Positionierung der Libreria: ein Wissenschafts- und Bildungsinstitut als platzgestaltendes Gegenüber des politischen Machtzentrums im Dogenpalast, 21 Arkaden lang und mit überaus üppiger Bauplastik, so üppig, daß Palladio es »das wohl am reichsten geschmückte Gebäude,

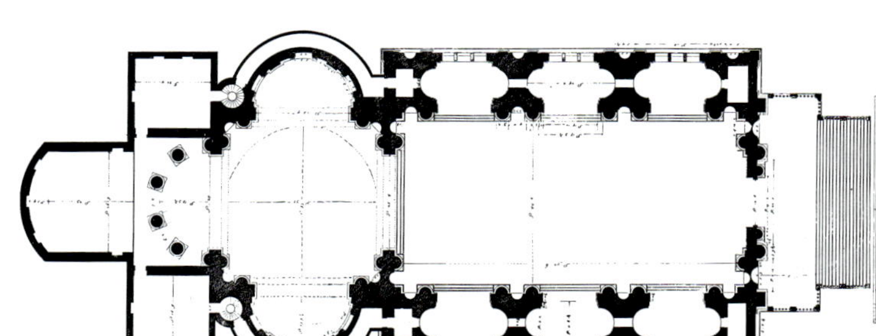

Il Redentore, Grundriß

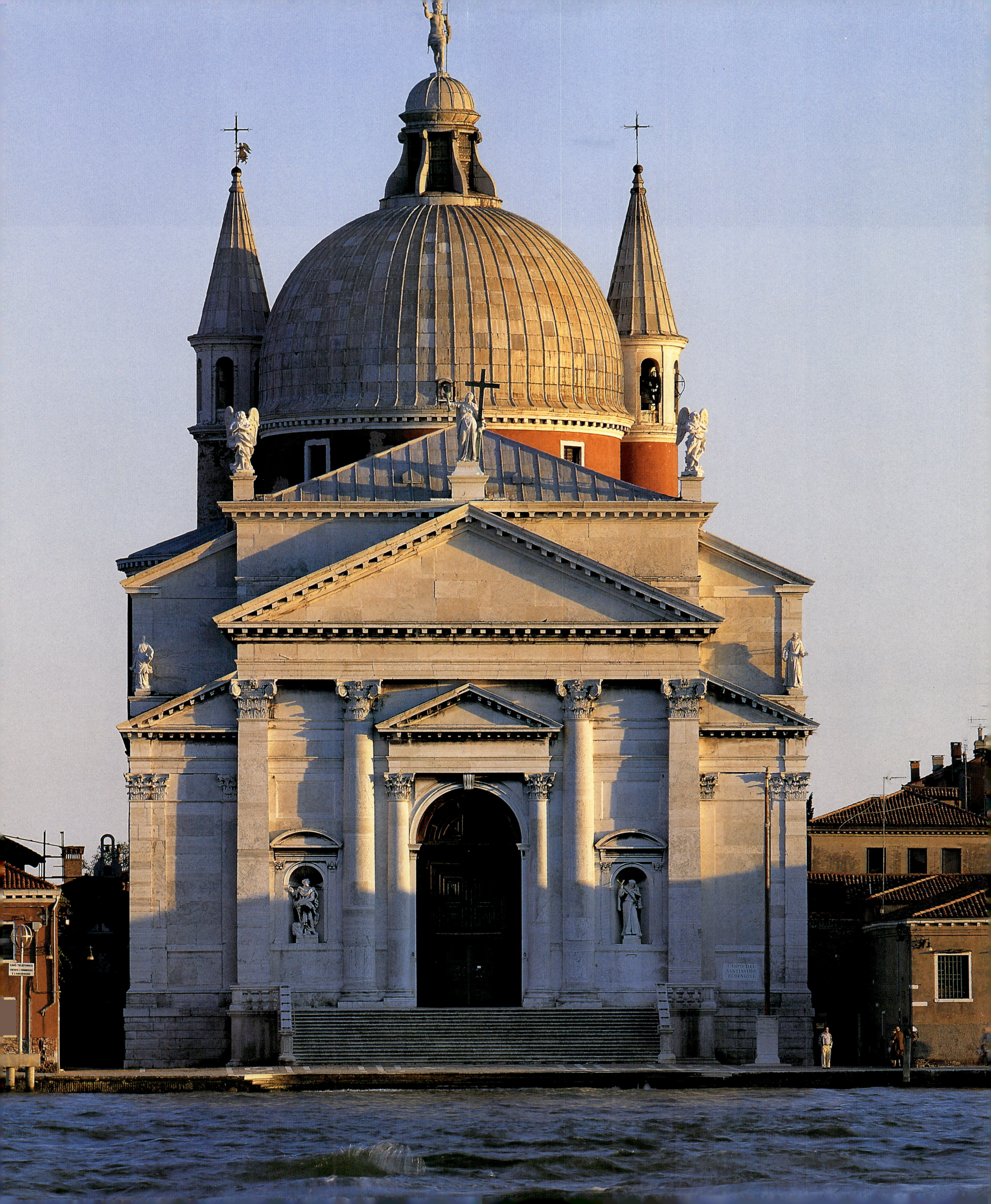

Jacopo Sansovino
Die staatliche Münze (La Zecca),
1535-1545 (aufgestockt ca. 1570)
Venedig

ABBILDUNGEN UNTEN:
Jacopo Sansovino
Libreria (links) und Loggetta (rechts)
auf der Piazzetta, ab 1537
Venedig, San Marco

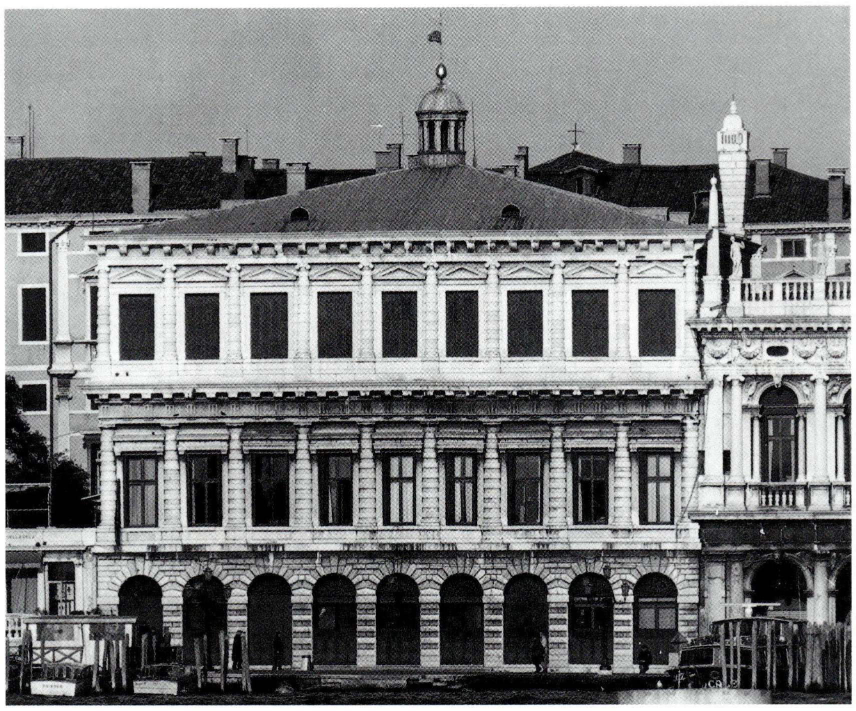

das seit der Antike errichtet wurde«, nennt. Damit der humanistische Repräsentationsbau, der zum Prototyp des venezianischen Klassizismus wurde, dem Dogenpalast jedoch nicht vollends die Schau stehle, hat Sansovino dessen Doppelarkadenschema zwar durchaus konkurrenzbewußt aufgegriffen und nach dem Vorbild des altrömischen Marcellustheaters variiert, jedoch die Gesamthöhe der Libreria deutlich niedriger gehalten als die des Palazzo Ducale. Die Gestaltung des Erdgeschosses als Pfeilerarkatur mit vorgeblendeten Halbsäulen, die das darüberliegende Gebälk tragen, folgt der dorischen Ordnung; im Obergeschoß mit ionischer Ordnung erfolgt eine Variierung des Arkadenmotivs durch die Verwendung einer verschmälerten Serliana: ein mittlerer, breiter Bogen auf Säulen, flankiert von zwei schmalen seitlichen Öffnungen, die von einem Gebälk in Kämpferhöhe abgeschlossen werden.Typisch für Sansovino ist die Verdoppelung der beiden seitlichen Säulchen der Serliana, die – zusammen mit der überreichen Bauplastik des Mezzanins und der starken Reliefierung der Gesamtfassade – einen malerischen Chiaroscuro-Effekt erzeugen. Die Libreria verbindet die der Antike entstammende und bereits von Bramante auf der Piazza Ducale in Vigevano und an der Loggia della Benedizione in Rom realisierte Idee eines städtischen Forums im Erdgeschoß mit den repräsentativen Erfordernissen eines Palastes der humanistischen Wissenschaften und Künste, denen nunmehr von den Aristrokraten der Stadt ein Denkmal an hervorragendster Stelle errichtet worden war.

Der Unterschied zwischen Sansovinos Klassizität, die, von der römischen Hochrenaissance ausgehend, stark mit plastischen Effekten arbeitet, und dem strengen Klassizismus Palladios zeigt sich nirgends deutlicher als im Vergleich zwischen *Libreria* und *Palazzo della Ragione* in Vicenza (Abb. S. 165). Palladio hatte 1546 zusammen mit seinem Meister Giovanni da Pedemuro dem Großen Rat von Vicenza ein Holzmodell unterbreitet, das den quattrocentesken, teilweise baufälligen Kommunalpalast der Stadt in neuem Gewand zeigte. Nach diesem Modell wurde der alte mit einer Doppelarkadenwand ummantelt, hinter der Strebepfeiler den gefährlichen Durchschub der inneren, instabil gewordenen Wände auffangen. Die Grundkonzeption des Aufrisses geht auf Sansovinos Libreria zurück, vereinfacht jedoch deren opulente Erscheinung: Palladio vergrößert die Intervalle der Arkaden, verbreitert die Serliana und setzt sie als durchgängiges Motiv in Erdgeschoß wie Piano nobile ein. Die Bauplastik wird auf ein Minimum reduziert und in den Bogenzwickeln durch simple, kreisrunde Okuli ersetzt – ein Motiv, das vom Paduaner Palazzo della Ragione übernommen wurde. Deutlich an Sansovino erinnern die hintereinandergestellten, Tiefenwir-

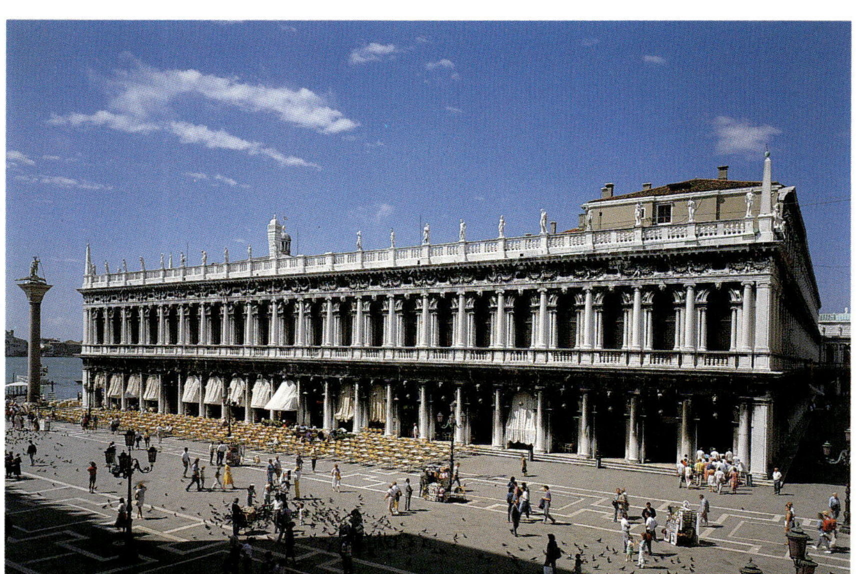

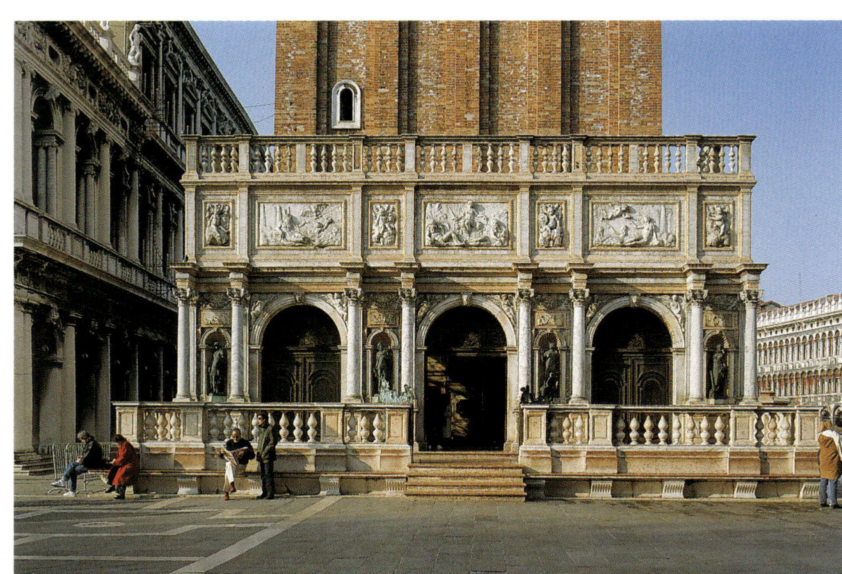

ABBILDUNGEN UNTEN:
Andrea Palladio
Palazzo della Ragione
(Basilica Palladiana), 1549-1617
Vicenza

Andrea Palladio
Loggia del Capitaniato
Vicenza

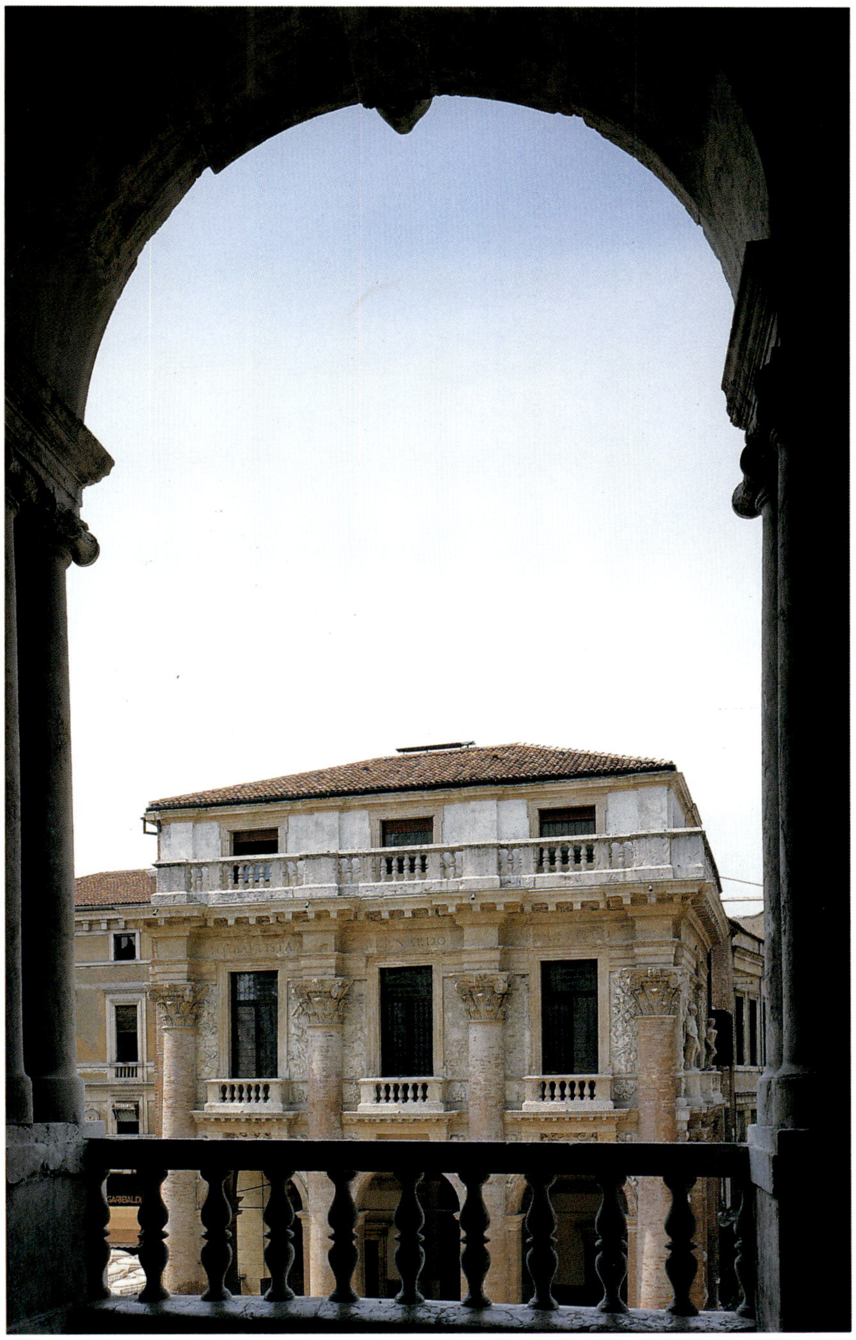

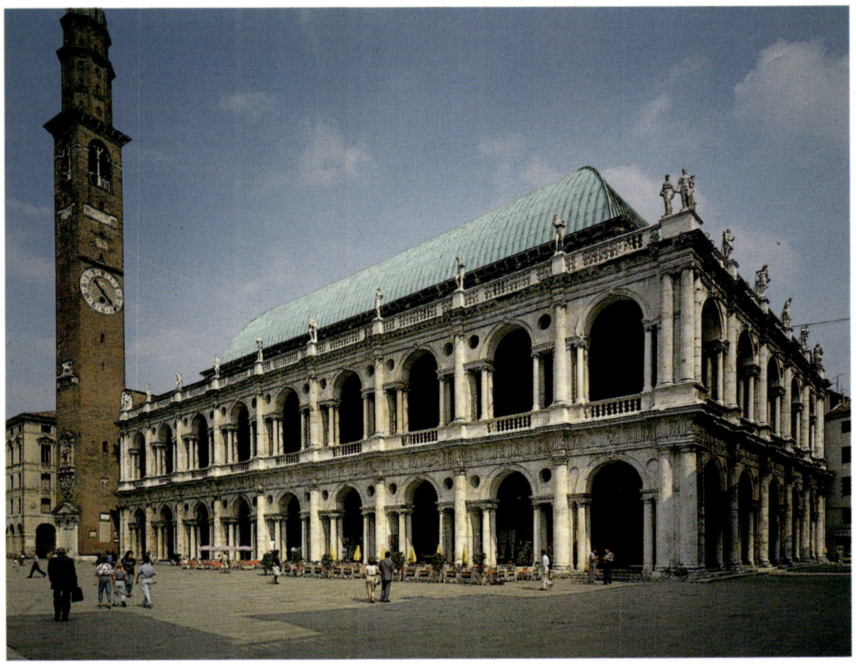

kung schaffenden Säulen der Serliana, das klassische Eckproblem der dorischen Ordnung löst Palladio allerdings eleganter als sein Vorbild: Anstelle des massigen Eckpfeilers der Libreria tritt eine zweite Säule, die Verbreiterung der äußeren Achsen wird durch eine Verschmälerung der entsprechenden Serliana-Seitenbereiche optisch reguliert. Der Palazzo della Ragione, Sprungbrett zu Palladios steiler Karriere, entstand als Monument des Wohlstandes und der wiedererstarkten Position der Vicentiner Aristokratie nach dem venezianischen Frieden. Durch die Erhaltung des alten Kernbaus sowie dessen Neugewandung in klassische Formen dokumentiert sich einerseits die ständische Traditionsverbundenheit der Auftraggeber, andererseits deren Identifikationsbedürfnis mit einer neuen, humanistischen Epoche.

Private Bautätigkeit

Venedig ist berühmt für seine Fülle an Palazzi, privaten Wohnpalästen, deren früheste aus dem 12. Jahrhundert stammen. Keine andere Bauaufgabe dokumentiert so nachdrücklich den venezianischen Konservatismus wie der Palastbau, ein Konservatismus, der die innovativsten Geister der Renaissance, darunter Palladio und Serlio, schier zur Verzweiflung getrieben haben muß – mit dem Resultat, daß beide, trotz intensiver Beschäftigung mit dem Thema, keinen einzigen Palazzo in der Lagunenstadt realisierten.

Die ungewöhnlich große Zahl eindrucksvoller Stadtpaläste erklärt sich zum einen aus einer breiten, finanziell sehr wohlhabenden Auftraggeberschicht von Kaufleuten, darunter wohlhabende Cittadini wie Nobili, die ihr Vermögen zumeist mit dem Seehandel gemacht hatten, zum anderen aus dem außerordentlich stabilen Wohlstand der Stadt bis ins ausgehende 18. Jahrhundert. Zudem ermöglichte die wenig restriktive Haltung des für die Überwachung der Luxusgesetze zuständigen Magistrato alle pompe einen freien Umgang mit den Requisiten architektonischer Selbstdarstellung. Umso erstaunlicher ist die Gleichförmigkeit und das Festhalten an verbindlichen Standards des Palazzo-Baus vom 12. bis ins 18. Jahrhundert; auch dies eine Demonstration der Solidarität und Egalität der Oberschicht Venedigs.

Der typische venezianische Palazzo war bis weit ins 16. Jahrhundert Casa und Fondaca, Wohnhaus und Warenlager mit Kontor, in einem. Da die direkte Lage an einem Kanal zur Warenbeförderung obligat war, drängeln sich nahezu alle Palazzi eng aneinander. Licht fiel daher nur von vorne und durch den rückwärtigen Hof ein. Dies wiederum bedingte den typischen, nahzu ausnahmslos anzutreffenden dreiteiligen Grundriß in allen Geschossen: unten ein Androne, d. h. ein zentraler Korridor zum Hof, daneben Warenlager und Kontor; in den oberen Geschossen eine zentrale Sala, flankiert von zwei nach hinten verlaufenden Zimmerfluchten. Die Fassade spiegelt die innere Raumaufteilung durch eine zentrale Fensterarkade zur Beleuchtung der Sala sowie davon abgesetzten seitlichen Fenstern wider (Abb. S. 169 unten). Diesem Schema hielten die Venezianer jahrhundertelang die Treue. Frappierend ist nicht nur die Verspieltheit der bis ins frühe 16. Jahrhundert dominierenden gotischen Fassaden, sondern auch

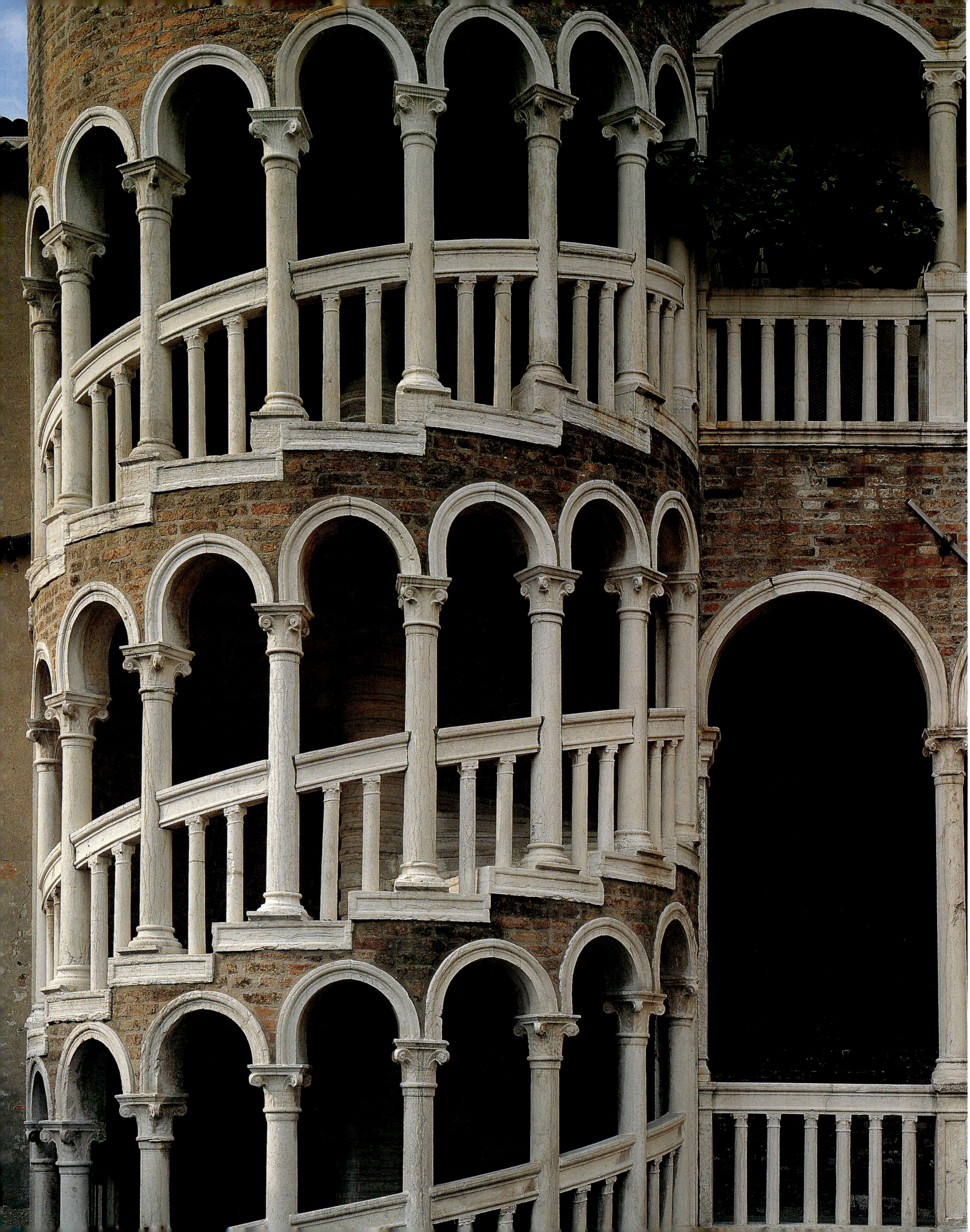

ABBILDUNG GEGENÜBER:
Giovanni Condi
Wendeltreppe des Palazzo Contarini dal Bovolo, 1497-1499
Venedig

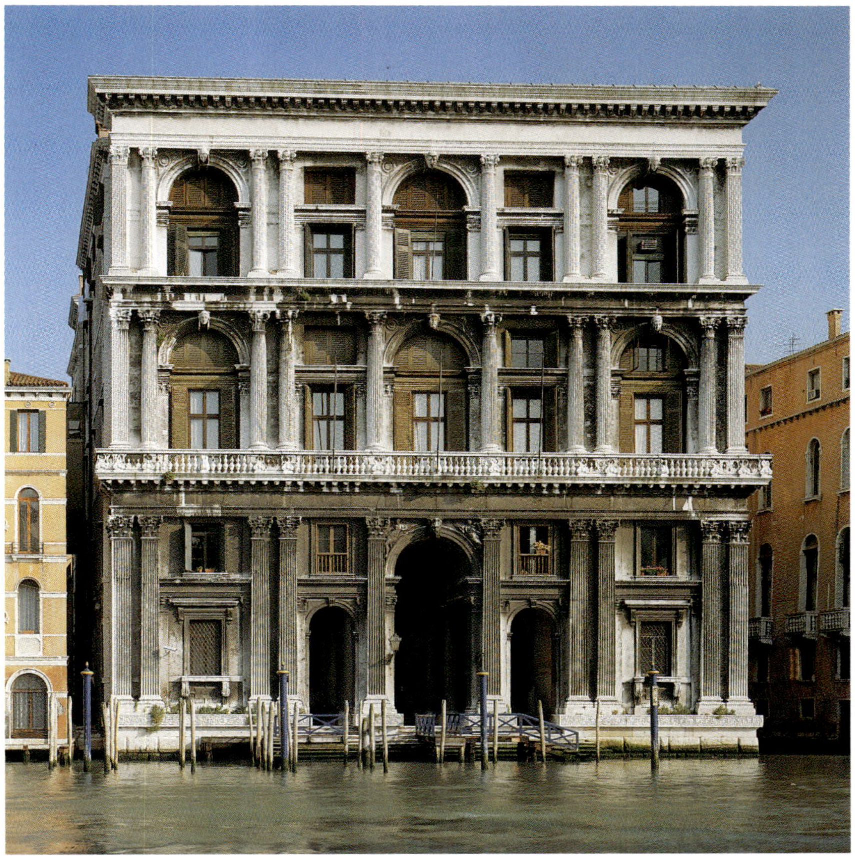

Michele Sanmicheli, Giangiacomo Grigi
Palazzo Grimani, 1540–1562
Venedig, Canal Grande

deren Offenheit und Durchfensterung in allen Epochen. Während in Florenz schon früh im 15. Jahrhundert die ersten Renaissancepaläste als wehrhafte, massige, geschlossene Kuben entstanden, erscheinen die venezianischen Wohnbauten frei von jeglichem Schutz- und Trutzbedürfnis. Die stabile politische und wirtschaftliche Situation im Inneren und die strategisch vorteilhafte Lage in der Lagune begünstigten, neben klimatischen Notwendigkeiten, diese charmante und luftige »Arglosigkeit« venezianischer Palazzi, die durch die üblichen bunten, z. T. illusionistischen Fassadenmalereien noch unterstrichen wurde.

Im Inneren allerdings waren die Palazzi, zumal im hinteren Bereich, meist sehr dunkel; eingekeilt zwischen Nachbargebäuden, mit oft nur wenig oder gar keinem Platz für einen Innenhof, ließen vor allem Treppenhäuser und Erdgeschosse an Licht und Luft zu wünschen übrig. Im Zuge steigender repräsentativer Anforderungen an die Wohnbauten kam es im frühen 16. Jahrhundert zu einer Aufwertung beider Bereiche. Ein spektakuläres Resultat dieser Bemühungen ist der 1497-99 entstandene Treppenanbau zum *Palazzo Contarini* von Giovanni Condi am Rio di San Luca (Abb. S. 166). Als rückwärtiger Anbau an einen gotischen Palast zwirbelt sich der Treppenzylinder schwungvoll in die Höhe, ein Effekt, der durch die aufsteigende Form der rundbogigen, von einem Balustergeländer durchschnittenen Säulenarkaden entsteht, die die Bewegung der Wendeltreppe nachvollziehen. Das venezianische Prinzip der Transparenz und Wandauflösung in Arkaturen wird hier, sowohl im Treppenturm als auch in der anschließenden fünfgeschossigen Loggia, auf einen rückwärtigen Bauteil übertragen, um dem notorischen Licht- und Luftmangel der Hofseiten zu trotzen.

Renaissancepaläste des 16. Jahrhunderts

Aus dem Gros der auch noch im 16. Jahrhundert stark traditionsverhafteten Palazzi heben sich drei Gebäude am Canal Grande hervor, deren Fassaden eine klassische Architektursprache verwenden. Das früheste dieser Beispiele ist der im ersten Jahrzehnt des 16. Jahrhunderts unter Mauro Codussi errichtete *Palazzo Loredan-Vendramin Calergi* (Abb. S. 168). Der Auftraggeber Andrea Loredan, ein ebenso einflußreicher wie wohlhabender Aristokrat, engagierte den bekanntesten Architekten der venezianischen Frührenaissance, um sich und seiner angesehenen Familie ein wohnbares Monument der Macht und Nobilität zu schaffen. Diese individualistische Bestrebung, die sich in stilistischen Neuheiten sowie in der ungewöhnlichen Höhe und Größe des Palastes ausdrückt, fällt aus dem Rahmen des bis dahin weitgehend egalitären Selbstverständnisses der Nobili: Das Gebäude, zu dessen bewegter Geschichte auch der Tod Richard Wagners zählt (er starb 1883 im Mezzanin, was wiederum der Venedig-Novelle von Thomas Mann zum motivischen Anhalt diente), ist eine geschickte Fusion venezianischer Traditionsformen mit klassischen Elementen. Anders als bei den gotischen Palazzi wird die Fassade des Palazzo Lorendan-Vendramin von einer vorgeblendeten Schauwand gebildet, die breiter als das dahinterliegende Mauerwerk ist. Größe und Form der Fenster in den Obergeschossen wurden vereinheitlicht, ihre Biforiengestalt durch einen überfangenden Bogen mit zentralem Okulus zusammengefaßt. Den Fensterarkaden wurde ein antikisierendes Kolonnadenmotiv mit kräftigem, unverkröpften Gebälk vorgelagert, das die Horizontale betont und die rhythmische Abfolge der Fenster optisch verbindet; den kannelierten Säulen der Obergeschosse entsprechen Pilaster im Erdgeschoß, dem Pianterreno.

Obgleich Codussi radikal mit der gotischen Tradition bricht, behält er doch traditionelle Elemente in Grundriß und Fassade bei. Dazu zählen die Gliederung der Fassade in eine mittige Fenstergruppe zur Sala und den beiden davon abgesetzten, schmaleren Seitenachsen, die Minimierung der Wandfläche zugunsten von Fensterarkaden sowie die vorgezogenen Balkone im Piano nobile. Das Traditionsverständnis des Auftraggebers wurde hier sicherlich berücksichtigt und brachte einen im Grunde traditionellen Palazzo im Kleid der Frührenaissance hervor.

Eine Nachfolge fand Codussis klassischer Interpretationsversuch der venezianischen Palastfassade erst nahezu 30 Jahre später, im *Palazzo Corner »de la Ca' Granda«*, der zwischen ca.1537 und 1561 nach Plänen Jacopo Sansovinos entstand (Abb. S. 169). Die legendär reichen Corner, auch Cornaro genannt, hatten, wie einige andere einflußreiche Familien Venedigs, gute Verbindungen zum päpstlichen Hof in Rom. Giovanni Cornaro, Neffe der Königin von Zypern, verpflichtete den romerfahrenen Sansovino in der Absicht, einen Palazzo«alla romana« zu errichten, um so die Großzügigkeit und Monumentalität

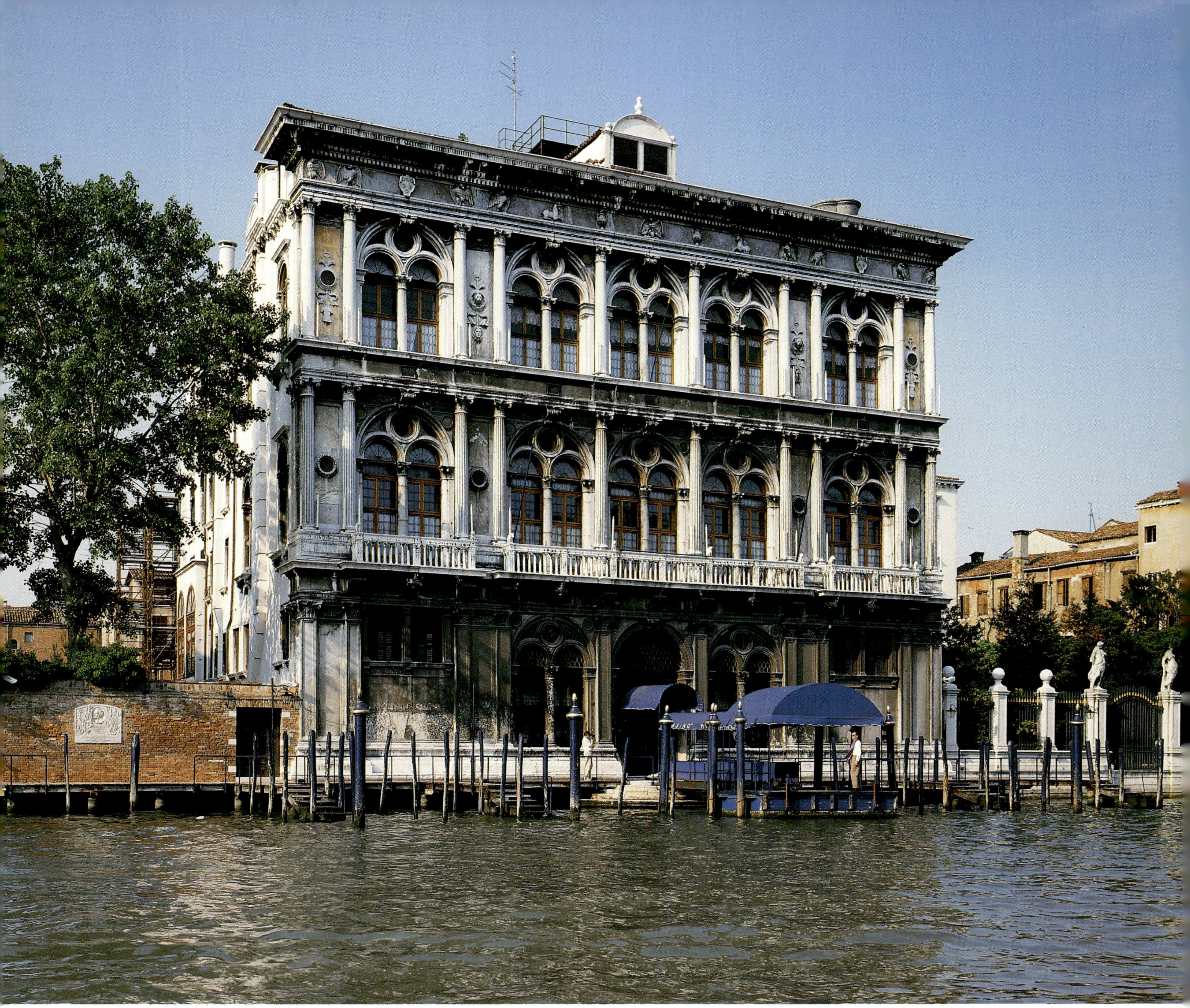

der römischen Architektur für eigene repräsentative Zwecke nutzbar zu machen; ob sich dahinter ein politisches Bekenntnis zu Rom verbirgt, wie in der Forschung gelegentlich angenommen wird, muß fraglich bleiben. Der Palazzo Corner »de la Ca' Granda« zeigte ursprünglich eine zweigeschossige Fassade (Scamozzi stockte das dritte Geschoß nach 1556 auf). Die »Ca' Granda« trägt ihren Namen zu Recht: Die bis zu fünfstöckigen Nachbargebäude nehmen sich wie Zwerge gegen den Palazzo aus und reichen nicht einmal an den oberen Abschluß von dessen Piano nobile heran. So verbergen sich hinter der monumentalen Fassade, nach außen hin nicht sichtbar, denn auch Doppeletagen von immer noch enormer Höhe. Sansovino variiert in seinem zweigeschossigen Entwurf Bramantes Fassadenschema vom Haus Raffaels (Abb. S. 138) und kombiniert es mit bei Michelangelo entlehnten plastischen Elementen. Bis dahin ungewöhnlich für Venedig war das rustizierte Portalgeschoß, das sich deutlich vom Obergeschoß mit seinen Kolonnaden auf gekuppelten Säulen absetzt. Der Bezug zu Michelangelo wird im Portalgeschoß bewußt hergestellt: Sowohl die Anordnung der Fenster von Voll- und Halbgeschoß als auch die Verwendung von Volutenkonsolen paraphrasieren die Wandgestaltung der Vorhalle der Bibliotheca Laurenziana in Rom. Sansovino treibt die Zusammenführung von dreigeteiltem, traditionellem Fassadenschema und regelmäßiger Abfolge der Achsen noch weiter als Codussi, die Wandflächen der beiden seitlichen Fensterachsen sind kaum merklich breiter als die der Sala, der Achsialrhythmus wird durch die vorgela-

ABBILDUNG GEGENÜBER:
Mauro Codussi, Tullio Lombardo (?)
Palazzo Loredan-Vendramin Calergi, vor 1500-1509
Venedig, Canal Grande

Jacopo Sansovino, Vincenzo Scamozzi
Palazzo Corner »De la Ca' Granda«
ab 1537 (aufgestockt nach 1556)
Venedig, Canal Grande

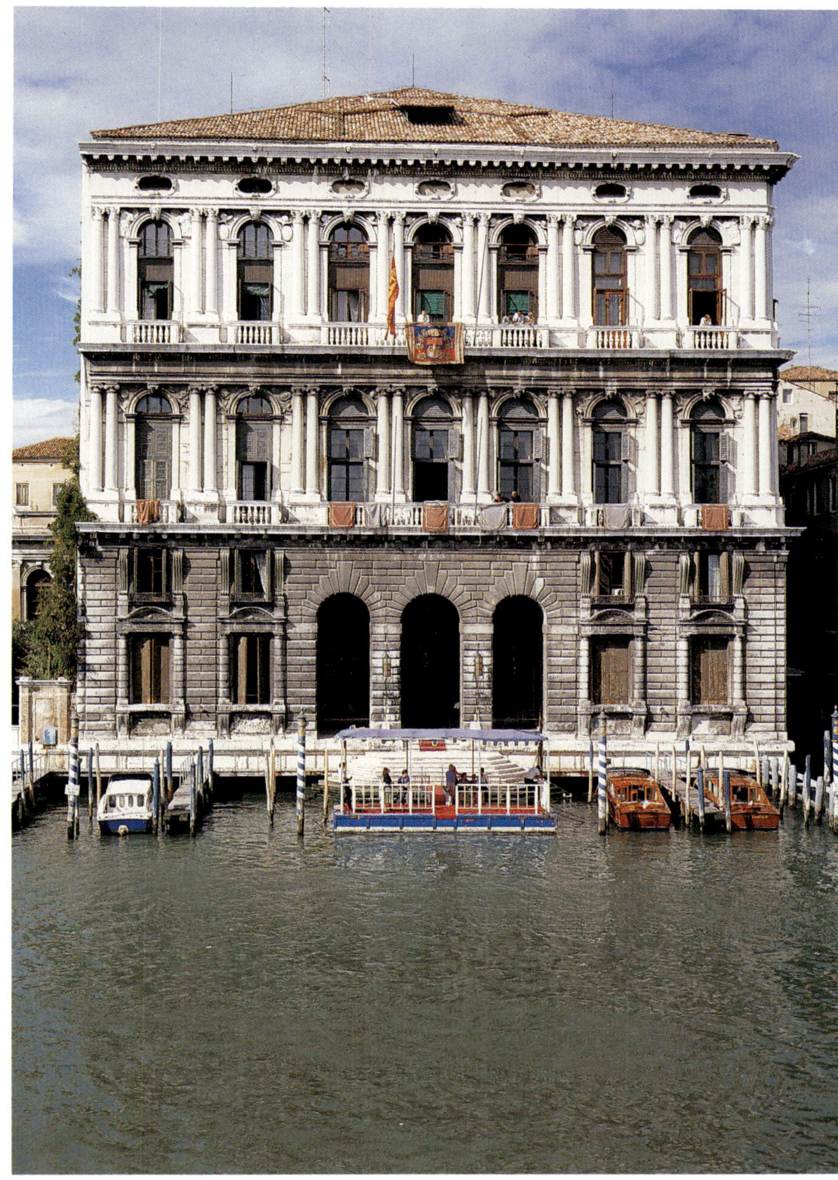

gerten Säulenpaare verstärkt. Für den venezianischen Barock war der Palazzo Corner – vor allem hinsichtlich der Kontrastierung von Portalgeschoß und Obergeschossen – maßstabsetzend.

Zweigeschossig geplant war auch der Palazzo des Prokurators Girolamo Grimani, den Michele Sanmicheli ca. 1540 begann und der nach seinem Tod 1546 von Giangiacomo Grigi aufgestockt wurde (Abb. S. 167). Auch hier hat den Architekten offensichtlich die Umdeutung des venezianischen 3er-Schemas der Fassade hin zu einer im klassischen Sinne vereinheitlichten, rhythmischen Abfolge der Fensterachsen beschäftigt, mit ganz anderem Resultat allerdings. Zwar werden auch hier Arkaden- und Kolonnadenmotiv miteinander verbunden, insgesamt jedoch sind Proportionen und Wandrelief wuchtiger und gedrungener als an der Ca' Granda. Zudem greift Sanmicheli, dessen Tätigkeit als Festungsbaumeister im mächtigen und ernsthaften Charakter des Palazzo Grimani ihren Niederschlag findet, die von Sebastiano Serlio für den venezianischen Palastbau vorgeschlagene Serliana als zentrales Fenstermotiv auf und variiert so die mittleren drei Fensterachsen. Die Ordnungen aller Geschosse sind aufeinander bezogen und binden die Fassade vollständig in ein System aus Horizontalen und Vertikalen ein. Die beiden Renaissancepaläste Ca' Granda und Grimani blieben für den Palastbau der folgenden Jahrzehnte nahezu bedeutungslos, weshalb auch kaum von einer »römischen Phase« im venezianischen Privatbau gesprochen werden kann; die Mehrzahl der Entwürfe des späten 16. Jahrhunderts sind nach wie vor traditionellen Paradigmen, wie der Betonung der Wandfläche und dem dreiteiligen Aufrißschema mit zentraler Loggia-Arkatur, verpflichtet.

Palladios Palazzi in Vicenza

Was Palladio im konservativen Venedig nicht vergönnt war – der Bau eines klassischen Stadtpalastes – gelang ihm in den 1550er und 60er Jahren im nahegelegenen Vicenza. Hier konnte er seine Ideale von »grazia« und »bellezza«, die er an venezianischen Palästen laut eigener Bekundung vermißte, anschaulich machen. Sowohl bei dem 1551 begonnenen Palazzo Chiericati als auch bei dem 15 Jahre jüngeren Palazzo Valmarana ließ sich Palladio, der zwischen 1541 und 1551 mehrmals nach Rom gereist war, von Michelangelos Entwürfen für das römische Kapitol (um 1546) inspirieren, wenngleich er aus dieser Anregung zu ganz eigenständigen Realisierungen kommt.

Der Palast des reichen Girolamo Chiericati an der Piazza Matteotti in Vicenza (Abb. S. 170), dessen komplexer Baugeschichte hier nicht im einzelnen nachgespürt werden kann, wird vom Betrachter im allgemeinen als »merkwürdig« empfunden. Er verkehrt das Prinzip zahlreicher Palladio-Villen – geschlossener Kubus mit mittiger, offener Säulenvorhalle – in sein Gegenteil: eine offene, zweigeschossige Säulenkolonnade, deren Mittelteil im Obergeschoß geschlossen ist. Das intuitive Unbehagen beim Anblick der Fassade erweist sich als gerechtfertigt:

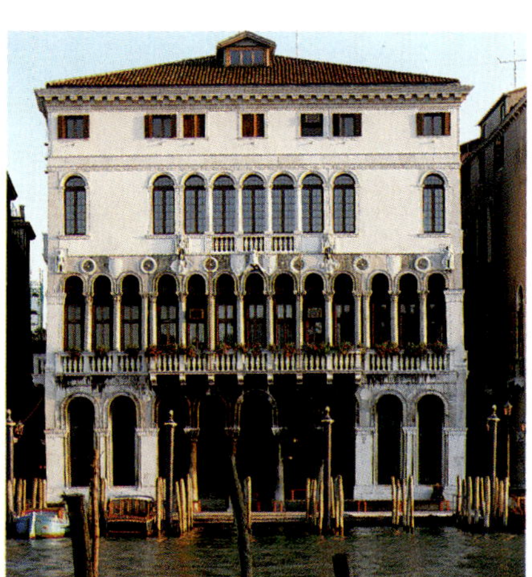

Palazzo Corner-Loredan
(vento-byzantinischer Stil)
13. Jahrhundert
Venedig, Riva del Ferro,

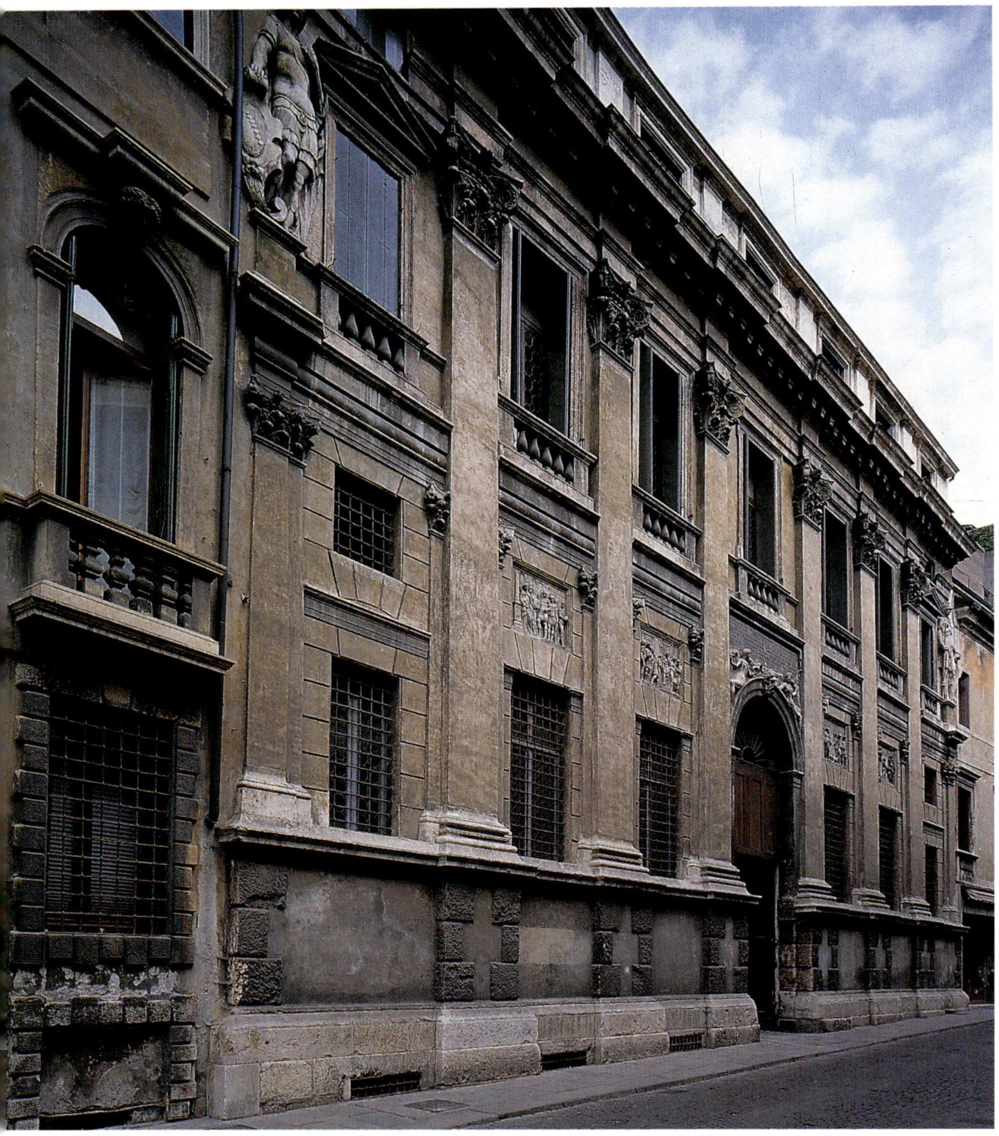

Andrea Palladio
Palazzo Valmarana, 1566–1582
Vicenza

Andrea Palladio
Palazzo Chiericati,
ab 1551 (vollendet 1746)
Vicenza

Eine Aufrißdarstellung in Palladios »Quattro Libri« zeigt den Palazzo in der vom Architekten eigentlich angestrebten Form, als zur Piazza hin gänzlich offene Doppelkolonnade. Palladio sah sich auftraggeberseits zu einem Kompromiß gezwungen, da sich Chiericati zwar zum »Nutzen der Nachbarn« und zum Schmucke der Stadt eine dem antiken Forumsgedanken entsprechende offene und öffentliche Portikusarchitektur vorstellte, gleichzeitig aber vom zentralen Salone im Obergeschoß den Platz überblicken wollte. Der bereits von Leon Battista Alberti in seinem Architekturtraktat geäußerte Vorschlag, »rings um die Plätze sollten, wie im Alterum, Säulenhallen laufen«, fließt hier in eine halböffentliche Palastarchitektur ein, die, um einen Hof angeordnet, den typisch palladianischen, streng achsialsymmetrischen Grundriß aufweist. Das Motiv der offenen, leicht erhöhten Erdgeschoßkolonnade, deren Säulen statt Bogen ein gerades Gebälk tragen, geht wohl auf Michelangelos Palazzo-Capitolino-Entwürfe zurück, wird aber auch von Alberti für die Portiken der Häuser bedeutendster Bürger vorgeschlagen; der bauplastische Schmuck ist eine Zutat späterer Zeit.

Denkbar wenig mit zeitgenössischen venezianischen Palastbauten hat Palladios Palazzo Valmarana in Vicenza gemein (Abb. oben). Der laut einer Gedenkmünze 1566 begonnene Bau wurde von der Witwe Giovanni Alvise Valmaranas, ein Freund des Architekten, in Auftrag gegeben. Der von Palladio in seinem Traktat veröffentlichte Gesamtplan gelangte nur im vorderen Teil zur Ausführung, die strenge Achsialsymmetrie des Grundrisses und der Fassade mußte dem schrägen Straßenverlauf angepaßt werden. Das traditionelle 3er-Schema wird an der Fassade zugunsten einer fein differenzierten Fünfteilung aufgegeben, die die innere Raumaufteilung wiedergibt. Erstmals wendet Palladio eine Kolossalpilasterordnung im Profanbau an – das Motiv findet sich bereits an den 20 Jahre älteren Entwürfen Michelangelos zum Kapitol – und erreicht durch die optische Hervorhebung von Pilastern und Gebälk eine Systematisierung der Wandflächen und eine klassisch-monumentale Wirkung der Fassade. Um jedoch eine Anpassung der geschoßübergreifenden Ordnung an die Nachbargebäude zu gewähren und den Bau bestmöglich ins Straßenbild zu integrieren, verzichtete Palladio bei den äußeren Fensterachsen auf Kolossalpilaster und stellte stattdessen je einen Atlanten im Piano nobile auf eine kleine Ordnung im Erdgeschoß. Wie bei seinen Landvillen, erweist sich Palladio auch hier als Meister der Integration von Architektur in ein vorgegebenes Umfeld.

Villen im Veneto
Venedig hatte bereits im frühen 15. Jahrhundert ausgedehnte Besitzungen auf der Terraferma, dem oberitalienischen Festland, die allerdings ein Jahrhundert später bis auf die Gebiete um Verona, Padua und Vicenza zusammengeschrumpft waren. Nach dem Bologneser Frieden 1529 setzte eine Welle aktiver Siedlungstätigkeit von venezianischen Adeligen auf den verbliebenen Terraferma-Gebieten ein. Diese Nutzbarmachung und Bebauung brachliegender Festlandterritorien, die als Villegiatura bezeichnet wird, hatte verschiedene Ursachen. Durch größere Einflußnahme und Präsenz vor Ort wollte die Serenissima die verbliebenen Gebiete enger an Venedig anbinden und den fortschreitenden Verlust zahlreiche Territorien auf der Ägäis kompensieren. Nach einer Pestepedemie und daraus resultierenden Versorgungsproblemen in den 1520er Jahren war die Abhängigkeit der großstädti-

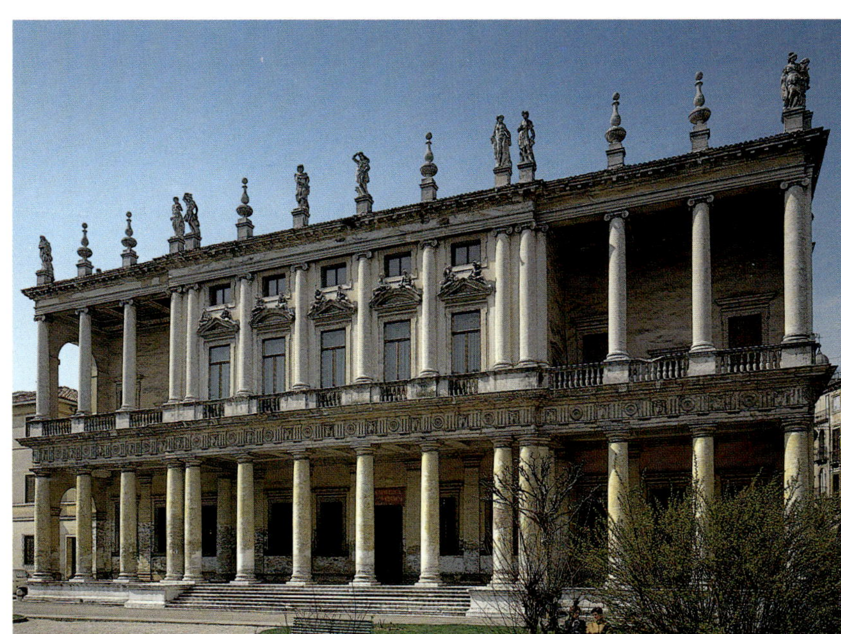

Jacopo Sansovino
Villa Garzoni, 1547-1550
bei Ponte Cassale

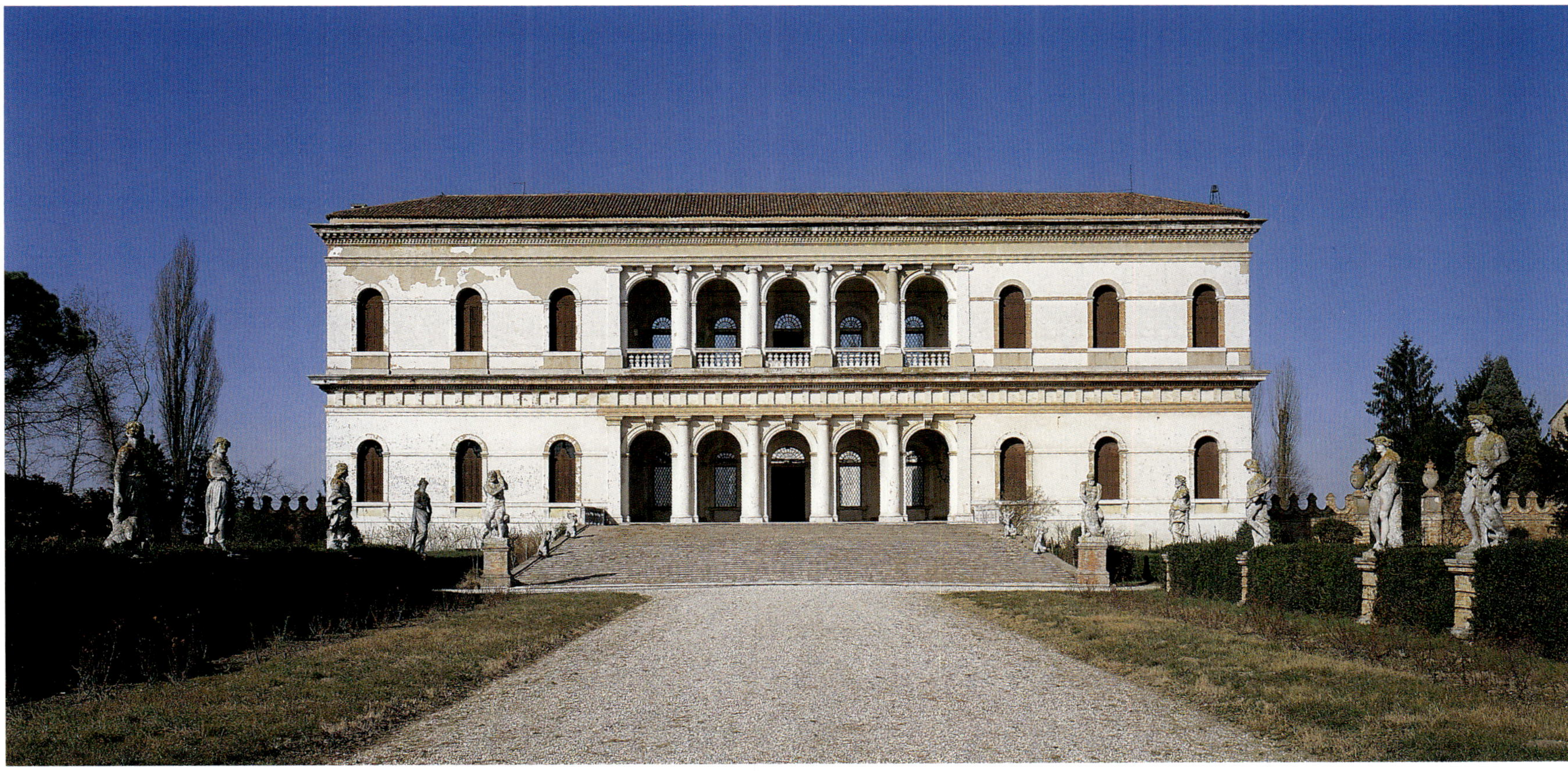

schen Handelsmetropole von Nahrungsimporten deutlich zutage getreten; um eine bessere Selbstversorgung der Stadt zu gewährleisten, waren der systematische Ausbau und die Intensivierung einer eigenen Landwirtschaft auf dem Festland notwendig. Schließlich hatte die Entdeckung des direkten Seeweges nach Indien durch Vasco da Gama 1498 in Venedig, dem bisherigen Dreh- und Angelpunkt des Fernosthandels, zu einer Handelskrise geführt, in deren Folge das einberufene Krisenkomitee dringend empfahl, vermehrt in die Landwirtschaft zu investieren. Vielen wohlhabenden Venezianern wird die staatliche Unterstützung bei der Villegiatura zudem gerade recht gekommen sein, um der zunehmenden Enge und dem Streß des städtischen Daseins zumindest zeitweilig zu entfliehen, und ein bukolisches Landleben mit gewinn- und nutzbringendem Nahrungsmittelanbau als lukrativem Nebenverdienst zu verbinden. Mit der Entdeckung landschaftlicher Schönheit als ästhetischem Genußfaktor einher ging eine philosophische Begründung ländlicher und landwirtschaftlicher Tätigkeit, die im enthusiastischen Begriff einer santa agricoltura, einer heiligen Landwirtschaft, bei Alvise Cornaro gipfelte.

In den 1530er Jahren entstanden die ersten klassisch orientierten Villen Venetiens, Alvise Cornaros sog. »Casinò« bei Padua und die nach dem römischen Vorbild der *Villa Madama* (Abb. S. 142) umgestaltete *Villa Trissino* bei Vicenza. Auch im folgenden Jahrzehnt blieben zumeist römische Vorbilder bestimmend, so für Sanmichelis Villa Soranza bei Padua und die von Sansovino um 1540 entworfene und 1550 fertiggestellte, im Grundriß an Guilio Romanos Villa Farnesina orientierte Villa Garzoni bei Ponte Casale (Abb. oben).

Palladio – Meister des Villenbaus

Palladios erste Villen stammen aus den frühen 1540er Jahren. Einige dieser Entwürfe, so der für die 1544 errichtete Villa Pisani bei Vicenza, orientieren sich noch an der traditionellen lokalen Bauweise kastellartiger Villen mit stämmigen Seitentürmen. Bereits hier jedoch eliminiert Palladio die übliche T-förmige Sala zugunsten eines kreuzförmigen Salons, der das Gebäudezentrum markiert. Dieses bereits an der Villa Pisani eingeführte Prinzip der Raumzentralisierung sowie die ebenso nützliche wie dekorative Verbindung von Wohn- und Wirtschaftsgebäuden durch seitliche Säulengänge, sog. barchesse, wurden in der Folge zu palladianischen Markenzeichen, die sich, jeweils in Vollendung, an seinen beiden bekanntesten Villen, der *Villa Barbaro* in Maser und der *Villa Rotonda* bei Vicenza finden.
Marcantonio Barbaro, Prokurator der Serenissima, und sein Bruder Daniele, Patriarch von Aquileia und damit ranghoher kirchlicher Würdenträger, ließen ihr Mustergut zwischen 1556 und 1558 am Hang eines bewaldeten Hügels errichten (Abb. S. 173). Ziel der beiden gebildeten Humanisten war es, die ideale Verbindung von Schönheit und Nützlichkeit in ihrem Anwesen zu verwirklichen. Die Freundschaft zu

Andrea Palladio
Zimmerflucht der Villa Barbaro, 1556–1558
Maser bei Treviso

ABBILDUNG GEGENÜBER:
Andrea Palladio
Außenansicht der Villa Barbaro

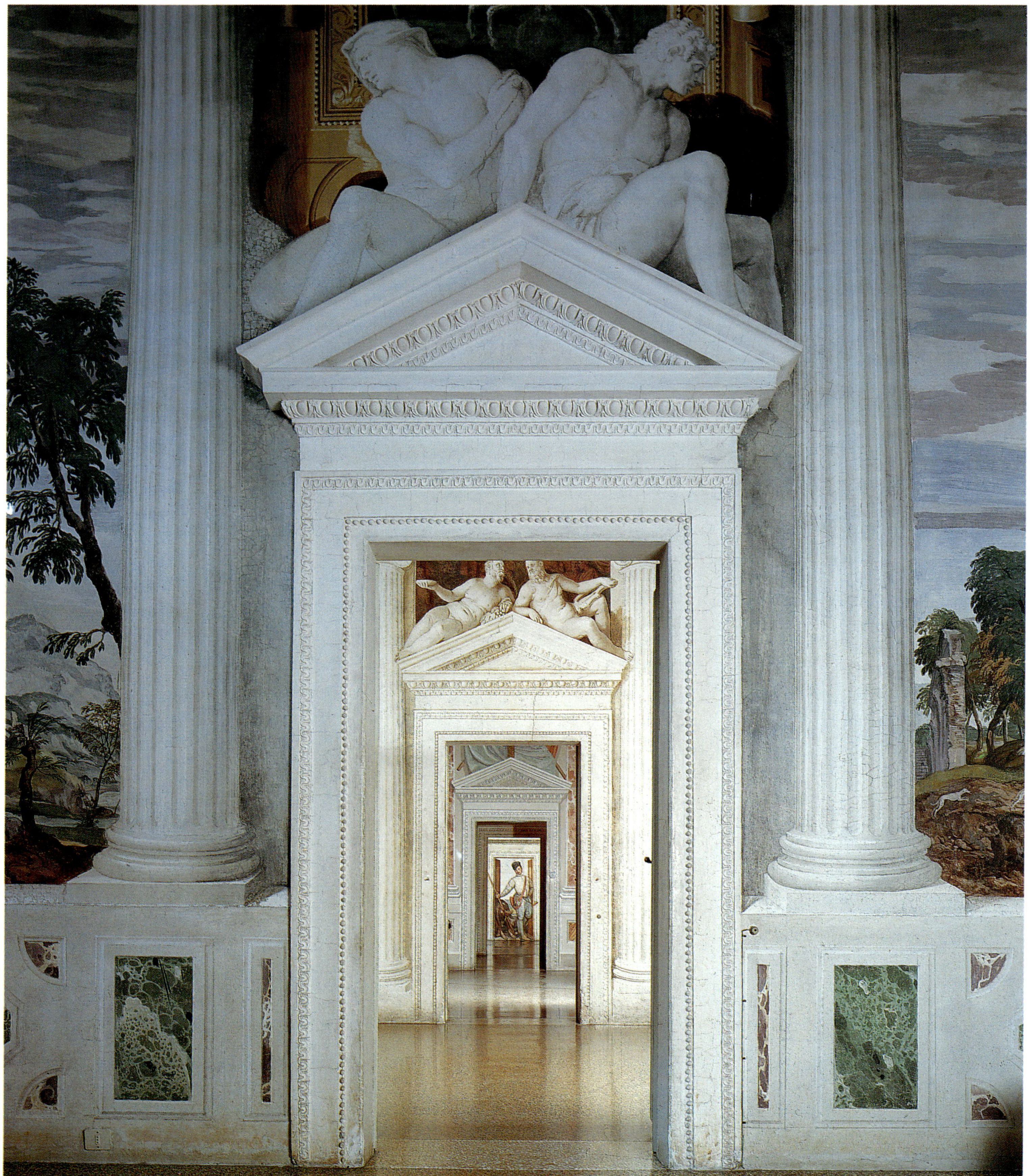

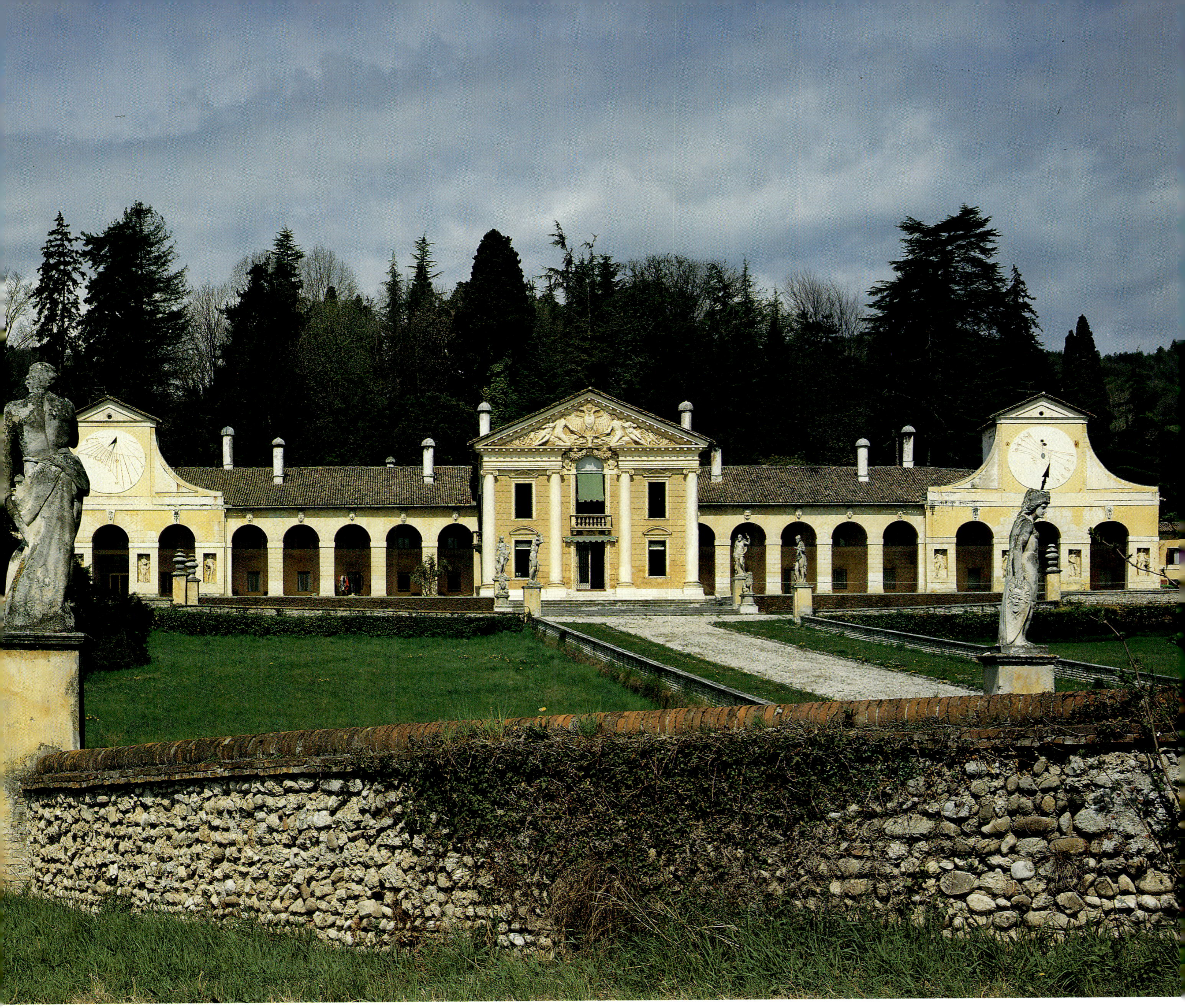

Alvise Cornaro mag auch für die Selbstbeteiligung der beiden bei Planung und Ausführung der Villa ausschlaggebend gewesen sein: Cornaro empfiehlt ausdrücklich die dilettierende Einflußnahme humanistischer Auftraggeber. Palladio allerdings dürften diese Einmischungen zuweilen Kopfschmerzen verursacht haben. Es ist kaum vorstellbar, daß ihm das von Marcantonio Barbaro selbst gestaltete Nymphäum mit seinen denkbar unförmigen Skulpturen an der Gebäuderückseite zur Begeisterung hingerissen hat; auch ist bekannt, daß Palladio die illusionische Ausmalung der Innenräume durch Paolo Veronese (Abb. S. 172) ein Dorn im Auge war. Dennoch entstand eine der exzeptionellsten Villen der Architekturgeschichte, in der korrellierenden Vorstellungen von Vita activa und Vita contemplativa, tätigem und beschaulichem Leben, in Einklang miteinander gebracht werden. Das Anliegen Palladios und der Barbaros war die Rekonstruktion einer idealtypischen antiken Villenanlage, wie bei Plinius und Vitruv beschrieben, die sich harmonisch zur naturräumlichen Umgebung verhält. Die zentrale Achse des mittleren Baukörpers wird von einer kreuzförmigen Sala gebildet, von deren Mittelpunkt aus ein Ausblick in alle vier Himmelsrichtungen möglich ist; die Saalfluchten verlängern sich gleichsam nach außen hin, in die Natur hinein. Der rechteckige Mittelbau schließt im hinteren Bereich an eine quergestellte Zimmerflucht an und verbindet sich mit ihr zu einem T-förmigen Grundriß. Die Querarme, denen ein Arkadengang vorgelagert ist, führen zu seitlichen Wirtschaftsgebäuden. Dem Gedanken der santa agricoltura ent-

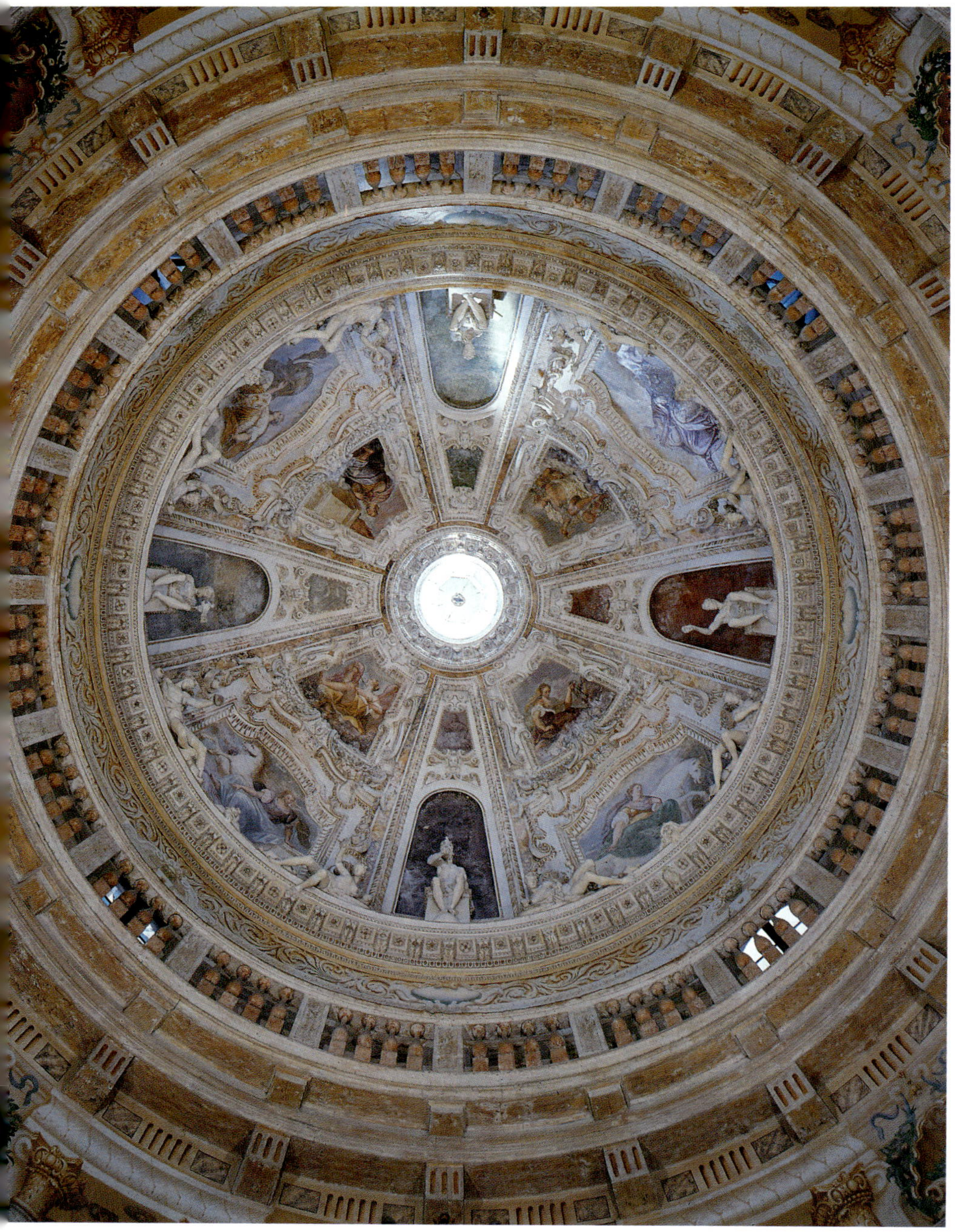

Andrea Palladio
Zentrale Kuppel der Villa Rotonda, ab 1566 (?)
bei Vicenza

spricht das Sakralthema der Fassade: Die vier ionischen Säulen, die einen Giebel tragen, lassen sich von Palladios Aufrißstudien des Fortuna Virilis Tempels in seinen Quattro Libri ableiten.

Etwa zehn Jahre nach der ins Sakrale überhöhten, idealen Villa rustica der Barbaros entstand die wohl bekannteste und folgenreichste Villa suburbana der Architekturgeschichte. »Vielleicht hat die Baukunst ihren Luxus niemals höher getrieben«, notiert der beeindruckte Johann Wolfgang von Goethe 1786 zur *Villa Rotonda* (Abb. S. 175), die als reiner Repräsentationsbau für den Kanoniker Paolo Almerico frei auf einem Hügel stehend errichtet wurde. Auch Goethes zweiter Eindruck: »Inwendig kann man es wohnbar, aber nicht wöhnlich nennen«, ist nachvollziehbar. Die mangelnde Wohnlichkeit resultiert aus dem Sakralbau entliehenen architektonischen Elementen und der strengen Geometrisierung der Anlage nach genauen mathematischen Verhältnissen. Nicht nur die dem quadratischen Gebäudekern auf allen vier Seiten identisch vorgeblendeten Tempelfronten im Stile eines antiken Podiumstempels sind solche sakralen Motive, auch die Gestaltung eines Wohnhauses als Zentralbau mit Ritonda und Kuppel geht von Idealvorstellungen für den Kirchenbau aus. Schließlich weist der gesamte Bau inclusive seiner Portiken die Form eines griechischen Kreuzes auf. Der zentrale Kuppelsaal (Abb. links), sozusagen das »Allerheiligste« des Wohntempels, ist merkwürdig dunkel und wird lediglich von den vier auf ihn zuführenden Korridoren beleuchtet, an deren Ende, wie bei der Villa Barbaro, ein Ausblick in die freie Natur steht. Die betonte Sakralmotivik der Rotonda steht sicherlich auch im Zusammenhang mit ihrer Funktion als Statussymbol eines reichen Klerikers. Palladio jedoch gebührt generell das Verdienst, Elemente des klassischen Tempelbaus auf die Profanarchitektur übertragen zu haben und damit für Nobilitierung und Aufwertung der Villenarchitektur Entscheidendes geleistet zu haben.

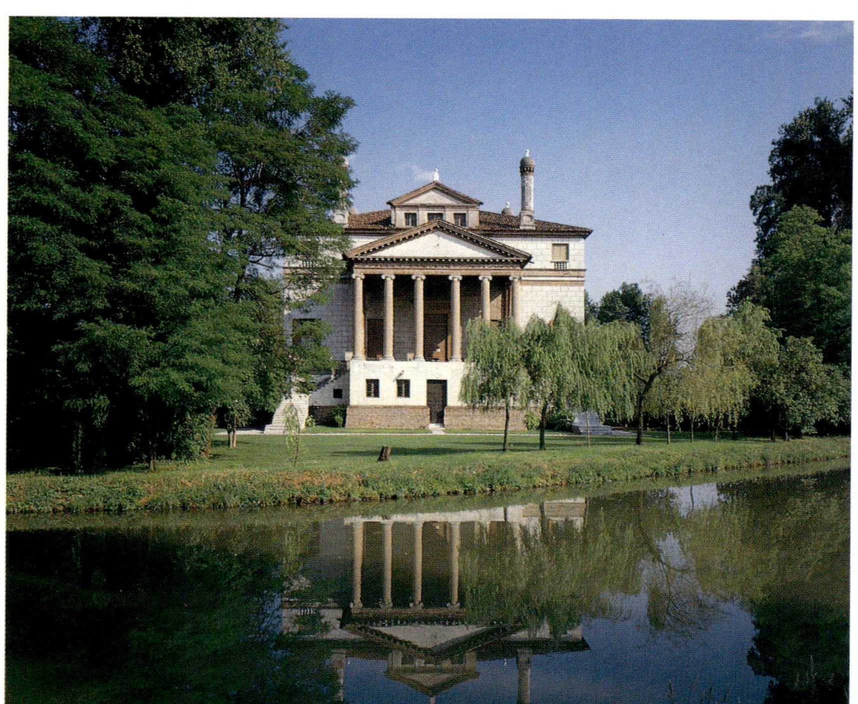

Andrea Palladio
Villa Foscari (Malcontenta)
1559–1560
bei Venedig

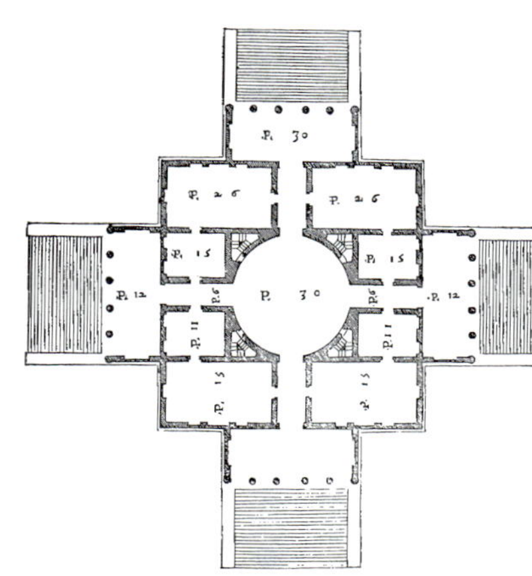

Villa Rotonda, Grundriß

Andrea Palladio
Außenansicht der Villa Rotonda

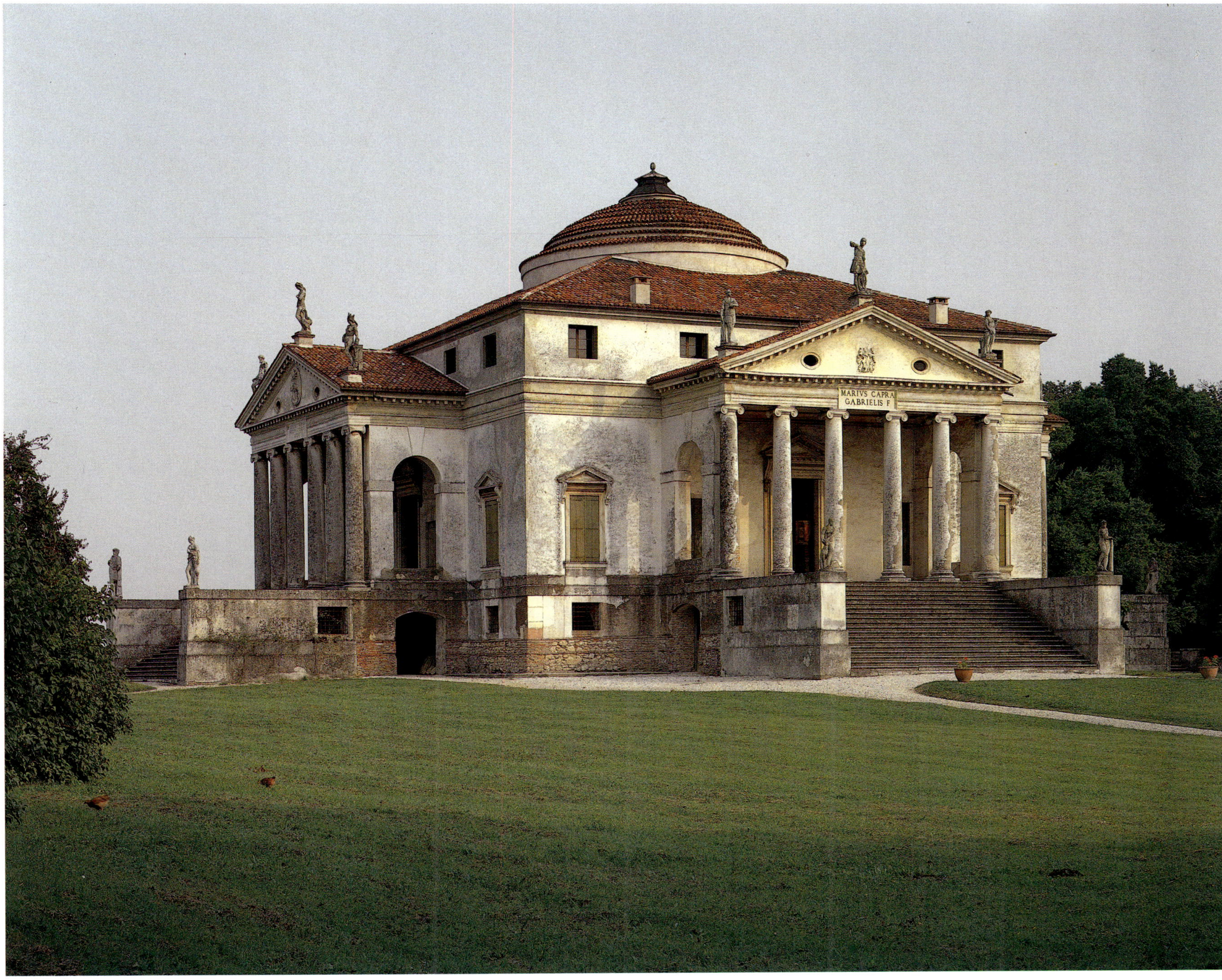

Uwe Geese

Skulptur der italienischen Renaissance

Florentiner Bauplastik der Frührenaissance

Niccolò Pisanos frühe Reflektion der Antike

Als Niccolò Pisano (um 1220 – zwischen 1278 und 1284) seine Kanzel im Baptisterium von Pisa (Abb. S. 46) 1260 vollendet hatte, hatte er, der Kunst seiner Zeit vollkommen unvermittelt, bildhauerische Formen geschaffen, die sich erst Dekaden später zu Prinzipien der Renaissanceskulptur entwickeln sollten. Mit der Baptisteriumskanzel hat Pisano das Zusammenwirken von Architektur und Skulptur zugunsten der Selbständigkeit der Skulptur verändert. So ist vor allem die Personifikation der Fortitudo in Gestalt des Herkules nicht nur das erste Beispiel einer nachantiken heroischen Nacktdarstellung überhaupt. Zugleich präsentieren sich hier Gestaltungselemente, die die Figur aus dem eher starren Architekturbezug lösen und die Standhaltung aus der organischen Bewegung des Körpers selbst entwickeln. Die naturnahe Wiedergabe des nackten menschlichen Körpers mit seinem Knochengerüst, mit seinen Muskeln und Sehnen folgt dabei ebenso antiken Vorbildern wie die aus dem Gegensatz von gespanntem Standbein und entlastetem Spielbein gestaltete Ponderation des Standmotivs. Zum ersten Mal finden die klassischen Prinzipien antiken Figurenaufbaus Eingang in die nachantike Skulptur. Aber weniger die unmittelbare Naturerfahrung des Bildhauers bilden die eigentlichen Motive der Gestaltung, vielmehr ist es das Studium der antiken Vorbilder, die Pisano – in Pisa – in antiken Sarkophagen fand.

Gleichwohl blieb dieses früheste abendländische Renaissance-Bildwerk ohne direkte Nachfolge. Erst um 1400 finden sich in Florenz bildhauerische Kräfte, die in der berühmten Konkurrenz um die zweite Bronzetür des Baptisteriums zu kunsthistorisch bedeutsamer Entfaltung kommen.

Die Türen zum Baptisterium San Giovanni in Florenz

Bereits 1330 hatte man den Bildhauer Andrea Pisano (um 1290–1348) verpflichtet, die der Stadt zugewandte hölzerne Südtür des Baptisteriums (Abb. S. 178 oben) durch ein mit vergoldeten Bronzereliefs versehenes Portal zu ersetzen. Die je vierzehn Reliefs der beiden Türflügel werden von Vierpässen gerahmt. Die oberen zehn auf jeder Seite geben Szenen aus dem Leben Johannes des Täufers wieder, während die unteren Prophetendarstellungen zeigen.

Als die Arte dei Mercanti di Calimala, die Florentiner Zunft der Großkaufleute, der die bauliche Unterhaltung und Verschönerung des Baptisteriums unterstand, im Winter 1400/01 die nächste der übrigen zwei Holztüren des Baptisteriums durch eine Bronzetür ersetzen wollte, entschloß sie sich, durch einen öffentlichen Wettbewerb den am besten geeigneten Künstler zu ermitteln. Jeder Wettbewerbsteilnehmer hatte innerhalb eines Jahres ein Bronzerelief der *Opferung Isaaks* zu fertigen, das eine Reihe von Bedingungen zu erfüllen hatte. Neben dem Thema war durch Pisanos Tür auch die vierpaßförmige Rahmenform vorgegeben. Darüber hinaus sollten die Konkurrenten unter Beweis stellen, daß sie ein Relief möglichst genau nach einer biblischen Text-

Filippo Brunelleschi
Opferung Isaaks, 1401–02
Bronze, vergoldet, Höhe 45 cm, Breite 38 cm
Florenz, Museo Nazionale del Bargello

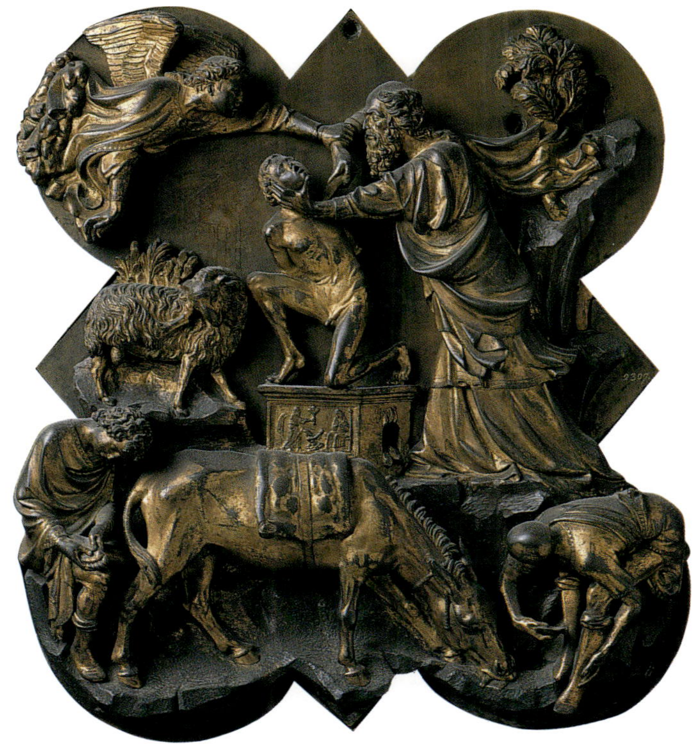

vorlage zu gestalten wußten und zudem ihr Geschick in der Darstellung von Tieren und Menschen, letztere nackt oder gewandet, von Landschaften und Vegetationen zeigen. Schließlich hatte man aus den Bewerbern sieben Bildhauer ausgewählt, denen man Geld für ihre Probestücke anwies. Neben den Florentinern Filippo Brunelleschi und Lorenzo Ghiberti waren es die Meister Jacopo della Quercia, Simone di Colle Val d'Elsa, Niccolò di Pietro Lamberti, Niccolò d'Arezzo und Francesco di Valambrino.

Wohl im Sommer 1402 dürfte die Jury ihr Urteil getroffen haben. Lediglich die Probereliefs Brunelleschis (Abb. rechts oben) und Ghibertis (Abb. rechts unten) haben sich erhalten. Beide hatten die Grundvorgaben bezüglich Thema, Größe und Vierpaßform des Rahmens erfüllt. Und die Anzahl der Figuren hatte sich ohnehin aus dem Bibeltext ergeben. Für die Entscheidung der Jury blieben daher nur noch wenige Fragen zu klären. Nicht von nachrangiger Bedeutung war dabei diejenige nach der ökonomischen Umsetzbarkeit der geplanten Baptisteriumstür. In dieser Hinsicht war das Proberelief von Ghiberti demjenigen seines Konkurrenten Brunelleschi weit überlegen. So wog es sieben Kilo weniger, was für die ganze Tür eine Materialersparnis von mehr als zwei Zentnern Bronze bedeutete. Zudem hatte Ghiberti sein Proberelief bis auf wenige Teile aus einem Stück gegossen. Demgegenüber bestand Brunelleschis Relief aus einer Grundplatte mit einzeln gegossenen und aufmontierten Kompositionselementen, was mit hohem Arbeitsaufwand verbunden war. Es sind schließlich diese unterschiedlichen Gußtechniken beider Reliefs, die sich auch ihrer ästhetischen Erscheinung mitteilen.

Die Probereliefs

Brunelleschi stellt das Opfer, Isaak auf dem Altar, ins Zentrum seiner Darstellung. Dabei bilden die Standfläche des Altars und der Felsvorsprung, auf dem Abraham steht, eine horizontale Ebene, die nicht das ganze Relief unterteilt, denn der Widder erscheint auf einem höher gelegenen Fels. Dadurch wirken auch die übrigen Figuren ohne inneren Zusammenhang darumherum gruppiert. Der Zusammenhang entsteht allein über die biblische Erzählung. Das bewirkt zudem, daß die Dramatik der Opferszene, das Zugreifen Abrahams auf die Kehle Isaaks, das Zustechen mit dem Messer sowie das Eingreifen des Engels, als zentrales Geschehen eher äußerlich erscheint.

Aber Brunelleschi stellt auch Neues dar. Sein Ansatz zur szenisch-dramatischen Darstellung etwa war der vorausgegangenen gotischen Bilderwelt weitgehend unbekannt. Darüber hinaus finden sich in Brunelleschis Relief einige Reminiszenzen an die Kunst der Antike wie die Nacktheit des Isaak. Die Figur des hinter dem Esel sitzenden Knechts ist dem antiken kapitolinischen Dornauszieher wörtlich nachgebildet. Und auch der gegenübersitzende wasserschöpfende Knecht ist durch seine komplizierte Körperhaltung mit der Hinwendung seiner Aufmerksamkeit zum Opfergeschehen eine Anlehnung an Bewegungsformen der Antike. Mit der Betonung der Horizontalen und der Vertikalen orientiert sich Brunelleschi zwar deutlich an den Vorgaben Pisanos

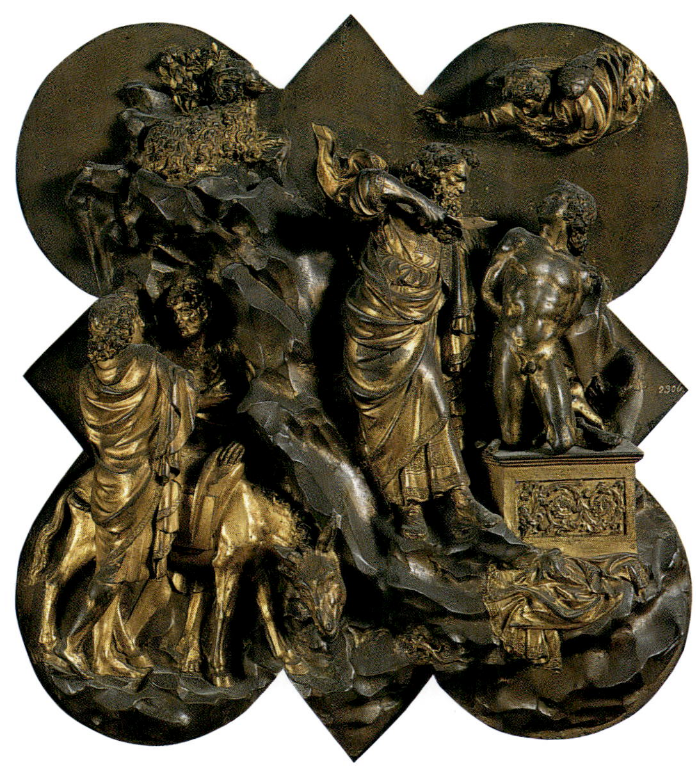

Lorenzo Ghiberti
Opferung Isaaks, 1401–02
Bronze, vergoldet, H. 45 cm, B. 38 cm
Florenz, Museo Nazionale del Bargello

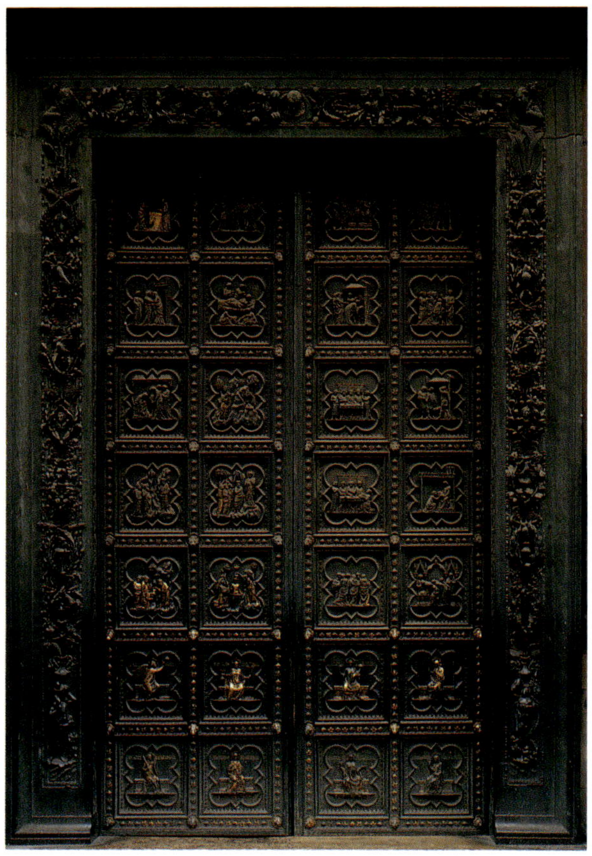

Andrea Pisano
Südtür, 1330–36
Bronze, teilweise vergoldet
Florenz, Baptisterium

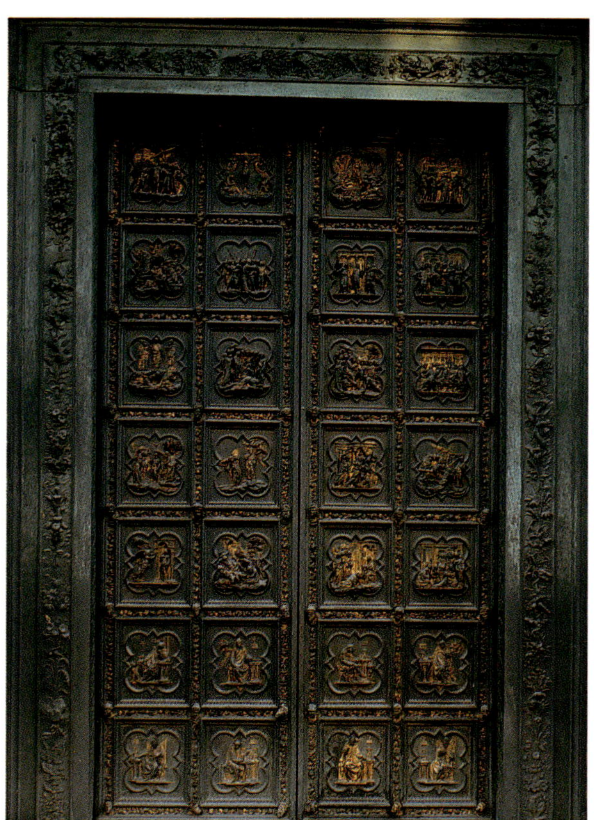

Lorenzo Ghiberti
Nordtür, 1404–24
Bronze, teilweise vergoldet
Florenz, Baptisterium

und bleibt damit den konservativen Vorgaben der Auftraggeber weitgehend verpflichtet. Dennoch scheint Brunelleschi gerade dadurch, daß er seine Opferszene ins Zentrum seiner Darstellung stellt, eine Sichtweise vorwegzunehmen, die wenige Jahre später in die Erfindung der Zentralperspektive münden sollte.

Im Gegensatz zu Brunelleschi baut Ghiberti (1378/81–1455) seine Darstellung in ein diagonales Geflecht von Linien und Gegenpolen ein. Während die vom rechten unteren zum linken oberen Vierpaßrund verlaufende Felsformation einerseits die Erzählung in zwei voneinander getrennte Handlungspole aufteilt, verbindet sie zugleich den Opferaltar mit dem späteren Opfertier, dem Widder. Dadurch werden die Figuren in die Landschaft integriert. Zu den Gewandformen und auch zur Körperhaltung Abrahams, die noch eher gotischen Traditionen folgen, bildet der nackte und ganz im Ideal antiker Kunstvorstellungen durchgebildete Körper des Isaak einen deutlichen Kontrast.

Die beiden Reliefs unterscheiden sich aber auch in ihrer Darstellungsweise der alttestamentlichen Szene (Genesis, 22, 1–19). Brunelleschi gestaltet den Bibeltext im Gegensatz zu Ghiberti verhältnismäßig frei, wenn nicht gar falsch. Während in der Genesis von einer erheblichen Distanz zwischen den zurückgelassenen Knechten und der Opferstätte die Rede ist, beläßt es Brunelleschi bei einer schlichten Felsterrasse, ohne zumindest die Wahrnehmungsbereiche beider Orte voneinander zu trennen. Dies hätte aber gerade dem Inhalt des Bibeltextes entsprochen, denn die Knechte sollten dem Opfer weder akustisch noch durch Augenschein beiwohnen können. Ghiberti löst dieses Problem, indem er die wartenden Knechte mittels einer höhlenartigen Felsformation aus dem Geschehen gleichsam herausnimmt. Dadurch bleibt die Aussage des Bibeltextes gewahrt.

Auch das Opfergeschehen selbst weicht unter Brunelleschis Hand von der Bibelquelle ab. Dort erfolgt das Eingreifen des Engels als Ansprache, nicht wie bei Brunelleschi als körperlicher Eingriff in den gerade beginnenden Tötungsakt. Demgegenüber hält Ghibertis Abraham das Messer zum Zustoßen ausholend, seinen entschlossenen Blick auf Isaak gerichtet. Darin ist präzise der Moment fixiert, in dem der Engel Abraham aus seinem Konflikt zwischen Gottesfurcht und Tötung des Sohnes erlösen kann. In dieser Situation, so zeigt es Ghiberti, ist es zudem Isaak, der, zum Himmel aufschauend, die Ankunft des Engels zuerst wahrnimmt.

Die vierunddreißigköpfige Jury hatte ihre Entscheidung, Ghibertis eigenen Aussagen zufolge, einstimmig für ihn getroffen. Noch im gleichen Jahr ließ die Calimala Ghibertis Relief vergolden. Dasjenige Brunelleschis erwarb Cosimo de' Medici, der es ebenfalls vergolden ließ. Heute befinden sich beide Reliefs im Bargello in Florenz.

Am 23. November 1403 wird der Vertrag über die zweite Baptisteriumstür abgeschlossen. Unterdessen hatte sich die Calimala allerdings dazu entschlossen, statt der Nordtür die dem Dom Santa Maria del Fiore zugewandte Osttür als nächste erneuern zu lassen. Das erforderte eine Umorientierung des Programms, denn es war aus ikonographischen Gründen nicht möglich, alttestamentliche Themen im Ostportal

Andrea Pisano
Detail aus der Südtür: Taufe Christi
Bronze, teilweise vergoldet
Florenz, Baptisterium

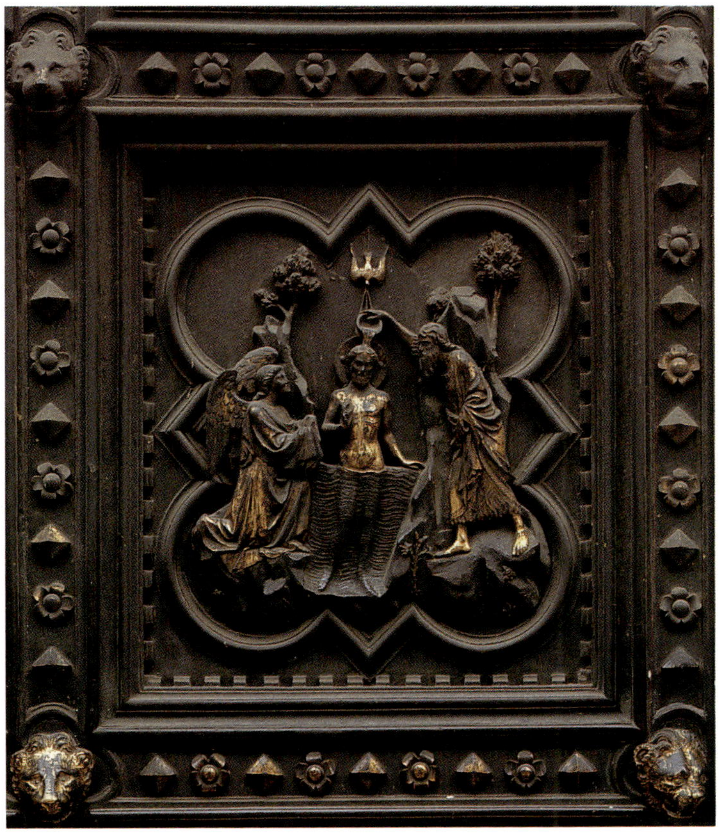

Lorenzo Ghiberti
Detail aus der Nordtür: Das Letzte Abendmahl
Bronze, teilweise vergoldet, Höhe und Breite (Vierpaß) 39 cm
Florenz, Baptisterium

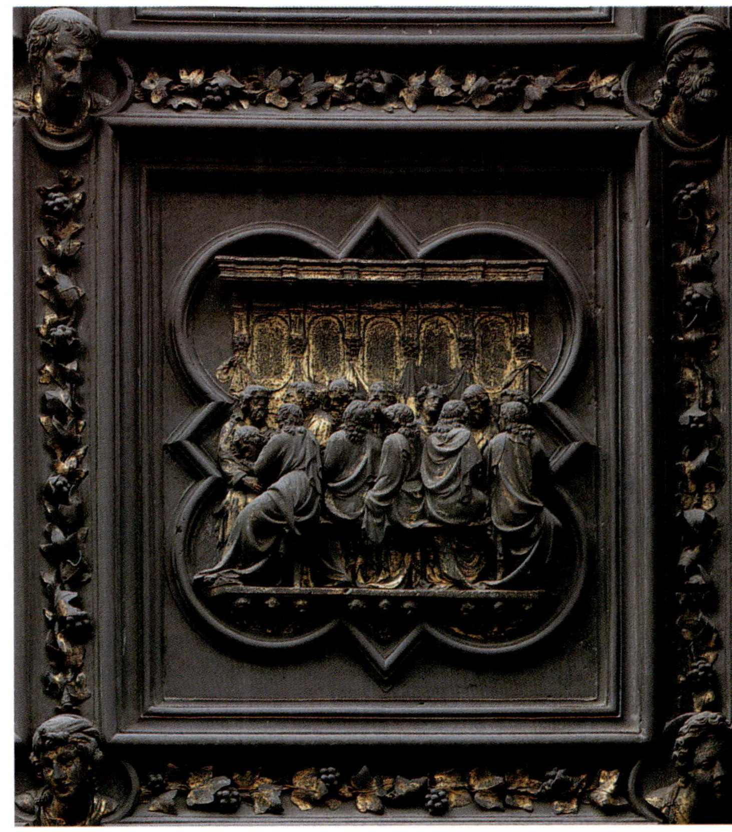

eines christlichen Sakralgebäudes anzubringen. Ghibertis Relief war dadurch zunächst unbrauchbar geworden. Gleichwohl hatte die Calimala für die nunmehr veränderte Topografie der Tür keinerlei Veränderung der formalen Gestaltung vorgesehen. Sie hielt nach wie vor an den siebzig Jahre alten Vorgaben Pisanos fest. Aus den etwa neuneinhalb Jahren, in denen die achtundzwanzig Reliefs vertraglich geliefert werden sollten, wurden schließlich zwanzig Jahre. Erst am 19. April 1424 konnten die beiden Türflügel im Ostportal des Baptisteriums montiert werden.

Die dritte Baptisteriumstür

Am 2. Januar 1425, weniger als ein Jahr nach dem Einbau der ersten von Ghiberti geschaffenen Tür ins Ostportal des Baptisteriums, wurde ein neuer Vertrag zwischen dem Künstler und der Calimala abgeschlossen. In der Zwischenzeit hatte sich aber die gesellschaftliche Stellung Ghibertis grundlegend verändert. Indem er sich mit den architektonischen Problemen des Dombaus befaßt hatte, war er vom einfachen Handwerksmeister zum Architekten und damit zum Experten der Geometrie aufgestiegen. Gemeinsam mit Brunelleschi und dem schon amtierenden Dombaumeister Battista d'Agnolo war er am 16. April 1420 von der Arte della Lana, der Großzunft der Wollimporteure und Tuchfabrikanten, zum Oberaufseher über den Kuppelbau des Florentiner Doms ernannt worden. »Ghiberti hatte damit einen sozialen Status erreicht, der ihn auch in der Öffentlichkeit den Gebildeten gleichstellte".

Auch die Calimala mußte erkennen, daß sie es nun mit einem Meister zu tun hatte, der in einer bis dahin unbekannten Selbständigkeit nicht mehr nur die technische Ausführung eines Auftragswerkes gewährleistete, sondern auch dessen inhaltliche Ausgestaltung in seine persönliche Kompetenz übernommen hatte. In diesem Akt der Emanzipation des Handwerksmeisters gegenüber den Intentionen des Auftraggebers, der hier erstmals zu voller Geltung gelangt, war eingetreten, was als »Wendepunkt« in der »Sozialgeschichte der europäischen Kunst« bezeichnet wird. Das hatte gravierende Folgen für die dritte Tür des Florentiner Baptisteriums. Wohl bereits bei Arbeitsbeginn etwa um 1428–29 hatte man die Anzahl der Reliefs von achtundzwanzig auf vierundzwanzig herabgesetzt. Diese Veränderung ging Ghiberti aber nicht weit genug. Nicht zuletzt in Bezug zu den rechteckigen Bronzereliefs für den Taufbrunnen des Sieneser Baptisteriums (Abb. S. 198) reduzierte er die Anzahl der Reliefs noch einmal auf lediglich zehn und entwickelte dazu eine vollkommen neue Rahmengestaltung. Dabei ersetzte er das hoffnungslos veraltete Vierpaß-Rahmensystem Pisanos durch ein senkrechtes, gleichsam leiterartiges Rahmengefüge, das er mit rhythmisch gegliederten Reliefleisten umgab. Jedes nunmehr querrechteckige Relief ist flankiert von zwei Nischenfiguren, während die Enden der »Leitersprossen« auf profilierte Ringe ausgerichtet sind, aus denen kleine Büsten ragen. Dadurch entsteht zunächst ein umfas-

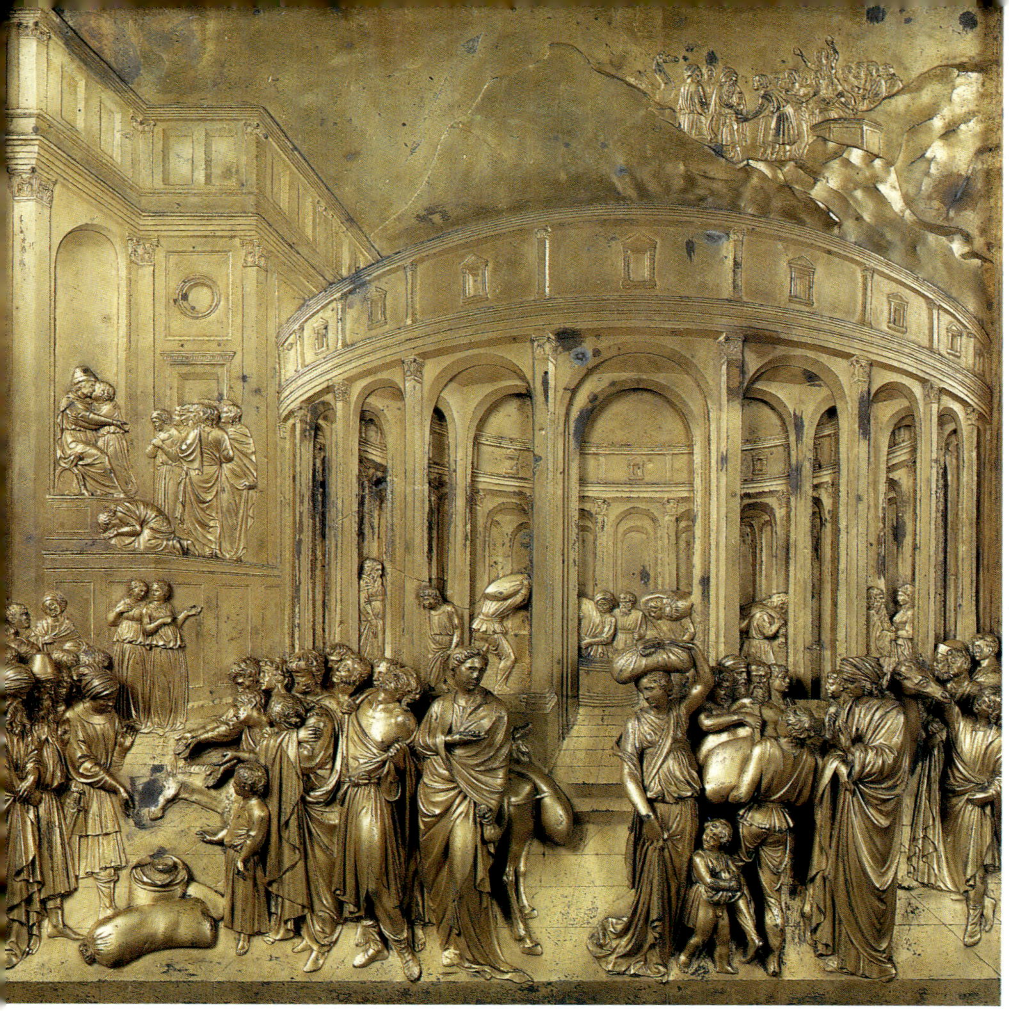

Lorenzo Ghiberti
Detail aus der Paradiesestür:
Die Josephsgeschichte
Bronze, vergoldet, Höhe und Breite 80 cm

Lorenzo Ghiberti
Paradiesestür (Osttür), 1425–52
Bronze, vergoldet,
Rahmen Höhe 506 cm, Breite 287 cm
Florenz, Baptisterium

SCHEMA UNTEN:
Bildthemen der Paradiesestür (nach Krautheimer)

sendes Verbindungssystem der Reliefs untereinander. Zugleich sind die Rahmenfiguren erheblich größer gegeben als die Figuren der Reliefs. Sie wirken wie freiplastische Nischenfiguren, die aus dem Raum des Reliefrahmens in den Raum des Betrachters hinausgreifen. Und auch der Raum des Betrachters wird präzise definiert durch den begehbaren Türrahmen, der den architektonischen Realraum bildet. Diese kontinuierliche Staffelung unterschiedlicher Raumebenen setzt sich, nun in die andere Richtung gesehen, nämlich vom Realraum des Betrachters ausgehend, bis in die letzten Hintergrundräume jedes einzelnen Reliefs fort. Dadurch wird es jedem Relief möglich, innerhalb des thematischen Gesamtzusammenhangs einen bis dahin ungekannten künstlerischen Eigenwert anzunehmen.

Es ist die besondere Gestaltungsweise der Reliefs, die das bewirkt. Da noch in den gotischen Vierpaßrahmen Pisanos wie auch in Ghibertis erster Tür sämtliche Figuren unterschiedslos gleichgroß zu sein hatten und dadurch lediglich die Flächen innerhalb der Rahmen ausfüllen konnten, war es nicht möglich, räumliche Tiefe herzustellen. Indem aber Ghiberti hier seine künstlerische Vorstellung umsetzt, »die näher stehenden Figuren größer und die entfernteren kleiner erscheinen« zu lassen, »so wie es die Wirklichkeit zeigt", benutzt er jene neue Form der perspektivischen Darstellungsweise, die es ermöglicht, die Fläche optisch in einen Raum zu verwandeln. Der Möglichkeit räumlicher Darstellung von Wirklichkeit durch die Perspektive tritt zugleich die Möglichkeit der Darstellung inhaltlicher Wahrheit an die Seite. Denn nun können in unterschiedlichen Raumebenen unterschiedliche Phasen einer einzigen Geschichte dargestellt und gemäß ihrer inneren Zusammenhänge aufeinander bezogen werden. Auf diese Weise zeigen die zehn Reliefs der Paradiesestür Themen aus dem Alten Testament, in denen eine jeweils unterschiedliche Anzahl von Szenen gleichzeitig erscheint.

	Eva			Adam	
Ezechiel (?)	*Adam und Eva* Erschaffung Adams Erschaffung Evas Sündenfall Vertreibung aus dem Paradies	Jeremias (?)	Prophetin	*Kain und Abel* Die Stammeltern vor ihrer Hütte Abel hütet die Schafherde Das Opfer Kains und Abels Kain erschlägt Abel Gottvater zieht Kain zur Rechenschaft	Joab (?)
Elias (?)	Noah Der Auszug aus der Arche Noahs Dankopfer Noahs Trunkenheit	Jonas	Hanna (?)	*Abraham* Abrahams Begegnung mit den drei Engeln Opferung Isaaks	Samson
Prophet	*Jakob und Esau* Rebecca betet zu Gott Rebecca im Wochenbett Esau verkauft sein Erstgeburtsrecht an Jakob Isaak schickt Esau auf die Jagd Jakob bringt einen Ziegenbock Isaak segnet Jakob	Rachel (?)	Prophet	*Joseph* Joseph wird von seinen Brüdern verkauft Die Sammlung des Getreides Die Entdeckung des Silberbechers Joseph gibt sich seinen Brüdern zu erkennen	Prophet
Mirjam	*Moses* Moses empfängt die Gesetzestafeln Das Volk am Berg Sinai	Aaron	Josua	*Josua* Die Israeliten überschreiten den Jordan Die Errichtung des Steinmals Der Fall Jerichos	Gideon (?)
Judith	*David* David tötet Goliath Der Einzug in Jerusalem	Nathan (?)	Daniel (?)	Die Begegnung von Salomo und der Königin von Saba	Bileam (?)
	Noah			Puarphara	

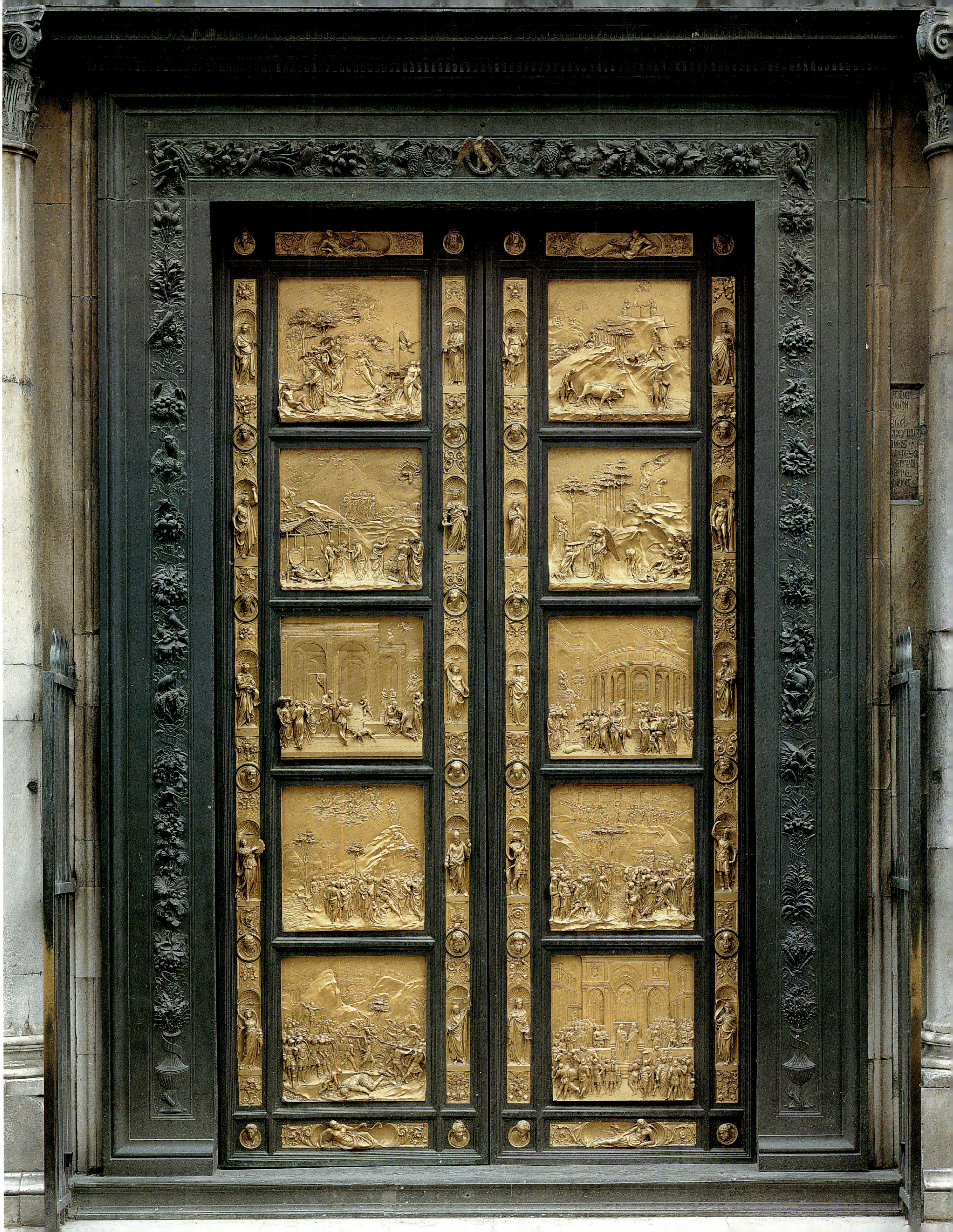

Lorenzo Ghiberti
Detail aus der Paradiesestür: Erschaffung Adam und Evas,
Sündenfall und Vertreibung aus dem Paradies
Bronze, vergoldet, Höhe und Breite 80 cm
Florenz, Baptisterium

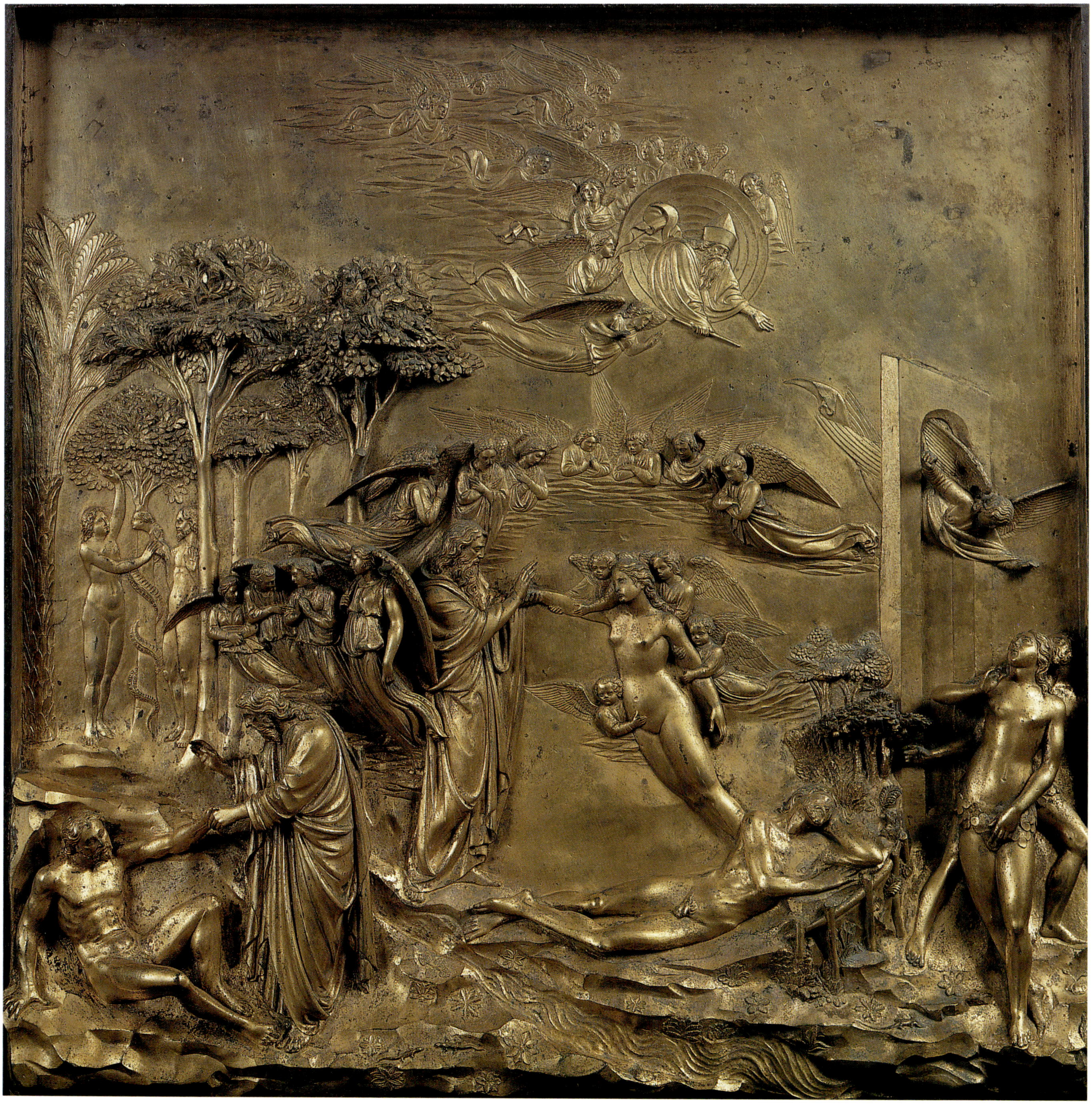

Lorenzo Ghiberti
Detail aus der Paradiesestür:
Geschichte von Kain und Abel
Bronze, vergoldet, Höhe und Breite 80 cm
Florenz, Baptisterium

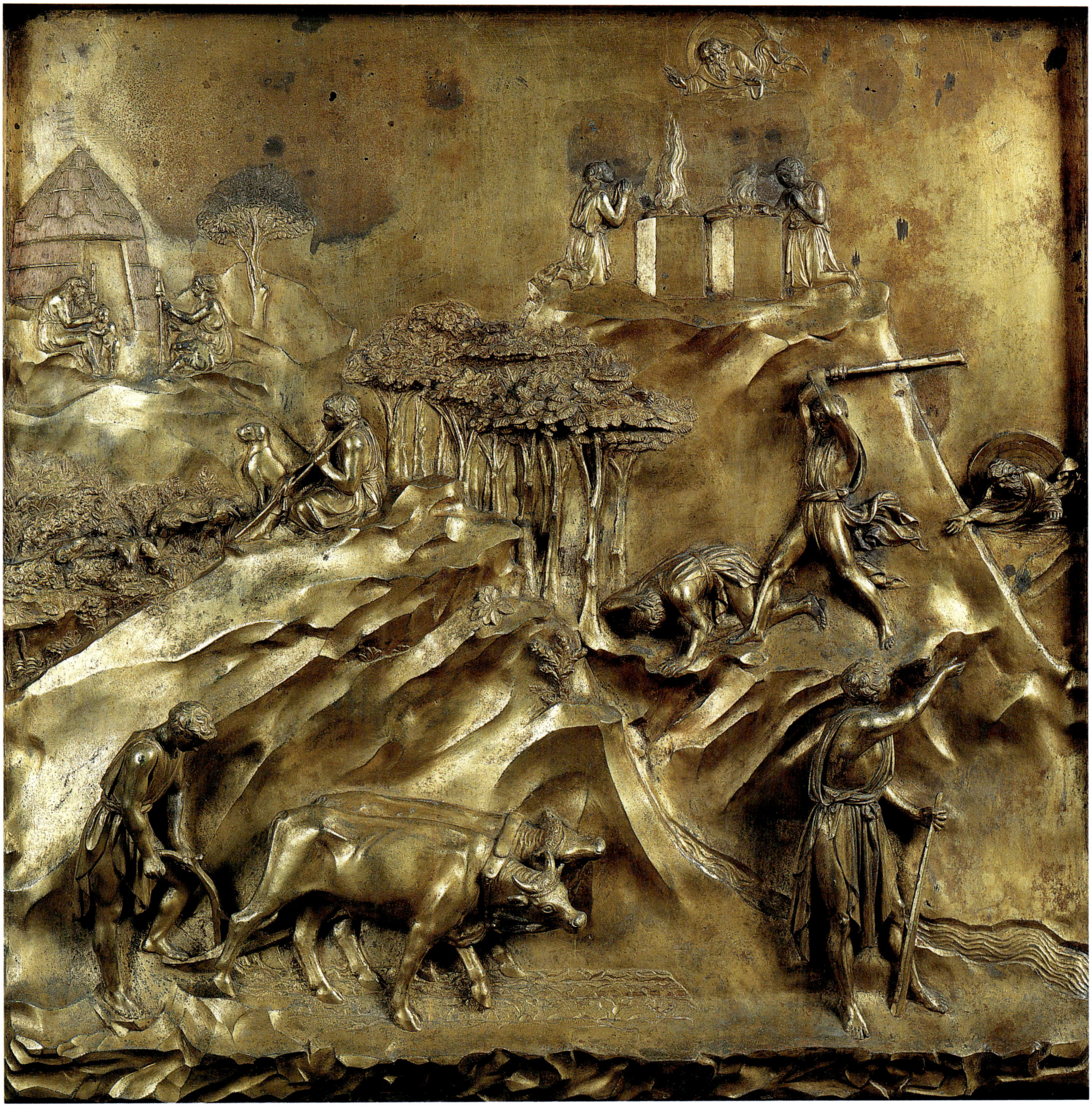

Lorenzo Ghiberti
Selbstporträt Lorenzos mit etwa 70 Jahren im Rahmenwerk der Paradiesestür, um 1447, Bronze
Florenz, Baptisterium

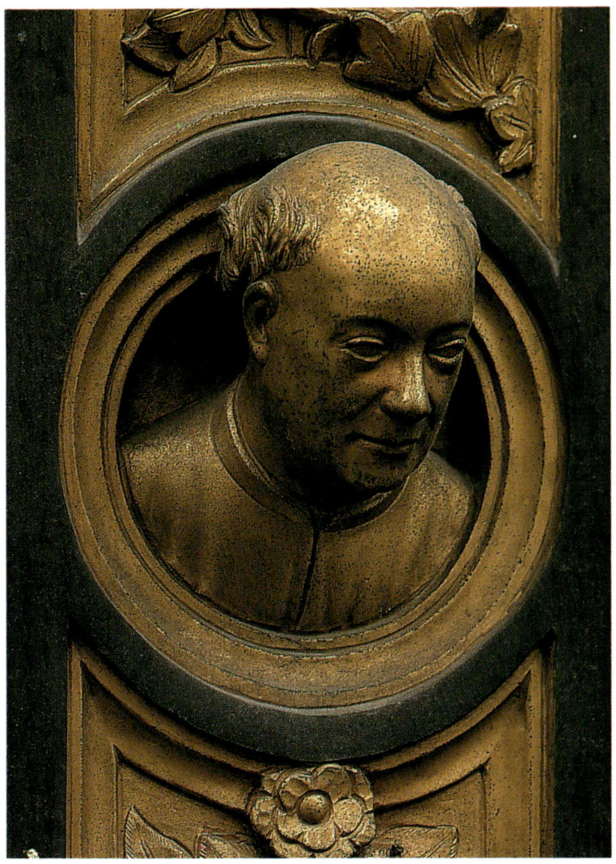

Die Calimala war mehr als angetan von dieser Tür, über die der Künstler später selbst sagte, »von meinen Werken ist sie das einzigartigste Werk, das ich je hervorgebracht habe«. Die Zustimmung der Florentiner Großzunft ging schließlich so weit, daß sie sich zu einem ungeheuren und bis dahin beispiellosen Schritt entschloß. Die überwältigende Schönheit der Arbeit Ghibertis veranlaßte sie, die Tür nicht an dem Ort anzubringen, für den sie ursprünglich in Auftrag gegeben und für den sie zudem ikonographisch bestimmt war, am Nordportal. Stattdessen entfernte man die christologische Tür aus dem Ostportal, um dort die neue Tür einzusetzen, während erstere als Nordtür Verwendung fand. Die Ungeheuerlichkeit dieses Vorgangs bestand darin, daß durch diesen Austausch Ghibertis Tür mit der Christusgeschichte den einzigen ihr gemäßen Ort, die vornehmste Seite der Taufkirche, die Ostseite, verlassen mußte, um einer Tür Platz zu machen, deren alttestamentliches Thema die traditionelle Ordnung zu sprengen drohte. Das umfassende künstlerische Vermögen des Lorenzo Ghiberti aber hatte es vermocht, alle traditionellen Vorstellungen des Auftraggebers über den Haufen zu werfen. Denn erstmals gewann hier die Ästhetik als Kriterium für den Aufstellungsort eines Kunstwerkes Vorrang vor dessen Inhalt.

Der Dom Santa Maria del Fiore

Die Skulpturen für die Strebepfeiler der nördlichen Chorapsis

Zur Bekrönung der Strebepfeiler am Nordchor des Domes plante die Dombauhütte, zwölf überlebensgroße Prophetenfiguren aufstellen zu lassen. Anfang 1408 hatte man Nanni di Banco (Abb. S. 185) mit der Ausführung einer Marmorfigur des Propheten Jesaias beauftragt. Die letzte Zahlung vom Dezember läßt erkennen, daß die Figur noch im selben Jahr fertiggestellt wurde. Ob sie aber tatsächlich am ursprünglich vorgesehenen Ort aufgestellt wurde, ist nicht bekannt, da das Programm schließlich nicht zur Ausführung gelangte. Heute befindet sich die Figur im rechten Seitenschiff des Doms.

Charakteristisch für diese frühe Figur Nannis ist deren unschlüssige Gestaltung zwischen traditionellen Elementen gotischer Figurenauffassung und neuen antikisierenden Formen. So steht das Standmotiv mit der Körperlast auf dem rechten Bein noch ganz unter dem Einfluß gotischer Idealvorstellungen. Dem entsprechen sowohl die Draperie des Gewandes wie auch das aus der Linken aufsteigende Schriftband. Dagegen wirken die Hervorhebung des Körpers und dessen das Gewand durchdringende Präsenz ebenso im Sinne eines Antikenbezugs der frühquattrocentesken Skulptur wie die bloßen Arme, die Gesichtsbildung oder die antikisierende Frisur.

Nur knapp einen Monat nach Nanni di Banco wird Donatello mit einer weiteren Marmorfigur, einem *David* (Abb. S. 185), für die Chorstrebepfeiler beauftragt. Da die letzte Zahlung im Juni 1409 erfolgt, wird man damit den Zeitpunkt der Fertigstellung verbinden können. Auch ihre Aufstellung am vorgesehenen Ort ist ungewiß. Nachdem die Figur bis 1416 in der Domopera verblieben war, wurde sie nach einer weiteren Überarbeitung durch Donatello im Palazzo Vecchio aufgestellt. Dargestellt als jugendlich triumphierender Sieger über Goliath, war die Prophetenfigur im Stadtpalast vorzüglich dazu geeignet, die Siege der Kommune über ihre Feinde bildhaft und öffentlich zu repräsentieren. Das Haupt Goliaths zwischen den Füßen, steht der mit Efeu bekränzte Held auf dem linken Bein, dessen Nacktheit durch den zurückgenommenen Mantelsaum eher herausgestellt als bedeckt wird. Der Oberkörper ist in ein enganliegendes Lederwams gekleidet, das den Körper gleichermaßen betont. Dabei wirken die dünnen Stoffbahnen des Mantels über Schulter, Hüfte und rechtem Bein weniger verhüllend, als daß sie die Körperlichkeit zusätzlich kontrastierend hervorheben.

Die Haltung der vor die Hüfte geschobenen rechten Hand ist motiviert durch das jetzt fehlende Band der Schleuder, die mit einem Stein geladen auf dem Haupt des besiegten Goliath liegt. Dieser momenthafte Ausriß aus der Überzeitlichkeit der alttestamentlichen Erzählung ist ein ebenso neuer Darstellungsgehalt in der zeitgenössischen Skulptur, wie er sich auch in der betonten Hervorhebung des Körpers und der Körperlichkeit zeigt. Der Marmor-David gilt, wenn auch in der Forschung nicht ganz unstrittig, als die früheste bekannte Figur Donatellos. Schon sie läßt die künstlerische Gestaltungs- und Erneuerungskraft der Florentiner Skulptur der Frührenaissance erkennen.

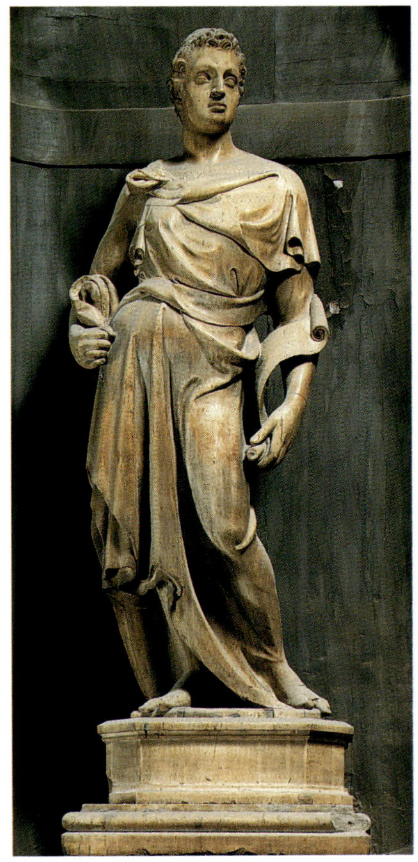

Nanni di Banco
Jesaias, 1408
Marmor, Höhe 193 cm
Florenz, Dom

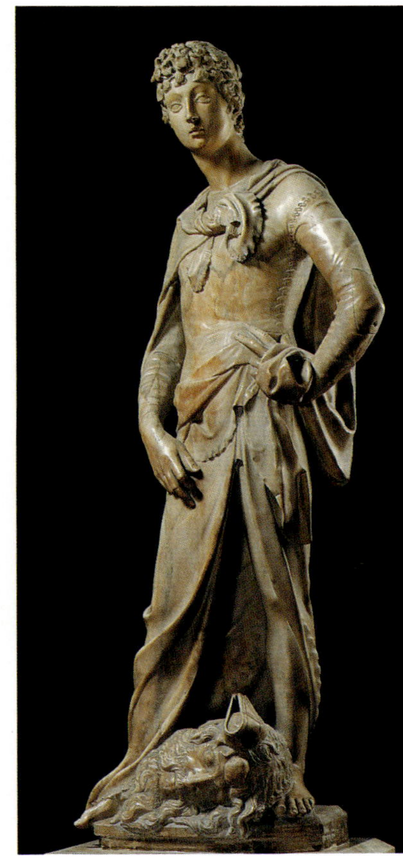

Donatello
David, 1408–09
Marmor, Höhe 191 cm
Florenz, Museo Nazionale del Bargello

Im Sommer 1410 wurde Donatello für Arbeiten an einer Kolossalstatue des *Josua* aus Terracotta bezahlt, die er auf einem der Strebepfeiler, allem Anschein nach vor Ort, errichtete. Außer einigen Urkunden über Teilzahlungen, die bis zum August 1412 erfolgten, ist der Forschung kaum mehr bekannt. Lediglich eine Ansicht des Domes von 1684 zeigt zwei Kolossalfiguren auf den Strebepfeilern der nördlichen Chorapsis, von wo sie nicht lange danach entfernt wurden. Donatellos *Josua* ist möglicherweise identisch mit einer der beiden Bildwerke, die Vasari in dessen Lebensbeschreibung erwähnt: »Für Santa Maria del Fiore verfertigte er zwei Kolosse von Backsteinen und Gips, welche außerhalb der Kirche an den Ecken der Kapellen als Verzierung aufgestellt sind.« Derartige Kolossalfiguren waren, obschon aus der Antike nicht unbekannt, im Kontext der Florentiner Frührenaissance etwas vollkommen Neues. Die proportionale Ausrichtung der Skulpturen auf die Architektur einerseits und auf ihre optische Wirkung gegenüber dem Betrachter auf große Entfernung andererseits mußten für Donatello eine ebenso besondere Herausforderung darstellen wie die technische Frage der Aufstellung. Folgt man Vasaris Überlieferung, hätte Donatello mit der Wahl der Materialien Backstein und Gips sowie deren Verarbeitung am Aufstellungsort selbst das technische Problem des Transports der fertigen Kolossalfigur gar nicht erst entstehen lassen. Inwieweit die Figuren den Ansprüchen ihrer Auftraggeber oder denjenigen des Künstler entsprochen haben, läßt sich aufgrund ihres Verlustes nicht mehr beurteilen.

Die Evangelisten der Domfassade

Im Dezember 1408 beauftragt die Opera del Duomo Nanni di Banco und Donatello mit je einer monumentalen Sitzfigur eines Evangelisten, die das Hauptportal der Westfassade flankieren sollten. Während der *Hl. Lukas* an Nanni geht, erhält Donatello den *Hl. Johannes* und der etwas ältere Bildhauer Niccolò di Pietro Lamberti den *Hl. Markus*. Dabei wollte man ursprünglich die vierte Statue demjenigen vorbehalten, der das beste Werk abliefern würde. Daß sich die Dinge aber anders entwickelten, zeigt der Umstand, daß man bereits im Mai 1410, da noch keiner der drei zuerst vergebenen Evangelisten fertiggestellt war, den *Hl. Matthäus* bei Bernardo Ciuffagni in Auftrag gab. Nanni erhielt seine letzte Zahlung bereits im Februar 1413, während die übrigen drei Figuren erst 1415 abgeschlossen wurden. Sie blieben bis zum Abriß der Domfassade im Jahre 1587 am ursprünglichen Bestimmungsort, bevor sie im Dom aufgestellt wurden. Seit 1936 befinden sie sich im Museum der Domopera.

Der *Hl. Lukas* von Nanni di Banco (Abb. S. 186) trägt ein über der Hüfte gegürtetes Untergewand, das über der linken Schulter, dem rechten Oberarm und vor allem über Unterleib und Beinen von einem weiten Mantel umgeben ist. Während die Linke ein geöffnetes Buch hält, ruht die Rechte auf der Hüfte. In dieser Figur zeigt sich Nanni auf vielfache Weise von Donatello beeinflußt. So verweisen nicht nur der gelängte Hals mit der Neigung des Hauptes und die Längung der Finger auf Donatellos Marmor-David. Gleichermaßen lassen das etwas gestelzte Stützmotiv der rechten wie auch die anatomisch übertriebene Abknickung der linken Hand oder das ovale Gesicht ihre Herkunft von Donatellos *David* deutlich erkennen. Wie schon bei der Figur des *Jesaias* zeigt sich auch beim *Hl. Lukas,* und hier insbesondere in der Draperie des Mantels über den Beinen, wie sehr Nannis Stil zugleich noch der Internationalen Gotik verpflichtet ist. Die frontale Ausrichtung der Beinstellung wie auch die schweren Schüsselfalten des Stoffes verraten bei gleichzeitiger Rezeption Donatellos eine eher unsichere künstlerische Haltung.

Auch Donatellos *Johannes* (Abb. S. 186) ist in ein gegürtetes Untergewand gekleidet, über dem ein Mantel mit ausladenden Faltenbögen im Beinbereich liegt. Während die Arme eher entspannt wirken, erfährt die Figur ihre Spannungselemente aus der Gegenbewegung von Beinen und Haupt. In diesem kontrapostischen Aufbau der Sitzfigur zeigt sich ein charakteristisches Gestaltungmerkmal der frühen Arbeiten Donatellos. Auffälliger in der Frontalansicht sind dagegen die außergewöhnliche Längung des Oberkörpers und des Hauptes sowie die leichte Neigung der Oberschenkel. Diese scheinbaren Mißverhältnisse regulieren sich aber, wenn man die Figur aus der Untersicht betrachtet. Zugleich verstärken sich die plastisch Wirkung und die Monumentalität der Figur. Auf diese Weise stellt Donatello eine präzise optische Beziehung zwischen dem hochgelegenen Aufstellungsort der Figur in der Fassadennische und dem Betrachterstandpunkt her.

Nanni di Banco
Hl. Lukas, 1408–13
Marmor, 208 cm
Florenz, Museo dell' Opera del Duomo

Donatello
Hl. Johannes, 1408–15
Marmor, Höhe 215 cm
Florenz, Museo dell' Opera del Duomo

Donatello
Hl. Georg, um 1416–17
Marmor, Höhe 209 cm
Florenz, Museo dell' Opera del Duomo

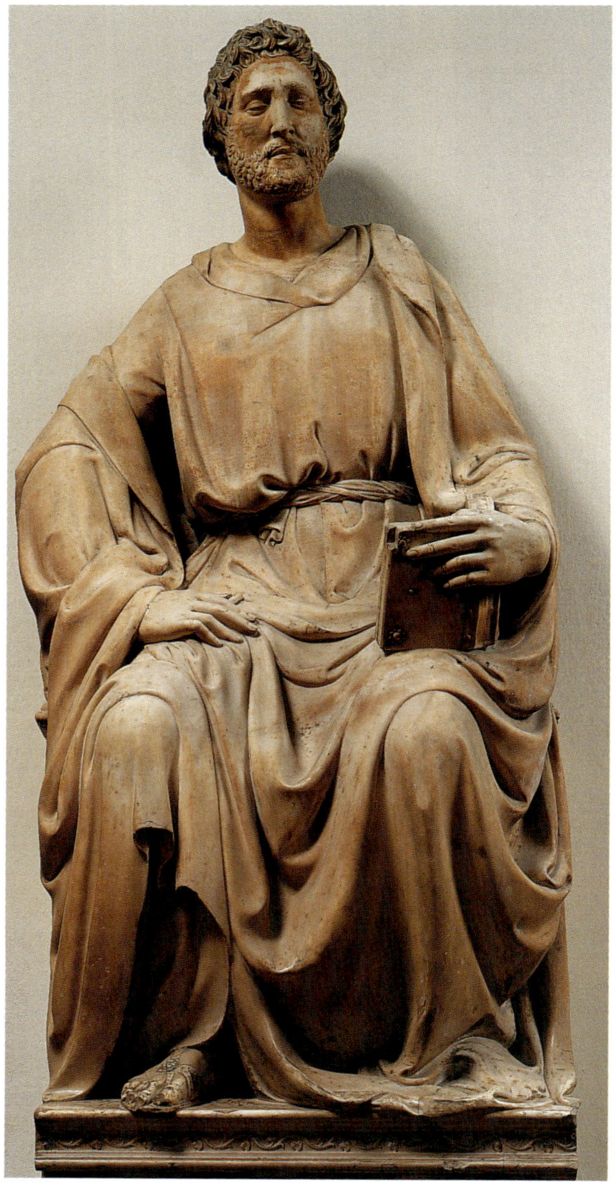

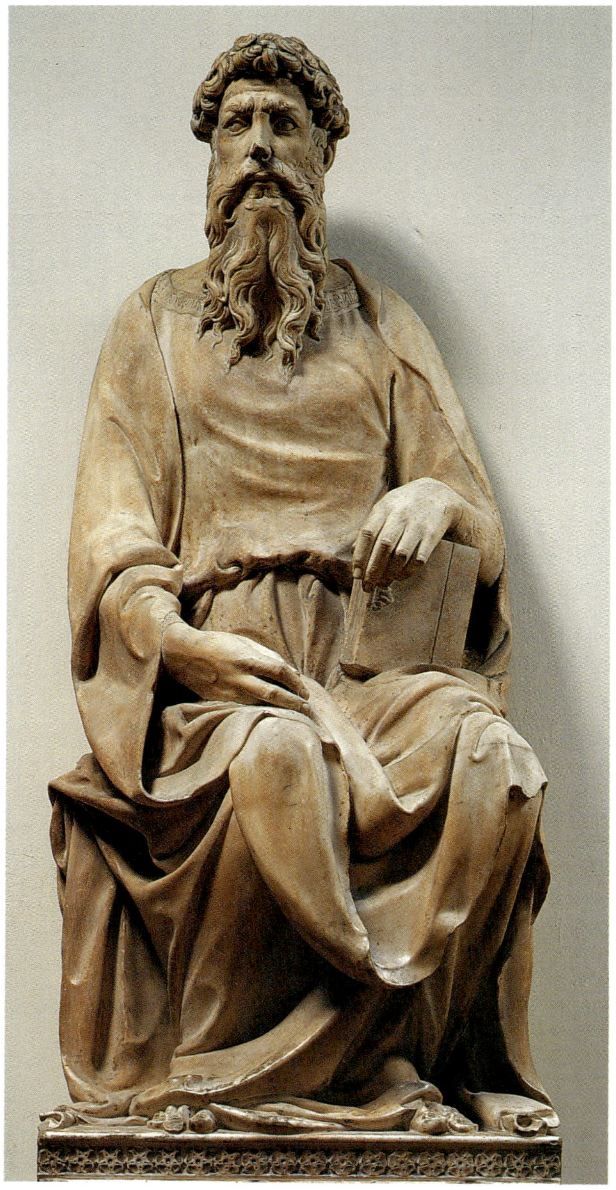

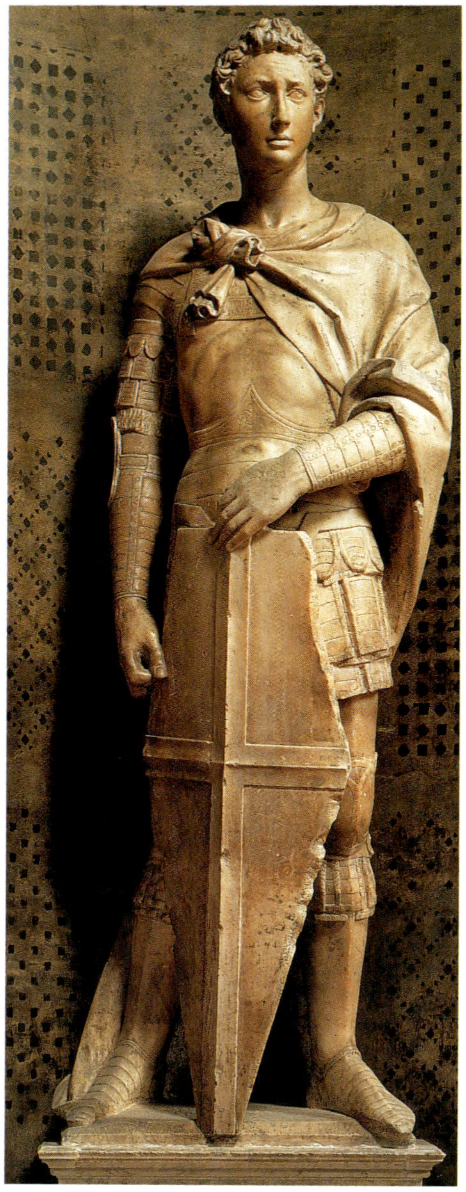

Die Nischenfiguren des Campanile

Erst 1415 entschloß sich die Opera del Duomo, die noch freien Fassadennischen im zweiten Geschoß der Nord- und Ostseite des Campanile mit Marmorfiguren auszustatten. Für die besser sichtbaren Seiten nach Westen und Süden hatte Andrea Pisano mit seiner Werkstatt bereits im 14. Jahrhundert eine Reihe von acht alttestamentlichen Figuren gefertigt. Mit den neuen Bildwerken wurde nun Donatello beauftragt. Während er bis 1420 zunächst zwei Figuren fertiggestellt hatte, die, aufgrund fehlender ikonographischer Attribute nicht identifizierbar, notdürftig als *Bartloser Prophet* (1416–18) und *Pensieroso* (Der Nachdenkende, 1418–20) bezeichnet wurden, erhielten er und sein Gehilfe Nanni di Bartolo 1421 den Auftrag für *Abraham und Isaak*. Alle drei Skulpturen wurden an der Ostseite aufgestellt. Zahlungen für zwei weitere Propheten erhielt Donatello zwischen 1423 und 1436. Während der eine als *Jeremias* angesprochen wurde, fand sich der andere in den Quellen ausdrücklich als *Habakuk* bezeichnet. Beide Figuren wurden zunächst an der Nordseite aufgestellt, aber 1464 zur Westseite verbracht, wo ihnen die Könige *Salomo* und *David* des Andrea Pisano weichen mußten.

Unter Verzicht auf ikonographische Versatzstücke vertraute Donatello offenbar ganz auf die individuelle Physiognomie, durch die sich seine Propheten voneinander unterscheiden sollten. Wie man ihn verstanden hat, läßt sich Vasari entnehmen, der zumindest in zwei der Propheten zeitgenössische Personen zu erkennen glaubte. Und wegen seines kahlen Kopfes hatten die Florentiner den *Habakuk* *(Abb. S. 187)* etwas despektierlich »Il Zuccone«, den Kürbis, genannt. Tatsächlich läßt die außerordentlich naturalistische und zum Teil bis zur Häß-

Donatello
Habakuk sog. Zuccone, 1423–26
Marmor, Höhe 195 cm
Florenz, Museo dell' Opera del Duomo

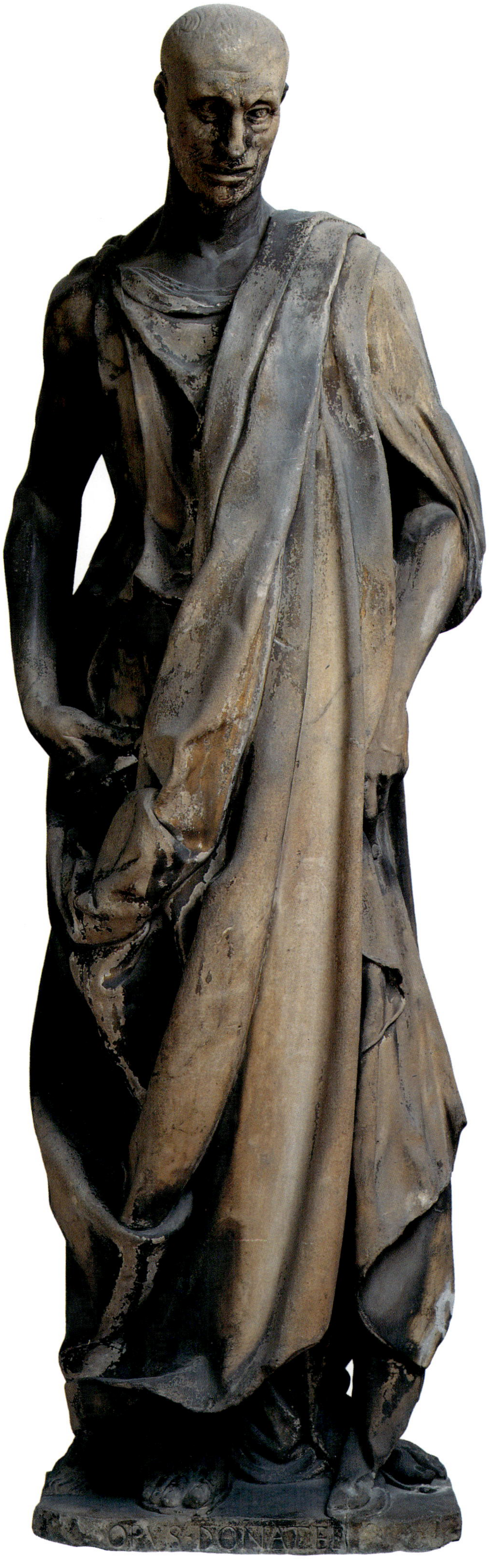

lichkeit gesteigerte Umsetzung der Häupter eine porträthafte Individualität erkennen, wie man sie an Propheten so noch nie zuvor gesehen hatte. Damit war zugleich eine drastische Ausdruckssteigerung der Florentiner Skulptur des frühen Quattrocento verbunden.

Innerhalb der Reihe der Propheten stellt *Abraham* schon deshalb eine Ausnahme dar, weil er gemeinsam mit *Isaak* eine Gruppe bildet. Darin findet der Umstand Ausdruck, daß die alttestamentliche Bedeutung Abrahams weniger seinen Worten als seiner Handlung zugrundeliegt. Während Abraham in der Opferhandlung dargestellt ist, zeigen die anderen Propheten Gesten des Denkens. Ihre Gewänder, die sich auf Senatorenbildnisse der römischen Antike beziehen, zeigen eine Fülle, zu der die Körperlichkeit der Figuren in Kontrast zu stehen scheint. Aber hier werden die Körper nicht durch die Gewänder hervorgehoben. Eher behaupten sie unter den Gewändern eigenständige Gestaltungsdimensionen etwa in den anatomisch durchgebildeten rechten Armen von *Jeremias* und *Habakuk*. Dagegen bilden die Gewänder nicht zuletzt hinsichtlich des hohen Aufstellungsortes gewichtige Stoffmassen, die die sich aus ihnen gleichsam herausschälenden Körper nicht beeinträchtigen, sondern ihnen als Ausdrucks- und Bedeutungsträger zugeordnet sind. So vermitteln die voluminösen, diagonal von der linken Schulter herabfallenden Faltenbahnen des *Habakuk* dem Betrachter das kraftvolle und eindrückliche Pathos des Propheten.

Die Nischenfiguren von Or San Michele

Die insgesamt vierzehn Figurennischen an den Außenseiten der Arkadenpfeiler von Or San Michele wurden bis auf vier im ersten Drittel des Quattrocento mit Skulpturen ausgestattet. Zu diesem Zweck schuf Lorenzo Ghiberti zwischen 1413 und 1416 im Auftrag der Arte dei Mercanti di Calimala die erste überlebensgroße Statue aus Bronze, *Johannes den Täufer* (Abb. S. 188). Der Guß der Figur, der in einem Stück erfolgte, war so kompliziert und gewagt, daß der Goldschmied ihn auf sein eigenes Risiko auszuführen hatte. Das schwere Gewand umhüllt den Körper der ponderierten Statue beinahe vollständig. Eine langgezogene Gewandbahn verbindet den Fuß des nach rechts ausgestellten Spielbeins mit der ausgebogenen linken Hüfte. Darin wie auch in den schweren Faltenkaskaden entäußern sich Gestaltungselemente der Internationalen Gotik, der sich Ghiberti in dieser Figur weitgehend verpflichtet zeigt.

Eher klassizistisch dagegen sind die vier gekrönten Patronatsheiligen der Arte dei Maestri di Pietra e Legname, der Florentiner Steinmetzenzunft, gestaltet (Abb. S. 189). Das Sockelrelief zeigt die in dieser Zunft vereinigten Berufe: Maurer, Steinmetz, Architekt und Bildhauer. Diese Vierergruppe der *Santi Quattro Coronati,* die Nanni di Banco um 1414–16 geschaffen hat, benötigte ein besonders breites Tabernakel. Im Halbkreis eng beeinanderstehend, befinden sich die in Gewänder der römischen Antike gekleideten Heiligen miteinander im Gespräch. Unter Zuhilfenahme dieses szenischen Aspekts gelingt es Nanni vorzüglich, alle vier Figuren in einer Nische unterzubringen. Dabei bezieht er die beiden rechts stehenden Patrone so eng aufeinan-

Donatello
Hl. Markus, 1411–13
Marmor, Höhe 236 cm
Florenz, Orsanmichele

Lorenzo Ghiberti
Hl. Johannes der Täufer, 1413–16
Bronze, Höhe 255 cm
Florenz, Orsanmichele

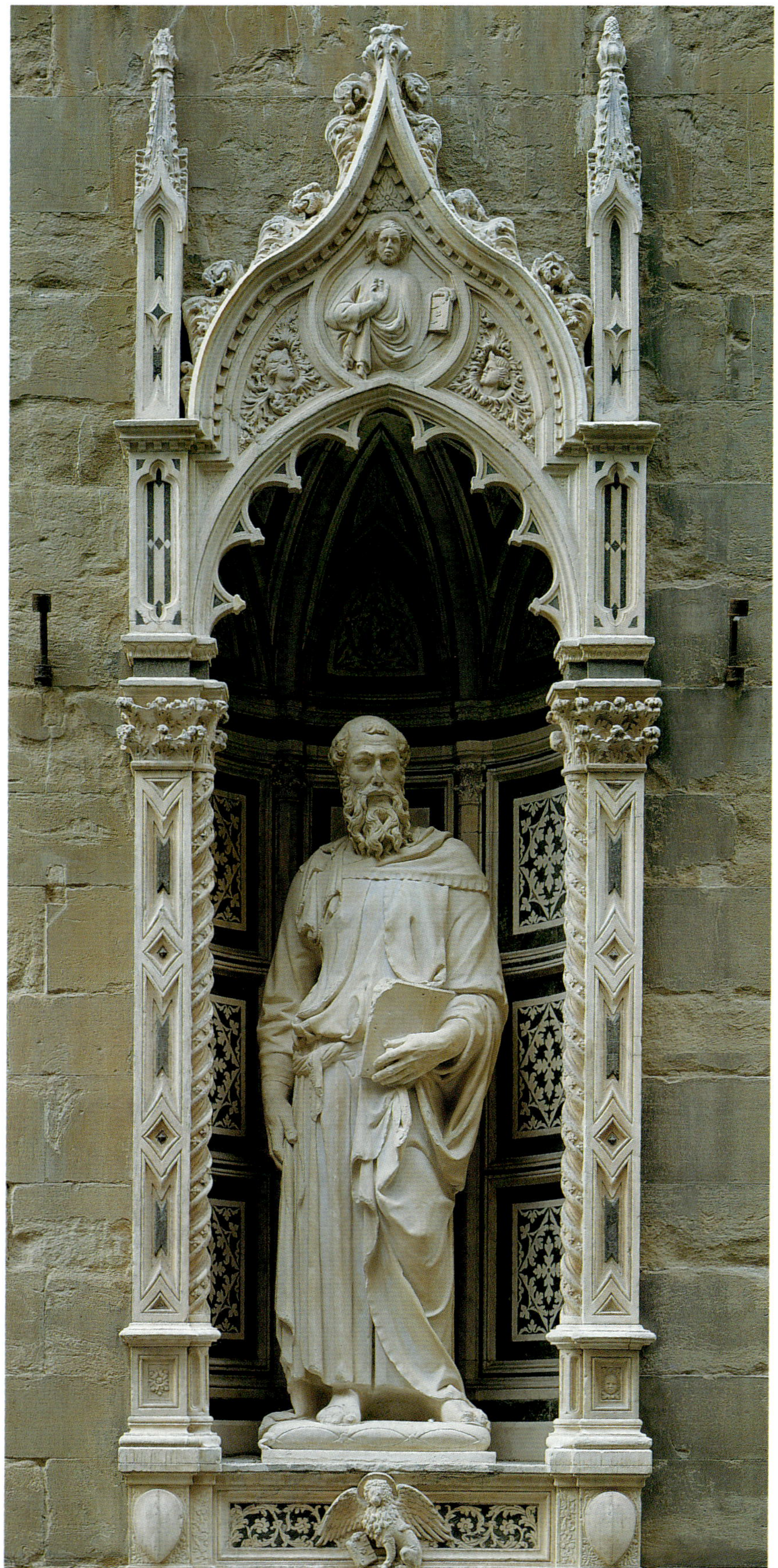

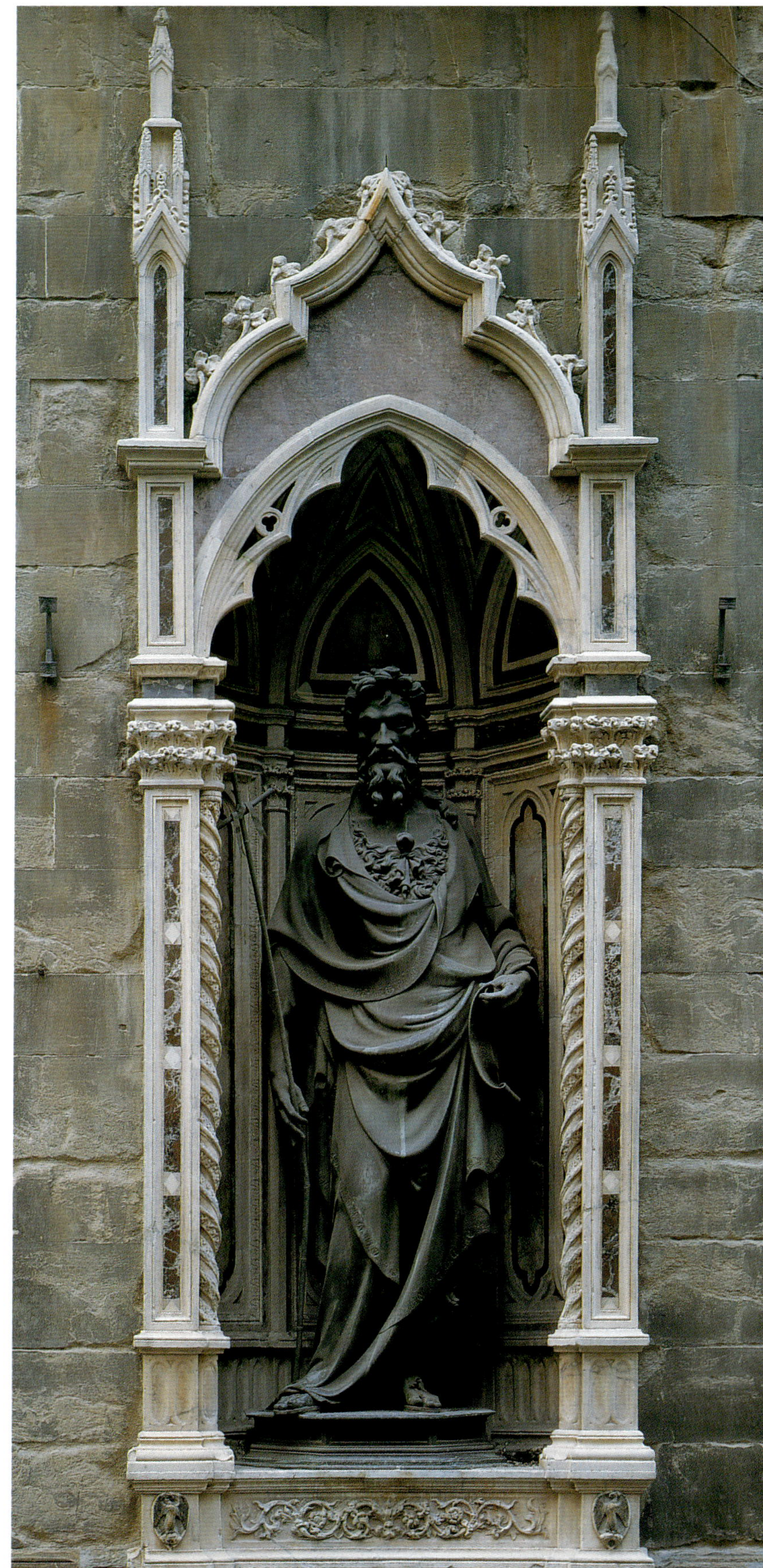

Nanni di Banco
Santi Quattro Coronati, um 1414–16
Marmor, Höhe 183 cm
Florenz, Orsanmichele

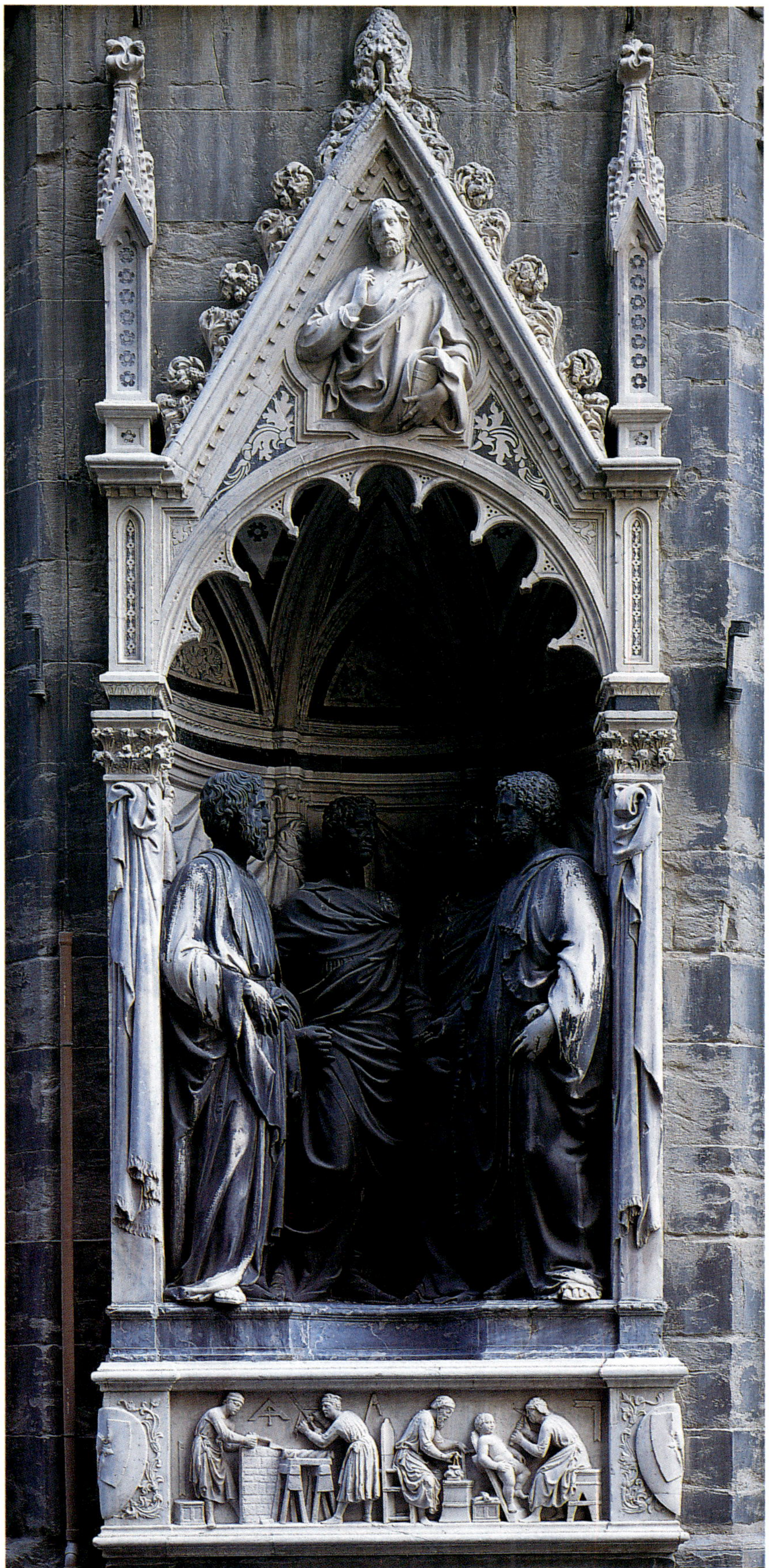

der, daß sie einem einzigen Marmorblock entnommen sind. Durch Vasari ist überliefert, daß ihm Donatello bei der Bewältigung dieser schwierigen Aufgabe geholfen habe.

Sowohl Ghibertis gotischem wie auch Nannis klassizistischem Stilverständnis stellte Donatello vor allem mit der bereits 1411 von der Arte dei Linaiouli, der Zunft der Leinenhändler, beauftragten Statue des *Hl. Markus* (Abb. S. 188) neue stilistische Orientierungen gegenüber. Kontrapostisch aufgebaut, vermittelt die Figur in ungewohnter Klarheit die unterschiedlichen statuarischen Funktionen der einzelnen Körperteile. So ist das rechte Bein als Standbein von derart strengen vertikalen Falten umgeben, daß man an die kannelierten Säulen antiker Tempel erinnert wird. Dazu bildet die weite Ausstellung des Spielbeins auch deshalb einen Kontrast, weil es von gotisierenden Gewandfalten umspielt wird. Zudem tritt das Bein als Element von Körperlichkeit durch das Gewand hindurch in Erscheinung. Dem Standmotiv folgend, dreht sich die rechte Schulter zurück ins Nischeninnere, während die linke Schulter in ihrer Drehung nach vorne die Körperlichkeit betont. Die abschließende kontrapostische Wendung des Hauptes mit dem in die Ferne gerichteten Blick befreit die Statue gleichsam aus ihrer Nischeneinbindung, wobei deutlich wird, daß die Figur präzise auf diese Wirkung ausgerichtet ist.

Als jugendlicher Held in antikisierender Rüstung zeigt sich der den am Boden stehenden Schild haltende *Hl. Georg* (Abb. S. 186). Auffällig ist dabei der zum *Hl. Markus* unterschiedlich gestaltete Bezug zur Nische, der hier eher als Gegensatz in Erscheinung tritt, und wodurch die Figur wie isoliert wirkt. Dieser Unterschied findet seine Begründung vor allem darin, daß die *Markus*figur nur in der Frontseite ausgearbeitet, der *Georg* aber fast rundplastisch ausgeführt ist.

Donatello

Die bedeutendste und einflußreichste Bildhauerpersönlichkeit der Frührenaissance war zweifellos Donato di Niccolò di Betto Bardi, genannt Donatello. Vermutlich 1386 in Florenz als Sohn eines Wollkämmers geboren, ist er zwischen 1404 und 1407 als Gehilfe in der Werkstatt Ghibertis bezeugt, der zu jener Zeit mit seiner ersten Baptisteriumstür beschäftigt ist. Das früheste gesicherte Werk Donatellos ist der Marmor-David von 1408/09 für die Strebepfeiler des Doms Abb. S. 185). In den Folgejahren entstehen zahlreiche Bildwerke in Marmor, Ton, Bronze und Holz, die er für Auftraggeber vor allem in Florenz, aber auch in Pisa, Siena oder Prato fertigt. Von 1444 bis 1453 ist Donatello vorwiegend in Padua beschäftigt, wohin er 1446/47 wohl auch übersiedelt. Sein dortiges Hauptwerk ist das Reitermonument des Gattamelatta. Vermutlich nach dessen Aufstellung 1453 kehrt er nach Florenz zurück, wo sich die Auftragslage offenbar zunehmend verschlechtert. Denn vier Jahre später versucht er, mittlerweile mehr als siebzigjährig, den Auftrag für Bronzetüren des Doms an sich zu ziehen, die aber über das Stadium der Planung nicht hinauskommen.

Donatello
»Pazzi-Madonna«, um 1417–18
Marmor, 74,5 x 69,5 cm
Berlin, Staatliche Museen zu Berlin – Preußischer Kulturbesitz

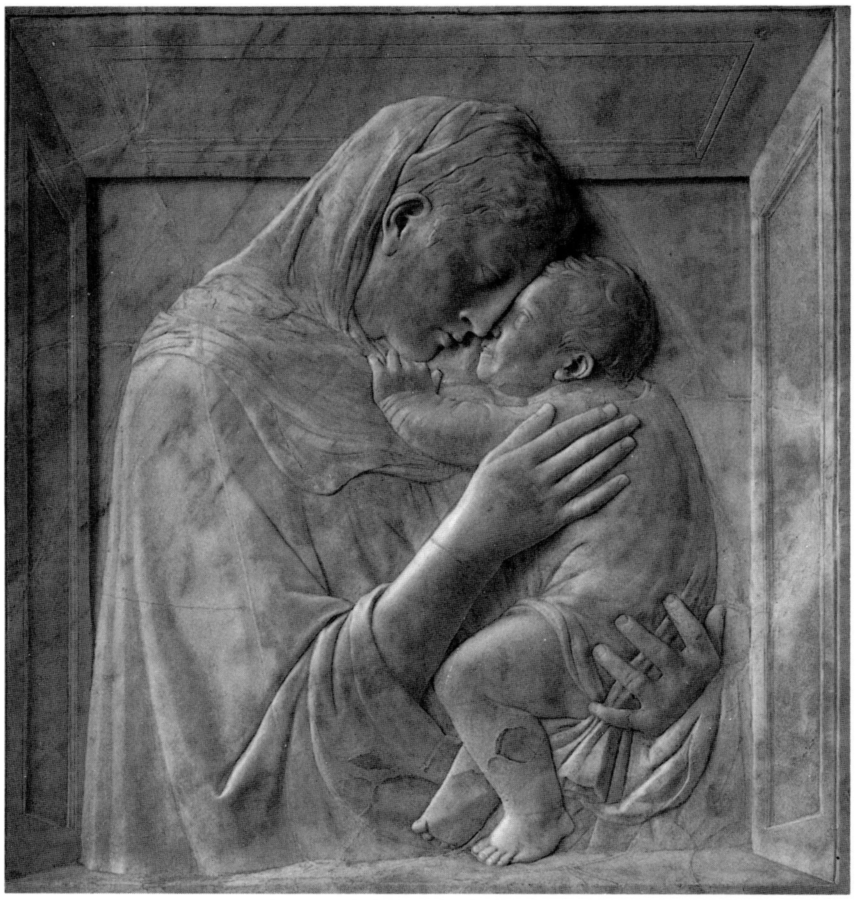

Möglicherweise durch einen Auftrag Cosimos de' Medici für die bronzenen Kanzeln von St. Lorenzo veranlaßt, kehrt er 1459 nach Florenz zurück. Noch während der laufenden Arbeiten an diesem Werk, am 13. Dezember 1466, stirbt Donatello.

Das »rilievo schiacciato«

Nicht nur auf dem Gebiet der Großplastik bewies Donatello seine innovative Gestaltungskraft. Ebenso bahnbrechend und für die europäische Kunstentwicklung bestimmend waren seine Erfindungen in der Reliefbearbeitung. Ausgangspunkt ist das Sockelrelief seiner *Georgs*figur für Or San Michele (Abb. S. 186). Im Vergleich mit dem nur etwa ein Jahr zuvor entstandenen Sockelrelief der *Quattro Santi Coronati* von Nanni di Banco (Abb. S. 189) zeigt es einen radikalen Bruch mit herkömmlichen Auffassungen des Reliefs. Während Nanni seine vier Steinmetzen mitsamt ihren Werken als Hochrelief räumlich ununterschieden aneinanderreiht, gelingt es Donatello erstmals, Raumtiefe innerhalb der Reliefebene darzustellen. Von beiden Seiten her wird der Handlungsraum der Szene, Georgs Kampf gegen den Drachen, durch perspektivische Verkürzungen scheinbar eingeengt. In dem Maße aber, in dem diese seitlichen Raumbegrenzungen in eine Landschaftsdarstellung dahinter übergehen, erweitert sich der szenische Handlungsraum in die Tiefe. Die neue Relieftechnik, die diesen optischen Eindruck zu bewirken vermag, ist das sogenannte »rilievo schiacciato«, das »gequetschte« oder »platte Relief«. Dieser Technik kommt eine Dramatisierung der Erzählweise hinzu. So ist der Kampf Georgs gegen den Drachen auf jenen Moment zugespitzt, in dem der Heilige von dem sich aufbäumenden Pferd herab in aller körperlichen Gespanntheit den Todesstoß ausführt.

Das Marmorrelief der Pazzi-Madonna

Wie modifiziert Donatello in der Technik des rilievo schiacciato zu arbeiten versteht, zeigt das um 1417–18 entstandene Marmorrelief der *Pazzi-Madonna* (Abb. links), benannt nach dem Palazzo Pazzi in Florenz, aus dem es vermutlich stammt. In einem perspektivisch verkürzten Rahmen wendet sich die Muttergottes in intimer Liebkosung dem Sohn zu. Die leichte Untersicht führt zu einer gewissen Monumentalisierung der Halbfigur, ohne allerdings die innige Mutter-Kind-Beziehung zu beeinträchtigen. Durch die feine Höhenabstufung des rilievo schiacciato erreicht Donatello eine weiche, fast seidenhafte Gewandwiedergabe, die der Zartheit der Körperpartien entspricht. Mit dieser Darstellung verfeinert Donatello den Typus des halbfigurigen Madonnenreliefs, der, durch seine Nähe zum Betrachter vor allem der privaten Andacht vorbehalten, sich durch das ganze Quattrocento hindurch stetig steigender Beliebtheit erfreut.

Das Gastmahl des Herodes

Höhepunkt der neuen Relieftechnik Donatellos ist aber das um 1425 für das Sieneser Taufbecken geschaffene *Gastmahl des Herodes* (Abb. S. 191). Außerordentlich differenziert entfaltet er die zentrale Szene der Darbringung des Johanneshauptes im Vordergrund. In dem Moment, da der Soldat Herodes kniend das Haupt des Täufers reicht, werden die Anwesenden von Entsetzen ergriffen. Während Salome die rechte, in ihrer Darstellung antikisierte Gruppe anführt, wendet sich die Figur in der Mitte beschwörend an Herodes, der selbst entsetzt zurückweicht. Diese szenische Verdichtung findet ihre Entsprechung in der perspektivischen Darstellung der antiken Arkadenarchitektur, die den Blick des Betrachters in bis dahin unbekannte Raumtiefen vorstoßen läßt. Die Anwendung der neuen zentralperspektivischen Sichtweise, eigentlich eine Erfindung Brunelleschis, erlebt in diesem Relief ihre bedeutendste Umsetzung der Frührenaissance.

Die Sängerkanzeln im Florentiner Dom

Vermutlich seit 1431 arbeitet Luca della Robbia (1399/1400–1482) an einer Orgelkanzel für den Florentiner Dom. Zwei Jahre später wird Donatello mit der Anfertigung eines Gegenstückes für Sänger und Musikanten beauftragt. Die Unterschiede beider *Cantorien* (Abb. S. 192/93) zeigen einmal mehr die innovative Gestaltungskraft Donatellos. Beide Kanzelkästen ruhen auf jeweils fünf mächtigen Wandkonsolen, die selbst Felder für Reliefschmuck bilden. Luca della Robbia formt eine Kanzelbrüstung, deren Front vier in sich abgeschlossene Reliefs enthält, die von antiken kannelierten Doppelpilastern flankiert

Donatello
Gastmahl des Herodes, um 1425
Bronze, vergoldet, Höhe und Breite 60 cm
Siena, Baptisterium, Taufbrunnen

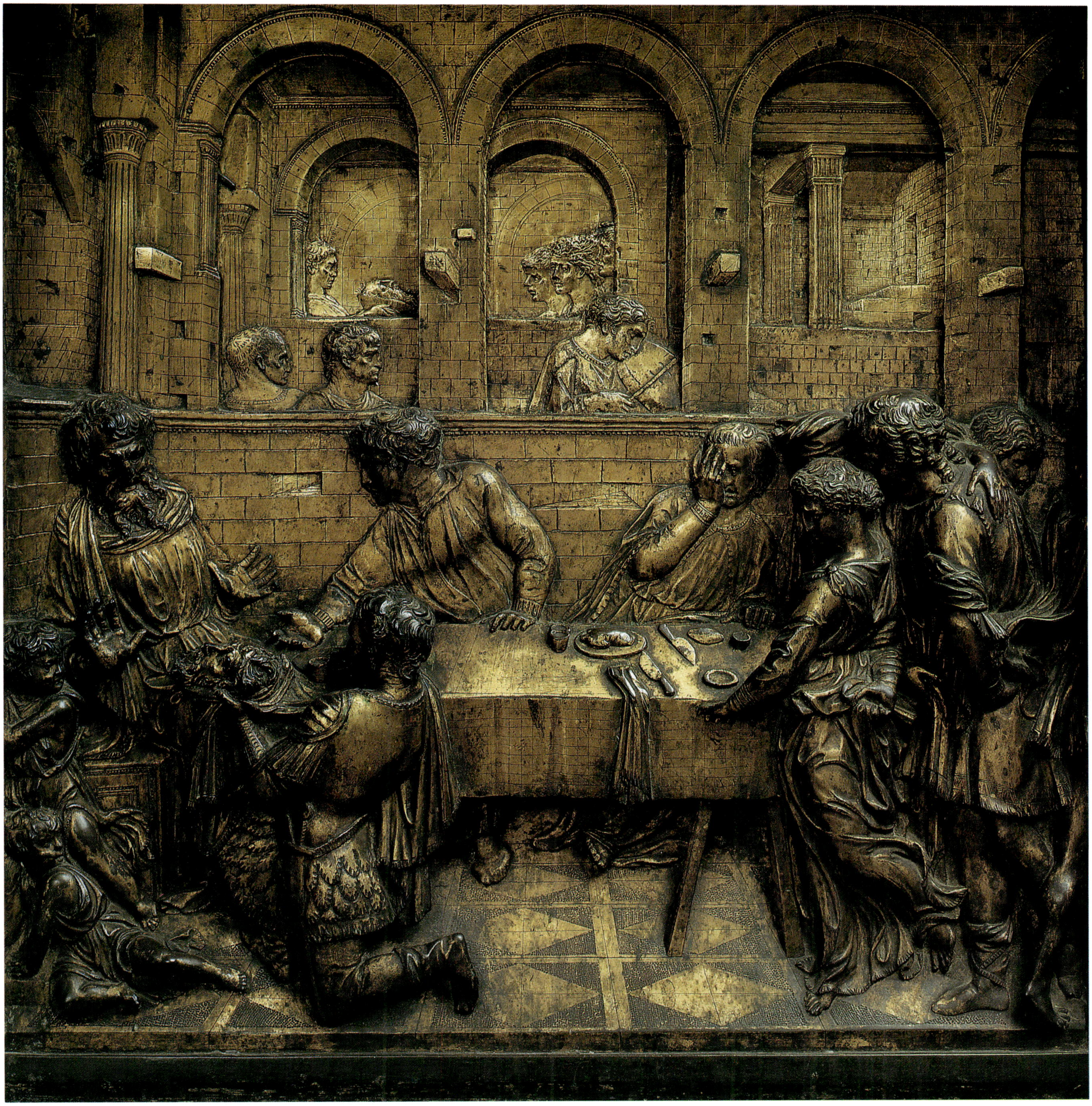

Luca della Robbia
Cantoria, 1431/32–38
Marmor, Höhe 328 cm, Breite 560 cm
Details
Florenz, Museo dell'Opera del Duomo

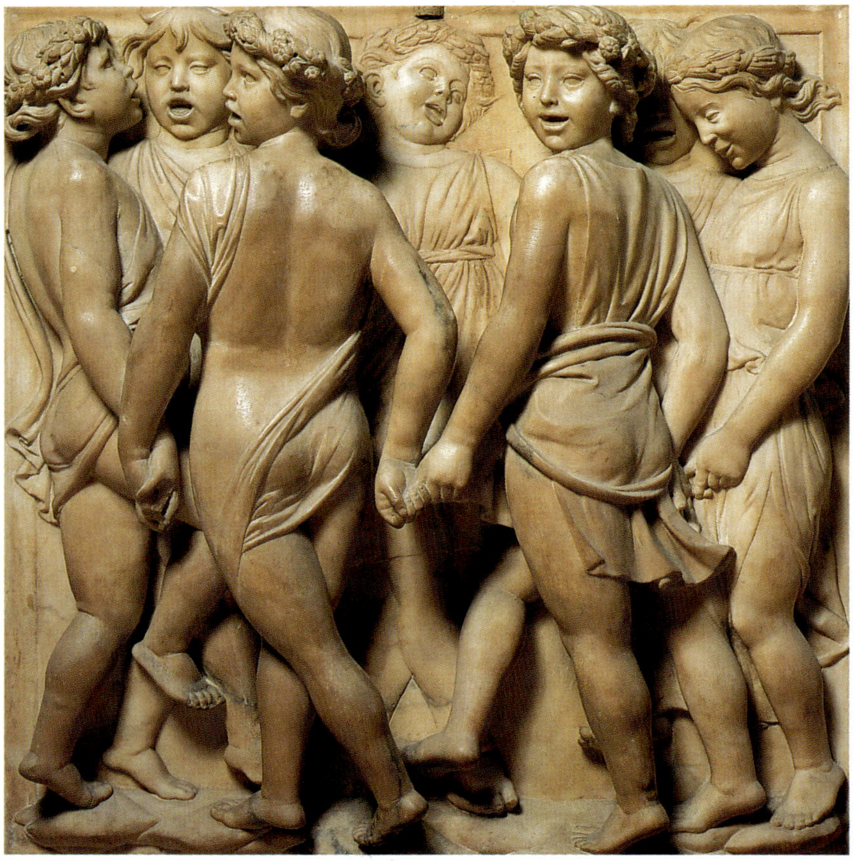

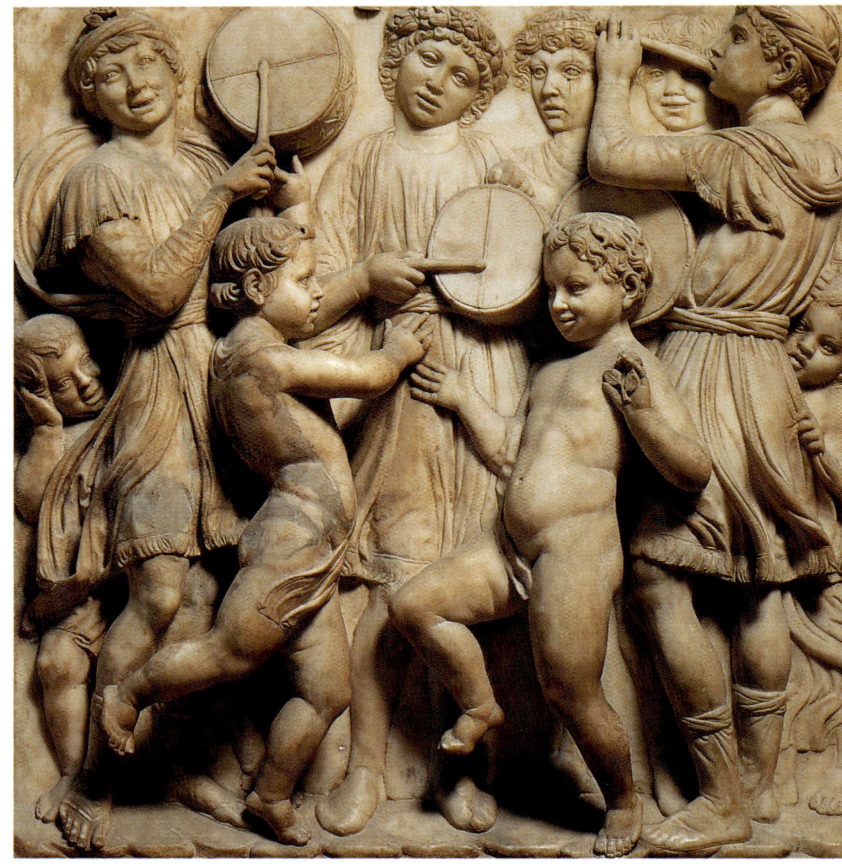

oder durch sie voneinander getrennt sind. An den Seiten kommt jeweils eins hinzu, so daß die Kanzel insgesamt zehn Reliefs zieren. Sie alle zeigen musizierende und tanzende Knaben und Mädchen, die den in den drei Gesimsen zu Teilen schriftlich dargestellten 150. Psalm verbildlichen. Luca della Robbias Kanzelaufbau ist vor allem von Elementen der Architektur dominiert. Seine Doppelpilaster stehen, vom Schriftfries unterbrochen, exakt über den die ganze Konstruktion tragenden Wandkonsolen. Dabei sind die Inhalte seiner Reliefdarstellungen auftragsgemäß der eigentlichen Funktion der Kanzel als Orgelträger angeglichen. Ihre Einbindung in die Architektur wirkt dagegen eher wie die additive Aufnahme bildlicher Versatzstücke.

In seinem Gegenstück wählt Donatello eine vollkommen neue Art der Zusammenwirkung von Architektur und Relief. Zwar ist auch hier die Architektur, schon ihrer Funktion wegen, bestimmende Gestaltungsform. So lastet auf den Wandkonsolen ein Gesims, das die tragende Konstruktion nach unten hin abschließt. Dessen auskragende Oberseite trägt seinerseits die Architektur der Brüstung. Während aber Luca della Robbia seine vertikale Ordnung durch die Horizontale des Gesimses unterbricht, stellt Donatello sein vertikales Ordnungssystem durch Kragsteine über den Wandkonsolen mehrfach heraus. Dabei werden die Kragsteine des oberen Gesimses selbst zu Trägern von Säulenpaaren, die das System der Doppelpilaster an Lucas Kanzel reflektieren und selbst wiederum ein vorspringendes Gebälk mit alternierendem Akanthus-Vasenschmuck tragen. Hinter den etwas auseinanderstehenden Säulen zieht sich ein durchlaufender Relieffries um die gesamte Kanzelbrüstung. Er zeigt wild tanzende und singende Putten, die sich in einer vorderen Reihe vorwiegend nach links bewegen, während sie dahinter in die Gegenrichtung tanzen. Erzeugt schon dieses Gegeneinanderlaufen eine Art changierendes Figurenspiel, so verstärkt sich dieser Eindruck durch die frei davorgestellten Säulenpaare. Denn aus dem Umstand, daß das Relief jeweils nur ausschnitthaft sichtbar ist, erfährt es mit der Bewegung des Betrachters eine zusätzliche faszinierende Verlebendigung. Donatello errreicht diesen Effekt mit Hilfe eines weiteren, ausschließlich auf optische Wirkung zielenden Gestaltungsmittels. So sind die Säulen in dasselbe indifferente Mosaik gekleidet wie der Reliefhintergrund. Dabei bleiben sie als architektonisch bedingte Funktionsträger zwar materiell und damit als Sichtsperren, die zugleich Durchblicke ermöglichen, existent, zugleich aber wird durch ihre Angleichung an den Hintergrund ihre gewohnte architektonisch-optische Dominanz aufgehoben. Ohne klare Vorbilder in der Kunstgeschichte schafft Donatello mit seiner *Cantoria* ein beispielloses Wechselspiel zwischen der Räumlichkeit von Architektur und der Bewegung menschlicher Figuren. Zugleich aber bezeugt die Befreiung des Figurenfrieses aus der Umklammerung architektonischer Rahmung Donatellos Bestreben, der Skulptur die Möglichkeit zu erschließen, sich frei im Raum zu bewegen.

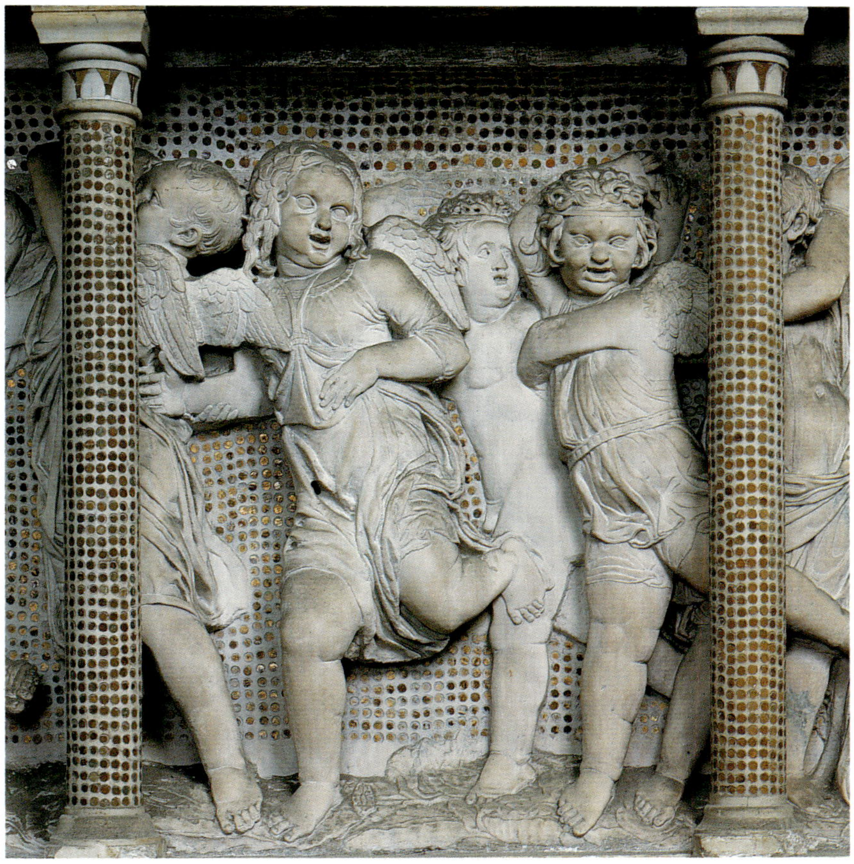

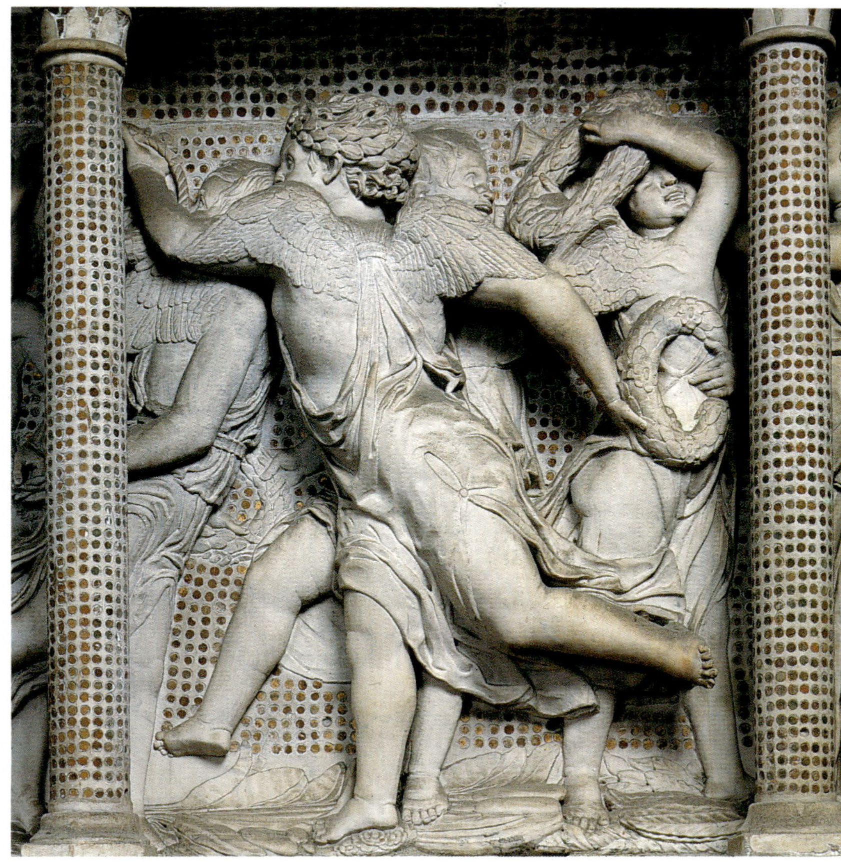

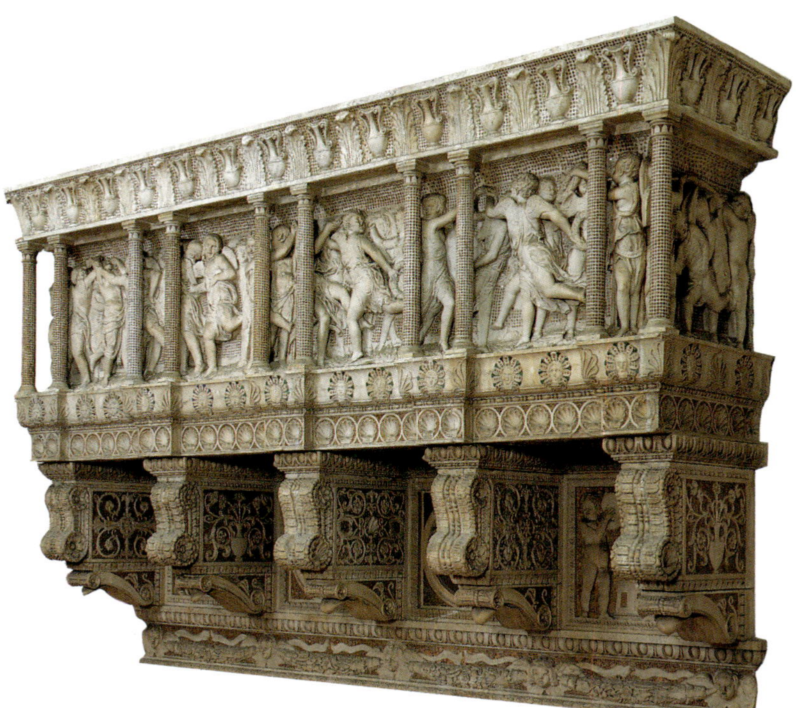

Donatello
Cantoria, Details, 1433–38
Marmor
Florenz, Museo dell'Opera del Duomo

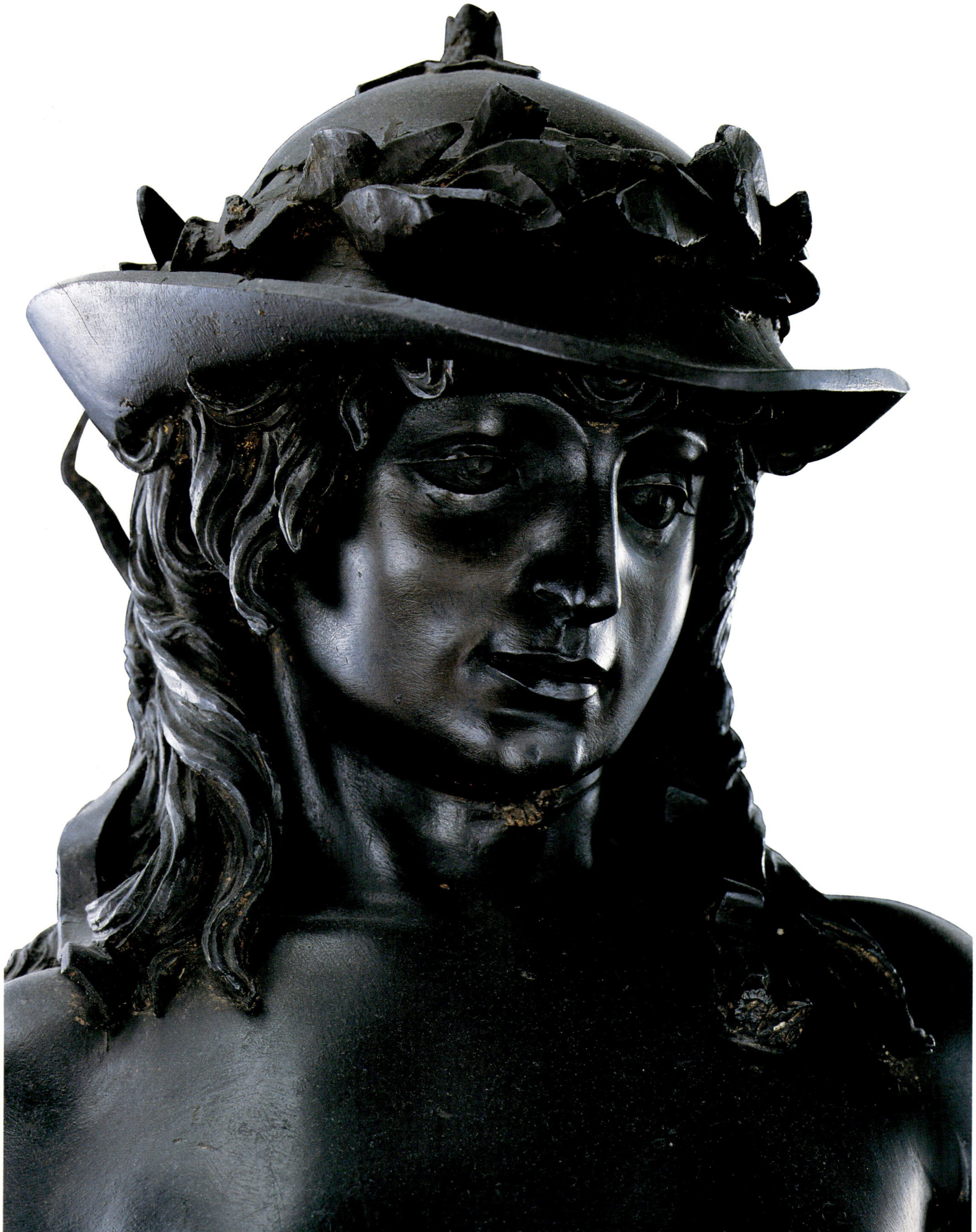

Donatello
David, um 1444–46
Bronze, Höhe 158 cm
Florenz, Museo Nazionale del Bargello

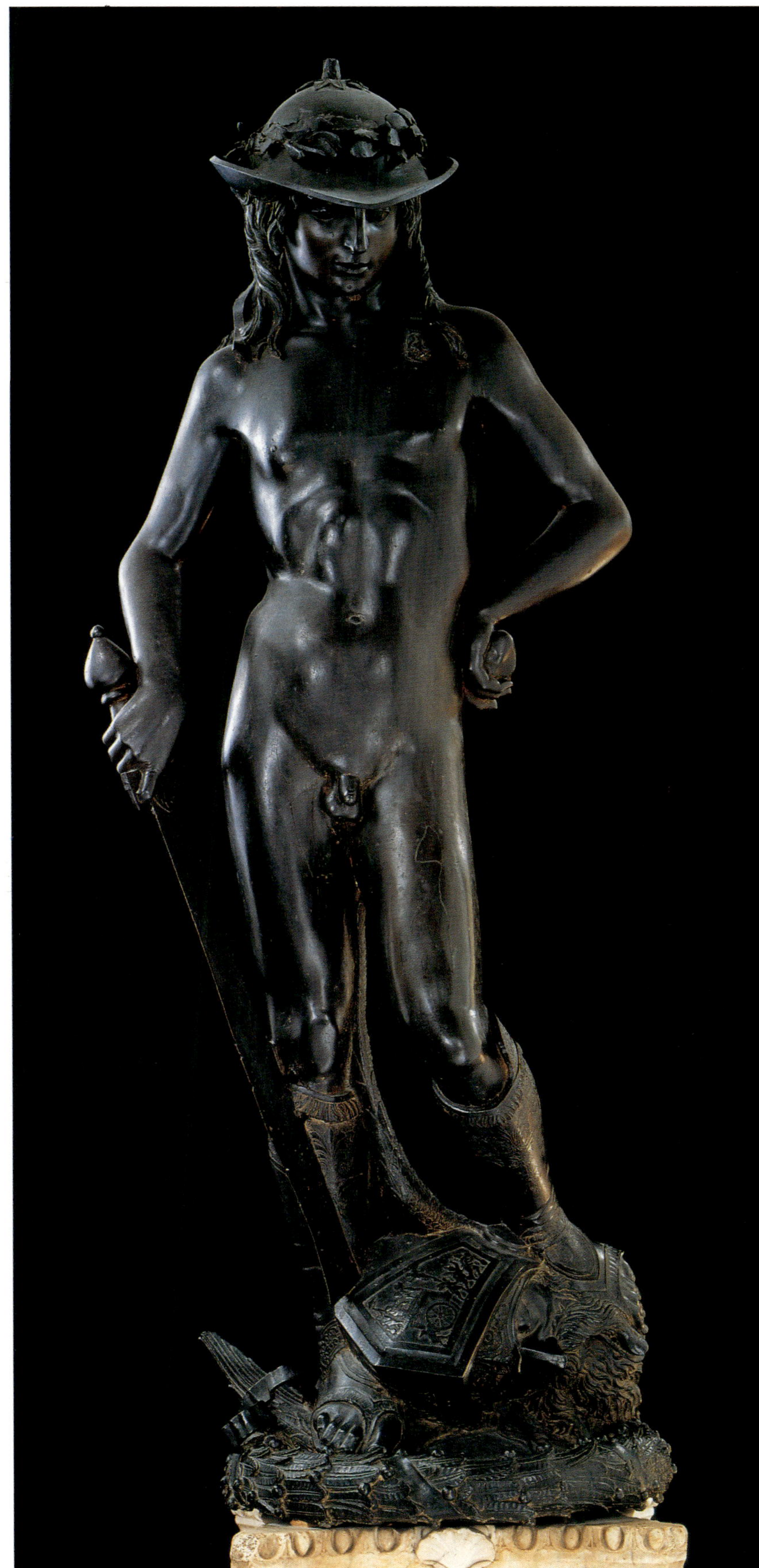

Der Bronze-David

Die von Donatello, neueren Datierungsvorschlägen zufolge etwa um die Mitte der vierziger Jahre des Quattrocento in Bronze gegossene Figur des David gehört wohl zu den wichtigsten Bildwerken der Frührenaissance. Mit dieser Statue wagt es erstmals nach der Antike ein Bildhauer der neueren abendländischen Kunstgeschichte, eine lebensgroße und vollkommen rundansichtige Aktfigur zu schaffen. Es ist schließlich die Figur, mit der Donatello sein lange währendes Bestreben krönt, die Skulptur aus ihrer funktionalen Einbindung in die Architektur zu befreien.

Die grazile Darstellung des jugendlich nackten, nur mit Hut und ledernen Strümpfen bekleideten Helden gründet sich zum einen auf die ausgewogene Harmonie des ponderierten Standmotives. Fest auf dem rechten Bein stehend, läßt die Figur den linken Fuß in betont lässiger Siegerpose auf dem am Boden liegenden Goliathhaupt ruhen. Der dadurch bewirkten Neigung der Hüfte folgt die Gegenbewegung des Thorax, der dabei eine nahezu aufrechte Haltung einnimmt. Ihm entgegengerichtet und dem Standmotiv folgend, wendet sich das Haupt bei einer leichten Linkswendung nach unten, wobei der Blick auf der Trophäe des Kampfes ruht. Die durch die Stellung auf dem Goliathhaupt bewirkte Abwinkelung des Spielbeins wird von dem auf die Hüfte gestützten linken Arm ebenso aufgenommen, wie das Abstützen des rechten Arms auf das Schwert dem Motiv des Standbeins folgt. Vor allem die Behandlung der Epidermis, die äußerst fein polierte, nahezu schwarze Bronzeoberfläche, deren Lichtreflexe die naturalistische Körperlichkeit hervorheben, vermittelt wirkungsvoll die Sinnlichkeit der jugendlichen Gestalt. Ihre beinahe androgyne Schönheit wurde sogar gelegentlich als Hinweis auf die Homosexualität des Bildhauers angesehen. Vasari rückt die Bronzefigur gar in die Nähe eines Naturabgusses, wenn er sagt: »... diese Gestalt hat soviel Natur, Leben und Weichheit, daß es Künstlern scheint, als müsse sie über einen lebenden Körper geformt sein.«

Der Bezug zur Antike liegt allein in der Wiederaufnahme des Typus der lebensgroßen rundansichtigen Aktfigur. Ihre künstlerische Umsetzung dagegen entspricht kaum antiken Idealbildern, und auch der Frührenaissance standen entsprechende Vorbilder nicht bereit. Von daher scheinen die Hervorhebungen gewisser naturalistischer Elemente, wie die Wiedergabe von Falten etwa am Hals, in der linken Achsel oder am Gesäß, wie auch die etwas weiblich wirkende Wölbung des Unterleibes jenes Renaissanceideal der Naturnachahmung erst anklingen zu lassen, von der der Blick Vasaris als eines Künstlers der Spätrenaissance bereits durchdrungen war.

Dokumente über die Entstehung des David haben sich nicht erhalten. Überliefert wurde nur der Ort seiner vermutlich ursprünglichen Bestimmung. In der Mitte des Hofes des Palazzo Medici präsentiert, verwandelte sich der Sieg des alttestamentlichen Helden gegen seinen übermächtigen Widersacher in eine Allusion auf die politische und militärische Standhaftigkeit der Kommune unter dem Regiment der Medici gegenüber den Großmachtgelüsten Neapels oder Mailands.

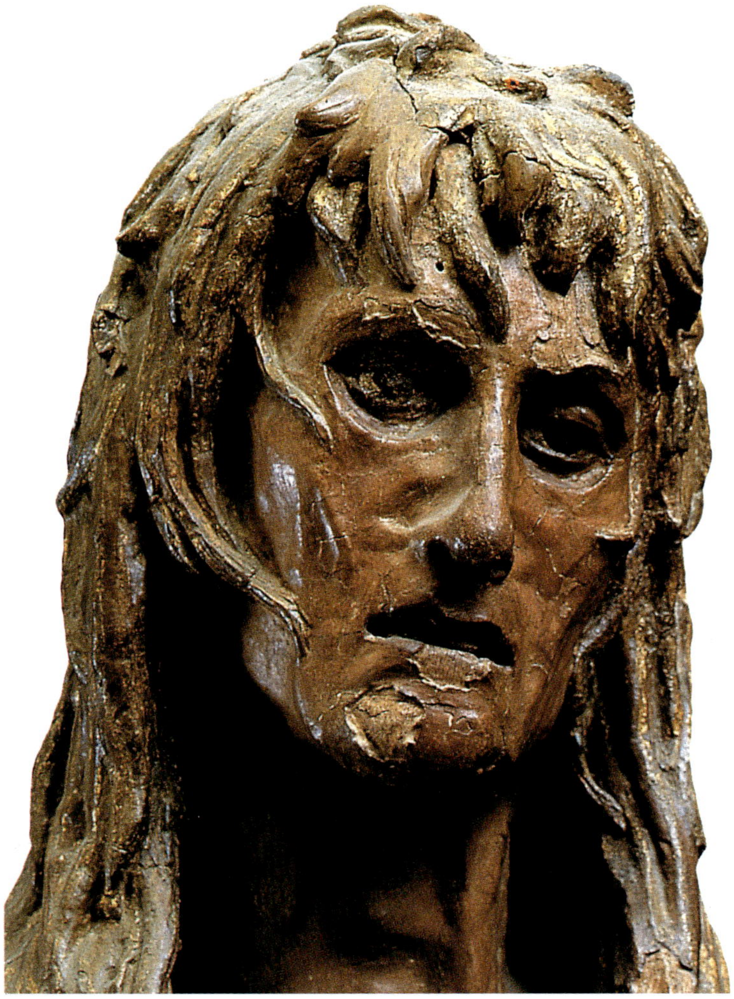

Donatello
Hl. Maria Magdalena, um 1453–55
Holz, farbig gefaßt, Höhe 188 cm
Florenz, Museo dell'Opera del Duomo

Donatello
Judith und Holofernes, um 1456–57
Bronze, teilweise vergoldet 236 cm
Florenz, Palazzo Vecchio

Judith und Holofernes

Seinem *Bronze-David,* der ersten rundansichtig und frei aufgestellten Skulptur in der Kunst der Florentiner Frührenaissance, stellte Donatello nach seiner Rückkehr aus Padua um 1456–57 mit der bronzenen *Judith-Holofernes-Gruppe* (Abb. unten rechts) ein weiteres Hauptwerk an die Seite. In äußerst differenzierter Gestaltung der verschiedenen Ansichtsseiten zeigt Donatello den Moment der Enthauptung des vom Wein berauschten Holofernes, des Feldherrn des babylonischen Herrschers Nebukadnezzar, durch die reiche Witwe Judith aus Betulia in Judäa, die mit dieser Tat ihr Volk vor dem Untergang rettete. Nach seinem Gastmahl Gefügigkeit vortäuschend, nahm sie sein Schwert. »Und sie schlug zweimal mit ihrer ganzen Kraft auf seinen Nacken und hieb ihm den Kopf ab« (Judith 13,8).

Der außergewöhnliche Naturalismus einiger der elf separat gegossenen Stücke, aus denen die Gruppe zusammengesetzt ist, hat zu der Überlegung geführt, ob Donatello nicht Teile wie das Kissen oder die Beine des Holofernes über der Natur geformt habe. Während vor allem das Grauen der Tat der Renaissancemalerei wiederholt als Motiv gedient hat, wählte Donatello jenen Moment, der zwischen der Würdelosigkeit

Die büßende Maria Magdalena

Das zwischen 1453 und 1455, in die nachpaduanische Spätzeit Donatellos datierte Holzbildwerk zeigt die geläuterte Prostituierte, die Jesus im Haus eines Pharisäers die Füße wusch, sie mit ihrem Haar trocknete und mit Öl salbte. Der mittelaterlichen und für die Kunst einflußreichen »Legenda aurea« des Jacobus de Voragine zufolge, suchte die Hauptzeugin der Auferstehung Christi (Joh. 20,1–18) ihr bußfertiges Heil in der Einsamkeit rauhester Wildnis, die unter anderem in Südfrankreich lokalisiert wird.

Mit einem zottigen Fell bekleidet steht die Büßerin in leichter Ponderation auf dem linken Bein, während das rechte etwas ausgestellt ist. Die Hände hat sie zum Gebet vor die Brust erhoben. Ihre tiefen Augenhöhlen wie auch ihr lückenhaftes Gebiß und ihre knochigen Hände betonen das ausgezehrte Äußere, in dem Donatello sie dargestellt hat. Gleichwohl läßt ihre von der Sonne gebräunte und vom Wetter gegerbte Haut ebenso noch etwas von ihrer einstmals legendären Schönheit und Sinnlichkeit erahnen wie ihre hohen Wangenknochen oder ihr langes Haar. Letzteres ist aber zugleich Symbol ihrer Christusverehrung und ihrer Reue, und in dessen offener, unfrisierter Form äußert sich ihr Verzicht auf allen weltlichen Tand. Nicht wenige Darstellungen dieses Themas in der Florentiner Kunst des Quattrocento finden sich von Donatellos Bildwerk beeinflußt.

Die Figur befand sich im Florentiner Baptisterium, wobei nicht sicher ist, ob das auch ihr alter Aufstellungsort war. Die nach der Arnoüberflutung im November 1966 notwendige Restaurierung brachte die ursprüngliche Farbfassung wieder hervor, was zugleich zur Wiederherstellung ihrer ästhetischen Köperlichkeit führte.

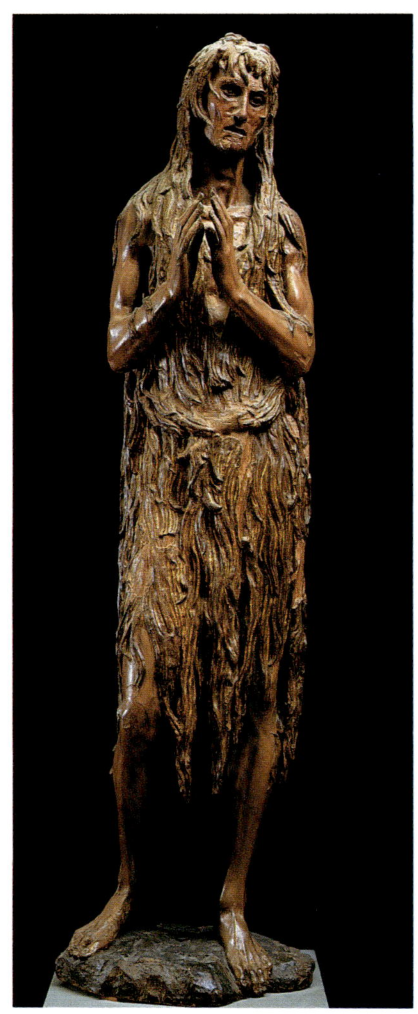

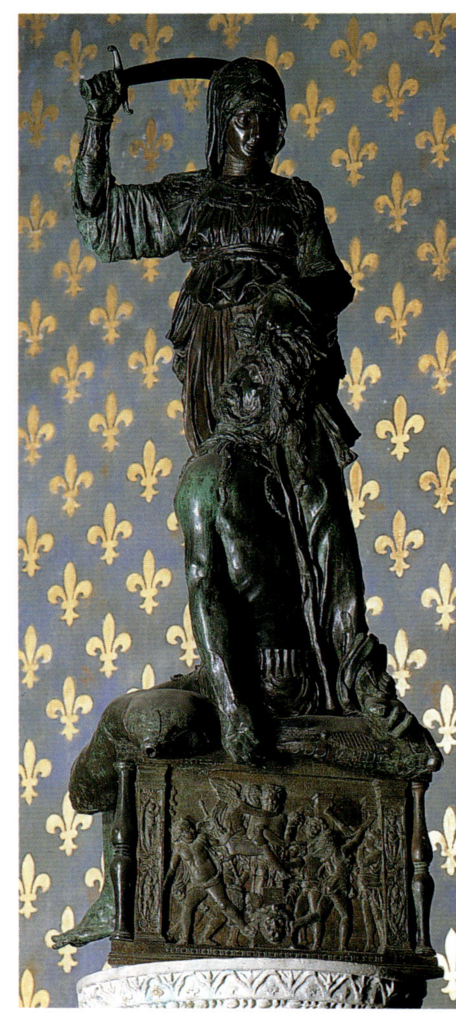

Donatello
Reitermonument des »Gattamelata«, 1444–53
Bronze auf Marmorbasis, Höhe (der Statue) 340 cm
Padua, Piazza del Santo

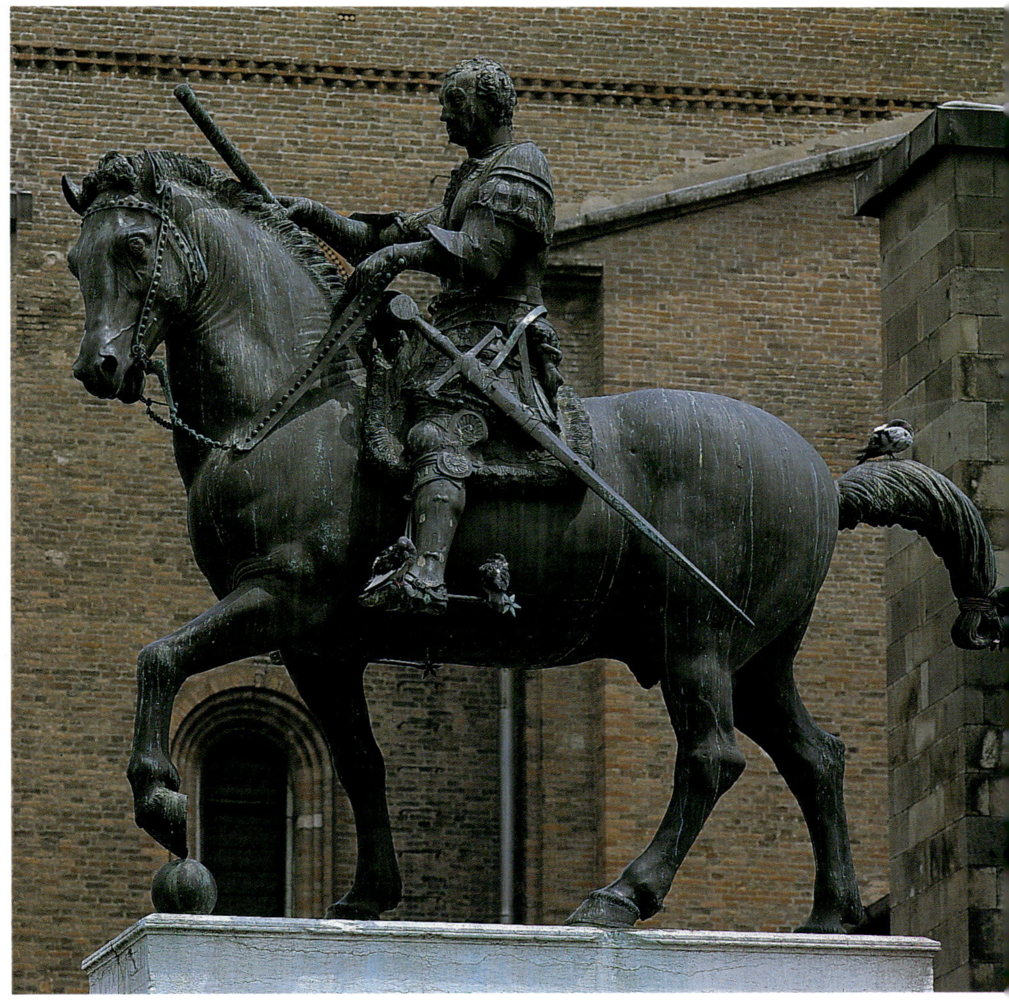

des Betrunkenen und der Würde der Frau liegt, die um der Rettung ihrer Stadt willen bereit ist, das Gebot, nicht zu töten, zu übertreten.

Vor allem der Patriotismus, der dieser Handlung zugrundelag, dürfte ausschlaggebend gewesen sein für die Aufstellung der Gruppe im Palazzo Medici. Als die Medici 1495 aus der Stadt fliehen mußten, wurde sie auf der Piazza della Signoria vor dem Palazzo Vecchio als Sinnbild der republikanischen Kommune aufgestellt, von wo sie später dem *David* des Michelangelo weichen mußte.

Das Reiterstandbild des Gattamelata in Padua
Seit 1444 ist eine Tätigkeit Donatellos in Padua nachweisbar, wo er zunächst an einem Bronzekruzifix für die Basilica del Santo arbeitete. Obwohl das Werk erst 1449 fertiggestellt wurde, wird ihn das allein kaum zur Übersiedlung nach Padua bewogen haben. Der Auftrag für das Reitermonument des Paduaners Erasmo da Narni, Gattamelata genannt, bildete aber eine neue gewaltige Herausforderung an seine gestalterischen und technischen Fähigkeiten, die wohl nur vor Ort zu bewältigen war (Abb. rechts).

Gattamelata, was etwa soviel bedeutet wie »Katze in Honig«, war Condottiere der venezianischen Armee. Nach seinem Tod im Januar 1443 war es wohl seine Familie, die mit Zustimmung der Serenissima die Auftragserteilung und die Bezahlung übernahm. Dabei dürfte ihm das Reiterstandbild kaum wegen seiner wenig erfolgreichen Feldschlachten gewidmet worden sein, sondern eher wegen seiner gerühmten Loyalität, was auch seinen Spitznamen erklärte. Eine zeitgenössische Satire verspottete die Venezianer, weil sie ihren Feldherrn, ganz unrömisch, auf jenem Pferd dargestellt hätten, auf dem er geflohen sei.

Es ist nicht erwiesen, ob das Monument tatsächlich als Grabmal vorgesehen war oder ob es lediglich als Denkmal dienen sollte. Für ersteres sprechen zumindest der hohe Aufbau des ebenfalls von Donatello entworfenen Sockels mit den hohen Blendtüren aus Marmor, die, antiken Sarkophagen nachempfunden, die Türen zum Hades zeigen. Darüberhinaus wurde erst 1456, nach der Fertigstellung des Monuments, ein ordentliches Grabmal im Santo eingerichtet. Andererseits bezeichnete es bereits Vasari als Denkmal.

Obwohl Reiterbilder als Ehrungen verdienter Feldherrn seit dem 14. Jahrhundert in der italienischen Kunst nicht unbekannt waren, so nahm Donatello die antike monumentale Reiterstatue als Gattung wieder auf, wenn auch in der Antike nie Heerführer, sondern Adlige oder Herrscher auf diese Weise geehrt wurden. Dabei weist Donatellos Bronzefigur Bezüge zu unterschiedlichen Vorbildern auf, ohne sie eigentlich zu zitieren. Ausgangspunkt für seine Reiterstatue dürfte das vor der Kirche San Giovanni in Laterano aufgestellte römische Standbild des Marcus Aurelius gewesen sein. Aber auch römische Münzen mit Reiterstandbildern kommen als Vorbilder in Betracht. Andere Elemente, etwa der erhobene und der Statik wegen auf eine Kanonenkugel gesetzte linke Vorderhuf des Pferdes, verweisen auf die Haltung der Pferde von San Marco in Venedig, unter dessen Herrschaft Padua zu jener Zeit stand.

Im Unterschied zu antiken Reiterbildern trägt Donatellos *Gattamelata* einen reich geschmückten Waffenrock, dessen Ornamentierung zwar an Kaiserrüstungen des antiken Rom erinnert und von den Zeitgenossen wohl auch so verstanden wurde. Aber mit zahlreichen Rüstungsteilen des 15. Jahrhunderts wie Arm- und Beinschutz oder dem langen Schwert kombiniert, handelt es sich bei Donatellos Condottiere weniger um die genaue Wiedergabe einer antiken Rüstung als vielmehr um eine Darstellung, in der sich zeitgenössisches Anspruchsverhalten der Auftraggeber über die Verwendung antiker Herrschaftssymbolik entäußert. Unter diesem Aspekt wäre erneut zu erwägen, inwieweit die Physiognomie des Gattamelata nicht doch porträthafte Züge tragen.

Aufgestellt auf der Piazza del Santo vor der Fassade der Basilika des Hl. Antonius, in Padua »Il Santo« genannt, vermittelt der Condottiere aus der großen Höhe seines Sockels nicht nur jene Monumentalität, der seither die meisten Reiterstandbilder bis hin zu dem Ludwigs XIV. oder dem des Großen Kurfürsten verpflichtet bleiben. Mit dem Kommandostab eines römischen Offiziers, mit dem ihn die Serenissima 1438 ausgezeichnet hat, in den Raum weisend, entfaltet er zudem eine die ganze Piazza umspannende Befehlsgeste.

Jacopo della Quercia
Taufbrunnendetail: Verkündigung an Zacharias, 1428–30
Bronze, vergoldet, Höhe und Breite 60 cm
Siena, Baptisterium

Unter Beteiligung zahlreicher Bildhauer
Taufbrunnen, 1416– um 1429
Marmor, Bronze, vergoldet
Siena, Baptisterium

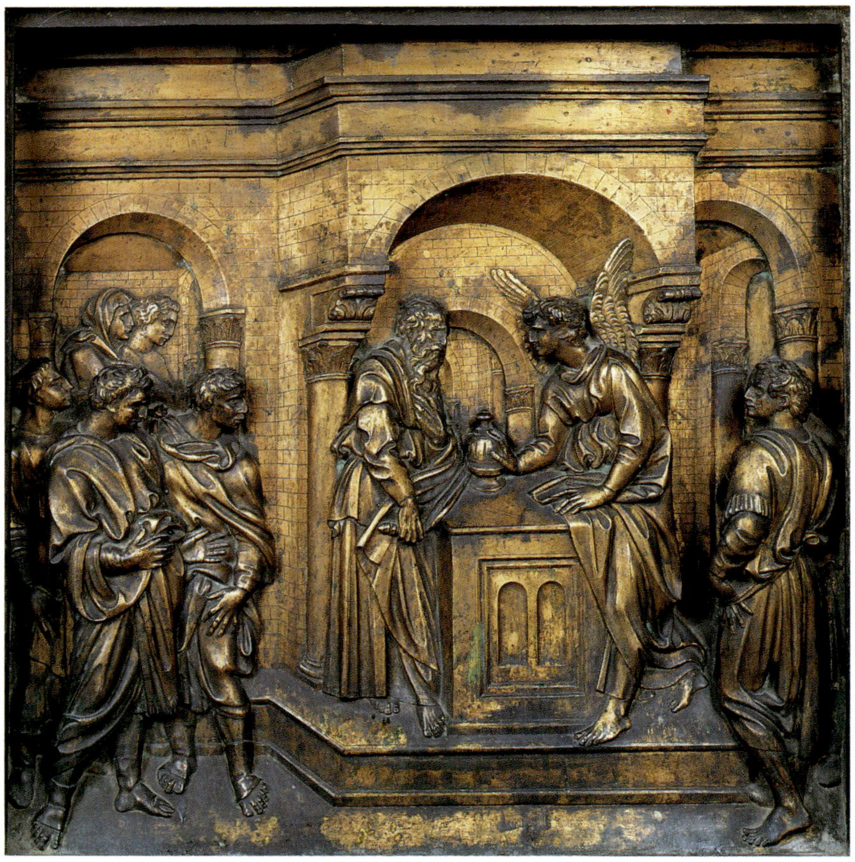

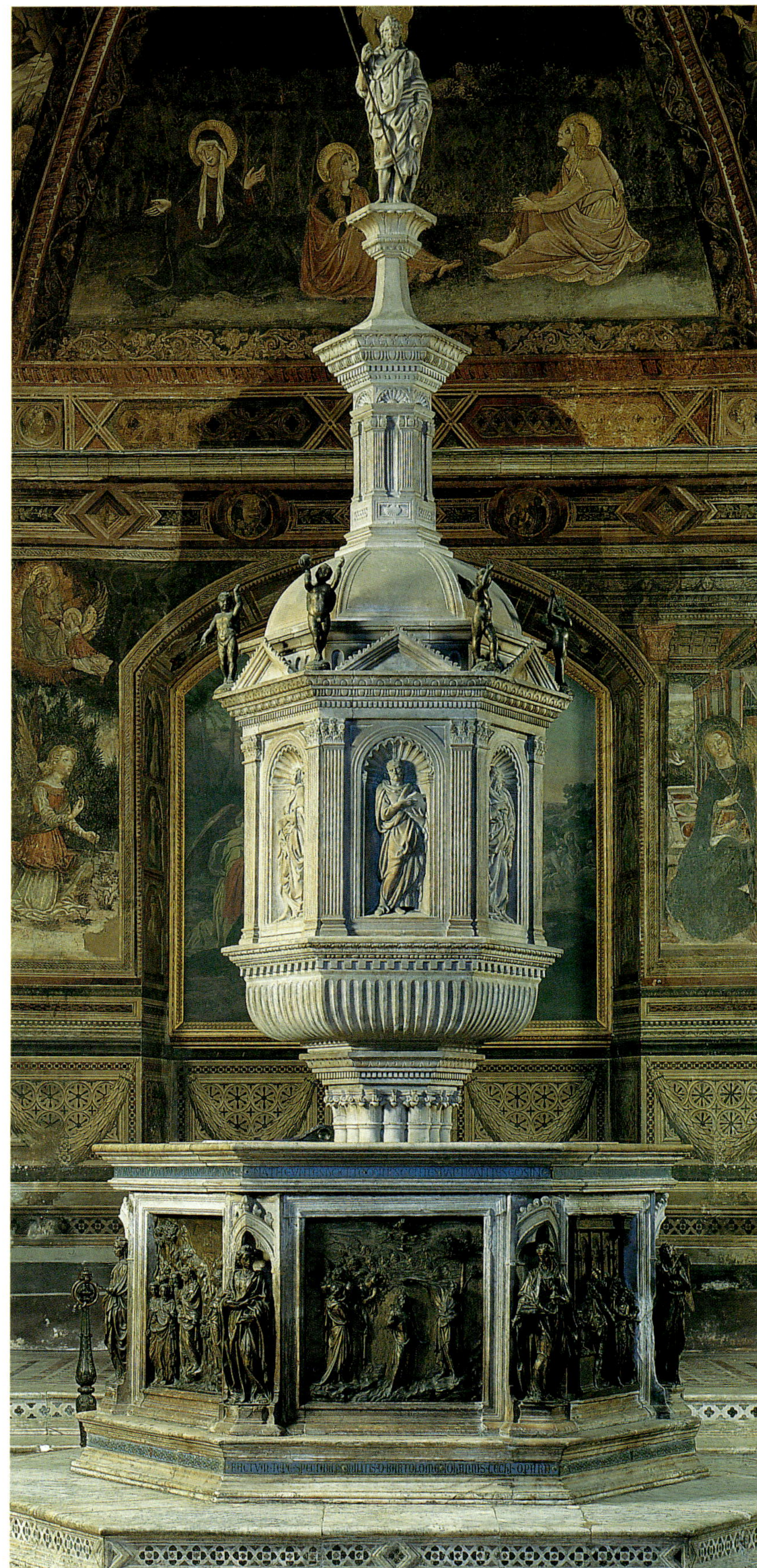

Die Skulptur der zweiten Quattrocentohälfte – der Einfluß Donatellos

Jacopo della Quercia

Älter als Donatello, gehörte der aus Siena stammende Jacopo di Pietro, genannt Jacopo della Quercia (1374? – 1483), 1401 zum Kreis der Konkurrenten um die Florentiner Baptisteriumstür. Bis zu dem Zeitpunkt sind über seine künstlerischen Arbeiten, bis auf verschiedene Zuschreibungsversuche, kaum sichere Daten bekannt. Zu einem seiner Hauptwerke gehört die Fonte Gaia, ein komplexes Brunnenwerk für die Piazza del Campo in Siena, von dessen Anlage sich neben verschiedenen zeitgenössischen Zeichnungen in London und New York sowie Fotos eines Rekonstruktionsversuches aus dem 19. Jahrhundert lediglich einige Figurenfragmente erhalten haben. Das Brunnenprogramm, vorwiegend bestehend aus Reliefs und einigen Vollskulpturen, enthielt Hinweise auf die römische Vergangenheit Sienas sowie auf christliche Tugenden. Im Zentrum befand sich die Muttergottes mit dem Kind, die die Patronin der deshalb auch als Civitas Virginis bezeichneten Kommune war. Zugleich bezog sich der Bildhauer, der wegen seines Brunnenwerkes den Spitznamen Jacopo della Fonte erhielt, auf die Sieneser Rathausfresken vom guten Regiment.

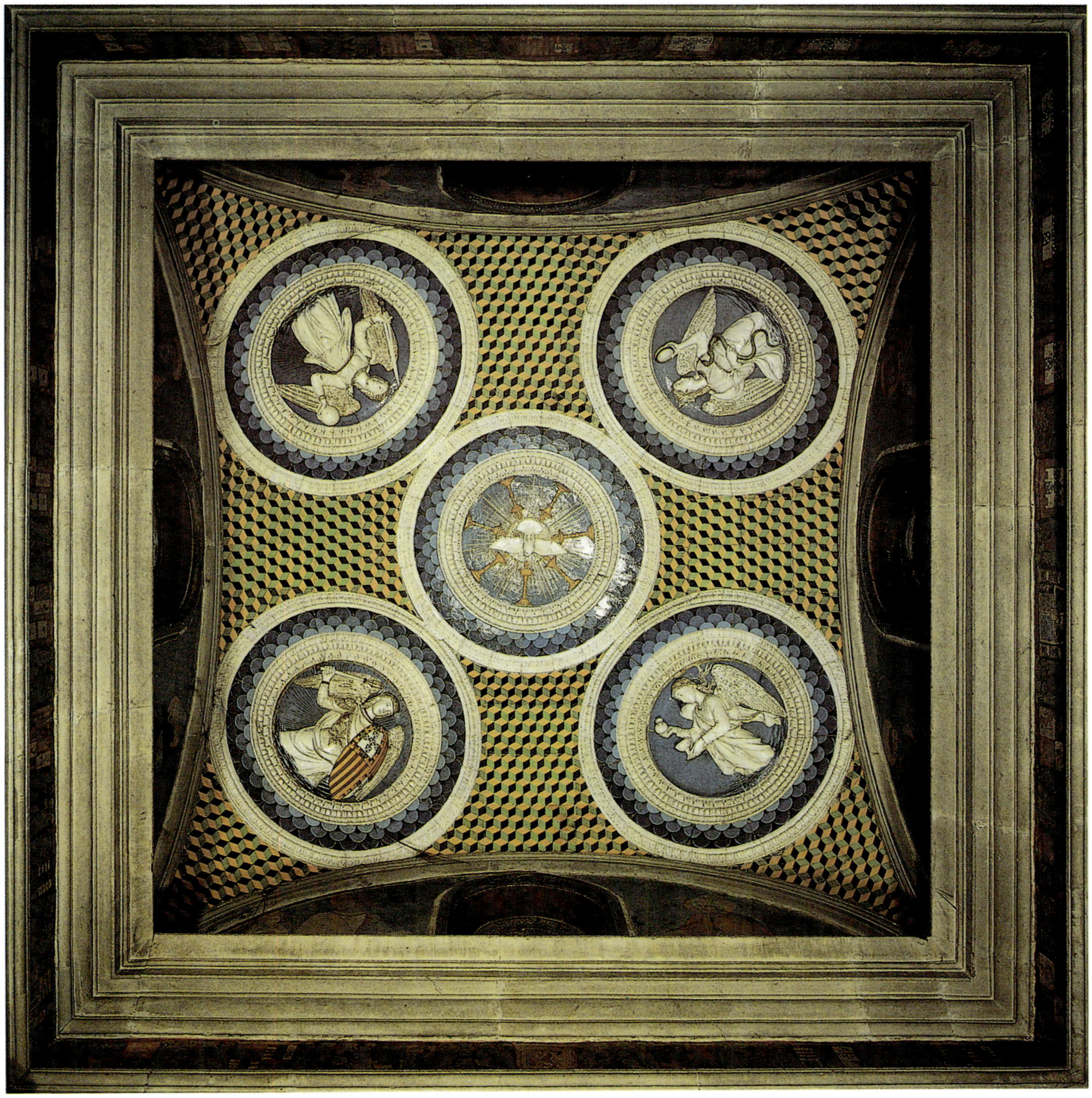

Luca della Robbia
Deckendekor der Kapelle des Kardinals von Portugal
1461–62
Terracotta, bemalt und glasiert
Florenz, San Miniato al Monte

Für den Taufbrunnen im Baptisterium seiner Heimatstadt sollte er ursprünglich zwei Reliefs liefern, von denen er aber nur eins fertigte. Mit dem anderen wurde Donatello beauftragt. Die Verkündigung der Geburt Johannes des Täufers an Zacharias aus dem Lukasevangelium (1, 8–20) gibt Quercia nahezu textgetreu wieder (Abb. S. 198). Er stellt die Opferszene, in der der Engel Gabriel rechts vom Altar erscheint, in den mittleren, ähnlich einem Anteportikus vorgezogenen Bogen der Arkadenarchitektur des Tempels und grenzt die Szene, betont durch ein Podest, gegen das draußen betende Volk ab. Indem aber Quercia das Volk, hier entgegen dem Bibeltext, zum Zeugen der Erscheinung macht, gewinnt er zugleich einen szenischen Gehalt, in dem sich, wie in Donatellos Salomerelief, das Erschrecken des Zacharias den Umstehenden unmittelbar mitteilt. Nicht weniger direkt an Donatellos Relief orientiert ist die perspektivische Architekturdarstellung, in der mehrere hintereinanderliegende Räume mit Figuren ausgestattet sind.

Der Taufbrunnen im Sieneser Baptisterium gehört zu den bedeutendsten Ensemblewerken der Frührenaissance, an dem mehrere Künstler beteiligt waren. Quercia selbst fertigte 1429–30 das bekrönende Marmortabernakel und die abschließende Figur des Täufers.

Luca della Robbia und seine Werkstatt

Als dritter Sohn des Wollhändlers Simone di Marco della Robbia um 1400 in Florenz geboren, könnten seine Lehrer Ghiberti oder Nanni di Banco gewesen sein. Die früheste bezeugte Arbeit ist die Sängerkanzel im Florentiner Dom (Abb. S. 192), zu der Donatello sein Gegenstück schuf. Nachdem er daraufhin an weiteren Marmorwerken, unter anderem mit Donatello, beteiligt war, arbeitete er 1441 und 1442 am Sakramentstabernakel für die Florentiner Hospitalskirche Santa Maria Nuova, das sich heute in der Kirche Santa Maria in Peretola befindet. Wenn auch noch unter reduziertem Einsatz, verwendete della Robbia hier erstmals die farbig glasierte Terracotta, die fortan zum Qualitätsmerkmal seiner Werkstatt werden sollte. Dabei gilt nicht die Erfindung der glasierten Terracotta, sondern deren Verwendung in der Großplastik als entscheidende Innovation Lucas.

Luca della Robbia
Porträt einer Dame, 1465
Terracotta, glasiert, Ø 54 cm
Florenz, Museo Nazionale del Bargello

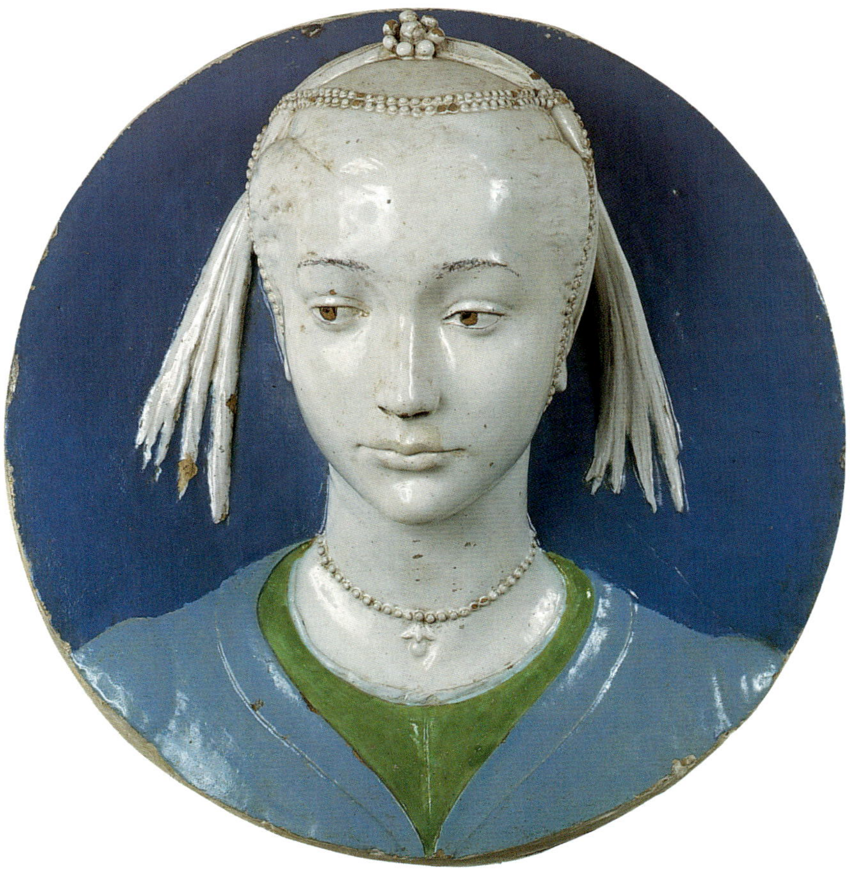

Das zwischen 1461 und 1462 gestaltete Deckendekor der Kapelle des Kardinals von Portugal in San Miniato in Florenz (Abb. S. 199) unterlegt ein dreidimensional wirkendes kubisches Muster, über dem fünf Figurentondi in den Vordergrund treten. Sie reflektieren Gestaltungsmotive der Alten Sakristei Donatellos von San Lorenzo. Das zentrale Tondo zeigt die Taube des Heiligen Geistes mit den sieben Leuchtern seiner Gaben. Darumherum gruppieren sich vier Tondi der Kardinaltugenden: Temperantia, Fortitudo, Iustitia und Prudentia. Als ästhetisch gelungenstes Deckendekor der Frührenaissance blieb es nicht ohne Einfluß auf spätere Raumgestaltungen.

Aufgrund ihrer feinen Modellierung gilt die ursprünglich seinem Neffen Andrea zugeschriebene Büste einer jungen Frau in einem Tondo heute als Spätwerk Luca della Robbias. In die Mode der Zeit gekleidet, zeigt sie mit stirnfreier Frisur und kostbarem Haarschmuck ein aristokratisches Äußeres. Dabei kontrastiert ihr hellglasiertes Haupt mit den abspreizenden Haarsträhnen gegen das monochrome Blau des Hintergrundes. Zugleich entäußert das leicht geneigte Haupt und der nach unten gewandte Blick einen verhaltenen Naturalismus, der die Entscheidung erschwert, ob es sich bei der Büste um ein Porträt handelt oder um die Darstellung des zeitgenössischen Schönheitsideals weiblicher Jugend. Bereits zu Lebzeiten Lucas arbeitete dessen Neffe Andrea della Robbia (1435–1525) in der Familienwerkstatt, die er nach Lucas Tod (1482) übernahm. Unter ausschließlicher Benutzung der werkstatteigenen Technik sowie auch durch die Verwendung von Modeln trug er viel zur Popularisierung der glasierten Terracotta teil. Beliebt waren vor allem die ruhigen, schon von Luca gefertigten, weiß glasierten Marien mit dem Kind vor blauem Hintergrund. Andreas spätere Arbeiten zeichneten sich dagegen eher durch farbig-dekorative Elemente aus, was, wie bei der *Madonna der Architekten* (Abb. S. 201), zur Verbindung zwischen der innigen Mutter-Kind-Beziehung und üppigem Rahmendekor führte.

Andreas älterer Sohn Giovanni (1469 – nach 1525) führte die Familientradition in der Florentiner Werkstatt fort, während der jüngere, Girolamo (1488–1566), die Technik nach Paris exportierte, wo er, etwa in Fountainebleau, unter der Leitung Francesco Primaticcios (1504/05–1570) eher dekorativ-handwerkliche Arbeiten ausführte.

Bernardo Rossellino

Bernardo Rossellino (1407/10–1464) war einer der drei aus Settignano stammenden Bildhauer, die die florentinische Skulptur bis in die siebziger Jahre bestimmten. Er war es auch, der seinen jüngeren Bruder Antonio di Matteo di Domenico Gamberelli (1427/28 – um 1479) und den Freund Desiderio da Settignano (um 1430–1464) in Florenz einführte. Alle drei Bildhauer beschäftigen sich unter anderem mit der Grabmalkunst.

Ende der vierziger Jahre entsteht in Santa Croce in Florenz Bernardos bedeutendstes bildhauerisches Werk, das Grabmal des Humanisten und Historikers Leonardo Bruni (Abb. S. 202), zugleich Kanzler der Republik Florenz, der 1444 gestorben war. Die offenbar durch Leon Battista Alberti nicht unbeeinflußte, stark antikisierende Wandarchitektur wird gerahmt von zwei korinthisch gestalteten Pilastern mit Kämpferaufsätzen und Rundbogen, der ein Tondo mit der Muttergottes und dem Kind sowie flankierende Engel einfaßt. Dabei wirkt die wohl später hinzugefügte Bogenbekrönung der den Wappenkranz haltenden Putten gegenüber dem eigentlichen Ensemble eher unstimmig. Vor der in drei vertikale Felder gegliederten Rückwand steht der Sarkophag, über dem das Bildnis des Leichnams auf einer von aufgerichteten Raubvögeln getragenen Liege aufgebahrt ist. Sein Haupt, das zum Zeichen seiner literarischen Bedeutung mit Lorbeer bekränzt ist, wendet sich dem Betrachter zu, während die Rechte auf einem Buch ruht.

Die farbliche Gestaltung des Grabmals mit weißem, schwarzem und rotem Marmor sowie Teilvergoldungen unterstreicht die Gliederung der antikisierenden Triumphbogenarchitektur. Dieses erste Humanistengrabmal, dessen triumphalen Aspekte weniger die christliche Erlösung im Tod als den Ruhm des Humanisten herausstellt, bleibt vorbildhaft auch für spätere Grabmäler des Quattrocento, etwa die seines Bruders Antonio Rossellino oder Desiderios da Settignano.

Agostino di Duccio

1418 in Florenz geboren, bleibt der Weg seiner Ausbildung unbekannt. Wegen eines angeblichen Silberdiebstahls aus SS. Annunziato

Andrea della Robbia
Madonna der Steinmetzen, 1475–80
Terracotta, glasiert, Höhe: 134 cm, Breite: 96 cm
Florenz, Museo Nazionale del Bargello

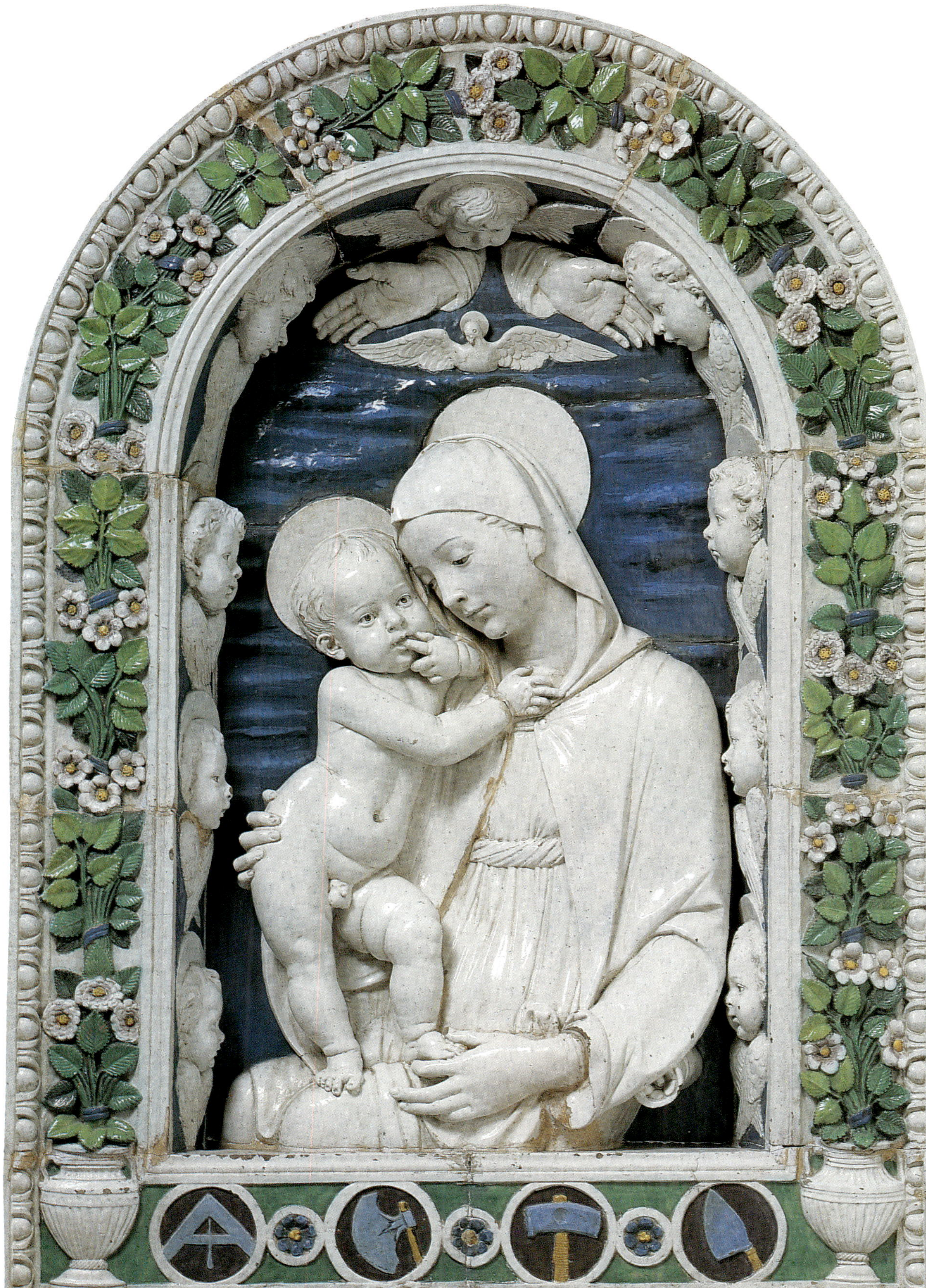

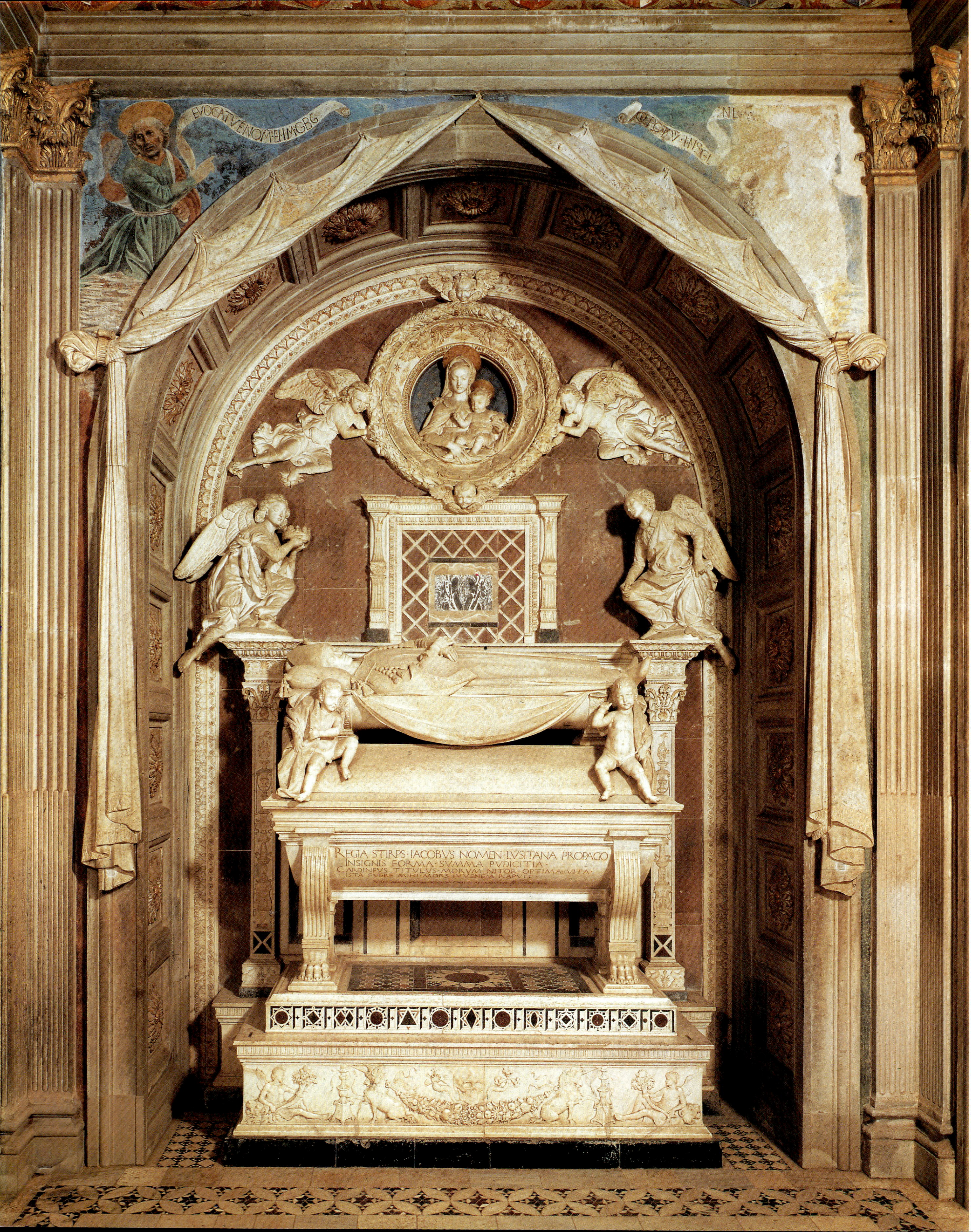
REGIA STIRPS · IACOBVS NOMEN · LVSITANA PROPAGO
INSIGNIS FORMA · SVMMA PVDICITIA ·
CARDINEVS TITVLVS · MORVM NITOR · OPTIMA VITA ·
ISTA FVERE MIHI · MORS IVVENEM RAPVIT

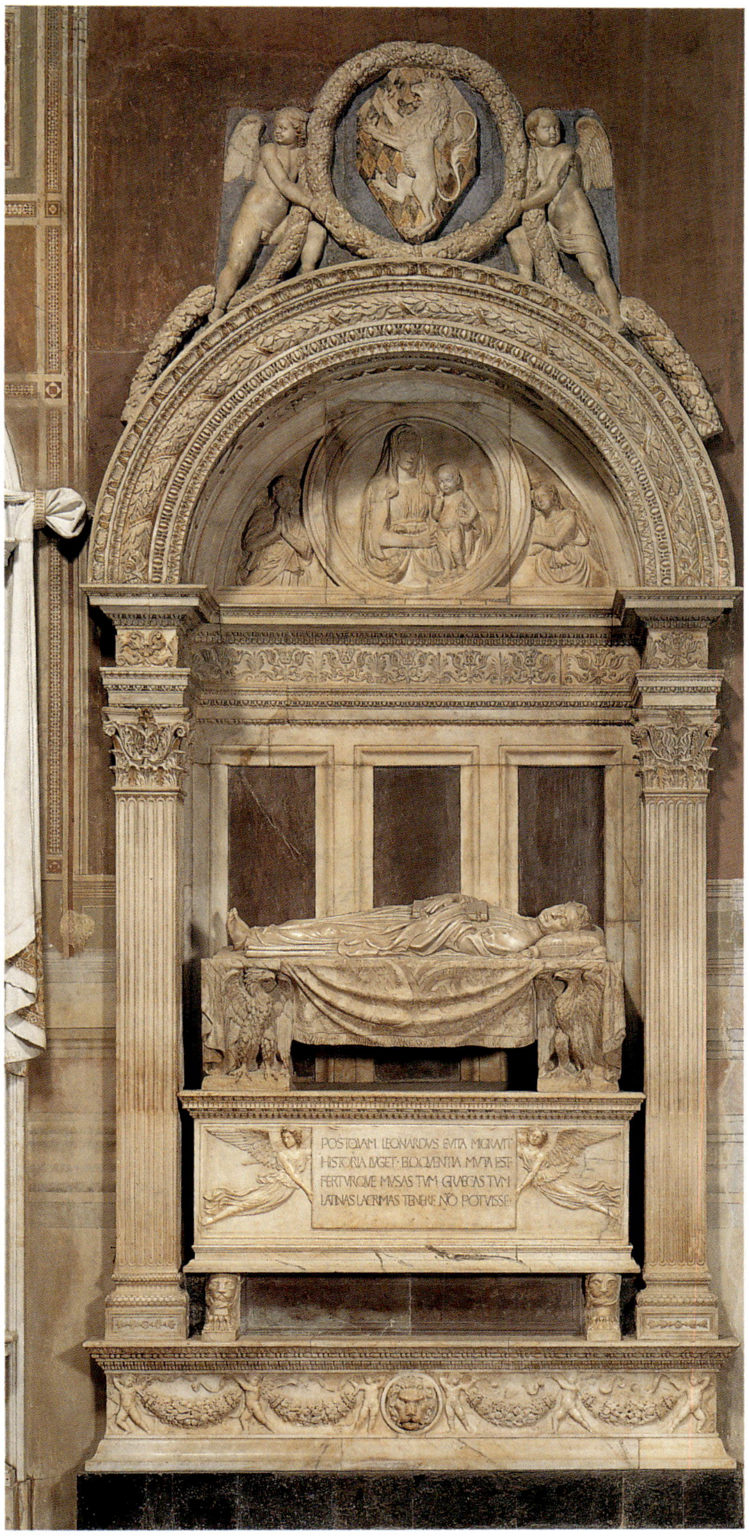

Bernardo Rossellino
Grabmal des Leonardo Bruni, um 1448–50
Marmor, teilweise vergoldet, Höhe 715 cm
Florenz, Santa Croce

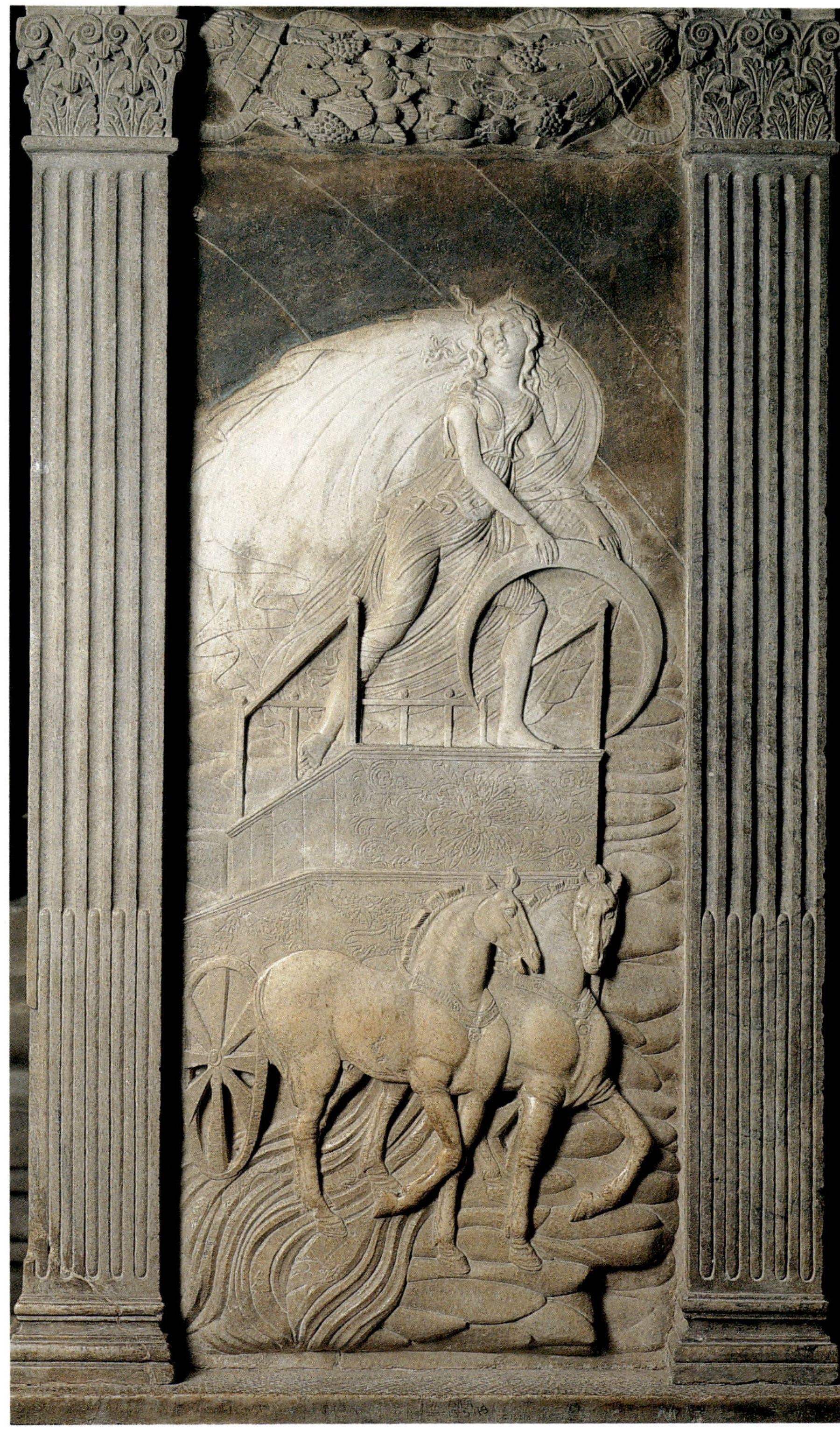

Agostino di Duccio
Luna, um 1450–57
Marmor, teilweise bemalt und vergoldet
Rimini, Tempio Malatestiano

Antonio Rossellino
Grabmal des Kardinals von Portugal, 1461–66
Marmor, teilweise vergoldet, Höhe 400 cm
Florenz, San Miniata al Monte

1441 aus Florenz vertrieben, tritt Agostino ein Jahr später in Modena in Erscheinung. 1446 mit seinem Bruder wieder in Venedig, gelangt er spätestens 1449 nach Rimini, von dort nach Perugia, dann, 1462, nach Bologna. Erst 1463 als Bildhauer faßbar, befindet er sich wieder in Florenz, wo er, wenig erfolgreich, jenen Marmorblock bearbeitet, aus dem später Michelangelo seinen *David* hauen sollte. Da ihm auch in seiner Heimatstadt kein Glück beschieden ist, verläßt er sie Anfang der siebziger Jahre, um, mittlerweile über fünfzigjährig, erneut nach Perugia zu gehen, wo er um 1481 stirbt.

Obwohl Agostino di Duccio in allen Orten seiner häufig wechselnden Aufenthalte Zeugnisse seiner Bildhauerei hinterlassen hat, dürfte die bildhauerische Ausstattung der Kirche San Francesco in Rimini, auch als Tempio Malatestiano bezeichnet, zu seinen bemerkenswertesten Werken zählen. Die Ausstattungsarbeiten, die sich vorwiegend auf die Verzierung der Pfeiler der Bögen über den Seitenkapellen bezogen, standen unter seiner Leitung, wodurch sein eigenhändiger bildhauerischer Anteil nicht präzise bestimmbar ist.

Zu seinen späteren Werken im Tempio Malatestiano wird man die Reliefs der Capella dei Pianeti zählen können. Sie zeigen die zwölf Tierkreiszeichen und die sieben Planeten, unter die seinerzeit auch Sonne und Mond gerechnet wurden. Letzterer wird von der Figur der *Luna* (Abb. S. 203) verkörpert, die, in ein bauschig wehendes Gewand gehüllt, auf einem von zwei Pferden über die Wolken gezogenen Kastenwagen steht und die Mondsichel hält.

Florentiner Porträts

Läßt sich die Zuschreibung der Terracottabüste des vorläufig als Niccolò da Uzzano identifizierten Mannes an Donatello bestätigen, dann dürfte mit ihr gegen 1430 die Wiederbelebung der antiken selbständigen Porträtbüste erfolgt sein. Der eigentliche Aufschwung dieser Gattung begann aber erst um die Mitte des Quattrocento, da sich vor allem in Florenz eine gesteigerte Nachfrage nach prestigeträchtigen Bildnisbüsten eingestellt hatte. Zu den frühesten Beispielen gehört die *Büste des Pietro de' Medici* (Abb. S. 205 oben links) von Mino da Fiesole (1429–1484), deren Datierung 1453 auf eine, wenn auch angezweifelte Inschrift zurückgeht.

Künstlerisch vor allem Desiderio da Settignano nahestehend, arbeitete Mino zunächst in Florenz, bevor er sich nach Rom und Neapel wandte. Zwischen 1456 und 1461 wieder in Florenz, ist er 1463 ein weiteres Mal in Rom bezeugt. Als er ein Jahr später, kurz nach dem Tod Desiderios, nach Florenz zurückkehrte, übernahm er gemeinsam mit Antonio Rossellino die führende Rolle als Bildhauer, die ihm zahlreiche weitere Aufträge eintrug. Die Büste Pietros, des ältesten Sohns Cosimos und Vaters von Lorenzo il Magnifico de'Medici, ist in ein kostbares Obergewand aus Brokat gekleidet. Dabei wirkt die Gleichmäßigkeit der senkrechten Falten über der Brust schematisch vereinfacht. Zugleich scheint über den individuellen Gesichtszügen des Dargestellten ein Schleier der Idealisierung zu liegen. Und auch die Linkswendung des erhobenen Hauptes mit dem in die Ferne gerichteten Blick, eine Haltung, die über das Individuum hinaus auf die politische Bedeutung des Dargestellten verweist, unterstreicht die eher steife Erscheinung Pietros.

Naturalistischer dagegen erscheint Antonio Rossellinos *Büste des Giovanni Chellini* (Abb. S. 205 unten rechts), Lehrer der Philosophie und berühmter Arzt, unter anderem von Donatello. Als frühestes gesichertes Werk Antonios gilt diese Büste zugleich als eines der interessantesten zeitgenössischen Bildnisse. Seine Entstehung, soweit sie das Haupt betrifft, geht wohl auf einen Abguß nach dem lebenden Arzt zurück. Beschreibungen der Technik des Abnehmens von Gipsmasken bei Plinius dem Älteren oder Cennino Cennini zeigen, daß die in der Antike geübte Praxis auch um 1400 und später verbreitet war. Während die Büste in einen eher gleichförmig gefalteten Mantel gekleidet ist, dessen Halsborte das Haupt gegenüber dem Bruststück herausstellt, zeigt das Gesicht alle individuellen Züge des in der Weisheit seines Alters dargestellten Arztes und Philosophen. Die Augen sind überwölbt von höhlenden Brauen und unterfangen von schwellenden Tränensäcken. Die eingefallenen Wangen und die gefaltete Haut des Halses betonen die kräftige Nase und das feste Kinn unter dem schmallippigen Mund.

Ebenfalls im Alter dargestellt ist der Florentiner Kaufmann *Pietro Mellini*, dessen Büste Benedetto da Maiano (1442–1497) 1474 gefertigt hat (Abb. S. 205 unten links). Vermutlich in der Werkstatt Antonio Rossellinos zum Steinbildhauer und Porträtisten ausgebildet, reiste Benedetto nach Rom und wohl auch nach Neapel, bevor er in Florenz Arbeiten für Florentiner und auswärtige Auftraggeber ausführte. Von seiner Hand überliefert oder ihm zugeschrieben sind zahlreiche Werke in Holz, Terracotta oder Marmor. Die datierte Marmorbüste Mellinis, mit ähnlich reichem Brokat bekleidet wie die Pietros de' Medici, zeigt das Porträt eines reichen florentinischen Kaufmanns, der sich mit seiner Kleidung ein aristokratisches Gepräge gibt. Auch hier deutet die detailierte, naturalistische Wiedergabe des faltenreichen Gesichts auf einen Naturabguß als Hilfsmittel hin. Es ist aber auch bekannt, daß Benedetto ausgiebig mit Terracottamodellen arbeitete. Durch die hochgezogenen Augenbrauen legt sich die Stirn in schmale Falten, während die Wangenfalten, von den Nasenflügeln ausgehend, den in einem leicht spöttischen Anflug geschlossenen Mund umspielen. Die Gesichtszüge lassen einen nachdenklichen und seiner Bedeutung als wichtiger Florentiner Handelsherr bewußten Mann erkennen. Die unten runde Büstenform verbindet das Mellini-Bildnis zudem deutlicher als alle anderen zeitgenössischen Porträtbüsten mit antiken Typen.

Die versuchsweise als *Marietta Strozzi* bezeichnete Büste (Abb. S. 205 oben rechts) in Berlin offenbart die Schwierigkeiten, weibliche Porträtbüsten des Quattrocento zu bestimmen und ihren Autoren zuzuschreiben. Nur selten datiert, signiert oder inschriftlich die Identität der Dargestellten preisgebend, zeigen sie eher idealisierte jugendliche Schönheit denn ausgeprägte Charaktere. In diesem Sinne herausgeputzt, zeigt die Strozzi-Büste ein jungfräulich verschlossenes Gesicht, wobei das sacht geneigte Haupt kokett erhoben ist.

Mino da Fiesole
Büste des Piero de'Medici, um 1455–60
Marmor, Höhe 55 cm
Florenz, Museo Nazionale del Bargello

Benedetto da Maiano
Büste des Pietro Mellini, 1474
Marmor, Höhe 53 cm
Florenz, Museo Nationale del Bargello

Desiderio da Settignano
Büste der Marietta Strozzi, um 1455
Marmor, Höhe 52,5 cm
Berlin, Staatliche Museen

Antonio Rossellino
Büste des Giovanni Chellini, 1456
Marmor, Höhe 51,1 cm
London, Victoria & Albert Museum

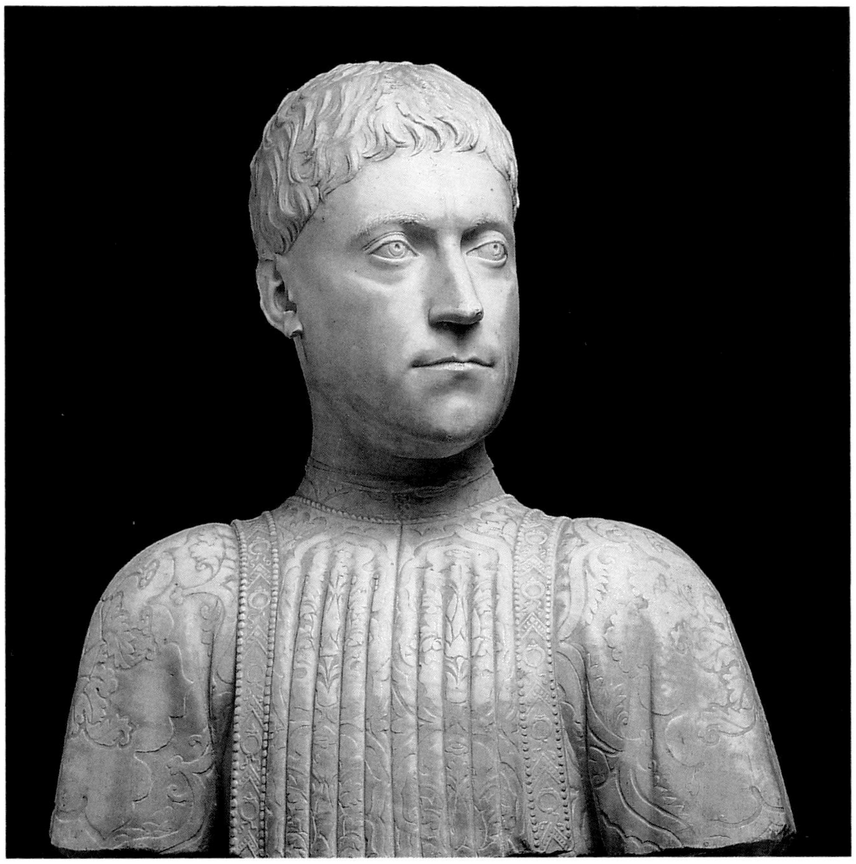

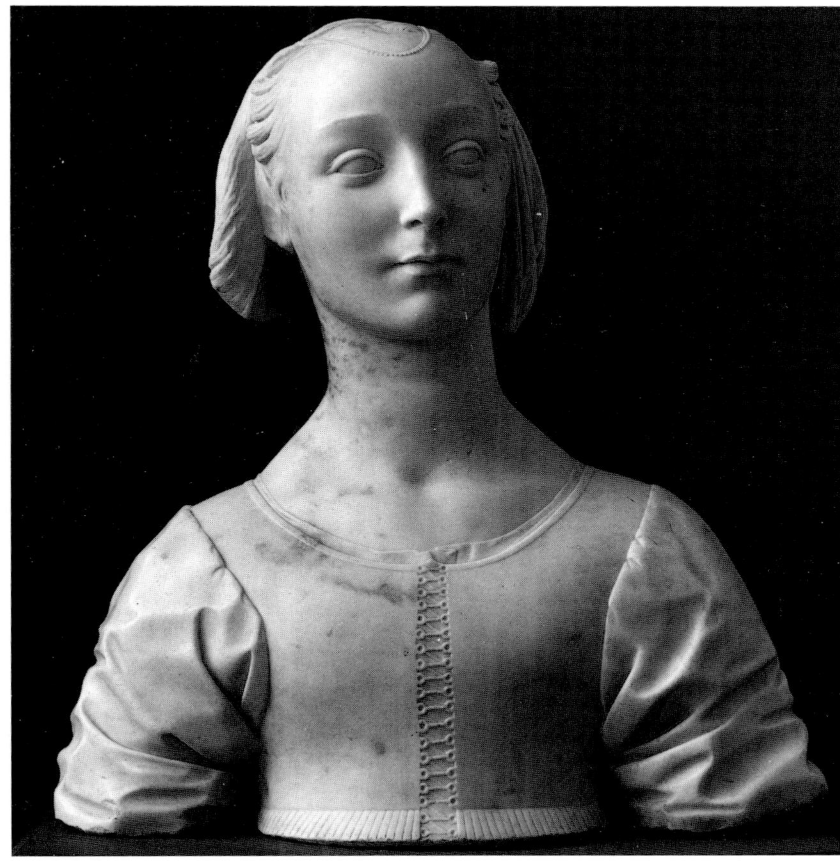

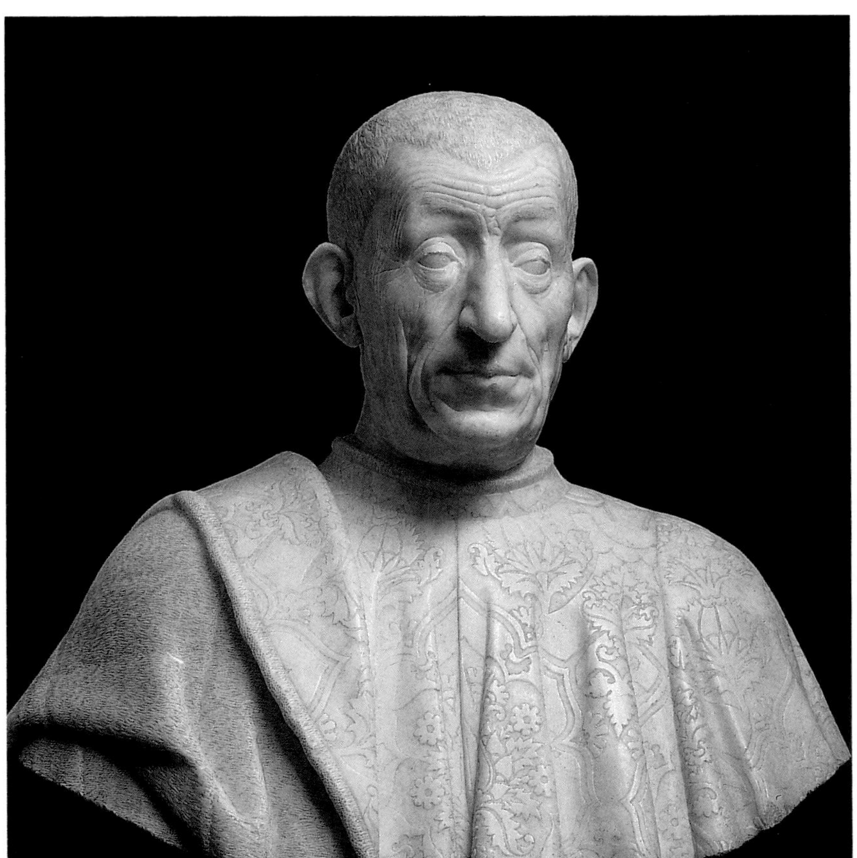

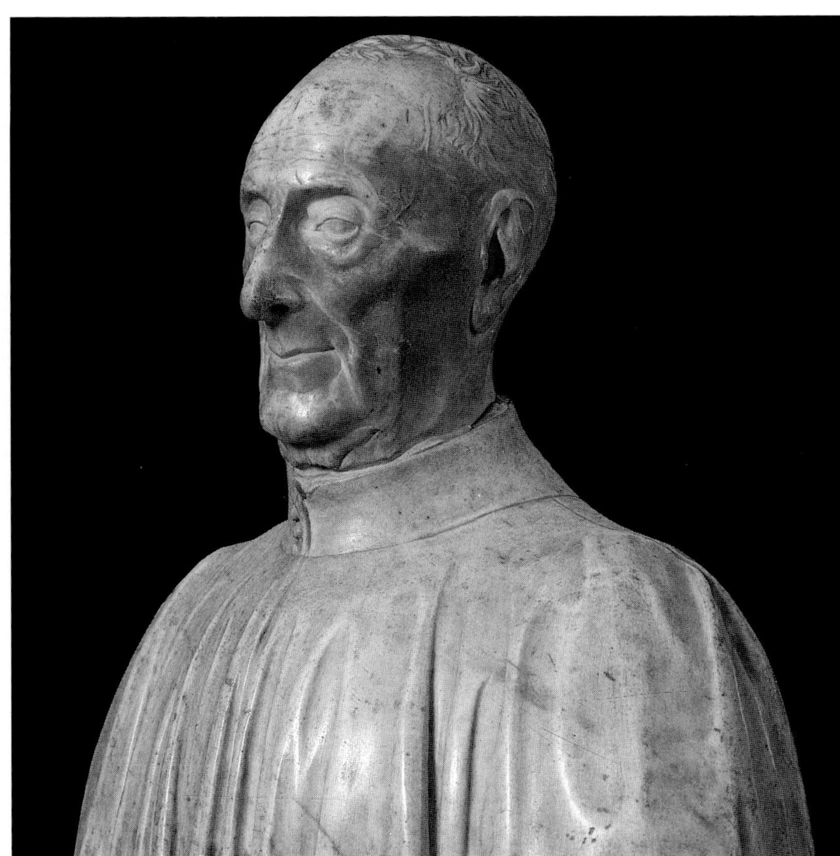

NEBENSTEHEND UND DETAIL GEGENÜBER:
Niccolò dell'Arca
Beweinung Christi, um 1462–63
(bzw. um 1485)
Terracotta
Bologna, Pinacoteca Nazionale

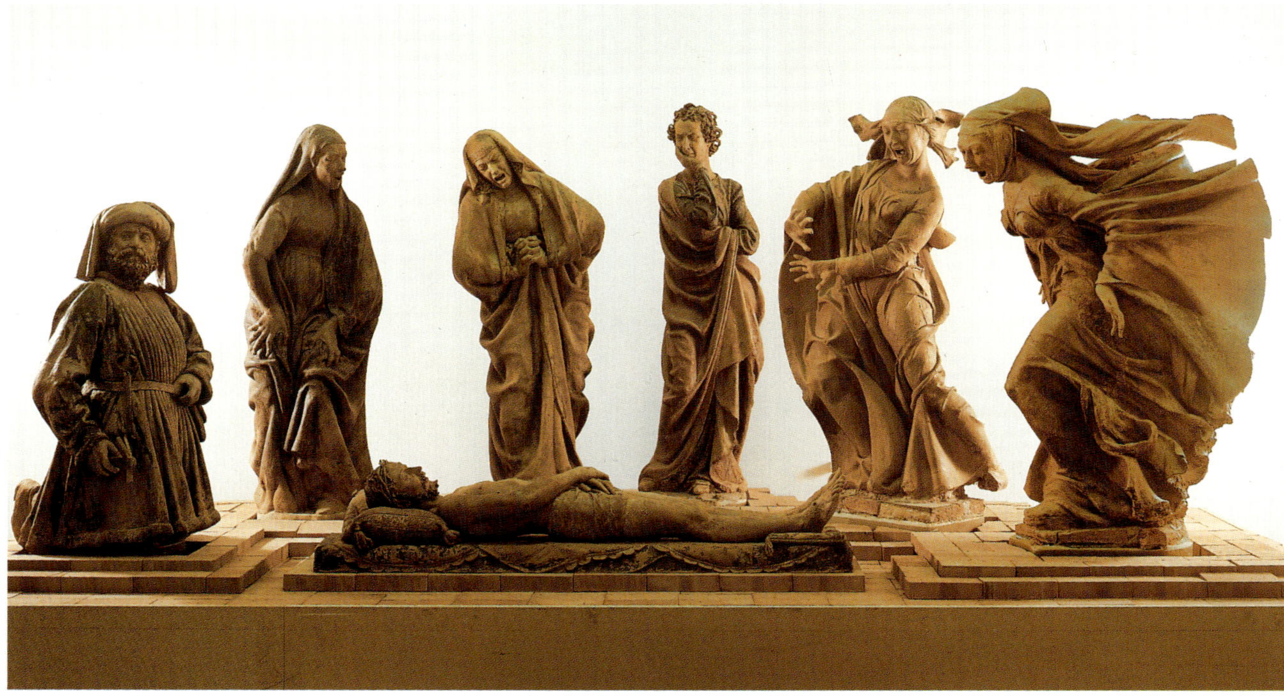

Guido Mazzoni
Anbetung des Kindes, um 1485–89
Terracotta, bemalt
Modena, Dom, Krypta

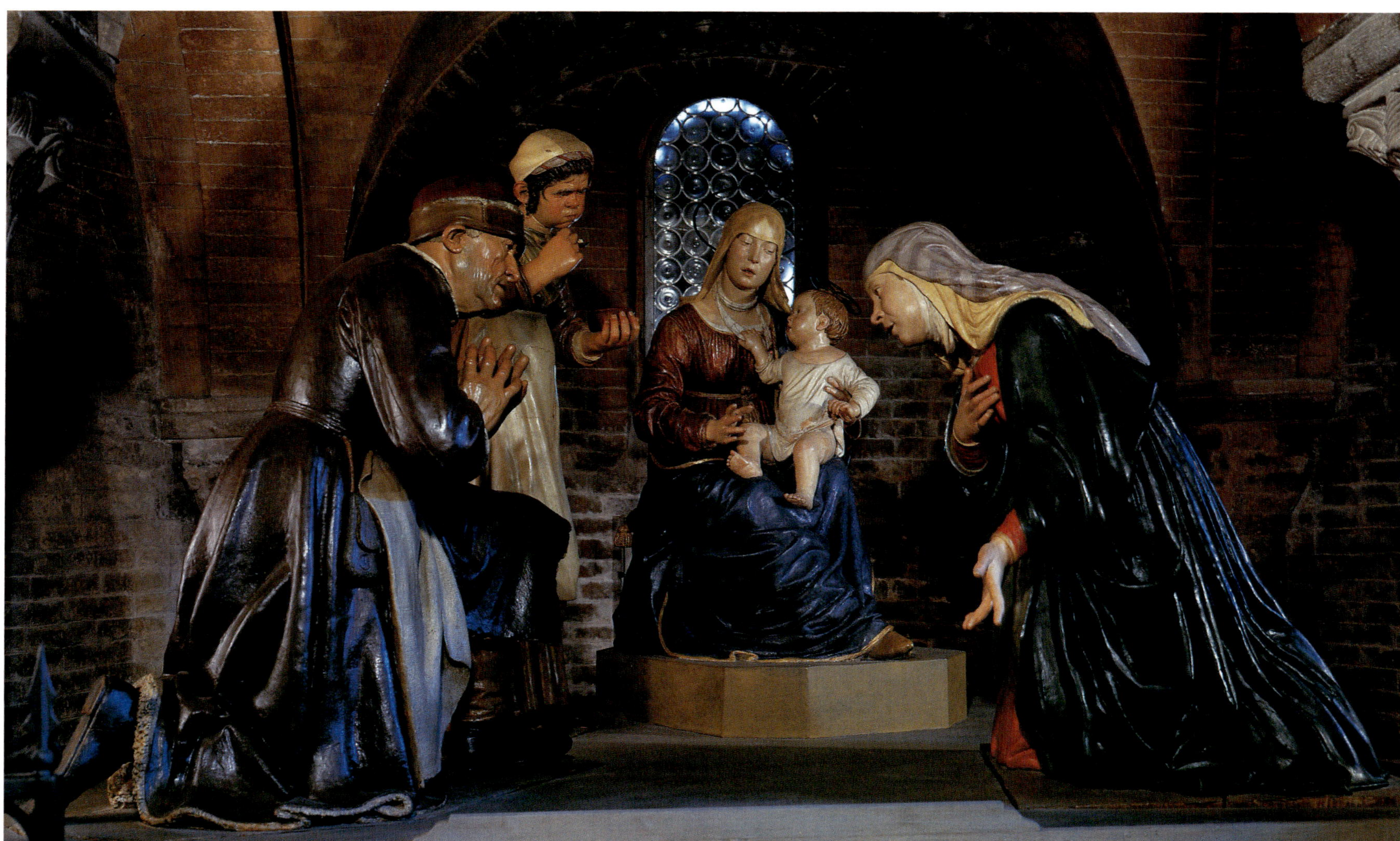

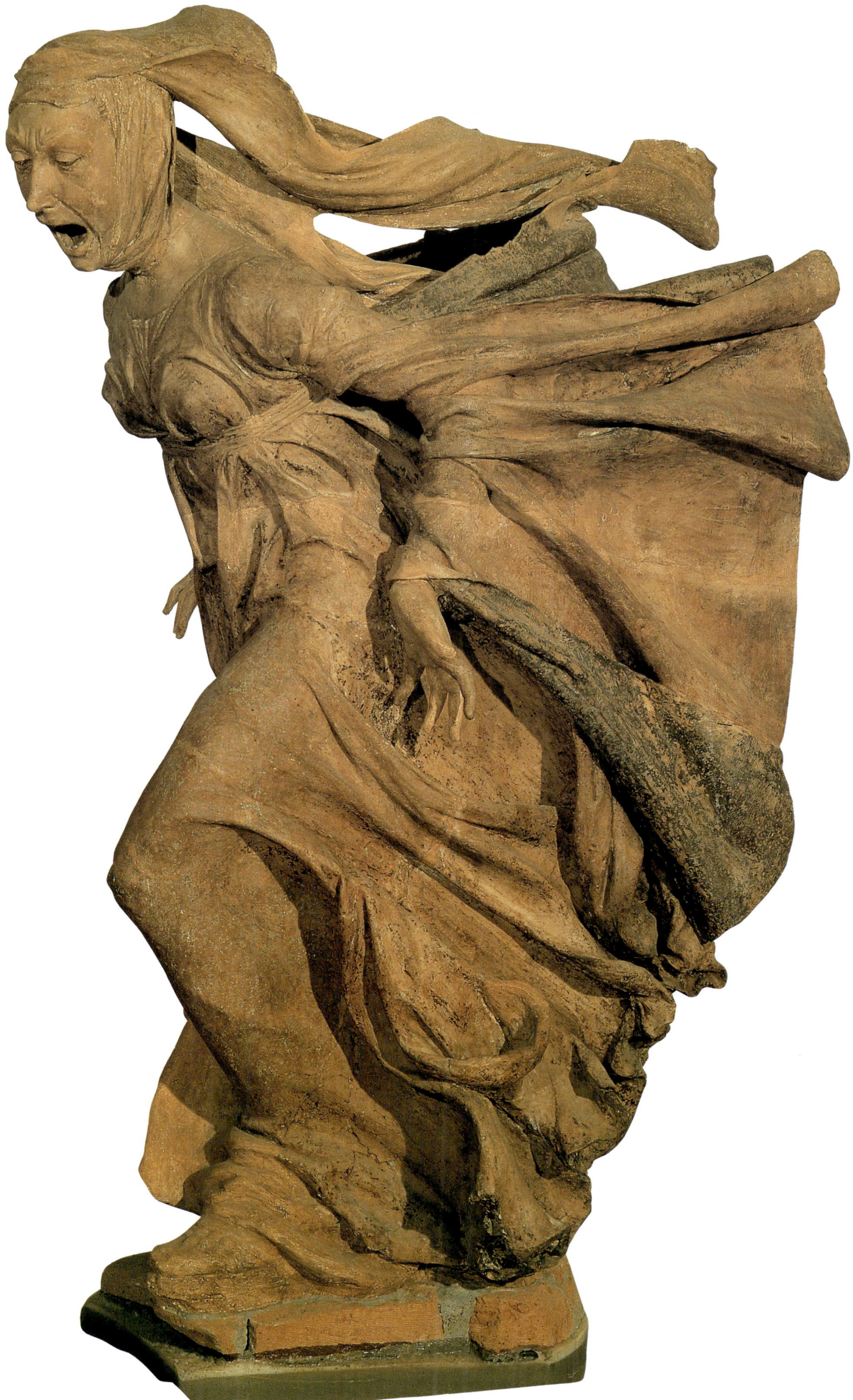

Antonio Rizzo
Grabmal des Dogen Niccolò Tron, 1476–79
Marmor, Kalkstein, teilweise vergoldet und bemalt
Venedig, Santa Maria Gloriosa dei Frari

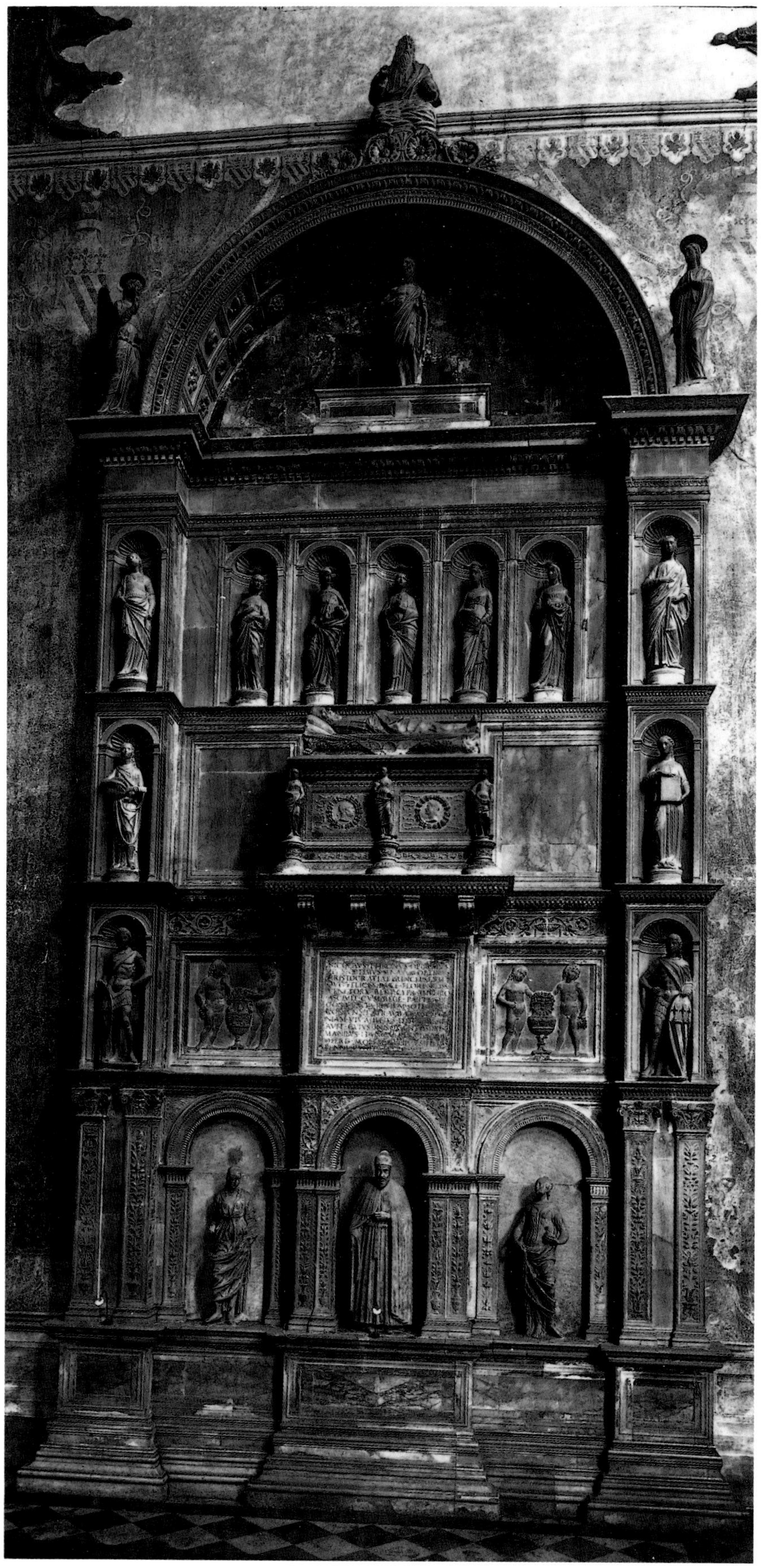

Francesco Laurana

Aus Vrana in Dalmatien stammend, tritt Francesco Laurana (um 1430–1502) erstmals 1453 in Neapel in Erscheinung, wo er, vermutlich auf Vermittlung durch Pietro da Milano und als dessen Mitarbeiter, am *Triumphbogen Alfonsos I.* beteiligt ist (Abb. S. 210). Unter der Regentschaft Alfonsos von Aragon, der Neapel 1442 eingenommen hatte und selbst ein Bewunderer der Antike und Gründer einer Bibliothek sowie der ersten humanistischen Akademie Italiens war, entwickelte sich die Stadt zu einem bildhauerischen Zentrum. Zum Zeichen seines Sieges ließ er das Tor zur mittelalterlichen Burg Castelnouvo durch eine antikisierende Triumphbogenarchitektur ersetzen. Dabei vereint das zwischen die hohen und mächtigen Rundtürme wie eingeschoben wirkende, höchst komplex gestaltete Tor drei Funktionen in sich. Als Burgportal ist es Triumphbogen und Kenotaph zugleich.

Der zu jener Zeit in Ragusa tätige Pietro da Milano, mit dem Laurana in enger Verbindung stand, sowie an die dreißig andere Bildhauer und Gehilfen wurden um 1451–52 für die Ausführung der Anlage verpflichtet. Als Alfonso 1458 starb, waren die Arbeiten noch lange nicht abgeschlossen. Erst 1471 konnte Pietro da Milano das Tor vollenden.

Der doppelgeschossige Aufbau, der durch die sechs horizontalen Ebenen vertikal gegliedert ist, ermöglicht erst ihre außerordentliche Längung zwischen den monumentalen Türmen. Die skulpturale Ausstattung findet sich vorwiegend in den hohen Attiken der Bögen sowie in der Bekrönung, wobei sich antike Triumpharchitektur mit christlicher Ikonographie und Elementen historischer Repräsentation verbinden. Dabei trat Laurana, der heute als der bedeutendste Bildhauer an diesem Werk angesehen wird, der Kunstgeschichte erst gegen Ende des 19. Jahrhunderts in den Blick.

Anbetungs- und Beweinungsgruppen der Emilia Romagna

Gemeinsam mit dem jüngeren Modenser Bildhauer Guido Mazzoni (um 1450–1518) war der aus Apulien stammende Niccolò dell'Arca (um 1435–1494), eigentlich Niccolò d'Antonio, der wichtigste Bildhauer des Quattrocento in der Emilia Romagna. Benannt nach seinem bedeutendsten Werk, dem Leuchterengel und den Evangelisten der Arca di San Domenico in der Kirche San Domenico Maggiore in Bologna, ist er von seinen Zeitgenossen zwar als erfahrener Bildhauer anerkannt, wird aber gleichzeitig als menschlich schwierig beurteilt. Er galt als äußerst stur und von barbarischer Art, und was ihn zudem von seinen Kollegen unterschied: er soll nicht bereit gewesen sein, Schüler anzunehmen. Dagegen ist es vielleicht gerade seiner überspannten Phantasie zuzuschreiben, daß sich seine heute in der Pinacoteca Nazionale in Bologna aufbewahrte Beweinungsgruppe (Abb. S. 206 und 207) durch einen so außerordentlich expressiven Gehalt auszeichnet.

Die großfigurigen Terracottaskulpturen, deren farbige Fassungen weitgehend verloren sind, haben sich um den im Vordergrund aufgebahrten Leichnam Christi eingefunden und beklagen den Tod des Erlösers. Die ungewöhnliche Ausdruckssteigerung erreicht Niccolò vor allem durch die Wahl des leicht formbaren Materials, in dem er den

Pietro Lombardo
Grabmal des Dogen Pietro Mocenigo, Detail, 1476–81
Marmor, Kalkstein, teilweise vergoldet und farbig gefaßt
Venedig, SS. Giovanni e Paolo

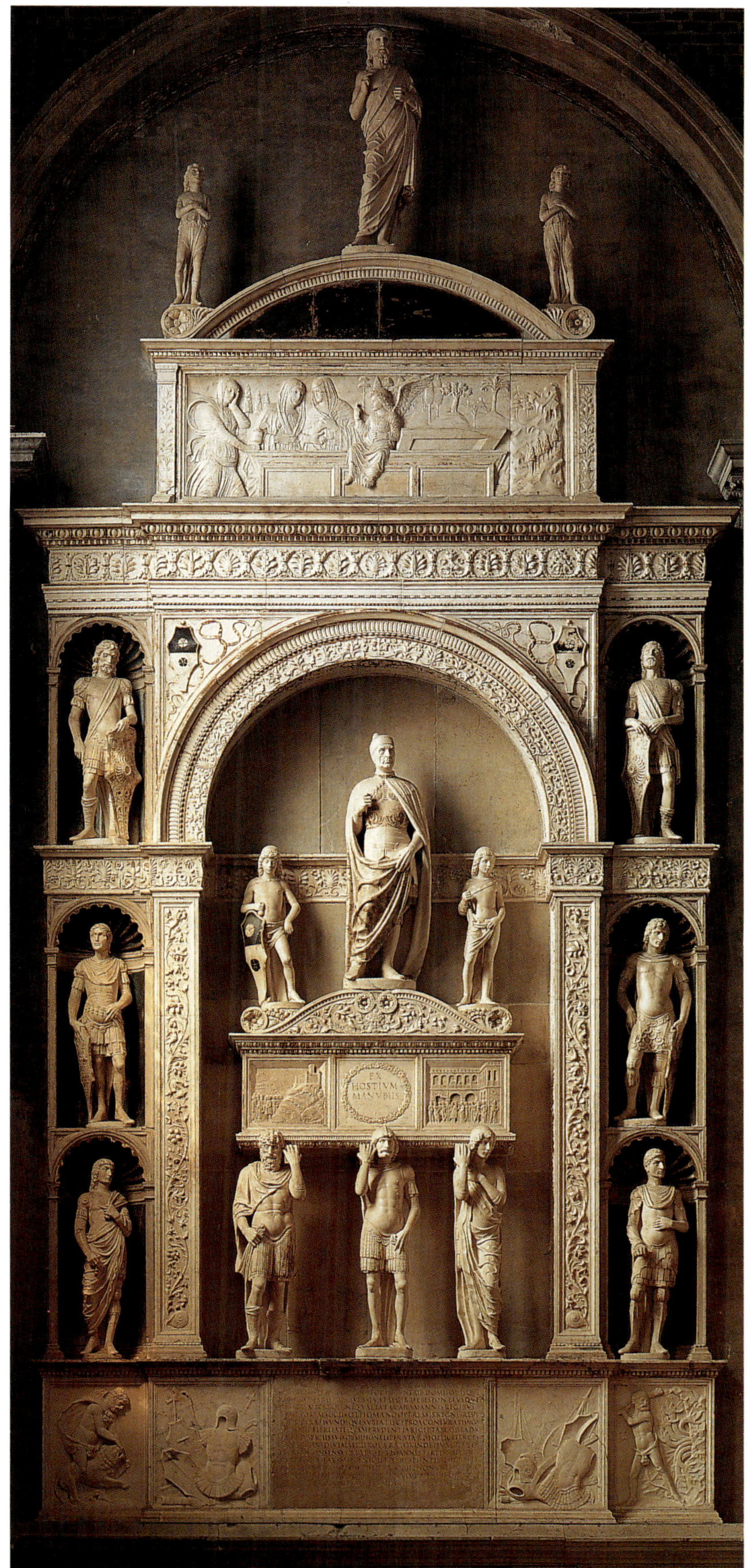

Ausdruck der Trauer in den Physiognomien und in den Körperhaltungen mit den Gewändern in Einklang zu bringen vermag. Dabei hat die heftig herbeistürmende Bewegung der beiden rechts aufgestellten Frauen zu Irritationen sowohl bei der Datierung als auch in der Frage nach Eigenhändigkeit geführt. Galten 1462/63 als Enstehungsjahre lange gesichert, so wird auch die Zeit um 1485 genannt. Stattdessen wird neuerdings nicht zu Unrecht erwogen, daß die beiden Klagefrauen der Hand eines späteren Künstlers entstammen könnten.

Bei aller Unentschiedenheit der kunsthistorischen Fragen, scheint doch eher Niccolòs Beweinungsgruppe vorbildhaft für andere großfigurige Beweinungen aus Terracotta gewirkt zu haben, wie etwa für diejenigen des Guido Mazzoni. Der in Modena geborene Bildhauer, der auch als Maler und Goldschmied tätig war, zeichnete sich zunächst als Bühnenbildner aus, bevor er sich vor allem durch die Gestaltung von Anbetungs- und Beweinungsgruppen hervortat. Als seine früheste Arbeit gilt dabei eine Gruppe in Busseto, deren Entstehung 1476/77 datiert ist. Dem folgten Beweinungsgruppen in Ferrara (vor 1485) und die in Modena (um 1485). Mazzonis Anbetungsgruppe in der Domkrypta in Modena (Abb. S. 206), die kürzlich erst restauriert wurde, überrascht durch ihre Farbigkeit. In ihrer Expressivität ist sie – dem Anlaß gemäß – gegenüber Niccolòs Beweinungsgruppe deutlich zurückgenommen. Zusammen mit derjenigen dell'Arcas in Bologna bilden die Gruppen Mazzonis in Neapel, Ferrara und Modena die Hauptwerke der emilianischen Renaissanceplastik.

Venezianische Grabmäler

Die Bildhauer Pietro Lombardo (um 1435–1515) und Antonio Rizzo (1430/40–um 1500) gelten als die Hauptvertreter der venezianischen Frührenaissance, wobei Rizzo wohl der Vorzug gehören dürfte. Vermutlich im selben Jahr, 1476, beginnen beide mit der Ausführung zweier Dogengrabmäler: Lombardo mit dem des *Dogen Pietro Mocenigo* (Abb. rechts) in der Kirche SS. Giovanni e Paolo und Rizzo mit dem des *Dogen Niccolò Tron* (Abb. S. 208) in Santa Maria Gloriosa dei Frari. Während das Tron-Monument bereits 1479 abgeschlossen ist, wird das Mocenigo-Grabmal erst 1481 fertig.

Die ungewöhnliche Monumentalität des von Rizzo gestalteten Grabes bezieht sich kaum mehr auf florentinische Vorbilder. Die vom Boden ausgehende viergeschossige Architektur, die von einem Rundbogen abgeschlossen wird, zeigt eher Bezüge zu römischen Papstgrabmälern, wobei zugleich deutliche Reflexe antiker Triumphbogenarchitektur einfließen. Ein zweigeschossiger Mittelrisalit trägt den Sarkophag mit dem darauf liegenden Dogen. In der Nische des Untergeschosses steht der Doge selbst, dargestellt in der Individualität seines Alters. Dem korrespondiert der auferstandene Christus im abschließenden Bogenfeld, womit auf das christusgemäße Leben des Dogen und auf dessen Schicksal nach dem Tod hingewiesen wird.

Rizzos venezianische Karriere nahm ein abruptes Ende, als er 1489 unter dem Vorwurf der Unterschlagung der für den Bau des Palazzo Ducale vorgesehenen Gelder aus der Stadt fliehen mußte. Seine letzten

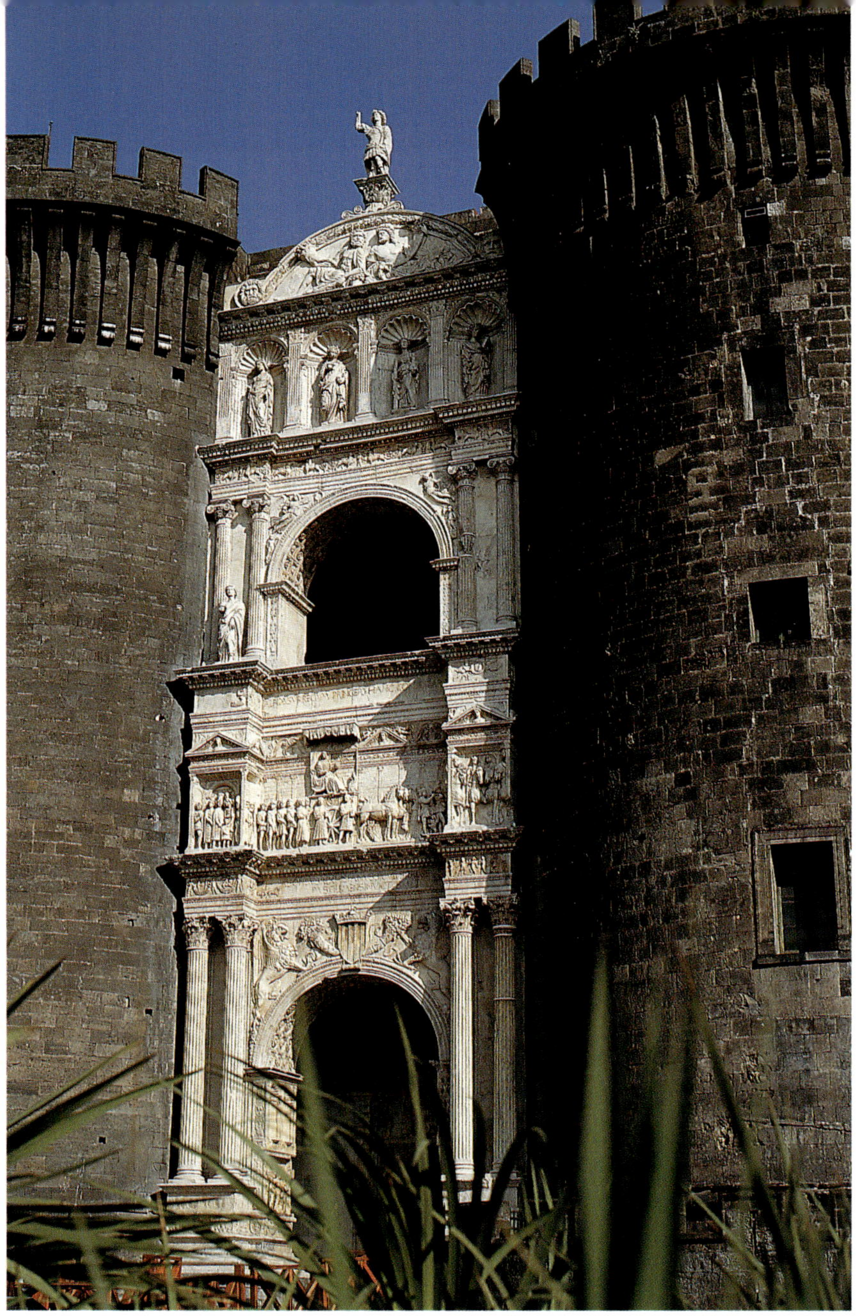

Francesco Laurana
Triumphbogen Alfonsos I., um 1452–71
Marmor
Neapel, Castelnuovo

Aufenthalte sind Anfang 1499 aus Cesena und wenig später aus Ferrara bezeugt, bevor er zu unbekannter Zeit an unbekanntem Ort verstarb.

Der aus Carona am Luganer See stammende Pietro Lombardo und seine beiden Söhne Tullio und Antonio haben die venezianische Plastik vom späten Quattrocento bis in die ersten drei Jahrzente des Cinquecento wesentlich beeinflußt. Sein frühestes bekanntes Werk, das Grabmal des Gelehrten Antonio Rosselli von 1467 in Padua, das Desiderio da Settignanos Florentiner Grabmal Carlo Marsuppinis nahesteht, läßt einen längeren Studien- oder Arbeitsaufenthalt in Florenz erwarten. Nachdem er 1462–63 in Bologna tätig war, findet man ihn zwischen 1464 und 1468 in Padua, bevor er seit 1471 in Venedig angetroffen wird, wo er sich spätestens 1474 niederläßt. Mit seiner großen Werkstatt führte er zahlreiche Werke in Architektur und Skulptur aus.

Lombardos Grabmal des 1476 verstorbenen Dogen Pietro Mocenigo (Abb. S. 209), das als sein Meisterwerk angesehen wird, an dem möglicherweise aber auch seine Söhne mitgearbeitet haben, schafft einen harmonischen Ausgleich zwischen Architektur und Skulptur. Unmittelbarer antiker Triumphbogenarchitektur folgend als Rizzos Tron-Monument, entsteht durch die nach hinten versetzte Nischenrückwand eher der Charakter eines offenen Bogens, durch dessen vorgeblendete Arkade drei Krieger den Sarkophag tragen. Auf dem ist erstmals ein Doge auf seinem Sarg als Standfigur in einer Prunkrüstung dargestellt. Wie sehr dabei im Bildprogramm der Ruhmesgedanke hervorgehoben ist, zeigt nicht nur die Inschrift EX HOSTIUM MANIBUS, die sagen will, daß das Grabmal »aus der Kriegsbeute« errichtet wurde. Begleitet wird die Inschrift durch die Reliefs zweier militärischer Erfolge des Dogen in Zypern, denen wiederum die vier Reliefs des Grabmalsockels mit zwei Ruhmestaten des Herkules und mit erbeuteten Kriegswaffen korrespondieren. Während die Inschrift im Sockelzentrum die militärischen Trophäen des Dogen aufzählt, sind die drei den Triumphbogen flankierenden Nischen mit den Figuren von Kriegern und Imperatoren ausgestattet. Der auf seinem Sarkophag stehende Doge hielt ursprünglich eine Fahnenstange, mit der er eine ikonographische Beziehung zur christologisch gestalteten Attika herstellte. Denn auf dem Segmentgiebel, der sich über ein Relief mit der Darstellung der drei Frauen am Christusgrab wölbt, steht der von zwei Engeln begleitete Auferstandene.

Andrea del Verrocchio

Verrocchio (um 1435–1488), dessen ganzer Name Andrea di Michele di Francesco de' Cioni lautete, stammte aus Florenz. Von Haus aus Goldschmied, betätigte er sich gleichermaßen als Bildhauer, Bronzegießer und Maler und war offenbar auch als Musiker nicht unbekannt. Sein Ruhm gründete sich aber vor allem auf seine Tätigkeit als Bronzebildner. Als Florentiner Bildhauer, zu dessen Schülern auch Leonardo da Vinci gehörte, war es ihm vorbehalten, die italienische Skulptur des Quattrocento in Florenz selbst zu ihrem Höhepunkt zu führen.

Dabei gehört zu seinen Hauptwerken die Gruppe des *Christus mit dem ungläubigen Thomas* (Abb. S. 211) in der Mittelnische von Or San Michele an der Fassade zur Via dei Calzaiuoli. Einst im Besitz der Parte Guelfa, wurde die Nische 1463 nach dem politischen Niedergang der papsttreuen Partei an die Mercanzia, das Handelsgericht, verkauft und Donatellos Figur des Hl. Ludwig von Toulouse entfernt. Bereits vor 1422 hatten Donatello und Michelozzo den architektonischen Rahmen der Nische entworfen, in der sich ein frühes Beispiel für Architektur im Stil der Renaissance erhalten hat. Offenbar umfaßte Verrocchios Auftrag zunächst nur die Figur des Patronatsheiligen der Mercanzia, des ungläubigen Thomas, der als repräsentative Nischenfigur erscheinen sollte. Ihn aber, entgegen jeder bisherigen Nischenausstattung von Or San Michele, in eine szenische Begegnung mit Christus einzubinden – auch die *Quattro Santi Coronati* von Nanni di Banco sind nicht eigentlich szenisch gestaltet – widersprach allen bisherigen Vorstellungen von repräsentativen Nischenfiguren. Diese Konzeption dürfte auf eine Anregung Verrocchios zurückgehen, der dabei zeitgenössische Aspekte reflektiert, die vor allem auf eine Kontrastierung von Rahmen und Figurendarstellung gerichtet sind.

Ob ihm aber die Entscheidungsträger der Mercanzia gerade in diesen ästhetischen Ansichten gefolgt sind, wie oft angenommen, läßt sich angesichts der gleichzeitigen szenischen Ausweitung dieses Themas durch Verrocchio kaum als alleinige Begründung halten. Denn wenn

Andrea del Verrocchio
Grabmal des Giovanni und Pietro de'Medici, 1472
Marmor, Pietra serena, Porphyr, Bronze
Höhe 450 cm, Breite 241 cm
Florenz, San Lorenzo

Andrea del Verrocchio
Christus und der ungläubige Thomas, 1467–83
Bronze, Höhe (Christus) 230 cm, (Thomas) 200 cm
Florenz, Orsanmichele

die Figur des Patronatsheiligen nun kaum mehr repräsentativ als seitenansichtige Nebenfigur erscheinen sollte, mußte, zumal im Quattrocento, mehr im Spiel sein als nur ästhetische Gründe. Tatsächlich steht allein Christus in der Nische, während Thomas von außerhalb auf ihn zutritt und scheinbar im Begriff steht, die ihm dargebotene Seitenwunde zu berühren. Dabei überschreitet er den Nischenraum nach innen zu Christus hin, und durch die starke Drehung der Figur wird der Blick des Betrachters unmittelbar in das Geschehen einbezogen. Die über das Haupt des Hl. Thomas erhobene, segnende Rechte Christi läßt dabei den Eindruck entstehen, daß der Ungläubige seine Überzeugung zum Glauben bereits gefunden habe. Durch Verrocchios neue Gestaltung des Themas erfährt die Ikonographie der Mercanzia eine erhebliche bildliche Erweiterung, denn die religiöse Rückversicherung ihrer Rechtssprechung auf Christus selbst ist hier in ihrer Bildhaftigkeit unmittelbar erfaßt. Gleichzeitig bleibt ihr Patronatsheiliger derjenige, der die Betrachter, die Florentiner Bürger, auf die absolute religiöse Legitimation ihrer Tätigkeit verweist. Insofern dürfte weniger die Form als eher der Inhalt für die Entscheidung der Mercanzia ausschlaggebend gewesen sein. Verrocchios Arbeiten an der Bronzegruppe zogen sich gut fünfzehn Jahre hin, bis sie 1483 schließlich aufgestellt wurde. Zu Beginn der neunziger Jahre des 20. Jahrhunderts wurde die Gruppe aus der Nische entfernt, einer gründlichen Restaurierung unterzogen und in Florenz und in New York ausgestellt.

In den sechziger Jahren des Quattrocento beschäftigt sich Verrocchio mit einem traditionellen Thema florentinischer Ikonographie,

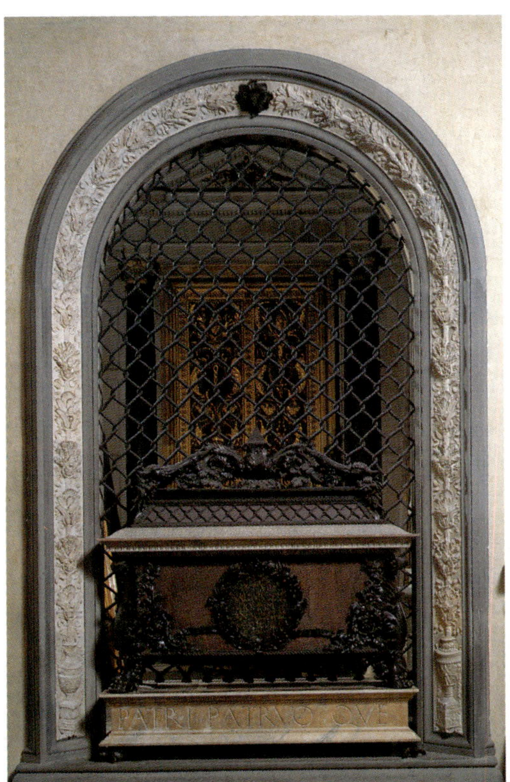

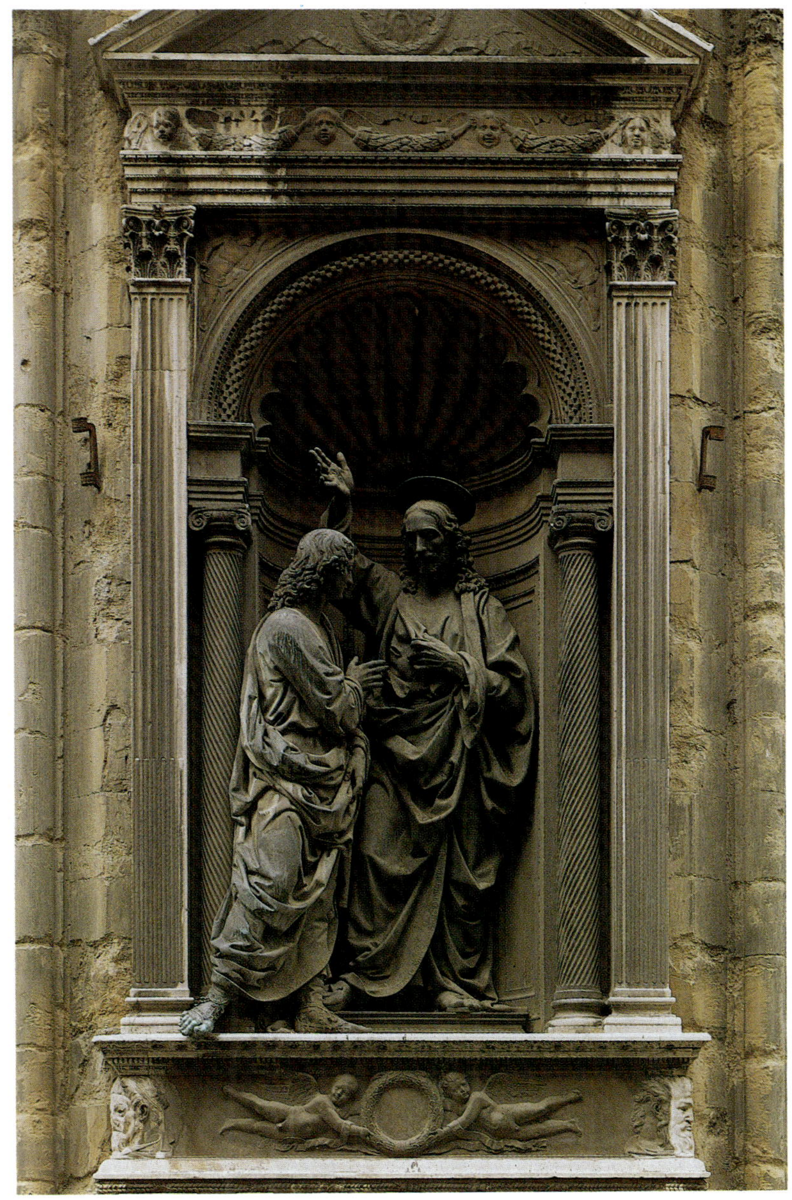

mit der Gestalt des David als Bezwinger feindlicher Übermacht. Sein Bronze-David, dessen Datierung um 1470 schwankt, ist als Freifigur den beiden Vorläufern von Donatello zwar unmittelbar verpflichtet, erreicht aber kaum deren vielschichtige Dramatik. Zwischen 1479 und seinem Tod 1488 fertigt Verrocchio das Tonmodell des Reitermonuments eines anderen Militärs Venedigs, des Bartolomeo Colleoni. Nicht ohne Bezugnahme auf antike Vorbilder sowie auf Donatellos *Gattamelata* formt Verrocchio ein kraftstrotzendes Ensemble von Pferd und Reiter. Deren innerlich gesteigerte und nach außen verhaltene Kraftentfaltung bleibt aber in der Pose erstarrt. Entgegen Verrocchios testamentarischem Vorschlag, für die Vollendung des Colleoni-Monuments seinen Schüler Lorenzo di Credi heranzuziehen, wurde das Werk schließlich von Alessandro Leopardi gegossen und 1496 auf dem Platz neben SS. Giovanni e Paolo errichtet.

Filarete (Antonio Averlino)
Reiterbild des Marc Aurel, 1465
Bronze, mit Gold- und Emaileinlagen, Höhe 37 cm
Dresden, Staatliche Kunstsammlungen, Skulpturensammlung

Kleinbronzen

Sammelleidenschaft und Welterkenntnis

Kleinbronzen, ein äußerst reizvolles und faszinierendes Gebiet der Antikerezeption der italienischen Renaissance, gehören in den Bereich privater Sammlungen. Vor allem Fürsten und Gelehrte, aber auch zahlreiche kirchliche Würdenträger, richteten sich Sammlungen unterschiedlichster Gegenstände ein, in denen sich je nach persönlichem Interesse des Sammlers neben den verschiedensten Kunstobjekten auch allerlei Gegenstände aus der damals bekannten Welt der Natur und diverser fremder Völker versammelten. Das Hauptinteresse allerdings richtete sich im Verlauf des Quattrocento auf die Antike und deren mehr oder weniger fragmentierte bildhauerische Hinterlassenschaften. Die Idee, von der die Sammler besessen waren, galt dem Bedürfnis nach Erkenntnis der Welt und ihrer inneren und äußeren Zusammenhänge.

Für die Sammlungen wurden in den Häusern und Palazzi besondere Räume eingerichtet. Deren Bezeichnung »Studiolo« band sich an den ursprünglich der Antike entlehnten und von Petrarca erneuerten Gedanken, daß forschendes Studieren nur in nächtlicher und räumlicher Abgeschiedenheit bei Kerzenlicht erfolgversprechend sei.

Der vatikanische Statuenhof und die autonome Kleinbronze

Die Studioli der Renaissancefürsten und -gelehrten und die darin mit großer Akribie zusammengeführten Gegenstände konstruierten ein Modell der Welt, mit dessen Hilfe die Vorstellung des Kosmos erkennbar und nachvollziehbar werden sollte. Diese Sammlungsgegenstände, für die es kaum vorgefaßte Zusammenhänge oder Regeln gab und die sich von den festgelegten repräsentativen Funktionen öffentlicher Bildwerke wesentlich unterschieden, gehörten einer Sphäre der zeitgenössischen intellektuellen Weltbetrachtung an. Gegen Ende des Quattrocento trat diesen Sammlungen die »autonome« Kleinbronze hinzu, die ausschließlich für Sammler bestimmt war. Mit dieser neuartigen Kunstgattung erschlossen sich den Studioli weite Bereiche der bekannten Bilderwelt der Antike. Dabei waren kunstbezogene Kennerschaft und entsprechend motivierte Sammelleidenschaft Antriebe, die zudem geschmacksbildend wirkten.

Besondere Impulse erfuhr die Produktion von Kleinbronzen durch die Erfindung neuer Gußtechniken einerseits (siehe S. 216/17). Dazu gehören auch die vielen Bronzegüsse, die der Natur unmittelbar abgenommen wurden wie Echsen, Frösche, Taschenkrebse, Muscheln oder auch wie die als Füße von Öllampen gestalteten Vogelkrallen. Zum anderen hatte die Statuensammlung, die Papst Julius II. nach dem Antritt seines Pontifikats im November 1503 im dann eigens für diesen Zweck neu gestalteten »Cortile delle Statue del Belvedere« im Vatikan zusammentrug, nicht nur nachhaltige Auswirkungen auf die Verbreitung des Sammelverhaltens, sondern auch auf die zeitgenössische Kunstproduktion. Zwar gab es im Italien des Quattrocento bereits zahlreiche Antikensammlungen. Was die von Papst Julius II. aber allen anderen gegenüber auszeichnete, war vor allem der Umstand, daß mit ihr das Interesse an der Antike und ihren Bildwerken die zentrale Institution, die Hochburg der christlichen Welt, den Vatikan, erreicht hatte. Auf dieser Stufe der Antikerezeption ist die italienische Renaissance an ihrem Höhepunkt angelangt. Zugleich ist mit dieser Sammlung das Interesse an der antiken Skulptur gleichsam zu sich selbst gekommen, denn der Statuenhof versammelte ausschließlich originale Bildwerke der Antike, sofern man römische Kopien nach griechischen Vorbildern dazurechnen darf. Damit verbindet sich ein weiterer Grund für die überragende Bedeutung der Belvederesammlung, denn ihre Statuen waren außerordentlich prominent, und durch Briefe und Berichte zahlreicher Künstler, Reisender und Gesandter verbreitete sich deren Ruhm schnell im gesamten Abendland.

Die Entdeckung des Laokoon

Am 14. Januar 1506 wurde in einem römischen Weinberg eine sensationelle Entdeckung gemacht. In einem unterirdischen und vollständig abgeschlossenen Raum hatte man die Marmorfigur eines Mannes entdeckt, der mit seinen beiden Söhnen gegen zwei mächtige Schlangen kämpft (Abb. S. 213). Noch am selben Tag schickte Julius II. seinen Hofarchitekten Giuliano da Sangallo, in dessen Begleitung sich auch der junge Michelangelo befunden haben soll, zum Fundort. Giuliano, Experte in antiker Literatur, wußte sofort, womit er es zu tun hatte, denn der römische Autor Plinius hatte in seiner »Historia Naturalis«

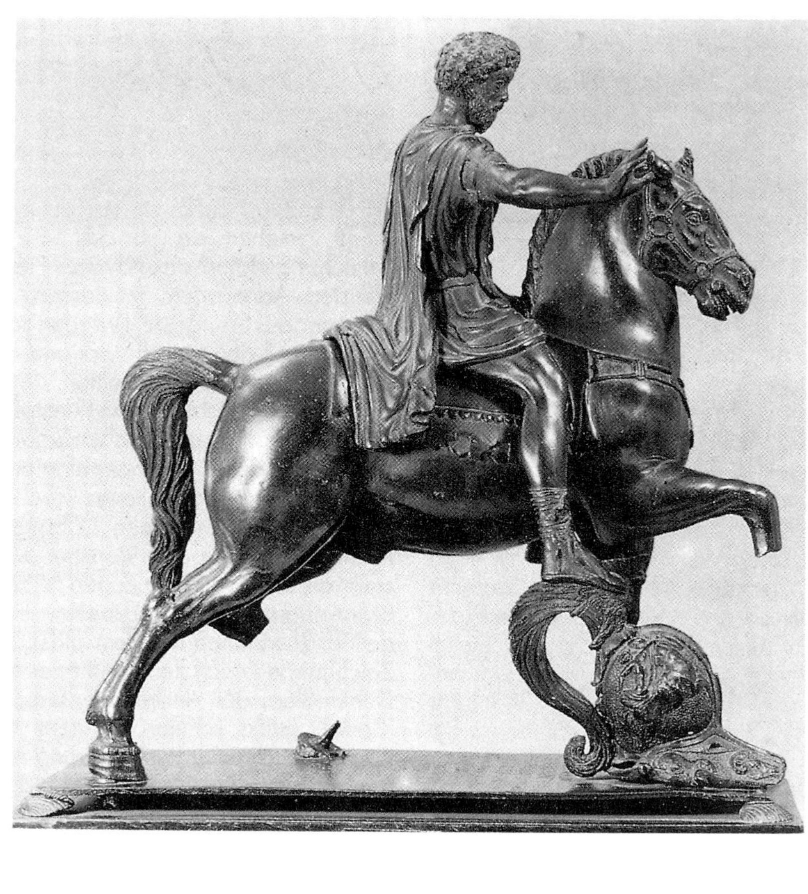

Apoll vom Bellvedere
um 130–40 n. Chr.
Römische Kopie eines griechischen Originals
Marmor, Höhe 224 cm
Rom, Vatikanische Museen

Laokoon-Gruppe
1. Jh. n. Chr.
Römische Kopie eines griechischen Originals
Marmor, Höhe (ohne Basis) 242 cm
Rom, Vatikanische Museen

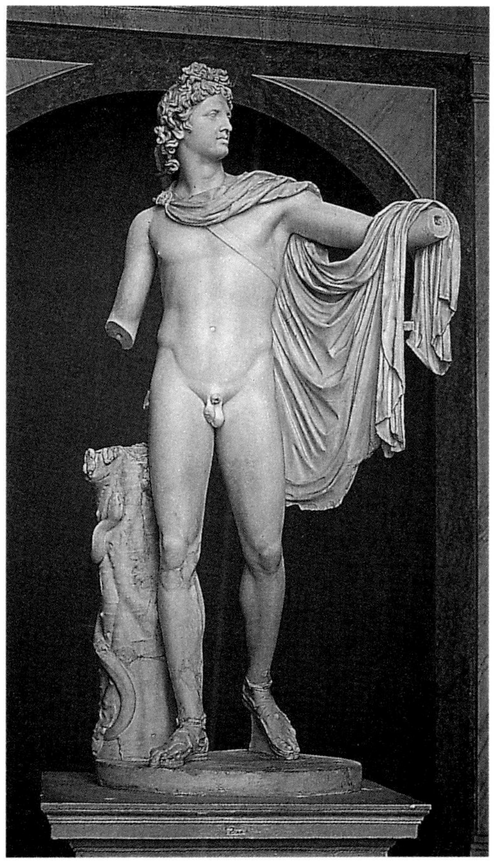

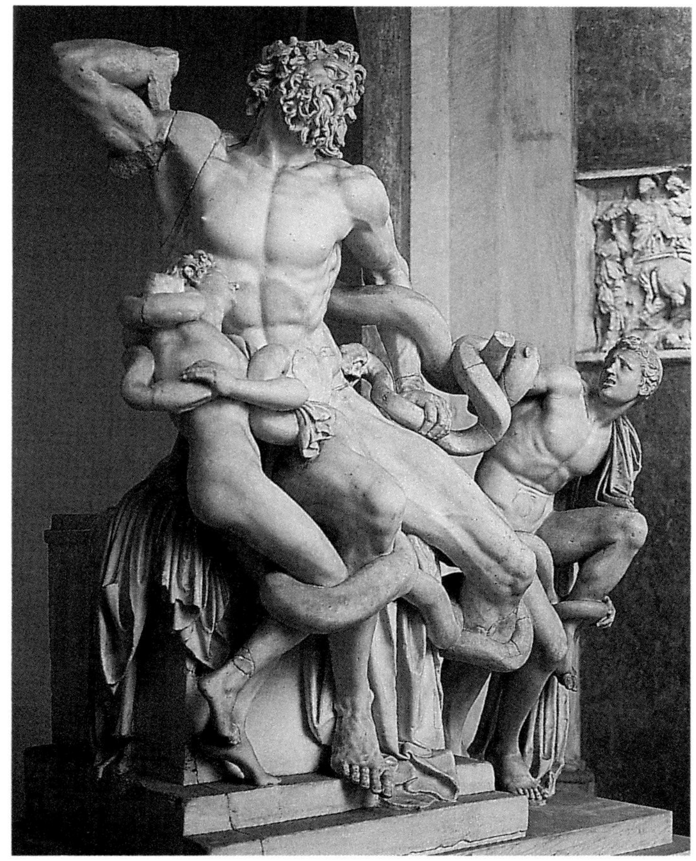

die Gruppe, die er zwischen 70 und 79 n.Chr. im Palast des Kaisers Titus in Rom gesehen hatte, erwähnt. Dargestellt ist die Tragödie des trojanischen Priesters *Laokoon,* der seine Landsleute vor der Annahme des legendären Geschenks der Griechen, das sie nach zehnjähriger vergeblicher Belagerung und unter Vortäuschung ihres Rückzuges zurückgelassen hatten, des »Trojanischen Pferdes«, eindringlich gewarnt hatte. Dafür hatte ihm die griechische Kriegsgöttin Athena zwei Würgeschlangen gesandt, die ihn und seine beiden Söhne bei der Opferhandlung am Altar töten sollten.

Für das Wohl seiner Heimatstadt in den Tod gehend, vollendete Laokoon zugleich den Lauf der von den Göttern gelenkten Geschichte, die im Niedergang Trojas die Gründung Roms durch Aeneas bereithielt. Nach seinem verlorenen Zweikampf mit Diomedes kann Aeneas, Sohn des Anchises und der Aphrodite, mit seinem Vater unbehelligt aus der brennenden Stadt fliehen und gelangt nach einer Irrfahrt durch das Mittelmeer schließlich nach Italien, wo er zum Gründer Roms wird.

Zu einer Zeit entdeckt, da Rom im Begriff stand, sich durch die Reflektion auf die Antike und damit auf die Größe der eigenen Geschichte in einer Art Wiedergeburt neuen Glanz zu erwerben, war die Laokoongruppe vom ersten Moment an außerordentlich symbolträchtig. Gut zwei Monate nach der Auffindung konnte sie Julius II. für seinen Statuenhof erwerben, wo sie von vielen Künstlern aufge-

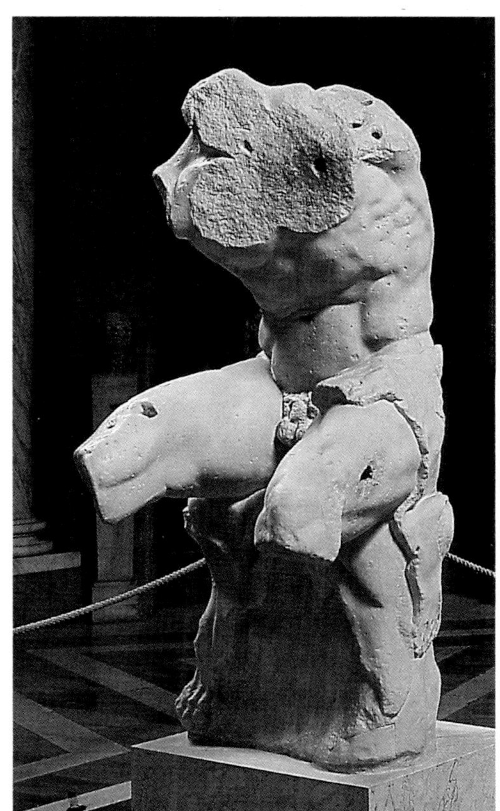

Torso von Belvedere
1. Jh. v. Chr.
Marmor, Höhe 195 cm
Rom, Vatikanische Museen

Pier Jacopo Alari Bonacolsi, gen. Antico
Apoll vom Belvedere, Ende 15. Jh.
Bronze, teilweise vergoldet, Höhe 45,5 cm
Frankfurt a. M., Städtische Galerie Liebieghaus

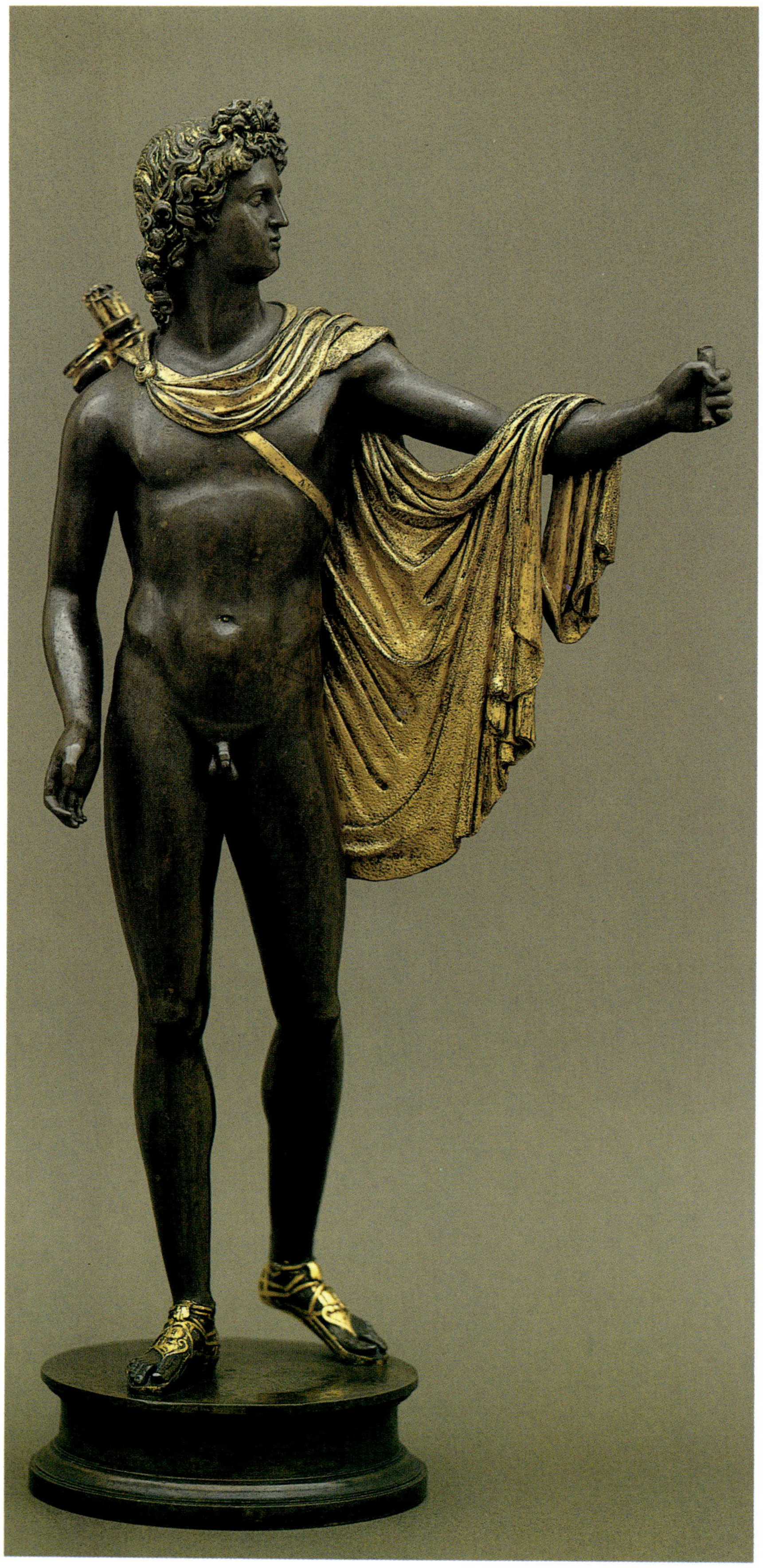

sucht wurde. Hatte sie bereits Plinius allen anderen Werken der bildenden Kunst vorgezogen, so galt sie Michelangelo als Gipfel der Bildhauerei aller Zeiten. Und noch Bernini sah in ihr den Höhepunkt der antiken Kunst. In zahlreichen Bronzereduktionen gelangten die Laokoongruppe wie auch die anderen Skulpturen des Cortile schließlich in die fürstlichen Studioli, in manche Gelehrtenstube sowie in viele Künstlerwerkstätten. Aber auch schon vor der Einrichtung des Cortile waren Kleinbronzen beliebte Objekte künstlerischer Auseinandersetzung mit der Antike.

Der Apoll vom Belvedere
Vor der Auffindung der Laokoongruppe galt der spätere *Apoll vom Belvedere* (Abb. S. 213) als die berühmteste Figur aus der Antike überhaupt. Ihr weitgehend erhaltener Überlieferungszustand sowie seine jugendlich kräftige und muskulöse Gestalt ließen ihn gleichsam als Inbegriff einer Idealvorstellung von der Antike erscheinen.

Entdeckt auf einem Grundstück des Kardinals Giuliano della Rovere an der alten Straße nach Mariano, befand sich die Figur, bevor sie zwischen 1503 und 1509 im Cortile delle Statue aufgestellt wurde, zunächst im Garten der Residenz des Kardinals bei SS. Apostoli. Schon dort war die Statue so berühmt, daß sich der Antikenspezialist Pier Jacopo Alari Bonacolsi (tätig vor 1487–1528), der unter dem bezeichnenden Beinamen »Antico« bekannt war und auf den die Erfindung des Bronzegießens unter Erhaltung der Gußform zurückgeht (siehe S. Darstellung 216/17), mit der Anfertigung von Bronzereduktionen beschäftigte.

In Mantua geboren, war Antico wohl zunächst in Bozzolo als Goldschmied und Bildhauer tätig, bevor er Mitte 1487 in einer Art Empfehlungsschreiben an den Mantuaner Hof der Gonzaga erstmals Erwähnung findet. Da er als »lo Antixi« eingeführt wird, scheint er als Spezialist für seine nach antiken Bildwerken gearbeiteten Kleinbronzen bereits bekannt gewesen zu sein. Mit jenem Brief verbindet sich eigenes Werben um eine Tätigkeit am Mantuaner Hof, das schließlich mit seiner Aufnahme als »Familiaris«, eine Art Höfling in der »Familie« des Fürsten, belohnt wurde und ihm Aufenthaltsrechte am Hof, Verpflegung und andere Vergütungen sowie verschiedene Privilegien sicherte. Vier Jahre später, 1501, stieg er in der Hofhierarchie zum »cameriere«, eine Art Kammerdiener, auf, was mit höherem Einkommen und größerer Nähe zum Fürsten, aber auch mit engerer persönlicher Verpflichtung gegenüber dem fürstlichen Gönner verbunden war.

Vermutlich im gleichen Jahr fertigte er einen Guß der auf Statuettengröße reduzierten antiken Statue des *Apollo Belvedere,* an dessen Modell er wohl seit 1498 gearbeitet hatte. Drei dieser Statuetten haben sich erhalten. Sie befinden sich heute in der Galleria G. Franchetti alla Cà d'Oro in Venedig, in der ehemaligen Sammlung O. Beit im Fitzwilliam Museum in Cambridge sowie in der Städtischen Galerie Liebieghaus – Museum alter Plastik in Frankfurt am Main (Abb. links). Die aus stilistischen Gründen als älteste erkannte Figur ist diejenige in Frankfurt. Auf dem Trageriemen des Köchers als Figur des

Antonio del Pollaiuolo
Herkules und Antaeus, um 1470
Bronze, Höhe 45 cm
Florenz, Museo Nazionale del Bargello

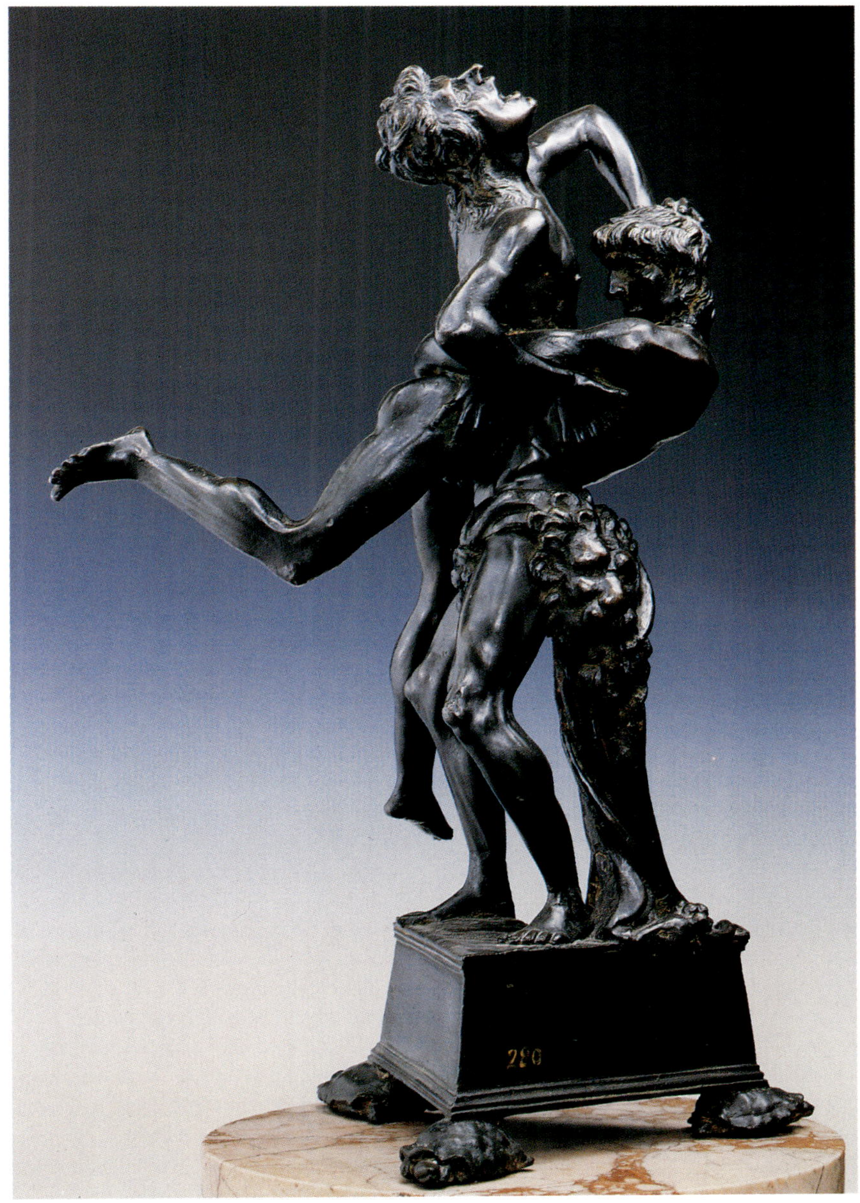

Mantuaner Hofkünstlers mit ANT signiert, orientiert sich die Frankfurter Statuette nahe an ihrem antiken Vorbild. Zugleich aber verändert Antico deren ursprünglichen Bewegungsgehalt, indem er den verlorenen Unterarm entgegen dem Vorbild in größerer Nähe zum Körper ergänzt und das Schreitmotiv reduziert. Diese Beruhigung, die einhergeht mit einer Verschlankung der Proportionen, entsprach vor allem dem Formenideal der Renaissance, das bestimmend war für die Wahrnehmung antiker Skulpturen. Darüber hinaus gewinnt Anticos Frankfurter Bronzereduktion des *Apollo Belvedere* sowohl ihre frühen Datierungsmerkmale als auch ihren ästhetischen Gehalt aus der Gestaltung der Augen durch Einlegearbeiten sowie aus der Feuervergoldung der Haare, der Sandalen, des Mantels und des Köchers.

Die Herkules-Antaeus Gruppe

Antico war nicht der einzige Bildhauer, der den *Apollo Belvedere* in Statuettengröße nachgebildet hat. Ein Brief aber, den er 1519 an Isabella d'Este, der wohl ersten Kunstsammlerin der Renaissance, geschrieben hat, wirft ein Schlaglicht auf den eskalierenden Kunstmarkt der Kleinplastik, den er selbst mit seiner Gußtechnik befördert hatte. Er bietet ihr Nachgüsse von Statuetten an, die er zuvor für den Bischof Ludovico Gonzaga angefertigt hatte. Dabei hatte er acht Modelle im Programm, von denen er der Marquise von Mantua die *Herkules-Antaeus-Gruppe,* die ihm als die schönste Antike galt, die er je gesehen habe, besonders anempfahl. Tatsächlich kaufte Isabella gerade diese Kleinbronze bei ihm ein, was durch ein Beispiel im Kunsthistorischen Museum in Wien belegt ist.

Die Situation stellt eine der Herkulestaten vor Augen. Von den Gärten der Hesperiden an der afrikanischen Atlantikküste zurückkehrend, kam er auch nach Lybien. Dessen Herrscher, der Riese Antaeus, Sohn von Poseidon und Gaia, der Götter des Meeres und der Erde, ließ aber keinen Fremden vorbeiziehen, ohne daß sie gegen ihn gekämpft hätten. Was aber die Fremden nicht wußten, war, daß Antaeus seine Kraft im Kampf allein aus der Berührung zu seiner Mutter, der Erde, bezog. Herkules hatte dies schnell erkannt und bezwang Antaeus, indem er ihn in die Luft hob und erdrückte. Die allegorische Bedeutung dieses Kampfes speist sich aus der Bezwingung irdischer Begierden durch die Tugend der erkennenden Klugheit.

Eine der frühesten Umsetzungen dieses Themas und damit zugleich eine der ersten mythologischen Darstellungen im Format der Kleinbronze überhaupt findet sich in derjenigen des Antonio del Pollaioulo (Abb. rechts), die allgemein um 1470 datiert wird. In guter anatomischer Detailkenntnis und in der Bewegung äußerst kühn gestaltet er die im Todeskampf verbundenen Figuren. Dem auf das Ziel seines Kampfes konzentierten Gesichtsausdruck des Herkules steht das Entsetzen des Antaeus über das unmittelbare Erkennen, bezwungen zu sein, gegenüber. Dabei scheint die physiognomische wie auch die anatomische Detailarbeit eher großfigurigen Darstellungen verpflichtet. Auch das Stützmotiv, durch die seltsame Standfestigkeit des Löwenfells listig hintertrieben, folgt der Wahrnehmungsgewohnheit gegenüber tektonisch entsprechend labilen Marmorfiguren. Daß diese Stütze für die Kleinbronze vollkommen bedeutungslos ist, beweist nicht zuletzt die Herkules-Antaeus-Gruppe von Francesco da Sant'Agata aus dem ersten Viertel des 16. Jahrhunderts, die sich in der National Gallery of Art in Washington befindet.

Aber die Kleinbronze ist nicht nur Mittel der Antikenkopie. Viele Bildhauer begreifen sie ebenso als Medium intellektueller Auseinandersetzung etwa mit bukolischen Themen oder mit der Natur, wie etwa die Bocksgestalten zeigen, die die antiken Landschaften ebenso zahlreich bevölkern wie die Sammlungen der Bronzeliebhaber. Zudem bilden die direkt von der Natur genommenen Abgüsse von Kleingetier oder die umfängliche Gruppe der Öllampen weitere inhaltsreiche Aspekte dieser Gattung.

Dieter Blume

Zu Techniken des Bronzegusses in der Renaissance[1]

Auch wenn die autonome Kleinbronze erst in der Renaissance als Gattung wiederentdeckt wurde, ist der Bronzeguß dennoch das ganze Mittelalter hindurch in großem Umfang praktiziert worden. Seine grundlegende Technik ist im Prinzip sehr einfach. Ein frei modelliertes Wachsmodell wird mit einem Mantel aus einem Gips-Sand-Gemisch oder Ton umgeben, wobei Kanäle für das Eingießen des Metalls und das gleichzeitige Entweichen der Luft angebracht werden. Beim Brennen dieser Form wird das Wachs herausgeschmolzen, und in die so entstandene Negativform wird das flüssige Metall gegossen. Da nach dem Erkalten die Form zerschlagen werden muß, ist stets nur ein Abguß möglich. Mißlingt der Guß, ist das Modell verloren. Man bezeichnet dies auch als den Guß nach der verlorenen Form.

Um Metall einzusparen, vor allem aber, um die große Gefahr von Rissen und Sprüngen zu vermeiden, die beim Erkalten massiver Metallgüsse entstehen können, ist es vorteilhafter, Bronzen im Hohlgußverfahren herzustellen. Dazu formt man das Wachsmodell zumeist über einen vorbereiteten Tonkern.

Die der Gußform entnommene Bronze hat eine sehr rauhe Oberfläche. Dabei ist es eine Frage des technischen Vermögens und der Erfahrung, wie deutlich Details, etwa die Haare, schon im Rohguß zu erkennen sind. Nach dem Guß ist in jedem Fall die sogenannte Kaltarbeit erforderlich, durch die die Oberfläche geglättet und durch Ziselierung die Linien und Details herausgearbeitet werden. Allerdings sind auch unziselierte Rohgüsse überliefert.

Der Wunsch, das einmal angefertigte Modell zu erhalten, um mehrere Abgüsse davon herstellen zu können, führte zu einem weitaus komplizierteren Verfahren. Nachweisbar ist es zum ersten Mal bei Pier Jacopo Alari Bonacolsi, genannt Antico, der diese Technik seit den achtziger Jahren des 15. Jahrhunderts perfekt beherrschte. Auf Röntgenaufnahmen seiner Bronzen können die Arbeitsspuren, die sich im Innern der Statuetten erhalten haben, beobachtet werden, so daß einzelne Arbeitsschritte dieses Künstlers gut rekonstruierbar sind.[2]

Das Urmodell aus Wachs modellierte er vermutlich über einem Drahtgerüst (Abb. 1). Von diesem Entwurf wurde dann eine Negativform hergestellt, die aufgrund der Überschneidungen, die bei Armen und Beinen auftreten, nur mit Teilformen aus Gips zu gewinnen war (Abb. 2). Ausgehend von diesen Gipsformen, konnten dann beliebig viele Modelle für den Guß angefertigt werden. Antico ging dabei folgendermaßen vor: Er setzte die Teilformen sektionsweise zusammen, so daß die einzelnen Gliedmaßen, Rumpf und Kopf noch getrennt blieben. In die angefeuchteten Hohlformen der Körperteile goß er dann flüssiges Wachs, das an der kalten Form sofort erstarrte. Nach wenigen Augenblicken drehte er die Form wieder herum, das noch nicht erhärtete Wachs floß heraus, und es entstand eine millimeterstarke Wachsschicht (Abb. 3). In den verbleibenden Hohlraum füllte er anschließend eine flüssige Masse aus Gips und Sand, die nach der Erstarrung den Kern der Bronze bildete (Abb. 3, 4). Erst nach dem Trocknen dieser Gipsmasse wurden die Teilformen abgenommen, so daß man die in Wachs ausgeformten Einzelteile der Figur erhielt (Abb. 3, 5, 6). Dann wurden sie zusammengefügt, wobei Arm- oder Kopfhaltung leicht zu variieren waren und auch Retuschen an Details vorgenommen werden konnten (Abb. 7).

An dem so fertiggestellten Gußmodell müssen anschließend noch die gleichfalls in Wachs geformten Guß- und Luftkanäle angebracht werden. In den Kern aus Gips und Sand werden außerdem Eisennägel getrieben, die ihn später, nach dem Ausschmelzen des Wachses, in der ursprünglichen Position halten (Abb. 8). Erst jetzt kann das Modell mit dem Gußmantel umgeben werden, der in der Renaissance vermutlich ebenfalls aus Gips und Sand bestand. Wahrscheinlich wurde er sorgsam in Schichten aufgebaut, indem man mit einem relativ flüssigen Gemisch begann, damit sich die Details besser abzeichneten. Dieser Gußmantel wird nach dem Aushärten gebrannt, wobei das Wachs durch die vorbereiteten Kanäle herausfließt (Abb. 9 zeigt einen in der Mitte aufgesägten Gußmantel nach dem Ausschmelzen des Wachses). Erst jetzt kann das geschmolzene Metall eingegossen werden, wobei die flüssige Bronze von unten nach oben steigt und dadurch die Luft langsam herausdrückt. Die Figur steht dabei auf dem Kopf. Der aus der Form kommende Guß bedarf dann noch umfangreicher Bear-

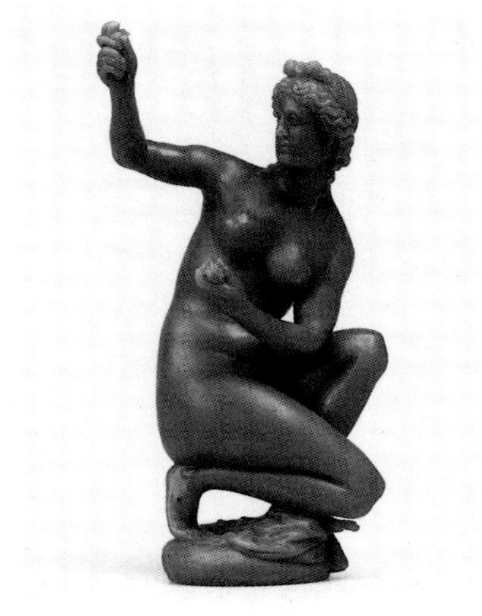

Abb. 1 Demonstrationsmodell des Bronzegusses nach der Technik des Antico, Urmodell in Wachs

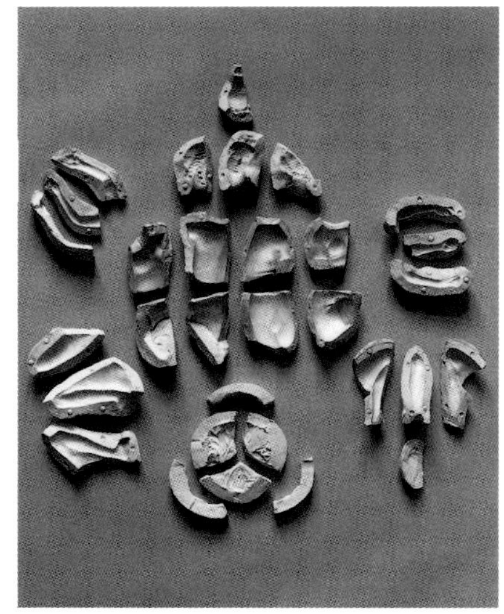

Abb. 2 Teilformen aus Gips zur Vervielfältigung des Urmodells

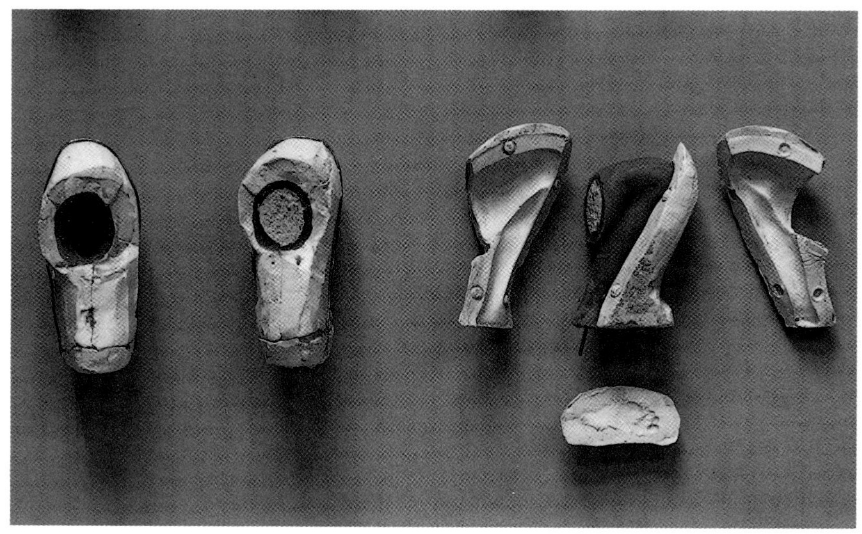

Abb. 3 Sektionsweise Herstellung des Gußmodells für das linke Bein

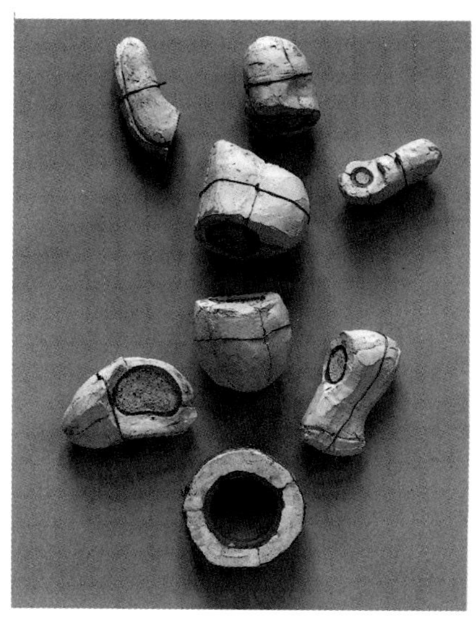

Abb. 4 Die zusammengesetzten und gefüllten Negativformen für die Einzelteile der Figur

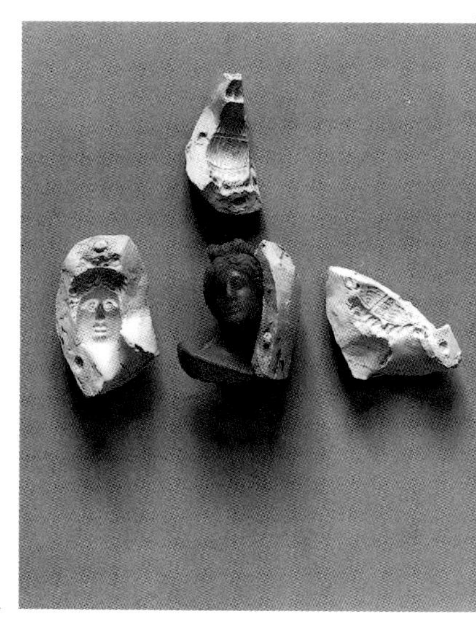

Abb. 5 Der in Wachs ausgeformte Kopf mit den dazugehörigen Negativformen aus Gips

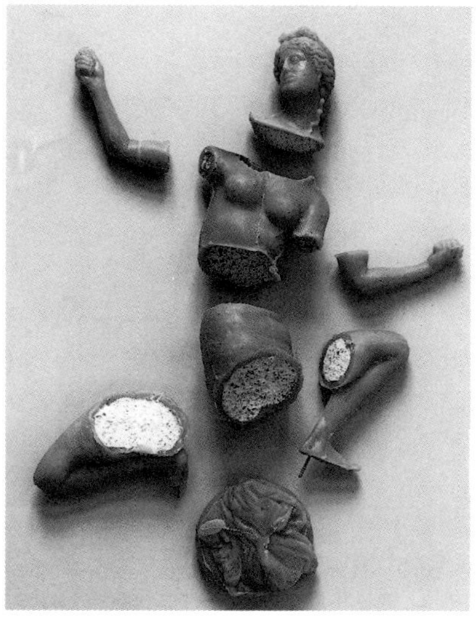

Abb. 6 Die Einzelteile des Gußmodells vor dem Zusammensetzen

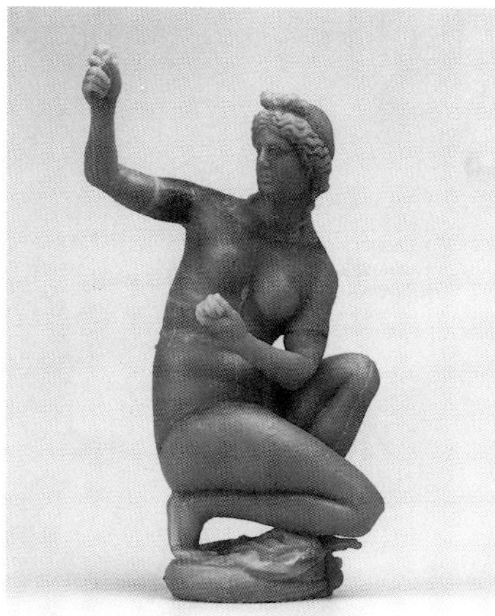

Abb. 7 Das fertiggestellte Gußmodell

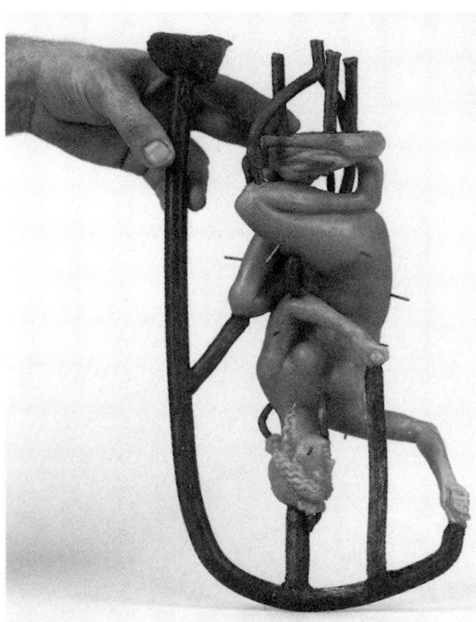

Abb. 8 Das Gußmodell mit den Kanälen zum Eingießen der Bronze und Entweichen der Luft

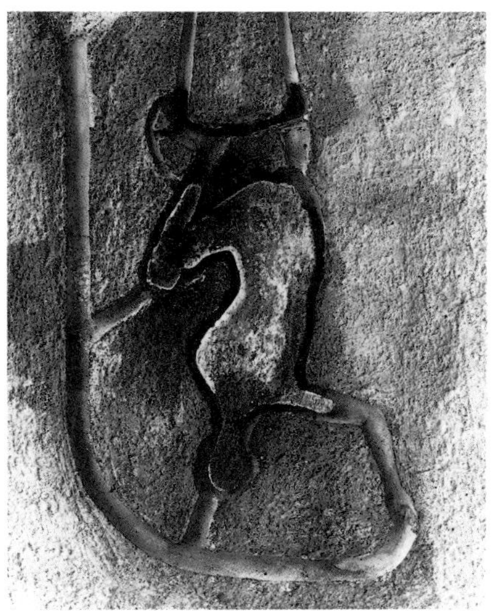

Abb. 9 Der Gußmantel nach dem Ausschmelzen des Wachses, in der Mitte aufgesägt

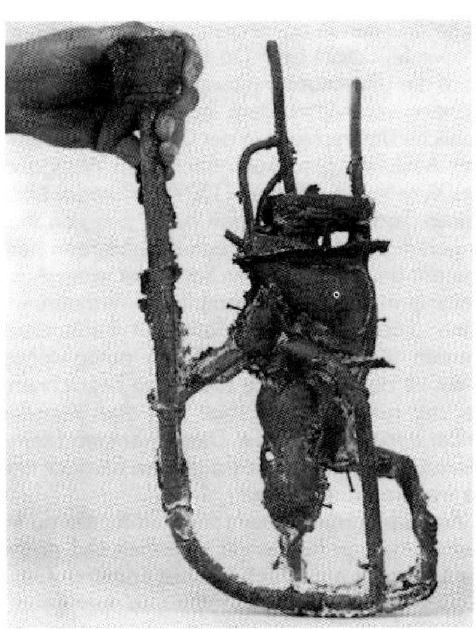

Abb. 10 Der Rohguß

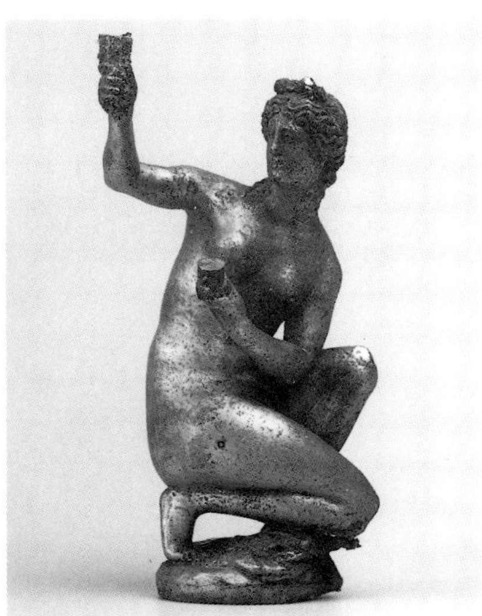

Abb. 11 Die Bronze nach Abschluß der ersten Phase der Kaltarbeit

beitung. Die Kanäle und Eisenstifte müssen entfernt werden, ebenso wie die Stege, die sich dadurch bilden, daß das heiße Metall in die Risse und Sprünge der Gußform eindringt (Abb. 10, 11).
Anticos Bronzen zeichnen sich durch intensive Kaltarbeit aus, die die Oberflächen soweit glättet, daß sie das Licht reflektieren. Damit steht er in seiner Zeit weitgehend allein. Vergleichbare Oberflächeneffekte werden erst wieder etwa 70 Jahre später, in der zweiten Hälfte des 16. Jahrhunderts von Giambologna in Florenz angestrebt. Die Paduaner und Florentiner Bronzen der Zeit um 1500 zeigen dagegen strukturierte Oberflächen, die durch sorgfältige Bearbeitung mit Hammer oder Punzen entstehen. Bei den besten Bildwerken der Paduaner Bildhauer Severo da Ravenna und Andrea Riccio sind fast alle Details des Wachsmodells im Guß erhalten geblieben, was kaum noch Kaltarbeit erforderte. Die weiche, auf das Metall übertragene Wachsmodellierung vermittelt den Eindruck höchster Lebendigkeit.
Die Vervielfältigung des Modells durch Teilformen wurde seit der Jahrhundertwende auch von Severo da Ravenna in Padua praktiziert. Er stellte seine Bronzen in großer Stückzahl her.[3] Da sowohl der Guß als auch die Überarbeitung zu großen Teilen in den Händen von Mitarbeitern lag, ergaben sich erhebliche Unterschiede in der Qualität der einzelnen Ausführungen. Auch nach dem Weggang des Künstlers aus Padua (1509) und sogar über seinen Tod hinaus wurden nach den von ihm angefertigten Modellen noch Kleinbronzen hergestellt, die aber gegenüber der herausragenden Qualität eigenhändiger Arbeiten Severos stark abfallen.
Antico hingegen scheint seine Statuetten nur in kleiner Auflage hergestellt zu haben und dürfte die Überarbeitung auch bei den späteren Güssen, wenn nicht selber ausgeführt, so doch genau überwacht haben. Allerdings sind von seinen Werken Nachgüsse erhalten, deren Oberflächenbehandlung so grob ist, daß sie vermutlich erst nach seinem Tod ausgeführt wurden.
Andrea Riccio hingegen benutzte eine andere Technik, um seine Entwürfe mehrfach umzusetzen. Er modellierte einen Tonkern, den er so weit ausformte, daß die Haltung der Figur festgelegt war. Dieser Kern ließ sich dann relativ einfach abgießen, und über einen solchen vervielfältigten Tonkern modellierte er in Wachs die Figur jedesmal neu.[4] Dies erklärt auch, warum die verschiedenen Versionen seiner Bronzen immer ein wenig variieren. Da er eine große Werkstatt unterhielt und nach seinen Modellen noch lange weitergearbeitet wurde, ist bei den mit ihm verbundenen Stücken ein ähnlich krasses Qualitätsgefälle zu beobachten wie bei Severos Entwürfen.
Den in Padua vielfach gefertigten Naturabgüssen liegt ein relativ einfaches Verfahren zugrunde. Die Naturtrouvaille, eine Eidechse oder eine Muschel, wird in die gewünschte Form gebracht und mit einer relativ flüssigen Tonmasse bestrichen, damit sich auch feine Details abformten, getrocknet und bei großer Hitze gebrannt. Das Tier oder die Muschel verkohlte, und die Aschenreste wurden mit der flüssigen Bronze ausgeschwemmt. Da die Natur Modelle in großer Zahl bereithielt, bedeutete ein mißlungener Guß hier keinen unwiederbringlichen Verlust.

1 Der Text gibt die reduzierte Fassung des themengleichen Aufsatzes aus dem Ausstellungskatalog Frankfurt am Main: Natur und Antike in der Renaissance, Ausstellung im Liebieghaus – Museum alter Plastik Frankfurt am Main, 5. Dezember 1985 bis 2. März 1986, S. 18 ff. wieder.

2 R.E. Stone, Antico and the Developement of Bronce Casting in Italy at the End of the Quattrocento. In: The Metropolitan Museum of Art Journal, 16, 1982, S. 94 f. Stone gelang es, mit Hilfe von Röntgenuntersuchungen zahlreiche technische Details zu klären. Er gibt einen ausgezeichneten Überblick über die Gußtechniken der Renaissance-Künstler. Die Abbildungen, die auf dieser Doppelseite das Verfahren des Antico illustrieren, sind nach einem Demonstrationsmodell angefertigt, das Lothar Brügel im Auftrag des Liebieghauses anfertigte.

3 R.E. Stone, a.a.O., S. 110 f.

4 R.E. Stone, a.a.O., S. 111 f.

Michelangelo
Kentaurenschlacht, um 1490–92
Marmor, Höhe 80,5 cm, Breite 88 cm
Florenz, Casa Buonarroti

Michelangelo
»Madonna an der Treppe«, um 1490
Marmor, Höhe 55,5 cm, Breite 40 cm
Florenz, Casa Buonarroti

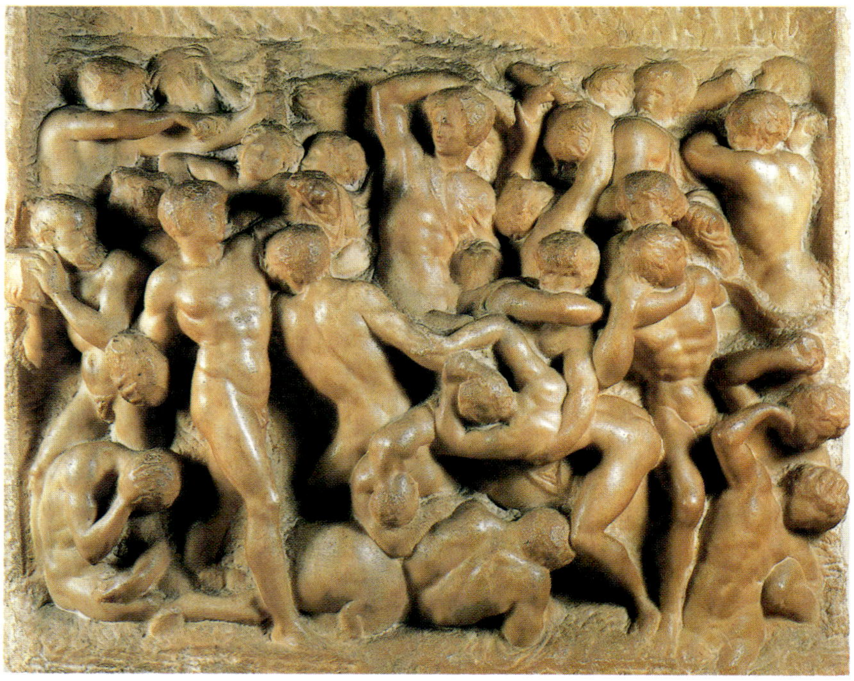

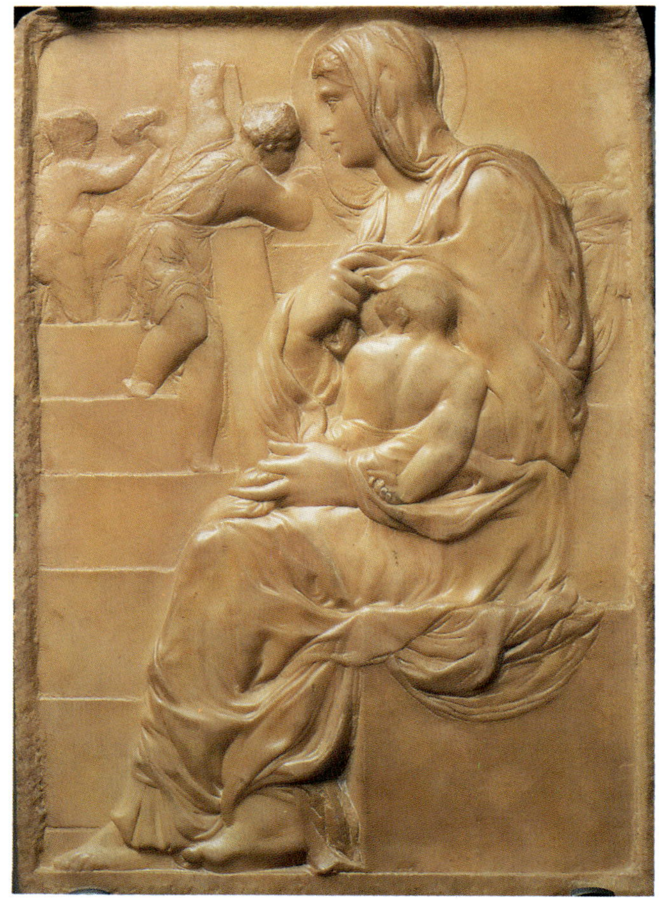

Michelangelo Buonarroti

Michelangelo Buonarroti (1475–1564), der sich selbst Michelangiolo nannte, war die herausragende Künstlerpersönlichkeit seiner Zeit. Bekannt als Architekt und Maler und auch als Dichter, galt seine eigentliche Berufung jedoch der Bildhauerei. Bereits mit dreizehn Jahren trat er in die Werkstatt des Malers Domenico Ghirlandaio ein, die er aber nach einem Jahr wieder verließ, um sich der Kunstschule Lorenzos de Medici anzuschließen. Hier wurde der Bronzebildhauer Bertoldo di Giovanni (um 1440–1491) zu seinem Mentor, der ihn auch mit der Antikensammlung bekannt gemacht haben dürfte. Eher anekdotisch überliefert ist in diesem Zusammenhang ein nicht nachweisbarer Faunskopf, durch den Lorenzo il Magnifico auf ihn aufmerksam geworden sein könnte (Abb. S. 256), denn von 1490 bis 1492 lebte Michelangelo in familiärer Verbindung zu den Medici in deren Florentiner Palazzo.

In diese Zeit, um 1490, datiert und unter der Bezeichnung *Madonna an der Treppe* (Abb. oben rechts) bekannt, ist das kleine Marmorrelief in der Casa Buonarroti in Florenz das früheste überlieferte Bildwerk Michelangelos. Gerade fünfzehnjährig, arbeitet er die im Quattrocento beliebte und verbreitete Szene der Madonna mit dem Kind in Donatellos Technik des »rilievo schiacciato«, die er in der Gestaltung der Muttergottes weniger weich, aber dadurch detailreicher umsetzt als Donatello in seiner *Pazzi-Madonna* (Abb. S. 190). Letztere wie auch andere Beipiele, die vorbildhaft gewirkt haben, stellen die Intimität der Mutter-Kind-Beziehung schon durch die Wahl des Brustbildes besonders heraus. Demgegenüber zeigt Michelangelo die Muttergottes im Vordergrund als im Profil sitzende Ganzfigur, was dem Bild eine gewisse Monumentalität verleiht. Dabei sitzt das Kind, in ungewöhnlicher Weise dem Betrachter abgewandt, auf dem Schoß der Mutter, von deren Armen es schützend umfangen ist. An der Mutterbrust eingeschlafen, läßt es den ungewöhnlich muskulösen rechten Arm, der eher der eines männlichen Erwachsenen ist, schlaff herunterhängen. Dieser Haltung scheint sich der nachdenkliche Blick der Mutter zu verbinden, in dem sie das Schicksal ihres Kindes vorauszuahnen scheint. Das Moment des Genrehaften, das sich in den Vorbildern in der direkten Mutter-Kind-Beziehung zeigte, wird von Michelangelo gleichsam ausgelagert in die auf der Treppe spielenden Kinder.

Nur wenig später, um 1490–92 entstanden, ist das Relief der *Kentaurenschlacht* (Abb. oben links) das zweite bekannte und zugleich früheste unvollendete Werk Michelangelos. Intensiv an antiken Vorbildern ausgerichtet, zeigt es auf außergewöhnlich engem Raum ein in der antiken Literatur beschriebenen Kampf zwischen menschlichen und kentaurischen Gestalten. Michelangelo gestaltet diese Szene mit ausschließlich nackten Figuren und ohne die im Quattrocento übliche räumliche Kulisse. Dabei ist der unfertige Zustand, das »Nonfinito«, weniger künstlerisches Gestaltungsmittel, als durch die Umstände der Auftraggeberschaft verursacht. Er läßt aber erkennen, wie sehr der junge Bildhauer seine Figuren im Innern des Steins zu suchen scheint.

Bacchus im Zwielicht

Am Ende des Quattrocento hatte sich in den urbanen Zentren ein weitgehend kunstverständiges Publikum etabliert, durch das das Sammelwesen erheblich an Bedeutung gewann. Nicht nur Kleinbronzen, auch antike Bodenfunde jeder Art sowie all'antica geschaffene Bild-

Marten van Heemskerck
Garten der Casa Galli mit Michelangelos Bacchus
Berlin, Staaliche Museen Preußischer Kulturbesitz
Kupferstichkabinett

Michelangelo
Bacchus, 1496–97
Marmor, Höhe (ohne Basis) 184 cm
Florenz, Museo Nazionale del Bargello

werke zeitgenössischer Künstler waren beliebte Sammelobjekte. Und wo getauscht wird, wird auch getäuscht. So hatte Michelangelo in Florenz wohl eher studienhalber einen schlafenden Cupido nach der Antike gearbeitet, den ein schlauer Kunsthändler nach Rom brachte. Dort verkaufte er die Figur, nachdem sie eine Weile vergraben war, als echte Antike an Kardinal Raffaello Riario. Als der den Betrug entdeckte, forderte er erfolgreich sein Geld zurück. 1502 in die Sammlung Isabella d'Estes gelangt, ist die Figur heute verschollen.

Am 25. Juni 1496 kam Michelangelo nach Rom, wo ihn derselbe Kardinal sogleich durch seine Antikensammlung führte und ihn mit der Ausführung einer Bacchus-Figur (Abb. rechts) beauftragte. Michelangelo fertigte sie innerhalb eines Jahres, aber Riario war mit dem Ergebnis eher unzufrieden, so daß er die Figur nicht mehr haben, geschweige denn bezahlen wollte. Schließlich gelangte sie in die Antikensammlung des Bankiers und Humanisten Jacopo Galli.

Die Figur zeigt den jugendlichen Weingott, wie er mit der Rechten eine Schale zum Trinken erhebt, die er mit trunkenem Blick betrachtet. Auf dem linken Bein stehend und mit dem rechten Fuß Halt fassend, wirkt er so labil, daß er, wollte er gehen, torkeln oder fallen würde. In der zum Oberschenkel herabhängenden Linken hält er ein Fell und eine überreiche Weintraube, von deren Beeren ein Satyrknabe hinter ihm ißt. Frei auf einer Felsplinthe stehend und rundansichtig, ist in der lebensgroßen Figur ein antikes Thema auf eine Weise all'antica dargestellt, daß man sie als ein Werk der Antike ansehen sollte. So hat sie der Niederländer Marten van Heemskerck (1498–1574) zwischen 1532 und 1535 im Garten der Casa Galli in der Gesellschaft zahlreicher anderer Antiken gesehen (Abb. unten), wobei das Fehlen der rechten Hand mit der Trinkschale ihr antikenhaftes Erscheinen noch verstärkte. Ungeklärt bleibt allerdings, aus welchen Grund Riario die Zahlungen verweigerte und ob die Statue tatsächlich als vorsätzliche Antikenfälschung in Auftrag gegeben war.

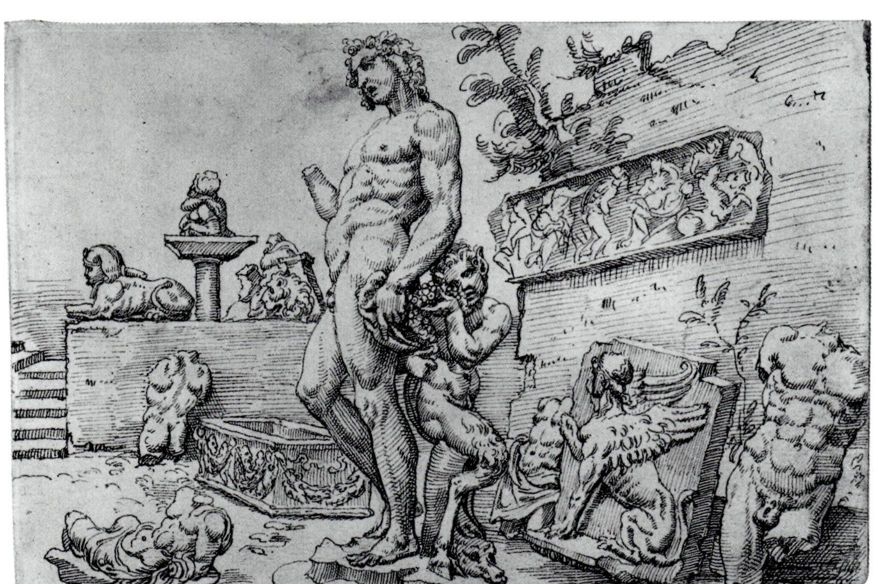

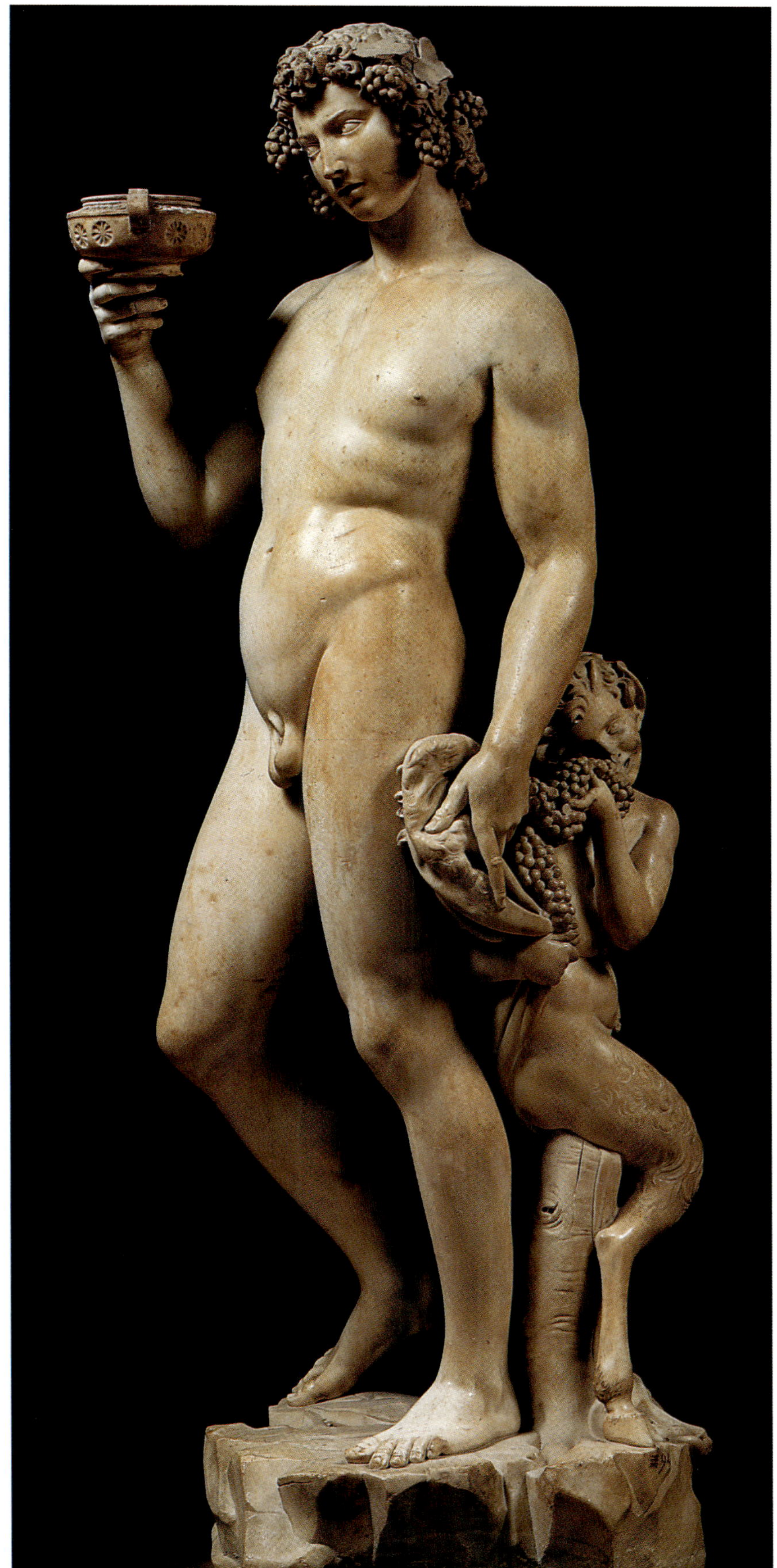

Michelangelo
David, 1501–04
Marmor, Höhe (mit Felsenbasis) 434 cm
Florenz, Galleria dell'Accademia

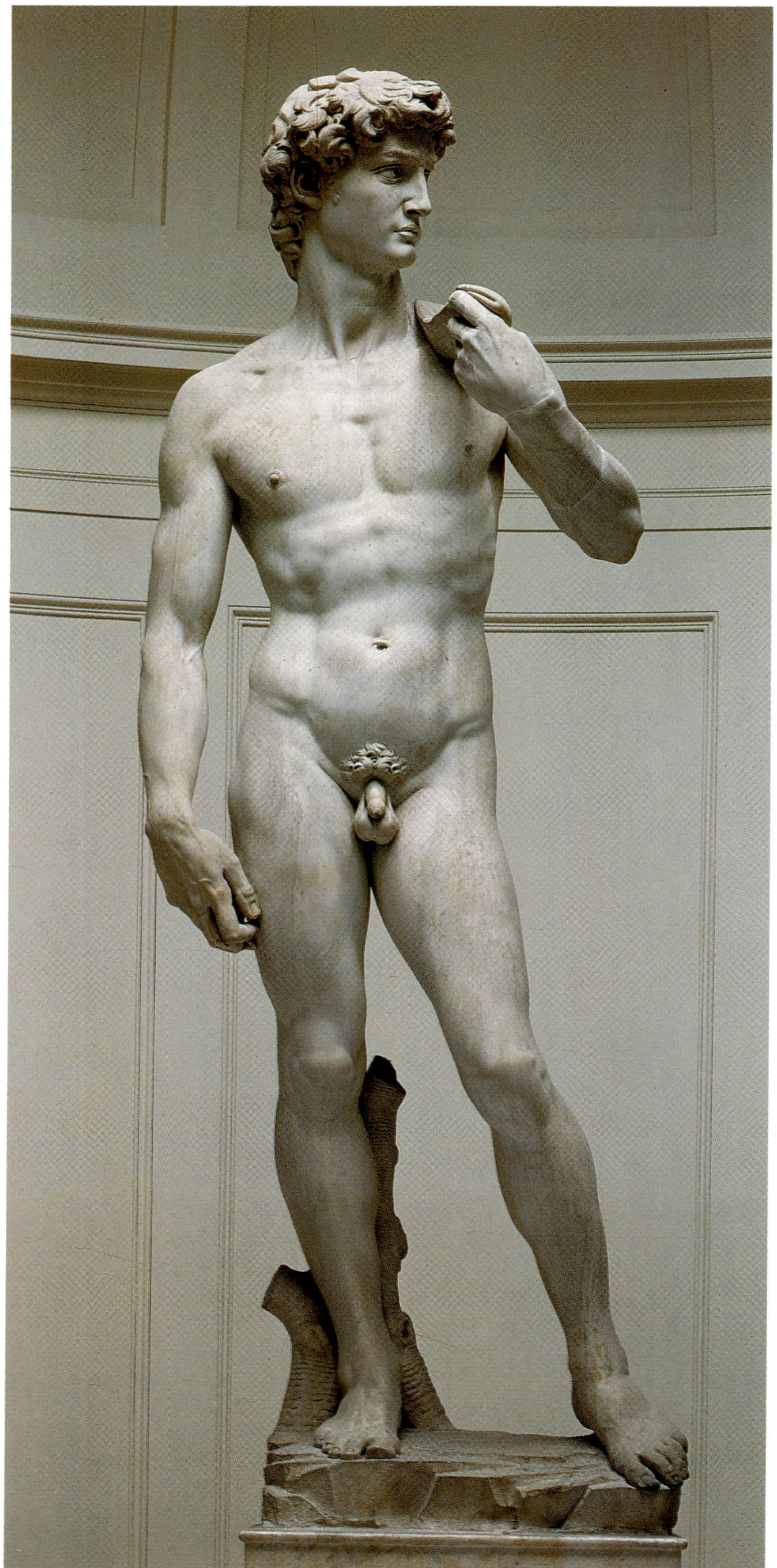

Die Kolossalfigur des David

Der *David* (Abb. links), entstanden zwischen 1501 und 1504, gehört zu den plastischen Hauptwerken Michelangelos. Zugleich bildet die Skulptur den Ausgangspunkt für eine neue Ära der Kolossalfigur im Cinquecento. Darüber hinaus ist Michelangelos *David* neben demjenigen Donatellos und dessen Judith-Holofernes-Gruppe eines der politischen Sinnbilder der Florentiner Kommune.

Die außergewöhnliche Höhe von über vier Metern sowie die geringe Tiefe der Figur beruhen auf zwei älteren Vorgaben. Zum einen sollte die Figur den letzten noch freien Chorstrebepfeiler des Domes krönen, was ihre Kolossalität erklärt. Zum anderen war der dafür bestimmte Marmorblock schon früher von Agostino di Duccio vergeblich bearbeitet worden. So sehr es Michelangelo aber vermocht hat, den verhauenen Stein in einem Meisterwerk zu retten, so wenig scheint er der eigentlichen Bestimmung der Figur gefolgt zu sein. Vielmehr gestaltete der Bildhauer mit der David-Gestalt eine neue Sicht auf die menschlichen Tugenden, die der Verbindung von humanistischem Geist, persönlichem Mut und jugendlich kraftvoller Körperlichkeit erwachsen. Aus der Figur des biblischen Schafhirten hat sich in der Renaissance ein heroisches Menschenbild geformt, das Michelangelos *David* in verallgemeinernder Sicht veranschaulicht.

Waren vielleicht die gigantischen Maße der Figur, die denjenigen antiker Kolossalstatuen verpflichtet waren, wie auch deren überdimensioniertes Haupt und die großen Hände dem ursprünglichen Auftrag noch verbunden, so hat nicht zuletzt ihre männliche Nacktheit dem sakralen Aufstellungsort massiv widersprochen. Denn eine vielköpfige Kommission, der so berühmte Künstler wie Botticelli und Leonardo angehörten, sollte nach Fertigstellung des *David* über seinen Aufstellungsort neu entscheiden. Nach langer Diskussion, die vor allem von ästhetischen Erwägungen bestimmt war, einigte man sich auf die Stelle vor dem Palazzo Vecchio, an dem Donatellos Judith-Holofernes-Gruppe stand.

Bevor die Figur dort aber am 5. Juni 1504 aufgestellt werden konnte, mußten erhebliche Probleme für den Transport bewältigt werden, der ganze fünf Tage in Anspruch nahm. Dabei wurde die Statue mit Steinen beworfen, was möglicherweise darauf zurückzuführen war, daß man Anstoß an ihrer Blöße nahm, die vielleicht schon zur Aufstellung, spätestens aber 1545 mit vergoldeten Blättern bedeckt wurde. Nachdem die Figur 1873 in die Akademie gebracht worden war, wurde sie an ihrem ursprünglichen Standort durch eine Kopie ersetzt.

Das Juliusgrabmal in Rom

Durch Papst Julius II. von Florenz nach Rom berufen, wurde Michelangelo dort mit der Ausführung des päpstlichen Grabmals beauftragt (Abb. S. 222). Im März 1505 legte er seine ersten Entwürfe vor, die ein monumentales Freigrab nach Vorbildern antiker Herrschermausoleen vorsahen. In einem äußerst komplexen ikonographischen Programm sollten über vierzig Skulpturen und eine Reihe zusätzlicher, das Leben Julius' II. verherrlichender Bronzereliefs mit der Architek-

Michelangelo
David, 1501–04
Details
Florenz, Galleria dell'Accademia

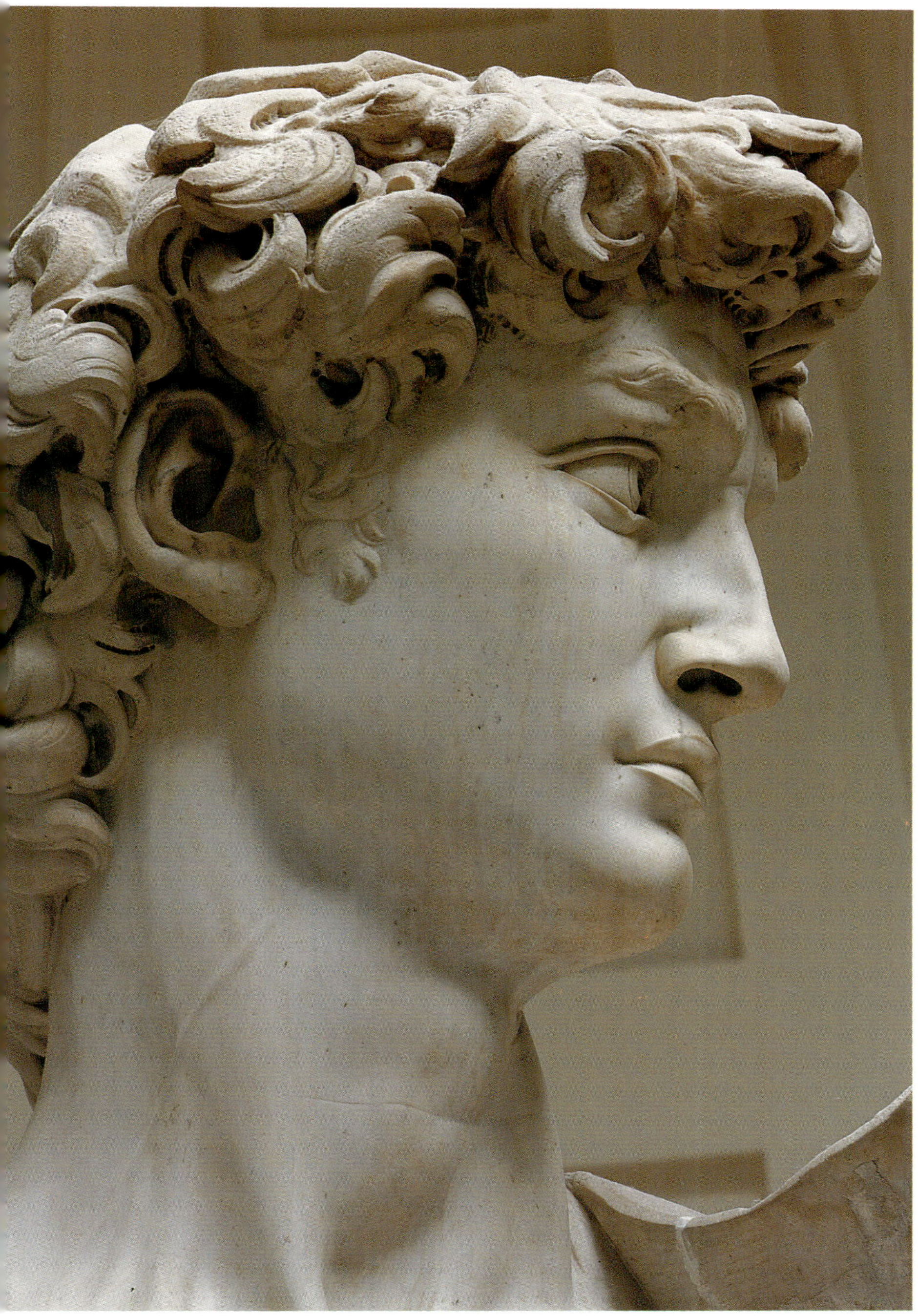

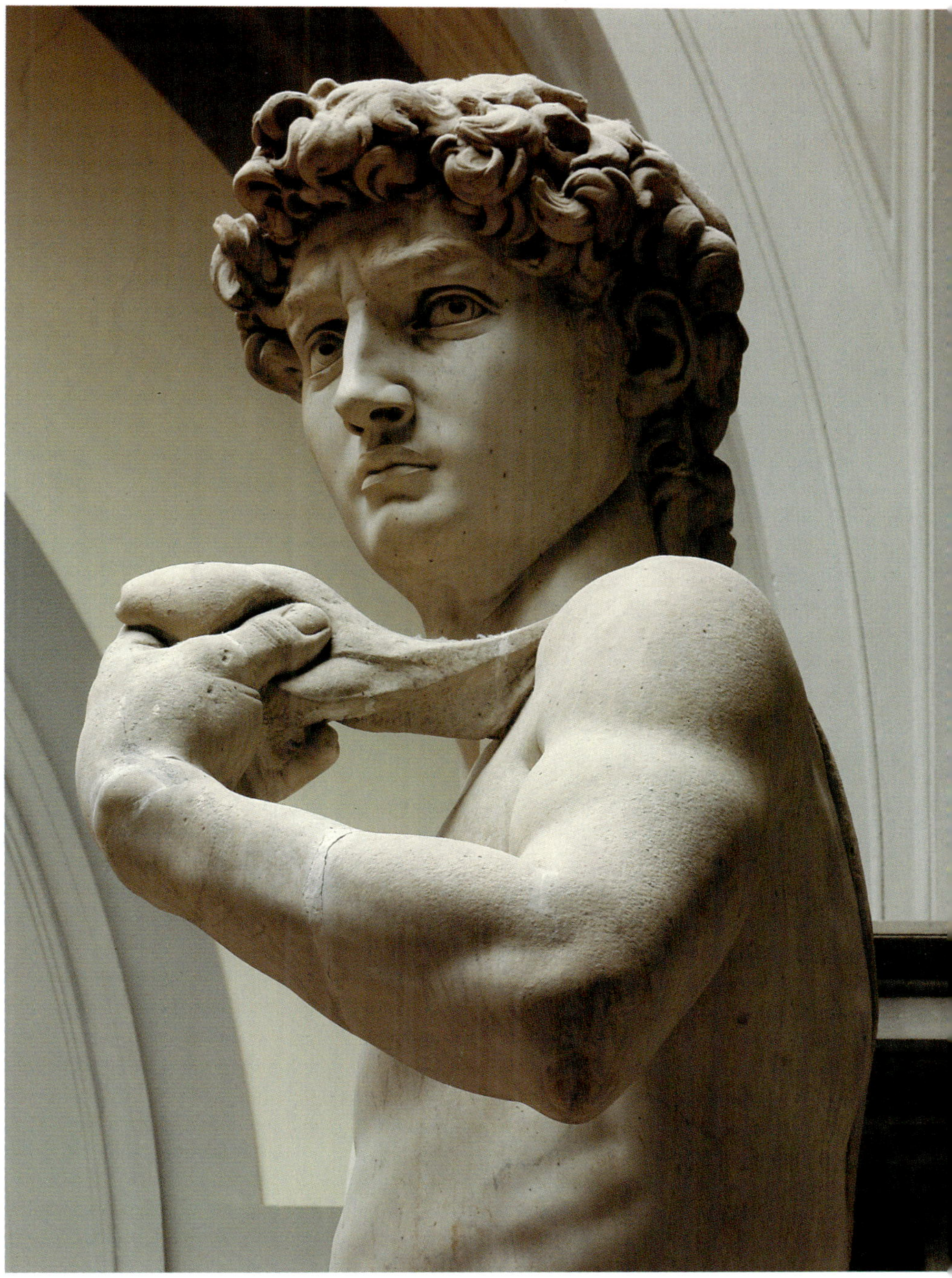

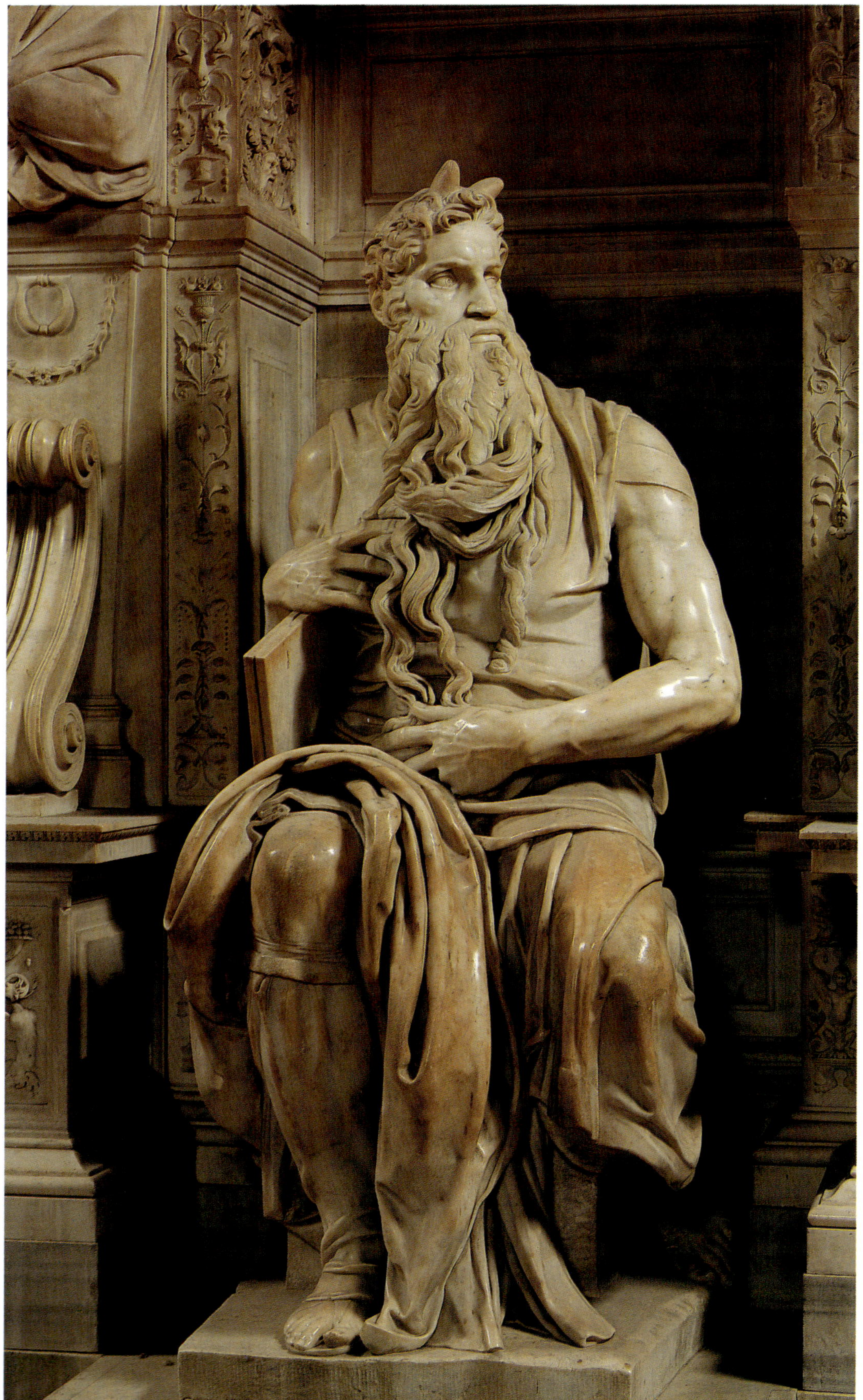

Michelangelo
Moses, um 1513–16
Marmor, Höhe 235 cm
Rom, San Pietro in Vincoli

Michelangelo
Juliusgrabmal, vollendet 1542–45
Marmor
Rom, San Pietro in Vincoli

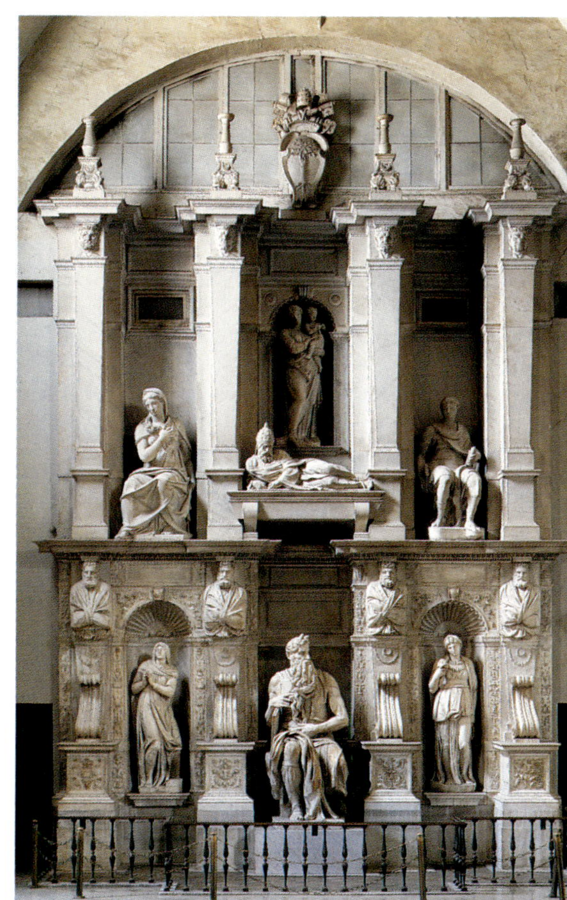

tur zu einer universalen Einheit verbunden werden. Fortan sollte das Werk Michelangelo über vierzig Jahre nicht mehr loslassen. Angesichts stets neuer Hinderungen sowie Reduzierungen der Ausgangsplanung seitens seiner päpstlichen Auftraggeber bezeichnete er es selbst als »Tragödie des Grabmals«, womit er nicht zuletzt die Tragödie seines eigenen verhinderten Lebenswerkes meinte. Michelangelo begann die Arbeit mit großem Engagement. Die zweite Jahreshälfte verbrachte er in Carrara, um die ungeheuren Marmormengen zu beschaffen. Aber bereits Anfang 1506 änderte der Papst, möglicherweise durch Intrigen des Architekten Donato Bramante bewogen, seine Pläne und gab dem Neubau von Sankt Peter von nun an den Vorrang. Michelangelo fühlte sich verraten, und da ihm der Papst weder weitere Mittel zuwenden noch ihm eine Audienz gewähren wollte, floh er voller Zorn nach Florenz. Nachdem Michelangelo nach einer Begegnung mit Julius II. 1507 in Bologna dessen Bronzestatue gefertigt hatte, kehrte er schließlich, nachdringlichen Aufforderungen des Papstes folgend, 1508 nach Rom zurück, um die Sixtinische Kapelle auszumalen. Trotz dieser neuen monumentalen Aufgabe, mit der ihn Julius II. in seine ehrgeizigen Pläne einzubinden wußte, beschäftigte sich Michelangelo immer wieder mit dessen Grabmal.

Den eigentlichen Fortgang nahm das Projekt aber erst nach dem Tod des della-Rovere-Papstes Ende Februar 1513, als dessen Testament zu vollstrecken war. Ein neuer Vertrag, der die zweite Phase dieses Projektes markiert, sah nunmehr einen Grabbau vor, der an einer Schmalseite mit der Wand verbunden war. Dafür entstanden bis 1516 die Louvre-*Sklaven* (Abb. rechts) und der *Moses* (Abb. 222). Aber bereits ein Jahr darauf wurde der Plan erneut geändert und das Grabmal um fast die Hälfte reduziert. Ob in diesen Zusammenhang auch die Darstellung des *Siegers* (Abb. rechts) gehört, ist ungeklärt. Gleichzeitig begann Michelangelo, von Papst Leo X. veranlaßt, mit Planungsarbeiten für die Fassade von San Lorenzo in Florenz. Nachhaltiger behindert wurden die Arbeiten am Julius-Grabmal aber durch Michelangelos Beschäftigung mit den Medici-Gräbern (Abb. S. 224 und 225). Als er daraufhin den Juliuserben 1526 ein neues, noch weiter reduziertes Projekt unterbreitete, konnte es kaum gefallen. Erneut unterbrochen wurde das Grabmalprojekt durch das politische Geschehen der Folgezeit, während der die Medici 1527 Florenz verlassen mußten. Erst 1532 wurde ein neuer Entwurf vereinbart. Aber auch der konnte nicht zur Ausführung kommen, da Michelangelo wiederum durch päpstliche Aufträge in Anspruch genommen wurde, darunter vornehmlich durch das Fresko des *Jüngsten Gerichts*, das ihm, der inzwischen amtierende Papst Paul III. übertragen hatte und das 1541 fertiggestellt war. Der schließlich letzte Entwurf wurde 1542 unter Vertrag genommen und enthielt außer dem sitzenden *Moses* keine der bis dahin ausgeführten oder geplanten Skulpturen. Statt der *Sklaven* waren nun Figuren der Vita activa und der Vita contemplativa vorgesehen, die nach Dante durch die biblischen Schwestern *Lea* und *Rahel* verkörpert werden.

Michelangelo
Sieger-Gruppe, um 1520–25
Marmor, Höhe 261 cm
Florenz, Palazzo Vecchio

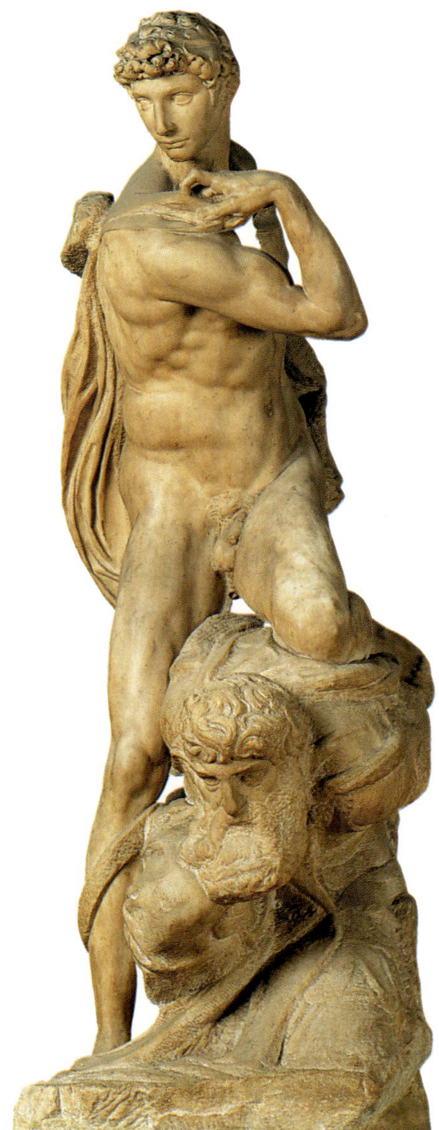

Michelangelo
»Sterbender Sklave«, um 1513–16
Marmor, Höhe 229 cm
Paris, Musée du Louvre

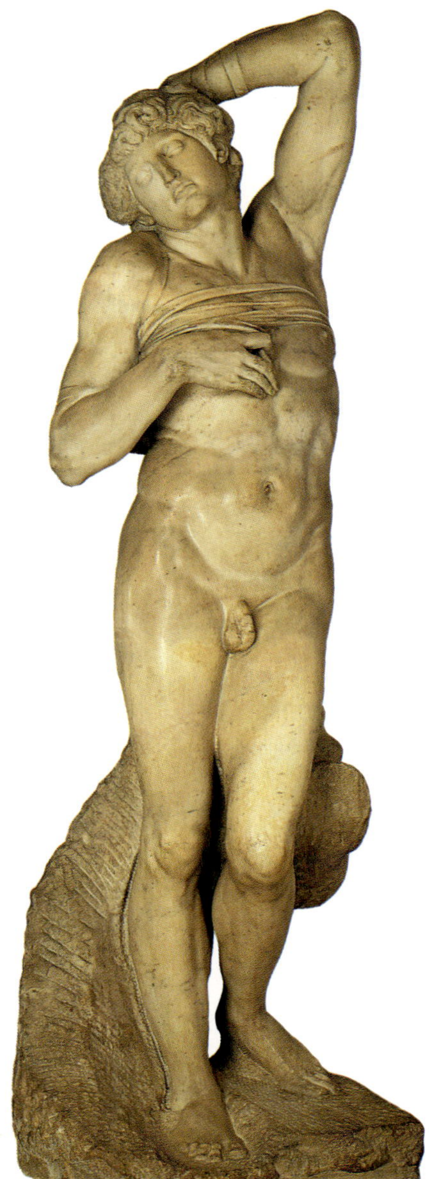

Der sitzende *Moses* wurde in das schließlich 1545 in San Pietro in Vincoli errichtete Grabmal als zentrale Figur eingefügt. Gegenüber älteren Deutungen, die die eben noch bezähmte Erregung Moses auf die Situation unmittelbar vor der Zerstörung der Gesetzestafeln bezogen, wird neuerdings vorgeschlagen, in Michelangelos Darstellung jenen Moment zu erkennen, da der Herr zu Moses sagt, er werde das Gelobte Land nicht sehen. Indem dieser Prophezeiung die Versagung Moses' Lebenszieles gleichkomme, enthalte die Figur zugleich Anspielungen auf Julius II., dem es nicht gelungen war, Italien auf der Basis des Kirchenstaates zu einigen. Und auch für Michelangelo selbst geriet das sich über Jahrzehnte hinziehende Desaster zur Verhinderung eines von ihm selbst als Lebensaufgabe begriffenen Werkes. Da die beiden *Sklaven* für das ausgeführte Grabmal keine Verwendung mehr gefunden hatten, verschenkte sie Michelangelo an einen früheren Gönner, über den sie später in den Louvre gelangten.

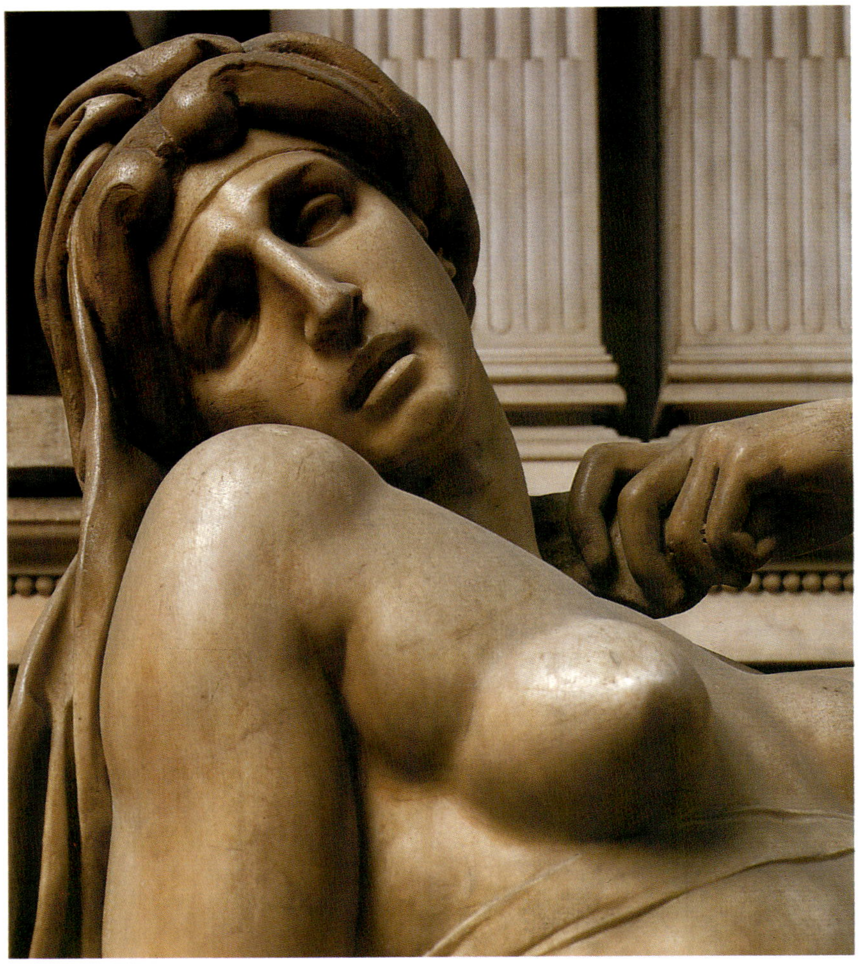

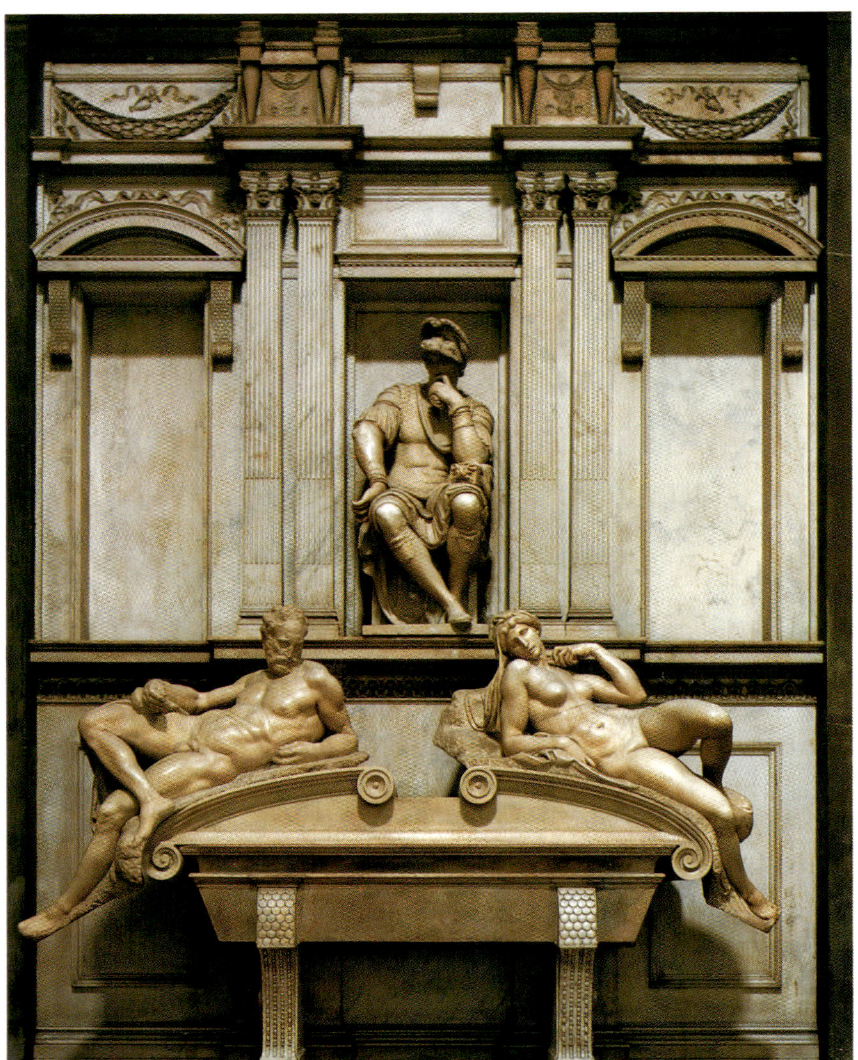

ABBILDUNG UNTEN UND DETAIL:
Michelangelo
Grabmal des Herzogs
Lorenzo de'Medici, 1521–34
Marmor, Höhe (Lorenzo) 178 cm
Detail: Aurora
Florenz, San Lorenzo, Medici-Kapelle

ABBILDUNG GEGENÜBER:
Michelangelo
Grabmal des Herzogs
Giuliano de'Medici, 1521–34
Marmor, Höhe (Giuliano) 178 cm
Florenz, San Lorenzo, Medici-Kapelle

Die Grabmäler der Medici-Herzöge in Florenz

Ähnlich seinen ersten Vorstellungen vom Julius-Grabmal in Rom dachte Michelangelo auch bei den Medicigräbern in Florenz, deren Arbeiten sich von 1520 bis 1534 erstreckten, zunächst an ein freistehendes Grabmonument in der am Nordchor von San Lorenzo eigens errichteten Neuen Sakristei. Anlaß für das Vorhaben war der frühe Tod des designierten Herzogs von Urbino, Lorenzo de'Medici (1492–1519). Mit ihm sollte hier sein Onkel Giuliano (1478–1516), Herzog von Nemour, sein Grabmal finden. Die genealogische Bedeutung dieser Gräber läßt sich daraus ermessen, daß mit beider Tod die legitime männliche Folge Cosimos des Älteren (1389–1464) erloschen war. Daher lag es nahe, in der Neuen Sakristei auch die Gräber des Lorenzo il Magnifico (1449–92) und seines Bruders Giuliano (1453–78) zu errichten.

Nach Michelangelos frühem Entwurf wären die vier vorgesehenen Gräber an den Seiten des Monuments angebracht worden, so daß, wie schon in den römischen Planungen, die eigentliche Grabarchitektur einen mausoleumsartigen Kern und die Skulpturenausstattung den ikonographischen Fassadenschmuck gebildet hätten. Indem aber die Gräber von den Außenwänden des freistehenden Monuments auf die Innenwände der Kapelle verlagert wurden, wurde diese selbst zum Mausoleum. Einer Gruppe von Entwurfszeichnungen im Londoner British Museum ist zu entnehmen, daß sich die Umwandlung in Wandgräber eher fließend vollzog, wobei zunächst Doppelgräber an den gegenüberliegenden Wänden vorgesehen waren. Durch die Reduzierung auf Einzelgräber blieben die Wände schließlich den Herzögen vorbehalten.

Beide Gräber (Abb. links, Abb. S. 225) stehen sich beinahe symmetrisch gegenüber. Über türhohen Sockelfeldern sind die Wände in drei Nischen gegliedert, die nach oben, von Gesimsen unterbrochen, durch Rundbögen abgeschlossen werden. Während die Sarkophage mit den allegorischen Figuren vor den Sockeln stehen, finden sich die mit römischen Rüstungen bekleideten, aber kaum porträthaft gegebenen Herzöge in den darüberliegenden Mittelnischen. Die allegorische Figur des Giuliano-Grabes mit eher männlicher Anatomie, aber ausgestattet mit weiblichen Brüsten, ist durch ihre Attribute als Verkörperung der Nacht ausgewiesen. Ihre Haltung leitet sich her von einem antiken, aber heute verlorenen Leda-Sarkophag. Ihr Pendant, die in starker Körperdrehung gegebene Darstellung des Tages, erinnert an den berühmten antiken Torso vom Belvedere. Gegenüber den Figuren des Giulianograbes, die kompakt und gebunden erscheinen, zeigen sich die Gegenstücke vom Lorenzo-Grab, Morgendämmerung (Frau) und Abend (Mann), gestreckt und gleichsam von ihrer Materialgebundenheit befreit. Dabei scheint die Figur der Morgendämmerung barocke Raumerschließung vorwegzunehmen. Die räumliche Beziehung der Gräber zueinander erschließt sich weniger aus ihrer isolierten Gegenüberstellung als vielmehr durch die visuelle und spirituelle Zugewandtheit beider Herzöge auf die an der Eingangswand aufgestellte Muttergottes mit Kind und den sie flankierenden Heiligen.

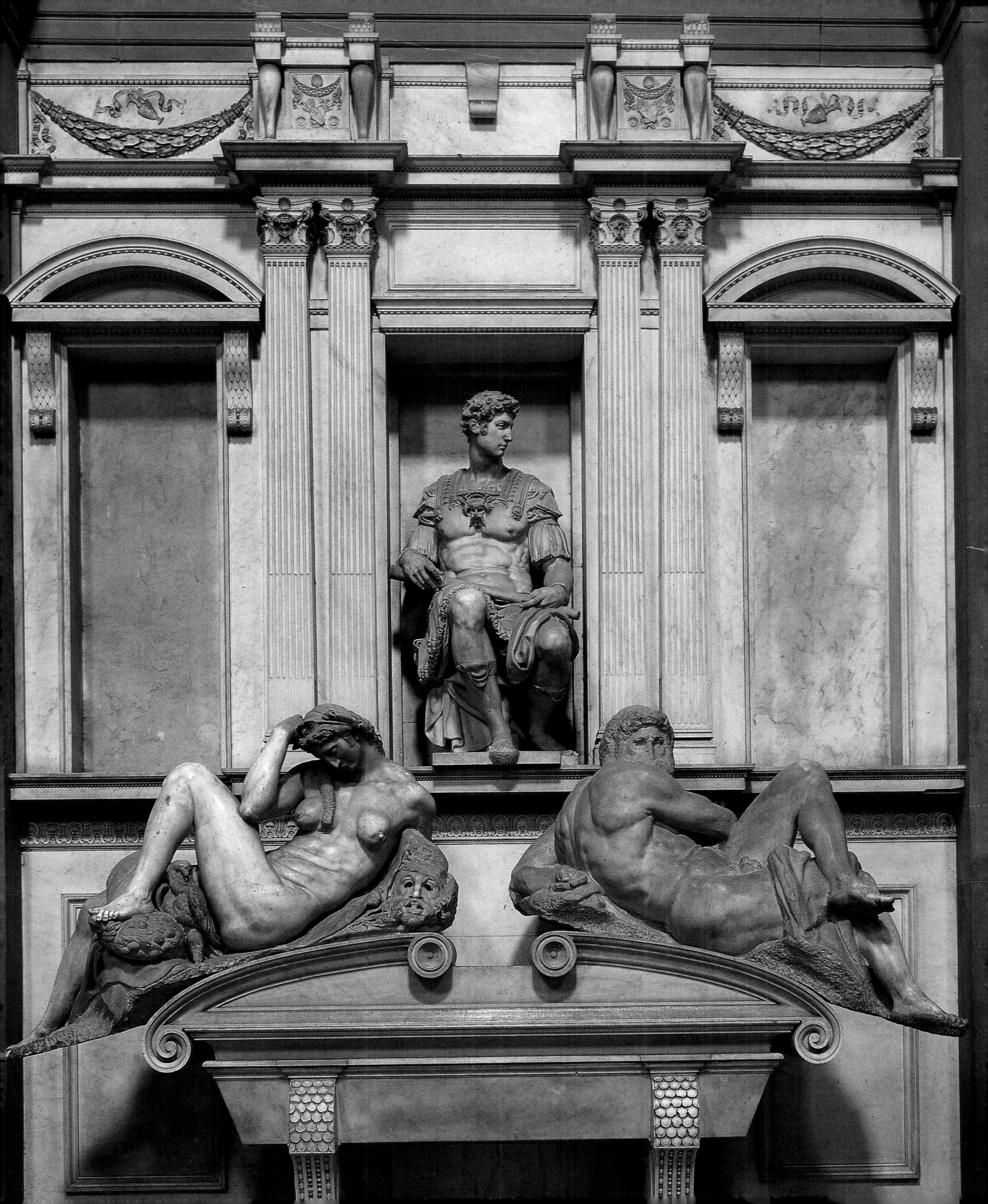

Michelangelo
Pietà, 1497–99
Marmor, Höhe 174 cm
Rom, Sankt Peter

Michelangelo
Pietà, um 1547–55
Marmor, Höhe 226 cm
Florenz, Museo dell'Opera del Duomo

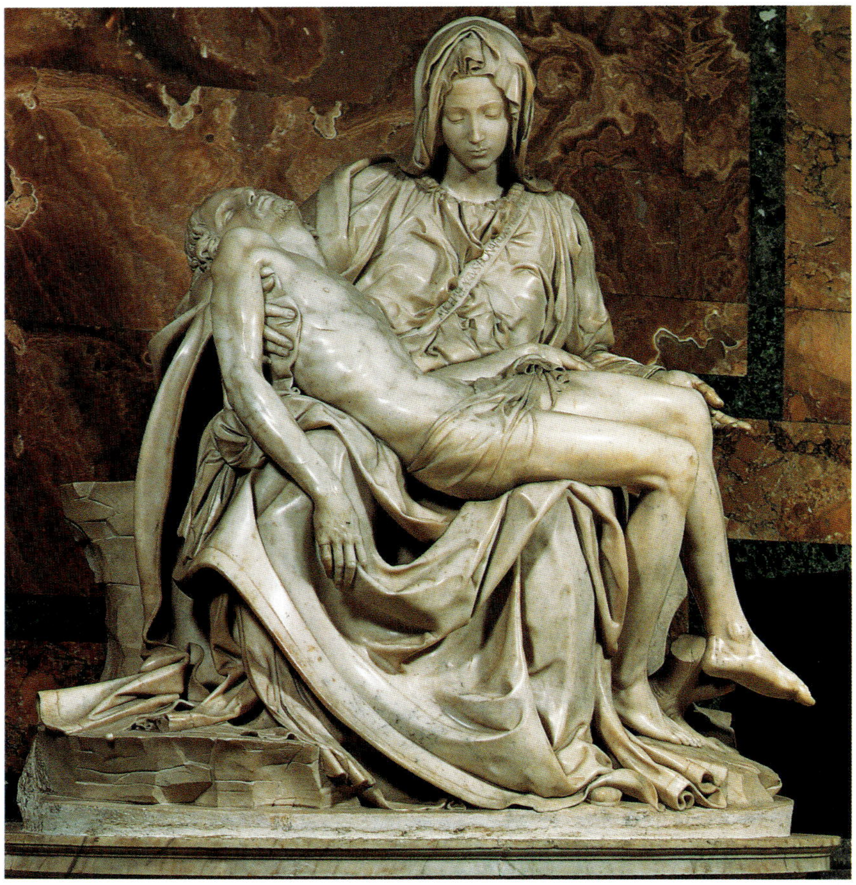

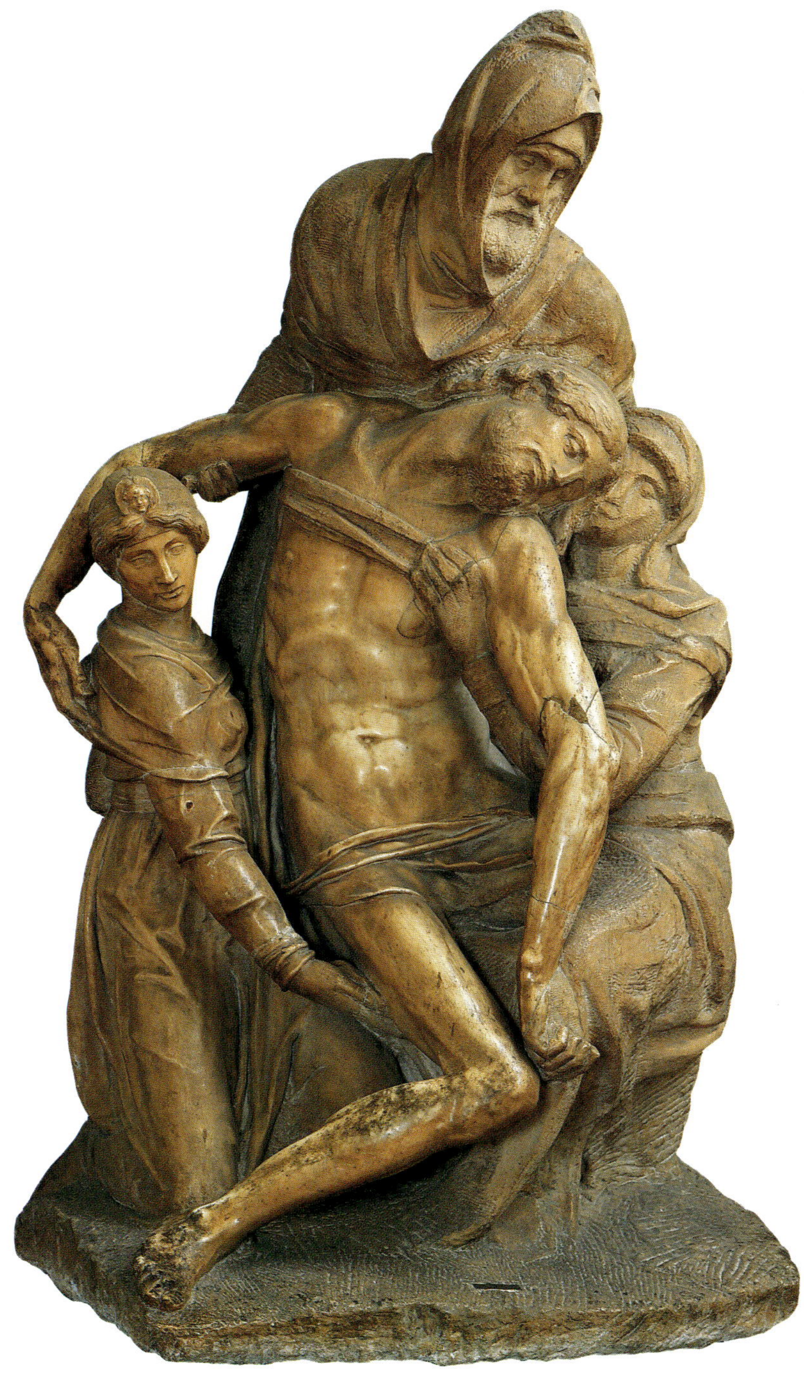

Die Pietà-Bildwerke

Als am 27. August 1498 der Vertrag über die Pietà für den französischen Kardinal Jean Bilhères da Lagraulas (Abb. oben) geschlossen wurde, war Michelangelo gerade dreiundzwanzig Jahre alt. Insofern läßt sie sich zu seinem Frühwerk rechnen. Gemäß des noch erhaltenen Vertrages sollte Michelangelo eine Pietà schaffen, »nämlich eine bekleidete Jungfrau Maria, welche den abgeschiedenen Christus in den Armen hält, und zwar in der Größe eines natürlichen Menschen«. Sie sollte innerhalb eines Jahres fertiggestellt sein und 450 Golddukaten kosten. Michelangelos Vertragsführer Jacopo Galli versprach darüber hinaus, »daß es die schönste Marmorskulptur sein wird, die es heutigentags in Rom gibt, und daß kein Meister von heute sie würde besser machen können«. Nördlich der Alpen waren deutsche Vesperbilder weit verbreitet und auch der französischen Bildhauerei waren solche Darstellungen nicht unbekannt. In der zeitgenössischen Skulptur Italiens aber war dieses Thema ohne Vorbild. Umso bemerkenswerter ist die gestalterische Kraft, mit der es Michelangelo gelingt, die Figuren zu einer Einheit zu verbinden. So ist die fast quer auf dem Schoß Marias liegende Figur des toten Christus in den weiten Kontur des Gewandes eingebunden. Gestützt wird die dadurch gewonnene

Michelangelo
»Rondanini-Pietà«, 1552/53–64
Marmor, Höhe 195 cm
Mailand, Castello Sforzesco

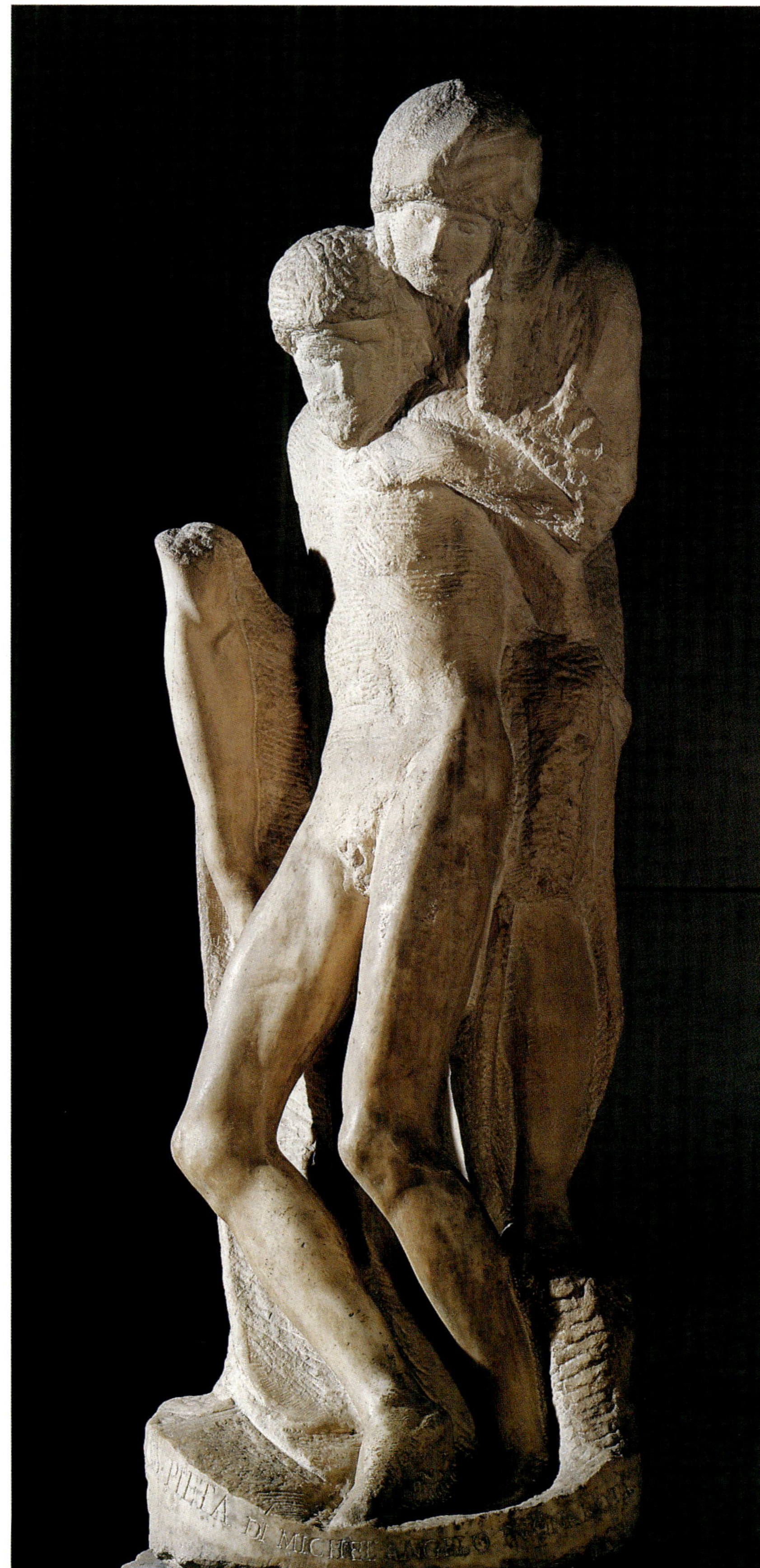

Geschlossenheit der Gruppe durch die rahmende Faltenführung. Vorhaltungen, Michelangelo habe Maria als Mutter zu jugendlich gestaltet, begegnete der Bildhauer mit dem Einwand, nur dadurch sei der Welt die Jungfräulichkeit und die ewige Reinheit der Gottesmutter vor Augen zu führen. Die oft kopierte und vielen Bildhauern vorbildhafte Gruppe wurde zunächst in Santa Petronella südlich von Alt-Sankt-Peter vermutlich im Zusammenhang mit dem Grab des Auftraggebers aufgestellt, bevor sie noch vor 1519 in die Peterskirche gelangte. Nachdem sie 1972 durch einen Kunstattentäter schwer beschädigt worden war, ist sie sorgfältig restauriert worden.

Die Duomo-Pietà
Dem Frühwerk der Pietà in Sankt Peter stehen zwei Altersbearbeitungen desselben Themas gegenüber. Die eine befindet sich heute im Museo dell'Opera del Duomo in Florenz (Abb. S. 226 rechts). Um 1547 begonnen, scheint Michelangelo die Arbeit etwa 1555 aus mehreren Gründen unvollendet aufgegeben zu haben. Daß dabei der Bildhauer sein Werk im Zorn zerstört habe, dürfte allerdings eher Motiven zeitgenössischer Künstlerlegenden zuzuschreiben sein. So fand sich das fehlende linke Bein der Christusfigur später im Nachlaß von Daniele da Volterra. Schon zuvor waren in der Spannung zwischen Auftrag und dem Anspruch des Künstlers begonnene Statuen unvollendet geblieben. Verbreitet ist die Auffassung, daß bereits die Idee, die ein begonnenes Bildwerk entäußerte, sich die zeitgenössische Wertschätzung verdiente, selbst wenn es nicht vollendet ausgearbeitet war. Die Kunstgeschichte hat dafür den Begriff des »Nonfinito« geprägt. Im Sinne dieses »Nonfinito« ist die Duomo-Pietà zu verstehen, denn die Absicht, eine reich bewegte Gruppe von vier Figuren aus einem einzigen Marmorblock zu hauen, überstieg alle bis dahin bekannten Bildwerke, eingeschlossen die antike Laokoongruppe. Und auch durch Nachbearbeitungen anderer Bildhauer nach Entwürfen Michelangelos konnte die Gruppe nicht vollendet werden. Der Umstand, daß der Bildhauer dem Gesicht des Nikodemus seine eigenen Züge gegeben hat, deutet darauf hin, daß er die Gruppe für sein eigenes Grabmal bestimmt hatte.

Die Pietà Rondanini
Es ist überliefert, daß Michelangelo noch wenige Tage vor seinem Tod an einer Pietà gearbeitet hat. Die unvollendete Gruppe, die sich bis 1920 im Palazzo Rondanini befunden hat und seit 1952 im Castello Sforzesco in Mailand aufbewahrt wird (Abb. rechts). Auf einem erhöhten Felssockel steht Maria und stützt den leblosen Leib Christi, der hier erstmals von Michelangelo und in der italienischen Skulptur überhaupt in voller Länge und aufrecht präsentiert wird. Bereits 1552 oder 1553 begonnen und später wieder aufgenommen, zeigt die Arbeit Spuren einer früheren Version. Das verbliebene knappe Steinvolumen jedoch scheint eine im traditionellen Sinne befriedigende Lösung kaum mehr zugelassen zu haben. Indem aber beide Figuren in ihrer engen und aufrechten Verschmelzung auch an die Auferstehung erinnern, scheint sich hier die späte Religiosität Michelangelos zu entäußern.

Tullio Lombardo
Doppelporträt, 1490–1510
Marmor, Höhe 47 cm, Breite 50 cm
Venedig, Ca' d'Oro

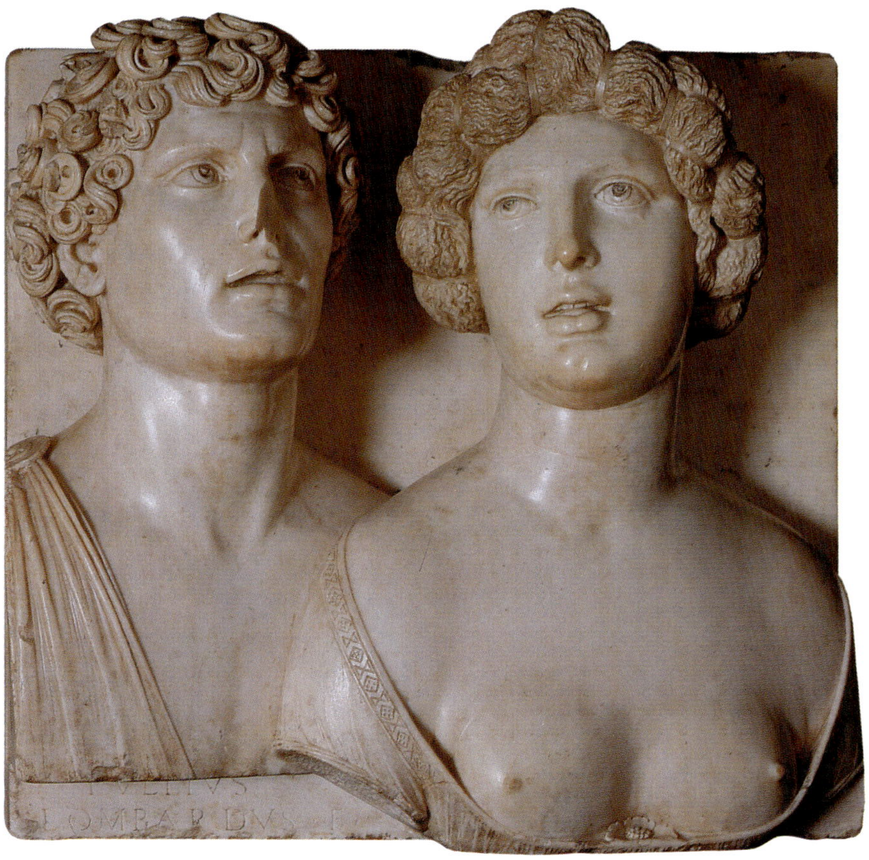

Bildhauer zur Zeit Michelangelos und in der Spätrenaissance

Tullio Lombardo

Tullio (um 1455–1532) und sein Bruder Antonio Lombardo (um 1458 – um 1516), deren beider Geburtsjahre unbestimmt sind, wuchsen in der venezianischen Werkstatt ihres Vaters Pietro zu vielseits gerühmten Bildhauern heran. Dabei wirkte Tullios künstlerischer Ruhm nachhaltiger als der seines Bruders. So lobte ihn Pomponius Gauricus 1504 als den größten Bildhauer aller Zeiten, der in seinen Arbeiten die Antike wieder auferstehen ließ. Grabmale in Venedig, wie das des Dogen Andrea Vendramin, dem ursprünglich der *Adam* im Metropolitan Museum of Art in New York angehörte, oder das ungewöhnlich große Altarrelief der *Marienkrönung* in San Giovanni Crisostomo in Venedig gehören ebenso zu seinem Œuvre wie die Reliefs des *Geizhalswunders* oder der *Jünglingsheilung* im Paduaner Santo.

Die zwischen 1490 und 1510 als Hochrelief gearbeitete und signierte *Doppelbüste* im Museum Ca' d'Oro in Venedig (Abb. oben) zeigt ein junges Paar, dessen Darstellung eher von skulptierten Doppelporträts antiker Grabmäler inspiriert ist als von nordeuropäischen Doppelbildnissen in der Malerei, da letzteren der antikische Ausdruck fremd ist. Ihre all'antica-Bearbeitung, die sich ebenso in der Büstenform wie in der Nacktheit zeigt, entrückt das Paar einerseits in die Sphäre antiker Mythologie. In diesem Sinne als *Bacchus und Ariadne* bezeichnet, findet sich ein Vergleichsstück Tullios im Wiener Kunsthistorischen Museum. Andererseits liegt es auch nahe, sie als all'antica verschlüsselte zeitgenössische Porträts anzusprechen. So wird das Doppelbildnis in Venedig auch als Selbstporträt Tullios mit seiner Frau verstanden. Schließlich hat die rätselhafte Erscheinung beider Doppelbildnisse bis heute jedoch keine befriedigende Klärung gefunden.

Jacopo Sansovino

Als Jacopo d'Antonio Tatti (1468–1570) in Florenz geboren, nahm der Bildhauer während seiner Lehrzeit den Beinamen seines Meisters Andrea Sansovino an. Erste Wettbewerbsmodelle für größere Aufträge blieben zunächst ohne Erfolg. Nachdem er 1506 oder 1507 nach Rom gegangen war, wurden er wie auch drei andere Bildhauer durch Bramante aufgefordert, jeweils eine Wachskopie des Laokoon anzufertigen. Nach positiver Begutachtung durch Raffael, berichtet Vasari, wurde diejenige von Sansovino im Auftrag des Kardinals Domenico Grimani in Bronze gegossen. Das Stück ist heute verloren. Weiterhin läßt uns Vasari wissen, daß sich Pietro Perugino, mit dem Sansovino zeitweise im selben römischen Quartier wohnte, zahlreiche Wachsmodelle von Sansovino anfertigen ließ.

Von Vasari besonders hervorgehoben findet sich eine *Kreuzabnahme*, die später in den Besitz des Giovanni Gaddi kam und sich heute im Londoner Victoria & Albert Museum befindet (Abb. S. 229). Die vielfigurige Gruppe, die erstmals auch die Kreuzabnahme der Schächer einbezieht, zeigt eine reich bewegte Szene. Dabei entäußert der Gegensatz zwischen den leblosen Leibern der Gekreuzigten und ihren heftig agierenden Helfern ein gesteigertes Pathos. Während vier von ihnen den Leichnam Christi vom Kreuz herablassen, tragen zwei andere auf der rechten Seite den guten Schächer davon. Korrespondierend dazu bemühen sich links vermutlich Maria Magdalena, Johannes und eine weitere Frau um die in Ohnmacht gesunkene Maria. Von den drei Gruppen isoliert und überhaupt alleingelassen, hängt der böse Schächer an der Leiter. Bei gleichzeitiger Verarbeitung antiker Vorbilder für einzelne Figuren schafft Sansovino mit diesem Werk auch einen neuen Kreuzabnahmetypus, der nachhaltige Auswirkungen auf die spätere Kunst hatte.

Nachdem er 1511 nach Florenz zurückgekehrt war, wo er verschiedene Figuren fertigte, die seinen Ruhm erheblich förderten, befand er sich zwischen 1518 und 1527 wieder in Rom. Von dort wandte er sich nach Venedig, wo er zunächst als Architekt tätig war, bevor er mit seiner Bildhauerwerkstatt schließlich zur überragenden Künstlerpersönlichkeit Venedigs wurde. Aus dieser Zeit stammt unter anderem der Bildschmuck der Loggetta del Campanile, die von ihm selbst zwischen 1537 und 1540 errichtet worden war.

Jacopo Sansovino
Kreuzabnahme, um 1508–10
Wachs und Holz, vergoldet,
Höhe (Rahmen) 97,8 cm, Breite 89,5 cm
London, Victoria & Albert Museum

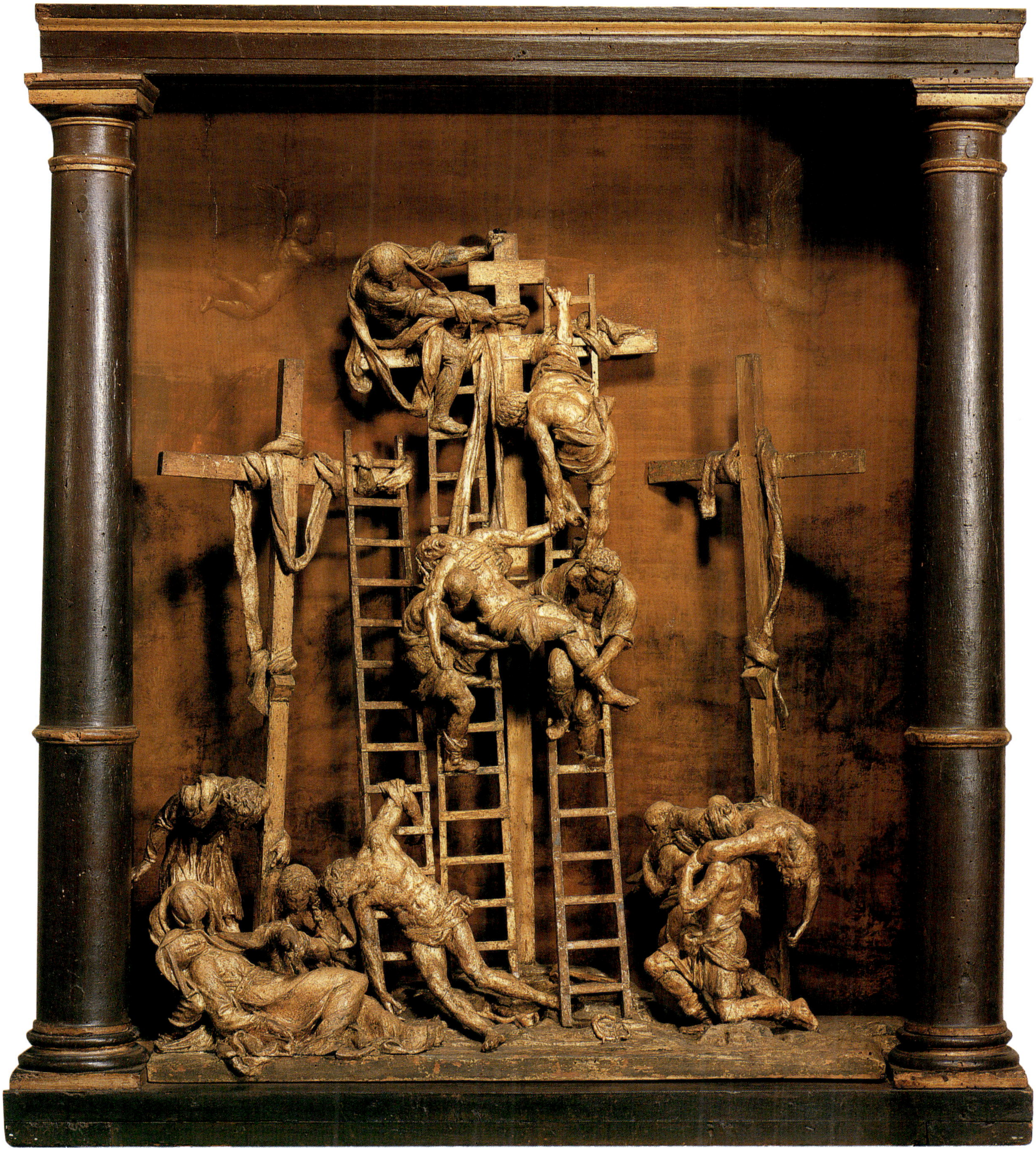

Baccio Bandinelli
Herkules und Kakus, 1525–34
Marmor, um 496 cm
Florenz, Piazza della Signoria

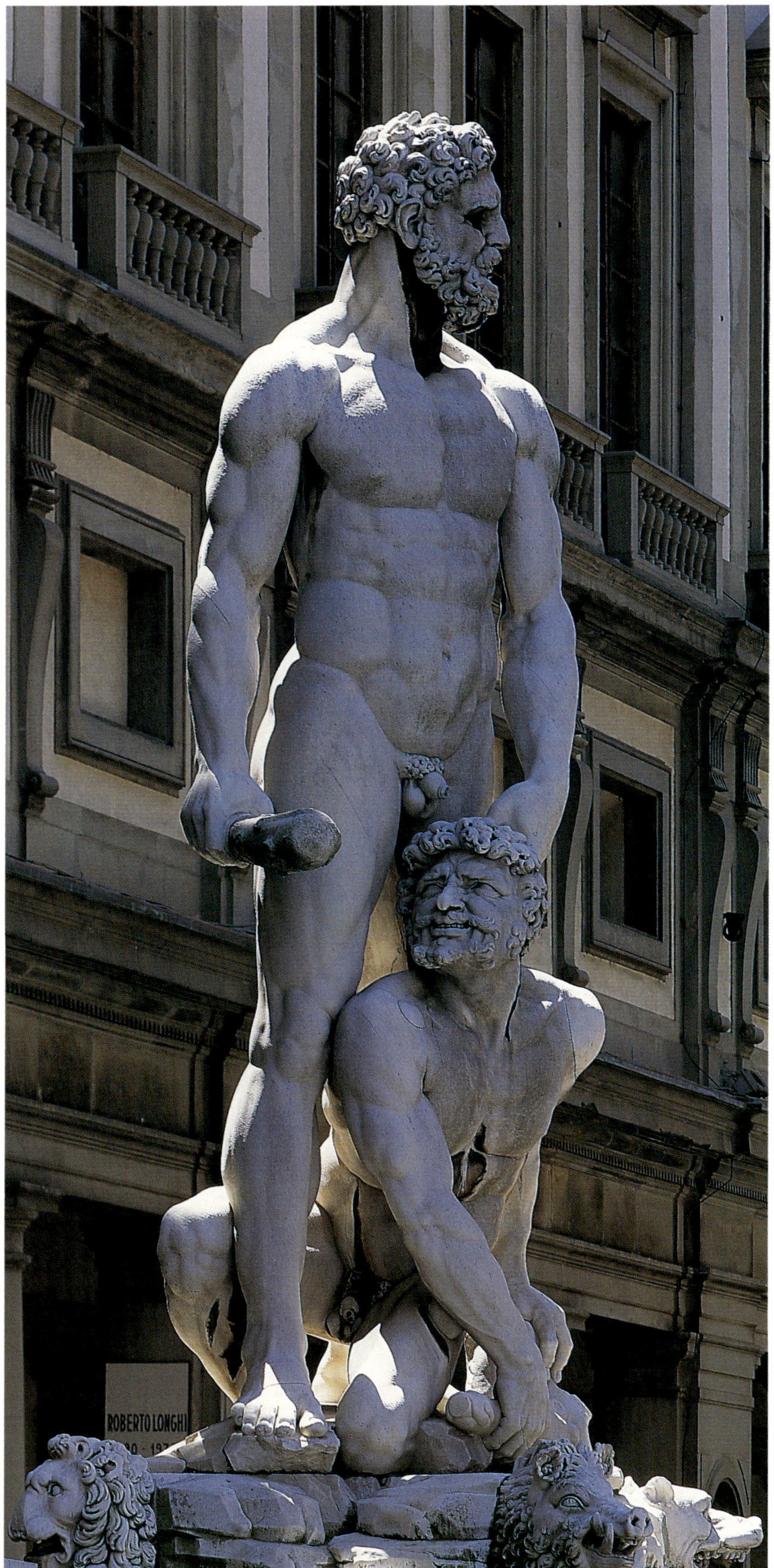

Baccio Bandinelli (1493–1560)
Als Sohn des Florentiner Goldschmiedes Michelangelo Brandini erhielt er seine erste Ausbildung in der Werkstatt seines Vaters. Dessen Unterstützung und Verbindungen waren ihm vor allem von großem Nutzen in der Beziehung zum Hof der Medici, deren Förderung er zeit seines Lebens genoß. Obwohl sich Bandinelli schon früh als Zeichner bewährte, konnte er in der Malerei keine Anerkennung finden. Zeitgenossen wie Vasari und Benvenuto Cellini beschreiben ihn überdies als menschlich problematisch, als eifersüchtig, mißgünstig und selbstüberheblich bezüglich der Werke anderer. So soll er nach Vasari 1512 den im Ratssaal ausgestellten Karton der *Schlacht von Cascina* von Michelangelo aus Haß auf den Rivalen zerschnitten haben. Als 1515 anläßlich von Friedensverhandlungen der französische König Franz I. die Auslieferung der Laokoongruppe vom Belvedere forderte, konnte Leo X. dieses Ansinnen durch das Versprechen abwehren, ihm eine Kopie anfertigen zu lassen. Der Papst beauftragte Bandinelli, der sich gerühmt hatte, mit seiner Kopie das antike Vorbild zu übertreffen. Tatsächlich gelangte das 1525 fertiggestellte Werk (Abb. S. 231 oben) nie an den französischen Hof. Heute befindet es sich in den Uffizien in Florenz. Bandinellis Kopie, die zugleich die Rekonstruktion des damals noch verlorenen rechten Arms des Vaters sowie einen Arm und eine Hand der Söhne einschloß, zeigt den kraftvollen Oberkörper des Laokoon anatomisch weniger durchgebildet als das Original. Die nur oberflächlich ausgebildete Muskulatur ist teilweise erheblich verschliffen, während ein Netz feiner Äderchen die Haut durchzieht. Der hochgereckte rechte Arm, der die Schlange fortzureißen versucht, wie auch die Übersteigerung des Schmerzes im Gesicht Laokoons verleiht der Gruppe jenes Pathos, das ihr die Zeitgenossen als Ankündigung und Erfüllung der Geschichte Roms im tragischen Tod des trojanischen Priesters beimaßen. Daß diese Betrachtungsweise durchaus dem damaligen Zeitgeschmack entsprach, beweist die Ergänzung des Originals, die der Michelangeloschüler Giovanni Angelo Montorsoli im Auftrag Clemens' VII. ausführte. Er fügte dem Vater einen noch weiter gestreckten Arm an, wodurch der Todeskampf eine zusätzlich gesteigerte Überhöhung erfuhr. In dieser Gestalt war der Laokoon der Welt der Kunst bekannt und geläufig, bis 1957 das bereits 1904 aufgefundene Fragment des antiken Arms wieder angefügt wurde. Der ist, entgegen den Ergänzungen der Renaissance, stark angewinkelt und stellt den antiken Zustand weitgehend wieder her.

Bereits 1508 scheint die Florentiner Signoria den Plan verfolgt zu haben, dem David Michelangelos ein kolossales Pendant von gleicher Hand gegenüberzustellen. Die langwierige Geschichte dieses Projektes war auch an die Wechselfälle politischer Machtverhältnisse gebunden. Schließlich erhielt Bandinelli den Auftrag für einen *Herkules,* der den Kakus erschlägt (Abb. links). Aber bereits der Transport des Marmorblocks von Carrara nach Florenz provozierte anekdotischen Spott auf die bildhauerischen Fähigkeiten Bandinellis. Als der Stein auf dem Landtransport unweit Florenz in den Arno fiel, dichtete man ihm an, er habe sich aus Verzweiflung in den Fluß gestürzt, als er vernommen

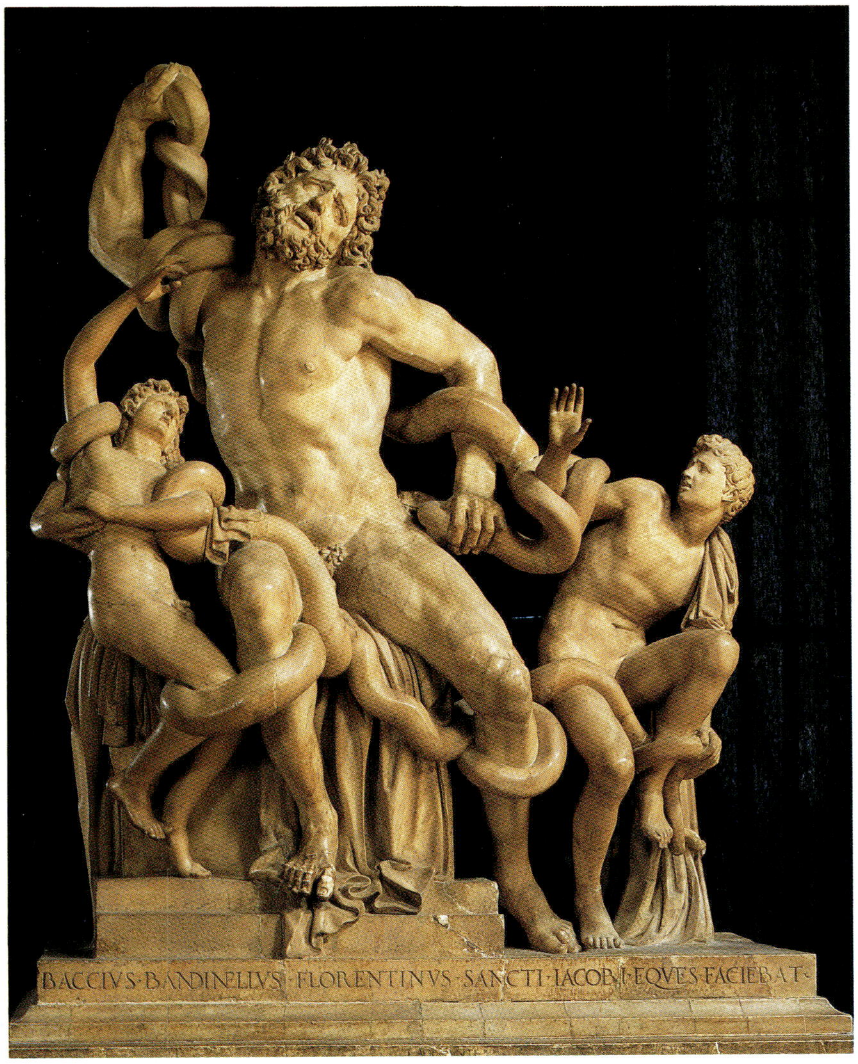

Baccio Bandinelli
Laokoon, Kopie nach dem Laokoon von Belvedere
Marmor
Florenz, Galleria degli Uffizi

ABBILDUNG UNTEN:
Giovanni Angiolo Montorsoli
Trunkener Satyr, um 1532/33
Marmor, Höhe 65 cm, Breite 135 cm
St. Louis, The St. Louis Art Museum

hatte, er solle durch Bandinelli verstümmelt werden. Kaum anders erging es dem vollendeten Werk, nachdem es am 1. Mai 1534 auf Intervention des Papstes schließlich aufgestellt wurde. Cellini glaubt »mehr als tausend Sonette zur Schmach dieser schlechten Arbeit« zu erinnern, die an der Figur aufgehängt waren. Der Spott ging soweit, daß, wie Vasari weiß, Herzog Alessandro sogar einige der Spötter verhaften ließ. Denn der Herkulestriumph über den Sohn des Vulkanus gehörte zur politischen Emblematik der Florentiner Kommune.

Bereits 1525, unmittelbar nach der Erteilung des Auftrags durch Papst Clemens VII., hatte Bandinelli ein Wachsmodell gefertigt, das heute mit einem Wachsbozzetto in der Berliner Skulpturensammlung identifiziert wird (Abb. unten links). Da aber der Marmorblock dessen Ausführung nicht zuließ, fertigte er mit Erlaubnis des Papstes ein neues Modell, dem jedoch nach Meinung vieler Künstler die Kraft und die Lebendigkeit des ersten fehlte. Tatsächlich entbehrt die ausgeführte Gruppe jeglicher Bewegung und Dynamik. Bandinellis Herkules präsentiert die Überwindung seines Widersachers eher symbolhaft. Während er über dem Besiegten steht und seinen Blick in die Ferne richtet, ist er dem Geschehen entrückt. Dadurch erscheint die Unterwerfung gleichsam posenhaft auf die politische Aussage reduziert.

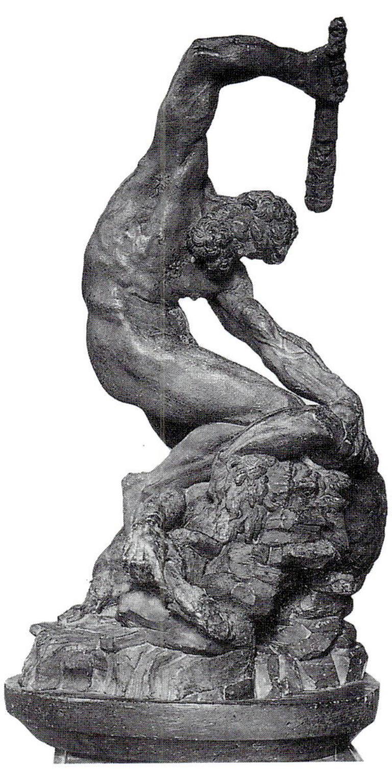

Baccio Bandinelli
Herkules und Kakus
Wachsmodell
Berlin, Staatliche Museen

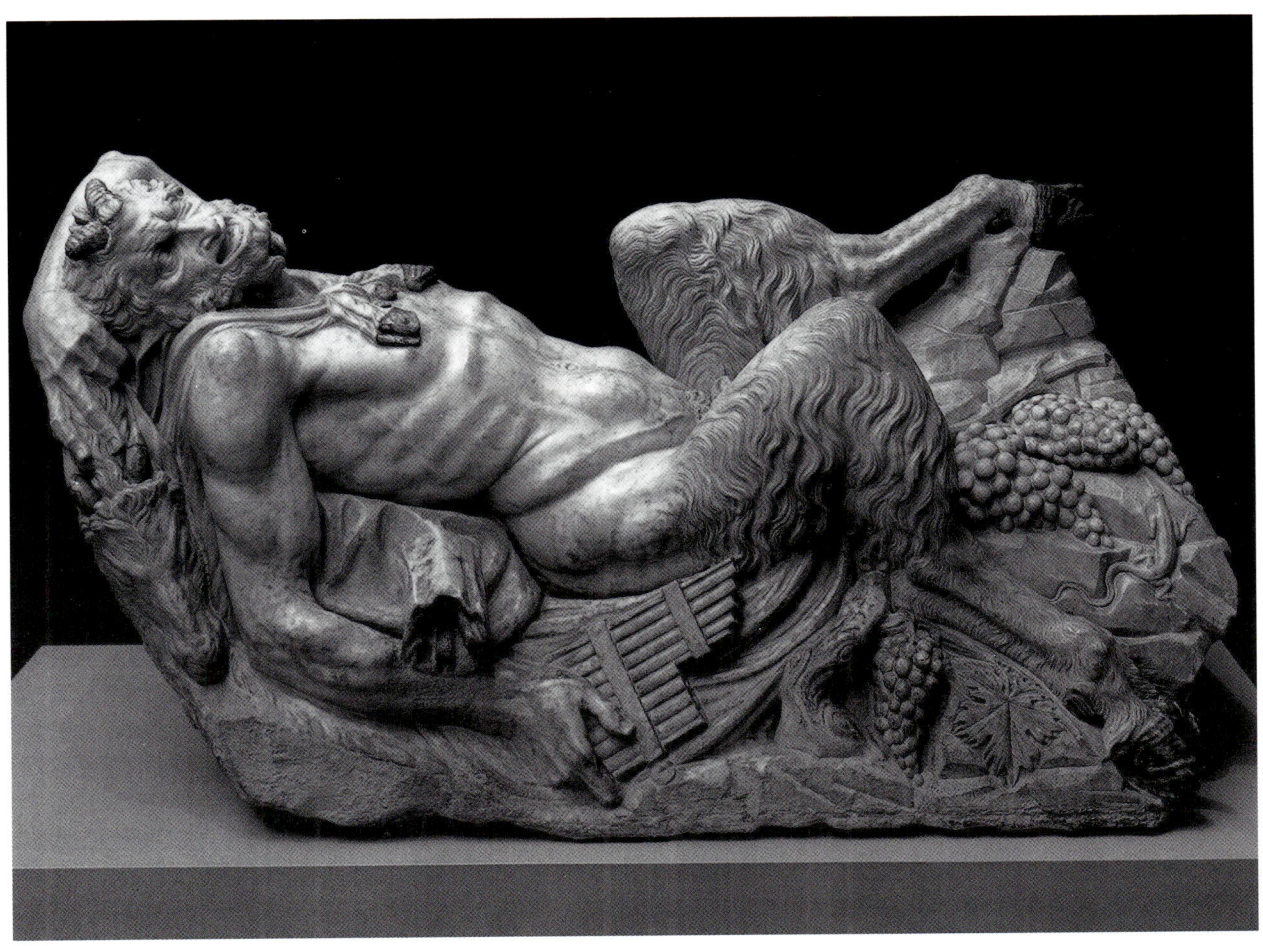

Benvenuto Cellini
Perseus, 1545–54
Bronze, Höhe (inklusive Sockel) 320 cm
Florenz, Loggia dei Lanzi

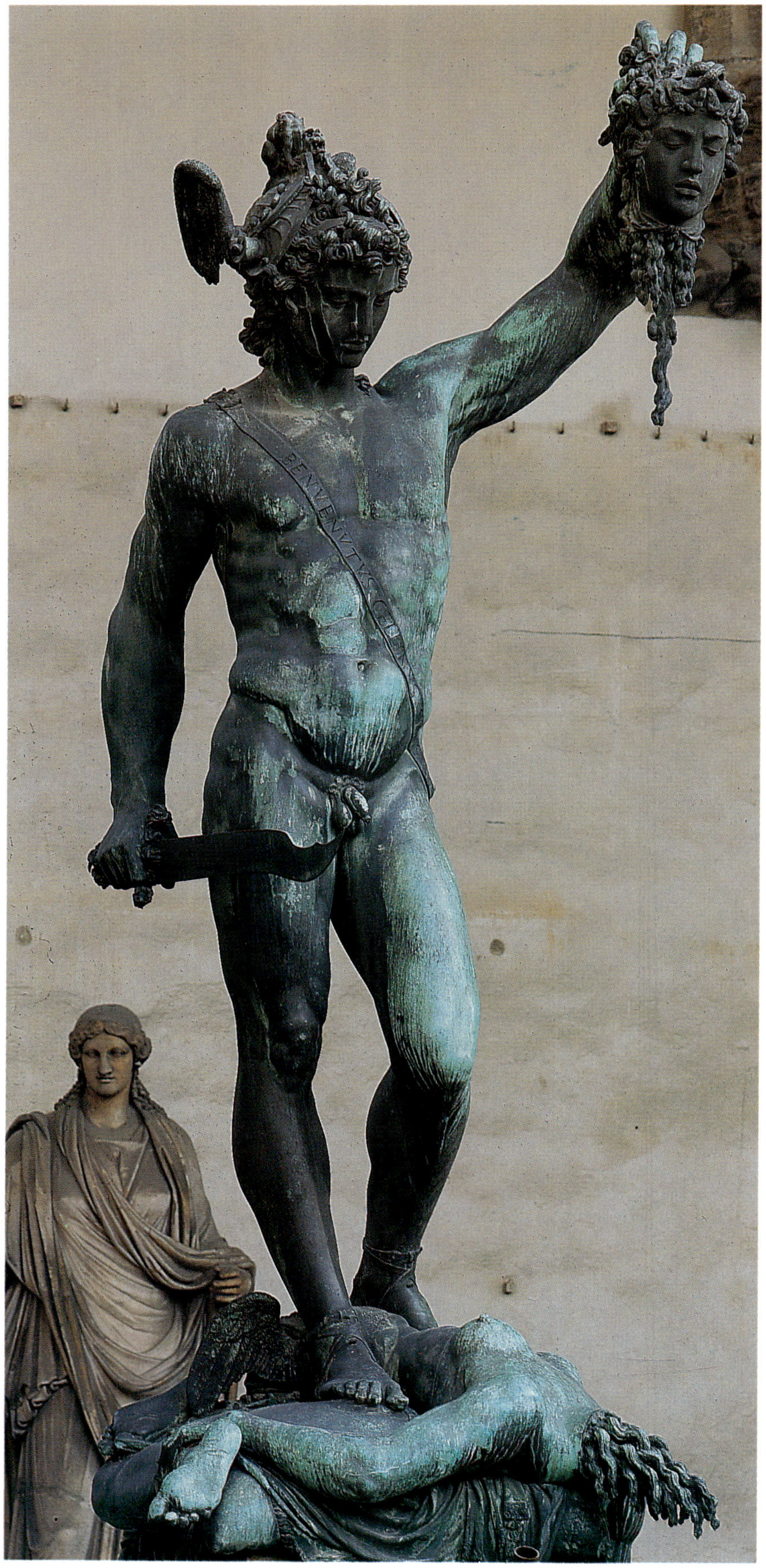

Bildhauer im Zuge der Gegenreformation und an der Wende zum Manierismus

Bartolomeo Ammanati
Aus Settignano bei Florenz stammend, lernte Ammanati (1511–1592) zuerst bei Bandinelli und später bei Jacopo Sansovino in Venedig. Als Gehilfe des Florentiner Bildhauers Montorsolis war er um 1538 am Sannazaro-Grabmal in Neapel tätig. Später arbeitete er mit Sansovino in Venedig an der Libreria di San Marco. Nach Tätigkeiten in Padua, wo er einen kolossalen *Herkules* ausführte, und in Vicenza widmete er sich seit Ende 1548 in Rom dem Studium der Antiken, suchte Kontakte zu Michelangelo und Vasari und heiratete 1550 die Dichterin Laura Battiferri. Fünf Jahre später wandte er sich wieder nach Florenz, wo er nach der Arbeit an einem Brunnenprojekt und einigen Bronzen 1560 eine Konkurrenz um den geplanten *Neptunbrunnen* auf der Piazza della Signoria für sich entscheiden konnte (Abb. S. 234). Beteiligt waren unter anderen Cellini und Bandinelli, der aber bereits im Februar 1560 starb und so den zunächst ihm zugewiesenen gigantischen Marmorblock für die zentrale Brunnenfigur nicht mehr bearbeiten konnte. Seine Planungen hatten aber bereits eine Neptunstatue vorgesehen, die Ammannati 1561 auszuführen begann. Unmittelbares Vorbild für den Brunnentypus mit kolossaler Mittelfigur war der von Montorsoli 1557 in Messina gefertigte *Neptunbrunnen,* der zugleich das früheste Beispiel in Italien war. Ammannatis gigantischer *Herkules* in Padua und der *Neptun* in Florenz waren die größten Kolosse überhaupt, die das Cinquecento hervorgebracht hat. Bald nachdem 1575 der Florentiner Brunnen fertiggestellt war, befiel den Bildhauer eine religiöse Lebenskrise, die ihn veranlaßte, seine früheren Werke, darunter auch den Neptunbrunnen, wegen der vielen nackten Figuren im Geist der Gegenreformation zu verdammen. Sein Erbe vermachte er schließlich dem Jesuitenorden.

Benvenuto Cellini
Als Sohn des Ingenieurs und Handwerkers Giovanni Cellini in Florenz geboren, lernte Benvenuto (1500–1571) das Goldschmiedehandwerk bereits mit dreizehn Jahren bei Michelangelo Brandini, dem Vater seines späteren Feindes Baccio Bandinelli. Giovanni, der am Hof der Medici als Musiker angestellt war, hätte auch seinen Sohn lieber als Musiker gesehen. Benvenuto zog es aber vor, sich als Goldschmied später auch der Bildhauerei zuzuwenden. Sein sehr bewegtes Leben hat er in einer berühmten Autobiographie festgehalten, die von Goethe ins Deutsche übersetzt wurde. Außerdem verfaßte er Sonette und Traktate über Bildhauerei und Goldschmiedekunst. Von 1519 bis 1540 hielt er sich vorwiegend in Rom auf, wo er sich zuletzt in Kerkerhaft befand. Als er auf Fürsprache des Kardinals Ippolito d'Este entlassen worden war, begann er mit dem Entwurf und dem Modell des berühmten *Salzgefäßes,* das seine einzige erhaltene Goldschmiedearbeit ist (Abb. S. 233). Ursprünglich war die Arbeit für den Kardinal bestimmt, der aber vor den hohen Kosten der Ausführung zurückschreckte. In Frankreich

Benvenuto Cellini
Salzgefäß Franz' I., 1540–43
Ebenholz, Gold, teilweise emailliert, Höhe 26 cm, Breite 33,5 cm
Wien, Kunsthistorisches Museum

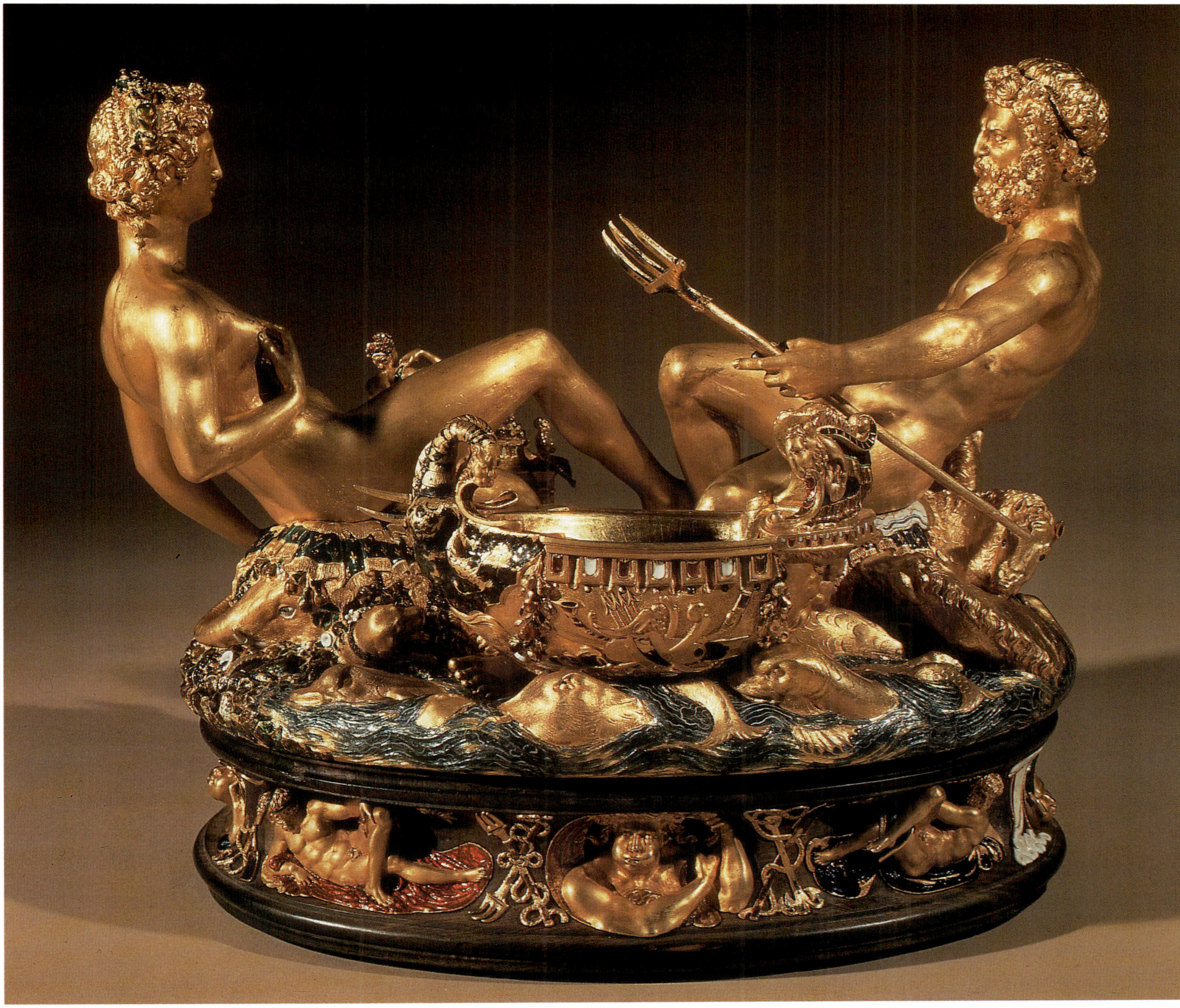

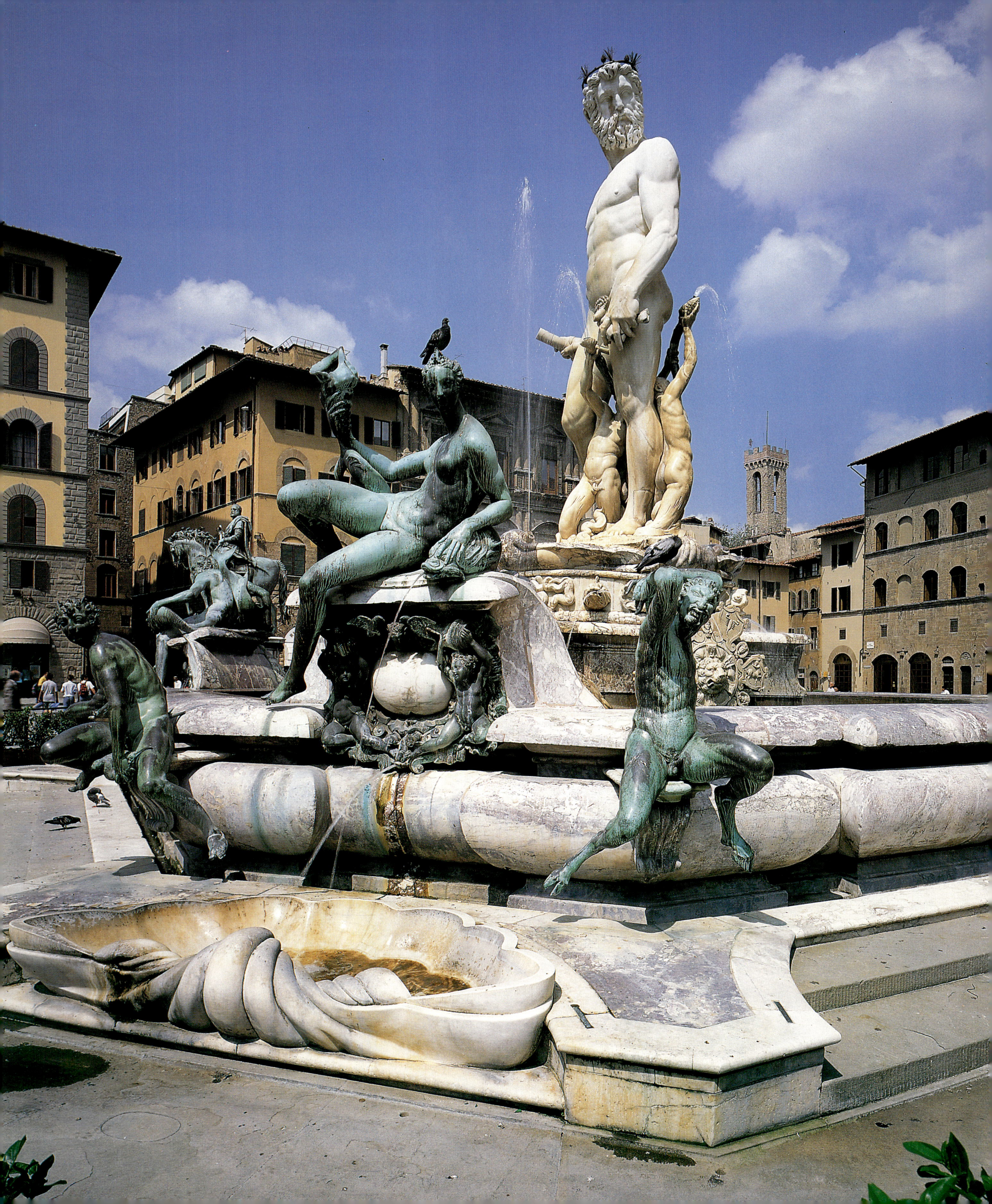

ABBILDUNG GEGENÜBER:
Bartolomeo Ammanati
Neptunbrunnen, 1560–75
Marmor und Bronze, Höhe um 560 cm
Florenz, Piazza della Signoria

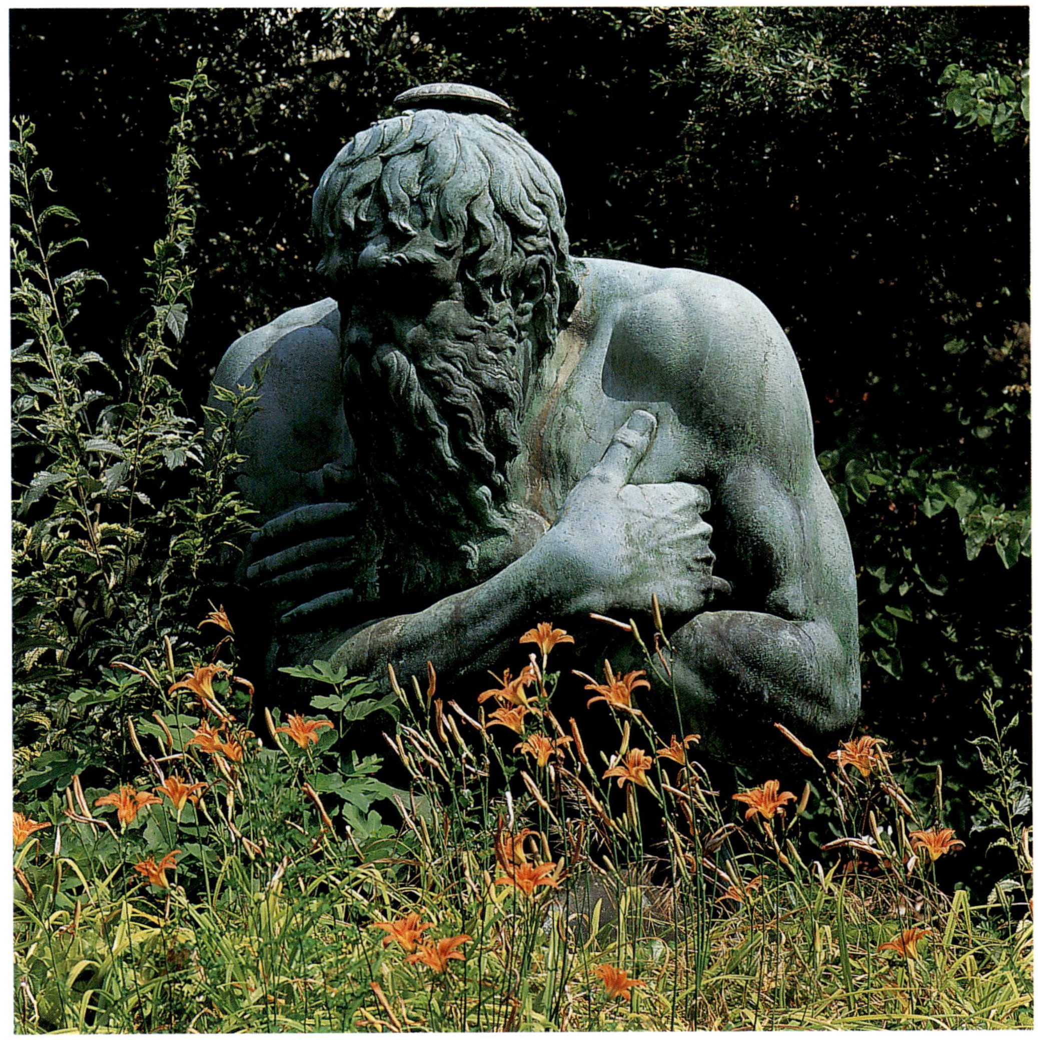

Bartolomeo Ammanati
»Allegorie des Winters«, 1563–65
Castello, Villa Medicea, Garten

Bartolomeo Ammanati
Neptunbrunnen, Detail

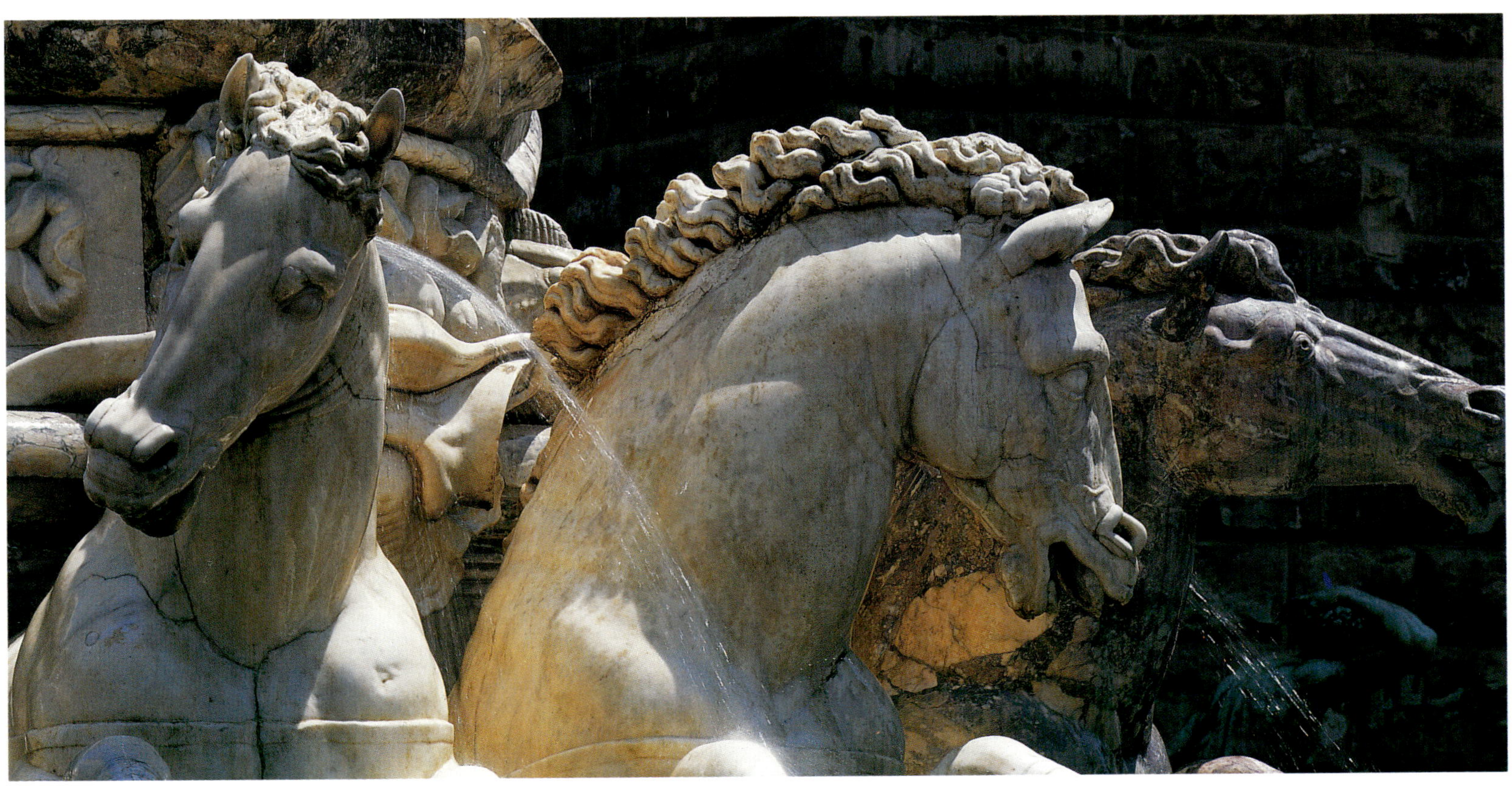

Giambologna (Giovanni da Bologna)
Merkur, 1564–80
Bronze, Höhe 180 cm
Florenz, Museo Nazionale del Bargello

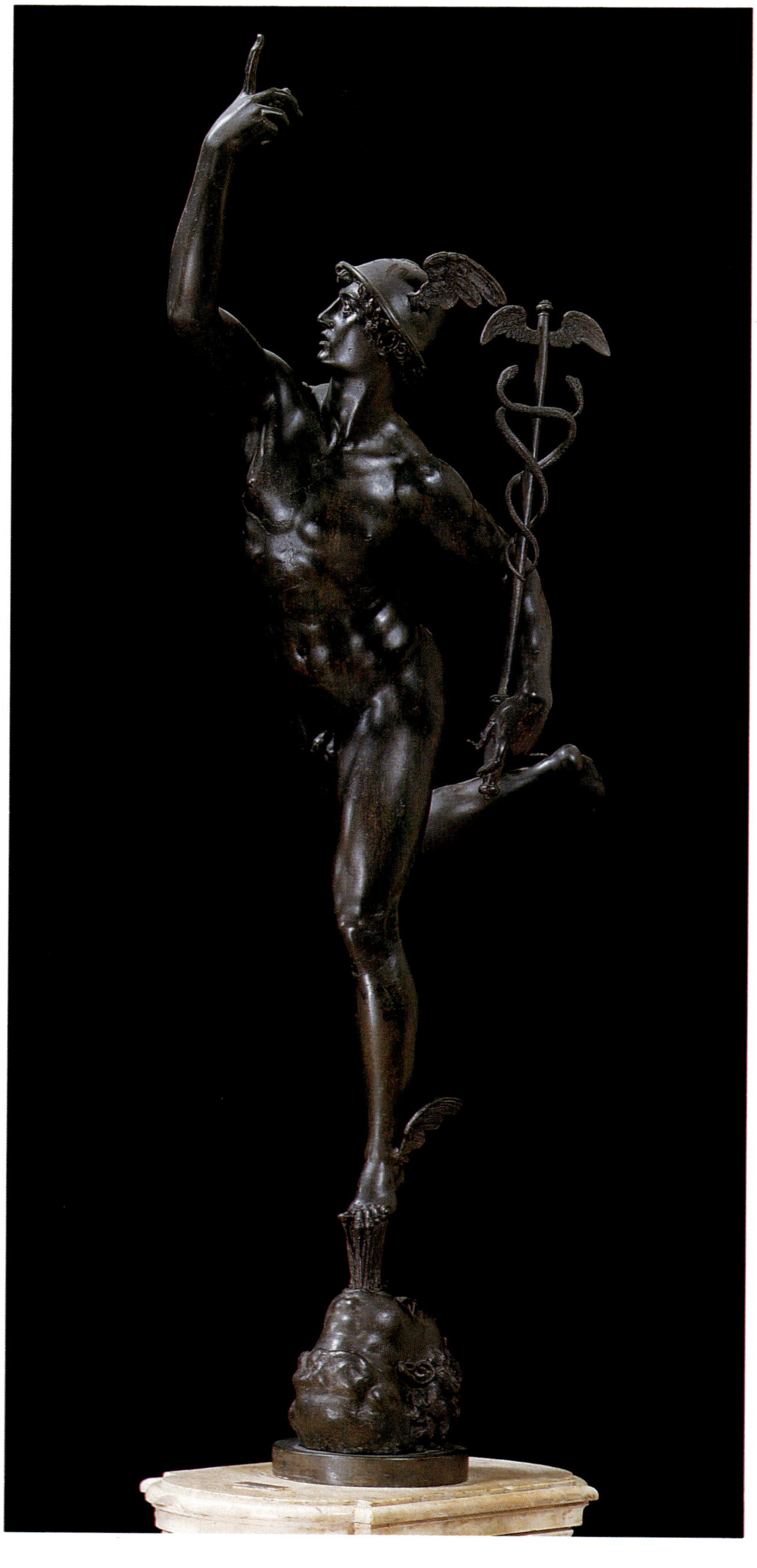

konnte er König Franz I. auf sein Modell aufmerksam machen, der ihn schließlich mit der Ausführung beauftragte.

Cellini verbindet die Funktion des Prunkgefäßes, Salz und Pfeffer bei Tafel zu präsentieren, mit den zuständigen Gottheiten und entwickelt damit ein ikonographisches Programm wie für ein Skulpturenensemble. Zudem überträgt er bildhauerische Monumentalität ins Format kleinplastischer Goldschmiedekunst. Über dem ovalen Ebenholzsockel ist der Aufbau diagonal geteilt. Die eine Seite mit der Darstellung des Meeres und seiner Tiere ist der Sphäre Neptuns vorbehalten, während die andere Seite als Erde gestaltet ist. Gegenüberliegend thronen auf Meer und Erde Neptun und Terra, deren Haltung von den Tageszeiten der Medicigräber beeinflußt sind. Auf Neptuns Seite bildet ein kleines Schiff das eigentliche Salzgefäß, während auf der Erdseite eine Triumphbogenarchitektur das Pfefferfaß aufnimmt. Eine auf dem Triumphbogen lagernde weibliche Figur bildet den Deckelgriff. 1562 vor dem Einschmelzen bewahrt, gelangte das Salzgefäß 1570 als höfisches Geschenk in die berühmte Ambraser Kunstsammlung Erzherzog Ferdinands von Tirol und später nach Wien.

Nachdem Cellini 1545 aus Frankreich zurückgekehrt war, trug er Cosimo I. auf dessen Nachfrage den Wunsch vor, eine große Marmor- oder Bronzestatue für die Piazza della Signoria zu fertigen. Den Herzog verlangte seit längerem nach einer Perseusfigur, deren Modell Cellini umgehend aus Wachs fertigte. Nach dessen positiver Begutachtung durch den Herzog begann Cellini in einer eigens bereitgestellten Werkstatt mit der Arbeit an den Gußmodellen. Der Guß der Medusa erfolgte im Sommer 1548, während im Dezember des darauffolgenden Jahres die Figur des *Perseus* gegossen wurde (Abb. S. 232). Entgegen dem ursprünglichen Plan hatte Cellini die Größe der Figur erheblich erweitert, offenbar in dem Bestreben, mit den übrigen Statuen auf der Piazza, mit Donatellos Judith-Holofernes-Gruppe sowie mit den beiden Marmorgiganten von Michelangelo und Bandinelli, erfolgreich zu konkurrieren. Cellini stellte seinen Perseus auf einen hohen, quadratischen und reich verzierten Marmorpfeiler mit Nischen, die er mit Kleinbronzen ausstattete. Indem er aber auch die Ecken des Pfeilers plastisch gestaltete, verwies Cellini auf die acht Ansichtsseiten, die eine Statue seiner Meinung nach haben müsse. In diesem Sinne präsentiert sich zwar auch Perseus als rundansichtige Freifigur. Deren wirkungsvollste Seite aber ergibt sich aus dem Blick auf das von der Rechten fast waagerecht gehaltenen Schwertes, wobei die das Medusenhaupt präsentierende Linke wie auch die Beugung des linken Spielbeins diese Ansicht zusätzlich betonen. Darin entäußert sich weniger eine typisch manieristische Figurenauffassung, als eine, die eher antiker Bevorzugung von Einansichtigkeit folgt.

Giovanni da Bologna, auch Giambologna

Eigentlich Jean de Boulogne wurde Giambologna (1529–1608) im flämischen Douai geboren. Nach seiner Lehre bei Jacques Dubroeucq in Antwerpen ging er um 1550 nach Rom, wo er vor allem die Bildwerke der Antike und die Michelangelos studierte. Um auf seiner Rückreise

Giambologna
Raub der Sabinerin, 1581–83
Marmor, Höhe 410 cm
Florenz, Loggia dei Lanzi

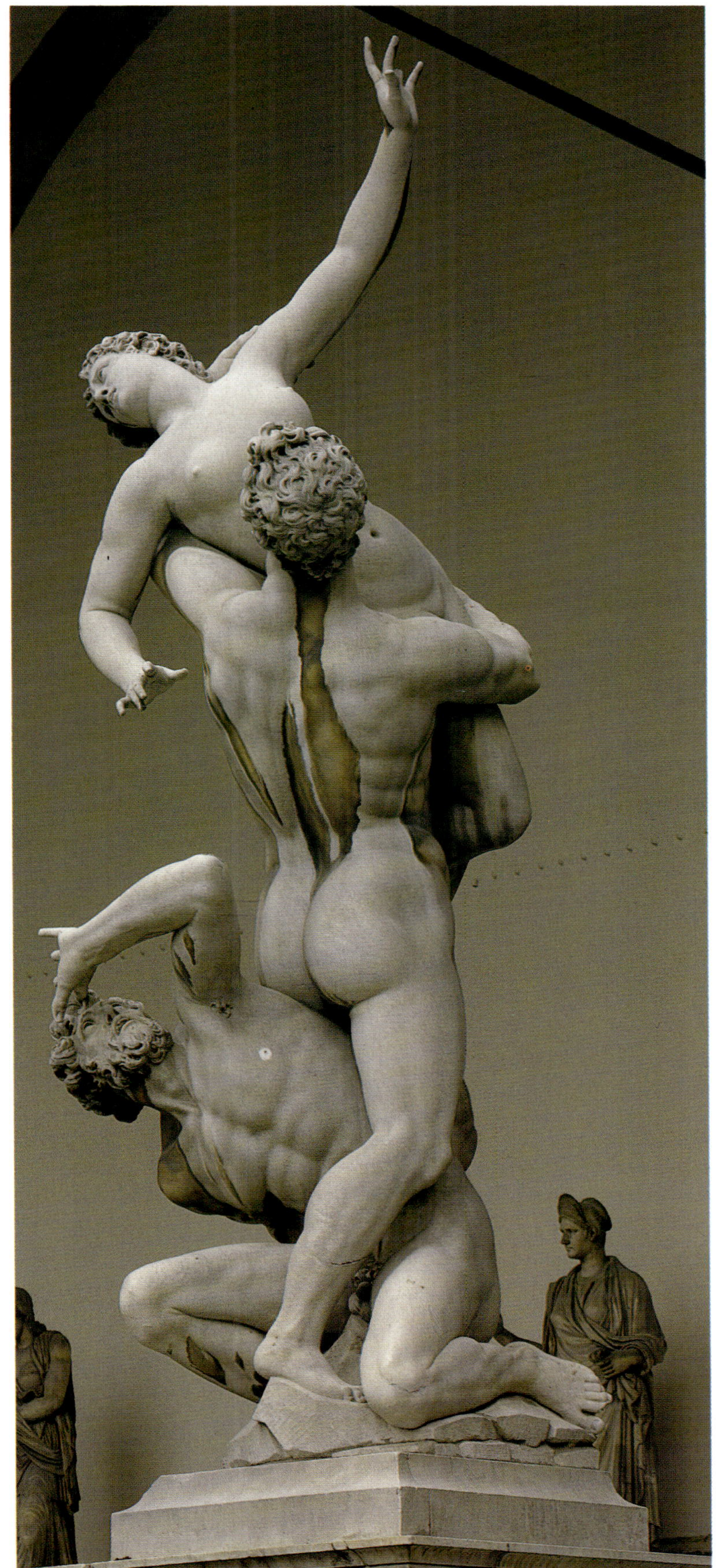

auch die florentinischen Werke Michelangelos kennenzulernen, kam er nach Florenz, wo ihn der Kunstmäzen Bernardo Vecchietti zum Bleiben bewog. Schließlich wurde er 1561 in die Dienste der Medici gestellt. In künstlerischer Bezugnahme auf Michelangelo und Cellini entfaltet Giambologna eine neue Auffassung, die den unmittelbaren Antikenbezug der Renaissance schließlich überwindet. Herausragendes Gestaltungselement ist die »figura serpentinata«, eine von unten nach oben gerichtete spiralige Drehung von Figuren oder Figurengruppen, deren Bewegungen gegen die Schwerkraft wirken. So bildet die Bronzefigur des *Merkur* (Abb. S. 236) die Vollendung eines über etwa zwanzig Jahre währenden Gestaltungsvorgangs, während dessen sich Giambologna auf der Suche nach neuen Ausdrucksformen befand. Auf nichts als dem Atem des Windgottes stehend, überwindet der römische Götterbote die irdische Schwerkraft und erhebt sich mit geflügelten Fersen, Flügelhelm und Heroldsstab in die Lüfte. Wenn auch noch auf antikisierende Weise nackt und in sich kontrapostisch durchgebildet, entspricht die Bewegung der Figur keinesfalls mehr antiken Standmotiven. Im Gegenteil, in der spiraligen Drehung um die eigene Achse, die die Figur bis in den ausgestreckten Zeigefinger auszuführen scheint, hebt sich jedes Lasten auf.

Durch Michelangelo und seine Siegergruppe um 1520–25 (Abb. S. 223) vorbereitet und daran orientiert, findet das Motiv der »figura serpentinata« in Giambolognas Bildwerk des *Raubes der Sabinerin* (Abb. rechts) zu neuer Gestaltung. Hauptfigur ist der kraftvoll agierende Romulus, der, über den besiegt am Boden kauernden Sabiner hinwegsteigend, dessen Weib an sich gerissen hat. In dieser Situation richtet sie in heftiger Gegenwehr einen letzten hilfesuchenden Blick auf ihren Gemahl. Die im Kampf verwickelte dreifigurige Gruppe bildet ein vollkommen rundansichtiges Ensemble, dessen Ansichten sich im Herumgehen ständig erneuern, dessen Figuren aber in dem äußerst komplexen bildhauerischen Werk stets die Geschlossenheit ihres Zusammenwirkens bewahren. Als eines seiner Hauptwerke für die Medici ausgeführt, unterscheidet es sich jedoch wesentlich von Michelangelos Vorbild. Denn entgegen der häufigen Behauptung, Michelangelos *Sieger* sei die erste manieristische Figur, macht Joachim Poeschke zu Recht darauf aufmerksam, daß bei Michelangelo das Motiv der »figura serpentinata« unmittelbar thematisch bedingt ist. Demgegenüber geht die »serpentinata« im Manierismus in beinahe formelhaftem Selbstzweck über thematische Zusammenhänge hinweg und wird so zum »Virtuosenkunststück«. Damit ist zugleich eine der wesentlichen Entwicklungen in der Geschichte nicht nur der italienischen Skulptur benannt, das Eintreten des Manierismus als Zwischenepoche gesteigerter Begeisterung für künstlerische Schönheit und Eleganz, die schließlich unter dem tridentinischen Verdikt der religiösen Erneuerung in die Kunst des Barock mündet. Als der bedeutendste zeitgenössische Bildhauer Italiens beeinflußte Giambologna schließlich die gesamte europäische Skulptur des späten 16. und des frühen 17. Jahrhunderts. Insofern gehört die Bildhauerkunst Giambolognas bereits der kunstgeschichtlich folgenden Epoche an.

Barbara Deimling

Malerei der Frührenaissance in Florenz und Mittelitalien

Die Internationale Gotik um 1400 in Florenz

Die Florentiner Malerei um 1400 zeichnete sich durch das Vorherrschen spätgotischen Formenguts aus, eine Entwicklung, die in der kunstgeschichtlichen Literatur als Internationale Gotik zusammengefaßt wird. Dieser Begriff wurde im 19. Jahrhundert von dem französischen Historiker Louis Courajod geprägt, um die in den größten Teilen Europas übereinstimmenden stilistischen Ausprägungen der Kunst um 1400 auf einen gemeinsamen Nenner zu bringen. Im frankoflämischen Raum, in norddeutschen, westfälischen und süddeutschen Gebieten wie auch in Böhmen, Spanien und Oberitalien lassen sich gleichermaßen die Tendenzen zu einer prachtvollen und reich dekorierten Malerei nachweisen, die mit zahlreichen, wirklichkeitsgetreuen Details versehen sein konnte und deren Formenideal sich durch eine ausgesuchte Eleganz der Linie und eine raffinierte Feinheit der Materialien auszeichnete. Ausgangspunkt dieser Entwicklung war der frankoflämische Raum mit seinen Höfen in Burgund, Paris und Dijon, von denen sich die spätgotischen Ideale durch die bevorzugt kleinformatigen und daher leicht zu transportierenden Kunstwerke rasch in Europa ausbreiten konnten. Vielreisende Künstler wie Starnina, Pisanello oder Gentile da Fabriano brachten das höfisch elegante Formengut bis nach Mittelitalien und verhalfen damit der Spätgotik zu einem schnellen und entscheidenden Durchbruch, auch in Städten wie Florenz, die sich dieser Zeitströmung gegenüber zunächst verschlossen hatten.

Gentile da Fabrianos Anbetung der Könige

Einer der wichtigsten Vertreter der spätgotischen Stilrichtung in Florenz war Gentile da Fabriano (um 1370–1427), der mit seiner realistisch durchsetzten, an der Wirklichkeit orientierten Malerei zugleich als Pionier der Kunst der Renaissance angesehen werden darf. Wie der zweite Teil des Namens von Gentile angibt, stammte der Künstler aus dem umbrischen Fabriano. Bevor er 1420 nach Florenz kam, arbeitete er als angesehener Maler in Venedig und Brescia. Die künstlerischen Erfahrungen, die Gentile in Oberitalien, einer Hochburg der Internationalen Gotik, gemacht hat, spiegeln sich in seinem Altarbild der *Anbetung der Könige* wider, das er in rund dreijähriger Arbeit für den Florentiner Bankkaufmann Palla Strozzi schuf und laut Sockelinschrift im Jahre 1423 vollendet hat (Abb. S. 239). Das Bild stellt in seiner außergewöhnlichen Prachtentfaltung, in der Mannigfaltigkeit der angewandten Techniken und Vielfalt der Oberflächenbehandlung sowie in der Wiedergabe naturalistischer Phänomene ein Novum dar, das eine starke Wirkung auf die Florentiner Malerkollegen ausgeübt hat.

Der Rahmen des Gemäldes faßt die Anbetungsszene der Könige zu einem kohärenten Geschehen zusammen. Die drei Rundbögen werden nicht bis nach unten durchgezogen, so daß eine Triptychonform, eine Dreiteilung der Tafel, nur angedeutet wird. Die Arkaden setzen auf diese Weise zwar Zäsuren, die im wesentlichen die Heilige Familie, die drei Könige und das Gefolge voneinander absetzen, sie unterbrechen aber nicht die Erzählung. Gentile nutzte die drei Bogenfelder der Tafel aus, um auf ihnen die Vorgeschichte der Anbetung zu erzählen. Links

ABBILDUNG OBEN UND DETAIL UNTEN:
Gentile da Fabriano
Anbetung der Könige, vollendet 1423
Tempera auf Holz, 303 x 282 cm
Florenz, Galleria degli Uffizi

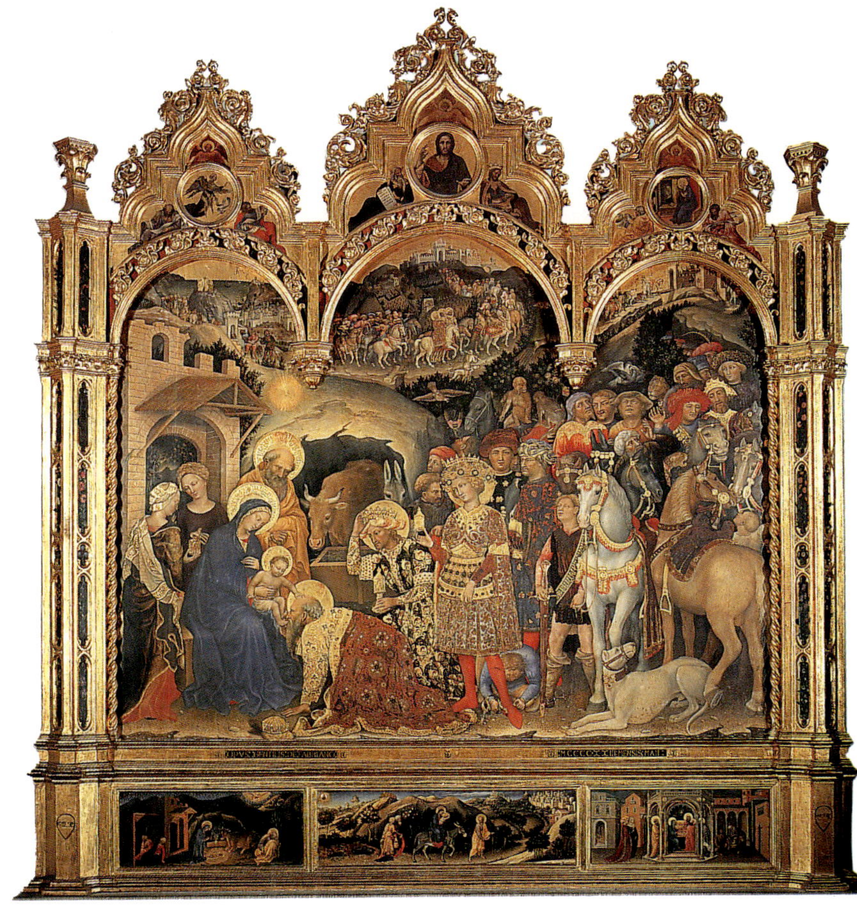

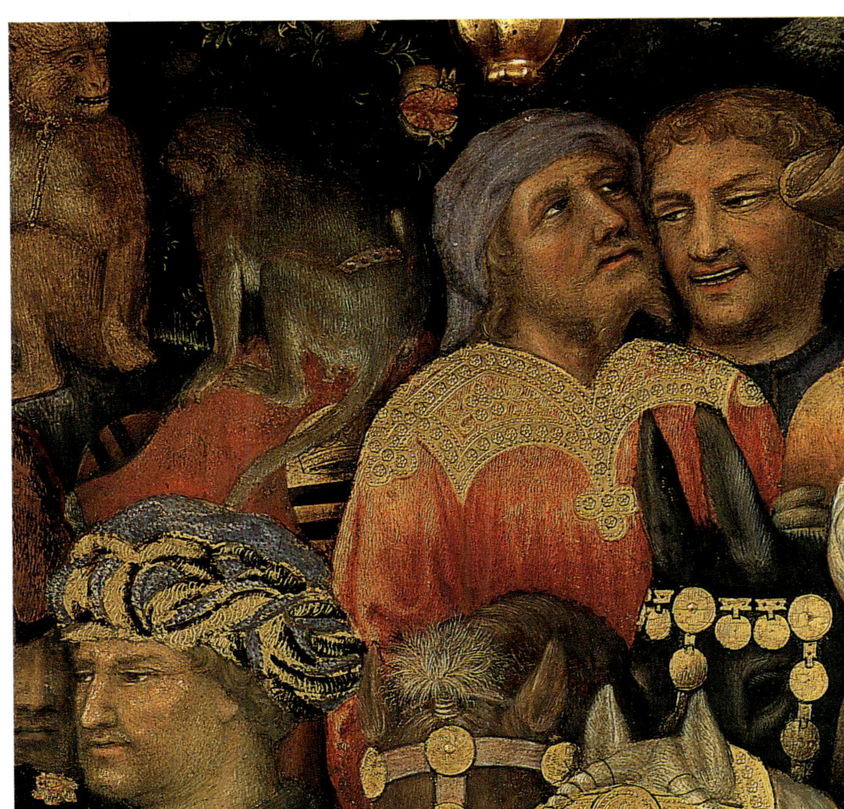

oben sieht man die drei Könige in goldenen Gewändern auf einem am Meer gelegenen Berg stehen. Sie blicken nach dem Stern, der ihnen die Geburt eines neuen Königs ankündigt. Im mittleren Bogenrund verfolgt der Betrachter den Ritt der drei orientalischen Herrscher mit ihrem Gefolge nach Jerusalem, wo sie Herodes nach dem neugeborenen Kind fragen wollen. Schließlich erscheint in der rechten Lünette die Ankunft der Könige in Bethlehem, die in der Anbetung des Christuskindes im Vordergrund des Gemäldes seinen Höhepunkt findet. Links ist der Stall zu sehen, vor dem Maria sitzt, vor ihr, kniend und stehend, die Könige und von rechts herandrängend der Zug der Begleiter mit Hund, Pferden und exotischen Tieren. Hinter Maria und Joseph stehen zwei Mägde, die in den von dem ältesten König mitgebrachten Goldkelch schauen, um voll frecher Neugierde zu erfahren, was das Christuskind geschenkt bekommen hat.

Leider haben wir heute nur noch einen vagen Eindruck von der ursprünglichen Wirkung des Gemäldes, das im Museumsraum von künstlichem Licht gleichmäßig beleuchtet wird, während früher Kerzen- und Fackellicht eine ungleichmäßige, flackernde Lichtquelle boten und die einzelnen Bildelemente abwechselnd hervorhoben. Gentile verstärkte diesen vibrierenden Effekt durch eine mannigfaltige Oberflächenbehandlung. So legte er in einigen Fällen unter die Farbe einzelner Bildgegenstände eine Gold- oder Silberschicht, die er durch Gravuren wieder freilegte. Von besonderem Interesse sind die in Relief ausgearbeiteten Objekte. Dabei handelt es sich um eine vor allem in Venedig und der paduanischen Ebene verbreiteten Technik zur Belebung der Oberfläche, die der Künstler, wenn auch in reduzierter Weise, in Florenz vorstellte. Gentile formte beispielsweise die Kronen des mittleren und jüngsten Königs sowie das Halsband des im Vordergrund liegenden Hundes aus Pastiglia, einer Mischung aus Gips und Klebstoff, so daß diese Elemente von der planen Bildebene hervortreten.

Neben dieser betont dekorativen Behandlung der Darstellung läßt sich gleichzeitig eine Tendenz zur Erfassung der Wirklichkeit beobachten, die in diesem Ausmaß neuartig in Florenz war. In der Szene der Ankunft der Könige in Bethlehem in der rechten Bogenlünette reiten die Könige einen steilen Berg hoch – das Pferd des ersten Königs betritt gerade die Zugbrücke –, während sie vom strahlend goldenen Licht des Sterns (oder ist es die Nachmittagssonne?) beschienen werden, so daß die Figuren lange Schatten werfen. Weitere Schlagschatten lassen sich auf der Stadtmauer finden, die von den nahestehenden Olivenbüschen stammen. Diese Lichtstudien Gentiles dürfen als die ersten in Florenz angesehen werden, die mit einer solchen Konsequenz ausgearbeitet wurden. Gab es vorher zwar auch Schattendarstellungen, so sind sie jedoch als vereinzelte experimentelle Phänomene zu bewerten. Hier jedoch spürt man zum ersten Mal das Verlangen eines Künstlers, das Spiel von Licht und Schatten so einzufangen, wie es die Wirklichkeit vorgab.

Gentile malte die prachtvolle *Anbetung* im Auftrag des Bankiers Palla di Nofri Strozzi für die Familienkapelle in der Sakristei von Santa Trinità in Florenz. Wir sehen ihn und seinen Sohn Lorenzo in

Szenen aus dem Leben des Hl. Petrus, um 1424–28, vollendet um 1481–85
Florenz, Santa Maria del Carmine, Brancacci-Kapelle

1 Masaccio, Die Vertreibung Adams und Evas aus dem Paradies
2 Masaccio, Die Tributzahlung
3 Masaccio, Die Predigt Petri in Jerusalem
4 Masaccio, Taufe der Neubekehrten
5 Masolino, Heilung eines Krüppels und die Erweckung Tabitas
6 Masolino, Die Versuchung Adams durch Eva
7 Filippino Lippi, Paul besucht Petrus im Gefängnis
8 Masaccio und Filippino Lippi, Petrus erweckt den vor 14 Jahren verstorbenen Sohn des Gouverneurs von Antiochien
9 Masaccio, Die Schattenheilung des Petrus
10 Masaccio, Almosenspende
11 Filippino Lippi, Petrus im Disput mit dem Magier Simon und die Kreuzigung Petri
12 Filippino Lippi, Die Befreiung Petri aus dem Gefängnis

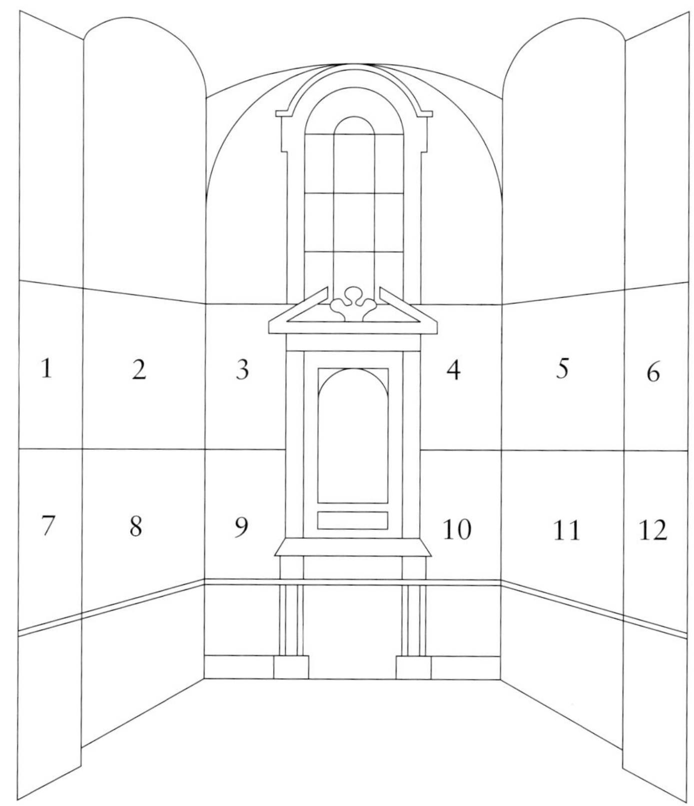

der Bildmitte unmittelbar hinter dem jüngsten König. Während Lorenzo in roter Pelzmütze aus dem Bild dem Betrachter entgegenblickt, ist Palla im pelzverbrämten, reich dekorierten Gewand auf die Anbetung konzentriert. Auf seiner Hand hält er einen Falken, sein persönliches Emblem. Zum ersten Mal in der Florentiner Kunst ließ sich der Stifter in gleicher Größe unmittelbar hinter den Königen darstellen, eine Idee, die etwas später von der Medici-Familie, den großen Konkurrenten Strozzis, in abgewandelter Form übernommen wurde (Abb. S. 255). Eine solch unmittelbare Einbindung des Stifters in das Geschehen kündigt von einem neuen Selbstbewußtsein und steht im Gegensatz zur demütigen Unterordnung der Stifter früherer Zeiten. Bezeichnend ist auch die Pracht, mit der sich Palla Strozzi im Gemälde umgibt. Sie reflektiert den Stolz und den Wohlstand des erfolgreichen Bankkaufmanns, der laut der Grundbucheintragung von 1427 der reichste Bürger der Stadt war.

Die Brancacci-Kapelle

Zwei Jahre nach Gentile da Fabrianos *Anbetung der Könige* schuf Masaccio (1401– um 1428) die Fresken der Brancacci-Kapelle in Santa Maria del Carmine zu Florenz, die als Inkunabeln der Renaissance-Malerei gelten und aufgrund ihrer Innovationskraft den Künstlern über ein Jahrhundert lang als Inspirationsquelle dienten. Die Ausmalung der Kapelle mit der Vita des Hl. Petrus wurde 1424 von Masolino da Panicale (1383– um 1440) begonnen, einem Maler, der in seiner Figurenauffassung noch ganz der Internationalen Gotik verpflichtet war, in der perspektivischen Konstruktion seiner Bildräume jedoch zu den Vorreitern der Renaissance-Kunst gezählt werden muß. Wie damals üblich, malte Masolino zuerst die obersten Zonen, Decke und Lünettenfelder, die heute aufgrund späterer Umbauten zerstört sind. 1425 schloß sich Masaccio an, und beide Künstler schufen die oberen Wandbilder. Im Sommer 1425 verließ Masolino die Stadt, und Masaccio führte die Arbeit an den unteren Wandfeldern alleine fort, hinterließ sie 1428 aber ebenfalls unfertig, um nach Rom zu gehen, wo er im selben Jahr im Alter von 26 Jahren frühzeitig verstarb. Die Fresken der Kapelle wurden erst knapp 60 Jahre später 1481–85 von Filippino Lippi vollendet.

Auftraggeber war der reiche Seidenhändler Felice Brancacci, der 1436 bei der im Aufstieg begriffenen Medici-Familie in Ungnade fiel und ins Exil geschickt wurde. Dies erklärt die späte Vollendung der Kapelle, die möglicherweise durch die wieder rehabilitierten Nachkommen Felices veranlaßt worden war.

Masaccio und Giotto

Thema des Freskenzyklus ist die Vita des Apostels Petrus, in der sich die Heilsgeschichte der Menschen, die »historia salutis«, offenbart, denn Petrus als der erste Papst verweist auf die Vermittlungsfunktion der Kirche zwischen den Menschen und Christus als ihrem Retter. Die Heilsgeschichte beginnt mit dem Sündenfall und der Vertreibung Adams und Evas aus dem Paradies, denn ihr Verstoß gegen das Gebot Gottes machte die Versöhnung Christi mit den Menschen notwendig. Beide Szenen finden sich an den Eingangspfeilern der Kapelle, rechts die *Versuchung Adams* von der Hand Masolinos und links die *Vertreibung* von Masaccio (Abb. S. 242).

Die räumliche Gegenüberstellung der beiden Fresken wie auch ihr gleichartiges Thema laden zu einem Vergleich ein, an dem sich die unterschiedlichen Ideale der Spätgotik und Frührenaissance beispielhaft aufzeigen lassen. Masolinos *Versuchung* zeichnet sich durch Präzision und höfische Eleganz der Ausführung aus, wie an der Schärfe der Konturen, der Feinheit der Binnenzeichnung, den zarten Modellierungen und den gelängten Körpern zu sehen ist. Im Gegensatz dazu stehen Masaccios kraftvolle, lebensnahe Figuren, deren Körper realistisch durchgeformt sind. Während Masolinos Protagonisten keine emotionalen Regungen zeigen, steht bei Masaccio das menschliche Drama im Vordergrund: Verzweiflung, Scham, Reue, Trauer und laute Klage bestimmen den Tenor seiner Darstellung. Aus dem extrem schmalen Paradiestor verbannt, was die Unmöglichkeit einer Rückkehr in den Garten Eden bildlich umsetzt, werden Adam und Eva von dem Engel in die karge Welt vertrieben. Eva hebt voll Verzweiflung ihren Kopf, den Mund zur lauten Klage geöffnet, während ihr leicht gebeugter Rücken die Bürde ihrer Schuld verdeutlicht. Adam verdeckt mit beiden Händen seine Augen in Scham und Reue, bittere Tränen vergießend. Den ganzen Schmerz der Menschheit hat Masaccio in diesem Fresko zur Anschauung gebracht.

Masolino
Heilung eines Krüppels und die Erweckung Tabitas, um 1425
Fresko, 255 x 588 cm
Florenz, Santa Maria del Carmine, Brancacci-Kapelle

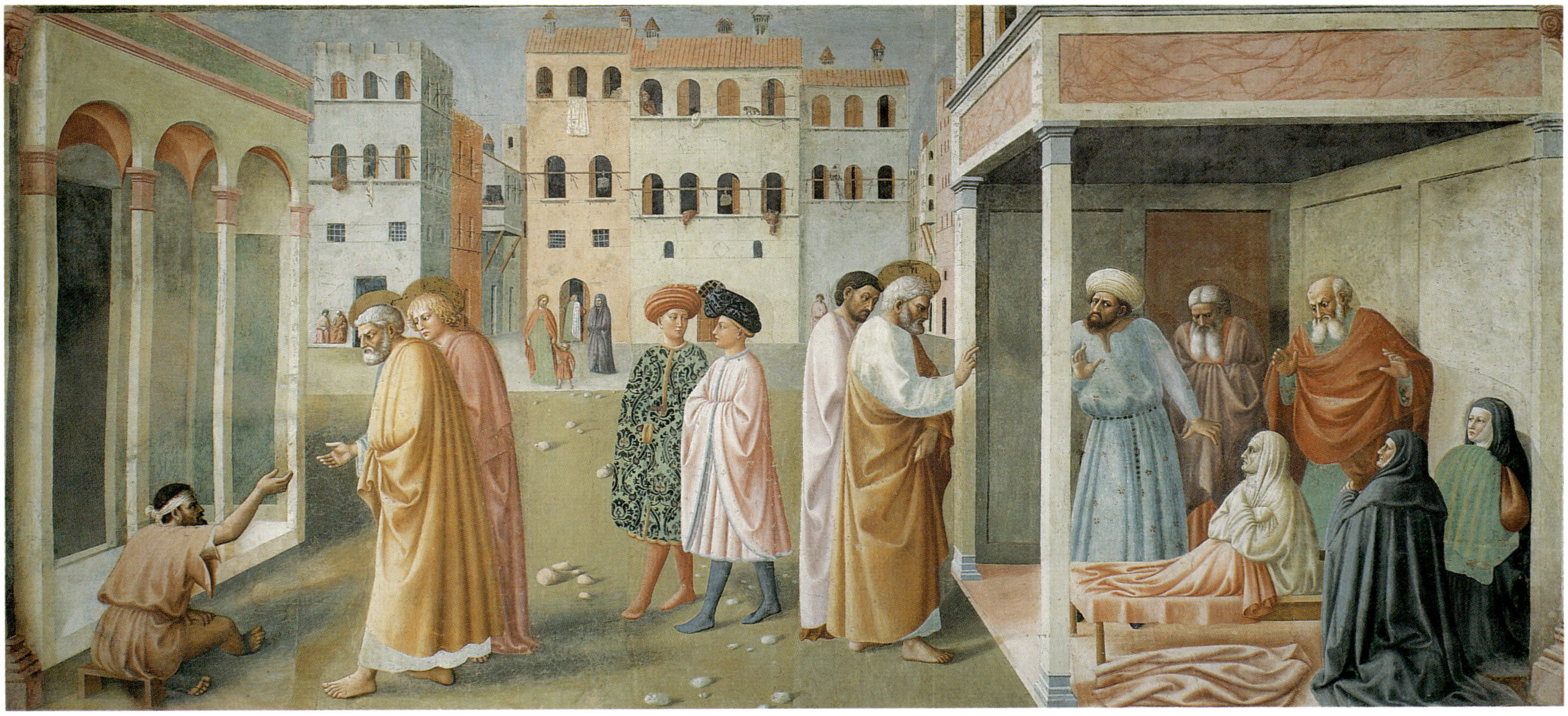

Masaccios *Taufe der Neubekehrten* orientiert sich in ähnlicher Weise an der Wirklichkeit (Abb. S. 246). Petrus steht am Rande eines Flusses und gießt Wasser aus einer Schüssel über das Haupt des vor ihm knienden Täuflings, dessen Knie von den Fluten des Flusses umspült werden. Seine Haare fallen in nassen Strähnen, von denen Wasser herabtropft. Besonders beachtenswert sind dabei die lebensnahen Beobachtungen Masaccios wie die des wartenden Täuflings, der, vor Kälte zitternd, die Arme eng über seiner Brust verschließt, oder des Jünglings im Mittelgrund, der gerade sein Gewand auszieht.

Die wirklichkeitsnahe Präsenz der göttlichen Figuren und ihre expressive Emotionalität künden von einem am Diesseits orientierten Denken des Malers. Die räumliche und zeitliche Abstraktion der spätgotischen Malerei ist aufgehoben. Das himmlische Geschehen wird vermenschlicht und aktualisiert, um es dem Gläubigen näherzubringen. Die Ursprünge dieser wirklichkeitsnahen Malerei sind in der Kunst Giottos zu suchen, welche die Maler zu Beginn des Quattrocento mit Konsequenz weiterführten und perfektionierten. Der bedeutende Kunsthistoriograph Giorgio Vasari (1511–74) bezeichnete Giotto als die erste und das beginnende Quattrocento als die zweite Stufe einer »rinascità«, einer Wiedergeburt der Kunst, die von dem Verlangen nach Wirklichkeitstreue oder, wie Vasari es ausdrückte, nach Wahrheit beseelt ist. Die »rinascità« bezieht sich dabei weniger auf eine Wiedergeburt antiken Formenguts als auf die neue Darstellungswürdigkeit des Menschen und seiner Umgebung, welche in diesem Maße seit der Antike unbekannt war.

Die Tributzahlung von Masaccio

Am deutlichsten lassen sich die neuen Ideale an Masaccios berühmtem Fresko der *Tributzahlung* vorstellen (Abb. S. 244/45). Masaccio hat das von dem Evangelisten Matthäus berichtete Ereignis zu einem dramatischen Geschehen inszeniert (Mt. 17, 24–27). In der Mitte des Freskos erscheint der von seinen Jüngern umgebene Christus, auf den ein Zöllner zutritt und verlangend seine Hand ausstreckt, um die Tempelabgabe, eine dem Staat gebührende Steuer, von Christus einzufordern. Jesus gebietet Petrus, einen Fisch zu fangen, in dessen Maul er eine Münze finden werde. Mit ausgestrecktem Arm erteilt er seinen Befehl, während Petrus unwillig, zögernd und seinen Unmut über den Zöllner unterdrückend, ebenfalls nach rechts weist. Den Handbewegungen Christi und Petri folgend, erkennen wir auf der linken Bildseite den Apostel, der, am Seeufer kauernd, dem Maul des Fisches die Münze entnimmt. Danach wird der Blick des Betrachters durch die zur rechten Bildseite weisende Hand des Zöllners auf die Szene gelenkt, wo Petrus dem Steuereinnehmer die Münze überreicht.

In großartiger Weise hat Masaccio die Wirklichkeit im Bild eingefangen: in der zentralperspektivischen Konstruktion des Bildraumes, in dem sich die kräftigen, individuell gekennzeichneten Figuren mit ihren lebensnahen Physiognomien frei und sicher bewegen, in der bildlichen Umsetzung seelischer Regungen wie aufmerksames Beobachten, abwartendes Fragen, ungeduldiges Fordern, Empörung und unterdrückter Widerwille, in der naturgetreuen Wiedergabe des an die Apenninen erinnernden Gebirgszuges sowie in der Erfassung atmo-

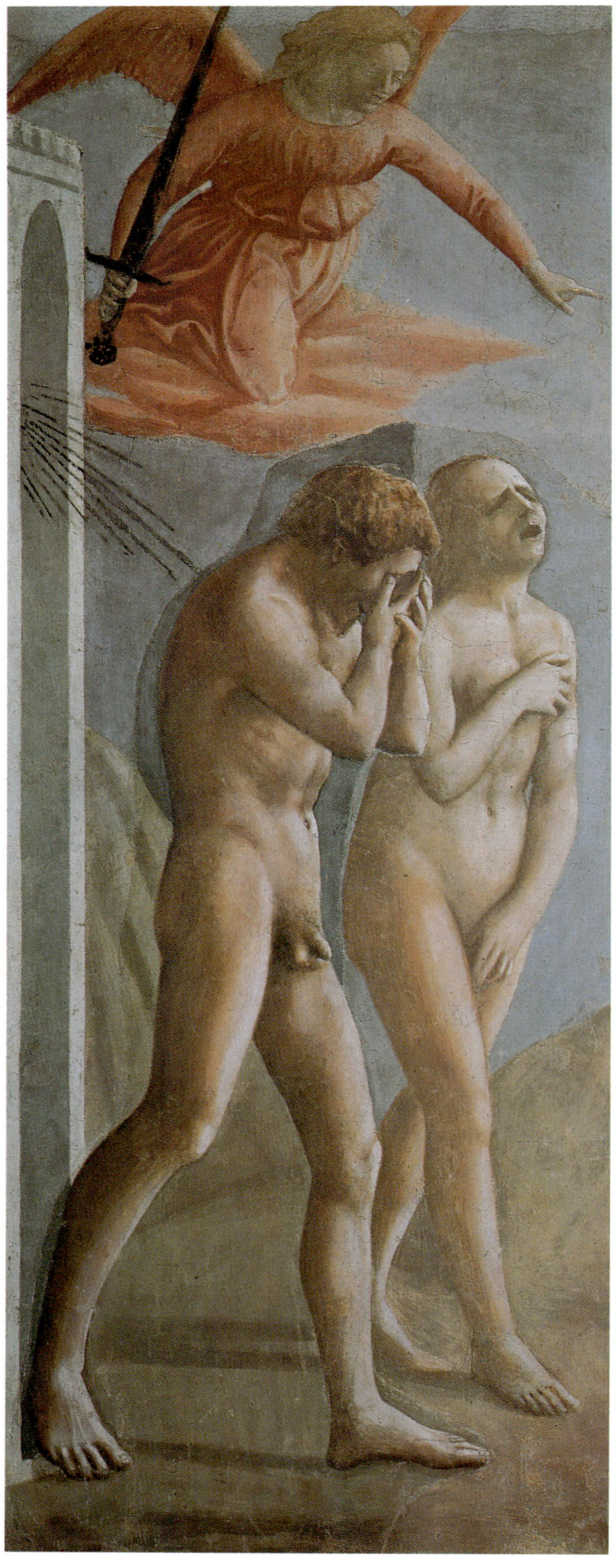

Masaccio
Die Vertreibung Adams und Evas aus dem Paradies, um 1425
Fresko, 208 x 88 cm
Florenz, Santa Maria del Carmine, Brancacci-Kapelle

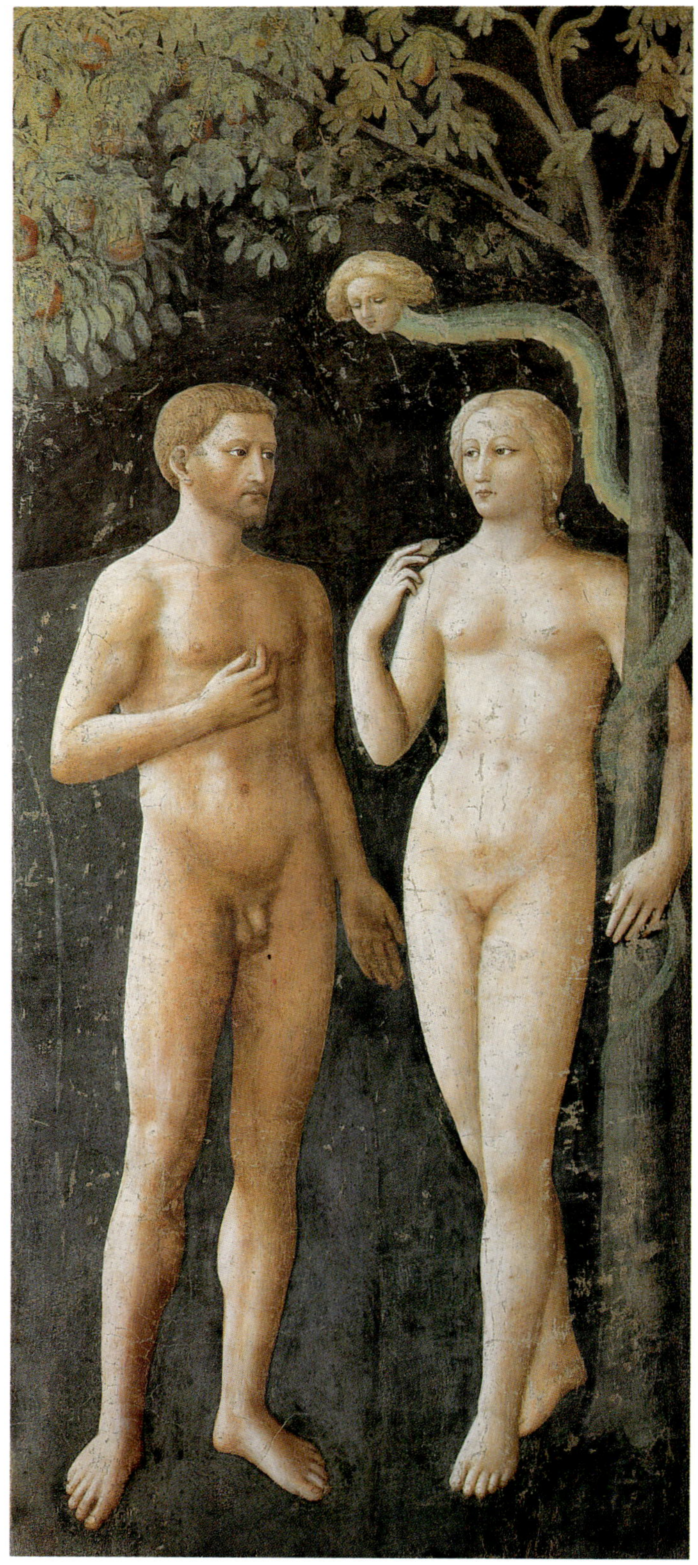

Masolino
Die Versuchung Adams durch Eva, um 1425
Fresko, 214 x 90 cm
Florenz, Santa Maria del Carmine, Brancacci-Kapelle

Masolino
Detail aus:
Heilung eines Krüppels und die
Erweckung Tabitas (Abb. S. 241)

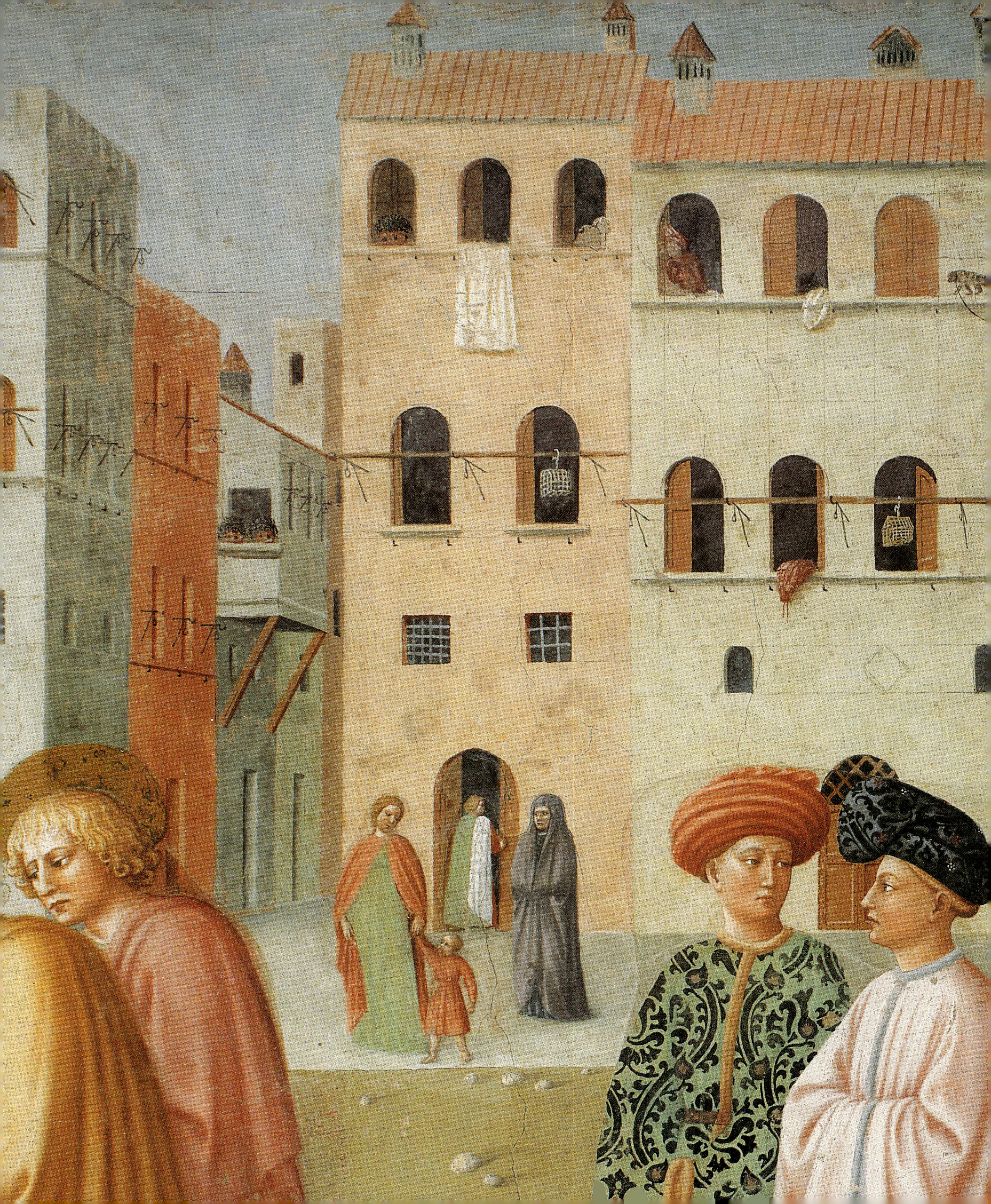

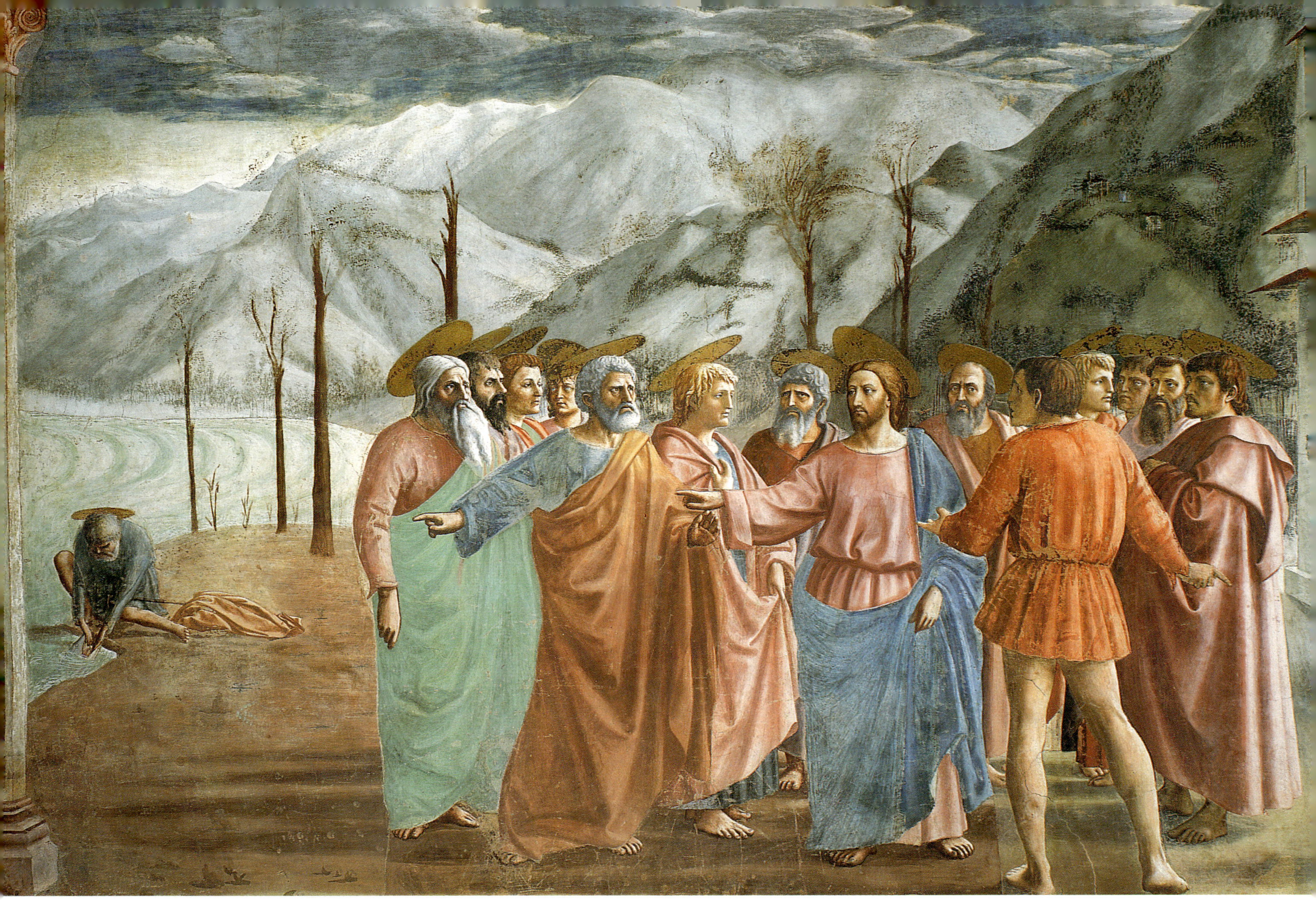

sphärischer Phänomene wie die am Himmel ziehenden Wolken oder die langen Schattenwürfe. Im Unterschied zu dem bereits besprochenen Werk Gentile da Fabrianos (Abb. S. 239) beschränkte sich Masaccio in seiner Ausrichtung an der Realität nicht auf einzelne Szenen. Sie bestimmt nunmehr die Gesamtwirkung der Darstellung.

Das Thema der Tributzahlung läßt sich in der Geschichte der italienischen Malerei nur selten nachweisen, und Felice Brancacci scheint mit dieser außergewöhnlichen ikonographischen Wahl eine bestimmte Intention gehegt zu haben. Florenz befand sich in einem kostenverschlingenden Krieg mit Mailand, der die Regierung zu Steuererhöhungen zwang. Dies sollte durch die Einführung des Grundbuches geregelt werden, in dem der Besitz eines jeden Bürgers genau verzeichnet war. Naturgemäß erregte das Vorhaben die Gemüter der wohlhabenden Bürger. Mit dem Fresko ergriff der reiche Felice Brancacci für die Einführung des Grundbuches Partei, denn es zeigte in vorbildlicher Weise die Pflicht eines jeden Einwohners, die dem Staat zustehenden Abgaben nach bestem Gewissen zu entrichten. Die Reaktionen der Florentiner auf dieses Fresko sind unbekannt, doch wissen wir, daß das Grundbuch im Jahre 1427 tatsächlich in Kraft trat.

Masolinos Heilung eines Krüppels und die Erweckung Tabitas

Ein weiteres Fresko in der Brancacci Kapelle ist von besonderer Bedeutung: die *Heilung eines Krüppels* und *die Erweckung Tabitas* von der Hand Masolinos (Abb. S. 241). Masolino vereinigte die beiden in der Apostelgeschichte unabhängig voneinander erzählten Geschehnisse auf einem Fresko. Die Heilung des Krüppels (Apg. 3, 1–10) sehen wir auf der linken Bildseite vor einer Loggia, während sich die Erweckung der toten Tabita (Apg. 9, 36–41) auf der gegenüberliegenden Seite im Erdgeschoß eines Wohnhauses abspielt. Masolino hat beide Szenen durch die dahinterliegende Piazza zu einer Einheit zusammengefaßt, wobei die beiden modisch gekleideten jungen Männer die Naht- und Übergangsstelle der Komposition bilden. An ihrer eleganten Haltung, der höfischen Kleidung sowie an der sorgfältigen, sanften Modellierung der Gesichter zeigt sich die Vorliebe Masolinos für die spätgotische Formensprache. Gleichzeitig erweist er sich als ein Künstler, der sich den neuen Idealen der Renaissance zu öffnen wußte. So beherrschte er als einer der wenigen Maler seiner Zeit die Zentralperspektive: die Fluchtlinien laufen in einem Punkt zusammen, der rechts über den Köpfen der beiden Spaziergänger lokalisiert ist, und die Darstellung der Piazza zeugt von einer Lebensnähe, Frische und Spontaneität, die sich kaum von dem Anblick einer heutigen italienischen Piazza unter-

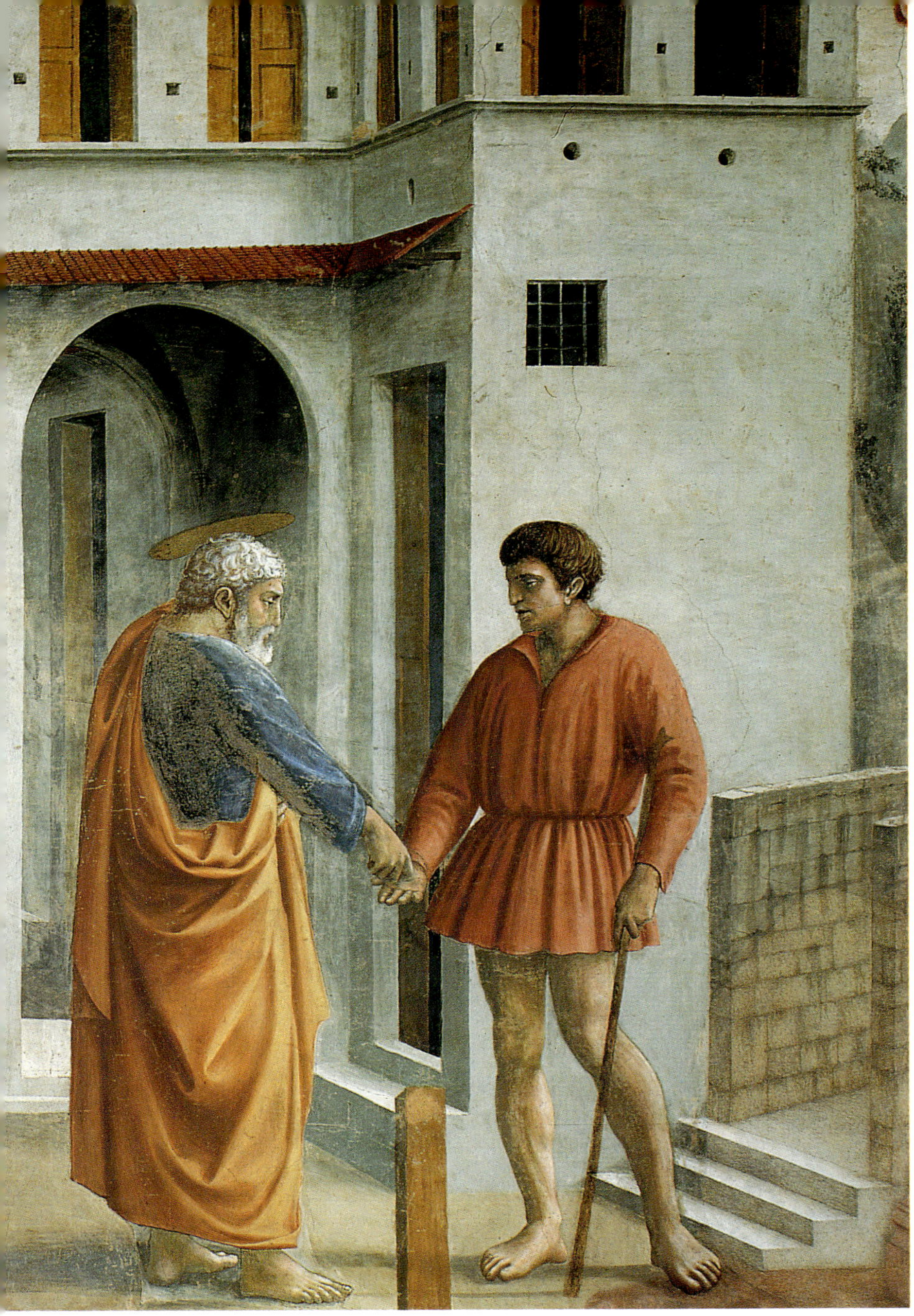

Masaccio
Die Tributzahlung, um 1425
Fresko, 247 x 597 cm
Florenz, Santa Maria del Carmine, Brancacci-Kapelle

scheidet. Da sehen wir Wäsche, die zum Trocknen aus den Fenstern hängt, Vogelkäfige, Blumentöpfe, zwei Nachbarn, die sich weit aus dem Fenster lehnen, um das Tagesgeschehen zu kommentieren, und Affen, die offensichtlich als Haustiere gehalten wurden.

Die Trinität von Masaccio

Das 1425–28 entstandene Trinitätsfresko von Masaccio zeigt als eine der ersten Darstellungen die Anwendung der Zentralperspektive, derzufolge alle in die Tiefe weisenden Bildlinien auf einen gemeinsamen Fluchtpunkt in Augenhöhe des Betrachters zusammenlaufen (Abb. S. 247). Masaccio hat die mathematische Konstruktion der Perspektive wahrscheinlich von dem Architekten Filippo Brunelleschi erlernt, der als Entdecker der zentralperspektivischen Konstruktion gilt (siehe hierzu S. 106). Der Verlauf der Arbeit läßt sich folgendermaßen rekonstruieren: zunächst erstellte Masaccio auf dem Rohputz eine grobe Vorzeichnung der Komposition und der perspektivischen Linien. Diese mußte er bei der Ausführung des Freskos mit frischem Feinputz zudecken. Um die exakte Übertragung der Fluchtlinien von der Vorzeichnung auf den Kalkputz zu gewährleisten, schlug Masaccio in die Stelle des Fluchtpunktes unterhalb des Kreuzstammes einen Nagel, von dem aus er Schnüre spannte, die er in den nassen Putz eindrückte oder mit Griffel und Lineal einritzte. Die Abdrücke dieser Vorarbeiten kann man noch heute am Fresko erkennen. Da bei der Freskotechnik durch die schnelle Austrocknung des frischen Kalkputzes das einmal Begonnene am gleichen Tag vollendet sein mußte, führte Masaccio das Fresko, wie damals allgemein üblich, abschnittweise in sogenannten Tagwerken aus, wobei er ungefähr einen Monat für die Ausführung der *Trinität* benötigte.

Die zentralperspektivische Konstruktion der Darstellung erweckt den Eindruck, als ob sich die Wand wirklich in einen Raum öffne, in dem sich die göttlichen Figuren befinden. Zwei mächtige kannellierte Pilaster mit Kompositkapitellen flankieren die rundbogige Arkade, die auf eingestellten Säulen mit jonischen Kapitellen ruht. Auch diese antikisierenden Architekturelemente zeugen von dem Einfluß Brunel-

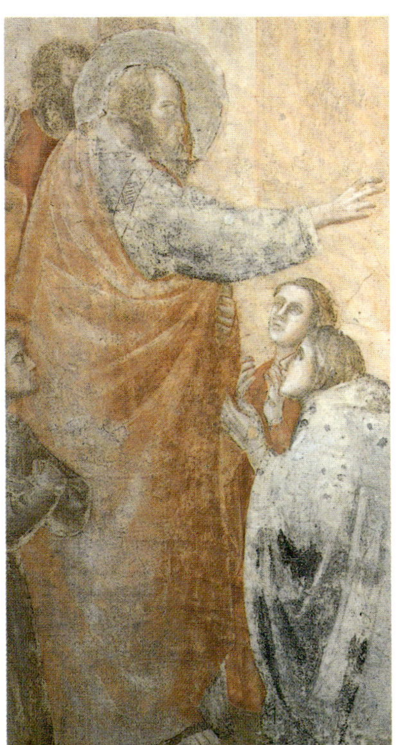

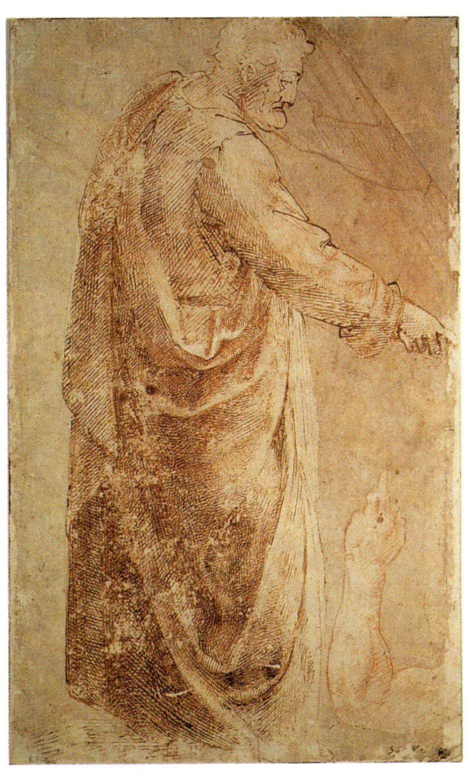

ABBILDUNG LINKS:
Giotto
Johannes der Evangelist, Detail aus:
Drusiana wird von Johannes dem Evangelisten zum Leben erweckt, um 1326–30
Florenz, Santa Croce, Peruzzi-Kapelle

ABBILDUNG RECHTS:
Michelangelo
Zeichnung nach Masaccios
Tributzahlung, um 1489–90
Feder mit roter Kreide auf Papier,
31,8 x 18,6 cm
München, Alte Pinakothek,
Staatliche Graphische Sammlung

Masaccio
Taufe der Neubekehrten, um 1425
Fresko, 247 x 172 cm
Florenz, Santa Maria del Carmine, Brancacci-Kapelle

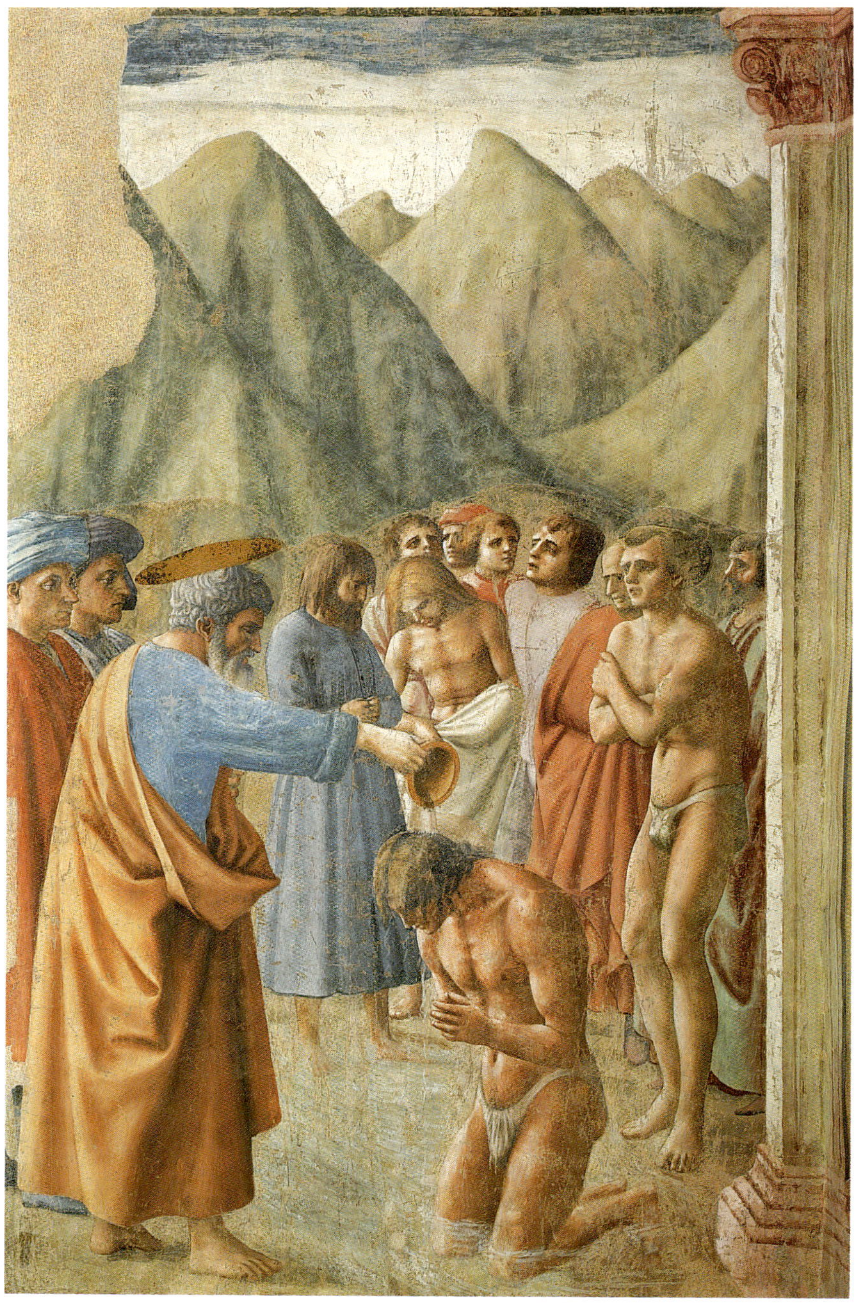

leschis, wie der Vergleich mit seiner 1419 begonnenen Loggia degli Innocenti deutlich macht (Abb. S. 102).

Die Darstellung wird von der mächtigen Gestalt Gottvaters beherrscht, der auf einer Basis steht und mit beiden Händen die Querbalken des Kruzifixes stützt, um mit Ehrfurcht gebietendem Antlitz seinen Sohn zu präsentieren. Unter dem Kreuz stehen Maria und der Apostel Johannes. Maria weist mit ihrer rechten Hand auf den Gekreuzigten und blickt aus dem Bild heraus, doch nimmt sie den Betrachter des Gemäldes in ihrer tiefen Trauer, die sie zu versteinern scheint, gar nicht wahr, sondern schaut mit verschleiertem Blick ins Leere. Es folgt das auf einer tieferen Stufe kniende Stifterpaar, während die untere Zone von einem Skelett eingenommen wird, das auf einem Sarkophag ruht. In der Nische findet sich folgende an den Tod gemahnende Inschrift: »Ich war was Du bist, was ich bin wirst Du sein«.

Die Ikonographie der Darstellung in ihrer Vereinigung von Trinität, Tod und Verwesung ist ungewöhnlich, läßt sich aber als eine Umsetzung der Golgatha-Kapelle zu Jerusalem deuten. Die Golgatha-Kapelle wurde an der Stelle der Aufrichtung des Kreuzes gebaut, das sich der Überlieferung nach über dem Grab Adams befand. In Masaccios Fresko sehen wir das Kruzifix, das auf einem kleinen Hügel, dem Golgatha-Berg, steht, unter dem der verrottete Leib Adams ruht. Wie im Kapitel über die Architektur bereits ausgeführt wurde, war es im Mittelalter keine Seltenheit, die Heiligen Stätten Jerusalems nachzubilden, um auf diese Weise die Heiligkeit dieser Orte in die eigene Stadt zu übertragen (S. 20 f.). Das hier angeführte Beispiel zeigt, daß die Weltanschauung der Renaissance weniger von einer Profanierung der Welt und der Kunst geprägt war – der Mensch der Renaissance war in gleichem Maße um die Rettung seiner Seele im Jenseits besorgt wie der Mensch des Mittelalters –, doch war man bestrebt, die göttliche Ordnung durch diesseitige Mittel zu veranschaulichen, um sie auf diese Weise dem Gläubigen erfahrbarer werden zu lassen.

Fra Angelicos Position in der Frührenaissance-Malerei

Die Rezeptionsgeschichte Fra Angelicos (um 1400–1455) macht deutlich, wie sehr sich die Einschätzung und Einordnung seiner Werke im Laufe der Zeit gewandelt hat. Galt Fra Angelicos Kunst noch zu Beginn dieses Jahrhunderts als »letzte Blüte des sterbenden Mittelalters«, so strich die Forschung der letzten Jahrzehnte die Einbindung des Malers in die Florentiner Frührenaissance heraus. Dabei hat sich das Bild eines Künstlers ergeben, der alte und neue Strömungen aufzugreifen und sie in eine ihm eigene Sprache umzusetzen wußte. Fra Angelicos Werk ist von einem lyrischen, auf den Idealen der Internationalen Gotik gründenden Formempfinden durchdrungen. Gleichzeitig offenbart sich in der plastischen Modellierung und Raumdarstellung der Einfluß Masaccios und des Bildhauers Lorenzo Ghiberti.

Die stilistische Ambivalenz der Werke Fra Angelicos zeigt, daß die Entwicklung der Malerei von Giotto zu Michelangelo keine organisch stringente, stets nach »Fortschritt« ausgerichtete Entfaltung der künstlerischen Kräfte ist. Der Rückgriff auf altes Formengut, der durch Bildfunktion, künstlerische Erfahrung oder Geschmack des Auftraggebers bestimmt sein konnte, läßt sich bei allen Künstlern nachweisen. Im Falle Fra Angelicos offenbart die Orientierung an mittelalterlichen Denkschemata den Einfluß der Dominikaner-Observanten, denen er selbst von etwa 1418 an angehörte. Die Observanten waren Anhänger einer allgemeinen Reformbewegung der mönchischen Orden, die sich die Rückkehr zur ursprünglichen Regel der Armut, Keuschheit und des Gehorsams zum Ziel gesetzt hatten und im besonderen die mystische Kontemplation förderten, durch die sich der Gläubige dem Leiden Christi nähern, ja mit ihm eins werden sollte.

Schema der zentralperspektivischen Konstruktion
der Trinität

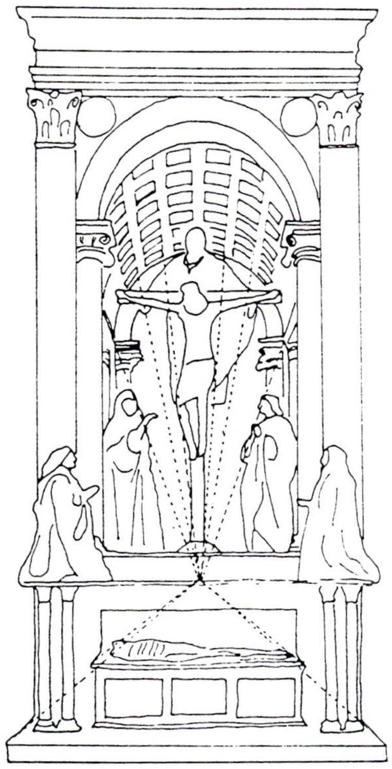

Masaccio
Die Trinität, um 1425–28
Fresko, 667 x 317 cm
Florenz, Santa Maria Novella

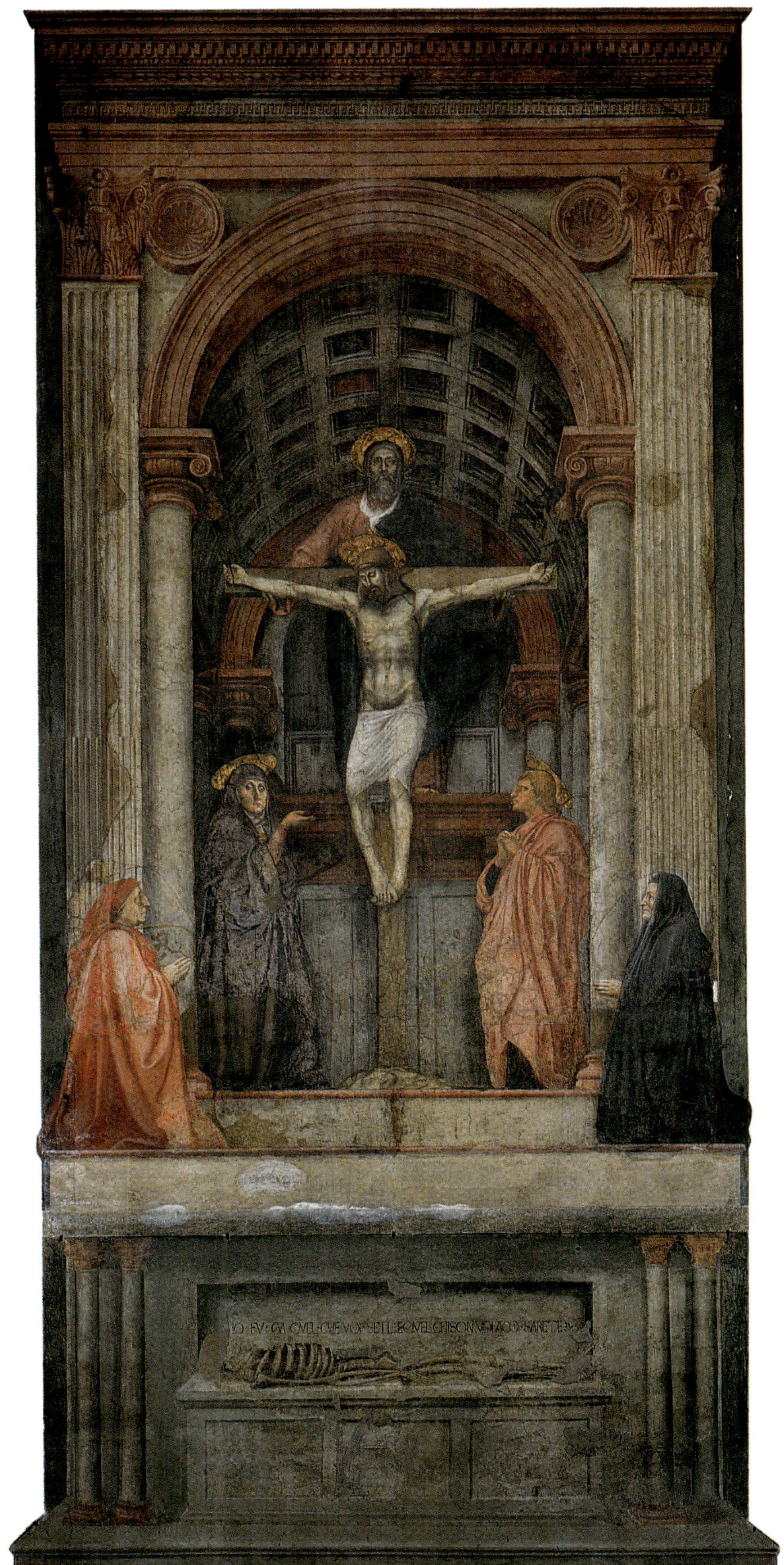

Das Frühwerk Fra Angelicos

Das Frühwerk Fra Angelicos zeigt die Auseinandersetzung des jungen Malers mit den Errungenschaften Masaccios, die sich in dem verstärkten Bemühen um räumliche Wiedergabe und klaren Bildaufbau niederschlägt. So führen in dem Gemälde des *Jüngsten Gerichts* (Abb. S. 249) die in die Tiefe fluchtenden Grabfelder das Auge weit in den Bildraum bis zum Horizont, wo ein weißer Streifen am dunklen Himmel das Aufgehen der Sonne ankündigt, eine symbolische Anspielung auf die Ankunft des Weltenrichters.

Auch in der kurz danach, um 1432–33 entstandenen *Verkündigung* von Cortona (Abb. S. 251) wird die Architektur zu einem wesentlichen Element des Bildaufbaus. Die nach links fluchtenden Loggienarkaden fungieren als kompositorische Verbindungslinie zwischen der Verkündigung und der links im Hintergrund zu sehenden Vertreibung Adams und Evas aus dem Paradies. Die Arkadenreihe weist auf den kausalen Zusammenhang beider Ereignisse. Durch den Sündenfall wurde die Versöhnung Gottes mit den Menschen notwendig, die sich in der Verkündigung Mariä zum ersten Mal offenbarte.

Läßt sich in der perspektivischen Erfassung des Raumes das Vorbild Masaccios erkennen, so ist der lyrische Grundton der Verkündigung eine spätgotische Reminiszenz, wie sie in der sanften Begegnung des Engels und Mariens zum Ausdruck kommt. Maria beugt sich sacht nach vorne, um den Worten des Engels zu lauschen, der sich ihr in leichtem Schwung nähert und mit akzentuierter Gestik die göttliche Botschaft verkündet. Die Friedlichkeit der Szene, in der es keine laute

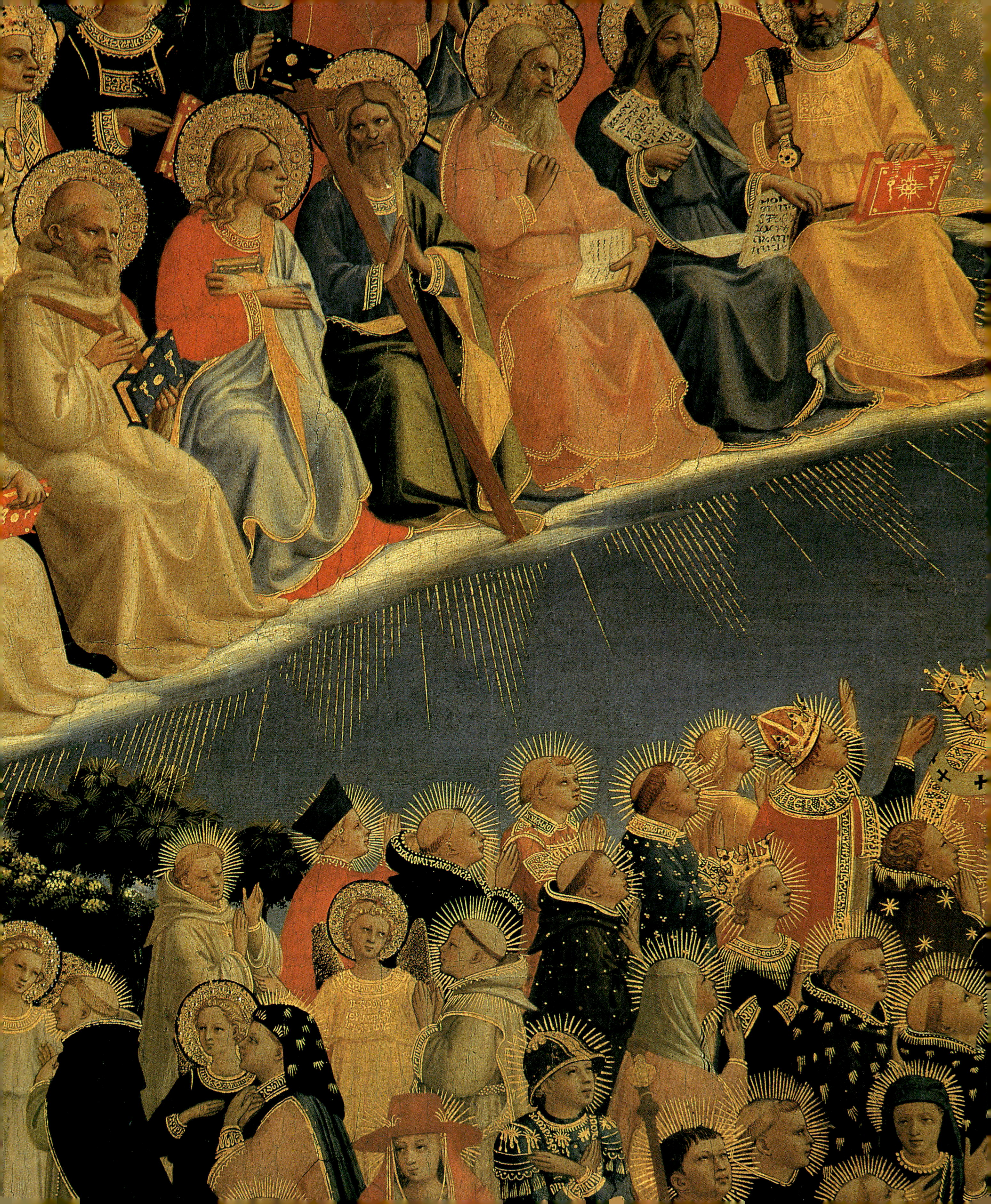

ABBILDUNG GEGENÜBER:
Die Glückseligen
Detail aus: Das Jüngste Gericht

Fra Angelico
Das Jüngste Gericht, um 1431
Tempera auf Holz, 105 x 210 cm
Florenz, Museo di S. Marco

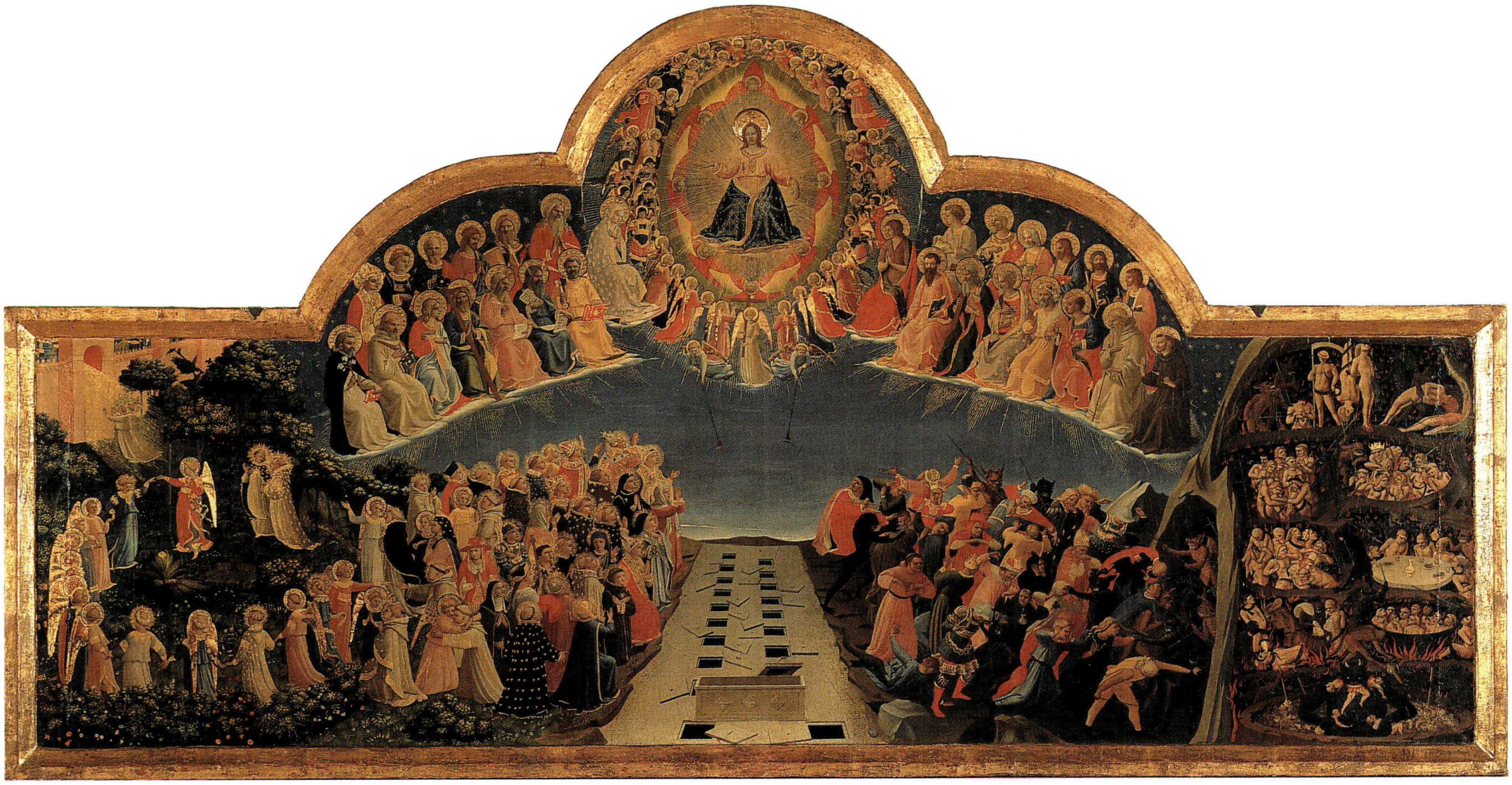

Gestik gibt, läßt das Bild weniger zu einer nach außen gerichteten Bekundung komplizierter theologischer Wahrheiten oder gar politischer Manifestationen werden, sondern lädt zur stillen Kontemplation des Gläubigen ein.

Dieses Adagio der Ausdrucksformen findet sich auch in Fra Angelicos *Kreuzabnahme* aus der ersten Hälfte der 30er Jahre des 15. Jahrhunderts (Abb. S. 252). Das Gemälde wurde von Lorenzo Monaco für die Strozzi-Kapelle in Santa Trinità begonnen – von seiner Hand stammen die Giebelfelder – und von Fra Angelico zu Ende geführt. Die Bildfiguren der Haupttafel scheinen wie erstarrt, die Handlung wird zu einer Präsentation des Leichnams Jesu reduziert, dem sich der Gläubige meditativ nähern kann. Der Körper Jesu durchkreuzt die senkrechten Kompositionslinien: Beine, Rumpf und Arme bilden ein X, das in den auf den Leitern stehenden und den knienden Figuren fortgesetzt wird. Diese Komposition ist als indirekter Hinweis auf Christus zu deuten, denn der Buchstabe X war ein altbekanntes Symbol des Herrn.

Fra Angelico und San Marco

Nach der Rückkehr Cosimo de' Medicis aus der Verbannung im Jahre 1434 wurde auf sein Betreiben den Dominikanern in Fiesole das heutige San Marco-Kloster der Silvestriner in Florenz zugewiesen. 1437 begann der Architekt Michelozzo mit dem Umbau des baufälligen Konvents (siehe S. 107), während Fra Angelico die Freskenausstattung anvertraut wurde, die den Kreuzgang, dem Kapitelsaal, das Refektorium, die Korridore und die 45 Zellen der Klosterbrüder umfaßte. Mit Unterbrechungen arbeitete Fra Angelico bis 1450 unter Mithilfe von Gesellen an der Ausführung dieser großen Aufgabe.

Auf beispielhafte Art läßt sich an der *Verkündigung Mariä* die Funktion der Zellenfresken und ihre ästhetische Wirkung aufzeigen (Abb. S. 250). Die Darstellung besticht durch ihre Einfachheit und Zurückhaltung. Vergleicht man das Bild mit der Cortona-Verkündigung (Abb. S. 251), so wird die Kargheit umso eindringlicher. In beiden Fällen ist der Schauplatz eine Loggia, doch werden die Figuren im Fresko von einer kahlen Mauer hinterfangen. Der Ausschnitt ist so gewählt, daß der Garten kaum sichtbar ist. Jeglicher architektonische Dekor ist vermieden, sogar die Kapitelle werden dem Blick des Betrachters entzogen: der Flügel des Engels verdeckt diese Zierde. Die Gewänder zeichnen sich durch ihre Schlichtheit aus, und der mit Brokat überzogene Thron Mariens wurde in einen Schemel umgewandelt, auf dem die Jungfrau in demutsvoller Haltung kniet. Selbst der kaum merkliche Anflug des Cortona-Engels wird in ein Verharren gespannter Reglosigkeit umgedeutet, ähnlich den Figuren der *Kreuzabnahme* (Abb. S. 252).

Fra Angelico
Verkündigung Mariä, um 1440–41
Fresko, 187 x 157 cm
Florenz, Museo di San Marco

ABBILDUNG UNTEN:
Fra Angelico
Madonna mit Kind, Engeln und Heiligen, (Hauptaltarbild von San Marco), um 1438–43
Tempera auf Holz, 220 x 227 cm
Florenz, Museo di San Marco

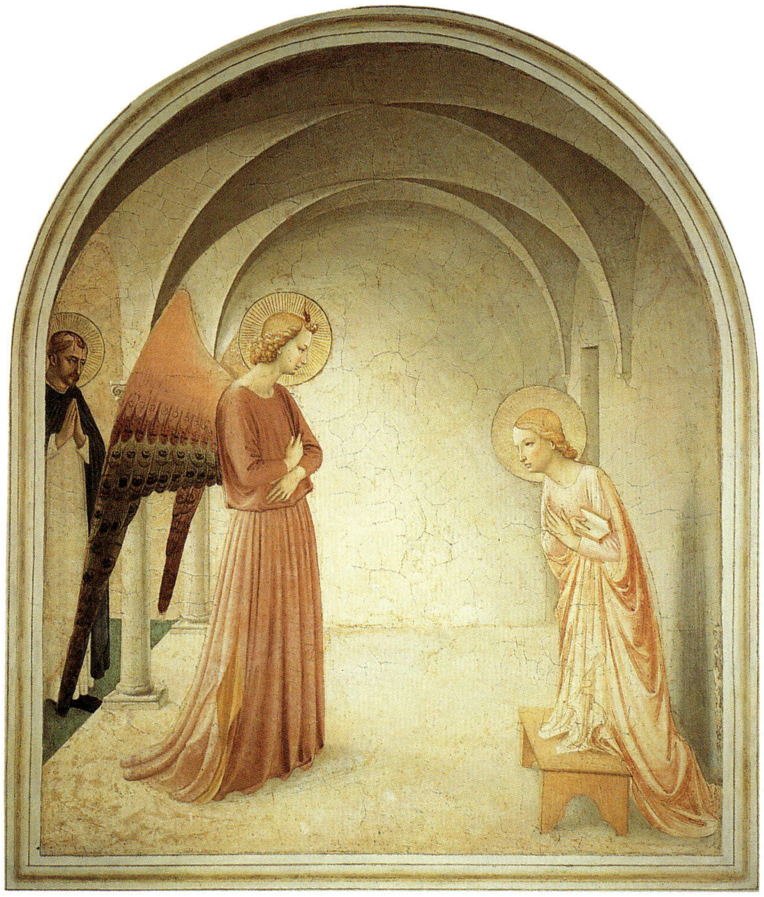

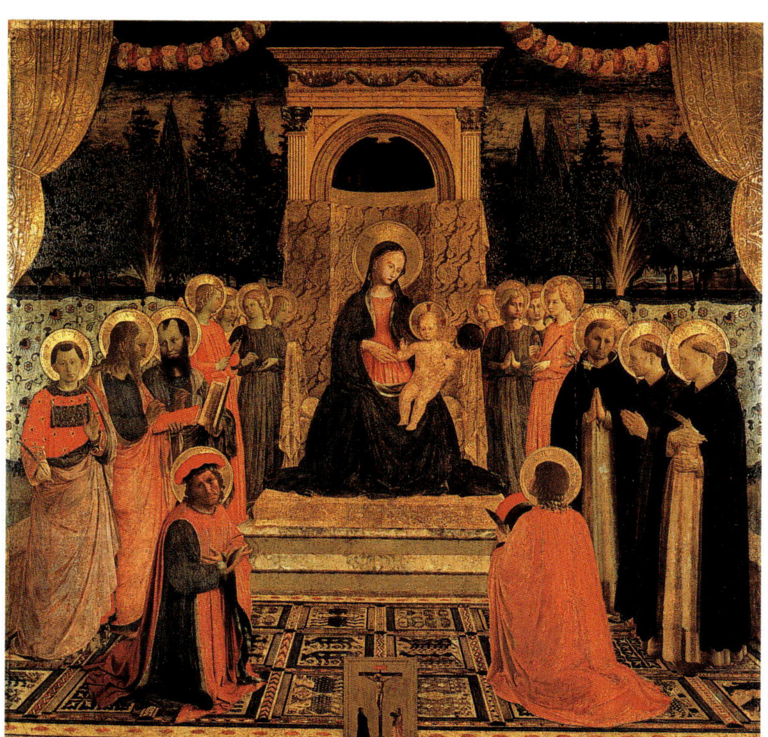

Der Vergleich zeigt, daß Fra Angelico alle ausschweifend erzählerischen Momente des Geschehens vermieden hat, um die Zellenbewohner durch nichts abzulenken. Hier wird deutlich, wie sehr die Funktion der Bilder, der Wunsch des Auftraggebers und die geistige Haltung des Künstlers die ästhetische Erscheinung der Darstellungen geprägt haben. Die Zellenfresken dienten den Mönchen zur mystischen Versenkung in das Leben Christi. Der ins Gebet vertiefte Dominikanerheilige Petrus Martyr, der links im Bildfeld der Verkündigung steht, gab ihnen in seiner meditativen Betrachtung des Geschehens ein beispielhaftes Vorbild.

Das Hauptaltarbild von San Marco

Das 1438–43 für den Hochaltar von San Marco geschaffene Gemälde der Madonna mit Kind, Engeln und acht Heiligen zählt zu den Hauptwerken Fra Angelicos, das leider durch die im 19. Jahrhundert vorgenommene »Reinigung« mit Säure seinen alten Glanz eingebüßt hat (Abb. links unten). Die Meisterschaft Fra Angelicos offenbart sich vor allem in der souveränen Erfassung des Bildraums, dessen Tiefenwirkung an der starken Verkürzung des prachtvollen anatolischen Teppichs abzulesen ist. Das Gemälde stellt im übrigen eines der ersten Tafelbilder dar, das nach den Regeln der Zentralperspektive konzipiert wurde. Auch mit dem rechteckigen Bildformat wies Fra Angelico neue Wege. Der Maler schuf damit eine der ersten Renaissance-Palen, deren rechteckige, ursprünglich von Pilastern gerahmte und von einem Architrav bekrönte Form das additive, vielteilige Altarbild ablöste. Selbst die scheinbar unkomplizierte Ikonographie der Madonna mit Kind, umgeben von Engeln und Heiligen, erweist sich als genau durchdachtes Bildthema, das einerseits den Forderungen des Stifters Cosimo de' Medici nachkommt, der das Patronat des Hauptaltars besaß, und andererseits den Dominikanern gerecht wird, zu deren Orden die Kirche San Marco gehörte.

Alle acht Heiligen sind besondere Schutz- und Namenspatrone Cosimos und seiner Familie. Die in die Borten des Teppichs eingewebten roten Kreisformen spielen auf die roten Kugeln des Medici-Wappens an, und die in den Teppich gewirkten Tierkreiszeichen der Fische und des Krebses dienen möglicherweise als Hinweis auf den Anfang und das Ende des 1439 in Florenz tagenden Union-Konzils der West- und Ostkirche, für dessen Verlagerung von Ferrara nach Florenz Cosimo sich perönlich eingesetzt hatte.

Diese ganz persönlichen Anspielungen auf die Auftraggeber werden zu einer allgemeinen theologischen Aussage erweitert. Das im Vordergrund des Bildes aufgestellte Kreuzigungstäfelchen und die ursprünglich darunter befindliche Predella der *Beweinung Christi,* heute in der Alten Pinakothek in München, weisen auf die eucharistische Funktion des Altars, auf dem sich das Gemälde befand und an dem die Dominikaner täglich das Meßopfer zelebrierten. Und in dem aufgeschlagenen Buch des Evangelisten Markus findet sich jene Textstelle, in der Jesus die Jünger ermahnt, völlig arm in die Welt auszuziehen, um die christliche Lehre zu verkünden. Dies ist als Hinweis auf die Dominikaner zu

Fra Angelico
Verkündigung Mariä, um 1432–33
Tempera auf Holz, 175 x 180 cm
Cortona, Museo Diocesano

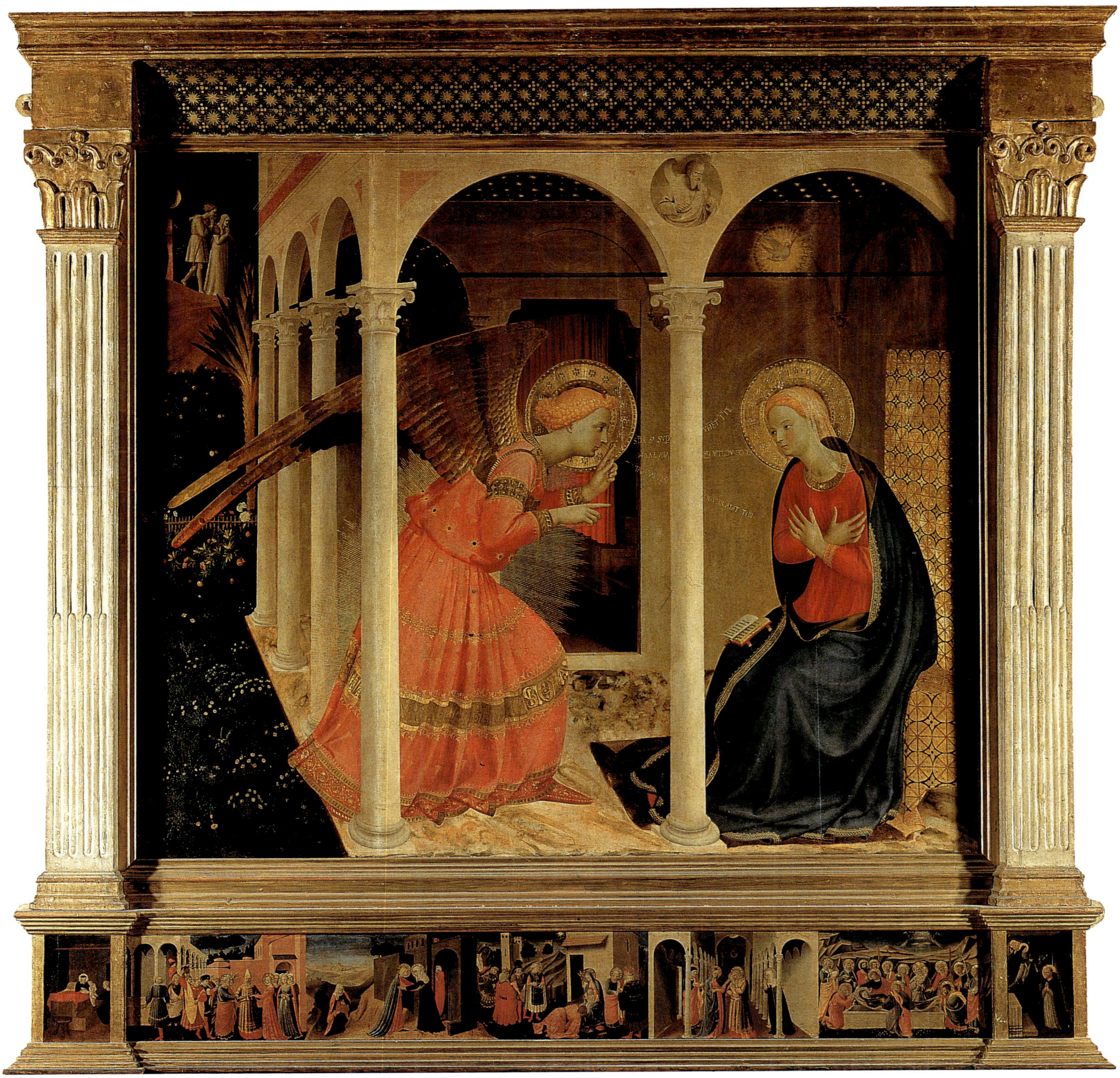

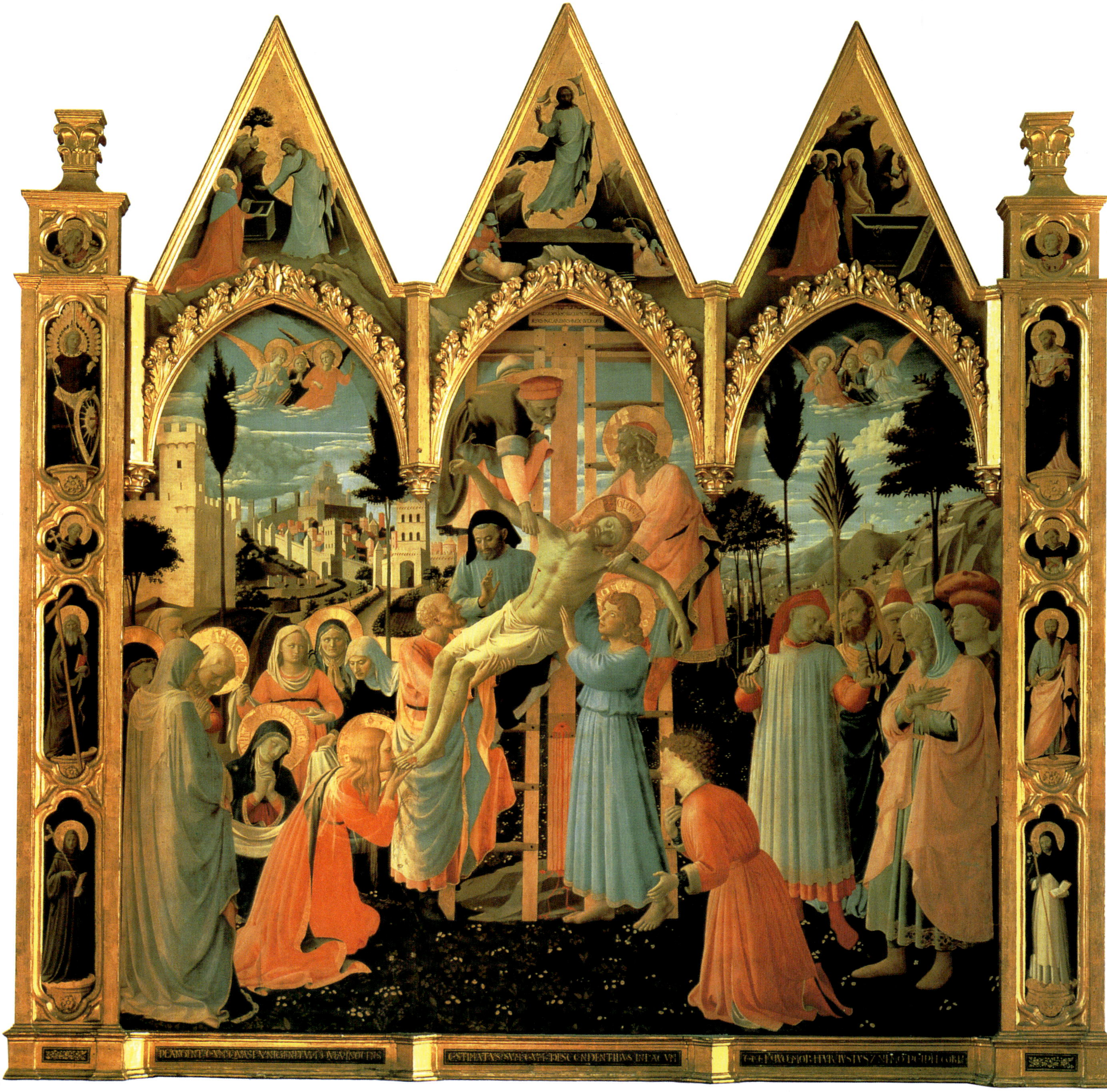

ABBILDUNG GEGENÜBER UND DETAIL UNTEN:
Fra Angelico
Die Kreuzabnahme, um 1430–35
Tempera auf Holz, 176 x 185 cm
Florenz, Museo di San Marco

verstehen, die sich als Predigerorden verdient gemacht haben und unter dem Einfluß der Observanten das Armutsgebot Christi mit verstärktem Eifer verfolgten.

Die Drei-Königs-Kapelle im Palazzo Medici

Im Sommer 1459 begann Fra Angelicos Schüler Benozzo Gozzoli (1420–1497) mit der Ausmalung der um 1446–49 errichteten Palastkapelle der Medici-Familie. Auf den drei Wänden der Kapelle entfaltet sich in märchenhafter Pracht der Zug der Hl. Drei Könige nach Bethlehem (Abb. S. 254/55). Die vierte Wand öffnet sich in einem rechteckigen Sanktuarium, auf dessen Altar das Gemälde mit der *Anbetung des Kindes* von Filippo Lippi stand (Abb. S. 259). Es ist heute durch eine zeitgenössische Kopie ersetzt, während das Original in Berlin verwahrt wird. Auf diese Anbetungsszene Lippis ist der königliche Zug ausgerichtet. Sie wird durch die auf den Seitenwänden des Altarraums dargestellten Engelsscharen ergänzt, die das Lob des neugeborenen Kindes angestimmt haben.

Das erste Fresko Benozzos zeigt den jüngsten König mit seinem Gefolge. Auf steinigen Serpentinen schlängelt sich der Zug der Reiter, Pagen und Edelknappen. In unermüdlichem Variationsreichtum und unvergleichlicher Prachtentfaltung hat der Maler das Geschehen beschrieben. Da glänzen golddurchwirkte Gewebe, die unterschiedlichsten Brokate, perlenbestickte Gewänder sowie Samt und Seidenstoffe, juwelenbesetzte Gürtel und vergoldetes, reich dekoriertes Zaumzeug. Die schwelgerische Zurschaustellung von Reichtum und Pracht könnte keinen krasseren Gegensatz zu den San Marco-Fresken von Fra Angelico bieten, die ebenfalls von den Medici finanziert worden waren und an denen Benozzo Gozzoli als Gehilfe Fra Angelicos beteiligt war. Wie aber läßt sich diese Diskrepanz von betonter Schmucklosigkeit und prunkvollem Reichtum bei Medici-Kunstwerken erklären? Während Cosimo de' Medici die erste Ausstattung der Kapelle besorgte, sind wir durch einen Briefwechsel seines Sohnes Piero mit dem Maler Benozzo Gozzoli darüber unterrichtet, daß Piero für die Fresken verantwortlich gezeichnet hat. Dieser Generationswechsel der Auftraggeber läßt sich deutlich am veränderten künstlerischen Geschmack nachweisen. Piero bevorzugte eine schwelgerisch repräsentative Prachtentfaltung, die seinem Vater fremd war. Doch hat auch die Funktion des Raumes eine Rolle für die stilistische Ausprägung der Fresken gespielt. Wie wir aus zeitgenössischen Dokumenten wissen, war die Kapelle nicht nur als Ort der Andacht und des Gebets vorgesehen, sondern sie diente auch als Empfangsraum für Delegationen und Herrscher. Diese erweiterte Funktion erklärt den prachtvoll repräsentativen Charakter der Fresken, die in direkter Weise Bezüge zur Medici-Familie enthalten und dem märchenhaften, biblischen Zug eine aktuelle politische Komponente verleihen. Im jüngsten König haben wir ein idealisiertes Porträt Lorenzos vor uns, Pieros Sohn und Cosimos Enkel, der später den Beinamen »Il Magnifico« (der Prächtige) erhielt. Das Zaumzeug seines Schimmels ist mit dem Wappen der Medici-Familie geschmückt, und die Gestalt wird von einem Lorbeerbaum hinterfangen, eine verbreitete Anspielung auf Lorenzo, die durch die Übereinstimmung der lateinischen Namen Lauro (= Lorbeer) und Laurentius (= Lorenzo) angeregt worden war. In seinem Gefolge reiten in erster Reihe sein Vater Piero sowie Cosimo, sein Großvater und der Begründer der familiären Herrschaft in Florenz. Durch die Integration von Mitgliedern der Medici-Familie werden die Fresken zur stolzen Manifestation der finanziellen und politischen Macht der im Aufstieg begriffenen Familie. In diesem Zusammenhang lassen sich auch die vielen motivischen Übernahmen Benozzo Gozzolis von dem Strozzi-Altargemälde Gentile da Fabrianos verstehen (Abb. S. 239), die sicherlich nicht nur auf rein formalen Gründen beruhen. Die große Rivalität zwischen den Medici und den Strozzi, die im Florentiner Machtspiel den Kürzeren zogen, spiegelt sich in der Kunst wider: die künstlerischen Motive der Rivalen wurden übernommen, jedoch üppiger ausgearbeitet. Die Medici sind zudem nicht nur die Teilnehmer des Zuges, wie es noch Palla Strozzi war, sondern werden nun zu den Königen selbst: der jüngste König ist Lorenzo, auf dem alle Hoffnungen der Familie ruhten. Er sollte die Macht des Hauses Medici sichern und ausweiten.

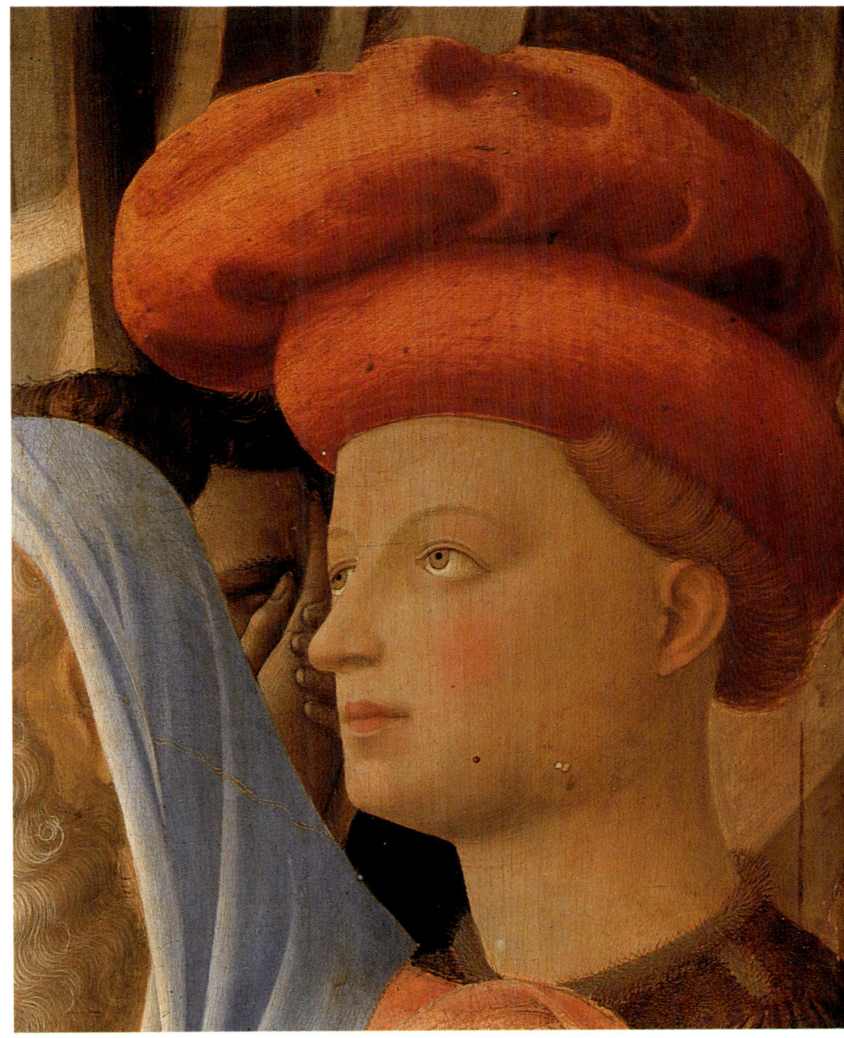

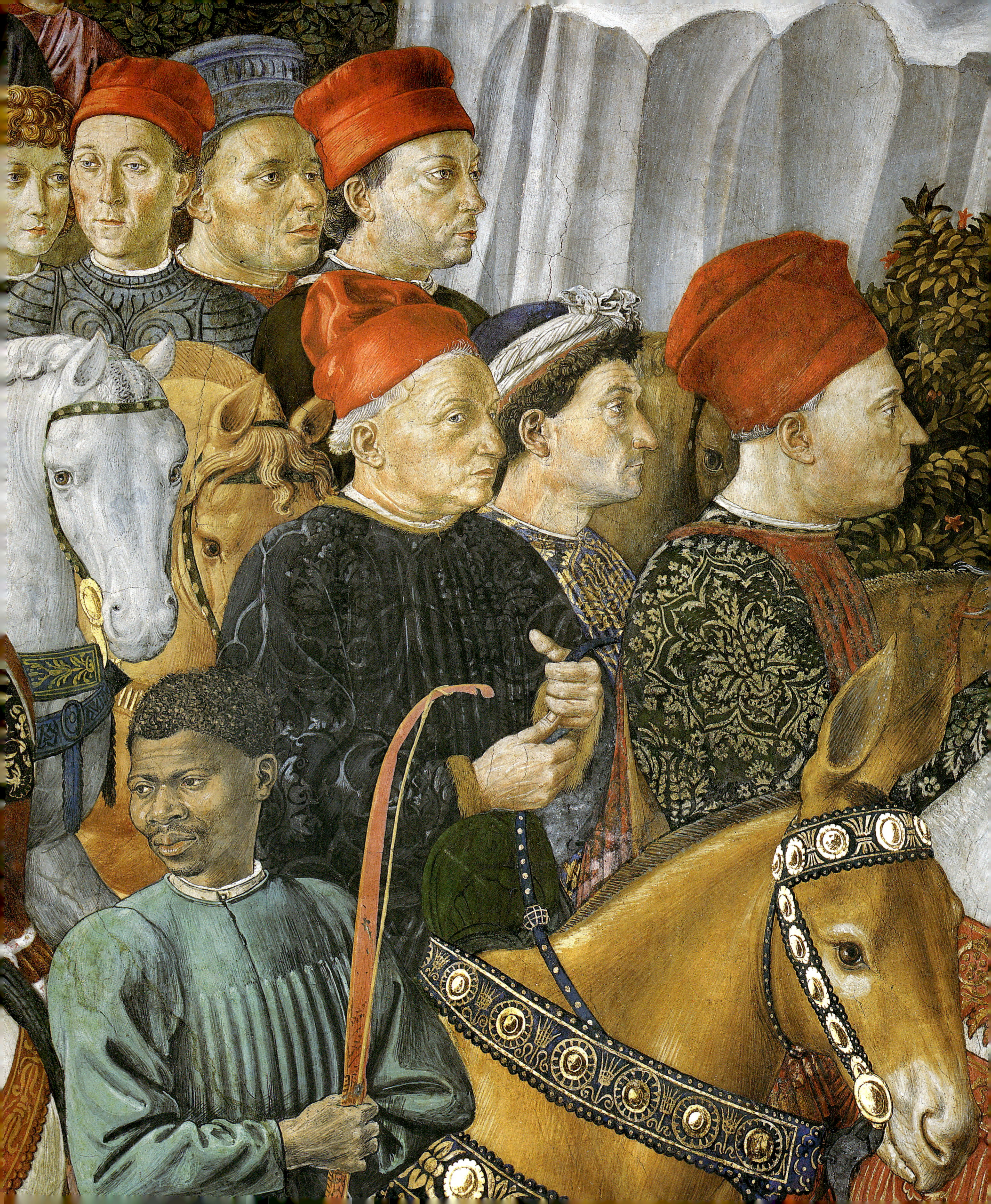

ABBILDUNG GEGENÜBER UND UNTEN:
Benozzo Gozzoli
Detail aus:
Zug der Hl. Drei Könige nach Bethlehem, 1459
Fresko
Florenz, Palazzo Medici-Riccardi, Kapelle

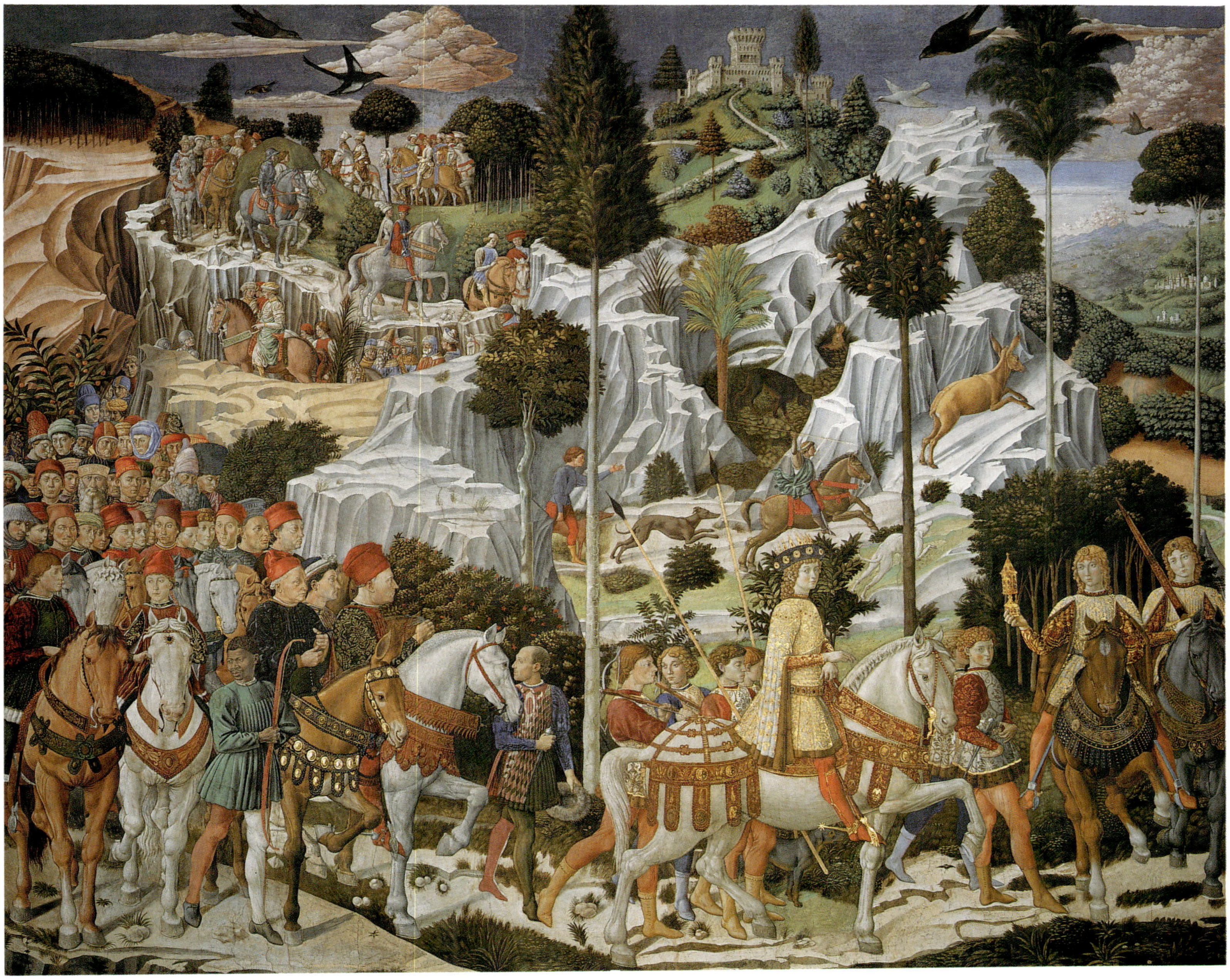

Macht und Mäzenatentum der Medici in Florenz

Fast drei Jahrhunderte lang waren die Medici die Herrscher von Florenz. In den Zeiten ihrer Herrschaft entstanden die großen Werke der Florentiner Künstler der Renaissance. Von Donatello und Brunelleschi über Paolo Uccello, Botticelli, Filippino Lippi und Leonardo da Vinci bis hin zu Michelangelo, Andrea del Sarto und Pontormo spannt sich der Bogen jener Künstler, die ihre Werke unter dem Schutz und im Auftrag der Medici geschaffen haben. Noch heute prangen an vielen Gebäuden die Familienwappen der Medici, und ihre von den größten Künstlern dieser Zeit geschaffenen Grabmäler sind steinerne Zeugen ihrer einstmaligen Macht und Größe.

Dem Namen nach war das Florenz des 15. Jahrhunderts eine Republik. Diese Republik aber wurde beherrscht von einer überwiegend vom Adel gebildeten Oligarchie, die ihre Macht unter Einsatz aller legalen, oft aber auch illegalen Mittel zu erhalten trachtete. Den Zugang zu dieser Oligarchie erhielt als erster Medici der 1360 geborene Giovanni di Bicci de' Medici. Von seinem Vater Averardo, der schon drei Jahre nach der Geburt seines Sohnes starb, ist nur wenig bekannt. Giovanni übernahm schon in jungen Jahren das von seinem Onkel 1348 in Florenz gegründete Bankhaus und baute dieses zu einem blühenden Unternehmen aus. Der Reichtum der Familie schuf die Voraussetzungen für den Ausbau und den Erhalt ihrer Macht. Und gleichzeitig legte dieser Reichtum den Grundstein für ein Mäzenatentum, dem die Stadt Florenz einen großen Teil ihrer prachtvollen Bauwerke, Skulpturen und Gemälde verdankt.

Giovanni ist der erste in der Reihe der Stifter der Medici-Familie. Er finanzierte nicht nur eine Kapelle der von Brunelleschi umgebauten Kirche von San Lorenzo, sondern stellte darüber hinaus Gelder zum Bau der Sakristei zur Verfügung, mit der Brunelleschi den ersten Zentralraum der Renaissance schuf. Giovanni fand darin seine letzte Ruhestätte.

Als Giovanni 1429 starb, hatte sein ältester Sohn Cosimo schon seit Jahren die Leitung des Bankhauses übernommen. Unter seiner kundigen Führung wuchs die Firma zu einem weit über die toskanischen Grenzen hinaus berühmten Unternehmen. Und gleichzeitig gelang Cosimo, der später den Beinamen »Il Vecchio« (der Alte) erhielt, die Machtübernahme in Florenz. Wie dieser Aufstieg erst nach Haft und einjähriger Verbannung nach Venedig erfolgte, gehört zu den faszinierendsten Kapiteln in der auch an Rückschlägen reichen Geschichte der Medici. Schon 1434 wurde Cosimo aus der Verbannung zurückgeholt und zum Gonfaloniere berufen. Über drei Jahrzehnte, bis zu seinem Tod im Jahr 1464, hielt er diese Führungsposition inne. Pontormo hat das nachdenklich erscheinende, Klugheit und Willensstärke ausstrahlende Antlitz des Cosimo in

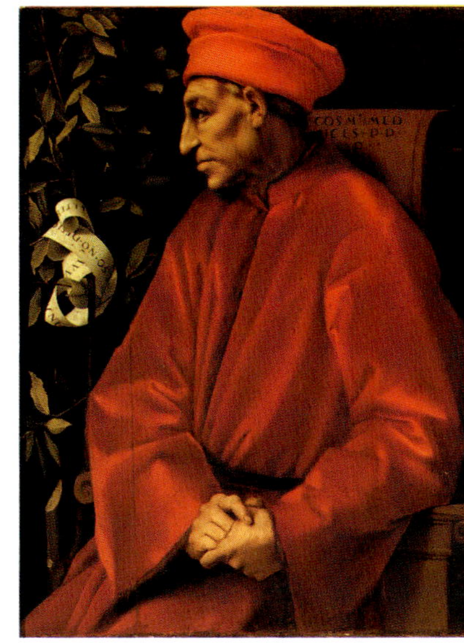

Jacopo Pontormo
Cosimo il Vecchio, um 1518–19
Holz, 86 x 65 cm
Florenz, Galleria degli Uffizi

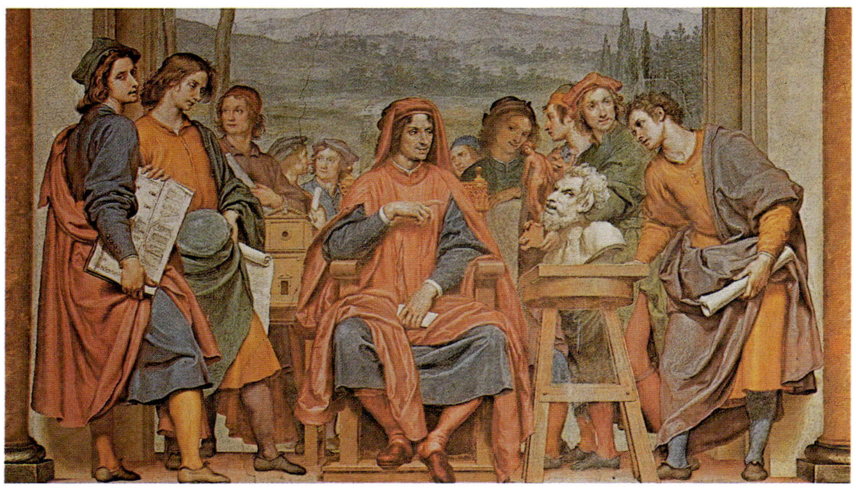

Ottavio Vannini
Michelangelo präsentiert Lorenzo il Magnifico eine von ihm geschaffene Faunsbüste, 1635
Fresko
Florenz, Palazzo Pitti
Museo degli Argenti

Stammbaum der Medici-Familie von ihren Anfängen bis ins 16. Jahrhundert

- Averardo detto Bicci
  - Giovanni di Bicci, 1360 – 1429, = Piccarda Bueri
    - Innominata
    - Cosimo il Vecchio, 1389 – 1464, = Contessina Bardi
      - Pieri il Gottoso, 1416 – 1469, = Lucrezia Tornabuoni
        - Lorenzo il Magnifico, 1449 – 1492, = Clarice Orsini
          - Lucrezia, 1470 – ?
            - Maria, 1499 – 1543
          - Piero Il Fatuo, 1472 – 1503, = Alfonsina Orsini
            - Lorenzo (Duca di Urbino), 1492 – 1519, = Maddalena de la Tour d'Auvergne
              - Caterina, 1519 – 1589
            - Clarice, 1493 – 1528
          - Maddalena, 1473 – 1519
          - Giovanni (Leone X), 1475 – 1521
          - Luisa, 1477 – 1488
          - Contessina, 1478 – 1515
          - Giuliano (Duca di Nemours), 1479 – 1516
            - Ippolito, 1511 – 1535
        - Giuliano, 1453 – 1478
          - Giulio (Clemente VII), 1478 – 1534
            - Alessandro, 1511 – 1537, = Margherita d'Austria
        - Maria
        - Bianca, ? – 1488
        - Nannina, ? – 1493
      - Giovanni, 1421 – 1463
      - Carlo, 1430 – 1492
    - Lorenzo, 1395 – 1440
      - Francesco
      - Pierfrancesco il Vecchio, 1430 – 1476
        - Lorenzo il Popolano, 1463 – 1503
          - Pierfrancesco il Giovane, 1478 – 1525
            - Lorenzino, 1514 – 1548
        - Giovanni Il Popolano, 1467 – 1498
          - Giovanni delle Bande Nere, 1498 – 1526
            - Cosimo I, 1519 – 1574, = Eleonora di Toledo, = Camilla Martelli
              - Maria, 1540 – 1557
              - Francesco I, 1541 – 1587, = Giovanni d'Austria, = Bianca Cappello
              - Isabella, 1542 – 1576
              - Giovanni, 1543 – 1562
              - Lucrezia, 1545 – 1561
              - Don Pedricco, 1546 – 1547
              - Grazia, 1547 – 1562
              - Don Antonio, ? – 1548
              - Ferdinando I, 1549 – 1609, = Cristina di Lorena
              - Don Pietro, 1554 – 1604
              - Don Giovanni, 1567 – 1621
              - Virginia

einem heute in den Uffizien hängenden Porträt festgehalten (Abb. gegenüber).

Im Jahre 1444 beauftragte Cosimo den Architekten Michelozzo mit dem Bau des Palazzo Medici, der von nun an mit seiner dreigeschossigen monumentalen Fassade zum Vorbild für die Florentiner Palastarchitektur wurde (Abb. rechts). Auf Wunsch Cosimos diente Donatello als Mitarbeiter, der nicht nur die Medaillons anfertigte, sondern auch einige bedeutende Bronzen für den Palast schuf. Mit gewaltigen Summen finanzierte Cosimo ebenso den Umbau des Klosters von San Marco, die Gestaltung der Innenräume übernahm Fra Angelico (Abb. S. 250). Und zu den ganz persönlichen Entdeckungen dieses kunstsinnigen Medici gehörten Paolo Uccello und der junge Fra Filippo Lippi. Als Cosimo 1464 starb, ehrte Florenz den großen Sohn der Stadt mit einer Beisetzung unter einer Säule in der Kirche San Lorenzo.

Nur eine kurze Amtszeit war dem Nachfolger Cosimos, Piero, beschieden, dem das Volk wegen dessen schwerer Erkrankung den Beinamen »Il Gottoso« (der Gichtische) gegeben hatte. Schon fünf Jahre nach des Vaters Tod starb der wegen seiner Krankheit zurückgezogen lebende, aber sowohl als Politiker wie auch als Geschäftsmann erfolgreiche Medici. Piero war ein ungemein engagierter Sammler von alten Münzen und Medaillen, vor allem aber von Büchern und mittelalterlichen Handschriften. Er legte den Grundstein für die großartige Bibliothek der Medici. Piero betätigte sich aber auch als Mäzen der bildenden Künste. So beauftragte er Benozzo Gozzoli mit der Freskierung der berühmten Kapelle im Stadtpalast der Medici (Abb. 254 und 255).

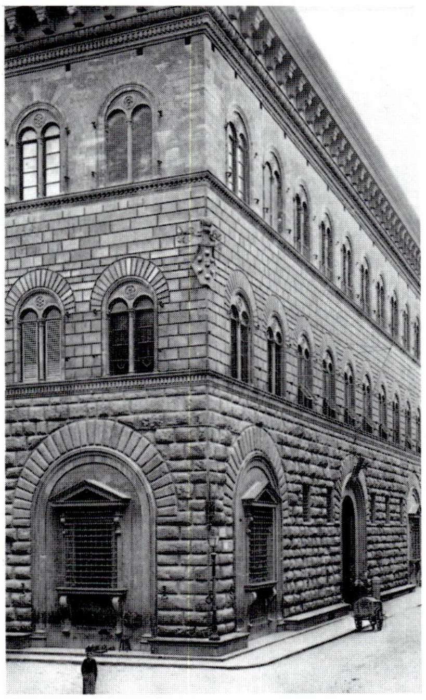

Palazzo Medici-Riccardi
Florenz
begonnen 1444 von Michelozzo

Im noch jugendlichen Alter von 20 Jahren übernahm Pieros ältester Sohn Lorenzo die politische Führung der Stadt. Die Zeit seiner Herrschaft bildete den glanzvollen Höhepunkt in der Geschichte der Medici. Aber gleichzeitig begann auch zu seinen Lebzeiten der kontinuierliche Abstieg des Bankhauses. Der wirtschaftliche Niedergang der italienischen Städte einerseits, eine wenig glückliche Geschäftsführung andererseits ließen das Familienunternehmen in Schwierigkeiten geraten. Das hielt aber den philosophisch interessierten und kunstliebenden Lorenzo nicht davon ab, wie sein Vater und sein Großvater die Rolle des großzügigen Mäzens zu übernehmen. Der Luxus und Prunk liebende Lorenzo, der wegen seiner öffentlichen Prachtentfaltung den Beinamen »Il Magnifico« (der Prächtige) erhielt, machte die in der Gegend von San Marco liegenden, heute überbauten Gärten zu einem Treffpunkt der Philosophen und Dichter von Florenz, zu denen der neuplatonische Philosoph Marsilio Ficino und der Poet Angelo Poliziano gehörten. Aber auch Architekten, Bildhauer und Maler nahmen an den Treffen teil. Zu den wichtigsten Künstlern, die in seinem Hause Gäste waren, zählte der junge Michelangelo. Ein Gemälde von Ottavio Vannini zeigt, wie Michelangelo dem in der Bildmitte thronenden Lorenzo einen Faunskopf präsentiert (Abb. S. 256 links). Lorenzo de' Medici bewährte sich auch in der Politik als überragende Persönlichkeit. Er überlebte das Attentat der Familie Pazzi im Florentiner Dom, bei dem sein Bruder Giuliano ermordet wurde. Die Attentäter ließ Lorenzo aus den Fenstern des Palazzo Vecchio hängen. Den vom Papst begonnenen Krieg gegen Florenz beendete Il Magnifico durch großes Verhandlungsgeschick und Mut. Auch den dramatisch sich zuspitzenden Zwist mit dem Bußprediger Savonarola überstand er. Mit seinem frühen Tod, er starb schon 1492 im Alter von 42 Jahren, ging auch die Blütezeit der Medici zu Ende.

Der neue Herrscher von Florenz wurde jetzt der älteste Sohn Piero, genannt »Il Fatuo« (der Unglückliche). Der politisch wie auch wirtschaftlich unfähig agierende Piero wurde von den Florentinern im Jahre 1494 mit der gesamten Familie in die Verbannung gejagt, nachdem er eigenmächtig einen die Stadt demütigenden Frieden mit dem französischen König Karl VIII geschlossen hatte. Einer der treibenden Kräfte für die Verbannung der Medici war der Bußprediger Savonarola, der den Reichtum der Familie mit ihrem prachtvollen Stadtpalast und den großzügigen Landvillen (Abb. links) anprangerte und den Haß gegen sie schürte. Ende des 15. Jahrhunderts wandten sich die Florentiner jedoch von dem fanatischen Mönch ab und schickten ihn 1498 auf den Scheiterhaufen (Abb. rechts). Die Herrschaft über Florenz sollten die Medici aber bis zum Jahre 1512 nicht wieder erlangen.

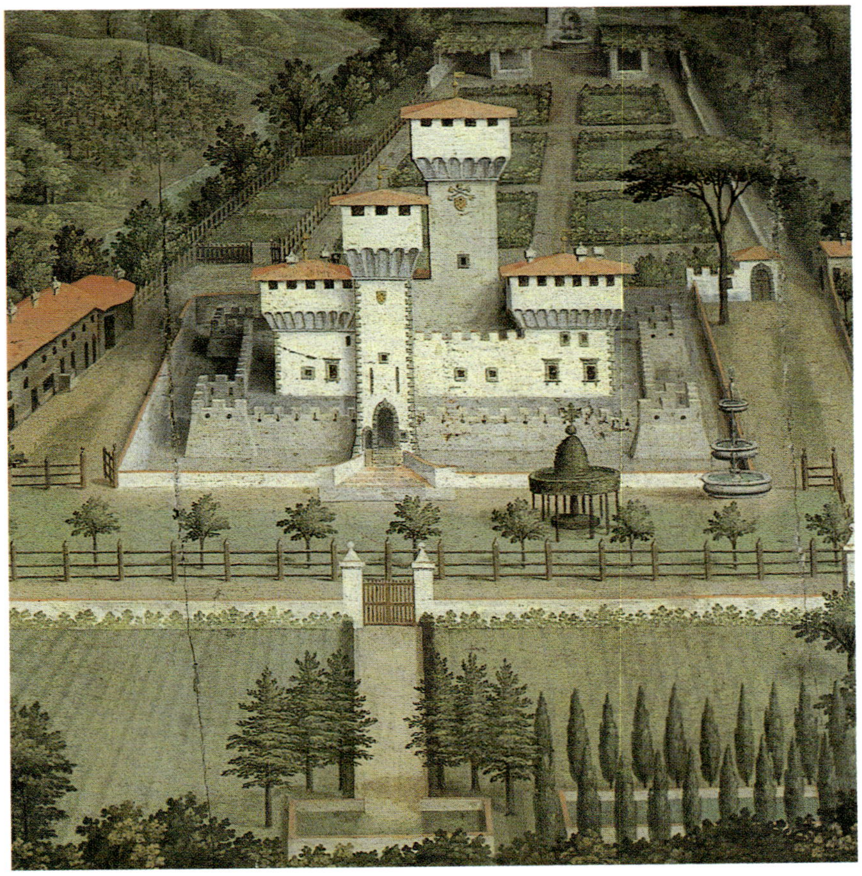

Giusto Utens, Landvilla der Medici Cafaciolo (Detail), 1499
Tempera auf Leinwand, 140 x 241 cm, Florenz, Museo di Firenze com'era

Von den drei Söhnen Lorenzos hatte nur Giovanni das politische Talent des Vaters geerbt. Frühzeitig für die kirchliche Laufbahn bestimmt, gelangte er auch 1513 auf den Stuhl Petri. Als Papst Leo X. führte er ein verschwenderisches, aber auch ein den Künsten zugetanes Leben. So gehörte Raffael zu den von ihm geförderten Künstlern, und er beauftragte Michelangelo mit dem Bau der Fassade für San Lorenzo in Florenz. Als Leo X. 1521 starb, war der letzte erfolgreiche Vertreter dieses Familienzweiges der Medici von der Bühne der italienischen Geschichte abgetreten.

Nur einmal noch erstrahlte der Stern der Medici in der Person Cosimo I., einem Abkömmling des Familiengründers Giovanni di Bicci in fünfter Generation der jüngeren Linie. Cosimo beherrschte sein Florenz als Diktator, aber es gelang ihm immerhin, die wirtschaftlich verödete Toskana wieder zu einem prosperierenden Land zu machen. Sein Mäzenatentum verstand er als politischen Akt, der ihm Prestige und Ansehen verschaffte. Cosimo gründete die berühmte Gemäldegalerie im Palazzo Pitti, und auf ihn gehen die von Vasari gebauten Uffizien zurück. Noch einmal wurde Florenz unter einem Medici zum kulturellen Mittelpunkt Italiens. Mit dem Tod Cosimos I. im Jahr 1574, kurz nach seiner Krönung zum Großherzog, endet die Geschichte der erfolgreich herrschenden Medici. Die nachfolgenden Generationen konnten zum Ruhm der Familie nichts mehr beitragen.

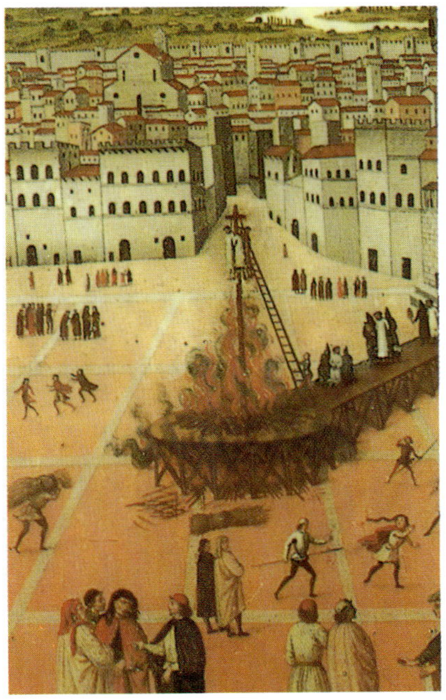

Unbekannter Maler
Detail aus:
Verbrennung Savonarolas auf der Piazza della Signoria, 1498
Tempera auf Holz
Florenz, Museo di San Marco

Filippo Lippi
Verkündigung Mariä, um 1440
Holz, 175 x 183 cm
Florenz, San Lorenzo, Martelli-Kapelle

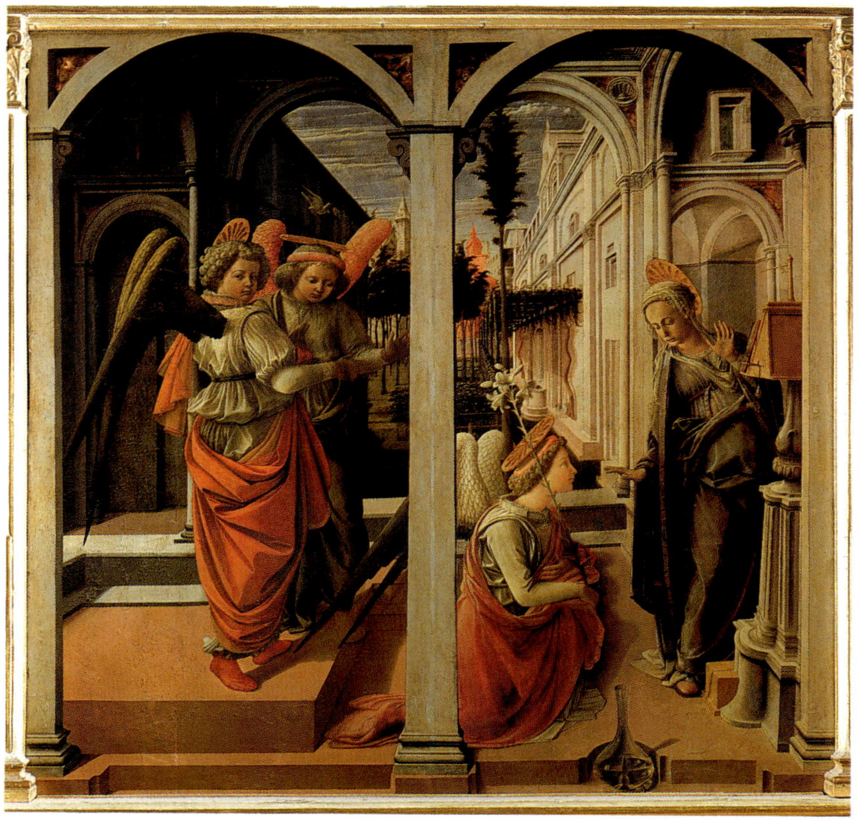

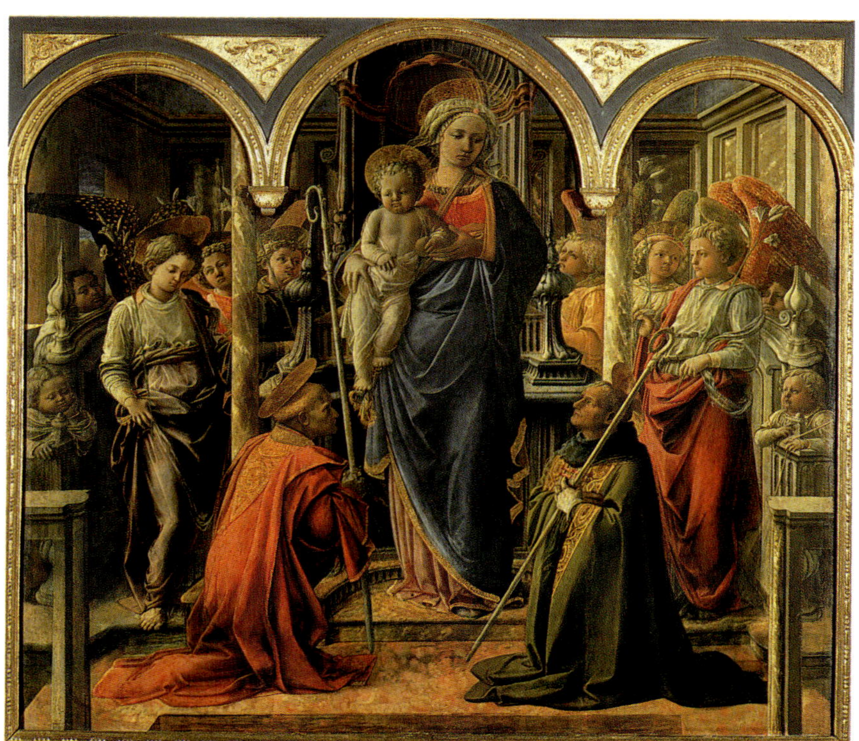

Filippo Lippi
Madonna mit Kind, Engeln und Heiligen (Barbardori-Altargemälde), 1437–38
Holz, 208 x 244 cm; Paris, Musée du Louvre

Filippo Lippi (um 1406–1469)

Als Filippo Lippi um 1459 die *Anbetung des Kindes durch Maria und Heilige* für die Palastkapelle der Medici malte (Abb. S. 259), befand sich der Maler auf dem Zenith seines Ruhmes. Neben Fra Angelico war er der angesehenste Künstler in Florenz. Die Hochachtung für Filippo als Maler hielt an, obwohl er sich als außerordentlich schwierige und exzentrische Persönlichkeit herausstellte. Im Jahre 1450 mußte er sich beispielsweise wegen einer gefälschten Urkunde vor Gericht verantworten. Man warf ihm auch vor, Gemälde seinen Gehilfen anzuvertrauen anstatt sie selbst auszuführen, wie es laut Vertrag vorgeschrieben war. Der aufsehenerregendste Skandal aber war die Liebe des Malermönchs zur Nonne Lucrezia, die ihm zwei Kinder gebar, einen Sohn, Filippino, der den Beruf des Vaters übernahm (siehe S. 291), und eine Tochter. Diese Skandale taten jedoch der künstlerischen Hochachtung Filippos keinen Abbruch: Cosimo de' Medici, Filippos wichtigster Auftraggeber, entschuldigte die Laster des Menschen mit dem Genius des Malers.

Filippo Lippis Frühwerk

Das Frühwerk Filippo Lippis ist in der Forschung noch nicht vollständig geklärt, Datierungen sowie Zuschreibungen einzelner Werkgruppen sind umstritten. Filippo Lippi begann seine Karriere als Maler im Karmeliterkloster von Santa Maria del Carmine zu Florenz, wo er am 18. Juni 1421, wahrscheinlich als 15jähriger – das Mindestalter für Novizen – sein Gelübde abgelegt hat. Nur vier Jahre später begann Masaccio in der zum Karmeliterkloster gehörenden Kirche die Ausmalung der Brancacci-Kapelle (Abb. S. 240 ff.). Man kann sich leicht vorstellen, welch tiefgreifenden Eindruck das in seinen Neuerungen so revolutionäre Werk Masaccios auf den jungen Maler machte, der noch ganz am Anfang seiner künstlerischen Ausbildung stand. In der Tat zeugen die Werke vom Ende der 1420er Jahre von der tiefen Bewunderung Filippos für die künstlerischen Erneuerungen Masaccios. Kraftvoll und von gravitätischer Schwere präsentieren sich die Bildprotagonisten, deren Physiognomie von einer volkstümlichen und manchmal derben Einfachheit geprägt ist. Von Beginn an läßt sich das Interesse des Malers an einem gesteigerten Realismus erkennen, der sich wie ein roter Faden durch sein Werk ziehen wird.

Im Jahre 1428 wurde Fra Filippo zum Subprior des Karmeliterklosters in Siena ernannt. Dieser einjährige Aufenthalt in Siena ermöglichte es ihm, die höfisch elegante Kunst der Sienesen zu studieren, was nicht ohne Einfluß auf sein Werk blieb. Die Gemälde Anfang der 1430er Jahre zeigen eine Milderung der fülligen, an Masaccio erinnernden Formensprache zugunsten einer rhythmisierenden Kadenz der Umrißlinien.

Filippo Lippi und Flandern

Das Jahr 1437 markiert einen Wendepunkt in Filippos künstlerischer Entwicklung. In diesem Jahr begann der Maler nicht nur mit der Ausführung des Barbadori-Altargemäldes (Abb. links unten), in dem der himmlische Hofstaat in einer irdischen, realen Umgebung erscheint,

Filippo Lippi
Anbetung des Kindes durch Maria und Heilige, vor 1459
Tempera auf Holz, 129,5 x 118,5 cm
Berlin, Staatliche Museen zu Berlin – Preußischer Kulturbesitz, Gemäldegalerie

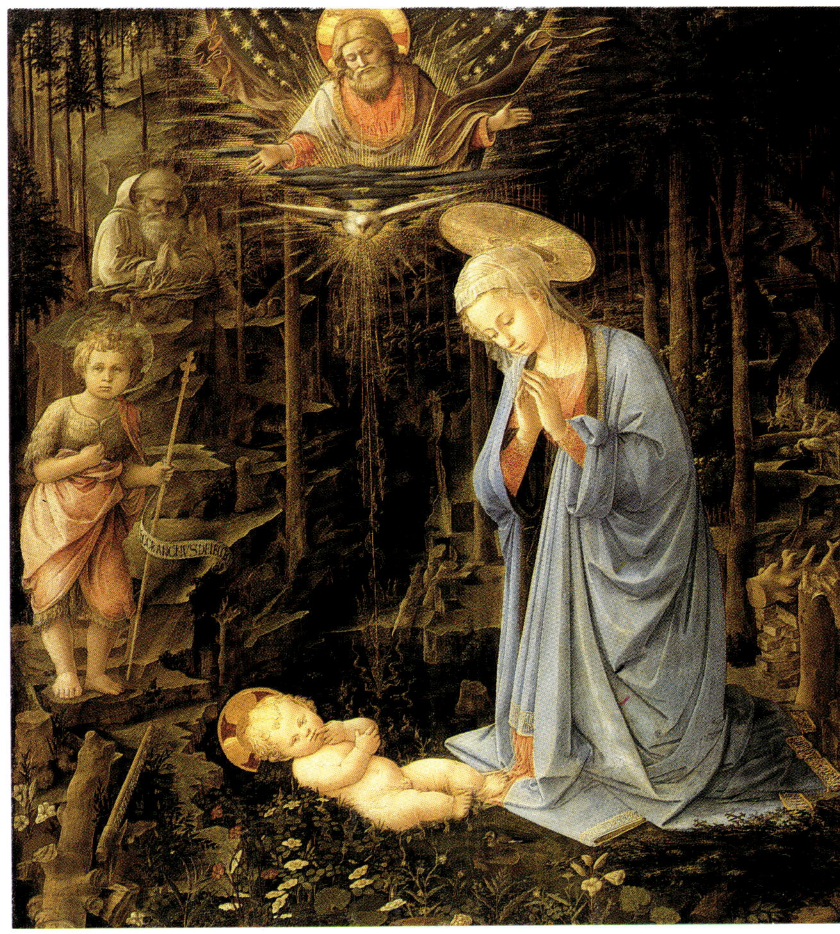

sondern Filippo schuf auch die *Tarquinia-Madonna,* ein Gemälde, das in seiner ikonographischen Innovation die Orientierung des Malers an neuen Formen und Inhalten offenbart (Abb. S. 259). Auf den ersten Blick scheint sich das Bild nur kaum von den bisher bekannten Darstellungen der Madonna mit Kind zu unterscheiden. Maria sitzt auf einem halbrunden Thron und umarmt in mütterlich zärtlicher Geste das Christuskind, das energisch auf sie zudrängt, um seine Arme um ihren Hals zu schlingen und sie an sich zu pressen. Das eigentlich Neue ist aber nicht die expressive emotionale Begegnung von Mutter und Kind, sondern das Ambiente, das die beiden Figuren umgibt. Hinter Maria wird der Blick auf ein Schlafgemach mit einem im Alkoven stehenden Bett frei. Auf der linken Seite schauen wir durch ein Fenster auf eine Landschaft, während die Tür im Hintergrund mit den geöffneten, eisenbeschlagenen Läden einen Blick auf den Hof erlaubt. Zum ersten Mal in der italienischen Malerei erscheint die thronende Madonna mit dem Christuskind in einer häuslich intimen Umgebung. Das Ambiente unterstreicht das Menschsein Mariens und Christi und stellt sie auf eine Stufe mit der Erfahrungswelt des Betrachters. Die Vermenschlichung der göttlichen Personen wird durch eine weitere Neuerung pointiert, die Filippo in die italienische Malerei eingeführt hat: Maria und Christus erscheinen ohne Nimbus. Sie sind nunmehr zu Menschen geworden, die sich in ihrer alltäglichen Umgebung und in ihren Rollen als Mutter und Kind zeigen. Auf diese Weise trieb Filippo Lippi den seit Giotto zu beobachtenden und mit Gentile da Fabriano und Masaccio sich verstärkenden Realismus in der Malerei der Renaissance einen Schritt weiter voran. Wie aber läßt sich der Wandel innerhalb Lippis künstlerischer Entwicklung erklären? Wenn auch der hier beobachtete Realismus bereits in seinem Frühwerk verankert ist, so sind die radikalen Neuerungen nicht alleine aus dieser Entwicklung heraus zu erklären. Lippi erhielt stattdessen seine Anregungen von der zeitgenössischen niederländischen Kunst. Dieser Einfluß läßt sich nicht nur in der Nachahmung einzelner Motive festmachen, sondern vor allem an dem zugrundeliegenden Prinzip der strengen Diesseitigkeit der Erzählweise. In Brügge, Gent und Brüssel schufen Künstler wie Jan van Eyck, Robert Campin und Rogier van der Weyden von Beginn des 15. Jahrhunderts an Gemälde, die die himmlischen Figuren in häuslicher Umgebung und bei alltäglichen Handlungen zeigten. Es ist möglich, daß Filippo den Kontakt mit der niederländischen Kunst in Padua erhielt, wo er sich nachweislich im Jahre 1434 aufhielt. Die Präsenz flämischer Gemälde läßt sich im Veneto im allgemeinen früher nachweisen als in Florenz, und es scheint, daß Filippo die Kunst des Nordens dort direkt studieren konnte.

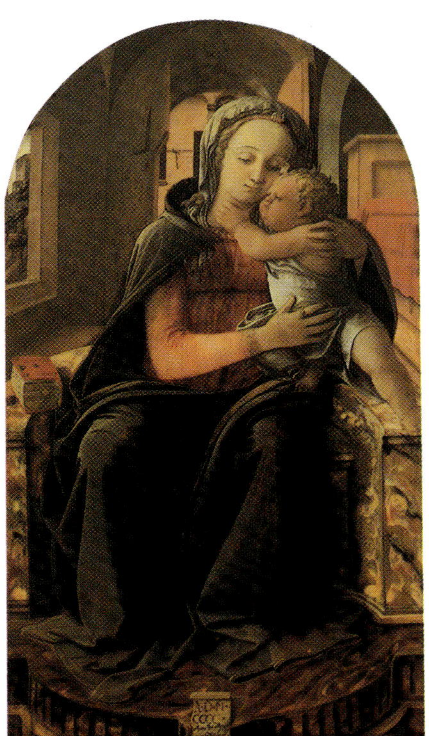

Filippo Lippi
Madonna mit Kind
(Tarquinia-Madonna), 1437
Tempera auf Holz, 114 x 65 cm
Rom, Galleria Nazionale,
Palazzo Barberini

Die Verkündigung von San Lorenzo

Kurze Zeit nach der *Tarquinia-Madonna* malte Fra Filippo um 1440 die *Verkündigung Mariä* in der Kirche von San Lorenzo in Florenz

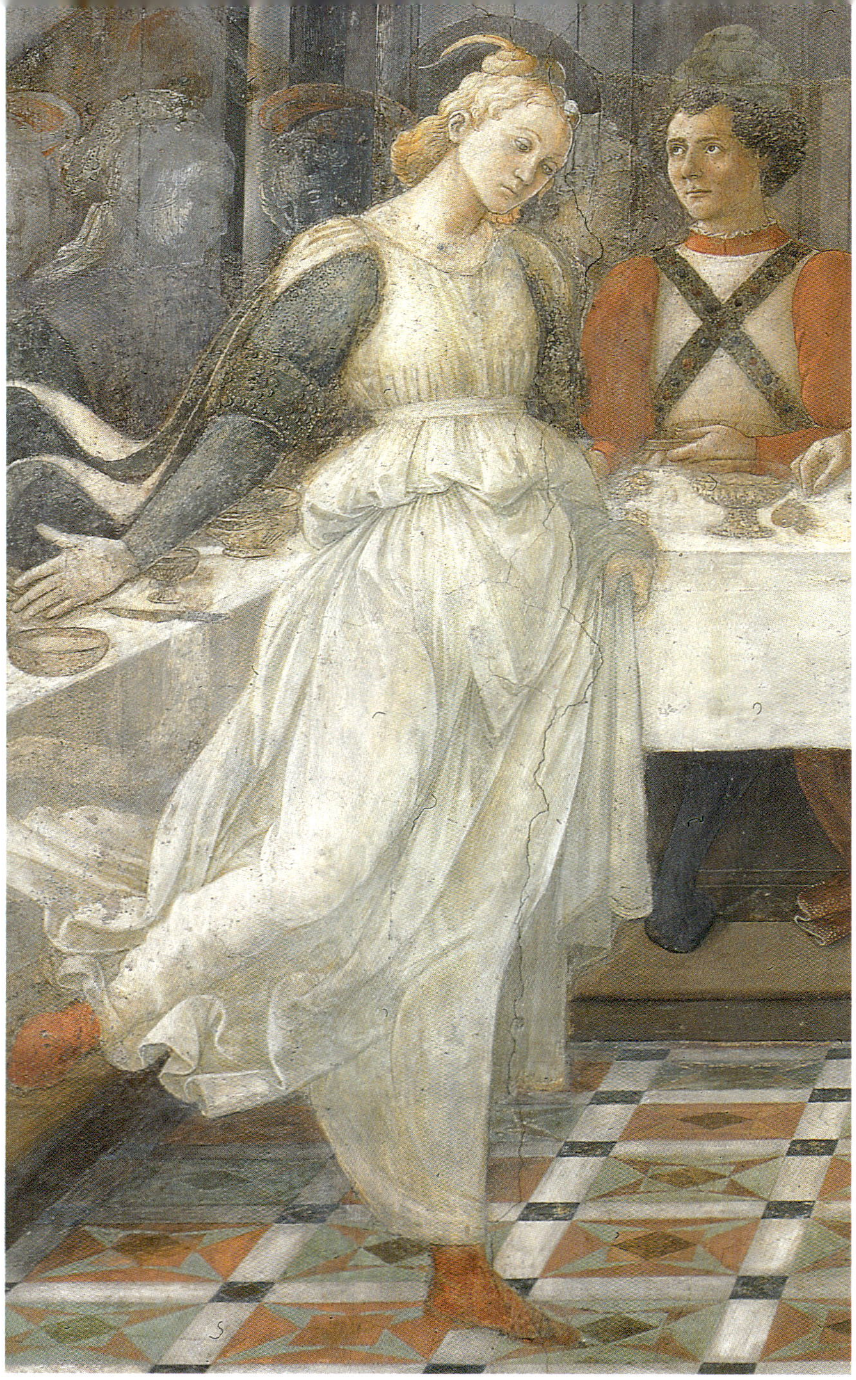

ABBILDUNG UNTEN UND NEBENSTEHENDES DETAIL:
Filippo Lippi
Das Gastmahl des Herodes, um 1461–65
Fresko
Prato, Dom, Hauptchorkapelle

(Abb. S. 258). Auch dieses Bildthema zeichnet sich durch eine außergewöhnliche Ikonographie aus. Das Geschehen findet unter einer zweibogigen Loggia statt, wobei sich die Verkündigung an Maria auf der rechten Bildseite abspielt, während die linke Seite von zwei Engeln eingenommen wird. Ein von Gebäuden umschlossener Garten grenzt an die Loggia an und führt den Blick des Betrachters in die Tiefe, wo zwei Türme den Abschluß bilden. Dieser Ausblick dient nicht nur als malerischer Prospekt, sondern ist voll christologischer und marianischer Symbolik. So spielt der abgeschlossene Garten als »hortus conclusus« auf die Reinheit Mariens an, der Brunnen kann als Hinweis auf das Wasser des Lebens gesehen werden, und die Weinlaube deutet auf die Parabel Christi »Ich bin der Weinstock« (Job 15,1). Auch die exponiert aufgestellte Glasvase in der Nische im Vordergrund, ein Motiv, das Filippo Lippi aus der flämischen Malerei übernommen hat, stellt einen Lobgesang auf Maria dar. So wurde die Muttergottes in Hymnen als »vas honorabile« oder als »vasello ornato« gepriesen, als ehrenvolles und geschmücktes Gefäß, während die Durchsichtigkeit des Glases wiederum ihre Reinheit rühmt.

Verwunderlich ist die Anwesenheit der beiden Engel auf der linken Bildseite, die im biblischen Text nicht erwähnt werden. Ihre Präsenz könnte man zwar aus kompositorischen Gründen erklären, da sie das Gegengewicht zur Verkündigung bilden, doch warum drängte Filippo die Szene auf die rechte Bildhälfte und legte sie nicht großzügiger an, so daß die beiden Engel als kompositorischer Ausgleich gar nicht erst vonnöten gewesen wären? Technische Untersuchungen haben ergeben, daß das Gemälde ursprünglich aus zwei Teilen bestand. Man sieht noch heute bei genauer Betrachtung die Trennungslinie in der Mitte. Das Bild war somit nicht als Altargemälde konzipiert, so wie wir es heute sehen, sondern die beiden Hälften scheinen als Flügelbilder einer Orgel oder eines Reliquienschranks gedient zu haben. Diese Teilung der Bildtafel erklärt nun auch die ungewöhnliche Komposition. Um die Verkündigung bei geöffneten Türen in ihrer erzählerischen Einheit zu wahren, stellte Filippo sie auf einer Seite des Bildes dar und fügte die Engel hinzu, um im geschlossenen Zustand der Flügel ein Gegengewicht für die szenische Darstellung zu bieten.

Die Fresken von Santo Stefano zu Prato

1452 begann Filippo Lippi mit der Ausmalung der Hauptchorkapelle der ehemaligen Pfarrkirche und heutigen Kathedrale von Santo Stefano in Prato. Die Fresken zeigen Geschichten aus dem Leben des Hl. Stephanus, dem Kirchenpatron, und des Hl. Johannes des Täufers, dem Schutzpatron von Florenz, denn Prato gehörte seit 1351 zum Herrschaftsbereich der Florentiner. Es soll ein Fresko herausgegriffen werden, das *Gastmahl des Herodes* (Abb. unten), um es unter dem Gesichtspunkt der »grazia« zu betrachten, die von Zeitgenossen Lippis als ein Charakteristikum seiner Kunst angesehen wurde. Philologische Untersuchungen haben gezeigt, daß »grazia« im Quattrocento »varietà«, Mannigfaltigkeit der Darstellung, und »ornato«, Verzierung der Szene, bedeutete. Alberti empfahl in seinem Maltraktat von 1435 die Mannigfaltigkeit der Darstellung und bezog diese auf die Vielfalt der Gebärden, Stellungen, Posen und emotionalen Regungen der Bildfiguren, die den Betrachter erfreuen sollten. Untersucht man daraufhin Filippos Fresko, so kann man die »varietà« leicht nachvollziehen. Die Bilderzählung beginnt in der Mitte, wo man, aus der Achse etwas nach links verschoben, den Tanz der Salome sieht. Die Bankettteilnehmer am Tisch folgen mit bewundernden Blicken den grazilen Bewegungen der Tänzerin. Das Geschehen wird auf der linken Seite fortgesetzt, wo

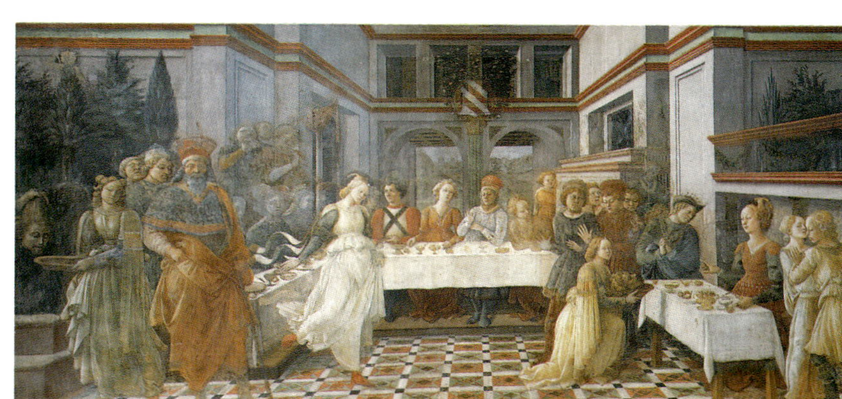

Salome mit abgewandtem, von Ekel erregtem Gesichtsausdruck den Kopf des Johannes des Täufers erhält, den sie auf der rechten Bildseite ihrer Mutter Herodias präsentiert. Hier kann man die unterschiedlichsten Reaktionen auf das Ereignis beobachten. Während Herodias in grausamer Kälte auf das abgeschlagene Antlitz des Täufers blickt, sind die meisten Gäste von Ekel und Entsetzen erfaßt. Das Paar im Vordergrund hält sich eng umschlungen, um dennoch einige zögernde Blicke zu wagen, ein anderer hat sich hinter dem Kamin versteckt, während die Frau am Tischende sich weit nach vorne lehnt, um einen kurzen Blick zu erhaschen.

Das »ornato«, die Verzierung der Darstellung, bezieht sich vor allem auf die Haltung und Bewegung der Figuren. Salome ist der Inbegriff einer Figur voll »ornato«: ihr Körper folgt in eleganter, agiler Bewegung dem Rhythmus des Tanzes, und ihr mit Bändern geschmücktes Gewand flattert im Wind, während sich ein Haarbüschel von ihrer Frisur gelöst hat, das nun sachte mitschwingt.

Paolo Uccello: »O, welch ein anmutig Ding ist diese Perspektive«

»Paolo Uccello [fand] keine andere Freude [...], als einigen schweren und unausführbaren Problemen der Perspektive nachzusinnen, die zwar wunderbar und schön waren, ihn aber in der Ausführung menschlicher Gestalten [...] hinderten.« Die ungewöhnlich scharfe Kritik, die Giorgio Vasari 1568 in Uccellos Künstlervita äußerte, krönte der Kunsthistoriograph mit einer Anekdote, derzufolge Uccello das Studium der Perspektive einem Zusammensein mit seiner Frau vorzog. Auf ihre Bitte hin, doch endlich ins Bett zu kommen, hatte er ihr lediglich zur Antwort gegeben: »O, welch ein anmutig Ding ist diese Perspektive«. Die negative Wertschätzung Uccellos hat sich bis weit in unser Jahrhundert gehalten. Man bezeichnete den Maler wegen seiner Konzentration auf die perspektivisch-theoretischen Herausforderungen gar als »Halbkünstler«. Wenn auch Uccello nur wenige Nachfolger fand, so war doch der Maler zu seiner Zeit ein hoch geschätzter Künstler, der keinen geringeren als Cosimo de' Medici zu seinen wichtigsten Auftraggebern zählte.

Die durchgehend abschätzige Bewertung Uccellos scheint der Grund für eine gewisse Vernachlässigung des Malers in der kunsthistorischen Forschung zu sein. So fehlt bislang eine Untersuchung über die Stellung des Künstlers innerhalb der Malerei der Frührenaissance, auch Studien über dessen Frühwerk gibt es kaum. Wohl wissen wir, daß Uccello (1397–1475) als Mitarbeiter in der Werkstatt Lorenzo Ghibertis arbeitete und an der 1407 geschaffenen Baptisteriumstür beteiligt war. Nach einem längeren Aufenthalt in Venedig um 1425–30 erhielt Uccello zwischen 1435 und 1436 den Auftrag für die Ausmalung der Himmelfahrtskapelle in der Pfarrkirche und späteren Kathedrale von Santo Stefano zu Prato. Dieses Werk wurde von einem seiner Gehilfen, Andrea di Giusto, zu Ende geführt, da die Arbeit durch eine wichtigere Aufgabe unterbrochen wurde: Uccello sollte das Fresko mit dem *Reiterstandbild des Söldnerführers John Hawkwood* malen (Abb. oben links).

Paolo Uccello
Reiterstandbild
für John Hawkwood, 1436
Fresko (übertragen), 820 x 515 cm
Florenz, Dom

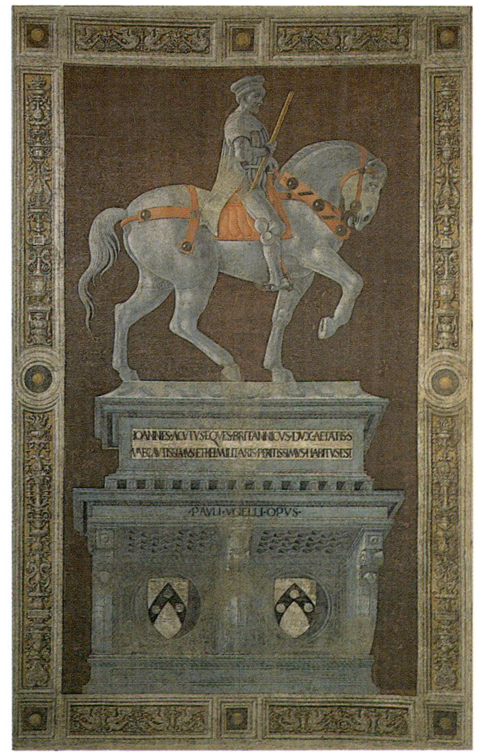

Andrea del Castagno
Reiterstandbild
für Niccolò da Tolentino, 1456
Fresko (übertragen), 833 x 512 cm
Florenz, Dom

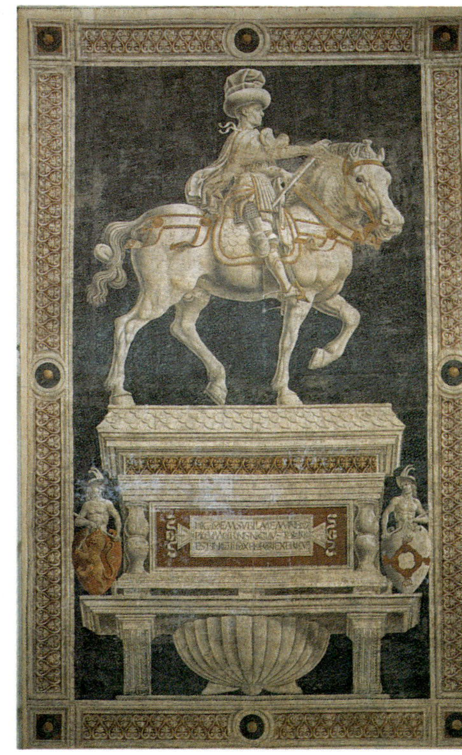

Das Reiterstandbild des John Hawkwood

Am 30. Mai 1436 erhielt Paolo Uccello von der Florentiner Domopera den bedeutenden Auftrag zur Ausführung des Reiterstandbildes für den englischen Söldnerführer John Hawkwood, der 18 Jahre lang, bis zu seinem Tod im Jahr 1394, der Stadt Florenz treuen Dienst geleistet hat. In der äußerst kurzen Zeit von nur drei Monaten vollendete Uccello das Fresko an der nördlichen Langhauswand des Domes (Abb. oben links). Die schnelle Fertigstellung des Freskos erscheint umso erstaunlicher, wenn man bedenkt, daß die Domopera Uccello am 28. Juni nötigte, das Fresko zu zerstören und wieder neu auszuführen, da es »nicht so gemalt sei, wie es sich gehört«. Dies hat die Kunsthistoriker zu vielen Spekulationen über das Ausmaß der getilgten Partien und die Motivation dieser Entscheidung veranlaßt.

Die Darstellung Uccellos fällt durch die unterschiedlichen perspektivischen Ansichten der Reitergruppe und des steinernen Monumentes mit Sarkophag und Piedestal auf. Während der architektonische Unterbau in starker Untersicht auf den ursprünglichen Betrachterstandpunkt bezogen ist, der sich etwa zwei Meter unter dem heutigen befand – das auf Leinwand übertragene Fresko wurde tiefer gehängt –, sind Pferd und Reiter frontalperspektivisch ausgerichtet. Diese Diskrepanz verwundert bei Uccello, der die komplizierte perspektivische Einheitlichkeit in seinen Gemälden nicht zu scheuen pflegte. Es ist daher nicht auszuschließen, daß Uccello in seiner ersten Fassung die Reitergruppe in starker Unteransicht präsentiert hatte, was jedoch die Mißbilligung der Domopera auf sich gezogen haben muß.

Detail aus: Die Sintflut (Abb. gegenüber)

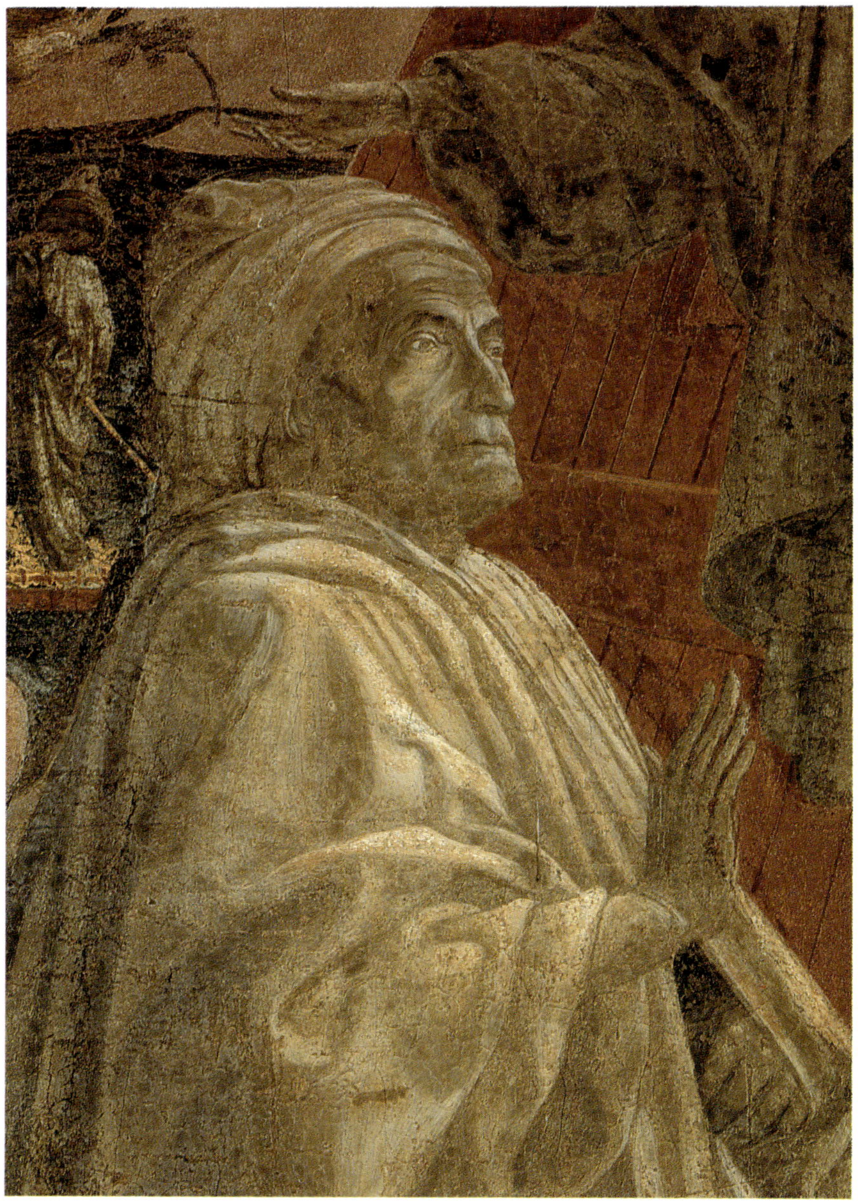

Wie der Vertrag ausdrücklich verlangte, führte Paolo Uccello das Fresko monochrom in »terra verde« aus, was den Eindruck eines Bronzemonumentes hervorruft. Bronzene Reiterdenkmale waren in der Antike als Ehrenstandbilder für Kaiser und Feldherren allgemein üblich. Es läßt sich in der Tat nachweisen, daß auf eine ganz bestimmte Persönlichkeit aus der Antike angespielt wurde, auf Fabius Maximus, den Sieger über Hannibal, dem als Retter der römischen Republik ein bronzenes Reiterstandbild auf dem Kapitol in Rom errichtet worden war. Die letzte Zeile der Hawkwoodschen Sarkophaginschrift, die den erfahrenen und klugen Feldherrn lobt, zitiert eine Hymne an Fabius Maximus, welche auf einem antiken, heute im Archäologischen Museum in Florenz verwahrten Stein eingraviert ist. Die Parallelisierung der beiden Feldherrn ist offensichtlich. Florenz feierte den treuen und ruhmreichen Beschützer der Florentiner Republik John Hawkwood als zweiten Fabius Maximus und pries sich selbst als zweites Rom, das seinen ruhmreichen Heerführern bronzene Ehrenmäler setzt.

Das Sintflut-Fresko in Santa Maria Novella

Im Chiostro Verde, dem ersten Kreuzgang des dominikanischen Klosters von Santa Maria Novella in Florenz, schuf Paolo Uccello wahrscheinlich kurz nach 1439 im vierten Joch des Ostflügels die eindringliche Darstellung der *Sintflut* (Abb. S. 262/63). Das Fresko zeigt auf seiner linken Seite den Untergang der Menschheit. Der Überlebenskampf gegen die alles überwältigenden und zerstörerischen Wasserfluten beherrscht die Szene: da versucht einer, sich verzweifelt an den Planken der Arche festzuklammern, andere haben vorerst auf einer Insel Sicherheit gefunden oder schwimmen in den ständig steigenden Fluten, das geschluckte Wasser ausspuckend. Ein Hund hat sich auf ein Holzbrett gerettet, während im Vordergrund zwei Giganten, die den Worten der Bibel gemäß vor der Sintflut noch die Erde bewohnten (Gen. 6,4), sich mit Holzkeulen bedrohen. Auf der rechten Freskoseite haben sich die Fluten bereits zurückgezogen, und der grausame Anblick des Todes bedeckt die Erde. Während ein Rabe das Auge eines Toten auspickt, liegt links dahinter ein Kind mit aufgeblähtem Wasserbauch.

Uccello veranschaulichte die zeitliche Trennung der beiden Geschehnisse durch die doppelte Darstellung der Arche. Als Vermittlung beider Szenen dient die nach rechts ins Leere blickende, enigmatisch wirkende Standfigur. Über ihr beugt sich Noah aus der Arche, um von der Taube den Ölzweig zu empfangen, der den Frieden zwischen Gott und den Menschen symbolisiert. Obwohl der Mann auf einem dünnen Holzbrettchen steht und ein Ertrinkender sich um seine Füße klammert, vermittelt er in dem tödlichen Chaos eine unverrückbare Stabilität und Sicherheit, während er die Vision von einer neuen Zukunft zu haben scheint. Jüngste Forschungen haben gezeigt, daß es sich bei der Standfigur wohl um Cosimo de' Medici handelt, dessen auf Medaillen überliefertes Porträt mit den Gesichtszügen dieses Mannes übereinstimmt. Diese Identifizierung offenbart die Botschaft des Freskos. Die unmittelbar über dem Haupt Cosimos schwebende Taube verweist auf dessen Rolle als Friedensstifter von Florenz. Wie einst Noah die Menschen und Tiere auf der Arche in Sicherheit brachte, so führt Cosimo unter göttlicher Protektion die Stadt aus den innen- und außenpolitischen Wirren in eine neue Zeit des Wohlstands und des Friedens.

Für ein tieferes Verständnis des Freskos ist eine Deutung der zwei Archen notwendig. Seit dem Mittelalter galt die Arche als Symbol der Kirche, und Papst Bonifaz VIII. (ca. 1235–1303) interpretierte die Arche als Zeichen der vereinigten West und Ostkirche. In den Klostergebäuden von Santa Maria Novella tagte 1439 das Konzil zur Vereinigung beider Kirchen, das in der Unterzeichnung des Unionsvertrages am 5. Juli desselben Jahres gipfelte. Cosimo hatte sich in bedeutendem Maße für die Verlagerung des Konzils von Ferrara nach Florenz eingesetzt und es zu großen Teilen finanziell unterstützt. Mit der Einbin-

Paolo Uccello
Die Sintflut, um 1439–40
Fresko (übertragen), 212 x 510 cm
Florenz, Santa Maria Novella, Chiostro Verde

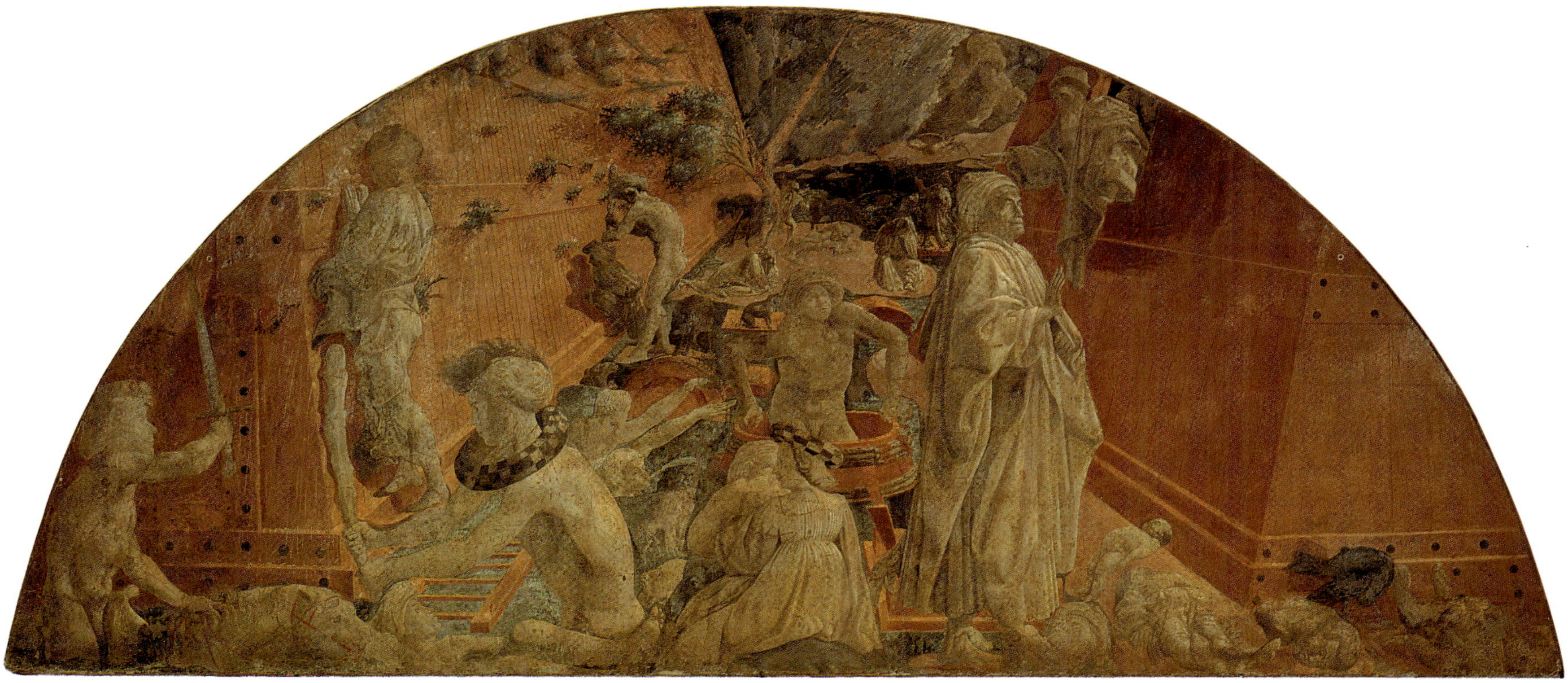

dung seines Porträts in dem Fresko, das auf die Vereinigung beider Kirchen anspielt, strich Cosimo die Bedeutung seiner Persönlichkeit für das Konzil heraus und deutete das Gelingen der Kirchentagung als eine Leistung des Hauses Medici um.

Die Schlacht von San Romano

Die Visualisierung und Verherrlichung der mediceischen Herrschaft durch die Kunst wird in dem letzten der hier zu besprechenden Werke Uccellos besonders deutlich. *Die Schlacht von San Romano* (Abb. S. 264) gehört zu einem dreiteiligen Bilderzyklus, der den siegreichen Kampf der Florentiner unter Führung des Söldnerführers Niccolò da Tolentinos gegen die alliierten Heereskräfte der Lucchesen, Sienesen und Mailänder im Jahre 1432 darstellt. Während die beiden anderen Tafeln, die sich heute in der National Gallery in London und im Louvre in Paris befinden, den Heeresaufmarsch der Florentiner unter dem Oberbefehl Niccolò da Tolentinos schildern, zeigt das ursprünglich in der Mitte hängende Gemälde, heute in den Uffizien, die eigentliche Kampfhandlung. Der Vordergrund ist zentralperspektivisch angelegt, wobei die auf dem Boden liegenden Lanzen mit den verkürzten Geraden der Perspektivkonstruktion übereinstimmen. Diesem Tiefensog wirkt die flächige Dreieckskomposition der beiden am Boden liegenden Pferde und dem in der Mitte sich bäumenden Schimmel entgegen. Die Verflechtung von Fläche und Tiefenwirkung schafft eine komplizierte räumliche Zuordnung der Bildfiguren und erweckt bei dem Betrachter das Gefühl von Chaos und Unordnung, was den entfesselten Kampf betont. Um die Bildmitte kreisen die Schlachtentruppen. Von links stürmen die Florentiner heran, rechts erfolgt die Flucht der alliierten Heereskräfte. Faszinierend ist der Bewegungsablauf: die auf dem weißen und orangefarbenen Pferd von links heransprengenden Florentiner scheinen geradewegs auf den Betrachter zuzureiten, um dann nach rechts abzuschwenken, wo sie die Verfolgung der Feinde fortsetzen. Dort sind nur noch die Hinterteile der Pferde zu sehen.

Die für die Florentiner zwar siegreiche, militärisch aber weniger bedeutsame Schlacht von San Romano wäre heute so gut wie vergessen, hätte nicht Cosimo de' Medici den Schlachtenzyklus in Auftrag gegeben, der noch für die Ausstattung des alten Familienpalastes vorgesehen war und seinen Standort schließlich im neugebauten Palazzo Medici im Saal des Erdgeschosses gefunden hat. Welches Interesse aber hatte Cosimo an dem Thema und welchen Zweck verfolgte er mit diesen Historienbildern?

Nach der siegreichen Schlacht von San Romano, der dem seit 1429 währenden Krieg gegen Lucca ein Ende setzte, nutzte der Führer der konservativen Regierungspartei, Rinaldo degli Albizzi, die Gelegenheit, seinen politischen Gegner Cosimo de' Medici auszuschalten. Rinaldo warf Cosimo vor, mit der Hilfe des Söldnerführers Niccolò da Tolentinos den Umsturz der Regierung geplant zu haben, um die Alleinherrschaft von Florenz an sich zu reißen. Am 7. September 1433 wurde Cosimo festgenommen und für zehn Jahre aus Florenz verbannt. Doch schon bald wendete sich das Blatt, und die neu gewählte, den Medici freundlich gesonnene Signoria rief Cosimo ein Jahr später

Paolo Uccello
Die Schlacht von San Romano, um 1440–50
Tempera auf Holz, 182 x 323 cm
Florenz, Galleria degli Uffizi

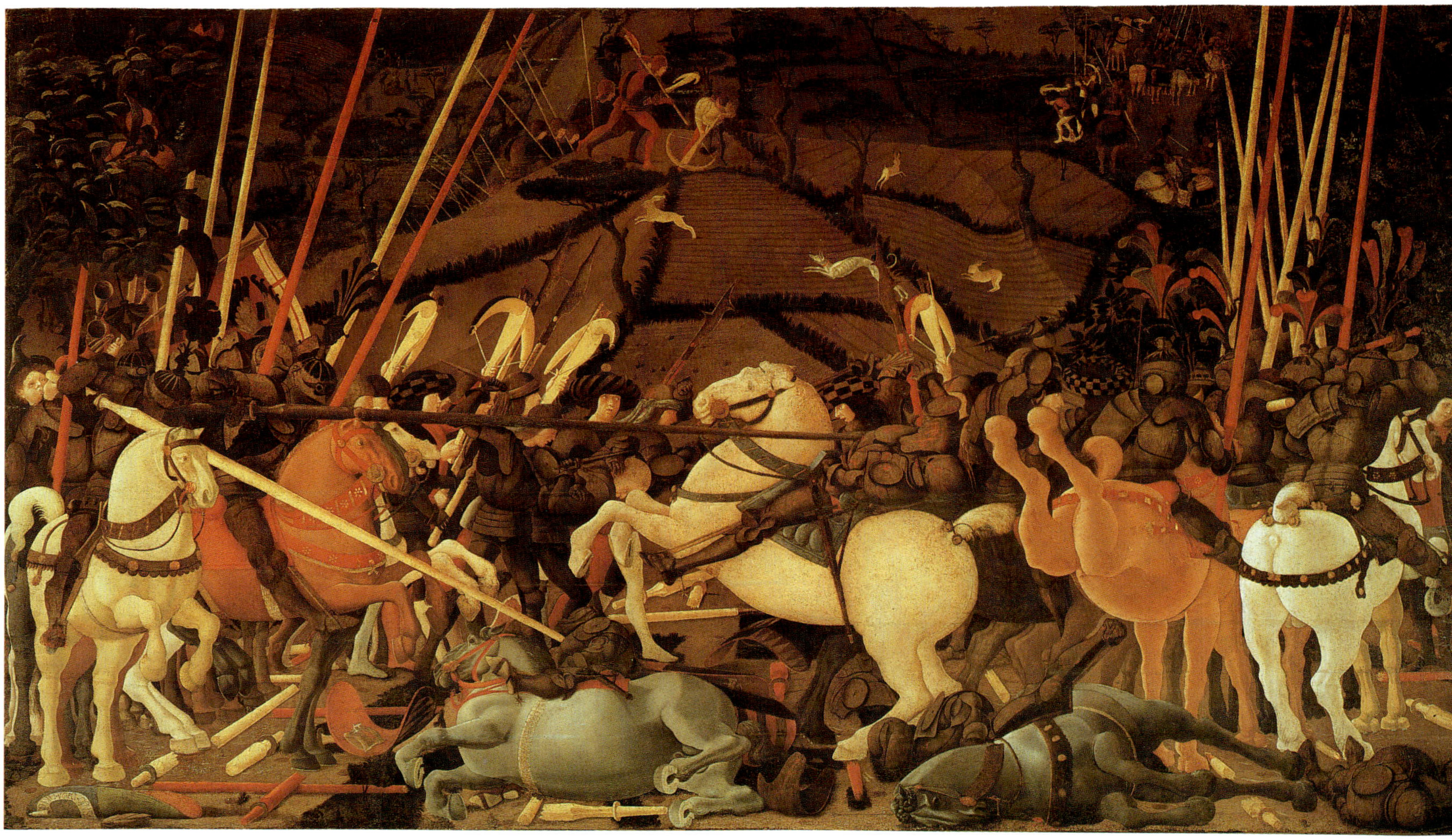

aus seinem in Venedig angetretenen Exil zurück. Am 5. Oktober 1434 zog Cosimo als gefeierter Sieger in Florenz ein, wo er seine Machtstrukturen erneut festigte und die fast dreihundertjährige Herrschaft des Hauses Medici über Florenz begründete.

In dieser Zeit der mediceischen Herrschaftskonsolidierung entwickelte sich Cosimo zu einem außerordentlich aktiven Mäzen, der in der Kunst die Möglichkeit sah, seine politischen Ambitionen zu visualisieren und auf subtile Weise der Öffentlichkeit vorzustellen. Mit dem Bilderzyklus der *Schlacht von San Romano* von Paolo Uccello erinnerte Cosimo an die Leistungen der Medici im Kampf gegen Lucca, denn ihre Unterstützung des Söldnerführers Niccolò da Tolentino führte zum Sieg der Schlacht von San Romano. Mit diesen Historienbildern feierte sich Cosimo nicht nur als unzweifelhaften Patrioten, sondern er bewies in gleichem Maße dem Söldnerführer seine Freundschaft. Dieser hatte nach der Festnahme Cosimos Florenz mit seinen Truppen umzingelt, bald darauf jedoch die Belagerung aufgegeben, da sie das Leben seines Herrn und Freundes gefährdete. Als Niccolò da Tolentino im Jahre 1435 starb, wurde er in allen Ehren im Florentiner Dom begraben. 1456 beauftragte die Domopera den Maler Andrea del Castagno, ein Reiterstandbild zu Ehren des Söldnerführers an der Nordwand des Domes neben Uccellos *John Hawkwood* zu malen (Abb. S. 261). So fand Niccolò da Tolentino seinen ehrenvollen Platz neben dem anderen großen Florentiner Feldherrn.

Domenico Veneziano, »la pittura di luce« und Leon Battista Alberti

Am 1. April 1438 schrieb Domenico Veneziano (um 1400/10–1461) einen Brief an Cosimos Sohn, Piero de' Medici, in dem er seine Dienste für die Ausführung eines Altargemäldes anbot, das Piero, wie er gehört habe, als Auftrag vergeben wolle. Er fügte hinzu, daß die beiden anderen in Frage kommenden Künstler, Fra Filippo Lippi und Fra Angelico, diesen Auftrag nicht erfüllen könnten, da sie mit anderen Aufgaben beschäftigt seien. Der Brief zeigt, daß der aus Venedig stammende Domenico bestens über die Florentiner Kunstwelt informiert war. Man darf davon ausgehen, daß der Künstler bereits vorher in Florenz weilte. Auch seine Malerei spricht für einen solchen Aufenthalt, wie an dem um 1445 geschaffenen Magnoli-Altargemälde nachgewiesen werden kann (Abb. S. 265). Ob aber Domenico seine Ausbildung tatsächlich in Florenz erhielt, wie jüngst vorgeschlagen wurde, oder ob

Domenico Veneziano
Madonna mit Kind und Heiligen, (Altartafel von Santa Lucia de'Magnoli), um 1445
Tempera auf Holz, 209 x 216 cm
Florenz, Galleria degli Uffizi

ABBILDUNG UNTEN:
Domenico Veneziano
Johannes der Täufer in der Wüste, um 1445
Tempera auf Holz, 28,2 x 32,4 cm
Washington, Samuel H. Kress Collection,

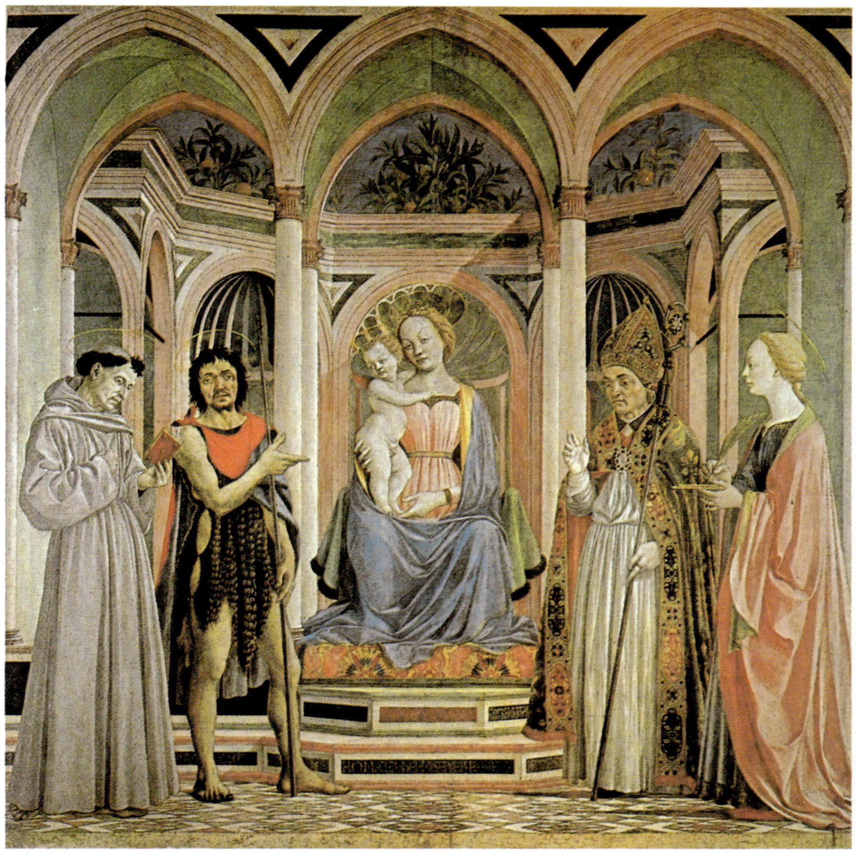

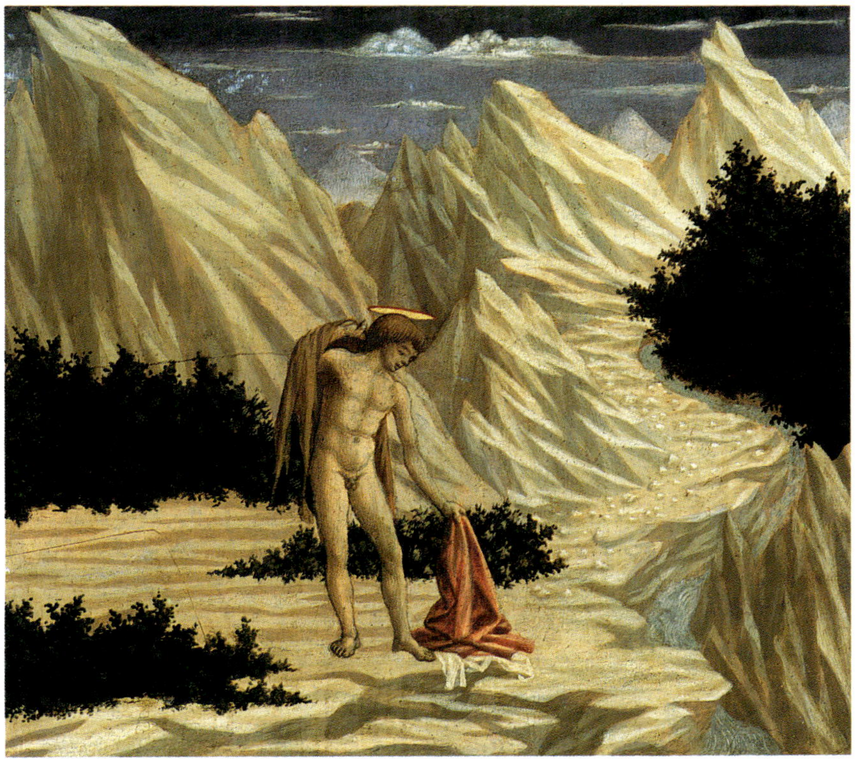

er seine ersten Eindrücke von Gentile da Fabriano und Pisanello in Oberitalien erhielt, die ihm die eleganten Formvorstellungen der Internationalen Gotik näherbrachten, muß die Forschung noch klären.

Domenico Veneziano schuf das Magnoli-Altargemälde für die Familienkapelle der Uzzano in Santa Lucia de' Magnoli. Die Haupttafel befindet sich heute in den Uffizien, während die fünf Predellatafeln über mehrere Museen in alle Welt verstreut sind. Eine sanfte Helligkeit und ein zartes, pastellfarbenes Kolorit bestimmen den duftig klaren Charakter des Gemäldes. Man fühlt sich an einen herrlich warmen Frühlingstag erinnert, den die heiligen Figuren genießen. Die Sonne scheint von rechts oben in die Loggia, in deren mittlerer, leicht beschatteter Nische Maria mit dem Christuskind thront. Die Helligkeit der Szene steht im Einklang mit der lichten, von Pastelltönen bestimmten Farbpalette. Rosa und Flaschengrün dominieren den Farbklang, der mit den perlfarbenen Gewändern des Franziskus und des Zenobius und dem Himmelblau des Madonnenmantels harmoniert, während das kräftige Rot des Umhangs von Johannes dem Täufer und der Schuhe der Hl. Lucia lebhafte Farbtupfer setzt.

Die lichte Farbigkeit und helle Atmosphäre des Bildes sind ohne den Einfluß des 1435 veröffentlichten Maltraktats »Della Pittura« von Leon Battista Alberti kaum vorstellbar. Alberti entstammte einer im Exil lebenden Florentiner Familie und trat nach seiner Ausbildung als Rechtskanoniker von 1432 an in die Dienste des Papstes Eugen IV., dem er um 1434 nach Florenz folgte. Alberti zeigte sich von den in Florenz stattfindenden Neuerungen der Kunst tief beeindruckt und verfaßte je eine Abhandlung über die Malerei, die Bildhauerei und die Architektur. In den Schriften untermauerte und systematisierte er die neuen Errungenschaften mit Hinweisen auf antike und zeitgenössische Kunsttheoretiker und Künstler.

Für Alberti waren Licht- und Farbgebung unzertrennlich miteinander verbunden. So bevorzugte er »offene und klare« Farbtöne: »Die Philosophen sagen, daß kein Ding sichtbar ist, das nicht erhellt ist und keine Farben hat. Daher behaupten sie, daß zwischen Licht und Farbe eine große Abhängigkeit herrscht, da sie sich gegenseitig sichtbar machen [...] wenn es kein Licht gibt, gibt es auch keine Farbe, und wenn das Licht zurückkommt, erscheint auch die Farbe wieder.«

Das Altargemälde Domenico Venezianos kündet in seiner hellen Farbigkeit und betonten Lichtheit von der Auseinandersetzung des Malers mit Albertis Theorien. Es ist in seiner stilistischen Ausprägung charakteristisch für eine zwischen circa 1440 und 1465 zu beobachtende Tendenz in der Florentiner Malerei, die man jüngst als »pittura di luce«, als »Lichtmalerei«, bezeichnet hat und zu der neben Domenico Veneziano der späte Fra Angelico, Paolo Uccello und Andrea del Castagno gezählt werden. Der Begriff »pittura di luce« ist etwas unglücklich gewählt, da er nur den Aspekt der Licht- und Farbbehandlung dieser Entwicklung herausstreicht, den perspektivischen Bestrebungen der Künstler jedoch nicht Rechnung trägt. Die Maler zeigten sich nämlich in gleichem Maße von der Zentralperspektive mit ihren Verkürzungen fasziniert. Auch dies hatte Alberti in seinem Maltraktat propagiert.

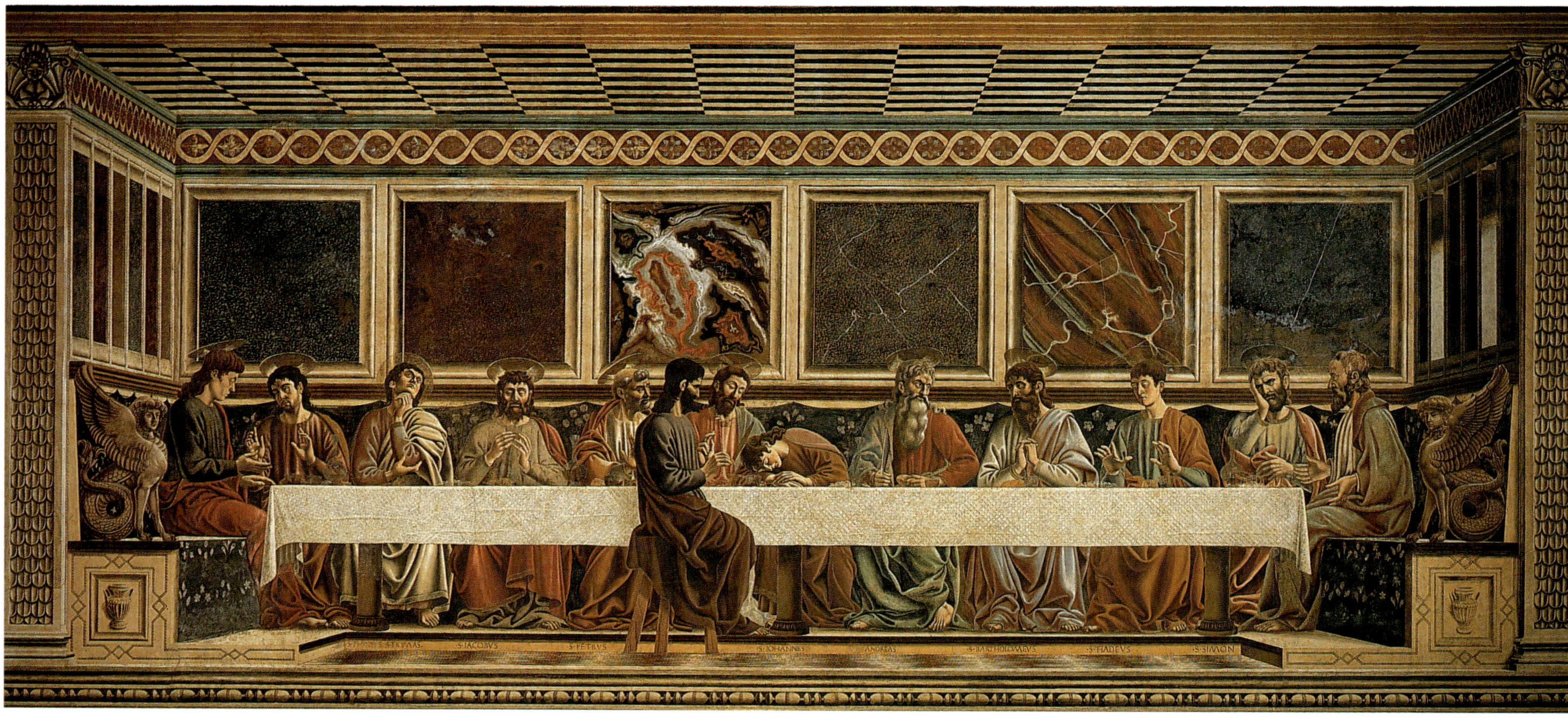

Andrea del Castagno
Das letzte Abendmahl, um 1447–49
Fresko
Florenz, Cenacolo di Sant' Apollonia

Andrea del Castagno – die künstlerischen Anfänge

Als Hirtenknabe habe er zum Zeitvertreib in den toskanischen Hügeln nach der Natur gezeichnet und gemalt, bis Bernardetto de' Medici, ein Cousin zweiten Grades des alten Cosimo, das Talent des Jungen entdeckte und ihm in Florenz eine ordentliche Ausbildung angedeihen ließ – so stellen sich die ersten Biographen Andrea del Castagnos (1423–1457) die künstlerischen Anfänge des Malers vor. Wenn auch nicht alles als legendäre Erzählung von der Hand zu weisen ist, so war Andreas künstlerischer Werdegang vermutlich weniger romantisch.

Wie der zweite Teil des Namens angibt, stammte Andrea aus dem in der nördlichen Toskana gelegenen Dorf Castagno. Er erhielt seine Grundausbildung wahrscheinlich von dem Provinzmaler Paolo Schiavo. Auf eine solche Verbindung weist die Freskenausstattung einer Kapelle in dem auf halbem Weg zwischen Castagno und Florenz gelegenen Örtchen San Piero a Sieve, die aufgrund stilkritischer Vergleiche als Ergebnis der Zusammenarbeit beider Maler gilt. Auftraggeber der Fresken war vermutlich Bernardetto de' Medici. Darauf verweisen zum einen die beiden dargestellten Ärzteheiligen Cosmas und Damian, die Schutzpartone der Medici-Familie. Zum anderen wissen wir, daß Bernardetto mehrere Ländereien um Piero a Sieve besaß. So scheinen sich die Aussagen der Biographen Castagnos zu bewahrheiten, daß Bernardetto de' Medici der Förderer des jungen Malers war und diesen möglicherweise Ende der 1430er Jahre in die Florentiner Kunstwelt eingeführt hat.

Der Zyklus der berühmten Männer und Frauen

Im Laufe des vierten Jahrzehnts des 15. Jahrhunderts entwickelte sich Andrea del Castagno zu einem angesehenen Freskomaler in Florenz. Wahrscheinlich im Sommer 1448 führte er den Zyklus der berühmten Männner und Frauen in der Loggia der Villa Carducci in Soffiano bei Florenz aus. Die Ausstattung war von dem angesehenen Kaufmann Giovanni Carducci besorgt worden, der möglicherweise auf Empfehlung Bernardetto de' Medicis den Maler Andrea del Castagno angestellt hatte, denn Carducci war durch seine berufliche und politische Tätigkeit eng mit der machtvollen Familie verbunden.

Darstellungen berühmter Männer und Frauen aus der Vergangenheit sind in Italien seit dem Mittelalter bekannt. Sie schmückten als vorbildhafte Exempla die Wände von Palästen und Rathäusern. Diese Tradition mit ihren belehrenden Absichten blieb auch im Quattrocento populär. So empfahl Alberti die Präsentation ruhmreicher Persönlichkeiten, so daß »die Nachkommen [...], durch eigene Ruhmessucht angetrieben, die Tugenden nachzuahmen wünschten«.

In Castagnos Zyklus erscheinen Feldherrn und Poeten, die durch ihre Taten und Werke zum Ruhm und zur Ehre von Florenz beitrugen, sowie Frauen aus der biblischen Geschichte. Dem Dreiklang der Poeten Dante, Petrarca und Boccaccio ist die Triade der Heerführer Pippo Spano, Farinata degli Uberti (Abb. S. 267) und Niccolò Acciaiuoli gegenübergestellt. Der weibliche Dreierbund besteht aus christlichen Protagonisten mit den alttestamentarischen Königinnen Ester und

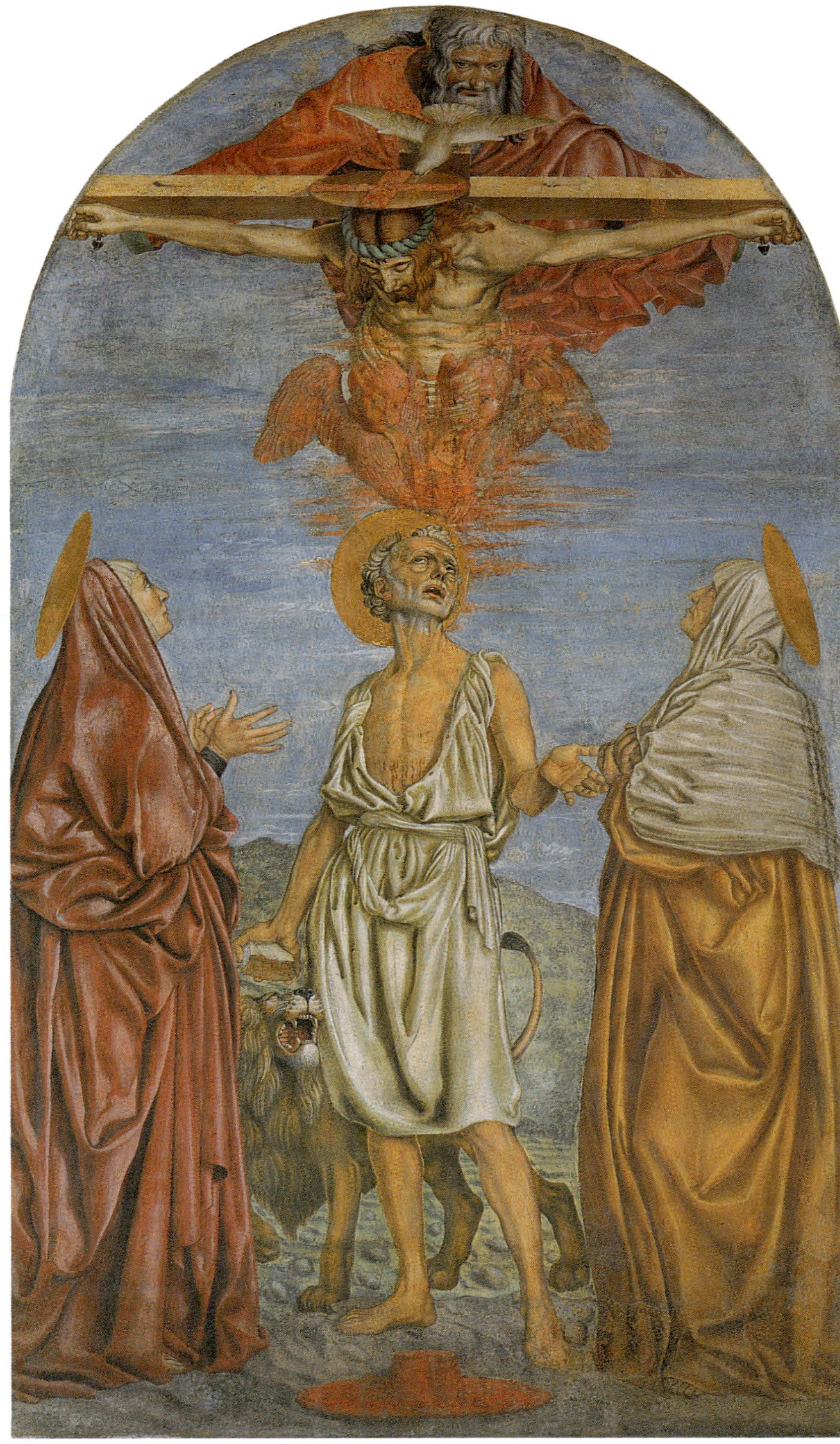

Andrea del Castagno
Die Trinität mit dem Hl. Hieronymus und den Hl. Paula und Eustochium, um 1455
Fresko, 300 x 179 cm
Florenz, Santissima Annunziata

Tomyris sowie der Kumäischen Sibylle, die die Ankunft Christi geweissagt hat. Der Zyklus wird durch eine von Adam und Eva flankierte Darstellung der Madonna mit Kind auf der Stirnwand eingeleitet. Für die Zusammenstellung der Persönlichkeiten spielte neben der vorbildhaften Funktion der Figurenfolge sicherlich auch der Gedanke an die himmlische Errettung der Menschheit eine Rolle, wie auch die Erhöhung ethisch-humanistischer Ideale und die Ehrung berühmter Florentiner Bürger von Bedeutung gewesen sein mögen. Das ikonographische Gesamtprogramm konnte jedoch bislang nur in diesen allgemeinen Ansätzen geklärt werden. Der tiefere Sinn des Freskenzyklus bleibt uns noch verborgen.

Der Hl. Hieronymus: Gelehrter und Büßer

Mit dem verstärkten Aufkommen humanistischer Studien entstand eine immer größer werdende Nachfrage nach Gemälden mit dem Hl. Hieronymus als Hauptfigur, denn durch seine Bibelübersetzung vom Griechischen ins Lateinische galt er als der Prototyp des humanistisch gebildeten Gelehrten. So wurde die Darstellung des Hl. Hieronymus in der Studierstube zu einem bevorzugten Bildthema des Quattrocento (vgl. Abb. S. 278). Gleichzeitig entwickelte sich um 1400 eine neue Ikonographie, die Hieronymus als sühnenden Büßer in der Wildnis zeigte. Diese ikonographische Neuerung war eine Antwort auf die Ende des 14. Jahrhunderts gegründete und 1406 vom Papst anerkannte Laienbruderschaft der Hieronymiten, die sich als Nachfolger des büßenden Hieronymus betrachteten.

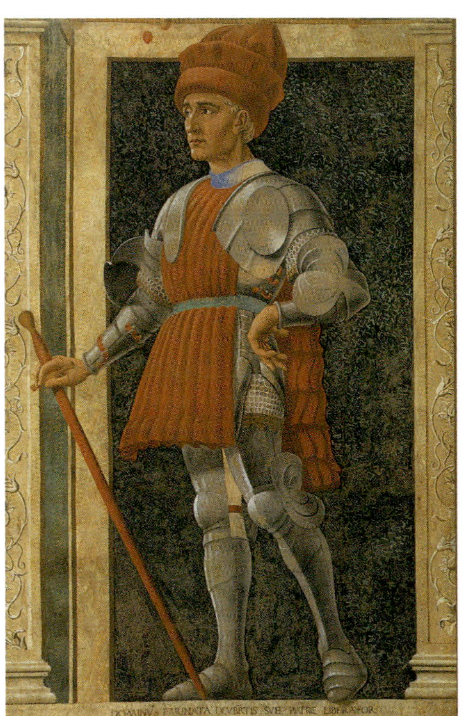

Andrea del Castagno
Farinata degli Uberti
Aus dem Zyklus berühmter Männer und Frauen, um 1448
Fresko (übertragen), 245 x 165 cm
Florenz, Galleria degli Uffizi

Auch in Andrea del Castagnos Fresko des *Hl. Hieronymus*, das der Maler um 1455 für die Familienkapelle des Girolamo Corboli in Santissima Annunziata in Florenz schuf, erscheint der Heilige als Büßer in der Wildnis. Möglicherweise war Girolamo Corboli ein Mitglied der Hieronymiten, die in der Tat unmittelbar bei Santissima Annunziata eine Ordensniederlassung hatten.

Der Hl. Hieronymus steht auf steinigem Boden, und das ausgemergelte, von tiefen Falten durchzogene Gesicht wie auch die ausgefallenen Vorderzähne zeugen von seinen radikalen Entsagungen in der einsamen Wildnis. Dieser pointierte Realismus, mit dem Castagno das durch die Askese gezeichnete Gesicht des Heiligen charakterisiert hat, ist ohne das Vorbild von Donatellos *Maria Magdalena* nicht vorstellbar (Abb. S. 196). Den Kopf leicht zurückgelehnt und mit halb geöffnetem Mund offenbart sich ihm die Vision der göttlichen Trinität. Auch der Löwe scheint etwas von der Erscheinung wahrzunehmen,

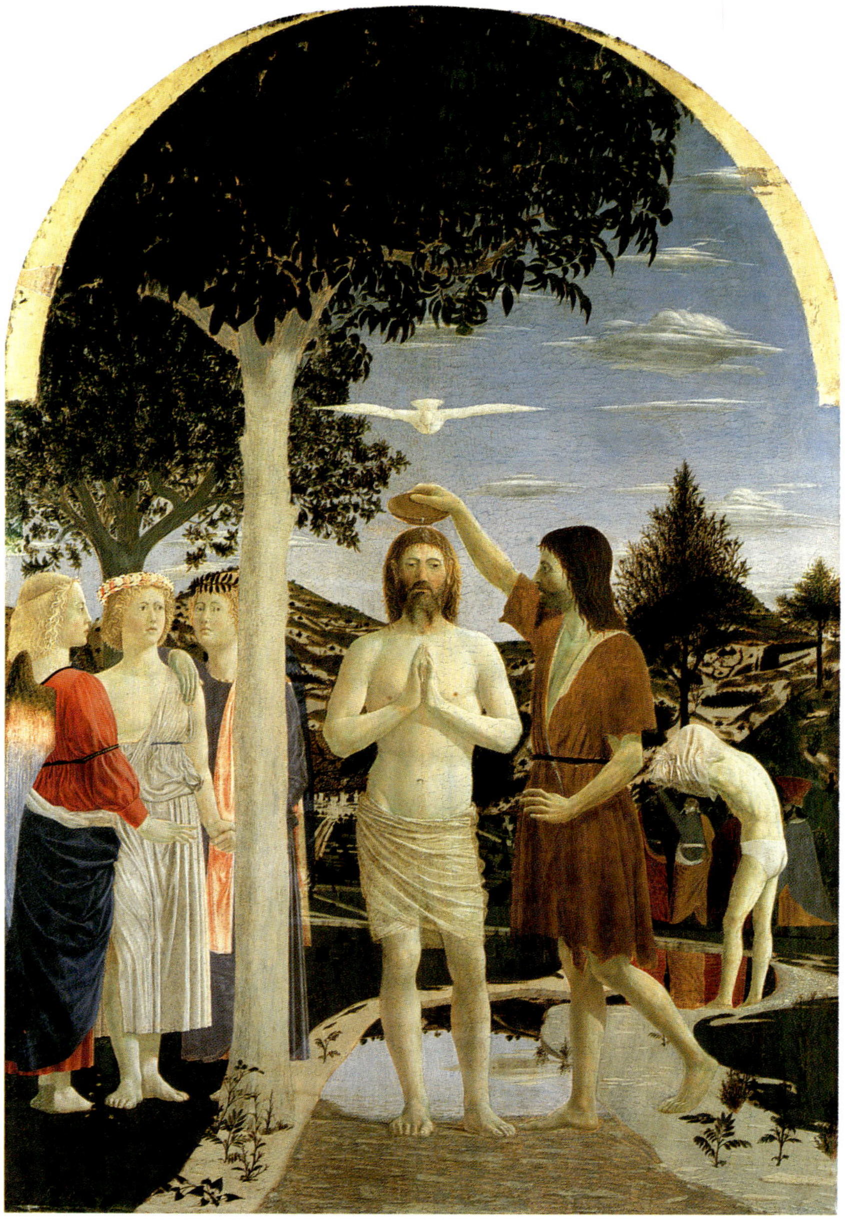

Piero della Francesca
Taufe Christi, um 1440–45
Tempera auf Holz, 167 x 116 cm
London, The National Gallery

brüllend vor Angst schmiegt er sich um die Beine des Heiligen. Hieronymus wird von zwei weiblichen Heiligen flankiert, bei denen es sich wahrscheinlich um Paula und Eustochium handelt, Mutter und Tochter, die Hieronymus nach Bethlehem gefolgt waren, um seine Predigten und Lehren zu hören.

Die helle Farbgebung und lichte Atmosphäre wie auch die kühne Verkürzung Gottvaters und Christi zeigen, wie nahe der Künstler den Idealen der »pittura di luce« stand. Die extreme Verkürzung bereitete dem Maler offensichtlich einige Schwierigkeiten, denn Castagno verdeckte später den nicht ganz gelungenen Körper Christi mit roten Cherubim, die er »a secco« auf den bereits getrockneten Putzmörtel auftrug. Im Gegensatz zur Freskomalerei blättern »a secco« aufgetragene Farben im Laufe der Zeit ab, und so kann der Betrachter heute mehr von der ursprünglichen Darstellung sehen, als von Castagno geplant war. Man erahnt die technische Schwierigkeit, die sich dem Maler bei der Verkürzung dieser Figur geboten hat.

Piero della Francesca – der Nonkonformist

Piero della Francescas Sonderstellung innerhalb der Malerei der italienischen Frührenaissance ist von der Forschung immer wieder hervorgehoben worden. So schuf Piero (um 1415/20–1492) seine Hauptwerke nicht in der künstlerischen Hauptstadt Florenz, sondern in abgelegenen Städten wie Sansepolcro, seinem an der Grenze zu Umbrien gelegenen Heimatort, oder im nicht weit entfernten Arezzo. Piero arbeitete ebenso für die sich langsam etablierenden Provinzfürstenhöfe, für die d'Este in Ferrara (um 1450), Sigismondo Malatesta in Rimini (1451) und die Fürsten von Montefeltro in Urbino (seit ca. 1460), niemals aber für die Medici in Florenz.

Abseits der Kunstzentren entwickelte Piero eine ihm ganz eigene Malweise. Seine stilisierte, auf geometrische Grundformen reduzierte Bildsprache, deren kristalline Abstraktion die Kubisten zu Beginn dieses Jahrhunderts anregte und die noch heute als überraschend modern empfunden wird, bestimmt den stets ernsten, erhabenen Ton seiner Gemälde. Die maßvoll gesetzte Feierlichkeit seiner Szenen findet sich in harmonischem Einklang mit lyrisch empfundenen, luftig weiten Landschaftsdarstellungen und einer sinnlichen Erfassung von teuren, schweren Materialien. Die geometrische Idealisierung und die konsequente perspektivische Erfassung der Bildräume finden ihre Erklärung vor allem durch die mathematische Passion Pieros – am Ende seines Lebens schrieb er drei theoretische Traktate: über die Geometrie, die Perspektive und den Abakus. Die detailliert beschriebenen Landschaftshintergründe und die taktile Wiedergabe der Materialien setzen hingegen die Kenntnis der flämischen Malerei voraus, mit der Piero zuerst in Ferrara in Kontakt kam – die d'Este besaßen unter anderem eine *Kreuzabnahme* Rogier van der Weydens – und die er dann vor allem in Urbino studieren konnte, denn Federico da Montefeltro besaß eine ausgeprägte Vorliebe für die Kunst des Nordens. Schließlich kündet die lichtdurchflutete Bildatmosphäre der frühen Werke Pieros von dem Einfluß der in Florenz vorherrschenden Tendenz der „pittura di luce" (s. S. 264 f.). Sie wurde ihm durch Domenico Veneziano vermittelt, als dessen Gehilfe der junge Maler 1439 in Florenz tätig war.

ABBILDUNG UNTEN:
Piero della Francesca
Die Geißelung Christi, um 1458–60
Holz, 58,4 x 81,5 cm
Urbino, Galleria Nazionale delle Marche

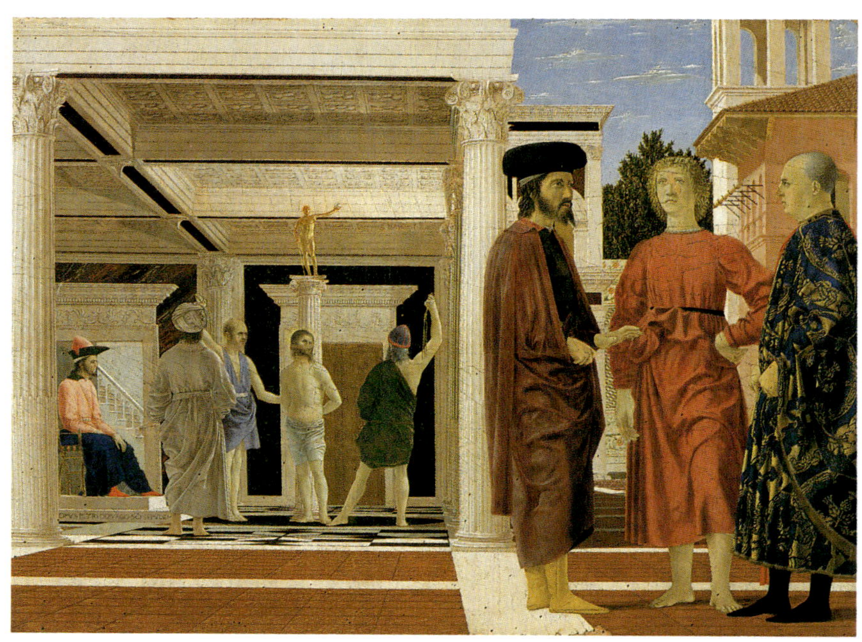

Das Frühwerk

Die *Taufe Christi* darf als eines der frühesten Werke Piero della Francescas angesehen werden, das der Maler kurz nach seinem Florenz–Aufenthalt Anfang der 1440er Jahre gemalt hat (Abb. S. 268). Wenn auch eine solch frühe Datierung in der Forschung nicht unumstritten ist – einige Kunsthistoriker wollen das Gemälde ein Jahrzehnt später ansetzen –, so erinnern die Lichtfülle, die klare Atmosphäre und die hellen Farbtöne an die Magnoli–Altartafel von Domenico Veneziano (Abb. S. 265). Ein Vergleich mit Pieros Auferstehungfresko, das der Maler um 1459 für den Empfangssaal des Rathauses von Sansepolcro schuf (Abb. rechts), bestätigt die frühe Entstehung des Bildes. Während in der *Taufe Christi* die Modellierungen von einer feinen Sanftheit bestimmt sind, herrschen in dem Fresko starke Hell-Dunkel-Abstufungen vor, die den Umrissen der Figuren eine robuste Festigkeit verleihen. Die geometrischen Grundstrukturen gewinnen an Kontur, ein im Laufe der künstlerischen Entwicklung Pieros sich immer stärker herausbildendes Stilmerkmal.

Der Freskenzyklus in Arezzo

Nach einer Reise in die Romagna, wo Piero an den Fürstenhöfen in Ancona, Ferrara und Rimini tätig war, kehrte der Maler Anfang der 1450er Jahre zurück in die Toskana. In Arezzo setzte er nach dem Tode Bicci di Lorenzos die von dem Maler begonnene Freskenausstattung in der Hauptchorkapelle von San Francesco fort (Abb. S. 270 ff.). Thema des Freskenzyklus ist die von Jacobus de Voragine in der Legenda Aurea erzählte Geschichte des Kreuzes Christi von seinen Anfängen in der Zeit der Genesis bis zur Rückführung des gestohlenen Kruzifixes nach Jerusalem im Jahre 615.

Die Abfolge der Szenen folgt einem genau durchdachten Plan, demzufolge die Ereignisse auf den beiden Kapellenwänden in typologischer Weise einander gegenüberstehen: die wechselvolle Geschichte des Holzes zur Zeit des Alten Bundes vor der Ankunft Christi ist der typologische Vorläufer für die Geschichte des Kreuzes im Neuen Bund. In den Lünetten sind die Darstellungen der Pflanzung des Baumes beim Tode Adams – aus dem Holz sollte später das Kreuz Christi geschreinert werden – und die Aufrichtung des nach Jerusalem zurückgebrachten Kreuzes durch den christlichen Kaiser Heraklius aufeinander bezogen. Die mittlere Wandzone ist den Herrscherinnen Helena und der Königin von Saba gewidmet, die das Kreuzholz verehren. In dem unteren Wandfeld findet die siegreiche, da im Zeichen des Kreuzes geführte Schlacht Konstantins gegen die feindlichen Barbaren ihr Gegenstück in der Niederlage des ungläubigen Kaisers Chosroe, der das Kreuz aus Jerusalem gestohlen hatte. Die Darstellung der Kreuzeslegende ist daher in Franziskanerkirchen von besonderer Bedeutung. Unter dem Eindruck der politischen Ereignisse wurde die Ikonographie durch die Hinzufügung neuer Szenen jedoch verändert. Dazu gehören die *Begegnung der Königin von Saba mit Salomo* (Abb. S. 270) und die *Schlacht Konstantins gegen die Barbaren*, zwei Szenen, die durch aktuelle politische Anspielungen ihre Erklärung finden.

Piero della Francesca
Auferstehung Christi, um 1459
Fresko, 225 x 200 cm
Sansepolcro, Museo Civico

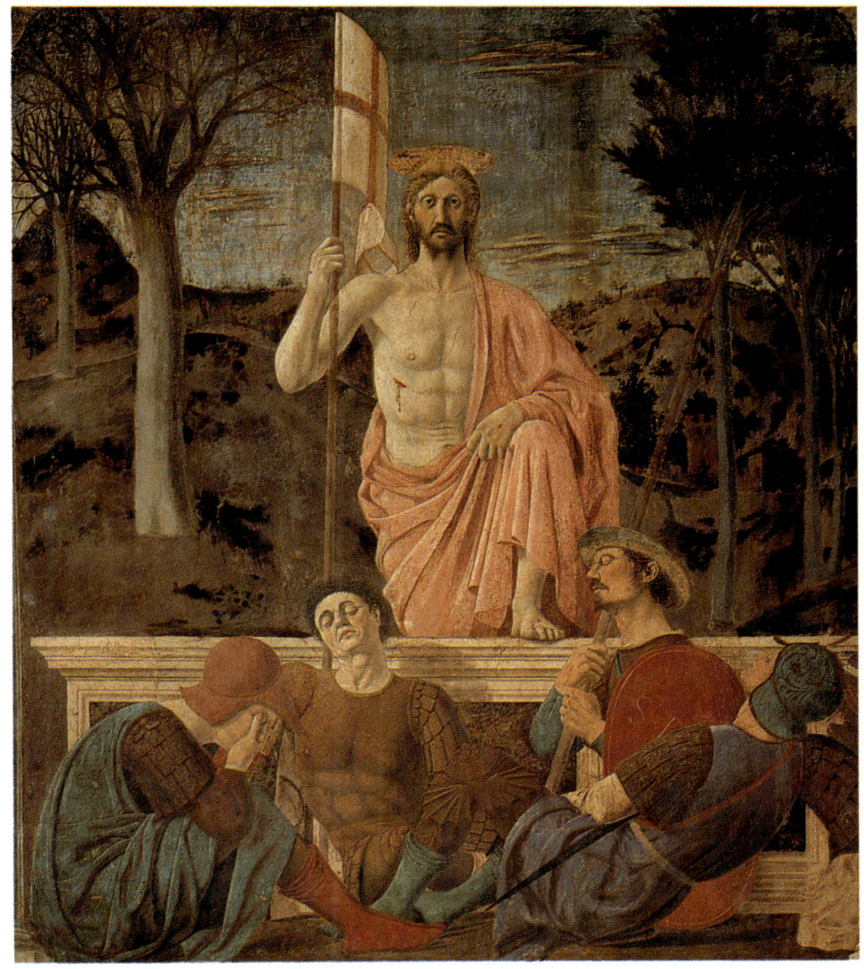

Kunst als Kreuzzugspropaganda

Jegliche Hoffnung auf Fortwährung der 1436 in Florenz unterzeichneten Einigung der westlichen und östlichen Kirche wurde mit der Eroberung Konstantinopels durch die osmannischen Türken im Jahre 1453 zunichte gemacht. Die vom christlichen Osten zur Hilfe gerufenen Päpste Nikolaus V., Calixtus II. und schließlich Pius II. propagierten mit Eifer einen Kreuzzug gegen die Türken zur Befreiung Konstantinopels und der Heiligen Stätten, eine Idee, die jedoch nie ihre Realisierung fand.

Das Treffen der Königin von Saba mit Salomo war während des Unionskonzils von den Teilnehmern selbst als typologischer Vorläufer für das Treffen der Ost- und Westkirche zitiert worden. Durch die Eroberung Konstantinopels wurde die Szene jedoch mit einem anderen Bedeutungsgehalt aufgeladen. Die Zusammenkunft des Ostens und Westens war nicht mehr die stolze Präsentation der vereinigten Kirche, sondern veranschaulichte nunmehr den Bittgang der durch die Königin von Saba repräsentierten Ostkirche zu den Vertretern des Westens. Wir sehen im Fresko, wie sich die Königin voll Demut vor den auf der linken Seite stehenden Vertretern des Westens, wahr-

Piero della Francesca
Anbetung des Holzes durch die Königin von Saba
und die Begegnung der Königin von Saba mit Salomo, nach 1458
Fresko, 336 x 747 cm
Arezzo, San Francesco, Hauptchorkapelle

ABBILDUNGEN GEGENÜBER:
Details aus: Anbetung des Holzes

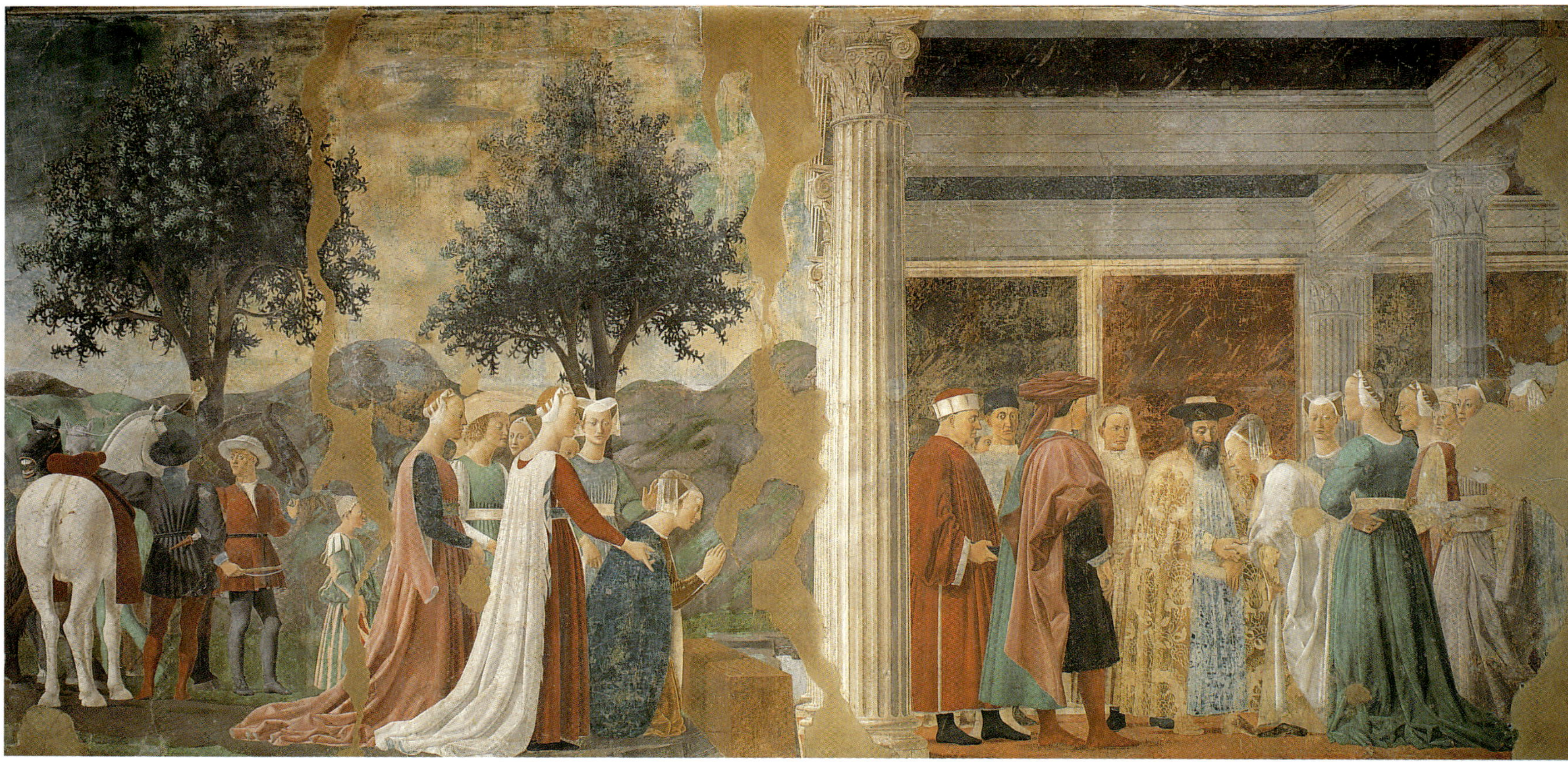

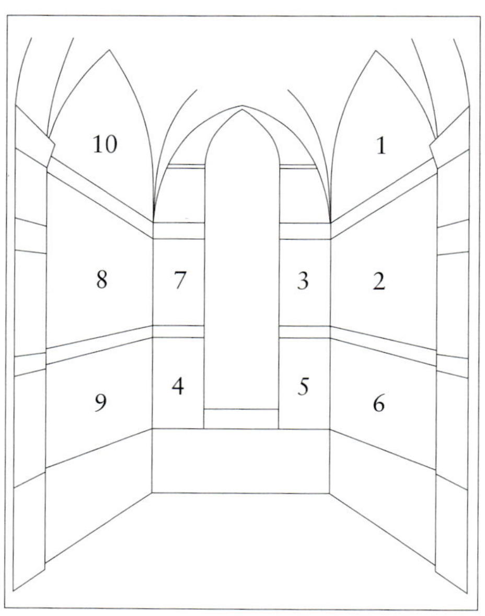

Piero della Francesca
Die Legende des Hl. Kreuzes
um 1452–66
Schematische Übersicht der Szenen
in erzählerischer Reihenfolge
Fresko
Arezzo, San Francesco
Hauptchorkapelle

1. Der Tod Adams und die Pflanzung des Baumes
2. Die Königin von Saba betet das Kreuzesholz an und die Begegnung der Königin von Saba mit Salomo
3. Die Bergung des Hl. Holzes
4. Die Verkündigung Mariens
5. Der Traum Konstantins
6. Die Schlacht Konstantins gegen die Barbaren an der Donau
7. Die Folterung des Juden namens Judas
8. Ausgrabung der drei Kreuze durch die Kaiserin Helena und die Prüfung des wahren Kreuzes
9. Schlacht gegen die Perser und die Enthauptung des Chosroes
10. Kaiser Heraklius bringt das wahre Kreuz nach Jerusalem zurück

scheinlich bedeutenden Bürgern von Arezzo, verbeugt. Als Vermittler beider Gruppen dient Salomo, der mit dem Kardinal Bessarion identifiziert werden kann. Bessarion, der im Jahre 1458 zum Protektor des Franziskanerordens ernannt wurde, war einer der eifrigsten Befürworter des Kreuzzuges. Als gebürtiger Grieche und Kardinal der westlichen Kirche war er der bedeutendste Vermittler beider Seiten. Diese Anspielung findet im Fresko der *Konstantinsschlacht* ihre Fortsetzung. Die jüngste Forschung hat nachweisen können, daß mit dieser Darstellung auf eine ganz bestimmte Schlacht angespielt wurde: einer Handvoll Kreuzritter war es 1456 gelungen, die Türken vom Überschreiten der Donau abzuhalten, so wie einst der Kaiser Konstantin, der in diesen Tagen immer wieder als nachzueiferndes Beispiel zitiert wurde, im Zeichen des Kreuzes gegen die Barbaren gewonnen hatte – bezeichnenderweise ebenfalls an der Donau.

Die Franziskaner gehörten zu den leidenschaftlichsten Befürwortern des Kreuzzuges, angeregt vor allem durch ihren neuen Protektor Bessarion. Sie hielten die Obhut vieler Reliquien im Heiligen Land inne, die es zu verteidigen galt. So hatten die Franziskaner ein ganz besonderes Interesse, in ihrer Kirche durch Predigten und mit bildnerischen Mitteln für den Kreuzzug gegen die Türken zu werben.

Die Geißelung Christi – die Geißelung des Christentums

Um 1460 schuf Piero nach einem Aufenthalt in Rom 1458–59 die *Geißelung Christi,* die sich im 18. Jahrhundert im Dom von Urbino befand – mehr ist über Ursprung und Auftraggeber des Bildes nicht bekannt (Abb. S. 268). Der zweigeteilte Bildaufbau zeigt rechts im Vordergrund drei Männer in zeitgenössischer Kleidung, die auf einem

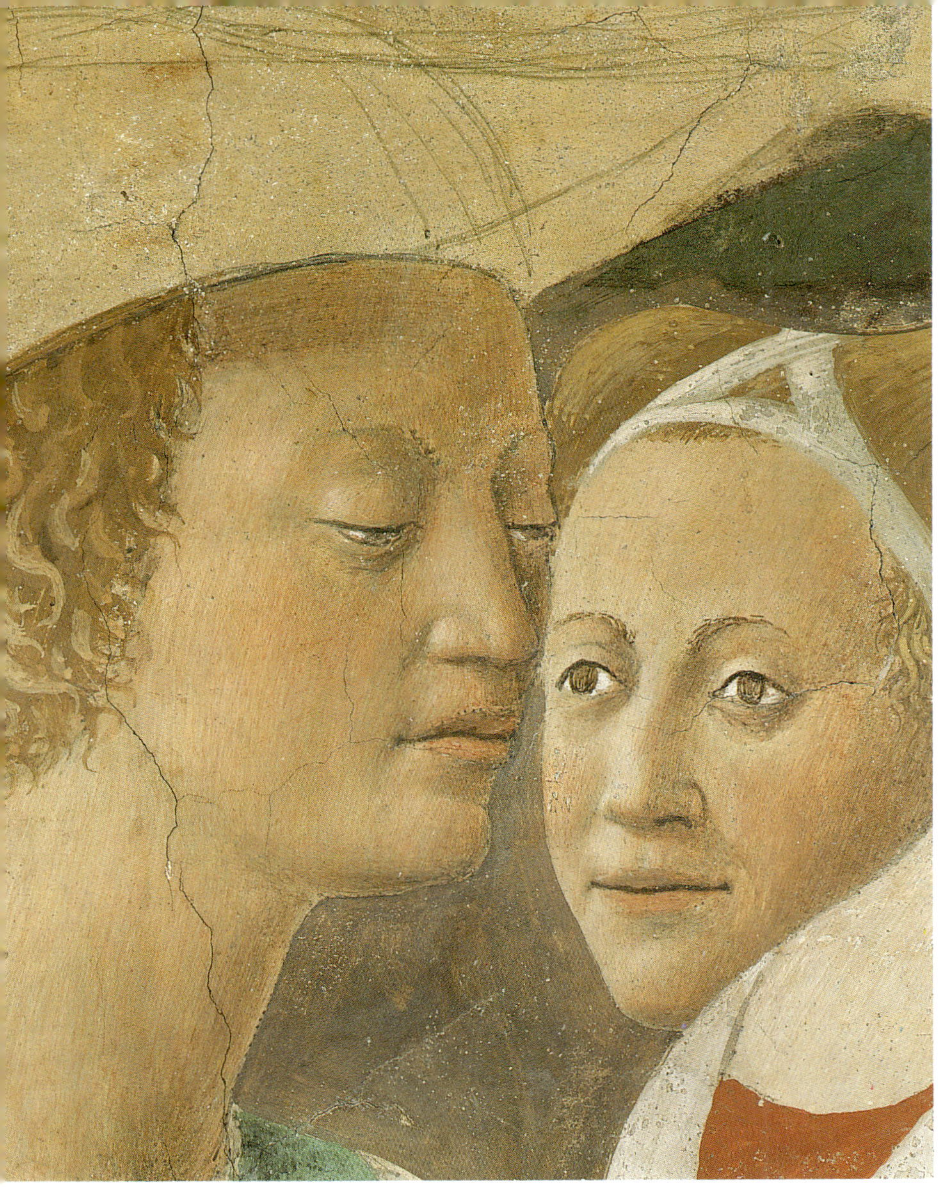
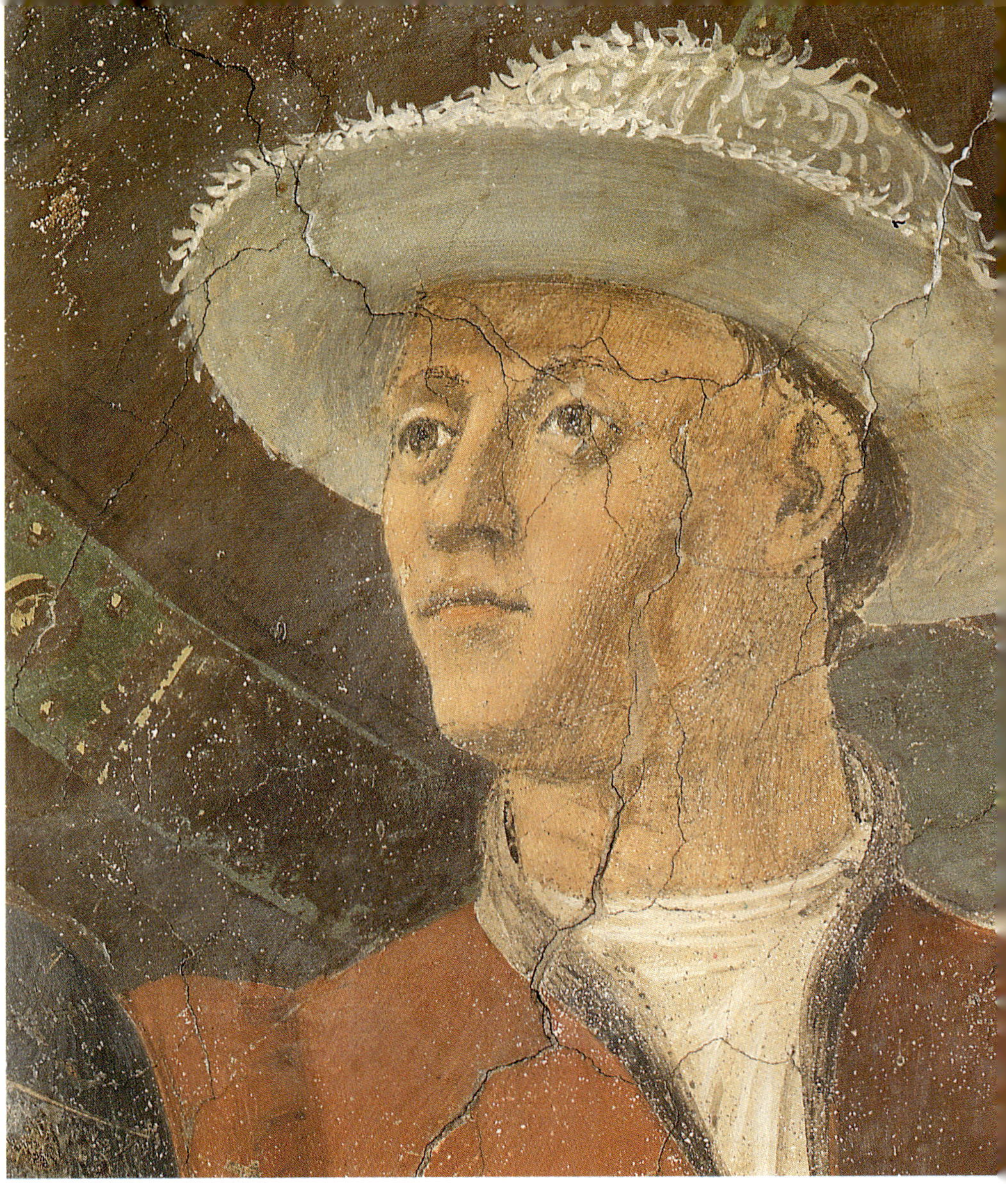
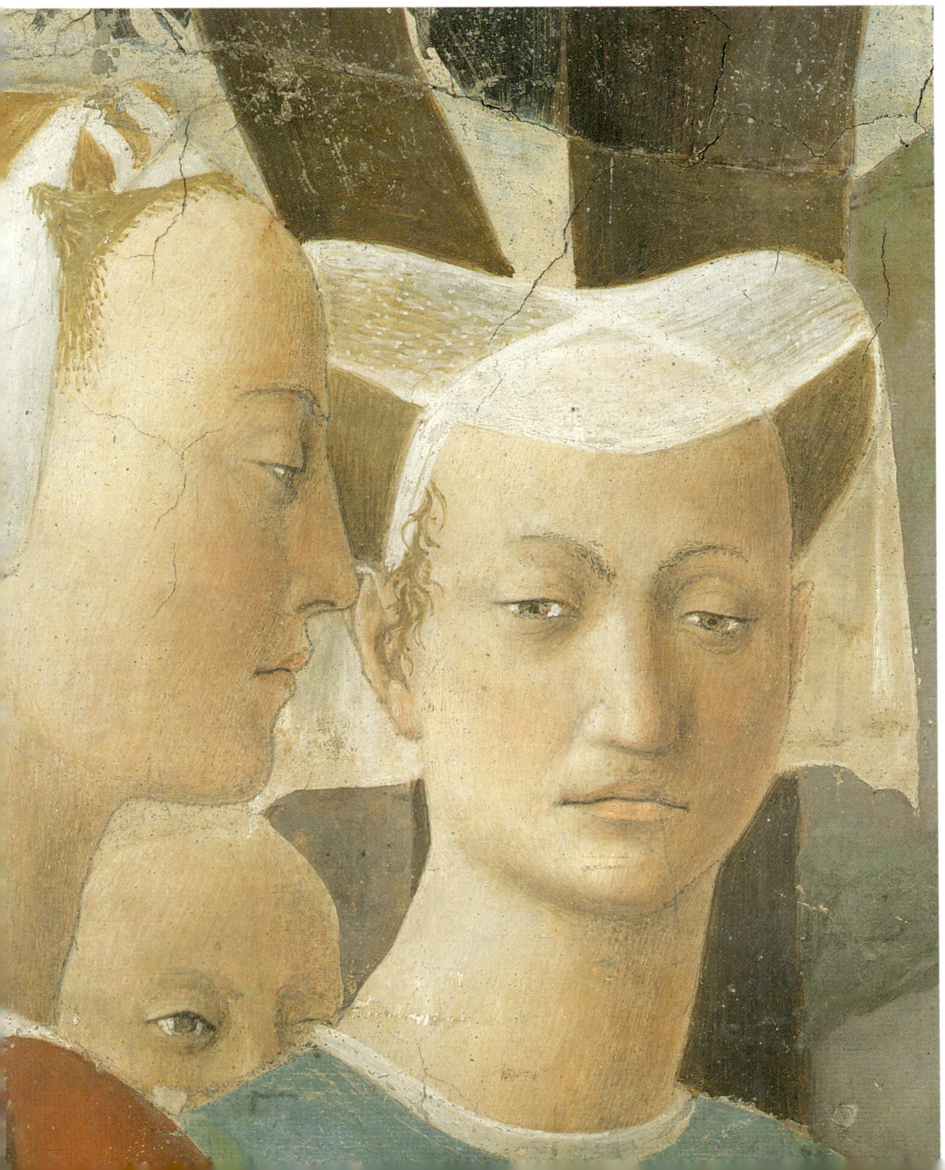
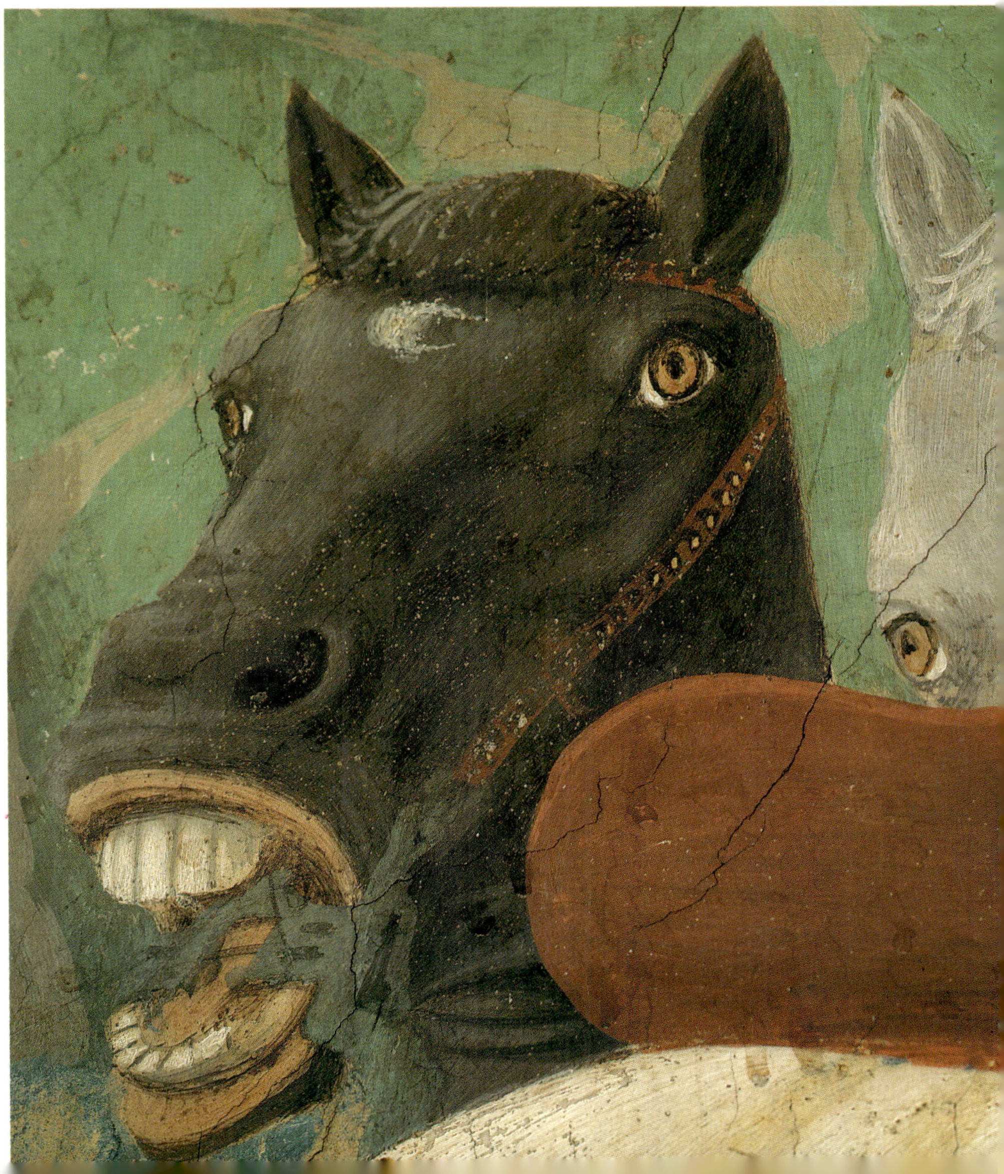

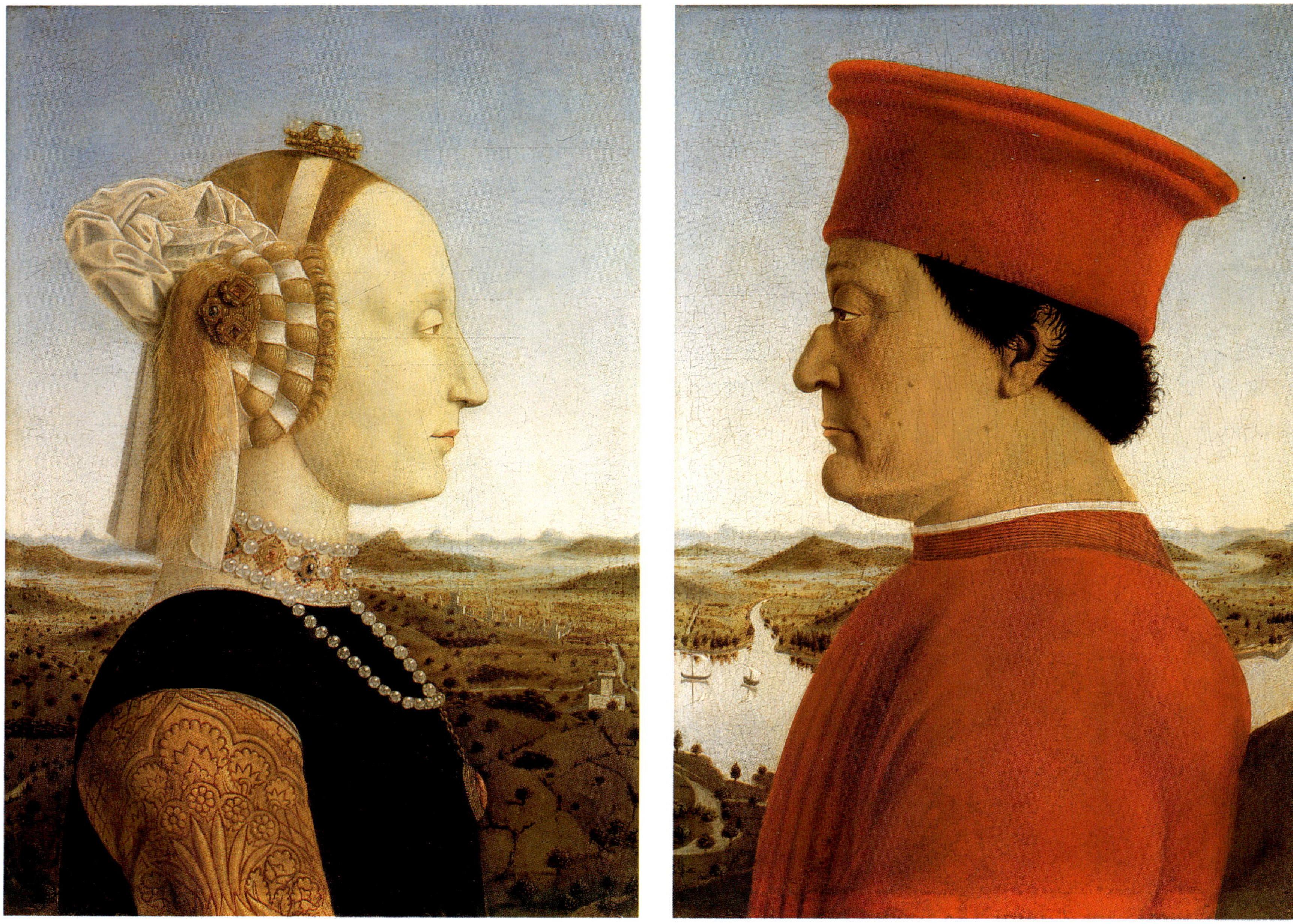

ABBILDUNGEN OBEN:
Piero della Francesca
Doppelporträt mit Battista Sforza und Federico da Montefeltro, nach 1472
Öl auf Holz, 47 x 33 cm
Florenz, Galleria degli Uffizi

Piero della Francesca
Rückseite des Doppelporträts
Triumphzug der Battista Sforza und des Federico da Montefeltro

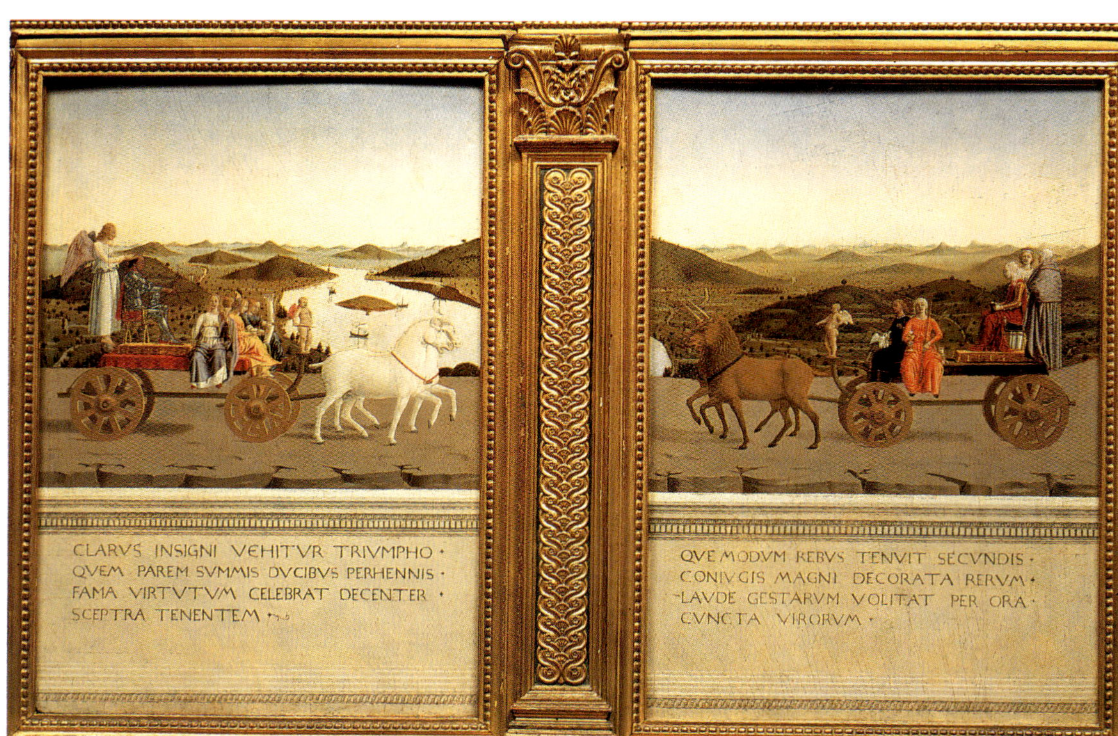
CLARVS INSIGNI VEHITVR TRIVMPHO·
QVEM PAREM SVMMIS DVCIBVS PERHENNIS·
FAMA VIRTVTVM CELEBRAT DECENTER·
SCEPTRA TENENTEM
QVE MODVM REBVS TENVIT SECVNDIS·
CONIVGIS MAGNI DECORATA RERVM·
·LAVDE GESTARVM VOLITAT PER ORA·
CVNCTA VIRORVM·

Piero della Francesca
Madonna mit Kind und Heiligen (Das Montefeltro-Altargemälde), um 1472–74
Öl auf Holz, 248 x 170 cm
Mailand, Pinacoteca di Brera

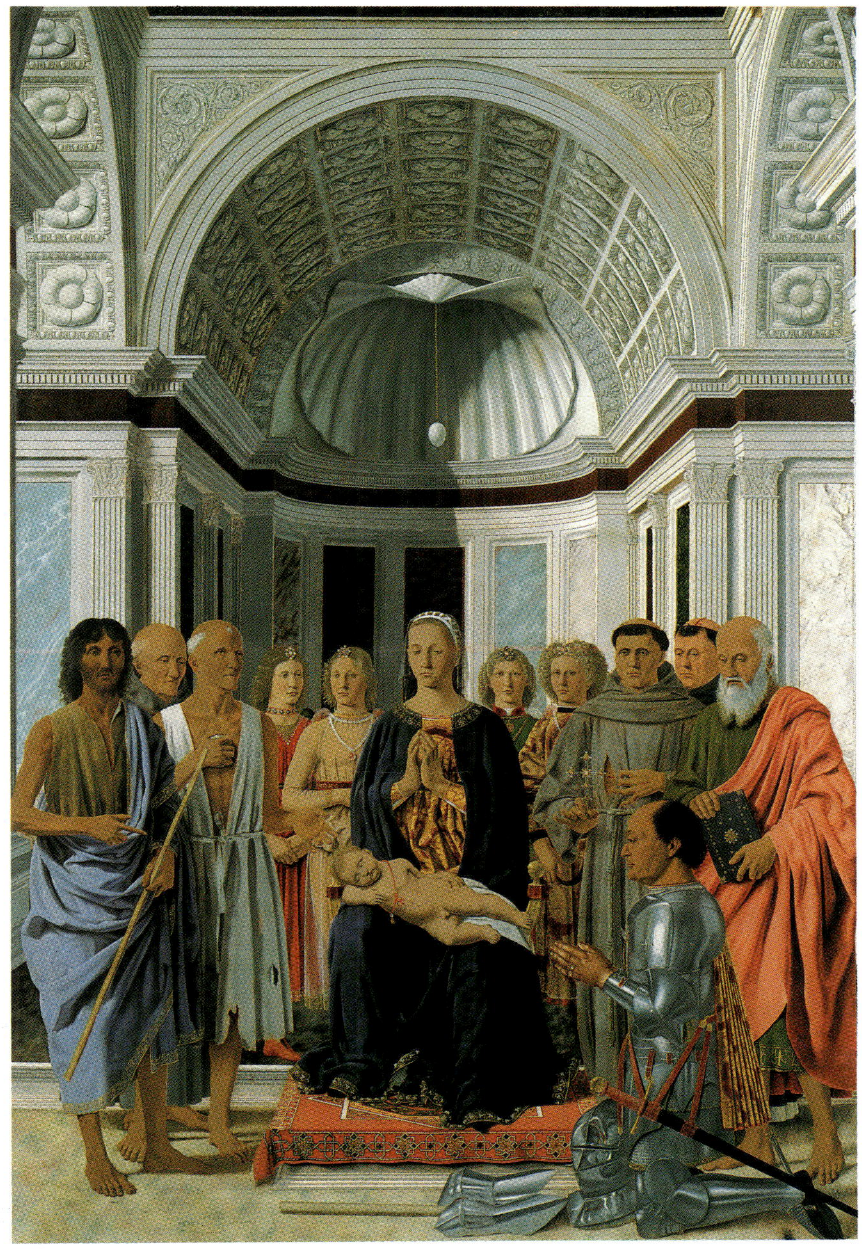

Platz zusammenstehen, während sich im Mittelgrund das eigentliche Thema des Bildes, die Geißelung Christi, abspielt. Beide Szenen sind auf einem Gemälde vereint, und doch sind sie eigentümlich voneinander isoliert. Die drei Männer nehmen keine Kenntnis von dem biblischen Geschehen, das, von der Architektur der Loggia gerahmt, wie ein Bild im Bild erscheint und als solches an das Kreuzigungstäfelchen in Fra Angelicos San Marco-Altartafel erinnert (Abb. S. 250). Der räumlichen Trennung beider Szenen – man beachte auch die Änderung im Dekor des Marmorfußbodens – entspricht eine zeitliche. Auf dem Platz scheint die Sonne von links, wie die Schlagschatten der drei Männer zeigen, während die Figuren in der Geißelung von rechts erhellt werden.

Die Dichotomie der beiden Szenen löst sich auf, legt man die Geißelung Christi als Symbol aus. Die beiden im Vordergrund einander gegenüberstehenden Männer sind durch ihre Kleidung als Byzantiner (links) und westlicher Fürst (rechts) gekennzeichnet. Diese Konfrontation von Westen und Osten erinnert an die Darstellung der *Begegnung der Königin von Saba mit Salomo* im Freskenzyklus von Arezzo (Abb. S. 270). In der Tat ist sich die Forschung weitgehend einig, daß das Gemälde als Aufruf zum Kreuzzug gegen die Türken zu verstehen ist. Der gestikulierende Grieche mahnt den Fürsten zur Hilfe gegen die Türken, die als Geißelung der christlichen Kirche verstanden wurden. Der als Pilatus erscheinende byzantinische Kaiser, der durch seinen spitzen Hut und die purpurroten Schuhe als solcher zu erkennen ist, schaut machtlos dem Treiben der barbarischen Heiden zu: kraftlos liegen seine Hände im Schoß.

Die Identifizierung der im Vordergrund stehenden Männer hat in der kunsthistorischen Forschung eine kaum zu überblickende Flut von Möglichkeiten provoziert. Es ist hier nicht der Ort, kritisch auf die einzelnen Vorschläge einzugehen, doch soll kurz die enigmatische Figur in der Mitte besprochen werden, die sich durch ihre antikisierende Kleidung, die nackten Füße und den in die Ferne gerichteten Blick von den anderen beiden Personen abhebt. Wie die Geißelungsszene gehört auch diese Figur einer anderen Realitätsebene an. Am wahrscheinlichsten erscheint der Vorschlag, sie als Engel zu deuten, da sie der Ikonographie von Pieros Engelsdarstellungen folgt. In allen Fällen handelt es sich um idealisierte Jünglinge, deren Gesichter vom blond gelockten Haar wie eine Aureole gerahmt werden. Sie sind stets barfüßig und tragen einfache, an der Hüfte geraffte Gewänder. Sie können auch ohne Flügel erscheinen, wie die Engel der *Geburt Christi* in der National Gallery in London bezeugen. Der Engel in der *Geißelung Christi* dient vielleicht als Vermittler beider Parteien oder möglicherweise gar als Schutzengel des gequälten Konstantinopels.

Piero della Francesca und Federico da Montefeltro von Urbino

Von ungefähr 1460 an stand Piero in regelmäßigem Kontakt mit dem Herzog Federico da Montefeltro von Urbino, der als einer der erfolgreichsten Heerführer seiner Zeit gefeiert wurde. Seine militärische Tätigkeit hinderte den Herzog jedoch nicht, sich mit der gleichen Energie der Kunst und den Wissenschaften zu widmen. Ab 1455 ließ er den prachtvollen Palazzo Ducale in Urbino errichten (Abb. S. 121), er stellte zahlreiche Künstler an seinem Hofe an, darunter den Flamen Justus van Gent, und von 1465 an baute er seine berühmte Bibliothek auf. Von Piero haben sich zwei Gemälde erhalten, die er für den Herzog schuf: das Diptychon mit dem *Doppelbildnis des Herrscherpaares von Urbino* (Abb. S. 272) und das in Mailand verwahrte Gemälde der *Madonna* mit Federico da Montefeltro in glänzender Rüstung als Stifter (Abb. oben). Beide Gemälde zeigen den unmittelbaren Kontakt Pieros mit der flämischen Malerei am Hofe Federicos. Im Mailänder Bild kündet die brillante Wiedergabe der sich spiegelnden metallenen Rüstung von der flämischen Vorliebe für reflektierende Oberflächen,

Andrea del Verrocchio und Leonardo da Vinci
Die Taufe Christi, um 1470–75
Tempera und Öl auf Holz, 177 x 151 cm
Florenz, Galleria degli Uffizi

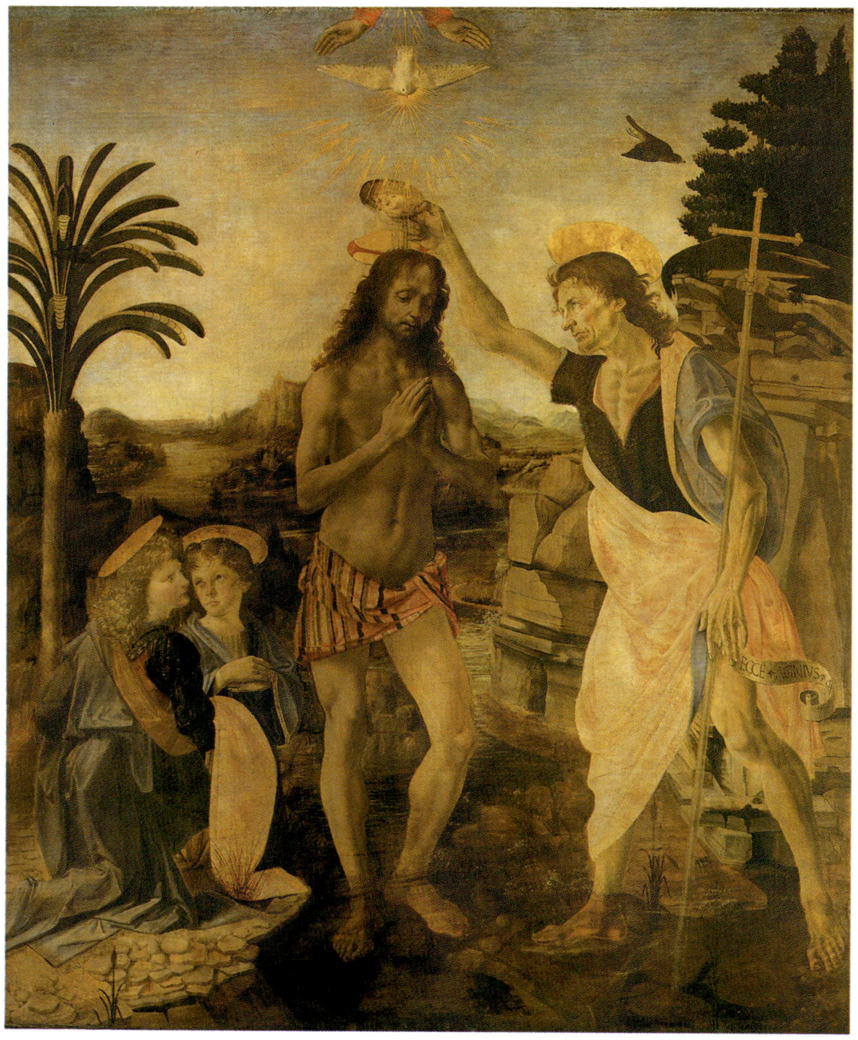

während das Vorbild für die Porträts des Herzogpaares vor einem weiten Landschaftshintergrund ebenfalls in der Malerei des Nordens zu suchen ist. Bezeichnenderweise malte Piero beide Bilder in Ölfarbe und nicht, wie bis dato üblich, in Tempera. Die Bindung der Farbpigmente mit Öl war eine in den Niederlanden verbreitete Technik, die eine detailliertere Malweise erlaubte. Sie wurde in der Mitte des Quattrocento vielleicht durch Domenico Veneziano in Italien eingeführt.

Beide Gemälde wurden nach dem Tode der Frau Federicos, Battisti Sforza, gemalt, die 1472 im Alter von 26 Jahren plötzlich starb. In dem Mailänder Madonnenbild bleibt ihr Platz gegenüber dem knienden Federico leer, während die Inschrift auf der Rückseite eine lobende Rückschau auf ihr Leben in der Vergangenheitsform wiedergibt. Auch die schwarzgekleidete Tugend der Caritas, die auf Battistas Triumphwagen sitzt und als Symbol einen Pelikan in ihrer Hand hält (Abb. S. 272), kann als Anspielung auf den Tod der jungen Frau verstanden werden. Einer alten Fabel zufolge reißt sich der Pelikan mit seinem Schnabel die Brust auf, um mit dem Blut seine Jungen zu nähren. Diese Selbstaufopferung findet in dem Leben der Herzogin ihre Parallele, denn sie starb im Kindbett bei der Geburt ihres Sohnes.

Den Ausführungen Giorgio Vasaris zufolge soll Piero im Alter erblindet sein. In der Tat lassen sich von den 1480er Jahren an keine Gemälde mehr von ihm nachweisen. Piero scheint sich aber noch vor seiner Erblindung von der Malerei abgewandt zu haben, um sich seinen theoretischen Traktaten widmen zu können, die er am Ende seines Lebens diktierte. Er verfaßte die Schriften »De Prospectiva Pingendi« und »De Corporibus Regularibus«, in denen er die mathematische Grundlage der Perspektive und Proportionslehre erforschte, die für seine Malerei so en tscheidend gewesen waren. Am 12. 10. 1492 starb Piero della Francesca im hohen Alter von über 80 Jahren.

Andrea del Verrocchio(1435/36–1488) – der Bildhauer als Maler

Wenn auch das malerische Werk Andrea del Verrocchios vor seinem Ruf als Bildhauer in den Hintergrund tritt (vgl. S. 210 f.), so besaß der Künstler doch eine der wichtigsten Werkstätten in Florenz, der einige der bedeutendsten Maler – und nicht Bildhauer – seiner Zeit entstammten, ein bislang noch nicht geklärter Umstand. Zu Verrocchios Schülern und Gehilfen zählen keine geringeren als Leonardo da Vinci, Pietro Perugino, Domenico Ghirlandaio, Lorenzo di Credi und Francesco Botticini. Das malerische Œuvre Verrocchios ist klein, wenn auch die kunsthistorische Forschung in jüngster Zeit dem Maler und seiner Werkstatt mehr Gemälde zugeschrieben hat als noch vor circa 40 Jahren, als man dem Künstler lediglich fünf Gemälde zuordnete.

Das Hauptwerk des Malers Verrocchio ist die *Taufe Christi* (Abb. links), die ihre Berühmtheit nicht zuletzt der Tatsache verdankt, daß der junge Leonardo die unvollendet gebliebene Tafel fertiggestellt hat. Wie technische und stilkritische Untersuchungen ergeben haben, wurde das Gemälde in zwei großen Maletappen geschaffen, von denen der erste, in Temperafarben ausgeführte Teil von Verrocchio stammt, während die Fertigstellung des wahrscheinlich durch andere Arbeiten unterbrochenen Bildes seinem Gehilfen Leonardo zuzuweisen ist, der seine Ergänzungen in Ölfarbe vornahm.

Ein Vergleich der von Verrocchio geschaffenen Figur des Johannes des Täufers mit der von Leonardo in Ölfarbe überarbeiteten Gestalt Christi zeigt die Unterschiede ihrer künstlerischen Ideale. Die Figur des Täufers offenbart in der harten Oberflächenbehandlung und den starken Hell-Dunkel-Abstufungen die Hand des Bildhauers, während sich die Modellierung des Körpers Christi durch eine Sanftheit auszeichnet, die Leonardo durch graduelle und langsame farbliche Übergänge erzielte. Eine ähnliche Vorgehensweise läßt sich auch in den anderen Bildelementen beobachten, die Leonardo zuzuschreiben sind, wie etwa bei dem in der vordersten Ebene knienden Engel oder in der dahinter befindlichen Landschaft, deren Konturen umso mehr zu verschwimmen scheinen, je weiter sie sich in die Ferne erstreckt. Diese Verwischung der Konturen steht im Gegensatz zu Verrocchios harter Betonung der Umrißlinie, die, wie bei einer Statue, den Körper klar umgrenzt und scharf vom Hintergrund absetzt. Es ist diese Betonung der Linie, die Verrocchios Malerei auszeichnet und die Maßstäbe für die zweite Generation der Frührenaissancemaler wie Botticelli oder Filippino Lippi gesetzt hat.

Antonio del Pollaiuolo
Kampf zehn nackter Jünglinge, um 1470–75
Kupferstich, 38,3 x 59,5 cm
New York, The Metropolitan Museum of Art,
Purchase, 1917, Joseph Pulitzer Bequest.
(17.50.99)

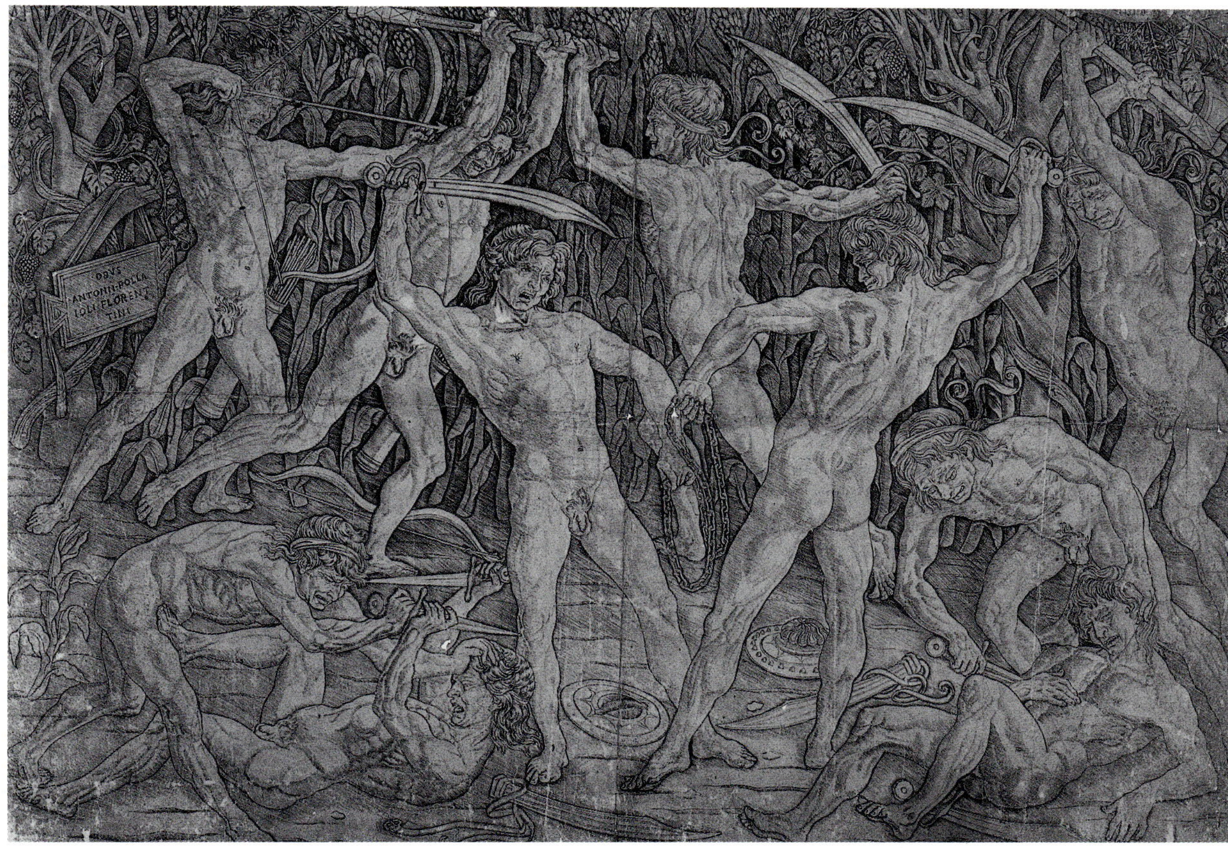

Antonio und Piero Pollaiuolo

Die beiden Brüder Antonio (1431/32–1498) und Piero Pollaiuolo (1443–1496) schufen die meisten ihrer Gemälde in gemeinsamer Arbeit. Während sich Piero jedoch ausschließlich der Malerei widmete, war Antonio, der ältere und begabtere der beiden Brüder, vor allem als Goldschmied und Bronzebildhauer bekannt. Von Vasari erfahren wir, daß Antonio die Maltechnik von seinem jüngeren Bruder erlernte – das Entwerfen und Zeichnen von Figurengruppen und Kompositionen war ihm durch seine Tätigkeit als Goldschmied und Bildhauer bereits vertraut. So wird im allgemeinen auch angenommen, daß bei der Zusammenarbeit der Brüder Antonio die Rolle als Entwerfer der Kompositionen und Figuren zukam, während Piero die Ausführung zuzuschreiben ist.

Der erste Hinweis auf die brüderliche Zusammenarbeit liefert Antonio selbst. In einem Brief aus dem Jahre 1494 erinnert er, daß er vor 34 Jahren gemeinsam mit seinem Bruder Gemälde für Piero de' Medici geschaffen hatte, welche die Taten des Hercules zeigten und in dem großen Saal des Familienpalastes der Medici hingen. Das Medici-Inventar von 1492 bestätigt Antonios Aussage, denn im besagten großen Saal befanden sich neben einer Darstellung des *Johannes des Täufers* von der Hand Andrea del Castagnos und einem Gemälde mit *Löwen im Käfig* von Pesellino drei große Leinwandgemälde, die den antiken Helden im Kampf mit dem Riesen Antaios, mit dem Nemei-

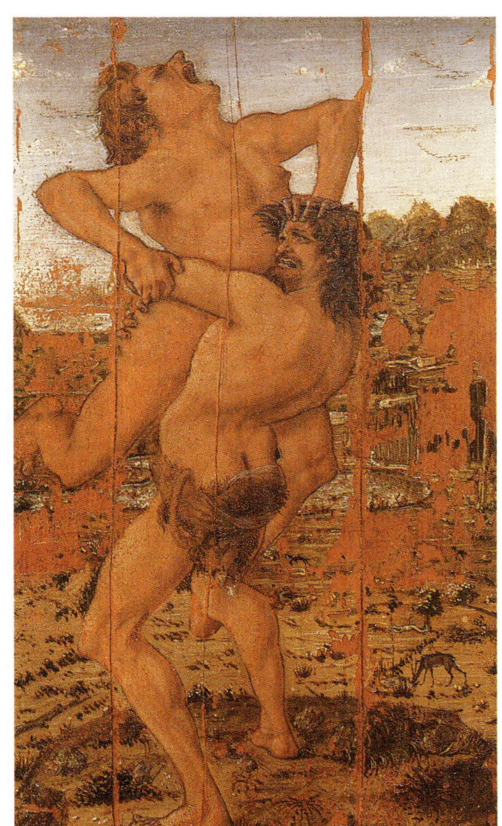

Antonio del Pollaiuolo
Hercules im Kampf mit dem Riesen Antaios,
um 1460–70
Öl auf Holz, 16 x 10,5 cm
Florenz, Galleria degli Uffizi

Antonio del Pollaiuolo
Martyrium des Hl. Sebastian, um 1475
Tempera auf Holz, 292 x 203 cm
London, The National Gallery

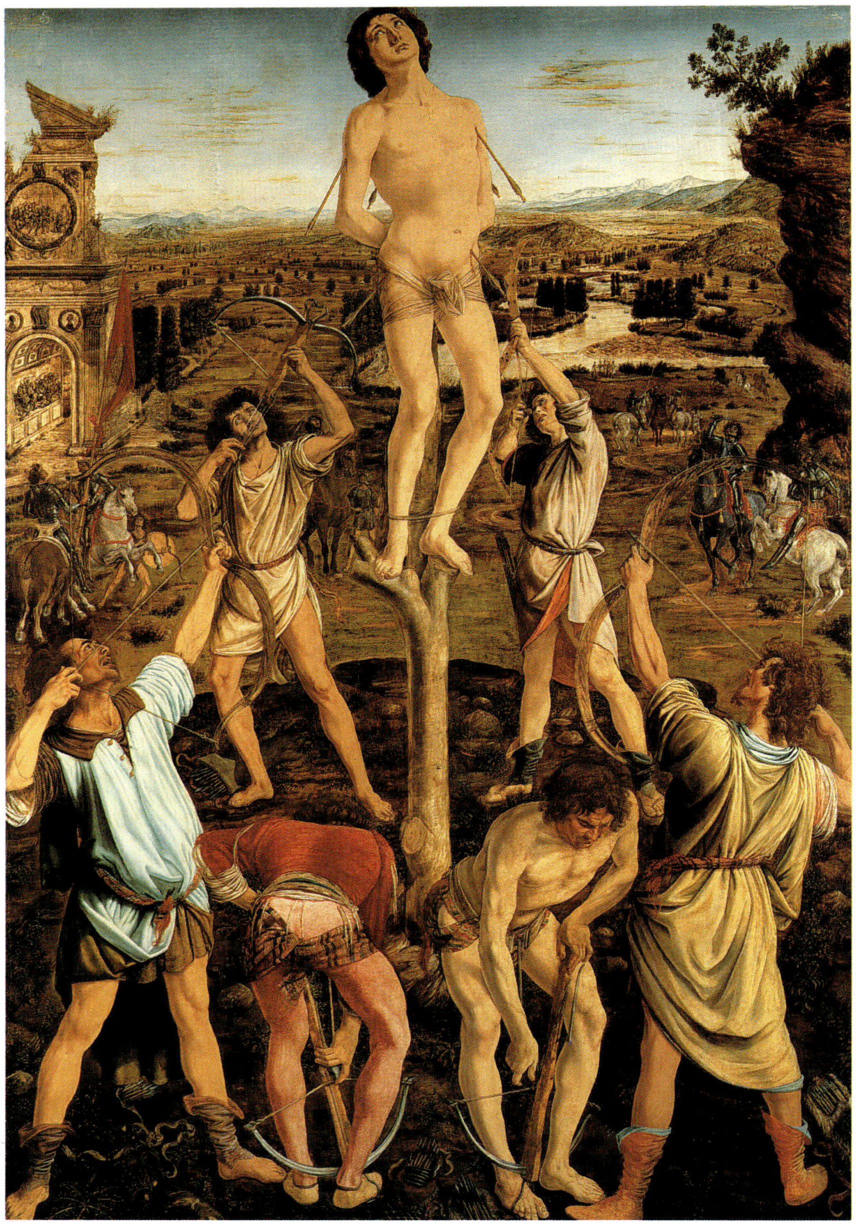

schen Löwen und mit der Hydra zeigten. Leider ist keines der Bilder erhalten, doch sind zwei kleinere Gemälde überliefert, die Antonio zugeschrieben werden und als freie Kopien der großen Komposition der Pollaiuolo-Brüder angesehen werden dürfen. Sie zeigen die Bezwingung des Antaios durch Hercules (Abb. S. 275) und Hercules im Kampf mit der Hydra, während die dritte Darstellung mit dem Nemeischen Löwen offensichtlich verschollen ist. Die bemerkenswert kleinen Gemälde dienten als Dekoration einer Schatulle oder wurden als Kostbarkeiten in einem Lederetui verwahrt, um sie bei besonderen Anlässen Gästen zu präsentieren.

Es ist nicht sicher, wem diese Täfelchen, gehörten, doch scheint es durchaus möglich, daß sie ebenfalls für die Medici-Familie gemalt worden waren, denn Hercules diente als Symbol ihrer familiären Macht.

Die Medici und Hercules

Seit dem 13. Jahrhundert läßt sich die Gestalt des Hercules im Stadtsiegel von Florenz nachweisen. Aufgrund seiner Kraft und seines Mutes stellte der antike Held ein tugendhaftes und anspornendes Vorbild für die Florentiner Bürger dar, präsentierte aber auch gleichzeitig eine Warnung an die Feinde des republikanisch gesinnten Florenz, denn Hercules war auch als Tyrannentöter berühmt. Der antike Held diente somit als moralisches Vorbild sowie als Emblem der städtischen republikanischen Gesinnung, und diese doppelte Symbolik machten sich die Medici im Laufe des Quattrocento zu eigen, als sie die Gestalt des Hercules auf sich übertrugen. Die Familie präsentierte auf diese Weise ihre moralische und physische Stärke und versicherte den Florentiner Bürgern ihre republikanische Gesinnung, die sie, wie Hercules, zu verteidigen bereit war.

Die Gemälde der Pollaiuolo-Brüder mit den *drei Taten des Hercules* gehörten somit zu einer wohlüberlegten Ausstattung des großen Saales im Medici-Palast, der bezeichnenderweise als Audienzraum diente. Die beiden anderen Bilder des Raumes folgten dem politischen Tenor, denn auch sie präsentierten städtische Symbole: Johannes der Täufer als Stadtpatron von Florenz und die Löwen als Hinweis auf den sogenannten Marzocco-Löwen, ein altes Stadtsymbol, das, ähnlich dem Hercules, den Mut und die Stärke von Florenz veranschaulichte.

Kommen wir aber zurück zu dem Täfelchen Antonios, das den Kampf des Hercules mit Antaios zeigt (Abb. S. 275). Wie die anderen beiden Hercules-Bilder, die für die Medici geschaffen worden waren, entstammt das Thema der griechischen Sagenwelt und bezieht sich auf die zwölf Arbeiten, die Hercules als Strafe für sein fürchterliches Verbrechen, die Ermordung seiner Kinder, für den König Eurystheus ausführen mußte. Als Hercules auszog, um dem König die Äpfel der Hesperiden zu bringen, begegnete er auf seinem Weg dem Giganten Antaios, der ihn zum Ringkampf stellte. Die Kraft des Antaios war unbesiegbar, solange der Riese die Erde berührte. Als sich Hercules dessen bewußt wurde, hob er den Giganten vom Boden und zerdrückte ihn mit seinen Armen in der Luft. Das erhaltene Täfelchen Antonio Pollaiuolos zeigt den Höhepunkt dieses Kampfes. Der Riese Antaios hat bereits seine Kräfte verloren – sein Mund ist zum verzweifelten Todesschrei geöffnet, und vergeblich versucht er, sich von der eisernen Umklammerung des Hercules zu befreien. Man sieht die schier übermenschliche Anstrengung des Hercules, der den Riesen in seinen Armen tötet. Seine Muskeln sind aufs äußerste angespannt. Sein Rücken ist weit nach hinten gelehnt, so daß Antaios nicht mit dem Boden in Berührung kommt, und sein Gesicht ist von der ungeheuren Kraftanstrengung verzerrt. Der derbe Ausdruck des wilden Helden erinnert an die Gestalten Andrea del Castagnos (vgl. Abb. S. 266/67), während die betonte anatomische Ausarbeitung des Körpers auf die Malerei Andrea del Verrocchios weist. Zusammen mit Antonio Pollaiuolo führte Verrocchio skulpturale Werte in die Florentiner Malerei in der Mitte des Quattrocento ein, die für die kommende Künstlergeneration, zu der unter anderem Sandro Botticelli gehörte, maßgeblich waren.

ABBILDUNG UNTEN UND DETAIL RECHTS:
Sandro Botticelli
Anbetung der Hl. Drei Könige, 1475
Tempera auf Holz, 111 x 134 cm
Florenz, Galleria degli Uffizi

Das nebenstehende Detail zeigt Botticelli, wie er sich selbst im Alter von ungefähr 30 Jahren wiedergegeben hat, was von dem Selbstbewußtsein des am Beginn seiner Karriere stehenden Malers zeugt.

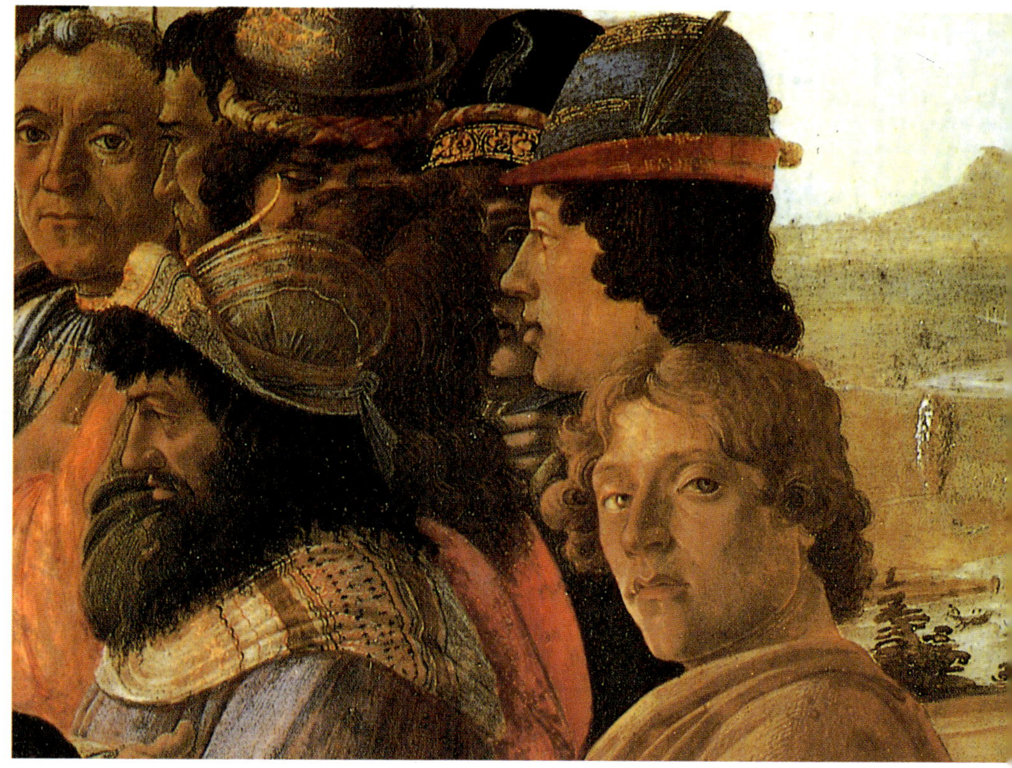

Der Körper als Gefängnis der Seele

Um 1470–80 schuf Antonio Pollaiuolo den berühmten Kupferstich mit dem *Kampf zehn nackter Jünglinge* (Abb. S. 275). Es handelt sich um den größten Stich seiner Zeit, und er ist der erste in Italien, der von einem namhaften Künstler geschaffen wurde. Zu Recht nannte man den Druck den »einflußreichsten Stich, der je veröffentlicht wurde«, denn seine Verbreitung läßt sich bis nach Nordeuropa nachweisen. Es haben sich zahlreiche Kopien der gesamten Komposition wie einzelner Figurengruppen daraus erhalten. Auch das Thema, die Schlacht der zehn nackten Jünglinge, ist außergewöhnlich. Zum einen ist es die Entblößtheit der Männer, die verwundert, denn bis dato war die Darstellung der Nacktheit szenisch eingebunden und durch das Bildthema begründet, hier jedoch scheint sie zum künstlerischen Selbstzweck, zur Verherrlichung des menschlichen Körpers zu werden, wie sie aus der Antike bekannt ist. Antonio hatte, wie kaum ein anderer Künstler seiner Zeit, die anatomische Beschaffenheit des menschlichen Körpers studiert. So sezierte er Leichen, außerdem arbeitete er mit lebenden Modellen. Dieses Interesse am menschlichen Körper und dessen anatomischen Veränderungen, die durch unterschiedliche Haltungen hervorgerufen wurden, stehen sicherlich im Zentrum des Stichs. Es wurde deswegen auch der Vorschlag gemacht, daß es sich bei dem Stich um ein Musterblatt handelt, das Antonio als Vorbild für seine Werkstattgehilfen und andere Kollegen schuf. Diese konnten aus dem Formenvorrat schöpfen und Figurengruppen direkt daraus kopieren. Solche Musterblätter und Musterbücher sind seit der Antike bekannt, sie dienten als Motivsammlung für Figurentypen, Gewandstudien, Körperhaltungen und Kompositionen.

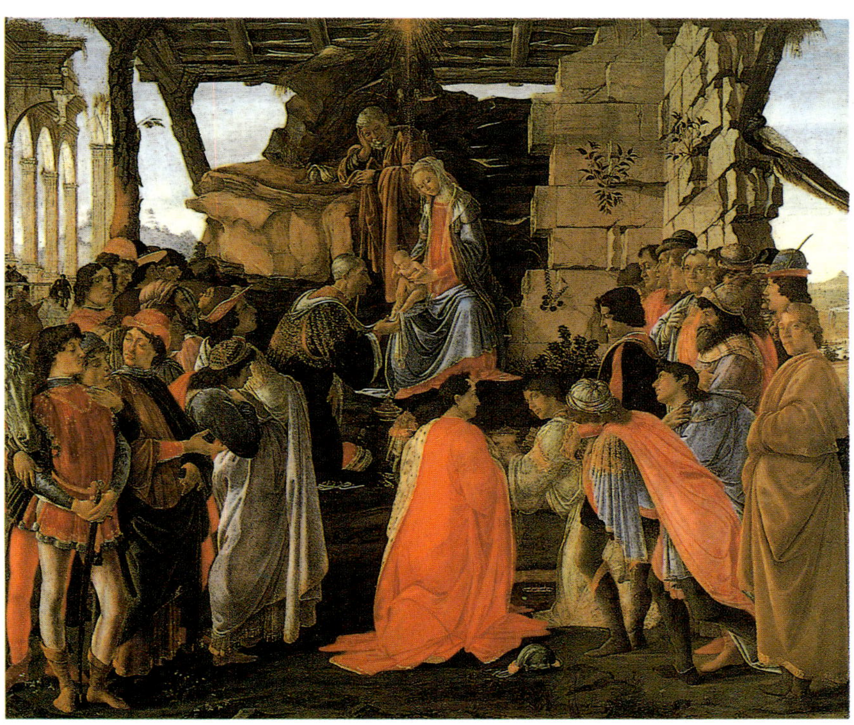

Allerdings bleibt die von den beiden Kriegern gehaltene Kette im Vordergrund dabei noch ungeklärt. Man hat vermutet, daß der Streit um die Kette der Grund des entfesselten Kampfes ist und schlug verschiedene historische Schlachten als Thema des Stichs vor, doch halten beide Kämpfer die Kette zu lose, als daß man darin ein Streitobjekt vermuten dürfte. Gegen die Darstellung einer historischen Begebenheit spricht zudem die Tatsache, daß der Kampfschauplatz und auch die Streitenden in ihrer Nacktheit nicht näher zu bestimmen sind. Jüngst wurde der interessante Vorschlag gemacht, daß die Kette ein Symbol sein könne für die im Körper gefangene Seele, die erst durch den Tod des Menschen ihre Befreiung findet. Das uralte Thema des Dualismus von Körper und Seele war in der Renaissance nicht unbekannt. Es fand vor allem bei den neuplatonischen Philosophen, die die Philosophie des Platon mit den Idealen der christlichen Religion zu vereinigen suchten, großen Anklang. In diesem Sinne mögen die Weinranken und das Korn im Hintergrund als Anspielung auf die Eucharistie dienen und somit ein Hinweis auf die Erlösung des Menschen im Tode sein. Antonio muß dabei keinen bestimmten philosophischen Text ins Bild umgesetzt haben, gehörten diese Ideen doch zum Allgemeingut, die als Ausdruck ihrer Zeit sich im Kunstwerk widerspiegeln.

Sandro Botticelli

Sandro Botticelli (1445–1510) begann seine Karriere als Maler über Umwege. Er wandte sich zunächst der Goldschmiedekunst zu, um dann bei Fra Filippo Lippi in die Lehre zu gehen. Nach der Ausbildung gründete der junge Maler um 1470 seine eigene Werkstatt. Der erste Höhepunkt der frühen Schaffenszeit Botticellis stellt die 1475 entstandene *Anbetung der Könige* dar (Abb. links). Der Auftraggeber, Guasparre del Lama, war ein Emporkömmling in Florenz, der sich als Makler und Geldwechsler aus kleinsten Verhältnissen hochgearbeitet hatte. Um sich Ansehen zu verschaffen, stiftete er eine aufwendige Kapelle in Santa Maria Novella, die er mit dem Altargemälde von Botticelli schmücken ließ. Der Vorname del Lamas, Guasparre (= Kaspar), bestimmte das Thema des Bildes, da der erste der Hl. Drei Könige sein

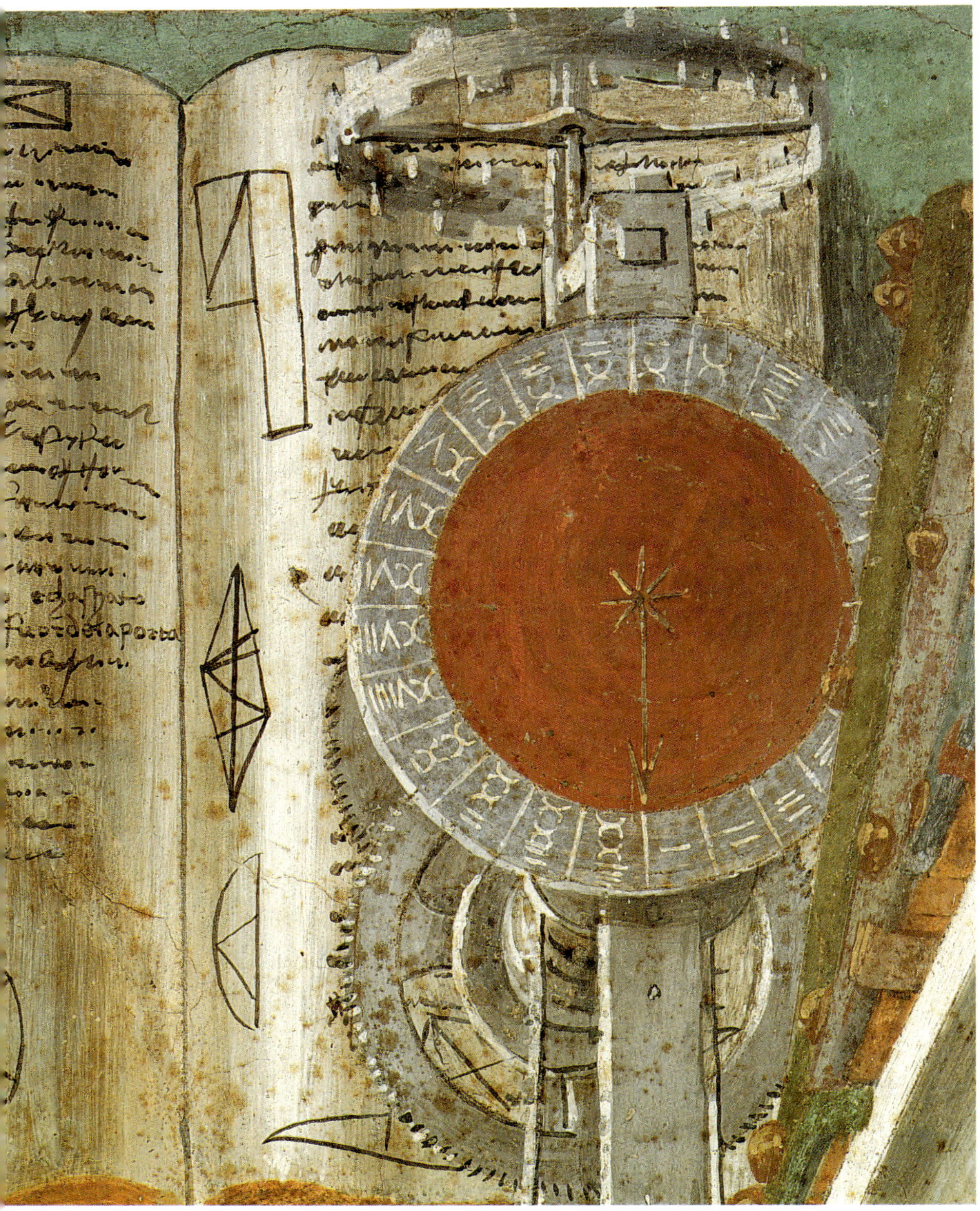

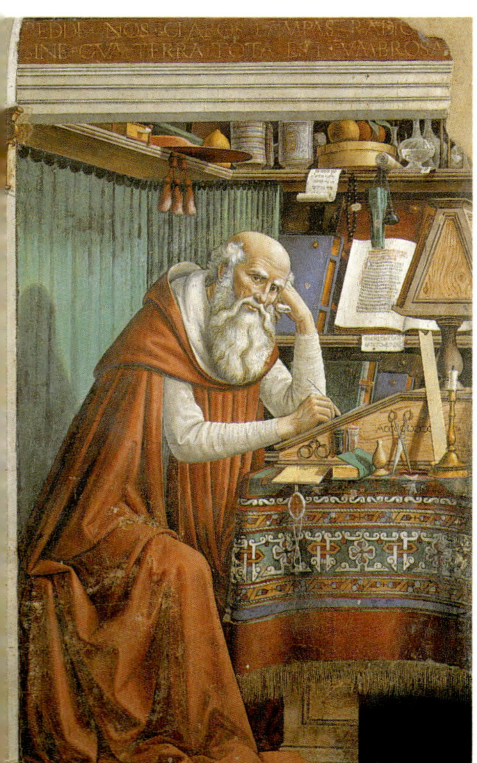

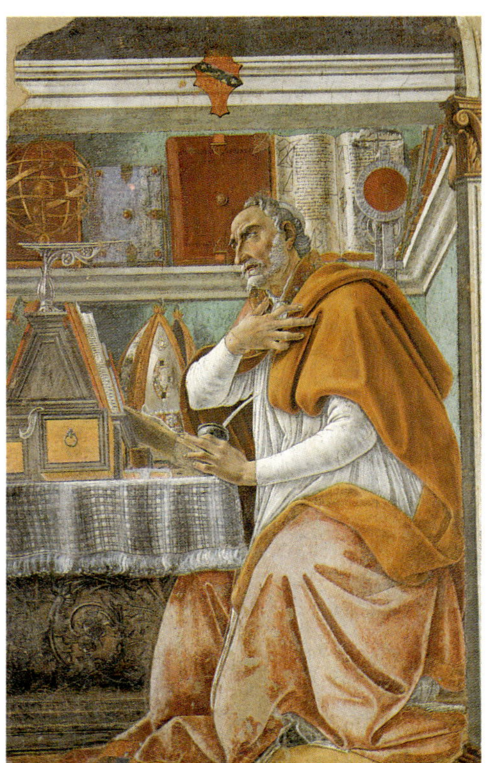

ABBILDUNG UNTEN RECHTS UND DETAIL LINKS:
Sandro Botticelli
Vision des Hl. Augustinus, 1480
Fresko (abgenommen), 185 x 123 cm
Florenz, Ognissanti

ABBILDUNG UNTEN LINKS:
Domenico Ghirlandaio
Hl. Hieronymus, 1480
Fresko (abgenommen), 184 x 119 cm
Florenz, Ognissanti

Namenspatron war. Wir sehen den Auftraggeber in der Menschenmenge auf der rechten Seite als älteren Mann mit weißem Haar und hellblauem Gewand, zum Betrachter schauend. Daneben hat sich Botticelli selbst dargestellt, was von seinem früh gewonnenen künstlerischen Selbstbewußtsein zeugt (Abb. S. 277), und gleichzeitig sind die wichtigsten Mitglieder der Medici-Familie porträtiert, wenn auch die Identifizierung im einzelnen umstritten ist. Zweifellos ist jedoch in dem ältesten, vor Maria und dem Christuskind knienden König Cosimo der Ältere dargestellt, der zu Beginn des 15. Jahrhunderts die Herrschaft der Familie über Florenz begründet hatte. Was aber führte Guasparre del Lama dazu, die Mitglieder der Medici-Familie auf seinem Altarbild darzustellen, zu denen er keinerlei private Beziehungen hatte? Es scheint, daß der Emporkömmling auf diese Weise seine Verbundenheit zu der mächtigen Familie zum Ausdruck bringen wollte, auf deren Wohlwollen er für das gute Gelingen seiner Geschäfte angewiesen war.

Künstlerische Selbstfindung
Die für Guasparre del Lama gemalte *Anbetung* zeigt bereits die Sicherheit und Souveränität des noch jungen Künstlers in der Bewältigung des Bildthemas. Dies läßt sich auch an dem Fresko des *Hl. Augustinus* aufzeigen (Abb. unten rechts), das Botticelli im Jahre 1480 für die Vespucci-Familie schuf. Es befand sich seit jeher in Ognissanti, der Ordenskirche der Humiliaten, wo es zusammen mit der Darstellung des *Hl. Hieronymus* von Domenico Ghirlandaio (Abb. unten links) seitlich der Eingangstür zum Mönchschor seinen Platz hatte. Ghirlandaios Fresko war auf der linken, Botticellis Darstellung auf der gegenüberliegenden Seite angebracht, so daß sich beide Heilige einander zuwendeten. In der Tat bilden beide Bilder eine erzählerische Einheit.

In Botticellis Darstellung ist auf der rechten Bildseite über dem Hl. Augustinus eine Uhr angebracht, deren Zeiger zwischen »I« und »XXIV« steht, wobei die Zahl XXIV die Stunde des Sonnenuntergangs ankündigt (siehe Detail links oben). Die Tatsache, daß Augustinus zu einer ganz bestimmten Tageszeit, nämlich kurz vor Sonnenuntergang, in seiner Zelle dargestellt ist, zeigt, daß es sich nicht nur um eine repräsentative Darstellung des Heiligen handelt, sondern ein bestimmter Augenblick in seinem Leben festgehalten ist. In einer dem Heiligen zugeschriebenen und in der Renaissance weit verbreiteten Epistel berichtet Augustinus, daß er eines Tages in der letzten Stunde vor Sonnenuntergang in seiner Zelle saß und über Ruhm und Glück der Heiligen meditierte. Er wollte gerade zur Feder greifen, um seine Überlegungen Hieronymus mitzuteilen, als ihm der Heilige in einer Vision erschien und ihm erklärte, daß es unmöglich sei, die Glückseligkeit zu beschreiben, wenn man sie nicht selbst erführe, so wie er in jenem Moment – es war die Todesstunde des Hl. Hieronymus. Botticelli hat also in seinem Fresko die Vision des Hl. Augustinus festgehalten. Der Hl. Hieronymus erscheint in dem gegenüberliegenden Fresko von Ghirlandaio. Augustinus greift nach Tintenfaß und Feder, um seine Gedanken an Hieronymus schriftlich festzuhalten, als ihm im

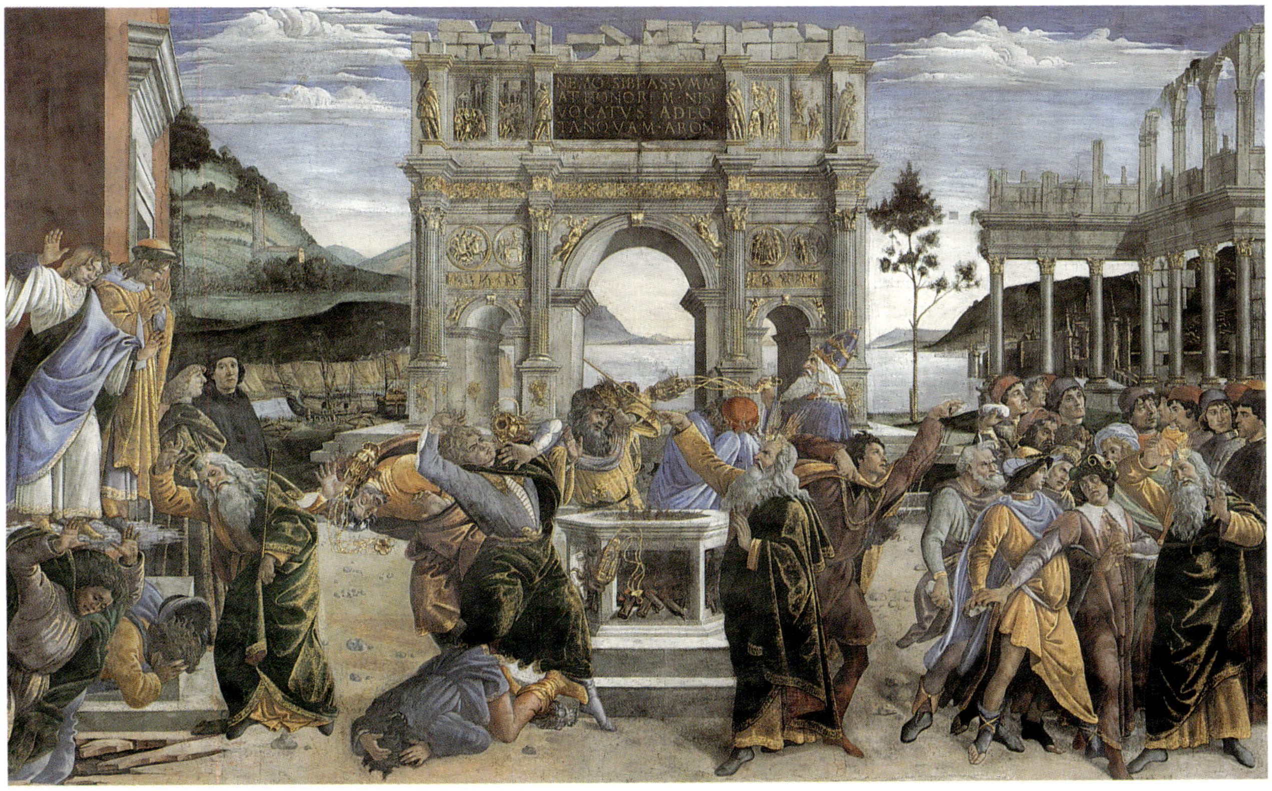

Sandro Botticelli
Aufruhr gegen das Gesetz Mosis,
1481–82
Fresko, 348,5 x 570 cm
Rom, Sixtinische Kapelle

gleichen Moment die Vision zuteil wird. Er hat sich aufgerichtet und blickt nach oben, während er in demütiger Gebärde seine rechte Hand zum Herzen führt. Seine Stirn ist noch gerunzelt von den geistigen Anstrengungen, während das auf ihm ruhende Licht die Strahlen der Vision, seine »Erleuchtung«, verbildlicht. Botticelli hat den Übergang von zwei aufeinanderfolgenden Augenblicken gleichzeitig im Bild eingefangen und auf diese Weise den erzählerischen Moment der Darstellung auf seinen Höhepunkt gebracht.

Auftrag von höchster Stelle

Der sich rasch ausweitende Ruhm Botticellis blieb nicht allein auf Florenz beschränkt. Seit dem Ende der siebziger Jahre erhielt der Künstler in verstärktem Maße Bestellungen von Auftraggebern außerhalb der Stadt. Der namhafteste unter ihnen war Papst Sixtus IV., der Botticelli im Jahre 1481 nach Rom beorderte. Zusammen mit seinen Florentiner Kollegen Domenico Ghirlandaio und Cosimo Rosselli sowie dem aus Perugia stammenden Perugino schmückte Botticelli die Wände der päpstlichen Wahlkapelle mit Fresken aus, welche nach ihrem Erbauer Sixtus IV. die »Sixtinische Kapelle« benannt wurde, die später vor allem durch die Deckenfresken Michelangelos ihre Berühmtheit erhielt (Abb. S. 316 ff.).

Das Bildprogramm umfaßt einen alt- und neutestamentarischen Zyklus mit Szenen aus dem Leben Mosis und Christus, worüber eine Galerie von gemalten Papstbildnissen angebracht ist. Botticelli malte in der kurzen Zeit von elf Monaten drei Szenen für den Moses-Zyklus. Dazu gehört eine der wichtigsten Darstellungen der gesamten Ausstattung, der *Aufruhr gegen das Gesetz Mosis* (Abb. oben). Das Fresko schildert in drei Episoden verschiedene Aufstände der Hebräer gegen die von Gott berufenen Führer Moses und Aaron sowie die darauffolgende göttliche Strafe der Aufwiegler. Auf der rechten Seite wird die Revolte der Juden gegen Moses erzählt, die, verdrossen über die vielen Plagen ihrer Auswanderung, Moses steinigen wollen. In der Mitte sieht man die Auflehnung Korachs und der Söhne Aarons. In Konkurrenz zur hohepriesterlichen Autorität Aarons, der im Hintergrund in feierlicher Würde sein Räucherfaß schwenkt, wollen auch sie Weihrauch opfern. Die Bestrafung der Aufrührer erfolgt auf der linken Bildseite, wo sie von der unter ihnen aufbrechenden Erde verschlungen werden.

Der Schlüssel für die Bildaussage liegt in der im mittleren Feld des Triumphbogens angebrachten Inschrift, die lautet: »Laß niemanden die Ehre sich selbst nehmen, außer demjenigen, der von Gott berufen ist, wie Aaron war«. Das Fresko birgt eine Warnung vor der göttlichen Strafe, die all jene treffen wird, die sich den von Gott bestimmten Führern widersetzen. Aaron trägt die mit drei Ringen geschmückte Tiara des Papstes, die ihn als päpstlichen Vorgänger kennzeichnet, wodurch die Warnung einen aktuellen politischen Bezug erhält. In der Tat wurde in jener Zeit die Suprematie des Papstes, seine Obergewalt über die Kirche, in verstärktem Maße in Frage gestellt, um einem allgemei-

ABBILDUNG UNTEN UND DETAIL GEGENÜBER:
Sandro Botticelli
Der Frühling, (La Primavera), um 1482
Tempera auf Holz, 203 x 314 cm
Florenz, Galleria degli Uffizi

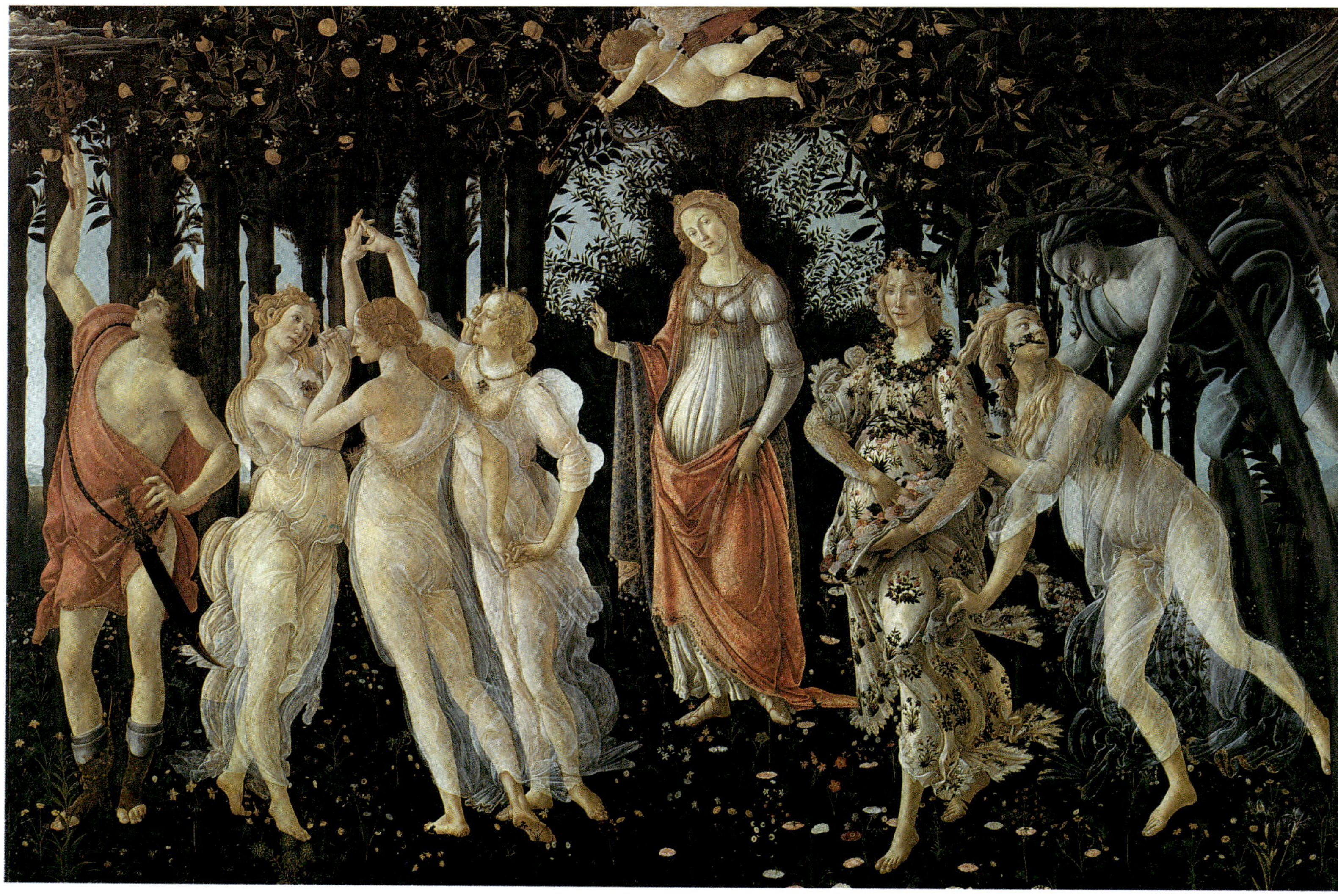

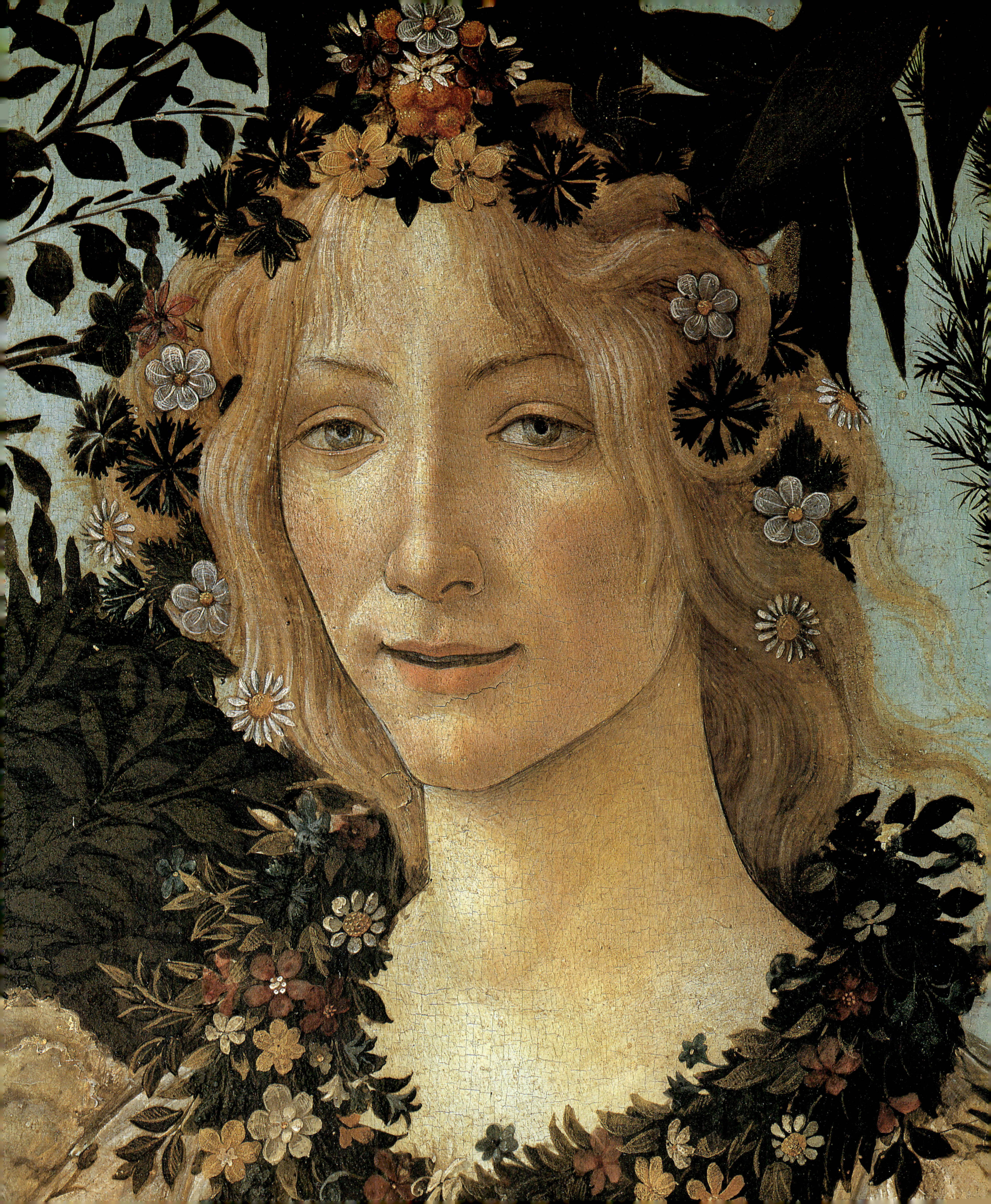

Sandro Botticelli
Camilla und der Kentaur, um 1482
Tempera auf Leinwand, 207 x 148 cm
Florenz, Galleria degli Uffizi

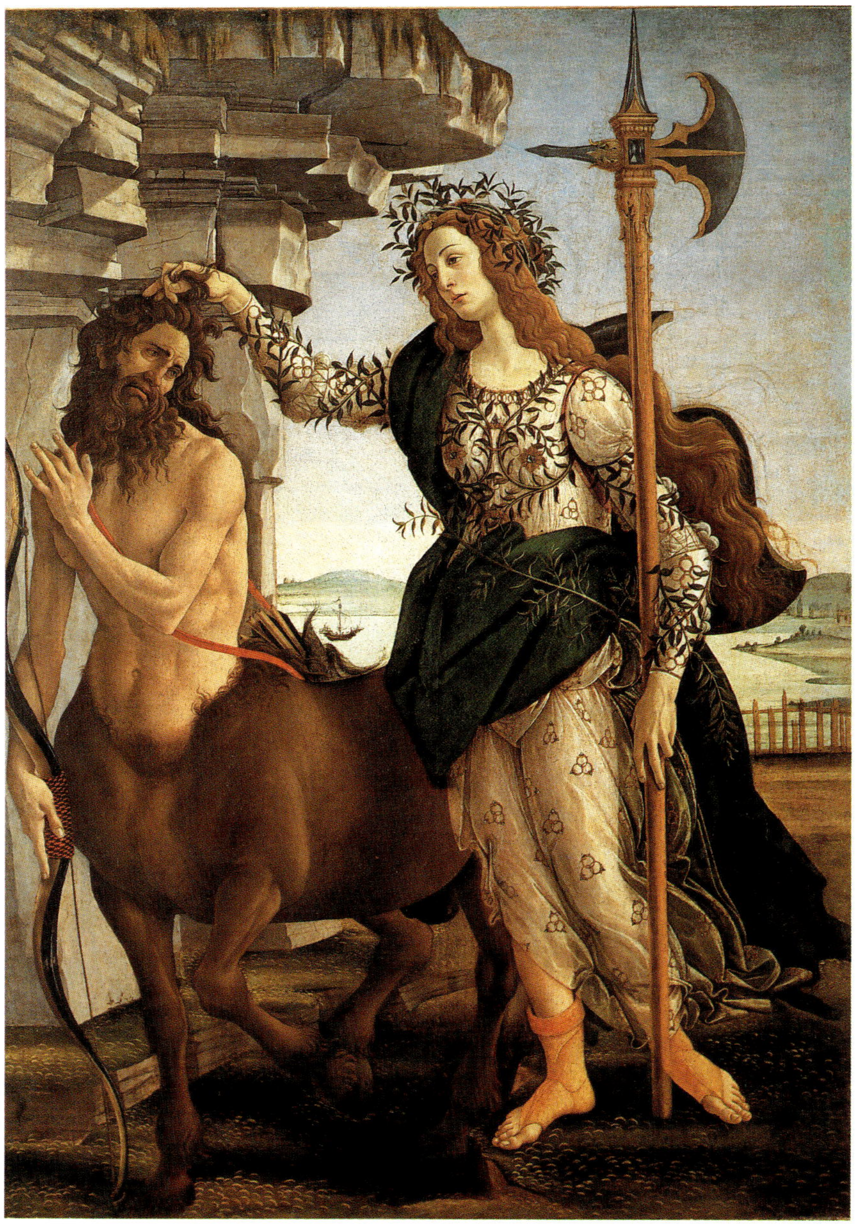

nen Konzil eine höhere Machtbefugnis einzuräumen. Der Führungsanspruch des Papstes war aber von Gott gegeben, dessen Ursprung in der Schlüsselübergabe Christi an Petrus liegt. Dieses Kernstück der päpstlichen Suprematielehre malte Perugino unmittelbar gegenüber Botticellis Fresko (Abb. S. 295). Die direkte Konfrontation der beiden Darstellungen in der Kapelle veranschaulicht ihre inhaltliche Zusammengehörigkeit. Keiner soll es wagen, die von Gott gegebene, durch die Schlüsselübergabe Christi an Petrus legitimierte Autorität des Papstes anzugreifen, sonst ereilt ihn, wie einst Korach und seine Anhänger, die göttliche Strafe. In einem wohlüberlegten Programm verbildlichte Sixtus IV. die Legitimation seiner päpstlichen Autorität, die von Moses über Christus zu Petrus reicht, dessen von Gott verliehene Obergewalt in den Päpsten ihre Nachfolge findet. Ihre Bildnisse über den erzählerischen Darstellungen veranschaulichen nachdrücklich die Ahnenreihe ihrer von Gott verliehenen Autorität.

Das hohe Ideal der Liebe

Nachdem Botticelli im Frühjahr 1482 aus Rom zurückgekehrt war, schuf er im Laufe des Jahrzehnts eine Reihe von mythologischen Gemälden, die den heutigen Ruhm des Künstlers begründen. Neben der berühmten *Geburt der Venus,* die die Landung der Liebesgöttin auf der Insel Cythera darstellt und wahrscheinlich für die Medici-Familie gemalt wurde (Abb. S. 283), ist der *Frühling* (Primavera) eines der bekanntesten, zweifellos aber auch der rätselhaftesten und am meisten diskutierten Gemälde Botticellis, dessen vielschichtige Bedeutung bis heute noch nicht vollständig geklärt ist (Abb. S. 280/81).

Das Bild war für Lorenzo di Pierfrancesco bestimmt, einem Cousin zweiten Grades Lorenzo il Magnificos. Einem jüngst entdeckten Inventar aus dem Jahre 1492 zufolge hing das Gemälde zusammen mit Botticellis *Camilla und der Kentaur* (Abb. links) in Lorenzo di Pierfrancescos Palast in Florenz.

In der Mitte eines Orangenhains erscheint auf blumengeschmückter Wiese Venus, die Göttin der Liebe, über der ihr Sohn Amor mit verbundenen Augen seine Liebespfeile verschießt. Vorbild für die Darstellung des Gartens mögen die Gedichte des Mediceischen Hofpoeten Angelo Polizian gewesen sein, der den Garten der Venus als Ort des ewigen Frühlings und Friedens besang. In seinen Dichtungen schildert Polizian, wie dem sanften Wind Zephyr Einlaß gewährt wird, der die Wiesen in Tau badet, sie in süße Düfte einhüllt und die Erde mit unzähligen Blumen bekleidet. Der Windgott erscheint auf der rechten Seite des Bildes als blaugrün-geflügeltes Wesen. Kraftvoll bläht er die Backen, um seine warmen Lüfte auszuströmen. Die Absichten Zephyrs stellen sich aber als nicht so friedlich heraus. Der Windgott dringt gewaltsam in den Garten, so daß sich die Bäume biegen. Er verfolgt eine Nymphe, die sich ängstlich nach ihm umschaut. Ihrem Mund entfallen Blumen, die sich mit jenen vermischen, welche überreich das Gewand der neben ihr schreitenden Frau schmücken. Diese greift in ihr gerafftes Kleid, um die dort gesammelte Rosenfülle in den Garten zu streuen.

Der Schlüssel zu dieser rätselhaften Szene findet sich in einer antiken Schriftquelle, den »Fasten«, einem römischen Festkalender von Ovid. Der Dichter schildert darin den Beginn des Frühlings als die Verwandlung der Nymphe Chloris in Flora, die Göttin der Blumen: »Einst war ich Chloris, die ich jetzt Flora genannt werde«, so beginnt die Nymphe ihre Erzählung, während Blumen aus ihrem Mund strömen. Zephyr, so klagt sie, sei, als er ihrer ansichtig wurde, in wilder Leidenschaft zu ihr entbrannt und habe sie gewaltsam zu seiner Frau gemacht. Da ihn aber seine Heftigkeit reute, verwandelte er sie in Flora, die Blumengöttin des Frühlings (Abb. S. 281). Das Thema der dreifigurigen Gruppe stellt demnach in allegorischer Form die Ankunft des Frühlings dar, der von den drei Grazien, Begleiterinnen der Venus, gefeiert wird, welche in anmutiger Weise einen Reigen tanzen. Sie wer-

Sandro Botticelli
Geburt der Venus, um 1485
Tempera auf Leinwand, 172,5 x 278,5 cm
Florenz, Galleria degli Uffizi

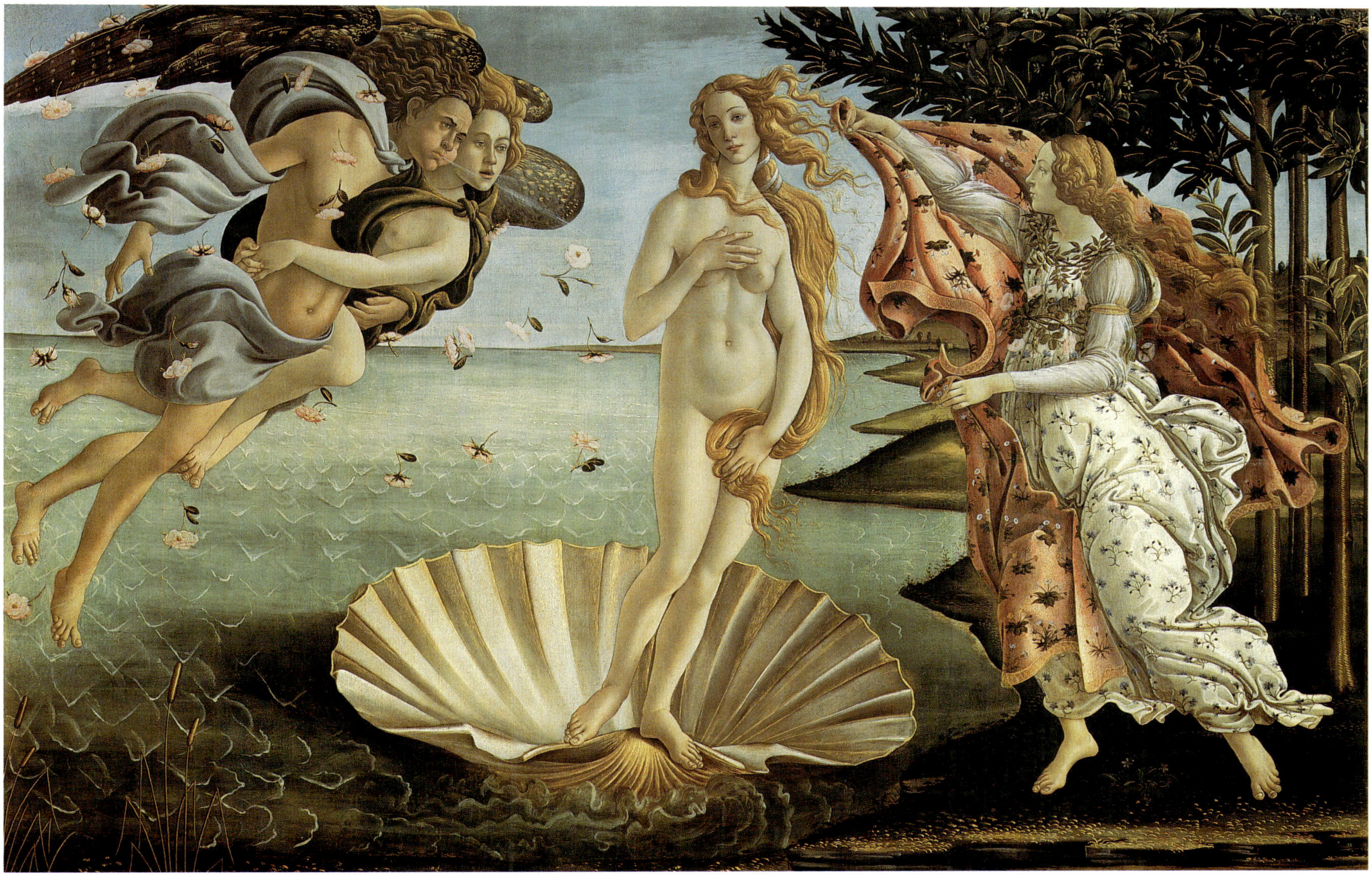

den von Merkur, dem Götterboten, angeführt, der mit seinem von zwei Schlangen umwundenen Stab, dem sogenannten Caduceus, einige Wolken vertreibt, die in den Garten der Venus einzudringen drohen. Er ist der Beschützer des Gartens, in dem es, wie Polizian beschrieb, keine Wolken gibt und ewiger Friede herrscht.

Das Gemälde scheint jedoch noch einen weiteren Bildsinn zu bergen, der über eine Darstellung des Frühlings und dessen Feier hinausreicht und zu einem tieferen Verständnis des Bildes zu führen vermag. Der Frühling hing zusammen mit Botticellis *Camilla und der Kentaur* (Abb. S. 282) in einem Raum des Stadtpalastes von Lorenzo di Pierfrancesco. Bis zur Entdeckung des Inventars von 1492, in dem die junge Frau als Camilla bezeichnet wird, identifizierte man sie als Minerva, die Göttin der Weisheit, was den allgemein üblichen Bildtitel *Minerva und der Kentaur* erklärt. Camilla, eine amazonengleiche Heldin aus Vergils »Aeneis«, war im Quattrocento vor allen Dingen durch Boccaccios Buch »Von berühmten Frauen« bekannt, wo er Camilla aufgrund ihrer Keuschheit und ihres modesten Verhaltens zukünftigen Bräuten als Vorbild vor Augen stellte. In der Tat war Camilla eine beliebte Darstellung auf Hochzeitstruhen, in denen die Braut ihre Mitgift verwahrte.

Im Gemälde Botticellis steht Camilla einem Kentauren gegenüber. Die Kentauren, Fabelwesen der griechischen Mythologie, die halb Pferd, halb Mensch sind, gelten im allgemeinen als Sinnbild der Wollust. Im Bild erscheint der Kentaur auch tatsächlich mit Pfeil und Bogen, als ob er gerade auf die Jagd gehen wollte, doch hat ihn Camilla an den Haaren gepackt, um ihn von seinem Vorhaben abzuhalten. Das Gemälde darf also als Sieg der Keuschheit über die Wollust ausgelegt werden.

Sehen wir nun beide Bilder Botticellis, *Primavera* und *Camilla und der Kentaur* in Verbindung zueinander, so scheint es, daß darin die Idee der Liebe verbildlicht ist, wie sie der am Medici-Hof tätige neuplatonische Philosoph Marsilio Ficino entwickelt hat. Ficino sah das

Sandro Botticelli
Verkündigung Mariens, um 1489–90
Tempera auf Holz, 150 x 156 cm
Florenz, Galleria degli Uffizi

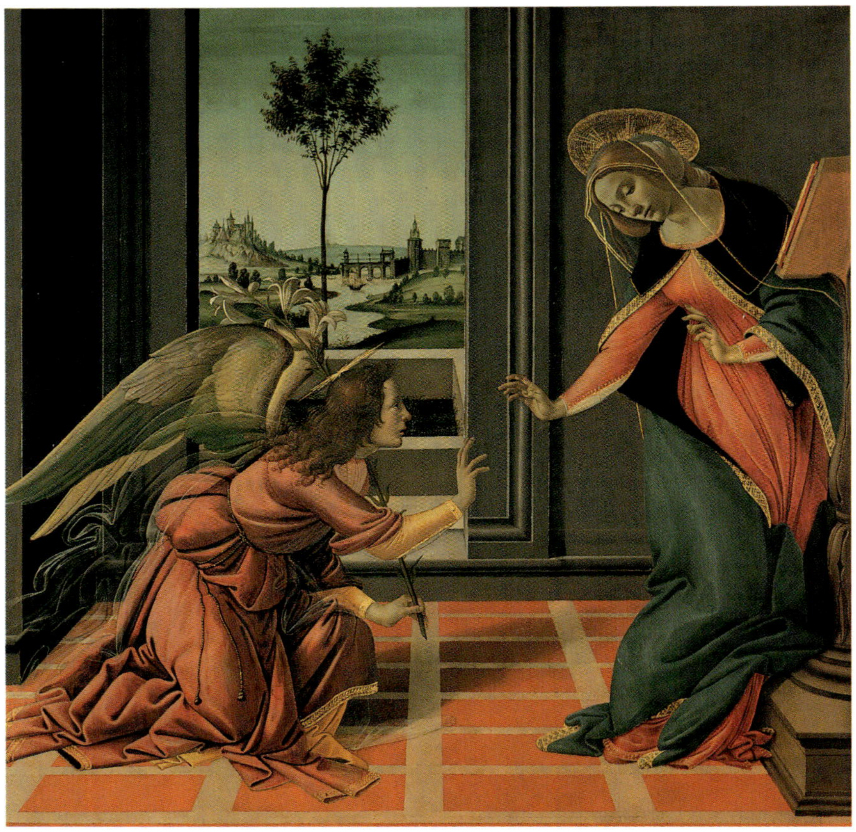

Wesen der Liebe als eine Dualität aus körperlich-irdischer Begierde und des auf Gott gerichteten geistigen Verlangens, die er antipodisch als Gegensatz von Sinnlichkeit und Intellektualität, Materie und Geist einander gegenüberstellte. Ficino beschrieb den idealen Lebensweg des Menschen als ein Streben von der sinnlichen Leidenschaft zum durchgeistigten Begehren nach Erleuchtung und Weisheit in Gott. In den beiden Gemälden Botticellis scheint sich diese Liebesidee Ficinos widerzuspiegeln. Zephyr verkörpert die ungezügelte Leidenschaft, deren Abkehr von der mittleren der drei Grazien vollzogen wird, die, ganz und gar schmucklos, dem Betrachter den Rücken zudreht und auf die Amor mit seinem Liebespfeil blind zu zielen scheint. Abgewendet vom Spiel ihrer Gefährtinnen wie auch von den Geschehnissen um Zephyr, schaut sie versunken auf Merkur, der in Haltung und Blick nach links oben aus dem Gemälde hinausweist. Die Bewegungsrichtung Merkurs führte aber nicht ins Leere, sondern leitete zum Gemälde *Camilla und der Kentaur* über, das dem Inventar zufolge über einer Tür angebracht war. Die von der Grazie vollzogene Wandlung findet demnach in Camilla ihren Höhepunkt. Während Zephyr seiner fleischlichen Begierde und Wollust freien Lauf läßt, werden diese durch Camilla im Kentauren gebändigt. Merkur dient dabei als Vermittler zwischen der mittleren Grazie und Camilla. Er greift den Blick der Grazie auf und lenkt ihn zu Camilla, was auch seiner Funktion als Götterbote, als Vermittler von Botschaften, entspricht.

Das Thema der Liebe und insbesondere die Figur Camillas, die jungen Bräuten als Vorbild diente, legen nahe, daß beide Gemälde als Hochzeitsbilder entstanden sind. In der Tat heiratete Lorenzo di Pierfrancesco im Jahre 1482 Semiramide d'Appiano – ein Zeitpunkt, dem die Bilder stilistisch zuzuordnen sind –, so daß die Gemälde wahrscheinlich für die Hochzeit des jungen Paares bestimmt waren.

Religiöse Gemälde der 1480er Jahre

Allzu leicht wird durch die berühmten mythologischen Gemälde der achtziger Jahre der Blick auf die gleichzeitig entstandenen religiösen Werke Botticellis verstellt; dabei zählen sie doch zu den schönsten Altarbildern des Malers, wozu auch die *Verkündigung Mariens* gehört (Abb. links). Maria und der Engel begegnen sich in einem Raum, dessen Wände aus grauem Pietra serena wirkungsvoll mit den hochroten, hell abgesetzten Platten des Fußbodens kontrastieren. Durch eine von breiter Steinlaibung gerahmte Türöffnung blickt man auf eine nordisch anmutende Landschaft. Die bewegten Gewänder des vor Maria knienden Engels künden von dem Schwung seiner gerade vollführten Bewegung, während die stehende Madonna sich in eigentümlich geschraubter Haltung dem Engel zuneigt. Sie streckt ihre leicht aufgerichteten Hände von sich, nicht aber aus Abwehr, sondern in einer Geste der Begrüßung. Während die Linke Mariens der Rechten des Engels entgegenstrebt, bleibt jene wie in unverrückbarer Distanz. In faszinierender Weise hat Botticelli dieses Zusammenspiel der Hände festgehalten, die sich berühren wollen und doch wie gebannt zurückgehalten werden. Die Hand des Engels bezeichnet die nicht zu überbrückende Distanz zwischen den beiden Bildteilen, die jeweils einer Figur zugeordnet sind: sie befindet sich genau an der Grenze der Türlaibung, die mit ihrer senkrechten Linie einen klaren Trennungsstrich zwischen Maria und dem Engel zieht. Es ist diese wohlüberlegte und ausgewogene Komposition, die das Bild zu einem der schönsten religiösen Werke Botticellis aus den 1480er Jahren macht.

Endzeiterwartung

Je mehr sich das 15. Jahrhundert seinem Ende neigte, desto stärker verbreitete sich die Angst vor dem baldigen Untergang der Welt und dem Kommen des Jüngsten Gerichts. In feurigen Reden kündigte dies der Dominikanermönch Girolamo Savonarola an, der die Florentiner zu Buße und Reue für ihr schändliches und allzu weltliches Leben anhielt. Als Grundübel bekämpfte Savonarola den luxuriösen Lebenswandel der Bürger, allen voran jenen der Medici-Familie. Am 7. Februar 1497 errichtete er auf der Piazza della Signoria einen »Scheiterhaufen der Eitelkeiten«, auf welchem die Bürger ihre Prachtgewänder, wertvollen Möbel, Bücher, Gemälde und andere Luxusartikel verbrennen sollten. Doch schon bald sollte sich das Schicksal Savonarolas wenden. Sein fanatisches, an Tyrannei grenzendes Gebahren entfesselte eine wachsende Opposition gegen ihn, die bis zur römischen Kurie hinaufreichte. Der Heilige Stuhl antwortete auf die kompromißlose Kritik Savonarolas gegen die offizielle Kirche mit dessen Exkommuni-

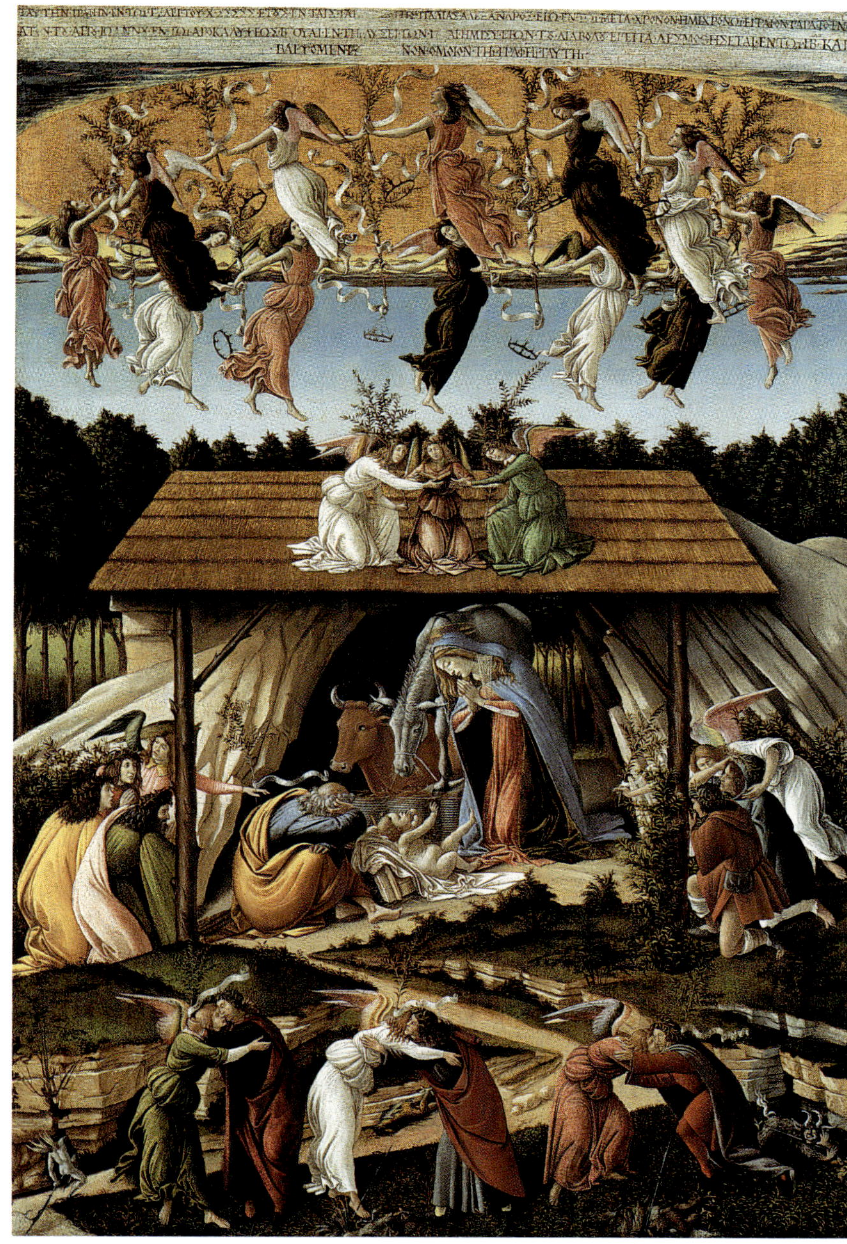

Sandro Botticelli
Die Mystische Geburt, 1500
Tempera auf Leinwand, 108,5 x 75 cm
London, The National Gallery

kation. Savonarola wurde gefangengenommen, der Ketzerei angeklagt und zum Tode durch Strangulation und Verbrennung verurteilt. Am 23. Mai 1498 wurde Savonarola auf der Piazza della Signoria öffentlich hingerichtet und sein Körper dem Feuer übergeben (Abb. S. 257).

Botticelli zeigte sich von diesen Ereignissen tief betroffen. Zeugnis dafür sind die Gemälde, die der Maler Ende des 15. Jahrhunderts schuf. Ihnen liegt ein tiefes religiöses Empfinden zugrunde, das von starker Anteilnahme und leidenschaftlicher Erregung zeugt, wobei Botticelli die Bildaussage über die korrekt proportionierte und ästhetisch wohlgefällige Erscheinung der Figuren stellte. In diesem Zusammenhang ist vor allem *Die Mystische Geburt* zu erwähnen, die zu den wichtigsten Werken der Spätzeit Botticellis zählt (Abb. rechts). Auf den ersten Blick scheint es sich um eine einfache Darstellung der Anbetung Mariens und der Hirten zu handeln. Der untere Teil des Gemäldes weicht jedoch bei näherer Betrachtung von einer konventionellen Anbetungsdarstellung ab. Auf dem vorderen Rasenstück sehen wir drei Paare von Engeln und Menschen, die einander freudig umarmen, während mehrere am Boden liegende Teufel an Stangen gebunden sind. Die Menschen halten in ihren Händen Olivenzweige mit Schriftbändern, deren Texte dem Lukasevangelium entnommen sind: »Friede auf Erden den Menschen, die guten Willens sind«.

Der Schlüssel zum Verständnis des Bildes liegt in der griechisch verfaßten Inschrift, die das Bild am oberen Rand abschließt:

»Dieses Bild malte ich, Alessandro, am Ende des Jahres 1500, in den Wirren Italiens in der halben Zeit nach der Zeit, während der Erfüllung der elften des Johannes, in der zweiten Plage der Apokalypse, während der Teufel für drei und ein halbes Jahr losgelassen war. Danach wird er gefesselt werden entsprechend der zwölften, und wir werden ihn [zu Boden getreten] sehen wie in diesem Bild.«

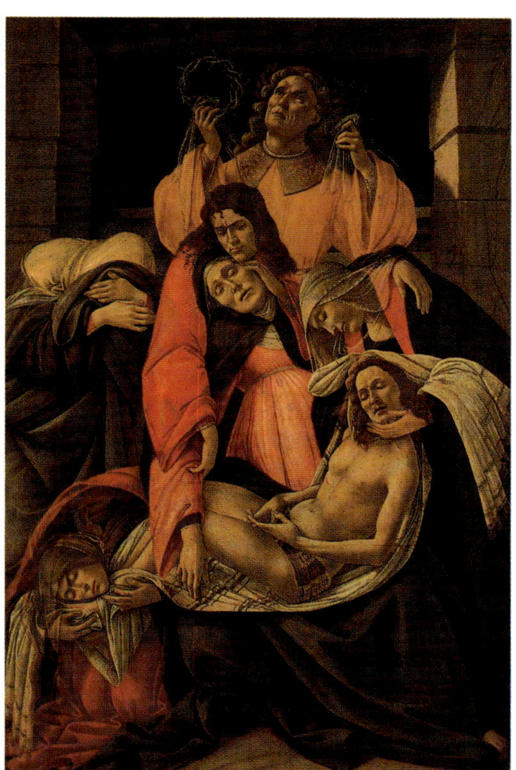

Sandro Botticelli
Beweinung Christi, um 1495
Tempera auf Holz, 107 x 71 cm
Mailand, Museo Poldi Pezzoli

Das Gemälde veranschaulicht demnach die Ankunft der friedvollen Zeit, welche auf die von dem Evangelisten Johannes in seiner Offenbarung beschriebenen Plagen folgen wird. Botticelli selbst sah sich in der Zeit des zweiten »Wehe« im elften Kapitel der Apokalypse, als der Vorhof des Tempels für dreieinhalb Jahre den Heiden überlassen wurde. Danach wird die Erfüllung der von Johannes im zwölften Kapitel beschriebenen Prophezeiung erfolgen: Das apokalyptische Weib erscheint, das, den Teufel fliehend, ein Kind gebären wird. In den exegetischen Schriften identifizierte man die apokalyptische Frau mit Maria und faßte sie als Symbol der Kirche auf. Und dies ist auch das Thema von Botticellis Darstellung: Maria ist als Sinnbild der Kirche zu verstehen. Mit der Geburt des Erlösers wird die Kirche zu ihrer Erneuerung geführt. Ein neuer Tag wird anbrechen, wie das Morgenlicht im Hintergrund des Bildes ankündigt. Der Teufel wird für immer gebannt sein, und es wird ewiger Friede herrschen. Botticelli sah diese Renovatio nicht etwa in weiter Ferne, seiner Rechnung zufolge sollte sie bereits im Jahre 1503 anbrechen.

Domenico Ghirlandaio
Anbetung der Hl. Drei Könige, 1488
Holz, 285 x 240 cm
Florenz, Galleria dell'Ospedale degli Innocenti

ABBILDUNG UNTEN LINKS UND DETAIL GEGENÜBER:
Domenico Ghirlandaio
Anbetung des Kindes durch die Hirten, 1485
Holz, 167 x 167 cm
Florenz, Santa Trinità, Sassetti-Kapelle

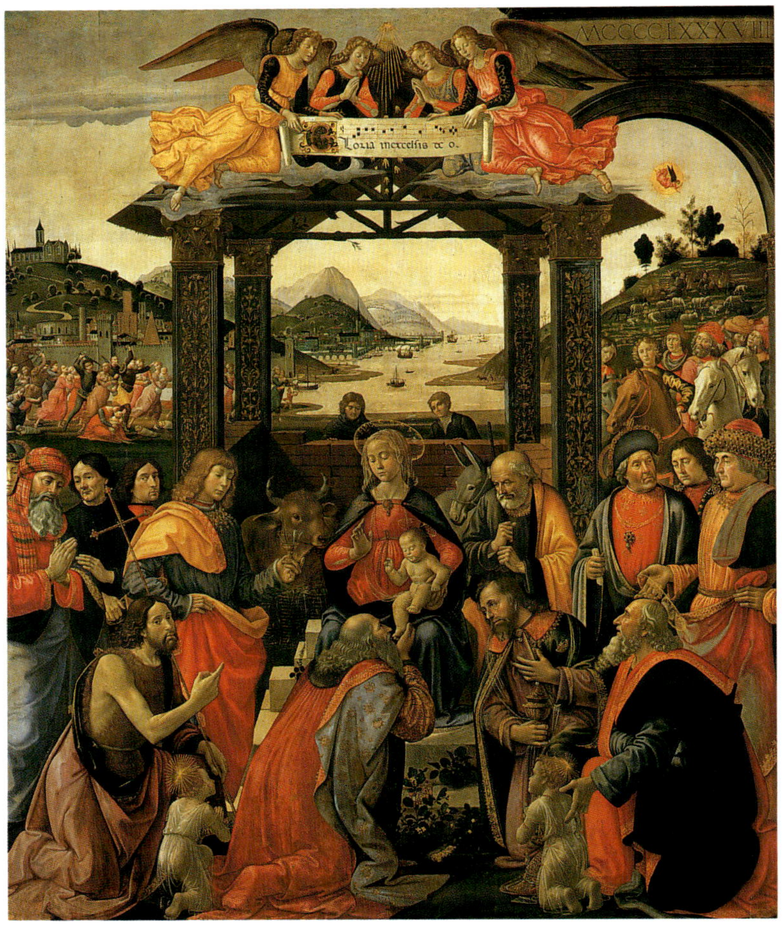

Domenico Ghirlandaio

Kein anderer Maler des Quattrocento hat das zeitgenössische Leben so anschaulich und lebensnah eingefangen wie Domenico Ghirlandaio (1449–1494), der die biblischen Szenen in die Straßen und auf die Plätze von Florenz versetzte, wobei er namhafte Persönlichkeiten der Stadt an den Geschehnissen teilnehmen ließ. Diese Aktualisierung der biblischen Ereignisse mögen der Grund für die Beliebtheit Ghirlandaios gewesen sein, der als der berühmteste Freskomaler seiner Zeit bezeichnet werden darf. Seine wichtigsten Werke schuf Ghirlandaio in den 1480er Jahren. Zuvor war er zusammen mit Botticelli, Perugino und Rosselli in der Sixtinischen Kapelle in Rom tätig, wo er 1481–82 zwei Fresken, die *Berufung des Hl. Petrus* und die heute zerstörte *Auferstehung Christi*, malte. Das Prestige, das mit dem römischen Auftrag verbunden war, mag zur größeren Beliebtheit Ghirlandaios beigetragen haben, denn nach dessen Rückkehr in die Heimatstadt häuften sich die Nachfragen nach ihm in auffälliger Weise.

Die Fresken in der Sassetti-Kapelle

Noch vor seinem Rom-Aufenthalt begann Ghirlandaio mit der Ausmalung der Kapelle der Sassetti-Familie in der Vallombrosanerkirche von Santa Trinità. Die Fresken zeigen Geschichten aus dem Leben des Hl. Franziskus, dem Namenspatron des Auftraggebers Francesco Sassetti. Eine der bemerkenswertesten Szenen des Freskenzyklus in der Sassetti-Kapelle ist *Die Bestätigung der Ordensregel* in der Lünette der Stirnwand (Abb. S. 288). In der Mitte kniet Franziskus mit seinen Glaubensbrüdern vor Papst Honorius III., der Franziskus eine Schrift-

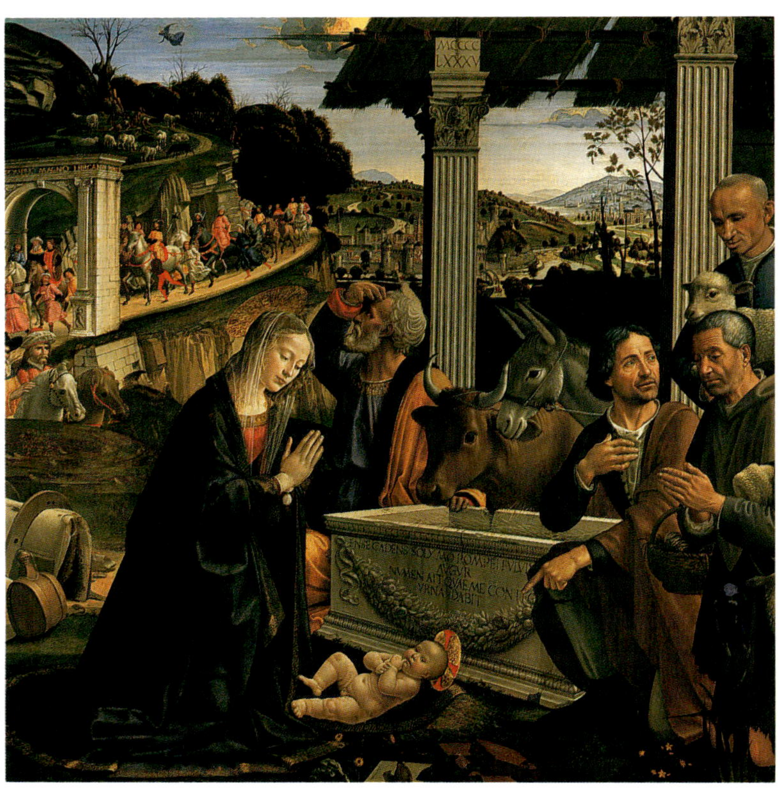

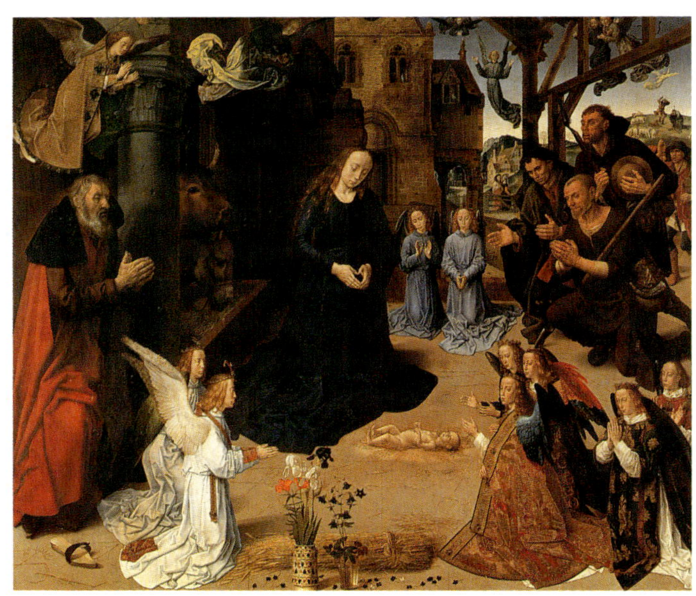

Hugo van der Goes
Anbetung des Kindes
durch die Hirten (Mitteltafel des Portinari-Altares), um 1480
Holz, 253 x 304 cm
Florenz, Galleria degli Uffizi

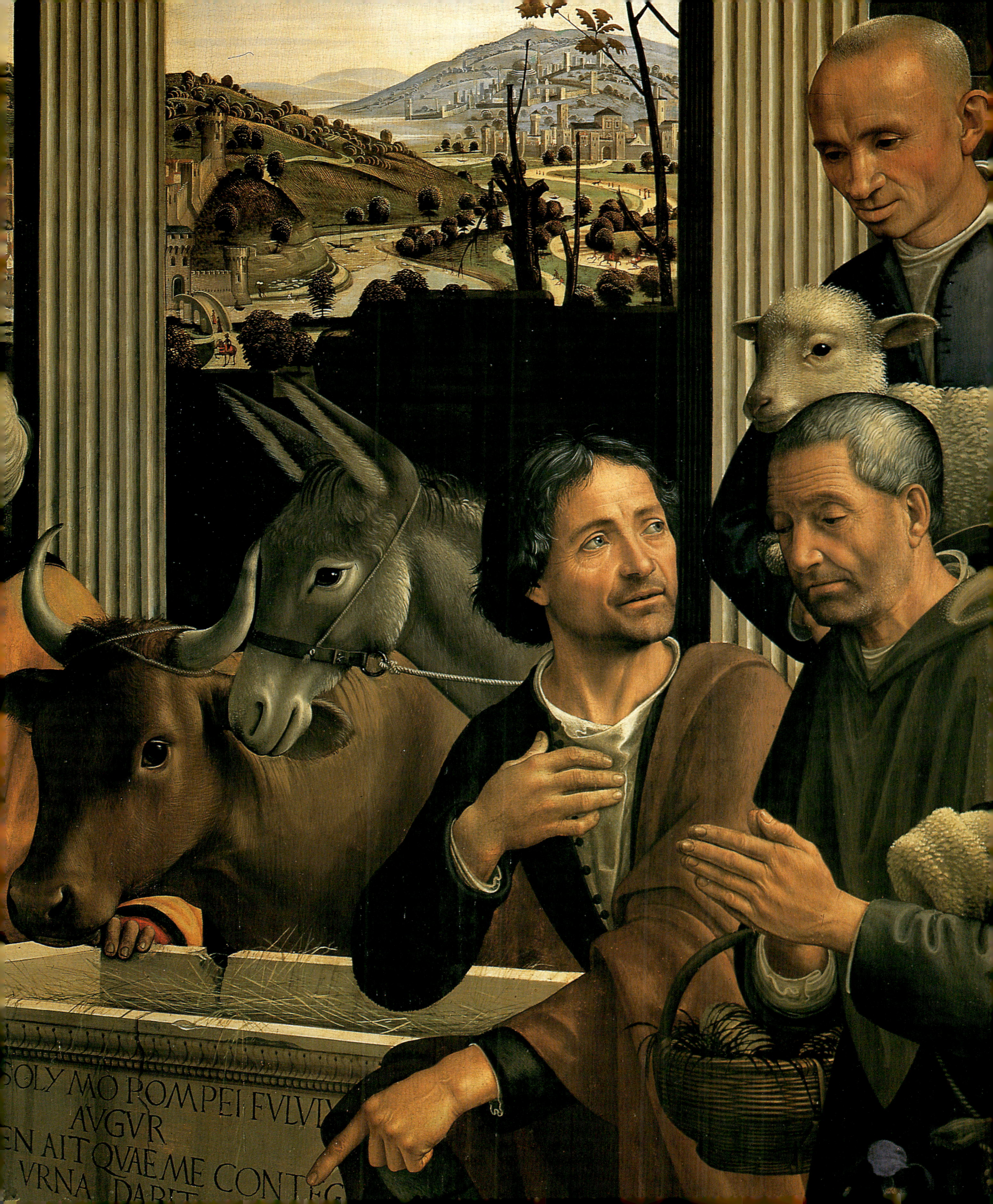
SOLY MO POMPEI FVLVIV
AVGVR
EN AIT QVAE ME CONTEG
VRNA

Domenico Ghirlandaio
Die Bestätigung der Ordensregel des Hl. Franziskus
durch Papst Honorius III., um 1480–85
Fresko
Florenz, Santa Trinità, Sassetti-Kapelle

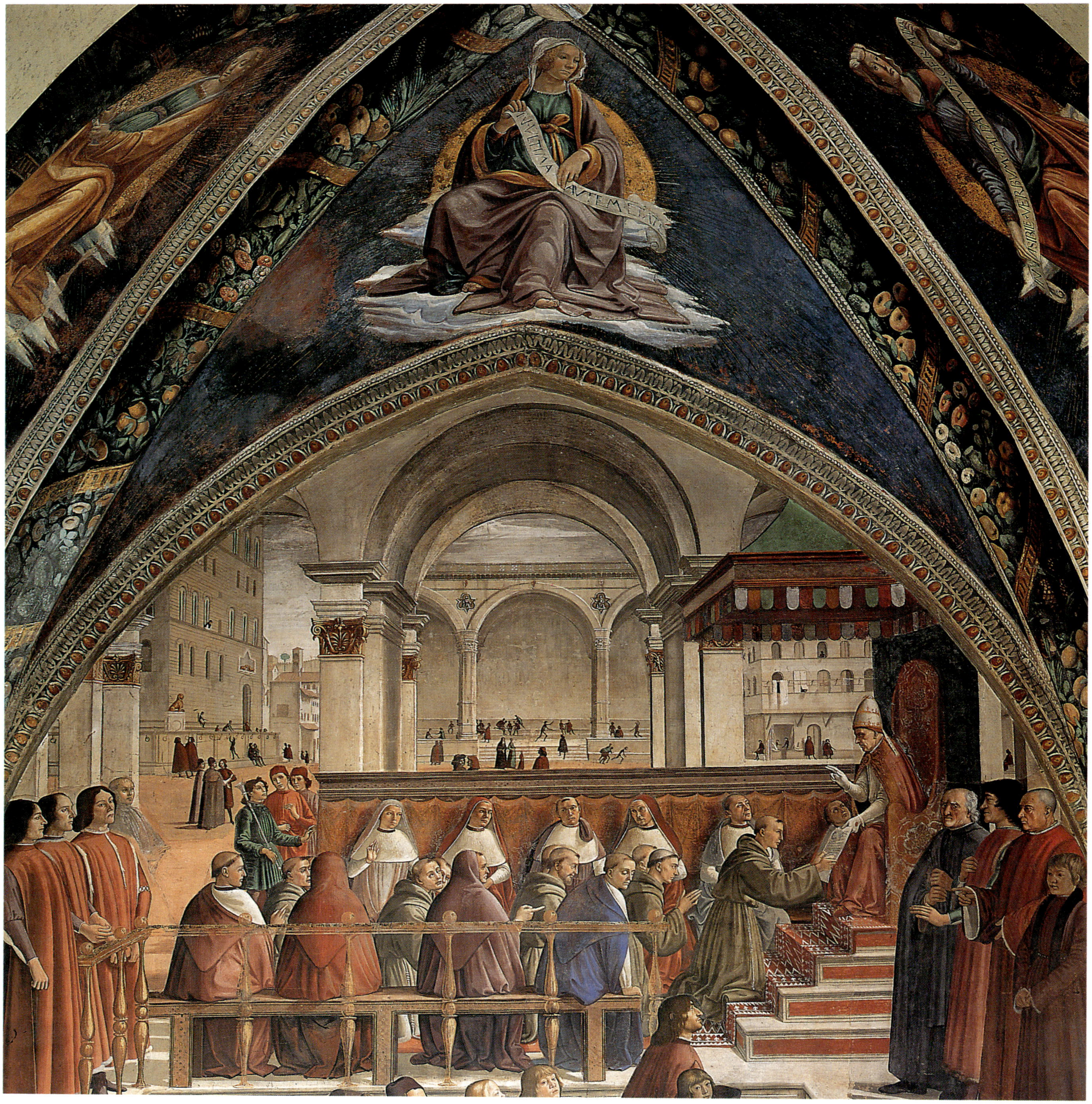

Domenico Ghirlandaio
Die Geburt Mariens, um 1485–90
Fresko
Florenz, Santa Maria Novella, Hauptchorkapelle

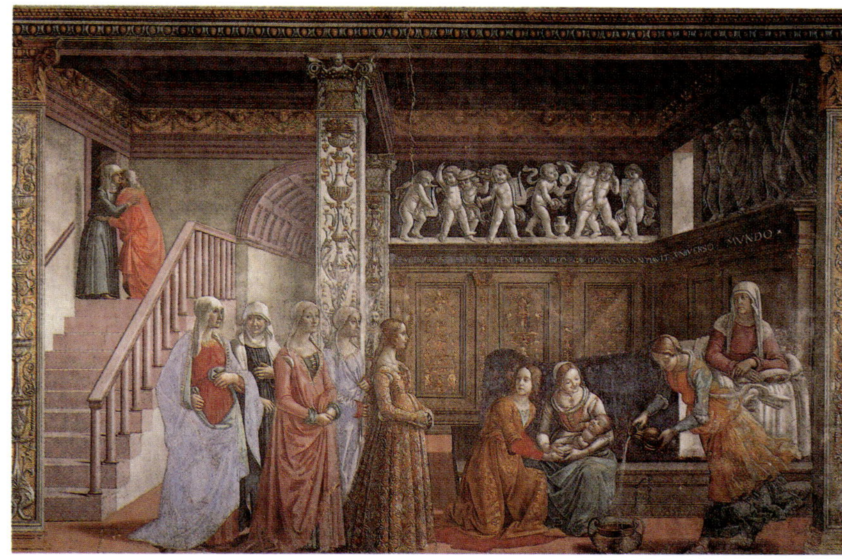

rolle überreicht, die die Bestätigung der Regel des neu gegründeten Franziskanerordens enthält. Im Vordergrund nehmen bedeutende Florentiner Persönlichkeiten an dem historischen Geschehen teil. Auf der rechten Seite sieht man den Auftraggeber Sassetti neben seinem jungen Sohn Federigo. Ihm zur Seite befindet sich sein Arbeitgeber Lorenzo il Magnifico, gefolgt von Antonio Pucci, einem mächtigen und treuen Freund der Medici-Familie. Auf der anderen Seite stehen drei weitere Söhne Sassettis, während im Vordergrund die beiden jungen Söhne Lorenzo il Magnificos sowie sein Neffe mit ihren Lehrern eine Treppe emporsteigen. Als erster erscheint der Hofdichter Polizian mit Giuliano, dem Neffen Lorenzo il Magnificos, gefolgt von dessen Söhnen Piero und Giovanni. Letzterer sollte später als Leo X. den päpstlichen Stuhl besteigen (vgl. S. 257).

Bemerkenswert ist die aufwendige Hintergrundarchitektur mit einer großen Bogenhalle, die einen Blick auf die Piazza della Signoria in Florenz freigibt. Eindeutig zu erkennen ist im Hintergrund die Loggia dei Lanzi mit ihren drei weitspannenden Rundbögen und linker Hand der Palazzo Vecchio. Auch die Bogenhalle im Mittelgrund kann identifiziert werden. Es handelt sich dabei um den sogenannten »Tempio della Pace«, den Friedenstempel in Rom, den man Kaiser Vespasian zuschrieb, in Wirklichkeit aber war er von Maxentius und Konstantin errichtet worden. Der Schauplatz ist demnach eine Mischung von Bauwerken aus Rom und Florenz, wie auch das Geschehen im Vordergrund auf beide Städte anspielt. Die Bestätigung der Ordensregel fand in Rom statt, während die Zuschauer dem zeitgenössischen Florenz entstammen. Auf diese Weise wird Florenz als das neue Rom, als der neue Mittelpunkt der Welt verherrlicht. So wie einst Franziskus seine Unterwerfung dem Papst als dem Oberhaupt der Kirche bezeugt, geschieht dies in analoger Weise gegenüber Lorenzo il Magnifico, dem Herrscher von Florenz, auf den sich die Aufmerksamkeit der im Vordergrund Stehenden konzentriert. Keineswegs zufällig hat Ghirlandaio beide Szenen parallel zueinander gesetzt.

Die Einfügung des römischen Friedenstempels mag jedoch auf ein bestimmtes Ereignis anspielen. Seit der Verschwörung der Pazzi-Familie im Jahre 1478, die in Mitwisserschaft des Papstes die Absetzung der Medici-Familie zum Ziel hatte und bei der man Lorenzos Bruder Giuliano ermordet hatte, war das Verhältnis zwischen Florenz und Rom äußerst angespannt. 1480 wurde jedoch unter Mitwirkung Antonio Puccis ein Friedensvertrag zwischen beiden Parteien abgeschlossen, auf den hier offensichtlich angespielt wird. Welches Interesse aber hatte Francesco Sassetti, in seiner Familienkapelle auf diesen Frieden anzuspielen und dabei die bedeutende Stellung Lorenzo il Magnificos als Herrrscher und Friedensbringer für Florenz zu würdigen? Francesco, der eine der wichtigsten Positionen innnerhalb der Medici-Bank innehielt, befand sich zur Zeit der Kapellenausstattung in einer höchst schwierigen Lage, denn seine Stellung wurde mehrfach angefochten und in Frage gestellt. Lorenzo il Magnifico stand jedoch trotz aller Schwierigkeiten hinter Francesco, der sich seinem Patron daher zutiefst verpflichtet fühlte. Davon zeugt ein Brief, den er an Lorenzo il Magnifico schrieb: »Ich würde Dir mein Leben, meine Kinder und alles was ich in der Welt habe widmen«. So hat Francesco Sassetti in der Tat seine Familienkapelle nicht nur seinem eigenen Angedenken, sondern auch dem Ruhme Lorenzo il Magnificos gewidmet.

Die Ankunft des Portinari-Altars in Florenz

Die Ausstattung der Sassetti-Kapelle umfaßte nicht nur den Freskenzyklus, sondern auch die Ausführung eines Altarbildes mit der Darstellung der Anbetung des Kindes (Abb. S. 286 und 287). Maria kniet voller Andacht vor dem auf dem Boden liegenden Christuskind, während Joseph sich umgedreht hat, um nach dem Zug der Hl. Drei Könige Ausschau zu halten, die sich auf steilen Serpentinen dem Stall nähern. Von großer Bedeutung für das Bild war das Triptychon mit der Anbetung des Kindes von Hugo van der Goes (Abb. S. 286). Dieses Gemälde war von Tommaso Portinari, einem an der Medici-Bank in Brügge angestellten Bankier, in Auftrag gegeben und nach Florenz transportiert worden, wo es im Jahre 1483 in Sant'Egidio seine Aufstellung fand. Das Triptychon wurde von den Florentiner Künstlern wie Botticelli, Filippino Lippi und vor allem Ghirlandaio mit großer Bewunderung aufgenommen. Faszinierend war für sie unter anderem der in diesem Maße in Florenz unbekannte Realismus, der sich vor allem in der rauhen Einfachheit der Hirten offenbart. In der Tat hat Ghirlandaio neben der Gesamtkomposition der Anbetungsszene die betont einfachen Hirten des Hubert van der Goes in sein Altarbild übernommen, ihre Derbheit jedoch gemildert (Abb. S. 287). Ein ähnlicher, vom Norden her beeinflußter Realismus zeigt sich in Ghirlandaios *Bildnis eines alten Mannes mit einem Kind*, in dem der Maler schonungslos das von Warzen entstellte Gesicht des unbekannten Alten zeigt (Abb. S. 290).

Domenico Ghirlandaio
Bildnis eines alten Mannes mit einem Kind, um 1480
Holz, 62 x 46 cm
Paris, Musée du Louvre

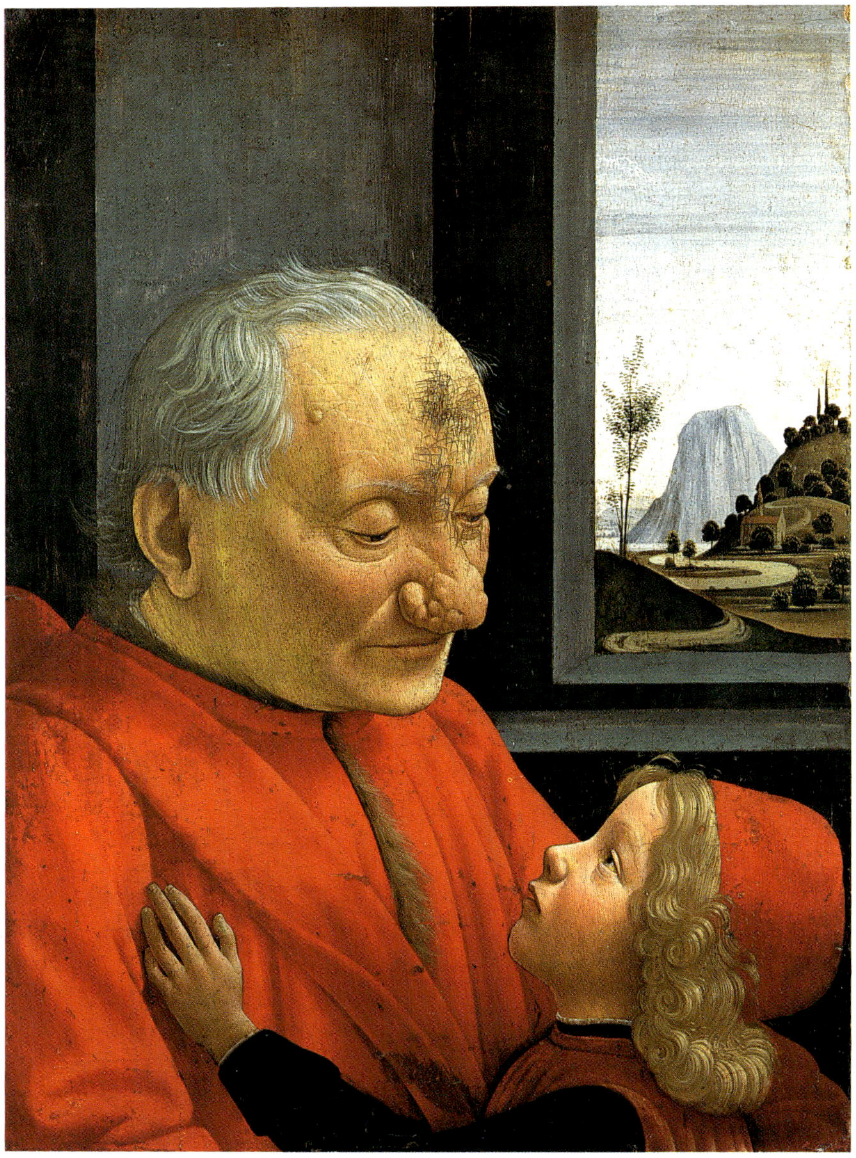

Der Künstlervertrag

In den 1480er Jahren erhielt Ghirlandaio zwei weitere große Aufträge, von denen sich glücklicherweise die mit den Auftraggebern abgeschlossenen Verträge erhalten haben, welche uns einen Einblick in die damalige Vertragspraxis erlauben. Es handelt sich dabei um den Freskenzyklus für Giovanni Tuornabuoni in Santa Maria Novella in Florenz und um das Altarbild für die Kirche des Ospedale degli Innocenti, dem Hort der Findelkinder (Abb. S. 286). Letzteres schuf Ghirlandaio im Jahre 1488. Es zeigt die Anbetung der Könige, wobei in vorderster Reihe zwei Findelkinder knien, die auf die Funktion des Hospitals verweisen. Der Vertrag hält ausdrücklich fest, daß Ghirlandaio das Gemälde vom Anfang bis zum Ende alleine malen sollte. Diese Klausel war offensichtlich notwendig, da Ghirlandaio aufgrund seiner zahlreichen Aufträge viele Mitarbeiter angestellt hatte – dazu gehörte auch der junge Michelangelo –, die einen großen Teil der Malarbeiten übernahmen. Des weiteren hatte Ghirlandaio für das Gemälde eine Zeichnung erstellt, an die er sich genau zu halten hatte, doch wurde ihm die Farbgebung selbst überlassen. Es sollte es sich aber um Farbe von guter Qualität handeln, wobei Gold und Ultraminblau nicht fehlen durften. Diese Hinzufügung war wichtig, da die Bezahlung der Farben auf Kosten des Malers ging und in dem Preis für das Altarbild bereits enthalten waren. Um die Befolgung der einzelnen Vertragspunkte wie der eigenhändigen Ausführung oder dem Gebrauch qualitätvoller Pigmente zu gewährleisten, wurde das Gemälde nach Vollendung begutachtet und auf seinen Wert hin geschätzt.

In dem Vertrag für die Fresken von Santa Maria Novella hält Giovanni Tuornabuoni fest, daß Ghirlandaio die einzelnen Szenen mit »Figuren, Gebäuden, Kastellen, Städten, Gebirgen, Hügeln, Ebenen, Felsen, Kostümen, Vögeln und Tieren jeglicher Art« bereichern sollte. Die Fresken spiegeln diese Nachfrage nach erzählerischen Details wieder. In der hier gezeigten *Geburt Mariens* (Abb. S. 289) sieht man in einen von Pilastern geteilten Raum, zu dem eine Treppe hinunterführt. Auf dem obersten Absatz wird ein Gast empfangen, während im Geburtszimmer bereits einige Frauen erschienen sind, um die Mutter zu beglückwünschen. Während Anna aufgerichtet im Bett die Gäste empfängt, gießt eine Magd Wasser in eine Schale, um das neugeborene Kind, Maria, zu baden. Im Fries, der den Raum nach oben abschließt, findet sich eine Reihe tanzender Putti, die den Einfluß von Donatellos Sängerkanzel in Florenz verraten (Abb. S. 193).

Die Fresken in Santa Maria Novella zählen aufgrund ihres erzählerischen Reichtums zu den Hauptwerken Ghirlandaios, die nicht nur zum Ruhme Gottes, sondern auch zur Lobpreisung des Hauses Tuornabuoni beitragen sollten – so hatte es Giovanni Tuornabuoni selbst in seinem Vertrag formuliert.

Filippino Lippi

Filippino Lippi (um 1457–1504) galt schon zu Lebzeiten als einer der bedeutendsten Florentiner Maler des ausgehenden 15. Jahrhunderts. Er genoß die besondere Gunst Lorenzo il Magnificos, der ihn anderen Kunstmäzenen weiterempfahl, wie dem Kardinal Carafa in Rom, welcher Filippino gar als zweiten Apelles pries. Als Filippino im Alter von nur 46 Jahren starb, blieben während seiner Beerdigung in der Kirche von San Michele Visdomini alle Werkstätten in der Via de' Servi geschlossen, wie Vasari nicht ohne Hochachtung berichtet – eine solche Ehrung gewährte man eigentlich nur fürstlichen Persönlichkeiten am Tag ihrer Bestattung.

Als Sohn des Karmelitermönchs und Malers Fra Filippo Lippi und der Nonne Lucrezia Buti kam Filippino um 1457 in Prato zur Welt. Im Hause des Vaters wuchs Filippino auf und erlernte bei ihm die Malerei. Als Filippo im Jahre 1467 nach Spoleto ging, um die Fresken im Dom auszuführen, begleitete ihn der Sohn als Gehilfe. Nach dem Tode des Vaters 1469 beteiligte sich Filippino unter Anleitung des Werkstattgehilfen Fra Diamante an der Fertigstellung der Fresken. Drei Jahre später trat der junge Maler in Florenz in die Werkstatt Botticellis

Filippino Lippi
Bändigung eines Drachen im Mars-Tempel, 1497–02
Fresko
Florenz, Santa Maria Novella, Strozzi-Kapelle

Filippino Lippi
Vision des Hl. Bernhard von Clairvaux, um 1485
Holz, 210 x 195 cm
Florenz, Badia

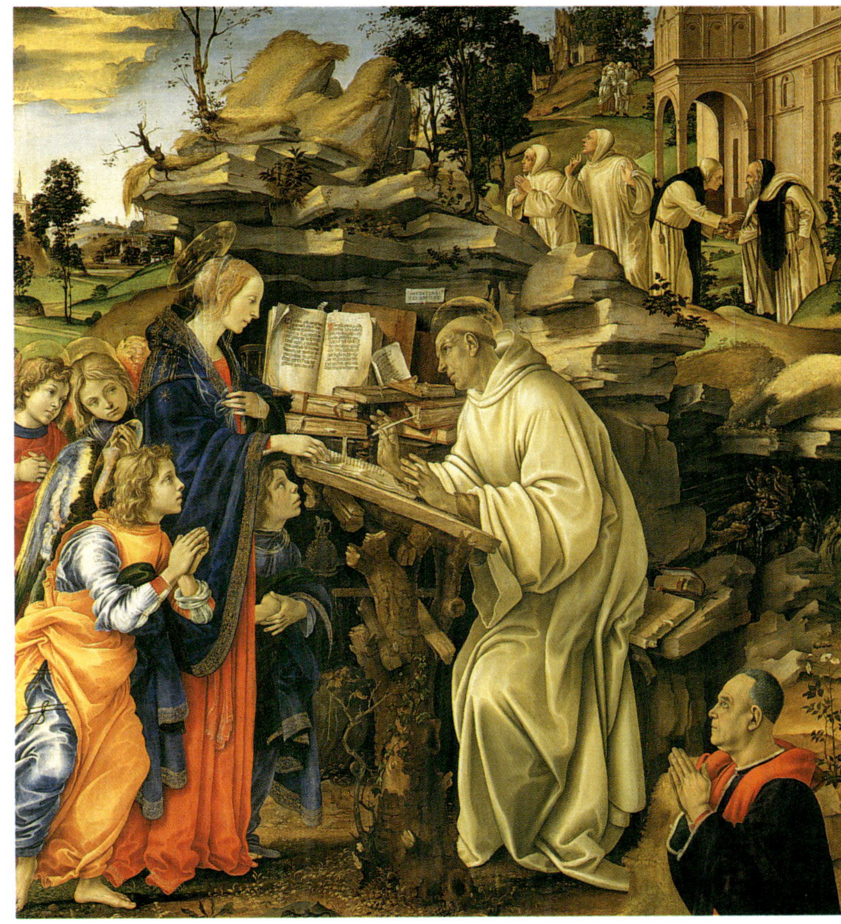

ein. Hier empfing der junge Künstler die ihn prägenden Einflüsse. Wie lange die Lehrzeit bei Botticelli gedauert hat, wissen wir nicht genau, jedenfalls war er nicht mehr in dessen Werkstatt tätig, als dieser 1481 den Auftrag annahm, in der Sixtinischen Kapelle in Rom einige Fresken anzufertigen.

Das Frühwerk Filippinos läßt deutlich die Einflüsse des Vaters Filippo sowie Botticellis erkennen. Die Gemälde zeigen immer wieder jene durchsichtigen Schleier und kostbaren Gewandstoffe, wie sie auch die beiden Lehrmeister bevorzugt gemalt hatten. Und auch die eindringliche und präzise Linienführung übernahm Filippino von Filippo und Botticelli. Die lineare Erfassung der Formen wird in der Tat eines der auffälligsten Stilmerkmale Filippinos bleiben.

Drei große Freskenaufträge bilden entscheidende Stationen im Leben Filippinos. Noch in den achtziger Jahren vollendete er den Freskenzyklus von Masaccio und Masolino in der Brancacci-Kapelle in Florenz (vgl. S. 240 ff.), 1488–93 arbeitete er für den Kardinal Carafa in Santa Maria sopra Minerva in Rom, und um die Jahrhundertwende vollendete er die Malereien in der Strozzi-Kapelle in Santa Maria Novella, wiederum in Florenz.

Die Vision des Hl. Bernhard von Clairvaux

Auch als Maler von Tafelwerken hat sich Filippino einen Namen gemacht. Zu seinen bedeutendsten und einflußreichsten Gemälden gehört die heute in der Badia in Florenz hängende *Vision des Hl. Bernhard von Clairvaux* (Abb. rechts). Filippino hat das Bild als Auftragsarbeit für die Familienkapelle des Tuchhändlers Francesco del Pugliese

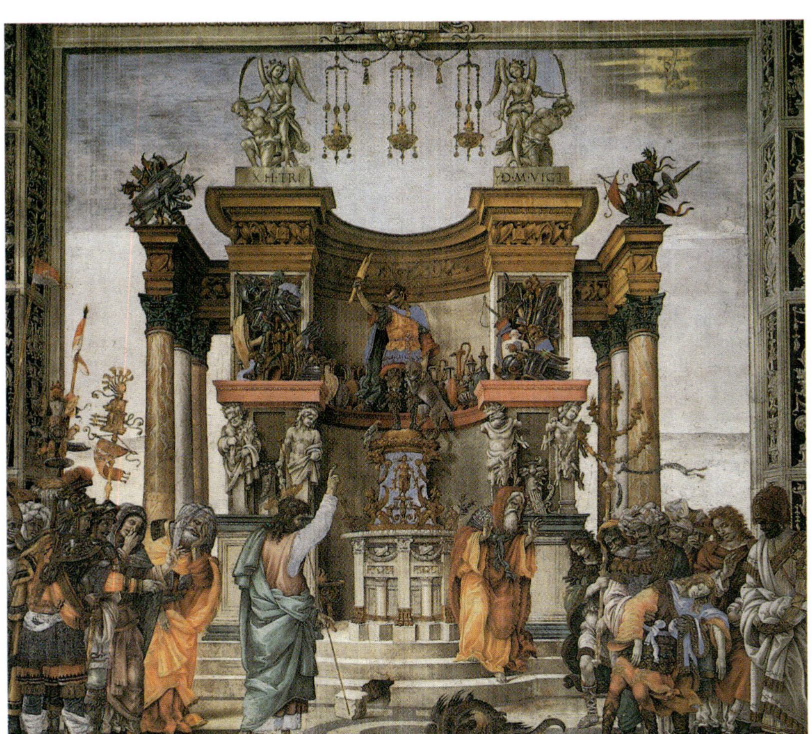

im Kloster delle Campora ausgeführt. Ein genaues Entstehungsdatum ist nicht bekannt, als gesicherter Zeitraum kann die erste Hälfte der achtziger Jahre angenommen werden. Das Thema des Bildes hat Filippino der »Legenda Aurea« übernommen. Dem Hl. Bernhard von Clairvaux, dem herausragendsten Ordensbruder der Zisterzienser im 13. Jahrhundert, soll Maria Kraft zur Vollendung seiner Homilien gegeben haben, als dieser, von Krankheit geschwächt, aufgeben wollte. Das großformatige Bild hält den Augenblick der Erscheinung der Gottesmutter fest, die nicht heranschwebt, sondern in Begleitung von vier recht neugierigen und staunend aufblickenden jungen Engeln von links heranschreitet und ihre rechte Hand auf das aufgeschlagene Manuskript legt, während der vor dem Schreibpult sitzende Bernhard aufschaut. Sein müdes Gesicht mit den an der Schläfe hervortretenden Adern kündet von den großen inneren Anstrengungen, doch zeigen seine lebhaft aufgerichteten Augen bereits das tiefe Erstaunen und die Ehrfurcht, die den Mönch beim Anblick der Gottesmutter erfaßt haben. Im Hintergrund des Gemäldes türmen sich zackige Felsblöcke auf. Vor dem Kloster in der oberen Bildecke gehen Ordensbrüder ihren Tätigkeiten nach, während sich links eine hügelige Landschaft öffnet. Im unteren rechten Bildeck betet Piero di Francesco del Pugliese, der Auftraggeber und Sohn des Stifters der Familienkapelle.

Giovanni di Paolo
Madonna der Demut, um 1442
Tempera auf Holz, 62 x 48,8 cm
Boston, Courtesy of Museum of Fine Arts,
Maria Antoinette Evan Funds

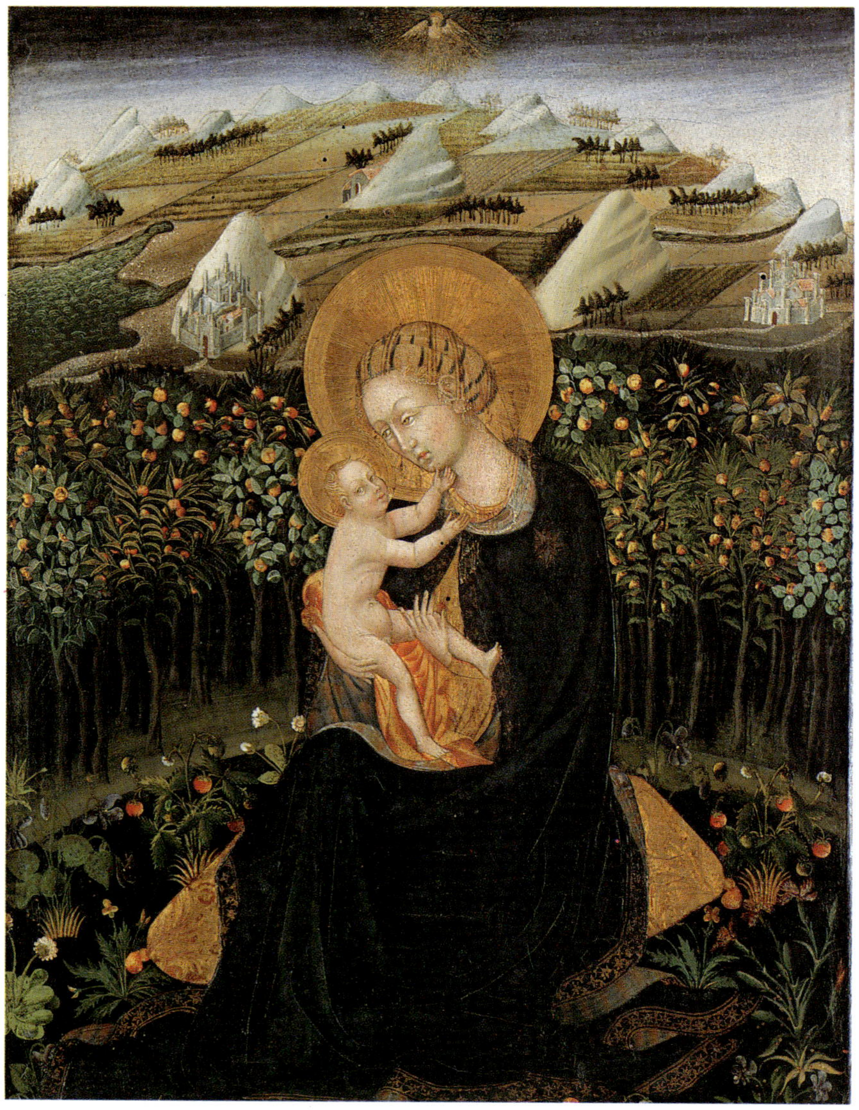

Schon Vasari hat sich bewundernd über die detaillierte Darstellungsweise dieses Bildes geäußert, wobei insbesondere die Manuskripte des Heiligen auffallen, die Filippino wie zu einem unabhängigen Stilleben angeordnet und wiedergegeben hat. Hier zeigt sich der Einfluß des Niederländers Hugo van der Goes, dessen Portinari-Altar kurz zuvor in Sant'Egidio aufgestellt worden war (Abb. S. 286).

Die Fresken der Strozzi-Kapelle

Im Jahre 1487 erhielt Filippino von dem wohlhabenden Bankier Filippo Strozzi den Auftrag zur Ausmalung der Familienkapelle im Querschiff von Santa Maria Novella. Dem Vertrag zufolge sollte das Werk bis zum 1. März 1490 vollendet sein, doch verzögerte sich die Fertigstellung, da Filippino zwischenzeitlich einen anderen, besser bezahlten Auftrag angenommen hatte, die Freskierung der Kapelle des Kardinals Carafa in Rom. Doch selbst nach Vollendung dieser Fresken im Jahre 1493 arbeitete Filippino nur langsam an dem Florentiner Freskenzyklus, so daß sich die Erben Strozzis – Filippo Strozzi war 1491 gestorben – über die Langsamkeit des Malers beschwerten. Doch Filippino hatte gute Gründe für sein Verhalten: er verlangte mehr Geld, da die Farben, die er selbst zu bezahlen hatte, zu teuer seien. Der Maler ging schließlich sogar vor Gericht, das ihm Recht gab, und die Erben sahen sich gezwungen, Filippino 100 Florinen mehr auszuzahlen. Die Fresken vollendete Filippino dann auch vertragsgemäß zwischen 1497 und 1502.

Der Zyklus zeigt auf der linken Seite Darstellungen aus dem Leben des Evangelisten Johannes, dem die Kapelle geweiht war, die rechten Wandbilder stellen der »Legenda Aurea« entnommene Lebensstationen des Hl. Philippus dar, dem Namenspatron Filippo Strozzis. Auf dieser Seite erscheint in der unteren Wandzone die *Bändigung des Drachens* durch den Heiligen Philippus (Abb. S. 291). Der Legende zufolge soll Philippus im Tempel des Mars einen Drachen gebändigt haben, der mit seinem Gifthauch den Sohn des Priesters getötet hatte. Filippino wählte für seine Darstellung den dramatischen Augenblick der Beschwörung, die der Heilige vor dem Altar des Mars vollzieht. Der Altar mit der Statue des Mars im Bildmittelpunkt steht vor einer mächtigen, halbkreisförmigen Tempelanlage. Hermen und Satyrn, Rüstungsgegenstände und Waffen, Weih- und Opfergefäße sowie zwei triumphierende Viktorien zieren Nischenwände und Gesims der aufwendigen Architektur. Vor diesem imposanten Hintergrund bilden der mit seinem erhobenen Arm den Drachen beschwörende Philippus, die hoch aufgerichtete Statue des Mars und der mit bestürzt abwehrenden Händen die Stufen des Heiligtums herabsteigende Priester ein steiles spannungsvolles Raumdreieck.

Die Fresken stellen in ihrer stilistischen Gestaltung ein Novum in Florenz dar. Die Ausdrucksstärke und Dramatik der Gebärden, das Erregte der Linien und das überladene Dekorum der antikisierenden

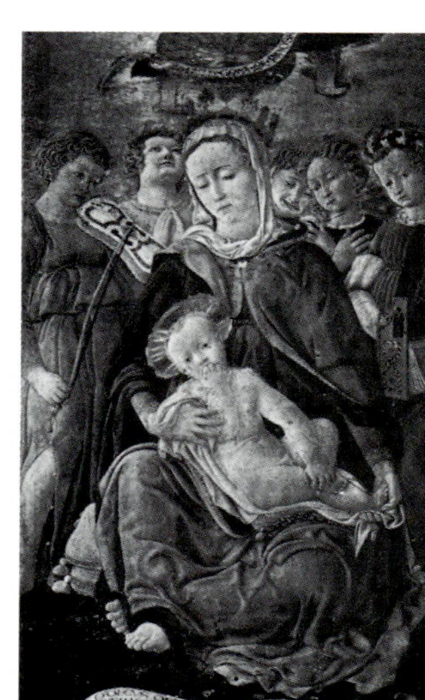

Domenico di Bartolo
Madonna der Demut, 1433
Tempera auf Holz, 93 x 59,5 cm
Siena, Pinacoteca Nazionale

Sassetta
Der Hl. Franziskus in der Glorie, 1437–44
Holz, 179 x 58 cm
Settignano, Villa I Tatti
Florence, Berenson collection,
reproduced by permission of
the President and Fellows of Harvard College

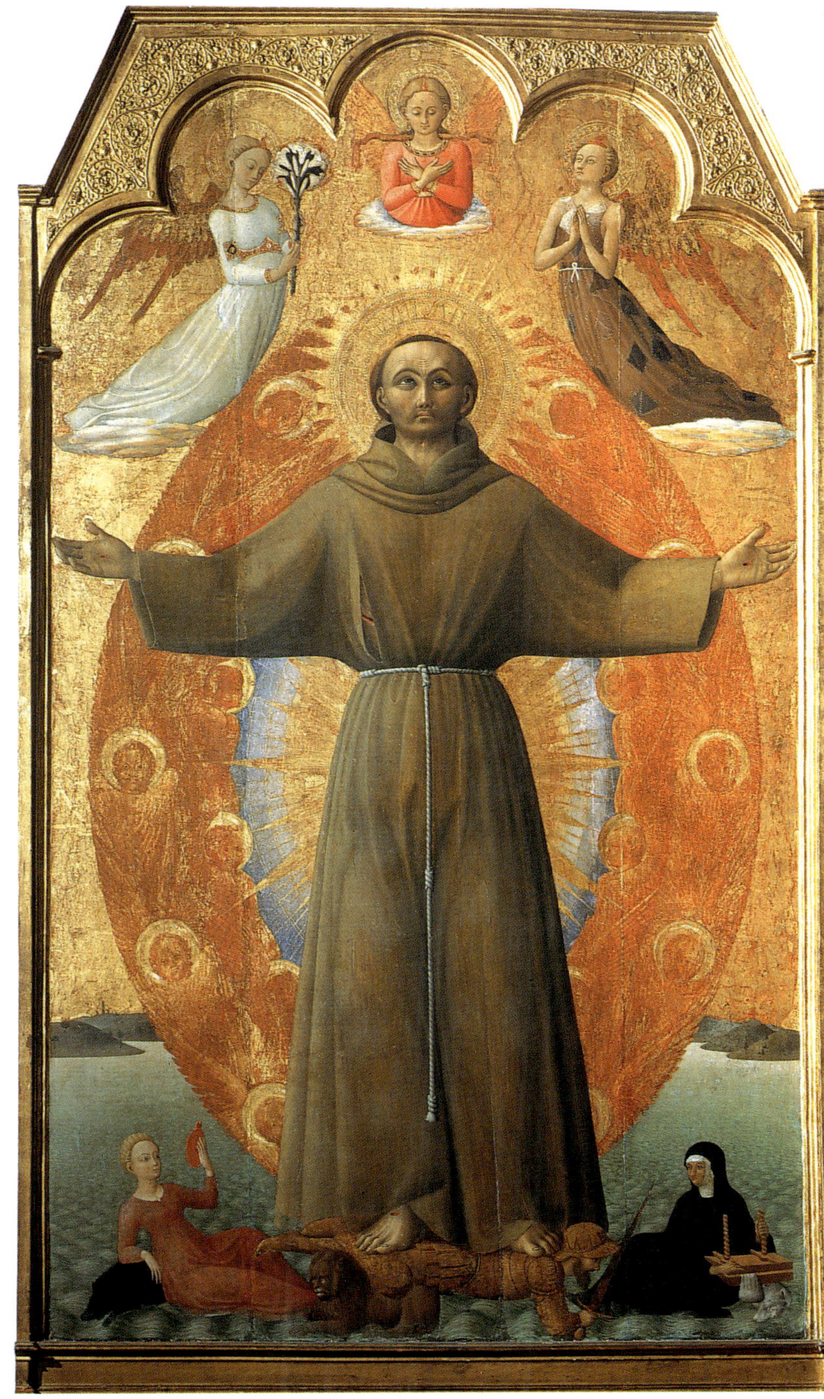

Architektur bilden einen deutlichen Gegensatz zu den bisherigen Bemühungen der Florentiner Künstler um klare Linienführung und ausgewogene, harmonische Kompositionen. Filippino nimmt hier bereits Stilmittel des Manierismus vorweg, die den Maler zu einem der fortschrittlichsten Künstler seiner Zeit werden lassen. Mit seinem richtungsweisenden Werk klingt die Malerei der Frührenaissance in Florenz aus.

Die sienesische Malerei des Quattrocento

Während sich die Entwicklung der Renaissance im 15. Jahrhundert in den meisten Städten Italiens an humanistischen oder wissenschaftlichen Idealen orientierte, blieb diese Entwicklung in Siena in auffallendem Maße religiösen Wertvorstellungen verpflichtet. Es ist in diesem Zusammenhang bezeichnend, daß das früheste von einem Sieneser Maler überlieferte Porträt erst aus den 1490er Jahren stammt. Die Gründe für diese Entwicklung sind wohl nicht zuletzt im Wirken bedeutender kirchlicher Persönlichkeiten zu suchen, die auf ihre Mitmenschen einen prägenden Einfluß gehabt haben. War es im 14. Jahrhundert die Hl. Katharina von Siena, die ihre religiösen Überzeugungen in Wort und Tat vorlebte, so zog zu Beginn des 15. Jahrhunderts der Hl. Bernhardin von Siena als wortgewaltiger Prediger die Massen in seinen Bann.

Ein weiteres Kennzeichen der sienesischen Malerei des 15. Jahrhunderts ist ihre Ausrichtung an der eigenen lokalen Tradition, die in überwiegendem Maße dem Formempfinden der Internationalen Gotik verpflichtet war, wenn auch die Lorenzetti-Brüder mit ihrer monumentaleren Bildsprache und raumerfassenden Malerei (siehe Abb. S. 66/67) einen wichtigen Gegenpol zu dieser Entwicklung gebildet hatten. Das Festhalten an der eigenen Tradition läßt sich auch bei Malern nachweisen, die Ende des Jahrhunderts tätig waren, wie beispielsweise Francesco di Giorgio (1439–1501/02), dessen *Krönung Mariens* (Abb. S. 294) von derselben Eleganz der Formen, der rhythmisierenden Kadenz der Linie und der ornamentalen und dekorativen Ausgestaltung der Bildszene zeugt, die seine Malerkollegen über ein Jahrhundert zuvor in gleichem Maße fasziniert hatten. Die sienesischen Maler zeigten sich aber auch von den neuesten florentinischen Errungenschaften fasziniert, die jedoch im allgemeinen mit einer gewissen Reserviertheit angenommen wurden, was den jahrhundertelangen Antagonismus von Florenz und Siena widerzuspiegeln scheint.

Die Vielfalt der sienesischen Malerei

An zwei Gemälden, die von der Hand Domenico di Bartolos (um 1400/10–1461) beziehungsweise Giovanni di Paolos (1403–1482) stammen, soll die unterschiedliche stilistische Ausprägung der sienesischen Malerei aufgezeigt werden (Abbn. S. 292). Die Bilder sind in den 1430er und 1440er Jahren entstanden. Es handelt sich in beiden Fällen um die Darstellung der Jungfrau Maria als Madonna der Demut, die als Zeichen ihrer Selbstlosigkeit auf dem Boden sitzt. Trotz dieser Gemeinsamkeiten könnte man sich keinen größeren Gegensatz der Darstellungen vorstellen. Während in Giovannis Gemälde eine elegante Grazie und sanfte Anmut die Bildwirkung bestimmen, herrscht in Domenicos Darstellung eine Monumentalität der Formen vor, die in der sienesischen Malerei einzigartig ist. In der Tat darf man das Bild als das »florentinischste« Werk Sienas des Quattrocento bezeichnen, das nicht nur von den Auseinandersetzungen Domenicos mit Masaccio kündet – als direktes Vorbild darf Masaccios *Madonna der Demut* in der National Gallery in Washington angesehen werden –, sondern auch Einflüsse des jungen Fra Filippo, Domenico Venezianos, Luca della Robbias und Donatellos offenbart. Das Gemälde Domenicos ist aber auch in ikonographischer Hinsicht bemerkenswert. Über Maria schwebt ein in komplizierter Verkürzung und als Stern wiedergegebener Heiligenschein, unter dem sich ein von zwei Flügeln getragenes Schriftband mit der Aufschrift »Maris Stella« (Meerstern) befindet. Diese außergewöhnliche Ikonographie ist durch die von Bernhardin von Siena entwickelten Vorstellungen über die Gottesmutter zu

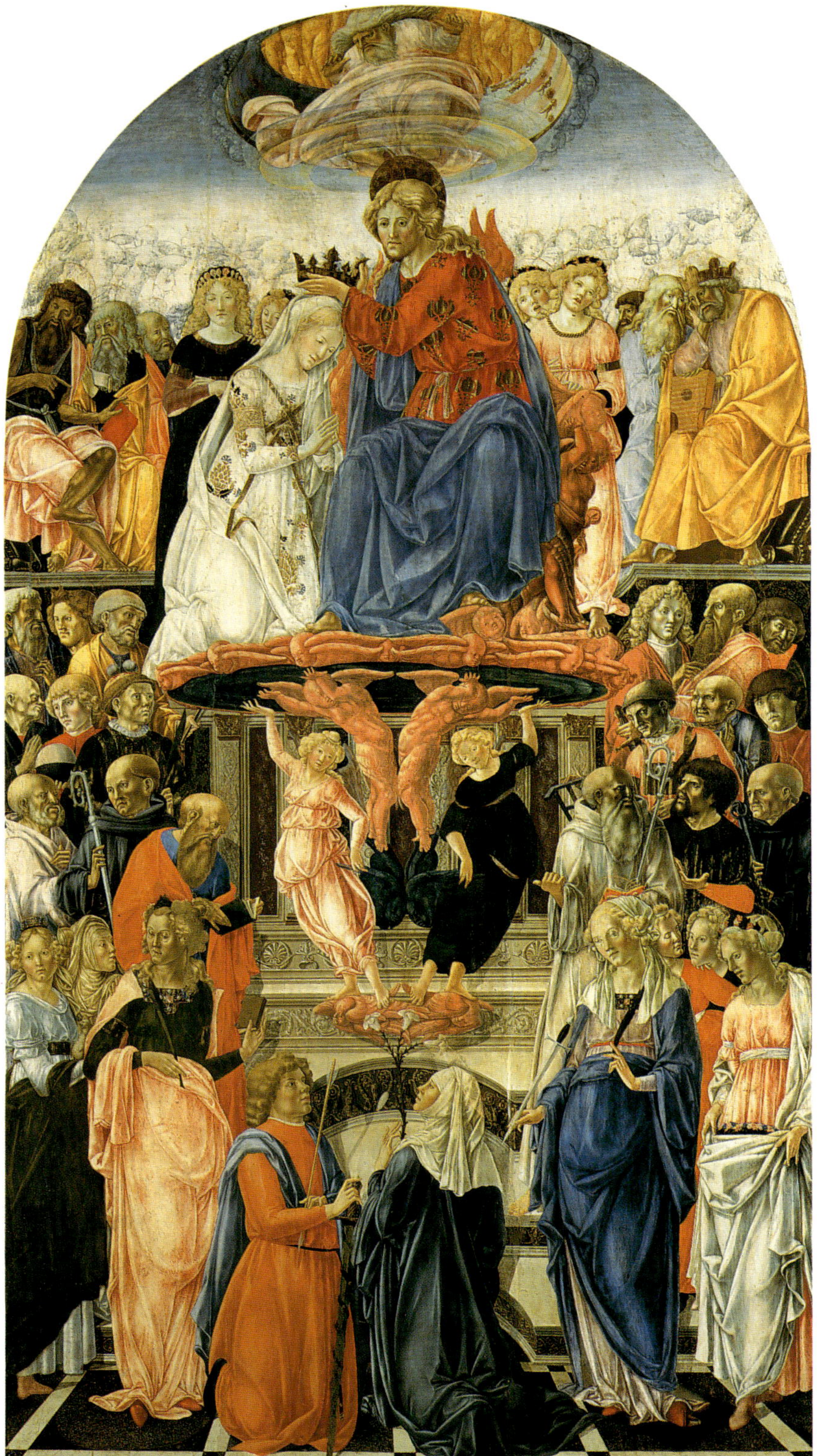

Francesco di Giorgio
Krönung Mariens, 1472–73
Tempera auf Holz, 337 x 200 cm
Siena, Pinacoteca Nazionale

erklären. So bezeichnete der Prediger Maria als »Maris Stella«, deren Strahlen die Gnade des Heiligen Geistes ausstrahle. Dabei betonte Bernhardin die Rolle der Jungfrau als Vermittlerin zwischen Gott und den Menschen. Der Heiligenschein in Sternform weist demnach auf das im Schriftband festgehaltene Epitheton Mariens als »Maris Stella«, während die Flügel als Symbol des Heiligen Geistes dienen, der von Maria ausgesandt wird.

Stefano Sassetta

Einer der bedeutendsten Maler des Sieneser Quattrocento ist Sassetta (1392–1450), dessen Gemälde des *Hl. Franziskus in der Glorie* zu seinen Meisterwerken zählt (Abb. S. 293). Das Gemälde war Zentrum eines vielteiligen Altarwerks, das ursprünglich auf dem Hauptaltar von San Francesco in Borgo San Sepolcro stand. Das beidseitg bemalte Polyptychon wurde von der Forschung in jahrelanger Arbeit rekonstruiert. Es stellte sich heraus, daß der Hl. Franziskus auf der zum Mönchschor ausgerichteten Rückseite dargestellt war, so daß die Franziskanerbrüder ihren Ordensgründer als nachzuahmendes Vorbild ständig vor Augen hatten.

Bemerkenswert ist die strenge Frontalität und Bewegungslosigkeit des Hl. Franziskus sowie die Symmetrie der Komposition. Man kann vermuten, daß Piero della Francesca, in dessen Heimatstadt Sansepolcro dieses Gemälde aufgestellt war, sich von diesem beeindruckenden Altarwerk inspirieren ließ. Seine *Schutzmantelmadonna* für das Polyptychon der Misericordia-Bruderschaft, heute im Museo Civico von Sansepolcro, zeigt in der Tat dieselbe Strenge und Feierlichkeit, die auch Sassettas Darstellung charakterisiert.

Pietro Perugino

Im Falle Pietro Peruginos (1448–1523) läßt sich einmal mehr durch den Namen auf die Herkunft des Künstlers schließen. Eigentlich heißt er Pietro Vannucci und stammt aus einem kleinen Städtchen namens Città della Pieve, das fast näher an Siena denn an Perugia liegt. Seine Ausbildung erfuhr er zunächst bei Piero della Francesca, dann bei Verrocchio in Florenz. Hier lernte er Botticelli kennen, den er sehr schätzte und mit dem er 1481 einen Vertrag in Rom unterzeichnete, an den Fresken für Papst Sixtus IV. in der Sixtinischen Kapelle des Vatikans mitzuarbeiten. Durch Michelangelos späterer Übermalung der Altarwand mit dem Jüngsten Gericht (Abb. S. 328) haben sich nicht alle Werke erhalten, wohl aber die Fresken der *Taufe Jesu* und *Mosis Zug nach Ägypten* – die Perugino zusammen mit Pinturicchio ausführte – sowie seine als eigenhändig anzusehende Schlüsselübergabe an Petrus.

Die Schlüsselübergabe an Petrus

Von dem gesamten Freskenzyklus mit Szenen aus den Leben Mosis und Christi ist die *Schlüsselübergabe* (Abb. S. 295) an Petrus aus konzeptioneller und symbolischer Sicht sicherlich dasjenige Bild, welches mehr als alle anderen die Macht Sixtus IV. untermauerte, denn jeder Papst versteht sich als Nachfolger des Apostels Petrus. Perugino führte das Fresko entsprechend klar erfaßbar aus. Die Verleihung des höchsten Priestertums auf Erden steht direkt im Vordergrund. Petrus ist vor Jesus in die Knie gesunken und nimmt mit seiner rechten Hand den Schlüssel – das Symbol der kirchlichen Gewalt – entgegen, derweilen er seine Linke beteuernd an die Brust legt. Zur Seite der Protagonisten scharen sich zunächst die weiteren Apostel in antikisierender Kleidung, dann aber auch einige Zeitgenossen. Im Profilkopf des Jünglings ganz links ist Alfonso di Calabria zu erkennen, der zur Entstehungszeit des Bildes gerade in Rom weilte, während der Mann ganz rechts mit dem leeren Rahmen in der Hand als ein Porträt des Architekten der Sixtinischen Kapelle, Giovannino de'Dolci, gilt. Noch ein weiteres, von lockerem Haarbusch umrahmtes, geradezu kräftiges Männerprofil

Pietro Perugino
Schlüsselübergabe an Petrus, 1481/82
Fresko, 340 x 550 cm
Rom, Vatikan, Sixtinische Kapelle

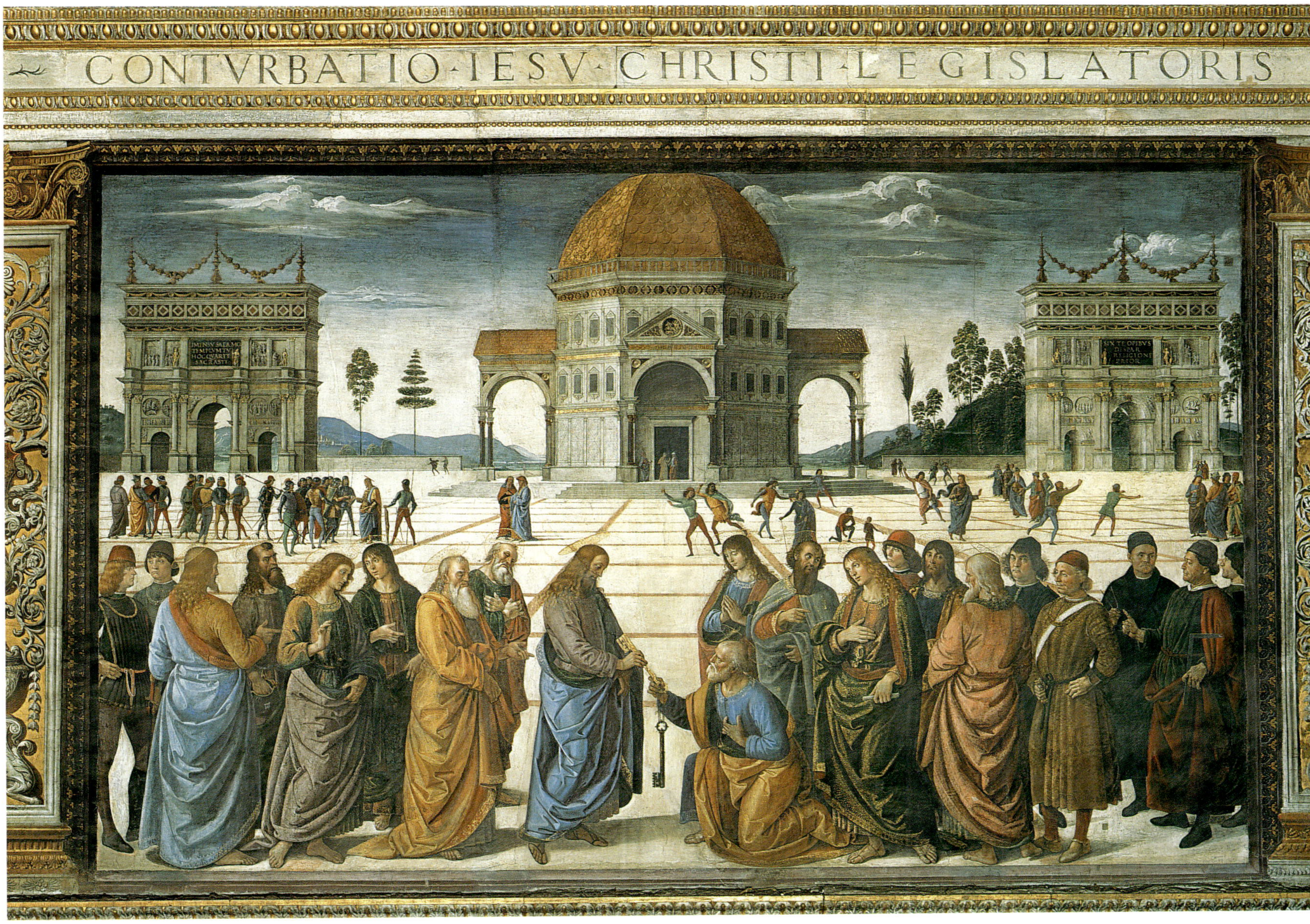

wenige Personen davor fällt ins Auge. Es handelt sich um ein Selbstbildnis Peruginos, der sich hier – ähnlich wie bereits Botticelli in seiner *Anbetung der Hl. Drei Könige* (Abb. S. 275) – aus dem Selbstverständnis seiner Künstlerpersönlichkeit heraus unter die ehrenvolle Gesellschaft mischte.

Perugino hatte bei diesem ersten größeren Auftrag bereits zu seinem unverwechselbaren Stil gefunden. Das mehrfach dargestellte Motiv des über eine Schulter gelegten und vorne aufgenommenen Mantels wandte er hier zum ersten Mal an. Von nun an wird es kontinuierlich in seinem Werk wiederkehren. Es ist ein sehr plastischer Schwung, der auf Verrocchios Bronzegruppe des *Ungläubigen Thomas* an der Florentiner Kirche Orsanmichele zurückweist (Abb. S. 211). Auch die Geste der einen leicht erhobenen oder zart ans Herz gelegten Hand ist, zusammen mit einem stark angewinkelten Spielbeinmotiv, seither aus seinen Bildern nicht mehr wegzudenken.

Die gesamte Komposition strömt eine Klarheit und Geschlossenheit aus, die nicht nur in der übersichtlichen Zweier- und Dreier-Gruppierung der vorderen Hauptgestalten begründet liegt, sondern vor allem in der symmetrischen Platzanlage dahinter, die an die sterilen Stadtansichten aus dem Umkreis Piero della Francescas erinnern. In scheinbar unendlicher Weite erstreckt sich eine geometrisch gepflasterte Ebene, in deren Mittelpunkt der Tempel Salomons aufragt. Perugino baute hier mit dem Pinsel das biblische Gebäude nach, als wäre es schon damals im Sinne einer idealen Renaissancearchitektur errichtet wor-

Pietro Perugino
Allegorien der Stärke und der Mäßigung, um 1500
Fresko, 291 x 400 cm
Perugia, Collegio di Cambio

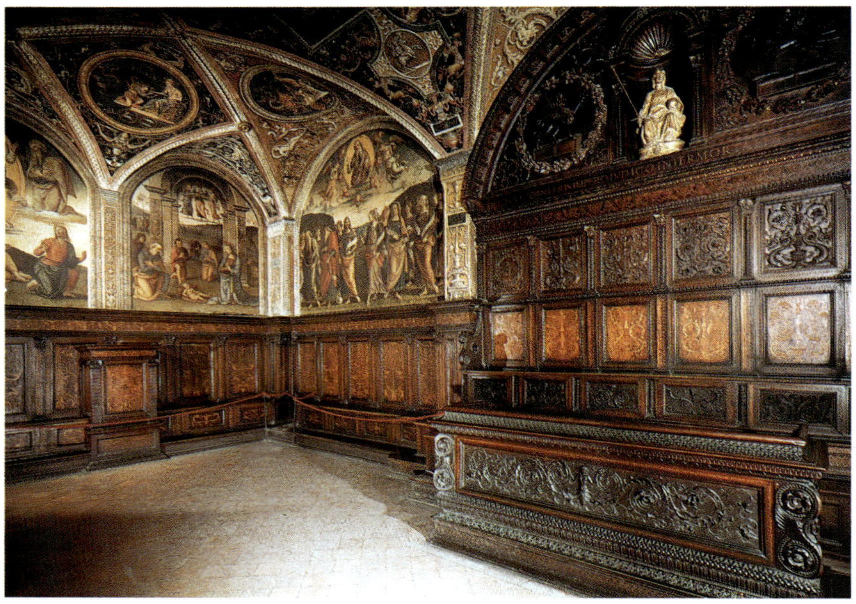

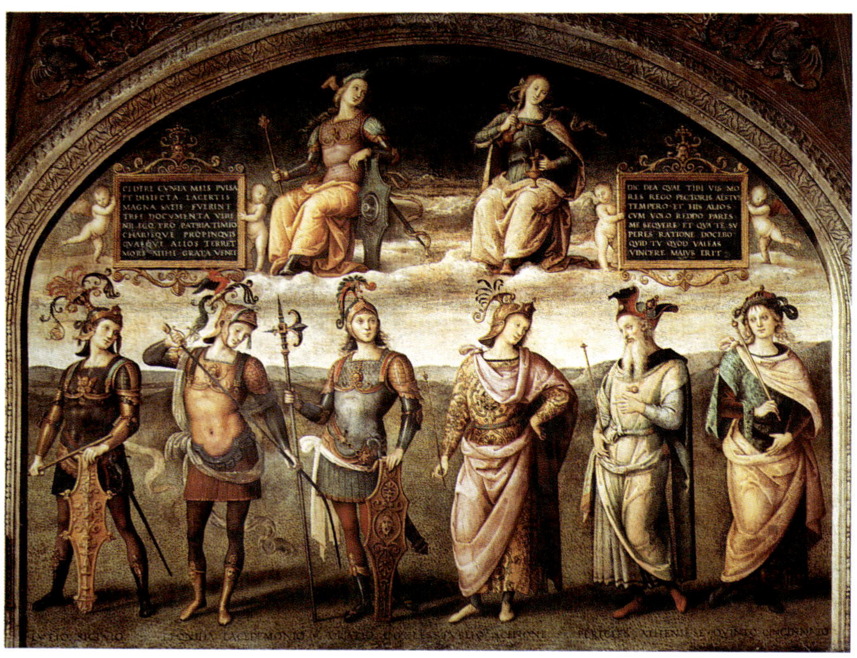

den: ein harmonischer Zentralbau mit achteckigem Grundriß, Kuppel und vier kleinen giebelbekrönten Vorhallen, den, sicherlich mit einigen Modifikationen, ebenso Sangallo, Bramante oder Palladio hätten entwerfen können. Perugiono der Architekt – oder zumindest der Antikenkenner? Zentrale Tempel- bzw. Kirchenanlagen gab es bereits in der Antike, vor allem in Rom, also Perugino unmittelbar vor Augen. Nur ca. 3 km Luftlinie vom Vatikan entfernt konnte er auch den im Jahre 315 vollendeten Konstantinsbogen studieren, den er zum Vorbild für die beiden Triumphbögen nahm, welche spiegelsymmetrisch rechts und links vom Tempel am äußersten Rand des Platzes stehen. Die ebenfalls symmetrisch emporwachsende Hügellandschaft dahinter trägt unverkennbar die Handschrift Peruginos. Nur bei ihm – und später bei seinem Schüler Raffael – gibt es derart bizarr in die Natur gesetzte Bäume. Im Vergleich zur Umgebung sind sie unrealistisch hoch, und dennoch scheint kein Windhauch ihre zarten Stämmchen umzuknicken. Perugino plazierte die Büsche und Bäume ganz vereinzelt, so wie sie in seiner Heimat Umbrien wachsen, einem sehr grünen, aber mit dem Apennin auch bergigen Landstrich, in dem nicht selten die Baumgrenze überschritten wird.

Die Tugenden der Wechslerzunft

Im Herzen Umbriens, in Perugia, erhielt Perugino um 1500 auch seinen bedeutendsten Auftrag. Für die Peruginer Wechslerzunft war 1457 im Erdgeschoß des Priorenpalastes ein Audienzsaal geschaffen worden, der nach einer repräsentativen Ausstattung verlangte. Zunächst machte sich der Florentiner Holzschnitzer Domenico del Tasso an die Ausführung des Richterstuhls, der Sitzbänke und der reich geschnitzten Wandbekleidungen. Dann kam Perugino mit der Bemalung der verbliebenen Fläche an die Reihe. Doch welche Themen konnten den Aufgaben und Zielen einer Wechslerzunft angemessen sein? Der kompetenteste Peruginer Humanist, Francesco Maturanzio, Professor der Rhetorik und Mitglied des Rates der Zehn, gab eine Antwort auf diese Frage: ein Programm mit den weltlichen und den christlichen Tugenden an den Seitenwände und einige Planetengötter an der Decke. Perugino meisterte die ihm gestellte Aufgabe und schuf ein Werk, das seinerzeit hoch gepriesen wurde (Abbn. links). »Wenn die Malkunst verloren gegangen wäre, dann hat er (Perugino) sie wiedergefunden. Wenn sie niemals erfunden worden wäre, dann hätte er es hierin getan«, so lautet die Inschrift unter einem Selbstportät, welches Perugino zur eigenen Ehrung nachträglich hatte einfügen dürfen. Sechs große Bogenfelder hatte Perugino zu füllen. Den drei christlichen Tugenden wies er jeweils ein eigenes Fresko zu. So verkörpert zur Rechten der Richterbank der über je sechs Propheten und Sibyllen schwebende Gottvater in der Glorie die Hoffnung, die danebenstehende Anbetung des Kindes die Liebe und die Transfiguration Christi den Glauben. Die weltlichen Tugenden ließ Perugino jeweils zu zweit sich eine Lünette teilen, wo sie in Form von weiblichen Allegorien mit Schrifttafeln in den Wolken sitzen. Antike Gestalten, die den tugendhaften Charakterzug der Klugheit oder den der Gerechtigkeit einmal besonders verkörpert haben, sind ihnen zugeordnet. Unter der Personifikation der Mäßigung mit ihren traditionellen Wein- und Wasserkrügen ist beispielsweise als zweiter von rechts kein Geringerer als Perikles zu identifizieren, der Athen im 5. Jahrhundert v. Chr. zu politischer und kultureller Blüte führte.

Perugino hat sicherlich nicht allein sämtliche Fresken samt des mit kleinteiligen Grotesken überzogenen Deckengewölbes erstellen können. Bei einigen Figuren ist ihm auch mal ein Gehilfe aus seiner Werkstatt zur Hand gegangen. Aber die frühere Annahme, daß die besonders gelungenen Partien, wie beispielsweise die Figur der Tapferkeit

Pietro Perugino
Vision des Hl. Bernhardin
Holz, 173 x 160 cm
München, Alte Pinakothek

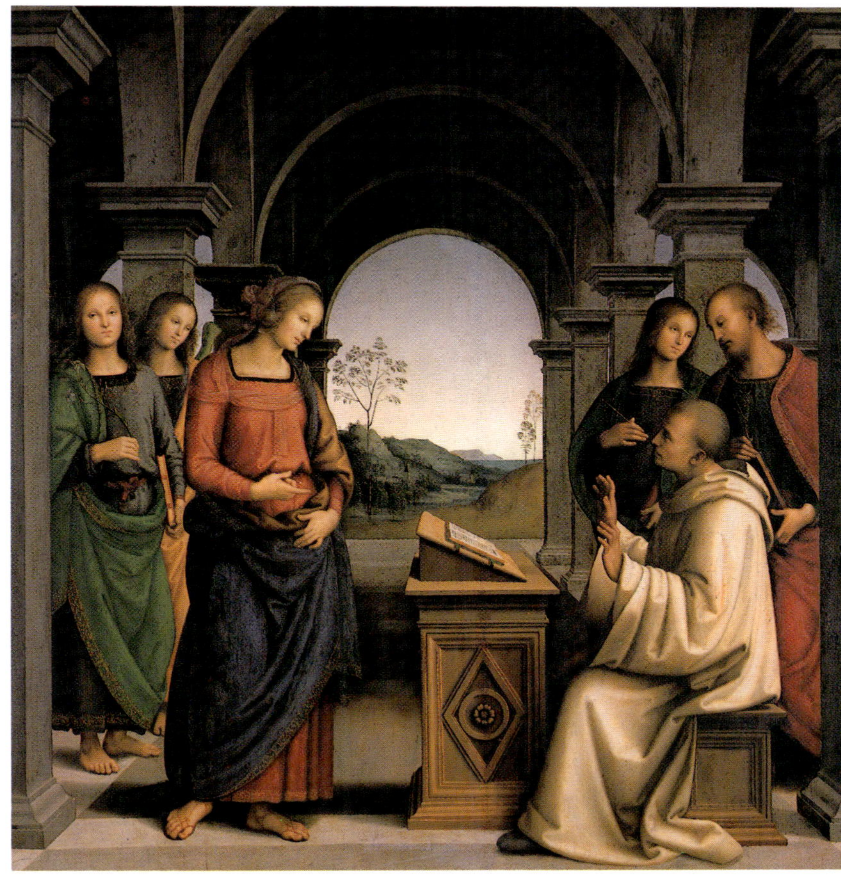

mit Schwert und Zepter, von Raffael stammen sollen, läßt sich heute nicht mehr halten. Wenn Perugino auch stets an seinem einmal errungenen Stil festhielt und vor allem im Spätwerk eher reproduktiv denn innovativ arbeitete, so war Raffael zu diesem Zeitpunkt doch nur ein äußerst begabter 17jähriger Schüler, dessen bekannte zeitgleiche Werke noch von Anfängerschwierigkeiten zeugen.

Vision des Hl. Bernhardin

Peruginos malerische Qualitäten kommen besonders in dem stimmungshaften Altargemälde der *Vision des Hl. Bernhardin* (Abb. rechts) zum Vorschein. Hier bettete er die Figuren in einen perspektivisch durchkonstruierten Raum ein; hier ließ er die beim Collegio del Cambio nur als Hintergrundgestaltung fungierende Landschaft zum zentralen Ausblick und Stimmungsträger werden. Unverkennbar peruginesk wachsen zarte Bäumchen mit spärlichem Blattschmuck in die Höhe und lassen den Blick auf ein weites Tal, einen schlängelnden Fluß und ein kleines Dorf frei. Vor diesen Ausblick setzte Perugino eine reine Quattrocento-Architektur, in der dem Hl. Bernhardin die Jungfrau Maria in einer Vision erscheint. Begleitet von zwei Engeln schreckt sie ihn von seinem Lesepult hoch, während sich die Apostel Bartholomeus und Philippus ihm zur Seite zeigen. Besonders die Behandlung der unterschiedlichen Materialien – die sanft fließende Kutte Bernhardins, der harte, kantige Stein der Pilaster, die detailgetreue Wiedergabe des Buches, in dem die Schrift fast lesbar erscheint oder auch die Heiligenscheine, die bei Bernhardin wie ein zarter Reif, bei den anderen Figuren wie eine mit winzigen Glühlämpchen versehene Scheibe ausgebildet sind – zeugen von Peruginos Meisterschaft. Das um 1498 entstandene Altargemälde für S. Maria Maddalena di Cestello fand in Florenz viel Bewunderung und Nachahmung, denn gerade zu dieser Zeit erlebte die religiöse, devotvolle Kunst einen enormen Aufschwung. Lorenzo il Magnifico war tot, und die Stadt geriet immer mehr unter den Bann des fanatischen Glaubenskämpfers Savonarola. Er predigte die Errichtung eines Gottesstaates auf Erden und die Enthaltsamkeit seiner Einwohner. Viele Künstler, darunter Botticelli, schwörten der heidnischen Kunst ab und widmeten sich fortan nur noch religiösen Werken. Die Gemälde Peruginos, wie die *Vision des Hl. Bernhardin* mit ihrem anschaulich ruhigen Charakter, entsprachen genau den moralisch-religiösen Empfindungen jener Zeit.

Pietro Perugino
Bildnis des Francesco
delle Opere, 1494
Holz, 52 x 44 cm
Florenz, Galleria degli Uffizi

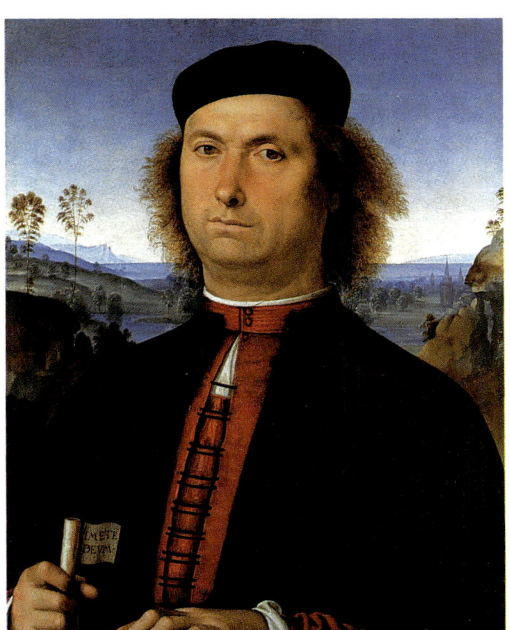

Perugino als Porträtmaler

Das soll nicht heißen, daß Perugino konsequenterweise nur rein christliche Bilder in Auftrag nahm. Er schuf in diesen Jahren auch sein berühmtestes Porträt, das Bildnis des *Francesco delle Opere* (Abb. links). Doch selbst hierin lassen sich die Einflüsse Savonarolas festmachen. Francesco, der aus einer im wortwörtlichen Sinne »betuchten« Florentiner Familie stammte – seit Generationen perfektionierte man die Verarbeitung kostbarer Seidenstoffe –, konnte aufgrund seiner gesellschaftlichen Stellung nicht umhin, sich als gläubig und gottesfürchtig verewigen zu lassen. So hält er in seiner Rechten eine Papierrolle, auf dessen flatterndes Ende die Worte TIMETE DEUM zu lesen sind. Sein Gesichtsausdruck wirkt dennoch sehr selbstbewußt. Sein

Pinturicchio
Begräbnis des Hl. Bernhardin, um 1484
Fresko
Rom, Santa Maria in Aracoeli, Bufalini-Kapelle

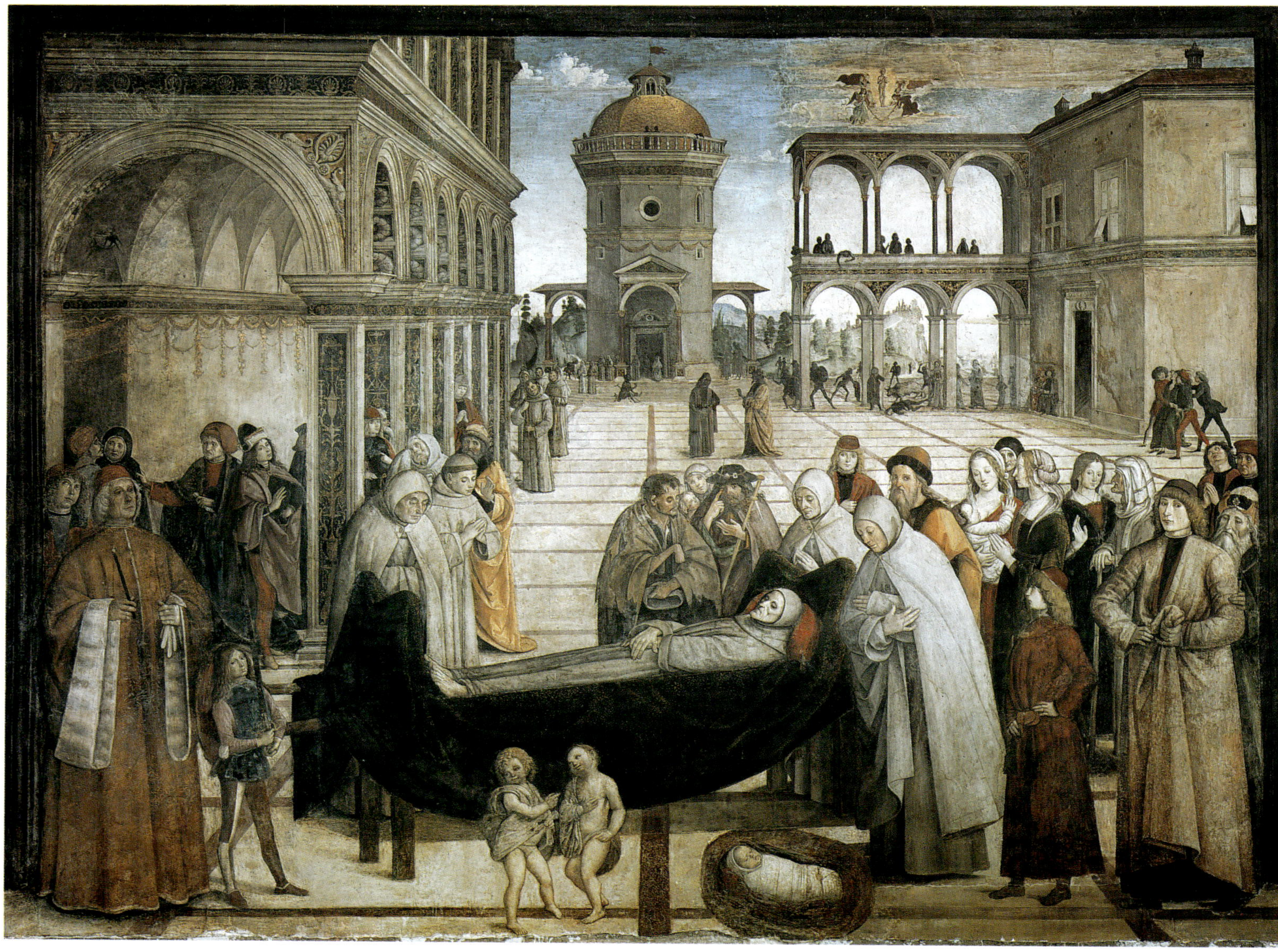

durchdringender Blick verrät, daß er sich als erfahrener Kaufmann nicht einschüchtern ließ. Perugino gelang hierin eine glänzende psychologische Studie. Jeden individuellen Gesichtszug Francescos hielt er mit dem Pinsel fest: die leicht hochgezogene linke Augenbraue, die skeptische Falte auf der Nasenwurzel und der fast spöttisch angehobene rechte Mundwinkel. Es ist ein Bildnis von hoher Qualität, das bereits auf die Porträtkunst Raffaels vorausweist.

Pinturicchio, der »Dekorationsmaler«

Bernardino di Betto di Biagio, genannt Il Pinturicchio (1454–1513), schloß sich in seinem Stil zunächst eng an Perugino an, hatte ihn doch der fast zehn Jahre ältere Landsmann für die Fresken in der Sixtinischen Kapelle des Vatikans nachgeholt und mehrere Szenen gemeinsam mit ihm ausgeführt. Einmal in die hohe Kunst der Freskomalerei eingeweiht, kam Pinturicchio nicht mehr von ihr los. Er eignete sich mit der Zeit eine erzählfreudige, gefällige Darstellungsweise an, die seine Auftraggeber – zu nennen seien sämtliche Päpste von Sixtus IV. über Alexander VI. bis zu Pius III. – in seinen Bann zog. Zwar sprach Vasari von ihm abfällig als einem »oberflächigen Dekorationsmaler«, doch mit den heute verlorenen Fresken in der Engelsburg schuf er 1497 einen der ersten Historienzyklen der Neuzeit, der aktuelle politische Geschenisse dokumentierte und interpretierte.

Pinturicchios selbständige Tätigkeit begann kurz nach Vollendung der Sixtinischen Kapelle. Der Jurist Niccolo di Manno Bufalini beauftragte ihn um 1484 mit der Ausstattung seiner Kapelle in S. Maria in Aracoeli, die er dem Hl. Bernhardin widmen wollte. Dieser hatte dereinst einen langandauernden Familienstreit der Bufalini mit den in Perugia ansässigen Baglioni glücklich beendet. Pinturicchio ließ die Wunder und Heilungen des Franziskanermönchs wieder auf der Wand lebendig werden. Er beschrieb dabei den Hl. Bernhardin so, wie ihn

Pinturicchio
Auszug Enea Silvio Piccolominis zum Konzil nach Basel, 1507
Fresko
Siena, Dom, Piccolomini-Bibliothek

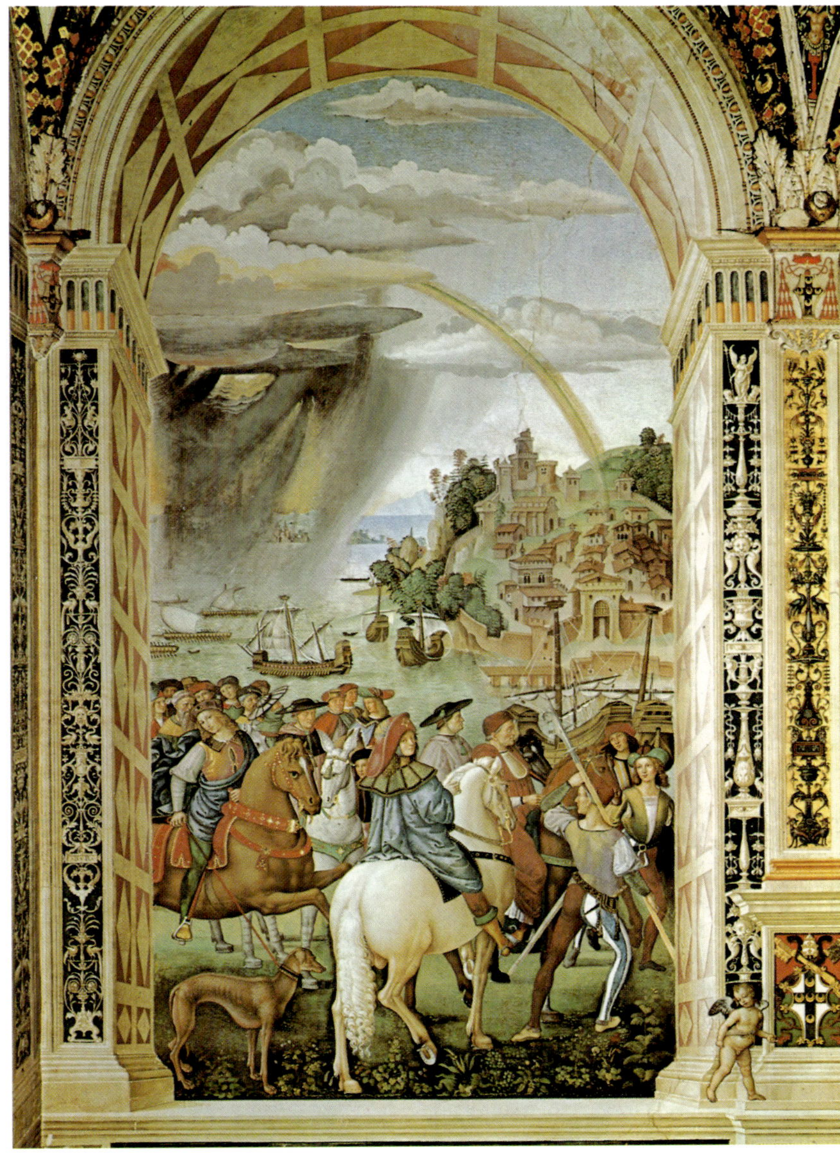

sein streng enthaltsames Leben geprägt hatte: als einen hageren, bartlosen und schließlich auch zahnlosen Mönch, unbeschuht und mit einem Strick gegürtet. Auf dem Fresko *Begräbnis des Hl. Bernhardin* (Abb. S. 298) trauern nicht nur seine Ordensbrüder und hilfsbedürftige Kranke um ihn, sondern auch Mitglieder des Hauses Bufalini. Ganz im Gegensatz zur asketischen Weltanschauung der Bettelmönche scheute sich der Stifter aber nicht, dem Heiligen im pelzverbrämten Goldbrokat und in Begleitung eines Pagen die letzte Ehre zu erweisen.

Betrachtet man die Komposition dieses Freskos, so ist der Weg zurück zu Peruginos *Schlüsselübergabe* (Abb. S. 295) nur kurz. Ebenso wie dort öffnet sich hinter den aufgereihten Personen ein freier Platz, führt das Fußbodenmuster in kräftigem Tiefenzug zu einem Tempel, der nun in seinen Proportionen etwas gestreckter wirkt. Nur die strenge Symmetrie der Triumphbögen Peruginos lockerte Pinturicchio durch zwei Renaissancepaläste auf. Links fügte er eine reich dekorierte Loggia ein, durch die der Trauerzug herannaht, während rechts im Hintergrund er gleich noch Szenen aus dem Leben des Heiligen in den doppelten Arkaden des Palastes unterbringen konnte. Winzig klein gemalt tragen dort auch Engel eine Mandorla mit der Seele Bernhardins gen Himmel.

Päpstliche Verherrlichung
Pinturicchio war auf dem Höhepunkt seines künstlerischen Schaffens, als er 1507 im Auftrag des Kardinals Francesco Todeschini-Piccolomini die Dombibliothek von Siena mit Fresken ausstattete. Nicht die Taten eines Heiligen sollten hier der Nachwelt in Erinnerung bleiben, sondern die seines Onkels und Gründers der wertvollen Bibliothek, Eneas Silvio Piccolomini, bekannter als Pius II. Pinturicchio breitete das Leben des Papstes, angefangen vom Auszug Enea Silvio Piccolominis zum Konzil nach Basel bis zu dessen Reise nach Ancona, wo er 1464 starb, in einer romanhaften Folge von höfischen Aufzügen in schönen Landschaften aus. Fast fühlt man sich an Gentile da Fabrianos *Anbetung der Hl. Drei Könige* (Abb. S. 239) erinnert, doch Pinturicchio war in der Gesamtkomposition stärker noch von nordeuropäischen Handschriften inspiriert, die dem Wunsch nach Legitimation und nach Memoria eines Fürsten, Papstes oder eines Nationalhelden heraus reich illustriert waren. In ihrer Kleinteiligkeit und Schmuckvergoldung wirken die Fresken wie vergrößerte Miniaturen eines kostbaren Kodex.

Jede einzelne Szene rahmte Pinturicchio mit einer tonnengewölbten Scheinarchitektur, ein illusionistisches Raummotiv, das erstmals Masaccio in seinem *Trinität*-Fresko (Abb. S. 247) anwandte. Auffällig bei den gemalten Pilastern sind die detailreichen Grotesken, die auch die gesamte Decke der Bibliothek überziehen. Grotesken waren in Mode. Seitdem man um 1485 die bemalten Grottenräume der antiken Domus Aurea in Rom ausgegraben hatte, verbreitete sich die dort aufgefundene komplizierte Ornamentik von fein verästeltem Rankenwerk mit Putten, Fabelwesen, Kandelabern und Vasen innerhalb von nur zehn Jahren mittels Musterbüchern über ganz Italien. Vor allem Pintu-

Luca Signorelli
Geißelung Christi, um 1475/80
Holz, 80 x 60 cm
Mailand, Pinacoteca di Brera

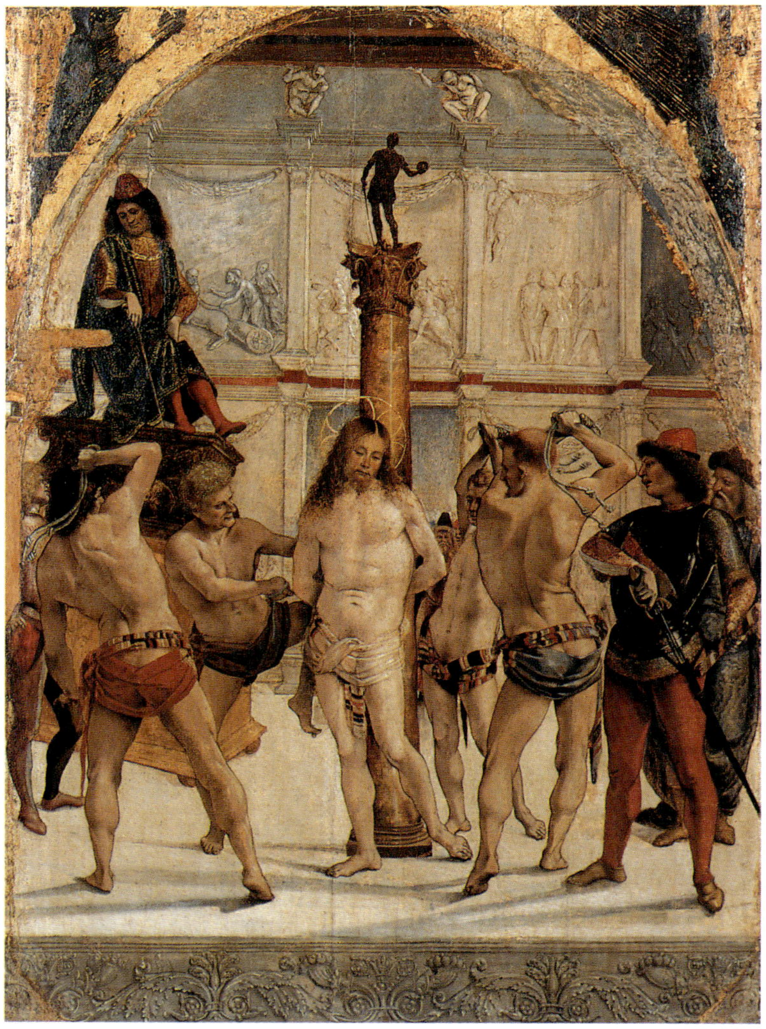

ricchio, der die Originale kannte, aber auch Perugino und Signorelli integrierten dieses fortan für die Renaissance so typische Dekorationssystem in ihre Kunst.

Die künstlerischen Anfänge Luca Signorellis
Die *Geißelung Christi* (Abb. oben) ist das erste uns bekannte Gemälde, das der aus Cortona stammende Luca Signorelli (um 1445–1523) auch mit eigenem Namen signierte. »Opus luce cortonensis« steht auf dem rotbraunen Band der rückwärtigen Architektur. Nicht ohne Stolz verkündet Signorelli damit, daß er zu einer Formensprache gefunden habe, die er für signierungswürdig hielt. Noch sind allerdings die Einflüsse seiner großen Vorbilder zu erkennen. So läßt das Bild an Piero della Francescas Gemälde gleichen Themas denken (Abb. S. 226), wo Christus in analoger Haltung gepeinigt wird. Die kraftvollen Gestalten der geißelnden Soldaten hingegen verweisen auf das Studium der Werke Pollaiuolos, besonders auf dessen muskelstrotzenden *Kampf zehn nackter Jünglinge* (Abb. S. 273). Die Komposition selber aber zeigt mit seiner dichtgedrängten Fülle der Details – man beachte auch die hinterfangende Architekturfassade mit antikisierenden Reliefs – bereits Signorellis Sinn für eine ausgewogene Bildsymmetrie. Das blaue Gewand des Pilatus links, dessen hoher Thron perspektivisch noch unstimmig im Raum schwebt, findet seinen diagonalen Gegenpart in der Kleidung des schwertziehenden Soldaten rechts. Die später für Signorelli an Wert gewinnende Lichtführung ist hingegen bei diesem Bild noch wenig ausgereift. So werden die Körper der Geißelnden zwar dergestalt beleuchtet, daß ihre Plastizität besonders zum Vorschein kommt, doch ihre Schatten auf dem Boden scheinen sich in alle Richtungen zu verstreuen.

Signorelli malte zur *Geißelung Christi* noch ein Pendant, ein Marienbild, das sich einst auf dessen Rückseite befand. Es handelt sich bei diesen Tafeln nicht um Altargemälde, sondern um eine doppelseitige Prozessionsstandarte, die bei hohen Feiertagen einen Zug durch die Stadt anführte. Derartige Prozessionsfahnen sind seit dem 13. Jahrhundert bekannt, fanden im Quattrocento aber vornehmlich in Umbrien und in den Marken größere Verbreitung.

Ein Bild im Bild: Die Madonna dell'Umiltà
Die *Madonna dell'Umiltà* (Abb. S. 301) schuf Signorelli bereits als anerkannter Künstler, und zwar vermutlich für die Medici-Landvilla Castello vor den Toren von Florenz. Maria wendet sich hierauf dem Jesusknaben zu, als befänden sie sich allein auf einer Wiese. Sie blickt innig auf ihren kleinen Sohn herab, der in einem Anflug kindlichen Trotzes mit dem rechten Fuß kräftig aufstampft. Voller Natürlichkeit und Realitätsnähe zeigt sich auch ihre unmittelbare Umgebung. Hier wachsen rechts und links Kamillenzweige empor, blühen Malven, Veilchen, Chrysanthemen, Mohn und viele andere Blumen zu ihren Füßen. Hinter dem Rücken Mariens breitet sich eine Naturnähe ganz anderer, nämlich paganer Art aus. Vier nur mit einem Lendentuch bekleidete Hirten rufen die Erinnerung an das antike Arkadien wach. Sie sind so in ihr Flötenspiel versunken, daß sie von dem Geschehen im Vordergrund keine Notiz zu nehmen scheinen. Paarweise angeordnet, läßt jeweils einer seine Rohrflöte erklingen, während der andere bedächtig der Musik lauscht. Zu dieser arkadischen, geradezu bukolischen Szenerie fügt sich das ruinöse Portal links, wo ein Baum und kleinere Büsche im Gesims Wurzeln geschlagen haben. Die Natur siegt über alle menschlichen Bauwerke. Dieses wird eines Tages auch mit dem antikisierenden Rundtempel geschehen, auf den das Felsentor rechts einen Blick freigibt.

Die Frage stellt sich, wieso Signorelli die so menschliche Maria mit ihrem Kind vor einen Hintergrund plazierte, der an Vergils »Bucolica«, an eine vom Gesang der jugendlichen Hirten erfüllte Frühlingslandschaft denken läßt. Dieses wird sicherlich nicht Signorellis eigene Bilderfindung gewesen sein, zumal bekannt ist, daß einer der Medici, Lorenzo Il Magnifico oder Lorenzo di Pierfranceso, der Auftraggeber des Bildes war. Der humanistische Gelehrtenkreis, den die Medici in Florenz um sich versammelten, befaßte sich vornehmlich mit den antiken Autoren von Plato über Aristoteles bis zu Vergil. Der Gemäldehin-

ABBILDUNG UNTEN
Luca Signorelli
Schule des Pan, 1488
Holz, 194 x 257, zerstört, ehemals Berlin, Kaiser-Friedrich-Museum

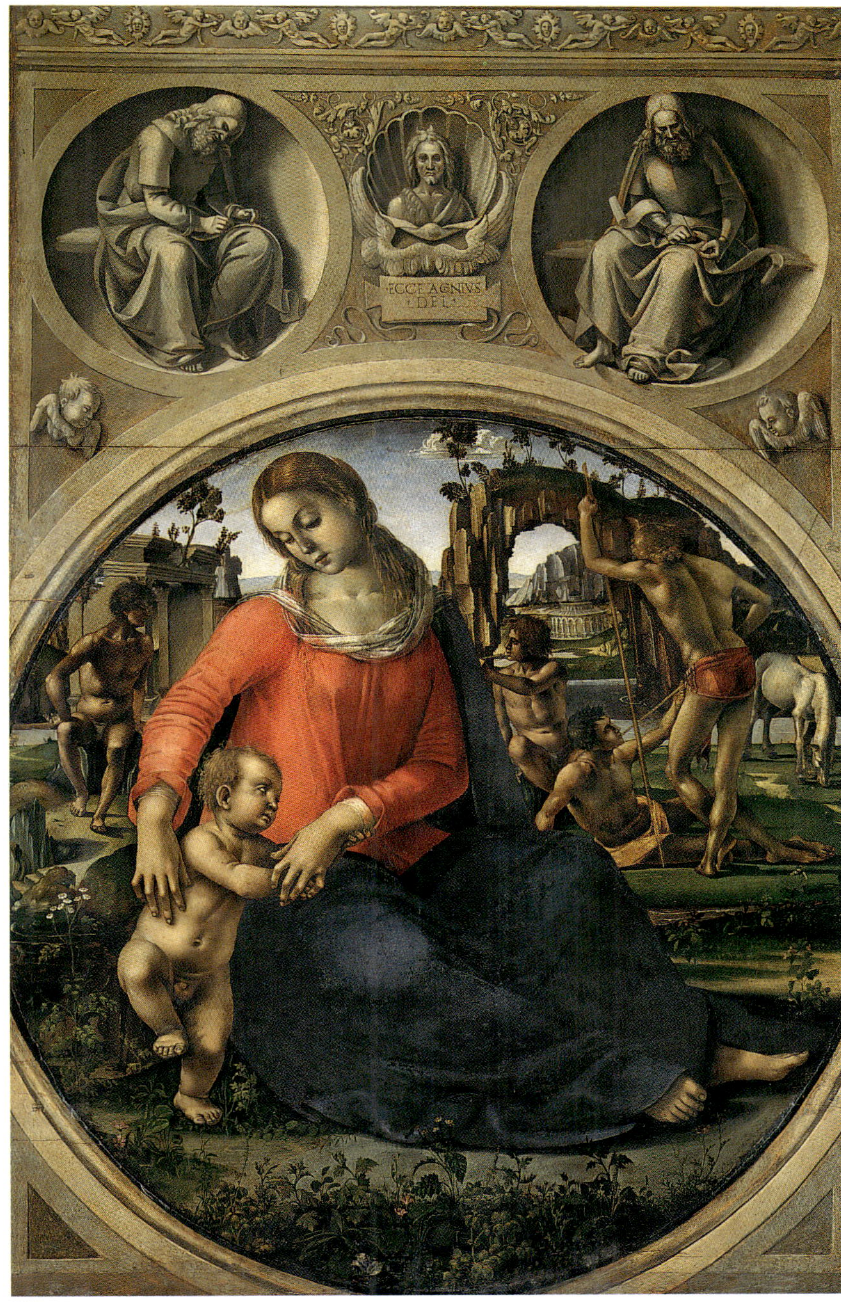

Luca Signorelli
Madonna dell'Umiltà, um 1490
Öl auf Holz, 170 x 117,5 cm
Florenz, Galleria degli Uffizi

tergrund ist daher als eine künstlerische Umsetzung des humanistischen Gedankenguts zu sehen. Zudem ist die Übernahme antiker Motive in religiöse Bilder keineswegs selten. Antike Sarkophagreliefs waren reiche Inspirationsquelle sämtlicher Renaissance-Künstler. Auch die jugendlichen Hirten bei Signorelli haben hierin ihr Vorbild. Waren die antiken Zitate nicht bewußt wie in diesem Fall als pagane Darstellung eingefügt, so deutete man sie kurzerhand im christlichen Sinne um. Fügt es sich da nicht, daß Vergils viertes Hirtengedicht schon im Mittelalter – fälschlicherweise – als messianische Prophezeiung angesehen wurde?

Eine vergleichbare Kombination von religiösem und paganem Motiv wird später Michelangelo in seinem sogenannten *Tondo Doni* schaffen (Abb. S. 315), bei dem er scheinbar willkürlich zehn nackte Jünglinge als Hintergrund für eine Heilige Familie wählte. Wie dieses ist auch Signorellis Gemälde ein Tondo, zumindest ein scheinbares Rundbild, das in einem monochrom gehaltenen Rechteckrahmen steckt. Es ist damit ein Bild im Bild, fast wie eine gemalte Architektur, die einen Fensterausblick auf eine weite Landschaft gibt. Im oberen Rahmenteil wird die Form des Runds noch einmal durch die beiden kleineren Tondi wiederholt, in denen zwei Propheten ihre Weissagungen auf Versrollen niederschreiben. In einer Muschel zwischen ihnen befindet sich das Bildnis Johannes des Täufers sowie eine einfache Tafel mit der Aufschrift »Ecce Agnus Dei«. Beide Bildkomponenten, der gemalte Rahmen, wie auch das runde Marienbild, stimmte Signorelli genauestens durch Lichtführung und Tonalität aufeinander ab. So beleuchtet eine von links oben kommende Lichtquelle einheitlich das gesamte Gemälde. Ein noch stärkerer Zusammenhalt ergibt sich durch die ockergrün gehaltene Farbe des Rahmens, die im Rundbild im Inkarnat der Figuren, in der Architektur sowie in der Landschaft wieder aufgenommen wird.

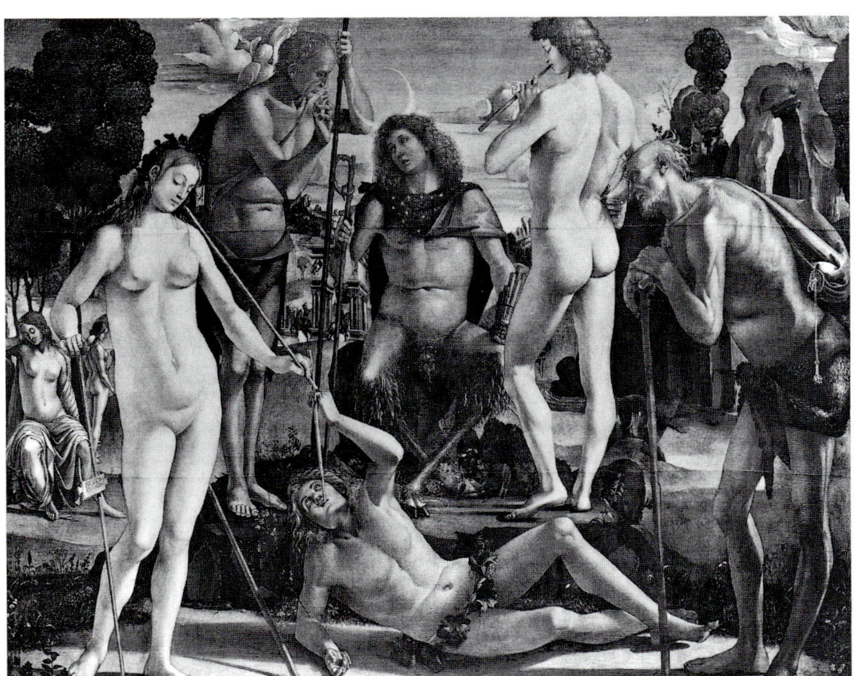

Die Schule des Pan

Schon der Hl. Augustinus bekannte, daß die am schwersten zu deutende Symbolik die schönste sei. Hätte er 1100 Jahre später gelebt, so wäre ihm diese Bemerkung sicherlich beim Anblick von Signorellis *Schule des Pan* (Abb. links) in den Sinn gekommen. Das im Zweiten Weltkrieg vernichtete Bild hat der Forschung immer wieder Anlaß zu neuen Diskussionen gegeben. Es gilt als die älteste und bedeutendste Darstellung des Gottes Pan in der Renaissance, der später vor allem in Rom, im Zusammenhang mit dem neuplatonischen Pantheismus, verherrlicht wurde. Bei Signorelli sitzt der Naturgott, Sohn des Hermes und einer Nymphe, die ihn bocksgestaltig gebar, zwischen mehreren anderen Bewohnern Arkadiens, und dennoch scheint er keinen von ihnen wahrzunehmen. Es sind vier Hirten, die teils musizierend, teils in sich versunken, die vier Menschenalter versinnbildlichen. Die nackte Frau links zusammen mit den beiden weiblichen Gestalten im Hintergrund werden neuerdings als die weiblichen Stimmungsstufen von Selbstzufriedenheit über Melancholie bis zur Unsicherheit gedeutet. Wie auch die *Madonna dell'Umiltà* ist die *Schule des Pan* im Zusammenhang mit dem humanistisch ausgerichteten Medici-Kreis zu sehen,

Luca Signorelli
Detail aus: Die Verdammten

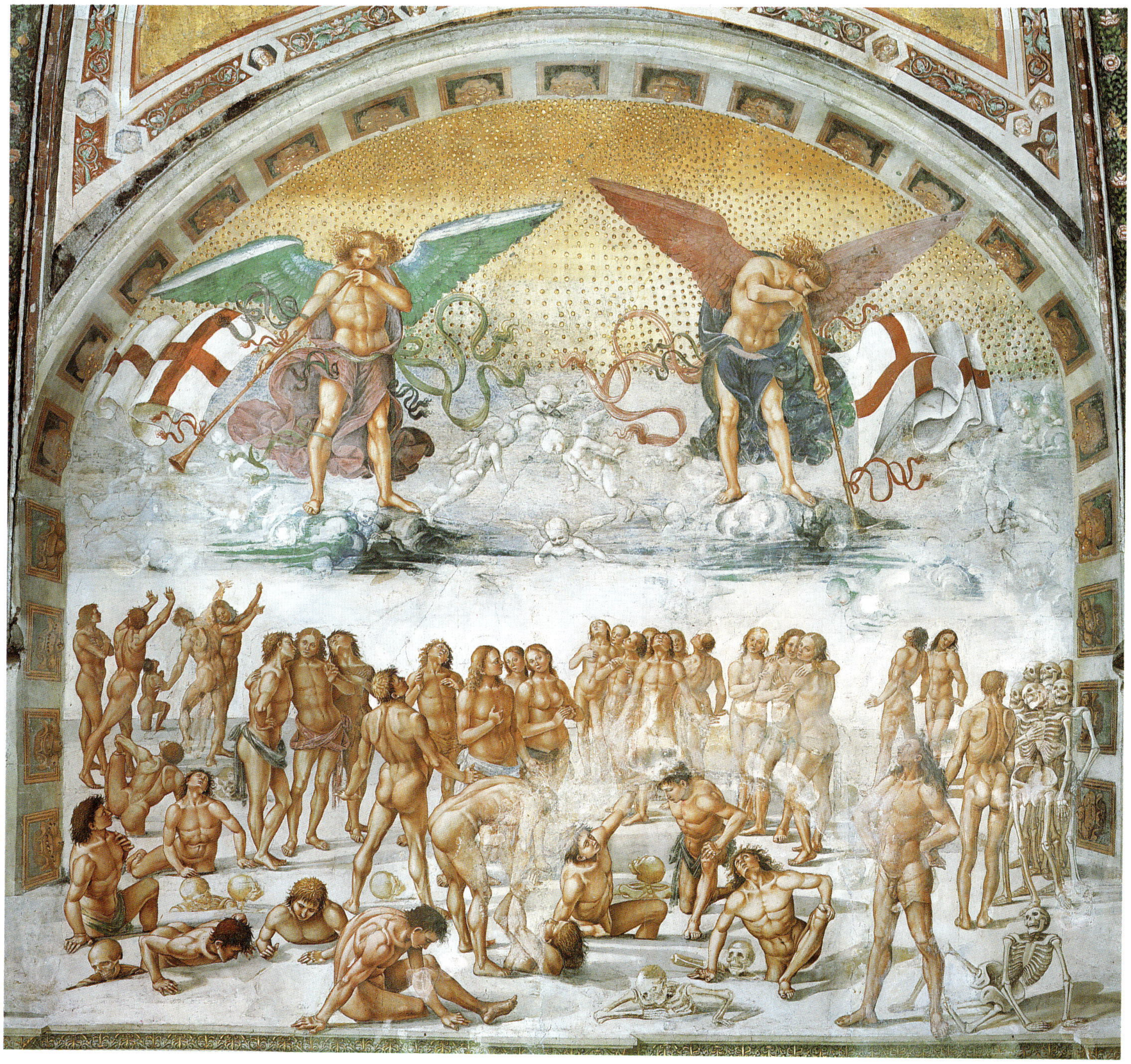

Luca Signorelli
Auferstehung des Fleisches, 1499
Fresko,
Orvieto, Dom, San Brizio-Kapelle

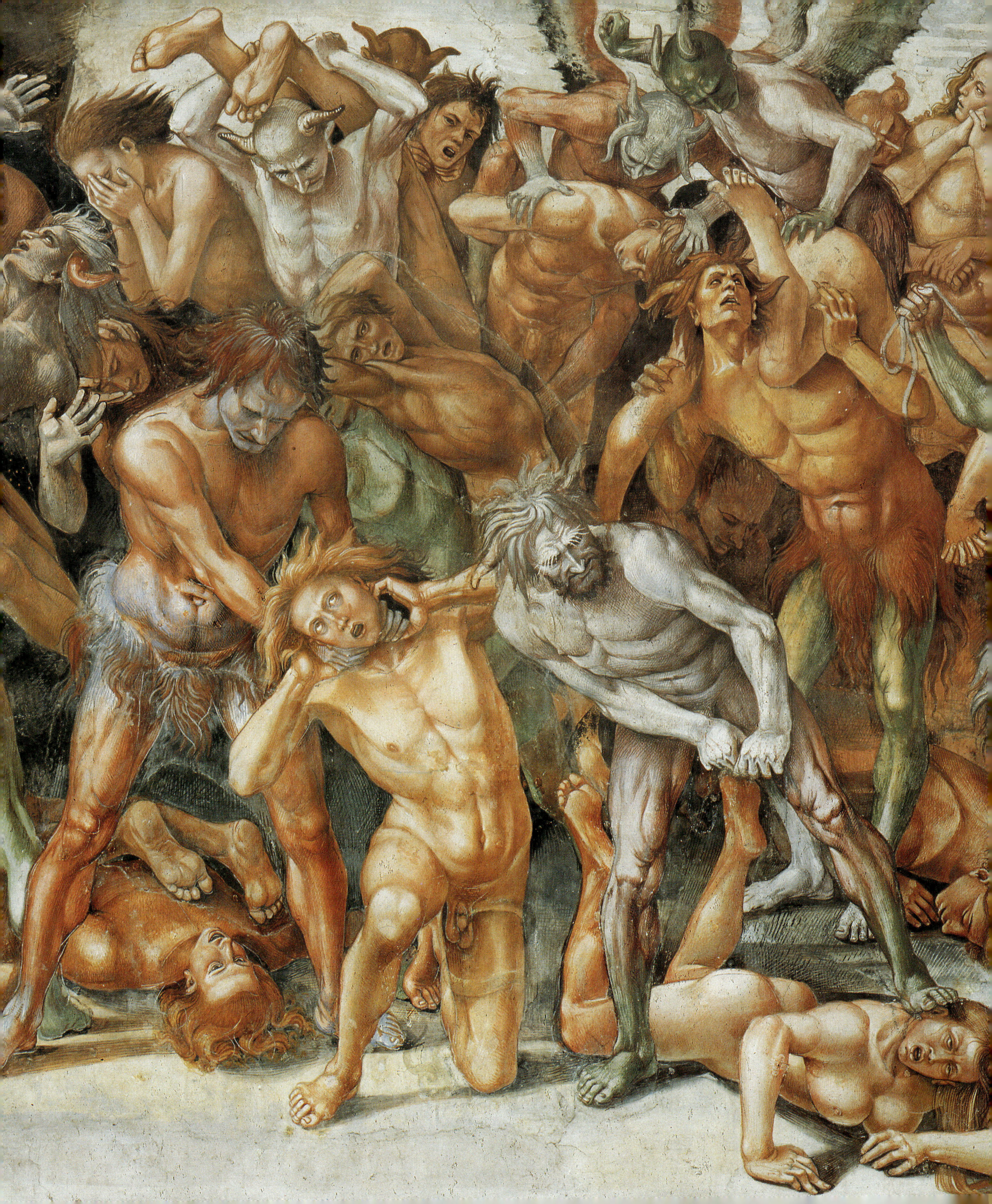

Luca Signorelli
Detail aus: Die Verdammten

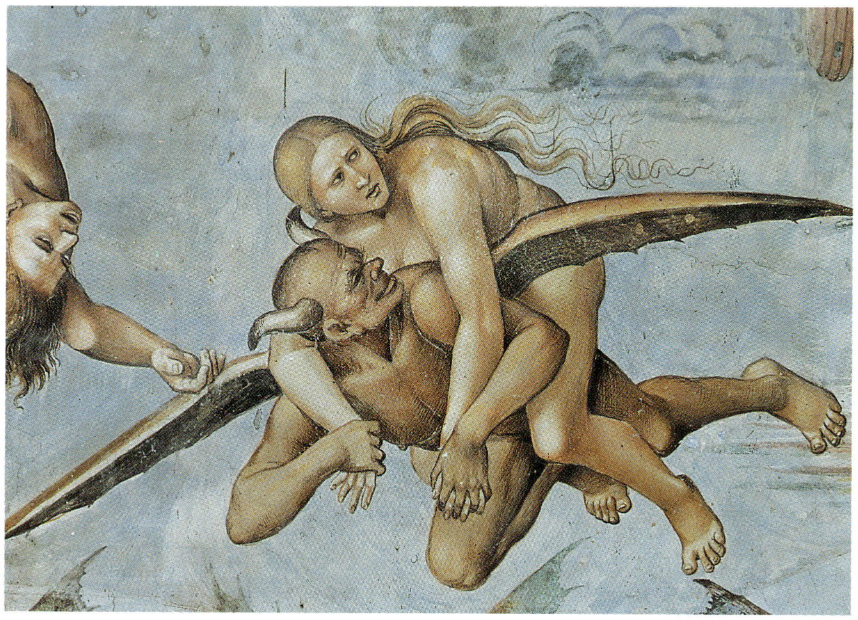

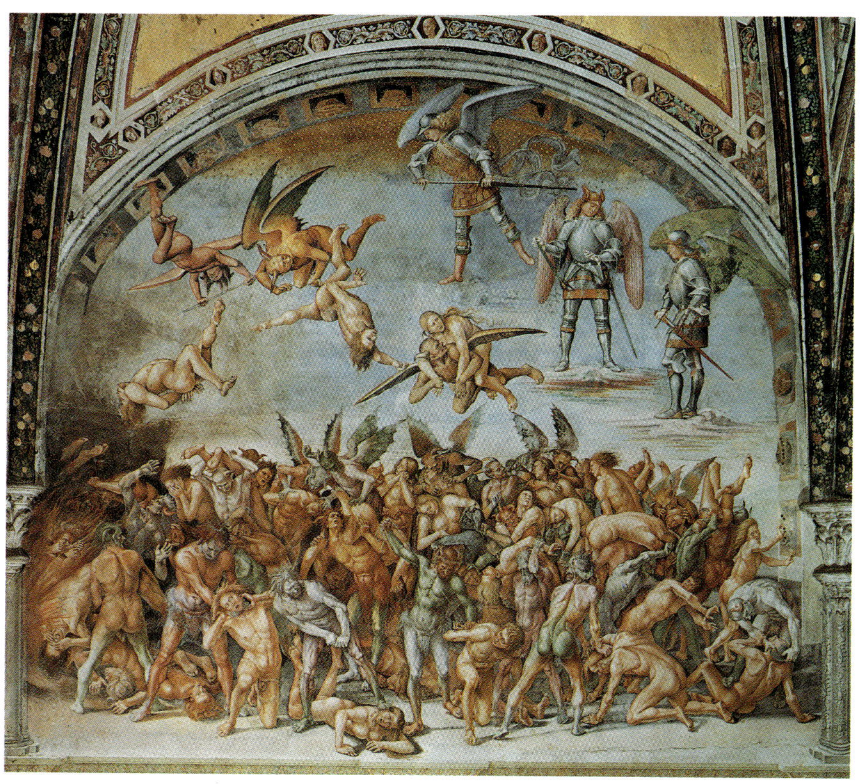

Luca Signorelli
Die Verdammten, 1499
Fresko, Orvieto, Dom, San Brizio-Kapelle

in dem die Gestalt des Pans in Anlehnung an Plutarch als der große Gott des Werdens und Vergehens verstanden wurde.

Das Ende der Welt im Dom zu Orvieto
Zu dem Hauptwerk Signorellis zählen seine Fresken im Dom zu Orvieto. Dort hat er auf dramatische Weise das Ende der Welt auf die Wände der Cappella di San Brizio gebannt. Der Auftrag erfolgte 1499 nach langwierigen Verhandlungen, denn weder Fra Angelico, der fünfzig Jahre zuvor bereits die Gewölbefresken begonnen hatte, noch Pietro Perugino, den man zunächst verpflichten konnte, dessen Arbeit 1489 fortzuführen, brachten das Werk zu Ende. Die endgültige Entscheidung, Signorelli als auszuführenden Künstler zu beauftragen, sollte die Kirchenvorsteher nicht enttäuschen. Fast fünf Jahre stand er auf dem Gerüst und malte die *Geschichte des Antichristen,* das *Jüngste Gericht,* die *Auferstehung des Fleisches,* die *Verdammten,* die *Seeligen* und die *Krönung der Erwählten* in den nassen Putz. Was er nicht innerhalb eines Tagwerkes auf den vorbereiteten Untergrund »al fresco« aufbrachte, konnte er später nur »al secco« auf der trockenen Wand hinzufügen. Diese nachträglichen Korrekturen – es sei dabei auf die im Himmel fliegenden Putti oder den ein oder andere Totenschädel in der *Auferstehung des Fleisches* (Abb. S. 302) verwiesen – verblaßten über die Jahrhunderte.

Unter den genannten Szenen erregte gerade jene *Auferstehung* des Fleisches stets in besonderem Maße die Gemüter. Statt in traditioneller Art die Toten wieder aus ihren Gräbern steigen zu lassen, mühen sich auf das Posaunensignal zweier großer Engel hin die Auferstehenden aus einem amorphen Boden, der nicht aus irdischem Material zu sein scheint. Denn dort, wo die Körper sich emporarbeiten, ist er zäh und nachgiebig, während er sich sofort in steinharte und glatte Materie verwandelt, sobald eine Hand oder ein Fuß sich auf ihm abstützt. Es sind teils kraftvolle Jünglinge, teils noch Skelette, die erst langsam ihre Fleischwerdung vollziehen. So scheint der im Vordergrund sitzende Mann trotz seiner Muskelpakete noch zu erschöpft, um diese gebrauchen zu können und sich aufzurichten. Ebenso ist bei dem am rechten Bildrand Auferstandenen der Prozeß noch nicht gänzlich vollzogen, obwohl er bereits in ein fröhliches Gespräch mit sechs Skeletten verwickelt ist, die um die gemalte Kassettenlaibung herum wie Schauspieler aus der Theaterkulisse drängen. Erst in dem Moment, wo die Auferweckten ihr Leben vollends wiedererlangt haben, werden sie sich ihrer Situation bewußt und blicken ehrfurchtsvoll in die Himmelszone.

Nur selten gibt es in der Kunst der Renaissance eine derartige Fülle von Aktgestalten. Signorellis Interesse galt eindeutig der Zurschaustellung menschlicher Anatomie. Zahlreiche Studien zum Aufbau des Körpers gingen diesem Fresko voraus. Immer wieder variierte er eine einmal gefundene Pose aus unterschiedlichen Blickwinkeln oder hielt den Bewegungsablauf wie in Standbildern eines Film fest. Hat sich das Skelett in der Mitte der ersten Reihe gerade erst mit den Schultern aus dem Boden gequält, so ragt rechts hinter ihm ein bereits Fleischgewordener schon mit dem gesamten Rumpf heraus. Dieser stützt seinen lin-

Piero di Cosimo
Simonetta Vespucci (Kleopatra), um 1485
Öl auf Holz, 57 x 42 cm
Chantilly, Musée Condé

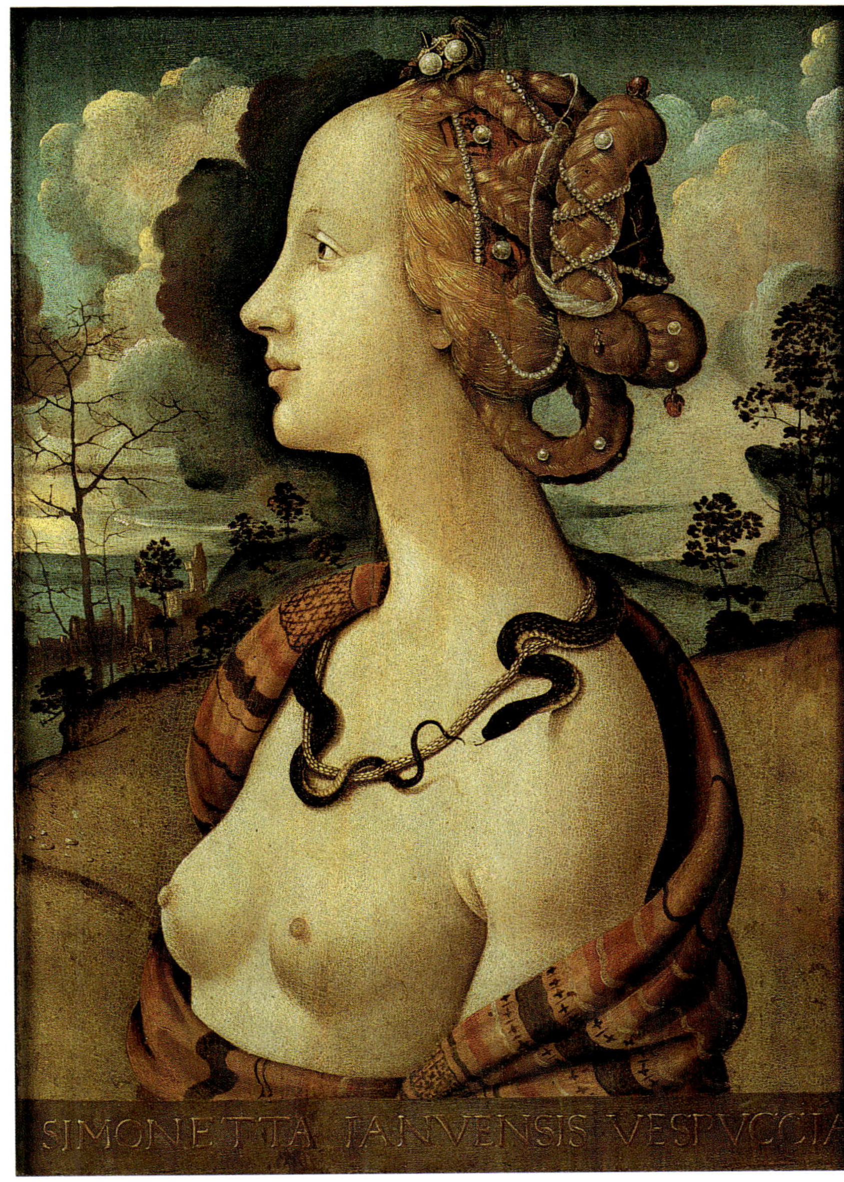

ken Arm auf das Knie und drückt sich – nächste Filmsequenz, nächste Figur dahinter – zum Stand nach oben. Signorelli arbeitete aber auch in dieser Darstellung einige aus der Antike entlehnte Motive ein. Den beiden Dreiergruppen im Hintergrund stand sicherlich die Marmorgruppe der *Drei Grazien* Pate, die Signorelli aus der Libreria Piccolomini des Sieneser Domes gekannt haben mag.

Bei der *Auferstehung des Fleisches* steht noch offen, ob die zum Leben Erweckten dereinst im Paradies oder in der Hölle landen werden. Auf dem schräg gegenüberliegenden Fresko der *Verdammten* (Abb. S. 303/304) ist die Entscheidung bereits gefallen. Es ist eine Szene voller Schmerz und Verzweiflung, deren ausgeprägte Grausamkeit die mittelalterliche Tradition der durchaus nicht zimperlichen Höllendarstellungen noch bei weitem übertrifft. Dicht gedrängt haben sich die farbig-schillernden Dämone – halb Menschgestalt, halb bockshörnige, zottelige Wesen – je eines Verdammten angenommen und quälen ihn mit äußerster Brutalität. Sie würgen ihr Opfer, erdrosseln und fesseln sie, schleudern sie vom Himmel oder geben sie dem Höllenfeuer zur Linken preis. Das Geschehen findet die Billigung dreier bewaffneter Engel, die von kleinen Wolkenbändern her die unter ihnen tosende Menge mit ihren Himmelsschwertern in Schach halten. Signorelli hat hierin sein gesamtes malerisches Können zum Ausdruck gebracht: eine schier unendliche Variationsbreite in den Interaktionen, in der Gestik und Mimik und nicht zuletzt in der Zurschaustellung menschlicher Anatomie, die die kämpfenden Dämone zeigt, als lägen ihre Muskelstänge frei vor Augen. Es ist der End- und vielleicht der Höhepunkt der Kunst des Quattrocento und gleichzeitig ein Übergang zur Malerei der Hoch- und Spätrenaissance. Die schillernde Farbigkeit der Teufelsgestalten weist schon voraus auf das metallische Intonaco der Figuren Michelangelos an der Sixtinischen Decke (Abbn. S. 316–326) oder die manieristischen Farbchangierungen eines Pontormo (Abbn. S. 342–345).

Piero di Cosimo

Piero di Cosimo, dessen eigentlicher Name Piero di Lorenzo lautet, wurde 1462 in Florenz geboren und starb auch dort (1521). Doch seine Bilder haben mit der Florentiner Maltradition wenig gemein. Ging diese von einer feinen Liniensprache aus, setzte Piero di Cosimo eher auf farbliche Zusammenklänge. Er war mehr Maler denn Zeichner. So ist sein Stil beeinflußt von den atmosphärischen Landschaftsdarstellungen des frühen Leonardo. Dieses kommt im blaudunstigen Hintergrund der zahlreichen Madonnenbilder ebenso zum Tragen wie in seinen mythologischen und geschichtlichen Szenen. Piero stand der Sinn stets nach ausgefallenen Themen. Während andere Künstler die Erschaffung der Welt mit Darstellungen aus der Genesis nach dem 1. Buch Moses auf die Leinwand bannten und dabei Eva aus Adams Rippe entstehen ließen, wollte Piero di Cosimo in seinen pseudo-historischen Darstellungen die Urzeit eher durch Satyren und Kentauren bevölkert wissen, wie sie einst mit Keulen auf Löwen- und Bärenjagd gingen.

Der ganze Umfang seines Werkes ist noch immer schwer zu bestimmen denn keines seiner überlieferten Bilder ist signiert, datiert oder urkundlich belegt. Als wichtigste Quelle für die Zuschreibung dient daher Vasaris Biographie, die er rund 30 Jahre nach dem Tode Pieros verfaßte. So berichtete Vasari auch von einem »hübschen Kopf einer Kleopatra mit einer Viper um den Hals«. Die Beschreibung paßt auf ein später als *Simonetta Vespucci* (Abb. oben) bekannt gewordenes Gemälde. Es zeigt das markant vor eine dunkle Wolke gesetzte Profil einer jungen Dame, deren geflochtene Haartracht reich mit Perlen durchwirkt ist. Der über die Schulter und Brüste rutschende Umhang lenkt den Blick auf eine Schlange, die sich um ihre goldene Halskette windet. Es war diese Schlange, die Vasari dazu veranlaßte, die Dargestellte als Kleopatra zu identifizieren, da die ägyptische Königin bekanntermaßen mithilfe einer Viper Selbstmord verübte. Der heute geläufige Titel *Simonetta Vespucci* rührt hingegen von der auffälligen

Melozzo da Forlì
Christus in der Glorie, um 1481–83
Fragment aus der Himmelfahrt Christi
Fresko, auf Leinwand übertragen
Rom, Palazzo Quirinale

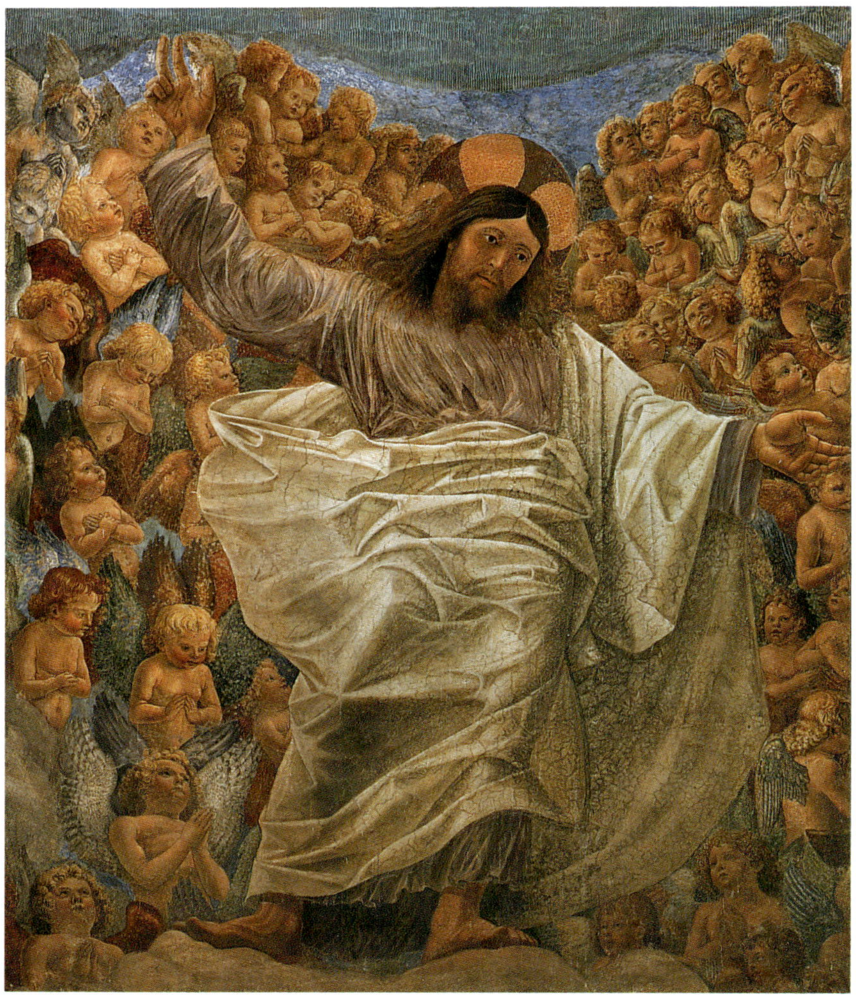

Inschrift am unteren Bildrand her, die später, vermutlich in der Zeit, als das Bild in den Besitz der Familie Vespucci gelangte, hinzugefügt wurde. Diese Zutat kann als Folge ehrgeiziger Pläne angesehen werden, um der durch Polizians »Stanzen« berühmt gewordenen Ahnin nachträglich auch ein künstlerisches Denkmal zu setzen.

Aufgrund des traditionellen Profilbildes vor einer weiten Landschaft wird das Gemälde zumeist in das Frühwerk Piero di Cosimos datiert, also in eine Zeit, als er noch Schüler von Cosimo Roselli war, der ihn wie einen Sohn in seiner Werkstatt aufgenommen hatte und nach dem er den Beinamen »di Cosimo» trug. Da alle Wege bekanntermaßen nach Rom führen, ging auch er zusammen mit Roselli 1481 auf Geheiß Sixtus IV. in den Vatikan, um an den Fresken der Sixtina mitzuwirken.

Melozzo da Forlì – pictor papalis

Zeitgenossen rühmten Melozzo da Forlì (1438–1494) als einen der angesehensten und besten Maler seiner Zeit in Rom, und doch geriet seine Kunst bald in Vergessenheit, wurde überschattet von dem Ruhm der nachfolgenden Künstlergeneration des Cinquecento mit Malern wie Raffael und Michelangelo. Erst in diesem Jahrhundert wurde Melozzos wichtige und fortschrittliche Stellung innerhalb der römischen Frührenaissance-Malerei hervorgehoben.

Es ist so gut wie nichts bekannt über die Ausbildung und das Frühwerk Melozzos, doch zeigen die späteren Werke, daß der Maler der Kunst Piero della Francescas in besonderem Maße verpflichtet war. Möglicherweise hat Melozzo Pieros Malerei in dem nicht weit von Forlì entfernten Ferrara studieren können, oder aber er stand in direktem Kontakt mit Piero am Hofe Federico da Montefeltros in Urbino, wo Melozzo als Maler tätig war.

Die erste sicher erhaltene Nachricht über Melozzos künstlerische Aktivität weist ihn bereits als Maler des Papstes Sixtus IV. aus, als »pictor papalis«, für den er Freskenarbeiten in der Vatikanischen Bibliothek ausführte. Davon hat sich das um 1480-81 entstandene grandiose Fresko erhalten, das den Papst mit vier seiner Neffen und dem Bibliothekar Platina zeigt (Abb. rechts). Die Darstellung beeindruckt durch die an Piero della Francesca erinnernde Monumentalität der unbeweglichen, eigentümlich voneinander isolierten Figuren mit ihren schweren Gewändern. Das Fresko hing ursprünglich gegenüber dem Eingang zur Lateinischen Bibliothek, die von Sixtus neu gestaltet wurde. Der Papst hatte sie für die Öffentlichkeit zugänglich gemacht, was auf die Funktion des Freskos als öffentliches Repräsentationsbild verweist: Es ist glanzvolles Zeugnis der Herrschaft und des Mäzenatentums Sixtus' IV., dessen öffentliche Stiftungen in der von Platina verfaßten Inschrift verherrlicht werden.

Nach den Arbeiten an der Vatikanischen Bibliothek schuf Melozzo um 1480–81 das Apsisfresko von Santi Apostoli zu Rom, das trotz des fragmentarischen Erhaltungszustandes zu seinen Hauptwerken gezählt werden muß. Das einst riesige Fresko mit der *Himmelfahrt Christi* ist uns heute in sechzehn auf Leinwand übertragenen Fragmenten überliefert, von denen die Darstellung *Christi in der Glorie* (Abb. links) besonders hervorzuheben ist. Einzigartig ist dabei die Kühnheit der illusionistischen Malerei, mit der von unten gesehenen und in schwierigen Verkürzungen wiedergegebenen Figur Christi. Die meisterhafte Bewältigung der perspektivischen Schwierigkeiten sowie die illusionistische Öffnung der Apsis in den freien Himmel lassen das Fresko zu einem Meilenstein in der Entwicklung der illusionistischen Deckenmalerei Roms werden, das erst in der Malerei des 16. Jahrhunderts seine Nachfolge finden sollte.

Melozzo da Forlì
Papst Sixtus IV. mit vier Neffen und dem knienden
Bibliothar Platina, um 1480–81
Fresko auf Leinwand übertragen, 370 x 315 cm
Rom, Pinacoteca Vaticana

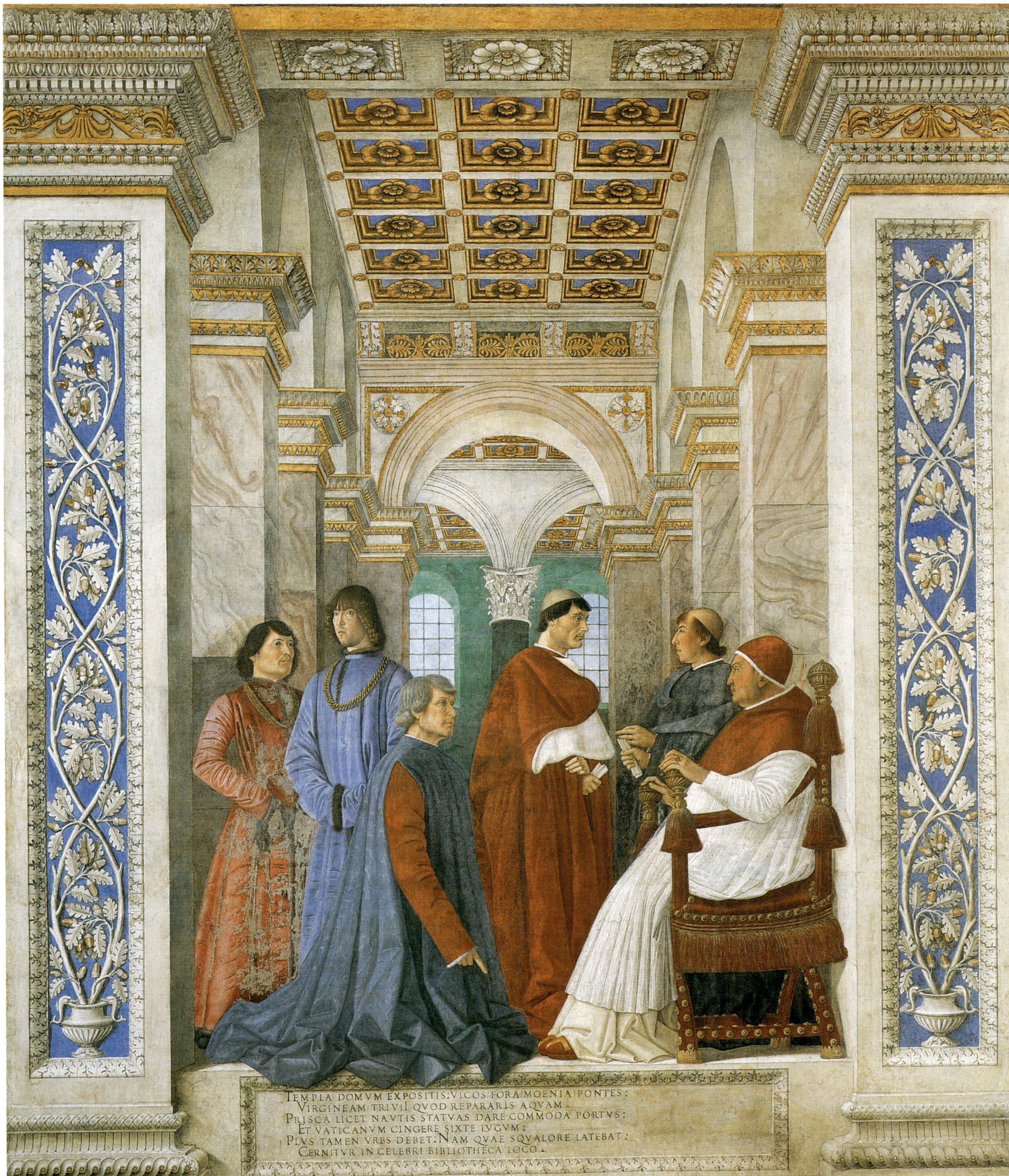
TEMPLA DOMVM EXPOSITIS: VICOS FORA MOENIA PONTES:
VIRGINEAM TRIVII QVOD REPARARIS AQVAM.
PRISCA LICET NAVTIS STATVAS DARE COMMODA PORTVS:
ET VATICANVM CINGERE SIXTE IVGVM:
PLVS TAMEN VRBS DEBET: NAM QVAE SQVALORE LATEBAT:
CERNITVR IN CELEBRI BIBLIOTHECA LOCO.

Alexander Rauch

Malerei der Hochrenaissance und des Manierismus in Rom und Mittelitalien

So kurz die Zeitspanne auch war, die wir »Hochrenaissance« nennen, diese wenigen Dezennien zwischen etwa 1490 und 1530 wurden schon immer als die glänzendste Epoche, als eine wahre »Hoch-Zeit« der Renaissance gesehen. Bereits der zeitgenössische Künstlerbiograph Giorgio Vasari sah dies so, und ebenso die Künstler selbst, nun nicht selten in einer Person Maler, Bildhauer und Architekten. Sie alle waren vom Gedanken erfüllt, am Höhepunkt einer im Quattrocento vorbereiteten, neuen geistigen wie künstlerischen Weltauffassung zu stehen. Der Dichter und Staatsmann Baldassare Castiglione (1478–1529), von dem Raffael ein Porträt schuf (Abb. S. 336), führt uns in seinem »Libro del Cortegiano«, dem Buch vom Höfling, einen hochgebildeten, sensiblen Menschen der Hofgesellschaft vor, der auch dem heutigen Leser als im weitesten Entwicklungssinne »reif« erscheinen muß. Seit dem 14. Jahrhundert und den großen Dichtungen eines Dante hatte die Literatur des Quattrocento lediglich Ritterromane, leichte Novellen und allenfalls philosophische Betrachtungen hervorgebracht, die versuchten, griechischen Mythos mit christlicher Heilslehre zu verbinden. Nun sind Dantes Verse wieder in aller Munde, und einem Michelangelo wird nachgesagt, daß er ganze Teile aus der »Divina Commedia« rezitieren konnte. Das Nachdenkliche, der Ernst, das Bedeutsame, die verantwortungsbewußte Handlung werden mehr und mehr zu Erwartungen an den gebildeten Adeligen und Bürger, was uns nicht zuletzt durch die Porträts der neuen Zeit vermittelt wird, auf denen die Gesichtszüge der Porträtierten nicht nur individuelle Reife, bis hin zur Modeerscheinung der Melancholie, sondern auch die Erfülltheit der Epoche spüren lassen. Vieles scheint selbstverständlich geworden zu sein: Die Errungenschaften der Perspektive etwa, um die sich die Künstler des Quattrocento noch so sehr bemüht hatten, boten sich nun als geläufiges Handwerkszeug an. Seit Leonardo geht es mehr um eine Perspektive der Luft und des Lichtes oder um die tiefere Erfassung und Wiedergabe seelischer Zustände. Auch die Kenntnisse um die Formen der Antike hatten inzwischen einen so hohen Stand erreicht, daß es nun nicht mehr nachzuahmen galt, sondern selbst im Geiste dieser noch immer als Wertmaßstab geltenden antiken Vorbilder zu wirken.

»Hochrenaissance« hat einen anderen Klang als »Hochgotik« oder »Hochbarock«. Mit dem Höhepunkt der Renaissance ist die Vorstellung von einem Stil verbunden, der sich als Erfüllung und Vollendung von den vorbereitenden Stufen der Proto- oder Frührenaissance absetzt und der – im Prinzip – kein »Danach« mehr duldet. So kann der Manierismus, der zeitlich unmittelbar folgt, keineswegs als eine Weiterführung verstanden werden, weder formal noch geistig, sondern als eine Infragestellung scheinbar unumstößlich gewordener Gesetzmäßigkeiten. Auch das wußten bereits die Künstler dieser Zeit. Vorausgesetzt nun, daß Stileinteilungen immer etwas Willkürliches haben, daß sie Behelf sind und sich wandeln – so hat die Kunstgeschichtsschreibung noch um die Jahrhundertwende den Barockstil als »Spätrenaissance« bezeichnet –, werde ich hier mit Blick auf den Vollendungscharakter der Hochrenaissance der Stileinteilung in: Frührenaissance, Hochrenaissance, Manierismus, Barock und Spätbarock folgen.

Leonardo da Vinci
Verkündigung, um 1473–75
Öl auf Holz, 98 x 217,2 cm
Florenz, Galleria degli Uffizi

ABBILDUNG UNTEN:
Andrea del Verrocchio und Leonardo da Vinci
Detail aus: Taufe Christi (Abb. S. 274)

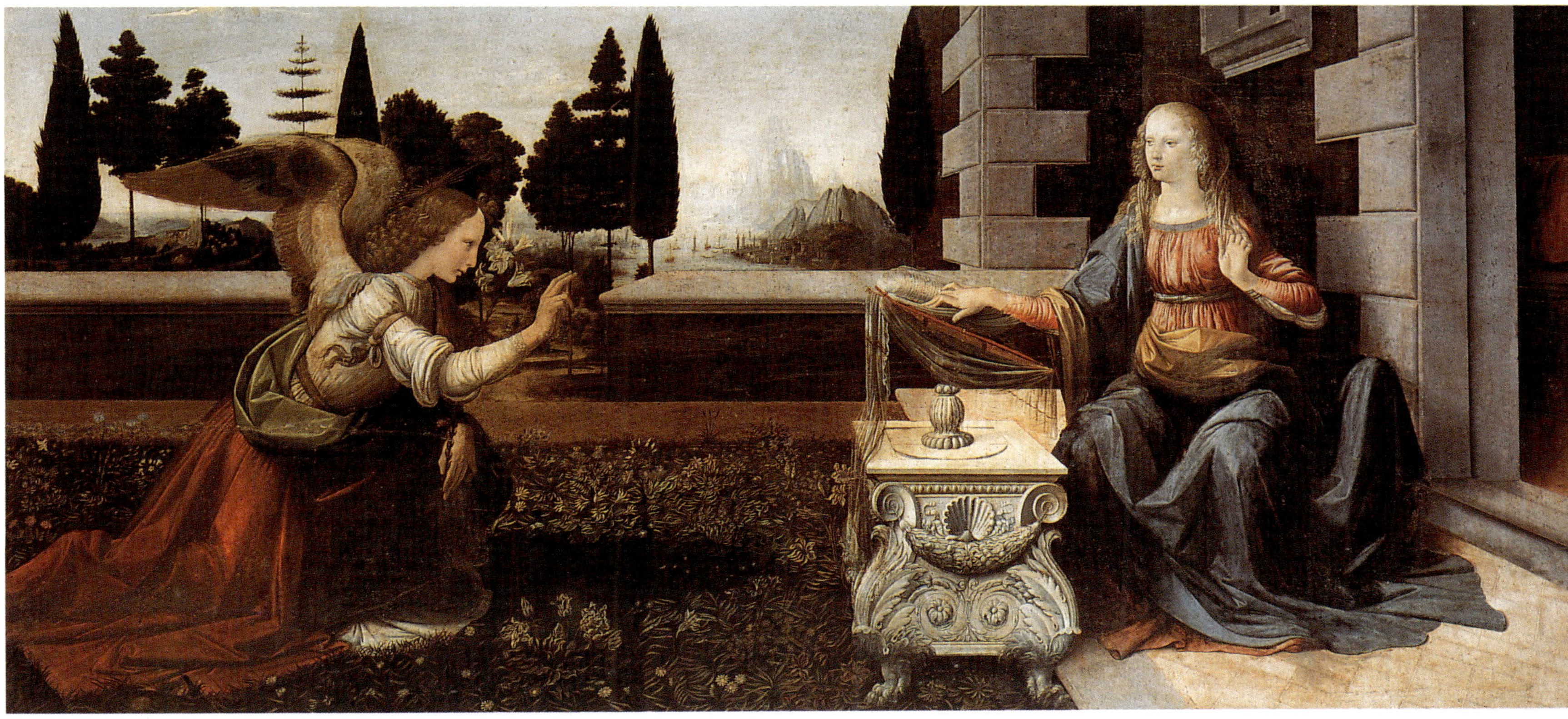

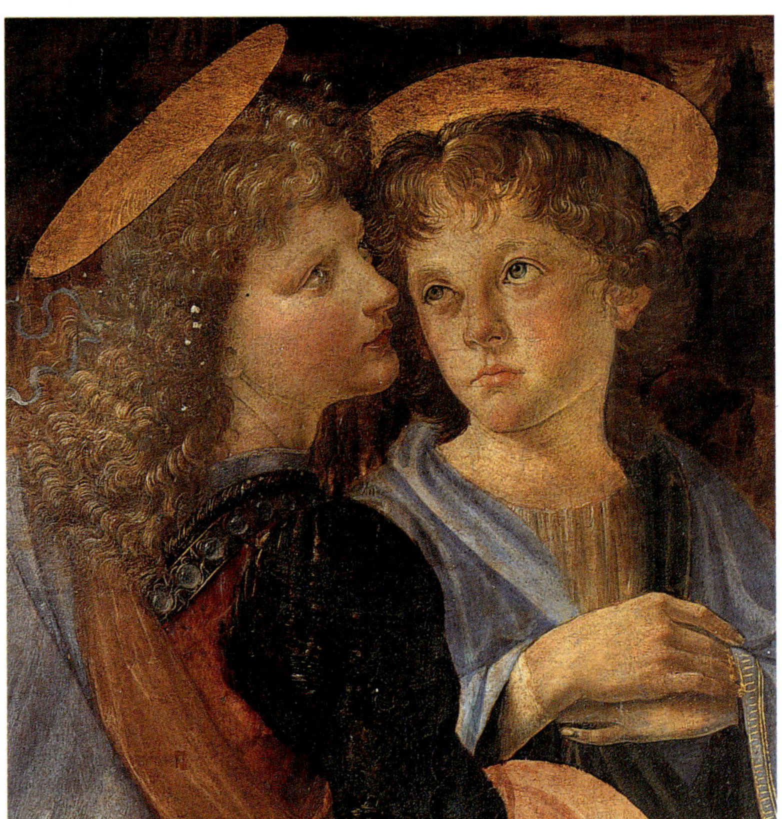

Um das Charakteristische des Stils der Hochrenaissance in wenige Worte zu fassen, lassen sich einige Merkmale für alle Gattungen – Malerei, Bildhauerei und Architektur – nennen: Anstelle vielteiliger Szenerien oder Einzelformen, statt filigraner Ornamentik finden wir nun die Reduktion der Form auf einfache, aber großzügige Verhältnisse. Die Buntfarbigkeit – die uns in der Frührenaissance sowohl in der Malerei wie auch in der Architektur begegnet – wird durch eine Betonung auf wenige Farbhauptklänge ersetzt, bis hin zur Monochromie. Die einfache, große Form, das Bestreben nach letztlicher Gültigkeit, im psychischen Ausdruck wie auch in der Komposition, die nun weder Hinzufügen noch Weglassen duldet, das sind jetzt die formalen Ideale. In der Malerei fällt besonders auf, daß die Figuren größer werden. Figurengruppen, auch Einzelfiguren füllen oft den gesamten Bildraum; zu dieser Entwicklung hat wohl Michelangelo am meisten beigetragen. Durch die Zentralperspektive war es den Malern der Frührenaissance gelungen, den Betrachterblick ins Bild hineinzuziehen, Figuren im Vordergrund fungierten dabei zuweilen als Mittler. In diesen Bildern erscheinen die Szenerien aber noch wie in einem Guckkasten gesehen, alle Bewegung bleibt im Bildraum; ein ausholender Arm führt nie über die Bildebene zum Betrachter hinaus. Jetzt aber, in der Hochrenaissance, scheint die Figur aus dem Bild herauszutreten oder herauszugreifen. Die *Libysche Sibylle* Michelangelos (Abb. S. 322) ist ein Beispiel dafür: Die Achse ihrer ausgreifenden Arme und des weitaufgeschlagenen Buches ist länger als der gemalte Tiefenraum – man stelle sich ihre Drehung nach vorne vor, und Arme und Buch würden uns entgegenkommen, wie wir dies in keinem Frührenaissancebild finden. Es ist bezeichnend, daß es gerade ein Bildhauer war, der nun auch in der Malerei diese vorspringende Greifbarkeit entwickelt.

Im Gegensatz zur Vielzahl der Künstler der Frührenaissance, von denen jeder seinen eng umschreibbaren Beitrag zur Stilentwicklung geleistet hatte, stehen jetzt im mittelitalienischen Raum nur noch drei große, ja überragende Namen da: Leonardo da Vinci, Michelangelo Buonarroti und Raffaello Santi. (In Norditalien und Venedig stehen ihnen Tizian, Giorgione und Correggio gegenüber, die im folgenden Kapitel behandelt werden). Schon die Lebensgefährten von Leonardo, Michelangelo und Raffael, die Biographen Giorgio Vasari und Ascanio Condivi, und erst recht die spätere Kunstgeschichtsschreibung haben gerade in diesen drei Künstlern die Erfüllung der Kunst der Renaissance gesehen. Der Geniekult des 19. und beginnenden 20. Jahrhunderts hat es nicht versäumt, diese drei Namen als Fixsterne der Anhimmelung darzubieten, und es hat auch nicht an Vergleichen gefehlt: Man sah in Michelangelos Genie eine Seelenverwandtschaft mit dem ebenfalls grüblerischen und kämpferischen Beethoven, man verglich die »göttliche Leichtigkeit« und Harmonie des jugendlichen Raffael mit der Klassik des ebenso jung verstorbenen Mozart. Wie wenig uns heute diese Art des Geniekults entsprechen mag, in einem Punkt können wir den Betrachtungen älterer Kunstgeschichte dennoch folgen, in der Erkenntnis nämlich, daß wir es tatsächlich mit drei grundverschiedenen Künstlercharakteren zu tun haben, deren jede sich unverwechselbar darstellt: Leonardo, der Forscher und Grübler, der Erfinder technischer Apparaturen und Kriegsmaschinen, der malende Philosoph und Analytiker, der schon lange vor Kopernikus in seinen spiegelverkehrten Schriften den Satz formulierte: »Die Sonne bewegt sich nicht«, er hinterließ Werke der Verrätselung und Fragestellung. Michelangelo, der Einzelgänger, der verbissene Kämpfer, als den uns seine Biographen schildern, der sich schon als Junge im Zweikampf den entstellenden Knick seines Nasenbeines zuzog, der um die Schönheit rang, er hinterließ ein Werk des Kampfes und der Herausforderung. Und schließlich Raffael, der junge, von Erfolg Umsonnte, der auf seinem Malgerüst erschien wie ein apollinischer Jüngling auf der Bühne, er hinterließ ein Werk im klangreinen Ton versöhnender Harmonie. Natürlich ist auch unsere Rezeption beeinflußt von den Interessen der Zeit und Idealen wie von persönlichen Vorlieben.

Knüpfen wir noch einmal an das oben Gesagte über den Stil der Hochrenaissance an: Vielleicht gibt es ja eine Antwort darauf, warum die Stilformen nun mit einemmal so großzügig werden, warum die Bildformate größer, die Bildzyklen in ihrer didaktischen Aussage klarer, warum die Formen eindeutiger werden, und schließlich auch darauf, warum die Bildaussagen weit allgemeiner und allgemein verständlicher werden. Hatte nämlich die Frührenaissance nur Italien angesprochen, so richtet sich die Hochrenaissance nunmehr an die Welt. Ganz Europa blickt jetzt nach Italien, aber nicht mehr auf Florenz und die kleineren Zentren des Quattrocento, sondern nach Rom. Die künstlerische Wirkung, die nunmehr von hier ausgeht, ist nicht anders als epochal zu nennen. Sicher hatte auch das Quattrocento kunstliebende Päpste gehabt, aber erst lange, nachdem das Exilpapsttum in Avignon zu Ende gegangen war und sich in Rom nun auch eine Macht- und Wirtschaftskonzentration entwickelte, konnte sich die »Ewige Stadt« unter den beiden Päpsten Julius II. und Leo X. wieder der alten imperialen Stellung bewußt werden. Nur durch die Übernahme des geistigen antiken Erbes durch den Pontifex Maximus sind solche megalomanen Denkmalprojekte wie das Juliusgrabmal oder Bildprogramme wie Michelangelos Deckengemälde in der Sixtina und die Stanzen Raffaels zu denken.

In der Weite Roms also, mit seinem unbeengten Panorama, in dem sich neben kolossalen Trümmern antiker Tempel frühchristliche Kirchen frei dazugestellt hatten, wo sich großbogige Aquädukte zwischen den sieben Hügeln hinzogen, konnte sich ein ebenso freier, weit ausholender Stil optimal entwickeln. Die Bilder der Hochrenaissance wurden nicht mehr zur Ehre und zum Stolz kleinerer oder mächtigerer, sich untereinander befehdender Adelsfamilien der engen toskanischen Städte gemalt, sondern für ein Papsttum, das sich als Erbe des imperialen Roms ansah, und für ein Publikum, das nun bald aus ganz Europa hierherströmte. Michelangelos letztes Werk, der Entwurf zur Kuppel des Petersdomes, erst lange nach seinem Tode ausgeführt, ist folgerichtig der Schlußpunkt dieses weltweiten Denkens, das die große Form gefordert hatte, die für die Hochrenaissance so charakteristisch ist.

Leonardo da Vinci

Der Älteste dieses Dreigestirns ist Leonardo (1452–1519). Nur wenig jünger als Botticelli, jedoch 23 Jahre älter als Michelangelo, ragt er neben diesem und Raffael über die Künstler seiner Zeit weit hinaus. Als außerehelicher Sohn des Florentiner Notars Pier d'Antonio di Ser Piero und der Magd Caterina im Kastell des Bergortes Vinci oder, wie andere meinen, im Dorf Anciano bei Vinci geboren, erlebt er noch fast die Hälfte des Quattrocento und ebnet in dieser Zeit die Wege zur Hochrenaissance. Schon Vasari hat Lobreden über ihn gehalten: »Veramente mirabile e celeste era Leonardo...« schrieb er, »wahrlich bewunderswürdig und göttlich begabt ... daß er für alles, auch für die schwierigsten Sachen mit Leichtigkeit die rechte Lösung fand. Kraft vereinte sich mit Klugheit, weitumfassende bedeutsame Lebensauffassung beherrschte seine Seele. Der Ruhm seines Namens klang weithin, und zwar nicht nur in seiner Zeit, sondern auch über seinen Tod hinaus«.

Der junge Leonardo, als Lehrling zu Andrea Verrocchio in die Werkstatt gegeben, überflügelt schon in seiner Erstlingsarbeit den Geist der Epoche. Sein frühestes uns bekanntes malerisches Werk ist ein knieender Engelsknabe in Verrocchios um 1470 begonnener *Taufe Christi* (Abb. S. 309). Wenn die Legende stimmt, daß Meister Verrocchio den Malpinsel für immer aus der Hand gelegt hat, um sich auf das Bildhauerwerkzeug zu beschränken, nachdem ihn der junge Leonardo dermaßen übertroffen hatte, dann ermessen wir die Wir-

Leonardo da Vinci
Anbetung der Könige (unvollendet), um 1482
Holz, 246 x 243 cm
Florenz, Galleria degli Uffizi

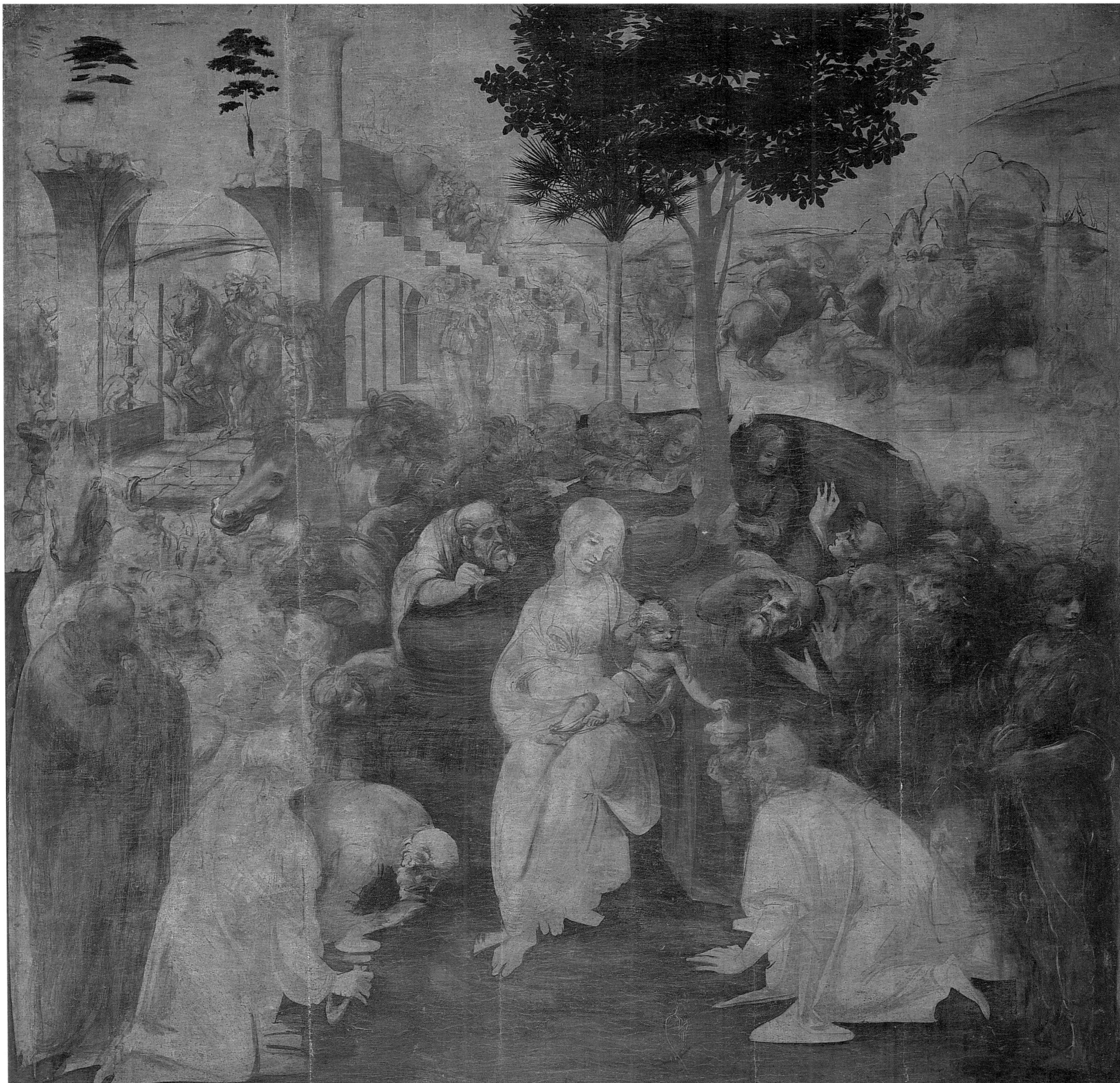

Leonardo da Vinci
Anna Selbdritt, um 1510
Holz, 168 x 112 cm
Paris, Musée du Louvre

ABBILDUNG GEGENÜBER:
Leonardo da Vinci
Burlington-House-Karton (Anna Selbdritt), 1499–1501
Kohle, überhöht mit Weiß, auf braunem Karton, 139,4 x 101,3 cm
London, The National Gallery

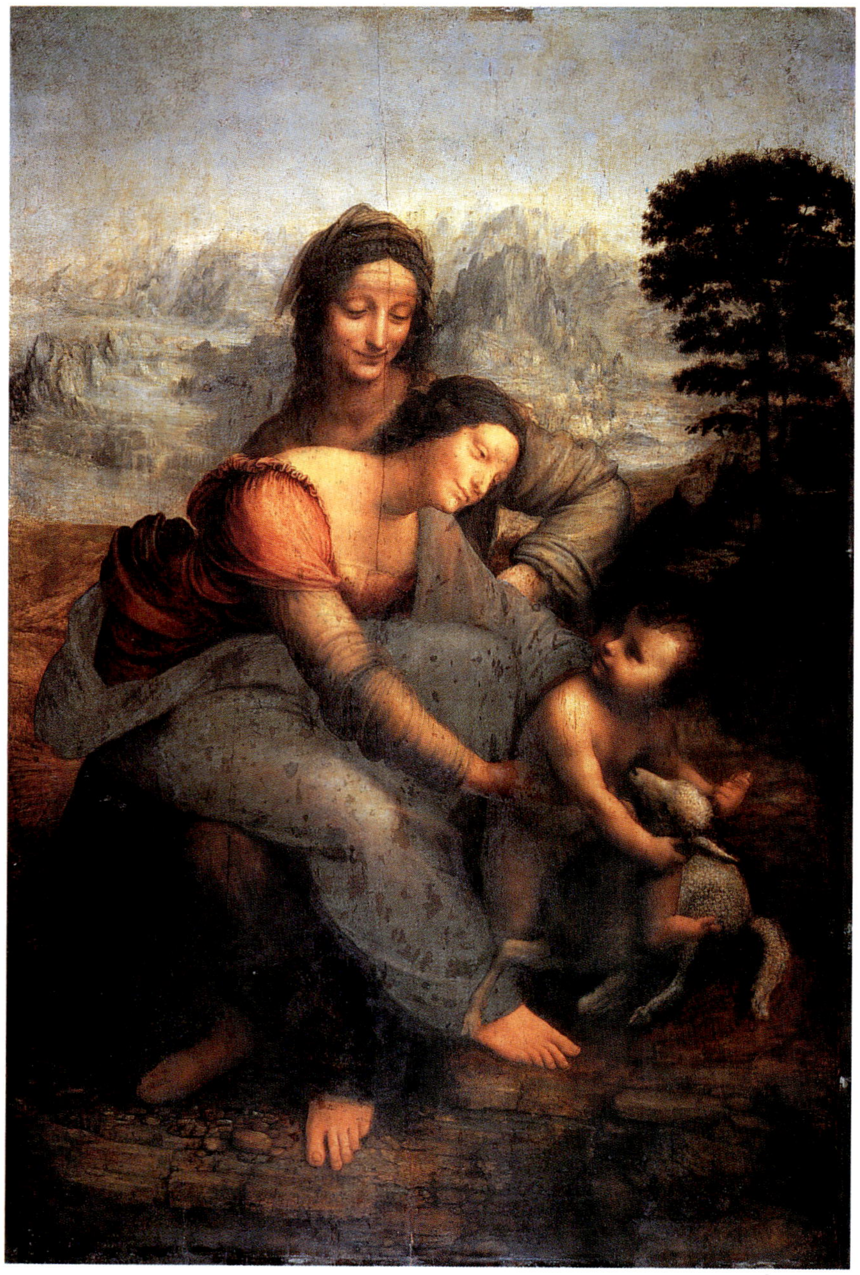

kung, die Leonardos Malerei schon in seiner Zeit ausgelöst hat. Man sollte sich das ganze Bild Verrocchios vorlegen (Abb. S. 274) und in diese Taufszene vertiefen, die Auffassung der Gestalten vergleichen, des Inkarnats, und man wird sich sogleich dem Urteil anschließen müssen. Auch der landschaftliche Hintergrund ist Leonardo zuzuschreiben, suchen wir doch in Verrocchios Malerei vergeblich ein solches leonardeskes phantastisches Weltbild. Entgegen den gewollt erscheinenden mimischen Ausdrucksgebärden in Verrocchios Gestalten ist einzig Leonardos Engel von tiefer Beseelung erfüllt. Auch der Meister hat versucht, dem anderen knieenden Engelsknaben durch einen nach oben gedrehten Blick so etwas wie Ergriffenheit mitzugeben, aber der Blick wirkt so leer und gestellt, wie der eines modellsitzenden Jungen, der eben gebeten wird, die Augen andächtig nach oben zu richten. Dem Engel Leonardos dagegen glaubt man die innere Anteilnahme, bemerkenswert ist auch die innehaltende und doch bewegte Körperhaltung dieses Knaben. Das ist die eine Seite der hohen malerischen Leistung schon des jungen Leonardo, die andere ist die Behandlung des Stofflichen und der Komposition. Wie schwere, in glänzende Bruchfalten sich legende Seide präsentiert Leonardo das Gewand des Engelsknaben. Ungeschickt teigig dagegen wirken die Stoffalten des Verrocchio-Engels. Lediglich dessen Hände verraten meiner Meinung nach die Autorschaft oder zumindest Mithilfe Leonardos, denn in der knochig-knorpeligen Art, auch, wie sie mit langen Fingern so dominierend die Zeigerichtung betonen, finden wir solche Hände bei Leonardo wieder, im Porträt der *Cecilia Gallerani* etwa (Abb. S. 374) oder bei dem Engel der *Felsgrottenmadonna* (Abb. S. 373), aber auch beim Engel des bald darauf folgenden Gemäldes, Leonardos *Verkündigung* (Abb. S. 309).

Diese *Verkündigung* entstand um 1473–75, und es leuchtet ein, daß auf den großartigen Erfolg des jungen Leonardo mit seinem »Engel« sogleich ein motivverwandtes Bild folgte. Das Gemälde ist erstmals 1867 als Originalwerk Leonardos in den Uffizien ausgestellt und öffentlich diskutiert worden, und es hat unbegreiflicherweise bis zuletzt Stimmen gegeben, die eine kleinere, fraglos ungelenk gemalte Variante des Bildes (Louvre) als aus Leonardos Hand, dieses dagegen zum Werk eines anderen Malers erklären wollten. Gewiß befremdet die für Leonardo untypisch detaillierte Präzision des ornamentierten Steintisches, an dem Maria sitzt, oder die kühle Geradlinigkeit in der Rustika des Gebäudes. Wahrscheinlich sind diese Bildelemente auch von anderer Hand fertiggestellt worden, etwa von Ghirlandaio oder einem Schüler der Verrocchio-Werkstatt. Auch darf man annehmen, daß Leonardo, der ja viele seiner Gemälde unvollendet hinterließ, gerade ein solches, über zwei Meter breites Bild lieber von anderer Hand hat zu Ende führen lassen. Aber die drei wichtigsten Elemente: der Engel, Maria und der abendliche Landschaftshintergrund sind für Leonardos Auffassung und seinen bleibenden Stil derart charakteristisch, daß niemand anderer dafür in Frage kommt. Nie vorher wurde eine *Verkündigung* so gesehen. Wenngleich die Gesamtauffassung, die Komposition oder die auffallende perspektivische Linienführung noch durchaus dem Quattrocento angehören, so ist das Neue im landschaftlichen Hintergrund, im Licht, in der Haltung der Figuren und im Ausdruck der Gesichter zu sehen. Ein spätes goldenes Abendlicht hat sich schwer über die Szene gebreitet hat und die aufragenden Bäume im Hintergrund zu schattenhaften Silhouetten verwandelt. Einen Schatten legt auch der Engel vor sich aus, der sich lautlos, mit offenen Schwingen, im Blumenbeet vor Maria niedergelassen hat, doch in höflicher Distanz. Im Kniefall beugt er sich demütig, aber seine hohe stolze Stirn hat er nach vorne geneigt. Mit gesenktem Haupt, die leicht überschatteten Augen zu Maria emporgerichtet, blickt er sie an, eindringlich

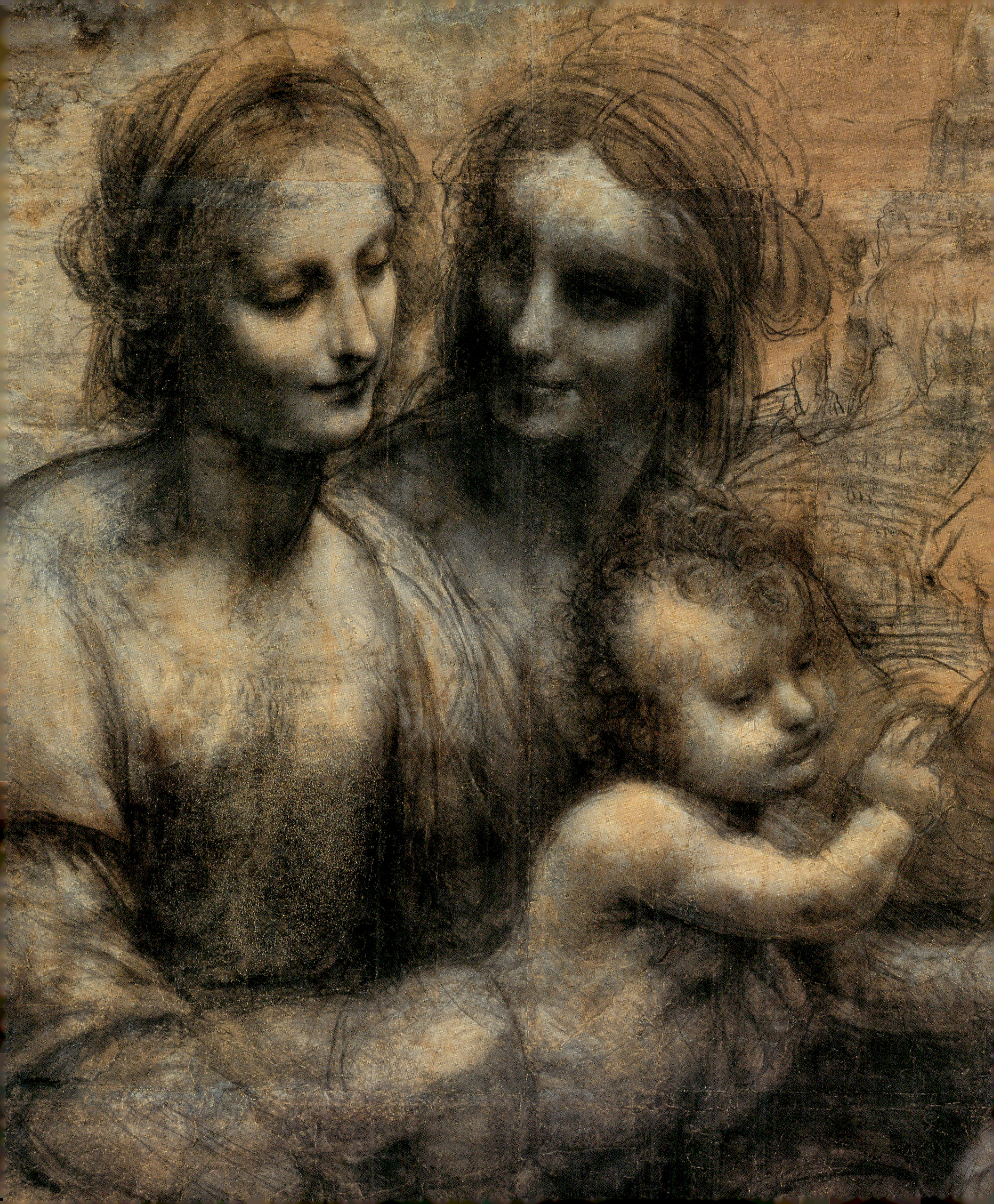

Leonardo da Vinci
Mona Lisa (La Gioconda), 1503–05
Öl auf Holz, 77 x 53 cm
Paris, Musée du Louvre

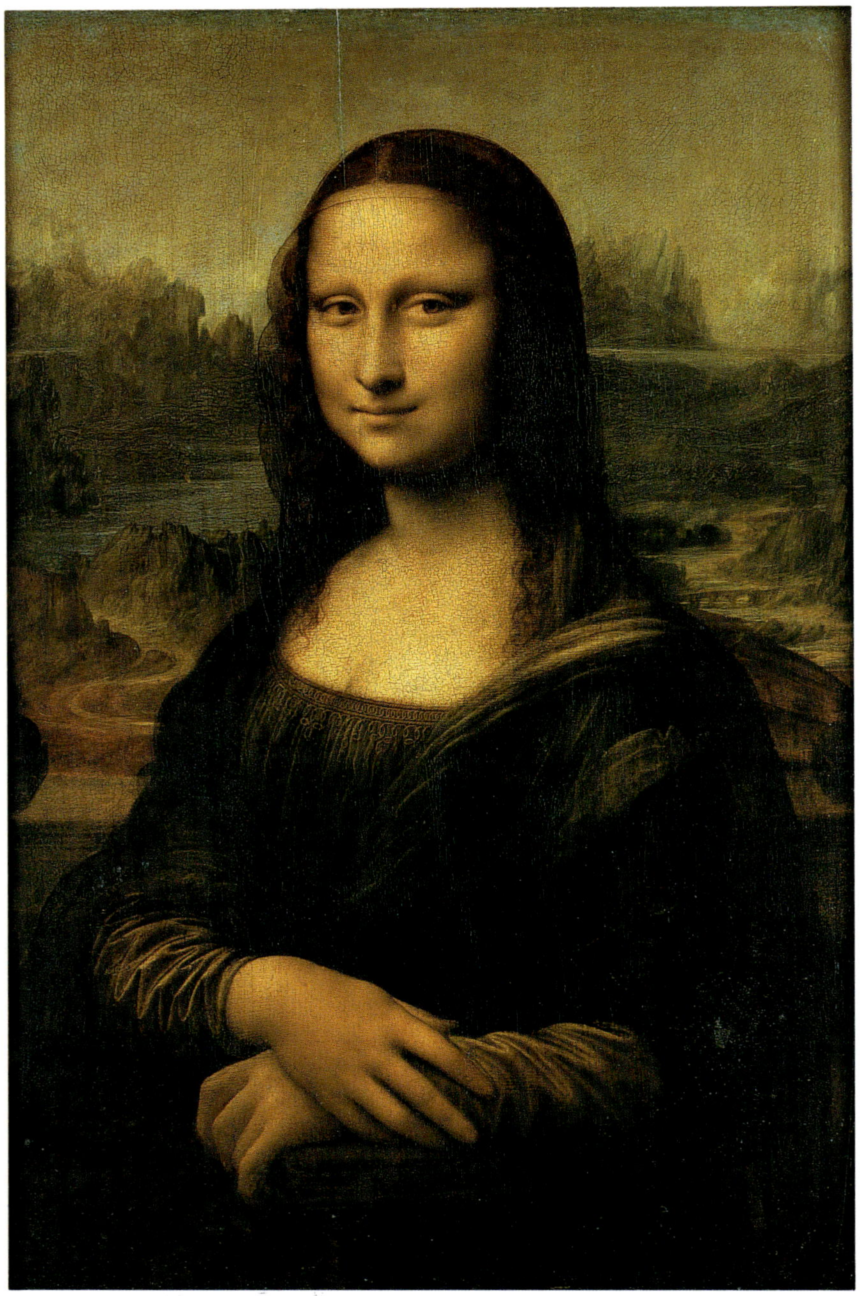

und wissend. Sein leicht geöffneter Mund hat die »Frohe Botschaft« zu verkünden, aber man meint zu spüren, daß die weichen Lippen nichts von seinem tiefen Wissen über den schmerzlichen Ausgang der Heilsgeschichte verraten. Sein erhobener Arm und die leicht angewinkelte Hand entsprechen den Formungen der Schwingen wie ein Gleichklang. Mit eher erstauntem als überraschtem Blick, aber aufmerksam empfängt die junge Maria seine Worte. Der Anflug von Skepsis in ihren leicht schräg gestellten, schmalen Augen scheint im selben Moment einer empfindsamen Nachdenklichkeit zu weichen. Unschuldig mild und doch weise gefaßt wirkt dieses junge Gesicht, wie das eines klugen und reifen Kindes. – Schon in diesem Gemälde beweist sich Leonardos Meisterschaft, Psyche und Thema in einen großartigen Einklang zu bringen.

Wie wenig Leonardo von der Plastik ausgegangen ist, ganz anders als sein Lehrer Verrocchio oder später Michelangelo, beweisen die folgenden Werke, die noch in Florenz entstanden, bevor Leonardo 1482 oder nach Mailand zog. Für das Kloster San Donato a Scopeto bei Florenz begann er um 1481 eine großformatige *Anbetung der Könige* (Abb. S. 311). Wenngleich dieses Bild unvollendet blieb und nur die lavierte monochrome Zeichnung wiedergibt, zeigt die vielfigurige Szene doch, daß Leonardos Gestalten hier aus der Mannigfaltigkeit von Bewegungen heraus Leben gewinnen. Es sind Bewegungen, die einen Übergang anzeigen, nicht bleibende, statuarische, wie sie der Plastiker Michelangelo erfindet, dessen Figuren in der ihnen gegebenen Position glaubhaft verharren können. Das Knien und Sich-Beugen der Könige läßt Gegenbewegungen erwarten. Es sind flüchtige Momente, die Leonardo in den dramatischen Gebärden wiedergegeben hat. Wenn die jüngere Forschung (J. Wasserman) nachgewiesen hat, daß die beiden stehenden Randfiguren aus dem Grablegungsrelief Donatellos an der Evangelienkanzel von San Lorenzo in Florenz herrühren, so zeigt gerade dieser Vergleich, wie entschieden malerisch Leonardo die Mittelszene aufgefaßt und beim Bildhauer-Vorbild lediglich die beruhigende, statuarische Rahmung für seine *Anbetung* gesucht hat. Das Besondere aber an dieser Bilderfindung ist vor allem der völlig neuartige Aufbau: Wurden nämlich die herankommenden Könige und Hirten in der Bildtradition bislang regelmäßig in horizontaler Aufreihung nebeneinander komponiert, so gruppiert Leonardo die Figuren nun um die Madonna als Mittelpunkt die Figuren herum. Die scheinbare Willkür der Verteilung findet einen Ausgleich in der strengen Dreieckskomposition, in der die Hauptfiguren eingebunden sind. Das wogende Toben, das die ganze Bildfläche beherrscht, scheint sich im Zentrum zu klaren Formen zu kristallisieren.

Nicht nur Leonardos Geist, auch sein Lebenswandel ist unruhig. Die *Anbetung*, für die er 300 Gulden in Rechnung stellt, hinterläßt er in Florenz unvollendet. 1482 wendet er sich in einem langen Brief an Lodovico il Moro in Mailand, in dem er sich vor allem als Kriegsingenieur, Festungsbaumeister, Erfinder von Verteidigungs- und Angriffsmaschinen, als Festdekorateur, Arrangeur, Kanalbaumeister, nicht zuletzt als Bildhauer, Bronzegießer und ganz nebenbei auch als Maler empfiehlt. 1483 beginnt er in Mailand mit dem Altaraufbau für die *Felsgrottenmadonna*. (Die Mailänder Arbeiten werden im folgenden Beitrag über die venezianische und norditalienische Malerei behandelt.) 1502 wird Leonardo Generalingenieur der Romagna für Duca Valentino Cesare Borgia. Ein Jahr später finden wir ihn wieder in Florenz, wo er bei der Beratung für die Aufstellung von Michelangelos *David* teilnimmt. Zum 18. Oktober desselben Jahres wird er im Malerbuch der Stadt Florenz genannt; erwähnt werden zwei Gemälde: *Anna Selbdritt* und die *Mona Lisa*. Von Francesco Soderini erhält er den Auftrag, neben Michelangelo im Rathaussaal ein Historienbild zur

Michelangelo
Die Heilige Familie (Tondo Doni), um 1503–04
Tempera auf Holz, Ø 120 cm
Florenz, Galleria degli Uffizi

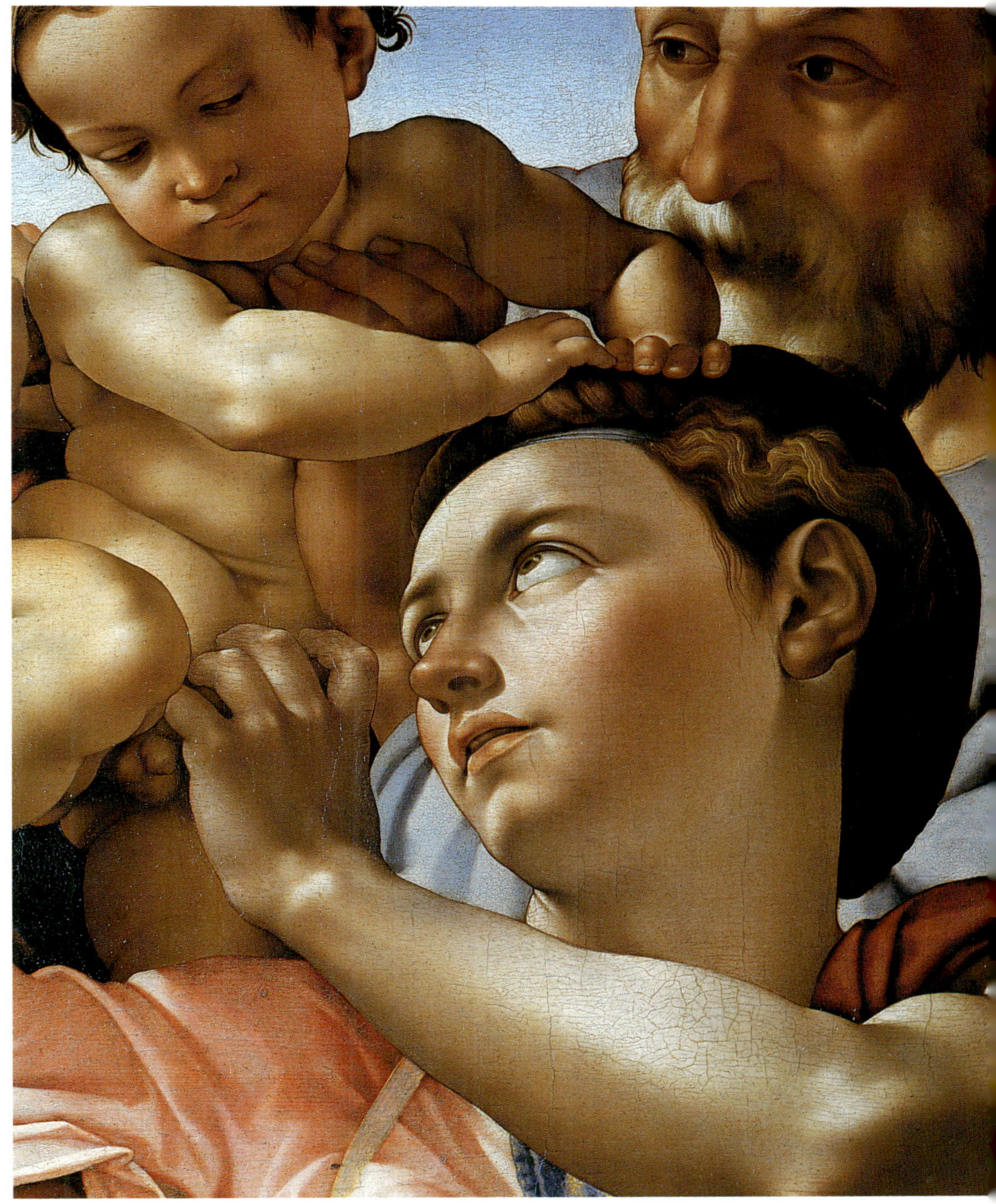

Ehre Florenz' zu malen, die *Anghiari-Schlacht*, zu der sich nur Zeichnungen erhalten haben.

Das Thema der *Anna Selbdritt* hat Leonardo mehrmals behandelt. Der sogenannte *Burlington-House-Karton* (London), eine weißgehöhte Kohlezeichnung (Abb. S. 313), wird in den Jahren 1499–1501 angesetzt, während das ausgeführte Ölgemälde erst um 1508–10 entstand (Louvre, Abb. S. 312). Man mag sich aber durchaus auch jenen anschließen, die den reifen, einheitlichen Figurenstil des Kartons, der die große Form kultiviert, um 1508 datieren. Karton und Ölbild verraten sowohl die Abhängigkeit von der *Felsgrottenmadonna* (Abb. S.373) als auch die Reife der dazwischenliegenden Jahre. Der Figurenaufbau ist streng und kompakt auf das Dreieck begründet, und vor allem im Ölbild zeigt sich der Versuch, die Mystik des Themas, die Verschmelzung der drei Generationen, ins Künstlerische zu übertragen. Der landschaftliche Hintergrund ist, ähnlich dem der *Mona Lisa*, ein phantastisches Weltbild, ort- und zeitlos.

Als Leonardo seinen Entwurf zu dem Altarbild der *Hl. Anna Selbdritt* im Servitenkloster zu Florenz um 1501 öffentlich ausstellte, sah man – nach Vasaris Bericht – »zwei Tage lang jung und alt, Männer und Frauen, wie zu einem großen Fest nach dem Raum pilgern, wo Leonardos Wunderwerk ausgestellt war«. Drückt sich darin nicht eine Wandlung der Kunstbetrachtung aus? Es scheint, daß nun weniger das Was als das Wie, das Schaustück des künstlerisch Möglichen, die Meisterschaft, die virtuose Lösung der künstlerischen Probleme im Mittelpunkt stehen, und nicht das Bildthema, die religiöse Botschaft.

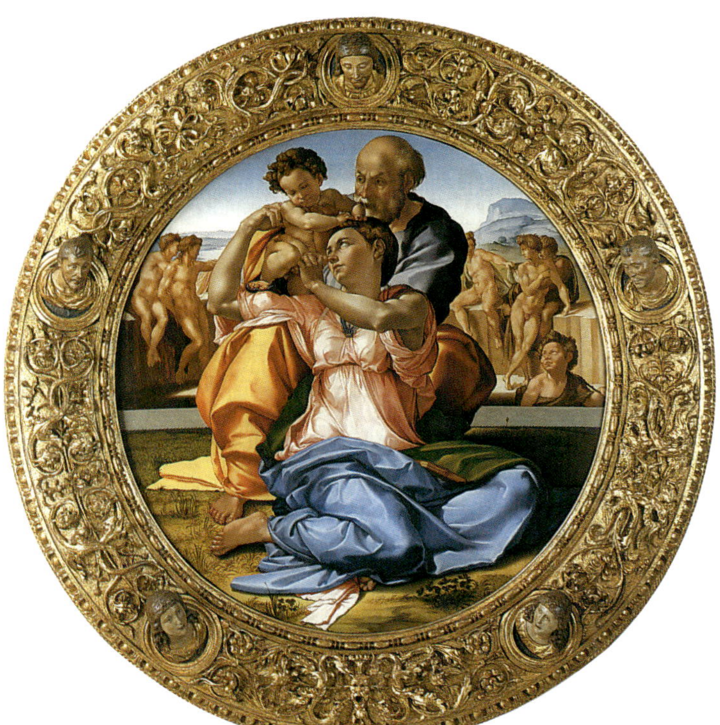

Kein Bild der Renaissance hat bis heute so viele Interpretationen erfahren, so viele Meinungen und Widersprüche provoziert wie Leonardos *Mona Lisa*. Berühmter noch als alle Werke Leonardos wurde ihr Lächeln, das man stets als unergründlich und rätselhaft bezeichnet hat. Unzählige Argumentationsreihen ließen sich anfügen, ob es sich hier um eine Konkubine Giuliano de Medicis handelt oder doch um die Gattin des Marchese del Giocondo, wie Vasari berichtet und woran ja auch der Name »La Gioconda« erinnert. Die Spekulationen gehen so weit, ob es sich bei ihr überhaupt um eine Frau handelt. Das Rätselhafte, das ja das Interesse der Menschen am längsten wachhält, läßt sich aber vielleicht doch aus der Kunstauffassung Leonardos selbst lösen: »Der Augenblick ist zeitlos. Die Zeit entsteht durch die Bewegung des Augenblicks, und die Augenblicke sind Endpunkte der Zeit.« Vielleicht war Leonardo der erste, der das Phänomen »Zeit« ins Bild eingebracht hat. Sehen wir genau hin: nichts an diesem Gesicht, an diesen Händen, an dieser Haltung drückt Greifbares, Bleibendes aus. Das liegt nicht allein an der Darstellungstechnik, dem Sfumato, das konturauflösend die Schöne der Greifbarkeit entzieht. Das Lächeln, das uns nicht greifbar scheint, das nur über das Gesicht huscht, zeigt sich wie an der Grenze zwischen Freude und Besinnung, der Blick scheint ebenso mild wie abschätzend, der Gesichtsausdruck

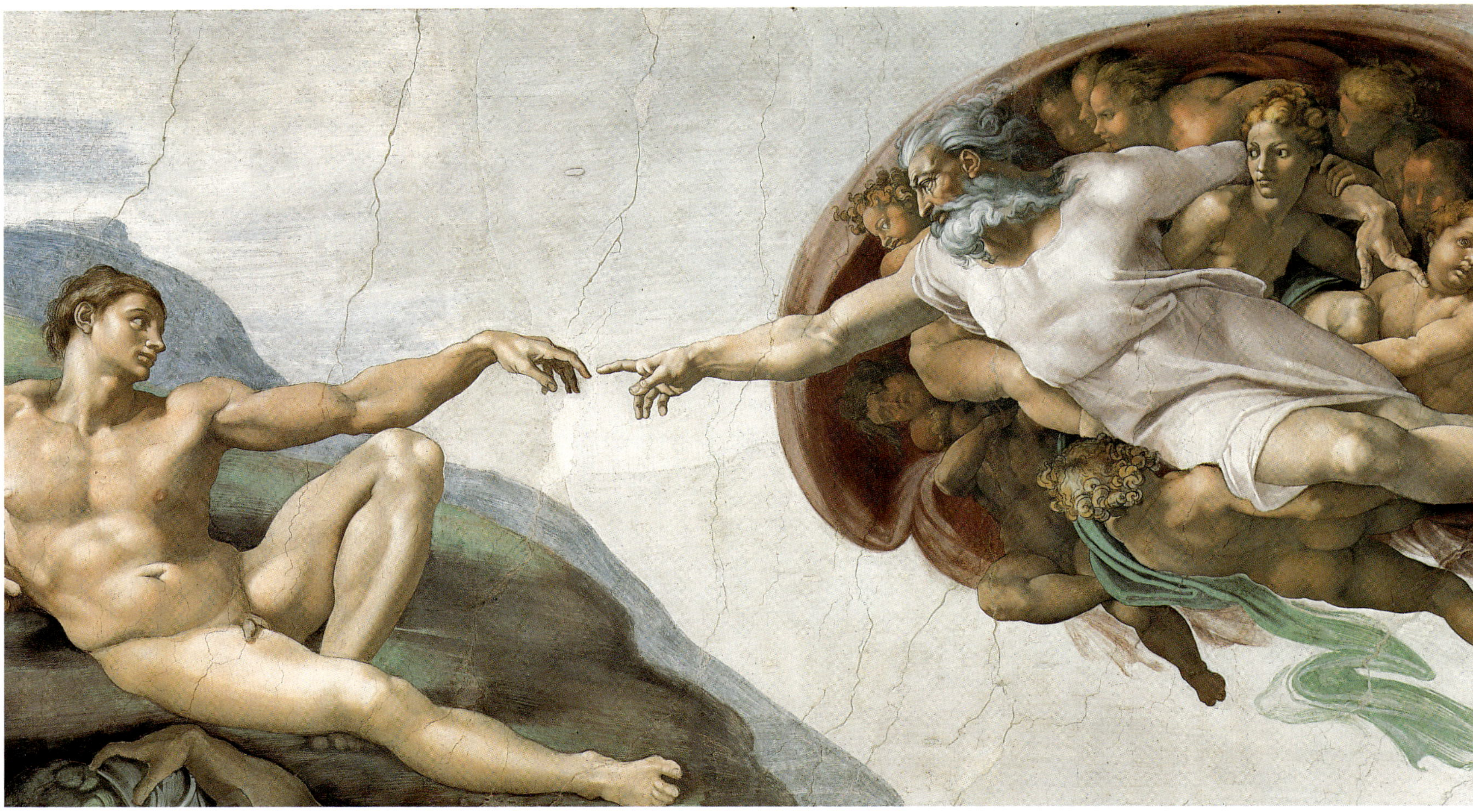

ein Schweben zwischen Fragen und Wissen. Je länger man sich in dieses Antlitz vertieft, desto mehr wird man gewahr, daß dieses Lächeln im selben Augenblick noch zu einem anderen Gemütsausdruck überzugleiten vermag. Man kann jedes Porträt eines anderen Malers danebenstellen, eine solche Vielfalt der möglichen Deutungen wird sich nicht wieder finden lassen. Leonardo, der erkannt hatte, daß »Punto non è parte di linia« – der Punkt nicht Teil der Linie ist –, hat über die Schönheit den Satz geprägt: »Schaue das Licht an und betrachte seine Schönheit; schließe einen Augenblick die Lider und schaue es wieder an: was du von ihm siehst, war nicht vorher, und was vorher davon war, ist nicht mehr.« Die Schönheit der Mona Lisa ist die Schönheit der Ungreifbarkeit, wie eben die Zeit ungreifbar ist. Zeit und Bewegung sind die Phänomene, die Leonardo in völlig neuer Weise ins Bild gebracht hat. Auch die rechte Hand der Mona Lisa, auf den linken Unterarm gelegt, ruht nicht wirklich, sie scheint im Augenblick der Betrachtung aufgelegt worden zu sein, wie sie aber auch sogleich wieder abgleiten könnte. Der Zeigefinger ihrer Linken läßt offen, ob er sich soeben gekrümmt hat oder ob er im Begriff ist, etwas weiter ausgestreckt zu werden. Ambivalenz zeigt sich überall im Bild: Ist es der Beginn eines Lächelns, oder ist dieses schon dabei, zu verfliegen? Und wenn wir, wie Leonardo sagt, die Augen schließen und wieder öffnen, stets läßt sich Neues entdecken. Haben die Augen nicht einen leichten Anflug von Silberblick, oder sind nur unsere Augen irritiert? Liegt nicht doch auch ein Hauch von zynischem Mitleid in diesem Lächeln? Sehen wir diesen Gesichtsausdruck morgen, in gewandelter Stimmung, anders? Es ist die Ungreifbarkeit des Momentes, des Zeitablaufs, das Transitorische, das Leonardo eingefangen hat, um nicht zuletzt die Ungreifbarkeit der Seele zu zeigen.

1507 hilft Leonardo dem Bildhauer Rustici bei der Vollendung der Bronzegruppe am Baptisterium in Florenz, 1508 kehrt er wieder nach Mailand zurück, wo der die *Anna Selbdritt* vollendet. 1513 finden wir ihn in Rom, wo er keine nennenswerten Aufträge erhielt, 1514 weilt er in Parma, zieht dann unruhig nach Bologna, dann wieder nach Mailand. Der große Italiener wird 1516 Hofmaler Franz' I. von Frankreich, hier weniger mit Aufträgen bedacht als mit der Rolle des geistreichsten Weltmannes an der königlichen Tafel. 1517 wohnt er im Schlößchen Cloux bei Amboise, wo er zwei Jahre später stirbt.

Michelangelo

An Pietro Aretino, den Schriftsteller und Kunstkritiker, Freund Tizians und Intimus vieler anderer Persönlichkeiten der Zeit, schrieb Michelangelo: »...daß sogar Könige und Kaiser es als höchste Gnade erachten, wenn Eure Feder sie erwähnt«. Derselbe Aretino eröffnete seinen Brief vom 15. September 1537 an Michelangelo mit folgenden Zeilen: »Dem göttlichen Michelangelo. – Allwie es dem Schicksal dessen zur Schande gereicht ... der Gottes nicht gedenkt, so gereicht es dem zum Tadel, der Euch nicht verehrt...«, und weiter unten fährt er fort: »mit höchsten Ehren muß ich Euch begrüßen, denn die Welt besitzt wohl viele Könige, aber nur einen Michelangelo!« In dieser Verehrung stand dieser Künstler also schon zu seinen Lebzeiten. Aretinos Brief erreichte den über Sechzigjährigen, als dieser, nach 25 Jahren Unterbrechung im Begriff war, mit dem gewaltigen Altarwandbild des *Jüngsten Gerichts* die Ausmalung der Capella Sistina zu ergänzen und zu vollenden. Noch einmal legte der Plastiker erneut den Meißel beiseite, um zum Pinsel zu greifen. Doch gehen wir von Michelangelos letztem Bild dieses Raumes zurück zu den Anfängen. Michelangelo, der, wie er selbst

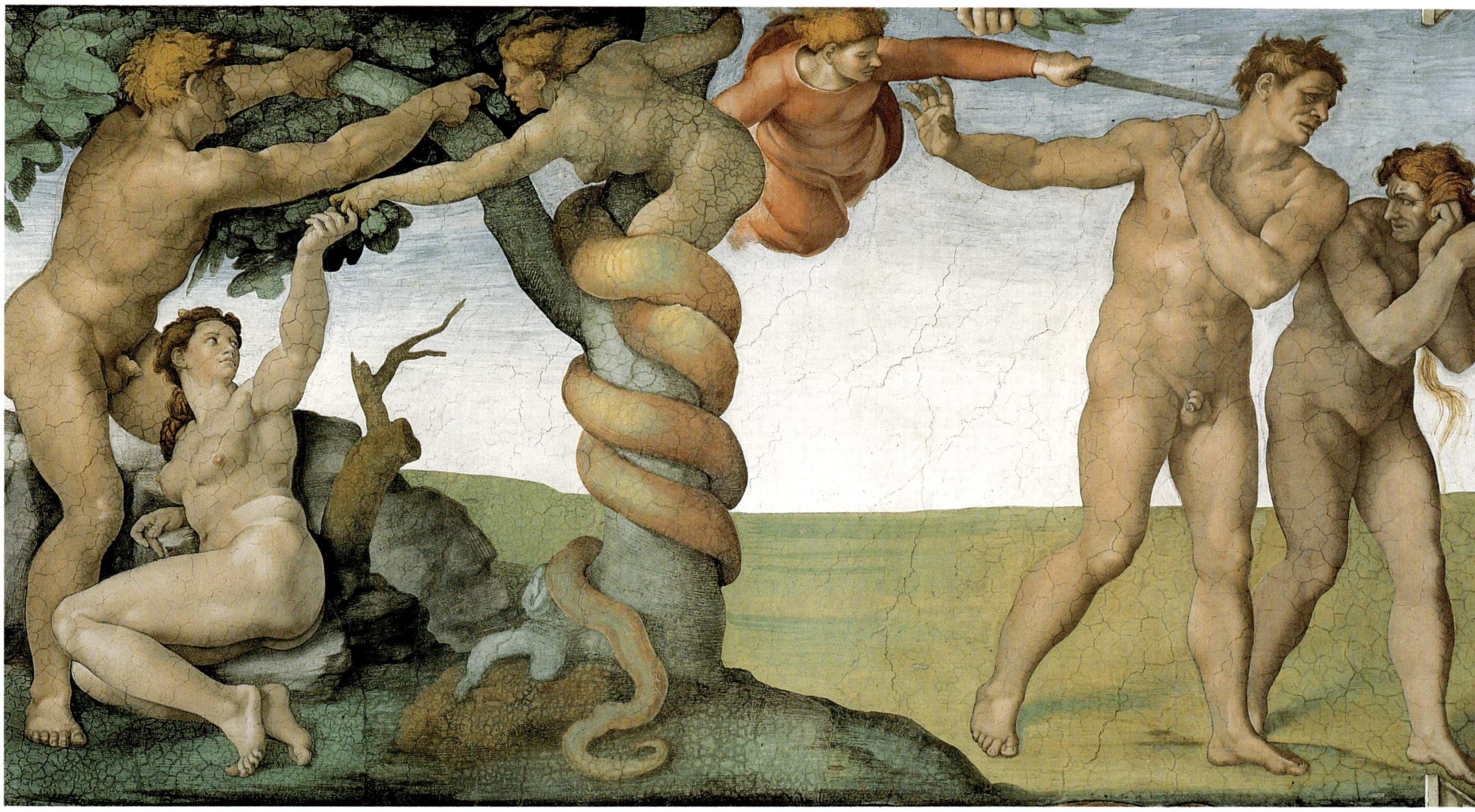

sagte, die Liebe zum Stein »mit der Ammenmilch in Settignano aufgenommen« habe, der sich für den Stein geboren fühlte und dessen letzte, großartige, als Torso verbliebene Alterswerke wieder dem Stein gehörten, wäre wohl aus eigenem Antrieb nie Maler geworden. Nur widerstrebend ließ er sich zur Malerei bewegen, und sein erster großer Auftrag auf diesem Gebiet, die Decke der Sixtinischen Kapelle, benannt nach ihrem Erbauer, Papst Sixtus IV., sollte sogleich zu einem der bedeutendsten Werke der Malereigeschichte werden. Dabei hatte sich Michelangelo in der Malerei zuvor kaum hervorgetan. Die Maltechniken hatte er in der Werkstatt des Ghirlandaio erlernt, aber mehr als Fresko und Ölbild interessierten ihn die in dieser Zeit zutagegeförderten Antikenplastiken, die in die Medici-Sammlungen kamen, und die Werke von Bildhauern, die sich ebenfalls dem Antikenideal verschrieben hatten, wie etwa Donatello. Bereits sein allererstes Gemälde, das Rundbild der *Heiligen Familie* (Abb. S. 315), hat ihn 1504 seiner Heimatstadt Florenz bereits als einen Maler gezeigt, dessen Formensprache, dessen Linienführung, vor allem dessen Menschenbild von einer bis dahin ungewohnten Sehweise waren. Muskulös und kräftig erscheinen die Figuren, beinahe athletisch, und man mochte wohl begriffen haben, daß hier ein Künstler am Werk war, der es verstand, den Geist der Antike bruchlos in das christlich-biblische Thema einzubringen. Das fällt besonders auf im Vergleich mit Luca Signorellis etwas früherem Rundbild desselben Themas (Uffizien). Erst bei längerem Hinsehen wird man sich fragen, wie die griechisch-nackten Epheben im Hintergrund zu verstehen sind, in der die Landschaft des doch eher keusch vermuteten Nazareth in eine Palaistra verwandelt zu sein scheint. Hier also findet sich bereits die inhaltliche Verklammerung zwischen heroischer Antike und jüdisch-christlichem Heilsgedanken.

Michelangelo
Details aus dem Deckengewölbe der Sixtinischen Kapelle, 1508–12
Die Erschaffung Adams (Seite gegenüber)
Der Sündenfall und die Vertreibung aus dem Paradies (oben)
Fresko, je 280 x 570 cm
Rom, Vatikan

Als Michelangelo auf Empfehlung Giuliano da Sangallos von Papst Julius II. 1505 nach Rom geholt wurde, galt dieser Ruf keineswegs dem Maler, sondern dem Bildhauer. Er sollte das imposanteste Grabmal schaffen, das bis dahin für einen Papst je errichtet worden war. Aber schon drei Jahre später, kaum ein Teil war ausgeführt, nötigt der Sinneswandel des Papstes den Bildhauer zur Ausmalung der Sixtinischen Decke. Wenn ein altes Gerücht munkelt, Bramante habe hier gegen Michelangelo intrigiert, damit sich der große und erfahrene Bildhauer als weniger geschickter Maler erweise, so überzeugt dies kaum, wenn wir sehen, daß Michelangelo in der würdigen Figur des Propheten Zacharias ebendiesen Bramante im Porträt verewigt hat. Das Umdenken des Papstes liegt zunächst wohl darin begründet, daß das Grabmal, ursprünglich für Alt-Sankt-Peter gedacht, in der nun neugeplanten Peterskirche lange auf seine dortige Aufstellung hätte warten müssen. Aber vielleicht hat der Sinneswandel auch eine noch tiefere Ursache, die einiges über das bis heute noch keineswegs befriedigend gedeutete Deckenbild der Sixtina vermuten läßt. Verhält es sich vielleicht so, daß Julius II. in den Deckengemälden der Sixtinischen Kapelle ein noch sprechenderes Zeugnis für sein politisches Wirken sah als in dem zuerst in Auftrag gegebenen Grabmal? Die Ikonographie, die die Frage nach den Bildinhalten dieses gewaltigen Pro-

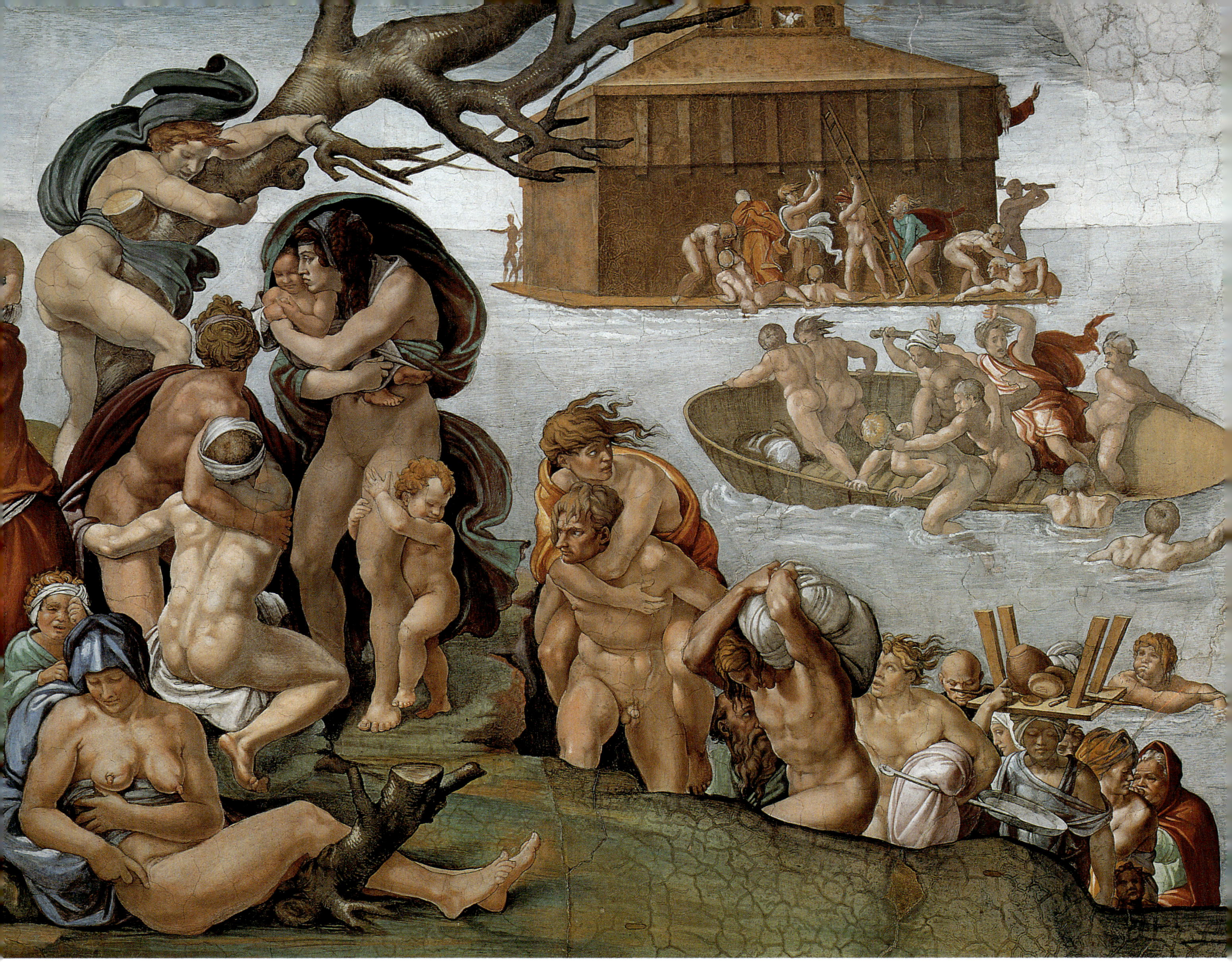

grammes mit insgesamt 343 Figuren, ist natürlich geklärt. Wir wissen, wer in den einzelnen Bildfeldern dargestellt ist, wir kennen die Namen der sieben Propheten und fünf Sibyllen, wir wissen, daß in den Eckkalotten heroische Szenen aus der jüdischen Geschichte gezeigt werden, wie Davids Sieg über Goliath, die Ester-Erzählung und die Strafe des Haman. Wir wissen um jenen tieferen Sinn der Darstellungen der beiden Frauen Judith und Ester sowie Davids und Moses', die jeweils die Geschicke des jüdischen Volkes zum Guten wenden. Natürlich sind jedermann sofort die zentralen Bildthemen geläufig, von der Erschaffung des Universums durch die gebieterische Gottesgestalt, die Erschaffung des Menschen, bis hin zur Geschichte Noahs. Wir wissen auch, daß Michelangelo die Vorfahren des Alten Bundes in den düsteren Zonen, gleichsam im Dunkel des Heiles wartend, dargestellt hat, und zwar in gekonnter Raffinesse so, daß den schattigen Stichkappendarstellungen jeweils besonders helle Hauptbilder zugeordnet sind, was zur Steigerung der jeweiligen Wirkung führt. Aus Vorzeichnungen Michelangelos erfahren wir auch, daß er selbst für die weiblichen Figuren, wie die der Libyschen Sibylle, männliche Modelle nahm. Aber keineswegs eindeutig ist bis heute die Ikonologie, der gesamte zusammenhängende Bildsinn gedeutet. Es wird noch einiger kluger Untersuchungen bedürfen, etwa zu klären, warum hier dem christlich-theologischen Programm ein antikisches Thema beinahe gleichrangig eingeflochten und zugeordnet ist. Wie erklärt sich die Rolle der antiken Sibyllen, die hier den Hl. Propheten maßstabs- und bedeutungsgleich an die Seite gesetzt sind? Wieso nehmen die sogenannten Ignudi, die sitzenden nackten Jünglingsgestalten, die gelegentlich unzutreffend als Sklaven bezeichnet werden, hier in diesem Kirchenraum eine so dominante Stellung ein? Und was ist mit den Darstellungen auf den vergoldeten Schilden zwischen den Ignudi gemeint? Wir können es hier nicht klären, allenfalls feststellen, daß sich Papst

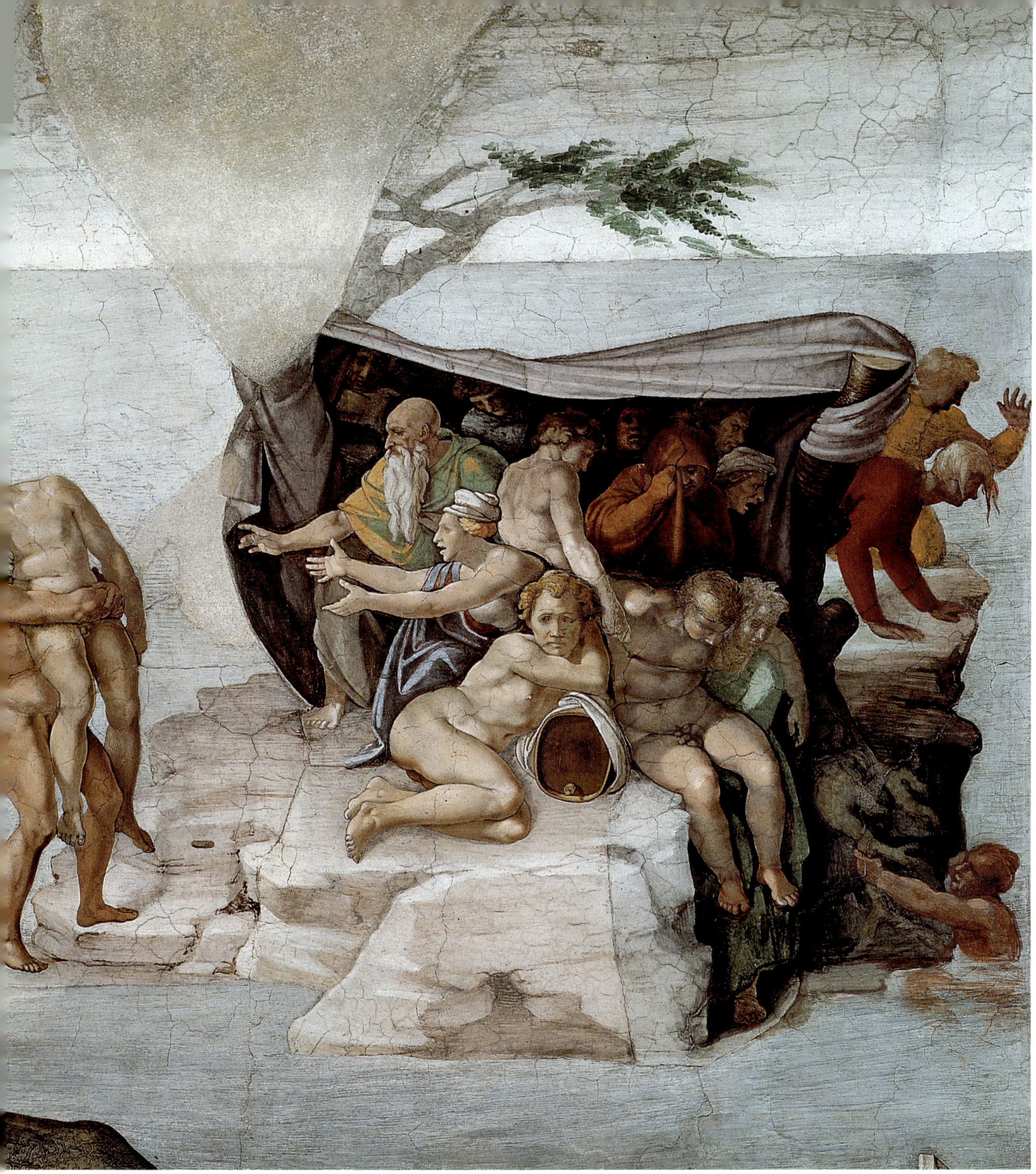

Detail aus dem Deckengewölbe
der Sixtinischen Kapelle:
Die Sintflut,
Fresko, 280 x 570 cm
Rom, Vatikan

Julius II. vermittels antiker Zitate hier des Erbes der Antike vergewissern wollte. Der Pontifex Maximus auf der Kathedra Petri, Herrscher über jene Kirche, die von den Propheten geweissagt wurde, ist auch Herr über das neue, wie in der Antike wieder blühende Rom, dessen Schicksal im alten Wissen der Sibyllen liegt. So wäre die Decke also vielleicht zu deuten: Die Heilsgeschichte, die »ewiges Leben« verheißt, hat Rom vom Heidentum befreit und dieses Rom zur »ewigen Stadt« erhoben. Diesem unter der Macht des Papstes wiedererstandene Rom aber kommt nun die Rolle zu, das Christentum imperial in die Welt zu tragen. Die glücklichen Tage des römischen Altertums, etwa die Ära des Augustus, werden durch die Herrschaft dieses Papstes erfüllt. So meine ich doch, daß das Programm insgesamt weit mehr an politischem Anspruch des Auftraggebers beinhaltet, als allgemein gesehen, und darüber hinaus, daß es sicher nicht Michelangelo allein war, der das Programm erfand. Wenn wir auch wissen, daß der Künstler zwei Bücher immer wieder gelesen hat, die Bibel und Dantes Göttliche Komödie, so ist das komplexe thematische Programm der Decke doch wohl eher von einem theologisch-philosophisch und historisch geschulten Concettisten im Auftrag des Papstes entstanden, wie wir dies auch vom Concetto der Stanzen Raffaels wissen. Dies erklärt auch, daß Julius Michelangelo einmal drohen konnte: »...du willst wohl, daß ich dich vom Gerüst werfen lasse?«; hätte das vorgegebene Programm doch auch ein anderer fertigstellen können. Wenn die Drohung auch nicht ernst gemeint war, so wissen wir doch aus Michelangelos Schriften, daß er tatsächlich um die Weiterarbeit gefürchtet hat. Als jedoch am 1. November 1509 der erste Teil der Decke enthüllt wurde, mußte es den Staunenden aus ganz Rom, darunter Raffael, vor allem aber Julius klar geworden sein, daß diese gigantische künstlerische Arbeit in dieser unverwechselbaren Handschrift von keinem anderen je hätte vollendet werden können.

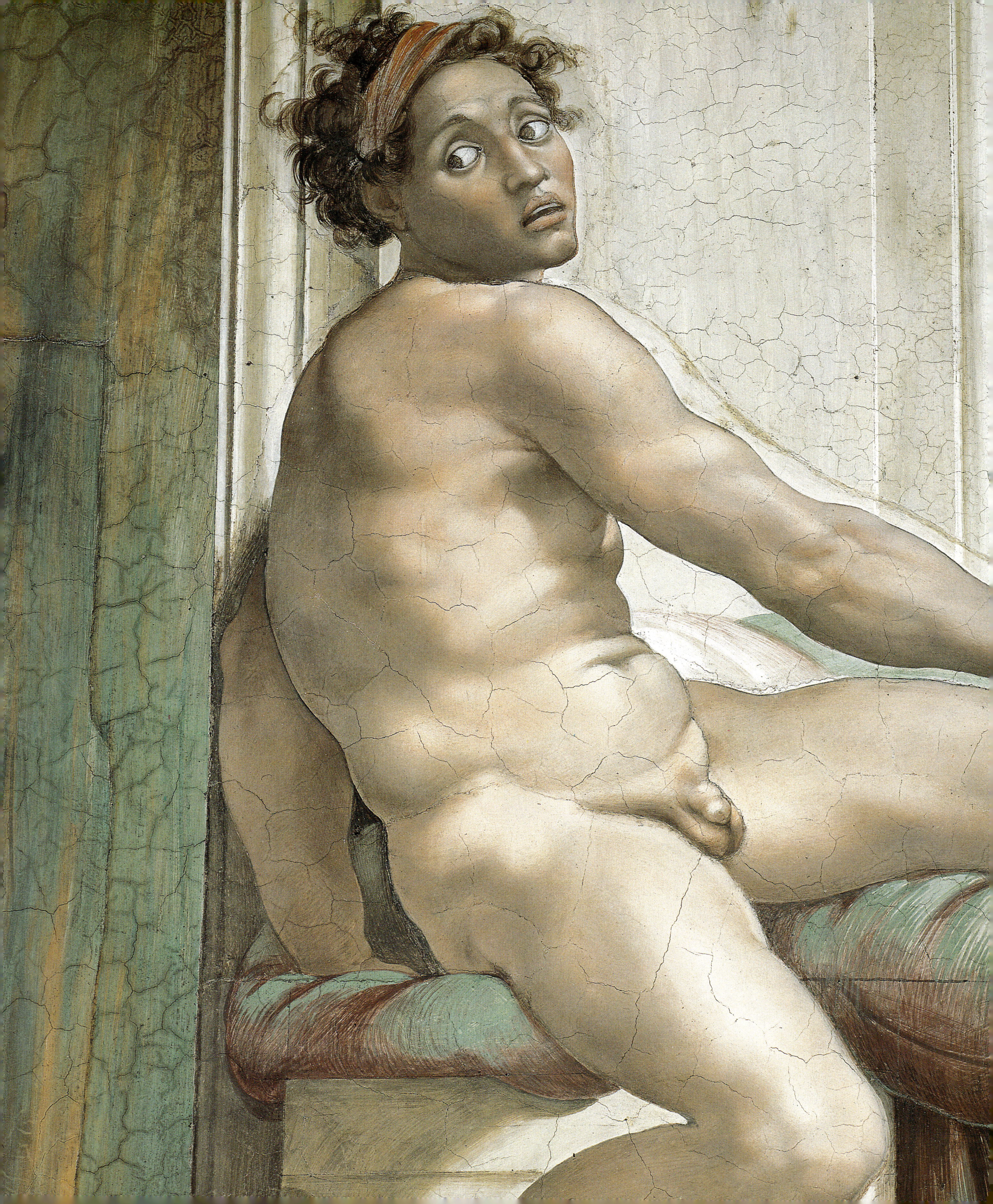

ABBILDUNG GEGENÜBER:
Detail aus dem Deckengewölbe
der Sixtinischen Kapelle:
Ignudo (Nackter Jüngling)
Fresko, 390 x 190 cm

Detail aus dem Deckengewölbe
der Sixtinischen Kapelle:
Jeremias
Fresko, 390 x 380 cm

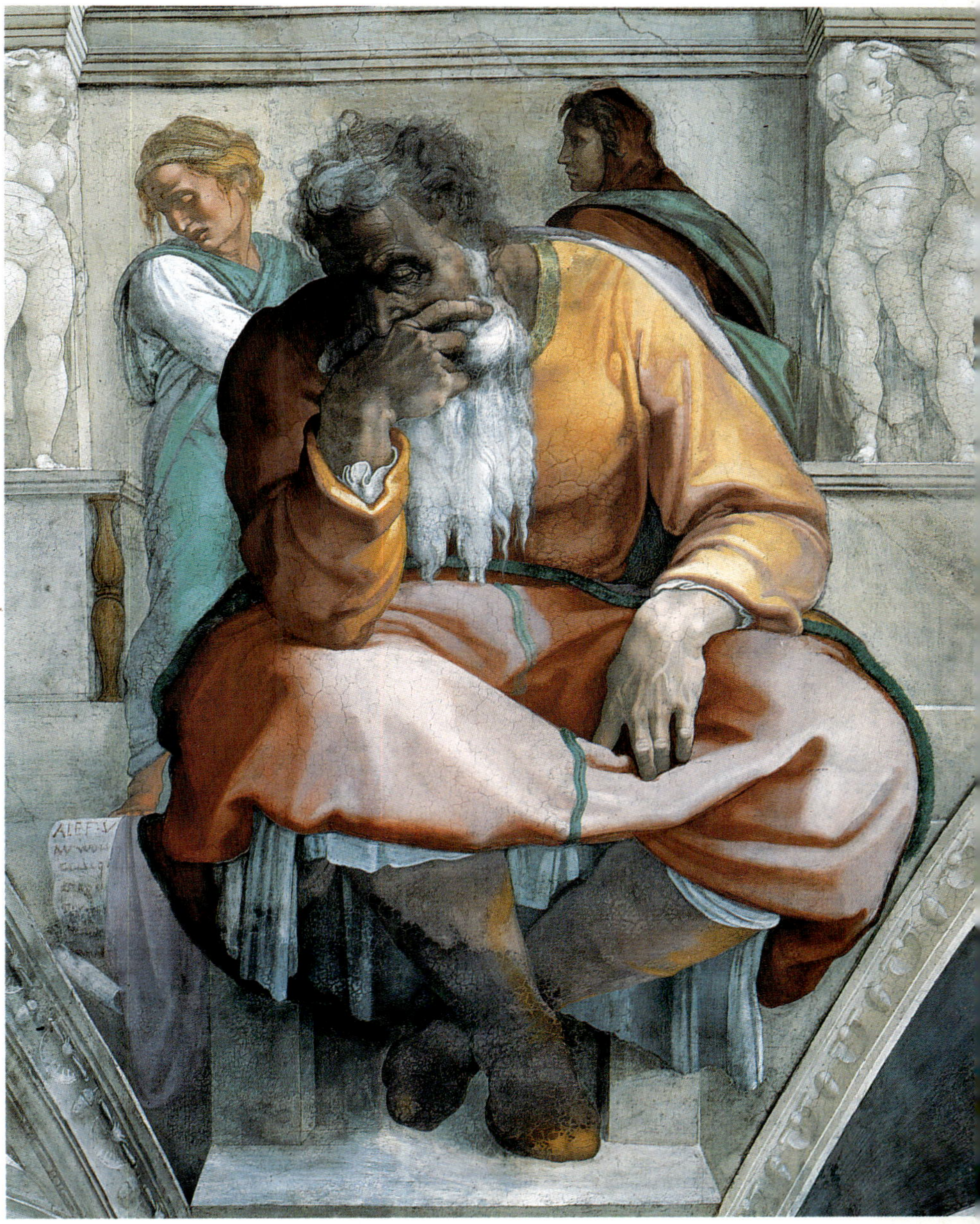

Gehen wir nun von der nicht ganz geklärten inhaltlichen Seite dieses weltbedeutenden Werkes zu künstlerisch-formalen Aspekten über. Mag in Anteilen, die schwer zu klären sind, das *Was* dem Auftraggeber und Concettisten gehören, das *Wie* ist ganz die Antwort Michelangelos. Hier, in der Freiheit der Gestaltung steht einzig der Künstler da. Es fällt auf, daß der Plastiker und Architekt Michelangelo die schier unbewältigbar erscheinende Aufgabe, eine Decke von solchen Ausmaßen malerisch zu gestalten, ganz auf seine Weise gelöst hat: nach der Vorstellung eines Bildhauers. Vielleicht hat eine solche Lösung auch dem Auftraggeber vorgeschwebt, und möglicherweise ist hierin der Grund zu sehen, warum der Bildhauer Michelangelo den Malauftrag erhielt. Waren die unteren Wandfelder der Kapelle bereits durch die seinerzeit von Sixtus IV. bestellten florentinischen und umbrischen Maler Botticelli, Cosimo Rosselli, Piero di Cosimo, Ghirlandaio, Signorelli, Pinturicchio und Perugino mit Szenen aus der Moses- und Christusgeschichte freskiert worden, in einfachen rechteckigen Bildflächen, so zog Michelangelo an der Decke nun ein gewaltiges gemaltes Gewölbe-Architektursystem ein. Zwölf Stichkappen und die zugehörigen Lünetten waren vorgegeben. Die Zonen zwischen den Stichkappen gestaltete er nun malerisch so, daß eine scheinbare Attikazone entstand, mit Raumnischen, in die er die großen sitzenden Gestalten plazieren konnte. Der gesamte Mittelteil erscheint also, als spannten sich über die gemalten Pfeiler Jochbögen hin, zwischen denen das Firmament sichtbar wird. Geschickt faßt Michelangelo die neun entstandenen Bildfelder zu je drei Triptychen thematisch zusammen: die Erschaffung der Welt, die Erschaffung des Menschen und ihre Vertreibung aus dem Paradies, die Geschichte Noahs . Es entstehen also durch diese Zusammenfassung Intervalle, die Rhythmik bewirken: Jeweils ein großes Querbild wird von zwei kleineren flankiert, und so dominieren die vier Hauptbilder: *Trennung von Licht und Finsternis, Erschaffung Adams, Sündenfall und Vertreibung aus dem Paradies* und *Sintflut.*

Wer den formalen Aufbau der Decke genauer betrachtet, dem wird vielleicht auffallen, daß die sitzenden Propheten- und Sibyllengestalten, aber auch die Ignudi von der Eingangsseite zur Altarseite immer größer werden. Liest man ältere Beschreibungen, so sind sich die Autoren darin einig, daß dies auf eine angeblich immer freier werdende Malweise Michelangelos zurückzuführen sei. Paul Schubring schreibt etwa 1926: »Als er dann nach einem Jahr das Gerüst entfernte, sah er, daß die Figuren zu klein waren für den Betrachter, und nun schwillt der Maßstab und die Gestaltung immer mächtiger an ...« Auch Fritz Knapp erklärt: »...feine Linienführung und magere Formgebung, das war der Beginn. Er (Michelangelo) schreitet progressiv in steigender Potenz vorwärts ... Man beobachte ... das zunehmende Ausdrucksvermögen seiner Kunst.« Man kann bei näherer Untersuchung aber auf eine ganz andere Erklärung kommen: Zunächst fällt ja auf, daß das Bildprogramm zwar thematisch an der Altarseite beginnt, mit der Erschaffung des Universums, und sie am Eingang mit der Geschichte Noahs endet, daß aber nicht, wie in dieser Zeit zu erwarten wäre, auch die Ansichtigkeit vom Altar ausgeht. Stattdessen sind die Szenen so dargestellt, daß sie nur vom Eintretenden an der Eingangswand »aufrechtstehend« gesehen werden können. Das ist von nicht geringer Bedeutung. Denn hier zeigt sich, daß sich die gesamte Decke durch eine neue Didaktik vom Eingang und vom Laienraum aus lesen läßt. Daraus folgt, daß die vom Betrachter weiter entfernten Gestalten, also die in der Nähe des Altars, größer dargestellt werden mußten, um noch erkannt zu werden, daraus folgt ferner, daß Michelangelo ganz bewußt die vielfigurigen Szenen der Noahgeschichte dem Eingangsbereich, die Bilder mit wenigen – größeren – Figuren dem entfernteren Altarbereich zugedacht hat. Vom Eingangsbereich her nimmt die Figurenzahl in den Bildfeldern kontinuierlich ab: Im *Sündenfall* sind noch vier, bei der *Erschaffung Evas* drei, der *Erschaffung*

Fortsetzung S. 329

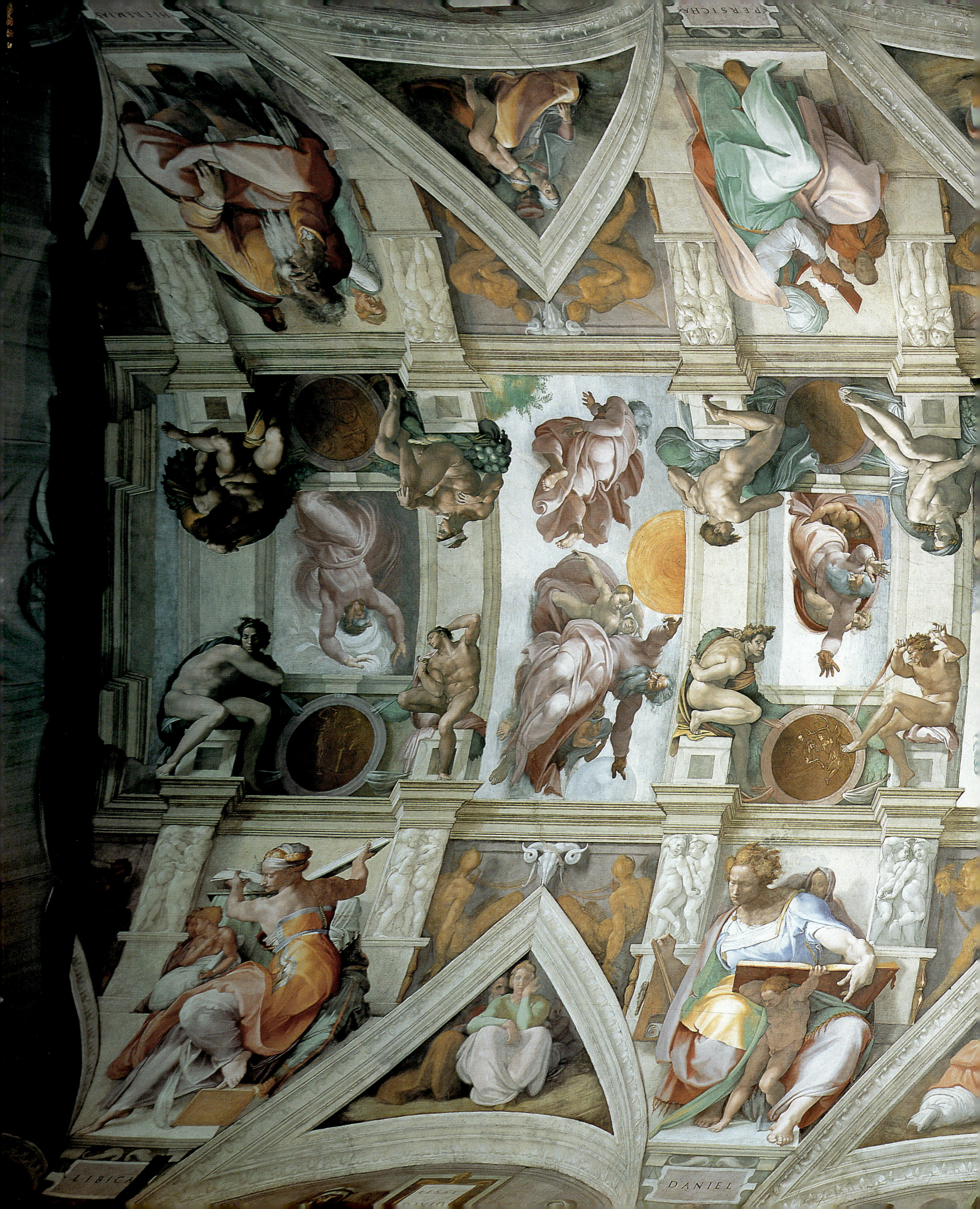
LIBICA
DANIEL

Plan der Sixtinischen Decke

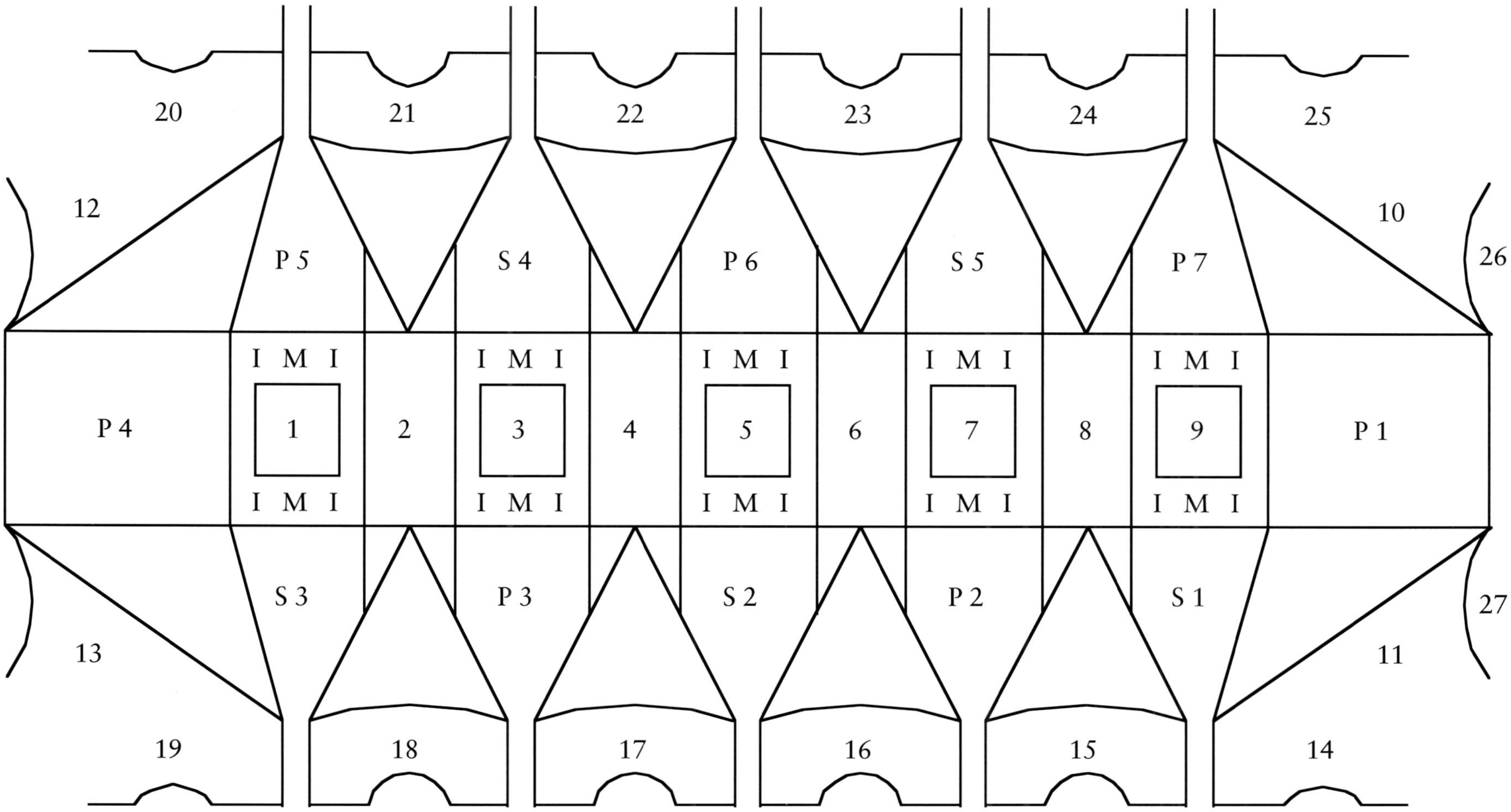

Die zentralen Bildfelder
1 Die Scheidung von Licht und Finsternis
2 Die Erschaffung der Sonne und des Mondes
3 Die Scheidung von Himmel und Wasser
4 Die Erschaffung Adams
5 Die Erschaffung Evas
6 Der Sündenfall und die Vertreibung aus dem Paradies
7 Das Opfer Noahs
8 Die Sintflut
9 Die Trunkenheit Noahs

Benachbarte Darstellungen
M Medaillons
I Ignudi

Die vier Eckzwickel
10 David und Goliath
11 Judith und Holofernes
12 Die Bestrafung des Haman
13 Die eherne Schlange

Die Lünetten und Wölbungen: Die Vorfahren Christi
14 Asor und Zadok
15 Josia, Joachin und Sealthiel
16 Hiskia, Manasse und Amon
17 Asa, Josaphat und Joram
18 Jesse, David und Salomo
19 Nachschon
20 Amminadab
21 Salma, Boas und Obed
22 Rehabeam und Abia
23 Usia, Jotham und Ahas
24 Serubabel, Abiud und Eliakim
25 Achim und Eliud
26 Jakob und Joseph
27 Eleasar und Matthan

Die Propheten und Sibyllen
P1 Der Prophet Zacharias
S1 Die Delphische Sibylle
P2 Der Prophet Jesaia
S2 Die Cumäische Sibylle
P3 Der Prophet Daniel
S3 Die Libysche Sibylle
P4 Der Prophet Jona
S4 Die Persische Sibylle
P5 Der Prophet Jeremia
S5 Die Erithräische Sibylle
P6 Der Prophet Hesekiel
P7 Der Prophet Joel

ABBILDUNG GEGENÜBER:
Gesamtansicht der Sixtinischen Kapelle mit Blick auf den Altar

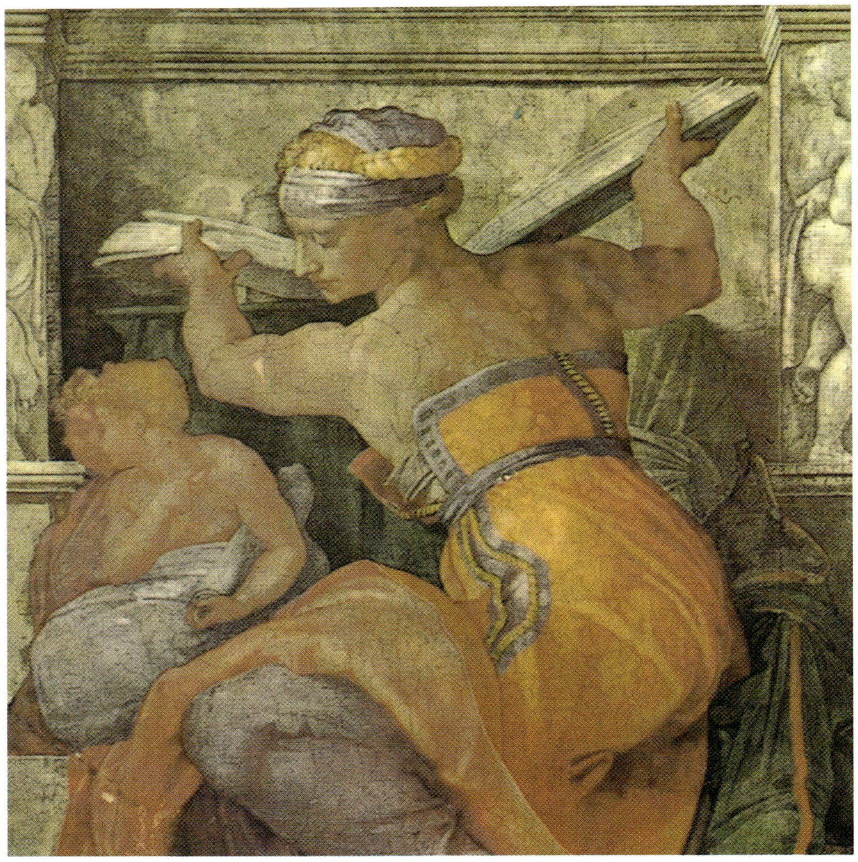

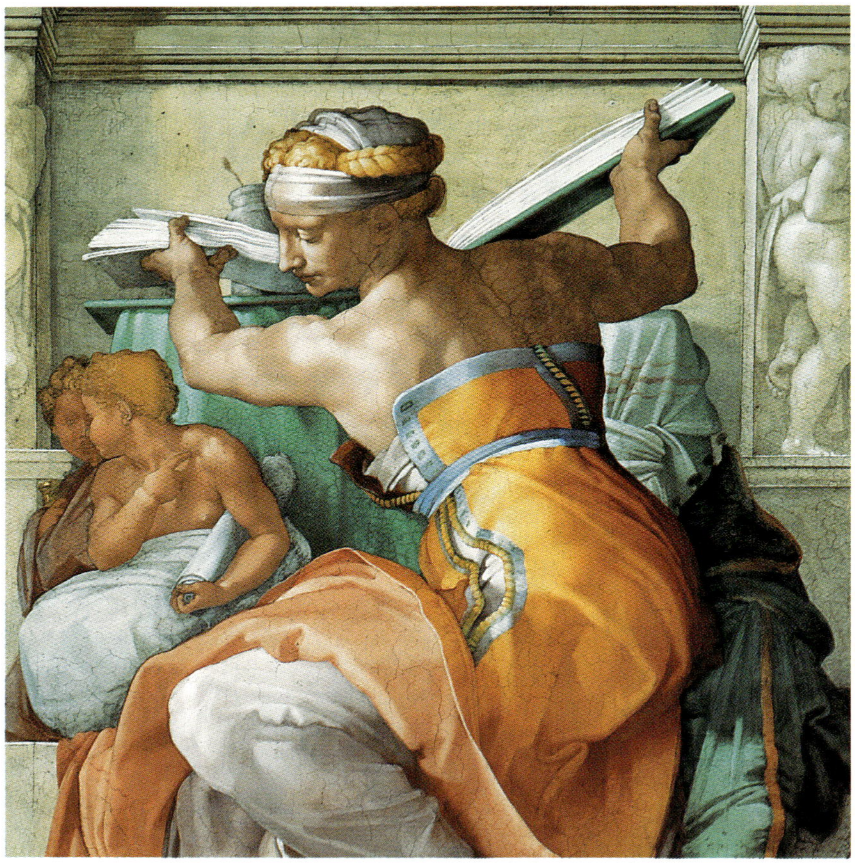

Die Libysche Sibylle
OBEN: vor der jüngsten Restaurierung
UNTEN: nach der jüngsten Restaurierung
Fresko, 395 x 380 cm

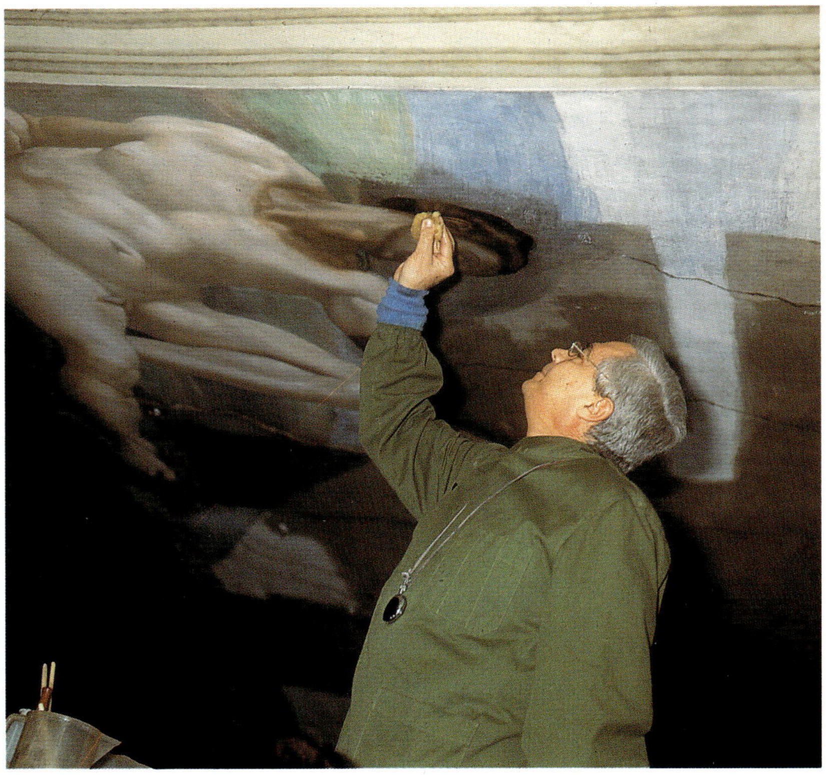

Restaurator bei der Arbeit

Die jüngste Restaurierung der Decke der Sixtinischen Kapelle

Mit der jüngsten Restaurierung der Decke, 1980 unter der Leitung von Gianluigi Colalucci begonnen und 1992 abgeschlossen, ist der weitgehend originale Farbklang des Gemäldes wieder sichtbar geworden. Die Restaurierung hat auch zu einigen neuen Erkenntnissen über das Vorgehen Michelangelos geführt; so hat man festgestellt, daß er in den frühen Phasen seiner Arbeit häufig al-secco Korrekturen vornahm, nach 1511 jedoch kaum noch. Die Diskussion, ob die Schmutzschicht als Schutzschicht weiter hätte bestehen bleiben sollen, oder ob durch die Reinigung eine Zerstörung des Werkes von innen abgewendet wurde, soll hier nicht fortgeführt werden. Sicher ist, daß das alte Urteil, Michelangelo, der Bildhauer habe sein Malwerk im gemäßigten Monochromton ausgeführt, sich nicht länger aufrecht erhalten läßt. Wenn Michelangeloforscher bislang von einem »dominanten Steinton der architektonischen Rahmung« (Freedberg), oder von »dunkler Farbgebung« (Wölfflin), oder einer »Poetik des Sonnenuntergangs« (de Tolnay) sprachen, so führt uns das gereinigte Deckenbild heute einen farbkräftig und leuchtend malenden Michelangelo vor. Erst jetzt sieht man, daß trotz aller Polychromie der gewaltigen Decke zwei Grundfarben vorherrschen: Grün und Violett. Es sind die liturgischen Farben der Messe – wie immer dies zu deuten sein mag.

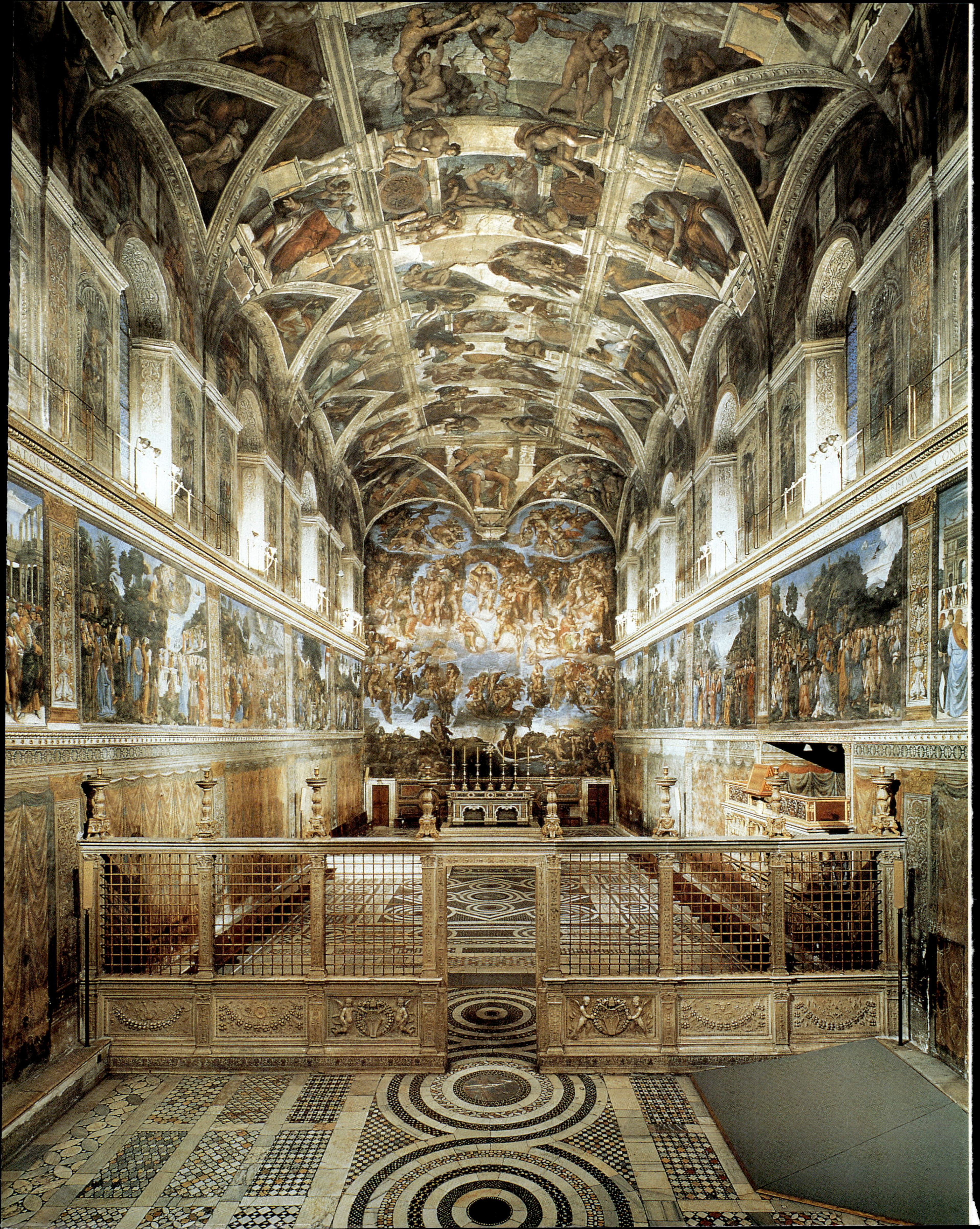

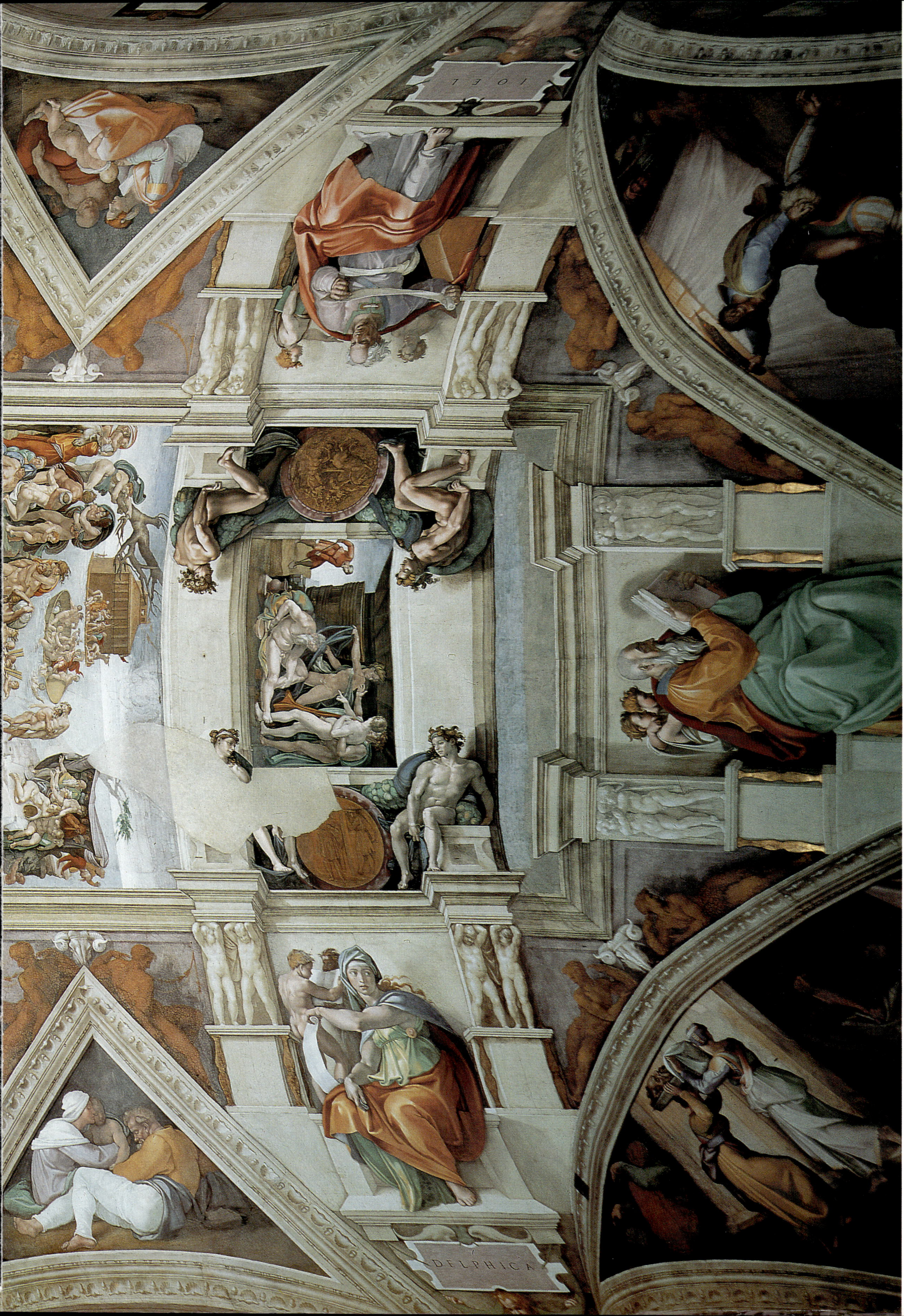
IOEL
DELPHICA

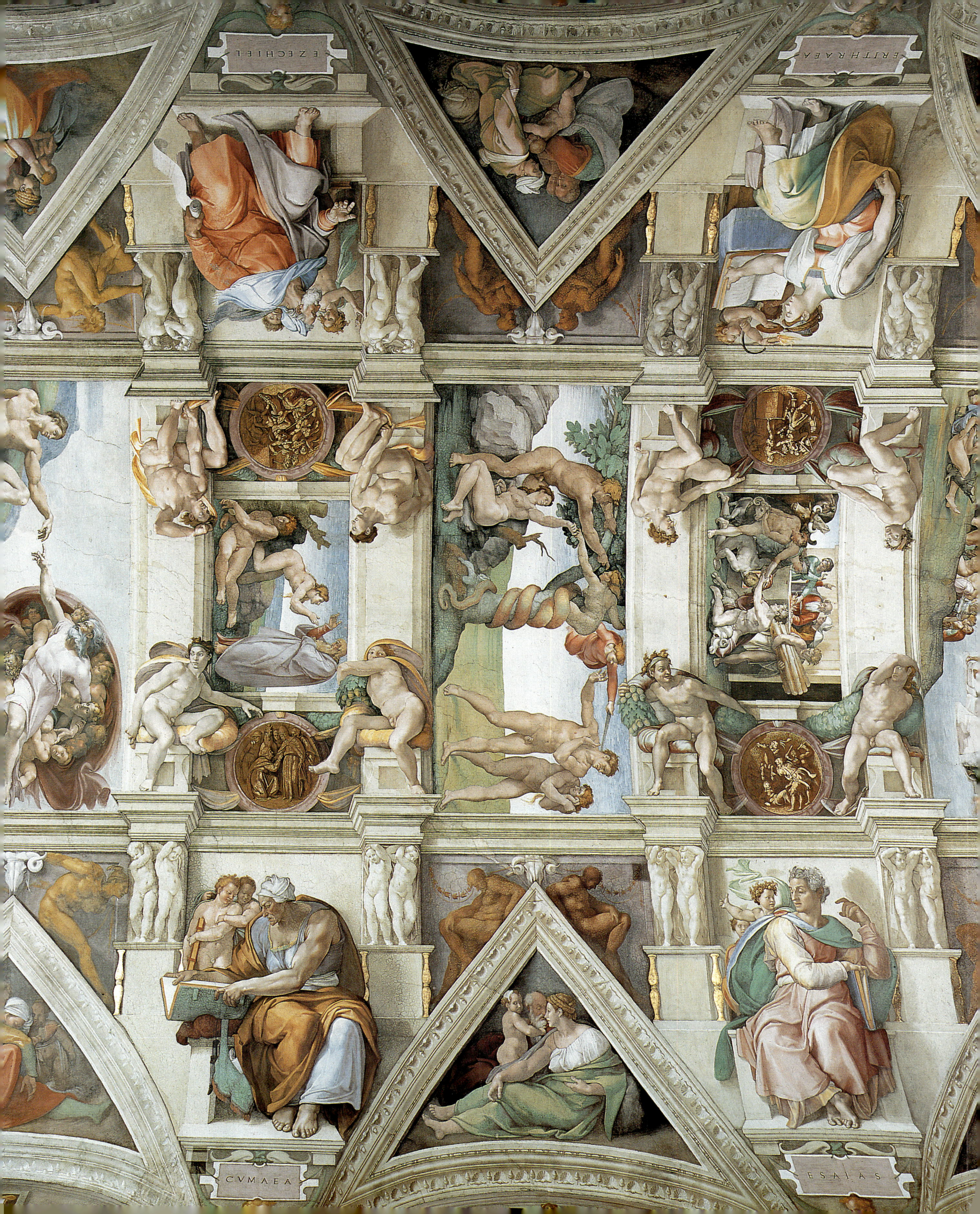
EZECHIEL
ERITHRAEA
CVMAEA
ESAIAS

Michelangelo
Jüngstes Gericht, 1534–41
Fresko, 17 x 13,3 m (einschl. Sockel)
Rom, Vatikan, Sixtinische Kapelle

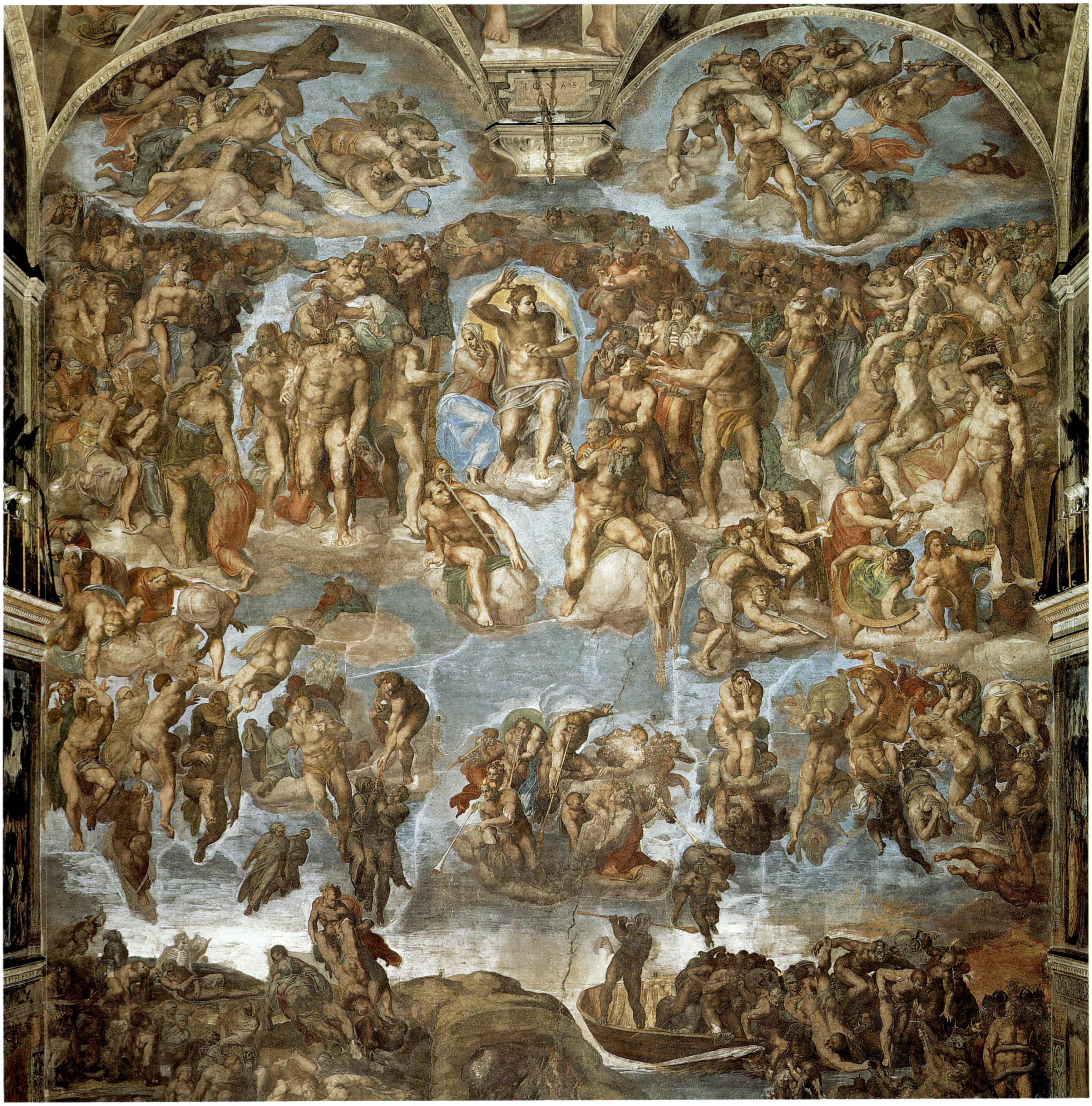

Michelangelo
Kreuzigung des Petrus, 1545–50
Fresko, 625 x 661 cm
Rom, Vatikan, Capella Paolina

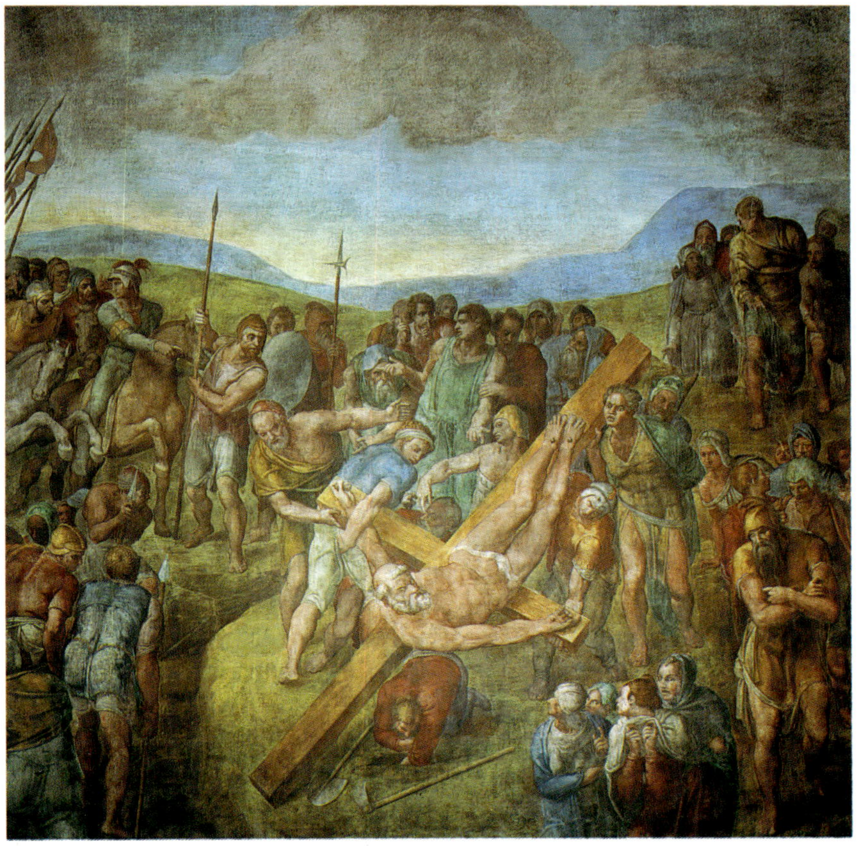

Adams zwei und schließlich mit dem durchs All rasenden Gottvater nur noch eine Gestalt dargestellt. Die Logik dieser Beobachtung gewinnt noch an Überzeugung, wenn man über die Köpfe der sitzenden Ignudi hinweg zwei gedachte Linien zieht, von der Eingangs- zur Altarseite hin, wobei man sehen wird, daß die Linien nicht parallel verlaufen, sondern im Gleichmaß zusammengehen. Es ist also von vornherein ein Größenausgleich mit zunehmender Entfernung bewußt berechnet worden, was ein weitgehend einheitliches, überschauendes Erkennen des Ganzen vom Eingangsbereich her ermöglichen sollte. Ich kann mich also den Formulierungen Knapps: »Das Ganze betreffend haben wir darin nicht eine Absicht auf illusionistische, malerische Wirkung zu suchen« oder »von einem malerisch-räumlichen Zusammenschluß keine Rede«, nicht anschließen. Sehr wohl hat Michelangelo hier bereits vorweggenommen, was die auf Augenwirkung abzielende Deckenmalerei des Barock später als selbstverständliche Technik zum Einsatz brachte.

Bemerkenswert ist auch, daß fast alle Figuren sitzend dargestellt sind, die Propheten und Sibyllen ebenso wie die Ignudi, und auch die Gestalten des Alten Bundes hocken in ihren finsteren Gewölben. (Einzig die als Steinplastiken gemeinten Putten an den Pfeilern stehen.) Dabei gleicht keine Sitzposition der anderen; in hundertfacher Weise hat Michelangelo hier verstanden, das Sitzmotiv zu variieren. Es ist zu einem Mittel seines großen Stils geworden. Wie der mächtige, in Marmor gehauene *Moses* des Juliusgrabmals noch um ein vielfaches gigantischer wird, wenn man ihn sich stehend vorstellt, so gelingt es Michelangelo auch hier, durch das Sitzmotiv weit größere Gestalten unterzubringen, als es das gegebene Raummaß erlaubt hat.

Zu Allerheiligen, im Oktober 1512, wurde die Decke enthüllt. Noch im September hatte Michelangelo an seinen Bruder Buonarroto in Florenz geschrieben: »Ich tue Euch kund, daß ich keinen Groschen habe und sozusagen barfuß und nackt bin und den Rest meines Entgeltes nicht bekommen kann, ehe ich das Werk nicht vollendet habe, und ich erdulde die größten Kümmernisse und Mühsale ... solange Ihr Euch behelfen könnt, nehmt nicht von meinem Geld ... auf jeden Fall werde ich es so einrichten, daß ich Allerheiligen bei Euch feiere, wenn es Gott gefällt. Michelangelo, Bildhauer in Rom.« Der Bericht ist ebenso erschütternd wie ernüchternd, zeigt er doch Michelangelo, auf dem Schaffensgipfel der Malerei des Jahrhunderts, selbstbescheiden sich »Bildhauer« nennen, geplagt und von der Mühsal des Auftrags gedemütigt. Nachdenklich hat er sich auch selbst dargestellt in dem grüblerisch über die Schrift gebeugten *Jeremias* (Abb. S. 321) – oder ist Zadok in der Lünette sein Selbstbildnis? Wenngleich Papst Julius mit seinen herrscherlichen Druckmitteln auf den Künstler immer nur so weit ging, daß er den großen Michelangelo nicht zu verlieren riskierte, als nobel konnte die Stellung des Künstlers unter der päpstlichen Herrschaft und Protektion nicht bezeichnet werden. Mochte Julius II. mit der Decke der Sixtina auch ein verschlüsseltes, dem Belesenen sich tiefer offenbarendes Programm vor Augen geführt haben, das seine Herrschaftszeit gleichrangig neben die vermeintlich glücklichen Jahrhunderte der Antike stellte oder als deren Fortsetzung verstanden wissen wollte, Michelangelo war sich jedenfalls bewußt, zu wem *er* mit seinen Bildern sprach: »Denn das Gebot der Malerei lautet so: Aus ihr sollen diejenigen lesen, welche die Buchstaben nicht kennen – und abermals lautet es: An die Stelle des Buches tritt das Bild.« Michelangelo hat es sich in seinem künstlerischen Ringen nicht leicht gemacht. Was dem Betrachter so selbstverständlich erscheint, ist das Ergebnis von Mühsal und Plage. Dies brachte er auch zum Ausdruck, als er an Francesco de Hollanda die Worte richtete: »Was man mit größtem Bemühen und viel Arbeit und Lerneifer im Schweiße seines Angesichtes erstreben soll, ist, daß dasjenige, was man unter größter Anstrengung schafft, so aussehe, als sei es leicht und beinahe ohne Mühe und flüchtig hingeworfen – auch wenn dem nicht so ist« (nach Condivi).

Papst Julius II. war es gelungen, sein Testament durch die Hand Michelangelos in einem außergewöhnlichen Kunstwerk zu hinterlassen, sein ursprünglicher Wunsch nach einem Grabmal imperialen Ausmaßes allerdings konnte nicht mehr verwirklicht werden. Ein Jahr nach Vollendung der Sixtinischen Decke verstarb der Papst.

Für lange kann sich Michelangelo nun der Bildhauerei widmen, bis der Nachfolger auf dem Papststuhl, Paul III., ihn 1535 wieder nach Rom beruft. Diesmal wird er zum obersten Baumeister, Bildhauer und

Fra Bartolommeo
Salvator Mundi (Christus
als Erlöser der Welt), 1516
Öl auf Holz, 282 x 204 cm
Florenz, Palazzo Pitti, Galleria Palatina

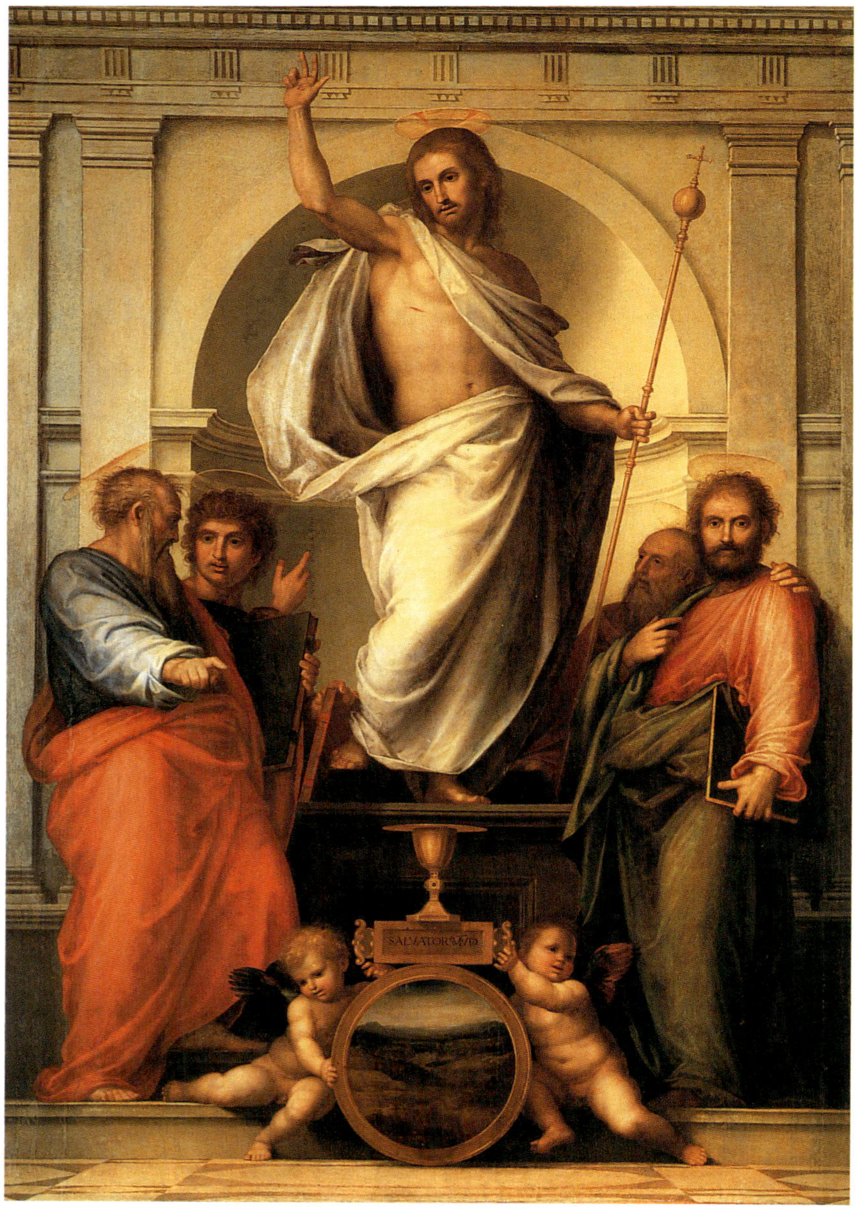

Maler des Vatikans ernannt. Ein Jahr später beginnen die Arbeiten an der Ausmalung der Altarwand der Sixtina für das *Jüngste Gericht.* (Abb. S. 328) Die mehr als zwanzig Jahre seit der Arbeit an der Sixtinischen Decke haben nicht nur den Stil weiterentwickelt, sondern auch den Künstler innerlich verändert. Es scheint, als wolle er nun beweisen, daß er in der Malerei, selbst auf großen Flächen, ohne architektonische Gliederungen auskommt; die Fläche kann ihm gar nicht groß genug sein. Er läßt Gesimse abschlagen, um in den Randzonen des Gemäldes den letztmöglichen Raum auszunutzen. Nur eine dünne Leiste trennt das Bild von der Deckenzone und betont die beiden oberen Bögen, die dem Wandbild des *Jüngsten Gerichts* nicht unpassend die Form der Gesetzestafeln verleihen. Ein gewaltiges Toben, das Aufsteigen der Gerechten und Herabstürzen der Verdammten, tut sich in einem gigantischen Meer von Menschenleibern auf. Einzig der richtende Christus, in gebieterischer Geste, bartlos-klassisch, apollinisch und herkulisch zugleich, zentriert die Massen auf sich. Das Gericht ist furchtbar, selbst Maria wendet sich besorgt ab. Es ist viel über dieses Bild gesagt worden. Vielleicht liegt in der Tragik dieser »dies irae«-Darstellung wirklich so etwas wie eine innere Abrechnung des alt gewordenen Michelangelo, des selten gerecht behandelten Grüblers, des Kämpfers, der die Bürde eines nicht leichten Künstlerschicksals trug. Der Künstler hat sich auch auf diesem Gemälde selbst dargestellt: Als abgezogene Haut mit seinen Gesichtszügen wird er in der kräftigen Hand des Hl. Bartholomäus gehalten, und der ihn hält, blickt vorwurfsvoll und zugleich fragend nach dem Weltenrichter hinüber, ob er ihn fallen lassen oder retten soll. Dieses grauenhafte Selbstbildnis entspricht genau der Verfassung, in der sich der alternde Meister befindet. In seinen Briefen kommt dies klar zur Sprache. Ausgebeutet fühlte er sich, ja, finanziell betrogen von seinen Auftraggebern, besonders jenem kaltblütig und arrogant den Künstler beherrschenden Julius II. In einem seiner letzten Sonette faßt Michelangelo sein »Selbstbildnis« in die literarischen Worte: »Ein Lederbeutel bin ich, voll Knochen und Sehnen, mein Antlitz ist ein Bild des Grauens ... die wohlgelobte Kunst, von der ich so viel wußte, brachte mich hierher ... Ich bin, wie Mark in seiner Hülle, abgesperrt, arm, einsam ... die grabähnliche Wohnung hemmt mir den Flug ... Wer gegessen hat, oder Arznei nahm, scheißt vor meiner Tür, ich lerne den Geruch der Urinarten in der Abflußrinne unterscheiden, den Gestank von Narren, die nachts umhertreiben ... Meine Freude ist die Melancholie, meine Ruhe die Qualen. Als Narrenfigur wär' ich gut, mit dieser Hütte hier, mitten unter den Palästen, ausgeleiert bin ich, zerrissen, zerbrochen, durch all' die Müh' ... Arm, alt, andern untertan. Ich löse mich auf, wenn ich nicht bald sterbe!«

Es ist schon bemerkenswert, wenn auch bis heute nicht gesehen, daß Michelangelo den dunklen Höhleneingang in die Unterwelt genau an die Stelle plaziert hat, auf die derjenige aufzublicken genötigt ist, der hier die Messe liest. Die Wirkung des auf dem Altar stehenden Kreuzes zwischen dem Zelebranten und dem gemalten Höllenschlund mag subtil berechnete Symbolik sein, die sich Michelangelo erlaubt hat. (Wir werden über eine ähnliche Wirkung von Altarbildern in bezug auf die Altarfunktion bei Bildern von Fra Bartolommeo und Andrea del Sarto noch einmal zu sprechen kommen). 1541 war das *Jüngste Gericht* vollendet, und trotz der Darstellung vieler nackter Figuren hat es Rom mit Begeisterung aufgenommen. Erst auf Weisung Papst Pauls IV. mußten Daniele da Volterra (von da an »Höschenmaler« genannt) und Girolamo da Fano die Blößen überdecken. In diesem Zusammenhang ist interessant, mit welcher Raffinesse der ebenso geschwätzige wie berühmte Pietro Aretino die nackten Stellen zu verteidigen suchte; nachdrücklich betonte er, daß die »allzu große Freiheit in der Darstellung des Nackten besonders den Lutheranern doch ein Ärgernis« sei.

Es ist immer wieder gesagt worden, daß der Sechzigjährige, der die Welt wohl so erfahren hat, daß auf viele Schurken nur wenige Gerech-

Raffael
Vermählung Mariens, 1504
Öl auf Holz, 170 x 117 cm
Mailand, Pinacoteca di Brera

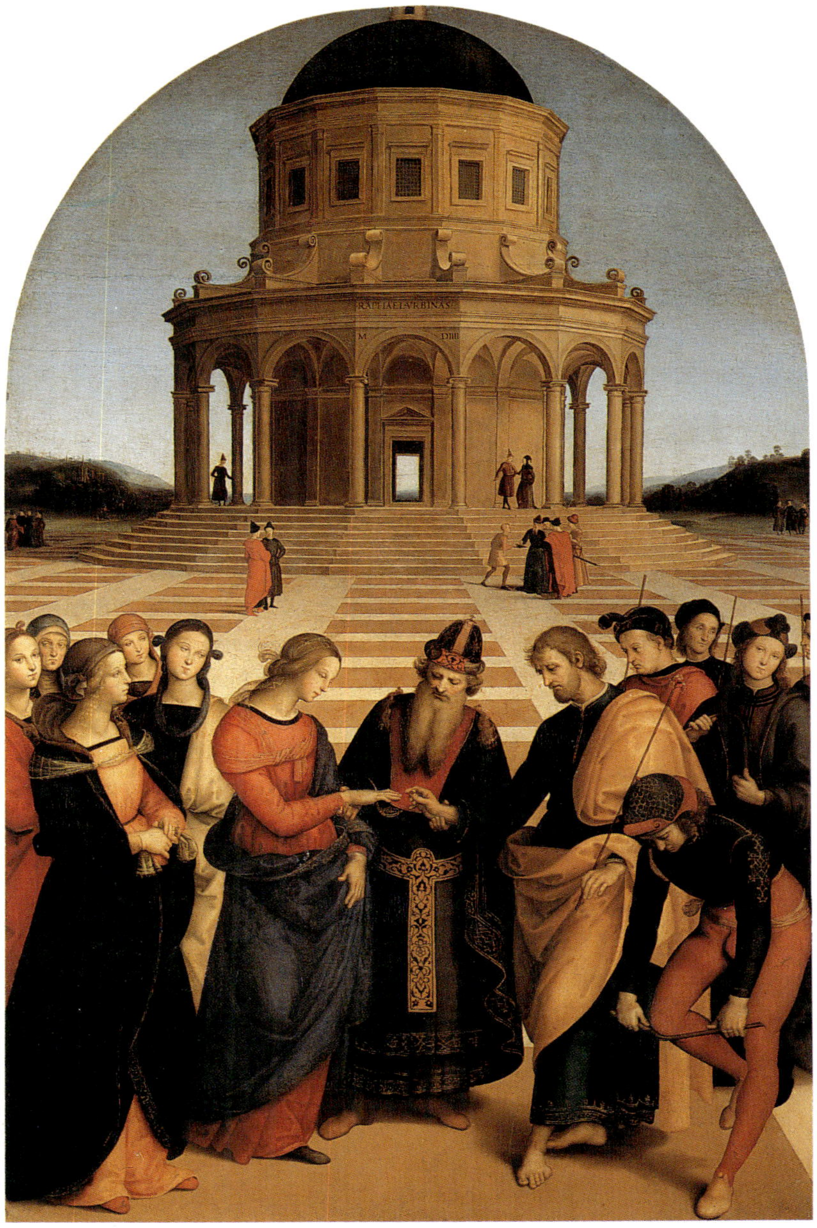

te kommen, den Höllensturz stärker betont hat als die Freude der aufsteigenden Seeligen. Der Einfluß der Dichtung Dantes ist im *Jüngsten Gericht* nicht zu übersehen, wie auch der Sagenwelt der Antike, wenn am Höllenschlund Charon den Nachen auf dem Acheron rudert. In dieser gewaltigen Schau verlieren sich nach oben hin die festen Punkte, alles beginnt zu fließen, nicht mehr das geordnete Bild prägt sich dem Betrachter ein, sondern dieser ist genötigt, sich selbst den Blickweg zu bahnen; das ist bereits der Vorgriff auf die barocke Malerei.

Mit den Fresken in der Capella Paolina des Vatikans, der *Bekehrung des Paulus,* 1545, und der *Kreuzigung des Petrus* (Abb. S. 328) von 1550, endet Michelangelos Wirken in der Malerei, immerhin fast 15 Jahre vor seinem Tod (1564). Auch bei diesen Gemälden denkt er bereits im barocken Sinne, aber sein altersreifer Renaissance-Stil vermag doch die erst später sich entwickelnden neuen Ordnungsprinzipien der Barockmalerei noch nicht zu fassen. Zurückgekehrt in seine Welt des Steines, zu seinen späten Pietàplastiken und dem Kuppelentwurf für St. Peter, vollbringt er zuletzt noch im hohen Alter Höchstleistungen der Weltkunstgeschichte.

Raffael

Raffael Santi ist der jüngste dieser drei Großen. 1483 ist er geboren, und sein Vater Giovanni Santi, ein eher unbedeutender Maler, vermittelte ihm die ersten Kenntnisse in den Techniken. Die Jugend verbrachte er in seiner Geburtsstadt Urbino, dem hochgelegenen Sitz des kriegslustigen, aber kunstsinnigen Condottiere Federigo II. da Montefeltro. An diesem Musenhof lernte er auch die Arbeiten von Künstlern wie Paolo Uccello, Luca Signorelli, Melozzo da Forlì oder Francesco di Giorgio kennen, aber auch von Hieronymus Bosch und Justus van Gent. Zur Weiterbildung schickte ihn der Vater siebzehnjährig nach Perugia, in die Lehre des damals geschätzten Perugino. In den vier Jahren, die er dort verbrachte, hat er wohl alles gelernt, was an Grundlagen zu erwerben war. Problemlos und frei von Herausforderungen verliefen diese Lehrjahre. Raffael blieb zunächst der Perugino-Schule treu. Dies ist insofern verständlich, als er ja bei diesem Meister bereits die klare Überschaubarkeit im Bild und das Meiden jeder Überladung gelernt hatte, Stileigenschaften, die durchaus brauchbare Grundlage für den neuen Geist des »großen Stils« boten. Bei manchen Werken ist es nicht leicht, zwischen der Hand Peruginos und der des jungen Raffael zu unterscheiden. Noch lange ist den Gesichtern seiner Madonnen (wie der aus der Sammlung Solly oder der *Madonna del Duca die Terranuova* in Berlin) und den weiblichen Gestalten noch das idealisierende Schönheitsideal peruginesker Frauen anzusehen, mit dem unbewegt-kontemplativen Ausdruck und dem auffallend kleinen Mund. Raffael änderte also seinen erlernten Stil nur langsam. Sich vortastend, übernahm er schrittweise die Erfahrungen der Älteren. Sein frühes Bild, das berühmte *Sposalizio* (Vermählung Mariens, Abb. oben) von 1504, entspricht in Stil, Aufbauschema und Auffassung durchaus noch dem gleichnamigen Werk seines Meisters Perugino, so daß man schon

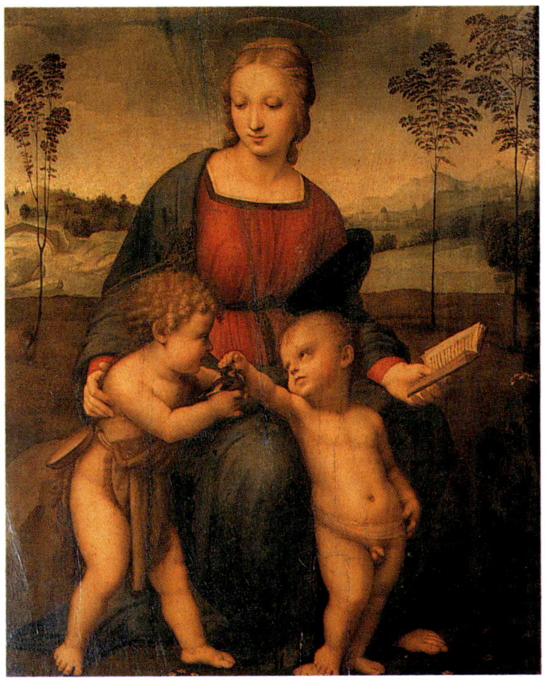

Raffael
Madonna mit dem Stieglitz
um 1507
Öl auf Holz, 107 x 77 cm
Florenz, Galleria degli Uffizi

Raffael
Die Schule von Athen, 1510–11
Fresko
Rom, Vatikan, Stanza della Segnatura

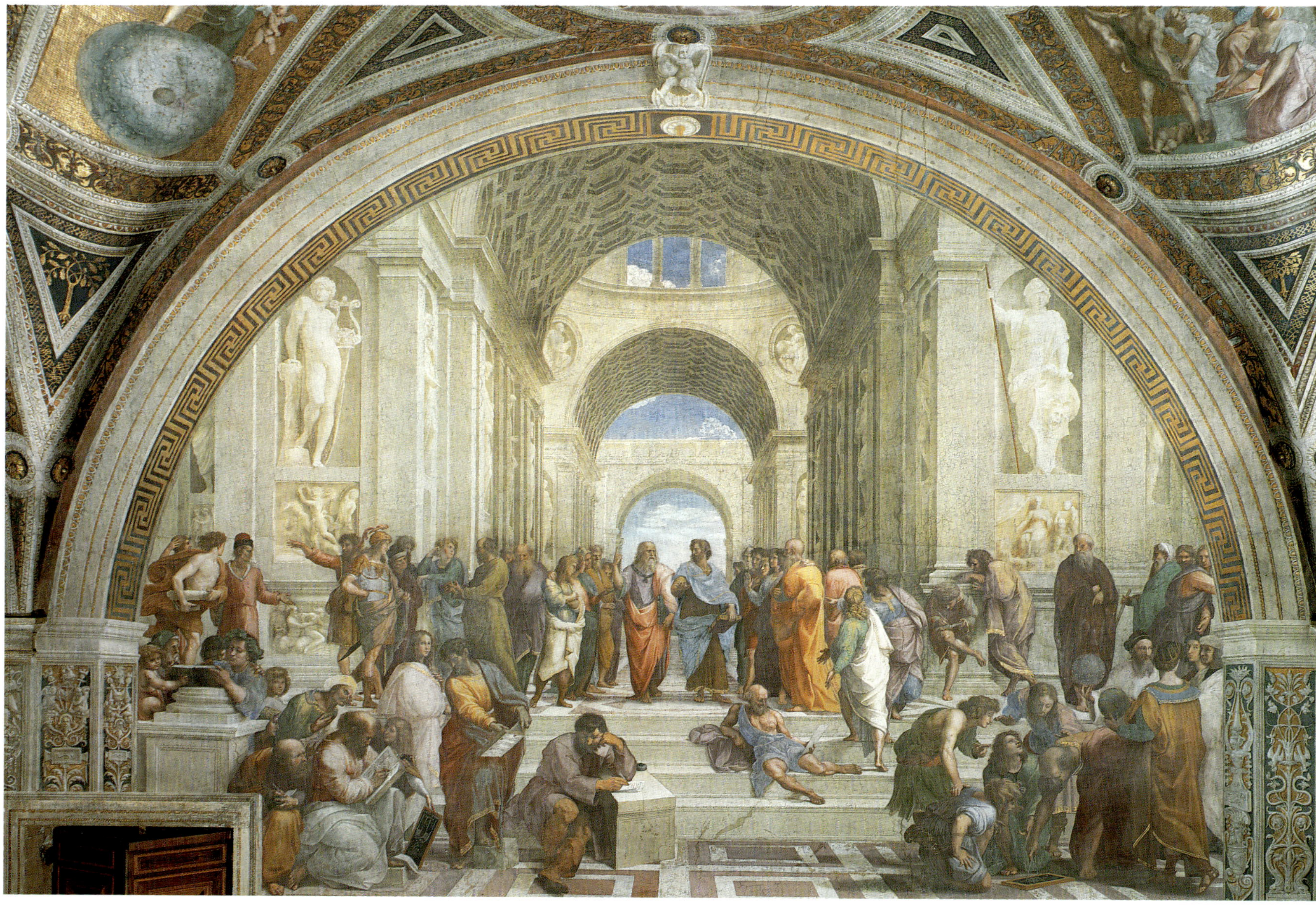

angenommen hat, es handle sich hier um eine dem Schüler übertragene Auftragswiederholung. Zeigen die Gesichter, etwa die der Mädchen auf der linken Seite, durchaus noch Züge, wie sie Perugino gemalt haben könnte, so bringt Raffael dennoch bereits Abwandlungen in das motivgleiche Bild ein, die sein Interesse an den Errungenschaften der neuen Zeit beweisen. Die Kuppel, die sich in den halbrunden oberen Abschluß des Gemäldes einfügt, mag von Bramantes gleichzeitigem Architekturideal herkommen, wie dieses im Rundbau seines Tempietto von S. Pietro in Montorio in Rom zum Ausdruck kommt. Die Szene ist ruhig aufgefaßt. Graziös empfängt Maria den Ring von Joseph, der, dem damals üblichen Eidesritus entsprechend, mit blanken Füßen die Erde berührt. Neben den ruhigen Figuren fällt einzig jener junge Mann im Vordergrund in seiner Bewegung auf, der verärgert über den Mißerfolg seiner Werbung um Maria seinen dürren Stock zerbricht; hat die Verheißung nach apokrypher Legende doch Joseph, dessen Stock wieder ergrünt war, für Maria erwählt.

Als Raffael im Herbst 1504, einundzwanzigjährig, nach Florenz kam, durch ein Schreiben der Herzogin von Montefeltro, Federigos Tochter, bestens an den Gonfaloniere Soderini empfohlen, mußten die in dieser Zeit intensiv geführten Debatten um die Erneuerung der Kunst einen überraschenden Eindruck auf den jungen Künstler gemacht haben. Leonardo, soeben von Mailand zurückgekehrt, erstaunte das Publikum mit seiner *Mona Lisa,* Fra Bartolommeo zeigte sein *Jüngstes Gericht,* und Michelangelo, seit drei Jahren von seinem ersten Romaufenthalt zurück, hatte seinen *David* aufgestellt und arbeitete gerade an dem Karton seiner *Badenden Soldaten* für die geplanten Historien- und

Die Schule von Athen
Detail: Platon und Aristoteles

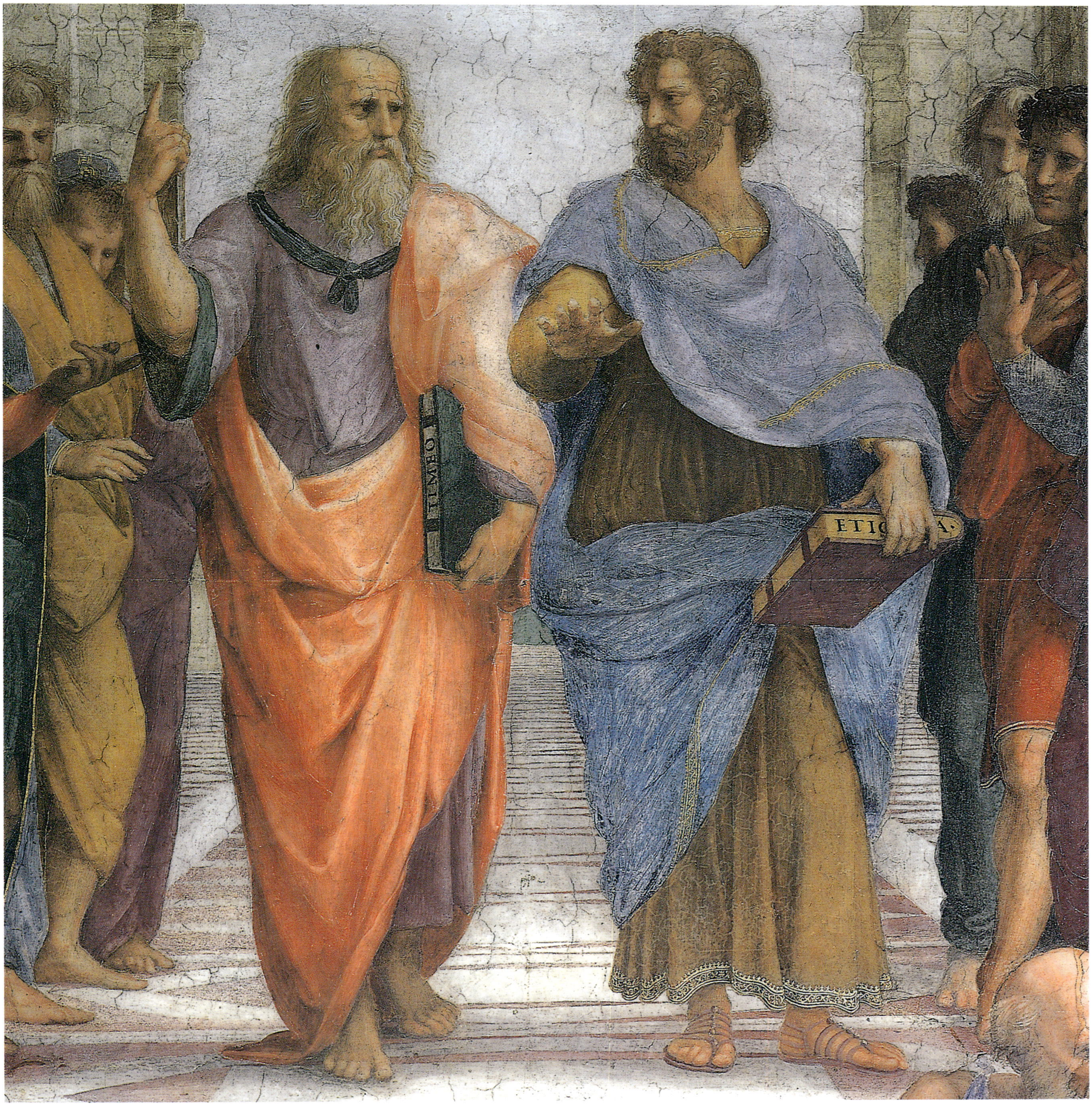

Raffael, Giulio Romano und andere
Der Borgobrand, 1514
Fresko
Rom, Vatikan, Stanza dell'Incendio di Borgo

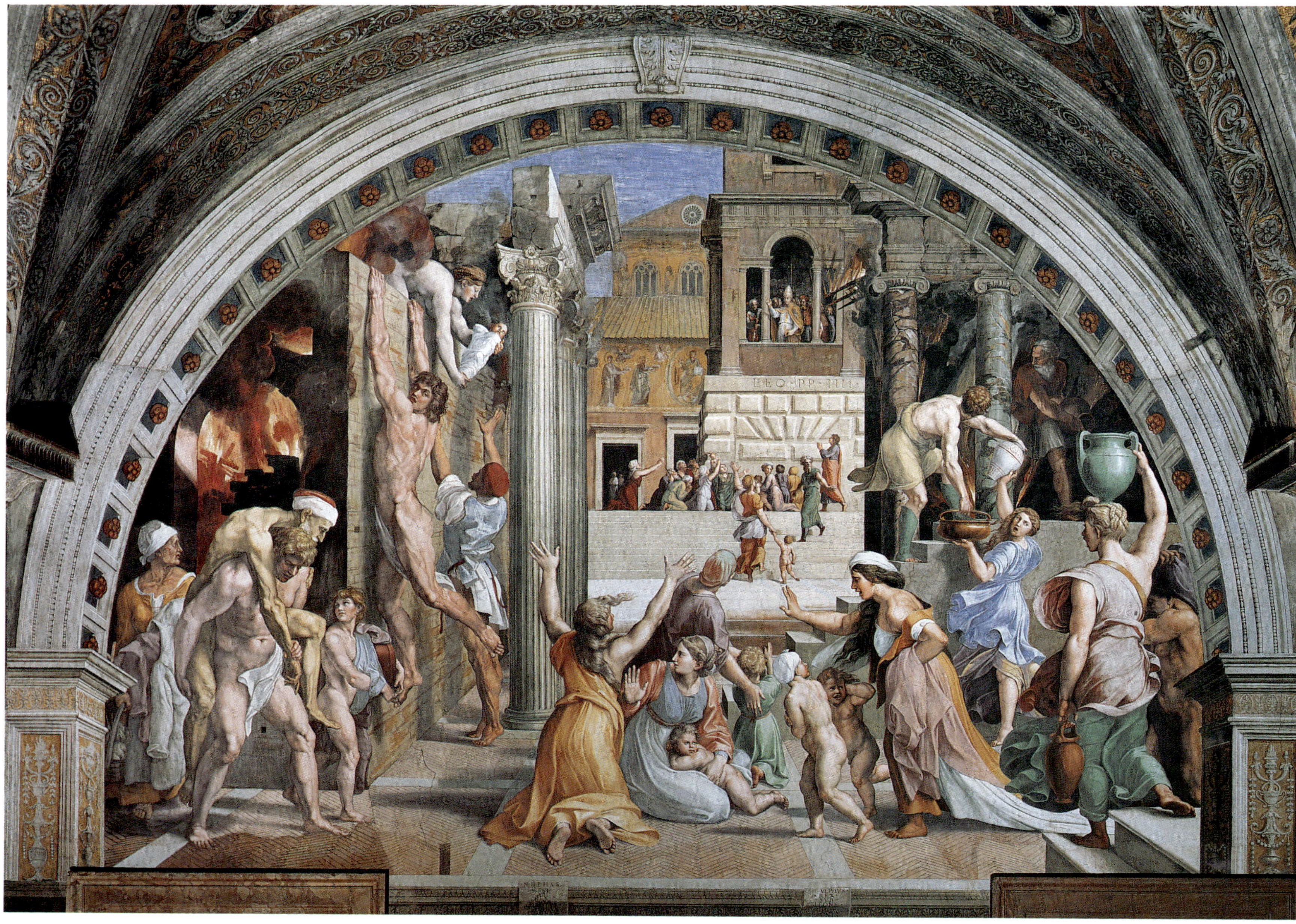

Raffael
Der Triumph der Galatea, um 1512
Fresko
Rom, Villa Farnesina

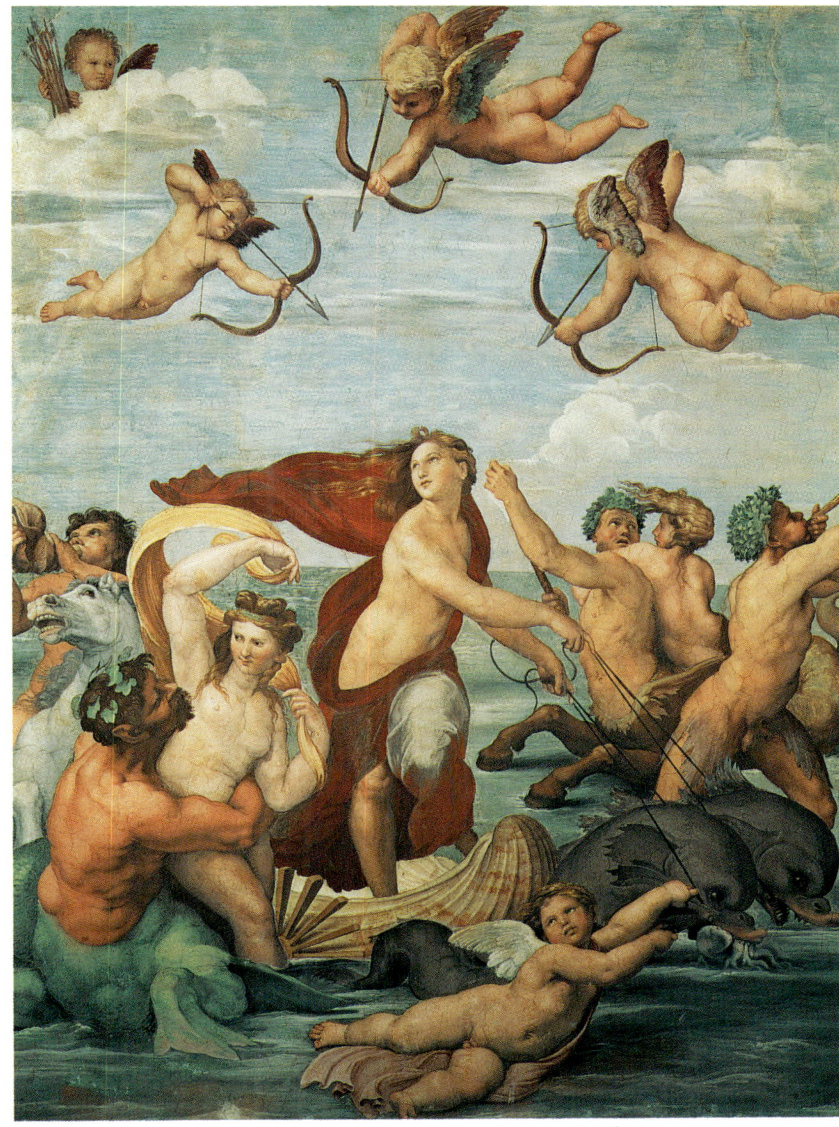

Schlachtenbilder im Palazzo della Signoria. Auch Leonardo schuf hierfür einen Entwurf, die sogenannte *Anghiarischlacht*. Noch Benvenuto Cellini wußte später zu erinnern: »Es hingen diese Kartons, einer im Medicipalast, der andere im Papstsaale, und solange sie ausgestellt blieben, waren sie die Schule der Welt.« Auch an Raffael ist diese künstlerische Herausforderung nicht spurlos vorübergegangen, wie seine Zeichnungen zeigen, die nun das Thema der Reiterschlachten aufnehmen, etwa in der *Lapithen- und Zentaurenkampf*-Skizze um 1504.

Bereits die *Madonna del Cardellino* (Madonna mit dem Stieglitz, Abb. S. 331) von 1506 beweist Raffaels Bemühen, auch die Errungenschaften Leonardos zu übernehmen. Die Weichheit eines weiblichen Gesichtsausdruckes, das im Sfumato Sich-Verunklärende und die momenthafte, aber dennoch ruhige Bewegung, das alles geht auf Anregungen durch das Vorbild zurück. Aber während bei Leonardo zwischen klar greifbarer Dreieckskomposition und verrätselnder Körperverschränkung oft ein Element der Beunruhigung zurückleibt – Leonardo hat diese Spannung geradezu kultiviert – verläßt Raffael nie die Ausgeglichenheit der in sich ruhenden kompositionellen Gewichte.

Im Herbst 1508 rief Papst Julius II., kurz nachdem er Michelangelo geholt hatte, auch Raffael nach Rom, und will man Vasari glauben, geschah dies auf Anraten des Landsmannes Bramante, dem neuen Baumeister der Peterskirche. Eine Folge von päpstlichen Gemächern sollte ausgemalt werden, nach theologisch gut vorbereitetem Concetto und nachdem sich schon Sodoma und Peruzzi an einigen (den Papst vielleicht nicht überzeugenden) Vorarbeiten versucht hatten. Wenn man damals an die kleinteiligen Wandbilder Fra Angelicos im Vatikan oder die inzwischen verlorenen Fresken des Gentile da Fabriano im Lateran gewohnt war, so wurde jetzt ein freierer, großzügigerer Stil erwartet, der Macht und Weite des römischen Papsttums angemessen. Der Auftrag war umfangreich und zwang Raffael, zunehmend mehr Schüler und Gehilfen aufzunehmen, so daß es nicht leicht ist, gerade bei den später ausgeführten Räumen, die Hände zu scheiden. Der erste Raum der Stanzen, die Anfang 1509 begonnene »Camera della Segnatura«, so benannt, weil hier die Unterzeichnungen der Gnadenakte vollzogen wurden, ist jedenfalls ganz aus der Hand Raffaels. Schon dieser erste Nachweis seines Könnens zeigt die Abkehr von der Detailverliebtheit Florentiner Malerei, der Stilart von Ghirlandaio, Botticelli oder Piero della Francesca, und entwickelt dagegen die weitgreifende Komposition mit der Wirkung einheitlicher Überschaubarkeit. In großen, rundbogigen Wandflächen hat Raffael hier die vorgegebenen Themen realisiert: die theologische *Disputà* und das Gegenstück, welches die weltlichen Wissenschaften der Philosophie darstellt, die *Schule von Athen* (Abbn S. 332 u. 333). Hier sind Aristoteles und Plato im Gespräch ins Bildzentrum gestellt. So wie man sich das antike Gelehrtengespräch vorstellt, schreiten die beiden – peripathetisch – durch eine Wandelhalle. Symbolisch ist die Geste von Platos Fingerzeig nach oben zu verstehen, er weist damit nach der Quelle höherer Inspiration, ins Reich der Ideen, während Aristoteles zur Erde zeigt, dem Ausgangspunkt aller Naturwissenschaften. Wie Michelangelo in der Sixtinischen Decke, so hat auch Raffael eine Reihe seiner Zeitgenossen in den Fresken verewigt. So ist in Plato wohl das Porträt Leonardos zu sehen, in Archimedes, der sich bückt, um mit dem Griffel auf die Schiefertafel zu zeichnen, ist Bramante wiederzuerkennen. Gleich dahinter, etwas darüber, ist Federigo Gonzaga porträtiert, und neben vielen anderen, von denen wir keine Kunde mehr haben, hat Raffael auch sich selbst dargestellt: Am Pfeiler ganz rechts außen, zusammen mit Sodoma, blickt er aus dem Bild.

Fortgeführt wird die Bildfolge des Raumes durch die Darstellung der *Drei Kardinaltugenden* und des *Parnaß*, in dem Papst Julius II. als neuer Apollo und seine Herrschaftsära als neue glückliche Zeit der Poesie und Kunst gemeint ist. Noch sind die vielfigurigen Szenen von klassischer Beruhigtheit, aber schon die folgende *Stanza d'Eliodoro* zeigt Raffael unter Mitwirkung von Giulio Romano in der Behandlung eines dramatischen Geschehens: Die Himmlischen Mächte vertreiben

ABBILDUNG UNTEN:
Raffael
Baldassare Castiglione, 1515/16
Öl auf Leinwand, 82 x 67 cm
Paris, Musée du Louvre

Raffael
Bildnis einer Frau (Donna Velata), 1516
Öl auf Leinwand, 85 x 64 cm
Florenz, Palazzo Pitti

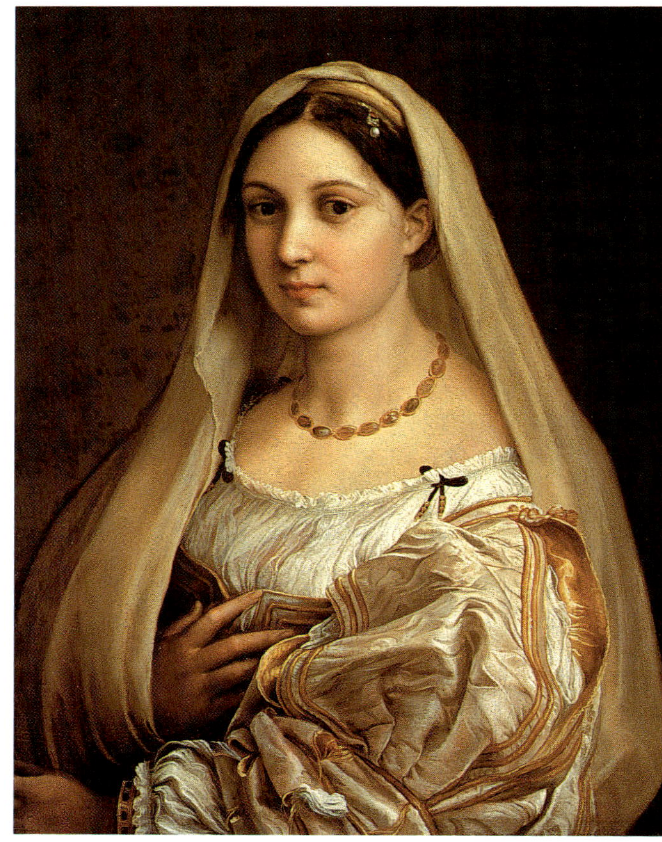

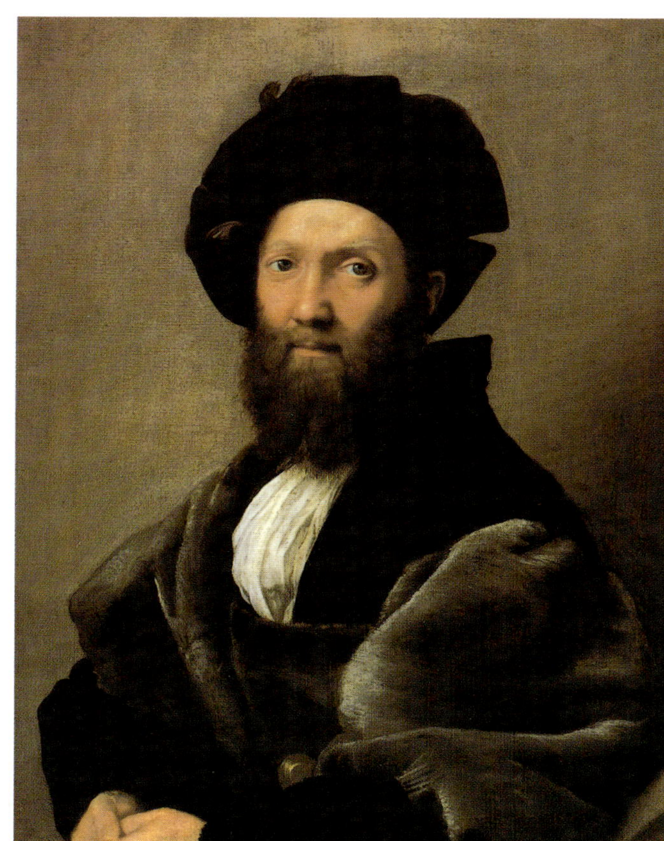

den Tempelschänder Heliodor aus dem Jerusalemer Heiligtum. Zorn ist in der Dynamik der Körperhaltung der durch die Luft eilenden Rächer ausgedrückt, Entsetzen dagegen bei den bestürzten Zeugen des Geschehens auf der linken Seite und zuversichtlicher Glaube im betenden Hohepriester im Hintergrund. Innerem Gefühl sucht Raffael in Körperbewegung Ausdruck zu verleihen, er erreicht dies durch Linienführung und entsprechende Komposition. Trotz aller Wucht und Dramatik im Bild bleibt der Aufbau in sich geschlossen und beherrscht, zusammengebunden von einer großartigen gemalten Architektur, wie wir sie von Albertis Bau von S. Andrea in Mantua (Abb. S. 112) her kennen. Hier ist schon das bleibende Prinzip der Kunst Raffaels vorgestellt, das auch für die *Befreiung Petri* gilt, in der die malerische Erscheinung von Licht und Dunkel zum Ausdruck kommt, eine Vorwegnahme des sogenannten Chiaroscuro (Helldunkel), das wir später bei Caravaggio wieder kultiviert finden.

Der *Triumph der Galatea,* den Raffael 1512 im Palazzo des Bankiers Agostino Chigi, später Villa Farnesina, gemalt hat, ist vielleicht dasjenige Bild, das am reinsten den lichten Geist der Antike wiedergibt (Abb. S. 335). Viel von der Schönheit dieses Mädchengesichtes liegt in dem leichten Anflug von Scheu oder Unschuld, als wäre sie sich ihrer körperlichen Reize gar nicht bewußt; ihr hingebungsvoller Blick ist nicht unähnlich dem des Engels von Leonardo in der von Leonardo und Verrocchio geschaffenen *Taufe Christi* (Abb. S. 309). Auch hier ist die Komposition ganz deutlich auf einem Linienspiel von Diagonalen aufgebaut, denn die Pfeile der bogenschießenden Putten weisen auf Linienweiterführungen hin. So setzt sich die Linie des Pfeiles links oben in den Zügeln der Delphine fort, der Pfeil gegenüber in der Körperhaltung der umworbenen Meernixe. Ebenso unaufdringlich wie eindeutig hat Raffael das Haupt der schönen Galatea genau in die Mitte des Gemäldes gesetzt.

Die genannten Werke dürfen wohl als Höhepunkte dessen gesehen werden, was wir als letzte Reife des Hochrenaissance-Bildes kennen. Der Umbruch zur neuen Bildvorstellung ist vollzogen. Nicht das Abbild eines Vorganges ist wesentlich, sondern die Umsetzung des Themas in der Komposition. Die Bewegung des Körpers will als ein Analogon zur Erregung des Geistes oder der Affekte verstanden werden, im Aufbau liegt bereits die Idee einer Szene. Alles im Bild zielt auf Klangausgleich, jede einzelne Figur wird zum nicht mehr herauslösbaren Einzelelement der Harmonie des Bildganzen. Hierin liegt Raffaels bedeutender Beitrag zur Malerei der Hochrenaissance.

Es ist bemerkenswert, daß auch Raffaels Stil von Michelangelos Malerei keineswegs unberührt blieb. Ab der Zeit der ersten Enthüllung der Sixtinischen Decke, 1509, zeigen sich die Körper in Raffaels Bildern voluminöser, die Arme kräftiger, auch ist eine Reduzierung der Figuren festzustellen. Die kühne Drehbewegung der knienden, in Rückenansicht wiedergegebenen jungen Frau in der *Vertreibung Heliodors* – eine Körperhaltung, die wir in Raffaels spätem Werk, der *Tansfiguration* oder *Verklärung Christi* (Abb. S. 339), seitenverkehrt wiederfinden – ist ohne den Einfluß Michelangelos nicht zu denken.

Raffael
Papst Leo X. mit den Kardinälen Giulio de'Medici und Luigi de'Rossi, 1518/19
Öl auf Holz, 154 x 119 cm
Florenz, Galleria degli Uffizi

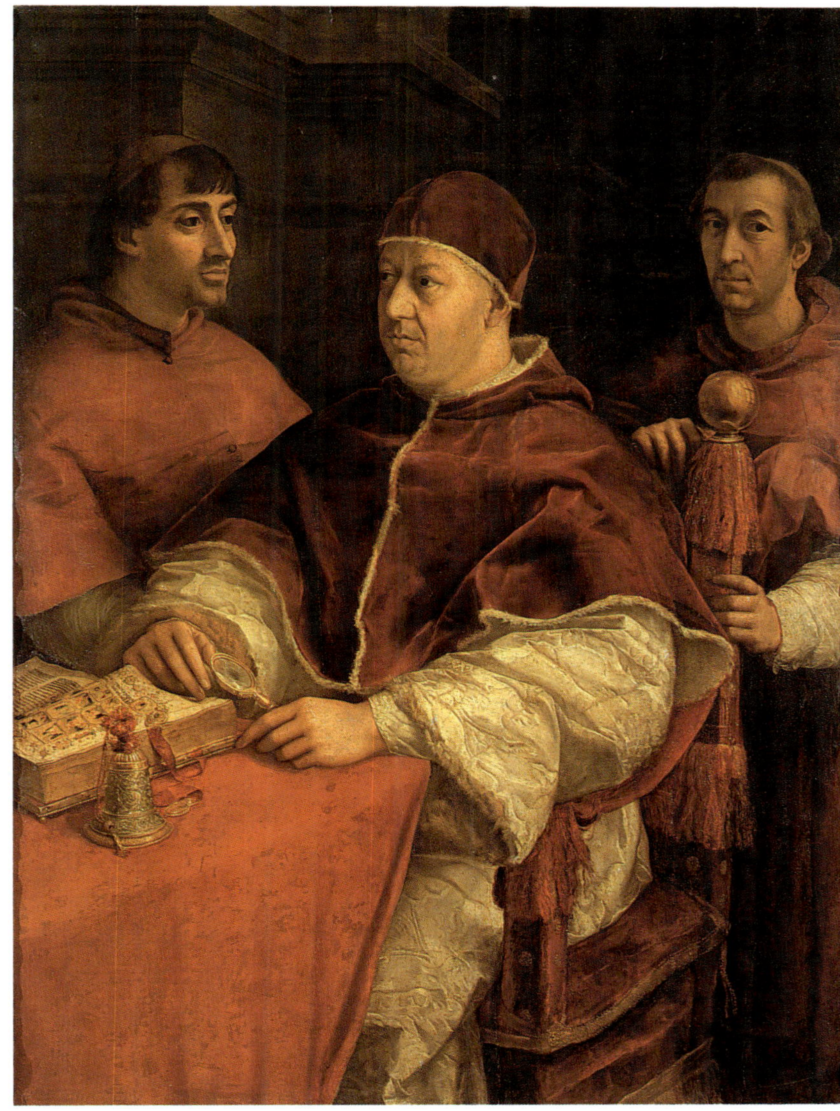

Die Ursache des von vielen festgestellten plötzlichen Stilwandels Raffaels nach 1509 wird aber ganz offenbar, wenn wir die Sibyllen und Propheten in der Capella Chigi in S. Maria della Pace (1512) mit denen in Michelangelos Decke vergleichen. Über die Themenverwandtschaft hinaus lassen sie in der neuen Auffassung von Körpervolumen und -drehung ganz offensichtlich die enorme Wirkung der Sixtinischen Decke auf Raffael erkennen.

Der junge Maler aus Urbino hat sich also die künstlerischen Ziele seiner älteren Kollegen, besonders Leonardos und Michelangelos, zu eigen gemacht und sie mit seinen eigenen Gestaltungsabsichten zur Synthese gebracht. Michelangelo ist dies nicht unbemerkt geblieben; noch 1541 beklagt er sich in einem Brief: »... denn was der (Raffael) von der Kunst wußte, wußte er durch mich.«

Raffael, seit dem Tode Bramantes 1514 zunehmend auch mit dem Baumeisteramt, der Leitung der Peterskirche, aber auch mit den Ausgrabungen und Ruinenvermessungen in Rom beschäftigt, war geschickt genug, die weiteren arbeitsaufwendigen Freskomalereien mehr und mehr seinen Helfern, darunter seinem bedeutenden Schüler Giulio Romano, zu überlassen. Schon das Stanzenfresko *Der Borgobrand* (Abb. S. 334) und vor allem die Loggien des Vatikans sind zwar von ihm entworfen und sicher auch überwacht, aber weitgehend von Schülern fertiggestellt worden.

In Raffaels römischer Zeit entstanden noch einige weitere bedeutende Werke. Hier sind Madonnenbilder zu nennen wie die *Madonna della Sedia* (1513/14), aber auch so berühmte Porträts wie das von *Julius II.* (1511/12), der *Donna Velata* (Abb. S. 336), des Grafen *Baldassare Castiglione* (Abb. S. 336 unten), oder von *Papst Leo X. mit den Kardinälen Giulio de'Medici und Luigi de'Rossi* (Abb. rechts). Auch die oberen Zonen der Seitenwände der Sixtinischen Kapelle, in allererster Nähe zu seinem großen Konkurrenten Michelangelo also, wurden mit seinen Werken geschmückt; allerdings nicht in Wandmalereien, sondern in einem Zyklus von Brüsseler Bildteppichen mit Szenen aus dem Leben der Apostel. Dazu hat Raffael 1515–18 die Kartons geliefert, die sich heute in London befinden. Die Teppiche wurden unter Pieter van Aelst in Arras gewebt, sieben davon wurden 1519 montiert.

Zu den am meisten besprochenen und über Generationen hinweg beliebtesten Gemälden der Renaissance gehört die sogenannte *Sixtinische Madonna* Raffaels (Abb. S. 338). Lange Zeit, für viele bis heute, war und ist sie ein Inbegriff abendländischer Malerei, und sicher steht sie in der Popularität der *Mona Lisa* nicht viel nach. Für alle Autoren, die sich mit diesem Bild befaßt haben, liegt im Ausdruck von Maria und Kind eine geheimnisvolle Stimmungslage, um deren Klärung manche geistige Winkelzüge gemacht wurden; von »visionärer Bildkomposition« war schon die Rede, und Anthologien wurden über das Ausdrucksproblem verfaßt. Namhafte Maler und Dichter, darunter Goethe, Runge, Schlegel, C. G. Carus, Hebbel, Schopenhauer, R. A. Schröder, der Amerikaner George H. Miles, die Reihe der Kunstwissenschaftler gar nicht zu nennen, sie alle haben sich mit dem Bild auseinandergesetzt – oder sich wie Grillparzer gefragt: »Ich wäre begierig, das Eigentliche der Sache zu wissen«. Schopenhauer sprach von einem »entsetzten« Schauen des Jesuskindes, Hebbel schrieb: »das Kind ist wild, die Zähne zusammengebissen, das Auge lodernd...« Fast immer wurde der ausgestreckte Finger des Hl. Papstes als Geste gedeutet, die den betenden Betrachter an die Madonna empfiehlt. Stets wurde vermutet, die Blicke von Mutter und Kind gelten dem Betrachter, aber gerade daraus entstand das Rätsel, resultieren die Fragen, warum Maria so schmerzgetrübt blickt, warum das Kind, mit zu Berge stehenden Haaren gebannt aus dem Bild herausschauend, so zurückgeschreckt wirkt. Raffael hat dieses Bild für den Hochaltar von S. Sisto in Piacenza geschaffen. 1512 war dieses papsttreue Städtchen dem Kirchenstaat angegliedert worden, kurz danach ist das Bild entstanden. Manche sehen in dem Hl. Sixtus, der links im Bild auf die Madonna blickt und mit der Hand aus dem Bild herausdeutet, ein Porträt Papst

Raffael
Sixtinische Madonna, 1513/14
Leinwand, 256 x 196 cm
Dresden, Gemäldegalerie Alte Meister

ABBILDUNG GEGENÜBER:
Raffael
Die Verklärung Christi, um 1518
Öl auf Holz, 405 x 278 cm
Rom, Vatikan, Pinacoteca Vaticana

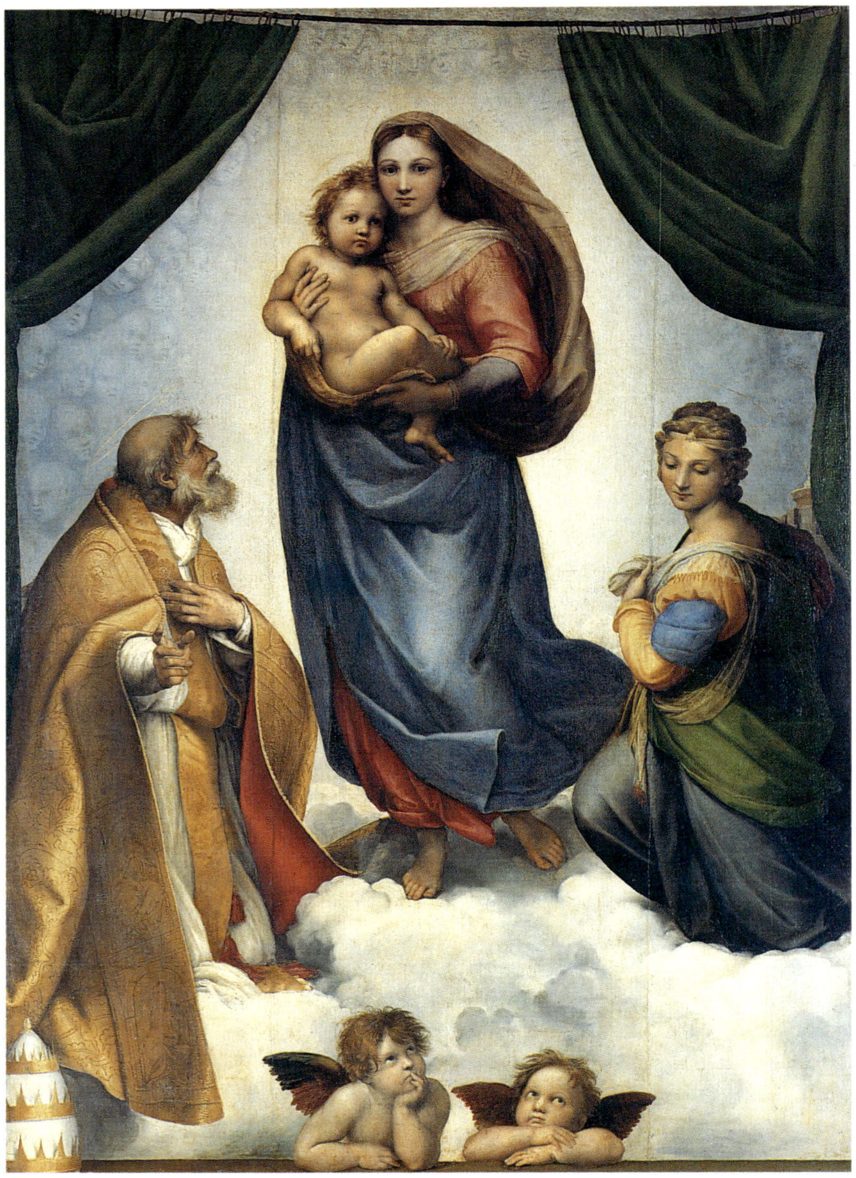

Julius' II. Erst vor kurzem ist es nun gelungen, das Rätsel des Bildes zu lösen. Wie die jüngere Forschung (A. Prater) nachgewiesen hat, ist der Aufstellungsort, vor allem aber das ursprüngliche räumliche Gegenüber dieses Altarbildes für die Inhaltsklärung von ausschlaggebender Wichtigkeit. Die Frage lautet: »Worauf deutet der Papst, und was sehen die Augen von Mutter und Kind?« Die Antwort ist so verblüffend wie überzeugend: Längst war nämlich vergessen, daß dem hochstehenden Altarbild gegenüber, wie in vielen Kirchen, das über dem Lettner erhöhte Chor-Kruzifix gestanden hatte. Die in Schrecken erstarrten Blicke von Mutter und Kind gelten also dem Anblick des Todes. Das Kind sieht sein eigenes Leiden, die Mutter den Tod ihres Sohnes. Es ist bemerkenswert, daß lange vor dieser gelungenen Deutung eben nicht die Kunstwissenschaft, sondern die sensible Empfindung des Dichters dem Geheimnis sehr nahe kam, wenn R. A. Schröder im Ausdruck des Kindes »tiefsten Schrecken« sah, »vor dem der Tod im Tode selbst erschrickt«.

Ein solcher Bildeffekt, der die gemalte Szene mit weiteren Gegebenheiten im selben Raum verbindet, indem etwa Figuren im Bild auf einen Gegenstand außerhalb des Bildes verweisen, ist für die damalige Zeit keine Seltenheit. Über Praters Beobachtungen hinaus will ich auf zwei Madonnenbilder von Bellini verweisen, und zwar auf die *Madonna Lochis* (Bergamo, Accademia Carrara) und die in Venedig, S. Maria dell' Orto, sowie auf die Lazzaro Bastiani zugeschriebene Madonna in Berlin (Staatliche Museen), bei denen jeweils eine ähnlich erschreckte, sich sträubende Körperhaltung des Kindes zu beobachten ist, die wohl nur unter ähnlichen Aspekten zu erklären ist. Es wäre für ihre Deutung lohnend, auch hier die einstigen Aufstellungsverhältnisse der Bilder zu untersuchen. Bereits der Theoretiker Leon Battista Alberti empfiehlt in seinem Traktat über die Malerei: »Es gefiele mir dann, daß jemand auf dem Bilde uns zur Anteilnahme an dem weckt, was man dort tut, sei es, daß er mit der Hand uns zum Sehen einlade ... oder uns abwehre, heranzutreten ... so sei alles danach angetan ... die dargestellte Begebenheit hervorzuheben, oder dich über den Inhalt zu belehren.«

Fast gleichzeitig mit der *Sixtinischen Madonna* Raffaels hat der Florentiner Fra Bartolommeo für die Kirche SS. Annunziata jene *Salvator mundi*-Tafel, als Mittelbild eines Triptychons, geschaffen, die heute im Palazzo Pitti hängt (Abb. S. 320). Auch hier weist einer der Evangelisten, die nach Art der Sacra Conversazione um den erhöht stehenden Erlöser gruppiert sind, auf einen Gegenstand außerhalb des Bildes. Sein Fingerzeig gilt nämlich der vom Priester am Altar während der Wandlung emporgehaltenen Hostie, die in diesem Augenblick ins Zentrum jener im Bild gemalten (Welt-)Landschaft gehalten wird, jener »Welt«, über der die Schrift »Salvator mundi« zu lesen ist. Hier ist der Hinweis auf die Einsetzung der Eucharistie gemeint, ein Thema, das in diesen Jahrzehnten so häufig künstlerisch aufgegriffen wird.

Fra Bartolommeo (1472–1517) gehört übrigens zu denjenigen Malern, die sich mit besonderer Begabung den Errungenschaften von Leonardo, Michelangelo und Raffael angeschlossen haben. Sein Aufenthalt in Venedig 1508 hatte zudem seine Farbpalette wesentlich bereichert. In der Zeit Savonarolas zwischen religiösem und weltlichem Leben hin- und hergerissen, zerstörte er alle seine Werke weltlichen Inhalts, wurde Dominikanermönch, konnte sich aber dennoch nicht von der Kunst lösen. So sind nur seine religiösen Bilder erhalten, aber auch diese zeugen von der ruhigen, großzügigen Gebärde und von der feierlichen Einfachheit des Aufbaus, die das Wesen der Hochrenaissance ausmachen. Doch trotz aller scheinbarer Überschaubarkeit des Bildinhalts darf man auch den tiefen Sinn der Gesten nicht unterschätzen, die seine Figuren oft zeigen.

Raffaels oben beschriebener Bildeffekt führt unseren Blick noch auf einen weiteren bedeutenden Vertreter der Hochrenaissancemalerei, Andrea del Sarto (1486–1531). Auch er ist gebürtiger Florentiner.

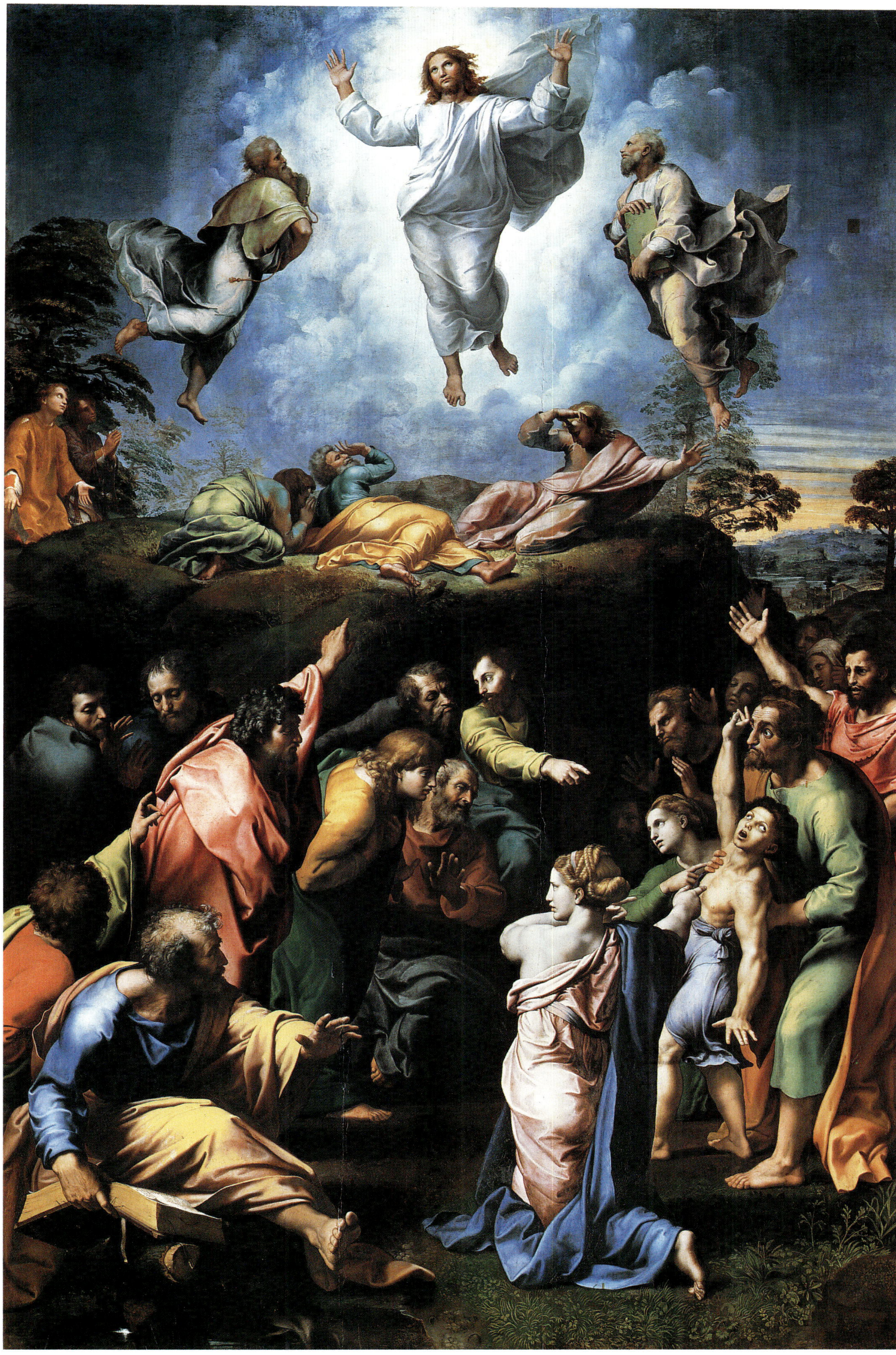

Andrea del Sarto
Beweinung Christi, 1524
Öl auf Holz, 238 x 198 cm
Florenz, Palazzo Pitti, Galleria Palatina

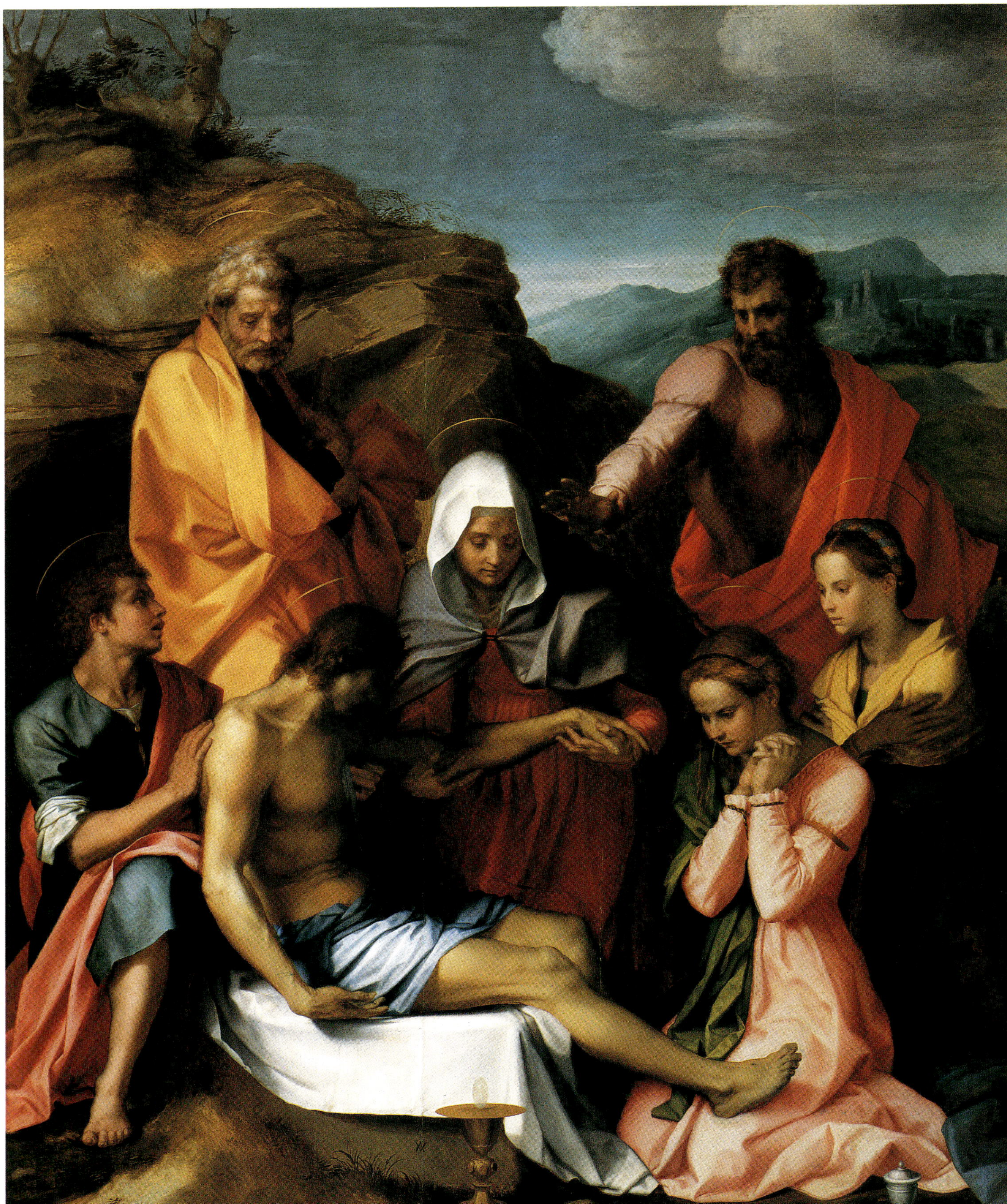

Andrea del Sarto
Madonna und sechs Heilige (Gambassi-Altar), 1526–27
Leinwand, 215 x 175 cm
Florenz, Palazzo Pitti, Galleria Palatina

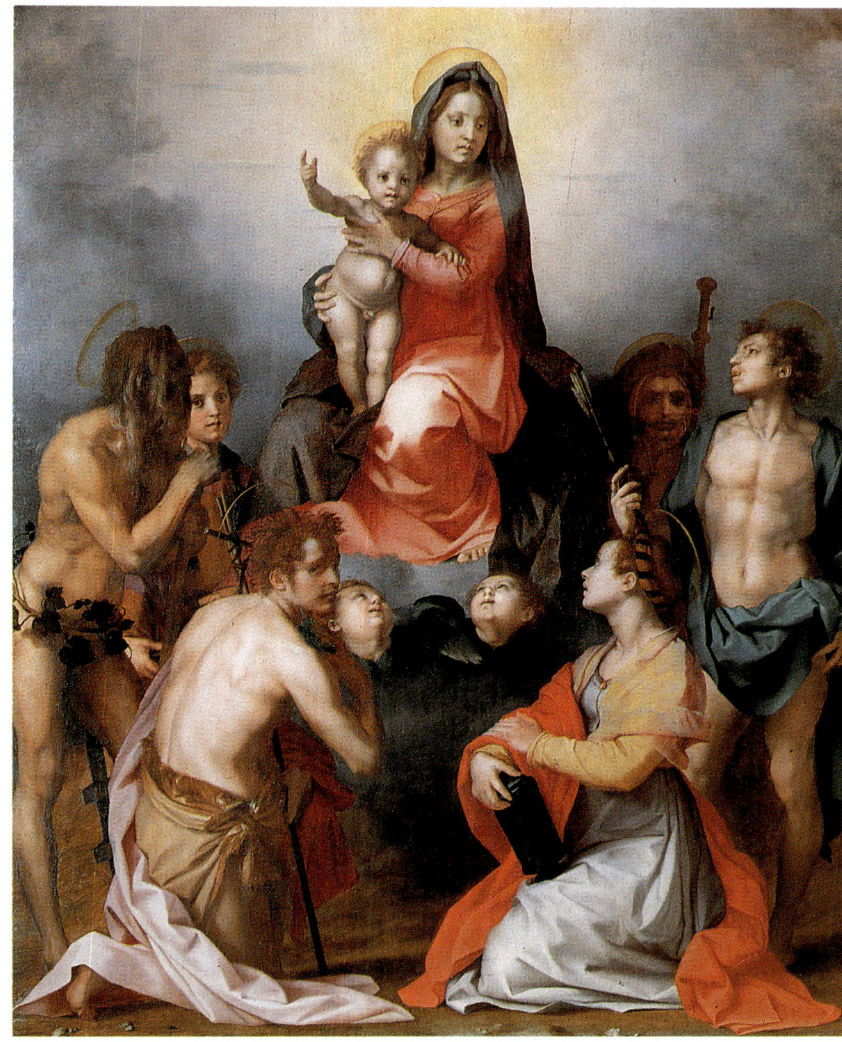

Seine Figuren wirken etwas vornehmer als die Fra Bartolommeos und anderer Zeitgenossen, Ausdruck und Gebärden sind überzeugender. In mindestens einem Bild hat auch er sich jenem Bildeffekt gewidmet. Für S. Pietro a Luco in Florenz schuf er 1524 eine *Beweinung Christi* (Abb. S. 340), die auf ähnliche Weise, durch zentrale Präsentierung des Kelches mit der Hostie unmittelbar unterhalb des Leichnams Christi, den eucharistischen Gedanken thematisiert. Dabei ist zu beobachten, daß der gebannte Blick der rechts knienden Hl. Magdalena eben nicht auf den Toten Christus gerichtet ist, wiewohl dessen Fuß auf ihrem Knie lastet, sondern auf die wie in einer Vision frei über dem Kelch schwebend gezeigte Hostie!

Daß Andrea del Sarto in seiner Malerei ebensoviel von Michelangelo wie von Raffael übernommen hat, wird in diesem Altarbild recht deutlich. Das Bild zeigt aber auch, daß der Künstler in der Wiedergabe eher individueller Gesichtszüge, die aber dennoch nichts von der Hoheit klassischer Idealauffassung der Hochrenaissance entbehren, erstaunlich weit über seine großen Vorbilder hinausgelangt ist. Ähnlich wie dem im venezianischen Raum wirkenden Lorenzo Lotto gebührt auch Andrea del Sarto eine weit höhere Stellung, als der allgemeine Bekanntheitsgrad diesen beiden Künstlern bislang zugebilligt hat.

Auch in dem letzten Werk Raffaels, der schon erwähnten *Transfiguration* (*Die Verklärung Christi,* Abb. S. 339), wird die Forderung Albertis in noch differenzierterer Weise eingelöst. Auch hier läßt Raffael Gesten sprechen, die über die einfache Hinweisfunktion hinaus, auf eine andere Person etwa, auch noch auf Tieferes verweisen. Es ist ja interessant, daß im deutschen Sprachgebrauch die Begriffe »deuten« und »Bedeutung« in eins gehen. Es handelt sich bei diesem Bild um das Ineinandergreifen von mindestens zwei völlig unabhängigen Bildthemen: Einmal ist hier die Verklärung Christi dargestellt, der vor den Jüngern Petrus, Johannes und Jakobus mit ausgebreiteten Händen schwebende und leuchtende Christus zwischen Moses und Elias; zum anderen ist gleichzeitig auch die Szene wiedergegeben, wie der alte Simeon durch Zeigegesten auf den blinden Knaben aufmerksam gemacht wird, der als einziger mit innerem Auge diese Verklärung als Vision »sieht«. Andererseits zeigt auch Jakobus, den das Volk irrtümlich für den Heiland hält, durch seine ausgestreckte Linke auf Christus, während er mit seiner Rechten auf seine Brust weist, was heißen soll: »nicht ich, sondern dieser dort«. Auch der sitzende Apostel im Vordergrund, das Heilige Buch fest im Griff, macht eine auffallende Geste – als wolle er dem zu schnellen Begreifen des Betrachters Einhalt gebieten und ihn zurückverweisen auf einen entfernteren Betrachterstandpunkt, der ihm das Ganze der Bildersprache anschaulich macht.

Die *Transfiguration,* 1519 begonnen, ist Raffaels letztes Werk. Noch vor Vollendung dieses Bildes, am Karfreitag 1520, seinem 37. Geburtstag, starb er. Während viele seiner Gemälde der letzten Jahre – vom Gesamtentwurf abgesehen – überwiegend Helfermitwirkung zeigen, gehören hier große Partien der ausführenden Hand Raffaels; so die obere Verklärungsszene mit der Landschaft und ein Großteil der linken Figurengruppe, während die übrigen Figuren seinen Schülern Giulio Romano und Francesco Penni zugeschrieben werden dürfen.

Raffaels früher Tod riß eine Lücke von dreizehn Jahren in die Malereientwicklung Roms, bis Michelangelo 1535 wieder zur Malerei in den Vatikan berufen wurde. Man hat sich oft gefragt, welchen Verlauf die Kunst Raffaels genommen hätte, wäre ihm ein längeres Leben beschieden gewesen. Aber man hat auch erkannt, daß eine Steigerung dessen, was wir als das »klassische« Element der Renaissancemalerei verstehen, kaum mehr möglich war. Anders als Giorgione, dessen ebenfalls früher Tod eine Entwicklung zu unterbrechen schien, hinterließ Raffael keine Fragen mehr. In nicht einem einzigen seiner Bilder, in keiner Zeichnung finden wir Elemente der Beunruhigung. Während Leonardo oft als »problematisch«, Michelangelo als »eigenwillig« gesehen wurde und beide gewisse Elemente in ihrem Werk entwickelt haben, die auf den Manierismus weisen, blieb Raffael der Klassik verpflichtet.

Wenn wir einen kurzen Blick auf die Nachfolge dieser drei Großen der Hochrenaissance werfen, so fällt auf, daß keiner von ihnen einen

Jacopo da Pontormo
Der Heilige Matthäus, 1527/28
Ø 70 cm
Florenz, Santa Felicità, Capponi-Kapelle

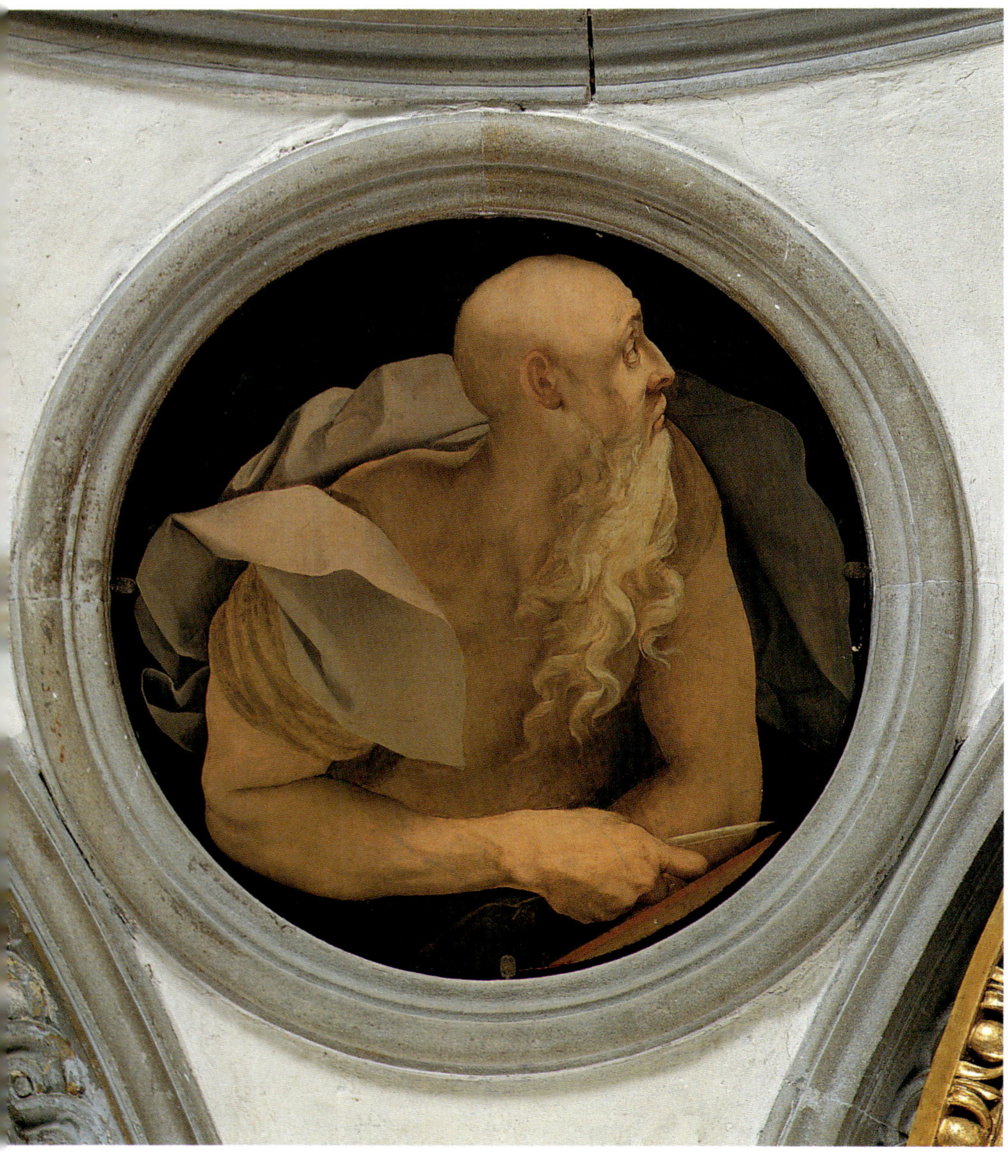

wirklichen Erben gehabt hat. Raffael hatte zwar zahlreiche Schüler, man sollte in ihrem Fall aber eher von Helfern sprechen. Leonardo hatte nur in der Mailänder Zeit Schüler, doch sie ahmten seinen Stil lediglich nach, wie wir sehen werden, und Michelangelo verwies sämtliche seiner Helfer vom Gerüst. Aber alle drei wirkten auf die Malerei der Zeit so enorm ein, daß der Beitrag eines jeden in allen Malwerken der Folgezeit wiederzufinden ist. Nur andeutungsweise sei gesagt: Von Leonardo wird das Sfumato übernommen, aber auch die verrätselnde Haltung, die Kunst des Erfassens eines transitorischen Augenblickes. Von Michelangelo übernahmen die folgenden Generationen eine neue Auffassung von Körper und Raum, so daß schon an der Körperlichkeit der Figuren in einem Bild gesagt werden kann, ob es der Zeit vor oder nach Michelangelo zugehört. Von Raffael schließlich haben alle Nachfolgenden Letztgültiges der Komposition zu übernehmen gesucht, seine klassische Auffassung ist besonders in die Schulen Frankreichs, vor allem Poussins, gelangt; und, nicht zu vergessen, auch das 19. Jahrhundert hat die schlichte, großartige Formenklarheit eines Raffael zu schätzen gewußt.

Der Manierismus

Die Hochrenaissance, wie die Renaissance überhaupt, wurde bis heute als Stilbegriff niemals kritisch oder abwertend gesehen. Selbst für die ersten tastenden Bemühungen der Proto- und Frührenaissance, im Gemälde eine der Naturwahrheit entsprechende Bildrealität wiederzugeben, fand die Kunstkritik stets verständige und rühmende Worte, obwohl diese Versuche anfänglich keineswegs immer befriedigend verliefen. Mit der auf die Hochrenaissance folgenden Stilerscheinung, die wir »Manierismus« nennen, verhält es sich diesbezüglich ganz anders. Wie die Stilbegriffe Gotik, Barock, Rokoko, aber auch Präraffaelismus, Nazarenertum und nicht zuletzt Jugendstil, so hat auch der Manierismus erst spät, nämlich seit der Mitte unseres Jahrhunderts, eine verständigere, ja sogar positiv würdigende Beachtung erfahren. Die mit negativer Bedeutung belegten Begriffe »manisch«, »Manie«, »Manieriertheit« kennzeichnen ja zunächst ein Charakteristikum, das in der Kunst der Zeit zwischen Renaissance und Barock, das heißt etwa vom Tode Raffaels, 1520, bis um 1600 gesehen wurde. Alois Riegl, Kunstwissenschaftler der Wiener Schule, hat wohl als erster den Stilbegriff »Manierismus« nicht mehr im abwertenden Sinne Vasaris, sondern als eigenständige Stileinheit der Zeit nach der Hochrenaissance gesehen. Sir Ernst Gombrich kennzeichnet diese Zeittendenzen treffend als »eine Krise in der Kunst«. Die Begriffsanwendung wurde in der Kunstgeschichte komplizierter, als seit E. R. Curtius, Dvorak, Panofsky, den Motivforschungen des Warburg-Institutes und G. R. Hocke recht plausibel dargestellt werden konnte, daß »manieristische« Tendenzen beinahe auf jede »klassische« Epoche folgen, sozusagen als »europäische Konstante«. Einer gesetzgebenden Regel folgt fast immer eine kontroverse Infragestellung. Aber auf den Zusammenhang mit diesen weiteren »Manierismen«, wie der »verdrehte« Rokokostil, das Melancholische der Romantik oder den Dadaismus und Surrealismus,

Jacopo da Pontormo
Verkündigung (Detail), um 1527–28
Fresko
Florenz, Santa Felicità, Capponi-Kapelle

Jacopo da Pontormo
Vertumnus und Pomona, um 1519–21
Fresko
Florenz, Villa Medici di Poggio a Caiano

wollen wir hier trotz der inneren Verwandtschaft mit den ersten »Manieristen« nicht eingehen, wenn wir die Werke der italienischen Künstler wie Pontormo, Rosso Fiorentino, Bronzino, Tintoretto und Parmigianino betrachten.

Vasari, Künstlerbiograph und selbst Maler, war vielleicht der erste, der diese Begriffs- oder Wortbildung eingeleitet hat, wenn er von den Nachfolgern oder Nachahmern der Kunst Michelangelos in seinen »Viten« schrieb, diese Künstler malten »alla maniera di Michelangelo«. Dabei besaß er sicher nicht genügend Eigenkritik, um zu merken, daß er in vieler Hinsicht selbst zu diesem Kreis gehörte. Der abwertende Beiklang, der dem Begriff »maniera« angehaftete, war der einer schlechten Nachahmung, so, als hätten diese Künstler ohne eigene »Manier« (d.h. Handschrift, von lat. manus, Hand) diejenige Michelangelos oder Leonardos nachvollzogen. Was Vasari damit meinte, war, daß viele der Künstler gewagte, aber gekonnte Bewegungen, wie sie Michelangelo vorführte, in der für ihn typischen Erscheinung, aber übertrieben wiedergaben. Vasari übersah dabei jedoch, daß es der jungen Generation nun auch um etwas ganz anderes ging: Was Leonardo, Michelangelo und Tizian, besonders aber Raffael erreichten, konnte wohl nachgeahmt, in der Wirkung aber nicht mehr überboten werden. Die Perspektive war bis in die letzten Raffinessen der Darstellung hinein bereits lernbar geworden, Leonardo zeigte, wie man durch das Sfumato, durch ein nebelhaftes Ungreifbarmachen, geradezu die gegenteilige Wirkung, nämlich Lebendigkeit, erzielen konnte, und über Raffaels klare Kompositionsprinzipien hinaus konnte man nicht mehr weitergehen. Das Ziel, das die Malerei seit etwa 200 Jahren beharrlich verfolgt hatte, die naturgetreue, lebendige Wiedergabe im Bild, war erreicht. Wenn Leonardo sagte: »ärmlich der Schüler, der seinen Meister nicht übertrifft«, die Meister aber auf ihrem jeweiligen Gebiet nicht zu überbieten waren, so blieb den jüngeren Künstlern nur noch, neue und eigene Wege zu suchen. Sie fanden sie auf recht verschiedene Weise.

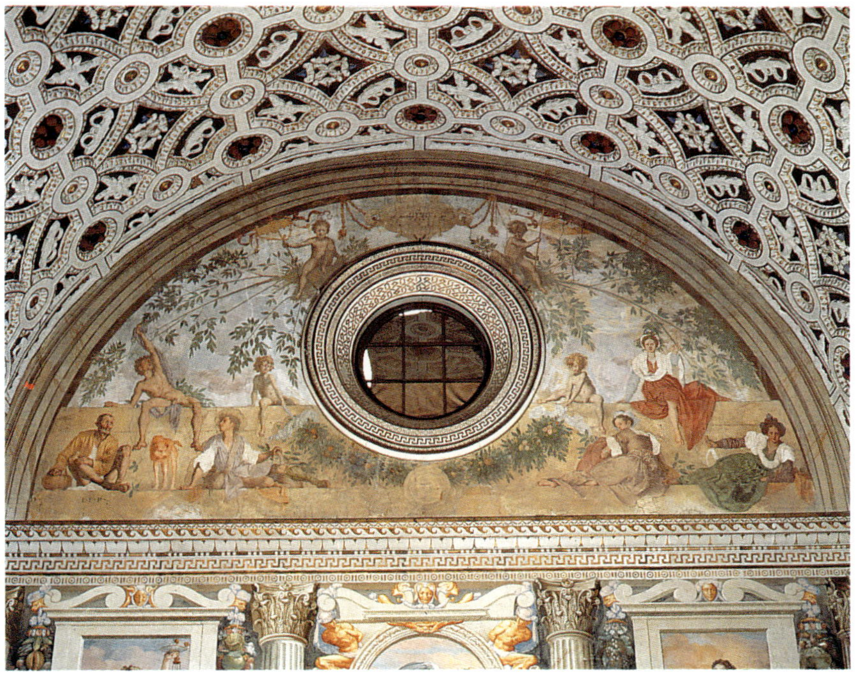

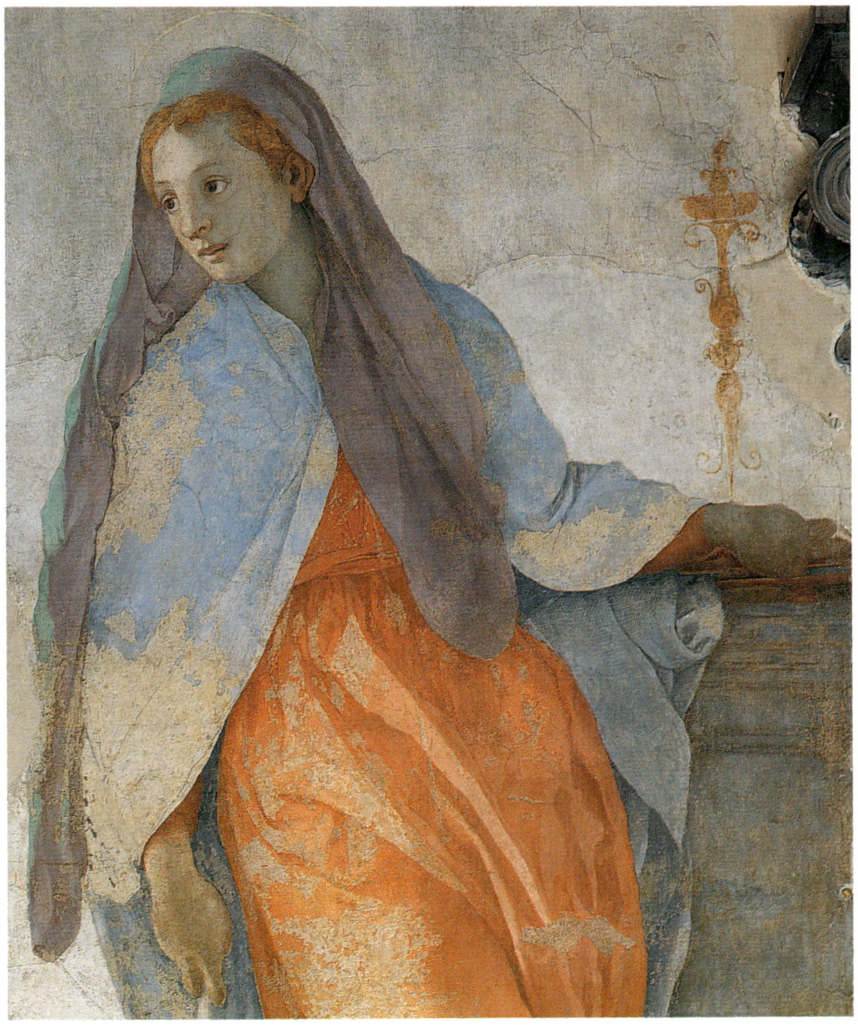

Einer der Meister des Manierismus, Federico Zuccari (1540?–1609), der unter anderem im Belvedere des Vatikan gemalt hat, im Florentiner Palazzo Vecchio und in der Domkuppel, der sich vor allem mit seinem Palazzo Zuccari in Rom ein Künstlerhaus gebaut hat, das als Inbegriff manieristischer Architektur gilt, veröffentlichte 1607 einen manieristischen Traktat: »Idea de'pittori, scultori ed architetti«. Darin empfiehlt er die Nachahmung von Vorgängen, die nicht mehr in der Natur, sondern nur noch in der Phantasie zu sehen sind. In einer solchen Forderung lag also die Alternative zur herkömmlichen Kunst. Das Phantastische, oft bar jeder Naturentsprechung, steht jetzt im Zentrum der neuen Aufgabe. Formal zeigt sich das in Erscheinungen, die für den Manierismus als typisch gesehen werden: Dazu gehört etwa die von der »idealen« Proportion abweichende Körperdarstellung, wie sie Parmigianino so gerne in den überlängten Gliedmaßen seiner Figuren präsentiert (Abb. S 387). Die möglichst bravourös-kom-

Giorgio Vasari
Perseus und Andromeda, 1570–72
Öl auf Schiefer, 115 x 86 cm
Florenz, Palazzo Vecchio, Studiolo

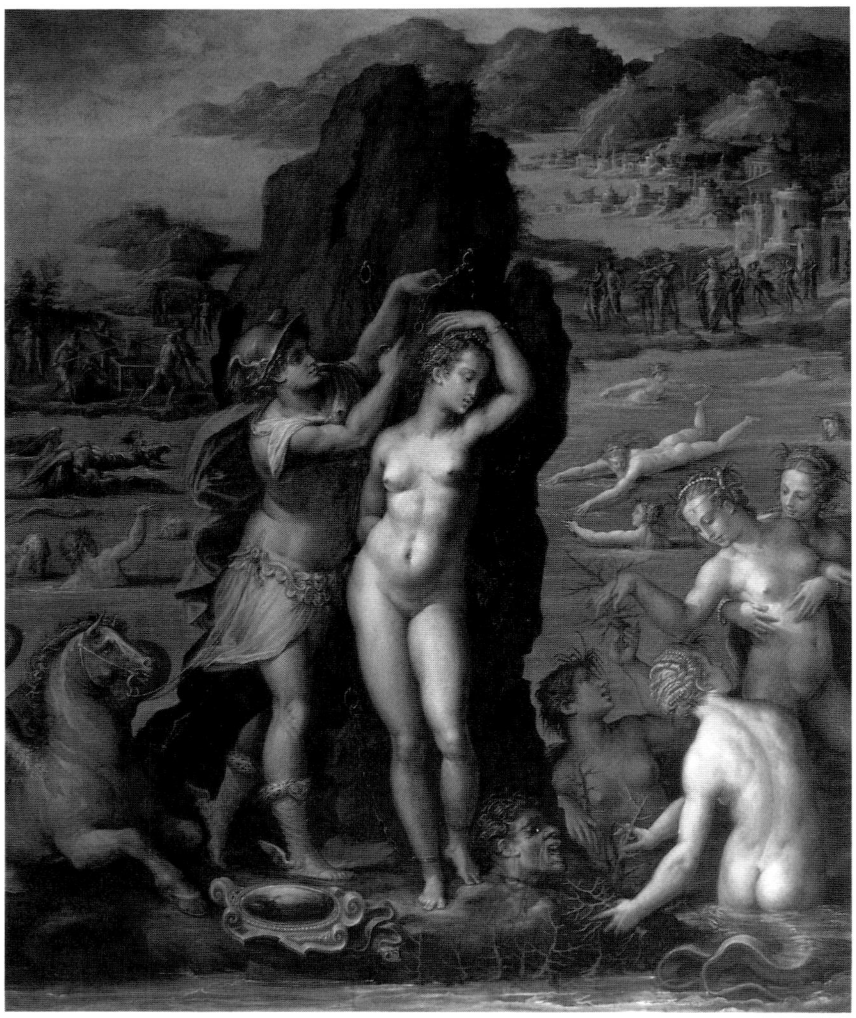

plizierte Körperhaltung, wie sie Michelangelo schon in kühner Leichtigkeit vorführte, wurde zu einer extrem »gedrehten« Figur gesteigert, der Figura serpentinata, wie sie sich Giovanni da Bologna in der Plastik zu eigen gemacht hat (Abbn. S. 236 u. 237). In der Darstellung von Räumen wird jetzt gerne das Unwirkliche, das Geheimnisvolle bevorzugt, etwa in der Art Tintorettos, der Räume erfindet, die sich tunnelartig und unheimlich in die Tiefe ziehen (Abbn. S. 408 u. 409). Andere setzen die Farbe zur Wirkungssteigerung ein. Manchmal werden grell leuchtende, schillernde, eher traumhafte Effekte erzeugt, wie bei Dosso Dossi (Abb. S. 382). Der in Venedig mit dem Studium der Malerei beginnende El Greco führt die manieristische Farbkultur geradezu ans Ende des damals Begreifbaren (Abb. S. 409). Und natürlich werfen die Manieristen allesamt die glatte, klar lesbare Kompositon eines Raffael über Bord, stellen sich gegen das Selbstverständliche und fesseln den Betrachter gerade nicht durch überzeugende Harmonie, sondern durch Verwirrung. »Stupore«, Überraschung also, und »Meraviglia«, das wunderbar Unnatürliche, das Staunenerregende, das Labyrinthische sind die neuen Tendenzen. Wenn der Betrachter schon nicht mehr durch »natürliche Lebendigkeit« begeistert werden konnte, sollte er durch Verwunderung und Verblüffung am Bild Interesse finden. Die »Idea« ist zu einem wichtigen Begriff der Theoretiker der Zeit geworden, und so versteht es sich von selbst, daß das Neue nicht nur im Formalen, sondern vor allem in der Bildidee gesucht wurde. Michelangelos Satz: »Man malt mit dem Kopf, und nicht mit der Hand«, gab auch den Manieristen die Legitimation für ihre oft kopflastigen Bilder, von denen nicht wenige sich der allzu leichten Lesbarkeit entziehen. Sie geben plötzlich Rätsel auf.

Die frühesten Erscheinungen der Malerei des Manierismus begegnen uns in Florenz. Hauptvertreter sind hier Pontormo (1494–1557), der gleichaltrige Rosso Fiorentino (1494–1540) und Bronzino (1503–1572). Jacopo Carrucci, in Pontormo bei Florenz geboren und nach seinem Geburtsort benannt, löst sich bereits um 1520 von der gängigen Hochrenaissancemalerei. Wie für viele andere sind auch für ihn Dürers Stiche Vorbild geworden, was Vasari abfällig kommentiert hat. Die Kühnheit seiner Kunst liegt gleichermaßen in der Komposition wie in der Farbe. Bereits früh, 1514–16, zeigt er in seinem Fresko der *Verkündigung* (Florenz, SS. Annunziata) schwerelos aufgefaßte Figuren. Wie schwebend erscheint der Engel, ortlos die Mariengestalt, die sich in gebeugter Drehung diesem überrascht zuwendet. Die Farben vermeiden jede kräftige Eindeutigkeit und changieren in leichten, pastelligen Tönen. Seine *Kreuzabnahme* (1523–1530) in S. Felicità, (Abb S. 345) zeigt ein Wogen von Menschenleibern, rhythmisch, und doch melodisch miteinander zu einem Kreis verkettet und verklammert. Wie in Trance, zeitenthoben und im Allraum schwebend muten uns diese Figuren an. Das Auf und Ab der Bewegungen scheint sich den Gesetzen der Schwerkraft zu entziehen, und die Farben, wie selbstleuchtend, durchschimmern die Körper, die wie entmaterialisiert erscheinen. Überhaupt vermeidet Pontormo die klaren klassischen Farbwerte, zugunsten einer sinfonischen Skala von Zwischentönen. Während Raffael in seinem *Triumph der Galatea* das Haupt der Schönen noch in die Bildmitte komponiert hatte, setzt Pontormo einen völlig unwichtigen Gegenstand ins Zentrum, ein hochgehaltenes Tuch. Darin lag wohl ein Affront gegen die heiligen Gesetze klassischer Komposition.

In einem Altarbild gleichen Themas von Rosso Fiorentino in Volterra (Abb. S. 345), einem Frühwerk von 1521, begegnen wir einer ähnlichen Konstruktion der Verklammerung der Gestalten, die vor allem im oberen Teil des Bildes zu einem Knäuel verschmelzen. Auch hier blickt eine der Figuren aus dem Bild den Betrachter an, als suche sie dessen Mitempfinden für das Geschehen. Weit weniger betont Rosso das Selbstleuchten der Farben, die aber wie bei Pontormo zart abgestuft sind. Stattdessen steht die komplizierte Verschränkung in der Komposition bei ihm im Vordergrund. Besonders deutlich wird dies in seinem 1523 entstandenen Gemälde *Moses und Jethros Töchter* (Abb S. 346). Die vordergründige Verwirrung in diesem michelangelesken »Wirbel« ist kühn berechnet und durchdacht. Die Wildheit wird verstärkt durch ein urplötzliches Nahebringen der Szene an den Betrach-

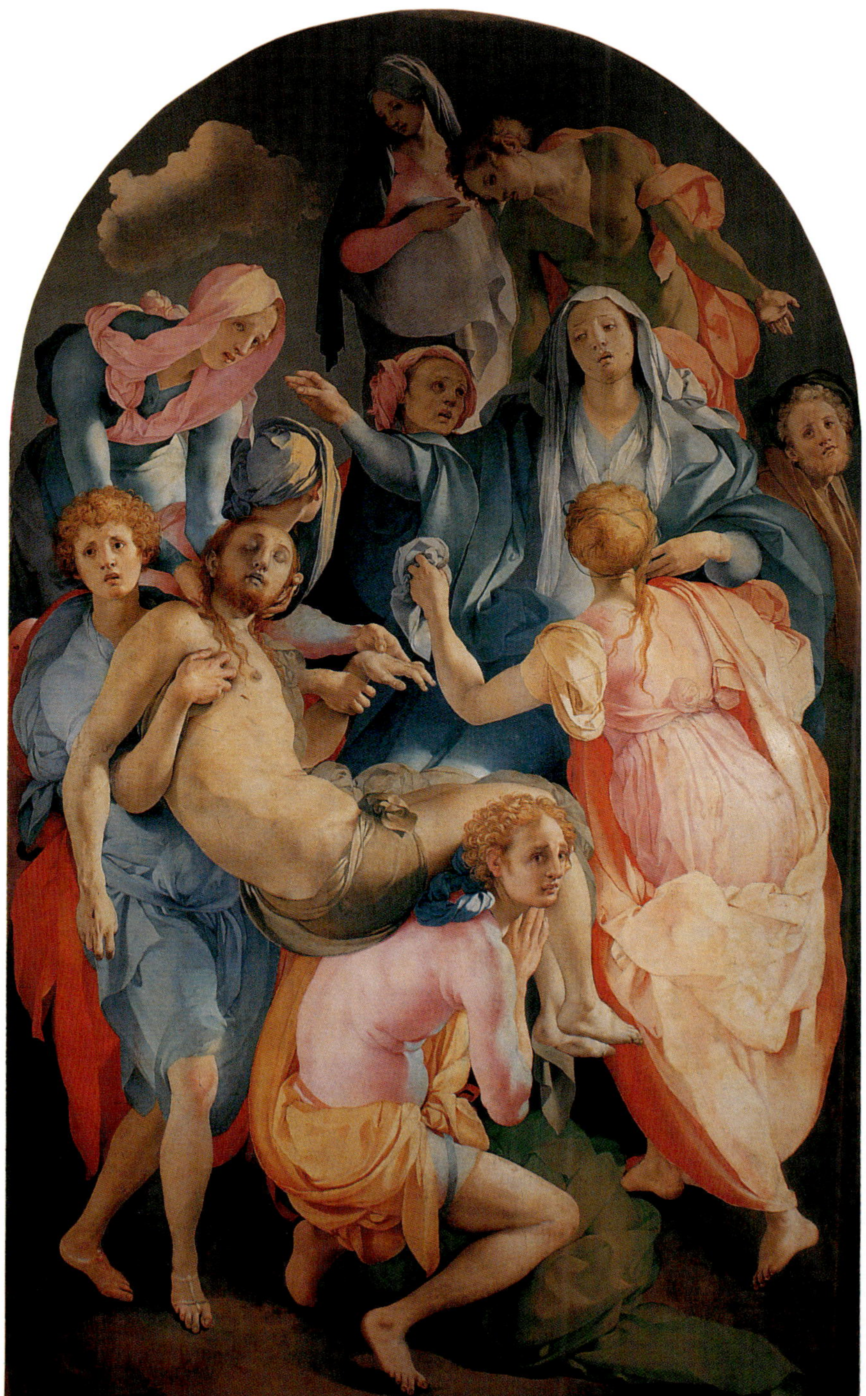

Jacopo da Pontormo
Grablegung, um 1523–25
Holz, 313 x 193 cm
Florenz, Santa Felicità, Capponi-Kapelle

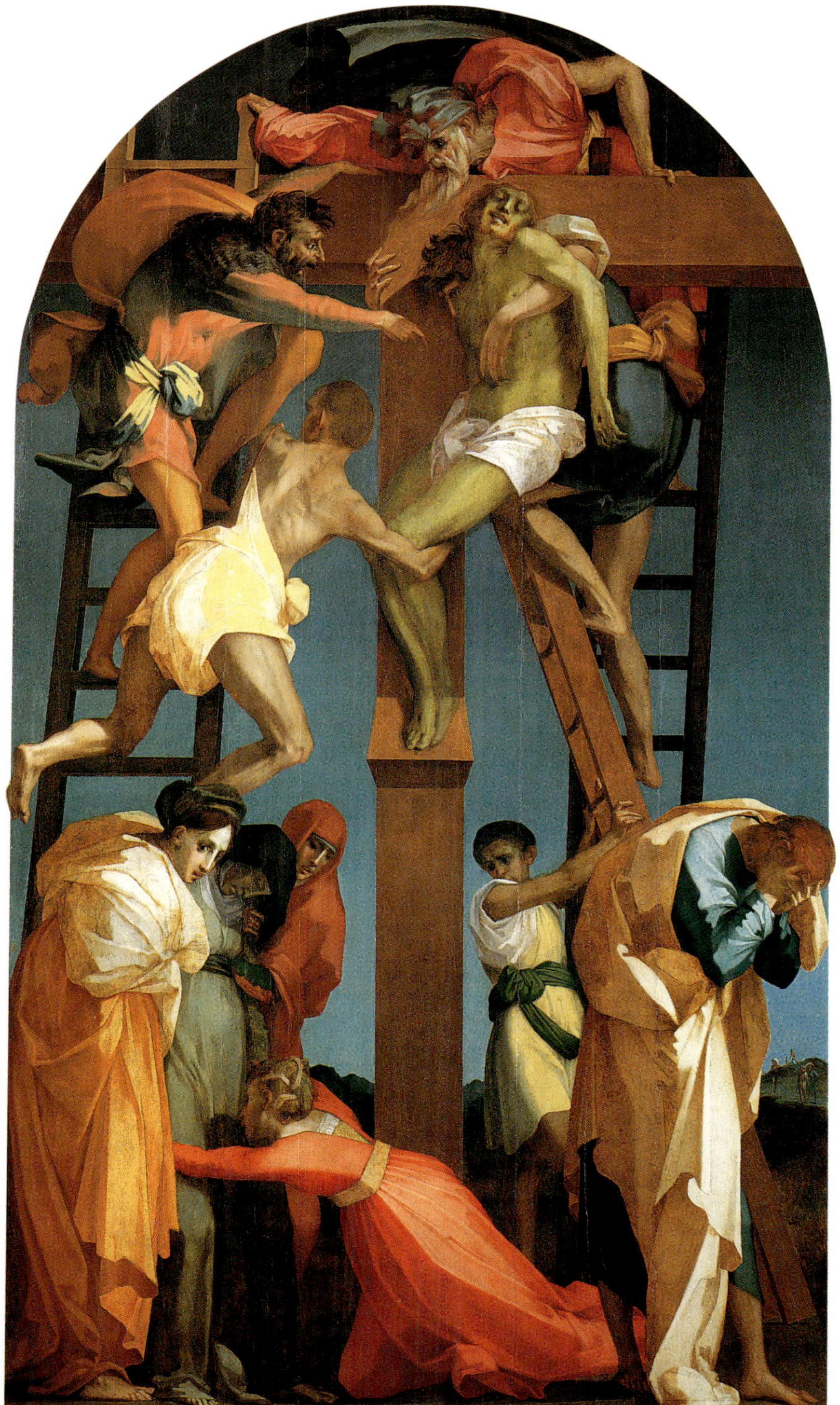

Rosso Fiorentino
Kreuzabnahme, 1521
Holz, 335 x 198 cm
Volterra, Pinacoteca

Rosso Fiorentino
Moses und Jethros Töchter, um 1523
Öl auf Leinwand, 160 x 117 cm
Florenz, Galleria degli Uffizi

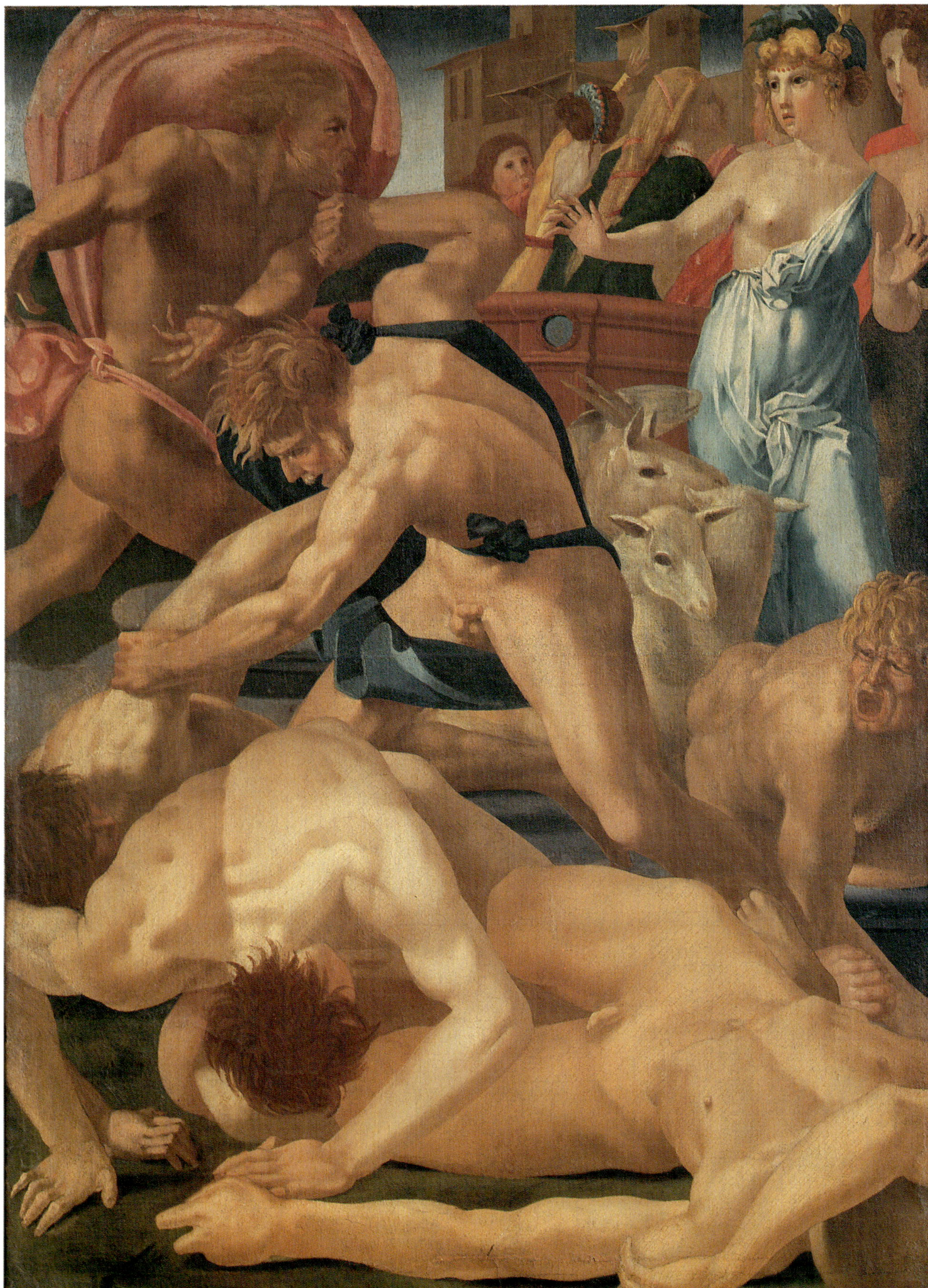

Agnolo Bronzino
Laura Battiferri, um 1555/60
Öl auf Leinwand, 83 x 60 cm
Florenz, Palazzo Vecchio

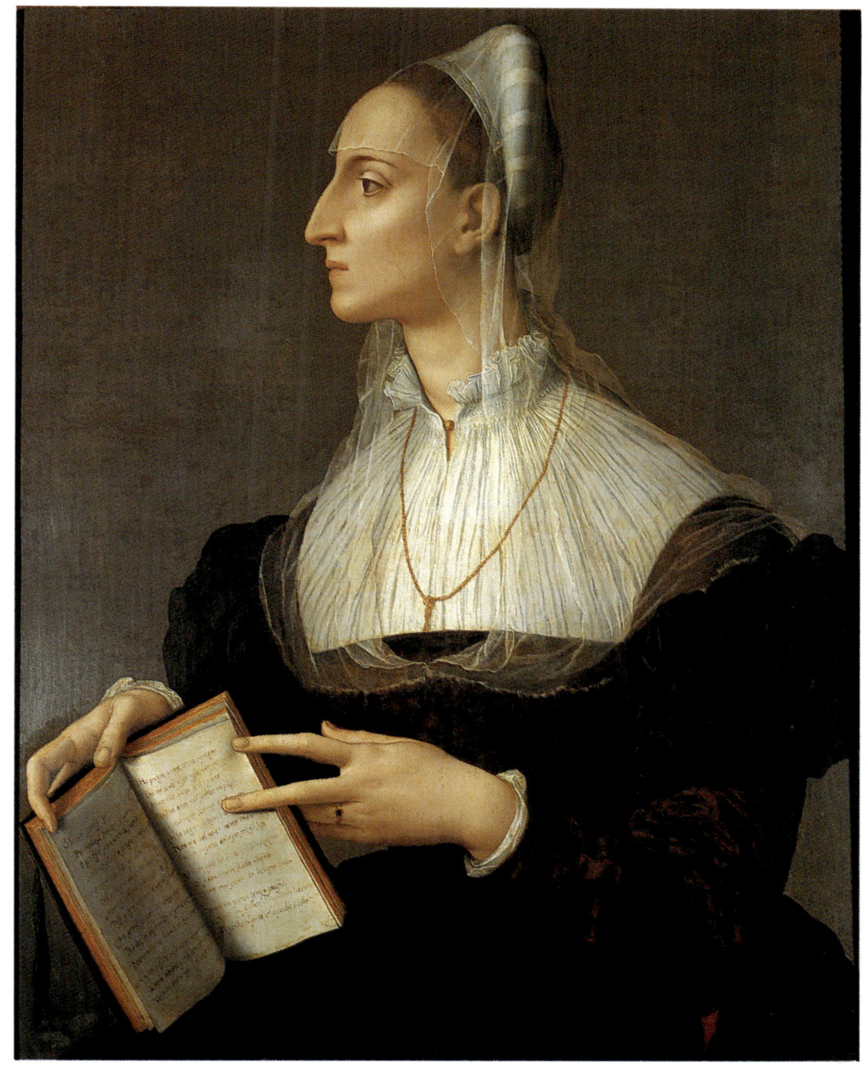

ter – man sehe nur, wie die am Bildrand bewußt abgeschnittenen Körperglieder das Bild beinahe zum Ausschnitt machen! Explosiv erscheint das wilde Umsichschlagen dieses Moses, und wie im Schrecken erstarrt die Mädchengestalt rechts oben, die schon in der früheren italienischen Literatur als in Bewegung versteinerter »manichino« (Manequin, Schaupuppe), eine Konzession an die von Vasari geforderte »bella maniera«, gesehen wurde. Es ist die Starrheit und Stille nach der Explosion, die Rosso hier zum Ausdruck bringt. Und wieder ist in den exakten Bildmittelpunkt – eben ganz revolutionär gegen Raffaels Harmonie und Sitte – eine außergewöhnliche Betonung gestellt: In den Schnittpunkt der Diagonalen komponiert Rosso das entblößte Geschlecht des wild um sich schlagenden Kämpfers. Das Schockierende wird durch die Kühnheit der Komposition legitimiert. Rosso Fiorentino, eigentlich Giovanni Battista di Jacopo di Guasparre, war Schüler von Michelangelo, Andrea del Sarto und Fra Bartolommeo. Er wurde 1530, vermutlich auf Empfehlung Michelangelos, nach Frankreich an den Hof Franz' I. berufen. In der Galerie von Fontainebleau schuf er innerhalb der Stuckdekorationen einen Freskenzyklus, der wohl den Höhepunkt seines Wirkens darstellt. 1540 ist er in Paris gestorben.

Der jüngste der drei Genannten ist der in Monticelli bei Florenz geborene Agnolo Bronzino. Jahrelang hat er mit Pontormo, den er von Kindheit an als Freund und Lehrer kannte, zusammengearbeitet. Mit ihm hat er etwa in Florenz (S. Felicità) und in der Certosa zu Galluzzo freskiert. Manches Detail der Werke des Lehrers Pontormo ist also von seiner Hand. Schon in dieser Zeit widersetzt er sich der Vorliebe seines Lehrers für die Malerei des Nordens und kehrt zurück zu strengeren Gestaltungsregeln, die man mit den Tendenzen der Gegenreformation in Verbindung gebracht hat. So bildet dieser Manierist die »Unwirklichkeit« eines Pontormo um in kristallklare, scharfkantige Linienführung und Körperdarstellung, aber gleichzeitig behält er die Raffinesse des manieristischen Bildinhaltes bei, ja, er verfeinert noch die geistige Hintergründigkeit. Seine *Allegorie von Venus und Amor,* auch *Luxuria* genannt (Abb. S. 348), ist eigentlich ein verrätseltes Symbolbild: die »Liebe«, dargestellt durch die Hauptfiguren in zärtlicher Umarmung, befindet sich (wohl immer) in Gesellschaft von »Eifersucht« – in Gestalt der schreienden, sich die Haare raufenden Gestalt am linken Bildrand – und »Täuschung«, jene rechts hinter dem rosenwerfenden Knaben, die mit verlogen unschuldigem Blick und »verkehrten« Händen, die linke am rechten, die rechte am linken Arm, Honigwabe und Skorpion anbietet, und ihr Leib entpuppt sich als der einer Chimäre. Diese Liebe also ist zur Vergänglichkeit bestimmt. Nur die »Torheit« – dargestellt durch ein Frauengesicht in der linken oberen Ecke, eine Maske ohne Gehirn – versucht, dem Zeitgott Saturn diese Liebesidylle mittels eines Vorhanges zu verbergen. Saturn aber reißt in jäher Armbewegung den Vohang beiseite, seine Sanduhr gemahnt an Ende und Tod. Am Boden liegen die Masken des Scheines, wie alles in diesem Bild auf Symbolik und Belehrung angelegt ist. Laszivität und mahnendes Aufdecken der Übel der Lust stehen dicht nebeneinander.

ABBILDUNG OBEN UND DETAIL GEGENÜBER:
Agnolo Bronzino
Luxuria, um 1540–45
London, The National Gallery

ABBILDUNG UNTEN:
Agnolo Bronzino
Eleonora di Toledo und Ferdinando de'Medici, um 1545
Öl auf Holz, 115 x 96 cm
Florenz, Galleria degli Uffizi

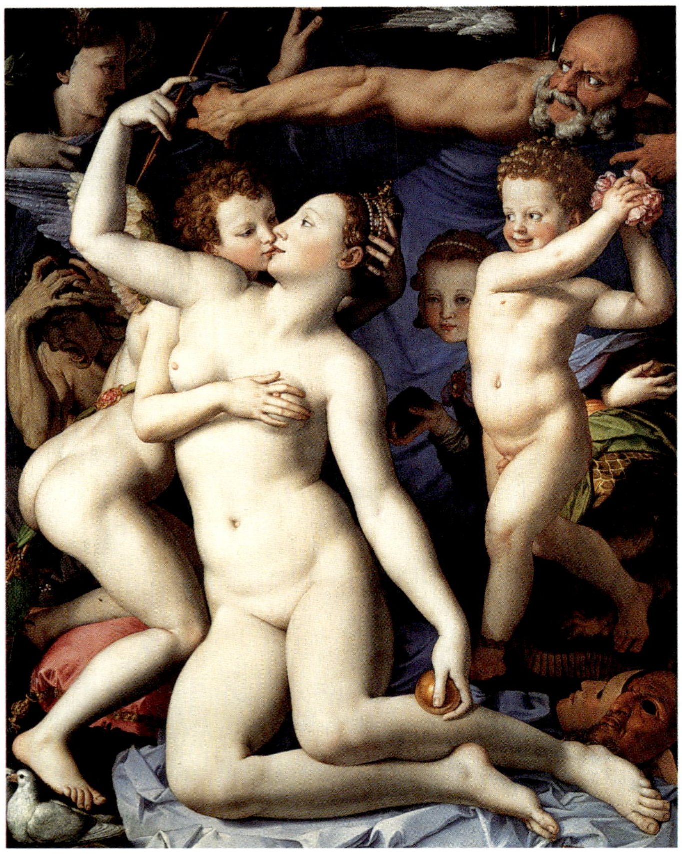

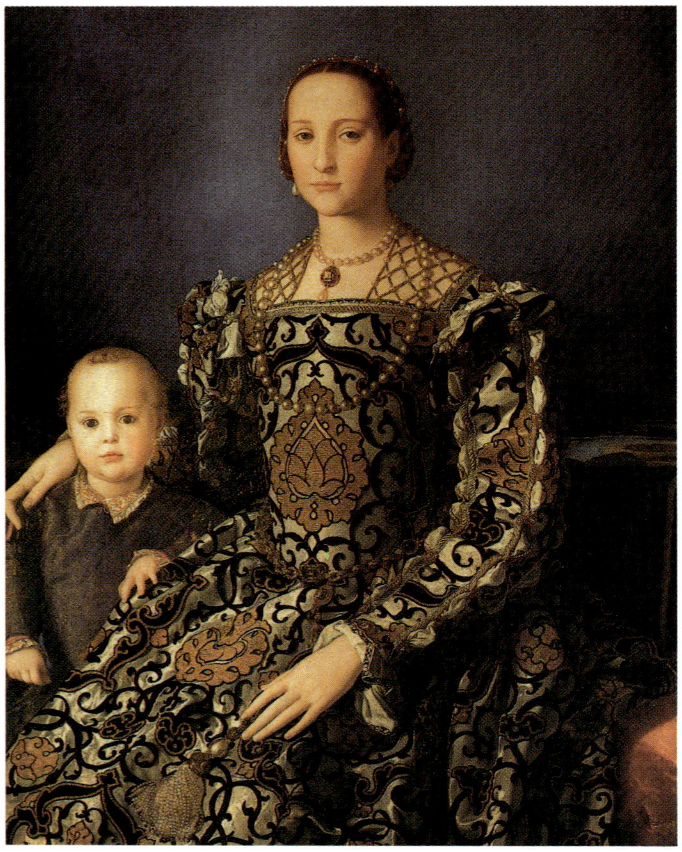

Eine Art psychologischer Hintergründigkeit wurde auch in Bronzinos Porträts immer gesehen. Die kluge Dichterin Laura Battiferri, Ehefrau des Bildhauers Bartolomeo Ammannati (1511–1592) stellt er mit geöffnetem Gedichtband vor, stolz erhobenen Hauptes, wie er alle seine Porträtierten sieht. Die herbe Frauengestalt strahlt eine religiöse Strenge aus, von der auch ihr Ehemann nicht untangiert blieb. Nach Fertigstellung seines großartigen Florentiner Brunnens (Abb. S. 234) geriet Bartolomeo Ammannati in eine religiöse Lebenskrise, die ihn veranlaßte, sein heidnisch-heiteres Werk mit den vielen Nackten zu verdammen. Der Geist der Gegenreformation wirkte in der zweiten Jahrhunderthälfte des Cinquecento auf die bildenden Künste wie auf die Literatur. Bronzino war selbst Poet. Er verfaßte Sonette und Scherzgedichte, und es fügt sich in das Bild, das wir uns von diesem Manieristen machen müssen, daß das Geistreiche, das sich in Anspielungen und literarische »Bilder« Versteigende eines der Wesenszüge des Manierismus überhaupt war.

Die Formensprache des italienischen Manierismus wurde durch Künstler wie Rosso Fiorentino und den aus Modena stammenden Niccolò del Abbate (1512–1571) nach Frankreich übertragen. Unter der Leitung von Francesco Primaticcio aus Bologna (1504–1570) schufen sie für König Franz I. die dekorative Ausstattung des Schlosses Fontainebleau in Malerei, Plastik und Stukkaturen. Als »Schule von Fontainebleau« ist uns dieser Künstlerkreis bekannt geworden, und er hat natürlich auf die französischen Meister wie Jean Cousin, Antoine Caron, den Mitarbeiter Primaticcios, oder auf Martin Fréminet weitergewirkt. Übrigens ist auch Bronzinos *Luxuria* in den Besitz des französischen Königs gekommen, wahrscheinlich als Belehrungsbild für die Erziehung des Prinzen.

Gerade bei Bronzino haben wir gesehen, wie in der späteren Phase des italienischen Manierismus die anfängliche Vorliebe für formale Überzogenheit und kompositorische Komplizierung wieder einer klareren Darstellungsweise gewichen ist. Verrätselung und Raffinesse spielen sich von nun an weit mehr im Inhaltlichen ab. Das »Verstehen« des Bildes setzt nun mehr und mehr auch Bildung voraus. Aber damit wird schon der Schritt in die nächste Stilstufe begangen, in den Barock, der versucht, beides zu verbinden: eine differenzierte, hintergründige Aussage für den Gebildeten bei gleichzeitiger Einfachheit des Formalen, die auch dem weniger Gebildeten den ganzen Bildsinn verständlich macht.

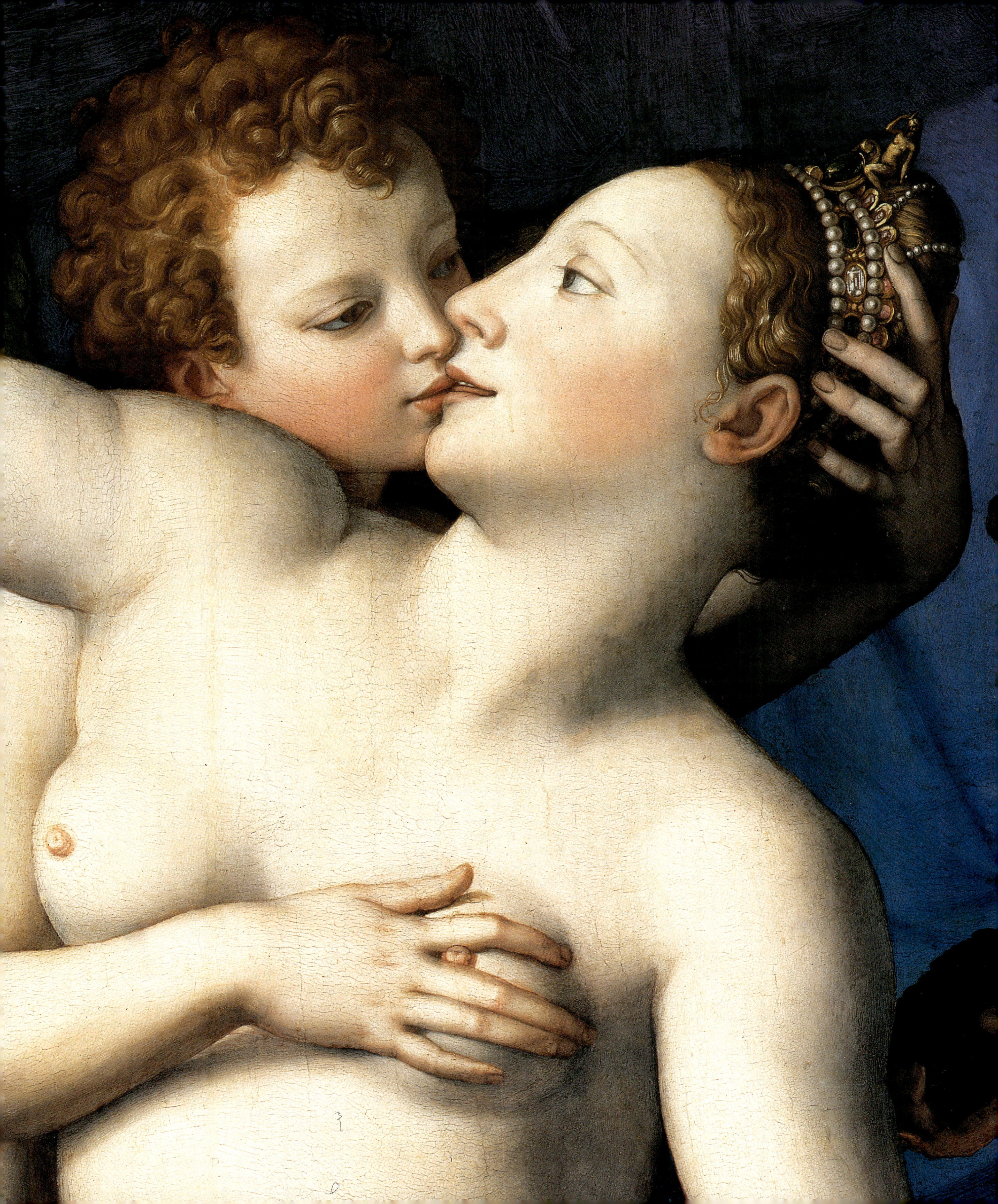

Alexander Rauch

Malerei der Renaissance in Venedig und Norditalien

Regionalistische Sonderwege

In der weiten Landschaft zwischen den Alpen und dem Apennin, von den Bergen Piemonts und von Genua über die Poebene hinweg bis hin zur Lagunenstadt Venedig ist die Kunstentwicklung des Quattrocento etwas anders verlaufen als in Mittelitalien. Während dort Florenz den kunstlandschaftlichen Mittelpunkt schlechthin bildete, in den Wissenschaften wie im Mäzenatentum, suchen wir in Oberitalien vergeblich nach einem das gesamte Gebiet beherrschenden Kunstzentrum, in dem wir die Kräfte dieses Jahrhunderts in wenigen bedeutenden Namen gesammelt fänden. Zu sehr waren die einzelnen Städte wie Verona, Mantua oder Padua, Ferrara, Bologna oder Mailand und besonders Venedig politisch und damit auch zunächst noch künstlerisch isoliert, weit länger waren sie der Gotik verbunden. Die Beziehungen der Westlombardei etwa und Piemonts über Savoyen hinweg nach Burgund, auch die Handelswege, die über Verona nach Tirol hineinführten, haben in Norditalien weit länger auch den künstlerischen Einflüssen des Nordens Geltung verschafft. Ein Giovanni Alamagno (oder der Deutsche) arbeitete zusammen mit Antonio da Murano um 1450 in Venedig, und Dürer kam später auch nur bis in die Lagunenstadt, wenn es stimmt, was wir über seine Reisen wissen. Was den Künstlern Mittelitaliens dagegen vom Norden her bekannt werden konnte, waren anfänglich eben nicht die niederländischen oder deutschen Maler, sondern allenfalls einige ihrer Werke, wie wir noch sehen werden.

Auf einer kunsttopographischen Karte würden sich die Kunstlandschaften Norditaliens noch im ganzen Verlauf des 15. Jahrhunderts wie ein bunter Teppich darstellen, angefüllt mit ganz verschiedenen Blüteformen, die sich vor allem auch recht ungleichzeitig entfalteten. Wenn Giorgio Vasari in seinem Kapitel zu Giorgione über den Norden Italiens schrieb: »...daß das Land zwischen der Toskana und den Bergen zwar keinen solchen Überfluß an Künstlern besäße, wie man es von der Toskana seit jeher rühmen konnte, daß es jedoch gleichfalls vom Himmel nicht gänzlich verlassen wäre...«, so wird diese tendenziöse Formulierung des Wahlflorentiners dem künstlerischen Reichtum Norditaliens sicherlich nicht gerecht. Vasaris Sicht versteht man aber, wenn man bedenkt, daß die Ausstrahlung von Norditalien und Venedig nach Mittelitalien erst sehr viel später erfolgt ist, also erst nach dem Höhepunkt der florentinischen und römischen Malerei. Auch ein so beherrschendes und überregionales Mäzenatentum, wie das der Medici in Florenz, wird man hier im Norden nicht finden. Allenfalls in den Aufträgen der Herzogshöfe der Gonzaga in Mantua, der Este in Ferrara oder der Sforza in Mailand zeigte sich eine regionale Kunstförderung, aber oft war es nur ein einzelner – wie Mantegna – der aus der Enge seiner Hofkünstlerschaft über die politischen Grenzen tatsächlich hinauswirken konnte. Andererseits waren es Künstler aus Mittelitalien, wo die neue Formenwelt ja vorbereitet wurde, die durch Auftragsarbeiten in norditalienischen Städten die dortige Kunstentwicklung beeinflußten. Fra Filippo Lippi arbeitete 1434–1437 in Venedig, vor 1435 ebenso Paolo Uccello, 1442 Andrea del Castagno; die inzwischen untergegangene Bibliothek des Klosters Santa Maria Maggiore errichtetete der Florentiner Michelozzo 1433–34. Und der große Bildhauer Donatello wirkte 1443–52 in Padua.

Ähnlich war auch in der Lombardei schon seit dem Jahrhundertanfang durch Toskaner der Boden für die neue Stilrichtung vorbereitet worden, wenn auch zunächst nur in der Baukunst. Erst in der zweiten Hälfte des Quattrocento hatten die norditalienischen Zentren genügend künstlerische Eigenständigkeit, allen voran Padua und Mantua, repräsentiert durch Andrea Mantegna, sowie Venedig mit der Malerfamilie der Bellini. Deshalb setzt die »Renaissance« hier im Norden weit zögerlicher ein als in Mittelitalien, gegen Ende des Quattrocento ist sie dafür aber mit einer Wucht und Fülle präsent, die es schwer macht, eine repräsentative Künstler- und Werkauswahl zu treffen.

Viel zu isoliert ist also der Weg der einzelnen Kunstwerkstätten Oberitaliens verlaufen, als daß sich so etwas wie eine frühe Gemeinsamkeit ablesen ließe. Und noch lange hatten sich in Venedig die Formen des Trecento behauptet, die alten byzantinisch anmutenden Andachtsbilder vor prächtigen, Reichtum und Macht widerspiegelnden Goldmosaikflächen. In majestätischer Würde präsentierten sich hier noch immer die Goldgrundtafeln mit streng und frontal aus dem Bild mahnenden Heiligengestalten, die noch mit keinem irdischen Menschen identisch sein durften, sondern heilig wirken wollten und unnahbar. Und, nicht zu vergessen, auch in Mailand baute man schließlich noch über Generationen hinweg am Dom im Stil der Gotik.

In unzähligen Kirchen zwischen Mailand und Padua finden wir Fresken des Quattrocento, die, der gotischen Formenwelt verpflichtet, den Leistungen der Malerei in der Toskana in nichts nachstehen. Aber dennoch tritt hier, noch im Trecento, nur eine einzige Persönlichkeit wirklich hervor: Altichiero da Zevio (um 1330 – um 1390), der in Padua gearbeitet hat (Abbn. S. 94 u. 95). Das, was Giotto dort vorbereitet hatte, scheint dieser Spätgotiker aufgenommen zu haben, gleichrangig steht er neben Orcagna und den Florentinern. Wie Altichiero zeigt sich auch sein »Renaissance-Nachfolger« Pisanello in der Zeichnung weit weniger gewandt als die Florentiner, doch beide Maler übertrafen die meisten von dort in einer ganz eigenen Qualität, die für die Malerei Norditaliens und Venedigs bald bestimmend werden sollte: die Kultivierung der Farbe.

Abbilder des spätmittelalterlichen Lebens stehen schon in der Malerei Altichieros und Pisanellos da. Buntleuchtend wird der Prunk der Hofgesellschaften vorgeführt, der Stolz der mit Wimpeln umflatterten Rittertrosse. Schon bei diesen beiden Namen und den für Künstler dieser Zeit immer wieder versuchsweise eingesetzten Begriffen für Zeit und Stil, wie »Mittelalter« und »Neuzeit«, »Gotik« und »Renaissance«, zeigt sich, daß diese herkömmlichen Abgrenzungen kaum befriedigend anzuwenden sind, weder zeitlich noch formal. Längst wissen wir, daß die bedeutenden Voraussetzungen für das, was wir »Renaissance« nennen, schon Trecento geschaffen wurden. Denn manche »gotische« Form birgt bereits Ideen der »Renaissance« in sich, und manche Höhepunkte des neuen Stiles, besser gesagt: der neuen Ideale, vollziehen sich erst im folgenden Jahrhundert, im Cinquecento.

Vittorio Pisano, genannt Pisanello (1395–1455), wurde in Verona ausgebildet. Um 1424 ging er nach Pavia, wo die lombardisch-gotische Kunst Giovanni de' Grassis auf ihn wirkte. Vielleicht hat er auch die Werkstätten Domenico Venezianos, Paolo Uccellos und Donatellos gekannt. Dennoch entdecken wir beispielsweise in seinem Gemälde *Vision des Hl. Eustachius* (Abb. S. 352) unverkennbar noch Züge des Spätmittelalters, wenngleich sich schon ein neuer, beinahe naturwissenschaftlicher Blick für die Dinge der Schöpfung beweist. Und dennoch: Die ganze Bildaufteilung hat weniger mit Komposition zu tun als mit einer geschickten Verteilung der einzelnen Figuren. Und jede dieser Figuren ist bereits ein Bild für sich, das, aus dem Ganzen herausgelöst, doch nichts an Schönheit verlieren würde. Der hoch zu Roß Sitzende erscheint auch dem heutigen Blick weniger als ein Heiliger, vielmehr als ein adeliger Ritter in Begleitung seiner Meute, mit modischem Turban, das Pferd mit reichem Zaumzeug behangen. Ihm gegenüber der Hirsch, im Geweih das Kreuz, das eher das Abbild eines Kruzifix-Schnitzbildwerkes darstellt als eine »Vision«. Die Hunde, Hirsche, Hasen und Vögel, wiewohl nicht ohne Symbolgehalt, sind auf der Bildebene verteilt wie Ornamente einer Tapisserie. Völlig aus der Formenwelt der Gotik scheint das kunstvoll geschlungene Schriftband am unteren Bildrand. Das Bild strahlt Andacht aus: Gebannt und ruhig sitzt Eustachius, wenngleich ohne erkennbaren Gemütsausdruck, das Bein sperrig vorgestreckt, und sein Pferd folgt dieser innehaltenden Bewegung, als würde es leicht zurücktreten vor dem Kreuz. Aber diese »Erscheinung« ist nur wenig sakral aufgefaßt, ohne Nimbus oder Lichtschein, so daß die Darstellung im selben Zuge auch etwas Profanes erhält.

Ausgangspunkt für diese Kunstauffassung Pisanellos und seiner stilverwandten Zeitgenossen ist der internationale gotische Stil um 1400. Es ist kein Zufall, daß dieses kleine Londoner Gemälde nicht größer ist als eine Miniatur. Was Pisanello fortgesetzt hat, entstammt dem Einfluß der franko-flämischen Buchmalerei mit ihrem adeligen Stil, der kalligraphischen Zeichensprache und Eleganz. Es war das höfische Rittertum, das hier weniger männliches Streitgebaren thematisiert, wie wir das in Deutschland finden, vielmehr die reiche, prächtige Kleidung zur Schau stellt, eine Vornehmheit, doch nicht ohne Koketterie. Der Reiter zeigt sich als Repräsentant einer Standesgesellschaft, am Ende ihrer großen Bedeutung.

Pisanello hat, wie wir wissen, auch aus den niederländisch-französischen Stundenbüchern der Gebrüder Limburg Motive übernommen. Und wie in der Buchillustration bleiben auch seine Darstellungen oft flächenhaft. So wird die Landschaft, aber auch das Porträt, eingewoben in einen ornamental aufgefaßten Bildgrund. Sein *Bildnis eines jungen Mädchens* (Abb. S. 353), um dessen Identität gestritten wird, ist ganz in diesem Sinne aufgefaßt. Es entstand in jenen Jahren, in denen Pisanello enge Beziehungen zum Hause Este unterhielt. Dies macht wahrscheinlich, daß es sich hier nicht, wie schon vermutet, um Margherita Gonzaga handelt, sondern doch um Ginerva d'Este, mit der sich Sigismondo Malatesta 1433 verlobt hatte. Wenn dies der

Pisanello
Vision des Hl. Eustachius, um 1440
Holz, 65 x 53 cm
London, The National Gallery

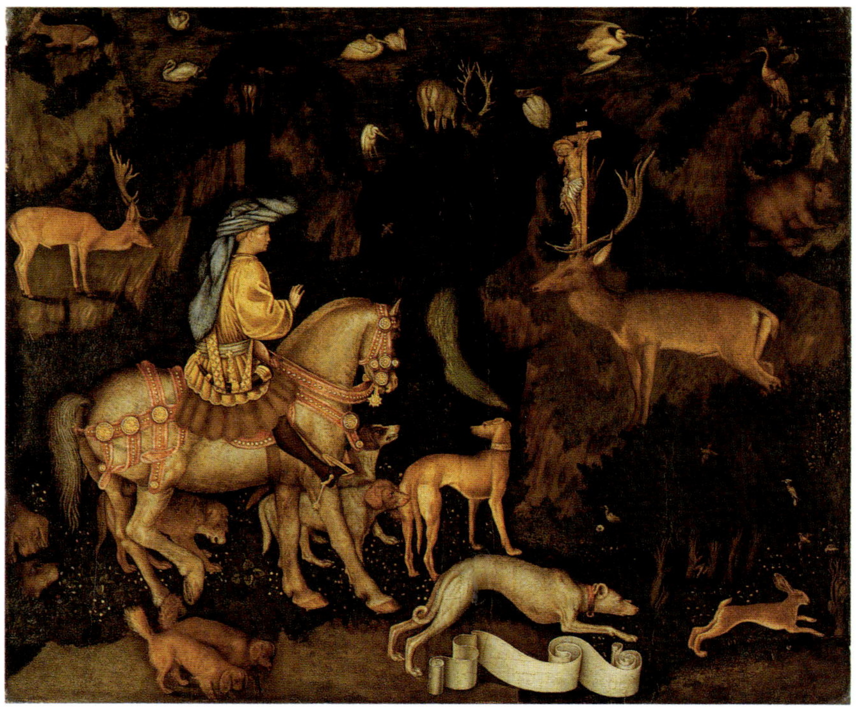

Anlaß der Entstehung des Bildes gewesen sein sollte, dann ist die Dargestellte hier gerade 15 Jahre alt. Die im Gewand eingestickten Motive, wie der Ginsterzweig, die Vase und Estensische Insignien darauf, geben dieser Beziehung Gewicht. Angeblich hat Malatesta die junge Verlobte 1440 vergiftet.

Auch hier ist viel von der Wirkung des Bildes auf den Effekt zurückzuführen, der durch die strenge Seitenansicht des Porträts und die rahmenden, kunstvoll im Hintergrund eingestreuten Einzelheiten entsteht. Auf Perspektive scheint es Pisanello weder hier noch in jenem Gemälde des Eustachius wesentlich angekommen zu sein. Die strenge Seitenansicht betont den Kopf, gegen den sich der Oberkörper nach unserem heutigen Blick zu klein ausmacht, weil die Tiefe der Schulterpartie nicht überzeugend wiedergegeben ist. Die Blumen und Schmetterlinge gaben natürlich demjenigen zusätzliche Deutungshinweise, der um die Sprache von Akelei und Nelke wußte, die als Zeichen für Keuschheit galten. Vielleicht verweisen die Schmetterlinge als Symbol der Auferstehung darauf, daß es sich um ein posthumes Porträt handelt, was eine Neudatierung zur Folge hätte.

Daß die Vase auf dem Ärmel zerbrochen dargestellt ist, verleiht diesem Symbol der Vergänglichkeit zusätzlichen Sinn, entsprechend der Sentenz »homo quasi vas« – zerbrechlich wie eine Vase ist der Mensch. Wenn der am Hof der Este wirkende Humanist und Dichter Guarino im Zusammenhang mit der Malerei die damals so aufwendigen Kleider als Kultivierung eitler Vergänglichkeit gesehen und »Wahrheit« gefordert hatte, so mag das Symbol auf diesem schlichten Kleid bereits als Folge der neuen, vom Prunk der Spätgotik abgewandten Auffassung gesehen werden.

Um die Jahrhundertmitte war Pisanello bereits an allen Höfen Oberitaliens mit Aufträgen betraut, bei den Gonzaga und den Sforza, den Malatesta, Este und Visconti. Nicht wenige literarische Quellen, etwa die Aufzeichnungen von Guarino, Strozzi oder Basinio, erwähnen Werke, die inzwischen verschollen sind, zu denen sich aber teilweise noch Vorzeichnungen erhalten haben. Darüber hinaus hinterließ Pisanello, der sich ab 1438 auch der Medaillenkunst gewidmet hatte, eine Reihe von Porträts auf Bronzeplaketten, von Herrschern wie den Gonzaga oder Malatesta – Miniaturreliefs, in denen es diesem größten Medailleur seiner Zeit gelang, eine überzeugende räumliche Tiefe zu erreichen. Das waren Erfahrungen, die auch in sein malerisches Werk eingegangen sind.

»Paragone« – Kunst und Künstler im Wettstreit

1441 schuf Pisanello ein Bildnis des Lionello d'Este, das sich heute in Bergamo befindet. Der Gemäldeauftrag wurde im Zusammenhang eines Maler-Wettstreits gegeben, in dem unmittelbar darauf der Venezianer Jacopo Bellini dieselbe Aufgabe zu lösen hatte. Eine solche Nachricht ist von nicht geringer Bedeutung, zeigt sie doch, daß es nun für den Maler nicht mehr nur darauf ankam, Handwerkliches zu leisten, vielmehr steht jetzt der »Handwerker« auch in der Stellung als »Künstler« im gesellschaftlichen Interesse. Wie der humanistische Philosoph hat er sich im »paragone« zu stellen. Es sei betont, daß ein solcher Wettstreit den Künstler geehrt hat, durften sich doch im Mittelalter lediglich die adeligen Ritter im Wettstreit messen. Die Aufgaben waren dabei zwar nicht neu, aber die Lösungen waren es, und nicht zuletzt auch auf diese Weise wurde der neue Stil eingeführt. Die neue Idee des Wettstreites, erstmals seit der Antike 1401–02 für die Baptisteriumstüren in Florenz ausgetragen (vgl. S. 176f.), war für die Geschichte der Quattrocentokunst von großer Bedeutung. Vorbereitet wurde diese neue Stellung des Künstlers allerdings bereits im Trecento, als Dante in seiner »Divina Commedia« die beiden Künstlernamen Giotto und Cimabue genannt, ihre Leistungen im Vergleich vorgestellt und damit verewigt hatte.

Schon bei dem ersten Maler, den ich als Beispiel aus dem norditalienischen Raum für diese Zeit herausgegriffen habe, bei Pisanello, können wir also wenigstens drei für die Frühzeit der Renaissanceidee charakteristische Erscheinungen feststellen: die Bemühung um die Beherrschung der Perspektive, dann die Tatsache, daß wir es hier bereits mit einem Künstler zu tun haben, der, wie eben viele Renaissancekünstler, nicht nur in der Malerei, sondern auch in anderen Gattungen gewirkt hat, und schließlich die »Nobilitierung« des Künstlers aus dem Handwerkerstand in die Gesellschaft der Denker und Philosophen.

Auch für das Werk selbst scheint sich ein Wandel zu vollziehen, der sich im gesamten Verlauf des Quattrocento bestätigt, nämlich der Wandel vom rituellen Kultgegenstand zum ästhetischen Kunstwerk. Führte diese Veränderung nicht zu einer Ästhetik als Selbstzweck? Natürlich sollte die Kunst auch fernerhin im Auftrag der Politik, der Religion stehen, sollte der sozialen Information, dem natürlichen

Pisanello
Bildnis der Ginerva d' Este, um 1433
Holz, 43 x 30 cm
Paris, Musée du Louvre

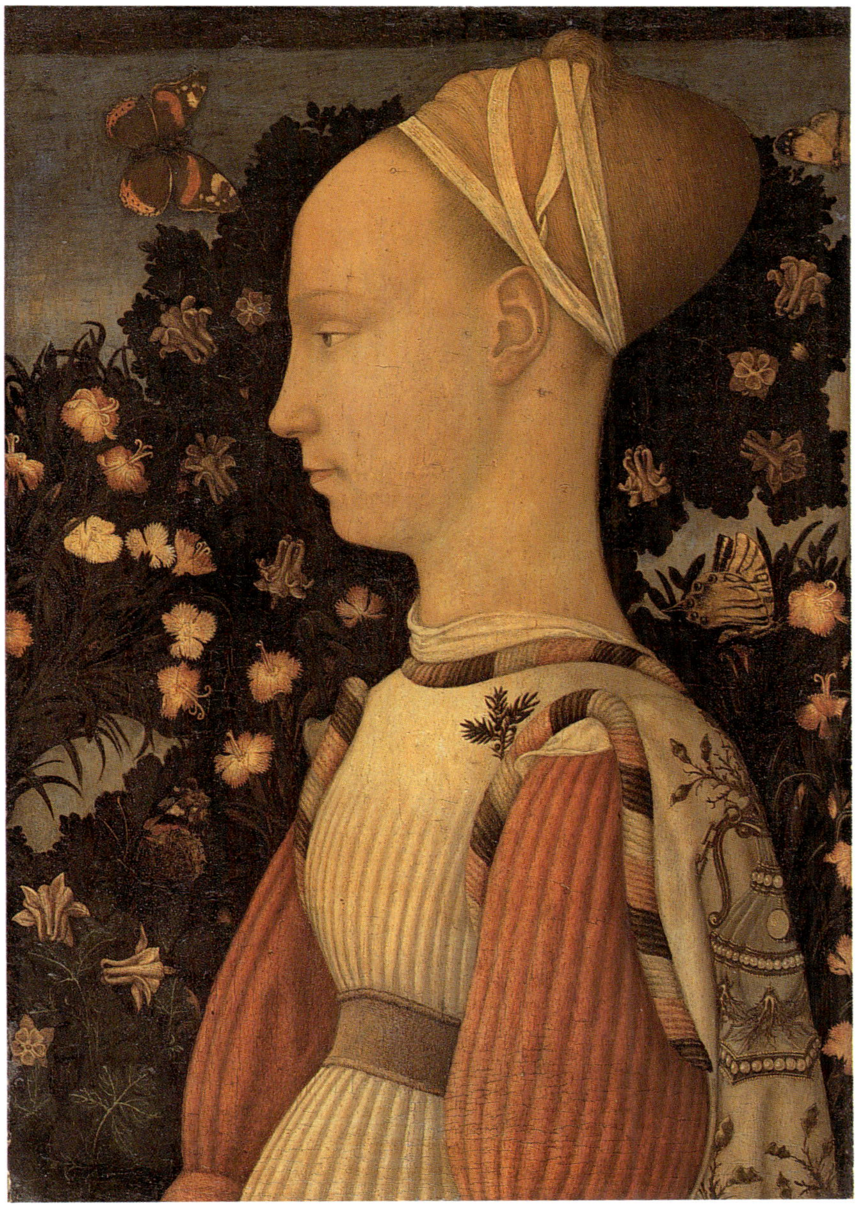

Schmuckbedürfnis oder der symbolischen Bereicherung von theologischen und philosophischen Darstellungen dienen. Aber mehr denn je wurde das Kunstwerk nun zum Sammelobjekt, zu einem Beispiel der Leistung der neuen Aufgabe, Phantasie und neuerkundete Natur in Einklang zu bringen. Die biblische Geschichte etwa oder die Legende sollten »naturgemäß« anschaulich gemacht werden. Nun wird auch die Meisterschaft, die künstlerische Virtuosität, welche imstande ist, die im Bild festgehaltene Natur zu ästhetisieren, zum Gegenstand der Bewunderung.

Perspektive – oder die Erfindung der »Entfernung« in Raum und Zeit

Von einer der zentralen und universalen Künstlerpersönlichkeiten der Epoche, dem Maler, Bildhauer, Architekten, Theoretiker und vor allem Vordenker der Renaissance, Leon Battista Alberti, sind uns keine Bilder erhalten. Ebenfalls Norditaliener, kurz nach Pisanello, 1404 in Genua (oder Venedig?) geboren, ab 1430 in Florenz tätig, dann in Rom, ist er uns nur noch als Baumeister faßbar (siehe S. 108f.). Neben seinen »Zehn Büchern über die Baukunst« hinterließ er auch die bedeutenden und 1436 erschienenen »Drei Bücher über die Malerei«. Erstmals wurden hier die Grundbegriffe der Proportionslehre und der perspektivischen Konstruktion dargelegt und den Malern an die Hand gegeben. Von nun an sollten sich nicht nur die Gestaltungsziele der Künstler, sondern auch der Blick des Betrachters grundlegend ändern.

Es wäre zu einfach, sich diesen Wandel als nur einen malerisch- oder gestalterisch-technischen vorzustellen. Denn aus einer »Dar«-Stellung, die ja eine »Vor«-Stellung, das heißt eine auf die Bildfläche gebrachte Erscheinung oft heiliger Inhalte war, ist jetzt durch das perspektivisch aufgebaute Bild ein nicht-wirklicher Raum entstanden, der den Blick hinein in die Tiefe, in ein Loch zieht. In der bisherigen byzantinischen »Vor-Stellung« erscheinen Gott oder Heilige, ebenso schematisch wie unindividuell, auf einer Goldfolie, flächenhaft und zweidimensional. Nun aber wird das Heilsgeschehen dem Blickinteresse als Raum preisgegeben, und der auf Erden wirkende Gott ist zu beschauen, allzumenschlich, in der Gebrechlichkeit eines irdischen Körpers und in der Anfechtbarkeit der Wahrheit eines gezeigten Raumes. Wie »wahr« ist eine lombardische oder venezianische Landschaft oder Stadtansicht für die Heilsgeschichte im Heiligen Land? Muß es nicht als Vermessenheit empfunden worden sein, in perspektivischen Bildern nun in den Himmel zu schauen? Wichtige Dinge waren nun oft auch »hinten«, daher klein, weniger wichtige groß – weil vorne – dargestellt. Schuf die Perspektive nicht eine Illusion der Wirklichkeit, während vorher nur Zeichen und Symbole der gewußten Wahrheit der Geschichte oder Heilsgeschichte gezeigt werden durften? Die Lebendigkeit, die perspektivisch dargestellte Räume oder Körper nun zu vermitteln vermochten, wurde zu einer im Bild geschaffenen neuen Wahrheit. Die neue, perspektivische Wahrheit ist im weitesten Sinne immer auch eine Interpretation.

Daß die Erfindung der Perspektive räumliche Enfernungen darzustellen ermöglicht hat, ist klar. Aber »Entfernungen« in der »Per-spektive«, also der »Durchsicht«, sind nun im zweifachen Sinne zu verstehen: nämlich räumlich und zeitlich. Der Betrachter hat nun nicht mehr die Wahlfreiheit der Ausschnittbetrachtung, sondern wird einbezogen in das im Bild entwickelte Verkürzungssystem. Dadurch wird der Betrachter zwar scheinbar mit der dargestellten Szene vereint, auch wird sein Blick in diese Zeitlichkeit miteingeladen, aber er verliert gleichzeitig dadurch auch die Objektivität des beliebigen Blickes, die noch von der spätmittelalterlichen Kunst ausging. Das perspektivische Raumbild erzwingt nunmehr auch eine Einheit der Zeit. Die Abschätzbarkeit von Distanzen im Bildraum läßt auch die Zeit oder einen Zeitablauf sichtbar werden. So wird zum Beispiel die Prozessionsdauer in Gentile Bellinis *Prozession auf der Piazza San Marco* (Abb. S. 355) nachvollziehbar, wohingegen der Hl. Eustachius von Pisanello (Abb. S. 352) im unperspektivischen Raum »zeitlos«, wie in ewiger Anbetung

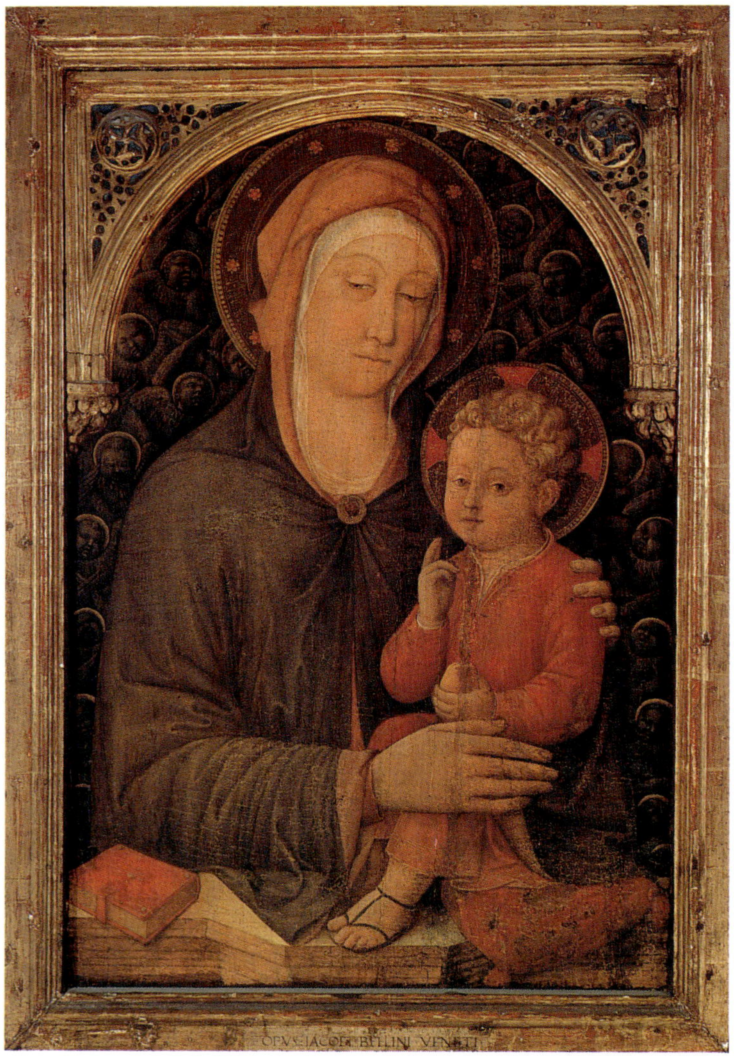

Jacopo Bellini
Maria mit Kind und Cherubim, um 1450
Holz, 94 x 66 cm
Venedig, Accademia

erscheint. Erst die Erfindung der Perspektive hat es also letztendlich möglich gemacht, daß »Bewegung« im Bild auch als Zeitablauf – bei schwebenden Himmelsgestalten wie bei bodenständig agierenden Personen – begriffen werden kann.

Es versteht sich, daß hier einige theologisch-philosophische Probleme zu überwinden waren. Die menschliche Erscheinung Gottes in der Hinfälligkeit des menschlichen Körpers darzustellen, wie etwa bei Mantegnas »verkürztem« *Toten Christus* (Abb. S. 370) brachte allerdings auch eine neue Aufgabe mit sich. Die Würde des Dargestellten – gleichgültig, ob es sich um eine Heiligengestalt oder ein Herrscherporträt handelt – wurde zur neuen Forderung. Solange das Porträt nur ein mehr oder minder ähnliches Idealbild abzugeben hatte, ergab sich diesbezüglich keinerlei Problem. Jetzt aber hatten Maler, Medailleure und Bildhauer die similtà mit der dignità, die Ähnlichkeit mit der Würde, in Einklang zu bringen. Das ist auch auf weiten Strecken Inhalt und Problem der Malerei des neuen Zeitalters geworden, in Pico della Mirandolas philosophischem Werk »De dignitate hominis« (Über die Würde des Menschen, 1496) entsprechend thematisiert. Noch ein Jahrhundert später hatte sich Paolo Veronese vor der Inquisition 1573 gegen den Vorwurf zu verteidigen, er habe bei seinem *Gastmahl im Hause Levi* eine Person dargestellt, die sich die Zähne mit einer Gabel reinigt, des weiteren einen Narren, Hunde und sogar Deutsche. Veroneses Antwort »Wir Maler nehmen uns die Freiheit, die sich die Poeten und die Narren nehmen«, kennzeichnen das neue Selbstverständnis des Künstlers.

Venedig im Quattrocento

Die Lagunenstadt stand seit jeher mit Konstantinopel in enger Verbindung. Von dem Moment an, als im 5. Jahrhundert die Bewohner Aquileas und Paduas vor den Hunnen auf die von Byzanz beherrschten Inseln flüchteten und auf Pfählen ihre Stadt erbauten, fungierte dieser Vorposten des italienischen Festlandes auch als ein Tor zum Orient. Wie sonst nirgends in der Malerei Italiens finden sich hier Darstellungen, die diesen Bezug dokumentieren, besonders häufig nach der Eroberung Konstantinopels 1453 durch die Türken. Gestalten mit Turban tauchen in Bildern Gentile Bellinis (Abb. S. 355), Carpaccios oder auch Lorenzo Costas auf (Abb. S. 377). Auch die in manche Gemälde eingebrachten phantasievollen Schriftzüge, die an arabische Kalligraphie erinnern, zeigen das Interesse am Orient. Wir sehen so etwas beispielsweise an der Sarkophagfront und im Gewandsaum von Cosimo Turas *Pietà* (Abb. S. 364), oder in den Nimben von Jacopo Bellinis *Madonna* (Abb. links).

Die Bellini

Von Jacopo Bellini (1400–1470/71), dem Vater jener venezianischen Künstlerfamilie, mit der die Renaissancemalerei Venedigs ihren Anfang nimmt, kennen wir nur wenige Ölbilder. Um so bedeutender sind seine beiden erhaltenen Skizzenbücher, das eine im British Museum, das andere im Louvre, denn sie geben in vielerlei Hinsicht Auskunft über die Probleme und Ziele der Malerei Venedigs und Oberitaliens ab der zweiten Hälfte des Jahrhunderts. Von den Söhnen als Vorlagesammlung streng gehütet, wurden diese Zeichnungen, auch nachdem die Linien verblaßt und wieder aufgefrischt waren, bereits als

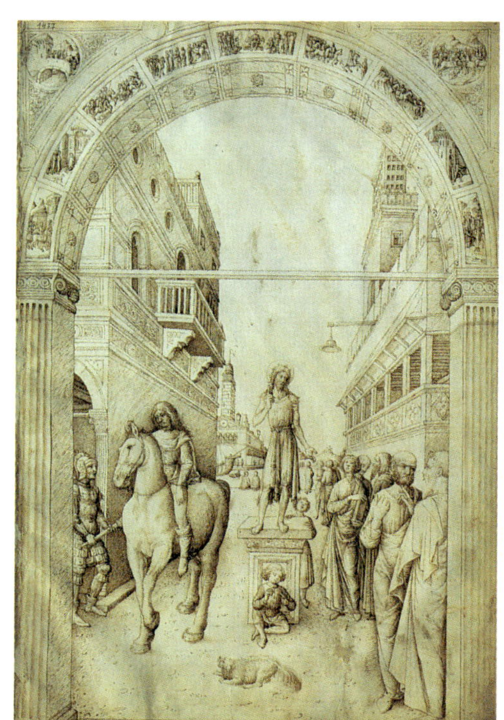

Jacopo Bellini
Predigt Johannes des Täufers
Federzeichnung
Paris, Musée du Louvre, Cabinet des Dessins

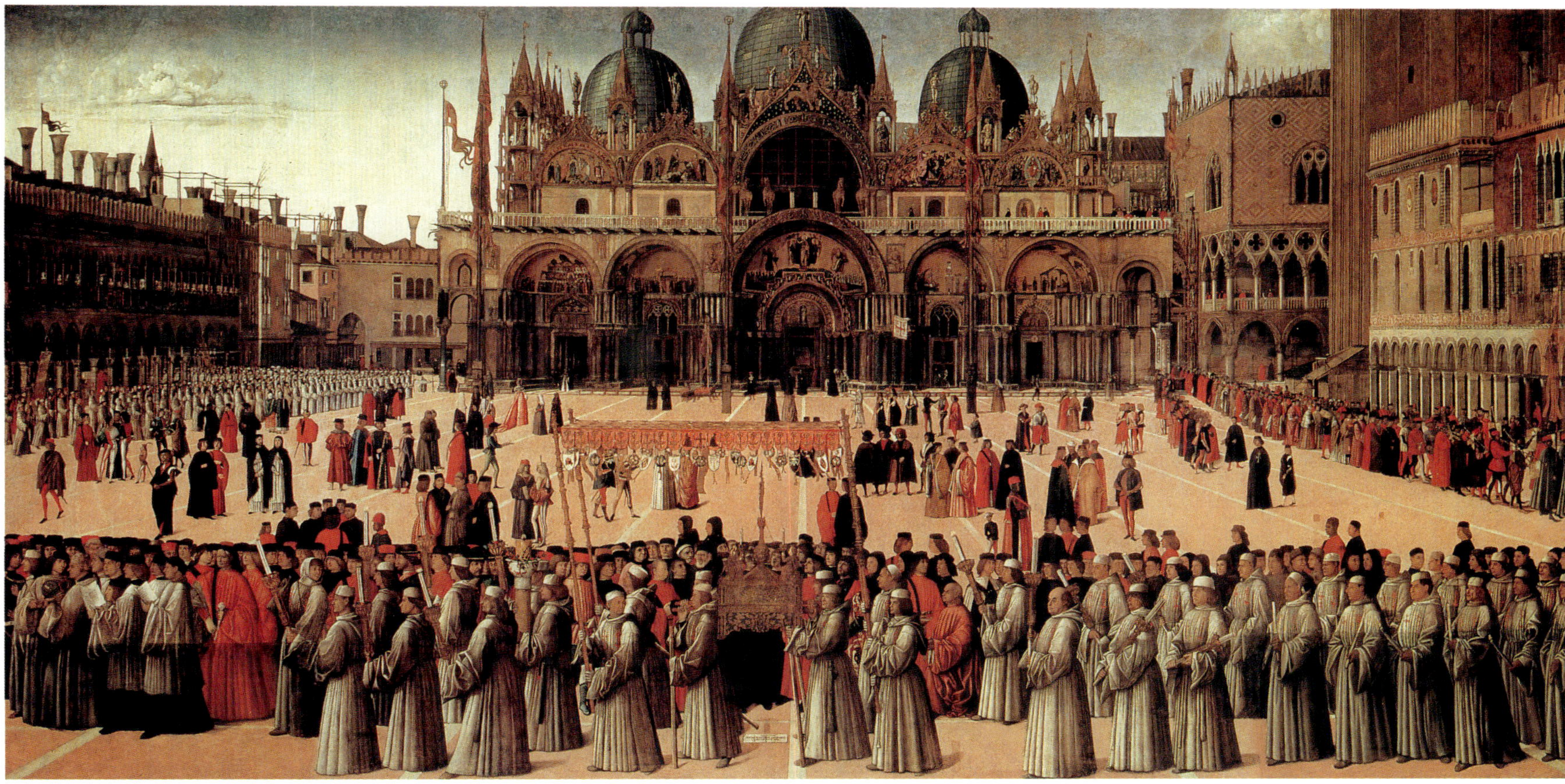

Gentile Bellini
Prozession auf der Piazza San Marco, 1496
Öl auf Leinwand, 367,5 x 746 cm
Venedig, Accademia

autonome Kunstwerke geschätzt. Auf den ersten Blick muten sie eher wie Illustrationen eines Perspektivtraktates an (Abb. S. 354, 422), wenngleich Bellini, anders als die Florentiner, weit weniger Härte in den Tiefen vorführt. Vor allem die Landschaften, die er hier gerne durch Schattierungen, Schraffuren, also genuin malerische Effekte, belebt hat, erweisen sich bereits als etwas bleibend Venezianisches.

Eine vom Byzantinismus emanzipierte Malerei hat es in Venedig schon länger gegeben, aber das waren nur Vorläufer zur eigentlichen venezianischen Malerei. Während noch Altichiero und seine Zeitgenossen in Venedig den Raum völlig beliebig und ad hoc um die Figuren herumkomponiert hatten, wirken von nun an die Bildszenerien eher wie ein Vorwand, um in der Hauptsache räumliche Tiefe und architektonische Raumraffinesse zur Geltung bringen zu können. Nicht zu Unrecht spricht man von einer vor- und einer nachbellinesken Zeit. Jacopo Veneto, wie der Stammvater der Malerfamilie Bellini in einer Urkunde von 1423 als Gehilfe des Umbriers Gentile da Fabriano genannt wird, war 1424 bereits in Venedig tätig. 1441 ging er nach Ferrara, wo er aus dem schon erwähnten Porträt-Wettstreit mit Pisanello siegreich hervorging. Aus Verehrung zu seinem Lehrer nannte er seinen 1429 geborenen Sohn ebenfalls Gentile. Das jedenfalls berichtet Vasari. Um 1430 brachte seine Frau einen weiteren Sohn zur Welt, Giovanni, um dessen legitime Geburt gerätselt wird. 1453 gab er seine Tochter Nikolosia dem damals noch in Padua arbeitenden Maler Andrea Mantegna zur Frau.

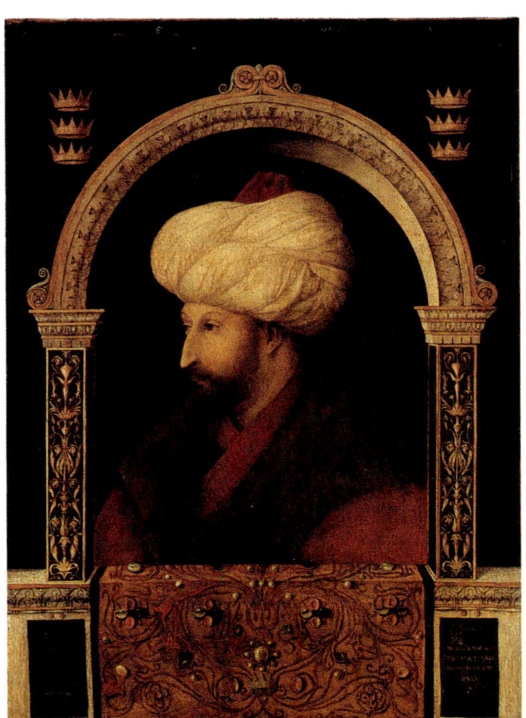

Gentile Bellini
Mohammed II., 1480
Leinwand, 70 x 52 cm
London, The National Gallery

Eine solche Familiengeschichte ist nur ein einzelnes Beispiel für die häufig anzutreffenden verwandtschaftlichen Beziehungen von Künstlern, und wenn in der venezianischen Malerei von großen Künstlernamen die Rede ist, so sind das – ganz im Gegensatz zu dem eher individualistischen Florenz – nicht selten auch Namen von oft vielköpfigen Malerfamilien, wie eben der Bellini, der Vivarini, später der Palma, Tintoretto, Bassano, Veronese oder Tiepolo. Kein Zweifel, im Wirken

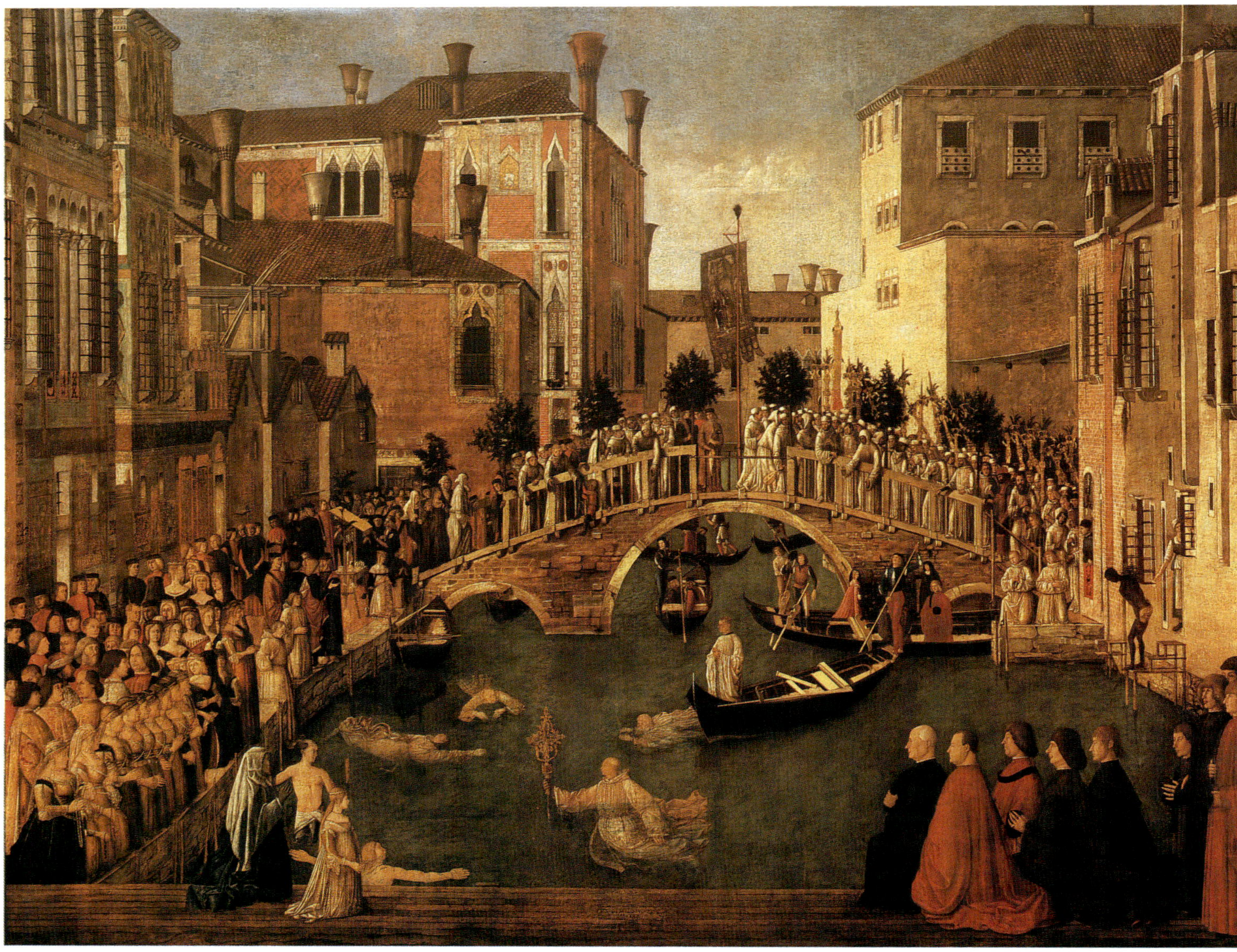

Gentile Bellini
Das Wunder der Kreuzreliquie
am Ponte San Lorenzo, 1500
Öl auf Leinwand, 323 x 430 cm
Venedig, Accademia

Giovanni Bellini
Der Doge Leonardo Loredan, 1501/05
Öl auf Leinwand, 61,5 x 45 cm
London, The National Gallery

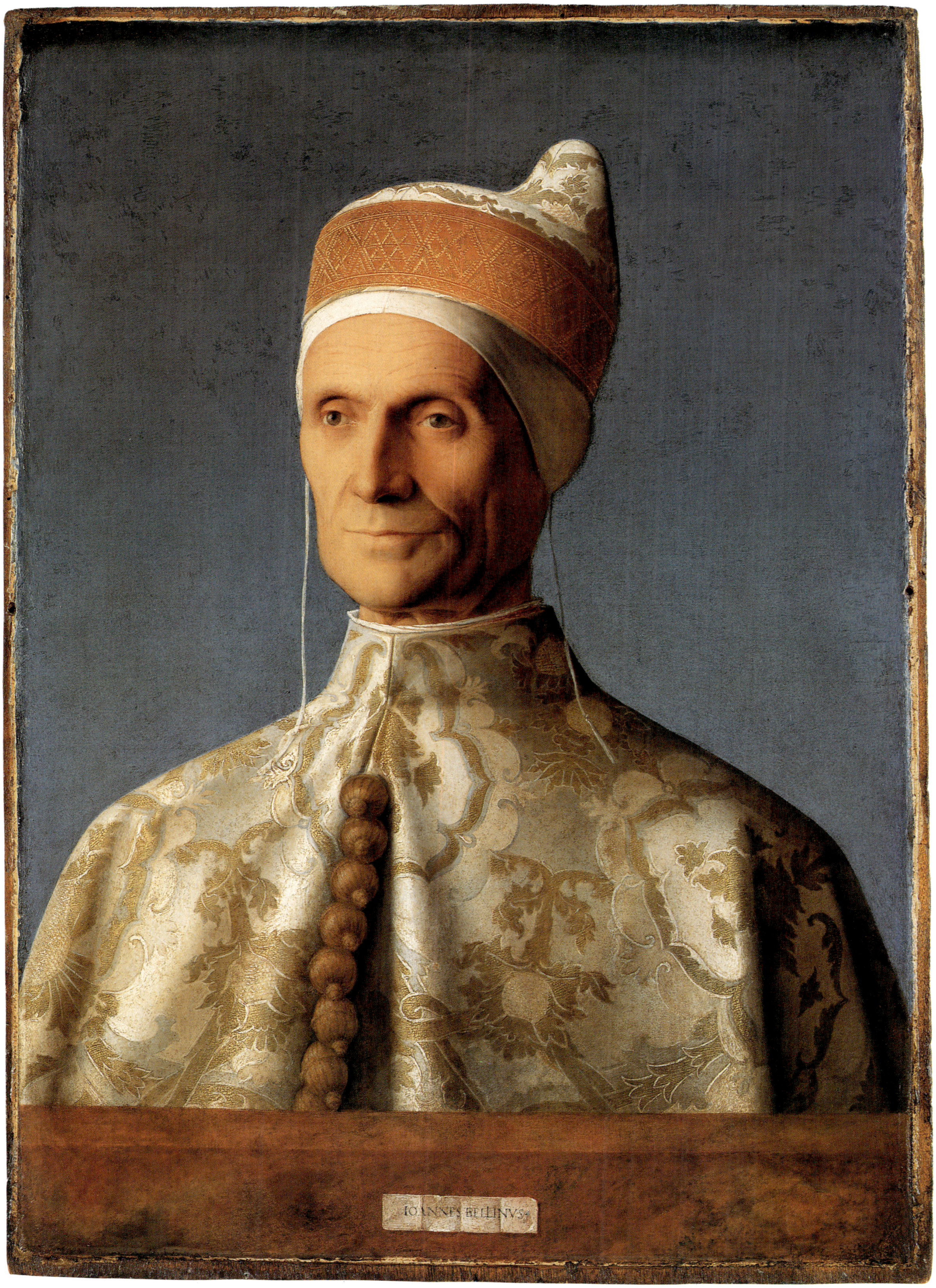
IOANNES BELLINVS

der Bellini ist das Schicksal der venezianischen Malerei zugrundegelegt worden, mit ihnen beginnt die venezianische Malerei der Neuzeit.

Die Bilder, die wir von Jacopo, dem pater familias der Bellini, kennen, sind zu wenige, als daß sie sein Werk repräsentieren könnten. Und es wurde bereits eine gewisse Paradoxie darin gesehen, daß aufgrund der zufälligen Erhaltung seiner Skizzenbücher der Begründer der bedeutenden Malerschule überwiegend als Zeichner in Erinnerung geblieben ist. Seine Madonnenbilder überliefern noch am ehesten Stil und Können des Meisters. Es überrascht, daß er als Schüler des Toskaners Gentile da Fabriano hier so wenig aus seinem Florenzaufenthalt mitgebracht- und, wie wir auch in der *Maria mit Cherubim* sehen (Abb. S. 354), sich weitgehend an die führenden Meister der Gotik angelehnt hat, oder noch mehr an die byzantinischen Traditionen in Venedig. Geradezu ikonenhaft wirkt dieses Andachtsbild. Der strenge Typus der Madonnenhalbfigur überhaupt, das eingeschobene Schleiertuch zwischen Gesicht und Kapuzenumhang, das ausschnitthaft umgrenzte Antlitz, die filigran kalligraphierten Nimben, vor allem aber auch der raumlos-folienhafte Hintergrund mit ornamental die Fläche füllenden Engelsköpfen, das alles erinnert an die Ikone. Und wie in dieser umschließt auch hier ein bogenförmiger Rahmen die Büste und umfaßt sie wie ein Geschmeide.

Man hat sich immer wieder gefragt, warum der in Florenz ausgebildete Jacopo einen älteren Stil bevorzugt hat als sein »moderner« Lehrer. Vielleicht liegt die Antwort wirklich im Wesen des Künstlers, vielleicht aber wird die Bedeutung der bestimmenden, konservativen Auftraggeberschaft unterschätzt. Nicht zuletzt muß man doch sehen, daß die »modernen« Aufträge nicht immer die lukrativen waren, denn zu stolz, zu reich, zu mächtig waren noch für lange die konservativen Kräfte der Serenissima.

Jacopos ältester Sohn Gentile Bellini (1429–1507) konnte bereits den Lohn seines Vaters miternten. An Aufträgen hat es auch für ihn nicht gefehlt, denn schon früh zeigte sich sein Talent im Porträtieren. Und sollte das Entgelt auch nur gering gewesen sein, das er für jedes einzelne der Porträts in den großformatigen Repräsentationsbildern – wohl pauschal – erhielt, so muß sich Gentile doch ein Vermögen ermalt haben bei den zahllosen Mönchen und Adeligen, Prälaten und Senatoren im Ornat, die sich in seinen Bildern scharen. *Die Prozession auf der Piazza S. Marco* von 1496 (Abb. S. 355) oder *Das Wunder der Kreuzreliquie am Ponte San Lorenzo* von 1500 (Abb. S. 356) sind Beispiele dafür. Wenn Gentile auch weit weniger die Entwicklung der Malerei vorantrug, sich noch weitgehend gotischer Formen bediente und neben der Porträtkunst allenfalls die Perspektive, um die sein Vater sich schon so sehr bemüht hatte, in den Mittelpunkt seines Interesses stellte, so war sein Weg dennoch glänzend verlaufen. 1469 wurde er zum »Conte palatino«, Pfalzgraf Kaiser Friedrichs III., ernannt, mit fünfzig, also 1479, hielt ihn die Republik für würdig, ihn nach Konstantinopel zu Sultan Mohamed II. zu entsenden, den er konterfeien sollte (Abb. S. 355). Mohamed »...konnte es fast nicht begreifen« schildert Vasari, »...daß ein Sterblicher die gleichsam göttliche Fähigkeit besäße, die Natur mit solcher Lebendigkeit nachzuahmen«. Mit dem Titel eines »Bey«, mit Ehren und Geschenken überhäuft, kehrte Gentile erst ein Jahr später zurück.

Von jenem Ereignis, welches *Das Wunder der Kreuzreliquie am Ponte San Lorenzo* darstellt, hat auch Vasari berichtet: »Das Kreuz war, ich weiß nicht durch welchen Zufall, von der Porta della Paglia in den Kanal gefallen, und in der Verehrung für das heilige Holz vom Kreuze Christi stürzten sich viele Menschen ins Wasser; nach dem Willen Gottes wurde aber kein anderer als der Vorsteher der Bruderschaft für würdig befunden, es zu retten...«

Eines zeigt sich hier deutlich: Möglichst viele Porträts unterzubringen war wohl ebenso wichtig wie die Darstellung des Wunders selbst. »Wunder«, und waren sie noch so fern eines heute als glaubhaft verstandenen Geschehens, wurden bis zur Aufklärung mit Eifer erhofft, nicht selten konstruiert, weil sie ja den Ort heiligten und ihn oft zum Wallfahrtsort machten. Das Wunder bewies schließlich den Begegnungswillen Gottes mit der jeweiligen Orts- oder Stadtgesellschaft. So darf der Wunsch der Ereigniszeugen, im Bild verewigt zu werden, nicht als bloße Eitelkeit mißverstanden werden. Sie empfanden sich, wie ebenso ihre »porträtierte« Stadt, am Wunder teilhaftig und mitbegnadet. Die quer ins Bild komponierte Brücke war für Gentile regelrecht erforderlich, um eine größtmögliche Menschenmenge als Augenzeugen versammeln zu können. Wie auf einer hölzernen Vorbühne sind Catarina Cornaro, von ihren Hofdamen begleitet, und die Mitglieder der Scuola dargestellt, deren Vorsteher die rechte Seite beherrschen. In dieser Gruppe hat sich Gentile zusammen mit seinem Bruder Giovanni (dritter und vierter von links) selbst dargestellt. Der Kanal und der Ponte San Lorenzo sind zwar nicht zum Wallfahrtsort geworden, aber das Gemälde, das sich als Wunderdokumentation von der Aura eines Votivbildes einiges borgt, bewahrte die Erinnerung an den Lichtstrahl von Heiligkeit, der damals auf die Stadt und die Menschen fiel. Daß dieser Votivbildcharakter die Möglichkeiten einschränkte, in diesem Bild auch wesentliche künstlerische Aspekte zu entwickeln, versteht sich von selbst.

Das Porträt

»Die ersten Arbeiten...« so schreibt Vasari über Giovanni Bellini (um 1432–1516), »...waren einige Porträts, die viel Beifall fanden, vornehmlich eines, das den Dogen Loredan... darstellt«. Das Bild (Abb. S. 357) entstand 1501, als der auf seine römische Abstammung stolze Doge sein Amt antrat, oder kurz darauf. Es darf in der Tat als eine der größten Leistungen der venezianischen Malerei, nicht nur auf dem Gebiet des Porträts, gewürdigt werden. »Tutto spirito«, empfanden es schon die Zeitgenossen. Das ist um so bemerkenswerter, als es ja keineswegs immer sicher ist, daß unser heutiger Blick einen Gesichtsausdruck in derselben Weise deutet, wie dieser in früherer Zeit aufgefaßt wurde, denn »ganz vergeistigt« empfinden wir diesen »Humanisten unter den Dogen«, wie er genannt wurde, auch heute. Keine Frage, daß Bellini malerisch-virtuos das Stoffliche im Brokat für das

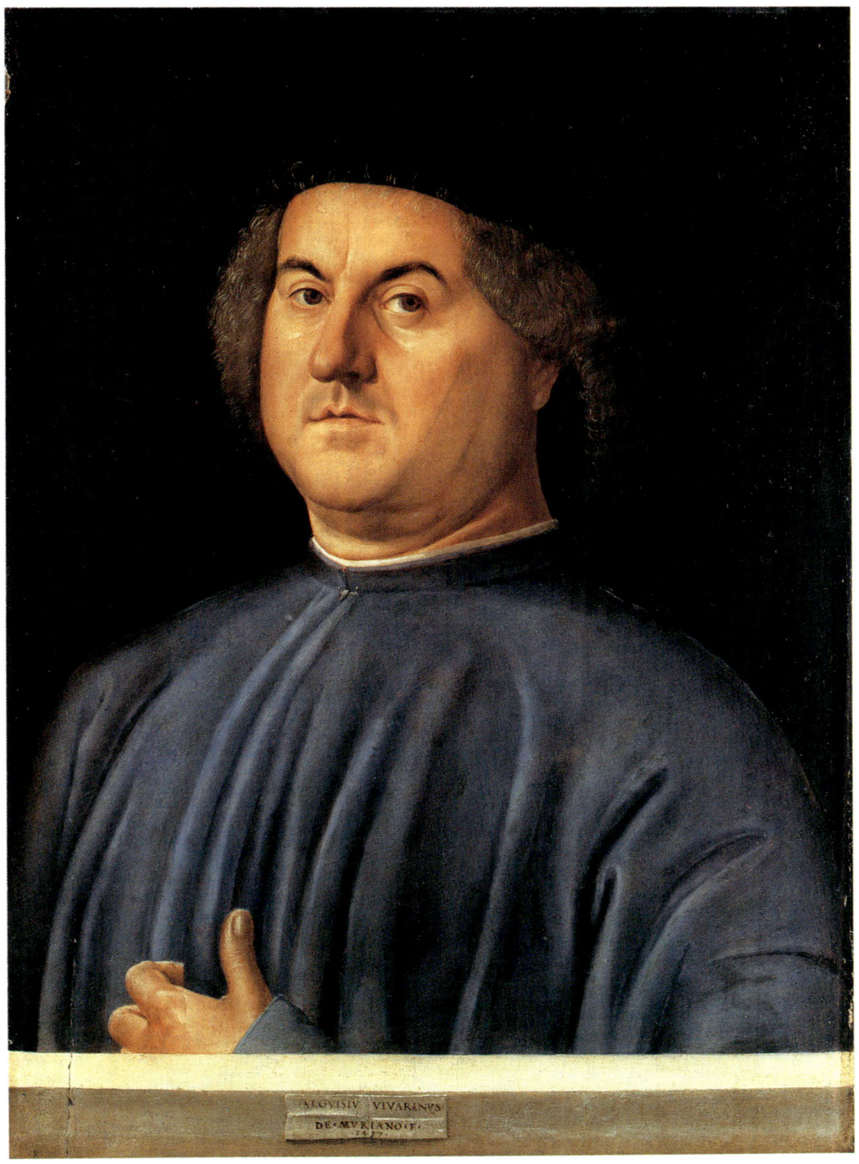

Alvise Vivarini
Bildnis eines Edelmannes, 1497
Holz, 63 x 47 cm
London, The National Gallery

Ornat und in der Flachgoldstickerei für die Zier der Dogenkappe malerisch beherrschte. Aber wie geschickt hat er dieses Gold gedämpft, um alle Wirkung den wissenden Augen und dem fest geschlossenen, aber dennoch sprechenden Mund zu überlassen. Erste Zeichen des Alters – Falten am Hals, die der hohe Kragen doch noch preisgibt – und die Last der Sorge des Staatsmannes, die in den verschatteten Augenlidern liegt, hat Bellini nicht verschönt. Selbstverständlich mußte mehr als nur eine entsprechende Ähnlichkeit gelungen sein. Waren noch eine Generation zuvor im Bildnis lediglich eine Typenwiedergabe, allenfalls Wiedererkennungsmerkmale eingefordert, so zeichnet sich dieses Porträt darüber hinaus noch durch ganz andere Werte aus: Es wird jetzt auch die seelische Befindlichkeit des Dargestellten offenbar. »Mager, von großem Wuchs, geringem Wohlstand, cholerisch, aber klug und weise in der Regierung« wurde er von einem Zeitgenossen geschildert. Dieser Leonardo Loredan (1438–1521) war bis 1521 Doge und sollte in den rund zehn Jahren nach Entstehen des Bildes die Republik durch die Krise des Einkreisungskrieges der Liga von Cambrai lenken.

Giovanni Bellini, der mit Verrocchio, Perugino oder Ghirlandaio einer Generation angehörte, deren Schüler die großen Meister des Cinquecento wurden, hat hier bereits eine neue Stilhaltung vorweg demonstriert, die sich vor allem in der Behandlung des Lichtes und der Farbe zeigt. Ein lichter Goldschimmer scheint Gewand und Antlitz in eine großartige Einheit zu binden, die durch den kühlen, nach oben abgedunkelten Blauton des ungreifbaren Hintergrundes noch verstärkt wird. Unnahbar wirkt dieser Mann dadurch, nichts scheint ihn zu erreichen, außer diesem Licht aus einer Ferne, das die Augen aufleuchten läßt, zugleich versonnen, wie in Gedanken über sich und seine geschichtliche Rolle.

Der Doge ist so ins Bild gesetzt, als würde er hinter einer Brüstung stehen oder sitzen. Diesen Bildtypus finden wir immer wieder. Er folgt dem in der florentinischen Plastik vorbereiteten Büstenporträt, und dieses wiederum hatte seinen Ursprung in den Büstenreliquiaren des Mittelalters. Vielleicht war dies damals schon nicht mehr so bewußt, aber es verlieh der Darstellungsform die zusätzliche Anmutung einer verewigenden Würde.

Das *Bildnis eines Edelmannes*, das der Venezianer Alvise Vivarini (um 1445–um 1505), 1497 gemalt hat (Abb. links), geht ebenfalls von diesem Typus aus. Aber Alvise, jüngstes Mitglied einer Künstlerfamilie aus Murano, gibt den Schultern des Mannes durch Schrägstellung etwas mehr Bewegung, unterstützt durch die Hand, die in die Falten greift, was den Büstencharakter weitgehend mildert.

Von der Tempera- zur Ölmalerei – Antonello da Messina

Nicht allein in der Auffassung, die sich, wie wir sehen, nun schon sehr von der eines Pisanello unterschied, sondern auch im Stil und nicht zuletzt in der Tatsache, daß wir jetzt weit häufiger auch das Einzelporträt – im Gegensatz zum öffentlich-politischen Bildnis – finden, hat sich ein Wandel vollzogen. Eine detaillierte, lupengenaue Präzision weisen ab jetzt die Bilder auf. Haarpinselscharf werden die Stoffe wiedergegeben, minutiös die Stickereien, die Wimpern, das Haar. Und wieder einmal ist es ein Einfluß von außen, der diesen Wandel herbeigeführt hat. Die niederländische Malerei, mit Meistern wie den van Eyck oder Rogier van der Weyden, hatte diese präzise Art der Darstellung längst vorbereitet. Jan van Eyck etwa stand mit dem Hof der Herzöge von Burgund in Beziehung, und über ähnliche Wege, die schon einmal Einflüsse des Nordens nach Italien führten, gelangte auch jetzt wieder die neue Auffassung hierher. Im gesamten Jahrhundert waren niederländische Werke hier außerordentlich gesucht. Sie waren nicht nur Quellen der Anregung für Künstler, sie lösten auch Gelehrtendiskussionen aus, wie bei den Humanisten Bartolomeo Fazio oder Ciriacus von Ancona. Wir wissen heute, daß der Portinari-Altar des Hugo van der Goes (Abb. S. 286) in einer Florentiner Kirche seit

Antonello da Messina
Maria der Verkündigung, um 1475
Holz, 45 x 34,5 cm
Palermo, Galleria Nazionale della Sicilia

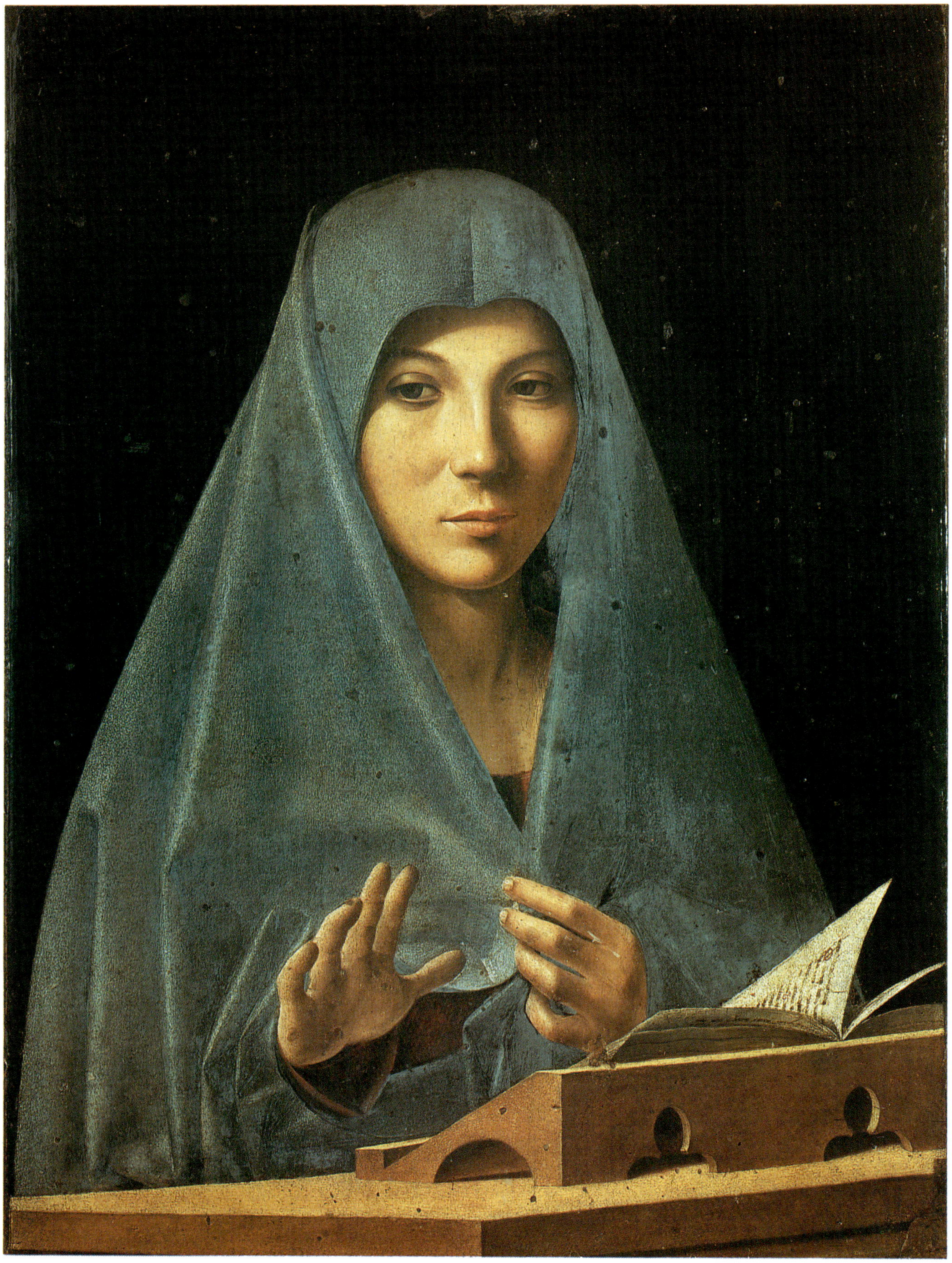

Antonello da Messina
Hieronymus im Gehäuse, 1474
Holz, 46 x 36,5 cm
London, The National Gallery

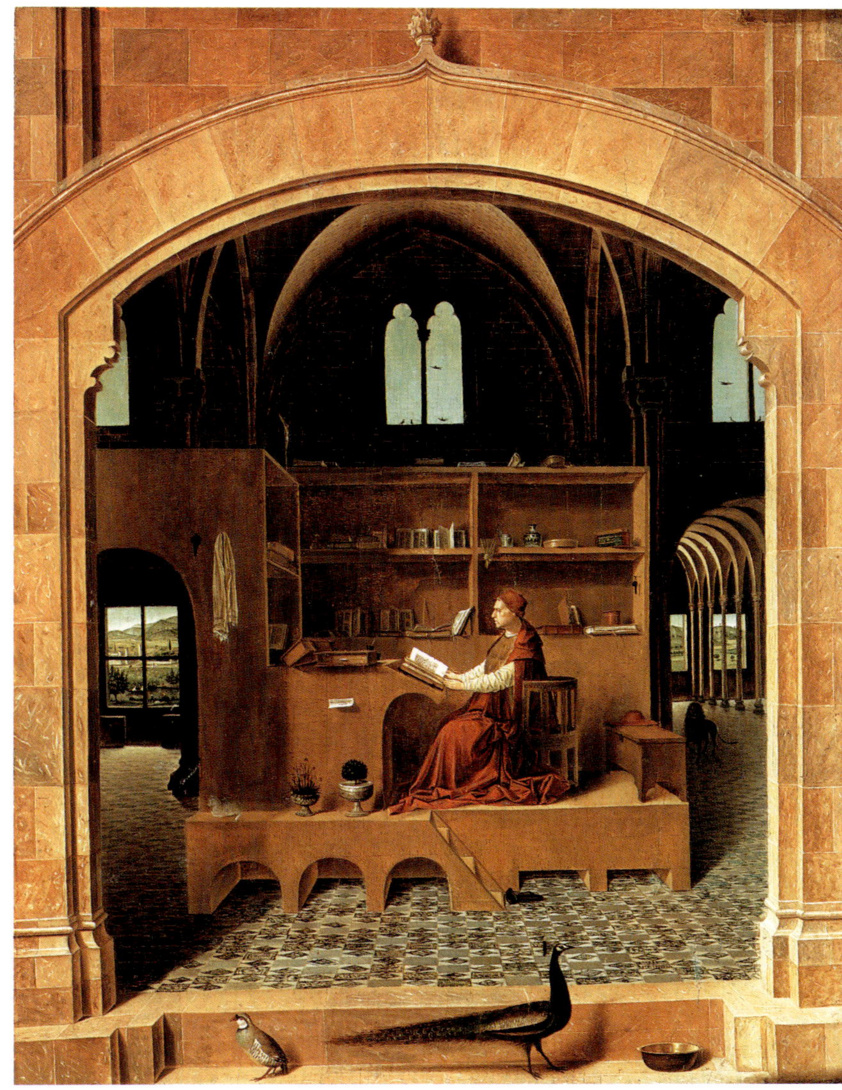

1483 allgemein zu bestaunen war, und seine vorbildhafte Wirkung wird auch bei Leonardo angenommen. Jan van Eyck, Rogier van der Weyden oder Hans Memling erhielten ja auch Porträtaufträge von Italienern, denken wir nur an das berühmte Verlöbnisbild des Kaufmanns Giovanni Arnolfini, das Jan van Eyck 1434 in Brügge gemalt hat und das heute in London hängt.

So begehrt diese Feinmalerei war, mit der in Italien üblichen Temperatechnik konnte sie jedoch nicht erreicht werden. Erst mit Hilfe der Geheimnisse und Techniken der Ölmalerei, wie sie die Niederländer beherrschten, ließen sich solch feine Farbübergänge, transparente Übermalungen oder das brillante Herausleuchten kleinerer Details erzielen. Derjenige unter den italienischen Malern, der sich am intensivsten um diese Öltechnik bemüht hatte, war Antonello, um 1430 in Messina geboren. Daß er sich 1475/76 in Venedig aufhielt, verrät, daß er ab jetzt sein Können auch auf die Venezianer, besonders auf Bellini übertragen konnte. Es ist nicht unwesentlich, aus jüngerer Forschung zu erfahren, daß Antonello da Messina eben nicht, wie Vasari berichtet, nach Flandern ging und dort »ein Freund Johannes...« d.h. Jan van Eycks geworden sei, um dann, zurückgekehrt, »Italien an solchem nützlichen schönen und bequemen Geheimnis teilhaben zu lassen«. Viel wahrscheinlicher ist er mit jenem Antonello di Sicilia identisch, der Anfang 1456 in Mailand mit dem flämischen Maler Petrus Christus Kontakt hatte, von dem er die neue Malweise übernahm.

Der Einfluß der niederländischen Malerei, im venezianischen Raum durch Antonello da Messina vermittelt, beschränkte sich aber nicht allein auf die Technik, die neben den Unterschieden in der Behandlung rauher oder glatter Stofflichkeit auch eine differenziertere Palette von Lichteffekten möglich gemacht hatte. Es trat auch eine Beruhigung in Ausdruck und Komposition der Bilder ein, was sich vor allem in der Porträtkunst zeigt. Bellinis *Bildnis des Dogen Loredan* (Abb. S. 357) wäre vielleicht nicht zu denken ohne die Vorbildkenntnis einer so andächtigen Ruhe, die bereits in allen Bildnissen Antonellos zu bemerken ist. Die Vielteiligkeit, mit der Crivelli, Carpaccio oder Cima da Conegliano ihre Bilder komponierten, die Detailfreude, die auch Mantegna, Cosimo Tura, in Mittelitalien Pollaiuolo und selbst Botticelli aufweisen, hat Antonello in seinen Bildern vermieden. Statt in reicher Faltenbildung, zeigt sich das Gewand der *Maria Annunziata* (Abb. S. 360), bereits um 1475, in einer schlichten Monumentalität, wie wir sie erst in der Hochrenaissance erwarten. Die Lichtregie gibt dem Antlitz vor völlig dunklem Hintergrund nicht nur Volumen, sondern verleiht ihm auch so etwas wie eine mystische Bedeutung. Antonello wußte sehr wohl zu unterscheiden zwischen psychologischem Ausdruck bei porträtierten Edelleuten und der unnahbar und unindividuell idealisierten Schönheit einer Madonna. Der Vergleich mit dem *Edelmann* von Alvise Vivarini (Abb. S. 359) macht das wohl deutlich.

Vollendung des Traditionellen bei Crivelli und Carpaccio

Es gäbe eine Reihe von Malern dieses Kunstraumes zu nennen, deren große Leistung gerade nicht in der Weiterführung des Zeitstils lag. Ihre Bedeutung zeigt sich vielmehr darin, daß sie den traditionellen Stil, in den sie hineingewachsen waren, mit einer jeweils ganz persönlichen Note zu einer letzten Vollkommenheit führten.

In dem Anliegen, die neuen Tendenzen und ihre Protagonisten gebührend vorzustellen, wird man der Tatsache zu wenig gerecht, daß die Gesellschaft und die Auftraggeber noch lange an den alten Kunstformen festhielten und keineswegs sofort den neuen Stilrichtungen folgten. In den vielen Klöstern, Kirchen, »Scuole« (Bruderschaften) und »Fraglie« (Zünften), in der institutionalisierten Oligarchie der mächtigen Familien, war der Bedarf gerade an traditioneller Repräsentation zuweilen weit stärker als das Interesse an Neuerung, wenngleich diese Auftraggebervielfalt in Venedig auch gerade die Voraussetzung für die dortige Kunstentwicklung schuf.

Unter den vielen traditionell arbeitenden Künstlern ragen zwei hervor: Carlo Crivelli (1435/40 – um 1495) und der etwa zwanzig Jahre jüngere Vittore Carpaccio (1455–1526). Ihre Gemeinsamkeiten ließen

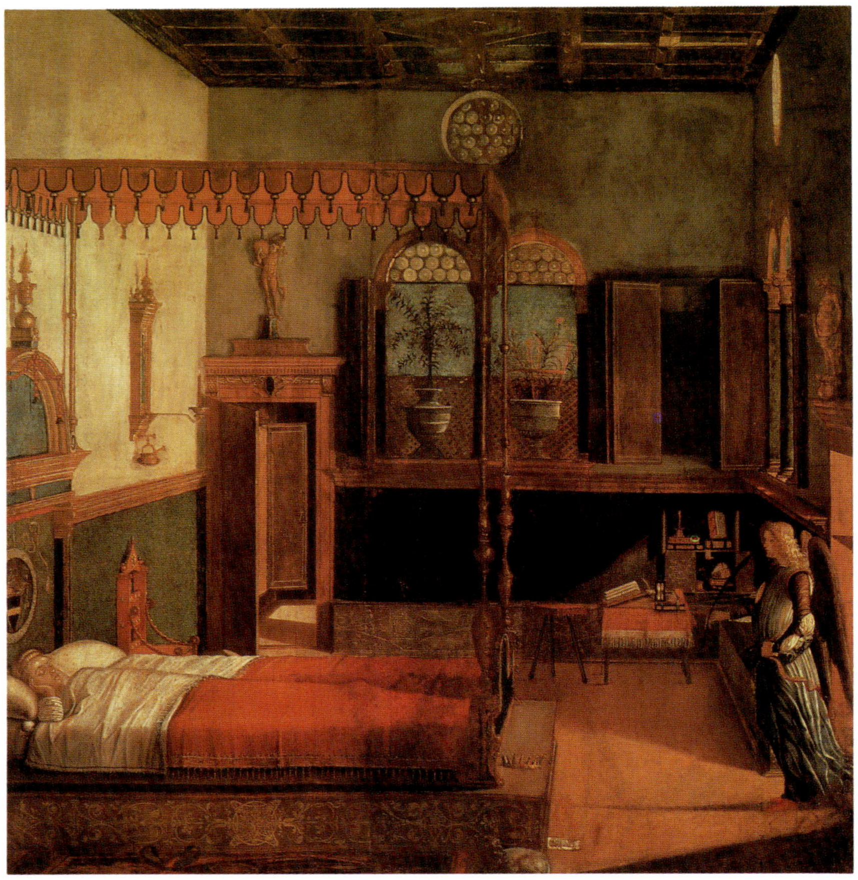

Vittore Carpaccio
Der Traum der Heiligen Ursula, 1495
Öl auf Leinwand, 274 x 267 cm
Venedig, Accademia

ABBILDUNG UNTEN:
Vittore Carpaccio
Zwei Kurtisanen, um 1510
Öl auf Holz, 94 x 64 cm
Venedig, Museo Correr

dahingestellt. Sein guter Name jedenfalls berief ihn in die ferne Provinz, nach Dalmatien und Istrien.

Crivelli ging ebenfalls nach Dalmatien, zunächst allerdings, weil er eine Matrosenfrau entführt hatte und dafür 1457 verurteilt wurde. Zehn Jahre vor seinem Tod erregte er noch einmal Aufsehen. Er hatte sich an einer politischen Erhebung mitbeteiligt und wurde 1490 zum Ritter erhoben, eine Ehre, an die er seither stets auch in seiner Signatur stolz erinnerte. Ganz im Gegensatz zu seinem eher abenteuerlichen Leben steht die innere Ruhe, die seinen Bildern innewohnt. Vermutlich wurde er in Padua bei Squarcione und Mantegna ausgebildet. Von letzterem übernahm Crivelli zumindest Anleitung und Freude an der Erfindung antiker Architekturen (s. Abb. S. 363). Sonst ist Crivelli eher archaisierend. Sein fast byzantinisch-venezianischer Traditionalismus, durch den Detailreichtum und Prunk ins Bild kommen, zeigt historistische Züge, eine Art Neogotik, wie wir sie auch in Botticellis Spätwerk finden. Und in den Madonnen, die so ikonenhaft ruhig wir-

sich ebenso leicht vorführen wie die Unterschiede in Handschrift und Auffassung. Beide blieben sie dem Quattrocento verhaftet, ohne wesentliche Anzeichen eines Zuges zur Moderne. Die gotisch anmutende Erzählfreude, die Viel- und Kleinteiligkeit, in die sich die Bildmotive verlieren, manchmal ein Schematismus, aber immer auch Perfektion und Freude in der Behandlung des Stofflichen, ist beiden gemeinsam.

Bei Carpaccio bestimmt das Format oft die schlichte Komposition. Ohne Raffinesse sind die Figuren nebeneinandergestellt, wie ähnlich bei Gentile Bellini, dem er auch am meisten verwandt erscheint. Aber nie erreichte er auch nur annähernd das Können und Ansehen des Giovanni Bellini, schon gar nicht in der Behandlung der Figuren und im Ausdruck der Gesichter. Um so weniger läßt sich sagen, ob es sich bei den gelangweilt wartenden, etwas dümmlich vor sich hinblickenden Damen (Abb. rechts) wirklich um *Kurtisanen* handelt, wie das Bild genannt wird. Sicher birgt das Gemälde eine Reihe von symbolischen Anspielungen, die erst noch zu enträtseln wären. Was aber den heutigen Blick so gerne auf Carpaccios Bildern haften läßt, ist gerade diese Naivität, in die man Verschiedenes hineingeheimnissen kann und die man nachträglich mit einer »pittura metafisica« des 20. Jahrhunderts in Verbindung bringen könnte. Seinerzeit war Carpaccio eher weniger berühmt, und seine Auftraggeber waren die kleineren kirchlichen Bruderschaften, »Scuole«, die vom Staat kontrollierte humanitäre Aufgaben, wie Bedürftigenhilfe, oder die Interessenvertretung von Handwerkszünften übernahmen. Für die Scuola di Santa Ursula schuf er 1490–96 sein Hauptwerk, den großfomatigen Zyklus zur Legende der Patronatsheiligen (Abb. oben). Daß er sich dabei weder an topographische noch chronologische Treue hielt, stattdessen liebevolle Ausstattungsdokumente seines Venedig und seiner Zeit hinterließ, gibt seinen Bildern einen zusätzlichen Wert, besonders, was die Interieurs betrifft. Ob er wirklich je im Orient war, wie man vermutet hat, bleibt

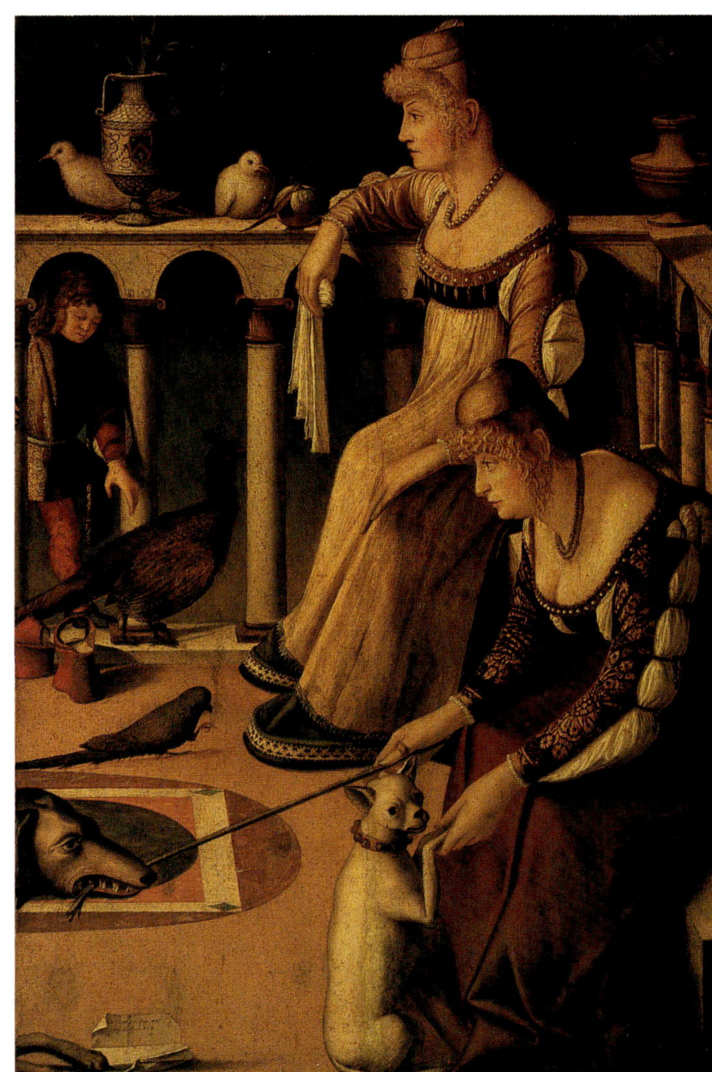

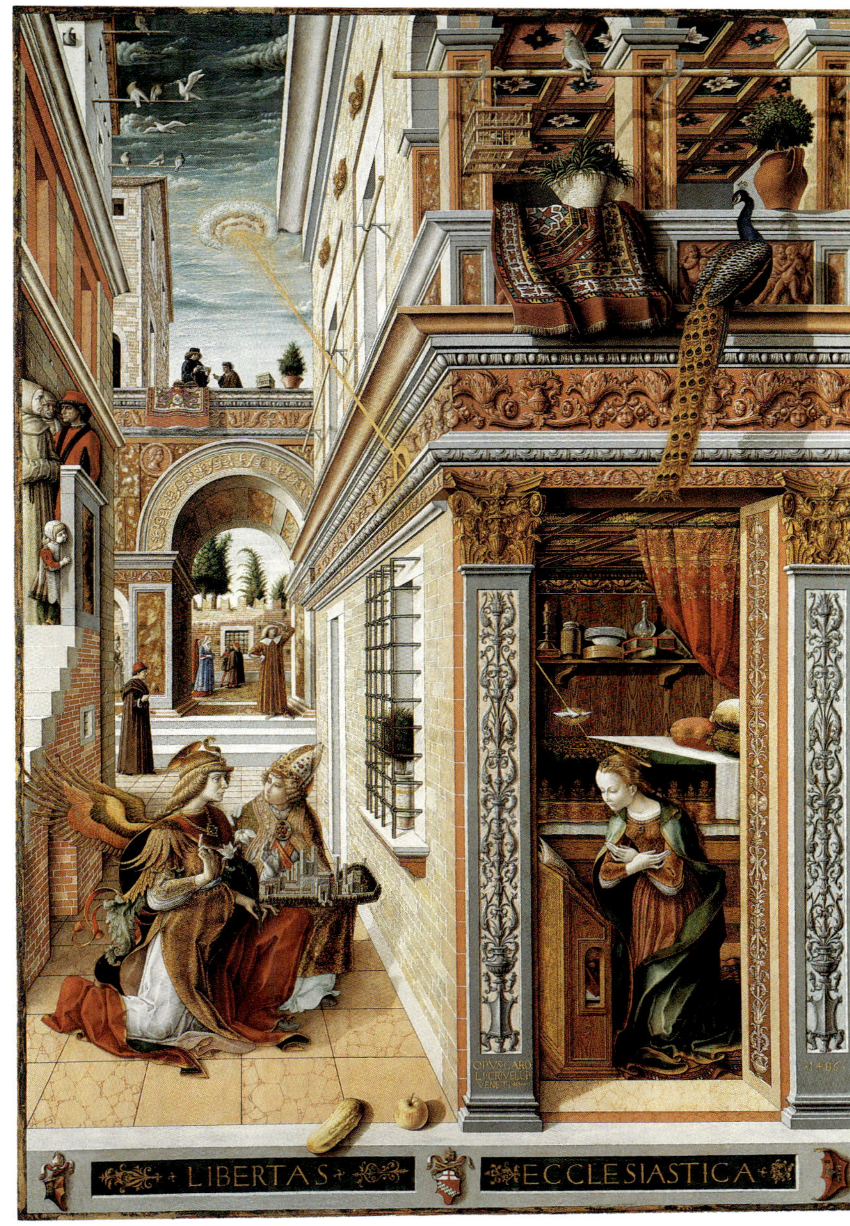

Carlo Crivelli
Verkündigung an Maria, 1486
Leinwand auf Holz, 207 x 147 cm
London, The National Gallery

ken, devot umstellt von stillebenartigen Requisiten, scheint er mit neuen Techniken und Erfahrungen den alten Stil wieder verlebendigen zu wollen. Dabei verließ er manchmal die eigentliche Aufgabe der Malerei, die nach Alberti nur mit malerischen Mitteln etwa die Wirkung von Gold erreichen sollte, indem er nicht nur Gold auflegte, sondern auch Gegenstände im Bild, wie Girlanden oder Fruchtkörbe, durch Gips reliefartig auftrug und bemalte. Sein hochrangiges traditionelles Können, seine Liebe zu altvenezianischem Prunk, der wohl auch der Provinz schmeichelte, hatte ihm gerade dort, in den Marken, wo er lange tätig war, Ruhm eingebracht. Im Gegensatz zu Carpaccio besaß er auch eine hohe Begabung für das Porträt, vor allem aber das Vermögen, seinen Mädchen- und Frauengestalten, wie den kindhaften Madonnen, durch Ästhetisierung von Linie und Farbe vollendete Antlitzschönheit zu verleihen. Es ist dieses Vermögen, das ihn hier gleichbedeutend neben Antonello oder Botticelli und in den Rang der Weltkunst stellt. Die *Madonna mit der kleinen Kerze,* um 1492, ist eines seiner letzten großen Werke dieser Art (Abb. S. 364 rechts). Die vordergründige Schlichtheit mag bei oberflächlicher Betrachtung über die Raffinesse des Bildes hinwegtäuschen, mit der Crivelli etwa außerbildliche Elemente mit ins Gemälde einbezieht: Die kleine Kerze ist ja eine Votivgabe, die von den Gläubigen gewöhnlich vor dem Andachtsbild selbst aufgestellt wird – hier hat sie Crivelli gemalt und mit ins Bild hineingenommen.

Madonnen

Wenn wir nur fünf oder sechs Madonnenbilder nebeneinanderstellen (Abbn. S. 364 u. 365), die in etwa einer Künstlergeneration, hier also zwischen 1468 und 1505, entstanden sind, zwei davon, die ihrem Typus nach »Sacra Conversazione« genannt werden, so zeigen sich die unterschiedlichen Stile und Künstlercharaktere deutlich. Es wird aber auch offenbar, wie schwierig es ist, diese Bilder nach ihrer Modernität zu beurteilen. Ist die erwähnte *Madonna mit der kleinen Kerze* Crivellis, um 1492, »altmodischer« – weil sie sich in gotischer Mantelpracht und steifer Symmetrie präsentiert – als etwa Mantegnas frühere Madonna von 1485 (Abb. S. 370), die mit ihrem vorgeneigten Oberkörper schon eine so ungewohnte Bewegung zeigt? Sind Crivellis »Neogotik« oder die herbe Expressivität in der *Pietà* des Ferraresen Cosimo Tura von 1469/70 (Abb. S. 364 unten) nicht schon wieder eine Vorwegnahme manieristischer Raffinesse?

An einem zentralen Motiv, das über mehr als ein Jahrhundert hin signifikanter Gegenstand des Madonnenbildes vom Typus der Maestà ist, – dem Thron –, läßt sich ebenso eine Entwicklung ablesen. In älteren Stilstufen, bei Cimabue oder Duccio (Abbn. S. 42) etwa, ist der Thron meist als Sitzmöbel oder Sessel wiedergegeben, oft auch durch eine Bank dargestellt. Gemeint ist immer der Himmelsthron, mit einem den Himmel symbolisierenden Baldachin. Bis hin zu Giovanni Bellini hat sich auch die Darstellung des Thronbaldachins gewandelt. Fast alle Madonnen Bellinis sind nur noch durch ein ausgebreitetes, aufgehängtes Tuch hinterfangen, das, oft wie ein Paravent gestaltet, die Thronlehne vertritt (Abb. S. 364 oben). Crivelli hat seine *Kerzenmadonna* mit einer Stoffbahn goldgewirkten Brokats hinterfangen, die, über dem Haupt der Madonna noch einmal nach vorne gezogen, den Raum der Festonnische baldachinartig überspannt. Natürlich meint der Goldbrokat den Himmel, als Ort der gekrönten Himmelskönigin. Bei Giovanni Bellini ist es oft nur noch ein ausgebreitetes Tuch, das die Legefalten zeigt. In seiner *Sacra Conversazione* von 1505 sitzt Maria auf einem Marmorthron (Abb. S. 365 unten), dahinter ist noch immer der mittels einer Stange aufgehängte Brokatvorhang sichtbar, und noch Giorgione greift in seiner Castelfranco-Madonna (Abb. S. 388) auf diese althergebrachte Form zurück.

Daß dieser »Hintergrund« der Madonna im wahren Wortsinn keineswegs bloß als bereichernde Dekoration zu verstehen ist, sondern als

Giovanni Bellini
Maria mit Kind, um 1468
Öl auf Leinwand, 85 x 115 cm
Mailand, Pinacoteca di Brera

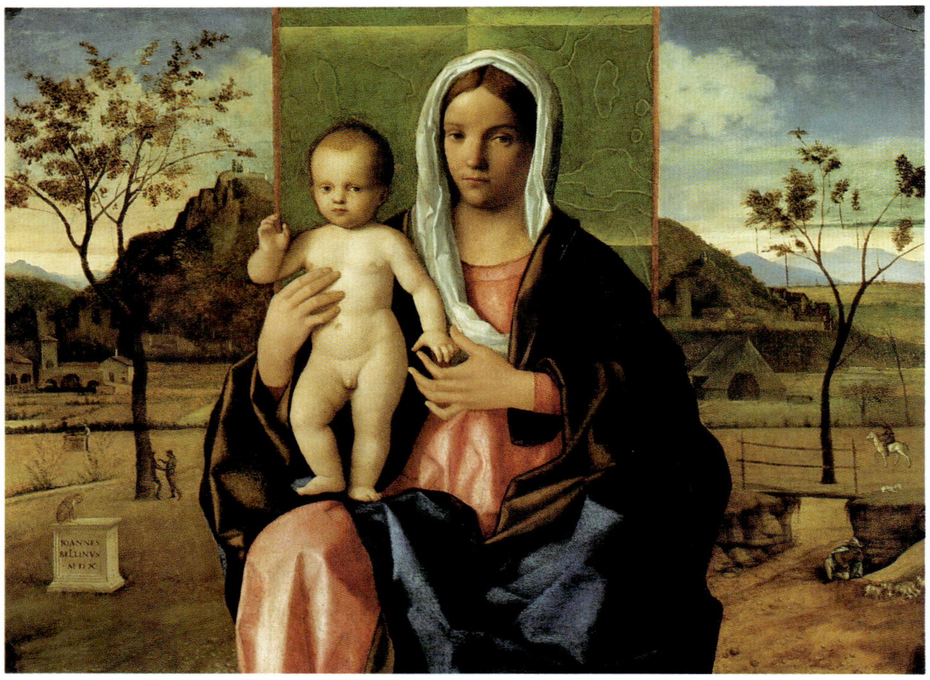

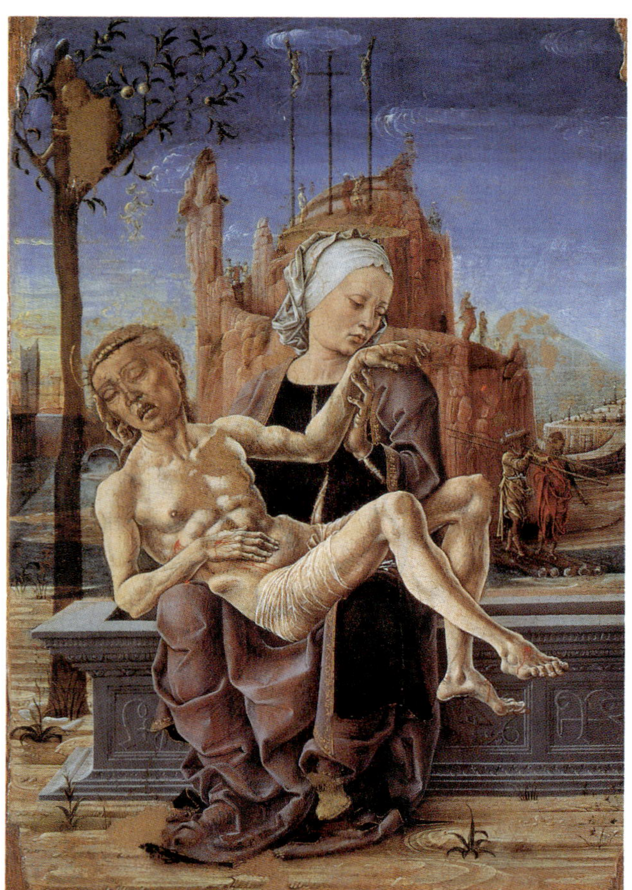

Cosimo Tura
Pietà, 1469/70
Öl auf Holz, 48 x 33 cm
Venedig, Museo Correr

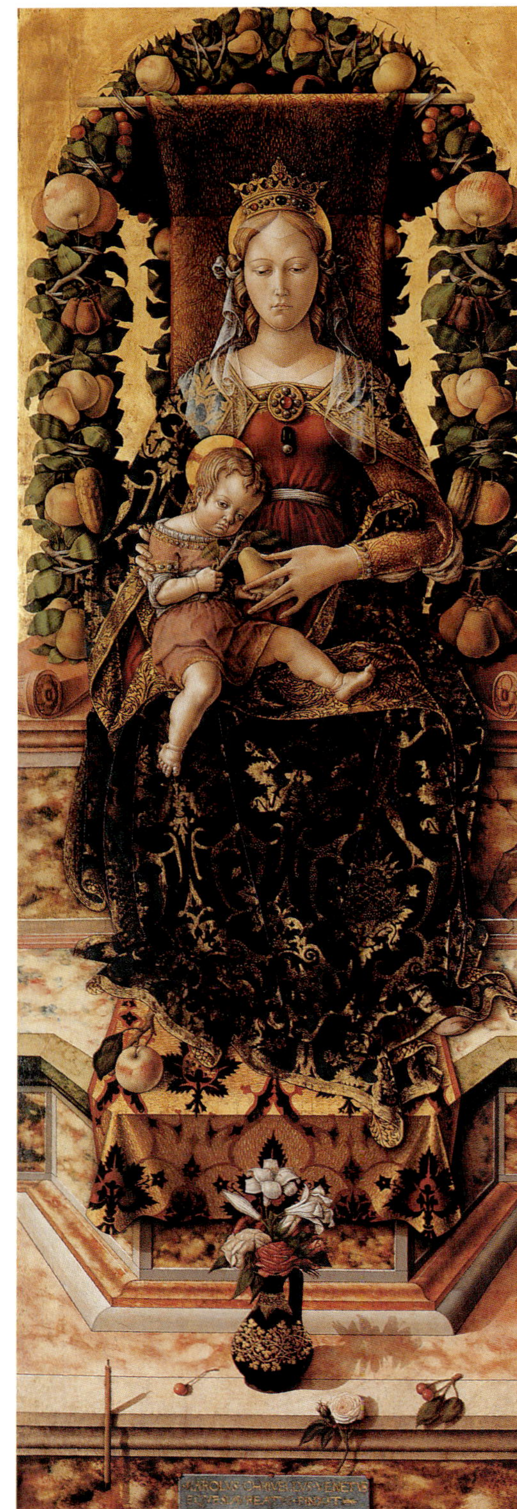

Carlo Crivelli
Madonna mit der kleinen Kerze, um 1492
ehemals Altar-Mittelbild
Mailand, Pinacoteca di Brera

ABBILDUNG RECHTS UNTEN:
Giovanni Bellini
Sacra Conversazione (Thronende Madonna mit Heiligen), 1505
Leinwand von Holz übertragen (Abb. oben beschnitten)
Venedig, S. Zaccaria

Giambattista Cima da Conegliano
Die Madonna mit dem Orangenbaum und den Hl. Ludwig von Toulouse und Hieronymus, um 1496
Holz, 212 x 139 cm
Venedig, Accademia

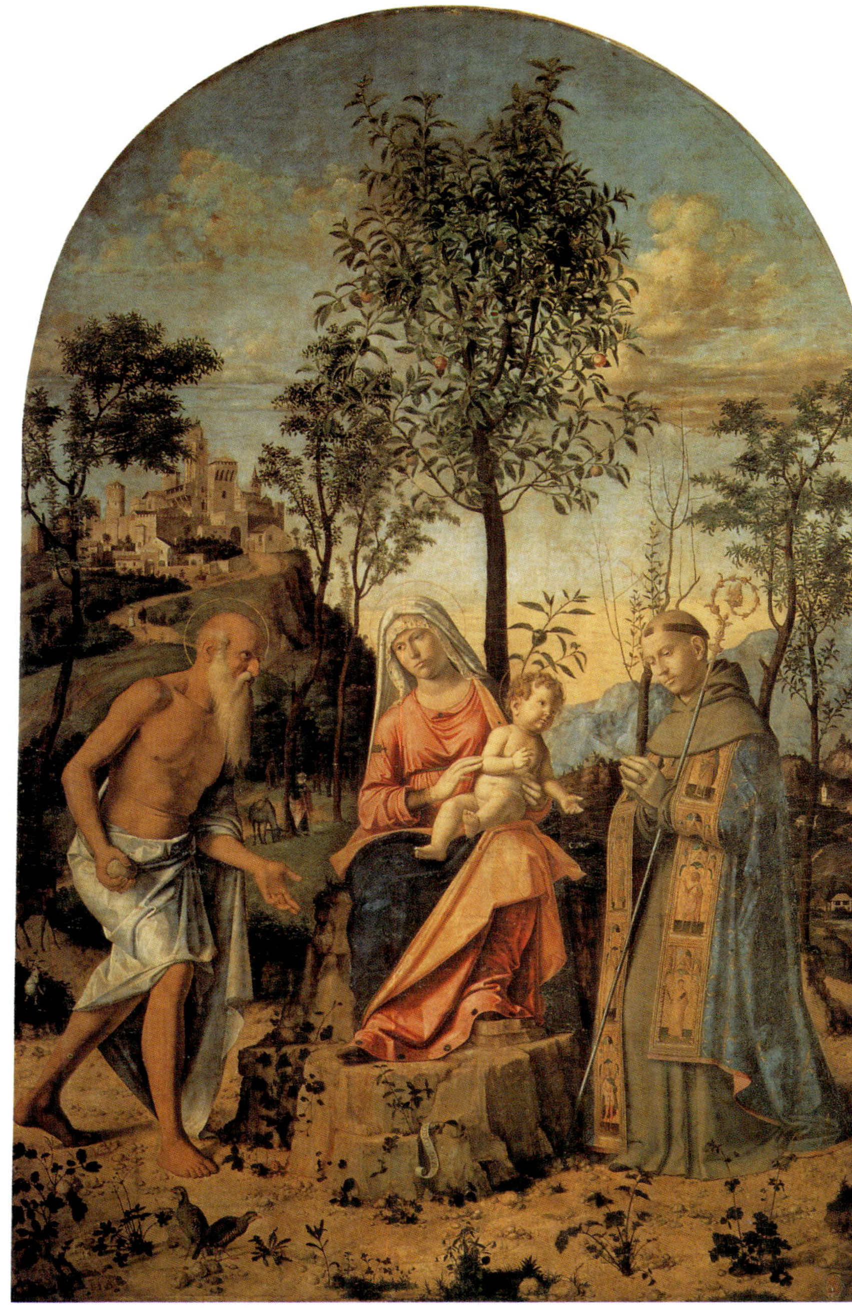

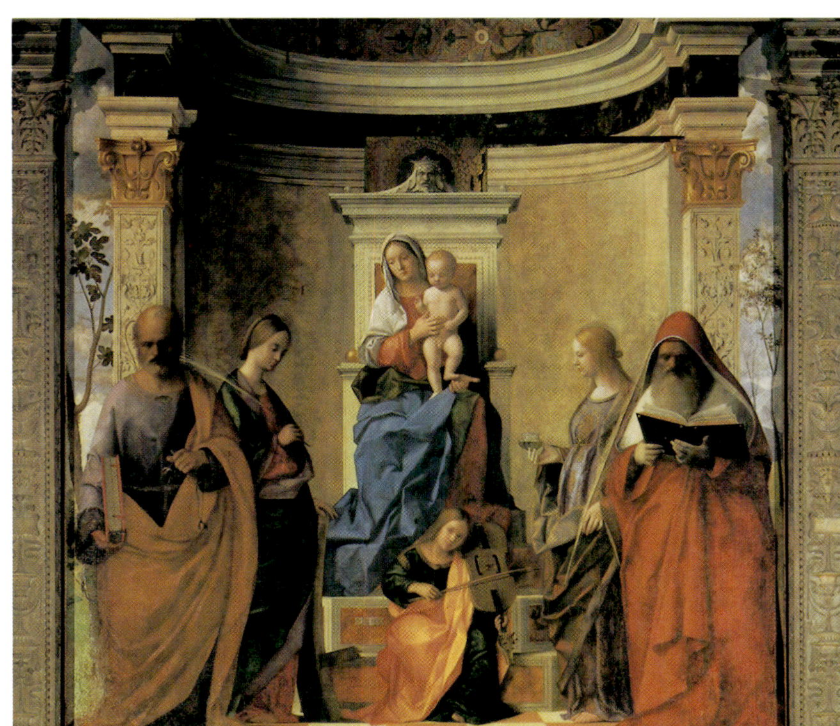

Symbol, zeigen die Darstellungswandlungen bei den verschiedenen Bildern. Dieser »Hintergrund«, der die gekrönte Maria mit Thron und Himmel als sichtbare Würdezeichen darstellt, ist ja auch im geistig-religiösen Wortsinn zu verstehen.

Cosimo Tura vereinigt etwa in seiner Madonna (Abb. S. 364 unten) in symbolisierender Weise den Gedanken der Pietà mit dem Throntypus. Dabei verwendet er den Sarkophag des Gekreuzigten, also ein Symbol der Heilsgeschichte, als »Thron«. Den Hintergrund, der sonst durch Lehne oder Baldachintuch gebildet wird, nimmt hier der Kalvarienberg mit dem Kreuz ein. Marias Thron, der sie erhebt und heiligt, ist also zusammengesetzt aus dem Sarkophag als Sitz und dem Kalvarienberg als Lehne. Der Thron als ihr »Ort« ist somit der Tod ihres Sohnes, beziehungsweise sind die Symbole dafür.

Giovanni Bellini hat 1468 in seiner *Madonna mit Kind* aus der Pinacoteca di Brera (Abb. S. 364 oben) ebenfalls einen Berg im zentralen Hintergrund gegeben, die Madonna allerdings wieder durch ein Throntuch von der Landschaft getrennt. Auch der Mailänder »Malerarchitekt« Bramantino, eigentlich Bartolomeo Suardi (1465–1530), in seiner Malerei Nachfolger Bernardino Butinones in Ferrara, hinterlegt seiner *Madonna del latte* um 1490 die markante Silhouette einer phantasievollen Burg (Abb. S. 371), die den Gott des Alten Bundes bezeichnen mag, links davon ein Baumstumpf mit neuaustreibendem Zweig, der den Neuen Bund meint, wobei sich – wie bei Bellini oder Tura – auch hier das Landschaftliche erst durch den Symbolwert landschaftlicher Elemente legitimiert.

Giovanni Battista Cima (um 1460 – um1517/18), nach seiner Vaterstadt – da Conegliano – genannt, der in Vicenza und Conegliano wirkte und einer der begabtesten Meister der venezianischen Provinz war, hat um 1496 eine *Maria unter dem Orangenbaum* gemalt (Abb. rechts oben). Das Bild gehört vielleicht zu den ersten Madonnenbildern dieses Typs, das bereits so früh auf den geschlossenen Hintergrund verzichtet, zugunsten einer für Cima typischen offenen und freien Landschaftswiedergabe. Dennoch ist auch hier, in der nur scheinbar so natürlichen Landschaft, der zentrale »Hintergrund« symbolisch besetzt, denn der Orangenbaum steht für das Paradies, für Maria als neue Eva und verweist auf ihre Jungfräulichkeit. Der Fels, der ihren Thronsitz bildet, ist Element der natürlichen Landschaft. Cimas devotionaler Gedanke borgt sich also Heiligkeit für seine Heimat, die Landschaft um Conegliano, die er hier abgebildet hat.

Mit diesem Bild ist zugleich auch eines der frühen Beispiele für den Typus einer »Sacra Conversazione« gegeben, den Cima und Bellini besonders ausgeprägt haben, vorbereitet schon durch Domenico Veneziano oder den jungen Bartolomeo Vivarini. Wieweit dieser Bildtypus von der niederländischen Malerei beeinflußt war, auch die Frage, ob der in der Kunstgeschichte des 19. Jahrhunderts kultivierte Begriff »Sacra Conversazione« eine »heilige Unterhaltung« meint oder nach dem altitalienischen »conversare« (= zuwenden, vertraut sein) zu deuten ist, sei ebenfalls dahingestellt. Waren in den Vorformen dieses Bildtyps die Propheten, Heiligen oder Patrone meist isoliert nebeneinander

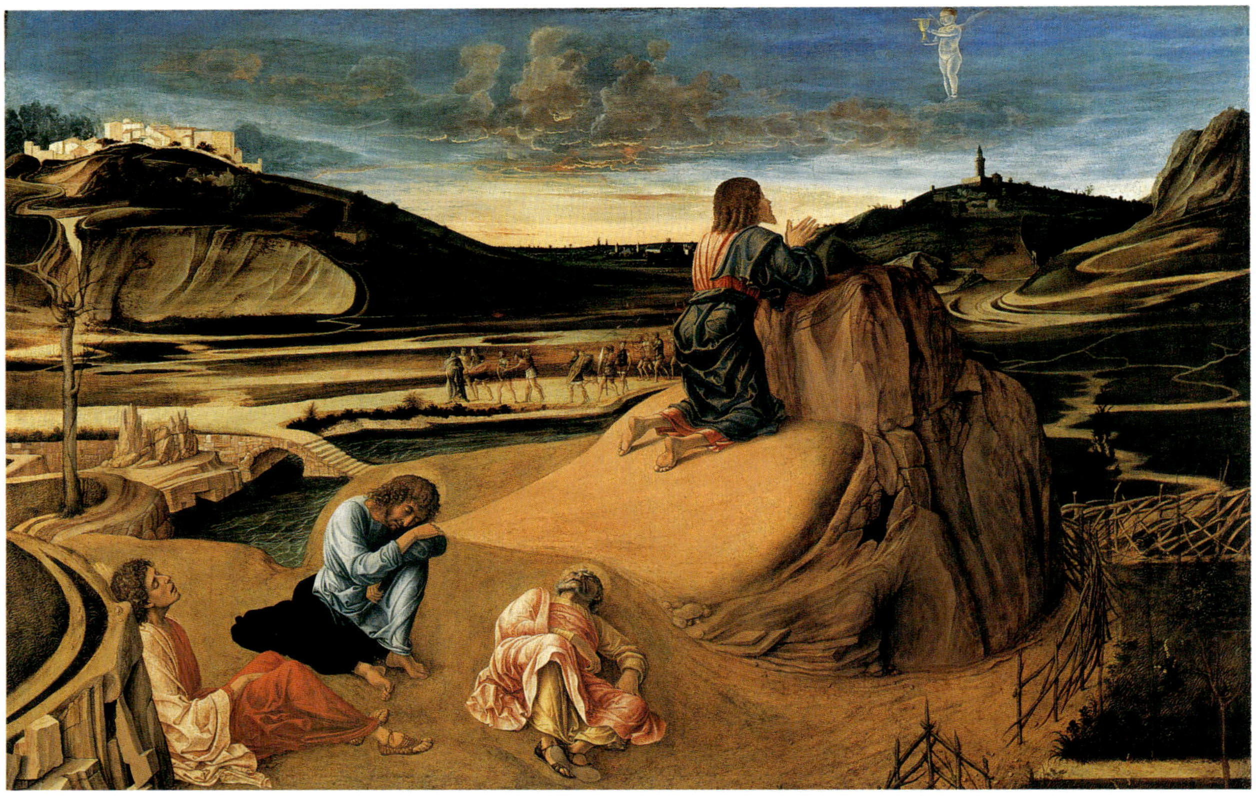

Giovanni Bellini
Christus in Gethsemane, 1459
Holz, 81 x 127 cm
London, The National Gallery

ABBILDUNG UNTEN:
Andrea Mantegna
Christus in Gethsemane, 1455
Tempera auf Holz, 63 x 80 cm
London, The National Gallery

gepaart, so stehen die Figuren jetzt oft einander zugewandt da, in einer geistigen Interaktion, wodurch sie an die mittelalterlich-geistlichen Mysterienspiele erinnern oder die damals üblichen theatrum-sacrum-Aufführungen, bei denen ja auch die Propheten meist zuerst auftraten.

Bellini und Mantegna

Der Blick auf das Werk des Andrea Mantegna (1431–1506) führt uns kurz wieder ins Landesinnere. Bei kaum einem Maler dieser Zeit läßt sich der augenfällige Unterschied, der zwischen den atmosphärischen Bildern Venedigs und der härteren, plastischen Auffassung der Schulen Ferraras, Mailands oder der Universitätsstadt Padua liegt, besser aufzeigen als bei Mantegna. In Isola di Cartura, einem kleinen Ort zwischen Vicenza und Padua geboren, ist er altersgleich mit den Bellinisöhnen Giovanni und Gentile, mit denen er auch verschwägert war. Bereits zehnjährig wurde Mantegna als Lehrling zu Francesco Squarcione gegeben, einem Maler, der ursprünglich als Schneider und Sticker gearbeitet hatte, der eine Griechenlandreise unternahm und dessen Sammlung von Antiken sicher bedeutender war als seine Kunst. Aber nadel- oder haarfeine Technik, antikisierender Geschmack und plastische Auffassung erwartete er auch von seinen Schülern, denen er die Ausmalung der Eremitanikirche in Padua überließ. Hier war also der Grund gelegt worden für Mantegnas Hinwendung zur antiken Formenwelt, die er zwar erst nach Donatello und Brunelleschi, dafür aber umso entschiedener in sein Wirken einbrachte. Bahnbrechend war diese Leistung gerade in der Vorbildrolle, die Mantegna auf die Zeitgenossen, wie Bellini oder Bramante, aber auch auf Künstler anderer Länder und nachfolgender Zeiten, wie seinen Schüler Correggio und nicht zuletzt auf Dürer, Rubens und Poussin, ausgeübt hat.

Mantegnas Formen und Farben sind von einer oft schroffen Plastizität und kristallinen Härte. Die Linien grenzen die Farbe klar ab, und manche Figuren zeigen sich in statuarischer Greifbarkeit. Wie gemeißelte, gefaßte Plastiken wirken sie. Man muß sich vergegenwärtigen, welche großartige Verehrung damals die Funde der Antike gerade erfahren hatten, und es waren ja nur plastische Werke und Reliefs, denn von der weitgehend untergegangenen Malerei der Antike sollten erst die Ausgrabungen späterer Generationen erfahren. Heroisch, oft wie versteinert, erscheint so die antikisierte Welt in Mantegnas Bildern, und seine Figuren tragen Togen, während manche Malerkollegen noch spätgotische Kostüme entwarfen. Majestätisch wirken die architektonischen Formen, unnachgiebig und gebieterisch die Konstruktionen seiner Perspektive.

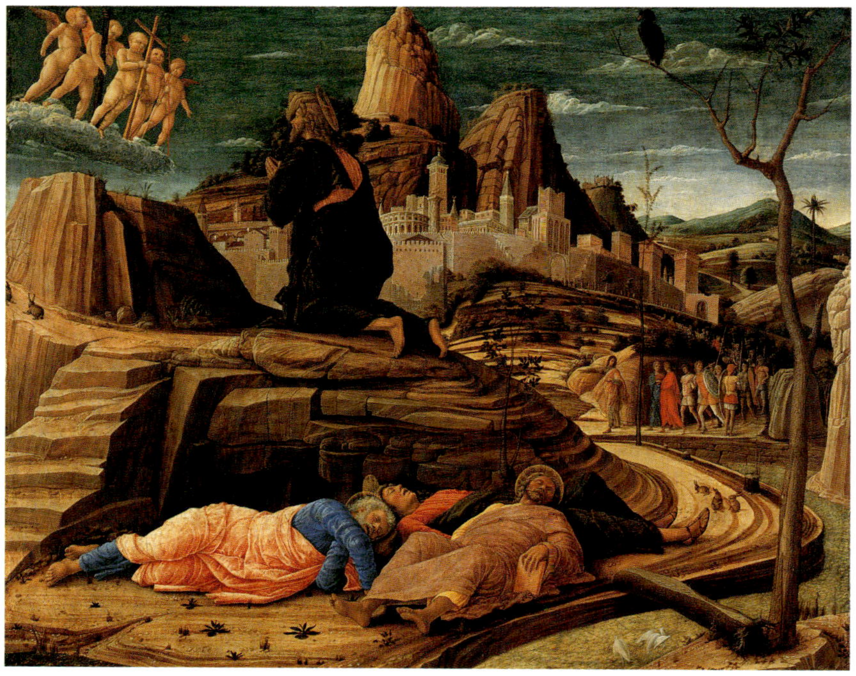

Giovanni Bellini
Götterfest, 1514
Öl auf Leinwand, 170 x 188 cm
Washington, Widener Collection,
© 1994 Board of Trustees,
National Gallery of Art

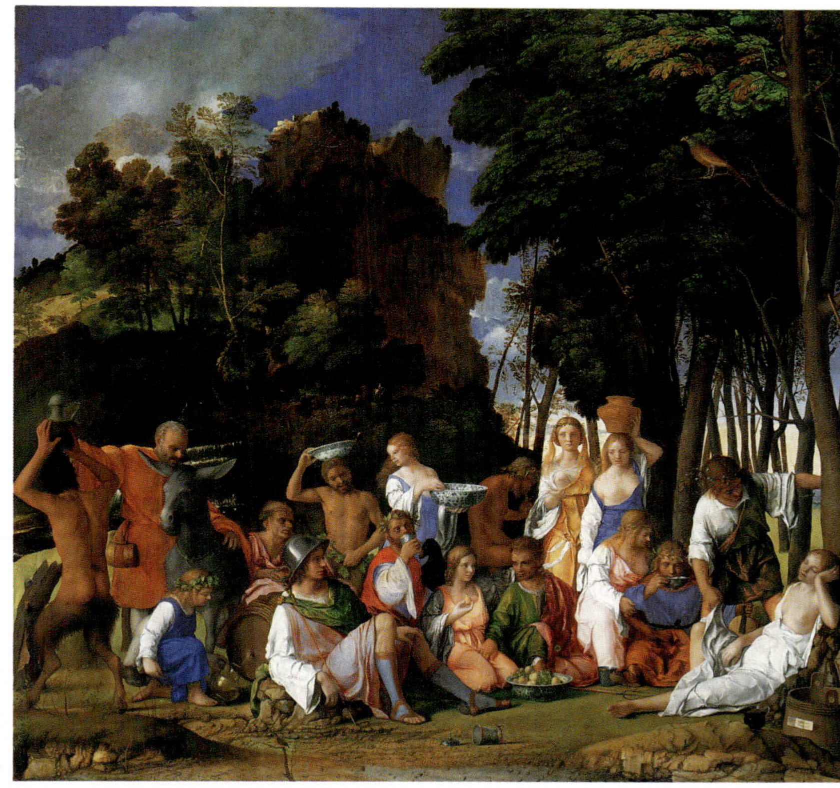

Andrea Mantegna
Der Parnaß, 1497
Leinwand, 160 x 192 cm
Paris, Musée du Louvre

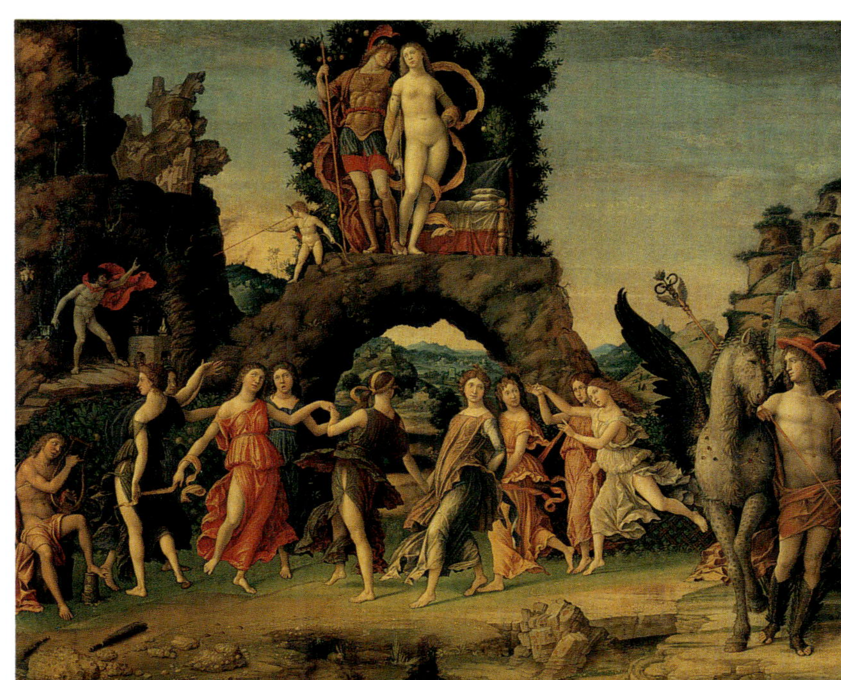

Schon die Gegenüberstellung zweier Bilder gleichen Themas – *Christus in Gethsemane* von Mantegna (Abb. S. 366 unten) und von Giovanni Bellini (Abb. S. 366 oben) macht den Unterschied der Auffassungen deutlich. Bereits auf den ersten Blick sehen wir, wie sehr bei Bellini das Atmosphärische überwiegt. Licht, Luft und die weichen Hügelformen einer in die Weite führenden Landschaft fließen ineinander, betonen einen fernsten Punkt, der nicht zufällig das Zentrum des Bildes einnimmt. Dagegen türmen sich in Mantegnas Gemälde kristalline Formen in einer eiskalt klaren Luft kantig auf. Deutlich verschieden ist besonders der Hauptgegenstand des Bildes wiedergegeben: die »Vision« Jesu – bei Bellini ein im Wolken- und Lichtspiel fast durchsichtiger Engel, bei Mantegna plastisch greifbare Kinderkörper mit den Leidenswerkzeugen Christi.

Während Mantegnas Landschaft wie gemeißelt erscheint und von der antikischen Architektur Jerusalems zentral beherrscht wird, hat Bellini die Stadt ungreifbar entrückt. Ein schlafender Apostel demonstriert in Mantegnas Bild das perspektivische Können des Malers, Bellini mildert das Kunststück der Verkürzung im gebauschten Gewand des Apostels und entwickelt dagegen eine Lichtperspektive durch Farbwandlungen in die Ferne hinein. Und schließlich: Mantegna gibt den Wolken trotz Sonnenuntergang Licht auch von oben, so daß sie plastisch wirken wie an einem kalten Morgen – Bellini dagegen läßt sie von unten beleuchtet erscheinen, Atmosphäre wird also zur Aussage über Zeit und Stimmung.

Zu ähnlichen Ergebnissen kämen wir auch bei dem Vergleich zweier weiterer Bilder der beiden Maler. Dem *Parnaß* (Abb. rechts unten), den Mantegna 1497 für das humanistische Bildprogramm im Studiolo der Isabella d'Este schuf, läßt sich das *Fest der Götter* (Abb. rechts oben) gegenüberstellen, zu dem Bellini vom Bruder Isabellas beauftragt wurde, allerdings erst 1514, und das zudem von seinem Schüler Tizian überarbeitet wurde. Aber im Studiolo Isabellas befand sich noch ein drittes Bild ähnlichen Themas. Wie in einem Wettstreit mit Mantegna hatte der Ferrarese Lorenzo Costa (um 1460–1535) das Bild *Der Hof der Isabella d'Este* (Abb. S. 377) zu malen. Verwandt in Thematik und Aufbau, lassen sich die Inhalte nicht immer leicht enträtseln: allegorisch und symbolisch durchthematisierte Göttergesellschaften in phantastischer Landschaft. Und zumindest bei Bellinis venezianisch milden Farbübergängen ist bereits eine Vorwegnahme der arkadischen Auffassung eines Poussin zu spüren. Wurde das mythologische Bild erst im Cinquecento zu einer der Hauptaufgaben, so stellt sich Mantegnas frühe Götter- und Musenallegorie, 13 Jahre vor Raffaels *Parnaß* in den Stanzen, um so bedeutender dar.

Mantegna war von früher Jugend an von toskanischen Einflüssen geprägt, vor allem auch von Donatello, der sich rund zehn Jahre, bis 1453, in Padua aufhielt. Piero della Francesca mag die Stilfindung Mantegnas mitbeflügelt haben und natürlich auch seine späteren Aufenthalte in Florenz und Rom. 1459 übersiedelte er von Padua nach Mantua, von den Gonzaga zum gutbestallten Hofmaler berufen. Die Dekoration der Schloßkapelle dort ist zerstört, aber erhalten hat sich

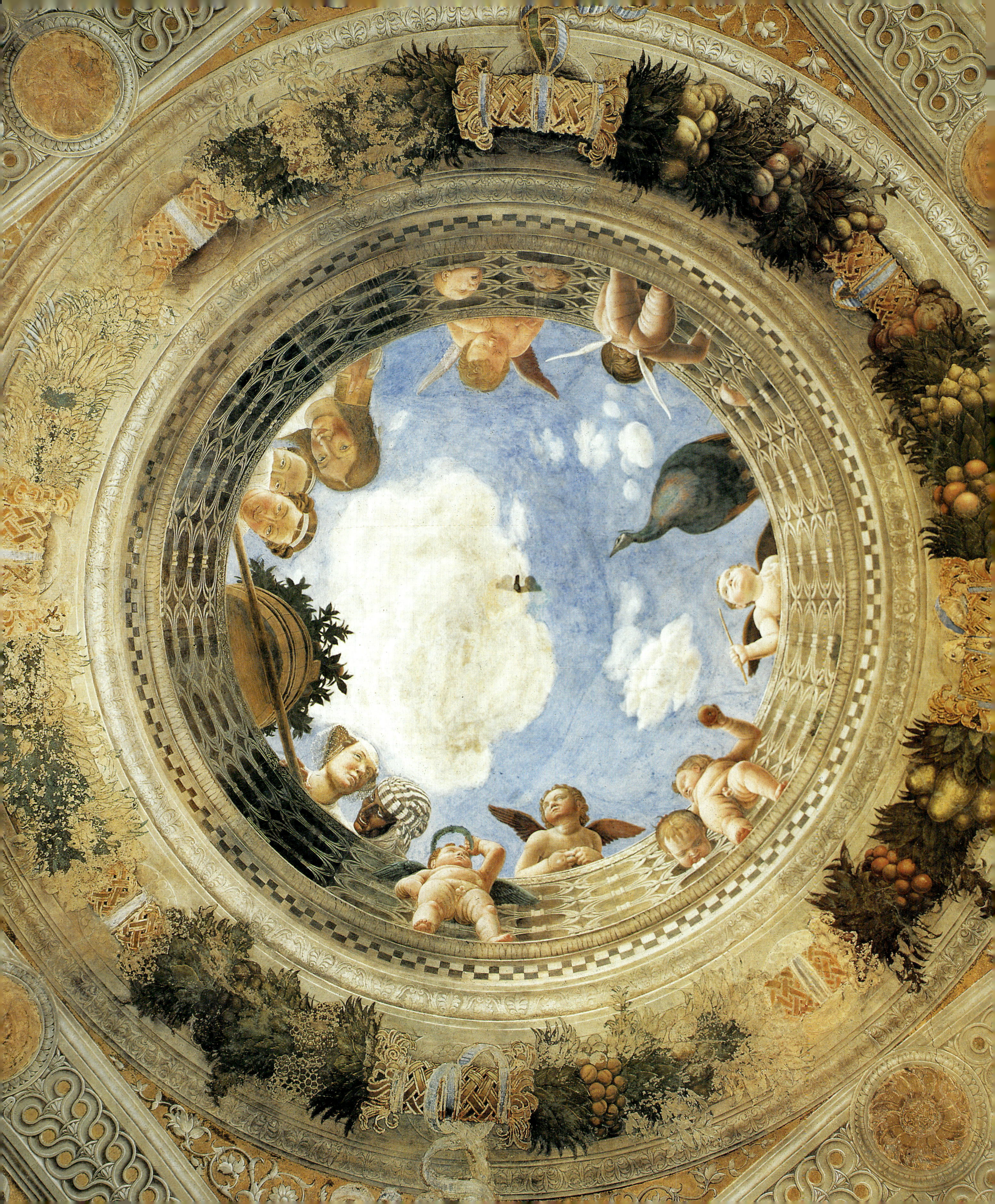

ABBILDUNG GEGENÜBER:
Andrea Mantegna
Deckenfresko in der Camera degli Sposi, fertiggestellt 1474
Mantua, Palazzo Ducale

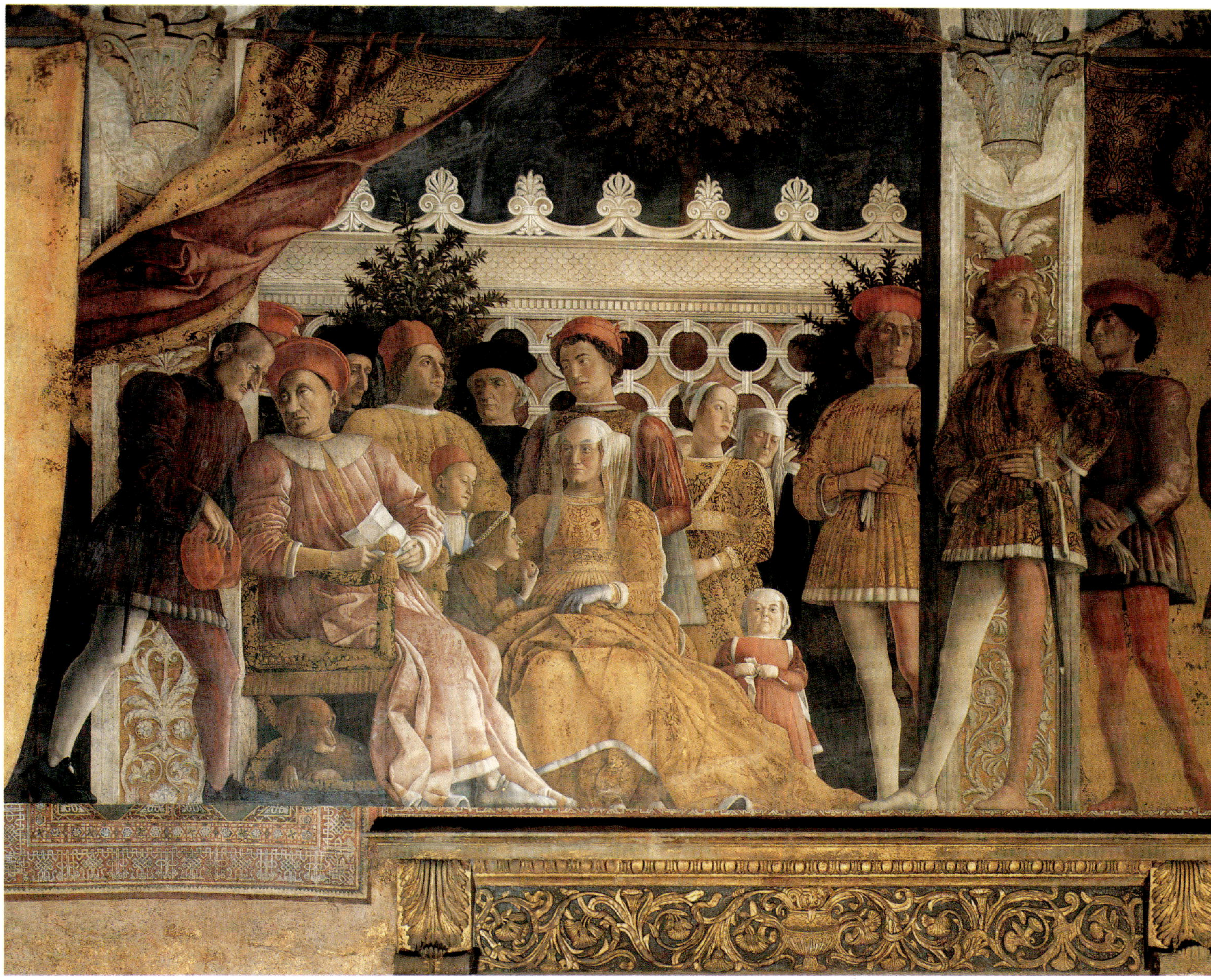

Andrea Mantegna
Ludovico Gonzaga mit Familie und Höflingen, fertiggestellt 1474
Fresko in der Camera degli Sposi
Mantua, Palazzo Ducale

Andrea Mantegna
Der tote Christus, um 1480
Leinwand, 66 x 81,3 cm
Mailand, Pinacoteca di Brera

ABBILDUNG UNTEN:
Andrea Mantegna
Madonna mit Kind und Engeln, um 1485
Holz, 88 x 70 cm
Mailand, Pinacoteca di Brera

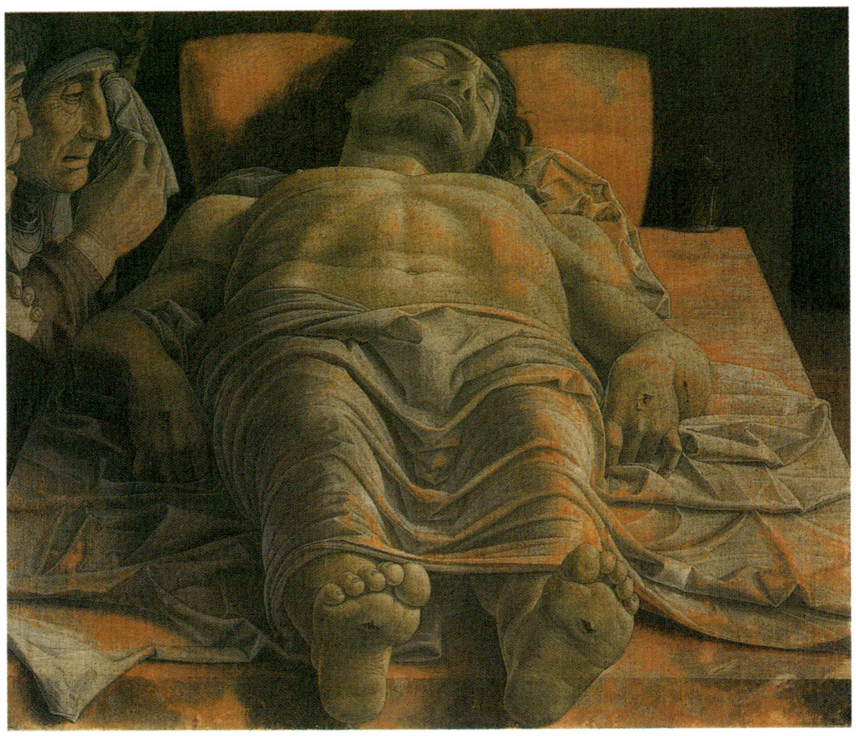

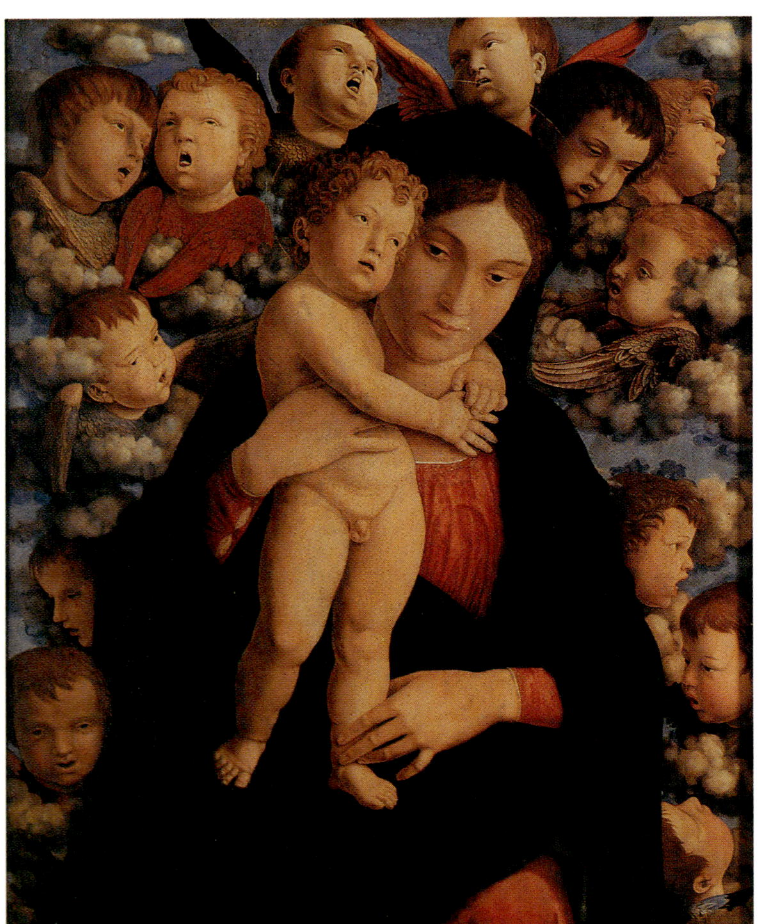

eines seiner bedeutendsten Werke, die Ausmalung der Camera picta (Abb. S. 368 u. 369). Der schlichte, quadratische Raum, von nur zwei kleinen Fenstern beleuchtet, war ehemals mit einem Bett ausgestattet, das mit Sicherheit in einer Art zeremonieller Demonstration als Schaubett genutzt wurde, wie wir dies später noch in der Funktion der Chambre de Parade in Versailles finden. Der genaue Sinn und zeremonielle Zweck des Raumes ist ikonologisch noch nicht erschöpfend geklärt worden. Jedenfalls muß das Bett eine gewisse Bedeutung in diesem Sinne gehabt haben, unter anderem war der Raum wohl auch als Ort der Vertrags- und Eheschließung gedacht, was ihm auch die Bezeichnung »Camera degli Sposi« gegeben hat. Das wichtigste Indiz für die auch juristische Bedeutung des Zeremonialraumes ist die Gestaltung der Decke. Illusionistisch bemalt, läßt sie wie durch eine architektonische Deckenöffnung den Himmel sichtbar werden, als göttlichen Zeugen der im Raum vollzogenen zeremoniellen Handlungen. Die Gegenwart des Himmels, auch durch einen »Himmel« genannten Baldachin symbolisiert, war ja einst bei vielen Riten und Kulten erforderlich und hat sich noch im »Himmelbett« erhalten. Unabhängig von diesem zeremoniellen Symbolgehalt aber ist mit dieser Decke Mantegnas erstmals in der Kunstgeschichte ein Raum als nach oben geöffnet malerisch illusioniert worden. Hier setzt ein Gestaltungsthema ein, das in der Folge die illusionistische Raumkunst des Barock beherrschen sollte. 1474 hat Mantegna diese Wandmalereien vollendet. Lebendig und überzeugend hat er in den Porträts die menschliche und historische Situation jedes einzelnen der Dargestellten individualisiert und in den Szenen den Hof der Gonzaga in einer sprechenden Aktualität erstehen lassen.

Das vielleicht ungewöhnlichste Bild, das uns Mantegna hinterlassen hat, scheint auch nach einer ungewöhnlichen Erklärung zu verlangen: der in gewagter Perspektive dargestellte *tote Christus*, auch *Cristo in scurto* genannt (Abb. links oben). Die Datierungen schwanken zwischen Mantegnas Zeit in Padua, um 1457, bis nach 1500, obwohl der Malstil mit den weichen Tuchfalten und der so ins Zentrum gestellten Perspektiv-Problematik eher für eine möglichst frühe Datierung sprechen. Vor allem aber beleuchten auch Beobachtungen in der jüngeren Forschung den Sinn des Bildes überzeugend.

Nicht selten wurde diese jähe Verkürzung als Entwürdigung gesehen, ja als Provokation, und wenig Erklärung fand die enge Umgrenzung der Bilddarstellung, die Maria und Johannes zu angeschnittenen Randfiguren degradiert. Ein kleiner Gegenstand aber, rechts hinten neben dem Kissen, wird zum Schlüssel des Verständnisses. Es ist ein Salbgefäß. Bildthema ist also die »Salbung in der Art der Juden«, und der Stein, auf dem der Leichnam liegt, ist der Salbstein Christi, jene nach dem Fall von Byzanz 1453 verlorengegangene bedeutende Reliquie der Christenheit, die sich in Konstantinopel in der Hand der Türken befand. Die durch den Körper Christi geheiligte Reliquie ist also der eigentliche Gegenstand der Darstellung, der Cristo in scurto erst bringt die gemalte Reliquie zum Sprechen. Und wichtiger als Maria sind ihre Tränen, die zusammen mit dem Blut Jesu dem

Donato Bramante
Heraklit und Demokrit, 1477
Auf Leinwand übertragen
Mailand, Pinacoteca di Brera

ABBILDUNG UNTEN:
Bramantino (Bartolomeo Suardi)
Madonna del latte, um 1490
Öl und Tempera auf Holz, 45,9 x 35,2 cm
Boston, Courtesy of Museum of Fine Arts, Picture Fund

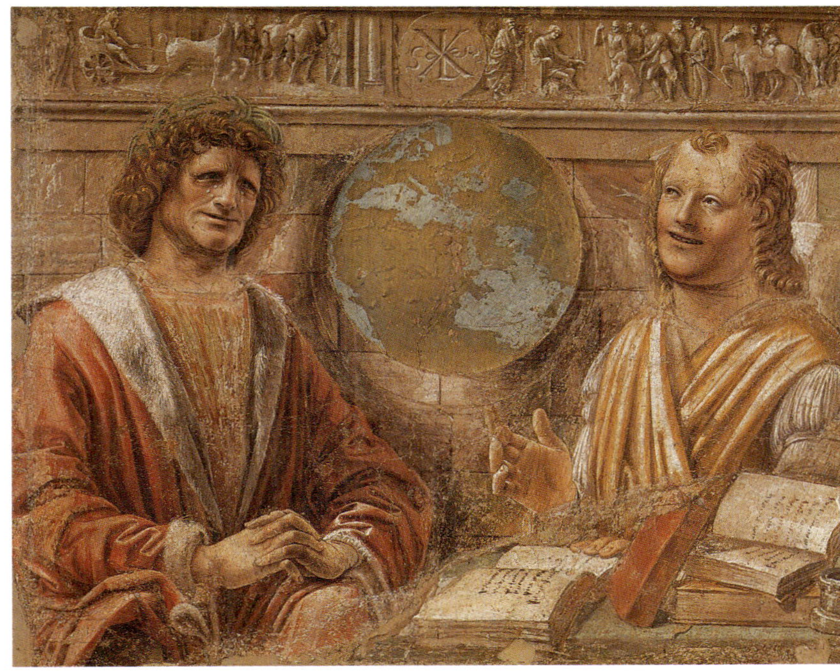

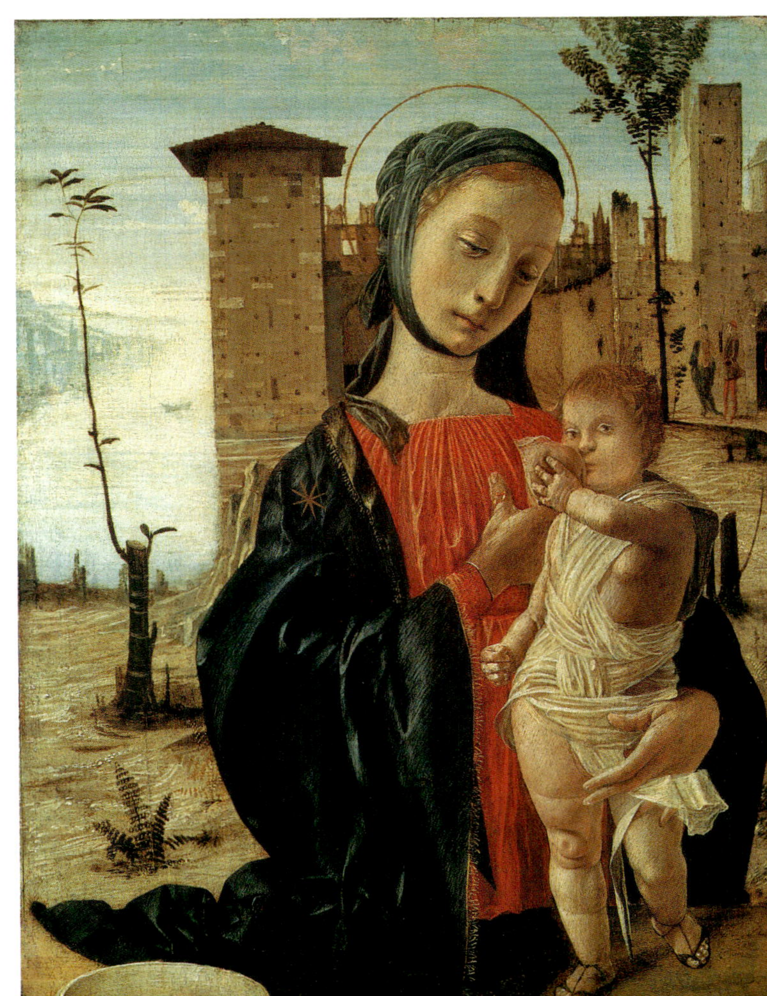

Stein seine weiß-rot gesprenkelte Färbung gegeben. So provokativ wie das Bild waren auch die Predigten des Papstes damals zu verstehen, als Aufrufe zum Kreuzzug, die Stätten der Christenheit zu befreien. So ist die Provokation des Bildes nicht allein in seinem perspektivischen »Kunststück« zu sehen, sondern dieses verlieh der Darstellung damals lediglich die appellative Wirkung.

Der Betrachter wird durch den Bildausschnitt ganz nahe an den Stein herangebracht, an den Fußenden nimmt er an der Trauer des Bildgeschehens teil, als befände er sich in derselben Bildebene. Daß das fahle Licht im Bild die unheimliche und anrührende Atmosphäre der Grabkammer wiedergibt und daß trotz aller Direktheit dieser herausfordernden Sichtweise Tragik und Größe dem heiligen Thema in höchster Weise entsprechen, wurde ähnlich immer gesehen und bezeichnet auch die Größe des Malers.

Als Albrecht Dürer 1506 zum zweiten Mal nach Italien kam, um hier auch den berühmten Mantegna aufzusuchen, war dieser kurz zuvor bereits verstorben. Seine überregionale Bedeutung wurde schon zu seinen Lebzeiten erkannt. Gewiß, die Härte seiner Farben und Linien hat nicht immer Anklang gefunden und ließ ihn für manchen weniger modern erscheinen, als er wirklich war. Wir ermessen den Schritt, mit dem Mantegna die Malerei in einem Zeitraum von rund 35 Jahren weitergeführt hat, wenn wir die Madonna Jacopo Bellinis, um 1450 (Abb. S. 354), und diejenige Mantegnas von 1485 (Abb. S. 370) nebeneinanderstellen. Die Bildidee ist verwandt: Engelsköpfe füllen den Hintergrund. Aber aus einer flächenfüllenden Dekoration bei Jacopo ist ein Chor von individuell gestalteten, singenden Engeln bei Mantegna geworden, das Jesuskind scheint in einer seelischen Anrührung dem himmlischen Gesang zu lauschen. Wie eine unbewegliche Bildfolie hinter einer Glaswand erscheint dagegen Jacopos Marienbild, während der leicht nach vorne geneigte Oberkörper der Madonna Mantegnas eine Beziehung aus dem Bild heraus erzeugt, dem Betrachter entgegen, der damit unmerklich ins Bildgeschehen einbezogen wird.

Mailand

Pisanellos frühe Renaissanceformen wirkten auch auf die noch lange weitgehend gotische Mailändische Schule. Ohne die ganze Entwicklung hier darstellen zu können, sei wenigstens Vincenzo Foppa genannt, derjenige Schüler Pisanellos, dem die Malerei des Quattrocento hier ihren Anfang verdankt. Schon bei Foppa und in der Folge bei Borgognone und fast allen Malern Mailands bis zu dem großen Architekten Bramante, der hier auch als Maler gewirkt hat, läßt sich etwas Gemeinsames feststellen: die Vorliebe für gedämpfte, silbrige, an Monochromie grenzende Farbwirkungen. Nicht zufällig hat Mantegnas Farbsinn hier Anklang gefunden, und die Annahme, Bramante habe bei Mantegna gelernt, findet auch in der Farbtradition, die der Malerarchitekt fortsetzt, ihre Bestätigung. Man könnte sich sogar fragen, ob nicht gerade die anfänglich wenig buntfarbige Malerei Norditaliens allgemein auf das eingewirkt hat, was wir nach den gegenseitigen Einflüssen der einzelnen Schulen in Venedig als atmosphärische Farbigkeit feststellen.

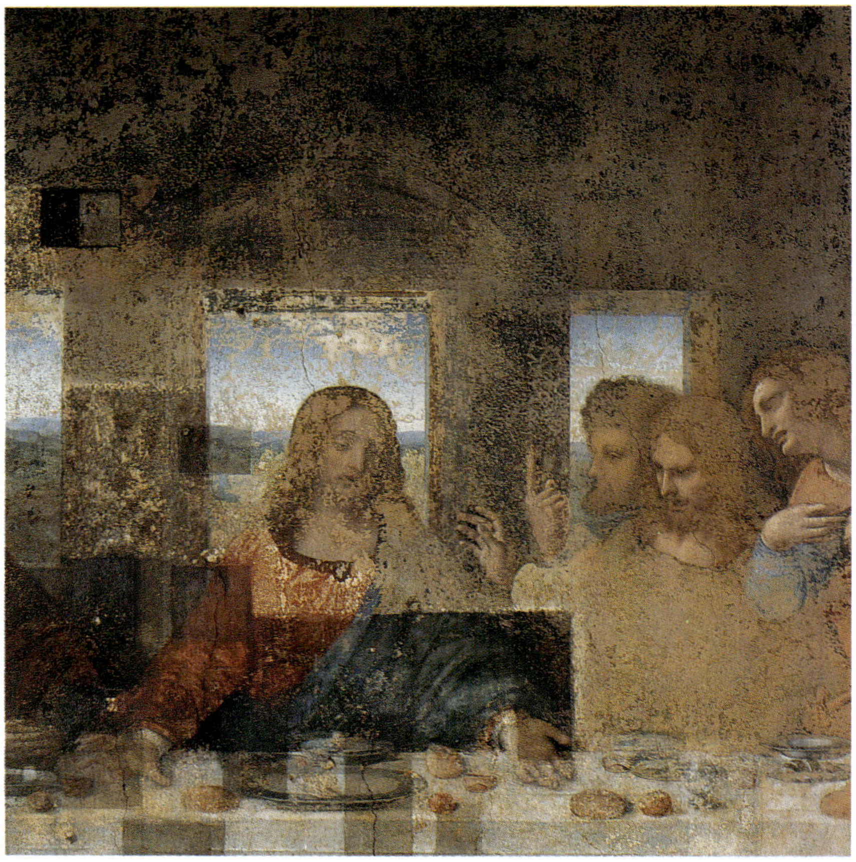

Leonardo da Vinci
Detail aus: Abendmahl

Donato Bramante (um 1444–1514) hat wenig gemalt, und sein Einfluß auf diesem Gebiet beschränkte sich auch nur auf vereinzelte Künstler, wie Zenale oder den ebenfalls als Architekt arbeitenden Mailänder Bramantino, der wiederum auf die Kunst des Luini eingewirkt hat. Nur einige wenige Bilder des berühmten Architekten aus Urbino, der 1472 nach Mailand kam und hier bis zum Sturz des Herzogs blieb, sind uns überliefert: etwa die in die Brera verbrachten Fresken aus der Mailänder Casa Prinetti, Darstellungen von Kriegern, einem Sänger, einem Redner und einem Philosophen. Die Qualität dieser Malereien Bramantes zeigen umbrisch-florentinische und paduanische Einflüsse, bringen die Formenanmut etwa eines Melozzo da Forlì in Erinnerung, sie beweisen aber auch die Begegnung mit Leonardo und Piero della Francesca. Aus seinem Bild *Heraklit und Demokrit* (Abb. S. 371) dagegen spricht vor allem die Lehre Mantegnas ganz deutlich.

Reliefartig erscheint die Darstellung in diesem Gemälde, wie in Stein gehauen wirken die Figuren, was ihnen eine denkmalhafte Unbeweglichkeit, ja Starrheit verleiht. Das Bild steht vielleicht hinter dem malerischen Rang der erwähnten Gemälde Mantegnas zurück, aber es drückt in ebenso entschiedener Weise etwas aus, was wir auch bei so vielen anderen Malern des Quattrocento finden: Bei der Darstellung bedeutender Gestalten der Vergangenheit – Heiligen, Staatsmännern oder Philosophen – wird diesen oft dadurch besondere Würde, ja »Altehrwürdigkeit« verliehen, daß sie in einer Anmutung von statuarischer, steinplastischer Erscheinung wiedergegeben werden. Castagnos Gestalten wie die Hl. Apollonia oder Mantegnas Hl. Sebastian sind so gemalt, und auch in der oben besprochenen Zeichnung (Abb. S. 354) hat Jacopo Bellini den predigenden Johannes wie eine Steinfigur denkmalhaft auf ein Podest gestellt und ihm durch statuarische Haltung und Wirkung Bedeutung und Würde verliehen. Das »Gelehrtengespräch« eines weinenden (Heraklit) und eines lachenden Philosophen (Demokrit) hat Bramante hier zum eigentlichen Thema erhoben, ihren Disput über die Kugelform der Welt, deren unbekannte Kontinente am Ende des Jahrhunderts entdeckt werden.

Leonardo da Vinci in Mailand

Wie wir an diesem Philosophenbild Bramantes sehen, aber ebenso an den zahlreichen »Sacra Conversazione« genannten Altarbildern – übrigens auch in der *Schule von Athen* Raffaels (Abb. S. 332) – geht es in der Malerei schon lange darum, nicht nur Handlungen darzustellen,

Leonardo da Vinci
Abendmahl, 1495–98
Wandmalerei, 420 x 910 cm
Mailand, Santa Maria delle Grazie
Refektorium
Mit freundlicher Genehmigung des
Ministero Beni Culturali e Ambientali

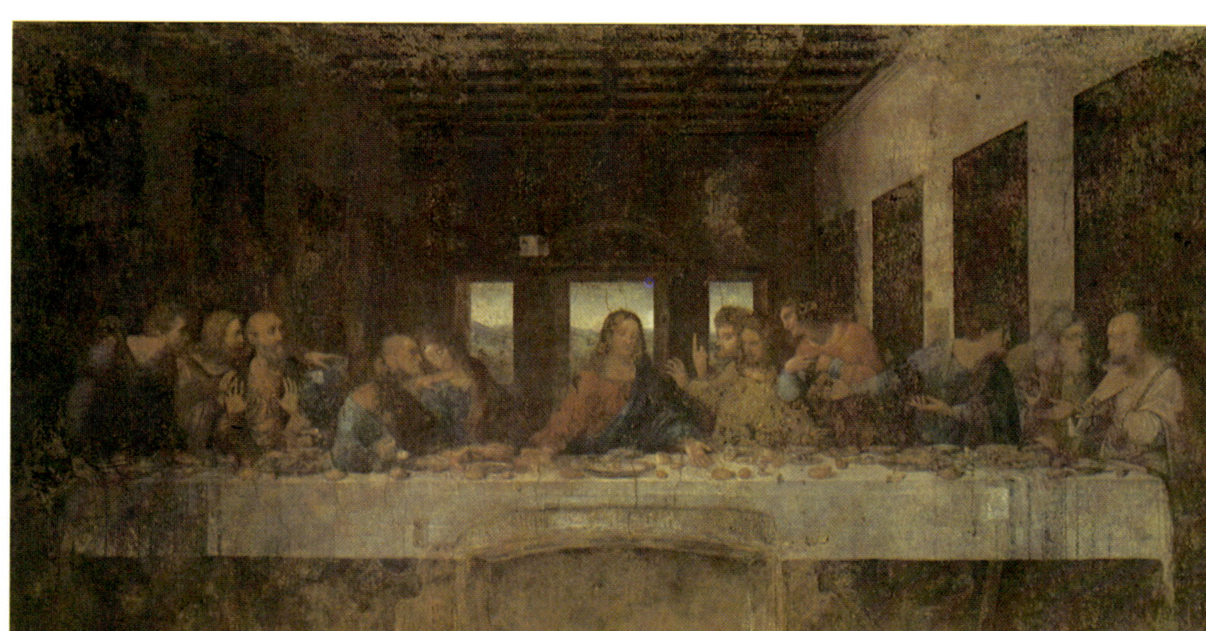

Leonardo da Vinci
Madonna in der Felsengrotte, 1483–85
Auf Leinwand übertragen, 198 x 123 cm
Paris, Musée du Louvre

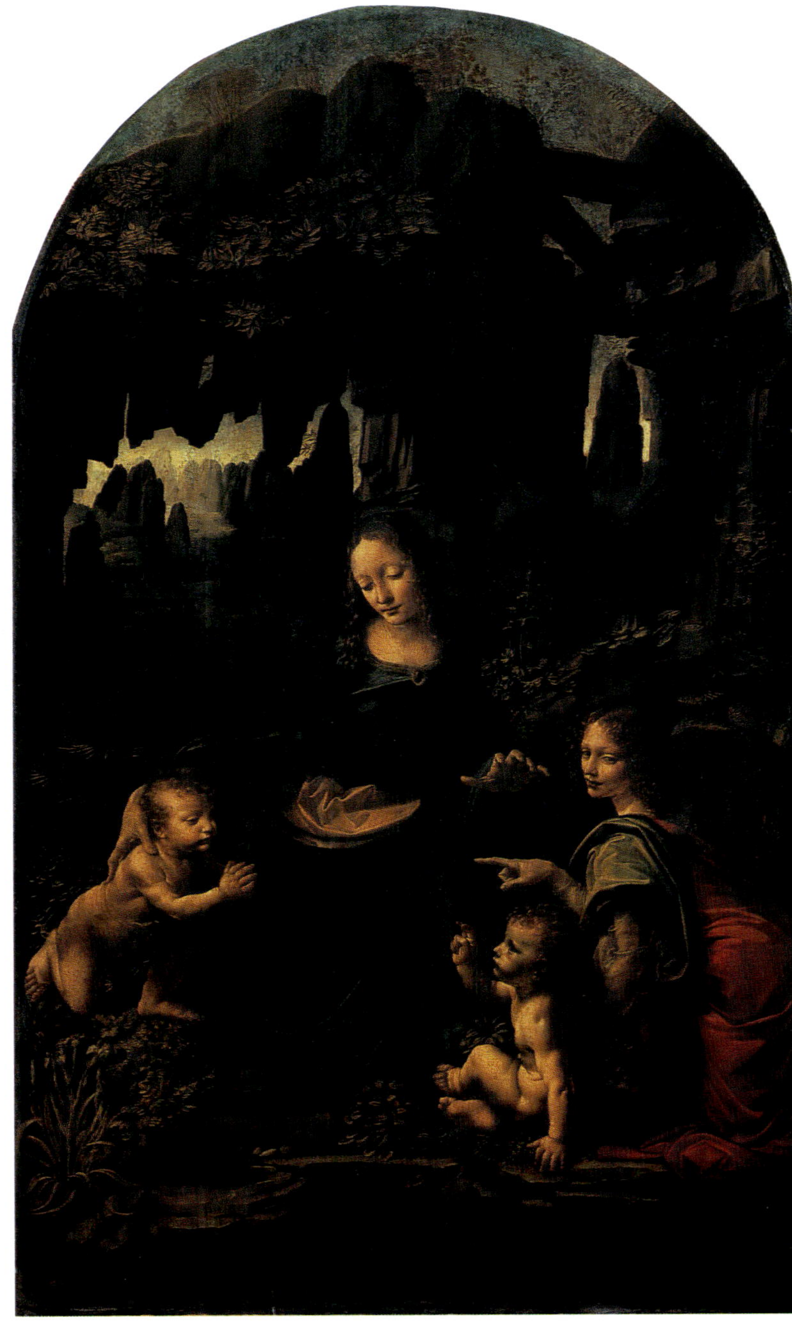

sondern auch das »Gespräch«. Erst jetzt, wo man Geste und Gesichtsausdruck in differenzierter Weise wiederzugeben versteht, kann auch ein bekannter oder bedeutender Gesprächsinhalt zum Bildthema werden. Nachdem wir Leonardo bereits in der Zeit seines Schaffens in Florenz behandelt haben (S. 310 ff.) folgen wir ihm nun nach Mailand. Auch bei seinem *Abendmahl* (Abb. S. 372) im Klosterrefektorium von Santa Maria delle Grazie in Mailand handelt es sich im Grunde ebenfalls um ein »Gespräch«, wenngleich um jenes bedeutende, das im Zentrum der christlichen Heilsgeschichte steht. Es ist kein Zufall, daß im 15. Jahrhundert gerade dieses Thema so oft und in immer neuer Sehweise aufgegriffen wurde. Wie in einem Paragone wetteiferten die Künstler um die Vollendung eines Bildtypus, der, seit dem 14. Jahrhundert in den Refektorien Italiens herausgebildet, gerade jetzt vor eine neue Aufgabe gestellt war. Die Maler sahen nun neue Möglichkeiten, im Motiv der Verratsankündigung die seelisch-menschliche Problematik zu schildern. Antlitzwürde, Mimik, Ausdruck und die seelische Haltung verschiedener Temperamente suchen die Maler jetzt darzustellen. Die von Vasari geforderte »certa vivacità«, die Belebung des Bildganzen, die erst im Cinquecento sich zu artikulieren begann, bei Mantegna, Ghirlandaio oder Botticelli noch vermißt – Leonardo hat sie hier bereits eingebracht.

1498 vollendete er dieses *Abendmahl,* und es galt sogleich als die vollkommenste Darstellung dieses Themas, die fast alle folgenden mehr oder weniger beeinflußt hat. Seit je gilt es als Hauptwerk eines der bedeutendsten Künstler des Abendlandes, nicht allein wegen des meisterhaften Aufbaus der Szene, sondern weil hier – für Leonardos Zeitgenossen ebenso und augenblicklich begreiflich wie für spätere Generationen – Komposition, Ausdruck, Farbe, Stimmung, Raumlicht und Haltung der einzelnen Figuren in vollkommener Weise auf die Worte konzentriert sind: »Einer von euch wird mich verraten«. Und schon Vasari schrieb: »In allen Gesichtern liest man die bange Frage, wer wohl den Meister verraten habe, und jeder drückt auf seine Weise die tiefe Liebe zu Jesu aus, dazu Angst, Zorn und auch die Betrübnis, da sie seine Rede nicht begreifen können.« Die Apostel, in Verwirrung und Selbstbefragung befangen, fügen sich zu Gruppen zusammen, individualisiert, um nicht zu sagen: psychologisiert. Nur einer, der Verräter, kompositorisch wie mimisch von der Gemeinschaft ausgeschlossen, bildet den Gegenpol zur Würde und Ruhe des im Sendungsbewußtsein einsamen Meisters, den Leonardo unvollendet ließ. Er vermochte dem Antlitz nicht die göttliche Würde zu geben, so Vasari, die in seinem Sinne gewesen wäre. Der Gedanke des Bildmotives und die Reife der Darstellung entsprechen einander. Das ist es, was Leonardo gefordert hat: »Größtes Übel ist es, wenn der Gedanke das Werk überragt.«

Das Wandbild ist heute bereits stark zerstört, von Feuchtigkeit verwittert. Die einstige Schönheit läßt sich nur noch ahnen. Es hat etwas Ominöses, daß Konturen nun aufgelöst sind und Flecken das Wandgemälde überziehen, dessen Schöpfer gerade in »Mauerflecken«, den unansehlichen Zeugen der Vergänglichkeit, die Anregung der Phantasie gesehen hatte, stand doch das durch neue Kräfte sich stets Verändernde, das Unfertige, das durch aufgelöste Konturen Ungreifbare stets im Interesse dieses Künstlers. Unfertig sind ja auch vor allem die bedeutendsten seiner Werke geblieben, so die *Anbetung der Könige* (Abb. S. 311), die *Felsgrottenmadonna* (Abb. oben), die *Anghiari-Schlacht* für den Palazzo Vecchio in Florenz, von der sich nur ein Kartonfragment erhalten hat, aber auch der *Musiker* (Abb. S. 375) in Mailand. Fragt man sich, warum Leonardo so viele Werke unvollendet ließ, warum so viele Zeichnungen nur aus Andeutungen bestehen, so ließe sich neben der ihm zugeschriebenen Unrast, die ihn bald nach Florenz, bald nach Mailand, nach Parma und Bologna, nach Rom und wieder zurück nach Mailand trieb, und abgesehen von manchen anderen Gründen vielleicht auch diese eine Antwort finden: Leonardo hörte dort auf, wo die Weiterführung die Bedeutung des Dargestellten nicht mehr zu steigern vermochte, wo er ein für ihn wichtiges Problem gelöst sah und zum nächsten schritt, ohne an die Fertigstellung zu denken. Wir besitzen daher vielleicht weniger Werke als von Malern peniblerer Wesensart, aber der Verlust hat nichts an Werten eingebüßt.

Leonardo da Vinci
Dame mit Hermelin (Cecilia Gallerani), um 1484
Öl auf Holz, 54 x 40 cm
Krakau, Muzeum Narodowe

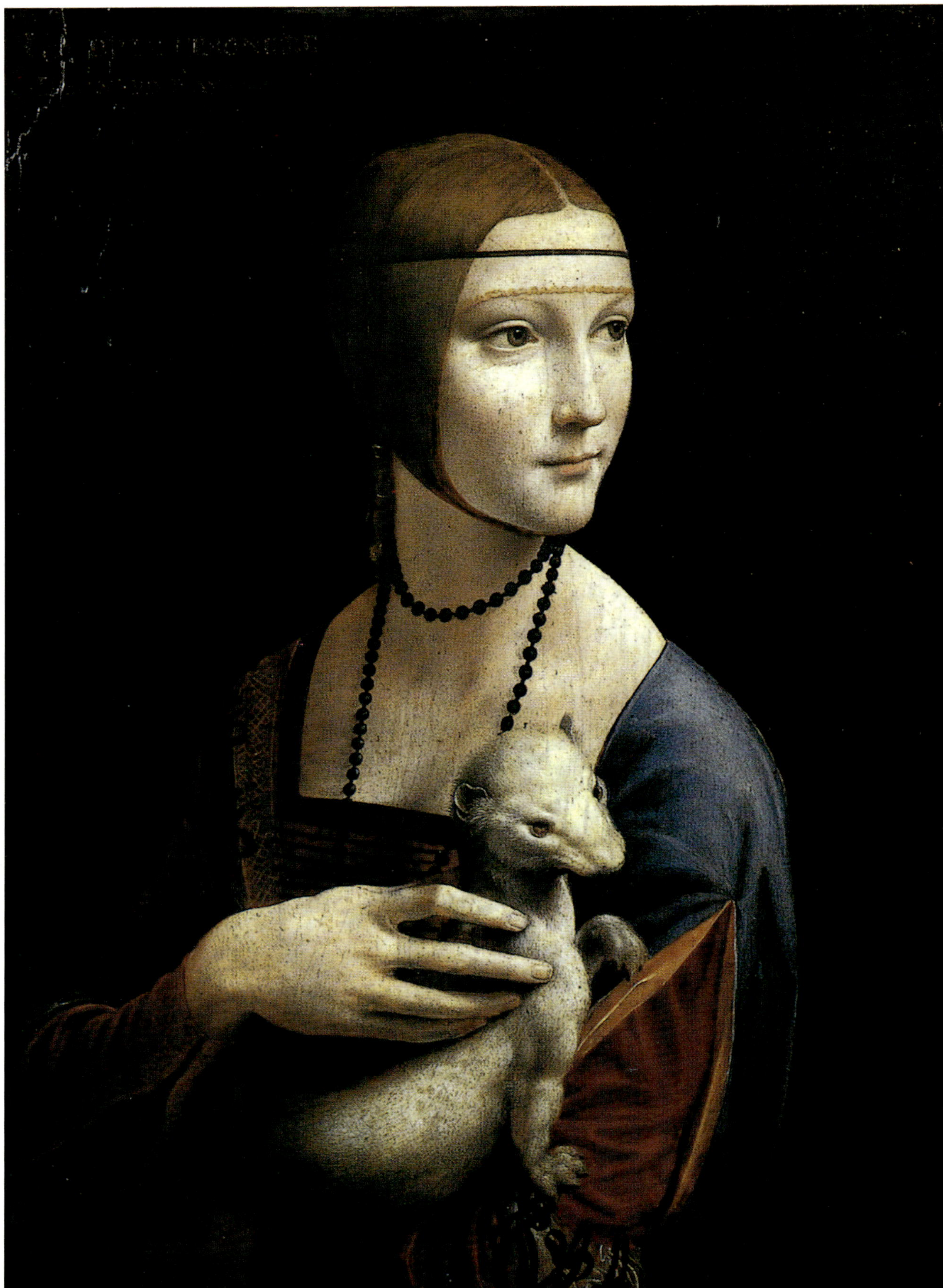

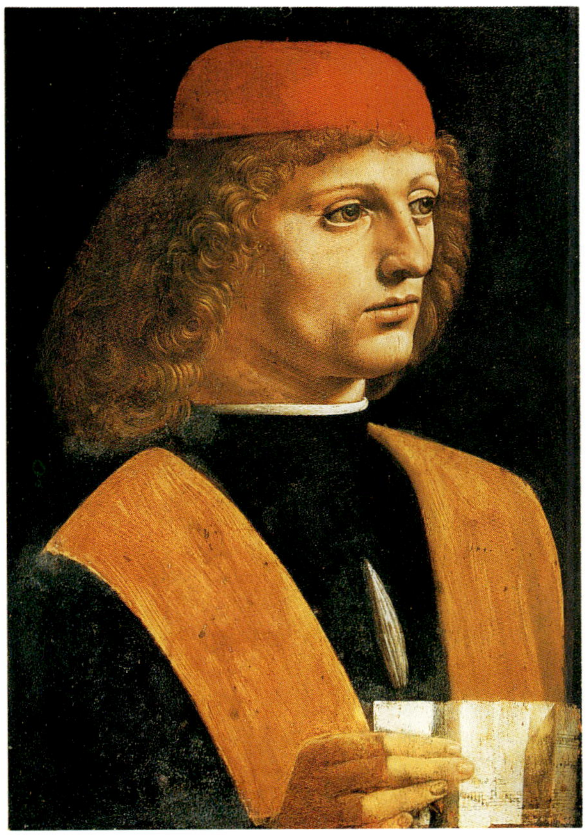

Leonardo da Vinci
Bildnis eines Musikers, um 1490
Öl auf Holz, 40,6 x 30,1 cm
Mailand, Biblioteca Ambrosiana

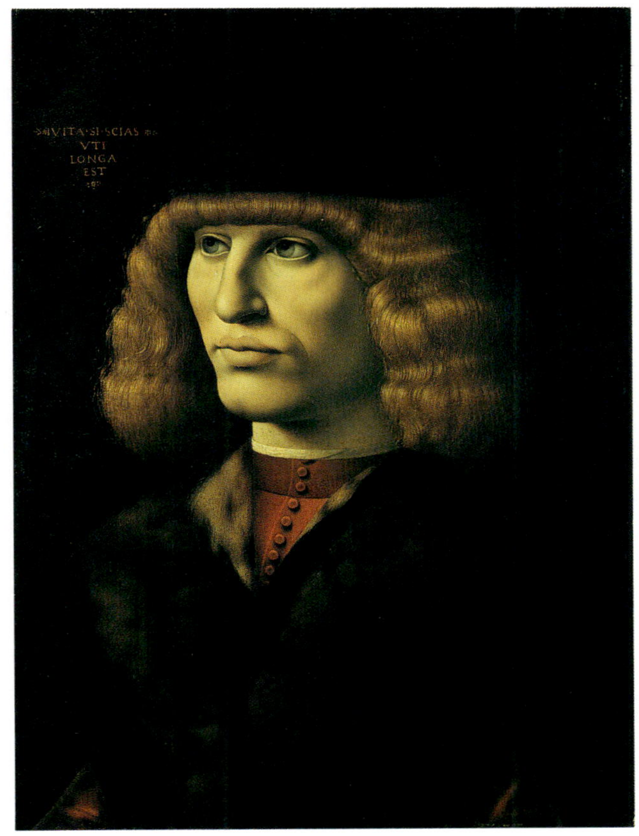

Giovanni Ambrogio de Predis
Porträt eines Edelmannes
Öl auf Holz, 49 x 35 cm
Mailand, Pinacoteca di Brera

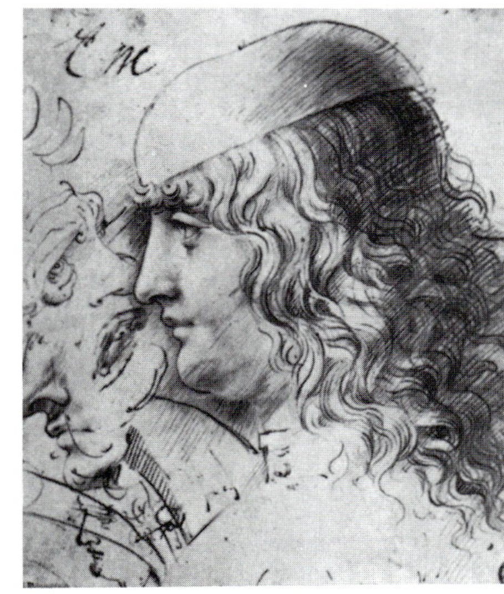

Giovanni Ambrogio de Predis (zugeschrieben)
Kopfstudien, um 1490
Feder, 18,2 x 25,5 cm
Paris, Musée du Louvre

Blicken wir zurück: In dem toskanischen Bergort Vinci geboren, ging Leonardo fünfzehnjährig in die Werkstatt Verrocchios und wurde 1472 in die Florentiner Malerzunft aufgenommen. 1481 zog er nach Mailand, vom Herzog gerufen, dem er seine Dienste als Bildhauer, Architekt und Ingenieur und ganz nebenbei auch in der Malerei angeboten hatte. So galt sein Auftrag am Hof der Sforza zunächst keineswegs dem Maler. Vielmehr sollte Leonardo ein Reitermonument für den Dynastiegründer Francesco Sforza schaffen. In gigantischer Kühnheit fertigte er Entwürfe und das Modell für ein Bronzestandbild, das über fünf Meter hoch werden sollte. Aber das bereitgestellte Metall wurde wegen drohender Kriegsgefahr zu Kanonen gegossen. Das Modell, so wird berichtet, haben französische Söldner zerschossen. Der Universalkünstler ist uns als Bildhauer also nicht mehr greifbar.

Auch als Baumeister entzieht sich Leonardo konkreter Faßbarkeit. Zahlreiche Entwürfe, vor allem zu Zentralbauten, wie sie Bramante und andere ins Werk setzten, haben sich erhalten (Abb. S. 134). Wir wissen, daß er als Festungs-Ingenieur gewirkt hat, aber kein Bau läßt sich mehr auf ihn zurückführen. Auch seinen großen Plan, seine wissenschaftlichen Schriften, etwa über Perspektive und Malerei, in der Nachfolge Albertis, über Philosophie oder Anatomie als Traktate zu vollenden und zu veröffentlichen, verfolgte er nicht weiter. Der Universalmensch und vielseitige Künstler mag die Kompliziertheit und Fülle der jeweiligen Probleme in den einzelnen Gebieten erkannt oder erahnt haben, um je noch zu einer Abrundung der Form zu finden. Immerhin gelang es Leonardo, in seinem neuen Weltbild zu vereinen, was einzelnen Disziplinen wie Philosophie, Wissenschaft, Dichtung und Kunst bisher nur jeweils isoliert zu sehen vorbehalten war. Dabei stand er bereits zu Lebzeiten im Ruhme des großen Künstlers, in einer Zeit, als sich der Künstler gerade vom Stand des Handwerkers befreit hatte. Wenn Vasari die Bedeutung der Rolle des Künstlers aus seiner Sicht etwas euphorisch gesehen haben mag, so hatte er sie zumindest in diesem Fall nicht überschätzt. Gerade Leonardo, der am Hof der Sforza mit Dichtern wie Bernardo Bellincioni oder Musiktheoretikern wie Gafurio oder Mathematikern wie Pacioli engsten Verkehr hatte, bewirkte schon in den achtziger Jahren des Quattrocento, daß der Künstlername zu einem Begriff wurde, eine Entwicklung, die sich allgemein so recht erst nach 1500 vollzog. War Michelangelo der Stolz des römischen Papstes, so war Leonardo der Stolz des Mailändischen Herzogs und später des französischen Königs.

Als Leonardo 1513 nach Rom ging, wurden die folgenden zwei Jahre dort zur Enttäuschung. In Experimente mit Firnissen verstiegen, blieb er im Gegensatz zu Michelangelo und Raffael ohne Aufträge. 1516 ging er nach Frankreich, für immer. In dem Schlößchen Cloux bei Amboise verbrachte er die letzten Lebensjahre und starb 1519.

Eine Reihe von Malern gelten als seine Schüler, darunter Boltraffio, Gianpetrino oder Marco d'Oggiono. Ich greife nur zwei der be-

Bernardino Luini
Badende Mädchen, um 1518
Fresko aus der Villa Pelucca
Mailand, Pinacoteca di Brera

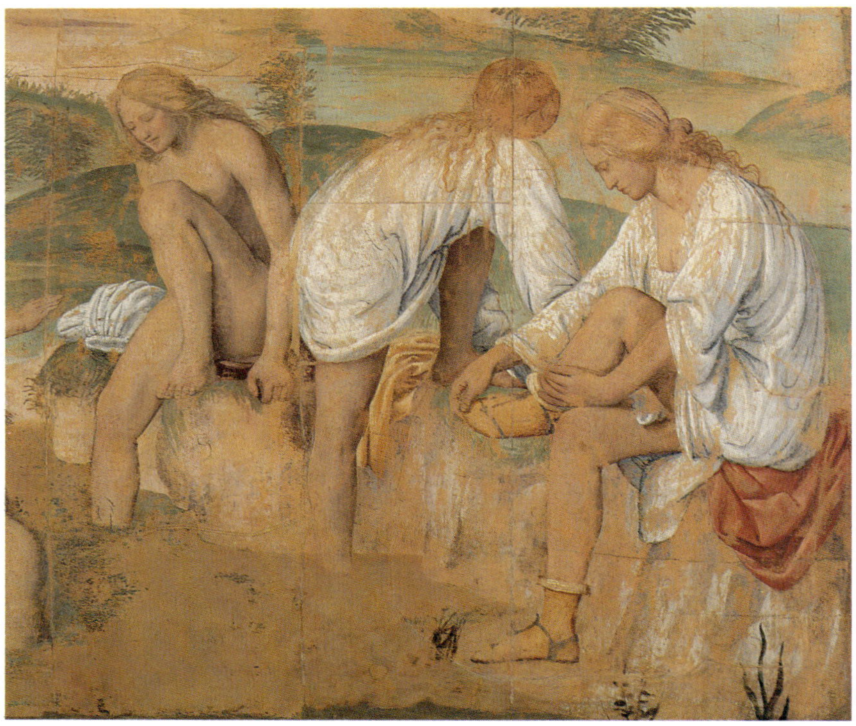

kanntesten heraus: Giovanni Ambrogio de Predis (1455 – nach 1508), und den um 1475 geborenen Bernardino Luini, der bis 1531/32 wirkte. Wie diese, so hat auch keiner der weiteren eine wirkliche Nachfolge zu erfüllen vermocht. Sie alle übernahmen Elemente seiner Technik, seines Stiles oder variierten seine Bildmotive. Aber große Begabung und etwa das Gefühl für das Bedeutsame hatte keiner von ihnen. Wie die Gegenüberstellung zweier Bilder zeigt (Abbn. S. 375), fehlt dem Epigonen Wesentliches, nämlich seelischer Ausdruck. Schematisch erscheinen die Gesichtszüge des *Edelmannes* von de Predis, ausdrucksschwach der Mund – gegen die geschlossenen und dennoch sprechenden Lippen des *Musikers*, ein Porträt übrigens, das Leonardo auch schon abgesprochen wurde. Aber wer sonst in diesem Umkreis wäre imstande gewesen, diesen Gesichtsausdruck zu malen? Wie sich de Predis *Mädchen mit Kirschen* neben Leonardos *Dame mit dem Hermelin* (Abb. S. 374) wie eine weniger geistvolle Kokotte ausmacht, so erscheint auch des Schülers *Edelmann* geistig dumpf neben dem *Musiker* des Meisters. Die blutvollen, lebendigen Formen Leonardos wurden in puppenhaften Formeln zu wiederholen versucht.

Ganz anders verhält es sich bei Luini: Er faßt die Summe der Mailändischen Schulen zusammen, und in nicht einem einzigen seiner Bilder versucht er wirklich, Leonardo nachzuahmen. Wohl deshalb erreichte er eine, wenn auch provinzielle, aber um so lebendigere Eigenständigkeit. Bernardinos *Badende Mädchen* (Abb. oben) zeigen eine von Leonardo völlig losgelöste Malweise. Pastellartig-licht mutet diese Szene an, und wäre uns der Maler nicht als Leonardo-Schüler geläufig, wir würden einen Venezianer dahinter vermuten.

Norditaliens Schulen

Verona, Genua, Bologna und die übrigen Städte Norditaliens, mit Ausnahme Venedigs, wie wir gesehen haben, blieben noch bis ins neue Jahrhundert hinein provinziell. Der Blick richtete sich entweder nach Mantua zu Mantegna, nach Venedig oder nach Mailand zu Leonardo. Dennoch treten einige ganz bemerkenswerte Leistungen hervor, so vor allem am geistvollen Herzoghof in Ferrara. Hier finden wir die geheimnisvollen und bis heute noch nicht völlig enträtselten Wandmalereien, die Francesco del Cossa (1435/36–1477/78) und andere Meister im Palazzo Schifanoia geschaffen haben (Abbn. S. 380 u. 381) und die Allegorien nach astrologischen Denkmustern enthalten. In ihnen verrät sich ein noch fast spätmittelalterlich breites, esoterisches Wissen um sphärische Bezüge. Noch – oder schon wieder – wird der Mensch analog der Struktur des Kosmos gesehen. Wie so oft wird auch hier die Antike vermittels antikischer Verrätselungssymbole beschworen.

Der vielleicht erstaunlichste Zyklus dieser Art Wandmalereien in Norditalien, der ebenso kosmisch-astrologische wie antikisch-mythologische Bildsequenzen ausbreitet, ist die großformatige Bilderwelt des Palazzo del Tè in Mantua. Der Römer Giulio Pippi (um 1499 – 1546), nach seiner Heimatstadt Giulio Romano genannt, hat sie in den Jahren 1526 bis 1535 geschaffen, als Ausstattungshöhepunkt dieses weitläufigen Lustschlosses, das er auch als Architekt entworfen hatte. Es war ja nicht so, daß man nicht auf norditalienische Künstler hätte zurückgreifen können, wie die erwähnte Werkstatt von Cossa oder andere. Aber von dem Römer und Schüler Raffaels erwartete der Herzog von Mantua eine ganz besondere Kenntnis römisch-antikischer Dekorationskünste. Und noch später wollte Dominique Ingres an Giulio Romano erkannt haben: »Jules Romain c'est l'antique!«.

Eine narrative Folge von Bildern, humanistisch-verrätselte Allegorien und Mythologien, geleiten den Besucher durch die Säle. In der Sala delle Metamorfosi und in den Nischen der Sala delle Aquile hat Giulio Motivreihen altrömischer Malerei eingeführt. In der Sala degli Stucchi modellierte er Friese, die den soeben in römischen Ruinen freigelegten Wanddekorationen entsprechen sollten. »Grotti« nannte man die in Rom unter die Erdoberfläche versunkenen, einst imperialen Palasträume, und so bekamen die Dekorationssysteme dieser Art die Bezeichnung »Grotesken«. Solche hatte Giulio auch hier wiedererstehen lassen – im Casino della Grotta. Natürlich war Giulio Romanos malerisches Werk hier nicht unbeeinflußt geblieben vom Illusionismus eines Correggio, dessen Phantastik den beinahe irrealen Dekorationsmotiven des Palazzo del Tè gerade entgegenkam.

Höhepunkt der malerischen Ausgestaltung ist der *Gigantensturz* (Abbn. S. 378 u. 379) in der Sala dei Giganti, wohl das Aufregendste, was Giulio geschaffen hat, und das die Zeitgenossen, selbst Vasari, mit Lob bewunderten. Der mächtige Saal ist nahtlos vom Boden über die Wände bis in die Decke hinein so ausgemalt, als würde er in sich zusammenstürzen. Gewaltige, niederstürzende Steinbrocken zertrümmern die Architektur, zerschmettern und begraben die Gestalten der Riesen. Der gemalte Untergang, die Katastrophe und Erschütterung,

Lorenzo Costa
Der Hof der Isabella d'Este (Allegorie), nach 1505
Öl auf Leinwand, 164 x 197 cm
Paris, Musée du Louvre

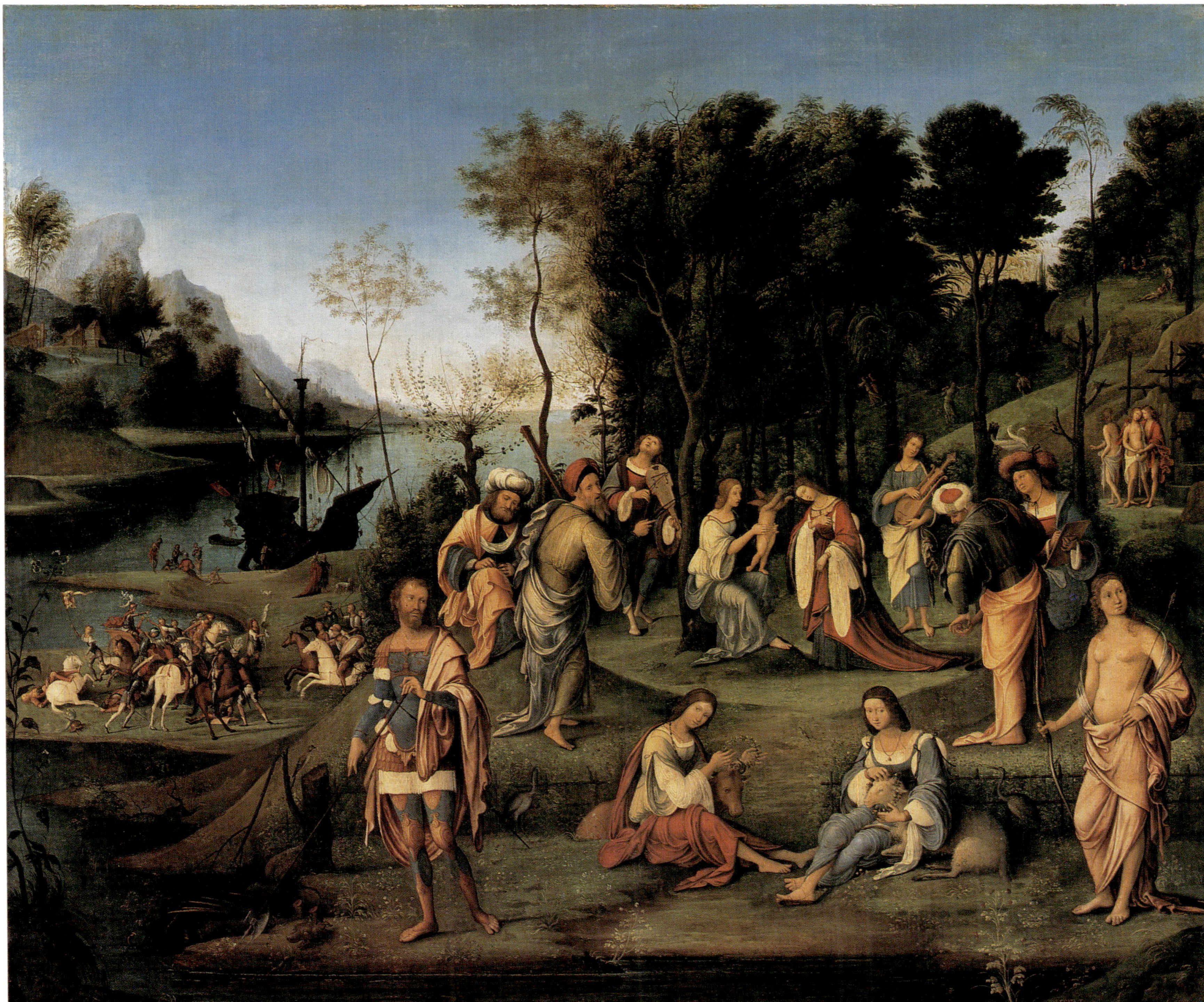

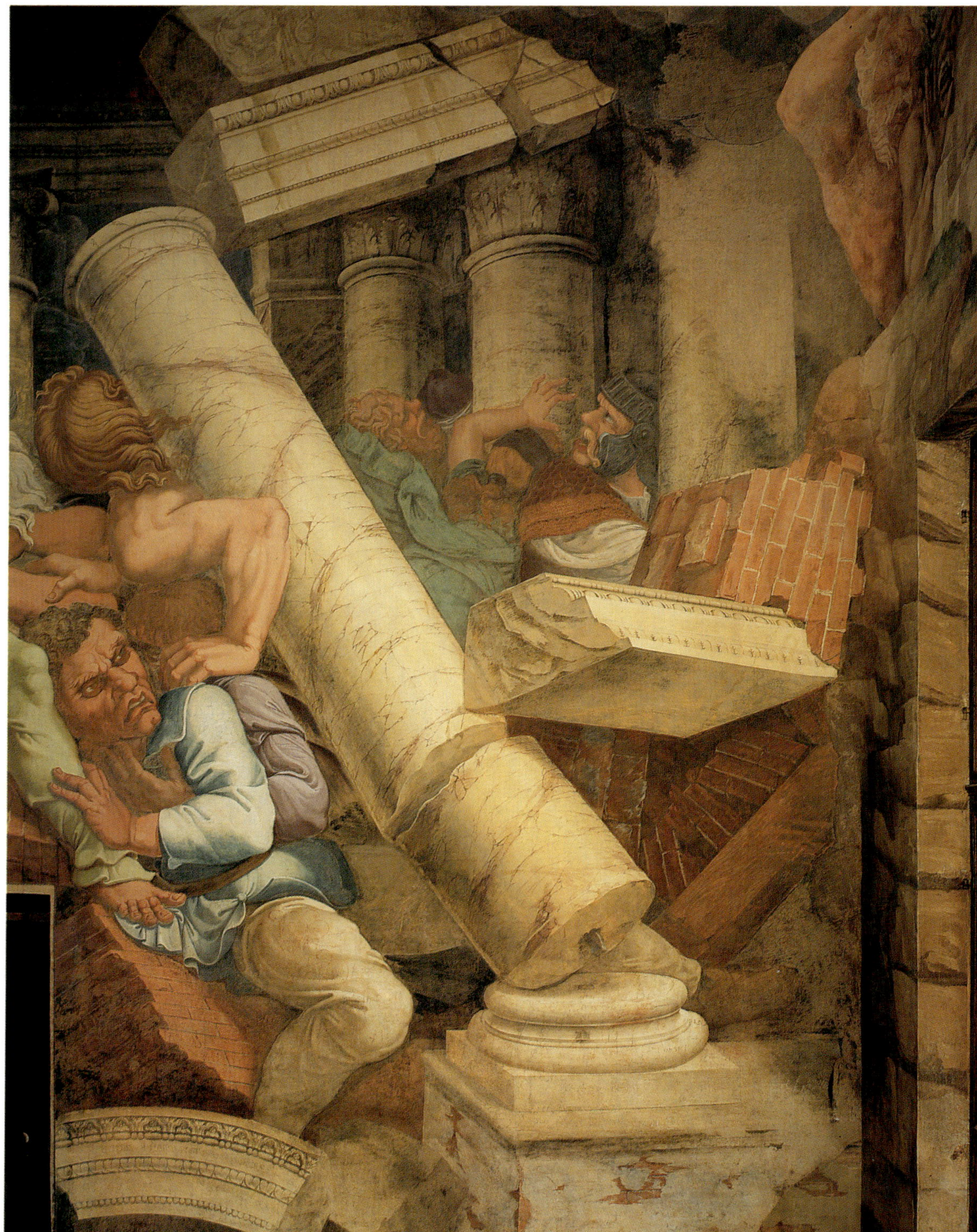

ABBILDUNGEN OBEN UND GEGENÜBER:
Giulio Romano u.a.
Wand- und Deckenfresken
in der Sala dei Giganti, 1526–34
Mantua, Palazzo del Tè

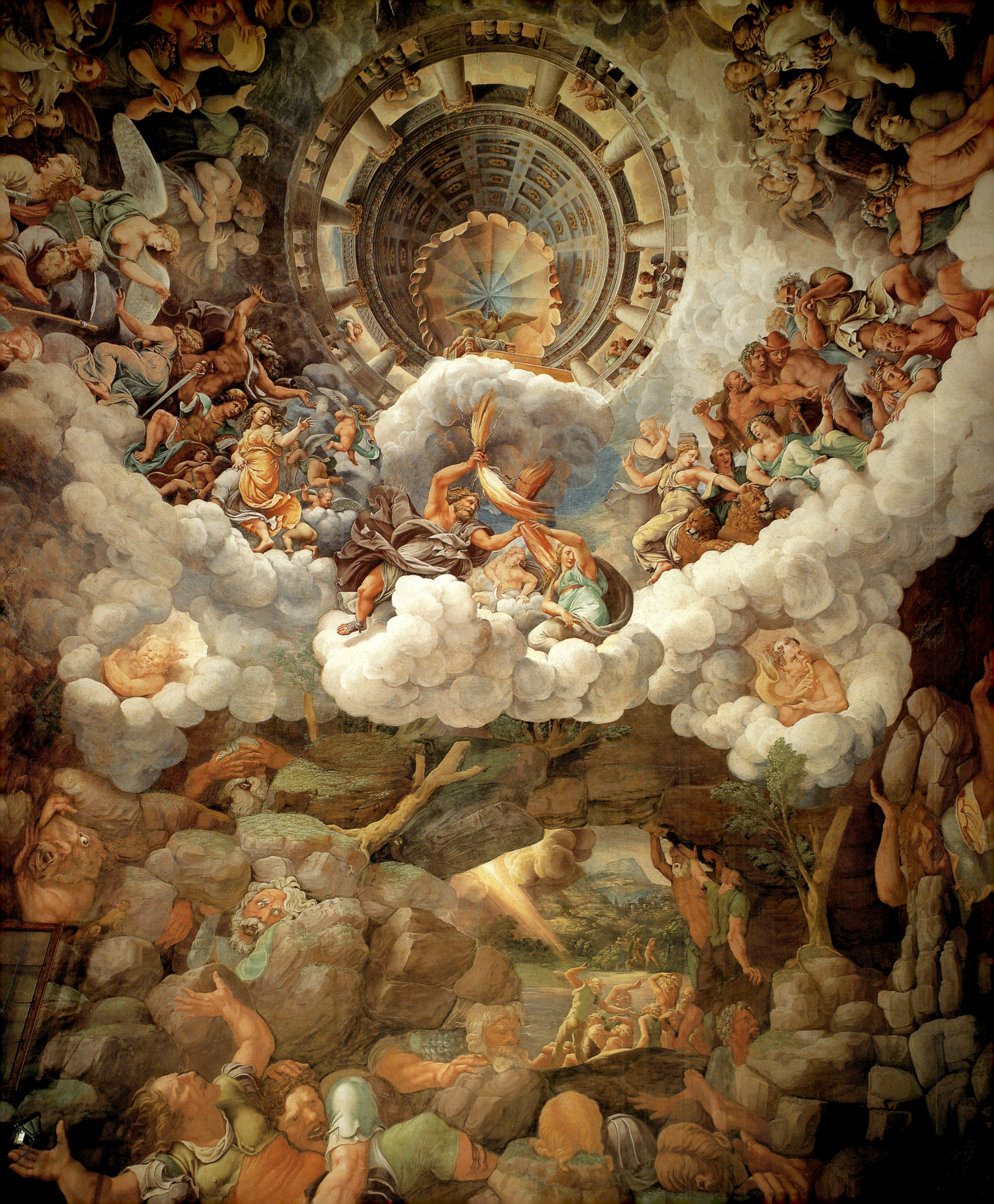

Francesco del Cossa
Triumph der Venus, Detail, 1470er Jahre
Fresko
Ferrara, Palazzo Schifanoia

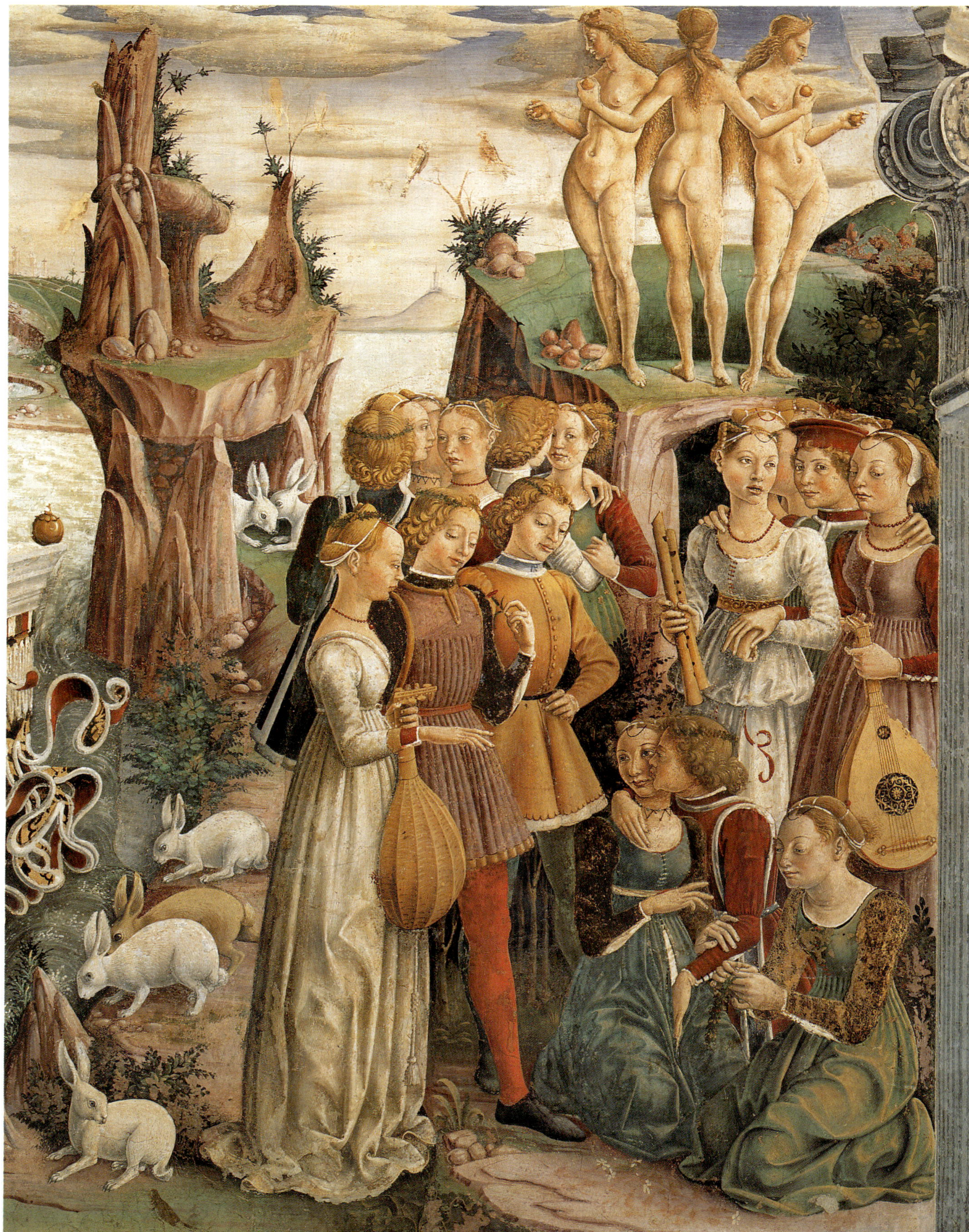

Giovanni Francesco Caroto
Knabe mit einer Zeichnung
Holz, 37 x 29 cm
Verona, Museo di Castelvecchio

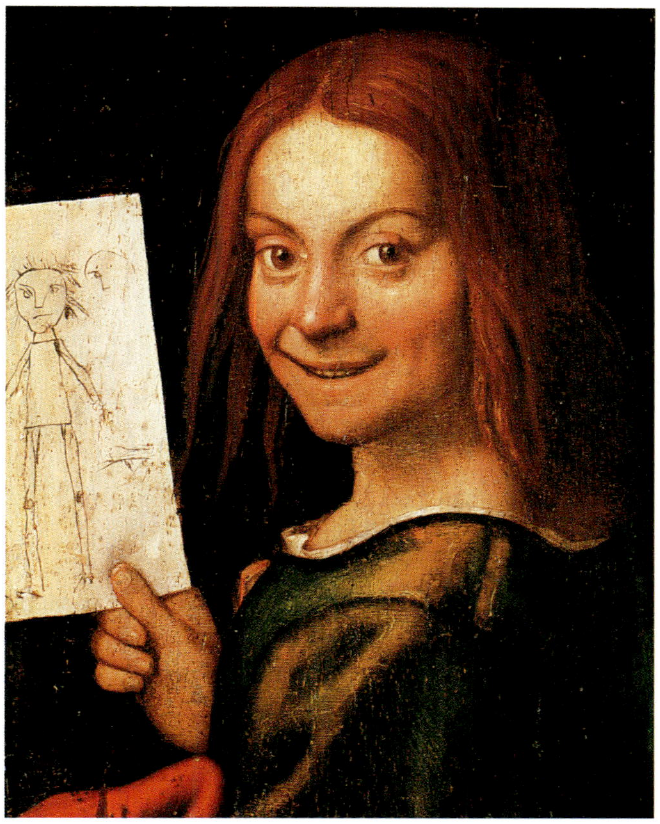

sind von infernaler, erdbebenhafter Erscheinung und tatsächlich hat Giulio als Architekt an der Rustika der Außenarchitektur künstliche Risse geformt und Schlußsteine, die sich als gedachte Folge dieses erdbebenhaften Riesenchaos bereits gelöst oder gesenkt haben. Die gesamte Architektur des Palazzo del Tè zeigt sich als »erschüttertes« Bauwerk, in einer Wirkung von »erschütternder« grandezza. Ganz offensichtlich haben wir es hier bereits mit der Stilstufe des Manierismus zu tun, in seiner deutlichsten Ausprägung.

Ein Ferrarese, der ebenfalls in Mantua gewirkt hatte, und zwar in den Jahren 1512–1516, bis er wieder nach Ferrara zurückging, war Dosso Dossi (um 1489/90 – um 1542). Von der Malerei des soeben erwähnten Giulio Romano völlig verschieden, zeigt auch er bereits einen Zug ins Manieristische, jedoch weniger im Gegenständlichen als vielmehr in den Farben. Dossis stilistische Ausprägung ist nicht ganz verwunderlich, wenn man bedenkt, daß er wichtige Jahre seiner Ausbildung in Venedig verbracht und sich mit der Malerei eines Giorgione und Tizian befaßt hat, denen er das Meiste verdankt. Als Hofmaler der Este in Ferrara war er Tizian auch begegnet. Anders als dieser setzte Dosso oft stechende Töne ein, beinahe phosphoreszierend wirkende, intensive Farben, Smaragdgrün etwa oder perlmutthaftes Weiß, wie lockende Lichter, mit denen er, ganz gegensätzlich dazu, seine völlig ruhig wirkenden Figuren in eigenartige, märchenhafte Stimmungen versetzt. Während Giorgione, wie wir noch sehen werden, in ausgewo-

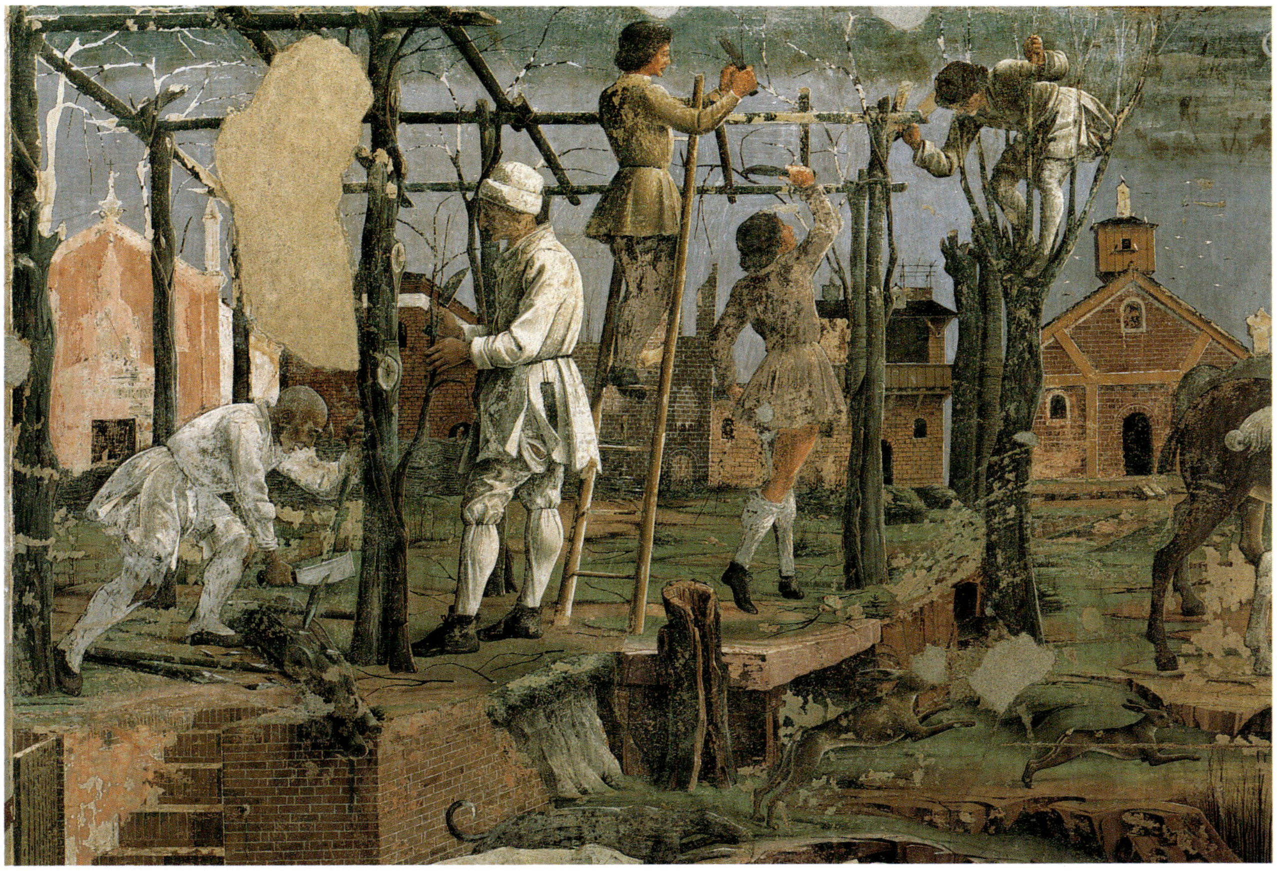

Francesco del Cossa
Die Beschneidung der Rebstöcke, Detail der Darstellung des März aus dem Zyklus der Monate, um 1470
Fresko, Gesamtbild 450 x 400 cm
Ferrara, Palazzo Schifanoia

Dosso Dossi
Die Abfahrt der Argonauten, um 1520
Öl auf Leinwand, 58,7 x 87,6 cm
Washington, Samuel H. Kress Collection,
© 1994 Board of Trustees, National Gallery of Art

ABBILDUNG UNTEN:
Dosso Dossi
Melissa, 1520er Jahre
Leinwand, 176 x 174 cm
Rom, Galleria Borghese

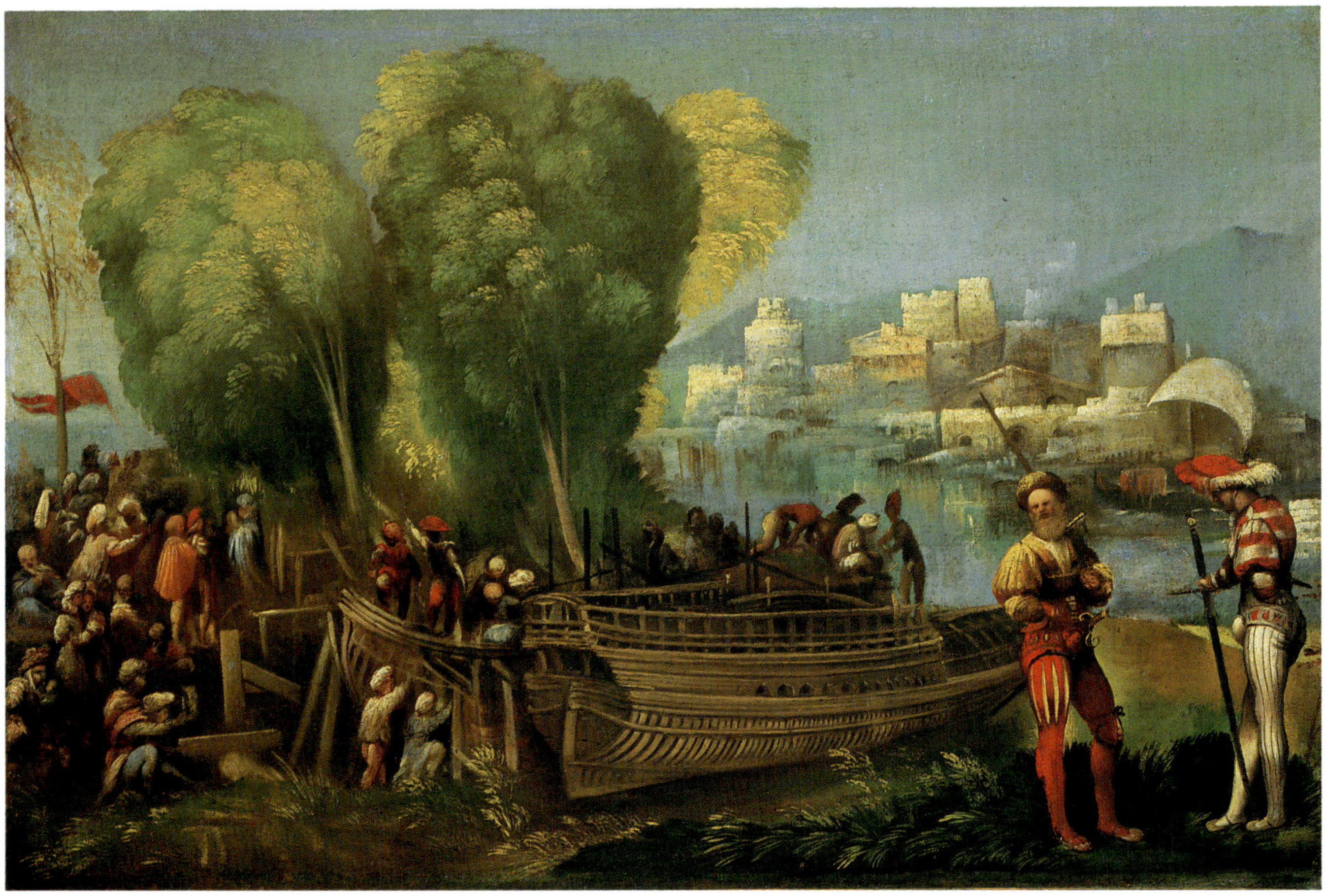

gen-klassischer Weise mit Farbstimmung die Augen des Betrachters auf die Bedeutung des Bildes lenkt, setzt Dosso seine Bilder farbtheatralisch in Szene. Die *Abfahrt der Argonauten* (Abb. oben) gehört bereits zu seinen späteren Werken. Beeindruckend ist dabei die Auflösung der Farbe, die bereits impressionshafte Züge aufweist.

Ganz anders, profan, allgemein menschlich und ohne jeden symbolischen, religiösen oder allegorischen Hintergrund, erscheint uns das Kinderbildnis des Veronesers Giovanni Francesco Caroto (um 1480 –1546), der *Knabe mit einer Zeichnung* (Abb. S. 381). Das Fehlen jeglicher das Bild verrätselnder Sinnbezüge gibt jenen Recht, die es als Porträt sehen wollen. Und gerade als solches ist es von Bedeutung: Nicht mehr nur das Ehrerbietende, das Antikische, das historisch oder allegorisch Gewichtige ist nun abbildungswürdig, auch im Alltäglichen beweist sich das Schöpferische. Der Knabe, mit aufgelösten roten Haaren, ohne Kennzeichen besonderer Abkunft wiedergegeben, ist vielleicht der Sohn des Carotto oder Caroto genannten Künstlers, oder hat er sich selbst rückblickend als begabtes Kind dargestellt? Freudig erregt zeigt der junge Zeichner sein selbstgeschaffenes Werk. Ist dies etwa das Scherzo eines Wettstreits? Dann scheint der Knabe mit seinem Porträtisten in Konkurrenz getreten zu sein. Und der Sieger? Natürlich der Knabe, sein Lachen mit weitoffenen Augen erzwingt es

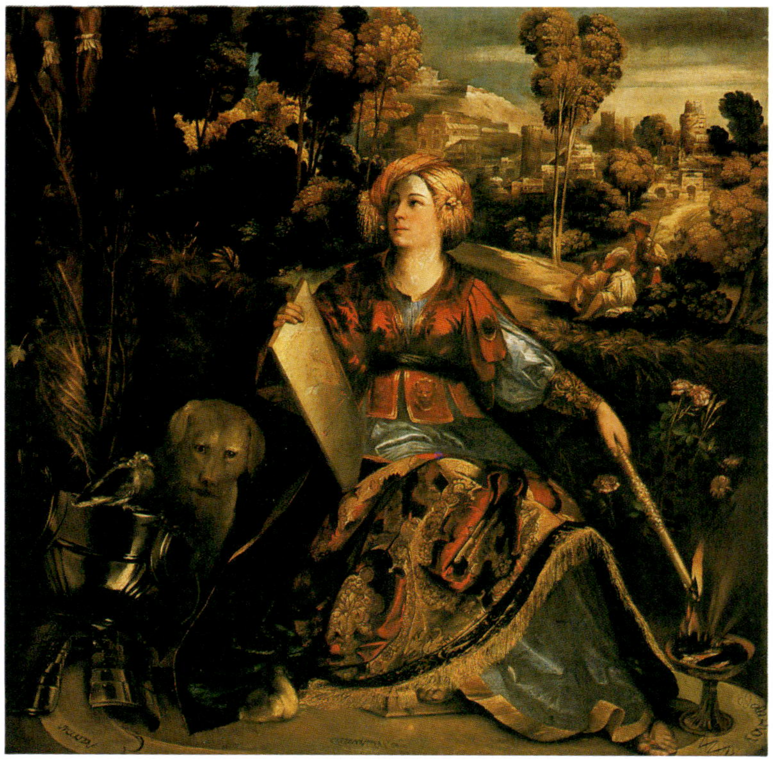

Correggio
Entführung Ganymeds, 1531
Leinwand, 164 x 71 cm
Wien, Kunsthistorisches Museum

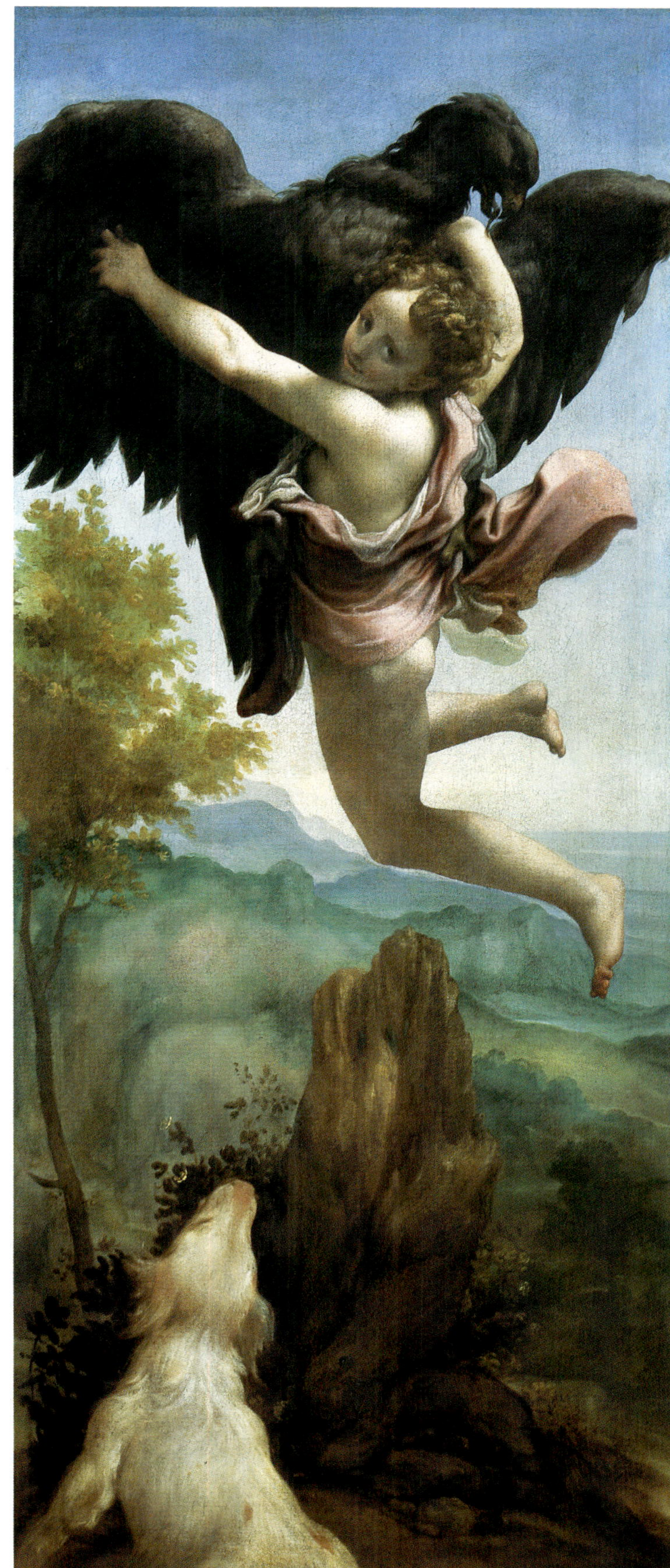

schelmisch. Schaffensdrang und Schaffensfreude sind Bildthema, Geist und Witz verkünden sich auch in der neuen Generation des Cinquecento. Eine solche Art von Optimismus und klarer Einfachheit zeigt, daß der Künstler längst die Grenzen zur Hochrenaissance überschritten hat, Grenzen, die so fließend sind, so ungreifbar, wie das konturenauflösende Sfumato eines Leonardo, das sich an dieser Stilgrenze ja auch herausgebildet hat.

Bevor wir wieder nach Venedig blicken, das im Cinquecento den ersten Rang vor allen Schulen einnehmen sollte, verweilen wir noch einmal in Parma, einer der kleinen oberitalienischen Städte. Hier hat Antonio Allegri gewirkt, einer der ganz großen Maler. Er wird Correggio genannt, nach dem kleinen Ort in der Emilia, wo er um 1489 geboren wurde. Als seine bedeutenden Werke entstanden, war Leonardo bereits mehrere Jahre tot. Aber sicher hat Correggio einige seiner Werke gekannt, und in Venedig war Tizian schon berühmt gewesen. Von beiden hätte er also übernehmen können, aber er steht so selbständig da, wie ein Meister, der vom Himmel gefallen zu sein scheint. Vasari hat Correggio als bescheiden, verschlossen, ja schwermütig geschildert: »Auch in seiner Kunst war er sehr ernst, suchte sich keiner Mühe zu entziehen und neigte dazu, sich jedes Unternehmen so schwer wie möglich zu machen. Davon zeugen eine Unzahl von Figuren, die er in der Kuppel des Domes zu Parma aufs vollendetste in Fresko malte und in so wunderbaren Verkürzungen, daß sie den Beschauer ... stets aufs neue verblüffen.«

Es muß für diesen Maler, der als erster den geöffneten, mit schwebenden Figuren erfüllten Himmel erfunden und als grandiose Lichterscheinung aufgefaßt hat, erschütternd gewesen sein, gerade in dieser gigantischen Leistung eine so niederschmetternde Kritik erfahren zu müssen: ein »Froschschenkelragout« sei diese Ansammlung von Leibern, hatte ein Domherr geunkt. In dieser »barocken« Gestaltungsweise war er seiner Zeit weit voraus; den Griff nach höchsten Aufgaben konnte sich nur einer zutrauen, der in vollkommener Weise Meister des Körperlichen wie des Lichtes war.

Daß Correggio die neue Idee einer illusionistischen Deckenöffnung von Mantegnas Camera degli Sposi übernommen hat (Abbn. S. 368 u. 369), beweist die Art, wie er schon 1518 den Auftrag löste, die Camera die San Paolo in Parma zu gestalten. Die Wölbung behandelte er als Laube mit Oculi, aus denen, ähnlich wie in Mantegnas Vorbild, Putten blicken. Aber seine erste bedeutende Kuppelillusion, in der Mantegnas Idee zur Erfüllung gebracht wurde, war die *Vision des Hl. Johannes des Evangelisten* in San Giovanni Evangelista in Parma (Abb. S. 385). Niemals zuvor wurden Verkürzungen so beeindruckend wie hier, besonders bei dem herniederschwebenden Christus, gemeistert. Niemals vorher auch waren Licht und Farbe derart wirkungsvoll als Gegengewicht zur Form eingesetzt worden. Schon Vasari hatte erkannt, daß Correggio als erster ein tiefstes Dunkel gegen das Licht zu setzen vermochte, um die Tiefenwirkung zu steigern. Das Diffuse, Auflösungen wie Wolken, Dunst oder Nebelschleier, eine Weiterführung dessen, was Leonardo mit dem Sfumato vorbereitet hatte,

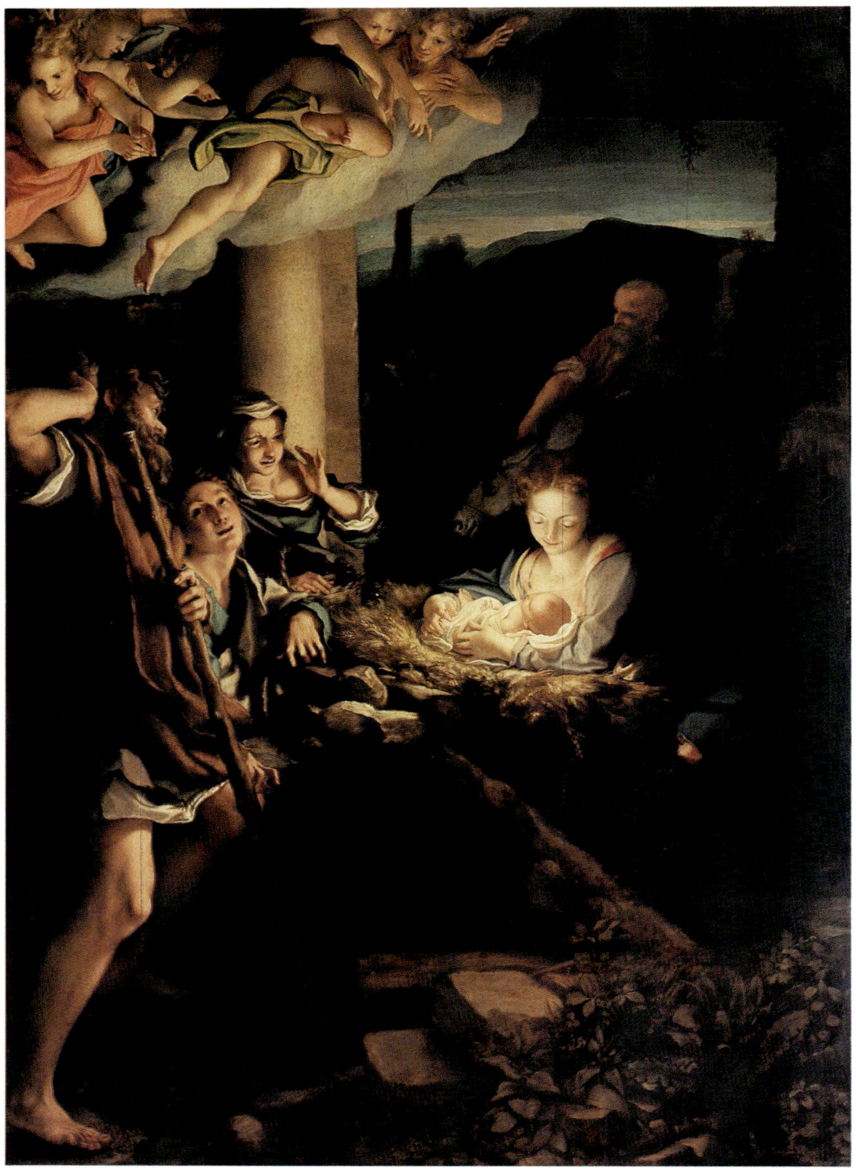

Correggio
Die Heilige Nacht, 1522
Holz, 285 x 190 cm
Dresden, Gemäldegalerie Alte Meister

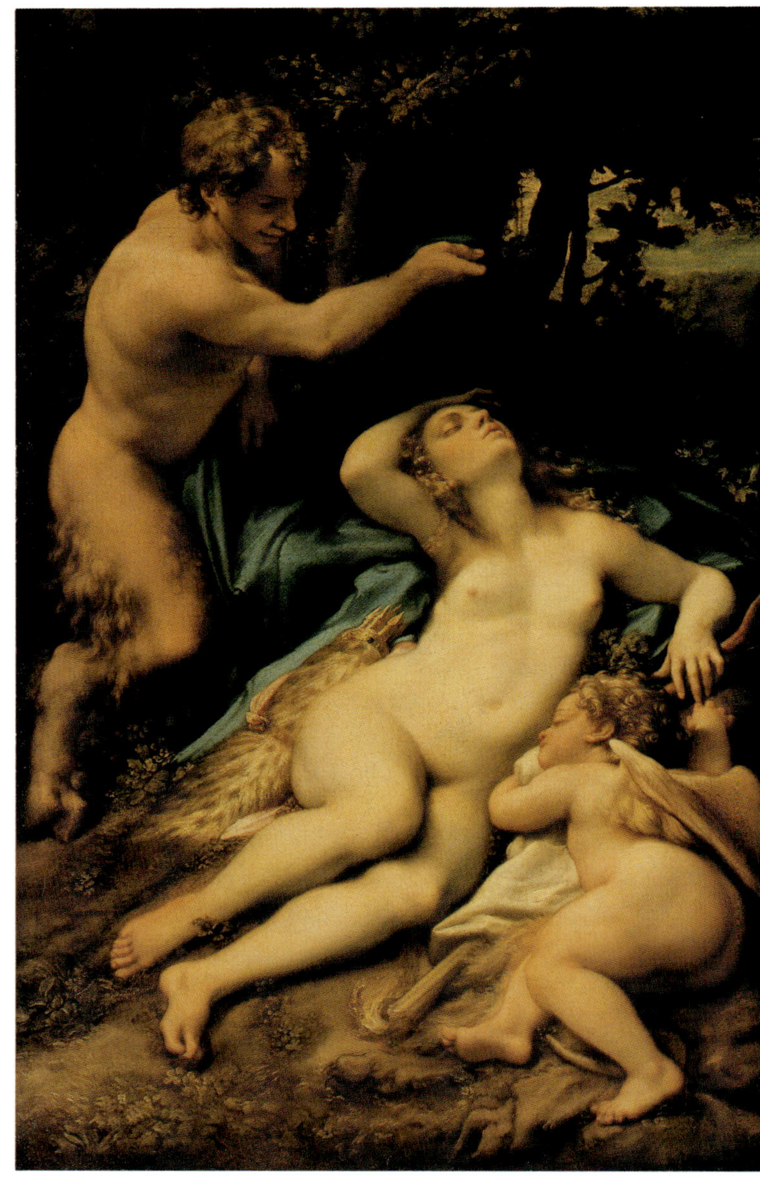

Correggio
Zeus und Antiope, 1528
Leinwand, 190 x 124 cm
Paris, Musée du Louvre

sind ebenfalls von keinem anderen Meister vor Correggio vollkommener ins Bild umgesetzt worden.

Die Reife dieser Meisterschaft zeigt sich etwa in dem Gemälde *Entführung Ganymeds* (Abb. S. 383) oder in den Wolkenbänken der Himmelfahrten in den Kirchenkuppeln Parmas. Correggio brachte erstmals ein Licht ins Dunkel des Kichenraumes, das nur gemalt war. Lichtmalerei müßte man Correggios Hauptinteresse nennen, in vieler Hinsicht Vorwegnahme der Wirkungen, die erst später Caravaggio im »Helldunkel« und dann Rembrandt wiederaufgreifen sollten. Eines der bekanntesten Bilder Correggios, *Die Heilige Nacht* (Abb. S. 384) inszeniert erstmals die Geburt Christi als »Lichtwunder«. Das Kind selbst leuchtet und erhellt die Gesichter ringsum. Allein das Licht ist hier kompositionell als Gewicht gegen die links stehenden Hirten eingesetzt worden. Ein solcher Griff ging schon weit über die Lichtauffassung etwa eines Tizian in Venedig hinaus.

Auch der diffuse Glanz, der in ganz intimer Beleuchtung die Haut der jungen, hingegossenen Antiope wie in einem Spätsonnenlicht aufschimmern läßt, ist so nie vorher gesehen worden (Abb. S 384). In solchen Bildern hat Correggio auch eine neue Auffassung von weiblicher Schönheit vor Augen geführt, die erst im 18. Jahrhundert, bei Malern wie Fragonard oder Boucher, wieder empfunden wurde. Auch hier war Correggio also seiner Zeit bereits voraus, neben den genannten Vorwegnahmen dessen, was wir erst später in der Barockmalerei wiederfinden. Dies alles ist um so erstaunlicher, als der karge Boden jener Kunstlandschaft um Parma, aus der Correggio emporwuchs, wie auch seine Lehrer solche Leistungen keineswegs hätten vorausahnen lassen. Wie Giulio Romano, Giorgione, Palma il Vecchio oder Parmigianino war Correggio kein langes Leben beschieden; er starb 1534, 45jährig, an einem Fieber.

Wie Leonardo hatte auch Correggio etliche Schüler, aber den hohen Wert ihrer Lehre verzinsten sie mit Kleingeld und bildeten keine würdige Nachfolge. Mit einer Ausnahme: der in Parma geborene Francesco Mazzola, genannt Parmigianino. Vasari berichtet von seinem frühreifen Talent. Und von dem ungewöhnlichen *Selbstporträt*, das angeblich in seine Sammlung kam (Abb. S. 387) schreibt er: »mithilfe eines konvexen Barbierspiegels schuf er ein Selbstbildnis, ohne sich von der Schwierigkeit abschrecken zu lassen, daß sich die Balken der Decken, die Türen und alle möglichen Gegenstände verkürzten und daß viele andere dem Spiegel nah befindlichen Gegenstände größer würden, die entfernteren jedoch kleiner. So malte er eine ziemlich große Hand in den Vordergrund, so schön, daß die Illusion vollkommen erschien. Das Porträt selbst war von göttlicher Schönheit, denn Francesco hatte mehr das Gesicht eines Engels als das eines Menschen.« Parmigianino malte das Spiegelbild auf eine hölzerne Kalotte, die einem Konvexspiegel entspricht, und so macht die gewählte Form tatsächlich darauf aufmerksam, daß es sich um ein Selbstporträt handelt und gar nicht von anderer Hand gemalt sein kann. Eine Signatur wäre hier also völlig überflüssig. Als Parmigianino 1524 nach Rom ging, erregte das Bild bei Papst Clemens VII., dem er es schenkte,

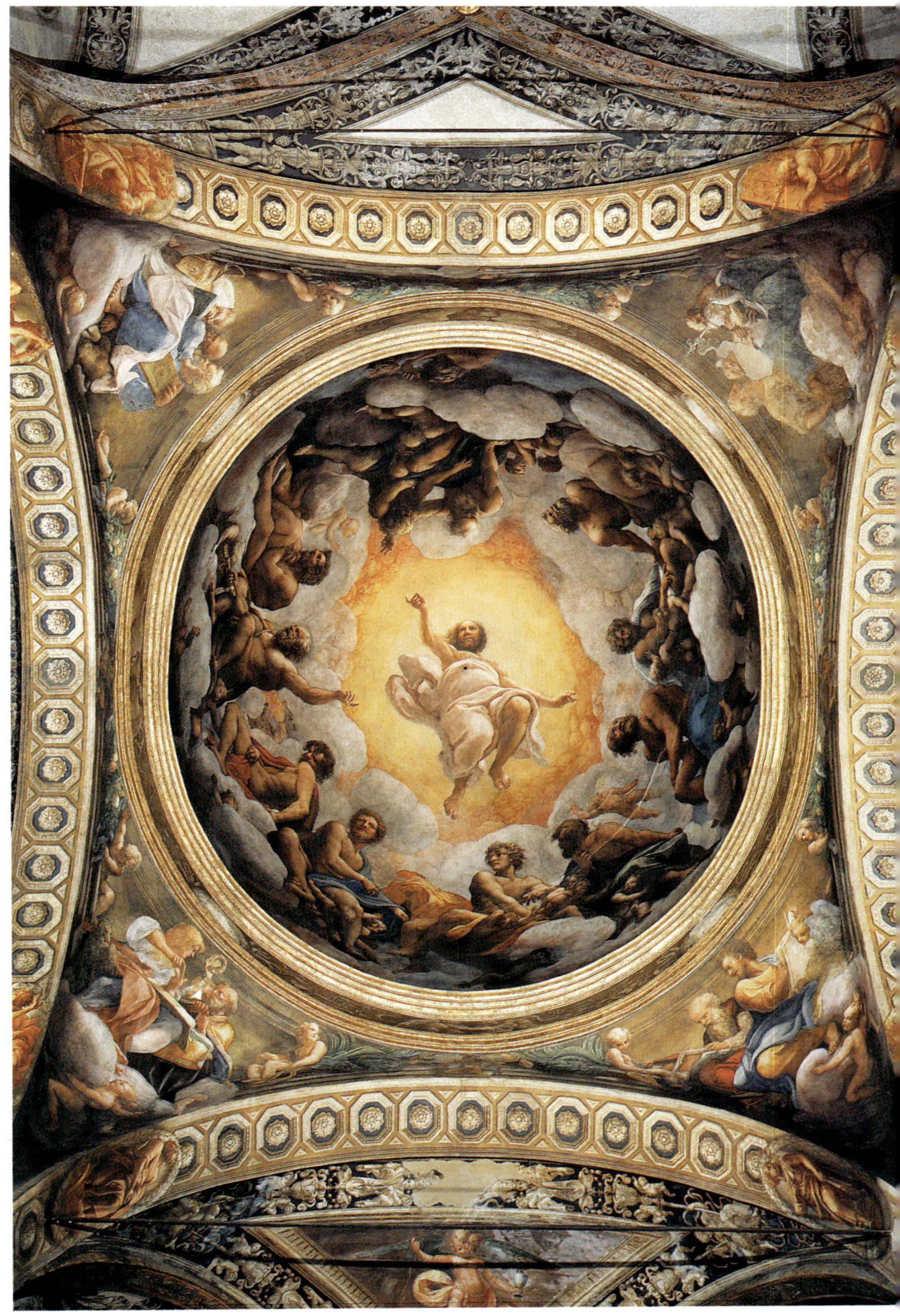

Correggio
Vision des Hl. Johannes des Evangelisten, 1520–24
Domkuppelfresko
Parma, San Giovanni Evangelista

Correggio
Mariä Himmelfahrt (Detail)
Kuppelfresko
Parma, Dom

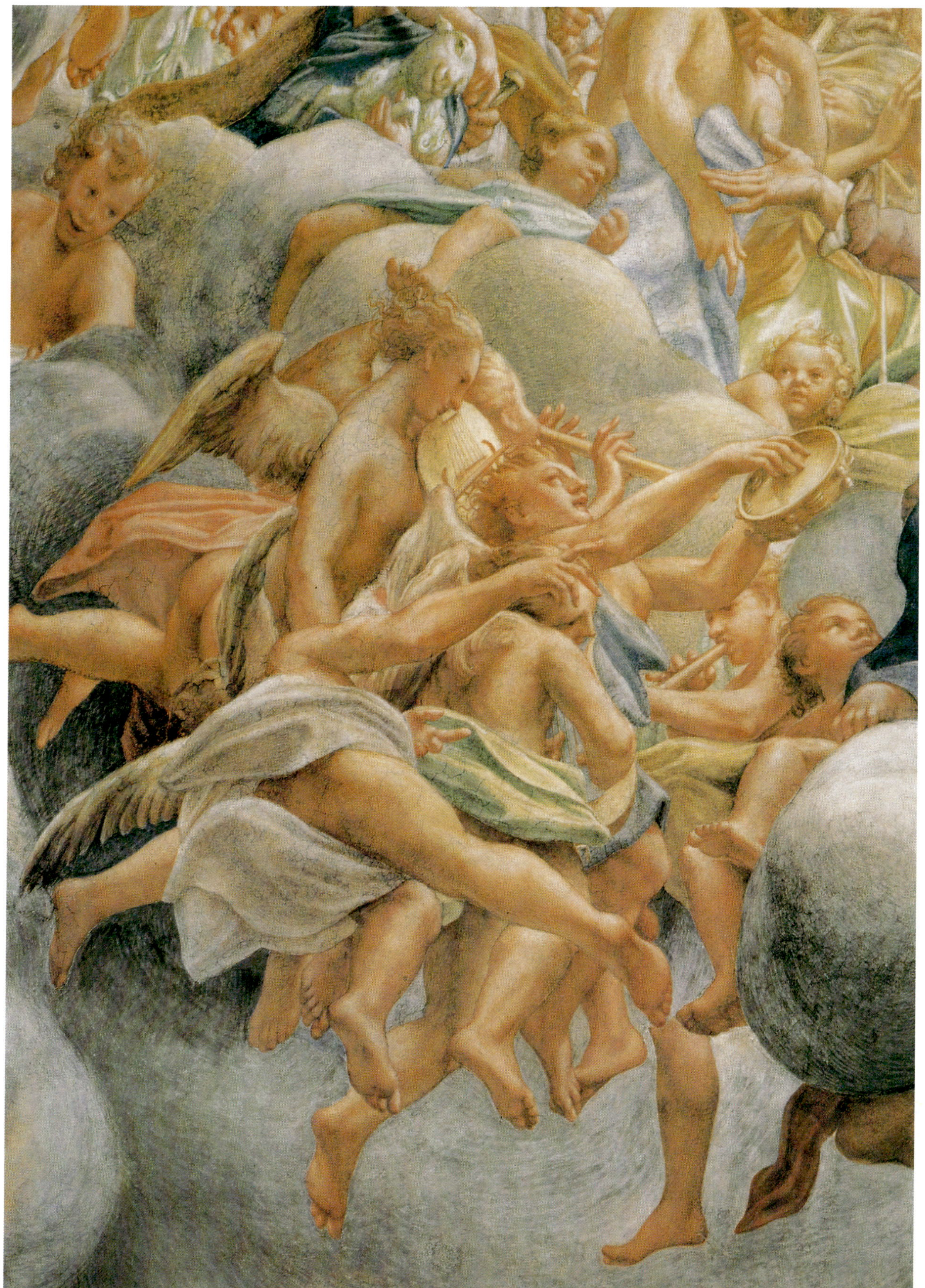

Parmigianino (Francesco Mazzola)
Selbstbildnis im Konvexspiegel, um 1524
Holz, Ø 24 cm
Wien, Kunsthistorisches Museum

Parmigianino
Madonna mit dem langen Hals, 1534
Öl auf Holz, 219 x 135 cm
Florenz, Galleria degli Uffizi

größtes Aufsehen, als »meraviglia«, etwas Wunderbares, das Erstaunen, »stupore«, erzeugt. Clemens gab das Bild dem Enfant terrible der Zeit, dem Schriftsteller Pietro Aretino, und über diesen gelangte es weiter an den Bildhauer Alessandro Vittoria, dann nach Prag, an den Hof Rudolphs II., wo der Mailänder Manierist Giuseppe Arcimboldo (1527–1593) wirkte.

Die Auffassung des Figürlichen hat Parmigianino von Correggio übernommen, nicht aber dessen geistige Auffassung, die Weichheit der Kontur, noch weniger die lichtbetonte Farbigkeit. Denn härter wirkt er hier als sein Meister, die Anlehnung an Raffael und die Erfahrungen seines Aufenthaltes in Rom und in Bologna 1527–31 bestimmten seinen Stil mit. Darüber hinaus aber kennzeichnet sein Werk ein zutiefst manieristisches Moment. Überraschung, Verwunderung, Staunen, ja Befremdlichkeit erzeugt er wie fast alle Manieristen durch Kultivierung »gedreht« aufgefaßter Figuren nach dem Motiv der Figura serpentinata. Überlang sind oft die Glieder, wie auch sein bekanntes Marienbild den Titel *Madonna mit dem langen Hals* bekam (Abb. rechts). Als Mystizist der Alchimie verschworen, lädt er den Betrachter ein, sich mit in die zwar elegant erscheinende, aber tiefe, verschränkte, zuweilen melancholische Welt seiner Bilderfindungen hineinzuversteigen, in die bewußt unlogisch aufgebauten, irreal-verzauberten Räume seiner Bildhintergründe.

Venedig im Cinquecento

Während Florenz und die Toskana, vor allem aber Rom durch die Plünderung durch kaiserliche Truppen im Jahr 1527 in nur wenigen Jahrzehnten einen Niedergang erleben mußten, blühte das reiche Venedig im Cinquecento zur glanzvollsten Stadt Italiens auf. Besonders der Malerei kam zudem zugute, daß etwa ab Mitte des Jahrhunderts die baulichen Bedürfnisse weitgehend befriedigt waren, nur noch vereinzelt kam es zu Kirchenneubauten, jetzt dagegen stand vielerorts die

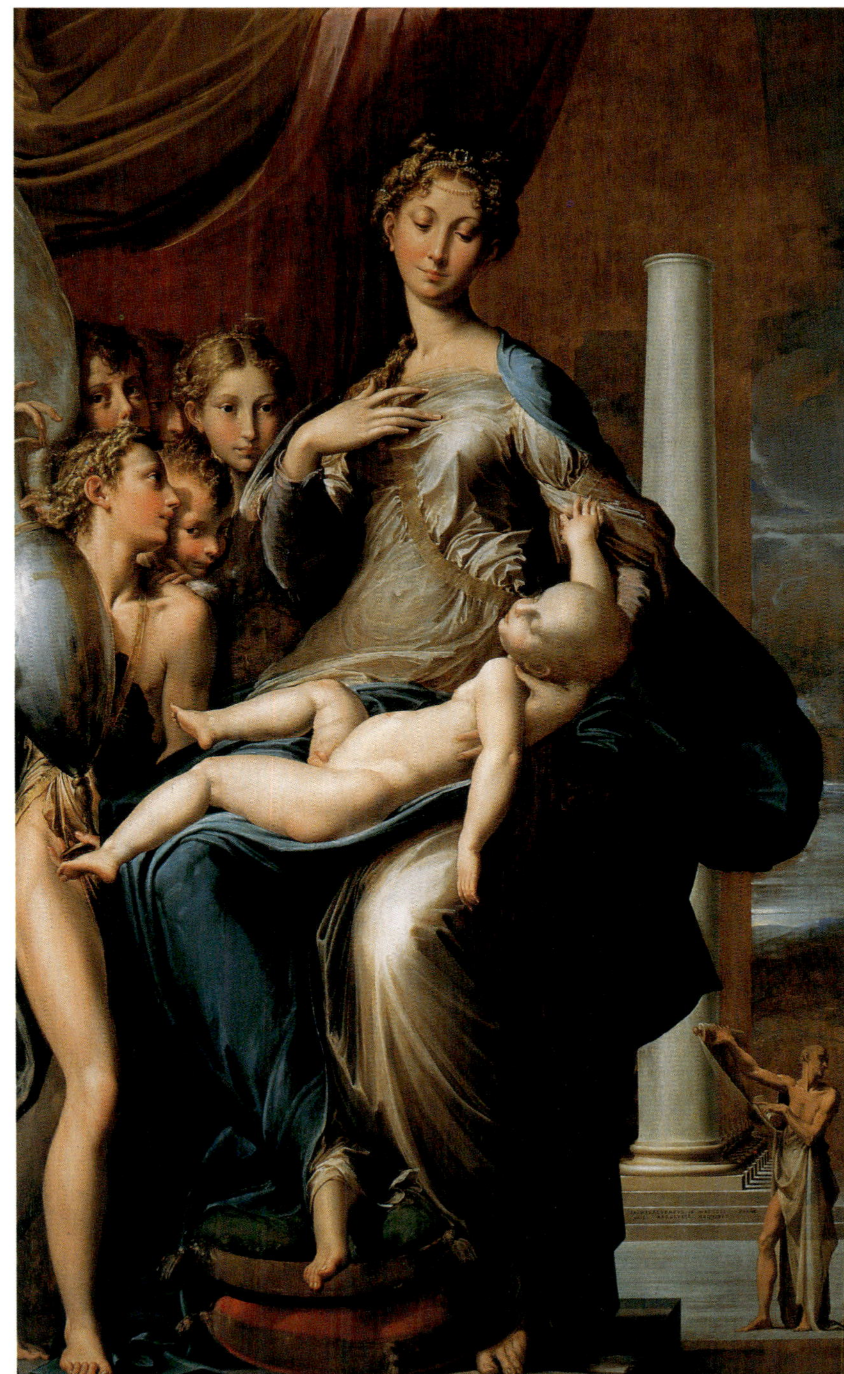

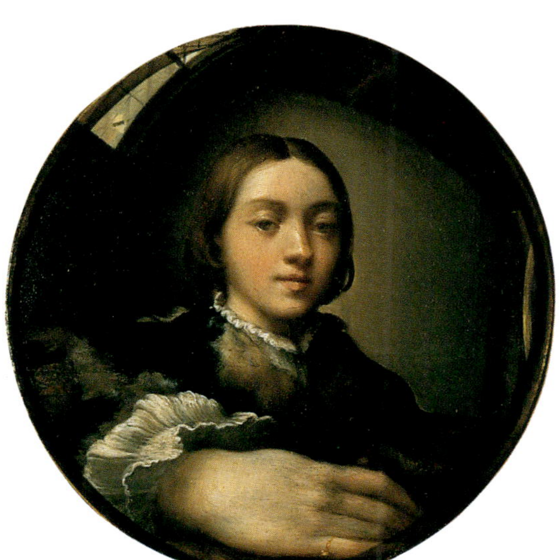

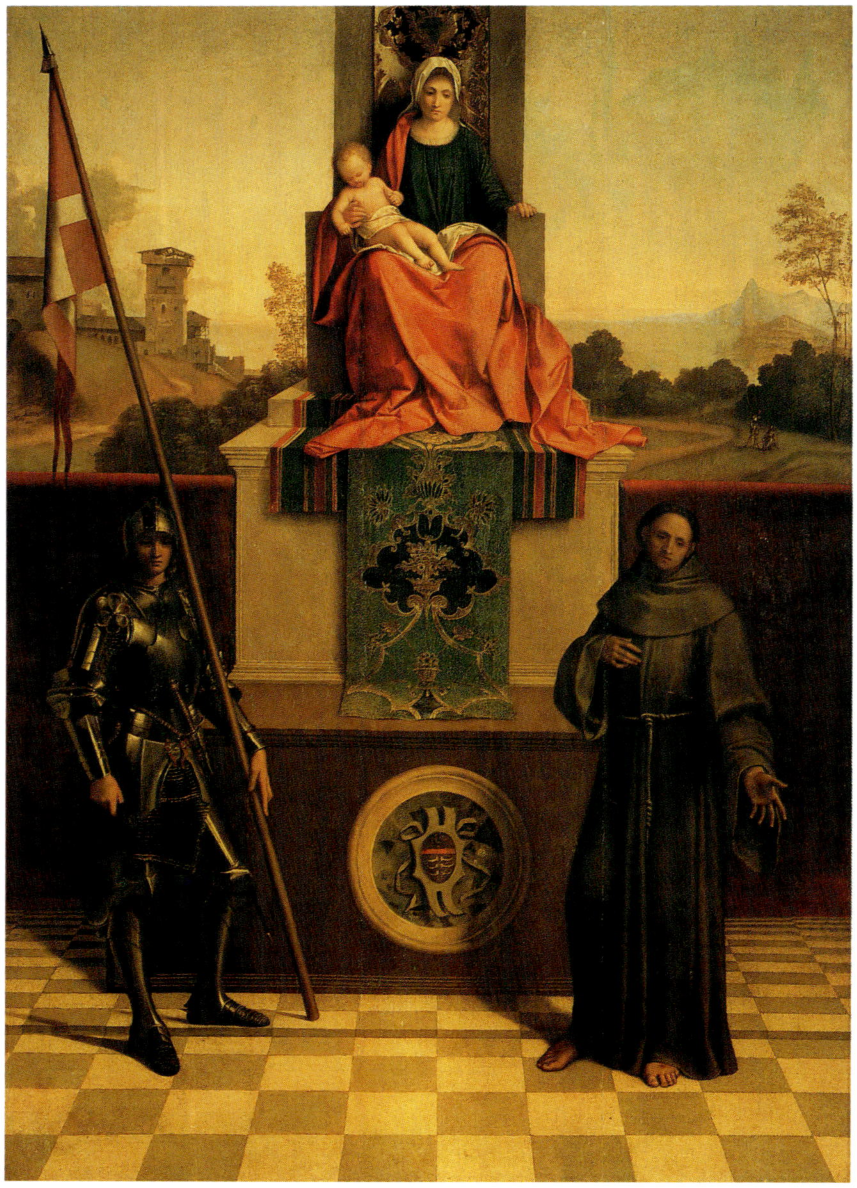

Giorgione
Thronende Madonna
mit Franziskus und Liberale, 1505
Holz, 200 x 152 cm
Castelfranco Veneto,
Chiesa di San Liberale

ABBILDUNG LINKS UNTEN:
Giorgione
Die drei Philosophen, um 1503/04
Leinwand, 123,5 x 144,5 cm
Wien, Kunsthistorisches Museum

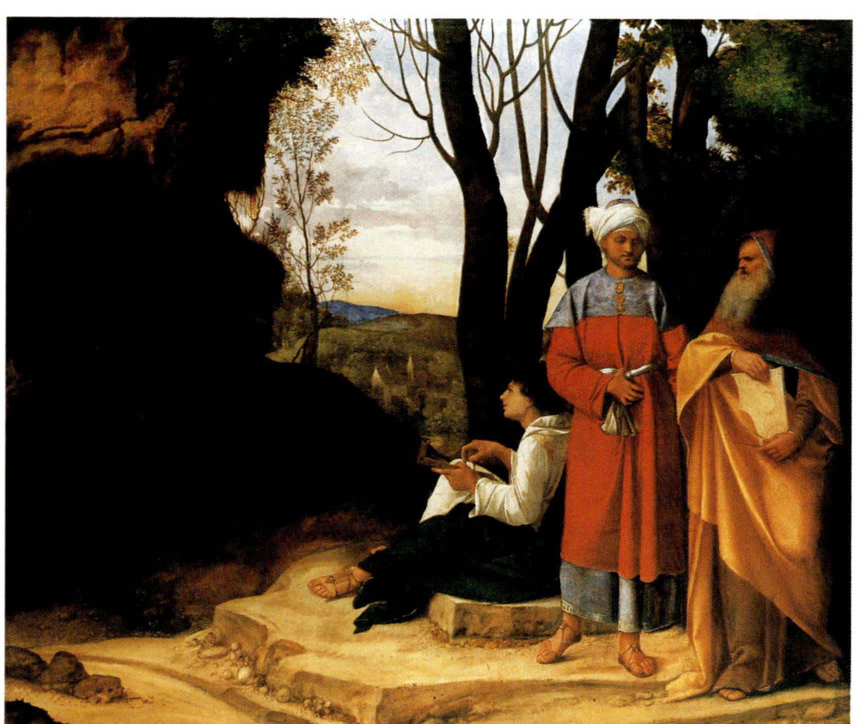

Ausstattung im Mittelpunkt der Auftragslage. Die Stilkluft zwischen den Zentren und den entlegenen Gebieten des Kunstschaffens wurde immer geringer. Hatten die lombardischen Ateliers der Mantegazza und Solari, die Schulen in Ferrara, aber besonders auch die Mantegna-Werkstatt in Padua und Mantua solche Zentren gebildet, die sehr lokale, eigene Stile hervorbrachten und – wie im Falle Mantegna – auch auf Venedig wirkten, so sollte jetzt die Lagunenstadt reichlich zurückgeben, was sie im Jahrhundert zuvor erhalten hatte.

Stand die Betonung der Farbe, die »poesia« von Anfang an im Gegensatz zur florentinischen »storia«, so ist Venedigs Malerei eben auch weit weniger erzählerisch als vielmehr lyrisch-kontemplativ. Diese besondere Eigenart der venezianischen Malerei hatte sich schon bei Giovanni Bellini vorbereitet, wie wir gesehen haben, nun wird sie durch zwei Künstler zu einem neuen Höhepunkt gebracht: Giorgione und Tizian.

Giorgione

Der Dinge Erscheinung steht von nun an im Vordergrund, und nicht mehr ihr Umriß. Giorgione hat augenscheinlich das Bild von vornherein farbig gedacht, nicht mehr nach Art einer kolorierten Zeichnung, und das war so revolutionär wie einst die Erfindung der Perspektive. Das hat auch zu jenem Sensualismus geführt, der zum Wesen der venezianischen Auffassung gehört.

Eigenartigerweise blieb bis heute gerade bei diesem Initiator der venezianischen Cinquecentomalerei vieles im Dunkeln. Keines seiner Werke trägt seine Signatur, nur ganz wenige Bilder werden ihm anfechtungsfrei zugeschrieben. Dieser Bellinischüler Giorgio oder Zorzo, er hieß angeblich Barbarelli, wurde 1477 oder 1478 in Castelfranco geboren. Bereits 1510 starb er in Venedig. »Giorgione« wurde er erstmals 1548 von Paolo Pino genannt, seiner »imposanten Erscheinung und der Seelengröße wegen«. Bereits in seinen ersten Bildern kündigte er schon an, daß es ihm um den Vorrang des Landschaftlichen geht. Wo immer in seinen Gemälden Landschaft dargestellt ist, hat sie sich aus der Rolle der Zutat befreit und bildet als Stimmung ein inhaltliches Hauptgewicht im Gemälde.

Das zeigt sich auch in der *Ruhenden Venus* (Abb. S. 397), die zu Recht als eine der vollkommensten Schöpfungen der Renaissance gesehen wurde. Der landschaftliche Friede und der Schlaf eines Mädchens, das sich ihrer Nacktheit gar nicht bewußt zu sein scheint, beides zusammengebunden durch ein verklärendes Spätsonnenlicht, das ist eine poetische Huldigung an Schönheit und Natur gleichermaßen. Wir werden auf dieses Bild im Vergleich mit Tizians *Venus von Urbino* noch einmal zurückkommen. Auch im religiösen Bild, der *Thronenden Madonna von Castelfranco* (Abb. links oben) von 1505 nimmt das Landschaftliche einen Vorrang ein. Das wird erst deutlich, wenn wir anhand der Perspektivlinien des erhöhten Thrones sehen, daß der Augenpunkt des Betrachters weit oberhalb der Wand konzipiert ist, die uns von der Landschaft trennt. Die Assistenzfiguren in dieser »Sacra Conversazione«, die Heiligen Liberale und Franziskus, sind tie-

Giorgione
Porträt eines jungen Mannes, um 1503
Leinwand, 72,5 x 54 cm
Budapest, Szépmüveszeti Muzeum

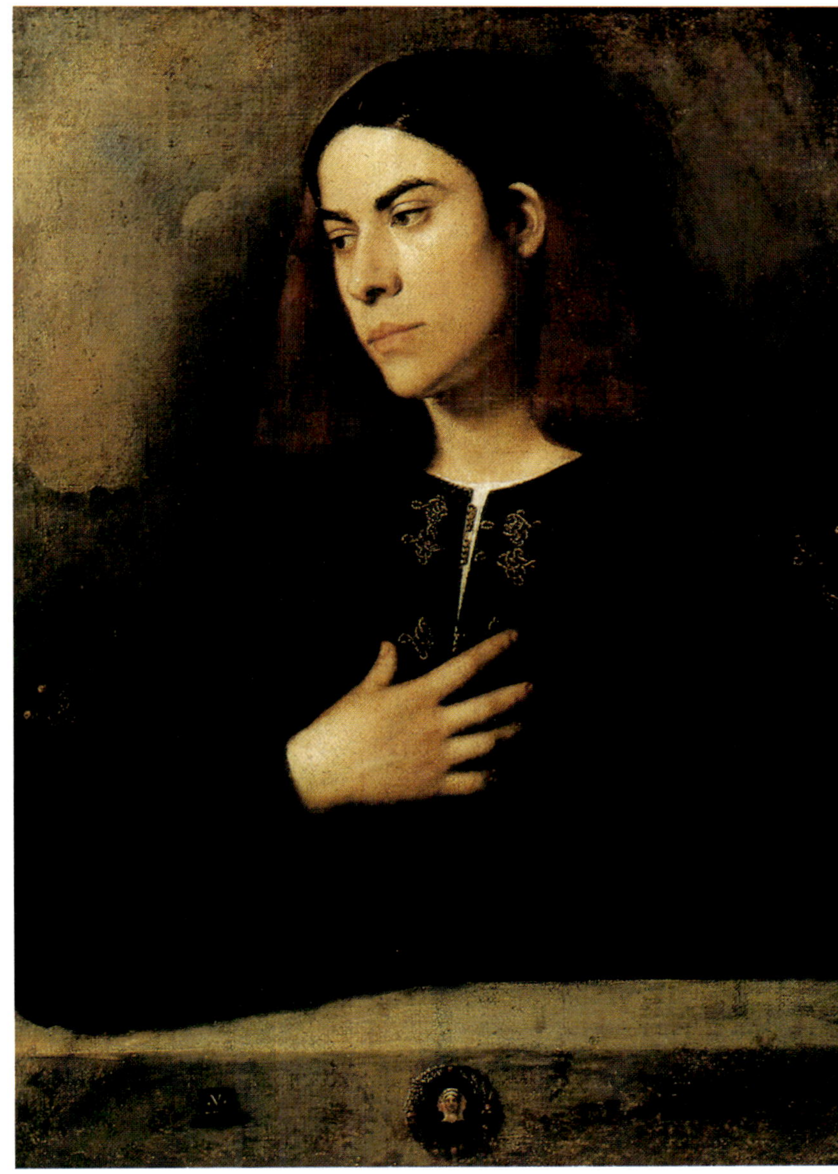

fer gestellt, und damit thront die Schönheit der Madonna inmitten der Schönheit einer Landschaft, deren Ruhe ihrem Ausdruck entspricht.

Rätselhaft, wie Leben und Werk des Künstlers, sind auch die Inhalte seiner Bilder, die oft wie novellistische Vorträge zu antikischen Mythen erscheinen. Die unterschiedlichsten Auslegungen ranken sich um *Die drei Philosophen* (Abb. S. 388). Das Bild gehört zu den wenigen, deren Zuschreibung für Giorgione durch Quellen gesichert sind, bei dem allerdings auch sein Schüler Sebastiano del Piombo letzte Hand angelegt haben soll. Handelt es sich bei der Zusammenkunft der drei, die verschiedenen Lebensalter charakterisierenden Figuren wirklich, wie Röntgenaufnahmen vermuten lassen, um abgeänderte Heilige Drei Könige, die den Stern von Bethlehem zu errechnen suchen, um Astronomen oder, wie eine weitere Deutung meint, um Evander, Pallis und Aeneas? Oder sind es drei große Gestalten der Philosophie, wie Vergil, Aristoteles und Averroes? Auch die Geschichte des Zauberers Merlin, der Blausius besucht, hat man in der Szene sehen wollen.

Nicht weniger rätselhaft ist Giorgiones *Ländliches Konzert* (Abb. S. 390), das wohl aus dem Jahre 1508 stammt. Zwei Jünglinge, einer davon prächtig gekleidet, in einer idyllischen Landschaft im Gras hingelagert, musizieren und halten zum Gespräch inne. Ihnen sind zwei nackte Mädchengestalten zugesellt, die in den meisten Beschreibungen als Kurtisanen gesehen werden. Aber es fällt doch auf, daß keine Interaktion zwischen den Männern und den Aktfiguren besteht, so, als würden die Mädchen gar nicht wahrgenommen. Das eine der Mädchen ist im Begriff, Wasser in einen Brunnen zu gießen, das andere lauscht dem Gespräch, die Flöte von den Lippen abgesetzt. Sind dies wirklich real gemeinte Mädchen, die die beiden aufs Land begleitet haben? Sicher nicht! In den Aktfiguren ist vielmehr eine andere Realität gemeint, etwa das sichtbar gemachte Thema des Gesprächs der beiden Musikanten, vielleicht die nur uns sichtbare Gegenwart von Nymphen, Allegorien von Wasser und Luft und deren vernehmbare Laute der Natur: Wassersplätschern und Flötenton. Denn die Schalmei ertönt ja wirklich, nämlich aus dem Spiel des Schäfers im Hintergrund, der wie ein Teil der Landschaft mit dieser verschmolzen zu sein scheint. Das reale Nebeneinander von Figuren zweier Realitätsebenen war schließlich gewohnter Topos, wenn etwa in der »Sacra Conversazione« Heilige aus verschiedenen Zeiten nebeneinandergestellt stehen. Entsprechend würde ich dieses Bild als eine idyllische, profane »Conversazione« sehen. Aber auch diese Auffassung mag letztlich nicht befriedigen.

Es ist auffallend, daß keines der Bilder Giorgiones je eine gültige – d.h. allgemein und auf Dauer akzeptierte – Deutung gefunden hat. Schon Vasari schreibt über die Fresken am »Fondaco dei Tedeschi«: »Ich für meinen Teil habe den Sinn des ganzen nie verstanden und auch keinen gefunden, der ihn mir zu erklären gewußt hätte.«

Gleiches hätte er wohl auch über die *Tempesta* Giorgiones sagen können, vielleicht eines der bedeutendsten Bilder, die Italien hervorgebracht hat (Abb. S. 391). Man mag sich fragen, ob es sich hier nur sinnallegorisch um eine Gegenüberstellung von Mann und Frau

Giorgione (Tizian)
Ländliches Konzert, 1508
Leinwand, 105 x 136 cm
Paris, Musée du Louvre

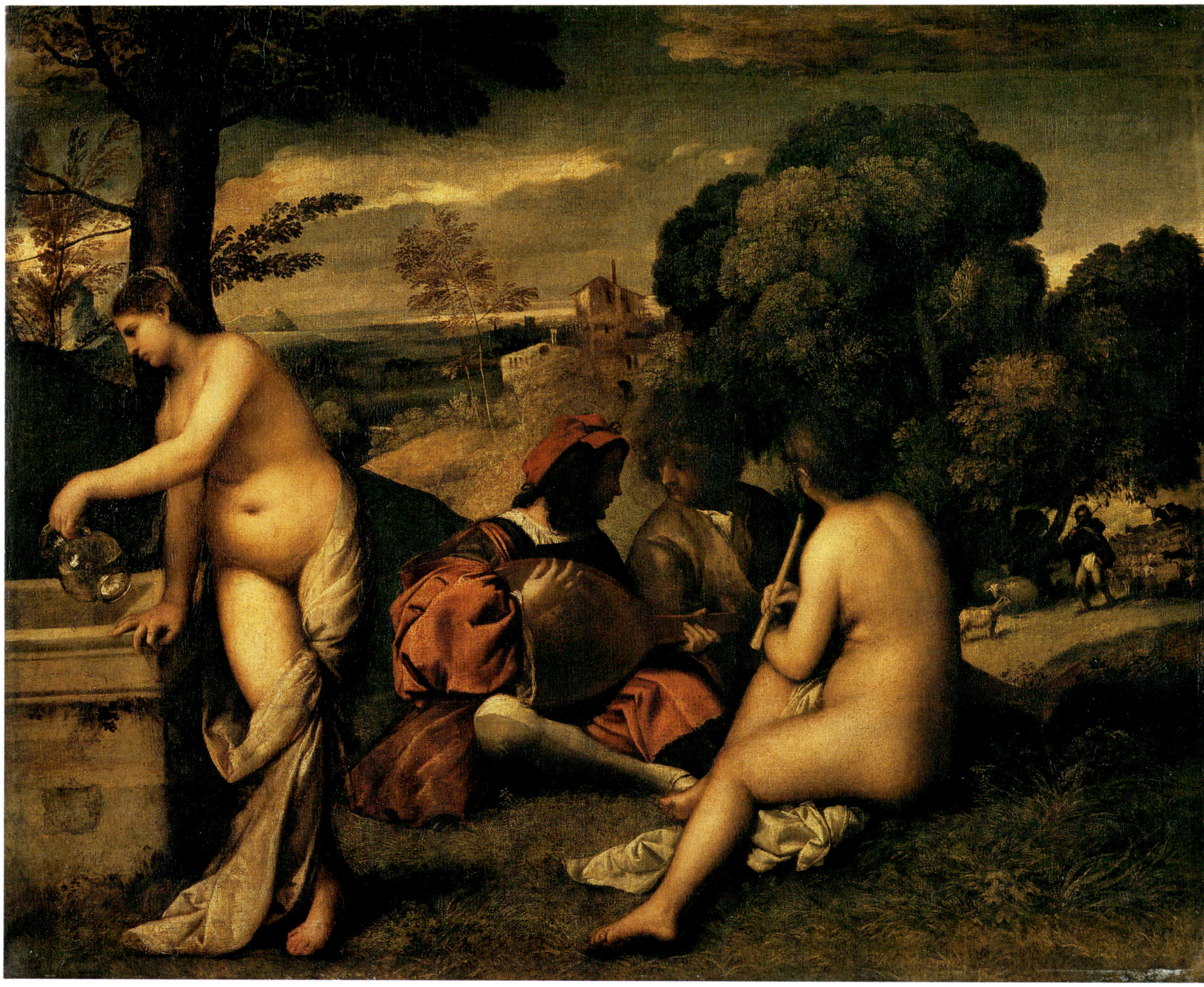

Giorgione
Das Gewitter, um 1506
Öl auf Leinwand, 82 x 73 cm
Venedig, Accademia

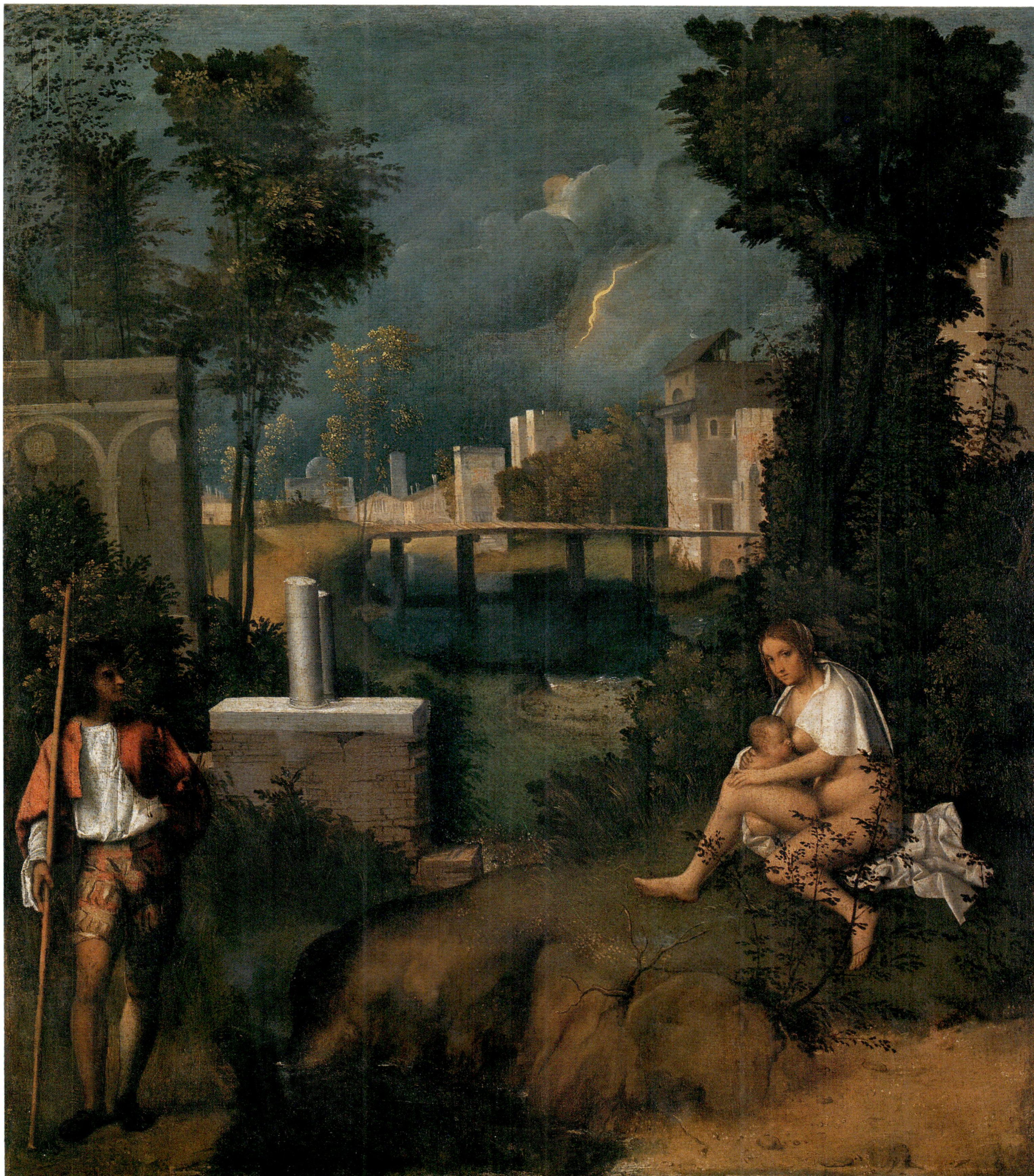

Mylius
Allegoria della Terra
Kupferstichillustration
aus der »Philosophia Reformata«, 1622

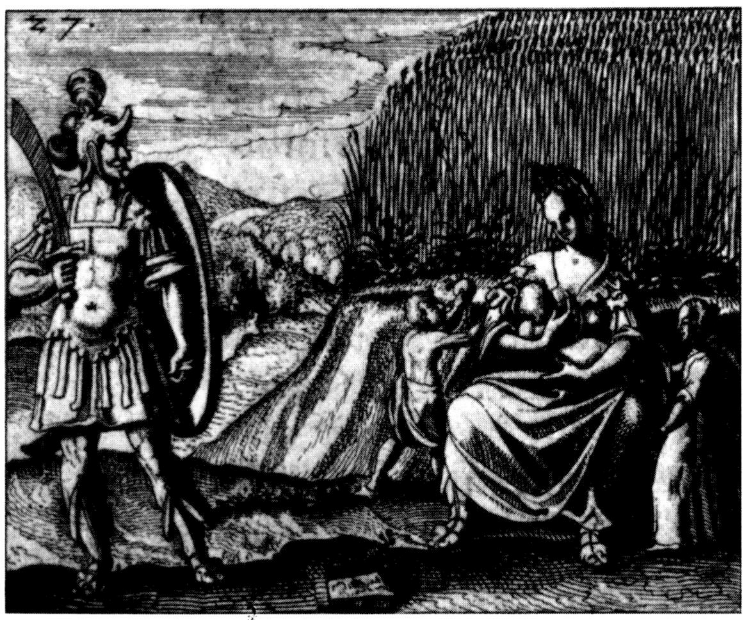

mit den ihnen jeweils zugeordneten Welten handelt. Ihm ist ja ein Stab zugeordnet, Architektur und Ruine hinter ihm wären dann Symbole für Aufbau wie für Zerstörung. Der Frau, die im Sturm ihr Kind schützt, scheinen im Hintergrund die Häuser, also Zeichen für gesuchte Geborgenheit, zugeordnet, und beide trennt ein Flußlauf. Oder hat der Bildinhalt in verschlüsselter Weise mit den Insignien an einem der gemalten Häuser zu tun, oder mit der Familie Vendramin, die den Auftrag zu diesem Bild gab? Die in der Landschaft sitzende, säugende Frau war ja schon lange Allegorie für die nährende Mutter Natur, »La Terra nutrice«. Und noch 1622 stellte Mylius in seiner »Philosophia Reformata« in einer Kupferstichillustration (Abb. oben) dieselbe bildhafte Konstellation wie Giorgione in der *Tempesta* dar: rechts die sitzende, säugende Mutter Natur (Allegoria della Terra) und links der stehende, sie betrachtende und gleichsam bewachende Mann, bei Mylius allerdings mit Schwert und Rüstung bewehrt.

Wie auch immer die einzelne Deutung ausfallen mag – Giorgiones Bilder, die unlösbare Rätsel aufgeben und bei denen scheinbare Lösungen sogleich wieder ins Absurde führen, stehen am Beginn einer neuen Malerei, die nicht mehr »gedeutet« werden kann, weil sie nicht mehr gedeutet werden will, wie die späten Landschaften des 18. Jahrhunderts oder Impressionen von Monet. Giorgiones Spiel mit Andeutungen, mit Vorgaben, die Tiefergründendes erwarten, aber nicht lösen lassen, mit kaleidoskopartig und beliebig zusammengestellten Sinnelementen, läßt vermuten, daß es ihm darum ging, ein ewiges Gelehrtengespräch aufrechtzuerhalten, den Paragone des geistigen Disputs, und eben nicht darum, durch logische Antworten trivial zu befriedigen.

Mutig und zerrissen ist in der *Tempesta* die Komposition, in der ein aufhellender Blitz den zufälligen Ausschnitt der Landschaft unerwartet preisgibt und die entblößte Welt plötzlich als Bild sichtbar werden läßt. Das nackte Zufällige und alles, was hier so verstreut zu entdecken ist, wird durch die Farbe und die traumtrunkene Stimmung in vollkommener Harmonie zusammengebunden.

So wenig Giorgione auch gemalt haben mag, seine Malerei wirkte auf die gesamte venezianische Schule. Fast niemand blieb wirklich frei von seinem Einfluß. Sebastiano del Piombo zum Beispiel, um nur einen zu nennen, der unter Cima, Bellini und Giorgione gelernt hat, versuchte den Stil Giorgiones weiterzuführen. Und selbst auf sein späteres Wirken in Rom, wo er als Mönch Siegelaufseher des Papstes wurde (daher der Beiname »del Piombo«) wirkte sich der Einfluß Michelangelos keineswegs so beherrschend aus, daß er nicht venezianisch geblieben wäre, in Farbe und Tonklang.

Tizian

Tiziano Vecelli war es beschieden, das, was Giorgione in epochemachenden Anfängen vorbereitet hatte, zu vollenden, und dies nicht nur in dem Sinne, daß er unfertig hinterlassene Gemälde des früh Verstorbenen fertigstellen durfte, sondern auch im Verständnis der Stilentwicklung der gesamten Renaissancemalerei. Sein Werk als eine Jahrhunderterscheinung ist keinesfalls eine Sache des Zufalls. Es bedurfte einiger voraussetzender Faktoren, die bei Tizian eben zusammenkamen: großartige Begabung, ungebrochene Arbeitskraft und eine lange Reifezeit des Schaffens. Wenn es stimmt, daß Tizian um 1477 geboren wurde, was einige bezweifeln, dann war er also gleichalt mit Giorgione, bei dem er dennoch Wesentliches zu lernen hatte. Im Gegensatz zu diesem hat er bis zu seinem Todesjahr 1576 in einem fast 100jährigen Leben das Erworbene zur Reife bringen können und auf diese Weise ein Jahrhundert geprägt.

Tizians Werk kann nicht getrennt gesehen werden von seiner Persönlichkeit und vor allem von der gesellschaftlichen Rolle, die er auf der illuminierten Bühne der Kunst des reichen Venedig im Cinquecento spielte. Man wird die Einzigartigkeit seines Wirkens besser verstehen, wenn man sich bewußt macht, daß dieser Maler, der im Dolomitendorf Pieve di Cadore als Sohn eines Rechtsberaters geboren und im Alter von zehn Jahren zu Bellini in die Lehre nach Venedig geschickt wurde, nicht nur ein ganzes Jahrhundert erlebt, sondern auch gesellschaftliche Grenzen überschritten hat, in einer Weise, wie dies vorher noch nie der Fall war. 1516 zum Ratsmaler Venedigs ernannt, war er ein gesuchter und bald gefeierter Porträtist aller Gesellschaftsschichten: des reichen Bürgertums, der Kirche und des Adels. Schließlich von Kaiser Karl V. zum Pfalzgrafen erhoben, blieb er auch noch in der kaiserlichen Gunst von dessen Sohn, dem Weltherrscher Philipp II. Seine Arbeitskraft und die straffe Organisation seiner vielköpfigen Werkstatt ermüdete auch im hohen Alter nicht. Rang und Ansehen erhoben ihn zu einem »Malerfürsten«, wohl dem ersten der Kunstgeschichte, lange bevor ein Rubens es sich erlauben konnte, ähnlich herrschaftlich zu residieren, und die Gesellschaft des 19. Jahrhunderts es einigen wenigen Künstlern abermals ermöglichte, eine solche Rolle zu kopieren, wie Makart in Wien, Lenbach oder Stuck in München – natürlich: mit Tizian als Vorbild.

Palma il Vecchio
Nymphen beim Bad, um 1525
Auf Leinwand übertragen, 77,5 x 124 cm
Wien, Kunsthistorisches Museum

Palma il Vecchio
Die drei Schwestern
Holz, 88 x 123 cm
Dresden, Gemäldegalerie Alte Meister

Der Mosaikkünstler Sebastiano Zuccato, dann Gentile und vor allem Giovanni Bellini waren Tizians erste Lehrer. In der Bottega Bellinis hat er zusammen mit Giorgione gelernt, er blieb dort bis um 1504, und manches aus seiner Hand ging als Bellini-Werk an den Auftraggeber. Das *Götterfest* Bellinis (Abb. S. 367) ist von ihm verändert worden, wie schon erwähnt. Doch bereits zuvor, 1508, arbeitete er zusammen mit Giorgione an den Fresken des Fondaco dei Tedeschi, dem damals vielbeachteten »Kaufhaus der Deutschen«, von denen nur noch ein kleiner Rest und Stiche die einstige Erscheinung ahnen lassen. Dann war er um 1515 in Giorgiones Werkstatt tätig und wurde in der Folge für würdig befunden, auch dieses Meisters Bilder fertigzustellen, so mag vielleicht die nackte Nymphe mit dem Wasserkrug im *Ländlichen Konzert* Giorgiones (Abb. S. 390) von seiner Hand sein.

Tizian überragte sehr schnell seine Lehrer und selbstredend auch so gefällige jüngere Maler wie Jacopo Negreto, genannt Palma il Vecchio (um 1480–1525), der als Bellinischüler sich sehr bald Giorgiones Stil aneignete und schließlich beinahe so etwas wie ein Schüler Tizians wurde. In der religiösen Darstellung blieb Palma, wohl wegen so manchem Auftragswillen, zuweilen quattrocentesk. Immerhin hat er den neuen Typus einer querformatigen Sacra Conversazione eingeführt, aber im Kolorit weiterhin die Farbenpracht Venedigs kultiviert, wie sein ungewöhnliches Tripelporträt *Die drei Schwestern* zeigt (Abb. rechts). Auch ihm ist durch die Schulung Giorgiones die Weichheit der Übergänge anzumerken und ein Hauch von Rätselhaftem.

Tizian dagegen kultivierte die geheimnisvollen Stimmungseffekte und das Tiefgründige Giorgiones nicht weiter, sieht man von einer Darstellung wie *Die himmlische und die irdische Liebe* ab (1514, Rom, Galleria Borghese). Aber in dieser ersten Schaffensphase, die wir etwa zwischen 1500 und 1518 ansetzen, ist die Nähe zu Bellini und Giorgione noch erkennbar. Die *Zigeunermadonna* und die *Kirschenmadonna* sind Zeugnisse dieses frühen Stiles. Selbst wenn wir der allgemeinen Einteilung von Tizians Lebenswerk in vier Phasen folgen,

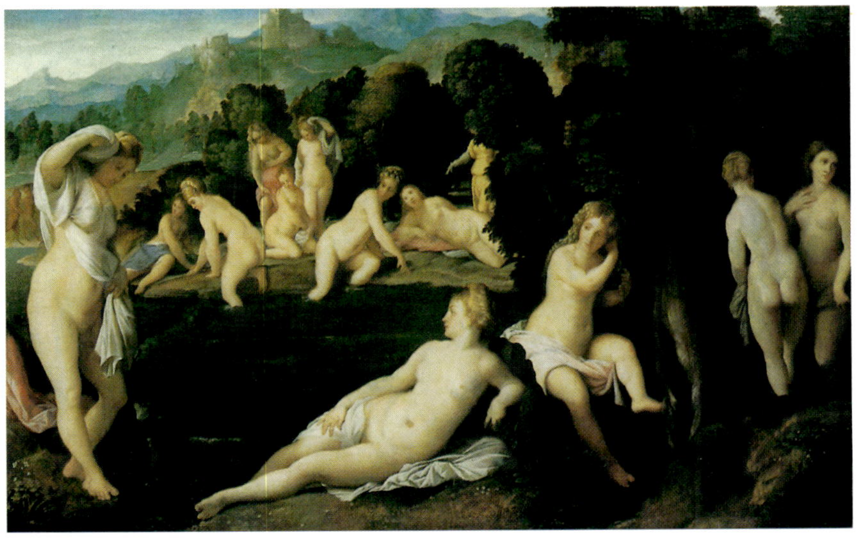

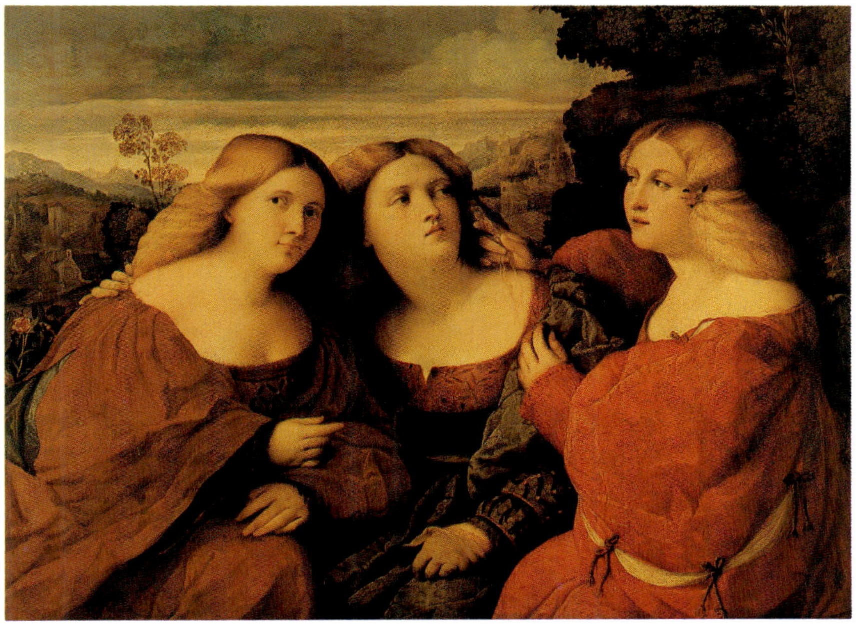

deren zweite mit seinem berühmtesten Altarbild, der *Mariä Himmelfahrt* von 1516–18 für die Frarikirche in Venedig (Abb. S 395) machtvoll einsetzt, so läßt sich nicht übersehen, daß noch im *Bacchanal der Andrier* von 1519 (Abb. S. 396) wesentliche Stilelemente Bellinis und Giorgiones nachklingen. Das betrifft natürlich nicht die völlig neuartige, höchst bewegte Kompostition, die eine bereits protobarocke Lebendigkeit vorführt, sondern die noch relativ klaren Konturen der Körper, die feine Behandlung des Landschaftlichen, besonders im Blätterwerk der Baumgruppen.

Der Bildvergleich mit Bellinis themaverwandtem Gemälde (Abb. S. 367) zeigt nicht nur die Unterschiede in der Auffassung – dort beinahe moralisierend, als hätte Bellini den Bacchanten und Festteilnehmern lediglich ein kleines Gläschen Meßwein zugestanden, hier dagegen die blutvolle Ausgelassenheit menschlicher Leidenschaften. Ein Detailvergleich der in beiden Bildern in der rechten Ecke hingelagerten Bacchantin bezeichnet das Gemeinte ebenso. Das Nebeneinanderstellen und Vergleichen dieser beiden Gemälde hat Tradition, denn beide schmückten einst das Arbeitszimmer im Palast des Herzogs Alfonso d'Este in Ferrara, und beide haben schon zur Entstehungszeit das »Gelehrtengespräch« beflügelt. Auch das *Venusfest* (1523) entstand in diesem Zusammenhang, nachdem sich Tizian 1516 in Ferrara aufhielt und die Bildbestellungen erhielt. Und es ist wiederum kein Zufall, daß solche antikische Themenaufträge, wie die nach Ariost bzw. Philostratos, gerade aus Ferrara kamen. (vgl. Abb. S. 380).

Eines der schönsten für Ferrara entstandenen Bildnisse ist das der Laura de Dianti (Abb. S. 403). Die Schöne war Mätresse, vielleicht auch spätere Ehefrau Alfonsos d'Este, das Gemälde entstand um 1523, wohl als Gegenstück zu einem Tizianporträt des Herzogs. Es kündigt als eines der ersten Bilder die damals bereits unverwechselbare Maltechnik Tizians an. Mit dem Terminus »Technik« ist aber schon zu viel

Tizian
Pesaro-Madonna, 1519–28
Leinwand, 478 x 260 cm
Venedig, S. Maria dei Frari

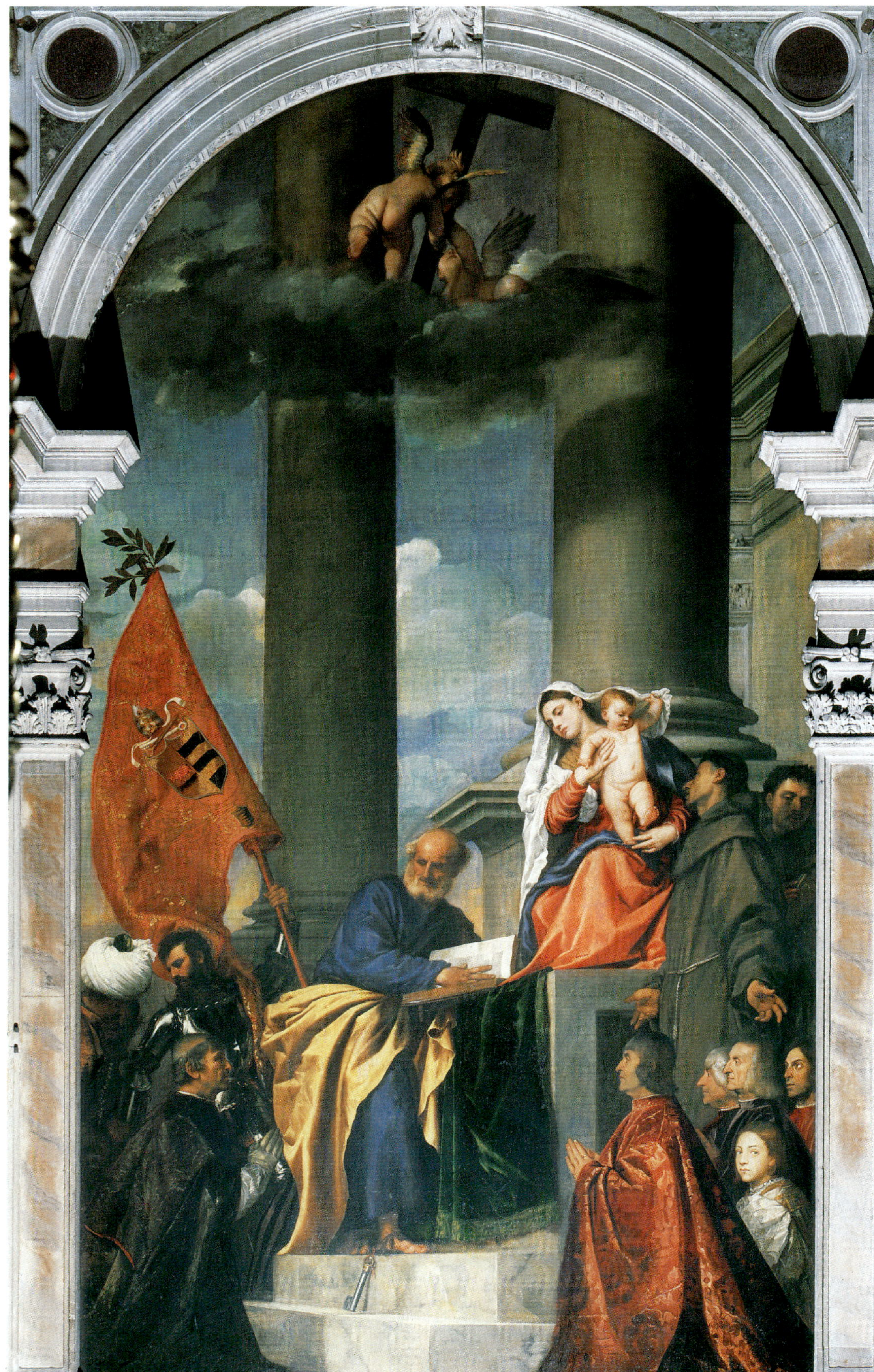

Tizian
Mariä Himmelfahrt, 1516/18
Holz, 690 x 360 cm
Venedig, S. Maria dei Frari

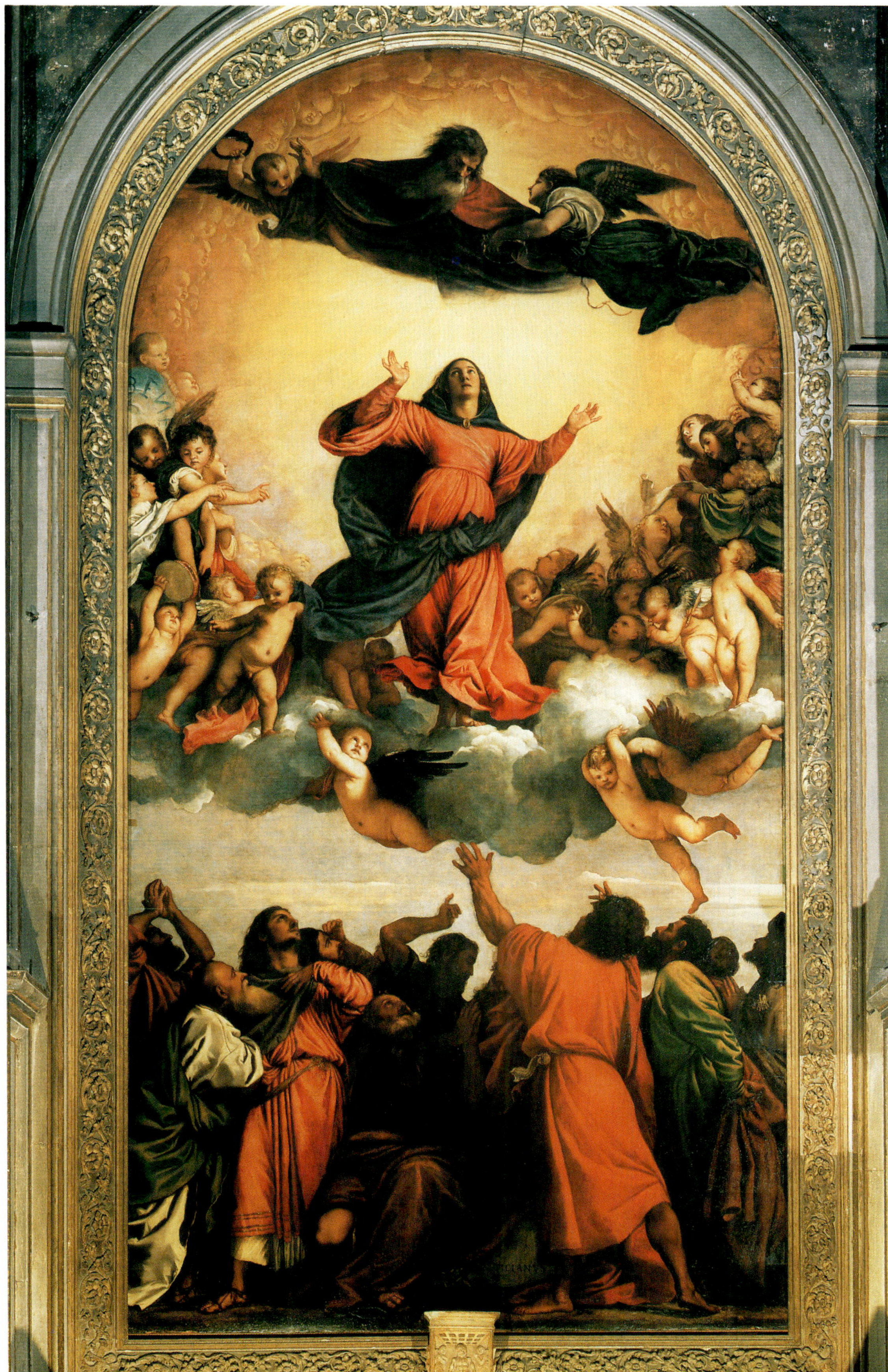

Tizian
Bacchanal der Andrier, 1516/18
Leinwand, 175 x 193 cm
Madrid, Museo Nacional del Prado

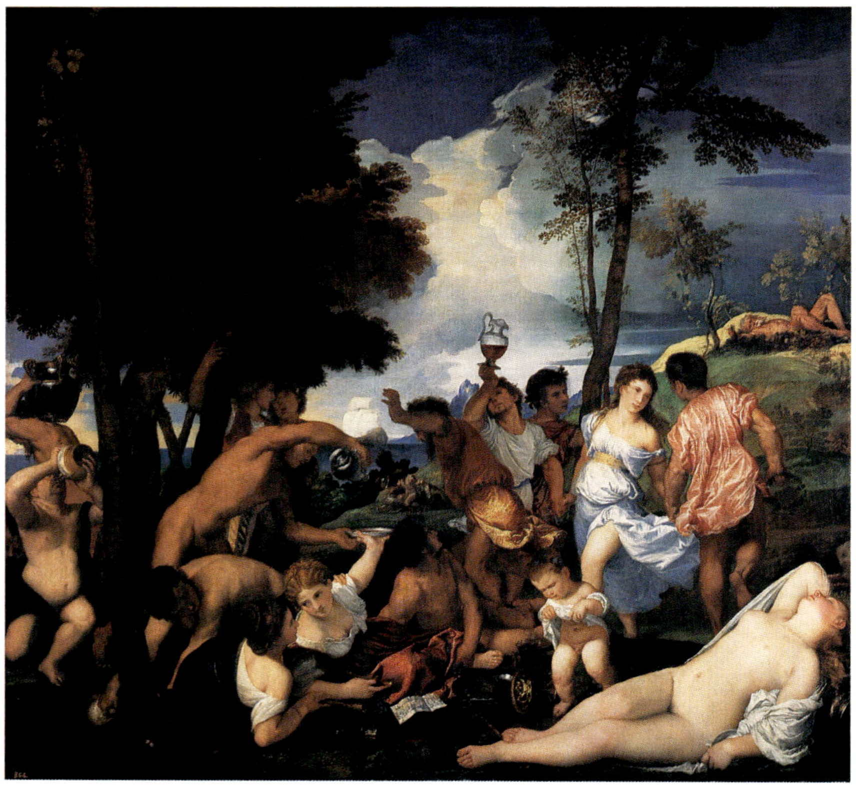

gesagt, wenn wir die Farbbehandlung und deren ganz eigene Wirkung meinen. Während bei Giorgione trotz der Weichheit der Übergänge noch ein letzter Grad an Kontur zu spüren ist, fehlt dieser bei Tizian ganz. In pastosem Auftrag legte er die Farben nebeneinander und gelangte so zunehmend zu einem derart lockeren Farbauftrag, der bereits viel von dem vorwegnimmt, was wir bei Velázquez, dann bei Rembrandt und verstärkt bei Frans Hals finden werden und was nicht selten – besonders bei den späteren Werken Tizians, wie seinem *Selbstbildnis* in Madrid oder seiner *Dornenkrönung* in München – zu dem unguten Vergleich mit »impressionistischer« Malweise verführt hat.

Die ungemein lebendige Wirkung entsteht hier ja gerade durch die Unbestimmbarkeit der Kontur. Keine Linie ist mehr feststellbar, die als präzise Formabgrenzung zu verstehen wäre. Anstelle der sorgfältigen Modellierung, die Leonardo etwa bei der *Mona Lisa* angewendet hatte, zeigt sich nun ein linienloser Farbauftrag, der Körperlichkeit erzeugt, obwohl die Tiefengrenzen unsichtbar bleiben. Was Leonardo mit Hilfe des Sfumato erreicht hatte, geschieht bei Tizian durch eine Lockerheit der Farbübergänge, die Licht und Farbe gleichermaßen und gleichzeitig aufleuchten lassen.

Will man den Entwicklungsgang von rund hundert Jahren Renaissancemalerei in Norditalien auch unter dem Gesichtspunkt der Pinselführung und des Farbauftrags von Pisanello bis hin zu Tizian in kurzen Schritten verständlich machen, muß man nur je ein Porträt von den verschiedenen Meistern nacheinander betrachten, wie etwa Pisanellos *Mädchen aus dem Hause Este* (Abb. S. 353), Antonellos *Maria der Verkündigung* (Abb. S. 360), Bellinis *Loredan* (Abb. S. 357), Leonardos *Mona Lisa* (Abb. S. 314), Lorenzo Lottos *Lucrezia* (Abb. S. 398) und eben Tizians *Laura de Dianti* von 1523 (Abb. S. 403).

Im gleichen Jahr wie die *Laura* entstand Tizians sogenannte *Pesaro-Madonna* (Abb. S. 394). Es fällt auf, daß für ein solches öffentliches Auftragswerk sich der Malstil etwas konservativer zeigt, nicht aber die epochemachende Komposition. Den Namen erhielt das Bild durch seinen Auftraggeber, Jacopo Pesaro, der im Bild links vor den Stufen mit dem Blick auf die Madonna kniet. Er hatte etliche Jahre zuvor den entscheidenden Sieg über die Türken errungen, und zwar unter der Fahne des Papstes. Deshalb ist es Petrus, der ihn hier der Madonna empfiehlt. Der auf die Stufe unter seinen Füßen gelegte Schlüssel macht Petrus wortwörtlich zur Schlüsselfigur dieses Votivbildes. Die stufenweise Höherstellung der Gestalten bis hin zur Madonna betont sie als Himmelskönigin, gerade durch den neuartigen Bildaufbau, indem Tizian sie aus der Mitte nimmt und an den oberen Zielpunkt einer machtvollen Diagonale setzt. Die ihr zugeordneten Säulen scheinen bis in den Himmel hinaufzureichen. Die Art, wie Pesaros Angehörige im streng seitlichen Profil aufgereiht sind, hat etwas Altherkömmliches, dennoch lockert Tizian die Gruppe auf, durch den aus dem Bild blickenden Jungen. Diese Art, die Aufmerksamkeit auf die Madonna gerade dadurch zu lenken, daß sie an den Bildrand, aber höher gesetzt wird, wurde künftig in vielen Altargemälden nachgeahmt, so in der *Madonna mit dem Hl. Nikolaus* von Moretto da Brescia.

Der liegende Akt bei Giorgione und Tizian

Bei einem Vergleich der Malweisen der beiden liegenden Akte, Giorgiones *Ruhender Venus* von 1505 und Tizians *Venus von Urbino* (Abbn. S. 397), um 1538, also aus der dritten, kompositionell beruhigteren Phase seines Schaffens, kämen wir zu einem ähnlichen Ergebnis wie beim obigen Vergleich der Porträtreihe. Aber über die Fragen der Peinture hinaus spricht Tizians liegender Akt ganz andere Seiten unseres Empfindens an. Der Übereinstimmungen wird man schneller gewahr als der Unterschiede, abgesehen davon, daß aus einer unberührt still wirkenden Landschaft Giorgiones nun bei Tizian ein intimer Raum geworden ist. Übereinstimmend ist schon die Lage beider Mädchengestalten: das linke Bein über das abgewinkelte rechte gelegt, der Arm, der in sanftem Bogen der Kontur des Körpers folgt, dann auch der das Haupt wie schützend rahmende, dunklere Grund; und schließlich finden wir auch im rechten Hintergrund jedes der beiden Bilder eine Entsprechung, sie ist unmerklich und zeigt sich erst auf den zweiten Blick: Giorgione hat in seine Landschaft einen größeren Baum, links davon einen kleineren gestellt, und zwischen beiden, leicht nach vorne gerückt, einen Baumstumpf. Tizian wiederholt auf seinem Bild diesen kompositionellen Einfall, ersetzt aber die Elemente – etwas weiter nach rechts verschoben – durch die stehende Frau, das knieende Mädchen und ein liegendes Hündchen. Die Unterschiede aber verleihen dem gleichen Sujet nun ein völlig neues Thema. Die Urbino-Venus blickt den Betrachter an. Leicht verträumt, aber wissend scheinen die

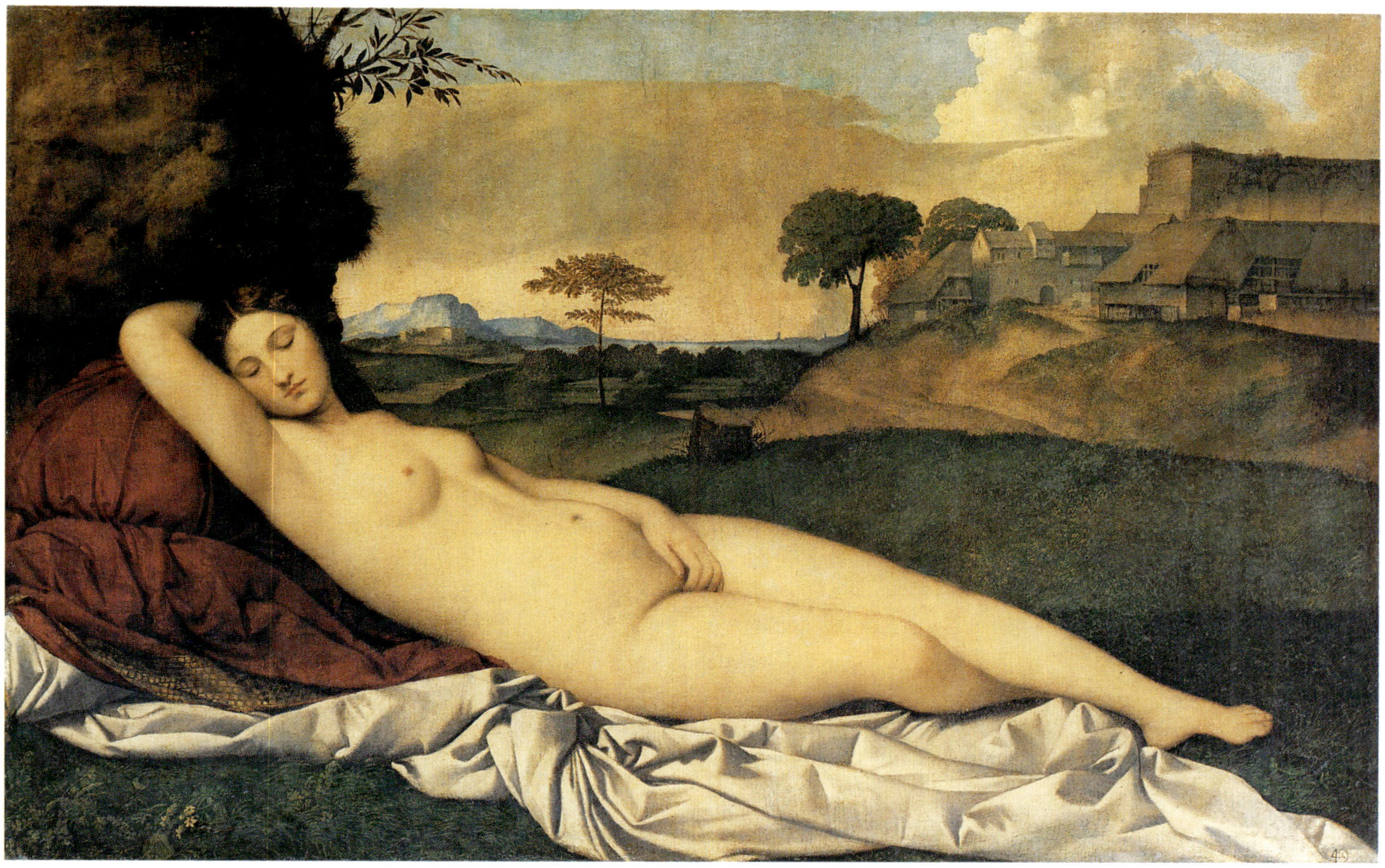

Giorgione
Ruhende Venus, um 1510
Öl auf Leinwand
108 x 175 cm
Dresden, Gemäldegalerie
Alte Meister

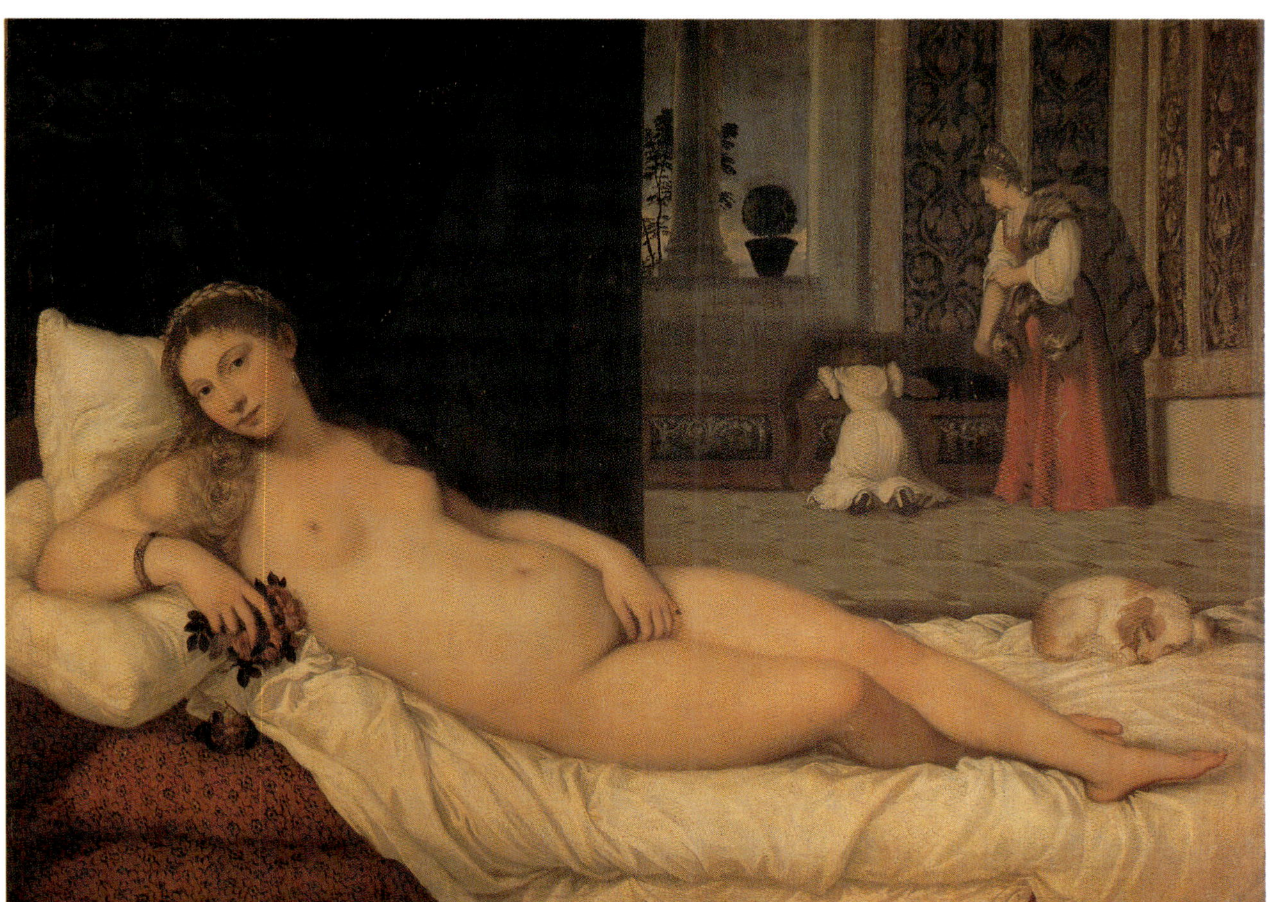

Tizian
Venus von Urbino, 1536
Leinwand, 119 x 165 cm
Florenz, Galleria degli Uffizi

Lorenzo Lotto
Porträt der Lucrezia, um 1533
Holz, 95 x 110 cm
London, The National Gallery

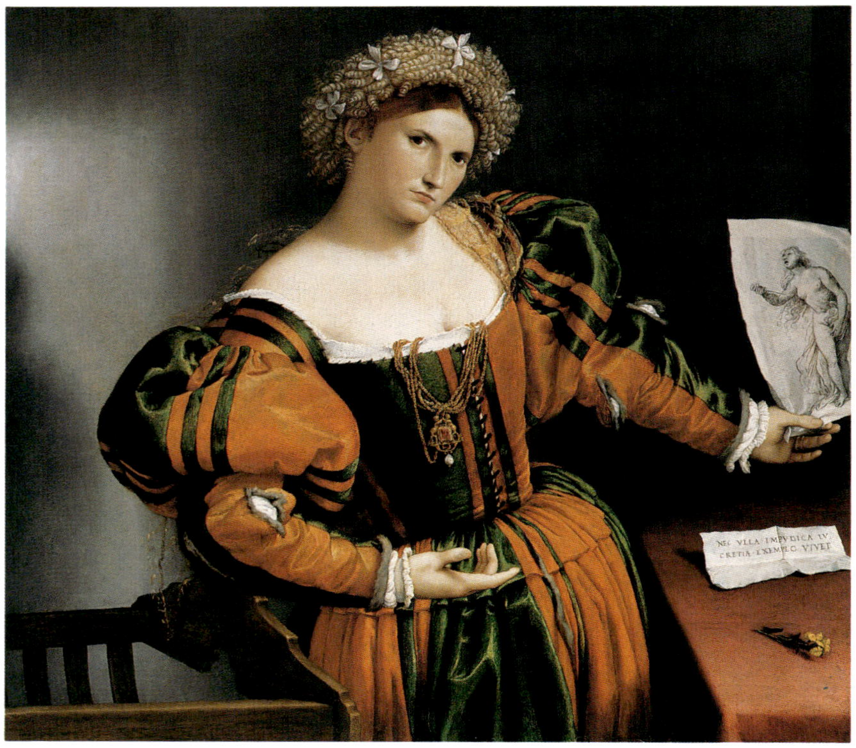

Augen, der Kopf ruht nicht in der Armbeuge, wie bei Giorgione, sondern kokett auf der Schulter, wie ganz leicht angehoben, was den Eindruck erweckt, als sei sie gerade erst auf das Herantreten des Betrachters aufmerksam geworden. Im Gegensatz zu Giorgiones Bild wäre hier noch eine Reihe von unmerklich eingebrachten Elementen zu entdecken, die Tizians Venus verführerischer, ihren Umraum spannungsgeladender, die Stimmung erotischer machen. So hat diese »Venus« sich nicht auf dem großen Schlafpolster, sondern einem kleinen, einladenden Kosekissen aufgestützt, sie zeigt ihr fallendes Haar und betont damit den Blick ihrer fragend-sinnlichen Augen. Gewiß, auch Giorgione hat die Falten des Lakens ganz subtil so ausgelegt, daß die Linien unmerklich auf den Schoß der Schönen zulaufen. Tizian dagegen betont diese von der Hand eher berührte als bedeckte Stelle vielleicht ebenso unmerklich, aber weniger subtil, durch die gerade Falllinie des Vorhangsaumes. Während die wie eine schwebende Mondsichel aufgefaßte *Ruhende Venus* Giorgiones allegorisch zu verstehen ist und unnahbar erscheint – wer möchte den Frieden dieser Natur und diesen Schlaf stören? –, bindet Tizian dagegen den Betrachter durch den Vorhang, mit dem er die auf den Kissen Ruhende vom flüsternden Tun der dienstbaren Hausgeister im Hintergrund trennt, räumlich intim ein, wie einen ans Lager gebetenen Besucher. Kein Wunder, daß uns Tizians »Venus« von Urbino als eine Kurtisane überliefert wurde.

Es finden sich nicht wenige Anzeichen, aber auch Quellen dafür, daß diese Aktdarstellungen häufig als so etwas wie die bleibenden Erinnerungen an Liebesverhältnisse adeliger, ja sogar kirchlicher Auftraggeber fungiert haben. Tizians *Venus* hing in der Sommerresidenz des Herzogs von Urbino. Auch Kardinal Alessandro Farnese bestellte bei Tizian einen Akt, eine *Danae*, die laut einem erhaltenen Brief von 1544 möglicherweise mit der Donna Olimpia, einer bekannten Kurtisane, identisch ist.

Auch der Tizianschüler Palma il Vecchio schuf eine solche *Ruhende Venus*, für die er einen Landschaftshintergrund wie bei Giorgione, aber den sprechenden Blick wie bei Tizian gewählt hat. Und von Lorenzo Lotto kennen wir ein ähnliches Beispiel.

Das Porträt

Gerade bei Lorenzo Lotto (um 1480–1556), einem ausgezeichneten Bildnismaler, der anfangs unter dem Einfluß von Antonello da Messina und von Alvise Vivarini stand und der sich hervorragend in die menschliche Seele einzufühlen vermochte, gewinnt der Gesichtsausdruck besondere inhaltliche Tiefe. Stellt man etwa sein Jünglingsporträt in Wien (Abb. unten) neben den sogenannten *Jungen Engländer* Tizians (Abb. S. 400), so zeigen sich die Unterschiede zuallererst in der Maltechnik. Lotto beweist sein Können auch in einer Feinmalerei, die eine subtile Materialwiedergabe anstrebt, in Brokatstoff und Haar, Stoffalten und Schattenbildung. Bei Tizian dagegen herrscht ein souveräner Verzicht auf diese fein-realistische Wiedergabe des Stofflichen. Der berühmte Maler konnte es sich leisten, auf zeitaufwendige Details zu verzichten, zugunsten des kühnen Wurfes und des beinahe frechen Pinselstriches. Pietro Aretino, der Schriftsteller und Freund des Malers, der sich mindestens zweimal von Tizian porträtieren ließ, schrieb: »und wenn ich mehr Scudi bezahlt hätte, dann wären wohl auch die Stoffe noch zudem leuchtend und schmiegsam geworden wie Seide,

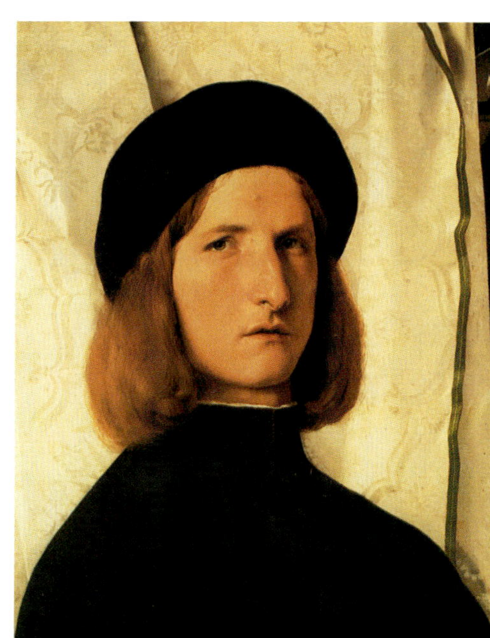

Lorenzo Lotto
Bildnis eines Jünglings vor weißem Vorhang, um 1506/08
Öl auf Leinwand, 53,3 x 42,3 cm
Wien, Kunsthistorisches Museum

Moretto da Brescia
Bildnis eines jungen Mannes, um 1530/40
Öl auf Holz, 113 x 93 cm
London, The National Gallery

Giovanni Battista Moroni
Der Schneider, um 1563/66
Öl auf Leinwand, 97 x 74 cm
London, The National Gallery

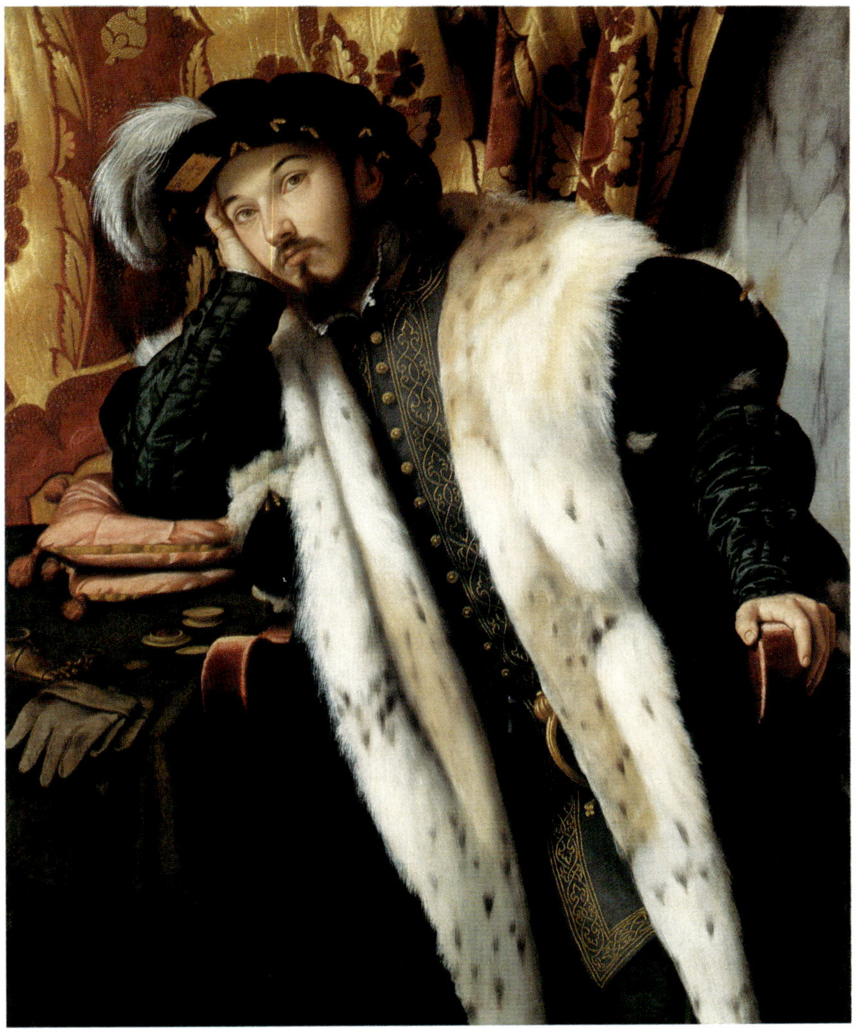

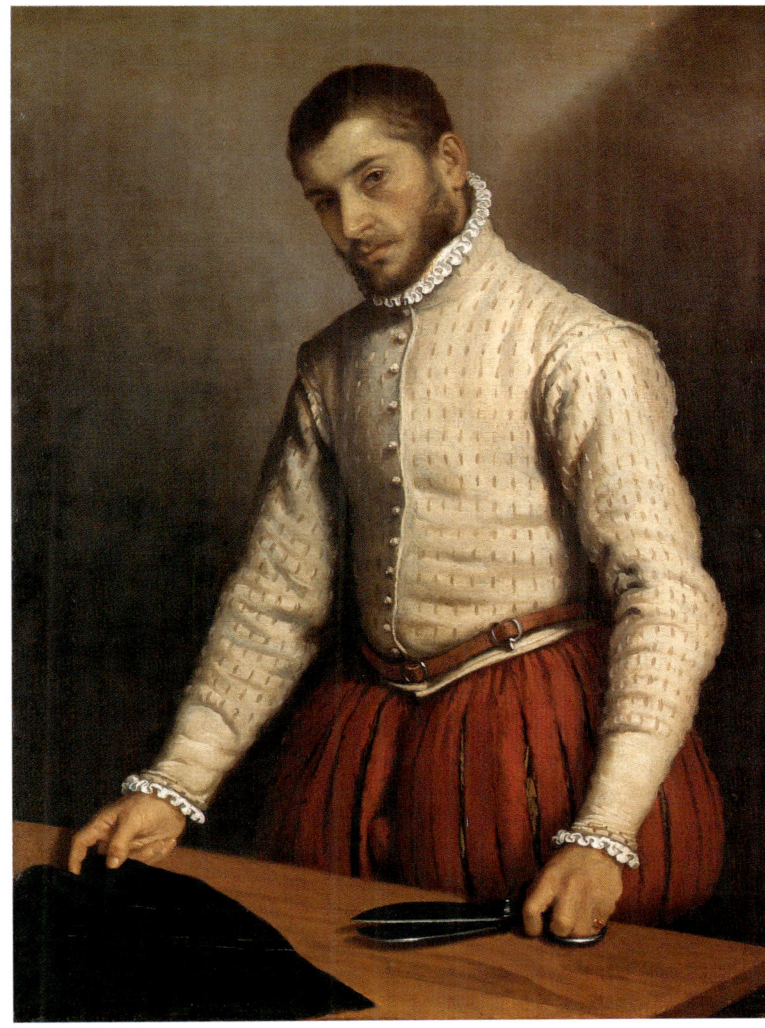

oder steif wie Brokat«. Tizian, als bedeutender Mann in Venedig den Umgang mit den höchsten Repräsentanten des öffentlichen Lebens wie selbstverständlich gewohnt, wußte den Porträtierten jene Grandezza und Souveränität zu geben, die über die Ähnlichkeit hinaus ihnen Würde verlieh. Gerade durch das Weglassen dekorativer Details, durch die Konzentration auf den Kopf und den Blick der Augen oder durch das Hereinholen der Hände, deren Gesten er zum Sprechen bringen konnte, ließ sich die Würde des Porträtierten steigern, aber auch vieles auf dem Wege einer psychologisierenden Beobachtung verraten.

Es fällt auf, daß so bekannte Porträtisten wie eben Lorenzo Lotto, der wohl Schüler Alvise Vivarinis war, oder Moretto da Brescia, aber auch Giovanni Battista Moroni sich weit mehr als Tizian der Wiedergabe des Stofflichen und dem bildaufwertenden malerischen Beiwerk gewidmet haben. Vor allem aber suchten sie eine zusätzliche Bildaussage zu erreichen, in dem sie den Porträtierten nicht selten zusammen mit Gegenständen seines beruflichen oder politischen Wirkens zeigen und ihn darüber hinaus auch häufig durch eine verrätselnde Symbolik interessant machen, was insgesamt eine Weiterentwicklung der Individualisierung im Bildnis bedeutet. Letzteres mag damit zusammenhängen, daß die Porträtisten des Cinquecento noch bei weitem nicht das Ansehen etwa der Historienmaler hatten, deren »opere d'invenzione«, ihr Bildeinfall, den Wert des Gemäldes ausmachten. Bei den genannten Bildnismalern ist also durchaus der Versuch festzustellen, diese Sparte der Malerei durch »inventione« aufzuwerten.

Porträt und »inventione«

Lotto zeigt sich geradezu als Meister auf diesem Gebiet. Einen Andrea Odoni malt er inmitten seiner Antikensammlung, nicht ohne Symbolbezüge, eine junge Frau porträtiert er als *Lucrezia* (Abb. S. 398), mit Emblemen und zusätzlichen Aussagen, im querformatigen Gemälde. Und damit ist aus einem traditionell kleinen Bildnis ein großformatiges Bild mit Aussage und Unterhaltungswert geworden.

Selbst in das kleine *Bildnis eines Jünglings vor weißem Vorhang* (Abb. S. 398), das jede Idealisierung vermeidet, versäumt Lotto nicht, buchstäblich »am Rande« wenigstens noch ein Aperçu anzubringen:

Tizian
Bildnis eines Mannes (sog. »Ariost«), um 1512
Öl auf Leinwand, 81,2 x 66,3 cm
London, The National Gallery

ABBILDUNG LINKS UNTEN:
Tizian
Bildnis eines jungen Engländers, um 1545
Öl auf Leinwand, 111 x 93 cm
Florenz, Palazzo Pitti, Galleria Palatina

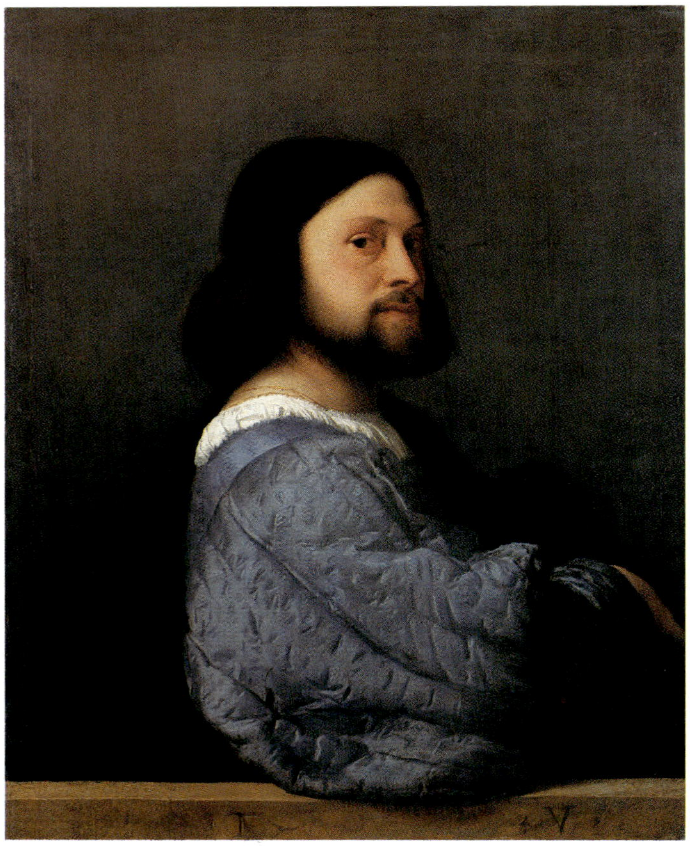

Am rechten Bildrand nämlich, hinter dem leicht geöffneten Vorhang, ist ein brennendes Öllämpchen im nachtfinsteren Raum zu sehen. Die Lampe will nicht allein als Zeichen der Vergänglichkeit gedeutet werden, sie soll auch die dunklere »Tiefe« hinter dem hell leuchtenden Vorhang zeigen, als Analogon zur psychologischen Erfassung des jungen Mannes. Steht nicht die Jugend des Porträtierten in einem ähnlichen Gegensatz zu seiner freudlos dunklen Kleidung und seinem kritischen, beinahe mißtrauischen Blick?

Auch Alessandro Bonvicino, der uns unter dem Namen Moretto da Brescia (um 1498–1554) bekannt ist, weil er lebenslang in dieser Stadt wirkte, schuf neben Altarbildern, wie der berühmten *Heiligen Justina*, nicht wenige Bildnisse, die ein hohes humanistisch-geistiges Interesse des Malers beweisen. Sein *Bildnis eines jungen Mannes* (Abb. S. 399), faßt in sich die Summe der damaligen Möglichkeiten, die einem Porträtbild eigen sein konnten, zusammen: von Ähnlichkeit ganz abgesehen die Beherrschung des Stofflichen, die Erfassung der seelischen Befindlichkeit und letztlich ein das Bild bereicherndes Thema. In kühner Komposition ist der Edelmann wiedergegeben, als eine fast sperrige, in ihrer Schräge ungewöhnlichen Diagonale nach links. Goldbrokat und Luchspelz, wattierte Seide und Goldmünzen bekunden den Reichtum des Dargestellten und zugleich das Können des Malers. Aber auch das »Thema«, nämlich die Melancholie des jungen Mannes – eine Modekrankheit der Zeit –, hat Moretto ebenso offenkundig in der Haltung wie im versteckten Detail einzubringen verstanden. Wie die *Melancholia* in Dürers bekanntem Stich von 1514, stützt sich der gleichwohl gesunde, schöne und reiche, aber offenbar wehmütige Jüngling aufs Kissen. Versteckt am Unterrand seines Baretts findet sich eine aufgenähte Plakette mit der Devise in griechischen Lettern »Oh weh, ich fordre zu viel«. Vielleicht spielt der Lautklang der Inschrift »iou-lian-posso« zusätzlich auf eine vergeblich angebetete Giulia Pozzo an, wie vermutet wurde, denn ansonsten scheint der Jüngling doch alles zu besitzen, Reichtum, Jugend, wohlgeformte Züge. Gerade mit diesem Vermögen stellt er den neuen manieristischen Menschentyp dar, den melancholischen, extravaganten Dandy, der über die Epoche des Manierismus hinausweist bis in die Salons und Konventikeln der Bohème späterer Jahrhunderte.

Dagegen fehlen bei Morettos Schüler, Giovanni Battista Moroni aus Bergamo (1520/25–1578) die tiefergehenden seelischen Verkomplizierungen völlig. Moroni malte die Personen so, wie sie waren, in der Erscheinung ihrer berufscharakteristischen Haltung oder in entsprechend angelegter Pose. So unkompliziert, ja beinahe dokumentarisch, will auch das Bildnis des *Schneiders* (Abb. S. 399) verstanden werden.

Erst mit Tizian, dem gefragtesten Porträtisten seiner Zeit, erreichte die Porträtkunst erstmals eine Aufwertung, die sie als vollwertige Sparte in der Malerei nahezu neben die Historienmalerei hob. Die zahlreichen Bildnisse, die wir aus sechs Jahrzehnten seines Schaffens kennen, zeigen, wie wenig Tizian auf Ausstattung und Attribut setzte, wie sehr er dagegen vereinfachte, wo immer es möglich war. Diese

Tizian
Kaiser Karl V. nach der Schlacht zu Mühlberg, 1548
Leinwand, 332 x 279 cm
Madrid, Museo Nacional del Prado

Tizian
Papst Paul III. und seine Neffen, 1546
Leinwand, 200 x 173 cm
Neapel, Galleria Nazionale di Capodimonte

Reduktion ist es, die aus Personen Persönlichkeiten macht und ihnen Bedeutung gibt, die nicht aus Attributen oder novellistischen Requisiten erwächst, sondern aus der Haltung, der Zeitlosigkeit, in der die Dargestellten aufgefaßt sind, und natürlich: aus dem Kolorit. Tizian setzt die Farbe in einer Weise ein, daß sie das Bild beherrscht und den Porträtierten charakterisiert. Ein Rot aus magischem Dunkel von Tizians Pinsel nobilitiert den Dargestellten in nie gesehener Weise und wiegt jede attribuierte stoffliche Vielfalt oder selbst Gold auf.

Wie sehr Komposition, Haltung der Figuren und eben auch Farbe zu einem kritischen Psychogramm der Dargestellten werden können, bewies Tizian in dem Tripelbildnis *Papst Paul III. und seine Neffen* (Abb. rechts). Altersgebeugt, aber listig ist der auf dem Sessel eingesunkene Papst wiedergegeben, teilnahmslos, bar jeder Emotion Kardinal Alessandro, sein Neffe dahinter. Schmeichlerischer kann ein Kniefall wie der des Ottavio nicht gezeigt, argwöhnischer der Blick des alten Mächtigen kaum dargestellt werden. Das Familienporträt der Farnese ist nicht fertiggestellt worden. Vielleicht nicht ohne Grund, denn demaskierend ist das Bild trotz seiner Nichtvollendung.

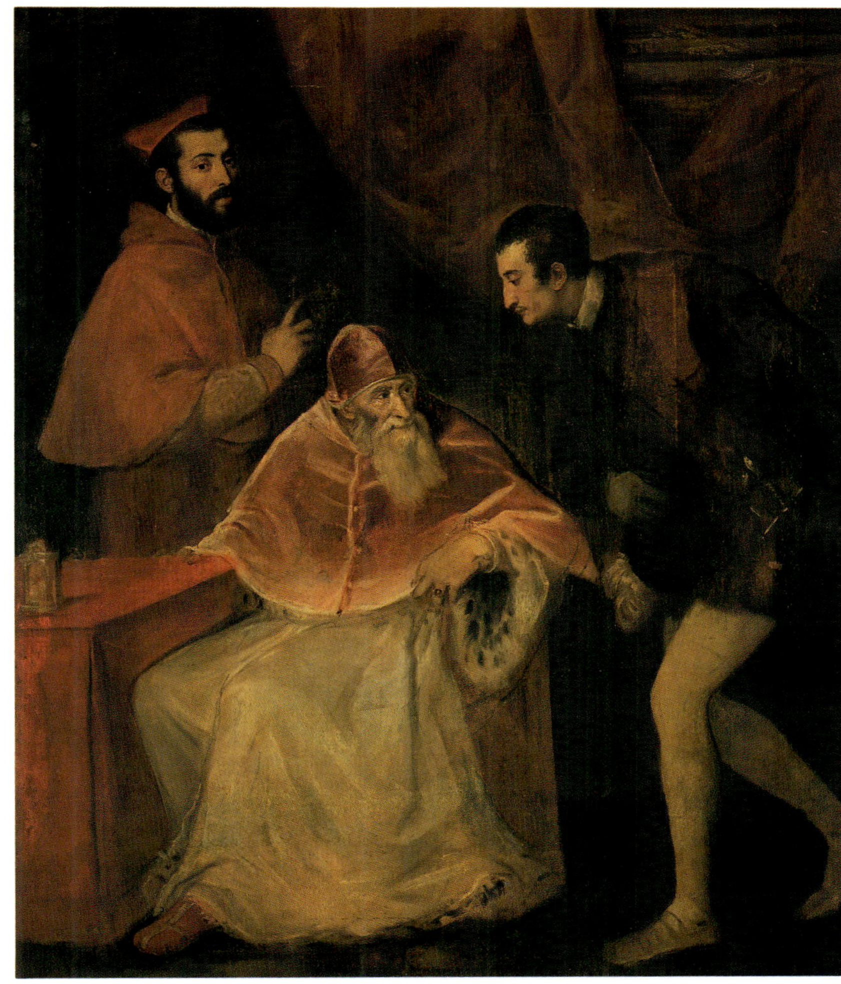

1548 hatte Kaiser Karl V. Tizian zum Reichstag nach Augsburg berufen. Der bereits 71jährige entsprach dieser Ehre und verbrachte acht Monate in der deutschen Reichsstadt. Zwei Porträts des Kaisers sind das Ergebnis der beschwerlichen Reise. Eines davon hängt in München und ist, abgesehen vom Gesamtentwurf, dem Kopf und den Händen, vielleicht von anderer Hand fertiggestellt worden. Das bedeutendere der beiden Bilder ist aber zweifellos das im Prado befindliche: *Kaiser Karl V. zu Pferde* (Abb. unten u. Detail S. 402). Gemeint ist hier der siegreiche Herrscher, der in der Schlacht bei Mühlberg die protestantischen Fürsten der Liga schlug. Weder das Schlachtgeschehen wird gezeigt noch allegorisches Beiwerk, etwa Fama oder Victoria, wie Aretino geraten hatte. Allein Rüstung und Lanze bekunden die augenblickliche Rolle des Kaisers als Kriegsherr, aber vor allem der blutrot gefärbte Himmel, der den Abend nach der Schlacht bei machtvoll sich neigender Sonne noch einmal großartig und dramatisch ins Licht setzt, steht für das Ereignis. Rot leuchtet auch in der Schabracke des Rappen auf, in der Schärpe und den Federbüschen auf dem Helm des Kaisers und in der Kopfzier des Pferdes. Die Stimmung im Bild schafft eine merkwürdige Balance zwischen der Bedrohlichkeit, mit der der Reiter aus der dunklen Baumgruppe wie unerwartet und plötzlich hervorbricht, und einer majestätischen Ruhe der dunklen Schatten und der bedeutungsträchtigen Rotfärbung, die das Bild überzieht. Der gesenkte Pferdekopf, das wach erhobene Haupt des Kaisers und dessen emotionslos-kalt abschätzender Blick lassen die aktive Überlegenheit des Siegers auch nach dem Kampf und die Selbstverständlichkeit der geschichtlichen Rolle, die er hier erfüllt, außer Zweifel. Daß hier die Tradition der Reiterstandbilder – wie des *Gattamelata* von Donatello (Abb. S. 197) oder des *Colleoni* von Verrocchio – als Denkmal ins Malerische übertragen wurde, ist ganz augenfällig. Aber daß darüber hinaus auch die besondere historische Rolle des beständig den Ort

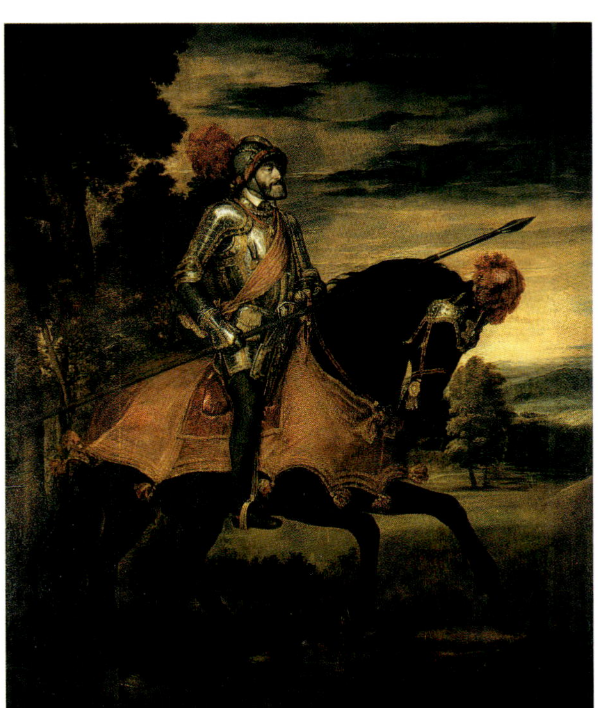

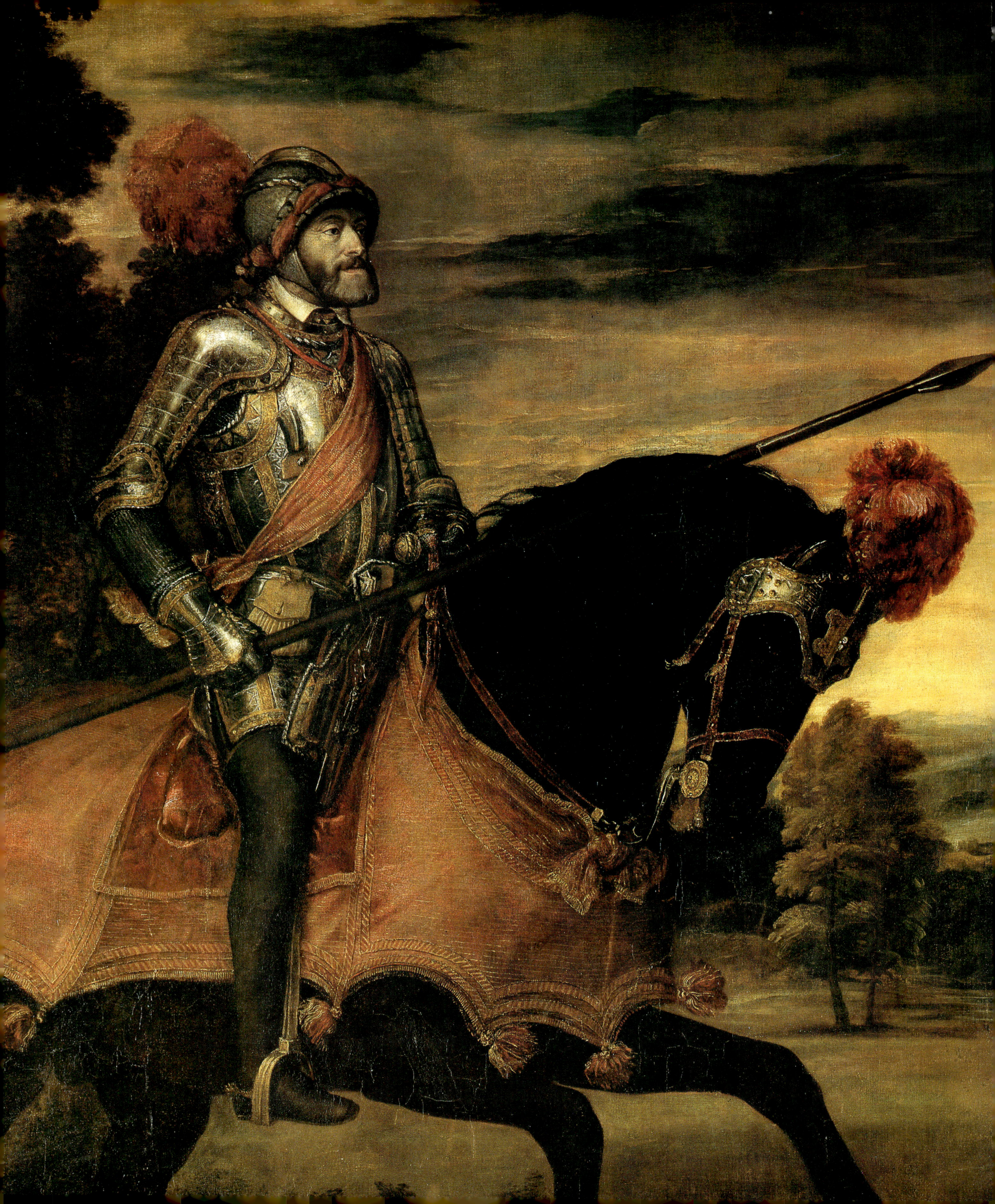

ABBILDUNG GEGENÜBER:
Tizian
Kaiser Karl V. nach der Schlacht zu Mühlberg
(Detail aus Abb. S. 401)

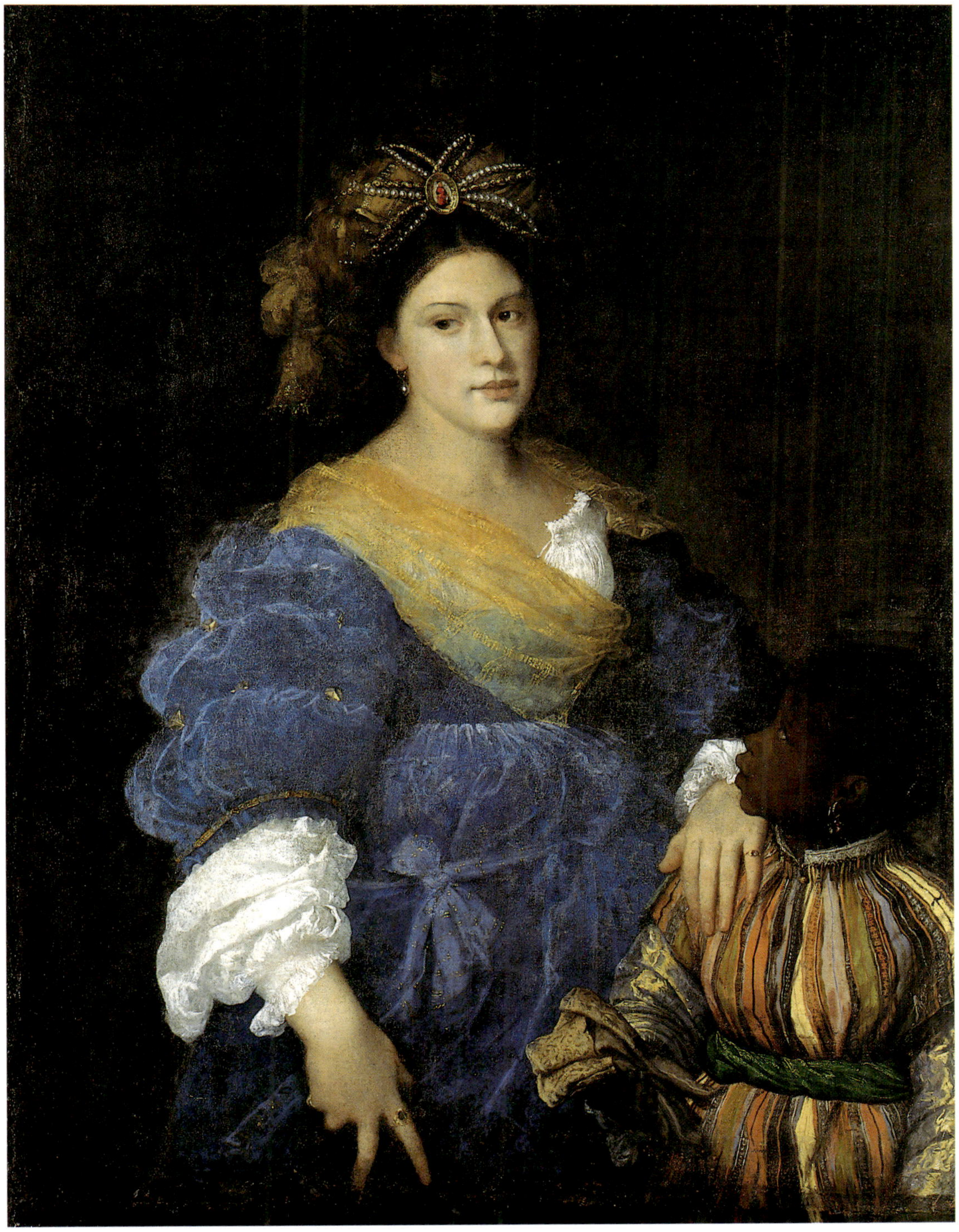

Tizian
Porträt der Laura de Dianti, um 1523
Leinwand, 118 x 93,4 cm
Sammlung Heinz Kisters

Paris Bordone
Venezianisches Liebespaar, um 1520–30
Leinwand, 95 x 80 cm
Mailand, Pinacoteca di Brera

ABBILDUNG LINKS UNTEN:
Giovanni Girolamo Savoldo
Die Venezianerin, um 1520–30
Leinwand, 92 x 73 cm
Berlin, Staatliche Museen zu Berlin – Preußischer Kulturbesitz, Gemäldegalerie

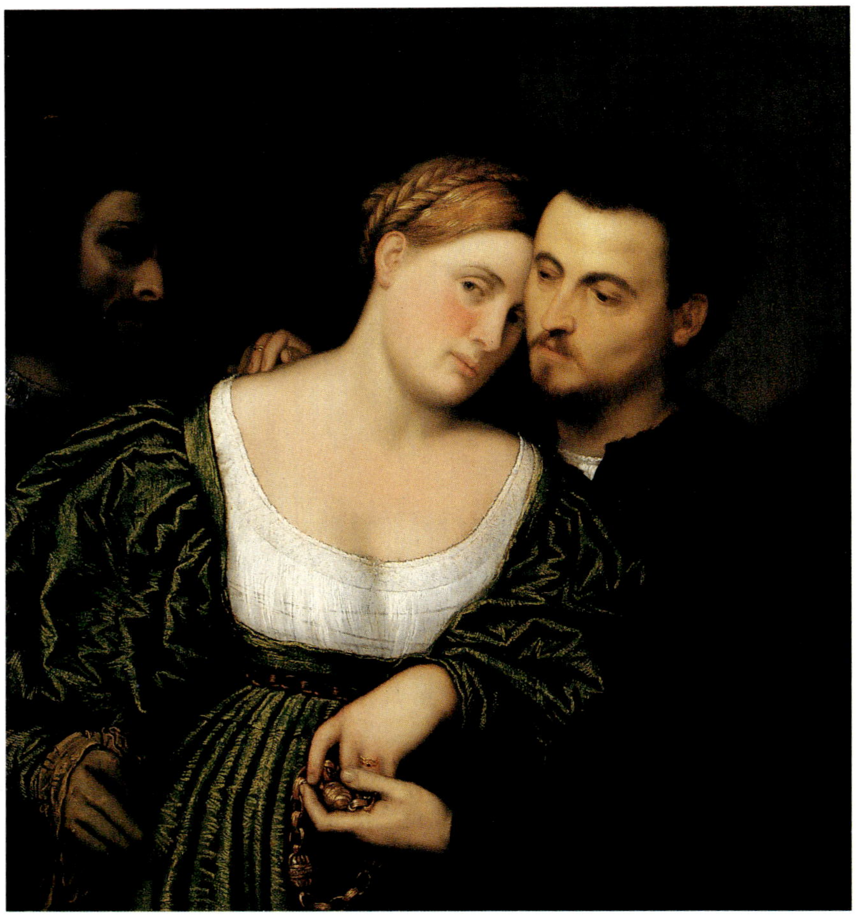

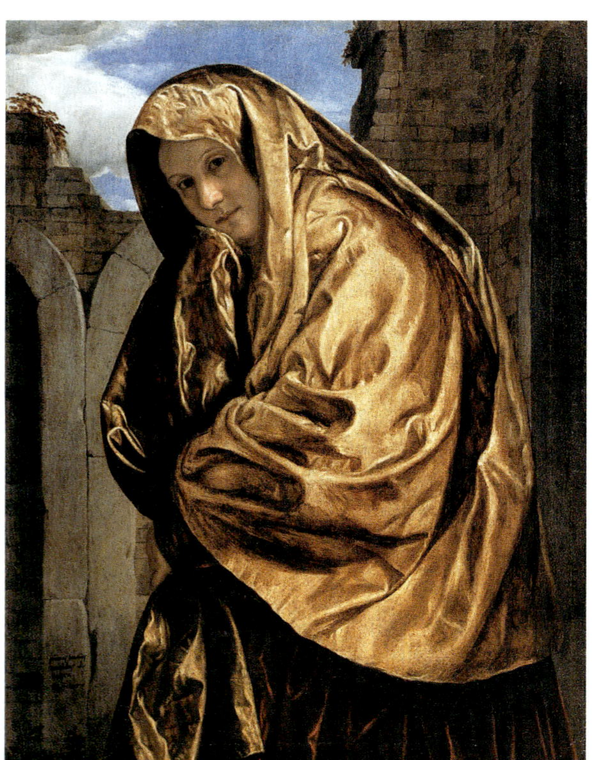

wechselnden Kaisers des Heiligen Römischen Reiches denkmalhaft verewigt wurde, verdient Erwähnung. Die schwerleuchtende Färbung des Himmels, die beliebig als Morgen- wie als Abendlicht gesehen werden kann, mit roten, violettblauen, goldgelben bis bleigrauen Schlieren, trägt einen Moment von Bedeutung mit ins Bild. Denn hier drückt sich etwas Wandelndes aus, das Ringen der Wolkenstimmungen, von der unter- oder aufgehenden Sonne siegreich durchbrochen. Horizontstimmungen wie diese werden für viele Bilder der venezianischen Schule von nun an zu einem Charakteristikum. Veronese hat sie gemalt, und wir finden sie bei den Bassano, aber auch die deutschen Maler wie Hans Rottenhammer und später die des 18. Jahrhunderts borgten noch lange von dieser Erfindung.

Die Malweise, die ganz im Gegensatz etwa zu der klar definierenden Art der Niederländer steht, hat etwas Unentschiedenes, beinahe Geheimnisvolles. Wie charakteristisch dies für das Spätwerk Tizians ist, zeigen gerade seine letzten Bilder, etwa die bei seinem Tod 1577 unvollendete *Pietà* (Accademia) und vor allem seine *Dornenkrönung* in München. Das sind Gemälde, bei denen sich die Frage nach vollendet oder unfertig nicht mehr stellt, so ausdrucksvoll und in der Aussage nicht mehr steigerbar ist das scheinbar Unvollendete. Allerdings liegt in diesen Spätwerken nicht selten etwas Sinistres.

Keiner der Schüler, Nachfolger oder Zeitgenossen Tizians hat diese späte Art der Pinselführung oder der Auffassung aufzugreifen und weiterzuführen gewagt; weder der Trevisaner Paris Bordone (1500–1571), noch Palma il Vecchio oder der von ihm beeinflußte Giovanni Girolamo Savoldo (um 1480 – nach 1548), bei dem die Kultivierung der Stoffe und Seiden im Vordergrund steht (Abb. links), schon gar nicht der feinmalerische Lorenzo Lotto. Sie alle meiden sowohl das Bozzettohafte als auch die Schwere in der Farbskala Tizians.

Einzig bei Tintoretto finden wir Vergleichbares, so daß dieser Maler bald dafür gerühmt wurde, Nacht, Gewitter, Blitze und anderes kaum Malbares besser gemeistert zu haben als sein Lehrer Tizian.

Tintoretto, Meister des Manierismus

Jacopo Robusti, so sein eigentlicher Name, wurde 1518 in Venedig als Sohn eines Seidenfärbers geboren und daher scherzhaft »Tintoretto« genannt. Er starb 76jährig in dieser Stadt, 1594, fast am Ende des Cinquecento. Im legendenfreudigen Venedig behauptete sein erster Biograph Carlo Ridolfi, Tizian habe sich aus Eifersucht des jungen Tintoretto sehr bald wieder entledigt, und der Tizianschüler habe sich an die Wand seines Ateliers die Devise geschrieben: »Die Zeichnung Michelangelos und die Farben Tizians«.

Tintoretto verfolgte jedoch eigentlich andere Ziele als jene genannten Vorbilder. Das glänzende Kolorit, die Vielfarbigkeit und feine Abstufung leuchtender Farbtöne Tizians opferte er einem jähen Wechsel von Licht und Schatten, die Erlesenheit kostbarer Farbklänge wandelte sein Pinsel zunehmend ins Tonige. Und anders als Michelangelo entwickelte er eine antiklassische, auf extreme Wirkungen zielende Komposition. Er ist möglicherweise von Bonifazio de'Pitati, Paris Bor-

Tintoretto
Die Befreiung der Arsinoë, 1555/56
Leinwand, 153 x 251 cm
Dresden, Gemäldegalerie Alte Meister

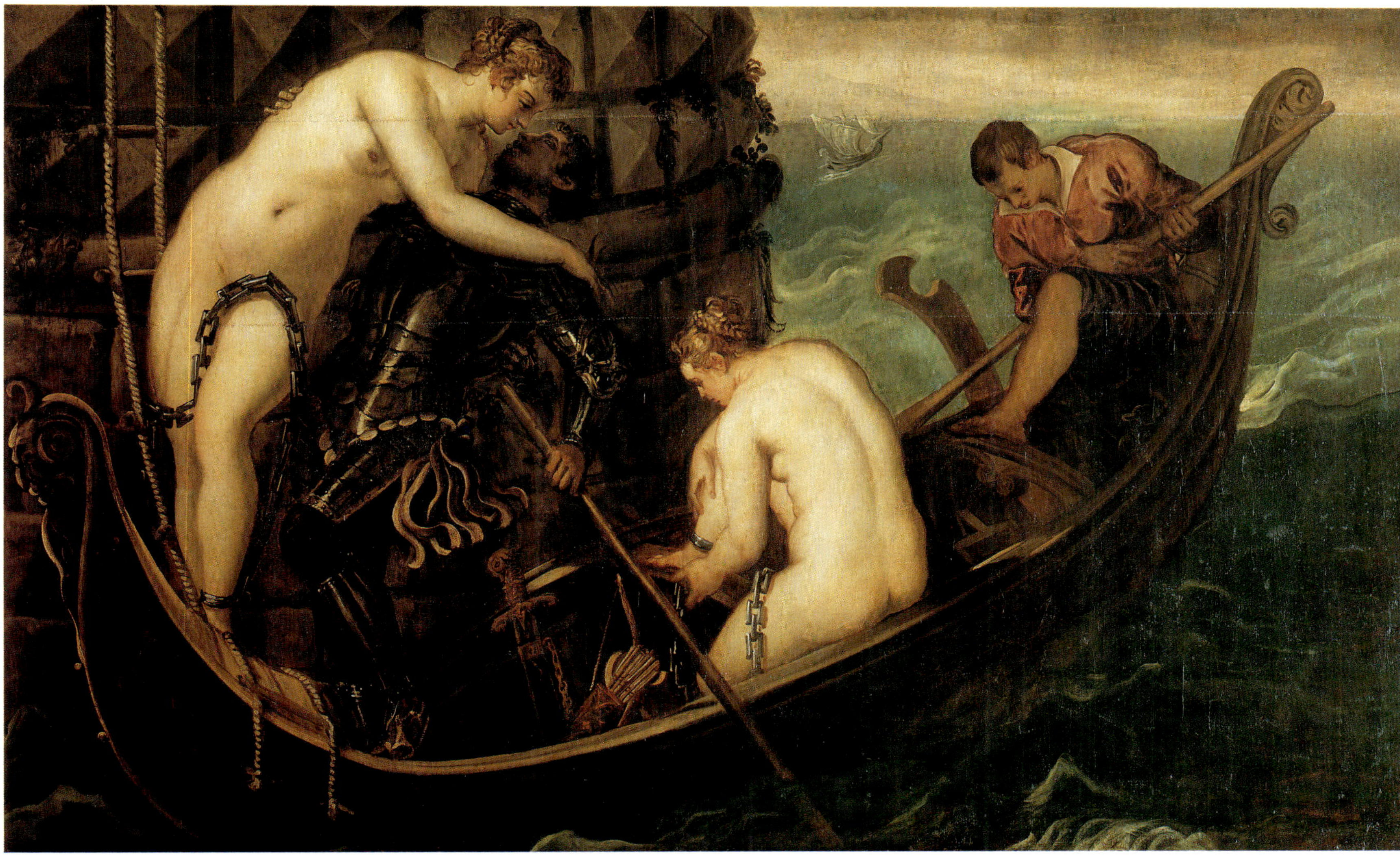

done oder Andrea Schiavone ausgebildet worden, jedenfalls scheint er nicht aus Venedig hinausgekommen zu sein. Sein Frühwerk zeigt vor 1548 den Einfluß von Parmigianino, und wie dieser bleibt er ganz Manierist. So leben auch die Räume in seinen Bildern aus der Spannung expressiver Deformation. Das Exzentrische, vor allem die gewagte, häufig von links unten nach rechts oben geführte Diagonale beherrscht oft die Komposition und lädt die Szenen mit Spannung.

Die *Befreiung der Arsinoe* (Abb. oben) ist ein entsprechendes Beispiel: Durch keinerlei Gegengewicht wird die bildübergreifende Diagonale ausgeglichen, die das schwankende Boot bildet. Im Gegenteil, die taumelnd sich aufrecht- und aneinander festhaltenden Hauptfiguren links verstärken die Dramatik des Themas. Form und Inhalt sind vor allem nach 1560 von visionärer Kongruenz, wie wir dies erst wieder bei El Greco finden werden, der ohne den prägenden Einfluß seiner venezianischen Schulung nicht zu denken ist.

Daß Tintorettos erstes sicher datiertes Bild *Apoll und Marsyas* (London) von Pietro Aretino, dem Freund des eifersüchtigen Tizian, gekauft wurde, beweist sein frühes Ansehen, vor allem aber den Kontakt zu Gelehrtenkreisen. Wie besessen soll er sich unter unwürdigen Bedingungen (bassi trattimenti) um Aufträge bemüht und nicht wenige Werke lediglich gegen die Erstattung der Malmittel ausgeführt haben.

1548 entstand das Gemälde *Das Wunder des Hl. Markus* (Abb. S. 406) im Auftrag der Scuola Grande di San Marco. Das Bild erzählt die Legende, wonach ein Sklave gefoltert werden sollte, weil er seinen Herrn verlassen hatte, um am Sarg des Heiligen zu beten. Die Szene zeigt, wie durch ein von Markus bewirktes Wunder die Folterwerkzeuge zerbrechen. Das Bild hat Aufsehen erregt. Vielleicht weniger wegen der in ihrer Aufregung so treffend wiedergegebenen Menschenmenge, sondern vielmehr, weil Tintoretto das Ereignis durch den kühn über der Szene schwebenden und machtvoll dreinfahrenden Heiligen wie in einem Effekt jäher Überraschung, beinahe theatralisch, zu thematisieren vermochte.

Nachdem er ab 1548 zur Scuola di San Rocco Beziehungen hergestellt hatte, erhielt er zunächst 1551 erste Staatsaufträge, arbeitete für

ABBILDUNG GEGENÜBER:
Tintoretto
Judith und Holofernes
(Detail aus Abb. S. 408)

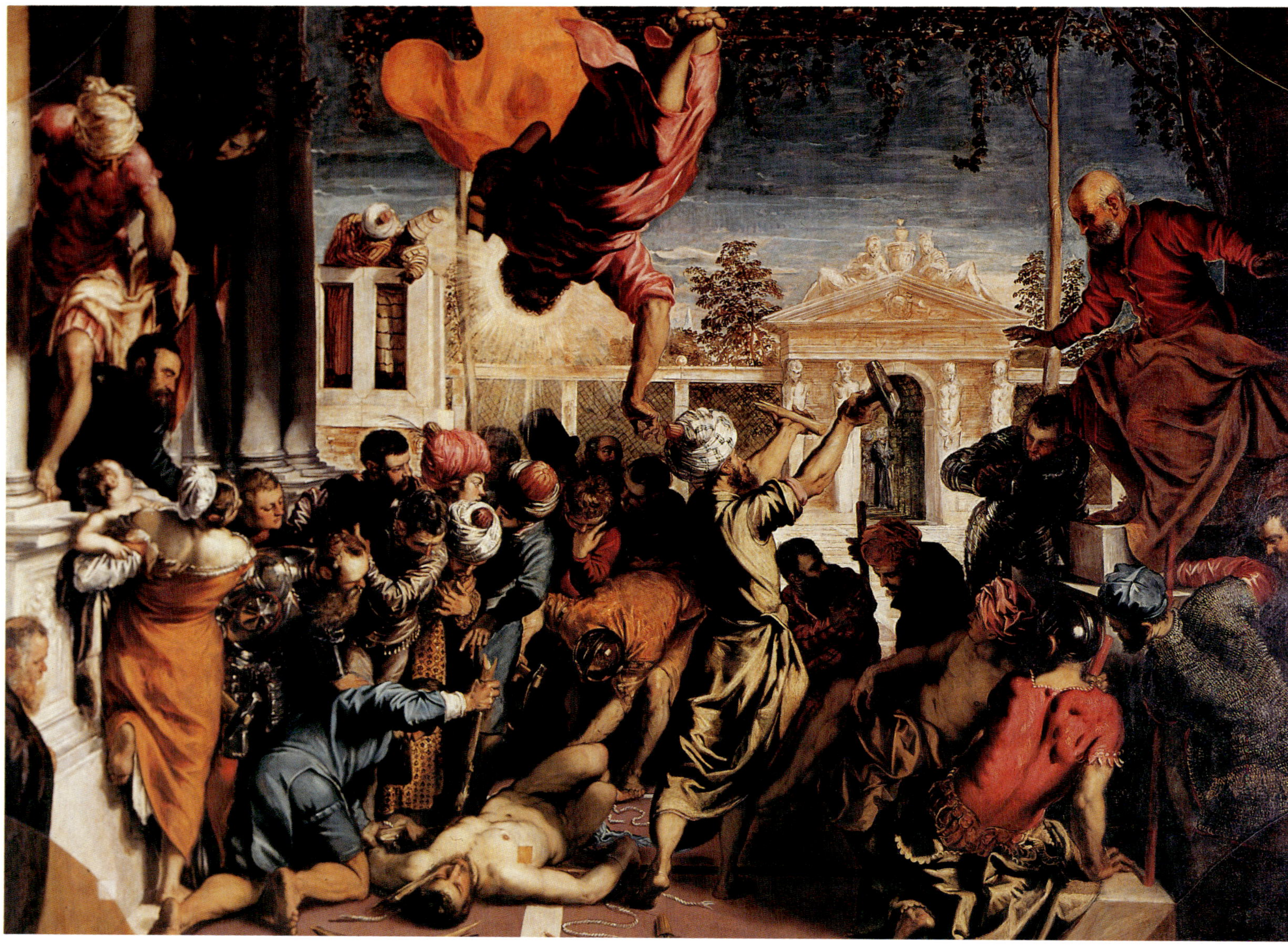

Tintoretto
Das Wunder des Hl. Markus, 1548
Leinwand, 415 x 541 cm
Venedig, Accademia

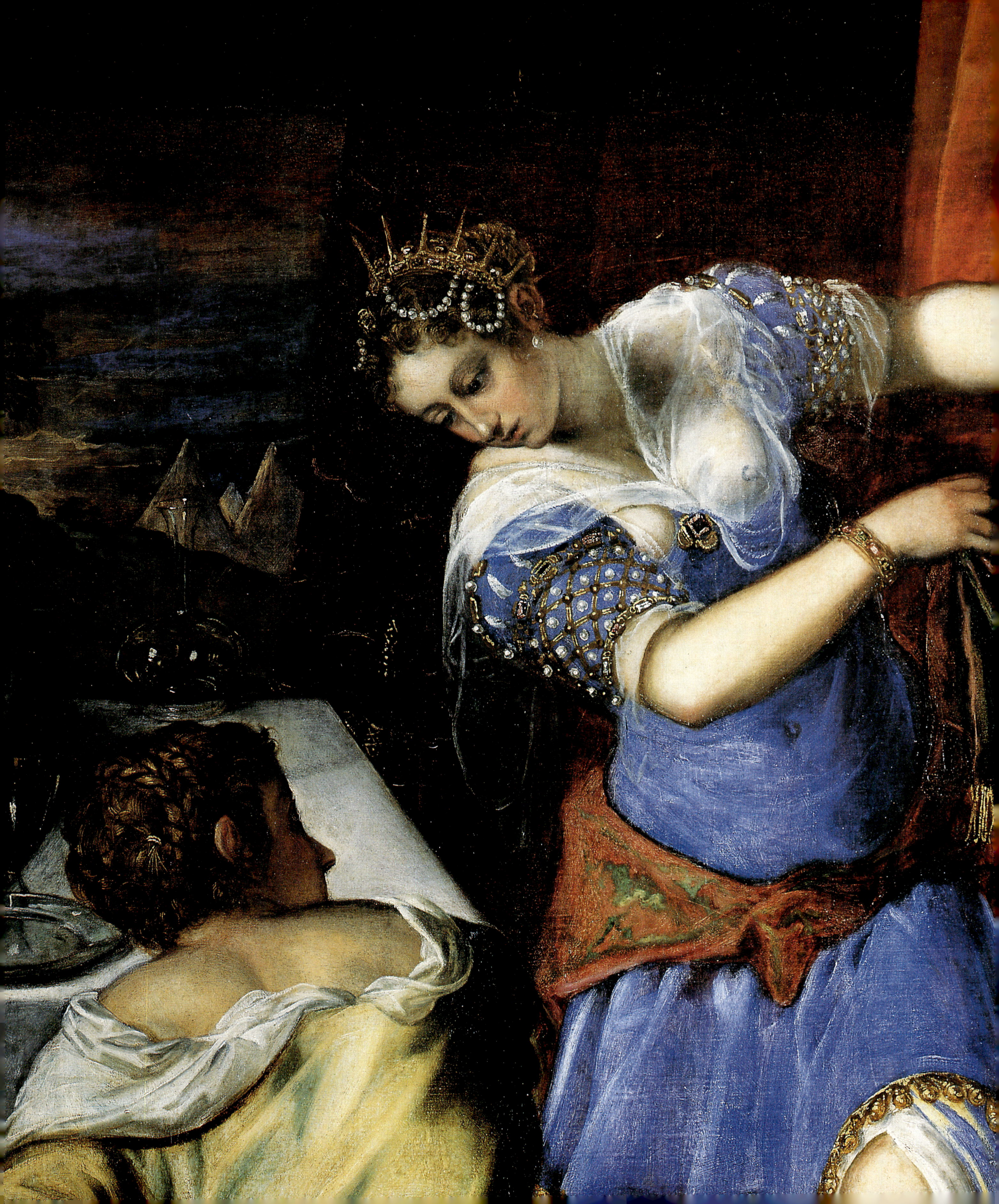

Tintoretto
Judith und Holofernes, 1550/60
Leinwand, 188 x 251 cm
Madrid, Museo Nacional del Prado

Tintoretto
Auffindung des Leichnams des Hl. Markus, um 1562
Öl auf Leinwand, 400 x 400 cm
Mailand, Pinacoteca di Brera

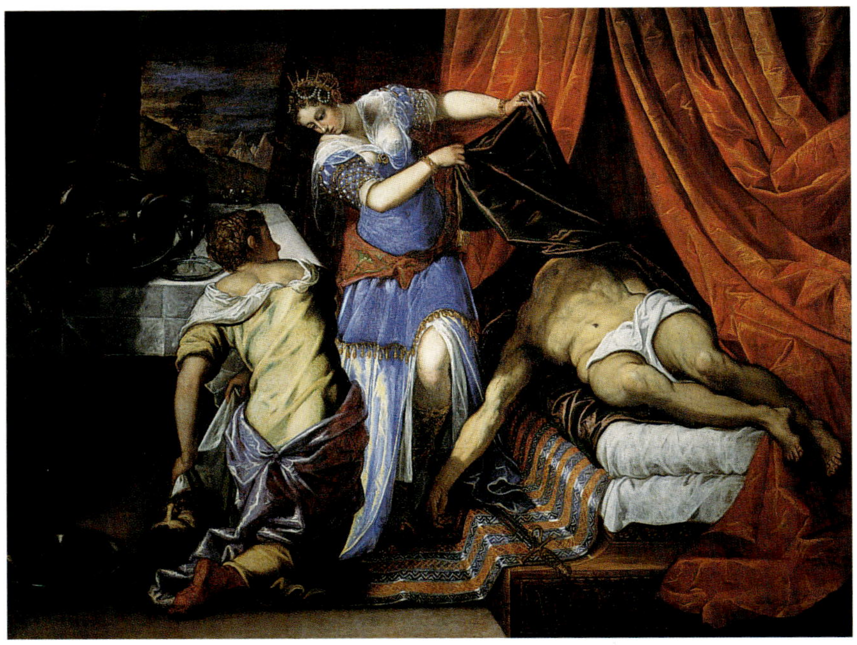

den Dogenpalast, für San Marco und andere öffentliche Gebäude. Noch ist sein Malstil aus der Lehre Tizians abzuleiten, noch haben seine körperkräftigen Figuren festen Boden unter den Füßen, wie in dem Bild *Judith und Holofernes* (Abb. oben u. Detail S. 407), noch zeigt auch der Raum eine logische Begreifbarkeit. Nach 1560 jedoch ist der Durchbruch zu einer scheinbar völlig ungehemmten Raumauflösung vollzogen. Schon in der *Auffindung des Leichnams des Hl. Markus* (Abb. rechts) wandelt sich der Raum in einen gespenstisch düsteren Tunnel, geisterhaft agieren die Figuren, unheimlich wird die Szene mit der aus dem Hochgrab gehievten und schier aus dem Laken gleitenden Leiche ins Gegenlicht gesetzt. Surreal und alptraumhaft rührt die Szene an archetypische Angstvisionen der Seele.

Das *Abendmahl* in San Giorgio Maggiore (Abb. S. 409) ist in den Jahren 1592–94 entstanden. Völlig ungreifbar ist der Raum nun geworden, hintergrundlos und ins Dunkel getaucht die vielfigurige Szenerie. Wie in einen nächtlichen Tunnel schiebt sich der lange Tisch mit den nach hinten zu immer kleiner werdenden, magisch beleuchteten Gestalten und bildet die das ganze Bild beherrschende große Diagonale. Christus, an der Mitte des Tisches, erscheint bereits klein gegen die Figuren im Vordergrund, aber dennoch bildet sein strahlendes Haupt metrisch genau den Bildmittelpunkt. Gebeugt reicht der Meister dem Jünger das Brot, doch in der neigenden Haltung nach links wendet er sich zugleich auch dem Betrachter zu, das heißt der Gemeinde im Kirchenraum von San Giorgio. Denn das Gemälde ist, wie sein Gegenstück *Die Mannalese,* für die Sichtverhältnisse auf die Seitenwand hin geschaffen. Wenn man diese Ansichtswirkung nachvollziehen will, muß man die Abbildung schräg von der linken Seite her betrachten, so daß sich sogleich auch der Tisch und der Tiefenzug in den unwirklichen Raum hinein verkürzt. Wenn ein Bild derart auf die Ausstattungs- und Sichtverhältnisse des Raumes abgestimmt wird wie hier, so ist dies bereits als Vorstufe zum Barock zu sehen, bei dem Bild und Raum als Einheit aufeinander bezogen sind.

Der feste Topos, Christus in der Mitte, ist seit dem *Abendmahl* Leonardos (Abb. S. 372) zwar metrisch auch hier nicht aufgegeben, doch hat sich die Auffassung inzwischen sehr gewandelt. Ein spannungsgeladener Manierismus ist anstelle klassischer Proportionalität getreten. Auch das Thema ist ja nun ein anderes: Nicht die Verratsankündigung ist in diesem *Abendmahl* gemeint, sondern die Einsetzung des Sakraments und damit die in diesen Jahren theologisch neubefestigte Lehre der Transsubstantiation. Die »Wandlung« des Brotes in Fleisch und Blut ist eigentlich ein unmalbarer theologischer Inhalt. Auch um »Wandlung« von Geist in Materie geht es also, und Tintoretto drückt diesen Inhalt nicht zuletzt in den lichthaft sich materialisierenden schwebenden Engeln aus. Die Erregung der Tischgesellschaft, bei Leonardo individuell thematisiert, greift jetzt auf die gesamte Darstellung dramatisch über. Wie ein Sog wird die Szene in die Tiefe gerissen, unruhig flackert das Ampellicht. Der Hausdiener rechts wirkt in manieristischer Drehung fast tänzelnd, wie von Erdenschwere enthoben. Wie ein Wirbelwind von Geistern erscheinen die entmaterialisierten Gestalten in der Luft. Dieses *Abendmahl* ist wohl das letzte große Werk Tintorettos, vollendet in seinem Todesjahr. Dramatik, Exzentrik, Auflösung des Materiellen zugunsten expressiver Erscheinung

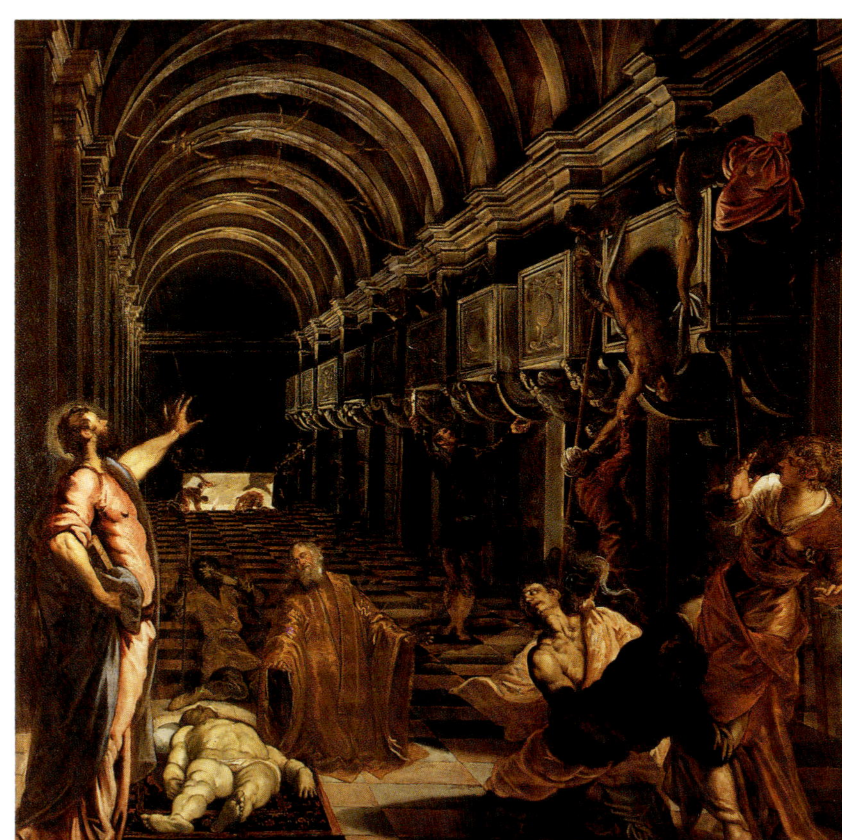

Tintoretto
Das Letzte Abendmahl, 1592–94
Leinwand, 365 x 568 cm
Venedig, San Giorgio Maggiore

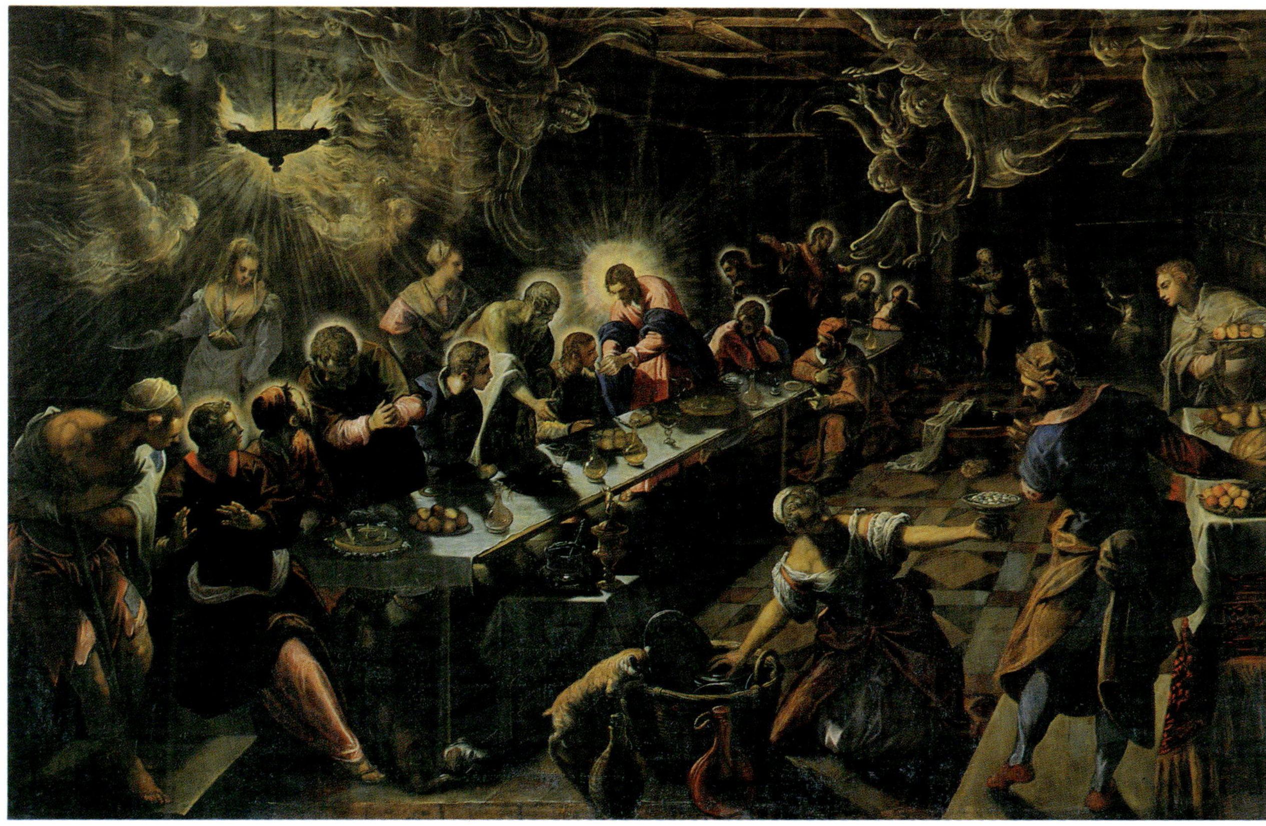

El Greco (Domenikos Theotokopulos)
Die Anbetung und Verherrlichung des Namens Jesu (Traum Philipps II.), 1579
Öl auf Leinwand, 140 x 110 cm
Escorial, Real Monasterio

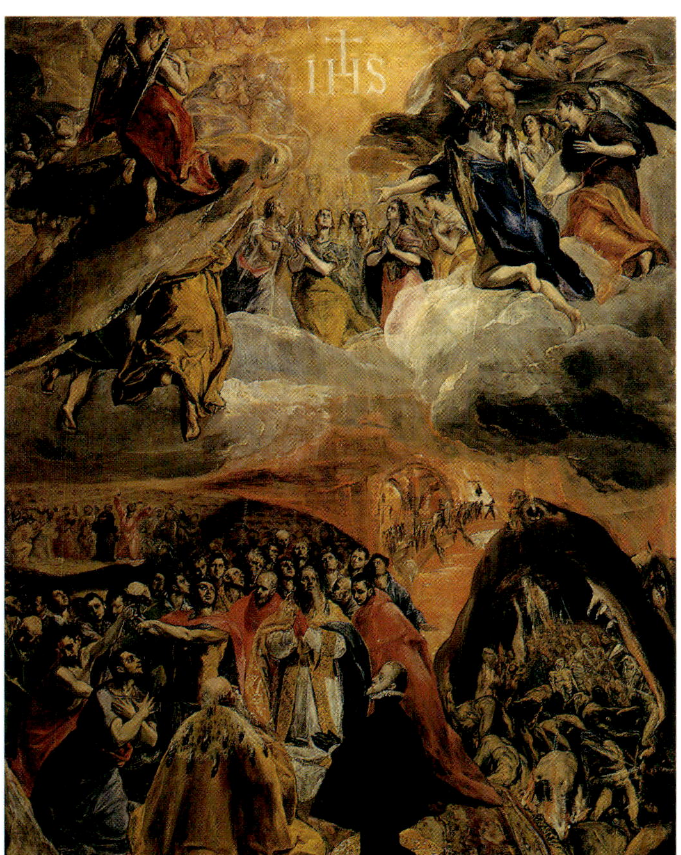

hat nach ihm nur der seine Malerlaufbahn in Venedig beginnende, in Griechenland geborene – spanische – Maler El Greco weitergeführt.

Noch im hohen Alter hat Tintoretto so gewaltige Aufträge übernommen, wie das 22 Meter lange *Paradies*-Fresko im Ratssaal des Dogenpalastes. In seinem immensen Lebenswerk hatte er alles darangesetzt, sich durch unermüdliche Phantasie nie zu wiederholen. Zusammen mit Veronese übernahm er innerhalb der venezianischen Malerei die Führung, die Tizian aus der festen Hand gab. Aber obwohl Tintoretto den jüngeren Veronese noch um sechs Jahre überlebte, wurde die Entwicklung der genuin venezianischen Malerei nach Tizian doch nicht durch ihn, den Manieristen, sondern durch den Mann aus Verona fortgesetzt.

Veronese, der Verkünder des Barock

Es war Veroneses Malerei, die für das kommende Jahrhundert und bis hin zu Tiepolo bestimmend wurde. Sie ist nicht nur Ausdruck einer sich an irdischer Lebensfülle und festlichem Glanz berauschenden Gesellschaft der Spätrenaissance, sondern hierin gewissermaßen bereits ein Vorgriff auf die Malerei des Barock und des Rokoko. Paolo Caliari, 1528 als Sohn eines Steinmetz geboren und nach seiner Heimatstadt »Veronese« genannt, sicherte sich bereits einen guten Ruf, lange bevor er 1555 nach Venedig ging. Bei seinem Onkel Antonio Badile erhielt er 13jährig seine erste Ausbildung, trat aber bald in die Werkstatt des angesehenen Giovanni Caroto. Zusammen mit Giambatista

Paolo Veronese
Die Hochzeit zu Kanaan
(Detail aus der Abb. gegenüber)

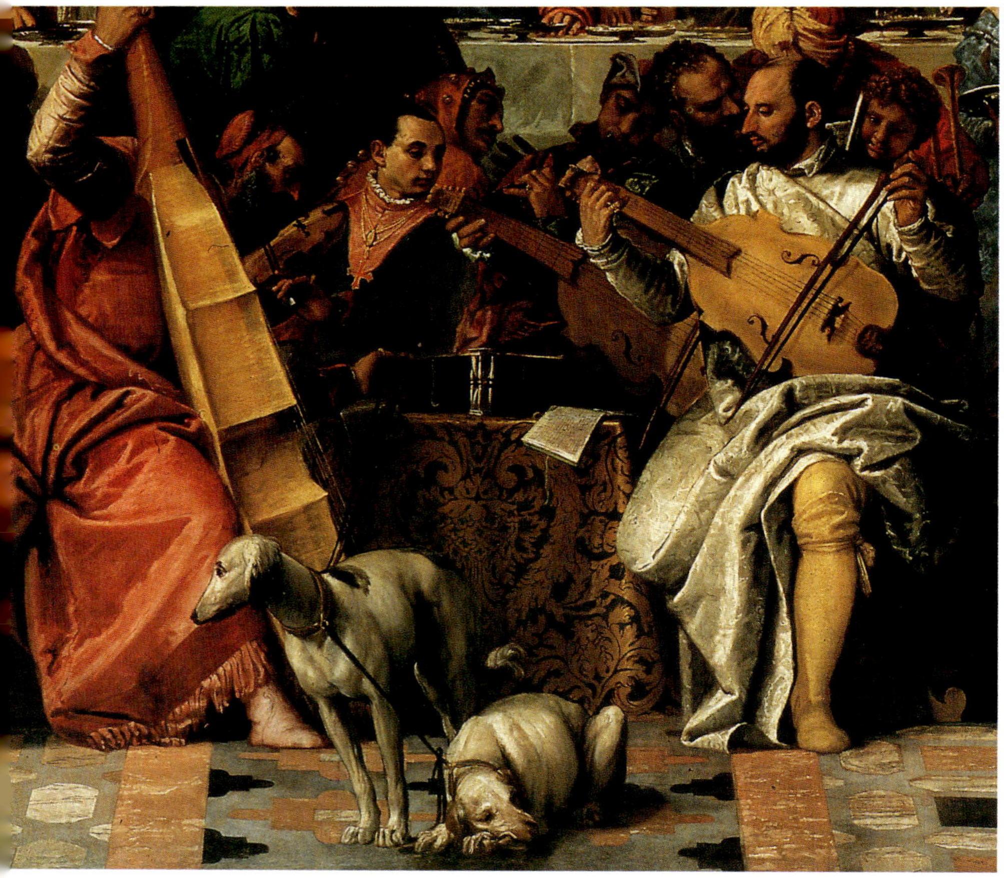

Leandro Bassano
Familie des Künstlers
Florenz, Galleria degli Uffizi

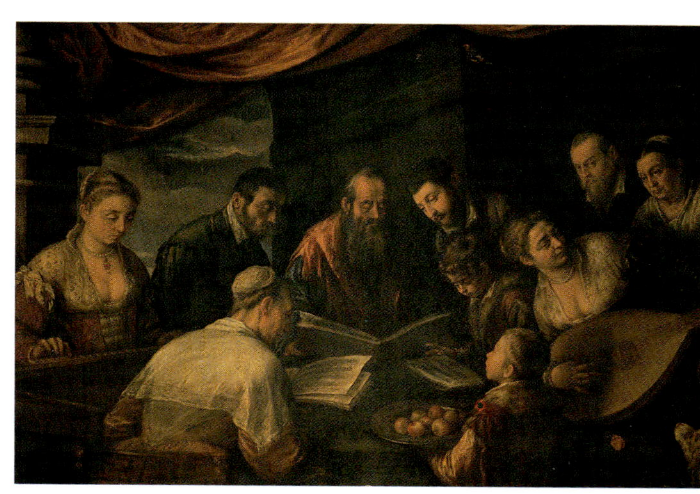

Farinati, genannt Zelotti, ging er daran, Villen und Paläste in und um Treviso und Vicenza mit Wandmalereien auszustatten. Daß er sich hier zunächst an Vorbildern wie Parmigianino und vor allem an den manieristischen Fresken Giulio Romanos orientiert hat und daß er später, 1560/61, in Rom war, davon spricht auch sein Stil.

Man darf wohl behaupten, daß die jahrelange Beschäftigung mit einer Bilderwelt, die gerade in den Villen, den Sommerresidenzen der reichen Venezianer gefragt war, eine Voraussetzung und Grundlegung für seine auch später bleibende Neigung für das Heitere und Festfreudige gebildet hat. Die Ausmalung des Castello in Thiene etwa führt schon früh Veroneses ganzes Künstlertemperament vor und zeigt sein Interesse an der Schaffung einer heiter-frivolen sowie pompösen und edlen Gegenwelt zum realen Alltag. Im Gegensatz zum sinistren Ernst und zur dramatischen Spannung der dunklen Farbklänge Tintorettos werden Veroneses Farben zunehmend heller, geradezu heiter, und seine illusionistischen Verkürzungen erscheinen leicht und frei von beschwerender Bedeutung. Wenn es stimmt, was uns sein Biograph Ridolfi zu berichten weiß, entspricht dies auch seinem Leben, das ihm alles zu Füßen gelegt hat, Begabung, Erfolg, Ruhm und Reichtum, er brauchte nur zuzugreifen.

Sein erster venezianischer Auftrag war eine *Marienkrönung* für San Sebastiano, und schon vor Abschluß der Arbeit bestürmten ihn die begeisterten Klostervorsteher, sogleich auch die Decke auszumalen. Auch diese wurde wieder zum bestaunten Erfolg, der ihn hier dann bis 1570 mit weiteren Arbeiten festhielt. In Unterbrechungen, um 1560/61 etwa, entstanden seine lichten Fresken mythologischen und allegorischen Inhalts in der Villa Barbaro (Abb. S. 172). Bei dieser Arbeit setzte er sich frech über die architektonischen Strukturen des Architekten Andrea Palladio hinweg, indem er Raumgrenzen auflösende Illusionsmalereien schuf. Es ist bekannt, daß sich Palladio über die illusionistische Ausmalung der Innenräume geärgert hat.

Jetzt, da sein Stil volle Reife erlangt hat, begibt sich Veronese wieder nach Venedig, die Stadt, die ihn fortan nicht mehr losläßt. Die folgenden Bilder begründen nun auch überregional seinen exzellenten Ruf, bieten ihm Aufträge wie *Die Hochzeit zu Kanaan* (Abb. S. 411) und damit nicht nur die Chance, sich als unübertroffener Meister ganz großformatiger Kompositionen, Darsteller blühender Festphantasien zu beweisen, sondern auch als virtuoser Bildnismaler. Denn die meisten – vielleicht alle – der auf der *Hochzeit zu Kanaan* dargestellten Personen, mit Ausnahme der Christusfigur, sind Porträts: Don Alfonso d'Avalos ist als Ehemann der Tischgesellschaft gezeigt, Eleonore d'Austria als seine Angetraute; man sieht Maria von England und Francois I., Karl V.; und bis zu Suleiman I. sind alle Großen der Zeit vertreten. Der Marchesa von Pescara hat er gar einen Zahnstocher in die Hand gegeben. Das Bild ist also mehr als nur die Illustration des biblischen Geschehens, es ist ein politisches Gesellschaftsporträt, und nicht nur das! Denn mit unglaublichem Selbstbewußtsein und Mut für den Stand der Künstler hat Veronese hier in der zentralen, großfigurigen Gruppe von Musikanten im Vordergrund auch die zeitgenössischen Maler Venedigs verewigt (Detail links): Tizian streicht den Baß, der Flötist ist Bassano, und sich selbst hat Veronese – wie ebenso Tintoretto – je eine Viola in die Hand gegeben. Diese Kammermusikgruppe ist mehr als nur ein origineller Einfall. Als »concerto« bedeutet es im wahren Wortsinne das Zusammenwirken der Maler und den Zusammenklang der venezianischen Malerei im »Wettstreit« untereinander und miteinander. Es ist schon richtig gesehen, daß Tizian

Paolo Veronese
Die Hochzeit zu Kanaan, 1563
Leinwand, 669 x 990 cm
Paris, Musée du Louvre

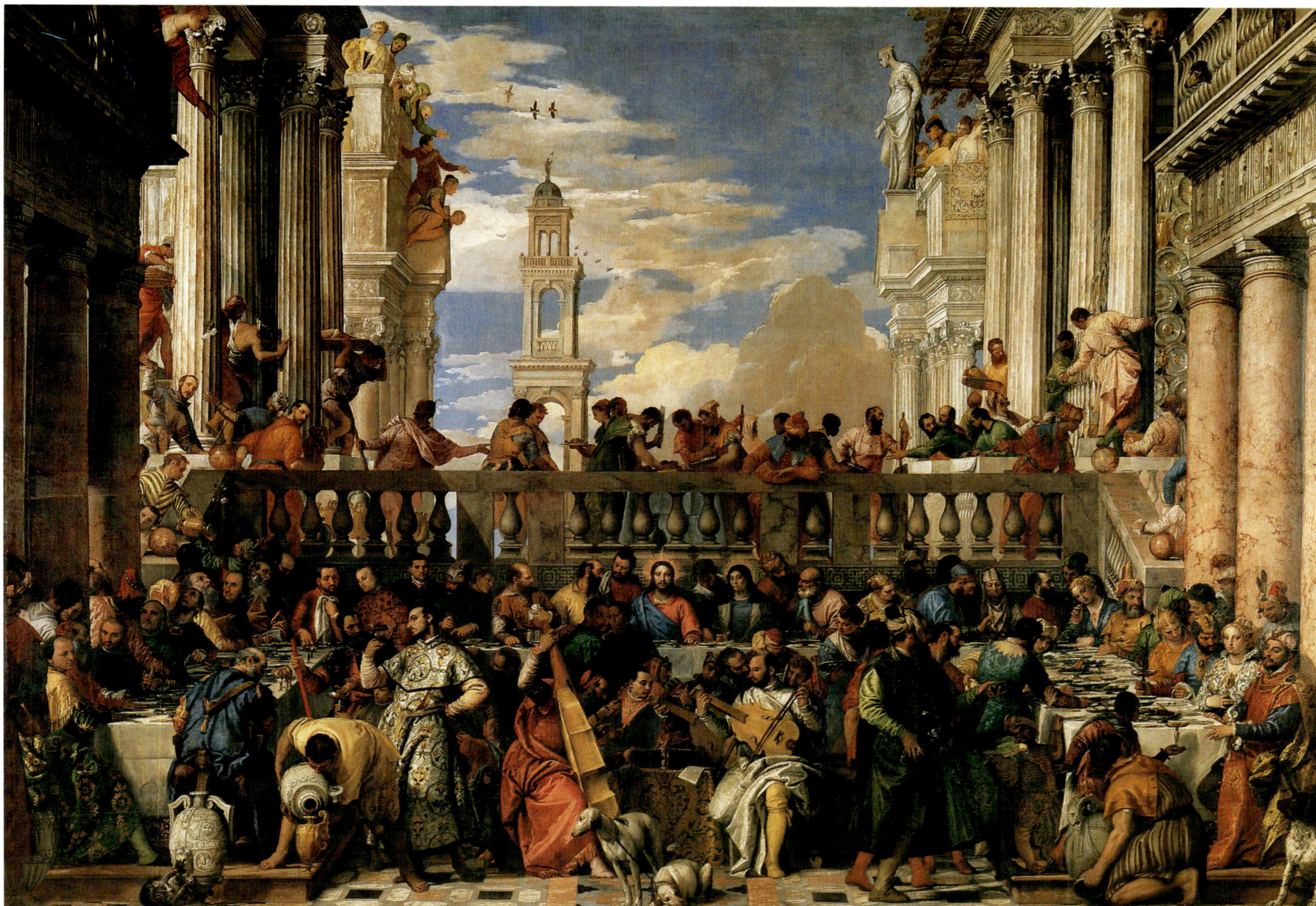

am (General-)Baß den Ton angibt, und daß Bassano mit seiner ländlich-idyllischen Malerei hier die Flöte bläst.

Übrigens hat auch Leandro Bassano (1557–1622), dritter Sohn des Jacopo, der die große und produktionsfreudige Werkstatt der Bassano begründet hatte, eine »Musikszene« (Abb. S. 410) gemalt. Auch dieses Bild will mehr als nur das Interesse seiner Malerfamilie an Hausmusik demonstrieren. Es ist auch hier ein Gleichnis für das »harmonische« Miteinander einer Malerfamilie im künstlerischen Schaffen.

Leandros *Susanna im Bade* (Abb. S. 413) zeigt deutlich die Einflüsse sowohl von Tizian als auch von Veronese, die auf diesen Malerkreis gewirkt haben. Die Malerei der Bassano ist im übrigen weit weniger provinziell, als sie allgemein eingeschätzt wird. Das »ländliche« Element mag zu diesem ersten Eindruck verführen, in den zugegebenermaßen fast serienmäßig gefertigten Bildern. In Wahrheit waren diese Gemälde aber sowohl inländisches Surrogat für die beliebten ländlich-bäurischen Motive, wie sie von den Niederländern, etwa einem Pieter Aertsen, bekannt waren, als auch eine dekorative Entsprechung der villeggiatura. Wer keine Villa auf der terra ferma hatte, konnte wohl im Anblick der Bilderwelt Bassanos »miracoloso in pingere cose pastorali« Ersatz finden.

Doch zurück zu Veronese. Auch bei ihm findet sich das »Ländliche«, vor allem in den schon erwähnten Villenfresken. Aber hier geht der Maler keineswegs auf Abbildungsqualitäten realer italienischer Landstriche ein, sondern die »Ausblicke« sind Ideallandschaften, eine Vorwegnahme der Erfindungen des 17. und 18. Jahrhunderts. Veroneses *Mars und Venus* (Abb. S. 412) mit einer Tempelruine im Hin-

Paolo Veronese
Mars und Venus, um 1580
Leinwand, 206 x 161 cm
New York, The Metropolitan Museum of Art,
John Stewart, Kennedy Fund, 1910. (10.189)

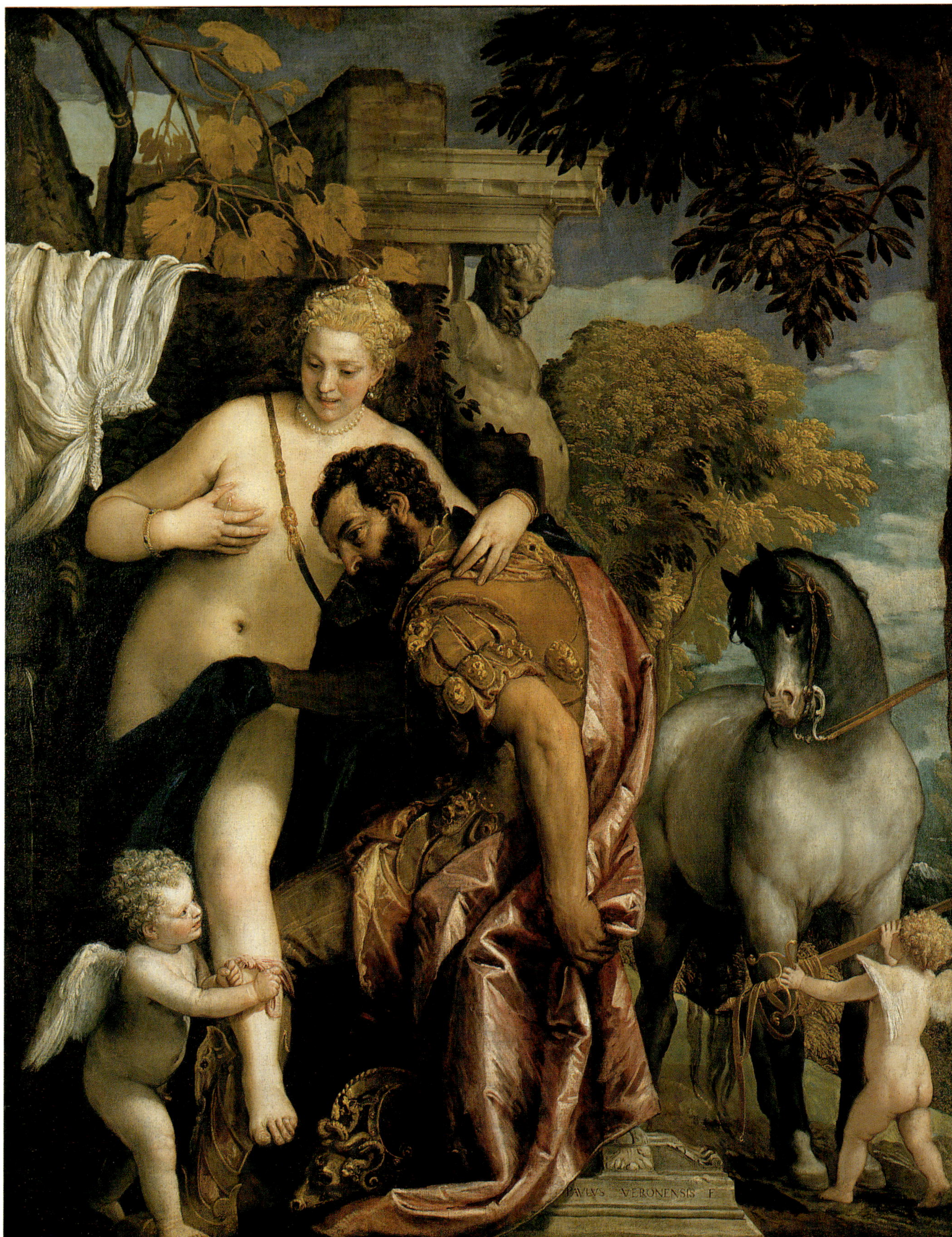

Leandro Bassano
Susanna im Bade, um 1592
Leinwand, 116 x 145 cm
München, Alte Pinakothek, Sammlung der Bayerischen Hypotheken- und Wechselbank

ABBILDUNG SEITE 414:
Sala del Collegio mit Gemälden von Paolo Veronese über der Tribüne und an der Decke
Venedig, Palazzo Ducale

ABBILDUNG SEITE 415:
Paolo Veronese
Apotheose Venedigs, vor 1585
Deckenfresko
Venedig, Palazzo Ducale

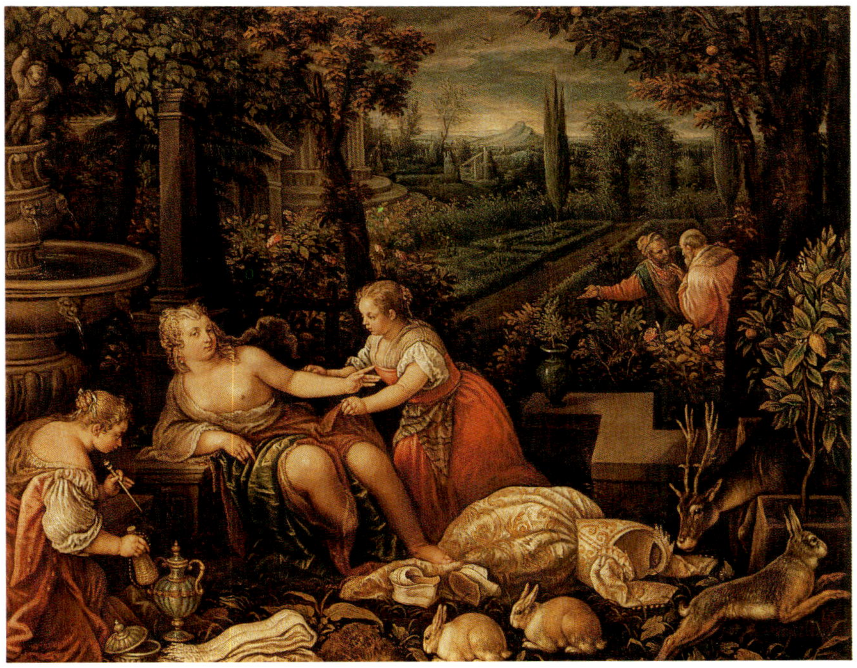

Paolo Veronese
Raub der Europa, um 1580
Leinwand, 240 x 303 cm
Venedig, Palazzo Ducale

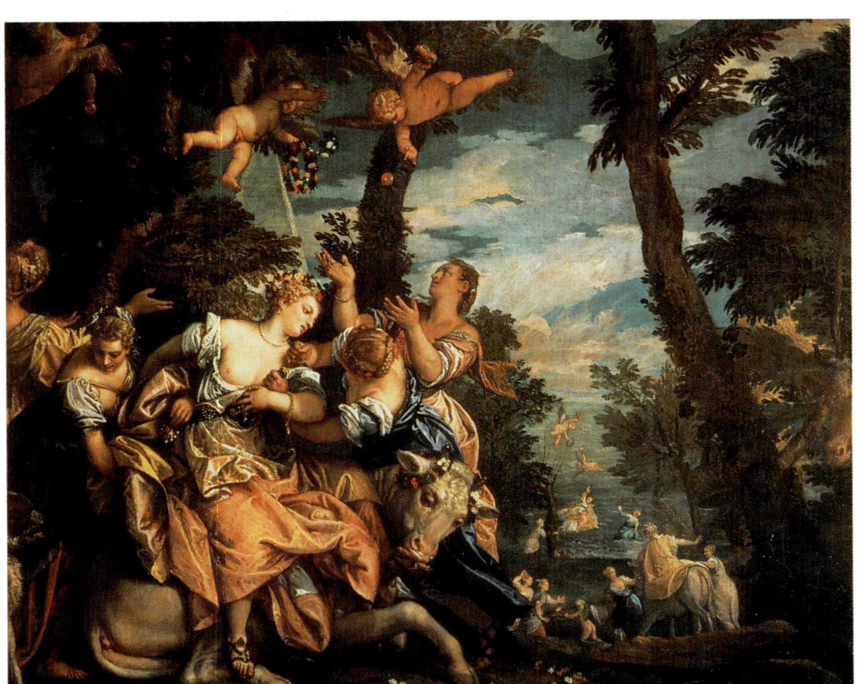

tergrund und einem lebendig wirkenden Satyrtorso ist ein beredtes Beispiel dafür, abgesehen von der hier bereits »galanten« Wiedergabe der Mythologie. Gleiches ließe sich über den *Raub der Europa* (Abb. links unten) sagen. Dieser Raub, der eigentlich eher an den willigen Aufbruch einer geschmückten Königstochter zur einladenden mythologischen Hochzeitsreise denken läßt, könnte sich – in noch flüssigerem Malstil verfertigt – durchaus im Repertoire eines Boucher finden.

Es ist uns das Protokoll jenes Inquisitionstribunals erhalten, vor dem Veronese sich wegen der oben bereits erwähnten Freiheiten zu verantworten hatte. So wurde er beispielsweise vor die Frage gestellt, warum er bei einem religiösen Thema wie das Abendmahl des Herrn mit »einem Diener, dem durch einen Zufall die Nase blutet« aufgewartet hat. Des weiteren wurde er auch gefragt: »Scheint es Euch gebührlich, daß es sich schickt, bei dem letzten Mahl des Herrn, Narren, Trunkenbolde, Deutsche (=Landsknechte), Zwerge und andere Skurilitäten darzustellen?« »Nein«, hatte Veronese darauf geantwortet, die stünden ja gar nicht in der Nähe, sondern seien selbstverständlicher Ausdruck des Reichtums des Hauses. Ob Veronese das Tribunal überzeugt hat, bleibt fraglich, jedenfalls sollte er innerhalb weniger Monate das Bild umgestalten. Dazu kam es nicht, in Venedig war die Inquisition nicht halb so mächtig wie in Spanien, und Veronese betitelte einfach das Bild neu, nun hieß es *Gastmahl im Hause des Levi.*

Der *Thriumph der Venezia* oder auch *Apotheose Venedigs* (Abb. S. 415) an der Decke der Sala del Maggior Consiglio im Dogenpalast gehört zu den großen Aufträgen im letzten Jahrzehnt des Künstlers. Veronese begann 1580 und vollendete das Gemälde 1585, drei Jahre vor seinem Tod. Die Nähe des Barock zeichnet sich bereits ab, mit einer Überfülle schwebender Körper und bravourös sich in den illusionierten Deckenraum auftürmenden Architekturelementen. Der Ruhm Venedigs will hier vor Augen geführt werden, der Glanz eines Machtzentrums, dem sich die untergebenen Völker willig eingliedern. Viktorien, prächtig gekleidete Frauen auf dem Balkon, Gesandte, darunter Heinrich III. von Frankreich als »Honor«, sie alle huldigen der von einem Genius gekrönten Venetia. Sie thront auf Wolken, gerahmt von den gedrehten Säulen, die wir von Berninis Tabernakel in Roms Petersdom her kennen und die darüber hinaus auf den Tempel Salomos verweisen, also Macht und göttliche Gerechtigkeit des Venezianischen Staates bedeuten. Dieses Deckenbild ist eine der letzten großartigen Huldigungen der Malerei des Cinquecento an die Serenissima, deren eigenster Vertreter in diesem Jahrhundert Veronese war.

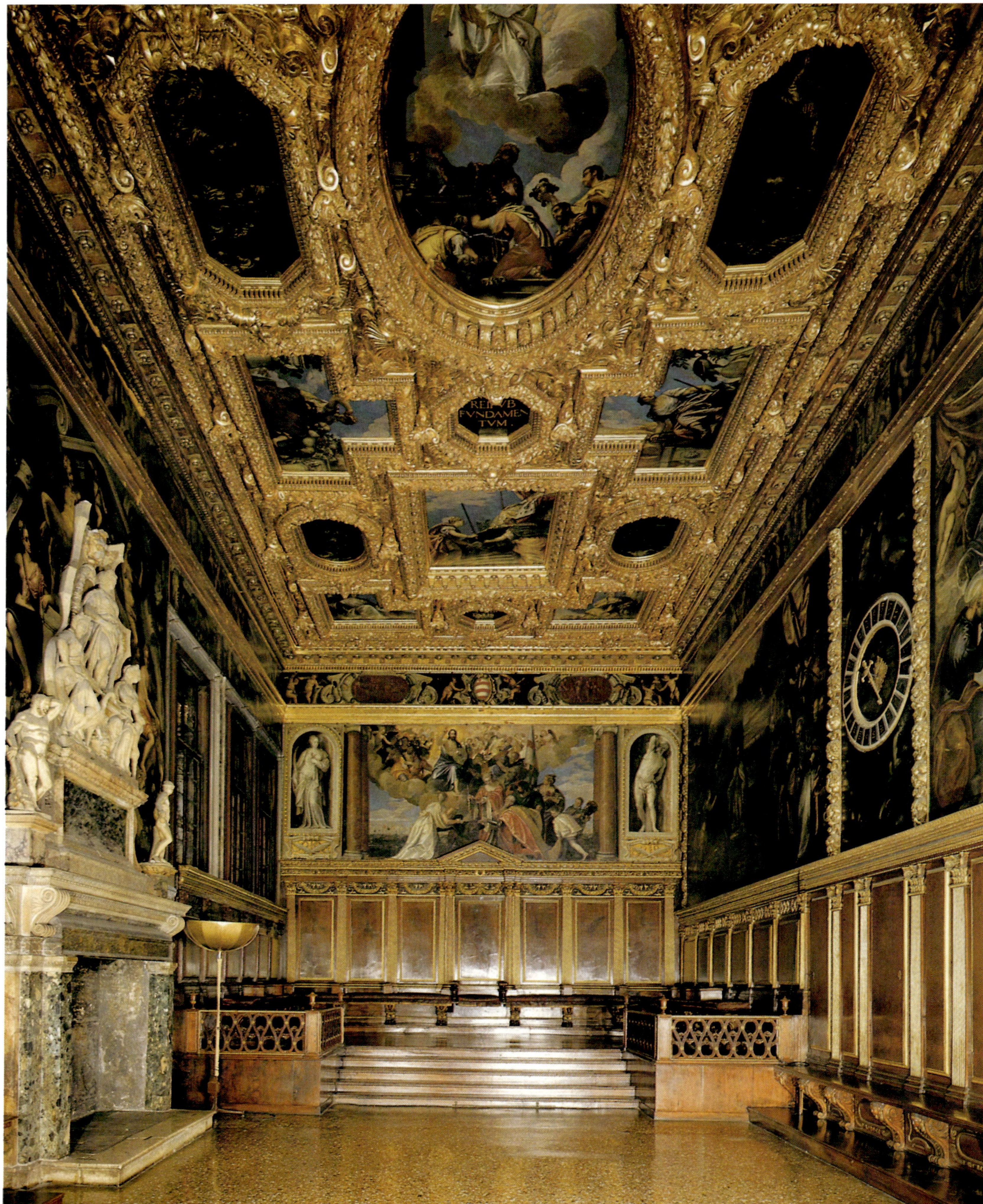
REIPVB
FVNDAMEN
TVM.

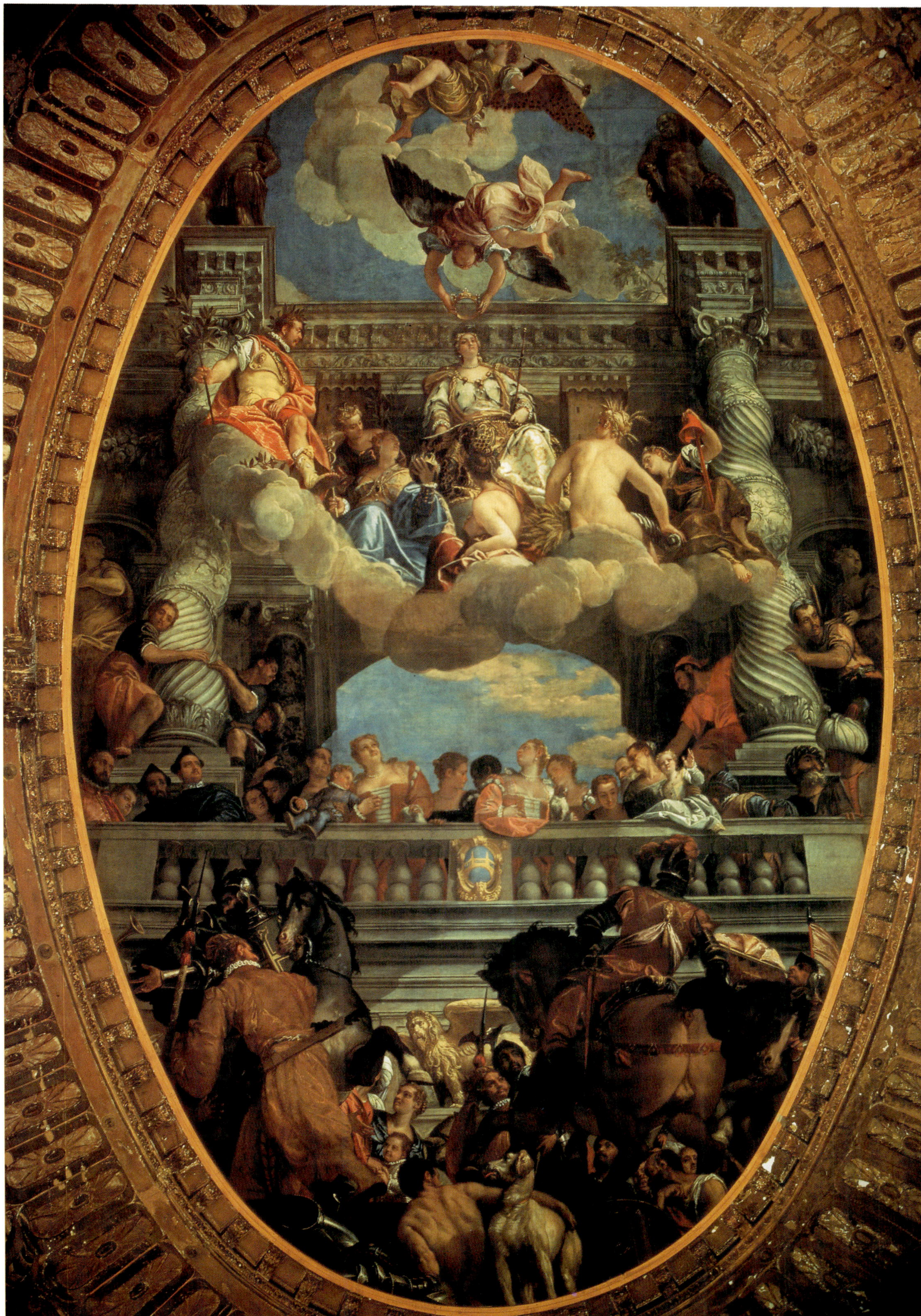

Alexander Perrig

Vom Zeichnen und von der künstlerischen Grundausbildung im 13. bis 16. Jahrhundert

Täfelchen und Blätter

In den über die Welt verstreuten Sammlungen europäischer Graphik lagert eine Zeichnungsblättermasse, welche die Summe aller bekannten Gemälde, Skulpturen und Baudenkmäler christlicher Ära möglicherweise übertrifft. Sie ist so gewaltig, daß man ihr unwillkürlich unterstellt, die gesamte nachantike Geschichte des Zeichnens zu repräsentieren. In Wahrheit sagt sie alles über die zeichnerischen Praktiken der letzten fünfhundert Jahre, fast nichts dagegen über diejenigen des Mittelalters aus. Das liegt weniger an der Tatsache, daß die mittelalterlichen Zeichnungsbestände den neuzeitlichen gegenüber eine winzige Minderheit bilden, als vielmehr daran, daß in dieser Minderheit ausgerechnet die wichtigsten Zeichnungskategorien fehlen. Die aus der Zeit vor 1425 stammenden Papier- und Pergamentblätter sind nahezu ausschließlich mit Reinzeichnungen – Buchillustrationen, Bauplänen, Vertragszeichnungen (Abb. S. 422 links), figürlichen Mustern (Abb. S. 418 und 420), Gemäldekopien (Abb. S. 419 rechts) – versehen. Entwürfe, Studien, Übungsskizzen und zeichnerische Notizen kommen so gut wie nicht vor.

Diese Absenz hat den gleichen Grund wie das Fehlen mittelalterlicher Provisoria literarischer Art (Notiz- und Schreibübungsblätter, Brief-, Traktat-, Gedicht-, Romanentwürfe usw.). Da nur, was im Hinblick auf langfristige Nutzung angefertigt wurde (z.B. Kathedralrisse und Musterbücher), als konservierenswert galt, vertraute man das Gegenteilige logischerweise statt dem teuren Papier oder Pergament dem beliebig oft wiederbenutzbaren Medium der mit Wachs oder Knochenpulver grundierten Holztäfelchen an. Daß solche schon im ausgehehenden 7. Jahrhundert zum Zeichnen ebenso wie zum Schreiben gebraucht wurden, bezeugt Adamnanus von Hy (um 624–704), der Abt von Iona. Ihm hatte der gallische Bischof Arculf, den ein Sturm an die Küste von Schottland verschlagen hatte, von seiner Reise ins Heilige Land erzählt und dabei, um dem Zuhörer eine Vorstellung von einigen dort besichtigten Kirchen zu geben, deren Grundrisse auf seine Wachstäfelchen skizziert. Adamnanus zeichnete die Skizzen des Kollegen nachträglich ins Reine und illustrierte damit seine »Drei Bücher über die heiligen Orte« (De locis sanctis libri tres).

Den Künstlern dürften grundierte Holztäfelchen, lose oder zum Buch zusammengebunden, von jeher als Zeichnungsvehikel gedient haben. Zumindest den Lehrlingen pflegten sie dies – wie etliche aus der zweiten Quattrocentohälfte stammende Zeichnungen zeichnender Knaben bezeugen (u.a. Abb. S. 425 unten) – auch dann noch zu tun, als die Meister längst Papier zum Skizzieren benutzten. Der ungeduldige Michelangelo war vielleicht der erste Künstler überhaupt, der schon als Anfänger auf die so praktischen, weil jederzeit aufnahmebereiten Papierblätter zurückgriff. Daß er sich solche in den ersten Jahren u.a. durch Zerfleddern alter Familiengeschäftsbücher erwarb, beweist das Louvre-Blatt Nr. 685 (Abb. S. 438). Auf seiner heutigen Rückseite steht das »Vorwort« zu einem urgroßväterlichen Kontokorrenzbuch.

Ambrogio Lorenzetti
Maria einer Verkündigung
Sinopie, 240 x 172 cm
Montesiepi, Oratorium von San Galgano

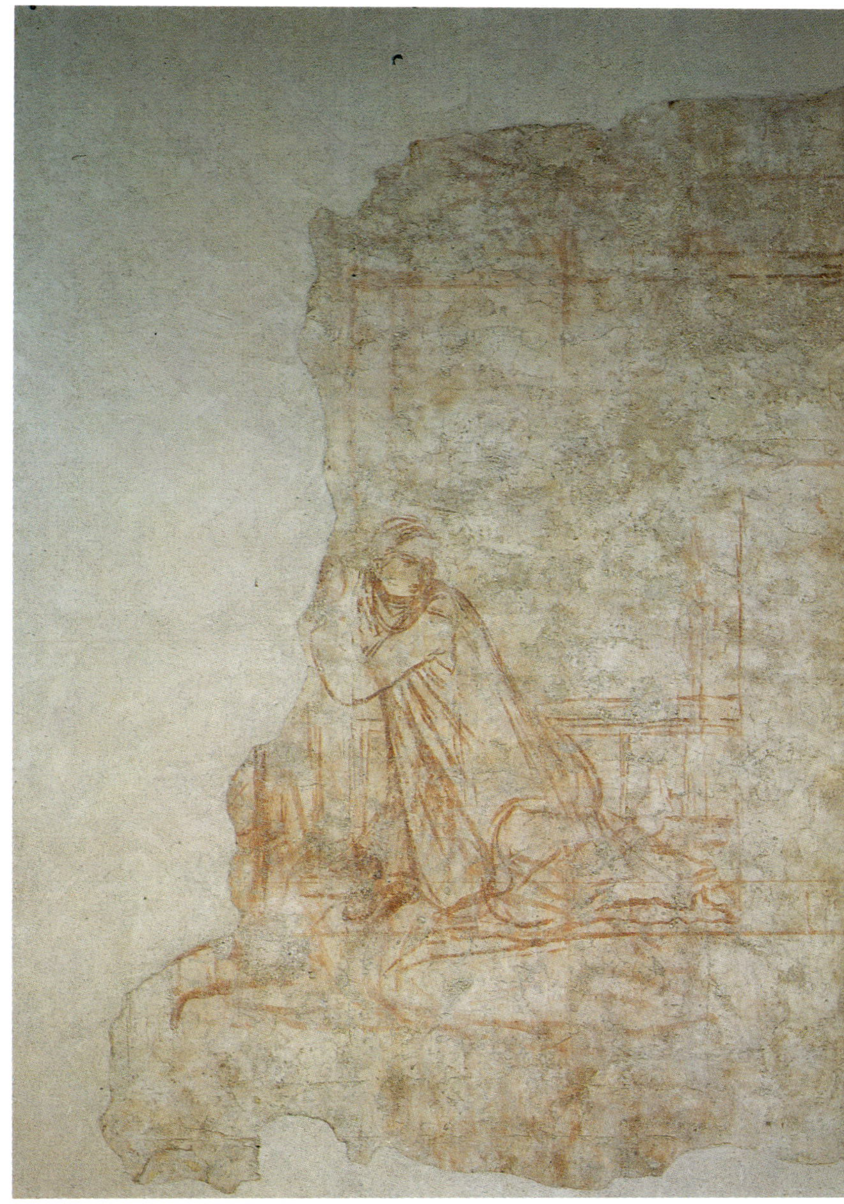

Sinopien und Entwürfe

Die wichtigsten aller zeichnerischen Provisoria waren und sind die Entwürfe. Als das, was der subjektiven Vorstellung die erste Selbstvergewisserung und die Beurteilung der eigenen Stimmigkeit erlaubt, bilden sie Ausgangspunkt und Grundlage der Realisation jedes malerischen, plastischen oder architektonischen Werks. Um so erstaunlicher, daß noch Cennino Cennini, der in den 189 Kapiteln seines »Buchs der Malerei« sämtliche Aspekte des spättrecentesken Malerwerkstattbetriebs – vom Herstellen und Grundieren der Holztäfelchen bis zum Gesichtsschminken – behandelt, kein Wort über diese Zeichnungsspezies und ihre Erzeugung verliert. Was er stattdessen – im 67. Kapitel – als ein Entwurfsverfahren beschreibt, ist eine bestimmte Art, Fresken auf die Wand vorzuzeichnen. Sie wird als eine Tätigkeit beschrieben, die in vier Schritten erfolgt: 1. Vorkonturieren mit Kohle, 2. Nachkonturieren und Schattieren mit spitzborstigem Pinsel und flüssigem Ocker, 3. Wegputzen der Kohlekonturen mit »einem Strauß Federn«, 4. Feinkonturieren mit »dünnem und spitzem Pinsel« und »sinopia«, d.h. rotem Ocker (in der Antike ein Exportartikel der Stadt Sinope). Im Endeffekt ergab sich so etwas wie ein Riesenaquarell.

Daß Cennini dieses umständliche Verfahren indirekt – durch Nichtbehandlung der Normalform des Entwerfens – als *den* Entwurfsakt hinstellt, hat unter Kunsthistorikern für Verwirrung gesorgt. Sein Verhalten wurde in Zusammenhang mit der Absenz mobiler Entwürfe aus der Zeit vor ca. 1425 gebracht und, ungeachtet der hundertfach dokumentierten Praxis des auf Täfelchen Zeichnens, als Indiz dafür betrachtet, daß man »im Mittelalter« direkt auf den jeweiligen Bildträger, d.h. die Tafel bzw. Wand, entworfen habe. Jene Vorzeichnungen (»Sinopien«), die häufig bei der Entfernung alter Fresken unter dem Freskoverputz zum Vorschein kommen, gelten infolgedessen als Dokumente einer epochenspezifischen, nämlich der »mittelalterlichen« Form des Entwerfens, obwohl es sie erst seit der Mitte des 13. Jahrhunderts und statt nur bis ans Ende des 15. noch zu Beginn des 17. gibt, als längst in ganz Europa auf Papier entworfen wurde.

Doch was Cennini beschreibt, ist bloß die aufwendigste, keineswegs die einzige Art, Fresken im 1:1-Maßstab vorzuzeichnen. Wie das Beispiel der Sinopie zu Ambrogio Lorenzettis Verkündigungsfresko (Abb. rechts) beweist, ließ sich dasselbe statt in vier Schritten auch in einem einzigen tun. Tatsächlich sind von den heute bekannten Sinopien nur wenige die Produkte des »Cenninischen« Vierschrittverfahrens. Die meisten entstanden wie das Lorenzetti-Beispiel auf die Schnelle und mit dem Ziel, nicht mehr als die kompositionellen Hauptsachen und von diesen nicht mehr als die wichtigsten Umrisse wiederzugeben. Dabei beziehen sich die »Rapidsinopien« paradoxerweise gerade auf die monumentalen, vielfigurigen, narrativen Fresken, während die »Vierschrittsinopien« ausschließlich zur Vorbereitung jener Dutzendfresken gedient zu haben scheinen, auf denen nichts weiter als das darzustellen war, wofür jedes Musterbuch die passende Vorlage bereithielt: eine einzelne Heiligenfigur (Cennini dachte an eine Madonna), eine Pietà, ein Kruzifix zwischen zwei Heiligen usw. Gemäß der in der Gleichsetzung von Sinopien mit Entwürfen implizierten Logik hätten die Maler demnach nur dann mit Sorgfalt und unter Berücksichtigung aller Details entworfen, wenn dies am wenigstens vonnöten war. Im umgekehrten Fall dagegen, z.B. Ambrogios *Verkündigung* oder Buffalmaccos gigantischem *Triumph des Todes* (Abbn. S. 76 unten und 77), wäre das zu Malende erst während des Malens zu Ende konzipiert und ins Reine gedacht worden! Gezwungen, diese Paradoxie zu erklären, müßten wir die vielen Rapidsinopien für Dokumente einer auf wenige Malergenerationen beschränkten supergenialen Vorstellungskraft und die wenigen Vierschrittsinopien entweder für Zeugnisse sinnloser Arbeits- und Zeitverschwendung oder aber für Indikatoren bloßer Gehilfentätigkeit halten. Solche Erklärungsnöte bleiben uns erspart, wenn wir Sinopien als das anse-

Toskanischer Meister
Figuren- und dekorative Studien, frühes 15. Jahrhundert
Feder und verschiedene braune Tinten auf Pergament, 30,5 x 76 cm
New York, The Pierpont Morgan Library, The Janos Scholz Collection. 1973.46

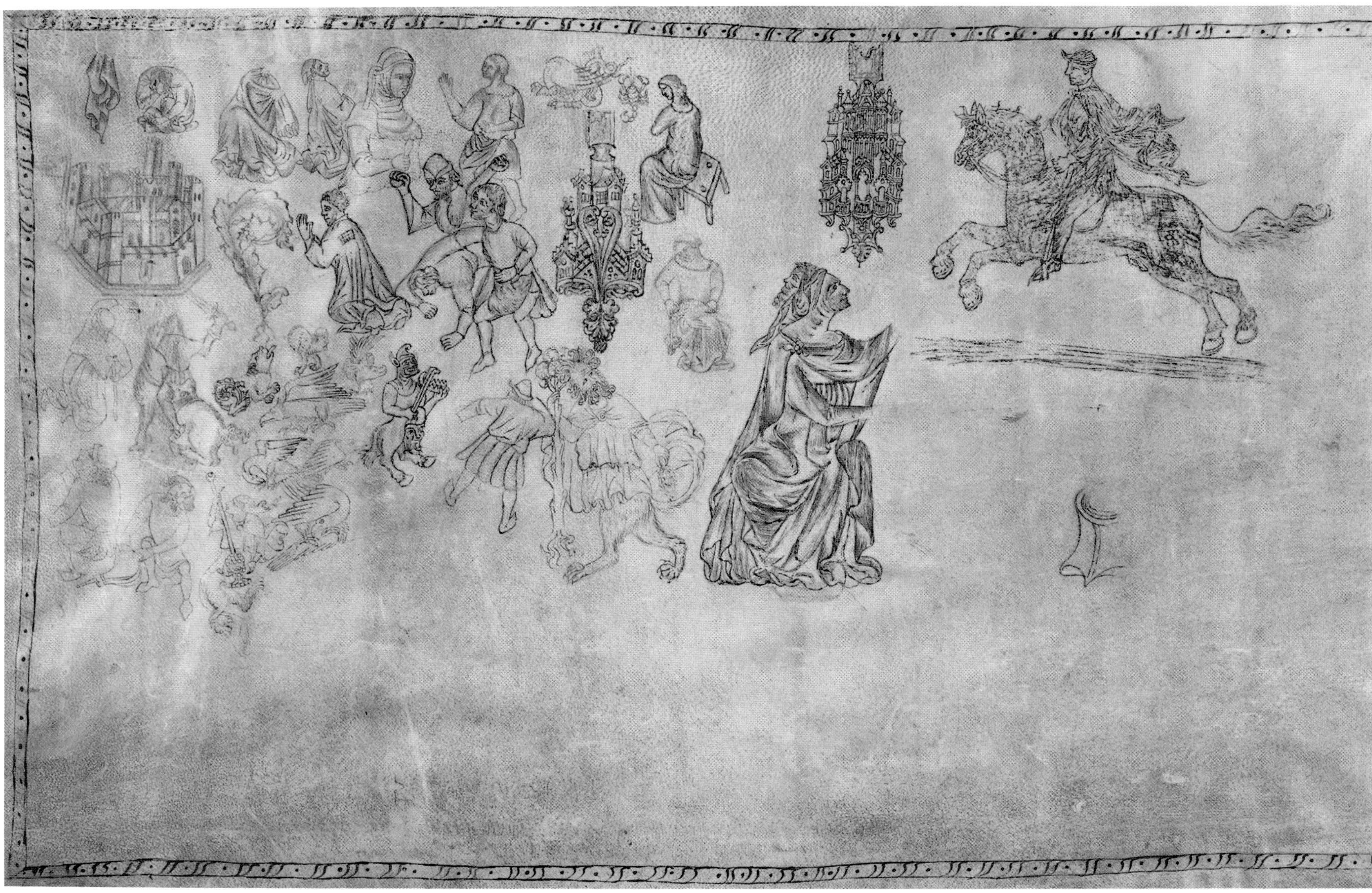

hen, was sie anscheinend waren: Provisoria, die es den Auftraggebern erlaubten, die Wirkung künftiger Freskos an Ort und Stelle abzuschätzen und nötigenfalls modifizieren zu lassen. Ausgeführt in der von Cennini beschriebenen Art, konnten sie die Stelle einer regulären Entwurfszeichnung, eines »modello«, vertreten. Allerdings mußten sie dann – und das erklärt wohl das einseitige Interesse Cenninis an Vierschrittsinopien – extra bezahlt werden. Zwei solcher »Riesenaquarelle«, Modelle zu den in Gemäldeform auszuführenden Reitergrabmälern der Condottieri Piero Farnese († 1363) und John Hawkwood († 1493), gab die Florentiner Dombauhütte am 2. Dezember 1395 Cenninis Lehrer Agnolo Gaddi und Giuliano Arrighi genannt Pesellino in Auftrag, und zwar für die stattliche Summe von je 30 Florin. An eine Seitenschiffswand des Doms im Maßstab 1:1 gepinselt, sollten sie – wie im Auftragsbeschluß ausdrücklich festgestellt wird – allen Verantwortlichen eine umfassende Beurteilung des Projektes erlauben.

Daß ein modello-Ersatz dieser Art nur Sinn machte, wenn es um Routinearbeiten ging, die keiner Programmierung bedurften, versteht sich. Standen Fresken komplizierteren Inhalts oder gar narrative oder allegorische Zyklen zur Ausführung an, wären Vierschrittsinopien nicht nur unsinnige Kostentreiber, sondern auch gar nicht machbar gewesen (kein Wandbild, dessen Dimensionen das Gesichtsfeld eines auf dem Gerüst davorstehenden Malers auch nur um wenige Meter überschreiten, läßt sich problemlos ad hoc auf den Wandverputz entwerfen). Was in diesem Fall an ihre Stelle trat, war sozusagen die vergrößerte Rekapitulation eines Normalentwurfs. Auf ihre Herstellung brauchte weder viel Zeit noch Sorgfalt verwendet zu werden. Denn wie das Endprodukt im Detail wirken würde, war ja aus dem mobilen modello ersichtlich. Auf diesen bzw. dessen revidierter Endfassung blieb der Maler denn auch während des Freskierens angewiesen. Ihm allein konnte er die – gelegentlich recht umfangreichen – Informatio-

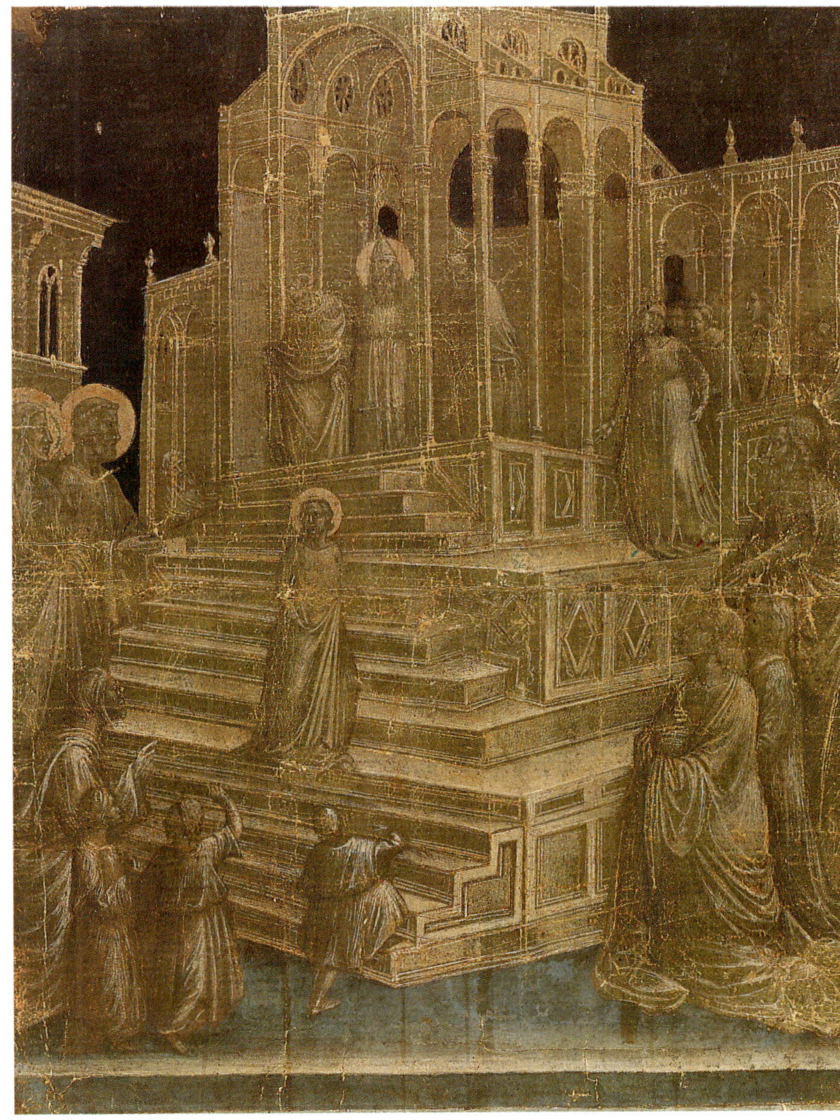

Taddeo Gaddi
Tempelgang Mariä
Metallstift, weiß gehöht, auf olivgrün grundiertem Papier, 36,5 x 28,2 cm
Paris, Musée du Louvre

nen entnehmen, die in seiner Sinopie teils überhaupt nicht, teils in einer ganz anderen (vom Auftraggeber bemängelten) Form enthalten waren. Da die Rapidsinopie beim Malen nur als abstraktes Orientierungsgerüst taugte, konnte der Maler sein »Tagewerk« (die Größe des Wandstücks, das innerhalb eines Tages freskiert werden sollte und am betreffenden Morgen den – die Sinopie verdeckenden – Freskoverputz erhielt) ohne Rücksicht auf seine Gedächtniskapazität, ganz nach Maßgabe seiner individuellen Malgeschwindigkeit und des Schwierigkeitsgrads der zu malenden Teile bestimmen. Im Fall eines direkt auf die Wand entworfenen Freskos entfiel diese Möglichkeit. Die Tagewerke mußten dann möglichst klein bemessen werden, weil der Maler andernfalls Gefahr lief, die Einzelheiten des vom Freskoverputz verdeckten Sinopiabezirks aus dem Gedächtnis zu verlieren. Cennini gibt deshalb als Beispiel eines über eine Vierschrittsinopie gelegten Tagewerks den »Kopf einer Madonna« an – eine Angabe, die unverständlich wäre, hätte er dabei an ein Wandbild von der Größe des Bonaiutischen Via veritatis-Freskos (Abb. S. 82) oder einen Freskenzyklus seines Lehrers Agnolo Gaddi (Abb. S. 87) gedacht, deren Tagewerke zum Teil mehrere Vollfiguren umfaßten.

Das Aufkommen freskovorbereitender Wandzeichnungen um die Mitte des 13. Jahrhunderts mag zusammenhängen mit der Hebung des auftraggeberischen Anspruchsniveaus. An der bestehenden Entwurfspraxis änderte es wenig. Nach wie vor dürfte das Meiste des seither Gemalten auf mobile Zeichnungsträger, also kleinformatig entworfen worden sein. Seit der Verwirklichung von Roger Bacons Bilderreform unter Nikolaus III. (1277–80) kam dieser Form des Entwerfens sogar eine zunehmend größere Bedeutung zu – entsprechend dem Umstand, daß eine verräumlichte Bildwelt schwieriger zu konzipieren ist als eine zweidimensionale. Ungeachtet dessen aber tut Cennini so, als ginge diese Tätigkeit den Maler nichts an. Warum? Rechnete er sie etwa gar nicht zu dessen Aufgaben?

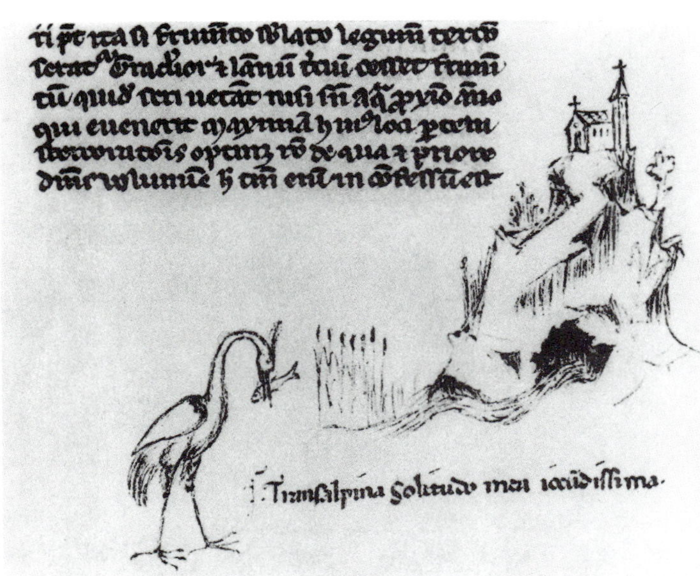

Francesco Petrarca
Die Quelle von Vaucluse, 1341
Feder und Tinte auf Pergament
Paris, Bibliothèque Nationale

Agnolo Gaddi
Kopfstudien, ca. 1380
Feder, laviert, auf grundiertem Pergament
19,5 x 16,1 cm
Mailand, Castello Sforzesco

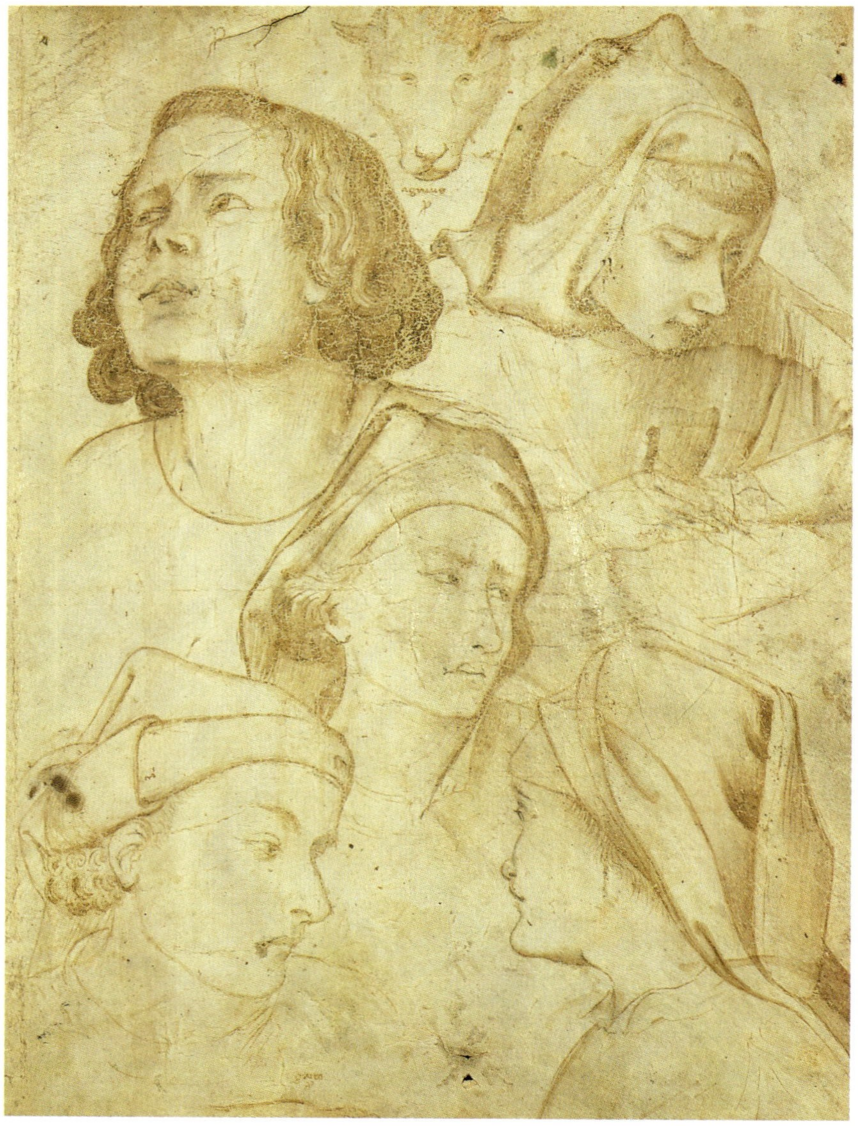

Veroneser Zeichner um 1400
Stehender Jünglingsakt mit Ball
Feder und Tinte auf weißem Papier
21,5 x 17,5 cm
Oxford, Christ Church

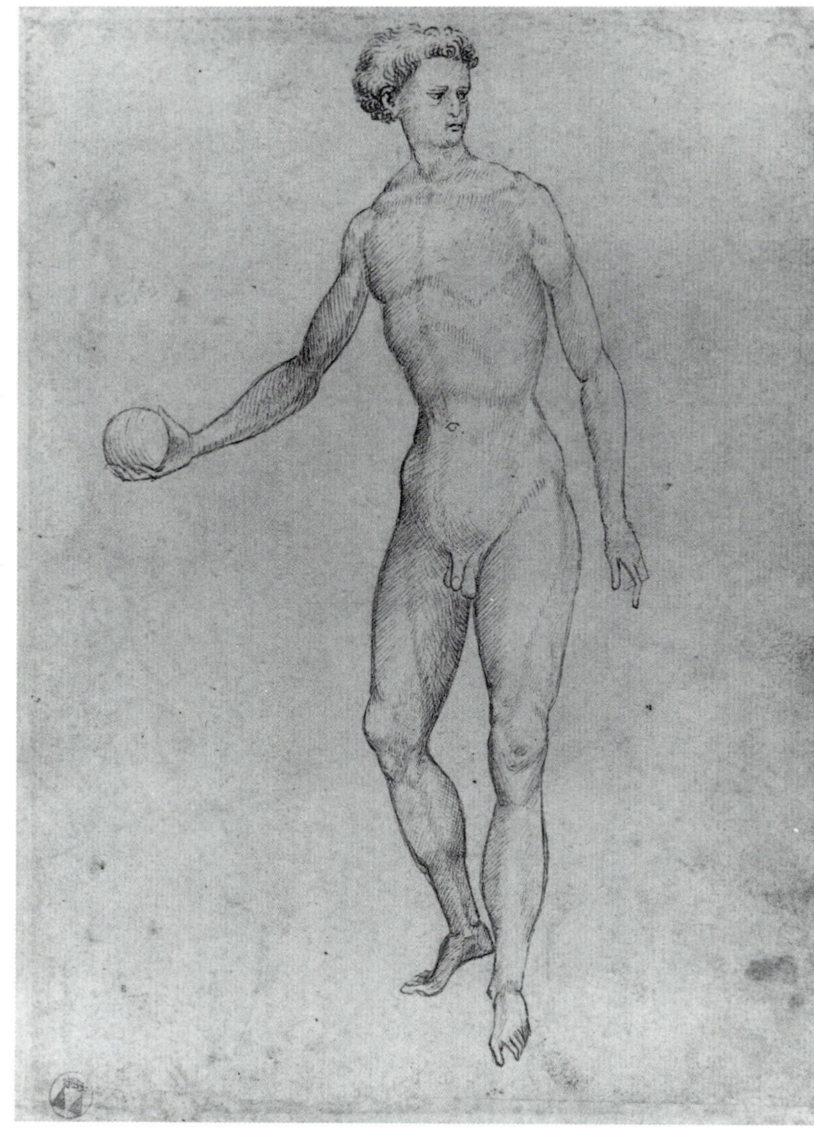

Die Dominanz der ars liberalis: Programmieren und Entwerfen

Bis ins 15. Jahrhundert hinein scheint das Entwerfen tatsächlich eine Domäne der Auftraggeber bzw. ihrer Programmierer gewesen zu sein. Lorenzo Ghiberti (1378–1455), der Bildhauer, der in seiner Selbstbiographie voller Stolz berichtet, daß ihm nach Vollendung seiner ersten Baptisteriumstür (1424) »die Erlaubnis erteilt« worden sei (mi fu data la licenza), die zweite Tür nach seinem persönlichen Konzept zu realisieren, hielt es für einen zeichnerischen Akt besonderer, mehr der Theorie als der Praxis zugehörigen Art. Er gab ihm einen entsprechenden Namen. Er nannte es »teorica disegno« und ordnete es denjenigen Wissenschaften zu, in denen der moderne Künstler seiner Ansicht nach unterwiesen sein sollte (Grammatik, Geometrie, Philosophie, Medizin, Astrologie, Optik, Geschichte, Anatomie und Arithmetik). Damit gab er zu verstehen, daß das eigenständige Entwerfen bis dahin nicht zum Lehrstoff der Kunstwerkstätten gehört hatte. Es zu erlernen war für Ghiberti vielmehr ein Desiderat – eine von den Voraussetzungen, von deren Erfüllung es abhing, ob Malerei und Bildhauerei sich aus ihrem verachteten ars mechanica-Status heraus in den Rang der artes liberales zu erheben vermochten und ob die »Erlaubnis«, Kunst nach eigenen Entwürfen zu machen, Ausnahme blieb oder zur Regel werden konnte.

Ghiberti wußte, wovon er schrieb. Ehe ihm das Privileg, die Paradiesestür selbst zu entwerfen, zufiel, hatte die Calimala diese wie üblich programmieren lassen. Sie scheint es nach wie vor für selbstverständlich gehalten zu haben, daß jeder der damit beauftragten Humanisten (Ambrogio Traversari, Niccolò Niccoli und Lionardo Bruni) aufgrund seiner Bildung kompetenter agieren würde als irgendein Künstler, und fiel vermutlich aus allen Wolken, als das Gegenteil eintrat. Dabei wäre der Flop für jeden Kenner der Situation vorauszusehen gewesen. Während Ghiberti nämlich alle freien Stunden nutzte,

ABBILDUNG RECHTS UNTEN:
Lorenzo Ghiberti (?)
Fünf Entwürfe zu den Schergen einer Geißelung Christi
Feder und braune Tinte auf weißem Papier
21,6 x 16,6 cm
Wien, Albertina

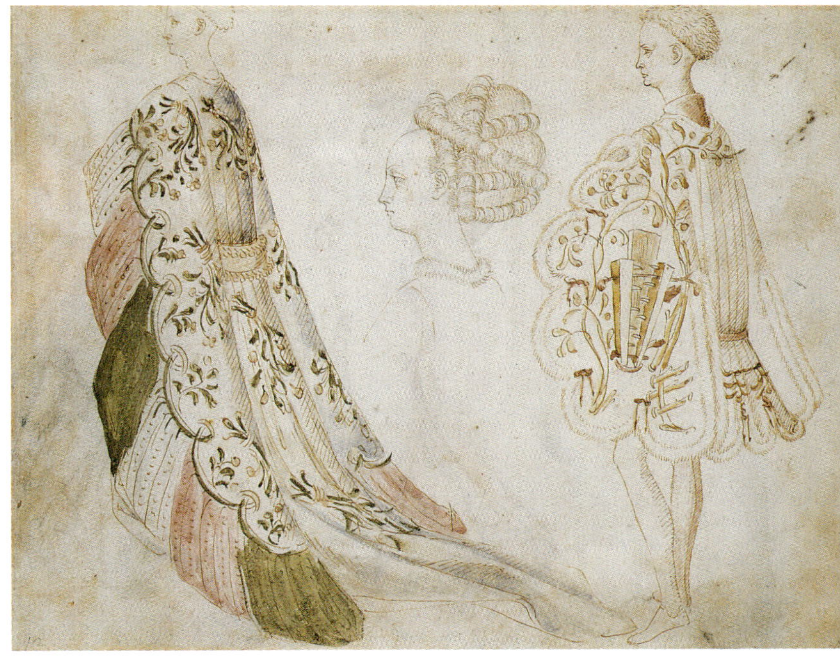

Pisanello-Werkstatt
Drei Kostümstudien
Feder und Tinte über Metallstift, aquarelliert, auf Pergament
18,3 x 24 cm
Oxford, Ashmolean Museum

um seinen Kenntnisstand über das eigene Fach hinaus zu erweitern, hielt keiner der genannten Programmierer eine Beschäftigung mit moderner Kunst oder gar mit deren Produzenten für nötig. Lionardo Bruni (ca. 1370–1444) ersetzte seinen Mangel an einschlägiger Kenntnis und eigenen Bildvorstellungen schlicht durch Arroganz. Nach Ausweis des seine Programmniederschrift (die einzige noch erhaltene) begleitenden Schreibens bildete er sich allen Ernstes ein, der Calimala das Gelingen des Bronzewerks dadurch garantieren zu können, daß er dem Künstler eine Themenliste vorsetzte und mündlich erklärte, worauf es bei der Verbildlichung von Fall zu Fall ankäme.

Brunis abstrakte Art zu programmieren (von der sich diejenige seiner beiden Kollegen wahrscheinlich nicht unterschied) entspricht zwar dem, was man sich unter dieser Tätigkeit in Kunsthistorikerkreisen vorstellt. Aber der Programmierungsweise seiner weitgehend namenlosen Vorgänger kann sie kaum entsprochen haben. Diese hatten ihre Aufgabe – aus der auffallenden Intellektualität oder inhaltlichen Vielschichtigkeit der großen Bilderzyklen des Due- und Trecento zu schließen – ernster genommen und effizienter erfüllt. Statt bloße Bildthemen zusammenzustellen, hatten sie anscheinend programmierend entworfen, d.h. ikonographisches Programm und bildlichen Entwurf zur Deckung gebracht (vgl. oben S. 49, 52, 60, 62, 67–69, 76 und 96). Daß ihnen die entsprechende zeichnerische Ausdrucksfähigkeit heutzutage nicht mehr zugetraut wird, ist verständlich. Ihre Degeneration zum Monopol von Architekten, Künstlern und Designern bestimmte ja schließlich auch die Theorie ihrer Geschichte, und nach dieser Theorie ist es »Tatsache, daß vor 1500 eine bemerkenswerte Zeichentätigkeit der Laien nicht stattfindet, nicht stattfinden kann...«

Der zeichnende Laie

Offenbar konnte sie doch. Zwar muß dahingestellt bleiben, ob sich Bischof Arculf und Abt Adamnanus auch über Komplizierteres als Kirchengrundrisse zeichnerisch verständigen konnten und ob die Franziskanergelehrten Roger Bacon (um 1220–92), John Peckham (um 1240–92) und Witelo im Figurenzeichnen genauso fit waren wie in der Konstruktion von Diagrammen zur Erläuterung optischer Thesen. Auch wissen wir nicht, wie gut oder schlecht Notker Labeo (um 950–1022) Tiere und Dante Alighieri (1265–1321) Engel auf ihre Täfelchen zu zeichnen verstanden, da weder der eine noch der andere daran dachte, die Tier- bzw. Engelszeichnung anläßlich ihrer schriftlichen Erwähnung abzubilden (die Beiläufigkeit dieser Erwähnung im Boethius-Kommentar bzw. in der »Vita nuova« läßt lediglich darauf schließen, daß Notker und Dante gewohnt waren, sich zeichnerisch zu äußern). Umso größer ist die Überraschung, wenn sich das zeichnerische Niveau ausnahmsweise an Erhaltenem ablesen läßt. Die Zeichnungen, mit denen Adémar de Chabannes (um 988–1034), der adlige Mönch von Saint-Cybard d'Angouleme, Giraldus Cambrensis (um 1146–1223), der walisische Literat, Erzdiakon und Kanoniker, Matthew Paris (um 1200–59), der in der Benediktinerabtei von St. Alban tätige Historiograph, oder der Ministerialensprößling und Magister

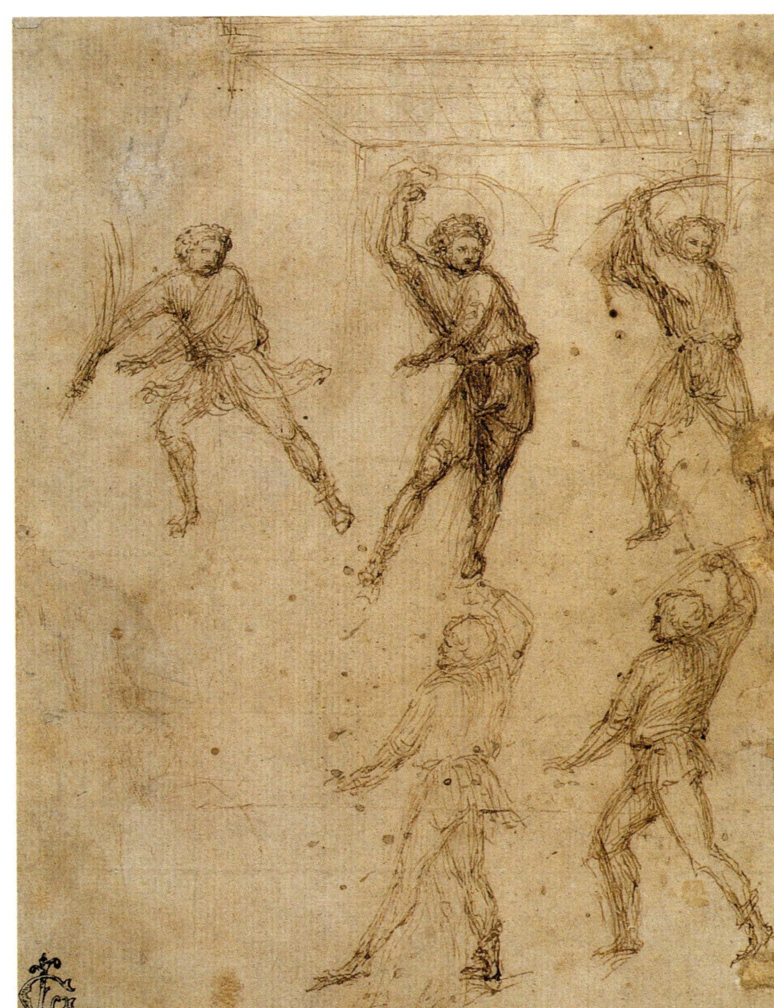

Jacopo della Quercia
Werkvertragszeichnung für die linke Seite der Fonte Gaia in Siena
Feder und Tinte auf Pergament, 20,2 x 21,8 cm
New York, The Metropolitan Museum of Art,
Harris Brisbane Dick Fund, 1949. (49.141)

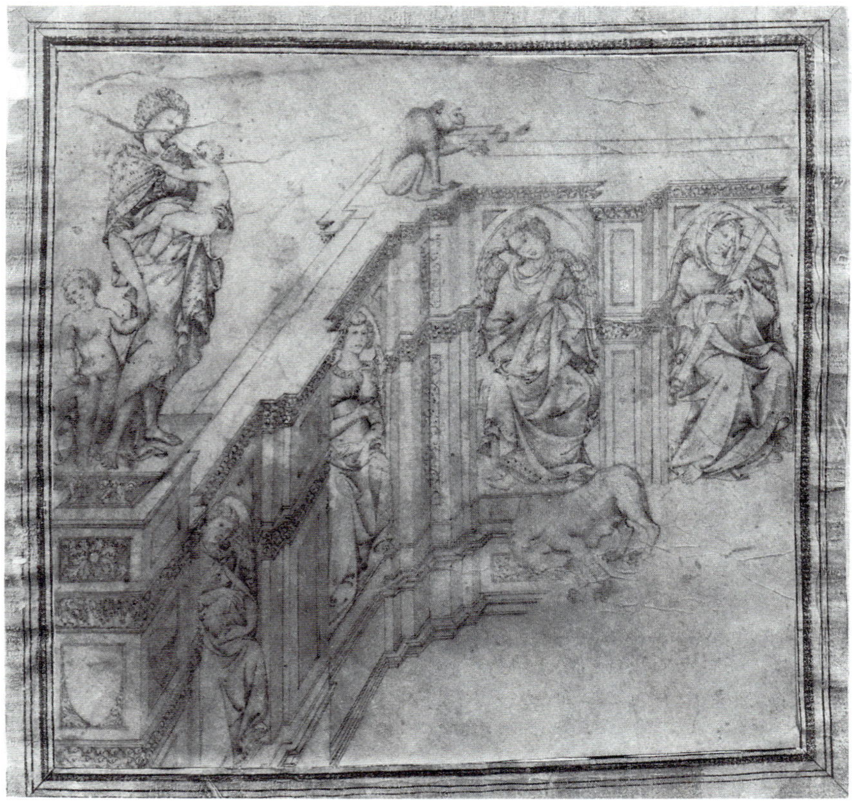

artium Konrad von Megenberg (1309–74) – um nur die bekanntesten zu nennen – ihre Schriften illustrierten, halten dem Vergleich mit jedem zeitgleichen bildkünstlerischen Erzeugnis professioneller Herkunft stand. Da nichts darauf hindeutet, daß auch nur einer von diesen Gelehrten mit seinen Zeichnungen Aufsehen erregte, ist wohl jeder als die Spitze eines Eisbergs anzusehen. Auf ihresgleichen dürften bis ins 15. Jahrhundert hinein Klöster, Domkapitel und Pfarreien, Zünfte, Bruderschaften und Stifterindividuen zurückgegriffen haben, wenn es galt, ein plastisches Fassaden- oder Kanzelprogramm, einen Glas- oder Wandbilderzyklus oder auch nur ein komplizierteres Einzelgemälde zu entwerfen.

Nach der Wende vom 13. zum 14. Jahrhundert, als die bürgerlichen Stiftungen zahlen- und bedeutungsmäßig immer wichtiger wurden, beginnen auch Gebildete weltlichen Standes als Zeichner aktenkundig zu werden. Der nach heutigem Wissensstand erste war der Florentiner Notar und Dichter Francesco da Barberino (1264–1348). Er hatte das Zeichnen vermutlich in einer der vorab für den kaufmännischen Nachwuchs eingerichteten Rechenschulen erlernt, deren Lehrpersonal sich größtenteils aus Kaufleuten und Landvermessern (für beide Berufe war eine gewisse zeichnerische Betätigung unumgänglich) rekrutierte. Während seines Aufenthalts in der Provence (1309–13) verfaßte er ein »Documenti d'Amore« betiteltes enzyklopädisches Lehrgedicht, das er eigenhändig mit 17 lavierten Federzeichnungen allegorischen Inhaltes schmückte und von dem er, nach Florenz zurückgekehrt, vier illuminierte Abschriften herstellen ließ. Nach eigener Aussage tat sich Francesco bei Gelegenheit auch als Programmierer hervor. Daß er die von ihm in Florenz und in Treviso programmierten Malereien in derselben präzisen Weise vorskizzierte, in der er die anspruchsvollen Miniaturen zur Abschrift seines Lehrgedichts entwarf, versteht sich. Dieses Gedicht legt den »Adligen« ja ans Herz, sich in der »Kunst des Zeichnens« eben deswegen zu üben, damit sie »den Malern leichter ihre Intentionen übermitteln« können.

Von Francesco Petrarca (1304–74), der seinerseits – wie später auch die Notarssöhne Ghiberti und Brunelleschi – die Rechenschule besucht hatte (nach dem Willen seines Vaters hätte er Kaufmann werden sollen), ist zwar keine solche Äußerung bekannt. Aber daß auch er das Programmieren als Entwerfen verstand und die Bildideen, die man sich – u.a. am Carrara-Hof in Padua – von ihm erbat, zeichnerisch artikulierte, wird allein schon durch die treffsicher geführten Konturen und die räumliche Suggestivkraft der kleinen, einen Pliniustext kommentierenden Federskizze angezeigt, mit der er seiner Vorstellung der Quellregion von Vaucluse auf Anhieb Ausdruck gab (Abb. S. 419 unten).

Bis zu Beginn des 15. Jahrhunderts war die Möglichkeit, schlecht Verbalisierbares bildlich mitzuteilen, wohl der Hauptgrund, weswegen Nicht-Künstler die Kunst des Zeichnens ausübten. Für viele blieb er es auch weiterhin – etwa für Jean Bourré, den Schatzmeister am französischen Hof, der dem Maler Colin d'Amiens 1481 schriftlich und zeichnerisch klarmachte, wie die für das Grabmal Ludwigs XI. zu entwerfende Königsfigur in Bezug auf Körperhaltung, Physiognomie, Haartracht und Gewandung auszusehen habe. Einige aber scheinen das Zeichnen auch als ein Mittel zur inneren Bereicherung entdeckt zu

Jacopo Bellini
Stigmatisation des Hl. Franz
Feder und Tinte über Silberstift auf Pergament, 42,7 x 58 cm
Paris, Musée du Louvre

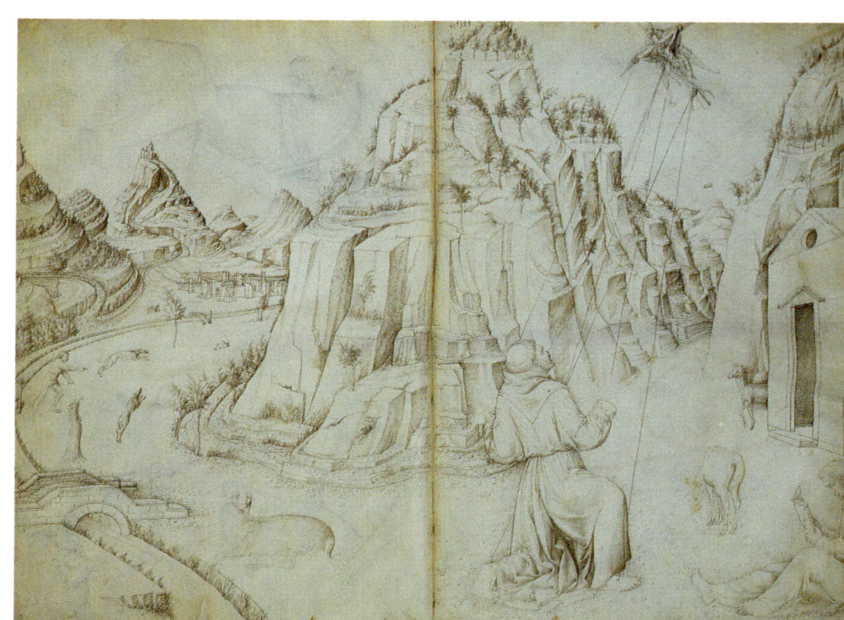

Anonymer Florentiner
Buckliger Alter, tanzend, letztes Viertel des 15. Jahrhunderts
Metallstift, stellenweise mit Feder und Tinte nachgezogen
21,5 x 18,5 cm
Florenz, Galleria degli Uffizi

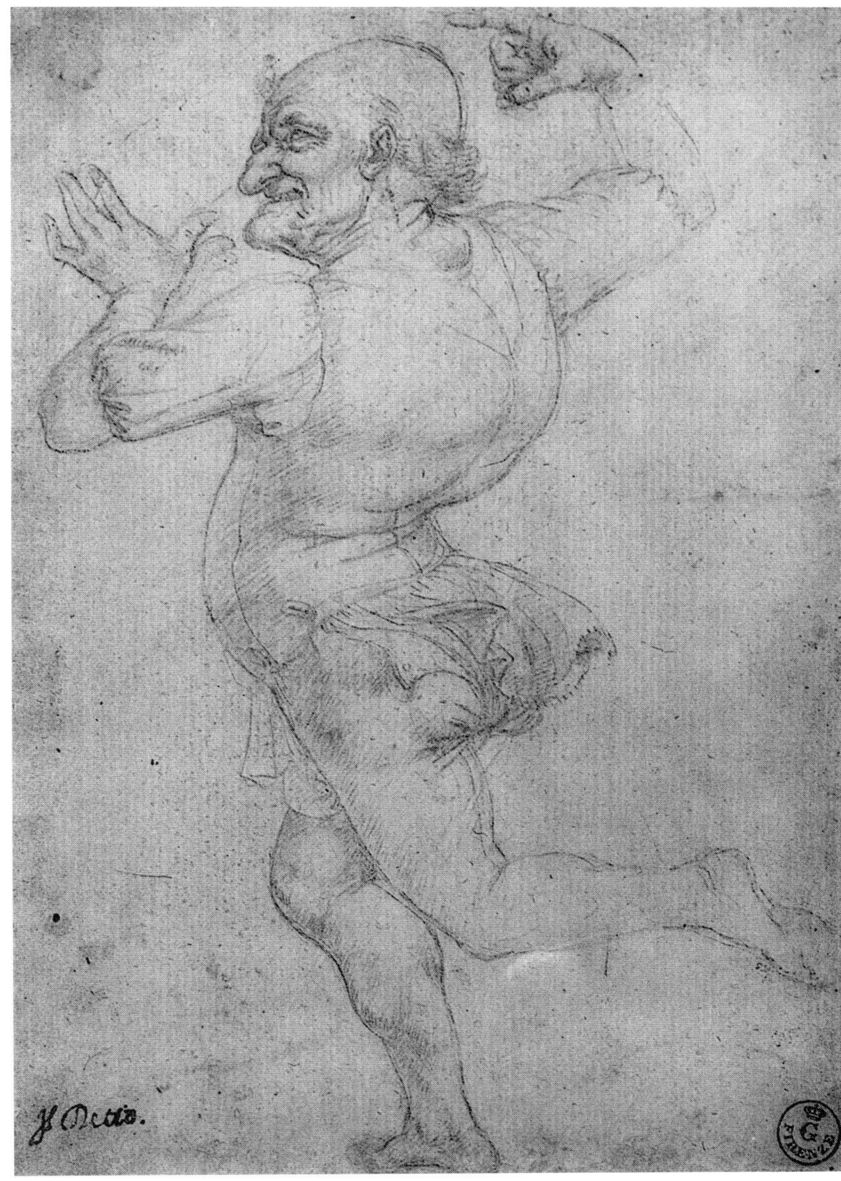

haben. Der zu Beginn des 15. Jahrhunderts als Prinzenerzieher am Carrara-Hof tätige Pier Paolo Vergerio (1370–1444) meinte, schon die Alten Griechen hätten es zu diesem Zweck praktiziert. Seinen Zögling Ubertino da Carrara hielt er dazu an, dem erlauchten Beispiel nachzueifern und sich die Schönheiten von Kunst und Natur zeichnend anzueignen. Ähnliches tat Vittorino da Feltre (1378–1446), der »Pestalozzi« unter den Humanisten. 1425 als Prinzenerzieher an den Gonzaga-Hof in Mantua berufen, richtete er dort für alle Stände eine Schule ein, in der – durch von ihm bezahlte Maler – auch im Zeichnen unterrichtet wurde. Baldassare Castiglione (1478–1528) wiederholte vermutlich nur, was Vittorinos Schüler längst wußten, als er im 49. Kapitel seines 1528 gedruckten Bestsellers »Il Cortegiano« zu begründen versuchte, wieso der perfekte Höfling u.a. auch zeichnen können muß.

Das Zeichnen als ars mechanica

Während sich der Kaufmanns- und Gelehrtennachwuchs in den Rechenschulen spielend die Voraussetzungen einer eventuellen Entwurfstätigkeit erwarb, indem er Rechenaufgaben wie die Kalkulation des für eine bestimmte Weinfässerladung benötigten Schiffsfrachtraumes mit Zeichnungshilfe lösen lernte, wurden die Malerlehrlinge noch zu Vergerios und Vittorinos Zeiten hauptsächlich auf den Erwerb der Fähigkeit hin gedrillt, anderer Leute Entwürfe zu optimieren, ins Reine zu zeichnen und in Malerei zu verwandeln. Sie lernten zeichnen, indem sie zahlreiche Muster für potentielle Bildbestandteile kopierten – erst mit Metallstift auf das Täfelchen, dann mit Kreide, Feder und Pinsel auf Papier und Pergament. Die Musteraneignung war nicht Nebenergebnis des Zeichnungsunterrichts. Sie war dessen Ziel. Sie erforderte Fleiß und Geduld und sonst nichts und machte das Zeichnen im wahrsten Sinn des Wortes zur ars mechanica – zumal im ersten Jahr, als Stück für Stück das meisterliche Musterbuch erstrichelt werden mußte. Cennini scheint dieses Jahr in so übler Erinnerung behalten zu haben, daß er, seine eigenen Interessen als Meister vergessend, der neuen Lehrlingsgeneration rät, nur »wenig pro Tag« auf das Täfelchen zu kopieren, »damit dir nicht jede Lust daran vergeht« (»Buch der Malerei«, Kap. VIII).

Ein Blatt der Pierpont Morgan Library in New York (Abb. S. 418) macht das Schreckliche nachvollziehbar. Es wurde im ersten Viertel des 15. Jahrhunderts bezeichnet, und zwar höchstwahrscheinlich von einem toskanischen Lehrling, der das Anfangsjahr hinter sich gebracht hatte und den Beginn seiner Vertrautheit mit Feder und Pinsel, Tinte und Pergament dazu nutzte, um den Grundstock zu einem eigenen Musterbuch zu legen. Als er damit begann, steckte ihm die Gewohnheit, so klein wie möglich zu zeichnen, um möglichst viel auf dem Zeichnungsträger unterbringen zu können (beim Arbeiten auf dem – ca. 20 x 20 cm großen – Täfelchen ließ sich damit das lästige Neugrundieren hinauszögern), noch voll in den Knochen. Erst nachdem er das linke obere Blattviertel vollgebröselt hatte, überwand er den horror vacui angesichts der 30,5 x 76 cm großen Pergamentfläche und getraute sich, Figurenformat und Zwischenräume zu vergrößern. Den Zeichnungen selbst ist die Mühe anzumerken, die es kostete, der in Trippelschrittchen vorrückenden Feder die gesollten lückenlosen und gleichmäßig scharfen Konturen und dem zögerlich tupfenden Pinsel die vorschriftsgemäßen, nicht zu harten und nicht zu weichen Schattierungseffekte abzutrotzen.

Das gedrängelte Kunterbunt gibt wohl einfach Teile des meisterlichen Musterbuchs wieder. Es enthält ausschließlich Müsterchen zu Dingen, die in der damaligen religiösen und Profanmalerei geläufig, von der Kundschaft also immer wieder gewünscht waren – u.a. einen nach links und einen nach rechts hin knienden Stifter; ein Stadtmodell, wie man es für Konterfeis von Stadtpatronen brauchte; einen als Bekrönungsfigur von Christi Kreuz geeigneten Pelikan; ein Rudiment von Monats- oder Planetenbilderpersonal, bestehend aus Bauern (u.a. in Sämanns- und in Schnitterpose), hühnchenrupfender Bäuerin, Krüp-

Werkstatt Benozzo Gozzolis
Sieben Studien nach dem Gipsabguß eines Fußes
Silberstift, Bister und Pinsel auf grün grundiertem Papier
Rotterdam, Museum Boymans-van Beuningen

ABBILDUNG LINKS UNTEN:
Werkstatt Gentile da Fabrianos und Pisanellos
Nachzeichnung nach einem der Rossebändiger (Dioskuren) vom Monte Cavallo, Vogelstudien u.a.
Feder und Tinte auf Pergament, 23 x 36 cm
Mailand, Ambrosiana

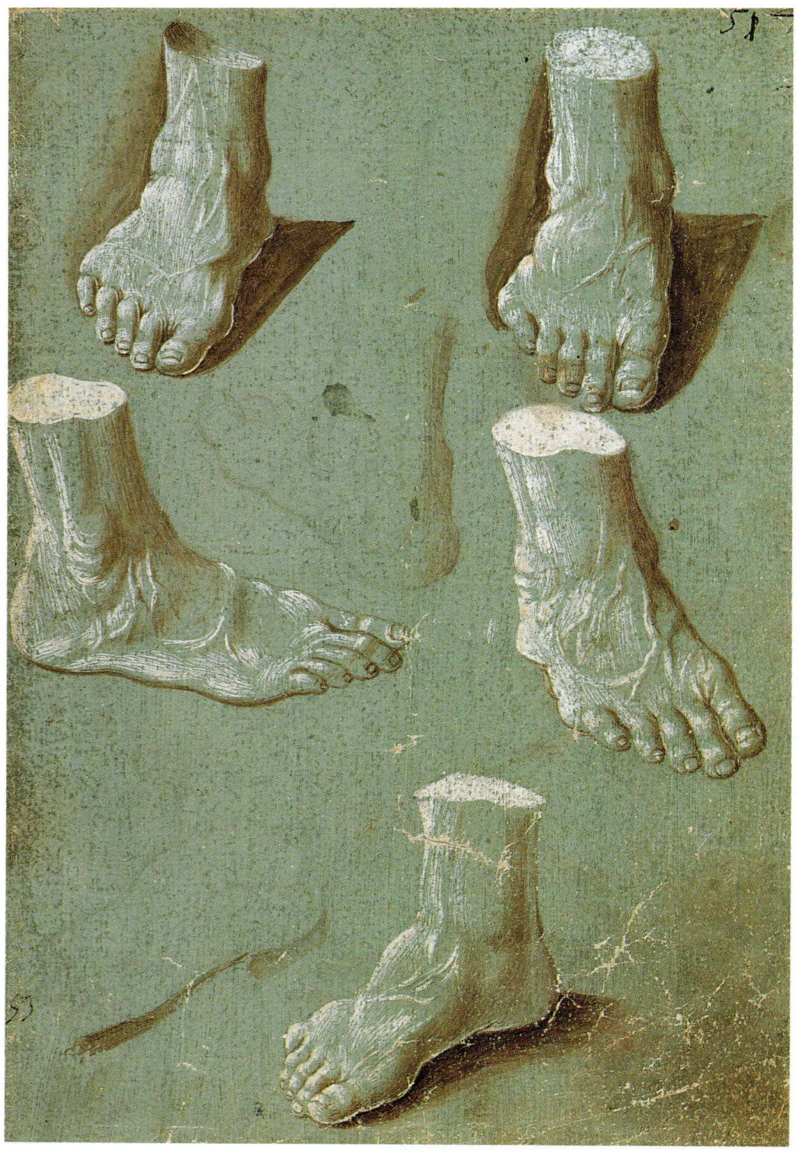

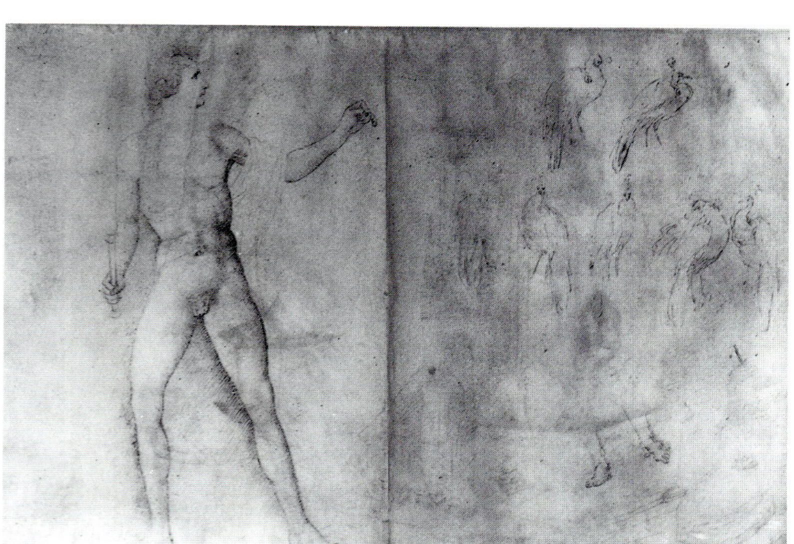

pel und Skorpion; eine weibliche Sitzfigur mit Doppelkopf, die sich gegebenenfalls einem Artes- oder Tugendzyklus einverleiben ließ; einen für Schlacht-, Turnier- oder Jagdszenen mobilisierbaren sprengenden Reiter; zwei gotische Baldachine zur Überdachung heiliger Individuen und ein kleines Sammelsurium aus Blattranke, Hund, Raubvogel und Monstra, das bei der Verzierung einer Buchseite nützlich sein mochte. Was das reich bestückte zeichnerische Zettelkästchen allerdings nicht enthält, ist erstens ein Exemplum für die Kunst des Komponierens und zweitens eine Zeichnung, die statt von Musterkopieren von Naturstudium zeugt.

Kompositionsmuster und Musterkompositionen

Das Manko ist typisch. Vollständige Kompositionen kommen auch in regulären (meisterlichen) Musterbüchern vor ca. 1425 nur selten, Wiedergaben von Gemälden, die vom betreffenden Musterbuchinhaber selbst gemalt wurden, überhaupt nicht vor – ein klares Indiz, daß die Kunst des Komponierens nicht Angelegenheit der Kunstwerkstätten und folglich auch kein Unterrichtsthema war. Tatsächlich geben die wenigen kompletten Bildkompositionen, die sich in Musterbüchern gelegentlich finden, nur Werke wieder, die bekannt dafür waren, als Objekte gemalter oder skulpierter Nachbildungen gefragt zu sein. Sie verstanden sich nicht als Anschauungsmaterial für eine wie auch immer geartete Entwurfs- oder Kompositionslehre, sondern als »Prophylaktika«, deren Besitz handfeste Vorteile versprach. Der Stifter, der um 1360 beispielsweise eine der vielen über Europa hin verstreuten Freskoimitationen des im Atrium von St. Peter in Rom angebrachten Navicella-Mosaiks für seine Pfarrkirche in Mailand gemalt haben wollte, mußte ja, sofern er nicht selbst eine Nachzeichnung nach dem Original oder einer der bereits existierenden Kopien besaß, zwangsläufig diejenige Mailänder Malerwerkstatt damit beauftragen, die eine solche in ihrem Musterbuch führte.

Seltener noch als innerhalb der Musterbücher selbst finden sich von professioneller Hand gezeichnete Bildkompositionen auf separaten Blättern. Es scheint sie vor 1425 überhaupt nur in Form jener gemäldeartiger Reinzeichnungen gegeben zu haben, von denen die im Louvre verwahrte mit dem *Tempelgang Mariä* (Abb. S. 419 oben) wohl die bekannteste unter den erhaltenen ist. Diese mit pedantischer Sorgfalt und mindestens drei unterschiedlichen Medien und Farben ausgeführten Quasi-Gemälde werden, da sie nie Musterbuchbestandteile waren, gewöhnlich zu den für die Auftraggeber bestimmten modelli gerechnet. Doch wozu farbige Entwürfe, wenn die Auftraggeber nach Ausweis der erhaltenen Vertragszeichnungen (Abb. S. 422 oben) und Vierschrittsinopien doch gar keinen Wert auf Farbigkeit bei den Vorzeichnungen legten? Wurden Farben etwa in Ausnahmefällen gewünscht? Wenn ja, wieso stimmen sie dann nicht mit denen der betreffenden Fresken (Abb. S. 72) überein? Welchen Sinn sollte überhaupt der »modello« einer rahmenlosen Einzelszene machen, wenn zum Spezifikum des gemalten Endprodukts die mitunter auch inhaltlich darauf abgestimmte mitgemalte »Fassung« gehörte?

Antonio Pollaiuolo
Stehender männlicher Akt in drei verschiedenen Ansichten und zwei Armstudien
Feder und Tinte über Metallstift, aquarelliert auf weißem Papier, 26,5 x 35 cm
Paris, Musée du Louvre

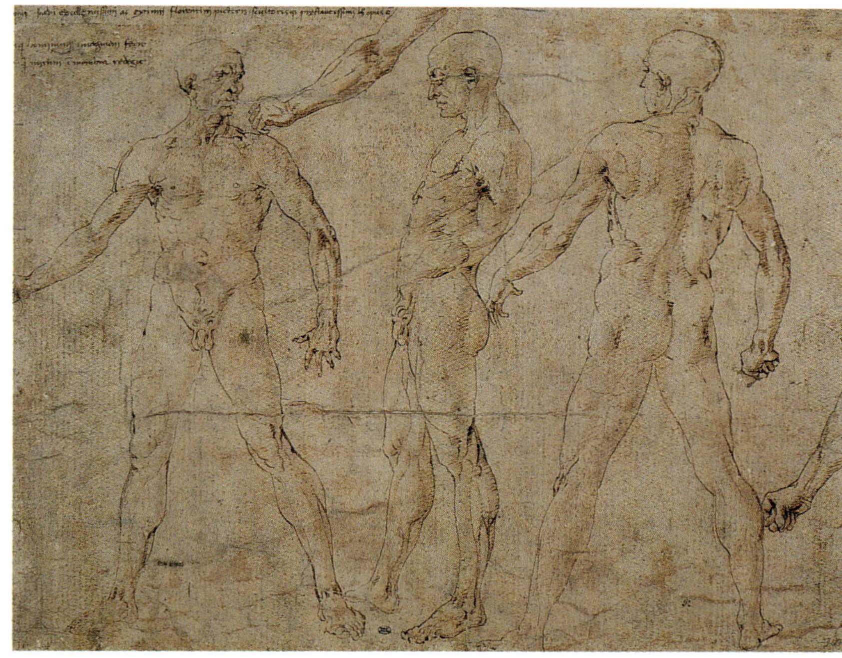

Maso Finiguerra
Sitzender Malergeselle beim Zeichnen
Feder, aquarelliert und weiß gehöht auf blaßrosa grundiertem Papier, 19,5 x 12,6 cm
Florenz, Galleria degli Uffizi

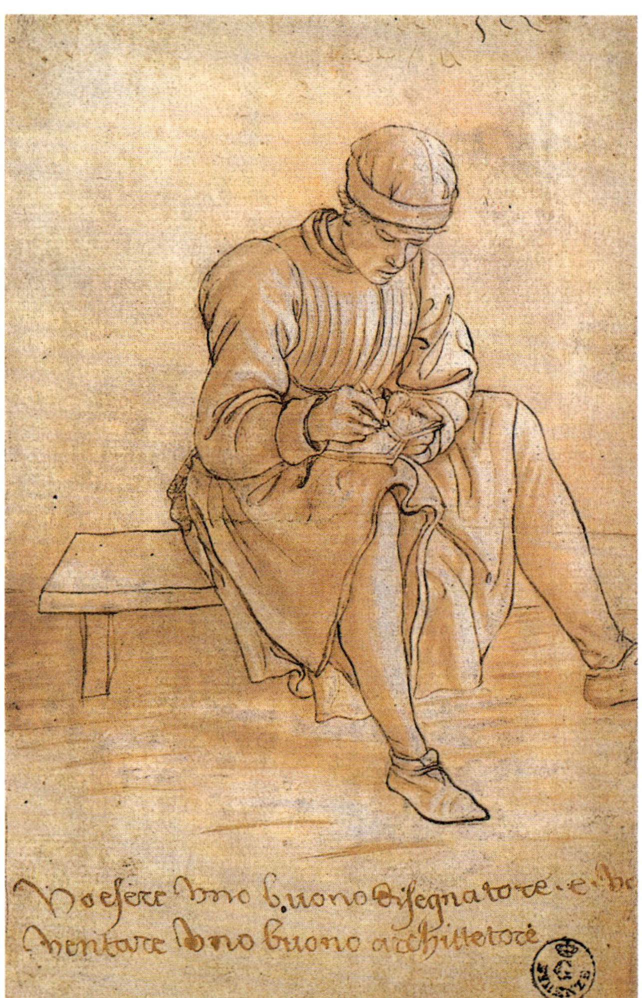

Alarmierender noch als die Ausklammerung des rahmenden Kontextes ist im Fall der Tempelgang-Zeichnung (Abb. S. 419 oben) die Tatsache, daß die Neigungswinkel der Dächer spürbar kleiner sind als im Fresko. Sie entsprechen nicht dem tatsächlichen Freskosachverhalt, wohl aber dem Eindruck, den ein zu dem Fresko aufblickender Betrachter davon hat. Sie weisen die Zeichnung mithin als Kopie aus. Deren komplizierte farbige Faktur ist denn auch weit besser als mit der »modello«-These durch die Annahme einer »Reifetest«-Funktion zu erklären. Sie gibt ja schließlich Aufschluß über Dinge, die nur den interessiert haben dürften, der wissen wollte, inwieweit der Zeichner »das Prinzip und die Pforte des Kolorierens« (Cennini) erfaßt hatte und die Fähigkeit besaß, einen Bildträger zweckgemäß zu präparieren, souveränen Gebrauch von Zeichenstift und Pinsel zu machen, Farben richtig einzusetzen und eine Vorlage, gleichgültig welchen Formats, exakt wiederzugeben – also den Werkstattleiter, nicht den Auftraggeber (der die Beherrschung des Metiers seitens des Beauftragten als selbstverständlich voraussetzen durfte). Der Werkstattleiter muß denn auch ein spezielles Interesse an einem perfekten Resultat gehabt haben. Denn allem Anschein nach ließen sich Blätter dieser Art vermarkten. Für die Käufer ein billiger Gemäldeersatz, für die Werkstatt eine Reklame, waren sie die – später von Holzschnitt und Kupferstich verdrängte – Kunst, die sich u.a. auch der Paduaner Humanist Feliciano Feliciani leisten konnte. Dessen Wohnung war, dem Testament von 1466 zufolge, behängt mit »Zeichnungen und Gemälden auf Papier von viel ausgezeichneten Meistern der Zeichnung«.

Von einer innerwerkstättischen Praxis des Bilderkomponierens (Entwerfens) kann vor dem 15. Jahrhundert also nicht die Rede sein. Wie wenig sich die Existenz einer solchen noch um 1450 von selber

ABBILDUNG GEGENÜBER:
Sandro Botticelli
Der Herbst
Schwarze Kreide, Feder und braune Tinte, aquarelliert und weiß gehöht auf hellrosa grundiertem Papier
31,7 x 25,3 cm
London, British Museum

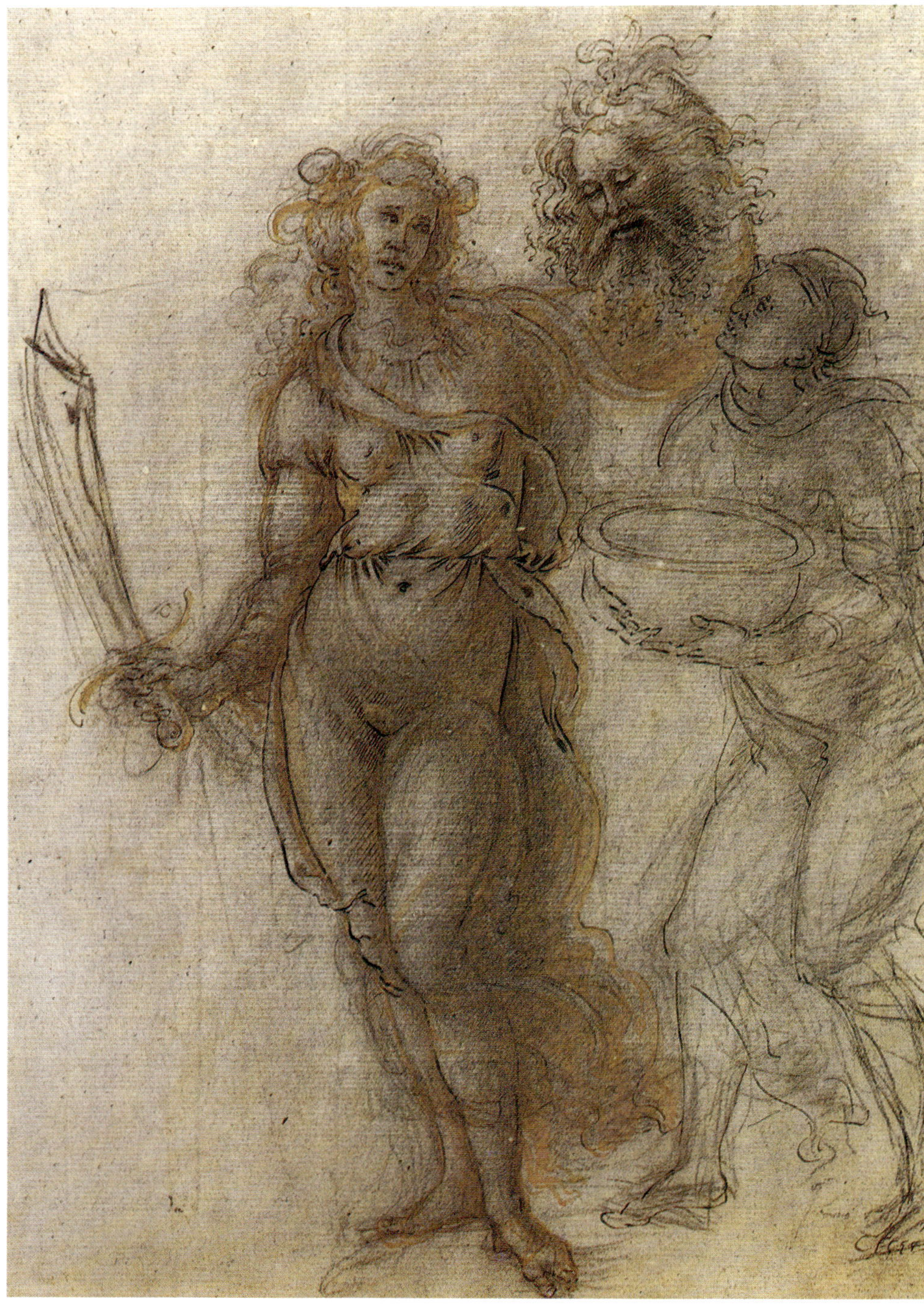

Giuliano da Sangallo
Judith
Bleistift, Feder und Bister auf Papier, 37,7 x 27 cm
Wien, Albertina

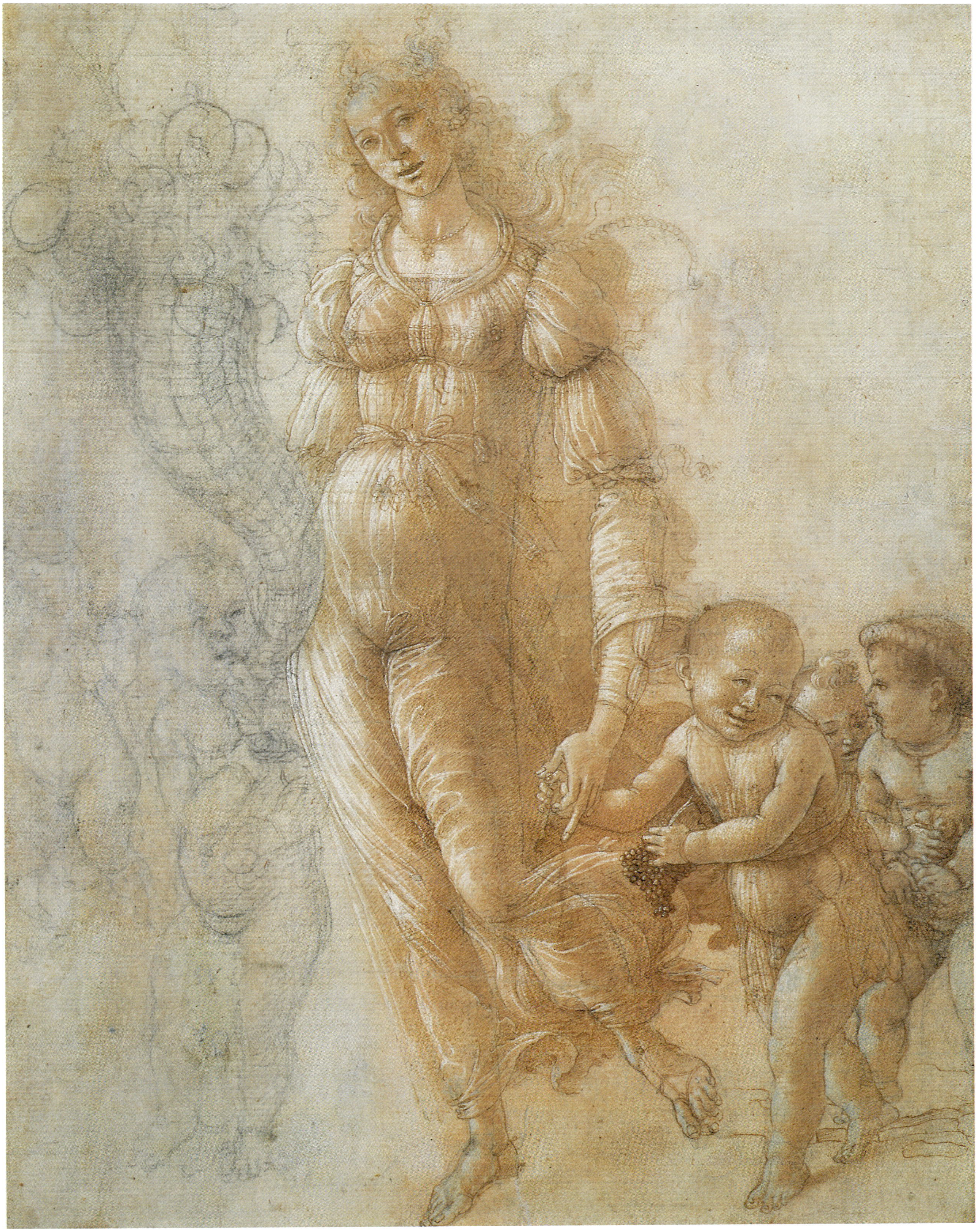

Luca Signorelli
Herkules und Antaeus
Schwarze Kreide auf Papier, 28,3 x 16,3 cm
The Royal Collection

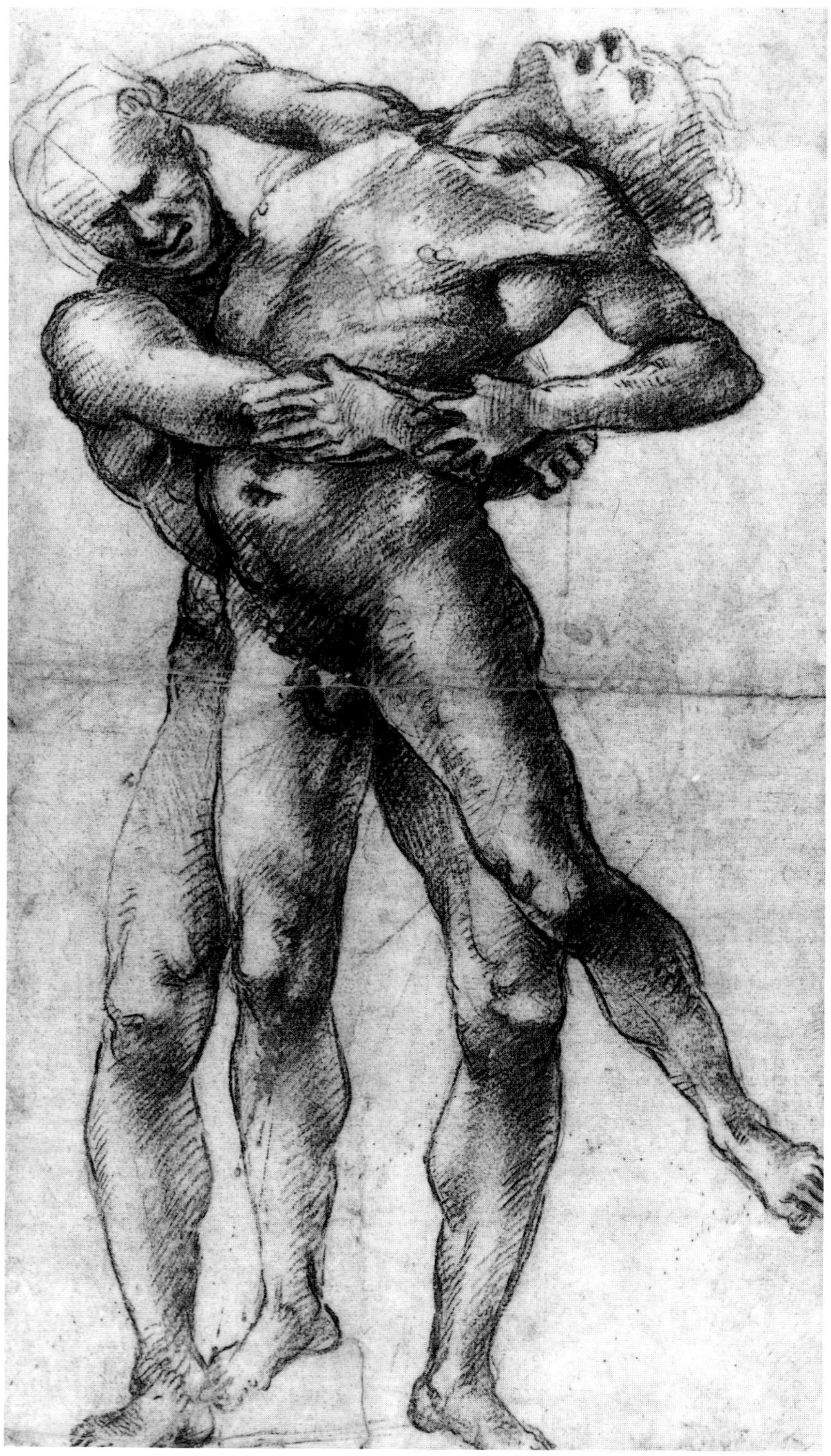

verstand, beweisen die sogenannten Skizzenbücher Jacopo Bellinis (um 1400–70/1), zwei dicke Folianten, die fast auf jeder Seite mit einer großformatigen Schwarzweißkomposition eigener Erfindung gefüllt sind (Abb. S. 422 unten). Sie stellen ein Unikum dar und haben außer der Tatsache, daß sie gezeichnete Bilder enthalten, auch nichts mit jenem »Liber veritatis« gemein, in dem Claude Lorrain (1600–82) ab ca. 1635 seine eigenen Gemälde in Form lavierter Federzeichnungen reproduzierte. Denn im Unterschied zu den letzteren geben Jacopos Silberstift- und Federzeichnungen Kompositionen wieder, die, von spärlichen Ausnahmen abgesehen, nur in Jacopos Kopf, nie in gemalter Realität existierten. Alle seinerzeit wichtigen Bild- und Denkmalthemen – von der Anbetung der Könige bis zur *Stigmatisation des Hl. Franz* (Abb. S. 422 unten), von Georgs Drachenkampf bis zu Löwenzwinger, Reiter- und Professorengrabmal in mindestens einer ausgefeilten Musterkomposition exemplifizierend, scheinen sie nur verständlich zu sein als Demonstration der umfassenden Entwurfskompetenz ihres Schöpfers. Sie setzen wohl ähnlich frustrierende Erfahrungen mit Ignoranz und Vorurteilen voraus, wie sie eine Generation zuvor Ghiberti hatte machen müssen. Auffallend ist jedenfalls ihre penetrante Intellektualität. Die Musterkompositionen scheinen die Gelehrtheit ihres Autors in eben den Wissenschaften herauszustreichen, die den Inhalt von Ghibertis künstlerischem Bildungspostulat ausmachen (siehe oben S. 420). In der *Stigmatisation des Hl. Franz* werden gleichsam drei heterogene wissenschaftliche Standpunkte zum Ausdruck gebracht: erstens derjenige des »Historikers«, der Vergangenes auf der Basis eigener Schriftquellenexegese zu begreifen versteht (und deshalb zu Resultaten, die von der Bildtradition abweichen, gelangt!); zweitens der Standpunkt des geometriekundigen »Optikers«, der das Begriffene kraft seines Wissens um die »perspectiva«-Gesetze quasi zur Sehbild-Wirklichkeit des Betrachters rekonstruiert; und drittens der Standpunkt des »Naturphilosophen«, der sich nicht nur in Erscheinungs- und Verhaltensweisen von Menschen und Tieren, sondern auch in der Erdgeschichte auskennt. Jacopos Berge geben sich durch ihre spiralige Grundstruktur und die diamantene Härte ihrer Substanz als eben das zu erkennen, was sie antiker und mittelalterlicher Naturwissenschaft zufolge sind: innerlich hohle, zu flammenartigen Gebilden versteinerte Aufwerfungs- und Schmelzprodukte unterirdischer Feuer.

Das werkstättische Naturstudium

Eine nur scheinbar größere Rolle als die Kunst des Komponierens spielte im spätmittelalterlichen Werkstattunterricht das Studium der Natur. Cennini preist zwar deren Nachahmung als »Triumphtor« und des Malers »vollkommensten Führer« (»Buch der Malerei«, Kap. XXVIII). Doch was er mit der »Natur«, die da nachgeahmt werden sollte, meinte, war eher der Dinge sogenanntes »Wesen« als die sichtbare Erscheinungswirklichkeit im heutigen Sinn. Da man das »Wesen« des Menschen in dessen Gottebenbildlichkeit wahrnahm – einer Qualität, als deren sichtbarer Ausdruck ein bestimmtes Ebenmaß der Glie-

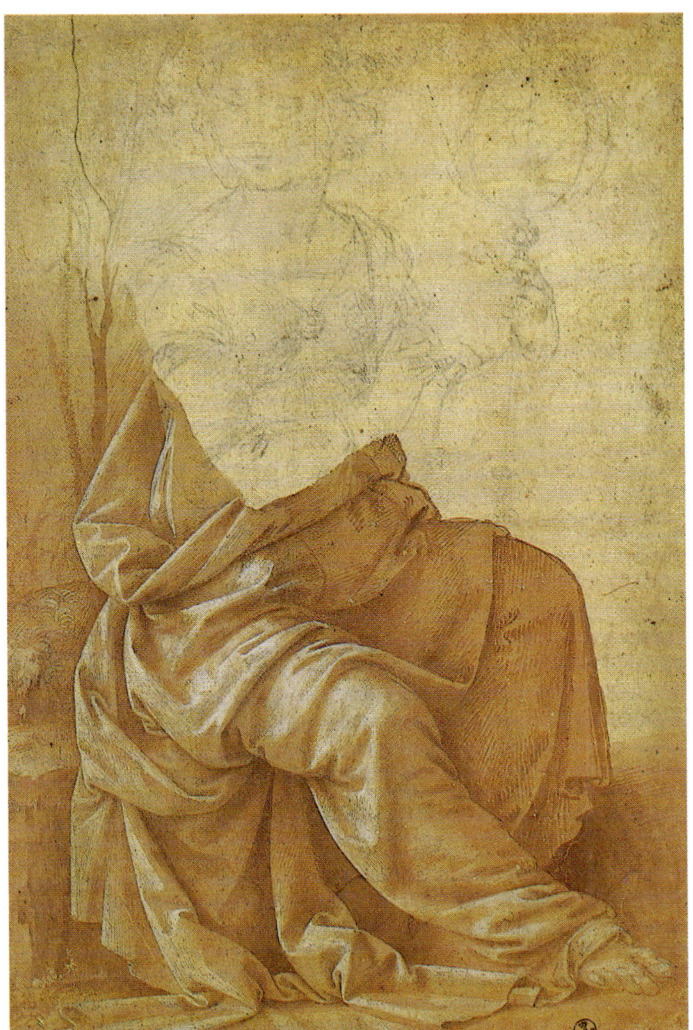

Lorenzo di Credi
Draperiestudie für eine Personifikation der Astronomie
Feder über Bleistift, aquarelliert und weiß gehöht auf weißem Papier
39,5 x 26,1 cm
Florenz, Galleria degli Uffizi

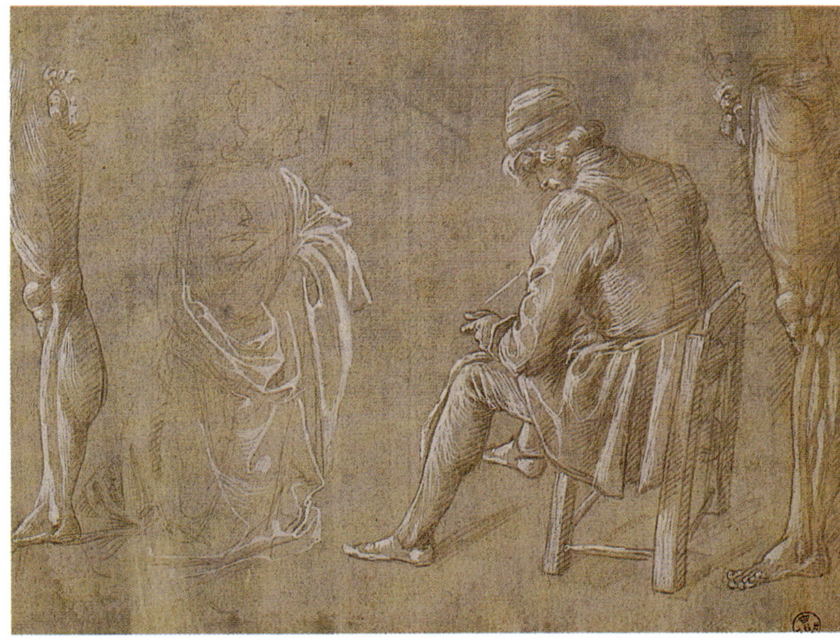

Filippo Lippi
Zwei Männerbeinstudien, drapierte kniende Figur
und auf Stuhl sitzender Jüngling
Silberstift, weiß gehöht, auf grau grundiertem Papier
19,4 x 25,9 cm
Florenz, Galleria degli Uffizi

der galt –, hielt Cennini das Wissen um die »richtigen« Proportionen jedenfalls für wichtiger als die Kenntnis der menschlichen Anatomie. Er sah in ihm geradezu die Garantin naturgemäßer Menschendarstellung. Und während er den Proportionen immerhin ein Kapitel, das 70., widmete, blieb seine anatomische Instruktion auf den beiläufigen Hinweis beschränkt, daß der Mann um eine Rippe ärmer sei als die Frau (um diejenige Rippe, die Gott seinerzeit zur Konstruktion der Eva gebraucht haben soll), und daß sein Penis »von der Größe, die den Frauen gefällt« und sein Hodenpaar »klein, von schöner Art und frisch« sein müsse. Kein Wunder, daß bei dieser Art der »Triumphtor«-Durchschreitung die männlichen und weiblichen Akte, die zu Cenninis Zeit immer häufiger in den Musterbüchern auftauchen (Abb. S. 420 rechts), wie Repräsentanten einer dünngliedrigen Langrumpfrasse mit reduziertem Muskelsystem aussehen – selbst dann, wenn sie statt nach einem gemalten oder gezeichneten Muster nach einem antiken Bildwerk kopiert worden sind (Abb. S. 424 unten).

Ein Fall für sich waren die »vernunftlosen Lebewesen« (animali irrazionali). Da sie »nie irgendein Maß« erkennen lassen, solle man sie – schreibt Cennini (Kap. LXX) – »soweit du kannst« direkt vom Naturmodell (del naturale) abkonterfeien. Daß man dies schon in den ersten 60 Jahren des 13. Jahrhunderts gelegentlich getan hatte, bezeugen u.a. gewisse Blattkapitelle der Kathedrale von Reims, die Vogelminiaturen im Falkenbuch Kaiser Friedrichs II. (1212–50) und die um 1255 entstandene Elephantenzeichnung des Matthew Paris. In Siena war dieses Direktstudium zwischen 1310 und 1340 sogar schon auf bestimmte Landschaften gerichtet worden (Abb. S. 65), während es sich zu Cenninis Zeit insbesondere auf die Insassen der höfischen Zoos in Oberitalien konzentrierte. Von Anfang an aber spielte es sich außerhalb des werkstättischen Lehrbetriebs ab. Die Lehrlinge dürften davon nur indirekt profitiert haben – dadurch, daß sie sich ab ca. 1390 häufiger als früher mit Ersthandkonterfeis konfrontiert sahen und vielleicht sogar schon Naturabgüsse von Kleintieren abzeichnen durften. Auch ihre Meister selbst scheinen ja, wenn überhaupt, dann nur im Hinblick auf die Illustration eines Jagd- oder Kräuterbuchs oder auf eine Erweiterung oder Modernisierung des Mustervorrats – Direktstudien nach (tierischen oder pflanzlichen) Naturmodellen betrieben zu haben. Sobald es um reguläre Bildaufträge ging, welche die Darstellung von Tieren beinhalteten, (Erschaffung der Tiere, Arche Noah, Zug der Hl. Drei Könige etc.), blieb die reale Natur zugunsten der in den Werkstattbüchern klischierten vergessen. Dann geriet – egal, ob von Gentile da Fabriano, Pisanello, Jacopo Bellini oder Uccello gemalt – selbst das Roß, dieses vertrauteste damalige Haustier, in Gefahr, sich der Seinsweise eines Karusselltiers zu nähern.

Es nützte nicht viel, unter die direkt zu studierende »Natur« auch höfische Trachten und Frisuren (Abb. S. 421 oben), die Bildwerke der Antike (Abb. S. 424 unten) oder gar die menschliche Wirklichkeit selber zu rechnen. Solange das Naturstudium den malerischen oder pla-

Domenico Ghirlandaio
Entwurf zum Fresko der Mariengeburt
in der Hauptchorkapelle von Santa Maria Novella
Feder und Tinte auf Papier
21,5 x 28,5 cm
London, British Museum

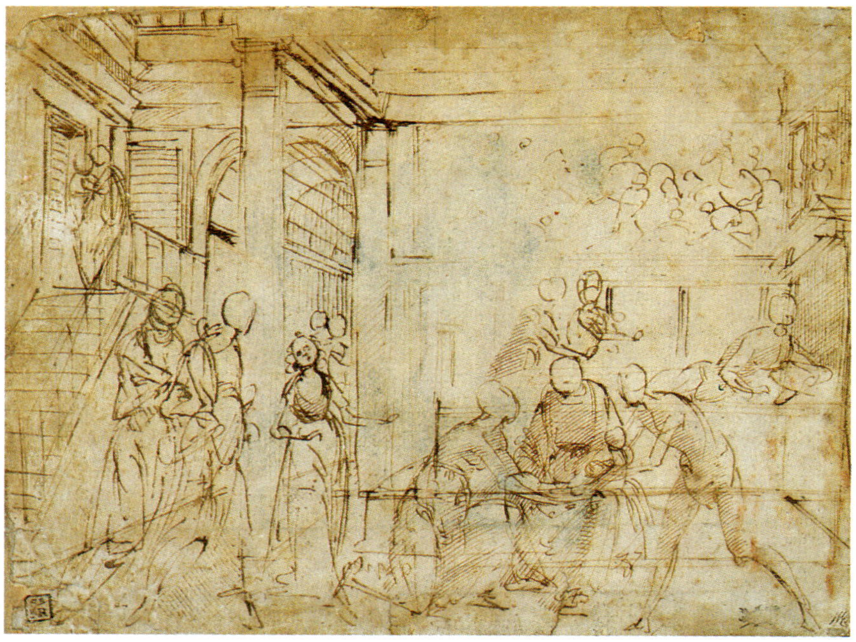

ABBILDUNG LINKS UNTEN:
Filippino Lippi
Kompositionsentwurf zur Auferweckung der Drusiana
Feder über schwarzer Kreide, aquarelliert, auf weißem Papier
25,9 x 37,7 cm
Florenz, Galleria degli Uffizi

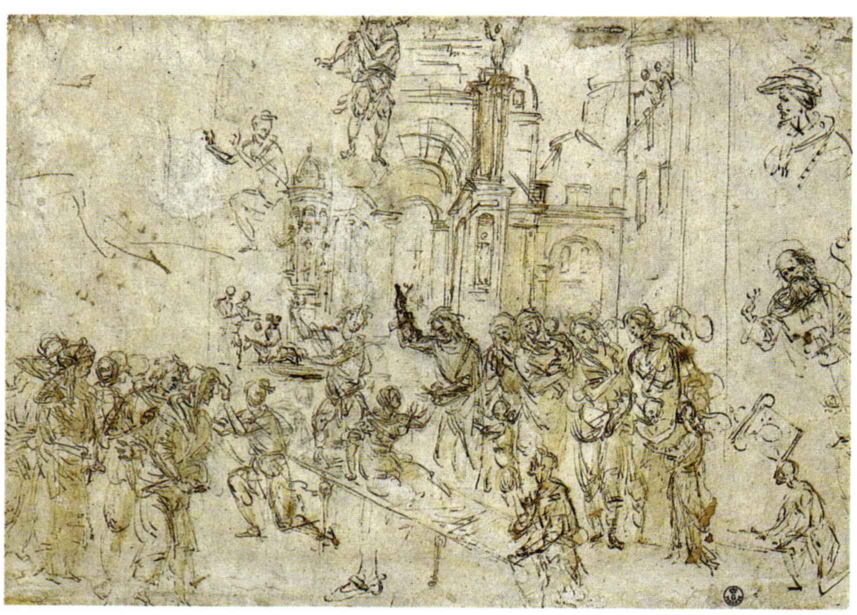

stischen Output einer Werkstatt nur indirekt, vermittels naturalisierter Muster, bestimmte, ergab sich – Linearperspektive hin oder her – immer nur eine mehr oder weniger künstlich und starr wirkende Bildwelt. Es gab im Prinzip nur einen Weg, um sie im Ganzen zu vernatürlichen, nämlich die Verlegung des Naturstudiums in die Werkstätten. Er wurde, so scheint es, zuerst in Florenz beschritten. Dort begann man noch vor der Mitte des 15. Jahrhunderts, Werkstattgenossen posieren zu lassen – in der Haltung des Dornausziehers oder eines der Rossebändiger vom Quirinal, einer David-Statue Donatellos, eines gekreuzigten Christus, knieenden Heiligen, stehenden Hirten, schlafenden, wachträumenden, lesenden, schreibenden oder zeichnenden Lehrlings (Abbn. S. 425 unten und 429 oben) usw. und, je nachdem, entweder nackt oder in zeitlose, antikische, moderne, weltliche oder mönchische, fest- oder alltägliche Kleidung gehüllt. Man tat es zunächst wohl einfach deshalb, um aus einer örtlichen Not eine Tugend zu machen. Die Not bestand darin, daß es in Florenz so gut wie keine Antiken und folglich auch kaum die Möglichkeit gab, deren Studium so, wie es von Brunelleschi, Donatello oder Ghiberti zeitweilig in Rom betrieben worden war, auch von den Florentiner Lehrlingen betreiben zu lassen. Sein Ersatz, das Studium nach der »lebenden Plastik«, scheint denn auch von Anfang an begleitet gewesen zu sein von einem solchen nach »toter«, d.h. nach Gipsabgüssen von Teilen des menschlichen Körpers (Abb. S. 424 oben). Beide steigerten sich gegenseitig in ihrem Nutzeffekt. Mehr als das Studium römischer Statuen und Reliefs je vermocht hätte, schärften sie den Blick nicht nur für Gelenkigkeit, Oberflächenstruktur und »Sprache« des menschlichen Körpers, sondern auch für die Art und Weise, wie unterschiedliche Gewandstoffe auf dessen Eigenarten und verschiedene Haltungen reagieren (Abbn. S. 427 und 429 unten). Die Folge war, daß Generationen früherer Akt-, Haltungs- und Draperiemuster zu Makulatur wurden und in die Florentiner Kunst ein frischer Wind des Verismus einzog.

Die Krise der künstlerischen Grundausbildung

Das Studium nach dem lebenden Modell war ein effizienteres Mittel zur Naturalisierung der Menschendarstellung als dasjenige nach der Antike, da sich eine Modellpose im Unterschied zu einer Statue jederzeit dem aktuellen Bedarf anpassen ließ. Seine Effizienz hatte allerdings dort ihre Grenzen, wo es um Bewegungsphänomene ging. Körperbewegungen wie Schreiten, Laufen, Tanzen ließen sich nur anhand entsprechender Posen studieren. Schreit-, Lauf- oder Tanzposen (Abb.

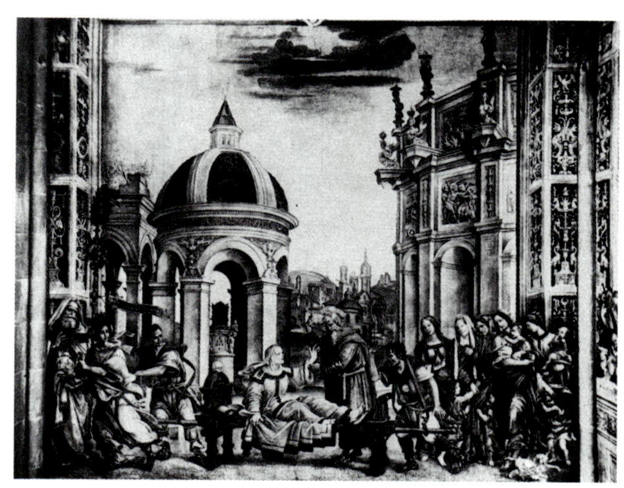

Filippino Lippi
Die Auferweckung der Drusiana
Fresko, Florenz, Santa Maria Novella, Strozzi-Kapelle

Leonardo da Vinci
Diverse Figurenstudien
Feder und Tinte auf weißem Papier
27,8 x 20,8 cm
Paris, Musée du Louvre

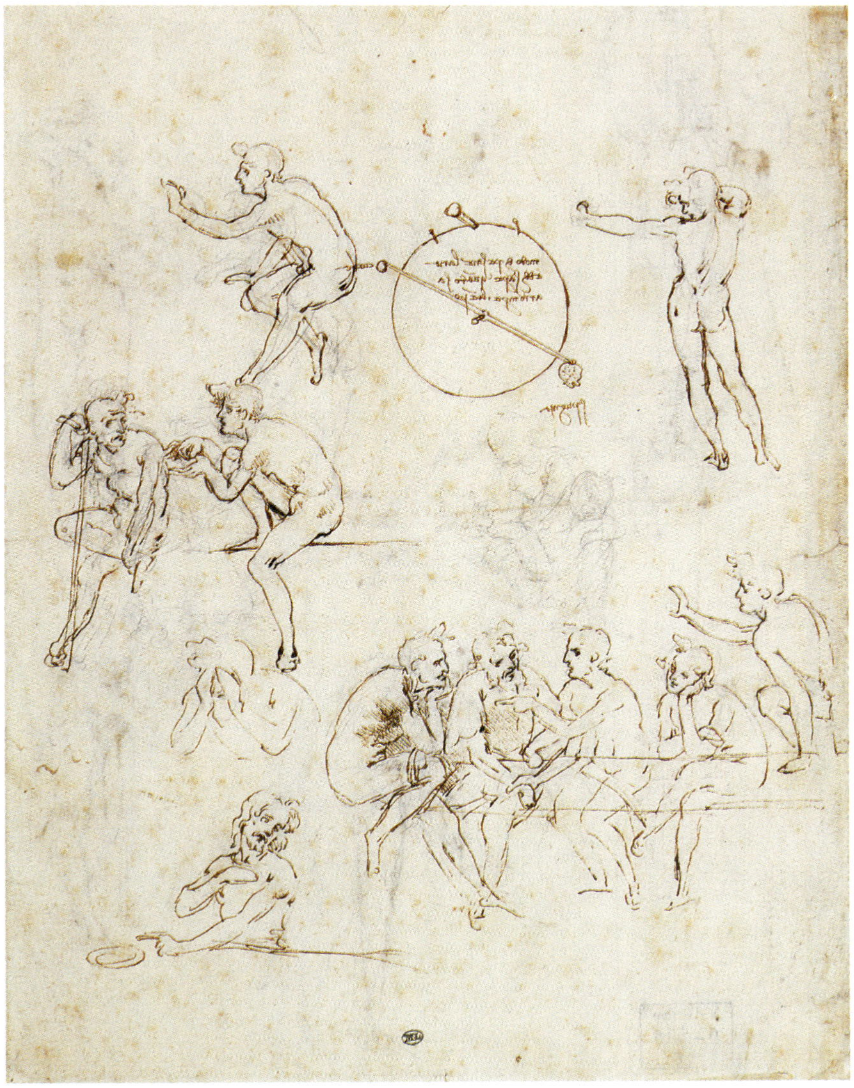

Leonardo da Vinci
Proportionsstudie eines Kopfes, Augen
Feder und Tinte auf weißem Papier
19,7 x 16 cm
Turin, Biblioteca Reale

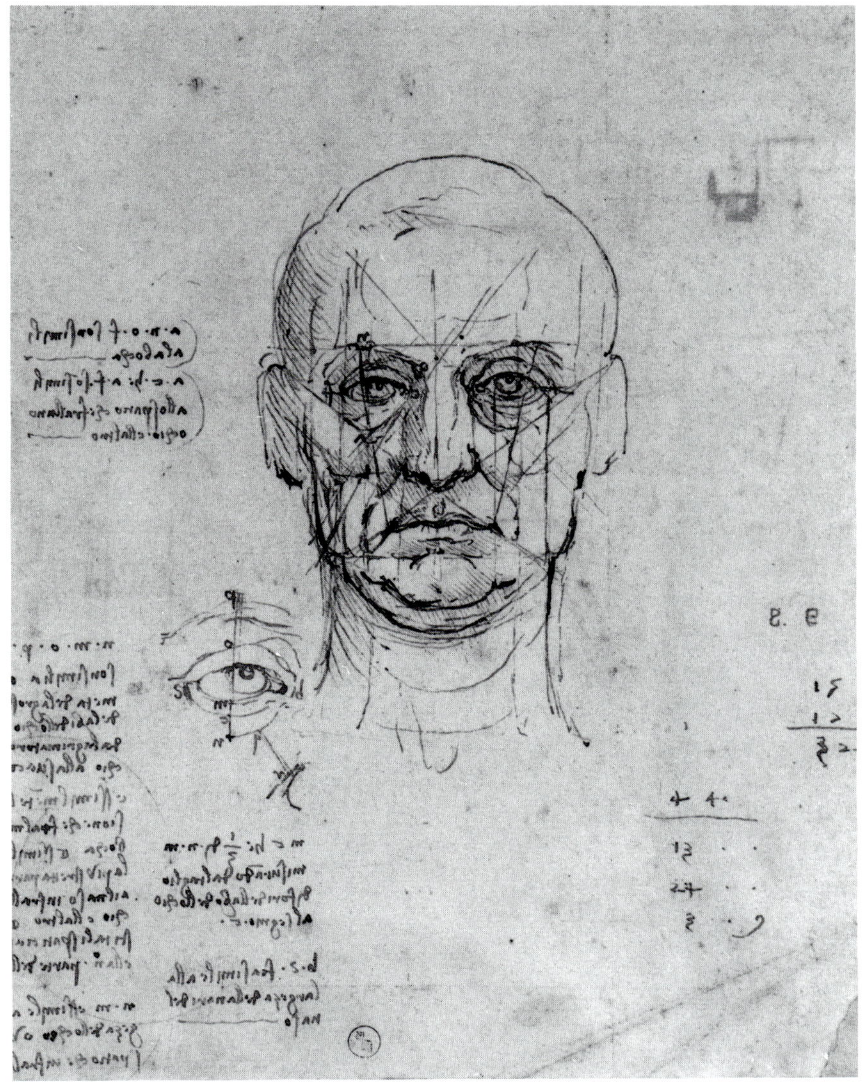

S. 423) aber drücken nicht Bewegung, sondern – wie Stand-, Sitz- und Liegeposen – deren Stillstand aus. Sie der Konzeption eines in die Wüste schreitenden Johannes, eines Apollo, der die Daphne verfolgt, oder einer tanzenden Salome (Abb. S. 260) zugrunde legen, bedeutete daher, daß diese Figuren im Endeffekt genauso festgefroren wirken mußten wie ein sich bäumendes Pferd Paolo Uccellos (Abb. S. 264). War zum Maßstab korrekter Menschendarstellung erst einmal das in der Werkstatt posierende Modell gemacht, dann gab es ja auch keine Möglichkeit mehr, Dynamik auf mittelalterliche Art – durch Nichtbeachtung bzw. Verbiegung anatomischer Gegebenheiten – zu suggerieren. Das Problem konnte dann nur entweder ignoriert oder aber zum Anlaß der Frage genommen werden, ob denn das Modellstudium und die bisher praktizierten Methoden der Musteraneignung zur Schaffung dynamischer Kunst überhaupt befähigen können.

Im Prinzip war diese Frage schon verneint worden, ehe es das Modellstudium als Werkstattpraxis überhaupt gab – nämlich von Leon Battista Alberti (1404–72). Dieser studierte Kaufmannssohn ließ sich über die vorgefundene Unterrichtspraxis in den Malerwerkstätten zwar nicht explizit aus. Indirekt aber – durch die Empfehlung einer Alternative – stellte er sie als verfehlt hin. »Ich möchte«, schreibt er im dritten Buch seines 1435 vollendeten »Malereitraktats«, »daß diejenigen, die sich der Kunst des Malens zu widmen anfangen, so vorgehen, wie man es, soweit ich sehe, bei den Schreiblehrern tut. Die nämlich lehren zuerst alle Buchstabenformen, von den Alten Elemente genannt, einzeln; dann lehren sie, wie man diese zu Silben, und schließlich, wie man sie zu Sätzen komponiert. Dem gleichen System mögen auch unsere Anfänger beim Malen (Zeichnen) folgen. Zuerst sollen sie die Oberflächenumrisse, sozusagen die Elemente der Malerei (gemeint wohl: gerade und gekrümmte Linien), dann die Zusammenschlüsse von Oberflächen (gemeint: Würfel, Pyramiden, Kegel usw.) und schließlich jede Form jedes Organs einzeln auswendig lernen und sich alle (individuellen) Spielarten, in denen die Organe auftreten können,

In einem um 1482 geschriebenen Brief stellt sich der etwa 30jährige Leonardo da Vinci in der Absicht, am Mailänder Hof eine Anstellung zu bekommen, dem Herzog Ludovico Sforza, genannt il Moro vor: als den idealen Ratgeber für die gegenwärtige Kriegszeit, Konstrukteur erdachter transportabler Brücken und unterirdischer Gänge, Experte auf dem Gebiet des Leitungsbaus und der Veränderung von Flußläufen, Festungsarchitekt und Erfinder neuartiger Bombarden, Donnerbüchsen, Schleudern und Katapulten. Am Ende des Schreibens heißt es, eher beiläufig, wozu er in Friedenszeiten zu gebrauchen sei: als Baumeister, Maler und Bildhauer, insbesondere auch als der Mann, der das vom Herzog gewünschte Reiterdenkmal von dessen Vater Francesco in Bronze zu gießen verstehe. Dabei war der Plan zur Errichtung dieses Reiterdenkmals der eigentliche Grund, weshalb Ludovico Sforza unter den von den Medici geförderten Talenten überhaupt Ausschau nach einem einschlägig Befähigten hielt.

Der Bewerbungsbrief hatte Erfolg. Leonardo trat noch im gleichen Jahr die Stellung als Künstler, Ingenieur und Zeremonienmeister am Hof in Mailand an. Von seinen offiziellen Aufgaben (Ausarbeiten von Befestigungs- und Kanalisationsprojekten, Einrichtung von Bädern, Dekoration von Sälen, Herstellung von Porträts, Organisation von Festen und Spielen, Entwerfen von Festapparaten, Bühnenprospekten und Kostümen, Konstruktion von Automaten usw.) nur mäßig ausgelastet, aber getrieben von unersättlicher Neugier und einem unstillbaren Wissensdurst, begann er, sich in allen damaligen Wissenschaftssparten kundig zu machen. In jeder einzelnen trieb er den Kenntnisstand durch eigene Forschungen weiter und nutzte deren Ergebnisse zur Entwicklung neuer Technologien. Seine mathematischen, geometrischen, mechanischen, physikalischen, hydro-, geo-, kosmo- und astrologischen, optischen, botanischen und anatomischen Kenntnisse und Einsichten sind bis zum heutigen Tage nachvollziehbar, da fixiert in Dutzenden von illustrierten Abhandlungsfragmenten und in Tausenden von zerstreuten Notizen und Skizzen. Bei allem nämlich, was er sich selber klarzumachen versuchte, dachte Leonardo an ein aufzuklärendes Publikum, das Verständlichkeit und augenfällige Beweise fordert.

Da Leonardos Experimentier- und Forschungsdrang immer in verschiedene Richtungen gleichzeitig zielte und zeitlebens stärker war als das Bedürfnis, die Resultate zu systematisieren, wurde von seinen zahlreichen Buchprojekten keines zu Lebzeiten bis zur Publikationsreife gebracht, geschweige denn publiziert. Der Inhalt seiner Manuskripte blieb der Welt über Jahrhunderte hin weitgehend verborgen. Die Folge war, daß vieles von dem, was Leonardo entdeckt hatte, später erneut entdeckt werden mußte, und die Ausformulierung von Naturgesetzen, denen er auf die Schliche gekommen

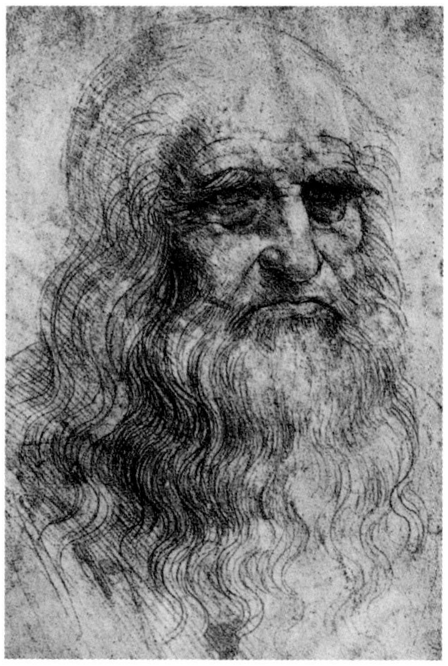

Selbstbildnis, um 1512–15
Rötel, 33,3 x 21,3 cm
Turin, Biblioteca Reale

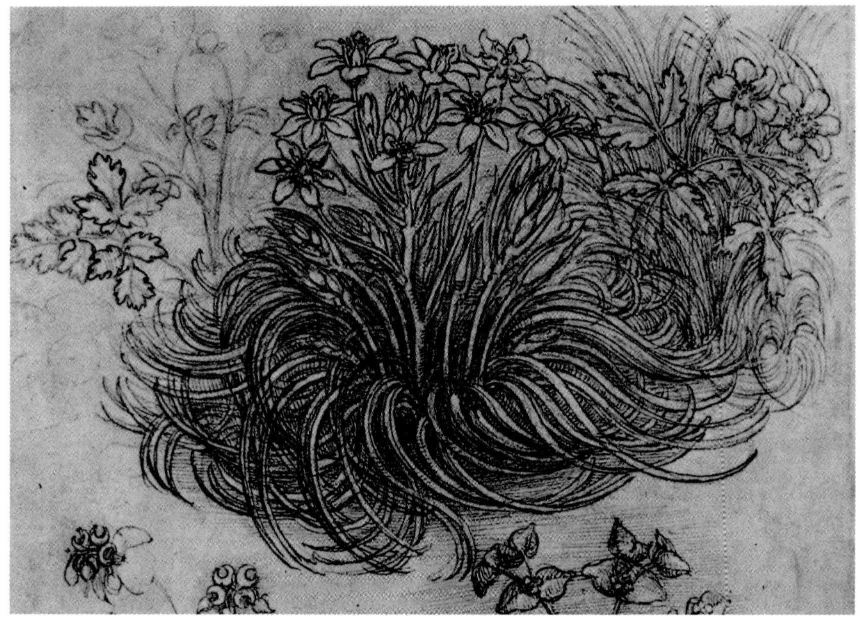

Milchstern und Pflanzen (Detail), um 1505–08
Rötel und Feder, 19,4 x 16,2 cm
The Royal Collection
© 1994 Her Majesty Queen Elizabeth II.

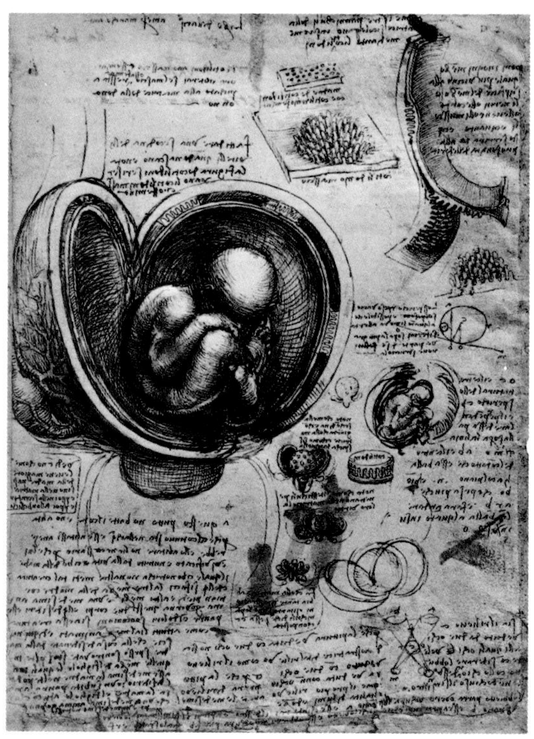

Embryostudien, um 1510–13
Rötel und Feder, 30,1 x 21,3 cm
The Royal Collection
© 1994 Her Majesty Queen Elizabeth II.

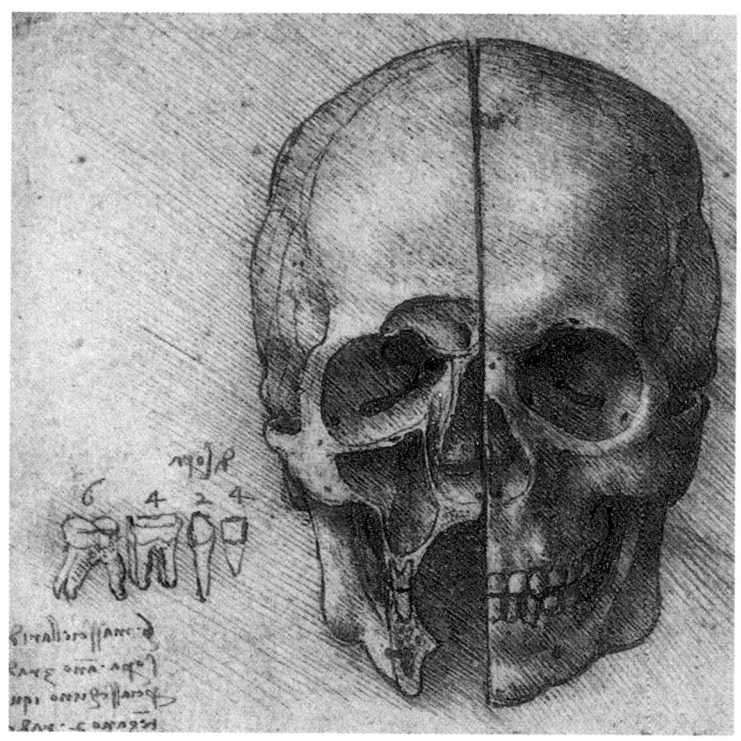

Geteilter Schädel, um 1490
Rötel und Feder über schwarzer Kreide
19 x 13,7 cm
The Royal Collection
© 1994 Her Majesty Queen Elizabeth II.

war, später anderen Forschern zum Ruhme gereichte.

Leonardos Forschungen hatten, ehe sie sich verselbständigten, wohl in aller Regel einen handfesten Anlaß. Am Beginn seiner Studien zur Statik von Bögen und Gewölben stand vermutlich ein Gebäudeeinsturz, am Beginn seiner Vertiefung in die Hydraulik die Bekanntschaft mit den lombardischen Praktiken des Kanalwasserverkaufs und den dabei angewandten, unzulänglichen Wassermeßmethoden. Die nach 1482 einsetzende Beschäftigung mit Fragen der Optik und Linearperspektive mag sogar in der Reue darüber begründet gewesen sein, vom Perspektivlehrangebot der Verrocchio-Werkstatt zum eigenen Nachteil keinen Gebrauch gemacht zu haben (vgl. die perspektivischen Fehlkonstruktionen in der *Anbetung der Könige* und deren Vorzeichnungen). Doch Leonardo vermochte die auf dem einen Gebiet erbrachten Resultate ständig für Recherchen, Experimente und Konstruktionen auf anderen Gebieten nutzbar zu machen. Mit der Ausweitung seines Wissens und Könnens weitete sich daher auch der Umfang des noch zu Befragenden aus, so daß der Forschungsprozeß einer permanent fortschreitenden Verästelung unterlag. Leonardos Einsichten in die Strömungsgesetze des Wassers beispielsweise beeinflußten nicht nur den Gang seiner anatomischen Studien (Frage nach den Strömungsmodalitäten des Blutes). Sie bestimmten auch die Forschungen zur Aerodynamik und zum Vogelflug. Da Leonardo die hydrodynamischen Studien parallel zu mechanischen, statischen, topographischen und geologischen betrieb und dank dem gleichzeitig erworbenen linearperspektivischen Know-how auch über die optimale Methode verfügte, seine Vorstellungen anderen plausibel zu machen, war er um 1500 u.a. der gefragte Fachmann für Kanalbau, Flußregulierung, Schleusen- und Bewässerungsanlagen, Staudämme und Brücken. Von seinem Rat erhoffte sich die venezianische Regierung Schutz vor den Türken (durch Stauung des Isonzo-Flusses), die florentinische u.a. die Unterwerfung von Pisa (durch Umleitung des Arno). Von ihm erhoffte man sich vermutlich auch die Senkung von Kosten, da Leonardo die menschliche Arbeitskraft selbst im Kanalbau – u.a. durch Entwurf eines Schaufelbaggers – zu optimieren verstand.

Die Forscher- und Erfindertätigkeiten sind nicht von den künstlerischen zu trennen. Es war die Kunst, um deretwillen Leonardo in seinem Heimatdorf Vinci angefangen hatte, die ihn umgebende Natur zu ergründen. Und es geschah im Hinblick auf die Perfektionierung der künstlerischen Menschendarstellung, daß er in Mailand mit systematischen Sektionen von Leichen begann. Wiesehr in seinen Augen die naturgemäße Wiedergabe menschlichen Verhaltens von einer vollkommenen Kenntnis des das Äußere bestimmenden »Innenlebens« abhing, lehrt das kleine Stoßgebet: »So möge es unserem Schöpfer gefallen, daß ich die Natur der Menschen und deren Sitten in derselben Weise aufzuzeigen vermag, in der ich seine Gestalt beschreibe«. Leonardo hätte dasselbe von der Natur der Landschaft sagen können. Um diese aufzeigen zu können, genügt es dem Künstler zufolge ebenfalls nicht, das in Naturstudien beschreibbare Äußere zu kennen. Die bizarr und phantastisch anmutenden landschaftlichen Hintergründe in Leonardos Gemälden verstehen sich als Ausdruck makrokosmischer »Verhaltensweisen« gemäß Leonardos erdgeschichtlicher Theorie. Mikro- und makrokosmische Körpersprache erhellen sich gegenseitig in einem stummen Dialog. Das Lächeln der Mona Lisa ist ohne die von der Landschaft erzählte »Geschichte« nicht zu erklären.

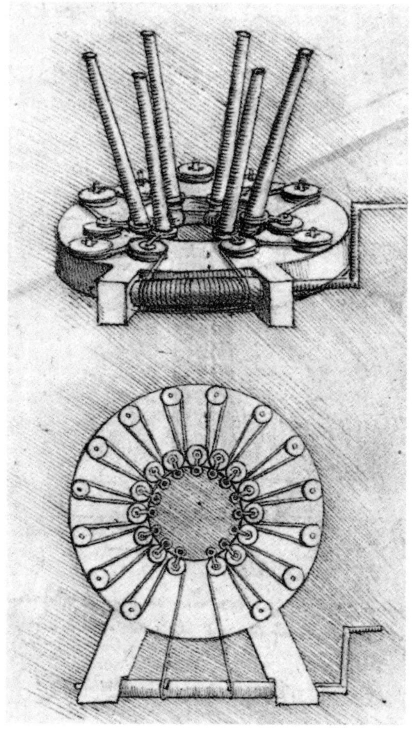

Grund- und Aufriß
einer Webvorrichtung
Codex Mailand I

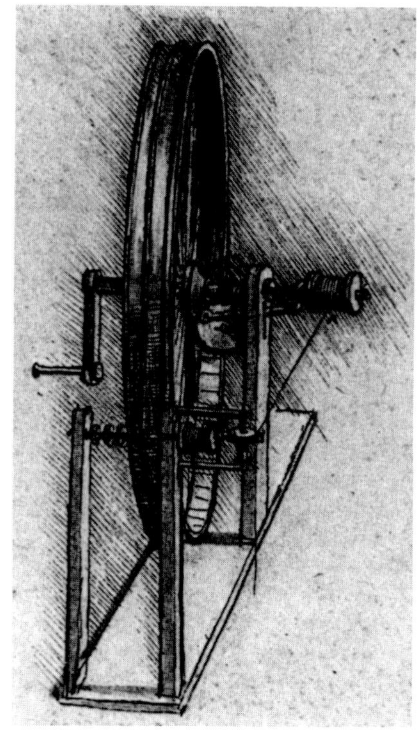

Fadenwickler
Codex Mailand I

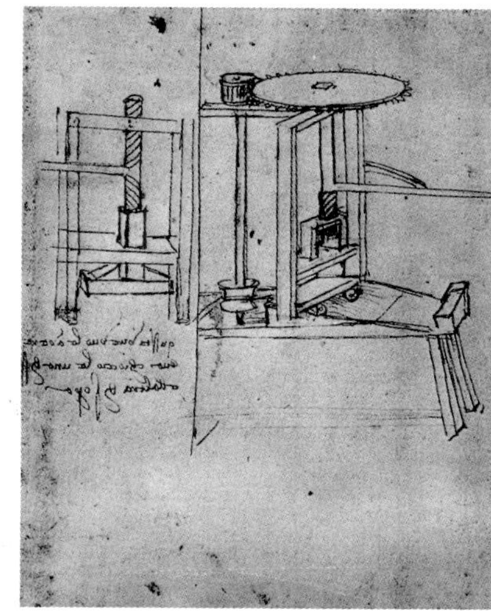

Druckerpresse, um 1490
Mailand, Biblioteca Ambrosiana
Codex Atlanticus

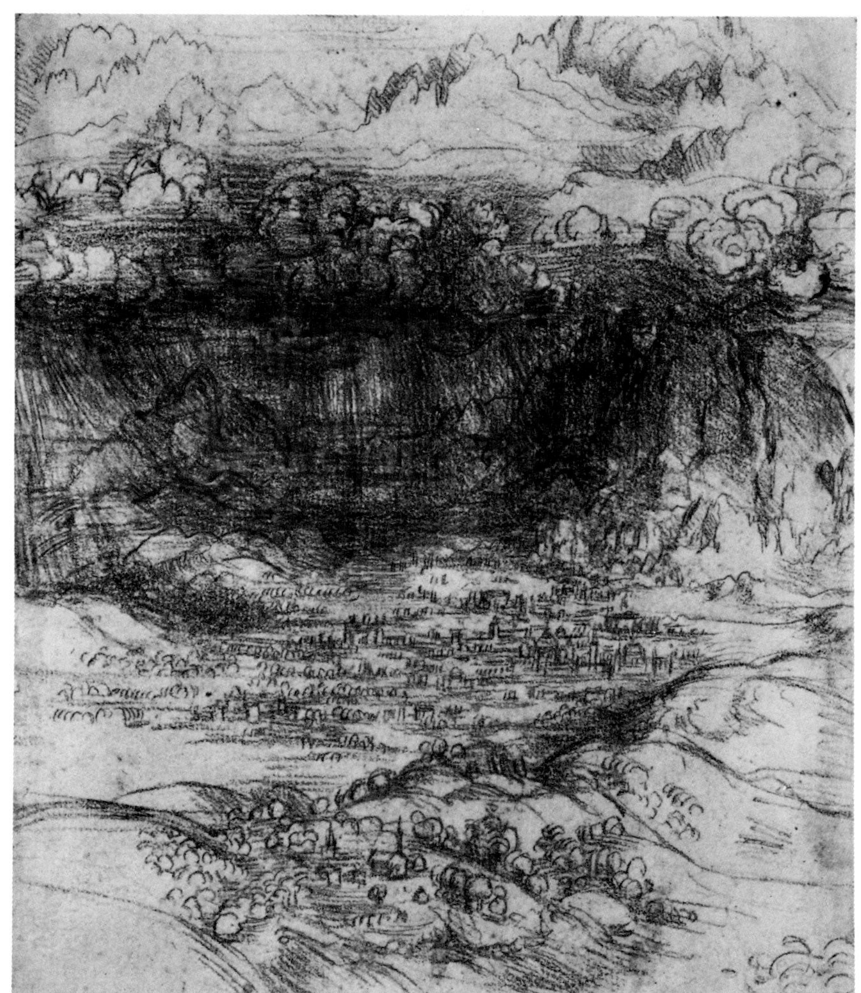

Sturmausbruch über einem Tal, um 1499
Rötel auf weißem Papier, 29,2 x 14,9 cm
The Royal Collection
© 1994 Her Majesty Queen Elizabeth II.

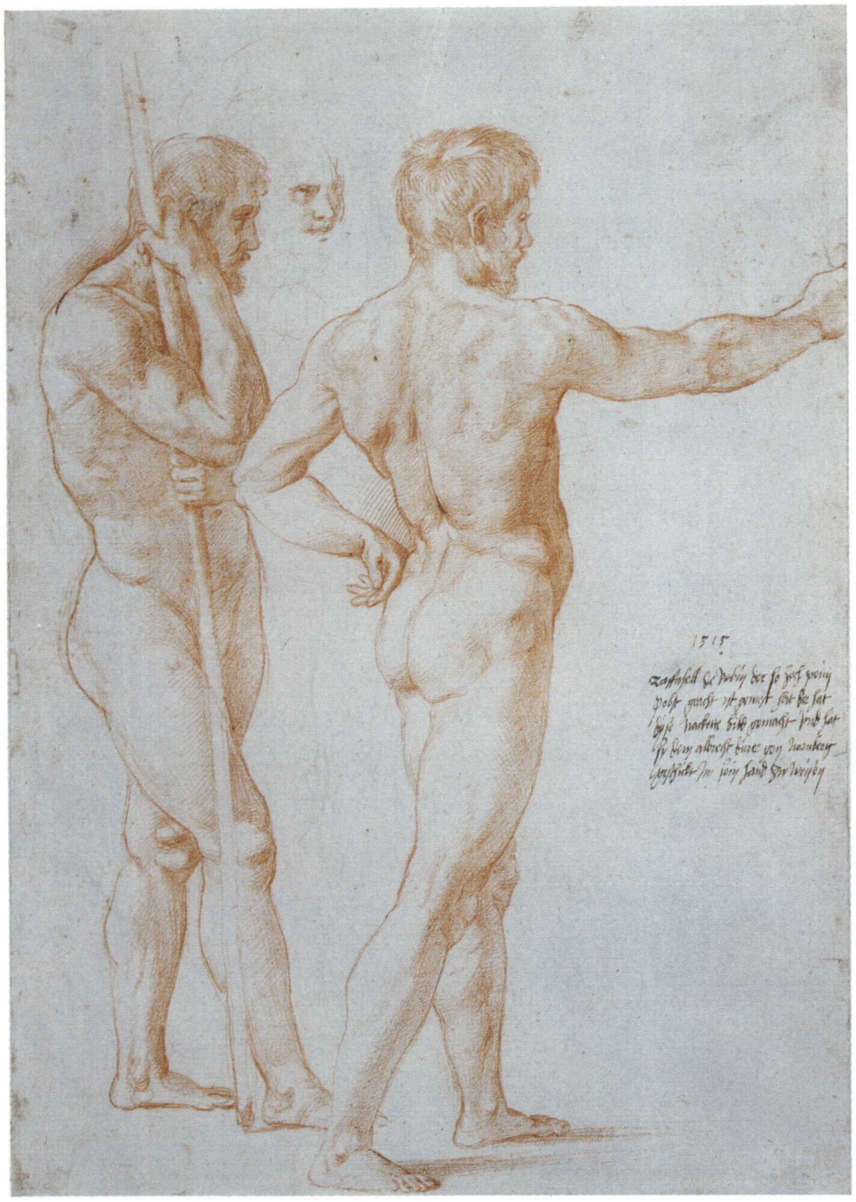

Raffael
Zwei stehende männliche Akte
Rötel über Metallstift auf weißem Papier
41 x 28,1 cm
Wien, Albertina

einprägen. Denn diese Spielarten sind weder unbedeutend noch unscheinbar. Es gab Leute mit Hakennasen; es gab solche, die nach auswärts gekrempelte Affennasenlöcher besaßen; wieder andere präsentieren Hängelippen...«

Alberti mag geahnt haben, daß die Methode der Ganz- oder Teilganzheitsmusteraneignung jene Flexibilität der Vorstellungskraft, deren es zur Schaffung jedes in sich kohärenten Historienbildes bedarf, eher verhindert als fördert. Indes ist seine Forderung einer »ABC-Methode« nicht unbedingt in dieser Ahnung begründet. Sie kann auch schlicht dem Wunsch entsprungen sein, den Künstlerberuf schon auf der Ebene der Grundausbildung den gehobeneren Berufen anzugleichen. Das müßte sie sogar, falls sich herausstellen sollte, daß die ABC-Methode damals schon den Zeichnungsunterricht von Eliteschulen wie derjenigen Vittorino da Feltres bestimmte. Doch wie dem auch sei, von den Künstlern aufgegriffen wurde Albertis Forderung jedenfalls erst, nachdem die Faszination, die lange Zeit von der Zentralperspektive ausgegangen war, der Ernüchterung über deren Begleiteffekt, die Erstarrung der Bildwelten, wich und zwei große Außenseiter, Leonardo da Vinci und Michelangelo, angefangen hatten, mittels ihrer Werke die Aufmerksamkeit der gesamten italienischen Künstlerschaft auf das Problem der Bewegungsdarstellung zu lenken.

Leonardos und Michelangelos Beispiel

Leonardo war mit diesem Problem schon in Vinci, dem Dorf, in dem er die ersten 17 Lebensjahre verbrachte, konfrontiert gewesen. Da er das Zeichnen entweder von seinem Vater, dem Notar Ser Piero, oder in der Grammatikschule gelernt hatte, zeichnete er, unbeeinflußt von den Regeln städtischen Werkstattunterrichts, nach Mustern eigener Wahl. Das potentielle Musterangebot seiner, aus dem Vaterhaus und dessen Umland bestehenden »Werkstatt« aber umfaßte wohl hauptsächlich jene interessanten Dinge, die sich bewegten und auf keine Weise in gewünschte Posen zwingen ließen – Bauern und Vieh, Hunde und Katzen, Eidechsen, Schlangen, Vögel und Insekten. Diese Wesen so auf Papier einzufangen, daß sie weiterhin zu leben schienen, erforderte nebst scharf reagierenden Augen auch einen rasch zupackenden Stift. Leonardo entwickelte daher schon früh ein Stenographierverfahren, das ihm erlaubte, blitzschnell ganze Sequenzen von Bewegungsphasen z.B. eines fliegenden Vogels, eines schaufelnden Landarbeiters oder einer Gruppe diskutierender Männer mit Silber- oder Kreidestift zu notieren. Aus den kleinen Notizen »destillierte« er zuhause mit Feder die für den Ausdruck der Bewegung je optimal geeigneten Haltungsprofile (Abb. S. 431 links). Schon 1481, als er in Florenz den Auftrag zur *Anbetung der Könige* (Abb. S. 311) erhielt, war Leonardo mit seiner Registriermethode allen regulär ausgebildeten Künstlern gegenüber im Vorsprung. Während sich die Handlungsträger in deren Kompositionsentwürfen (Abb. S. 430) von den Ghiberti zugeschriebenen Geißelungs-Schergen (Abb. 421 unten) fast nur in der Genetik der Posen unterscheiden (statt als freie Variationen bestimmter Musterbuchfiguren geben sie sich als Reflexe eines Studiums posierender Modelle zu erkennen), wirken Leonardos Entwurfsfiguren so, als widerspiegle der Ist-Zustand ihrer Haltungen nichts als die kurze Durchgangsphase zwischen einem schon vergangenen und einem noch bevorstehenden Bewegungsabschnitt. Jede von ihnen evoziert ein Stück vitaler »Kurzgeschichte«.

1482 nach Mailand übergesiedelt, erkannte Leonardo sehr bald, daß seine Stenographiermethode ein Detailstudium des sich bewegenden Körpers nicht ersetzen konnte. Um diesen auch im Monumentalformat überzeugend darstellbar zu machen, bedurfte es der Kenntnis seiner Anatomie. Anatomische Kenntnisse hatten zwar schon Alberti und Ghiberti vom Künstler verlangt. Aber sie hatten damit etwas anderes gemeint, als Leonardo brauchte, nämlich das bloße Wissen um »die Zahl der Knochen und der Muskeln und der Erhebungen der

Fra Bartolommeo
Kompositionsentwurf für den unteren Teil der Madonna Carondelet, um 1511
Schwarze Kreide, weiß gehöht, auf grau grundiertem Papier
25,5 x 19,9 cm
Rotterdam, Museum Boymans-van Beuningen

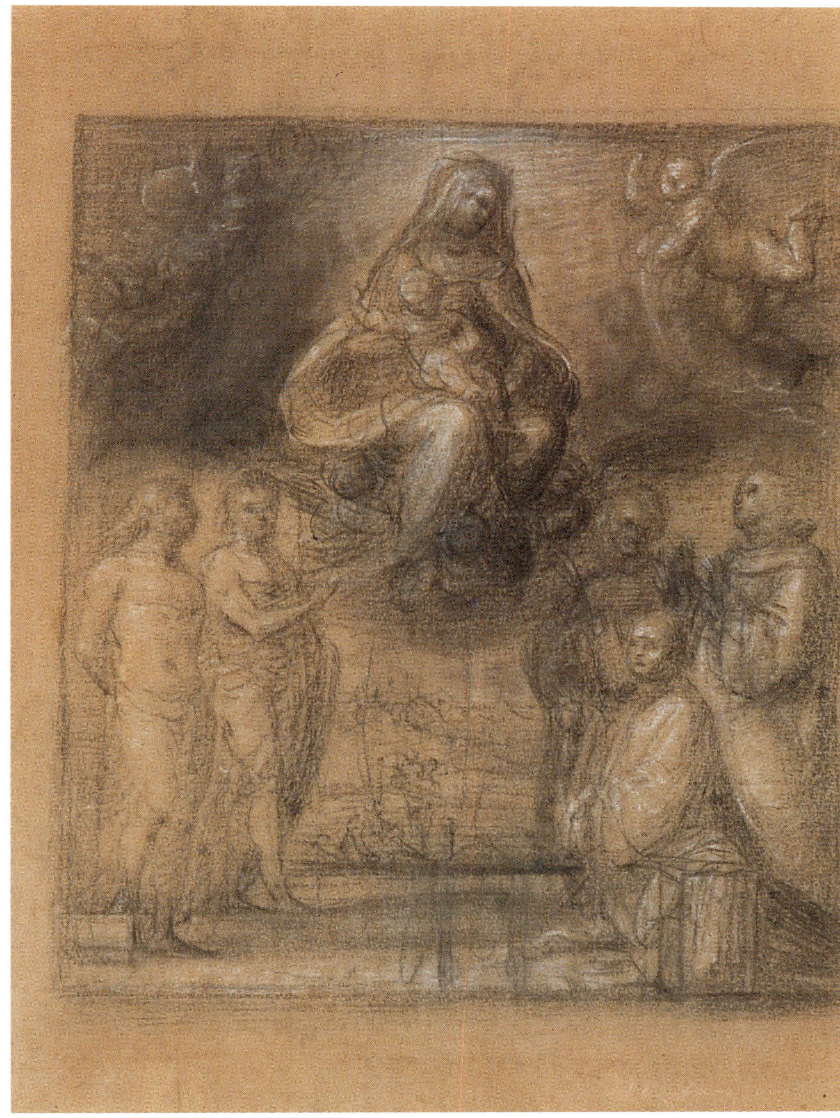

Adern« sowie darum, »wo sich unter der Haut welcher Muskel befindet« (Alberti). Dieses Wissen, das im Prinzip dem, was die medizinischen Fakultäten damals ihren Studenten vermittelten, entsprach, war zweifellos wichtig, um Künstlern die traditionelle, bibelabhängige Sicht auf den menschlichen Körper (vgl. oben S. 428) abzugewöhnen. Zur Lösung des Bewegungsproblems aber trug es so gut wie nichts bei. Wie wenig, zeigen gerade die nackten Männer desjenigen Künstlers, der Vasari zufolge als erster den Ehrgeiz, selber zu sezieren, besaß (Abbn. S. 275 u. 425 oben). Antonio del Pollaiuolos (ca. 1430–98) Akte demonstrieren mit beispielloser Deutlichkeit, wie und wo eines starken Mannes Muskeln sind – mehr nicht. Von einer aktiven Teilnahme derselben an den in den Körpersilhouetten ausgedrückten Aktionen lassen sie kaum etwas erkennen. Kein Standbeinmuskel ist mehr als der entsprechende Spielbeinmuskel gestrafft, kein rechtsarmiger Bizeps stärker als der linksarmige geschwellt, nirgendwo wird die prästabilierte Symmetrie aller Wülste durch einseitige Dehnung oder Kontraktion in Frage gestellt, wenn Rumpf- oder Kopfsilhouette eine Beugung oder Drehung anzeigen. Antonios Männerakte scheinen aus zwei Ganzheiten zu bestehen, die voneinander nichts wissen: aus einer Silhouette, die heftige Bewegung mimt, und aus einer unter der Silhouettenhaut unbeweglich verharrenden muskulösen Leiche. Ihresgleichen pflegte Leonardo, respektlos übertreibend, als »Säcke voller Nüsse« zu bezeichnen.

Die Naturalisierung des Körpers und die Naturalisierung der Körperbewegung waren in der Tat zwei verschiedene Probleme. Das erste ließ sich auch ohne Anatomie (Abb. S. 428), das zweite endgültig nur mit einem anatomischen Studium, das auf die Erfassung organischer Funktionen abzielte, lösen. Leonardos Anatomie ging daher von Fragen aus, wie sie selbst die Schulmedizin noch nicht gestellt hatte: Was z.B. geschieht unter der Haut, wenn ein Mensch schreitet, niederkniet, einen Arm ausstreckt und eine Stange anfaßt? Welche Muskeln, Sehnen und Knochen sind wie an solchen Tätigkeiten beteiligt? Wie hängen Gesichtsorgane und Schädel, Zähne und Kiefer zusammen (Abb. S. 432 unten rechts)? Worauf gehen die Unterschiede zwischen männlichen und weiblichen Unterleibsformen zurück, wie funktionieren ihre Faktoren (Abb. S. 432 unten links)? Da Leonardo in seiner Sucht nach Gewißheit jede solche Frage auf dem Weg der Sektion zu beantworten und jede Antwort optisch nachvollziehbar zu machen versuchte, war die Frucht seiner Mühen nicht nur das umfassendste Verständnis von Außen- und Innenbau und Mechanik des menschlichen Körpers, das bis dahin je ein Mensch besessen hatte. Sie bestand auch in einer adäquaten Methode, es zu vermitteln. Wie das Funktionieren von Kriegs- und Industriemaschinen (Abb. S. 433) so machte Leonardo auch die Funktionsweisen des menschlichen Organismus publik, indem er sein imaginäres Publikum gleichsam an dessen Zerlegung teilnehmen ließ durch zeichnerische allround-Ansichten, die Teil für Teil und Schicht für Schicht die »Konstruktions«-Zusammenhänge aufzeigen.

Das neue Funktionsverständnis blieb, da das geplante anatomische Lehrbuch nie zum Abschluß kam (die Zeichnungen dazu wurden erst ab 1796 veröffentlicht), vorerst an die Person seines Besitzers gebunden. Seinesgleichen zu erwerben war daher vor dem Erscheinen des ersten diesem Projekt in etwa gleichwertigen Werks, Andreas Vesalius' »De humani corporis fabrica« (1543), den wenigen vorbehalten, die wie Leonardo dank höherer Protektion Zugang zu »Seziergut« erhielten. Der erste von ihnen war Michelangelo (1475–1564). Er hatte das Zeichnen ebenfalls autodidaktisch erlernt, wenn auch unter Anleitung eines Ghirlandaio-Lehrlings und den werkstättischen Unterrichtspraktiken entsprechend konformer als Leonardo. Als er, protegiert von den Medici (wie vor ihm Antonio del Pollaiuolo), in den frühen 90er Jahren mit eigenen Sektionen begann, tat er es ohne jeden didaktischen Hintergedanken, allein mit dem Ziel, das seiner Kunst unmittelbar Dienliche, die körperlichen Bewegungsmechanismen in den Griff zu bekommen. Er packte sie, nicht zuletzt dank einem phänomenalen Formengedächtnis, so schnell und so gründlich, daß sein Funktionsverständnis sogar die zeichnerische Strichführung beeinflußte. Schon

ABBILDUNG GEGENÜBER:
Michelangelo (Kopie nach)
Büste der Kleopatra, um 1532
Schwarze Kreide auf Papier, 26 x 20,5 cm
Florenz, Casa Buonarroti

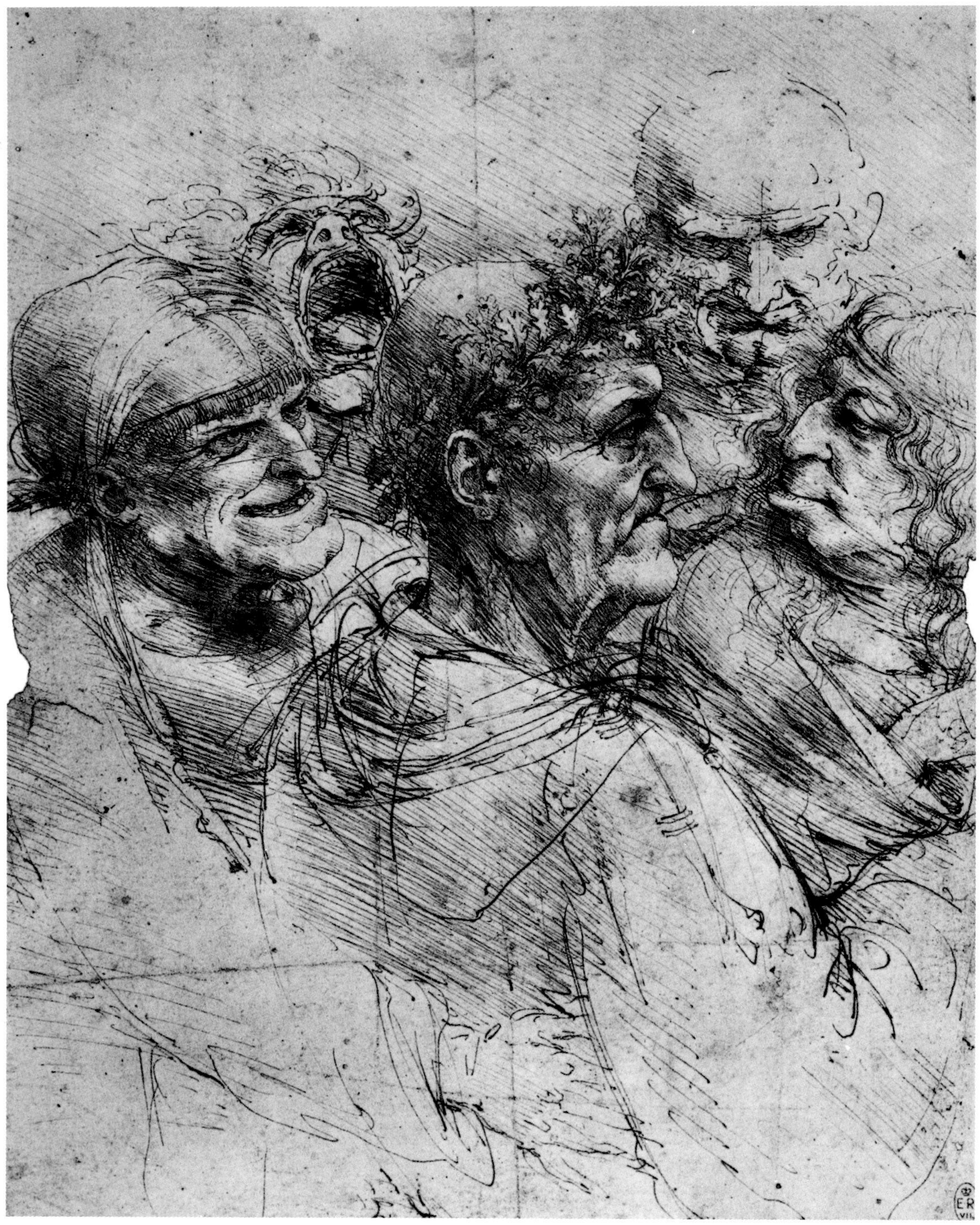

Leonardo da Vinci
Gruppe von fünf grotesken Köpfen, um 1494
Feder und Tinte auf Papier, 26 x 20,5 cm
The Royal Collection
© 1994 Her Majesty Queen Elizabeth II.

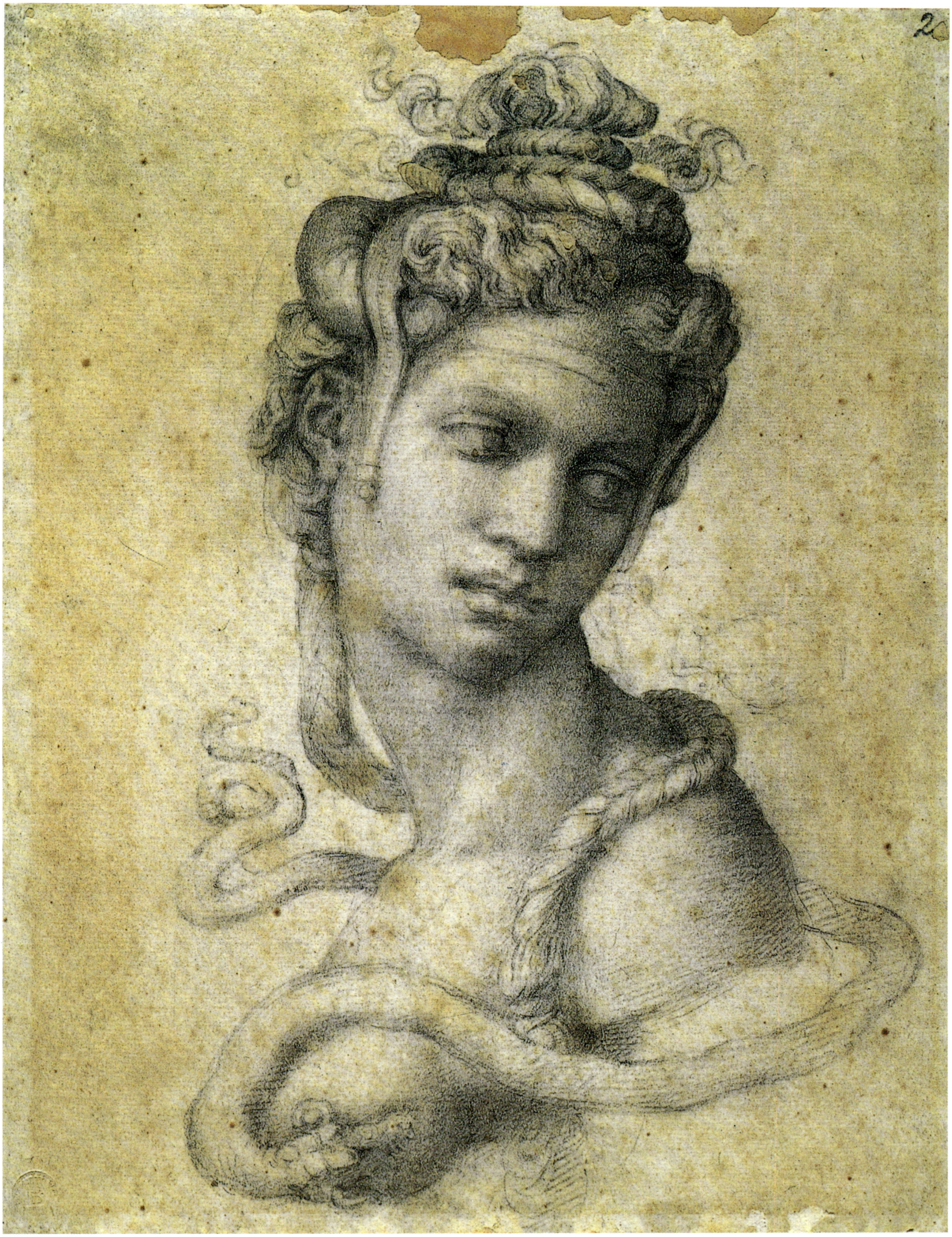

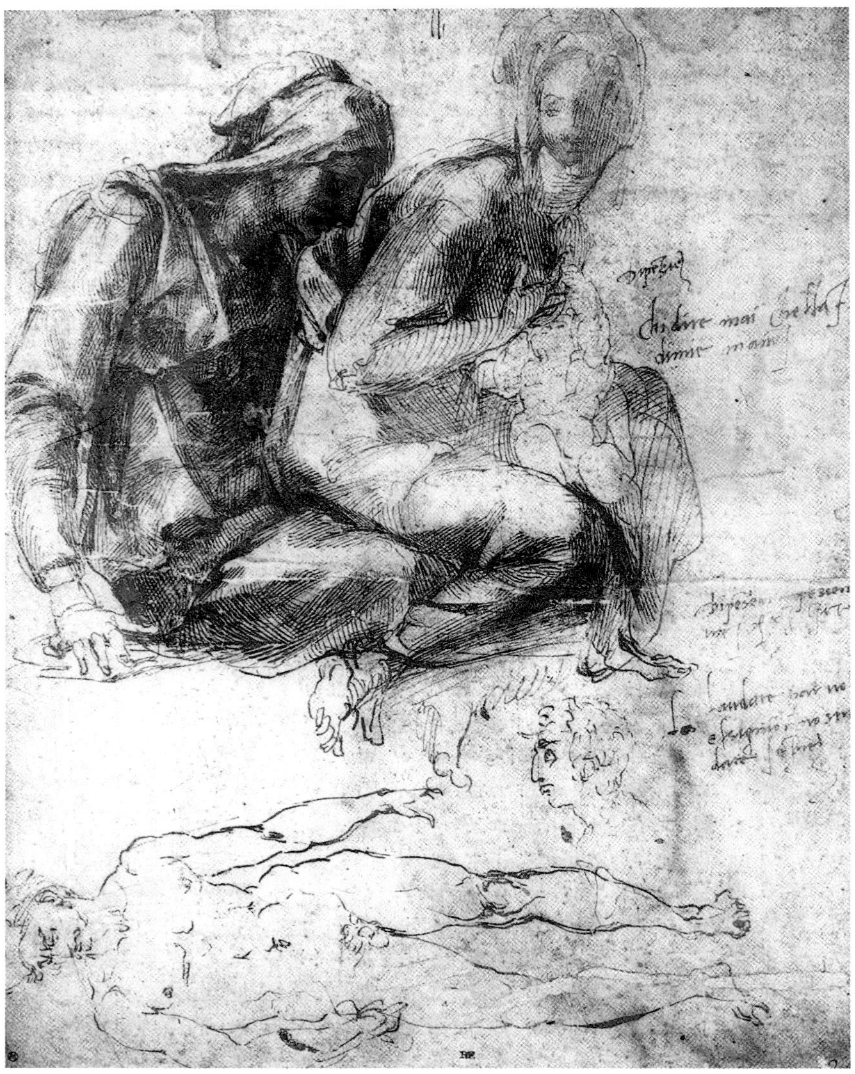

Michelangelo
Anna Selbdritt, um 1497
Feder und Tinte auf Papier, 32,5 x 26,1 cm
(die nicht von Michelangelo stammende
Federschraffur mit schwarzer Kreide vorskizziert)
Paris, Musée du Louvre

die Umrisse seiner frühesten erhaltenen authentischen Entwürfe (Abb. S. 438 und 439 rechts) setzen sich gleichsam aus beweglichen linearen »Einzellern« zusammen, die dem Umrissenen allein mittels ihrer an- und abschwellenden Volumina und der feinen Nuancierung ihrer Tonstärken die Wirkung von Körperlichkeit, Gewicht und vitaler Agilität zu verleihen vermögen. Unübertrefflich in ihrer Differenziertheit, sind sie einsame Spitze auch hinsichtlich der Kunst, maximale zeichnerische Ökonomie mit optimaler Ausdruckseffizienz in Einklang zu bringen.

Die Reform der künstlerischen Grundausbildung

Während Michelangelo erst im reifen Mannesalter und umständebedingt begann, sich Gedanken über die Vermittlung seiner eigenen Kunst an Jüngere zu machen, war Leonardo von der Frage der optimalen Lehrlingsausbildung förmlich besessen. Wieder und wieder, oft mitten in wissenschaftlichen Höhenflügen, kehrte er zu dieser Frage, der er ein Buch zu widmen gedachte, zurück, um aufzuschreiben, was ihm zu Lehrmethoden und Teilen des Lehrstoffs gerade eingefallen war oder als der ideale Stufenplan gerade vorschwebte. Um 1508 faßte er die bisherigen Ergebnisse seiner Reflexionen im »Codex Atlanticus« unter dem Titel »Vom Studium und seiner Ordnung« zusammen. »Ich sage«, schreibt er, »daß man zuerst die Glieder und ihre Funktionen (travagliamenti; wörtlich: ihre Plackereien) lernen muß. Und erst wenn man im Besitz der entsprechenden Kenntnis ist, soll man den Bewegungen, so wie sie den Menschen je nach Situation geschehen, nachspüren. Und als Drittes soll man Geschichten komponieren lernen. Deren Studium soll aufgrund der natürlichen, zufälligen situationsgemäßen Bewegungen erfolgen, denen man auf den Straßen, Plätzen und Landstrichen begegnen kann, und die man in knappen Umrißstenogrammen (con brieve discritione di liniamenti) festhalten soll, nämlich so, daß man anstelle eines Kopfes einen Kreis und anstelle eines Armes eine geknickte Gerade zeichnet, und desgleichen macht man es mit den Beinen und dem Rumpf. Und diese Notizen sollen dann zu Hause in vollständige Form gebracht werden.«

Bei der Niederschrift dieser Sätze war es dem Künstler, als hörte er die Traditionalisten über seine Vorschläge lästern. Sofort nahm er die Haltung eines Verteidigers ein. »Der Gegner wendet ein, daß es, um zum Praktiker zu werden und gute Werke zu machen, besser sei, wenn man die erste Zeit des Studiums auf das Abzeichnen verschiedener Ganzheiten (componimenti) verwende, so wie sie sich von verschiedenen Meistern auf Blätter gezeichnet oder auf Wände gemalt vorfänden, und daß man auf diese Weise eine schnelle Praxis und eine gute Routine (pratica veloce e bono abito) erlange. Darauf ist zu erwidern, daß eine solche Routine gewiß gut wäre, wenn sie auf der Grundlage von Werken erworben werden könnte, die aus guten Ganzheiten bestehen und von gelehrten [theoretisch versierten] Meistern stammen. Da solche Meister aber so selten sind, daß man ihrer nur wenige findet, ist es sicherer, zur Natur selber zu gehen, als zu dem, was diese Natur zu deren großem Nachteil nachzuahmen versucht und dabei zur schlechten Routine wird. Denn wer zur Quelle gehen kann, der gehe nicht zum Wasserkrug.«

Leonardo zufolge war die herkömmliche »Ganzheitsmethode« also deswegen durch die »ABC-Methode« zu ersetzen, weil es von Zufällen abhing, ob sie zur Visualisierung menschlicher Bewegung befähigte oder nicht. Die ABC-Methode selbst aber machte in seinen Augen bezeichnenderweise nur Sinn, wenn ihr eine Funktionslehre, d.h. die Vermittlung bewegungsmechanischer bzw. -physiologischer Kenntnisse sekundierte. Erst beides zusammen ermöglichte ein nutzbringendes Studium realer sich bewegender Körper und eine entsprechend realitätsgerechte Konstruktion dynamischer Handlungsgemeinschaften.

Daß Leonardos Grundausbildungsmodell auf Widerspruch stieß, versteht sich. Doch es setzte sich erstaunlich schnell durch – zumindest in Florenz. Dort hatte man die einzigartige Gelegenheit, je eine Schöpfung Leonardos und Michelangelos – die Probetafel für das Wandbild der *Anghiari-Schlacht* und den Karton der *Badenden Soldaten* für das Fresko der *Schlacht von Cascina* – für die Dauer eines runden Jahr-

Antonio Mini
Profilkopf-, Augen-, Ohr- und Lockenstudien
Rötel bzw. schwarze Kreide auf Papier
25,5 x 33,5 cm
Oxford, Ashmolean Museum

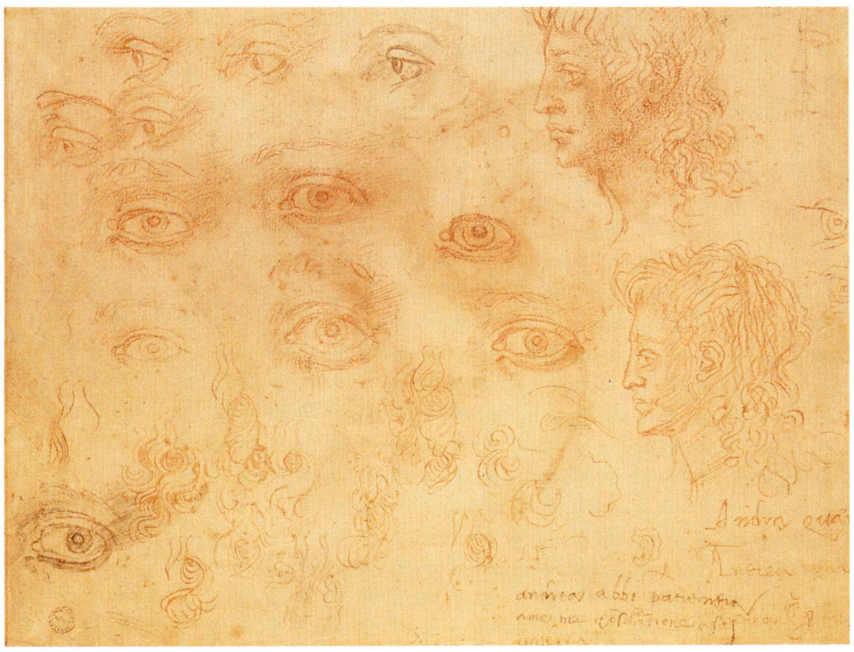

Michelangelo
Studien zum Begleiter und zur rechten Hand der Libyschen Sibylle, sechs Sklaven, Gebälkstück
Rötel auf Papier, Feder und Tinte
28,8 x 19,4 cm
Oxford, Ashmolean Museum

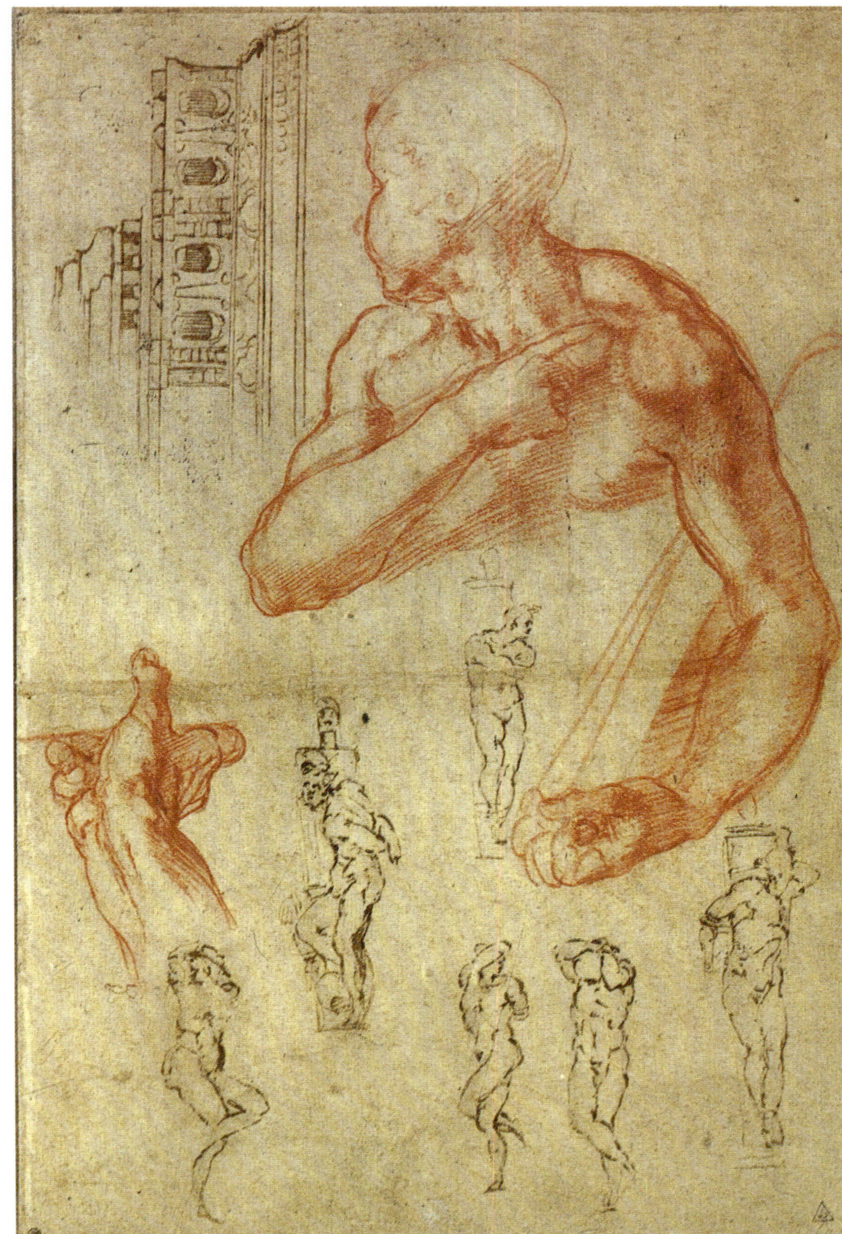

zehnts (1506 – um 1515) nebeneinander zu sehen. Gerade weil die beiden Kompositionen außer die integrale Dynamik ihrer Organismus- und Aktionsdarstellung nichts miteinander gemein hatten, konnten sie zum Beweis der Effizienz einer Gestaltungsmethode werden, die ersichtlich auf anderen als den traditionellen Schaffensgrundlagen beruhte und spürbar von einem anderen als dem bisherigen anatomischen Verständnis ausging. Sie wurden – wie sich ein halbes Jahrhundert später der Goldschmied und Bildhauer Benvenuto Cellini (1500 –71) ausdrückte – zur »Schule der Welt«. Mehr und mehr junge Künstler dürften bei ihrem Anblick angefangen haben, die überkommenen Modalitäten, Kunst zu machen und zu lehren, für fragwürdig, Reformen für unumgänglich zu halten.

Cellini hatte als Lehrling das Glück, die beiden sensationellen Exponate gerade noch rechtzeitig vor ihrem Verschwinden studieren zu können. Er nahm sie bereits mit den Augen eines Nutznießers der reformierten Grundausbildung wahr. Um 1514, als er in Florenz seine Goldschmiedelehre begann, war die herkömmliche »Ganzheits-« schon durch die Albertische »ABC-Methode« verdrängt. Cellini scheint diese sogar schon in der formalisierten Gestalt kennengelernt zu haben, in der sie ein paar Jahrzehnte später in die ersten Zeichnungslehrbücher einging. Er mußte sich das menschliche Glieder-ABC in einer festgelegten, bis ans Ende des 18. Jahrhunderts gültigen Reihenfolge, beginnend beim Auge, aneignen.

Cellini fand die Reihenfolge falsch. Als die schönsten Teile des Menschen – schreibt er in seinem (nie vollendeten) Traktat »Über die Prinzipien und die Methode, die Kunst des Zeichnens zu erlernen« – seien die Augen auch die am schwersten abzuzeichnenden. Infolgedessen gereiche es der Kunst »zum großen Nachteil, wenn die Lehrmeister, soweit ich sehe bis zum heutigen Tag, den armen Kerlen von Lehrlingen gleich zu Beginn ein menschliches Auge zum Abzeichnen vorsetzen. Und da mir solches in meinem Knabenalter selbst widerfuhr, denke ich, daß es auch den anderen widerfahren ist. Ich bin sicher, daß ... die wahre und bessere Methode darin bestünde, am Anfang leichtere Dinge vorzusetzen...«. Cellini meinte damit die Knochen und insbesondere den am leichtesten kopierbaren, das Schienbein. Mit ihm müsse man anfangen, von ihm aus sukzessive zum vornehmsten Knochen, dem Schädel, vordringen. Anschließend sollen die Knochen zwecks Proportionsermittlung vermessen und dann wieder zum Skelett zusammengesetzt werden. Dieses solle man diverse Posen einnehmen lassen, um seine Funktionsweisen kennenzulernen. Erst zuallerletzt, nachdem auch Muskeln, Sehnen und Nerven der Reihe

Leonardo da Vinci
Studie für das Sforza-Reitermonument
Royal Library, Windsor Castle
Reproduziert mit freundlicher Genehmigung
Ihrer Majestät, Königin Elisabeth II.

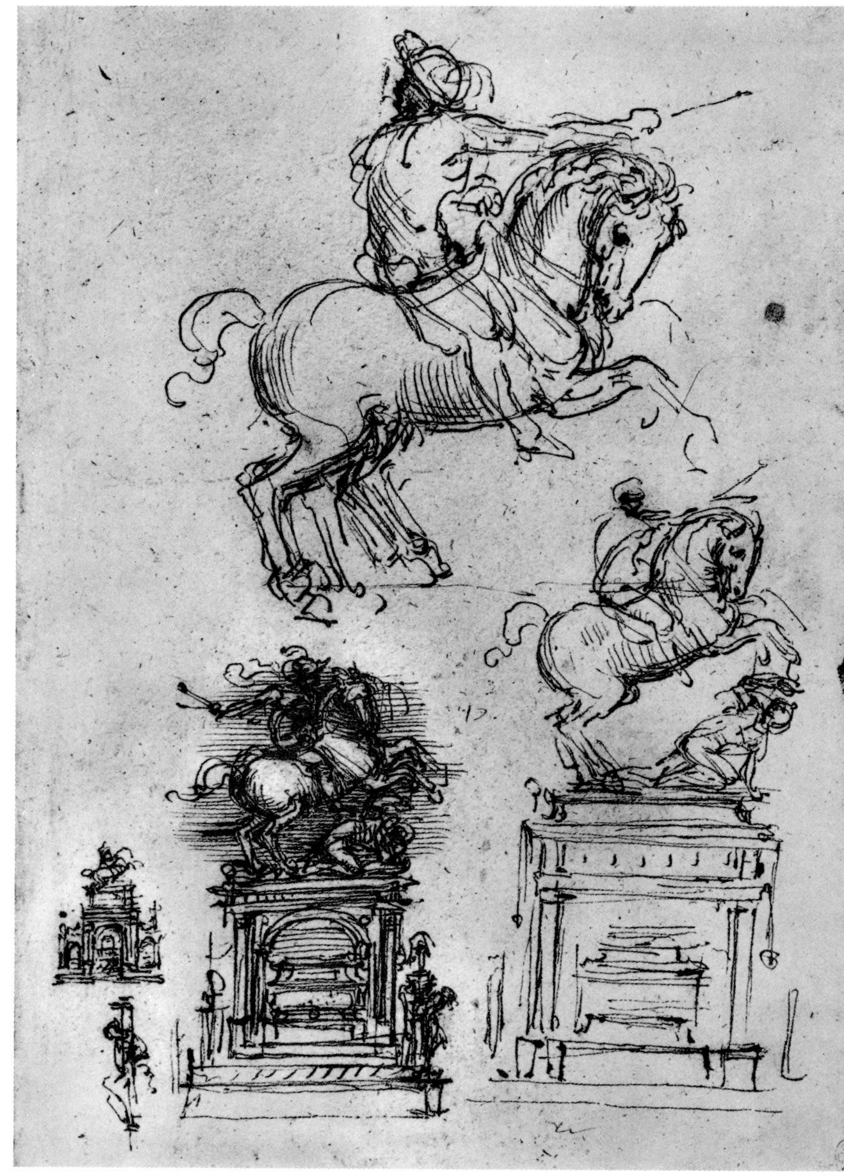

nach erzeichnet worden seien, komme das Auge zum Zug. Wünsche jemand das Exempel eines großen Meisters, der diese Methode praktizierte, dann sehe er sich die Werke Michelangelos an. Dessen »erhabener Stil ist vom Stil der übrigen Künstler und vom Stil der Vergangenheit einzig und allein deshalb so verschieden und zugleich so gefällig, weil dieser Künstler die besagte Knochenordnung eingehalten hat.«

Selbstverständlich verdankte Michelangelo seinen Stil weder einer Fleisch- noch einer Knochenordnung. Auch lag ihm fern, aus seiner Werkstatt ein Beinhaus zu machen, als er in den zwanziger Jahren seinem Faktotum Antonio Mini (1506–33) das Zeichnen beibrachte. Er ließ diesen – wie das Übungsblatt in Oxford (Abb. S. 439 links) beweist – vielmehr beim gleichen ABC beginnen, bei dem auch Cennini hatte anfangen müssen. Allerdings wußte Michelangelo das Anregungspotential, das im Wechsel von analytischem und synthetischem Vorgehen steckte, besser auszuschöpfen als Cellinis pedantischer Meister. Nicht nur seinen braven Antonio, auch den hochbegabten Tommaso de'Cavalieri, dem er 1532–33 zeichnerischen Nachhilfeunterricht erteilte, hielt er anscheinend dazu an, auf jeder Lernstufe die Tragfähigkeit des Gelernten zu testen – auf der Stufe der Gesichtsorgan- und Schädelaneignung beispielsweise durch Kopfkonstruktionen nach dem Muster der von ihm selbst gezeichneten »teste divine« (u.a. Abb. S. 437) oder durch deren eigenständige Variation.

Die neue Grundausbildung war mehr als die Reform einer alten. Sie revolutionierte die gesamte Kunst. Sie führte zu jener Verinnerlichung der physischen und motorischen Eigenschaften des Organismus, die es den Künstlern schon zu Beginn der Karriere erlaubte, bewegte Figuren frei zu erfinden und dabei so natürlich wie am Modell studierte erscheinen zu lassen (vgl. Abb. S. 434 und 435). Indem sie das schöpferische Tun quasi von Anfang an als subjektiven Vorstellungsakt erlebbar machte, flößte sie ihren Absolventen mit dem Gefühl, daß es letztlich die Gediegenheit der »idea«, nicht der manuellen Ausführung sei, was den Wert des Kunstwerks ausmacht, ein bis dahin kaum gekanntes Selbstvertrauen ein. Allerdings dauerte es nicht lang, bis auch ihre Kehrseite offenkundig wurde. Schon um 1520 fing die Kunst der nach der neuen Methode Ausgebildeten an, sich – entgegen dem, was Leonardo erträumt hatte – ihrer »Quelle«, der Natur, zu entfremden. Sie wurde »künstlich«, zum Vehikel nicht nur abgehobener Ideen, sondern auch bedachtsam gezüchteter »maniere«, um diese auszudrücken. Am Ende bedurfte es der Gründung einer Privatakademie (1582) und der gemeinsamen methodischen Anstrengungen von deren drei jungen Gründern Ludovico, Agostino und Annibale Carracci, um ihr auf Dauer jene naturgemäße Vitalität zu garantieren, die das allzu große Vertrauen in Macht und Güte reiner Imagination so rasch abhanden kommen ließ.

Anhang

SFORZA Mailand

Muzio Attendolo
(1369 – 1424)

Alessandro
illegitim (1409 – 1473)
Linie der Herren von Pesaro

Bosio
illegitim (1411 – 1476)
Linie der Grafen von Santa Fiora

Francesco I.
illegitim (1401 – 1466)
1450 Herzog von Mailand
⚭ 1441 Bianca Maria Visconti

Galeazzo
(1444 – 1476)
Herzog von Mailand

Lodovico il Moro
(1452 – 1508)
Herzog von Mailand
1499 aus seinem Herzogtum vertrieben
1500 in französischer Gefangenschaft
Förderer von Kunst und Wissenschaft

Gian Galeazzo
legitim (1469 – 1494)
Herzog von Mailand

Bianca Maria
legitim (1472 – 1510)
⚭ 1493 Maximilian I.

GONZAGA Mantua

Francesco I.
Graf von Mantua 1382 – 1407
⚭ Agnese Visvonti † 1391;
⚭ Margherita Malatesta † 1399

Gianfrancesco
Graf 1407, Markgraf 1433 von Mantua † 1444
⚭ Paola Malatesta † 1449

Lodovico III., »der Türke«
Markgraf von Mantua 1444 – 1478
⚭ Barbara von Brandenburg † 1481

Federico I.
Markgraf von Mantua 1478 – 1484

Francesco II.
Markgraf von Mantua 1484 – 1519
⚭ Isabella d'Este † 1539

Federico II.
Markgraf 1519, Herzog 1530 von Mantua
1536 Markgraf von Montferrat † 1566

ESTE Ferrara

Borso
(1413 – 1471)
1452 Herzog von Modena und Reggio
1471 Herzog von Ferrara

Ercole I.
(1431 – 1505)
1471 –1505 Herzog von Ferrara, Modena und Reggio
⚭ Eleonora von Aragon † 1493

Isabella
(1474 – 1539)
⚭ Francesco Gonzaga,
Markgraf von Mantua

Beatrice
(1475 –1497)
⚭ Lodovico Sforza il Moro (1491),
Herzog von Mailand

Alfonso I.
(1476 – 1534)
Herzog von Ferrara 1505
Herzog von Modena 1505 – 1510 und 1527 – 1534
Herzog von Reggio 1505 – 1512 und 1523 – 1534
⚭ Anna Sforza † 1494
⚭ Lucrezia Borgia † 1519

Ercole II.
(1508 – 1558)
Herzog von Ferrara, Modena und Reggio
1534 – 1559
⚭ Renata von Frankreich † 1575

Päpste

155. Nikolaus II., 1058 – 1061
156. Alexander II., 1061 – 1073
157. Gregor VII., 1073 – 1085
158. Viktor III., 1086 – 1087
159. Urban II., 1088 – 1099
160. Paschalis II., 1099 – 1118
161. Gelasius II., 1118 – 1119
162. Calixtus II., 1119 – 1124
163. Honorius II., 1124 – 1130
164. Innozenz II., 1130 – 1143
165. Cölestin II., 1143 – 1144
166. Lucius II., 1144 – 1145
167. Eugen III., 1145 – 1153
168. Anastasius IV., 1153 – 1154
169. Hadrian IV., 1154 – 1159
170. Alexander III., 1159 – 1181
171. Lucius III., 1181 – 1185
172. Urban III., 1185 – 1187
173. Gregor VIII., 1187
174. Clemens III., 1187 – 1191
175. Cölestin III., 1191 – 1198
176. Innozenz III., 1198 – 1216
177. Honorius III., 1216 – 1227
178. Gregor IX., 1227 – 1241
179. Cölestin IV., 1241
180. Innozenz IV., 1243 – 1254
181. Alexander IV., 1254 – 1261
182. Urban IV., 1261 – 1264
183. Clemens IV., 1265 – 1268
184. Gregor X., 1271 – 1276
185. Innozenz V., 1276
186. Hadrian V., 1276
187. Johann XXI., 1276 – 1277
188. Nikolaus III., 1277 – 1280
189. Martin IV., 1281 – 1285
190. Honorius IV., 1285 – 1287
191. Nikolaus IV., 1288 – 1292
192. Cölestin V., 1294
193. Bonifaz VIII., 1294 – 1303
194. Benedikt XI., 1303 – 1304
195. Clemens V., 1305 – 1314
196. Johann XXII., 1316 – 1334
197. Benedikt XII., 1334 – 1342
198. Clemens VI., 1342 – 1352
199. Innozenz VI., 1352 – 1362
200. Urban V., 1362 – 1370
201. Gregor XI., 1370 – 1378
202. Urban VI., 1378 – 1389
203. Bonifaz IX., 1389 – 1404
204. Innozenz VII., 1404 – 1406 (Cosma de'Migliorati)
205. Gregor XII., 1406 – 1415 (Angelo Correr)
206. Martin V., 1417 – 1431 (Oddo Colonna)
207. Eugen IV., 1431 – 1447 (Gabriel Condulmer)
208. Nikolaus V., 1447 – 1455 (Tommaso Parentucelli)
209. Calixt III., 1455 – 1458 (Alfonso Borgia)
210. Pius II., 1458 – 1464 (Enea Silvio Piccolomini)
211. Paul II., 1464 – 1471 (Pietro Barbo)
212. Sixtus IV., 1471 – 1484 (Francesco della Rovere)
213. Innozenz VIII., 1484 – 1492 (Giovanni Battista Cibo)
214. Alexander VI., 1492 – 1503 (Rodrigo Borgia)
215. Pius III., 1503 (Francesco Todeschini-Piccolomini)
216. Julius II., 1503 – 1513 (Giuliano della Rovere)
217. Leo X., 1513 – 1521 (Giovanni de' Medici)
218. Hadrian VI., 1522 – 1523 (Adrian von Utrecht)
219. Clemens VII., 1523 – 1534 (Giulio de'Medici)
220. Paul III., 1534 – 1549 (Alessandro Farnese)
221. Julius III., 1550 – 1553 (Giovanni Maria del Monte)
222. Marcellus II., 1555 (Marcello Cervini)
223. Paul IV., 1555 – 1559 (Giovanni Pietro Caraffa)
224. Pius IV., 1559 – 1565
225. Pius V., 1566 – 1572
226. Gregor XIII., 1572 – 1585
227. Sixtus V., 1585 – 1590
228. Urban VII. 1590
229. Gregor XIV. 1590 – 1591
230. Innozenz IX. 1591

Dogen von Venedig

1400 – 1413 Michele Steno
1414 – 1423 Tomaso Mocenigo
1423 – 1457 Francesco Foscari
1457 – 1462 Pasquale Malipiero
1462 – 1471 Cristoforo Moro
1471 – 1473 Nicolò Tron
1473 – 1474 Nicolò Marcello
1474 – 1476 Pietro Mocenigo
1476 – 1478 Andrea Vendramin
1478 – 1485 Giovanni Mocenigo
1485 – 1486 Marco Barbarigo
1486 – 1501 Agostino Barbarigo
1501 – 1521 Leonardo Loredan
1521 – 1523 Antonio Grimani
1523 – 1538 Andrea Gritti
1539 – 1545 Pietro Lando
1545 – 1553 Francesco Donà

Glossar

Abakus (lat. »Platte«), Deckplatte des Kapitells.

Ädikula (lat. »kleines Haus, Tempelchen«), im römischen Tempel Nische oder Aufbau für eine Statue, im Mittelalter auch die Bezeichnung für eine kleine (Grab-)Kapelle. In der Baukunst bezeichnet man als Ädikula die aus Stützgliedern (Säulen, Pfeiler, Pilaster) und einem Giebel bestehenden Umrahmungen von Nischen. Seit der Renaissance werden Grabmäler und besonders Altäre als Ädikulen aufgebaut.

Akanthus (griech. akantha, »Distel«), distelartige Mittelmeerpflanze, deren große, an der Spitze leicht eingerollte Blattformen bereits in der Antike als Vorbild für Dekorationselemente verwendet wurden, v.a. für korinthischen und spätrömischen Kapitellschmuck. In der Renaissance und im Barock wird das Ornament sowohl in der Baukunst als auch im Kunstgewerbe wieder aufgenommen.

Akroterion (griech. »höchster, äußerster Teil«), bekrönendes Zierelement in der Baukunst, meist aufrecht auf der Spitze und den seitlichen Ecken des Giebels.

Alfresco (ital. »auf dem Frischen«), s. Fresko

Alkoven (span. alcoba, »Schlafgemach«, arab. al-quobbah, »Gemach, Gewölbe«), in der maurischen und arabischen Baukunst bezeichnet der Alkoven eine gewölbte Bettnische, in der abendländischen einen dem Wohnraum angeschlossenen, kleinen fensterlosen Nebenraum, in dem das Bett steht.

All' antica (ital. »nach der Antike«), die Formensprache der Antike nachahmend.

Alla prima (ital. »beim ersten Mal/ direkt«), das direkte Malen auf den Malgrund, ohne Untermalung und ohne Lasuren.

Allegorie (griech. allegorein, »anders ausdrücken«), bildliche Veranschaulichung abstrakter Begriffe oder Vorstellungszusammenhänge in der bildenden Kunst und Literatur, oft als menschliche Gestalt (Personifikation) oder szenische Situation dargestellt. Neben die christlich-moralische Allegorie des Mittelalters treten in der Renaissance zunehmend weltliche und aus der Antike entlehnte Allegorien auf.

Al secco (ital. »auf dem Trockenen«), technisches Verfahren der Wandmalerei, bei dem im Gegensatz zur Fresko-Malerei die Farben auf den trockenen Putz aufgetragen werden.

Altar (lat. altaria bzw. alta ara, »hoher Opfertisch«, »erhöhte Opferstätte«), einer Gottheit geweihte hervorgehobene Opferstätte und Mittelpunkt für gottesdienstliche Handlungen. In der griechischen und römischen Antike wurde der Hauptaltar vor oder neben dem Tempel errichtet. Der christliche Altar, der seit dem 3. Jh. als Stätte des Gebets und des Meßopfers fungiert, hat im Kirchenraum seinen feststehenden Platz, seit dem Mittelalter in der Apsis; eine Sonderform ist der meist kostbar ausgestattete, kleinere Tragaltar (Portabile). Der christliche Altar besteht in seiner Grundform aus der Mensa (rechteckige Platte) und deren Träger (Stipes). Es entwickeln sich vier Typen: 1. Tisch-Altar (v.a. in Italien), 2. Kasten-Altar (Inneres ist hohl, Zugang zum darunterliegenden Reliquiengrab), 3. Block-Altar (massive Stipes), 4. Sarkophag-Altar (Unterbau enthält Sarkophag). Die künstlerische Ausgestaltung bezog sich zunächst auf die Altarbekleidung, das Antependium, später auf den Altaraufsatz, der sich zu beidseitig bemalten Flügeln erweiterte. Seit der Gotik entwickelt sich der Flügel-Altar (Triptychon, Polyptychon), der verschließbar ist (Unterscheidung von Werktags- und Festtagsseite); die Erweiterung der Flügelpaare führt im 15. Jh. zum Wandel-Altar. Die Spätgotik ergänzte die Bekrönung, das Gesprenge; im späteren 16.Jh. setzte sich der Altar ohne bewegliche Flügel mit architektonisierendem Aufbau durch.

Altaraufsatz auch **Altarretabel,** die mit dem Altartisch fest verbundene, mit Gemälden oder Skulpturen geschmückte Rückwand des Altars. Vom 14. bis zum 16. Jh. war der Altaraufsatz eine der wichtigsten Aufgaben der europäischen Kunst; an ihm vollzogen sich die entscheidendsten Entwicklungen von Malerei und Skulptur.

Altarblatt, Altarbild im Mittelfeld des Altarretabels, häufig mit architektonisierenden Aufbauten und Stein- oder Holzfiguren umgeben.

Altargerät, alle heiligen oder liturgischen Gefäße und Requisiten, die für die am Altar vorgenommenen gottesdienstlichen Handlungen benötigt werden.

Altarretabel, s. Altaraufsatz

Anastasis (griech. »Auferstehung«), auch Höllenfahrt Christi, das Niedersteigen Christi in den Limbus (Vorhölle), den Aufenthaltsort der Seelen, die weder im Himmel noch in der Hölle sind. Christus hat das Tor zur Hölle gesprengt und zieht die auserwählten Seelen zum Licht empor. Die apokryphe Erzählung wird v.a. in der byzantinischen Malerei dargestellt.

Anatomie (griech. anatemnein, »aufschneiden«), unter Berufung auf antike medizinische Abhandlungen erfuhr die Zergliederung von toten Lebewesen in der Renaissance besondere Bedeutung. Naturwissenschaftliche Erkenntnis und Unterweisung waren Zweck der Menschenanatomie (die Antike kannte nur Tieranatomie). Anatomische Erkenntnisse wurden grundlegend für die künstlerische Ausbildung. Wichtige Impulse kamen hierfür auch aus der bildenden Kunst selbst. Pollaioulo, Michelangelo und Leonardo erforschten mit Hilfe eigener anatomischer Untersuchungen Proportions- und Ponderationsgrundsätze sowie die Bedingungen der Bewegungsfunktionen des menschlichen Körpers.

Andachtsbild, im kunstwissenschaftlichen Sinn ein kleinfiguriges bis überlebensgroßes Bildwerk für die Andacht, die Meditation und die kultische Verehrung des Einzelnen. Es soll in besonderem Maß die gefühlsinnige Versenkung in den Darstellungsinhalt fördern. Der Werkstoff ist im allgemeinen Holz, das Thema ist vornehmlich das Leiden Christi und Marias. Der Bildtyp entstand unter dem Einfluß der Mystik im frühen 14. Jh. in Deutschland; motivliche wie ikonographische Voraussetzungen finden sich jedoch bereits in der italienischen und byzantinischen Kunst des hohen Mittelalters. Der Begriff wird auch auf bestimmte Madonnenstatuen und Kruzifixe angewendet sowie auf Werke der Malerei übertragen. Als »kleines Andachtsbild« oder »Devotionalienbild« werden die ebenfalls im 14.Jh. aufkommenden Titelholzschnitte oder Einlegebilder, z.B. in Gebetbüchern, bezeichnet.

Anna Selbdritt, im 14. Jh. im Zuge des Annenkultes aufgekommenes Bildmotiv: die Hl. Anna mit ihrer Tochter, der Jungfrau Maria, und dem Jesusknaben.

Antependium (lat. »Vorgehängtes«) Altarbekleidung, Verhüllung des Altarunterbaus durch einen kostbar verzierten Stoffbehang oder eine kunstreich bearbeitete Vorsatztafel aus Metall oder Holz an der Frontseite, deshalb auch »Frontale« genannt.

Anteportikus auch Propylon, Torhalle vor dem Eingang in das Atrium der frühchristlichen Basilika.

Antike (lat. antiquus, »alt«), das griechisch-römische Altertum, die Antike, beginnt mit der frühgriechischen Einwanderung im 2. Jt. v.Chr. und endet im Westen 476 n.Chr. mit der Absetzung des römischen Kaisers Romulus Augustulus, im Osten 529 n.Chr. mit der Schließung der Platonischen Akademie durch Justinian.

Antikenrezeption, die bewußte Aneignung von als klassisch und vorbildlich angesehenen Ideen, Stoffen und Motiven sowie literarischen und künstlerischen Formen des griechisch-römischen Kulturerbes für eigene Interessen und Gestaltungen. In besonderem Maße griff die Renaissance antike Elemente v.a. aus den Bereichen der Philosophie, der Architektur, der bildenden Kunst und der Literatur wieder auf. Die Schaffung eines neuen Welt- und Menschenbildes bezog sich auf die antiken Vorstellungen eines diesseitigen und allseitig gebildeten Menschen und wurden insbesondere in Italien durch den Humanismus fundamentiert und propagiert. Bildende Kunst und Architektur rezipierten das als normgebend anerkannte antike Formengut über schriftliche Quellen als auch durch archäologische Forschungen. Werke römischer Kunst oder römische Kopien griechischer Kunst wurden neu entdeckt und gesammelt. Aufsehen erregten u.a. die Funde wie die »Laokoon-Gruppe« oder die »Drei Grazien«; nachträglich beeinflußte die Schrift Vitruvs »De Architectura Libri X.«, die um 1415 entdeckt wurde, die italienische Renaissancearchitektur wie auch die Kunsttheorie.

Apokryphen (griech. »die Verborgenen«), in hellenistischer Zeit geheime, von der öffentlichen Verbreitung ausgeschlossene Bücher mit geheimen Lehren bzw. nicht zum Kanon gerechnete jüdische oder christliche Zusatzschrift zum Alten oder Neuen Testament.

Apsis (griech. »Rundung, Bogen«), auch Exedra, Chorhaupt. Die halbkreisförmige, mit einer Halbkugel überwölbte Altarnische in der christlichen Kirche, die dem übergeordneten Hauptraum einoder angebaut ist.

Architrav (von ital. architrave aus griech. archi-, »Ober-, Haupt-« und lat. trabs, »Balken«), in der Baukunst der Antike und in den an ihr orientierten Baustilen der waagrechte Hauptbalken, der den Oberbau trägt; meist auf Säulen aufliegend.

Archivolte (von ital. archivolto, »Ober-, Vorderbogen«), bandartige, von der Mauerwand abgesetzte Stirn und Laibung eines Rundbogens. In der römisch-hellenistischen Baukunst wurden häufig verzierte Archivolte bei Triumphbögen, Stadttoren u.ä. verwendet. Im romanischen und gotischen Gewändeportal bilden die Archivolten Fortsetzung und Abschluß der Gewändegliederung nach oben, häufig mit Figuren besetzt, den Archivoltenfiguren.

Arkade (lat. arcus, »Bogen«), auf Pfeilern oder Säulen ruhende Bogenstellung.

»ars liberalis«, **»ars mechanica«** (lat. »die freie Kunst« und »die mechanische Kunst), unter den »Sieben freien Künsten« (septem artes liberales) wurden im Altertum diejenigen Wissenschaften und Fähigkeiten verstanden, über die ein freier Mann verfügen soll. 400 n.Chr. wurden sie von dem Schriftsteller Marcianus Capella zusammengestellt und unterteilt in das Trivium: Grammatik, Arithmetik, Geometrie, und in das Quadrivium: Astronomie, Dialektik, Rhetorik, Musik. Erst mit der Ausbreitung und Etablierung humanistischen Bildungsguts und wissenschaftlichen Kenntnissen wie Perspektiv- und Proportionslehre, Anatomie u.a., wurden in der Renaissance die bildenden Künste von der Zuordnung zu den »artes mechanicae« in den Rang der freien Künste erhoben und damit die gesellschaftliche Stellung des Künstlerstandes gefördert. Die »artes mechanicae« bezeichnen dagegen die handwerklichen Kenntisse und Tätigkeiten, die für das praktische Leben als notwenig erachtet werden, so Hausbau, Landwirtschaft, Wollweberei, Jagd, Navigation, Heilkunde u.a.

»ars perspectiva«, s. Perspektive

Atlant, der Begriff wurde in der Renaissance geprägt, abgeleitet von Atlas, dem Titan in der griechischen Mythologie, der das Himmelsgewölbe tragen muß. In der Baukunst eine meist überlebensgroße, plastische, kräftige männliche Gestalt, die an Stelle eines Stützgliedes das Gebälk trägt.

Atrium (lat. »Vorhalle, Vorsaal«), Hauptraum und Mittelpunkt des altrömischen Wohnhauses. Bei altchristlichen Kirchen versteht man darunter den Säulenvorbau, der, meist von gleicher Breite wie die Basilika, an der Westseite vorgelagert ist.

Attika (lat. »attisch, athenisch«), halbgeschoßähnlicher, niedriger Aufbau über dem Hauptgesims eines Gebäudes. Häufig verziert oder mit Inschriften versehen, diente sie vielfach zum Verdecken des Dachansatzes. In der Antike besonders an Stadttoren und Triumphbögen verwendet, führt die Renaissancebaukunst die Attika an Kirchen- und Profanbauten ein.

Attribut (lat. attributum, »das Hinzugefügte«), der einer dargestellten Person zur Identifizierung beigegebene Gegenstand, z.B. der Heroldstab und die Flügelschuhe des Hermes oder der Dreizack des Neptun. Es ist die formelhafte Ergänzung, die das Wesen einer Person, einen charakteristischen Moment aus ihrem Leben oder, bei Märtyrern, das erlittene Martyrium darstellt.

Augustiner, mittelalterlicher Bettelorden nach den Regeln des Hl. Aurelius Augustinus (354–430), entstanden 1256, im 14. und 15. Jh. durch Kongregationen erweitert. Durch den Renaissancehumanismus beeinflußt, schlossen sich viele Mitglieder der frühen Reformationsbewegung an, die ihr Ordensbruder Martin Luther initiiert hatte; der Orden übernahm wesentliche Aufgaben im Bildungswesen.

Aureole (lat. aureolus, »golden, schön, herrlich«; aurum, »Gold«), ein die ganze Figur kreisförmig umschließender Heiligenschein.

Avelli (ital. avello, »Grab, Gruft«, pl. avelli, »Grabstätten«)

Baldachin, Schutzdach oder Prunkhimmel aus kostbarem Seidenstoff über Heiligtümern oder Würdenträgern; später auch steinerne oder hölzerne Schutzdächer über Altar, Thron, Bischofsstuhl, Kanzel, Statuen, Portal, Brunnen, Katafalk, Bett, etc.

Balustrade (ital. balaustra, balaustrata, »Brüstung, Geländer«), Brüstungsgeländer aus kleinen Säulen, den Balustern.

Baptisterium (lat. von griech. baptisterion, »Badebassin«, eigentl. Tauchbecken in den antiken Badehäusern), auch Taufkirche. Vom 4. bis zum 14. Jh., in Italien noch bis zum 15. Jh., wurden Baptisterien als selbständige kirchliche Bauwerke neben einer Hauptkirche über dem Taufbrunnen errichtet. Sie dienen zur Vollziehung des Taufaktes und sind vornehmlich Johannes dem Täufer geweiht. Meist sind es Zentralbauten auf quadratischem, polygonalem oder rundem Grundriß. Während des Hohen Mittelalters wurde der Ritus des völligen Untertauchens bei der Taufe abgeschafft; die Aufstellung eines Taufsteins bzw. –beckens in der Hauptkirche genügte fortan dem Taufzweck.

Basilika (lat. basilica von griech. basilike stoa, »Königshalle), in Athen das Amtsgebäude des Archon Basileus, in Rom bezeichnet der Begriff eine langgestreckte Halle zur Abhaltung von Märkten und Gerichtsverhandlungen. Das Christentum übernimmt die Basilika als Versammlungsraum für die Gemeinde, d.h. als Kirche. Die Grundform besteht aus einer rechtwinkligen Säulenhalle, das Mittelschiff, die von 2–4 schmaleren und niedrigeren Seitenschiffen flankiert wird. Die Belichtung erfolgt durch die Fenster der Seitenschiffe und der Hochwände des Mittelschiffs, den Lichtgaden. Das Mittelschiff endet, meist im Osten, mit einer Apsis. Das basilikale Schema wird in den späteren Stilentwicklungen bereichert und varriiert. Hinzu kommen u.a.: Querhaus, Narthex, Chor, Krypta. Der ursprünglich schlichte Außenbau erfährt durch Hinzufügung von Türmen, reicher Fassadengliederung und z.T. aufwendiger Verzierung der Portale zunehmende architektonische Bedeutung.
Die Innengestaltung romanischer Basiliken wird v.a. durch Wandmalerei und Mosaik bestritten, während in der Gotik, in der die symbolisch aufgefaßte Architektur als »illusionistisches Abbild der Himmelsstadt« (H. Sedlmayr) verstanden wird, die skulpturale Gestaltung dominiert. Die italienischen Renaissancebasiliken kehren zu einer klaren, flächigen Baustruktur zurück und lösen damit gleichfalls eine neue Entwicklung der Wandmalerei aus.

Bekrönung, obere schmückende Endigung eines Bauwerks.

Bettelorden, auch Mendikanten (lat. mendicare, »betteln«), Orden, die sich durch Arbeit oder Betteln erhalten und sich der radikalen Askese verschrieben haben. Entstanden im 13. Jh. als Abwehr gegen die Verweltlichung der Kirche (Franz von Assisi), sahen die Mendikanten ihre Aufgabe v.a. in der Verbindung des Klosterlebens mit der geistlichen und geistigen Betätigung im weltlichen Leben, wie Seelsorge, Bekämpfung der Häresie, Lehrtätigkeit an den Universitäten und Missionstätigkeit.

Biforium (lat.) in der mittelalterlichen Baukunst entwickeltes Doppelfenster, das gekuppelt ist und durch eine Säule geteilt.

Bildersturm, s. Ikonoklasmus

Blende, architektonisches Element, das als Dekoration oder Gliederung an Mauerkörper gefügt bzw. an-, vorgeblendet wird.

Bosse (mhd. bozen, »schlagen«), die Bildhauerkunst bezeichnet damit die herausgeschlagene Rohform einer Skulptur aus Stein oder Holz; in der Architektur den Werkstein mit nur roh behauener, buckliger Vorderseite (s. Rustika).

Bossenwerk s. Rustika

Bozzetto (ital. »Entwurf, Skizze«), erster künstlerischer Entwurf, vornehmlich auf plastische Werke bezogen.

Büste (ital. busto, »Brustbild«), plastische Darstellung des Menschen bis zur Brust oder bis zu den Schultern. In der hellenistischen Zeit entwickelter Darstellungstypus, der v.a. seit der italienischen Renaissance des 15. Jh. wieder aufgenommen wird.

Campanile (ital. campana, »Glocke«), der freistehende Glockenturm italienischer Kirchen.

Casino (ital., »kleines Haus«), Gartenhaus oder Pavillon im Renaissancegarten, später Speisesaal für das Offizierscorps.

Cassone-Malerei (ital., »Truhe, großer Kasten«), truhenförmiges Behältnis und Sitzmöbel, häufig als Hochzeitsgeschenk gegeben. Als charakteristischer und wichtigster Möbeltyp der Früh- und Hochrenaissance wurde die Cassone meist mit aufwendigen Schnitzereien und Verzierungen versehen. Malereien wurden von so bedeutenden Meistern wie Sandro Botticelli, Paolo Uccello oder Andrea del Sarto auf den langen Vorderseiten und den Schmalseiten des Möbels ausgeführt.

Chiaroscuro (ital. »Helldunkel«), Gestaltungsmittel in der Graphik und Malerei, bei dem starke Helldunkel-Effekte auf der Bildfläche gegeneinandergesetzt werden. Die Auflösung der Bildfläche in Hell und Dunkel bewirkt eine Reduzierung der Lokaltöne sowie eine Verunklärung der Form. Das Chiaroscuro wird häufig als Stimmungsfaktor eingesetzt, der das Bildgeschehen dramatisiert.

Chor (griech. choros, »Reigentanz«, lat. chorus, »Rundtanz«), aus dem antiken griechischen Theater übernommener Begriff, der im christlichen Kirchenbau den den Geistlichen vorbehaltenen, das Kirchenschiff abschließenden Raum mit Hochaltar und Chorgestühl bezeichnet.

Chorgestühl, die zu beiden Seiten des Chors aufgestellten Sitzreihen für die Geistlichen.

Chorumgang, auch Deambulatorium, der um den Chor oder Altar führende Gang, der mit offenen Bogenstellungen vom Chorraum getrennt ist.

Chrysographie (griech. chrysos, »Gold«, graphein, »schreiben«), Goldgrätigkeit, das Schreiben oder Malen mit einer Goldtinktur.

Ciborium, auch Ziborium, eine Art steinerner Baldachin, der, von Säulen gestützt, den Altar überfängt.

Cinquecento (ital. »fünfhundert«, Kurzform für 1500). Bezeichnung für das 16. Jh. in der italienischen Kunst, die Periode der Hoch- und Spätrenaissance. Hauptvertreter sind: Leonardo, Raffael, Michelangelo und Tizian.

Consorteria (ital. »Clique, Sippschaft«)

Diptychon (griech. di-ptysso, »doppelt gefaltet«, lat. diptychum), in der Antike zusammenklappbare Schreibtafelpaare aus Holz oder Metall. In der mittelalterlichen Kunst bezeichnet das Diptychon ein zweiflügeliges, aufklappbares Altarbild oder -relief ohne feststehendes Mittelteil.

Dominikaner (lat. Ordo Fratrum Praedictatorum), vom Hl. Dominikus 1216 in Toulouse gegründeter Bettelorden zur Ausbreitung und Verteidigung des Glaubens durch Predigt und Unterricht. Die Dominikaner waren der einflußreichste Orden des Mittelalters, ihnen wurde die Leitung der Inquisition übertragen. Bedeutende Dominikaner waren z.B. Albertus Magnus, Thomas von Aquin, Meister Eckart.

Domkapitel, das autonome Kollegium an einer bischöflichen oder erzbischöflichen Kirche, das den Bischof in der Diözesanverwaltung unterstützt und berät.

Domopera, Werkstattverband (Bauhütte) aller am Bau eines italienischen Doms beteiligten Handwerker.

Dreifaltigkeit, s. Trinität

Ecclesia (griech. ekklesia, »Versammlung«), in der Zeit der antiken griechischen Stadtstaaten die gesetzmäßig einberufene Volksversammlung der freien Bürger. Das Christentum übernimmt den Begriff für die Gemeinde, den gottesdienstlichen Raum und schließlich für die katholische Kirche selbst.

Empore, galerie- oder tribünenartiger architektonischer Aufbau eines Innenraumes; in Kirchen über den Seitenschiffen (Basilika), über dem Umgang (Zentralbau) und auch über dem Westeingang. Die Empore dient dazu eine bestimmte Gruppe von Teilnehmern des Gottesdienstes abzusondern (z.B. Frauen oder adelige Gemeinde).

Exedra s. Apsis

Fassade, die architektonisch besonders akzentuierte Front- oder Stirnseite eines Gebäudes.

Fassung, Bemalung oder Vergoldung eines Holzbildwerks. Das Holz wird vorher mit einem Kreide- oder Gipsgrund oder auch mit einer Leinwand überzogen, um eine möglichst glatte Oberfläche zu erhalten. Der sogannte Faßmaler benutzte Temperafarben, seit dem 18. Jh. auch Ölfarben.

Fayence s. Majolika

Fiale (griech. phiale, »Gefäß«), architektonische Zierform der Gotik: schlanke, spitze Pyramide v.a. als Bekrönung von Strebepfeilern und Flankierung von Wimpergen. Der untere Teil des meist vier- oder achtseitigen Leibs ist häufig mit Maßwerk verziert.

Figura serpentinata (lat. serpens, »Schlange«, serpentinatus, »geschlängelt«), eine vielfach in der Bewegung verschränkte, spiralförmig gewundene Figur. Besonders die Malerei und Skulptur des 16. Jh. zeigt diese Vorliebe für komplexe, zuweilen artifiziell überzogene Figurenkompositionen.

Franziskaner, Bettelorden, der 1223 von Franz von Assisi gegründet wurde. Das Evangelium wird besonders in der Askese, der Armut und durch apostolische Seelsorge und Mission gesucht.

Fresko (ital. fresco, »frisch« bzw. affresco intonaco, »auf frischem Putz«), Wandmalerei, bei der auf den noch feuchten, frisch aufgetragenen Putz die in Kalkwasser angeriebenen Pigmentfarben aufgetragen werden, wodurch die Farben unlöslich mit der Wand verbunden sind.

Fries, plastische oder gemalte fortlaufende Horizontalverzierung zum Abschluß, zur Gliederung oder zur Belebung einer Wandfläche.

Gegenreformation, die von der katholischen Kirche bzw. den katholischen Reichsfürsten zwischen 1555 und 1648 gegen die Reformation, die protestantische Abspaltung gerichteten Aktionen. Die führende Kraft der katholische Restauration waren die Jesuiten, die v.a. an Universitäten, im Schulwesen, durch prächtige Kirchenbauten, Prozessionen und geistliche Spiele ihren Einfluß geltend machten.

Gemme, harter Stein oder Muschel- oder Schneckengehäuse mit zwei Farbschichten, wobei entweder in die obere Schicht eine Darstellung graviert wird und der Rest erhaben stehenbleibt (Intaglio), oder außer dem reliefierten Bild auf der oberen Schicht alles weggenommen wird (Kamee).

Gesims, auch Sims, aus der Mauer hervortretendes, waagrecht verlaufendes Bauglied. Gesimse werden bei der Gliederung und Belebung der einzelnen Fasadenelemente angewandt, z.B. Fuß- oder Sockelgesims, Dach- und Fenstergesims.

Gewölbe, räumlich gekrümmte Überdeckung eines Raumes, jedoch im Unterschied zur Kuppel auch über Längsräumen. Im Vorderen Orient entstanden und von der römischen Baukunst übernommen, ist das Gewölbe v.a. in der Entwicklung der Kirchenbaukunst sowohl konstruktiv als auch ästhetisch von besonderer Bedeutung. Einzelne Epochen der europäischen Baukunst bevorzugen bestimmte Gewölbeformen, wie etwa die Gotik das Kreuzrippen- und Sterngewölbe.

Ghibellinen s. Guelfen und Ghibellinen

Giebel, Abschlußwand der Schmalseite eines Satteldachs oder Bekrönung eines Fensters. Von der Grundform dreieckig, mit Varianten entsprechend der Dachform, wird sein Umriß häufig mit Ziermotiven gestaltet (Profilierung, Bekrönung etc.) oder er ist Träger von bauplastischem Schmuck.

Glockenturm s. Campanile

Gotik (ital. gotico, »barbarisch, nicht antik«), Stilepoche der mittelalterlichen Kunst in Europa nach der Romanik. Der Name wird in der Renaissance von Vasari geprägt und in abwertendem Sinne gebraucht. Die Gotik entstand vor 1150 in Nordfrankreich und breitete sich durch die Mitglieder der Bauhütten allmählich nach England, Spanien, Deutschland, Italien aus; die Dauer ist unterschiedlich: ungefähr bis Anfang 16. Jh., in Italien nur bis um 1400. Bestimmend für die Baukunst ist die gotische Kathedrale, deren spezifische Merkmale sind u.a.: der in der Romanik aus Teilräumen zusammengesetzte Innenraum wird zu einer Raumeinheit gefaßt; das ganze Gebäude strebt in die Höhe: Kreuzrippengewölbe und nach außen verlegtes Strebewerk dienen der vertikalen Ausrichtung; der Rundbogen wird durch den Spitzbogen ersetzt; angestrebt ist die weitgehende Auflösung und Durchlichtung der Wand (Skelettbau). Die gotische Skulptur bindet sich in besonderem Maße an die Architektur (Bauplastik), s.v.a. Fassadengestaltung der Kathedralen etwa mit Säulenfiguren. Die gotische Figurenplastik ist von einer idealistische Naturauffassung geprägt; Körper und Gewand (Faltenwurf) sind in ihrem Zusammenspiel wesentlich für ihre Ausdrucksgestaltung. Die Malerei beschränkt sich, da die stark gegliederte Architektur kaum Platz für Wandmalerei bietet (eine Ausnahme ist Italien Anfang 14. Jh. mit den Fresken Giottos), hauptsächlich auf das Tafelbild und die Glasmalerei. Die Gestaltungsprinzipien gleichen im wesentlichen denen der Bildhauerei.

Grisaille (frz. gris, »grau«, grisailler, »grau anstreichen«), Grau-in-Grau-Malerei, Malerei, die bewußt Farben ausspart und Ton-in-Ton ausschließlich Grau, Steinfarben oder Brauntöne verwendet. Das Grisaille findet man erstmals in der Glasfenstermalerei der Kirchen des Zisterzienserordens, der in der farbigen Gestaltung eine Ablenkung bei der Andacht fürchtete. Für die malerische Nachahmung plastischer Steinbildwerke benutzt, gibt es spätestens seit Giotto (Darstellung der Tugenden und Laster in der Arenakapelle, Padua, 1303–13) zahlreiche Beispiele. In der Renaissance wird die Grisaille-Skizze von Stechern als arbeitserleichternde Vorlage bei der Gemäldereproduktion genutzt.

Groteske (ital. grotta, »Höhle, Grotte«), Ornamentform aus dünnem Rankenwerk, in das meist bizarre menschliche oder tierische Wesen, Pflanzen, Architekturmotive und dergleichen eingefügt sind. Sie sind meist gemalt, aber auch stuckiert oder geschnitzt. Zuerst in der römischen Antike verwendet, wurde die Bezeichnung von den um 1520 in Italien wiederentdeckten unterirdischen Räumen der römischen Antike abgeleitet und dann für ähnliche Ornamente gebraucht.

Guelfen und **Ghibellinen,** die beiden großen italienischen Parteien, die während des Kriegs zwischen den Anhängern des Welfen Otto IV. und des Staufers Friedrich II. (nach der Stauferburg Waiblingen) entstanden. Zuerst um 1240 in Florenz nachweisbar, schieden sich die päpstlich gesinnten Gegner des Kaisertums, die Guelfen, von den Anhängern des Reiches, den Ghibellinen. Die unversöhnlichen Parteien waren v.a. in den oberitalienischen Städten verbreitet und blieben bis ins 17. Jh. lebendig.

Hippodrom (griech. »Pferderennbahn«), antike, elliptisch angelegte Bahn für Pferde- und Wagenrennen.

Hodegetria (griech. »Wegführerin«), altbyzantinischer Madonnentypus, benannt nach dem »Urbild« in der Hodegonkirche, Byzanz (Mitte 5. Jh.): Maria in Halbfigur mit dem Kind auf dem linken Arm. Nachbildungen entstanden v.a. im 10. bis 12. Jh., häufig aus Elfenbein.

Homilie (griech. »zusammensein, Gespräch«), Art der Predigt, die im Unterschied zur thematischen Predigt einen Bibeltext Satz für Satz erklärt.

hortus conclusus (lat. »geschlosssener Garten«), mittelalterliches Bildmotiv, in dem die Gottesmutter mit Jesusknaben, meist umgeben von Engeln, Heiligen und zahmen Tieren, in einem durch eine Mauer oder Hecke von der Außenwelt abgegrenzten blumenreichen Garten, der ihre Reinheit von Sünde symbolisiert, dargestellt ist.

Humanismus, Bildungsbewegung in Italien, Mitte des 14. Jh. entstanden und bis ins 17. Jh. reichend, die das Ideal einer an der Antike orientierten, rein »menschlichen« (humanen), also nicht theologischen Bildung aufstellte. Die Hinwendung zum Menschen in seiner vornehmlich diesseitigen Bestimmung und natürlichen Würde wurde in der Wiederbelebung antiken Lebens- und Naturgefühls, ungeachtet des scholastischen Dogmas des Mittelalters, begründet. Als »Vater des Humanismus« gilt Petrarca (1304–1374), der antike Literaturformen wieder aufleben ließ. Hauptzentren waren das Florenz der Medici, Rom v.a. unter Papst Pius II., die Fürstenhöfe Urbino, Ferrara, Mantua und Neapel. Wichtigste Bildungsziele des Renaissancehumanismus, der sich auf alle Gebiete des geistigen Lebens ausdehnte, waren die Entwicklung zur autonomen Persönlichkeit (»im Mittelpunkt des Denkens steht der Mensch«), die kritische Welterkenntnis durch Wissenschaft, Medizin und Technik (»das Wesen der Dinge erkennen«, lat. »rerum cognoscere causae«) und das enge Verhältnis zur Kunst. Die Philosophie suchte antike Systeme wieder aufzunehmen, geknüpft etwa an das Werk Platons, was sich gleichfalls in der Begründung einer platonischen Akademie in Florenz durch Cosimo de' Medici niederschlug.

Humiliaten (lat. humilis, »demütig«), italienische Bußbruderschaft, die 1201 gegründet, 1571 bereits wieder aufgehoben wurde.

Ikone (griech. »Abbild, Ähnlichkeit«), heiliges, tragbares kleines Tafelbild der Ostkirche mit Darstellungen vornehmlich Christi, der Jungfrau Maria mit Kind oder der Heiligen. Dabei handelt es sich um fest geprägte, hierarchisch komponierte Bildtypen, die sich individueller Interpretation weitgehend verwehren. Neben der Funktion als liturgisch-kirchlichem Ausstattungsstücke, wurde es v.a. als privates Andachtsbild benutzt.

Ikonographie (griech.»Bildbeschreibung«), ursprüngl. die Wissenschaft der Bestimmung von Bildnissen des Altertums. In der Kunstwissenschaft bezeichnet sie die Erforschung und Deutung von Inhalt und Symbolik von Bildgegenständen v.a. christlicher Bildthemen; wesentlich ist dabei die Berücksichtigung und Erforschung von literarischen (theologischen, philosophischen) Quellen, die auf die jeweiligen Darstellungsmotive und -weisen Einfluß hatten.

Ikonoklasmus, Bildersturm, Bilderstreit, die durch das Edikt Kaiser Leo III. angeordnete Zerstörung aller Bilder, die Christus, Maria, Heilige oder Engel in menschlicher Gestalt zeigten. Die Anhänger, Ikonoklasten, kämpften gegen einen Götzendienst, der ihrer Meinung nach durch die Ikonen geweckt wurde. Der Kampf wurde 787 durch Kaiserin Irene zugunsten der Bilderverehrung beigelegt. Ebenfalls als Bildersturm bezeichnet man die im 16. Jh. durch protestantische Fanatiker vollzogene Verwüstung von Kirchen.

Inkrustation, zur farbigen Verzierung eingelegte härtere Materialien wie Stein, Glas u.a. in weichere, verhärtende Flächen aus Gips, Zement etc. In der Baukunst bezeichnet der Begriff die Verkleidung von Wand- oder Bodenflächen mit verschiedenfarbigen Steinplatten zur Gliederung und Dekoration.

Intarsien, Holzeinlegearbeit: verschiedenfarbiges Holz oder Elfenbein, Schildpatt, Perlmutt und Metall wird zur Verzierung in Holz eingearbeitet.

Jesuiten, von dem spanischen Adeligen Ignatius von Loyola 1534/39 aufgebauter katholischer Orden mit dem erklärten Ziel, die Ketzerei zu bekämpfen. Der prägende Einfluß im Bildungswesen erklärt sich aus dem Programm, den Glauben durch Mission, Unterricht und Erziehung, durch wissenschaftliche und schriftstellerische Arbeit auszubreiten und zu festigen.

Joch auch Travée, senkrechte Unterteilung der äußeren oder inneren Wand eines Gebäudes, durch Fenster, Säulen, Gewölbeeinheiten usw. festgelegt.

Kämpfer, 1. oberste vorspringende Platte einer Säule oder eines Pfeilers, die Auflage für den Bogen oder das Gewölbe; 2. Querholz zur Unterteilung eines Fensters, das zusammen mit dem Setzholz das Fensterkreuz bildet.

Kalotte (frz. calotte, »Käppchen«), Kugelabschnitt.

Kampanile s. Campanile

Kandelaber (lat. candela, »Kerze«), Kerzenständer oder Lampenhalter für Öllampen, aus Bronze, auch Marmor, mit dreiteiligem Fuß und meist aufwendig gestaltet und reich verziert.

Kanneluren (griech.-lat. canna, »Rohr«), in der Baukunst: die senkrechten Rillen am Schaft von Säulen oder Pilastern.

Kanzel (lat. cancelli, »Gitter, Schranken«), vor den Chorschranken errichtete erhöhte Predigerstätte in der christlichen Kirche.

Kapitel (lat. capitulum, »kleiner Kopf«, »Abschnitt«), Kollegium von Priestern an einer Dom- oder Stiftskirche (Dom- bzw. Stiftskapitel), dessen Mitglieder »Kanoniker« oder »Kapitulare« genannt werden.

Kapitell (mlat. capitellum, »Köpfchen«), ausladendes Kopfstück einer Säule oder Pfeilers, das als Zwischenglied zwischen Stütze und Last fungiert.

Kapitelsaal, der Saal, in dem die stimmberechtigten Mitglieder eines Klosters, einer Klosterprovinz oder aller Klöster einer Genossenschaft Versammlungen abhalten.

Karmeliter (lat. Ordo Fratrum Beatae Mariae Virginis de Monte Carmelo, »Brüder unserer Lieben Frau vom Berge Karmel«), seit 1247 bestehender kontemplativer Bettelorden, der aus der um 1155 auf dem Berg Karmel gegründeten Einsiedlerkolonie hervorgegangen ist.

Karton, in der Malerei eine Zeichnung, die als 1:1-Vorlage für ein Fresko, Wandgemälde, Mosaik oder andere Darstellungen im monumentalen Format dient. Die Übertragung für die Seccomalerei erfolgt über das Pauspunktverfahren, wobei alle Konturen durchstochen werden und Farbpuder bzw. Papierasche durch die Stichlöcher auf den Malgrund übertragen werden. Bei der Freskomalerei wird der Karton auf die frische, noch weiche Mörtelschicht gedrückt, und die Konturen werden mit einem spitzen Griffel nachgefahren. Der Karton galt nur als Werkstattbild und hatte keinen eigenen Marktwert.

Kassette (frz. cassette, »Kästchen«), vertieftes rechteckiges Feld in der Decke eines Raumes, Kassettendecke. Bekannt als Deckengestaltung in den antiken Thermen, treten die Kassettendecken, zum Teil auch in Holz, verstärkt wieder in Renaissancepalästen auf.

Katafalk (lat. catafalcium, »Schaugerüst«), Unterbau des Sarges bei der Leichenfeier.

Kathedrale, urspr. Bischofskirche. Größere Kirche mit einer Kathedra, dem Bischofsstuhl.

Kenotaph (griech. kenos, »leer«, taphos, »Grab«), leeres Grab oder Scheingrab. Ein zur Erinnerung an einen andernorts Gestorbenen und Bestatteten errichtetes Grabmal.

Kleeblattbogen, Dreipaßbogen (spätromanisch).

Kollegiatskirche, auch Stiftskirche, die Kirche eines Kollegiats bzw. Stifts, d.h. einer ursprünglich zu geistlichen Zwekken bestimmten Anstalt, an der jedoch kein regierender Bischof residiert.

Kolonnade (frz. colonne, »Säule«), Säulengang mit geradem Gebälk zur Gliederung von Fassaden. Auch als selbständiges Bauwerk etwa zur Rahmung von Platzanlagen und Straßen verwendet.

Konsole, ein aus der Bauflucht vortretender Kragstein, auch aus Holz oder Eisen, als Stützpunkt für Gesimse, Bögen, Figuren u.a.

Kontrapost (lat. contrapositus, »entgegengeseetzt«), Körperhaltung, bei der die tragenden und lastenden bzw. ruhenden und treibenden Kräfte innerhalb eines Körpers zu einem harmonischen Ausgleich gebracht werden, etwa durch die gegenläufige Drehung einzelner Körperteile und den Wechsel von Stand- und Spielbein. Der Kontrapost ist zentrales Gestaltungsmittel bei der klassischen griechischen Plastik und wird in der Renaissance wieder aufgenommen.

Kontur, Umriß, Umrißlinie. Je nach künstlerischer Auffassung wird der Kontur als deutlich begrenzende Linie aufgefaßt, oder er wird mit der Rundung des Gegenstands in räumlichen Tiefe geformt.

Kragsteine, aus einer Bauflucht hervortretender Stein, der eine Last aufnehmen kann.

Kreuzgratgewölbe s. Gewölbe

Kreuzrippengewölbe s. Gewölbe

Kruzifix (lat. crucifixus, »der Gekreuzigte«), Kreuzform mit der plastischen oder gemalten Darstellung des daran hängenden Christus. Das Kruzifix wird seit dem frühen Mittelalter auf dem Altar, bei Prozessionen, zur Erteilung der Sterbesakramente u.a. verwendet.

Krypta (griech. kryptos, »verborgen«), unterirdische Kammer, meist Grabkammer. In der frühchristlichen Zeit bezeichnet sie das Grab eines Märtyrers in den Katakomben, im Mittelalter die unter dem Altar als Reliquien- oder Grabstätte angelegte Gruft .

Kupferstich, Tiefdruckverfahren von einer Metallplatte, in die die Zeichnung eingeritzt oder durch Säure eingeätzt wurde. Es wird ein sogenannter »Stichel« verwendet, der auf dem Metall spezielle Schraffuren hinterläßt. Der Kupferstich, um 1440 in Südwestdeutschland entwickelt, ist nach dem Holzschnitt die älteste der graphischen Künste.

Kuppel, Gewölbe- und Dachform. Überwölbung eines runden, quadratischen oder vieleckigen Raumes. Zur Beleuchtung des Raumes wird häufig im Scheitel eine kreisförmige Lichtöffnung, das »Auge« oder ein mit Fenstern versehenes Türmchen (»Laterne«) angeordnet. Die ältesten bekannten Kuppelbauten sind die Kuppelgräber der kretisch-mykenischen Kultur, der bedeutendste Kuppelbau der Antike ist das Pantheon, in der byzantinischen Baukunst die Hagia Sophia. Zu den Hauptwerken der Renaissance gehört die Kuppel des Florentiner Doms von Brunelleschi und die Kuppel St. Peters in Rom von Michelangelo.

Laibung, auch Leibung. Zum einen kennzeichnet der Begriff die schräg verlaufende Begrenzung einer Maueröffnung bei Bogen, Fenstern, u.a. in einem Innenraum; zum anderen die Unterseite eines Gewölbes.

Laterne (lat. lanterna, »Lampe«), in der Architektur türmchenartiger Aufsatz einer Kuppel oder eines Gewölbes, das, von Fenstern durchbrochen, zur Belichtung dient.

Legende aurea (lat. »Goldene Legende«), Sammlung von Heiligenlegenden, zusammengetragen aus schriftlichen und mündlichen Überlieferungen von dem Dominikaner und Erzbischof von Genua Jacobus de Voragine (1230–1298/99). Die Legende aurea ist die wichtigste Quelle für die künstlerische Darstellung von Heiligengeschichten.

Lettner (lat. lectorium, »Lesepult«), Scheidewand zwischen Chor und Mittelschiff. Entwickelt aus den Chorschranken (cancelli) und Ambonen der frühchristlichen Kirchen, verwehrt der Lettner im Unterschied dazu aufgrund seiner Höhe den Einblick in den Chor. Er diente zu Lesungen, der Schaustellung der Hostie und der Reliquien sowie den Mysterienspielen.

Loggia, offene, von Säulen oder Pfeilern getragene Bogenhalle. Sie steht entweder allein oder ist im Erd- oder Obergeschoß größerer Bauten eingeordnet oder über mehrere Geschosse hinweggehend. In der Renaissance dienten die Loggien meist als repräsentativer Raum für Behörden oder vornehme Familien und als Markthallen.

Lünette (frz. »kleiner Mond«), in der Baukunst ein kreissegmentförmiges, gerahmtes Feld über Türen und Fenstern, häufig dekoriert.

Mäander, Ornamentband aus rechtwinklig gebrochenen, fortlaufenden Linien gebildet, das seinen Namen von dem windungsreichen kleinasiatischen Fluß Maiandros erhielt. Das Ornament findet sich bereits in vorgeschichtlichen Kulturen auf Keramik und hat seither zahlreiche unterschiedliche Ausprägungen und Abwandlungen gefunden: geometrisch-starr, organisch-lebendig, rhythmisch-bewegt (sogen. »Laufender Hund«).

Madonna (ital. »meine Herrin«), eine aus dem szenischen Zusammenhang gelöste Darstellung der Gottesmutter Maria, spätestens seit dem 6. Jh. mit dem Jesuskind auf dem Schoß wiedergegeben.

Maestà (ital. »Majestät«, »in Herrlichkeit thronend«), Bezeichnung für die hieratisch strenge Darstellung der thronenden, von Engeln und Heiligen umgebenen Madonna, vorwiegend in der italienischen Kunst des 13. und 14. Jhs.

Majolika (nach der Insel Mallorca) auch Fayence (nach dem ital. Ort Faenza), gebrannte Tonware mit farbig oder weiß deckender Zinnlasur überzogen. Erfunden von den Babyloniern, findet die Majolika-Technik weite Verbreitung sowohl bei der Herstellung einfacher Gebrauchsgefäße über Wandfliesen bis zu Prachtgefäßen mit aufwendiger Dekoration. Nach der Einfuhr von Mallorca nach Italien, entstanden seit dem 14. Jh. bedeutende Majolika-Werkstätten in Faenza, Urbino, Orvieto und besonders Florenz mit der Plastik der Künstlerfamilie della Robbia.

Mandorla (ital. »Mandel«), auch Mandelglorie. Mandelförmige, die ganze Figur hinterfangende Aureole, um diese als göttliche oder heilige Person zu kennzeichnen. Die Mandorla wird vorwiegend bei der Darstellung von Mariä Himmelfahrt verwendet.

maniera tedesca (ital. »deutsche Kunstart«), Giorgio Vasari bezeichnete damit die Gotik, die er als eine mit der Völkerwanderung und den deutschen Stämmen gekommene Verfallskunst wertete.

Manierismus (ital. maniera, »Art, Weise«, mano, »Hand«), Stilbegriff für die Stilstufe der Kunst zwischen Renaissance und Barock, etwa von 1520/30 bis um 1620. Wird u.a. als Folge der Gegenreformation und der Erschütterung des harmonisch anthropozentrischen Weltbildes der Hochrenaissance durch tiefgreifende gesellschaftliche Umschichtungen und politische Ereignisse erklärt. Spannung, Unruhe, Inbrunst, Weltverneinung beschreiben die seelische Haltung des Manierismus. In der Kunst werden die in der Renaissance entwickelten Idealformen und -proportionen nach dem klassischem Ideal als zu starr empfunden. Stattdessen wurden bewußt Disharmonien und Übersteigerungen eingesetzt sowie der Rationalität verstärkte Emotionalität und Sinnlichkeit entgegengestellt. Die freie künstlerische Erfindung steht an erster Stelle. Kennzeichnend für die Malerei ist etwa die Dynamisierung der Bildszenerie, die Überlängung des menschlichen Körpers und dessen Darstellung in anatomisch widersprüchlichen Positionen, die Ballung der Figuren, die übersteigerte Kompliziertheit der Komposition, die irrationale und stark theatralisierte Lichtführung sowie die Loslösung der strengen Gegenstandsbindung der Farbe. Als Hauptmeister des Manierismus in der Malerei gelten Pontormo, Bronzino, Parmigianino und Tintoretto.

Mäzen, Mäzenatentum, Begriff nach Gaius Maecenas, römischer Ritter um 70 v.Chr. – 8 v.Chr., der in seinem Palast die bedeutendsten Dichter seiner Zeit (Horaz, Vergil, Properz u.a.) versammelte. In der Renaissance gilt als Mäzen ein Förderer und zugleich Sammler der Künste, was die Stiftung von Kunstwerken an öffentliche Einrichtungen und die kostenfreie Gewährung von Ausbildungs- und Arbeitsmöglichkeiten für Künstler beinhaltet. Berühmtes Beispiel eines Mäzenaten-Künstler-Verhältnisses ist das zwischen Lorenzo de'Medici und Michelangelo.

Maßwerk, »gemessenes«, d.h. mit dem Zirkel konstruiertes geometrisches Bauornament der Gotik. Zur Unterteilung, Füllung oder Aussteifung von Fenstern, Giebeln, Wandflächen, Brüstungen u.a. Wichtige Maßwerkmotive sind Fensterrose, Paß, Blatt und Fischblase.

Melancholie (griech. »Schwarzgalligkeit«), Temperamentbezeichnung nach der antiken Lehre Galens. Der Melancholiker wird als schwerblütig, ernst, in sich zurückgezogen definiert. Vom Philosophen und Mediziner Marsilio Ficino (1433–1499) als die schicksalhafte Veranlagung des geistigen Menschen aufgefaßt, wird die Melancholie zur regelrechten »Modekrankheit«, zum Lebensgefühl der Spätrenaissance bzw. des Manierismus. Als Personifikation wurde die »melancholia« zu einem häufigen Darstellungsmotiv (z.B. Dürer, 1514).

Mendikanten s. Bettelorden

Mittelrisalit s. Risalit

Monochromie (griech. mono, »allein, einzig«, chroma, »Farbe«), Einfarbigkeit.

Mosaik (arab. muzauwaq, »Schmuck, Zier«), orientalische Dekorationstechnik, bei der Stein- oder Glaswürfel in den noch feuchten Mörtel auf Wand- oder Bodenflächen gedrückt und damit Ornamente oder figürliche Szenerien dargestellt werden.

Narthex (griech.), die Vorhalle einer frühchristlichen Basilika.

Neuplatonismus s. Humanismus

Nimbus (lat. »Regenwolke, Strahlenkranz«), Heiligenschein, auch Glorie, Gloriole, Glorienschein. Als Lichtscheibe, -kreis oder Strahlenkranz um das Haupt einer Person gelegt, die dadurch als Göttliche oder Heilige ausgewiesen wurde. In der Kunst des alten Orients, der Antike und der indischen Kunst in ähnlichem Sinne gebraucht, übernimmt die christliche Kunst im 4. Jh. diese bildhafte Form der Auszeichnung von der Antike.

Nymphaeum (griech.), in der Antike ein Nymphenheiligtum, das meist über einer Quelle oder später an der Mündung einer Wasserleitung einer Stadt errichtet wurde; oft reich mit architektonischen Zierelementen und Statuen ausgestattet.

Oculus (lat. »Auge«), runde Fensteröffnung in einer Wand oder in einer Kuppel.

Ölmalerei, Malen mit Farben, deren Bindemittel für die angeriebenen Farbpigmente Leinöl (auch Mohn- oder Nußöl) ist. Es lassen sich sehr weiche Übergänge zwischen den Farben erzielen und der Farbauftrag ist in vielerlei Abstufungen möglich (lasierend bis pastos). Die Malfläche war zunächst Holz, später dann v.a. die auf einen Rahmen gezogene Leinwand, aber auch Pappe oder Kupfer. Die nachweislich schon in der Antike angewandte Maltechnik fand erst zu Beginn des 15. Jh. durch die Brüder Hubert und Jan van Eyck Aufnahme in die Tafelmalerei.

Ornament (lat. ornare, »schmücken«), Verzierungsmotiv, das sowohl gemalt, eingelegt, aber auch plastisch aufgelegt sein kann. Die Summe der Verzierungsmotive eines bestimmten Kunstkreises Zeit, Stil oder Meisters bezeichnet man als Ornamentik. Das Ornament ist in erster Linie reine begleitende Form und hat somit zunächst keinen eigenen Darstellungsinhalt. Man kann grundsätzlich zwischen dem geometrischen und dem vegetabilen bzw. Pflanzenornament unterscheiden. Die Renaissanceornamentik zeichnet sich durch eine regelmäßige, symmetrische Ordnung aus; häufig angewandte Ornamente sind: die Arabeske (plastisch aufgefaßtes Blatt- und Rankenwerk, z.B. Akanthus) und die Maureske (Flächenornament mit stilisierten Blättern und Blüten), um 1520 auch die Groteske (s. Stichwort) und weiter das Rollwerk (Motive, die sich an ihren Rändern rollen).

Palazzo (ital. »Palast«, lat. palatium), repräsentatives Wohnhaus oder öffentliches Gebäude der Stadtkommune. Von den römischen Kaiserbauten abgeleitet, dominiert der Palazzo-Bau in der Renaissance und im Barock.

Peristyl (griech.), ein von Säulen umgebener Raum, insbesondere der Säulenhof des privaten Wohnhauses seit der hellenistischen Zeit; oder auch die von Säulen umgebenen Plätze in römischen Städten.

Personifikation s. Allegorie

Perspektive (lat. perspicere, »hindurchsehen, deutlich sehen«), der Begriff bezeichnet in der bildenden Kunst das System der Darstellung von dreidimensionalen Gegenständen in räumlicher Verkürzung auf einer ebenen Fläche. Durch die Anwendung der Perspektivkonstruktion entsteht ein unserer Wahrnehmung entsprechender Raumeindruck. Die seit der Renaissance wichtigste Perspektive ist die Zentralperspektive, bei der sich alle in die Tiefe verlaufenden Geraden auf einen Fluchtpunkt beziehen, der den Gegenstandpunkt zum Betrachter darstellt und die zur Bildfläche parallelen Geraden unverändert bleiben. Soll eine klare Tiefenvorstellung erzeugt werden, dürfen nicht alle daraus entstehenden Verzerrungen durchgeführt werden, da das bifokale Sehen und der bewegliche Standpunkt des Menschen eine entsprechende Anpassung erfordern.

Die wissenschaftlich-mathematische Konstruktion der Perspektive wurde vermutlich von Brunelleschi um 1420 entdeckt, von Masaccio um 1426/27 in seinen Fresken zum ersten Mal angewandt (Dreifaltigkeitsfresko in S. Maria Novella, Florenz) und durch L. B. Alberti 1436 in ihren Grundbegriffen erstmals erläutert. Wesentlich für die Erzeugung einer Tiefenraumillusion ist weiterhin die Luft-, Farb- oder Lichtperspektive, die dem Gesetz folgt, daß alle Lokalfarben sich nach der Ferne aufhellen und an Intensität zu verlieren scheinen.

Pfeiler, massives gemauertes Stützelement mit rechtwinkligem Querschnitt.

Piano Nobile (ital.), Hauptgeschoß eines größeren Gebäudes.

Piedestal, sockelartiger Unterbau bei Stützgliedern.

Pietà (ital. »Mitleid, Erbarmen, Barmherzigkeit«), Abkürzung für »Maria Santissima della Pietà«, Vesperbild. Die Darstellung der Jungfrau Maria mit dem Leichnam Christi auf dem Schoß.

Pilaster, flacher, nur wenig aus der Wand herausragender Wandpfeiler. Er dient zur Verstärkung der Mauer, zur Gliederung der Wand, als Gebälkträger und zur Rahmung von Portalen und Fenstern.

Plinthe (griech. »Ziegel«), rechteckige Sockelplatte für Säulen, Pfeiler, Postamente oder Standbilder.

Polychromie (griech. poly, »viel, verschieden«, chroma, »Farbe«), Vielfarbigkeit gleichbedeutend mit bunt, da der Begriff das Neben- oder Gegeneinandersetzen vielerlei Farben bezeichnet, die ohne weiche Übergänge und ohne einheitlichen Gesamtton einem Gegenstand aufgetragen sind; häufig im dekorativen Bereich angewandt (z.B. Glasmalerei, Mosaik, Inkrustation).

Polyptychon (griech. poly-ptysso, »viel gefaltet«), ein Flügelaltar mit mehr als zwei Flügeln oder ein aus mehreren Tafeln bestehendes Retabel.

Ponderation (lat. ponderare, »abwägen«), harmonische Verteilung der Gewichtsverhältnisse auf die Gliedmaße bei Figurenplastiken.

Portal, der durch unterschiedliche architektonische Rahmung besonders hervorgehobene, meist monumentale Eingang eines Gebäudes. In der antiken Baukunst ausgebildet, entwickelt v.a. die Renaissance aufwendige Prachtportale mit antiken Formen, zunehmend auch für Profanbauten.

Portikus, ein von Stützgliedern getragener, an den Seiten meist offener Vorbau an der Haupteingangsseite eines Gebäudes.

Predella (ital. »Brettchen, Fußbank«), sockelähnlicher Unterbau am Flügelalter, häufig als Schrein zur Aufbewahrung von Reliquien gestaltet. Als Träger geschnitzter oder gemalter Darstellungen, ergänzt die Predella oft das Hauptmotiv des Altars.

Presbyterium (s.a. Chor), erhöhter, den Geistlichen vorbehaltener Ort am Ende des Langhauses einer Basilika.

Propylon s. Anteportikus

Putto, Putten (ital. putto, »Kind, Knabe«), nackte kleine Knabengstalten mit oder ohne Flügelchen sowohl in weltlichen wie religiösen Darstellungen, meist in verspielter, neckender Aktion. Als Erfindung der italienischen Frührenaissance, kann man sie als Abwandlung der gotischen Kinderengel nach dem Vorbild antiker Eroten deuten.

Querschiff, auch Transept, die Querarme einer Kirche mit kreuzförmigem Grundriß.

Quattrocento, (ital. »vierhundert«, Kurzform für 1400), Bezeichnung für das 15. Jh. in der italienischen Kunst, die Zeit der italienischen Frührenaissance. Hauptvertreter sind: Leon Battista Alberti, Filippo Brunelleschi, Donatello, Lorenzo Ghiberti und Masaccio.

Reliquiar, Behälter zur Aufbewahrung der Überreste (Reliquien) eines Heiligen.

Reliquie (lat. reliquiae, »Zurückgelassenes, Überrest«), körperlicher Überrest eines Heiligen oder ihm einst gehörender Gegenstand.

Relief (lat. relevare, »erheben«), aus einer Fläche durch Skulptieren oder Modellieren mehr oder minder plastisch herausgearbeitete Darstellung. Man unterscheidet nach den Graden des Hervortretens aus der Fläche Flach-, Halb- und Hochrelief. Die altägyptische Kunst kennt auch das versenkte Relief, bei dem die Figuren in den Grund eingegraben sind. Das Relief bedeutet eine Art Mittlerstellung zwischen der Bildhauerkunst und der Malerei.

Renaissance (frz. »Wiedergeburt«), progressive, geistig-kulturell folgenreiche Epoche zwischen dem 14. bzw. 15. und 16. Jh. in Süd-, West- und Mitteleuropa, Ursprungsland ist Italien. Der Begriff (»rinascità«) wurde 1550 von Vasari geprägt, der damit zunächst nur den Akt der Überwindung der mittelalterlichen Kunst meinte; um 1820 wurde er in Frankreich als Stilbegriff übernommen. Man unterscheidet zwischen Früh- (ab ca. 1420), Hoch- (bis ca. 1520/30) und Spätrenaissance (auch Manierismus, bis ca. 1600). Schöpfer der Renaissancekultur waren v.a. bildende Künstler, Wissenschaftler, Philosophen, Literaten, angeregt durch den Humanismus, der mit Berufung auf das antike Vorbild die Herausbildung eines neuen diesseitigen Menschen-, Welt- und Naturbildes förderte. Der ausgeprägte Anthropozentrismus entwickelte u.a. das Leitbild des »uomo universale«, des geistig und körperlich allseitig begabten und gebildeten Menschen. Das Erstarken des Bürgertums und die macht- und kulturpolitisch bestimmenden einzelnen Herrscherfamilien (z.B. Medici, Gonzaga, Sforza) prägen die Stadtstaaten, die sich in der Tradition der griechischen Polis verstehen. Die Baukunst bezieht sich auf die Architekturtheorien Vitruvs und zeichnet sich im wesentlichen durch die Aufnahme antiker Bauelemente (z.B. Säulen mit antiken Kapitellen, antike Gesimse und Bauornamente) und die Ausbildung einer Palast- und Schloßarchitektur aus; der Zentralbau wird zum typischen Renaissancebauentwurf. Die bildenden Künste gelangen vom Handwerksstatus in den Rang der »freien Künste«, wodurch der soziale Status des Künstlers gehoben wird. Kunst und Wissenschaft stehen in direkter Verbindung und wirken aufeinander (z.B. Entdeckung der mathematisch berechenbaren Perspektive, anatomische Erkenntnisse prägen die Darstellung menschlicher Figuren).

Renaissancehumanismus s. Humanismus

Retabel s. Altaraufsatz

Rilievo schiacciato (ital. »gequetschtes, plattes Relief«), von Donatello entwikkelter Reliefstil mit feinsten Abstufungen der Oberfläche, so daß nahezu malerische Tonwerte und eine scheinbar unbegrenzte, atmosphärische Raumtiefe entstehen.

Risalit (ital. risalto, »Vorsprung«), aus der Bauflucht eines Gebäudes auf seiner ganzen Höhe, teils auch höher, vortretendes Bauelement. Je nach Lage des Risalits unterscheidet man Mittelrisalit, Seiten- bzw. Eckrisalit. Ein v.a. im Barock und im 19. Jh. angewandtes Mittel ,ein Gebäude zu gliedern und zu beleben.

Romanik (lat. romanus, »römisch«), auch Romanischer Stil. Der auf die karolingische Kunst folgende, erste umfassende Stil des Mittelalters, etwa 950 bis 1150. Man unterscheidet die Frühromanik (bis um 1080), die in Deutschland als »ottonische Kunst« bezeichnet wird, die Hochromanik (bis um 1150), auch »salische Kunst«, und die parallel zur französischen Frühgotik verlaufende Phase der Spätromanik (bis um 1240), die in Deutschland und Italien unter dem Namen »staufische Kunst« gehandelt wird. Kennzeichnend für die Sakralbaukunst ist die schwere Massigkeit aller architektonischer Einzelelemente (im Wechsel von runden und kubischen Formen), die starke Betonung und Ausbildung von Westfassade und -portal als Gegengewicht zur durch Querschiff und Apsis betonten Ostseite, die Vieltürmigkeit und, um 1100, die Wölbung des gesamten Innenraums.

Rosette (frz. »Röschen«), stilisierte Blütenform, in Aufsicht nachgebildete Rose oder Marguerite. Die Rosette ist eines der ältesten und verbreitetsten Ornamentmotive. Bei der gotischen Kathedrale bezeichnet der Begriff die Radfenster.

Rotunde (ital. rotonda), Rundbau, Zentralbau über kreisförmigem Grundriß oder Rundraum innerhalb eines Bauwerks.

Rustika (lat. rusticus, »ländlich«, opus rusticum, »bäuerliches Werk«), auch Bossenwerk. Ein Mauerwerk aus Quadern mit glatten Kanten, die an der Sichtfläche nur roh behauen sind und aus der Bauflucht hervorstehen. Schon in der römischen Antike und im Mittelalter verwendet, erfährt die Rustika besonders in der Hochrenaissance und im Barock ausgiebige Anwendung. Die vornehmliche Rustizierung des Untergeschoßes der Gebäude soll den Eindruck des imposant Schweren und Wuchtigen fördern und gleichfalls eine Sicherung der Ecken gewährleisten.

Sacra conversazione (ital. »Heilige Unterhaltung«), ein in der italienischen Renaissance entwickelter Darstellungstypus des ruhigen und würdevollen Beieinander von Maria und Heiligen.

Sakristei (lat.), neben dem Chor und mit diesem verbundener Raum einer Kirche, der als Aufenthalts- und Ankleideraum eines Geistlichen fungiert. Sie dient außerdem der Aufbewahrung des Ornats, der heiligen Gefäße und sonstiger Gegenstände des kirchlichen Gebrauchs.

Sarkophag (griech. sarcophagos, »Fleischfresser«), aus Stein, Holz oder Metall meist prunkvoll gearbeiteter Sarg.

Stilleben, Darstellung »stiller«, also regloser, meist toter Dinge wie Blumen, Früchte oder tote Tiere sowie Gegenstände aus dem alltäglichen Leben. Häufig kommt den nach ihren Gegenständen unterschiedenen Blumen-, Jagd-, Küchen-Stilleben u.a. symbolische Bedeutung zu. Als Bildmotiv findet man es in der Malerei mit dem Aufkommen einer neuen Wirklichkeitsbeobachtung seit dem späten 14. Jh., als selbständige Bildgattung tritt es erst im 16. Jh. auf; seinen Höhepunkt erlebt das Stilleben in der niederländischen Malerei des 17. Jhs.

Täfelung, Wand- oder Deckenverkleidung mit Holztafeln.

Tambour (frz. »Trommel«), in der Baukunst bezeichnet Tambour den zylindrischen Unterbau einer Kuppel, der von Fenstern zur Belichtung des Kuppelraumes durchbrochen ist.

Taufkirche s. Baptisterium

Tektonik, konstruktive Zusammenfügung der Bauteile; übertragen: an die Konstruktion der Architektur erinnernde strenge Form.

Temperamalerei (lat. temperare, »zurichten, mäßigen, mischen«), die vor der Entwicklung der Ölmalerei angewandte Maltechnik. Temperafarben werden mit wäßrigen und öligen oder harzigen Bindestoffen gebunden. Dabei unterscheidet man Ei-, Gummi-, Kasein- und Wachstempera. Da Temperafarben sehr schnell trocknen, sind farbige Übergänge in der Malerei nur mit Hilfe kleiner Striche oder Punkte weich und fließend darzustellen.

Terracotta (ital. »gebrannte Erde«), gebrannte unglasierte Tonerde. Je nach Tonart wird die Farbe nach dem Brennen weiß, gelb, braun, hell- oder tiefrot. Tonerde eignet sich zur Herstellung von Gefäßen und Kleinplastik, aufgrund ihrer Wetterbeständigkeit auch besonders gut für Bauplastik; sie zählt zu den ältesten künstlerischen Werkstoffen des Menschen.

Tondo (ital. »Kugel, Teller« zu lat. rotundus, »rund«), Format für Tafelbilder oder Reliefs in Kreisform. Abgeleitet vom antiken Medaillon und später von der christlichen Glorie, wird der Tondo v.a. in der Renaissance als Kompositionsmittel zur Erzeugung idealer bildnerischer Harmonie erprobt. Der Tondo gilt als Eigenart der Florentiner Kunst, wo er häufig Madonnendarstellungen faßt.

Torso (ital. »Baumstumpf«), unvollständig erhaltene oder unvollendete Statue. Angewandt zunächst auf antike Statuen, die nur mit abgebrochenen Gliedmaßen erhalten sind, gibt es seit dem 16. Jh. den Torso als bildhauerischen Entwurf (Bozzetto).

Travée s. Joch

Trecento, (ital. »dreihundert«, Kurzform für 1300) Bezeichnung für das 14. Jh. in der italienischen Kunst. Das künstlerische Schwergewicht lag in Florenz, Siena und Padua; wichtige Vertreter für die Kunst sind: Andrea Pisano und Giotto di Bondone, für die Literatur: Dante Alighieri und Francesco Petrarca.

Tribuna, halbkreisförmiger Abschluß einer römischen Markt- oder Gerichtsbasilika.

Triforium (lat. »Dreibogenöffnung« oder altfrz. trifoire, »durchbrochene Arbeit«), Laufgang zwischen den Arkaden oder Emporen und der Fensterzone einer christlichen Basilika. Entfällt der Gang und sind Bogen nur der Mauer vorgeblendet, spricht man von Blendtriforium; dient vornehmlich der Gliederung der Hochschiffwand.

Triptychon (griech. »aus drei Stücken bestehend«), dreiteilige Bildtafel, insbesondere ein mittelalterlicher Flügelaltar, der aus einem Mittelteil und zwei meist beweglichen Seitenflügeln besteht.

Triglyph (griech. »Dreischlitz, Dreikerb«), in der antiken Baukunst rechteckige Steinplatte im Gebälk des dorischen Tempels, in die senkrechte Kerben eingeschnitten sind; vermutlich aus den mit Brettchen verkleideten Balkenköpfen der Dachkonstruktion abgeleitet.

Triumphbogen, im antiken Rom ein Ehrenbau, der für den Einzug des siegreichen Feldherrn mit dem Heer in die Stadt errichtet wurde. In der christlichen Basilika bezeichnet er den Bogen, der Chor und Querhaus gegen das Mittelschiff des Langhauses abgrenzt.

Trompe-l'œil (frz. »Augentäuschung«), eine mit naturalistischer Genauigkeit gemalte Darstellung, deren Ziel es ist, das Auge des Betrachters zu täuschen, indem es die Illusion eines wirklich körperhaften Gegenstandes auf der Bildfläche hervorruft (z.B. ein mit einer Nadel aufgeheftetes Stück Papier). Voraussetzung für das Gelingen des Täuschungseffekts ist die Beherrschung folgender künstlerischer Techniken: naturalistische Genauigkeit, Perspektive, d.h. die Darstellung einer eindeutig definierten Raumsituation, verbunden mit einer konsequent durchgeführten Beleuchtungsrichtung (u.a. Schattengebung). Trompe-l'œil-Motive sind schon aus der Antike überliefert (Wettstreit zwischen Apelles und Zeuxis) und sind seit dem 15. Jh., v.a. aber in der holländischen Stillebenmalerei des 17. Jh. ein selbständiger Bildtypus.

Tympanon (griech. »Pauke«), in der Antike reliefiertes oder vollplastisch ausgeschmücktes Giebelfeld des Tempels; in der mittelalterlichen Baukunst das Bogenfeld über dem Türsturz eines Portals, das ebenfalls mit Reliefs oder Mosaiken ausgeschmückt sein kann.

Verismus (lat. verus, »wahr«), ursprünglich die naturalistische Richtung der italienischen Oper, die thematisch das alltägliche Leben behandelte.

Verkleidung, auch Bekleidung, Überdeckung der Oberfläche einer Baukonstruktion mit einer nichttragenden Materialschicht aus Gründen der Ästhetik, zur Erhöhung der Widerstandsfähigkeit oder zur Verbesserung akustischer und thermischer Eigenschaften.

Verkröpfung, Vorziehen eines Gebälks oder Gesimses über ein aus der Bauflucht stehendes Bauelement (z.B. Wandsäule, Pilaster).

Verkürzung, die auf eine einzelne Form angewandte Perspektive, z.B. eines Fußes, der zur Bildebene nicht parallel ist, sondern aus ihr hinausweist. (s.a. Perspektive)

Vesperbild, s. Pietà

Vestibül (lat. vestibulum, »Vorhalle«), Vorhalle, Eingangsflur eines Hauses.

Vierpaß, eine aus vier Dreiviertelkreisen zusammengesetzte, kreisförmige gotische Maßwerksfigur.

Vierung, der Raumteil einer Kirche, wo sich Langhaus und Querhaus durchdringen. Haben Langhaus und Querhaus gleiche Länge und Breite, so entsteht ein quadratischer Grundriß: das »Vierungsquadrat«. Im Außenbau wird die Vierung durch einen »Vierungsturm« betont; ist sie im Innern mit einer Kuppel überwölbt, spricht man von »Tiburio«.

Volute, architektonisches Zierelement in Spiral- oder Schneckenform, das häufig an Giebeln, Konsolen und Kapitellen eingesetzt wird. Vom ionischen Kapitell übernommen, finden Voluten erst in der italienischen Hochrenaissance wieder Verwendung und sind wichtiges Bauglied in der Barockarchitektur.

Vorkragen, das Hervortreten eines Architekturteils aus der Bauflucht.

Votivbild, auch Votivtafel, ein aufgrund eines Gelübdes gestiftetes Bild, etwa für die Rettung aus Gefahren oder von einer Krankheit, häufig mit hinzugefügter Stifterfigur.

Wimperg, Ziergiebel bei gotischen Fenstern und Portalen, der oft Maßwerkschmuck zeigt. Oft durchbrochen gearbeitet, sind die Schrägen mit Kriechblumen besetzt und die Spitze von einer Kreuzblume gekrönt. Im Überschneiden der vertikal ausgerichteten Galerien und Gesimse, betonen die Wimperge die architekturbestimmende Vertikale der Gotik.

Zentralbau, ein gleichmäßig auf ein Zentrum ausgrichteter Baukörper, vornehmlich über den Grundrißformen Kreis, Ellipse, Quadrat oder regelmäßiges Vieleck; eine differenziertere Form ist das griechische Kreuz. Umgänge oder kleinere rahmende Elemente, die dem Hauptraum untergeordnet sind, wie Rechteckkapellen oder Apsiden, können hinzutreten. Der Zentralbau ist in der Regel mit entsprechenden Gewölbeformen, Kuppel oder Klostergewölbe, überwölbt. Vorbilder für die in der italienischen Renaissance erneut favorisierten Zentralbauten sind v.a. die der Antike (Rom, Pantheon), aber auch die der byzantinischen (Konstantinopel, S. Sergius und Bacchus) und türkisch-osmanischen (Istanbul, Sultan-Ahmed-Moschee) Baukunst zu finden.

Zentralperspektive s. Perspektive

Ziselierung, die ausbessernde Nachbearbeitung oder kunstvolle Verzierung von Metallen mit Meißel, Feile, Stichel, Punze etc.

Zunft, auch Gilde, Innung, Korporation, teils genossenschaftlicher, teils vom Stadtherrn angeordneter Zusammenschluß von Handwerkern, Gewerbetreibenden u.a. Berufsgruppen zur Regelung ihrer wirtschaftlichen, sozialen und politischen Interessen und zugleich Instrument kommunaler Gewerbepolitik. Im Mittelalter entstanden und eng mit der Entwicklung der Städte verbunden, wirkten diese Organisationen bis ins 19. Jh.

Zwerggalerie, Laufgang mit niedrigen Bogenstellungen an der Außenwand einer Kirche, vorwiegend an der Apsis und hauptsächlich bei romanischen Bauwerken.

Zwickel, dreiseitig begrenztes Flächenstück, von Bögen oder Gewölben gebildetes, mit der Spitze nach unten gerichtetes sphärisches Dreieck.

Bibliographie

Die Bibliographie ist nach der Reihenfolge der Beiträge dieses Bandes geordnet. Sie verbindet den Nachweis der von den Autoren jeweils benutzten Literatur mit weiterführenden Literaturhinweisen. Gelegentliche Wiederholungen eines Titels sind bei diesem Ordnungsschema unvermeidlich. Daß es sich in jedem Fall nur um eine sehr begrenzte Auswahl handelt, versteht sich.

ROLF TOMAN
Einleitung

Michael Baxandall, Die Wirklichkeit der Bilder, Malerei und Erfahrung im Italien des 15. Jahrhunderts, Frankfurt 1977.
Gene Brucker, Florenz in der Renaissance. Stadt, Gesellschaft, Kultur, Reinbek bei Hamburg 1990.
Jakob Burckhardt, Der Cicerone. Eine Anleitung zum Genuß der Kunstwerke Italiens (1855), Stuttgart 1986.
ders., Die Kultur der Renaissance in Italien (1860), Stuttgart 1988.
Peter Burke, Die Renaissance in Italien. Sozialgeschichte einer Kultur zwischen Tradition und Erfindung, Berlin 1984.
ders., Die Renaissance, Berlin 1990.
André Chastel, Die Kunst Italiens, München 1987.
ders., Chronik der italienischen Renaissancemalerei 1280–1580, Würzburg 1984.
Eugenio Garin, Der italienische Humanismus, Bern 1947.
Werner Goez, Grundzüge der Geschichte Italiens in Mittelalter und Renaissance, Darmstadt 1975.
Ernst H. Gombrich, Die Geschichte der Kunst, Stuttgart 1987, Kap. 12–18.
ders., Norm und Form. Zur Kunst der Renaissance I, Stuttgart 1985.
ders., Das symbolische Bild. Zur Kunst der Renaissance II, Stuttgart 1986.
Agnes Heller, Der Mensch der Renaissance, Köln 1981.
Johann Huizinga, Das Problem der Renaissance (1920); Renaissance und Realismus (1929), Berlin 1991.
Michael Jäger, Die Theorie des Schönen in der Renaissance, Köln 1990.
Thomas Krämer, Florenz und die Geburt der Individualität, Stuttgart 1992.
Paul Oskar Kristeller, Humanismus und Renaissance, 2 Bde., München 1974–76.
Giovanni Previtali und **Federico Zeri** (Hrsg.), Italienische Kunst. Eine neue Sicht auf ihre Geschichte, 2 Bde., Berlin 1987.
Erwin Panofsky, Die Renaissancen der europäischen Kunst, Frankfurt 1979.
ders., Studien zur Ikonologie. Humanistische Themen in der Kunst der Renaissance, Köln 1980.
Herbert A. Stützer, Die italienische Renaissance, Köln 1977.
Giorgio Vasari, Lebensläufe der berühmtesten Maler, Bildhauer und Architekten, Zürich 1974.
Edgar Wind, Heidnische Mysterien in der Renaissance, Frankfurt 1981.

ALICK MCLEAN
Italienische Architektur des Spätmittelalters

Allgemein:

L.B. Alberti, 1404–1472, On painting and On sculpture, London, Phaidon, 1972.
L.B. Alberti, Opere volgari, 3vol, ed. Cecil Grayson, Bari, Laterza 1960–73.
G. Bandmann, Mittelalterliche Architektur als Bedeutungsträger, Berlin [6]1979.
W. Braunfels, Mittelalterliche Stadtbaukunst in der Toskana, Berlin [6]1988.
K.J. Conant, Carolingian and Romanesque Architecture 800–1200, The Penguin History of Art, Harmondsworth, New York [3]1987, 372–383.
C. Burroughs, »A Planned Myth and a Myth of Planning: Nicholas V and Rome,« Rome in the Renaissance, The City and the Myth, ed. P.A. Ramsey, Medieval & Renaissance texts & Studies 18, Binghampton: State University of New York at Binghampton 1982, pp. 197–207.
E. Guidoni, Arte e urbanistica in Toscana, 1000–1315, Rom 1989.
P. Jones, »Economia e società nell'Italia medievale: la leganda della borghesia,« Storia d'Italia: Dal feudalismo al capitalismo Annali I, ed. R. Romano and C. Vivanti, trans. Carla Susini Jones, Turin 1978, 187–372.
P. Jones, »La città-stato nell'Italia del tardo Medio Evo,« La crisi degli ordinamenti comunali e le origini dello stato del Rinascimento, ed. G. Chittolini, Bologna 1979, 99–123.
R. Krautheimer, ed., Ausgewählte Aufsätze zur europäischen Kunstgeschichte, trans. Beyer, A. et alia, Köln 1988.
A. McLean, Sacred Space and Public Policy: The Establishment, Decline & Revival of Prato's Piazza della Pieve, Ph.D. dissertation, Princeton University, Ann Arbor 1993.
G. Tabacco, Egemonie Sociali e Strutture del Potere nel Medioevo Italiano, Turin 1974, 226–427.
M. Tafuri, Ricerca del Rinascimento: principi, citta, architetti, Torino 1992.
D. Waley, The Italian City-Republics, London [3]1983.
C.W. Westfall, In This Most Perfect Paradise: Nicholas V and the Invention of Conscious Urban Planning in Rome, 1447–1455, University Park & London, University of Pennsylvania Press, 1974.
J. White, Art and Architecture in Italy 1250–1400, Harmondsworth 1987.

Die »Protorenaissance« und der Aufbau eines päpstlichen Römischen Reiches:

A. Busignani, R. Bencini, Le chiese di Firenze: il Battistero di San Giovanni, Florenz 1988.
A. Romanini, M. Andaloro, A. Cadei, F. Gandolfo and M. Righetti Tosti Croce, L'Arte Medievale in Italia, Florenz 1988.
M.V. Schwarz, »Mittelalterliches Dekorationsgefüge, Eine Studie über Schauplätze und Methoden von Antikenrezeption,« Römisches Jahrbuch der Kunstgeschichte 25, 1989, 118–22.

Die Renaissance in Pisa:

P. Sanpaolesi, Il Duomo di Pisa e l'architettura romanica toscana delle origini, Cultura e storia pisana, 4, Pisa 1975.
M. Seidel, »Dombau, Kreuzzugsidee und Expansionspolitik. Zur Ikonographie der Pisaner Kathedralbauten,« Frühmittelalterliche Studien, 11, 1977, pp. 340–369.
C. Smith, The Baptistry of Pisa, Outstanding dissertations in the fine arts, IV, New York-London 1978.

Die Auswirkung der Bettelorden auf die großen Handelszentren:

G.G. Meersseman, »Origine del tipo di chiesa umbro-toscano degli ordini mendicanti,« Il gotico a Pistoia nei suoi rapporti con l'arte gotica Italiana, Pistoia 1966, 63–77.
J. Raspi Serra, ed., Gli ordini mendicanti e la città, Metologia e storia delle componenti culturali del territorio, Università degli Studi di Salerno, Mailand 1990.
A. Vauchez, ed., Les Ordres mendicants et la ville en Italie centrale (v. 1220–1350) 89, 2, Mélanges d'Archéologie et d'Histoire, Moyen Age – Temps Modernes, l'École Francaise de Rome, Rom 1977.

Die Kathedrale zu Florenz und die Kirche Orsanmichele – Rückkehr zum Monumentalen:

B. Cassidy, »The Assumption of the Virgin on the tabernacle of Orsanmichele,« Journal of the Warburg and Courtauld Institutes, LI ,1988, 174–180.
B. Cassidy, »The Financing of the Tabernacle of Orsanmichele,« Source VIII, 1, 1988, 1–6.
G. Fanelli, Firenze, La città nella storia d'Italia, Bari 1980, [4]1984.
H. Saalman, Filippo Brunelleschi: The Cupola of Santa Maria del Fiore, London 1980.
M. Trachtenberg, The Campanile of Florence Cathedral: »Giotto's Tower«, New York 1971.

Siena im Spätmittelalter:

W.M. Bowsky, A Medieval Italian Commune. Siena under the Nine, 1287–1355, Berkeley 1981.
E. Guidoni, Il Campo di Siena, Rome 1971.
A. Perrig, »Formen der politischen Propaganda der Kommune von Siena in der ersten Trecento Hälfte,« Bauwerk und Bildwerk im Hochmittelalter: Anschauliche Beiträge zur Kultur- und Sozialgeschichte, Gießen 1981, 213–31.
P.A. Riedl, M. Seidel, eds., Die Kirchen von Siena 1–, München 1985– .
F. Toker, »Gothic Architecture by Remote Control: An Illustrated Building Contract of 1340,« Art Bulletin LXVII 1, 1985, 67–94.

Wettbewerbe für weltliche Architektur:

D. Abulafia, Frederick II Harmondsworth 1988, pp. 280–89 (architecture).
K. Bering, Kunst und Staatsmetaphysik des Hochmittelalters in Italien, Zentren der Bau- und Bildpropaganda in der Zeit Friedrichs II, Essen 1986.

D. Friedman, Florentine New Towns, Cambridge MA 1988.
F. Gurrieri, ed., Il Castello dell'Imperatore a Prato, Prato 1975.
W. Hotz, Pfalzen und Burgen der Stauferzeit, Darmstadt 1981.
N. Rubinstein, »The Piazza della Signoria in Florence,« Festschrift H. Siebenhüner, Würzburg 1978, 19–30.
M. Trachtenberg, »What Brunelleschi saw: Monument and Site at the Palazzo Vecchio in Florence,« JSAH 47, 1988, 14–44.
H. Wentzel, »Antiken-Imitationen des 12. und 13. Jahrhunderts in Italien,« Zeitschr. für Kunstwissenschaft 9, 1955, 29–72.

ALEXANDER PERRIG
Malerei und Skulptur des Spätmittelalters

Altichiero (siehe auch: Padua):
H.W. Kruft, Altichiero und Avanzo, Bonn 1966.
M. Plant, »Portraits and Politics in Late Trecento Padua: Altichiero's Frescoes in the S. Felice Chapel, S. Antonio«, Art Bulletin, LXIII, 1981, 406–25.

Assisi, S. Francesco (siehe auch: Giotto, Lorenzetti, Martini, Rom, Torriti):
J. Poeschke, Die Kirche San Francesco in Assisi und ihre Wandmalereien, München 1985.
S. Romano, »Pittura ad Assisi 1260–1280. Lo stato degli studi«, Arte medievale, III, 1985, 109–40.
I. Hueck, »Die Kapellen der Basilika San Francesco in Assisi: Die Auftraggeber und die Franziskaner«, Patronage and Public in the Trecento, ed. V. MOLETA, Florenz 1986, 81–104.
W. Schenkluhn, San Francesco in Assisi: Ecclesia specialis. Die Vision Papst Gregors IX. von einer Erneuerung der Kirche, Darmstadt 1991.
Schwartz, »Patronage and Franciscan Iconography in the Magdalen Chapel at Assisi«, Burlington Magazine, CXXXIII, 1991, 32–36.

Assisi-Rezeption:
M. Meiss, »Fresques italiennes, cavallinesques et autres à Béziers«, Gazette des Beaux-Arts, LXXIX, 1937, 275–86.
M. Boskovits, »Gli affreschi della Sala dei notari a Perugia e la pittura in Umbria alla fine del XIII secolo«, Bollettino d'Arte, LXVI/9, 1981, 1–42.
D. Blume, Wandmalerei als Ordenspropaganda. Bildprogramme im Chorbereich franziskanischer Konvente Italiens bis zur Mitte des 14. Jahrhunderts, Worms 1983.
E. Castelnuovo, Un pittore italiano alla corte di Avignone – Matteo Giovannetti e la pittura in Provenza nel secolo XIV, Turin [2]1991.

Roger Bacon:
The »Opus majus« of Roger Bacon, ed. **J.H. Bridges**, London 1897 (Reprint Frankfurt a.M. 1964).
K. Bergdolt, »Bacon und Giotto. Zum Einfluß der franziskanischen Naturphilosophie auf die Bildende Kunst am Ende des 13. Jahrhunderts«, Medizinhistorisches Journal, 1989, 25–41.

Bartolo di Fredi:
P. Harpring, The Sienese Trecento Painter Bartolo di Fredi (c. 1330–1410), Cranbury-London 1993.
G. Freuler, Bartolo di Fredi Cini (um 1330 – um 1410). Ein Beitrag zur sienesischen Malerei des 14. Jahrhunderts, Disentis 1994.

Andrea Bonaiuti:
R. Offner and K. Steinweg, A Critical and Historical Corpus of Florentine Painting, sec. IV, vol. VI: Andrea Bonaiuti, New York 1979.
G.A. Schüssler, »Zum Thomasfresko des Andrea Bonaiuti in der Spanischen Kapelle am Kreuzgang von Santa Maria Novella«, Mitteilungen des Kunsthistorischen Institutes in Florenz, XXIV, 1980, 251–74.

Bruderschaften:
G.G. Meersseman; Ordo Fraternitatis. Confraternità e pietà dei laici nel medioevo, Rom 1977, I–III.
J. Henderson, Piety and Charity in Late Medieval Florence. Religious Confraternities from the Middle of the 13th Century to the Late 15th Century, Diss. University of London 1983.
K. Eisenbichler (Hrsg.), Crossing the Boundaries. Christian piety and the arts in Italian medieval and Renaissance confraternities, Kalamazzo, Michigan 1991.

Buffalmacco (siehe auch: Pisa):
L. Bellosi, Buffalmacco e il Trionfo della Morte, Turin 1974.

Byzantinische Kunst und Byzantinismus (siehe auch Coppo di Marcovaldo, Florenz, Kultbild, Pisano, Tafelkreuz):
O. Demus, Byzantine Art and the West, New York 1970.
K. Weitzmann, »Byzantium and the West around the Year 1200«, The Year 1200 A Symposium, New York 1975, 53–93
V. Lazarev, Studies in Byzantine Painting, London 1993.

Giovanni Colombini:
C. Gennaro, »Giovanni Colombini e la sua brigata«, Bollettino dell'Istituto storico italiano per il medio evo e Archivio Muratoriano, LXXXI, 1969, 237–71.

Coppo di Marcovaldo:
R.W. Corrie, »The Political Meaning of Coppo di Marcovaldo's Madonna and Child in Siena«, Gesta, XXIX, 1990, 61–75.

Francesco Datini:
I. Origo, »Im Namen Gottes und des Geschäfts«. Lebensbild eines toskanischen Kaufmanns der Frührenaissance, München [2]1986.

Dominikus, Dominikaner, dominikanische Kunst (siehe auch: Bonaiuti, Florenz, Orcagna, Pisa, Tomaso da Modena):
W. Hinnebusch, History of the Dominican Order, I, New York 1966.
M. Meiss, Francesco Traini, ed. by H.B.J. Maginnis, Washington 1983.

Dreinagelkruzifix:
G. Cames; »Recherches sur les origines du crucifix à trois clous«, Cahiers archéologiques, XVI, 1966, 194–200.

Duccio:
J. White, Duccio, Tuscan Art and the Medieval Workshop, London-New York 1979.
J. Stubblebine, Duccio and his School, Princeton 1979; La Maestà di Duccio restaurata, Centro Di 1990.
H.B.J. Maginnis, »Duccio's Rucellai Madonna and the Origins of Florentine Painting«, Gazette des Beaux-Arts, CXXIII, 1994, 147–64.

Duecento (siehe auch: Assisi, Byzantinische Kunst und Byzantinismus, Coppo di Marcovaldo, Duccio, Florenz, Nikolaus IV., Pisano, Rom):
Federico II e l'arte del Duecento italiana, Rom 1980, I–II.
L.C. Marquez, La peinture du Duecento en Italie Centrale, Paris 1987.
A.M. Romanini, M. Andaloro u.a., L'Arte Medievale in Italia, Florenz 1988.

Due- und trecento (siehe auch: Duecento, Trecento):
La pittura in Italia: Il Duecento e il Trecento, Venedig [2]1986, I–II.
D. Bomford, J. Dunkerton, D. Gordon, A. Roy, Art in the Making: Italian Painting Before 1400, London 1989.
C.M. Rosenberg (Hrsg.), Art and Politics in Late Medieval and Early Renaissance Italy: 1250–1500, Notre Dame-London 1990.
M.A. Lavin, The Place of Narrative. Mural Decoration in Italian Churches, 431–1600, Chicago-London 1990.
M. Camille, The Gothic Idol. Ideology and Image-Making in Medieval Art, Cambridge 1991.
J. Gardner, Patrons, Painters and Saints. Studies in Medieval Italian Painting, Aldershot 1993.

Elias von Cortona:
D. Berg, »Elias von Cortona. Studien zu Leben und Werk des zweiten Generalministers im Franziskanerorden«, Wissenschaft und Weisheit. Zeitschrift für augustinisch-franziskanische Theologie und Philosophie der Gegenwart, XLI, 1978, 102–26.

Florenz (siehe auch: Bonaiuti, Bruderschaften, Dominikus, Gaddi, Giotto, Giovanni da Milano, Orcagna):
R. Offner, A Critical and Historical Corpus of Florentine Painting, New York 1930–79, I–XV.
M. Boskovits, Pittura fiorentina alla vigilia del Rinascimento, 1370–1400, Florenz 1975.
D.G. Wilkins, »Early Florentine Frescoes in Santa Maria Novella«, Art Quarterly, N.S. I, 1978, 153–59.
U. Baldini und B. Nardini (Hrsg.), Santa Croce. Kirche, Kapellen, Kloster, Museum, Stuttgart 1985.
G. Andres, J.M. Hunisak, A.R. Turner, The Art of Florence, New York 1988, I–II.
A. Tartuferi, La pittura a Firenze nel Duecento, Florenz 1990.
M. Schwarz, Die Mosaiken des Baptisteriums in Florenz und die Florentiner Malerei vor Giotto, 1990 (unpublizierte Habilitationsschrift mit überzeugender Neudatierung des Kuppelmosaiks).
M. Königer, »Die profanen Fresken des Palazzo Davanzati in Florenz. Private Repräsentation zur Zeit der internationalen Gotik«, Mitteilungen des Kunsthistorischen Institutes in Florenz, XXXIV, 1990, 245–78.
M. Boskovits, The Origins of Florentine Painting (1100–1270), Florenz 1992.
M. Dachs, »Zur ornamentalen Freskendekoration des Florentiner Wohnhauses im späten 14. Jahrhundert«, Mitteilungen des Kunsthistorischen Institutes in Florenz, XXXVII, 1993, 71–129.

Franz von Assisi, Franziskaner, franziskanische Kunst (siehe auch: Assisi, Assisi-Rezeption, Bacon, Elias von Cortona, Kultbild, Pisa, Rom, Tafelkreuz):
Tommaso da Celano, Le due Vite e il Trattato dei miracoli di San Francesco d'Assisi, hrsg. v. L. Macali, Rom 1954.
A. Zawart, The History of Franciscan Preaching and of Franciscan Preachers (1209–1927), New York 1928.

Agnolo Gaddi (siehe auch: Florenz):
B. Cole, Agnolo Gaddi, Oxford 1977.

Taddeo Gaddi (siehe auch: Florenz):
A. Ladis, Taddeo Gaddi. Critical Reappraisal and Catalogue Raisonné, Columbia-London 1982.

Giotto (siehe auch: Assisi, Florenz, Padua):
A. Smart, The Assisi Problem and the Art of Giotto, New York [2]1983.
L. Bellosi, La Pecora di Giotto, Turin 1985.
R. Goffen, Spirituality in Conflict. Saint Francis and Giotto's Bardi Chapel, University Park-London 1988.
G. Basile, Giotto: La Cappella degli Scrovegni, Florenz 1992.
I. Hueck, »Le opere di Giotto per la chiesa di Ognissanti«, 'La Madonna d'Ognissanti' di Giotto restaurata (Gli Uffizi. Studi e Ricerche, VIII), Florenz 1992, 37–50.

Giovanni da Milano (siehe auch: Florenz):
L. Cavadini, Giovanni da Milano, Valmorea 1980.

Kultbild (siehe auch: Coppo di Marcovaldo, Tafelkreuz):
H. van Os, Sienese Altarpieces 1215–1460: Form, Content, Function, Groningen 1984.

H. Belting, Bild und Kult. Eine Geschichte des Bildes vor dem Zeitalter der Kunst, München 1990.
G. Wolf, Salus Populi Romani. Die Geschichte römischer Kultbilder im Mittelalter, Weinheim 1990.
K. Krüger, Der frühe Bildkult des Franziskus in Italien. Gestalt- und Funktionswandel des Tafelbildes im 13. und 14. Jahrhundert, Berlin 1992.
E. Borsook and F. Superbi Gioffredi, Italian Altarpieces 1250–1550. Function and Design, Oxford 1993.

Ambrogio und Pietro Lorenzetti
E. Carli, Pietro e Ambrogio Lorenzetti, Mailand 1970.
C. Ferguson O'Meara, »'In the Hearth of the Virginal Womb': The Iconography of the Holocaust in Late Medieval Art«, Art Bulletin, LXIII, 1981, 75–87.
C. Volpe, Pietro Lorenzetti, a cura di M. Lucco, Mailand 1989.

Simone Martini:
A. Tartuferi, »Appunti su Simone Martini e 'compagni'«, Arte Cristiana, LXXIV, 1986, 79–92.
Simone Martini. Atti del convegno Siena 1985, Florenz 1988.
A. Martindale, Simone Martini, Oxford 1988.

Maso di Banco (siehe auch: Florenz):
D.G. Wilkins, Maso Di Banco: A Florentine Artist of the Early Trecento, New York-London 1985.

Nikolaus IV. (siehe auch: Rom, Torriti):
E. Menesto (Hrsg.), Niccolò IV: Un pontificato tra oriente ed occidente, Spoleto 1991.

Optik (»perspectiva«):
D.C. Lindberg, Auge und Licht im Mittelalter. Die Entwicklung der Optik von Alkindi bis Kepler, aus dem Engl. übers.v. M. Althoff, Frankfurt a.M. 1987.
K. Bergdolt, Der dritte Kommentar Lorenzo Ghibertis. Naturwissenschaften und Medizin in der Kunsttheorie der Frührenaissance, Weinheim 1988.

Andrea Orcagna (siehe auch: Florenz):
N. Rash-Fabbri and N. Rutenburg, »The Tabernacle of Orsanmichele in Context«, Art Bulletin, LXIII, 1981, 385–405.
B. Cassidy, »Orcagna's Tabernacle in Florence: Design and Function«, Zeitschrift für Kunstgeschichte, II, 1992, 180–211.

Padua (siehe auch: Altichiero, Giotto, Scrovegni):
L. Gargan, Cultura e arte nel Veneto al tempo del Petrarca, Padua 1978.
C. Semenzato (Hrsg.), Le pitture del Santo di Padova, Vicenza 1984.
M. Lisner, »Farbgebung und Farbikonographie in Giottos Arenafresken. Figurenfarbe und Bildgedanke«, Mitteilungen des Kunsthistorischen Institutes in Florenz, XXIX, 1985, 1–78.
S. Knudsen, An Investigation of the Program of the Arena Chapel: Mariological Considerations, Austin 1986.

Pisa:
E. Carli, Pittura pisana del Trecento, Mailand 1958, I–II.
M. Bucci e L. Bertolini, Camposanto monumentale di Pisa. Affreschi e sinopie, Pisa 1960.
M. Mallory, »Thoughts Concerning the Master of the Glorification of St.Thomas«, Art Bulletin, LVII, 1975, 9–20.
A. Murray, »Archbishop and Mendicants in Thirteenth Century Pisa«, Stellung und Wirksamkeit der Bettelorden in der städtischen Gesellschaft, hrsg.v. K. Elm, Berlin 1981, 19–75.
J. Polzer, »The 'Triumph of Thomas' Panel in Santa Caterina, Pisa. Meaning and Date«, Mitteilungen des Kunsthistorischen Institutes in Florenz, XXXVII, 1993, 29–70.

Giunta Pisano:
A. Tartuferi, Giunta Pisano, 1992.

Nicola und Giovanni Pisano:
M. Seidel, »Studien zur Antikenrezeption Nicola Pisanos«, Mitteilungen des Kunsthistorischen Institutes in Florenz, XIX, 1975, 307–92.
E.M. Angiola, »Nicola Pisano, Federigo Visconti and the Classical Style in Pisa«, Art Bulletin, LIX, 1977, 1–27.
M.L. Testi Cristiani, Nicola Pisano architetto scultore, Pisa 1987.
A. Middeldorf Kosegarten, »Nicola Pisano, das 'Wolfenbütteler Musterbuch' und Byzanz«, Münchner Jahrbuch der bildenden Kunst, XXXIX, 1988, 29–50.
A.F. Moskowitz, Nicola Pisano's Arca di San Domenico and its Legacy. University Park 1993.

Rom (siehe auch: Torriti):
S. Waetzoldt, Die Kopien des 17. Jahrhunderts nach Mosaiken und Wandmalereien in Rom, Wien-München 1964.
J.T. Wollesen, »Die Fresken in Sancta Sanctorum. Studien zur römischen Malerei zur Zeit Papst Nikolaus' III. (1277–1280)«, Römisches Jahrbuch für Kunstgeschichte, XIX, 1981, 36–83.
Roma anno 1300, Atti della IV settimana di studi di storia dell'arte medievale dell'Università di Roma »La Sapienza«, Rom 1983.
G. Matthiae, Pittura romana del medioevo secoli XI–XIV, Rom 1988.
A.M. Romanini (Hrsg.), Roma nel Duecento. L'arte nella città dei papi da Innocenzo III a Bonifacio VIII, 1991.
A.M. Romanini, Eclissi di Roma. Pittura murale a Roma e nel Lazio da Bonifacio VIII a Martino V (1295–1431), 1992.

San Gimignano (siehe auch: Bartolo di Fredi):
G. Cecchini und E. Carli, San Gimignano, Mailand 1962.
G. Freuler, »Lippo Memmi's New Testament Cycle in the Collegiata in San Gimignano«, Arte Cristiana, LXXIV, 1986, 93–102.

Scrovegni:
R.H. Rough, »Enrico Scrovegni, the Cavalieri Gaudenti, and the Arena Chapel in Padua«, Art Bulletin, LXII, 1980, 24–35.

Siena:
W. Bowsky, U. Feldges, Landschaft als topographisches Porträt. Der Wiederbeginn der europäischen Landschaftsmalerei in Siena, Bern 1980.
H. van Os, »The Black Death and Sienese Painting: A Problem of Interpretation«, Art History, IV, 1981, 237–49.
E. Carli, La pittura senese del Trecento, Mailand 1981; Il Gotico a Siena, Kat. der Ausst., Florenz 1982.

Stifterverhalten, Stiftungen (siehe auch: Scrovegni):
S.K. Cohn, Jr., The Cult of Remembrance and the Black Death, Baltimore-London 1992.
R.A. Goldthwaite, Wealth and the Demand for Art in Italy 1300–1600, Baltimore-London 1993.

Tafelkreuz (siehe auch: Giunta Pisano; Kultbild):
L. Bracaloni, »Il prodigioso Crocifisso che parlò a S. Francesco«, Studi Francescani, II, 1939, 185–212.
H. Hallensleben, »Zur Frage des byzantinischen Ursprungs der monumentalen Kruzifixe, 'wie die Lateiner sie verehren'«, Festschrift für Eduard Trier zum 60. Geburtstag, Berlin 1981, 7–34.
D. Russo, »Saint Francois, les franciscains et les représentations du Christ sur la croix en Ombrie au XIIIe siècle«, Mélanges de l'Ecole francaise de Rome, XCVI, 1984, 647–717.

Tomaso da Modena:
R. Gibbs, Tomaso da Modena. Painting in Emilia and the March of Treviso, 1340–80, Cambridge 1989.
D. Russo, »Compilation iconographique et légitimation de l'ordre dominicain: les fresques de Tomaso da Modena à San Niccolò de Trevise (1352)«, Revue de l'art, 1992, 76–85.

Trecento (siehe auch: Florenz, Pisa, Stifterverhalten):
M. Meiss, Painting in Florence and Siena after the Black Death. The Arts, Religion and Society in the Mid-Fourteenth Century, New York ²1964.
M. Baxandall, Giotto and the Orators. Humanist observers of painting in Italy and the discovery of pictorial composition 1350–1450, Oxford 1971.
L. Gargan, Cultura e arte nel Veneto al tempo del Petrarca, Padua 1978.
H. Belting und D. Blume (Hrsg.), Malerei und Stadtkultur in der Dantezeit. Die Argumentation der Bilder, München 1989.
M.S. Frinta, »Observations on the Trecento and Early Quattrocento Workshop«, The Artist's Workshop, ed. P.M. Lukehart, Washington 1993, 19–34.
G. Cherubini, E. Cristiani, L. Gai, A.I. Pini, G. Pinto (Hrsg.), Italia 1350–1450: tra crisi, trasformazione, sviluppo, 1993.

Jacopo Torriti: A. Tomei, Jacobus Torriti Pictor:
Una vicenda figurativa del tardo Duecento romano, Rom 1990.

Venedig:
R. Pallucchini, La pittura veneziana del Trecento, Venedig–Rom 1964.
T. Pignatti, 1000 Jahre Kunst in Venedig, München 1989.
B. Bertoli (Hrsg.), La basilica di San Marco (Venezia). Arte e simbologia, 1993.

ALICK MCLEAN
Italienische Architektur des Spätmittelalters

The Tempio Malatestiano, Leone Battista Alberti, and the Malatesta family: a bibliography, Monticello, Ill., 1986.
J. Ackerman, Distance Points: Essays in Theory and Renaissance Art and Architecture, Cambridge, Mass. 1991.
J. Ackerman, »The Regions of Italian Renaissance Architecture,« The Renaissance from Brunelleschi to Michelangelo: The Representation of Architecture, Mailand 1994, 319–347.
N. Adams, L. Nussdorfer, »The Italian City, 1400–1600,« The Renaissance from Brunelleschi to Michelangelo: The Representation of Architecture, eds. H. Millon & V.M. Lampugnani, Mailand 1994, 205–230.
L.B. Alberti, tr. Rykwert, J. et alia, On the art of building in ten books Cambridge, Mass. 1988.
L.B. Alberti, Zehn Bücher über die Baukunst. In Deutsche Übertragen, eingeleitet und mit Anmerkungen und Zeichnungen versehen von Maz Theurer, Wien 1912.
L.B. Alberti, L'architettura (De Re Aedificatoria), Hrsg. mit Übers. F. Orlandi, P. Portoghesi, Mailand, 1966.
L.B. Alberti, ed. C. Grayson, Alberti and the Tempio Malatestiano: an autograph letter from Leon Battista Alberti to Matteo de' Pasti, November 18, 1454, New York, Pierpont Morgan Library, 1957.
G. Brucker, Renaissance Florence, Berkeley 1983.
H. Burns, »Quattrocento architecture and the antique,« Classical Influences on European Culture: A.D. 500–1500, Proceedings of an International Conference, (King's College, Cambridge, April 1969), Cambridge 1971, 269–288.
R. Goldthwaite, The Building of Renaissance Florence, Baltimore 1980.
L.H. Heydenreich & W. Lotz, Architecture in Italy, 1400–1600, Harmondsworth-Baltimore 1974.
P. Murray, Renaissance Architecture, New York-Mailand 1971.
H. Millon und V.M. Lampugnani, The Renaissance from Brunelleschi to Michelangelo: The Representation of Architecture, Mailand 1994.

The Rediscovery of the Antique in Fifteenth-Century Florence:
Filippo Brunelleschi. La sua opera e il suo tempo, Florenz 1980.

S.B. Bandera & S. Baroni, Il Sacello di San Satiro : storia, ritrovamenti, restauri, Cinisello Balsamo-Milano 1990.
F. Borsi, S. Borsi, Bramante, Mailand 1989.
F. Borsi et alia, Leon Battista Alberti, Mailand 1973.
C. Elam, »Lorenzo de' Medici and the Urban Development of Renaissance Florence,« Mitteilungen des Kunsthistorischen Institutes in Florenz 23, 1979, 153–86.
M. Ferrara, F. Quinterio, Michelozzo di Bartolomeo, Florenz 1984.
F.P. Fiore, M. Tafuri, eds., Francesco di Giorgio, Mailand 1993.
H. Klotz, Filippo Brunelleschi, New York-London 1990.
A. Manetti, The Life of Brunelleschi by Antonio di Tuccio Manetti, hrsg. H. Saalman, Engl. Übers.v. Catherine Enggass, University Park-London 1970.
P. Morselli, G. Corti, La chiesa di Santa Maria delle Carceri in Prato : contributo di Lorenzo de' Medici e Giuliano da Sangallo alla progettazione, Florenz 1982.
J.F. O'Gorman, The Architecture of the Monastic Library in Italy, 1300–1600, New York 1972.
H. Saalman, Filippo Brunelleschi: The Cupola of Santa Maria del Fiore, London 1980.
H. Saalman, Filippo Brunelleschi: The Buildings, London 1993.
A.E. Werdehausen, Bramante und das Kloster S. Ambrogio in Mailand, Worms 1990.

Brunelleschi and Perspective:
S.H. Edgerton, Jr., The Renaisance Rediscovery of Linear Perspective, New York-London 1976.
M. Kemp, The Science of Art: Optical Themes in Western Art from Brunelleschi to Seurat, New Haven-London 1990.
E. Panofsky, »Die Perspektive als 'symbolische Form'«, Vorträge der Bibliothek Warburg 1924–1925, Leipzig-Berlin 1927, 258–330.
K.H. Veltman and K.D. Keele, Linear Perspective and the Visual Dimensions of Science and Art, Studies on Leonardo da Vinci I, München 1986.

The Ideal City:
K. Bering, Baupropaganda und Bildprogrammatik der Frührenaissance in Florenz, Rom, Pienza, Frankfurt am Main-New York 1984.
W. Braunfels, Abendländische Stadtbaukunst, Köln 1976 [English: Urban design in Western Europe: regime and architecture, 900–1900; übers.v. Kenneth J. Northcott Chicago, 1988].
G. Chittolini, ed., Metamorfosi di un borgo: Vigevano in età visconteo-sforzesca, Mailand 1992.
C. Mack, Pienza: the creation of a Renaissance city, Ithaca 1987.
A. Tönnesmann, Pienza: Städtebau und Humanismus, München 1990.

Architekturtheorie und -zeichnungen:
H. Burns, »I disegni di Francesco di Giorgio agli Uffizi di Firenze,« Francesco di Giorgio, F.P. Fiore, M. Tafuri, eds., Mailand 1993, 330–357.
M. D'Evelyn, World and Image in Architectural Treatises of the Italian Renaissance, Ph.D. Dissertation, Princeton University, Ann Arbor 1994.
A. Avelino oder Filarete, Treatise on Architecture, 2 vols., übers. und ed. F. R. Spencer, New Haven-London 1965.
C.L. Frommel, »Reflections of the Early Architectural Drawings,« The Renaissance from Brunelleschi to Michelangelo: The Representation of Architecture, Mailand 1994, 101–121.
H. Günther, »The Renaissance of Antiquity,« Brunelleschi to Michelangelo: The Representation of Architecture, Mailand, 1994, 259–305.
M. Horster, »Brunelleschi und Alberti in ihrer Stellung zur Römischen Antike,« Mitteilungen des Kunsthistorischen Institutes in Florenz 17, 1, 1973, 29–64.
M. Jarzombek, On Leon Baptista Alberti: His Literary and Aesthetic Theories, Cambridge, Mass. 1989.
R. Krautheimer, »Alberti and Vitruvius,« Studies in Western Art 2, 1963, 43–52.
H. Mühlmann, L. B. Alberti: Ästhetische Theorie der Renaissance, Bonn 1982.
M. Mussi, »La trattatistica di Francesco di Giorgio: un problema critico aperto,« Francesco di Giorgio, F.P. Fiore, M. Tafuri, eds., Milan 1993, 358–379.
J. Onians, »Alberti and Filarete,« Journal of the Warburg and Courtauld Institutes 34, 1971, 96–114.
A. Palladio, The Four Books of Architecture, New York 1965.
S. Serlio, The five books of architecture: an unabridged reprint of the English edition of 1611, New York 1982.
O.M. Ungers, »Ordo, fondo et mensura:« the Criteria of Architecture, Brunelleschi to Michelangelo: The Representation of Architecture, Mailand 1994, 307–317.

Church Architecture:
J. Ackerman, »Observations on Renaissance Church Planning in Venice and Florence, 1470–1570,« Florence and Venice: Comparisons and Relations, ed. S. Bertelli et alia, 2 Heft, Florence, 1980, (2) 287–308.
A. Bruschi, »Religious Architecture in Renaissance Italy from Brunelleschi to Michelangelo,« Brunelleschi to Michelangelo: The Representation of Architecture, Mailand 1994, 123–181.
R. Wittkower, Architectural Principles in the Age of Humanism, London 1962.

Palace Architecture:
G. Cherubini, G. Fanelli, Il Palazzo Medici Riccardi di Firenze, Florenz, 1990.
C.L. Frommel, Living all' antica: Palaces and Villas from Brunelleschi to Bramante, Brunelleschi to Michelangelo: The Representation of Architecture, Mailand, 1994, 183–203.
F. Kent, A. Perosa, B. Preyer, P. Sanpaolesi and R. Salvini, Giovanni Rucellai ed il suo Zibaldone: A Florentine Patrician and his Palace, London 1981.
M. Naldini, D. Taddei, La piazza, la loggia, il palazzo Rucellai, Florenz 1989.

Villen Architektur:
J. Ackerman, The Villa: Form and Ideology of Country Houses, London-Princeton 1990.
D. Coffin, The Villa in the Life of Renaissance Rome, Princeton 1979.

WOLFGANG JUNG
Architektur der Hochrenaissance und des Manierismus in Rom und Mittelitalien:

James S. Ackerman, The Cortile del Belvedere, in: Studie documenti per la storia del Palazzo Apostolico Vaticano, Vol. III, Rom 1954.
James S. Ackerman, The Architecture of Michelangelo, London 1986, (Erstausg. London 1961).
James S. Ackerman, The Gesù in the Light of Contemporary Church Design, in: Distance Points, Essays in Theory and Renaissance Art and Architecture, Cambridge, Massachusetts 1991.
Giulio Carlo Argan, Bruno Contardi, Michelanglo Architetto, Milano 1990.
Horst Bredekamp, Maarten van Heemskercks Bildersturm als Angriff auf Rom, in: Bilder und Bildersturm im Spätmittelalter und in der frühen Neuzeit, Wiesbaden, S. 203–216.
Arnaldo Bruschi, Bramante, Roma-Bari 1985, (Erstausgabe: Roma-Bari 1973).
Jakob Burckhardt, Geschichte der Renaissance in Italien, Stuttgart 1878.
Lidia Cangemi, Fasi e trasformazioni della fabbrica del Casino di Pio IV, in: Materiali per la Storia e il Restauro dell'Architettura, Roma »La Sapienza« – Facoltà di Architettura, Esc. 3, 1990–91.
Tancredi Carunchio, La Villa di Papa Giulio III a Roma, Citta di Castello 1994.
Baldassar Castiglione, Il Libro del Cortegiano, Introduzione di Amadeo Quondam, Note di Nicola Longo, Mailand 1990.
B. Castiglione, The Ideal and the Real in Renaissance Culture, ed. by R.W. Hanning and David Rosand, New Haven-London 1983.
David R. Coffin, The villa in the life of Renaissance Rome, Princeton 1979.
Christoph L. Frommel, Die Farnesina und Peruzzis architektonisches Frühwerk, Berlin 1961.
Christoph L. Frommel, Der römische Palastbau, Tübingen 1973, Bd. 1–3.
Christoph L. Frommel, Stefano Ray, Manfredo Tafuri, Raffaello Architetto, Mailand 1984.
Eugenio Garin, Rinascite e rivoluzioni. Movimenti culturali dal XIV al XVIII secolo, Roma-Bari 1990 (Erstausgabe: Roma-Bari 1975).
Pirro Ligorio, Artist and Antiquarian, edited by R.W. Gaston, Mailand 1988.
Giulio Romano, Saggi di Ernst H. Gombrich, Manfredo Tafuri, Sylvia Ferino Pagden, Christoph L. Frommel, Konrad Oberhuber, Amedeo Belluzzi e Kurt W. Forster, Howard Burns, Milano 1989.
Deborah Howard, Bramante's Tempietto. Spanish Royal Patronage, in: Apollo CXXXVI, S. 211–217.
Richard Krautheimer, Alberti and Vitruvius, in: Studies in Western Art, The Renaissance and Mannerism, Acts of the XX. International Congress of the History of Art, ed. Millard Meiss, Princeton 1963, S. 42–52.
Irving Lavin, The Campidoglio and Sixteenth century stage design, in: Essays in Honour of Walter Friedländer, ed. by the Marsyas Board, New York 1965, S. 114–118.
Memoria dell'antico nell'arte italiana, Turin 1984–86, Bd. 1–3.
Gabriele Morolli, »Le belle forme degli edifici antichi«, Raffaello e il progetto del primo trattato rinascimentale sulle antichità di Roma, Firenze 1984.
Peter Murray, Bramante's Tempietto, University of Newcastle upon Tyne 1972
Konrad Oberhuber, Raffaello, Mailand 1982.
Pier Nicola Pagliara, La casa romana nella trattatistica vitruviana, in: Controspazio 4, 1972, S. 22–36.
Erwin Panofsky, Die Renaissancen der europäischen Kunst, Frankfurt am Main 1984 (Erstausgabe: Renaissance and Renascences in Western Art, Stockholm 1960).
Ludwig von Pastor, Geschichte der Päpste seit dem Ausgang des Mittelalters, Freiburg 1891.
Raffaello a Roma, Il convegno del 1983, a cura di C.L. Frommel e M. Winner, Roma 1986.
Rinascimento. Da Brunelleschi a Michelangelo. La Rappresentazione dell'Architettura, a cura di Henry Millon e Vittorio Magnago Lampugnani, Mailand 1994.
Sebastiano Serlio, Tutte l'opere d'Architettura et Prospettiva, Venedig 1619 (Neu herausgegeben als Faksimile, Ridgewood, N.J., 1964)
Sebastiano Serlio, Sesto Seminario Internazionale di Storia dell'Architettura, Vicenza 31 agosto – 4 settembre 1987, Mailand 1989.
John Shearman, Die Loggia der Psyche in der Villa Farnesina und die Probleme der letzten Phase von Raffaels graphischem Stil, in: Jahrbuch der kunsthistorischen Sammlungen in Wien 60, 1964, S. 59–120.
John Shearman, The born architect?, in: Studies in the History of Art 17, Raphael before Rome, 1986, S. 203–210.
Manfredo Tafuri, L'architettura del Manerismo nel Cinquecento europeo, Roma 1966.
Manfredo Tafuri, L'architettura dell' umanesimo, Roma-Bari 1969.
Manfredo Tafuri, Ricerca del Rinascimento. Principi, città, architetti, Torino 1992.
Christof Thoenes, Bramante e la »bella maniera degli antichi«, in: Studi Bramanteschi, Atti del Congresso internazionale, Milano – Urbino – Roma – 1970, Roma 1974, S. 391–396.
Christof Thoenes, Sprache der Ruinen, zur Antikenrezeption der Renaissance aus der Sicht der Architekturtraktate, in:

»Roma quanta fuit ipsa ruina docet«, Kolloquium Hertziana, April 1986, S. 29
Regola delli cinque ordini d'architettura. Di Iacomo Barozzio da Vignola, Rom 1602
Rudolf Wittkower, Grundlagen der Architektur im Zeitalter des Humanismus, München 1983, (Erstausgabe: Architectural Principles in the Age of Humanism, London 1949)
Franz Graf Wolff Metternich, Die frühen St.-Peter-Entwürfe 1505–1514, aus dem Nachlaß herausgegeben, bearbeitet und ergänzt von Christof Thoenes,Tübingen 1987
Heinrich Wölfflin, Die Klassische Kunst, Basel 1899

JEANETTE KOHL
Architektur der Spätrenaissance in Venedig und im Veneto

James S. Ackerman, Palladio. Stuttgart 1980.
Andreas Beyer, Andrea Palladio. Das Teatro Olympico. Franfurt/M. 1987.
Caroline Constant, Der Palladio-Führer. Braunschweig, Wiesbaden 1988.
Herrmann Diruf, Paläste Venedigs vor 1500. Baugeschichtliche Untersuchungen zur venezianischen Palastarchitektur im 15. Jhdt. München 1990.
J.R. Hale, Renaissance Venice, London 1973.
Deborah Howard, Jacopo Sansovino. Architecture and Patronage in Renaissance Venice, Yale UP 1975.
Norbert Huse und Wolfgang Wolters, Venedig. Die Kunst der Renaissance, München 1986.
Martin Kubelik, Die Villa im Veneto. Zur typologischen Entwicklung im Quattrocento. 2 Bde., München 1977.
Langenskiöld, Michele Sanmicheli. His Life and Works. Uppsala 1938.
John McAndrew, Venetian Architecture of the Early Renaissance, Cambridge 1980.
Muraro, Michelangelo, Die Villen des Veneto. München 1986.
Peter Murray, Renaissance. Weltgeschichte der Architektur. Stuttgart 1989.
Andrea Palladio, Die vier Bücher zur Architektur. Nach der Ausgabe Venedig 1570 »I quattro libri dell' Architettura«. Hrsg. v. A. Beyer und U. Schütte, Zürich-München 1988.
Lionello Puppi, Andrea Palladio. Das Gesamtwerk. 2 Bde., Stuttgart 1977.
Martin Wundram und Thomas Pape, Andrea Palladio, Köln 1988.
Alvise Zorzi, Paläste in Venedig. München 1989.

UWE GEESE
Skulptur der italienischen Renaissance

Allgemein:
J. Pope-Henessy, An Introduction to Italian Sculpture, 3 Bd.; Bd. 2: Italian Renaissance Sculpture, London 1958; Bd. 3: Italian High Renaissance and Baroque Sculpture, London 1963.
J. Poeschke, Die Skulptur der Renaissance in Italien, 2 Bd., »Donatello und seine Zeit«, München 1990, und »Michelangelo und seine Zeit«, München 1992. (Mit umfassender Literatur).
R.J.M. Olson, Italian Renaissance Sculpture, London 1992.
Martin Warnke, Hofkünstler. Zur Vorgeschichte des modernen Künstlers. Köln 1985.
F. Haskell & N. Penny, Taste and the Antique. The Lure of Classical Sculpture 1500–1900, Yale [2]1982.

Lorenzo Ghiberti:
R. Krautheimer, Lorenzo Ghiberti, Princeton, N. J. 1956 (letzte Auflage 1982).
A. Perrig, Lorenzo Ghiberti. Die Paradiesestür. Warum ein Künstler den Rahmen sprengt. Kunststück, Frankfurt am Main 1987.

Nanni di Banco:
M. Wundram, Donatello und Nanni di Banco, Berlin 1969.
M. Horstner, Nanni di Banco: »Quattro Coronati«, in: Mitteilungen des Kunsthistorischen Institutes in Florenz 31, 1987, 59–80.
M. Bergstein, La vita civica di Nanni di Banco, Rivista d'Arte 39, 1987, 55–82.
ders., The Date of Nanni di Banco's »Quattro santi Coronati«, The Burlington Magazine 130, 1988, 910–913.

Donatello:
Poeschke, Die Skulptur der Renaissance in Italien, Bd.1, »Donatello und seine Zeit«, München 1990.
B.A. Bennet und D.G. Wilkins, Donatello, Oxford 1984 (dtsch. Stuttgart 1986)
J. Pope-Hennesy, Donatello, Frankfurt am Main und Berlin 1986.
Donatello-Studien, Italienische Forschungen 3, 16, München 1989. (Chronologische Bibliographie).

Jacopo della Quercia:
C. Freytag, Jacopo della Quercia: Stilkritische Untersuchungen zu seinen Skulpturen unter besonderer Berücksichtigung des Frühwerks, Diss. München 1969.
Jacopo della Quercia nell'arte dell suo tempo, Ausst.Kat., Firenze 1975.
Jacopo della Quercia fra Gotico e Rinascimento. Atti del convegno di studi 1975, Fierenze 1977.
C. List-Freytag, Beobachtungen zum Bildprogramm der Fonta Gaia Jacopo della Quercias, in: Münchener Jahrbuch für Bildende Kunst 36, 1985, 57–71.

Luca della Robbia:
M. Lisner, Luca della Robbia. Die Sängerkanzel. Stuttgart 1960.
C. Del Bravo, L'umanesimo di Luca della Robbia, Paragone 24, 1973, Nr. 284, 3–34.
J. Pope-Henessy, Luca della Robbia, Oxford 1980.

Agostino di Duccio:
M. Kühlental, Studien zum Stil und zur Stilentwicklung Agostino di Duccios, in: Wiener Jahrbuch für Kunstgeschichte 24, 1971, 59–100.
C. Mitchell, Il Tempio Malatestiano, in: Studi malatestiani, hg. vom Istituto Storico Italiano per il Medio Evo. Roma 1978, 71–103

Bernardo und Antonio Rosselino:
L. Planiscig, Bernardo und Antonio Rosselino. Wien 1942.
A.M. Schulz, The Sculpture of Bernardo Rosselino and his Workshop. Princeton, N.J. 1977.

Desiderio da Settignano:
A. Markham, Desiderio da Settignano an the Workshop of Bernardo Rossellino, The Art Bulletin 45, 1963, 35–45.
U. Schlegel, Zu Donatello und Desiderio da Settignano. Beobachtungen zur physiognomischen Gestaltung im Quattrocento, in: Jahrbuch der Berliner Museen 9, 1967, 135–155.

Mino da Fiesole:
I. Lavin, On the Sources and Meaning of the Renaissance Portrait Bust, The Art Quarterly 33, 1970, 207–226.
G.C. Sciolla, La scultura di Mino da Fiesole. Torino 1970.

Benedetto da Maiano:
E. Lein, Benedetto da Maiano. Frankfurt am Main 1988.

Francesco Laurana:
H.-W. Kruft und M. Malmanger, Francesco Laurana: Beginnings in Naples, The Burlington Magazine 116, 1974, 9–14.
ders., Der Triumphbogen Alfonsos in Neapel. Das Monument und seine politische Bedeutung, Acta ad Archaeologiam et Artium Historiam pertinentia 6, 1975, 213–305.

Guido Mazzoni:
T. Verdon, The Art of Guido Mazzoni. New York–London 1978.
N. Gramaccini, Guido Mazzonis Beweinungsgruppen, in: Städel Jahrbuch N.F. 9, 1983, 7–40.

Niccolò dell'Arca:
N. Gramaccini, La déploration de Niccolò dell'Arca. Religion et politique aux temps de Giovanni II Bentevoglio, Revue de l'Art 1983, Nr. 62, 21–34.
U. Hübner, Zwei annonyme Terrakottastatuen unter dem Namen des Niccolò dell'Arca, in: Städel Jahrbuch N.F. 12, 1989, 195–208.

Antonio Rizzo:
R. Munman, Venetian Renaissance Tomb Monuments. Phil. Diss. Harvard University 1968.
A. M. Schulz, Antonio Rizzo. Sculptor and Architect. Princeton 1983.
N. Huse/W. Wolters, Venedig. Die Kunst der Renaissance. München 1986

Andrea del Verrocchio:
Verrocchio's Christ and St. Thomas. A Masterpiece of Sculpture from the Renaissance Florence. Ausstellungsktalog. Florenz, New York 1993.
Die Christus-Thomas-Gruppe von Andrea del Verrocchio (1436–1488). Öffentliches Kolloquium vom 19.–21. November 1993. Liebieghaus – Museum alter Plastik, Frankfurt a. M. (Tagungsband in Vorbereitung).

Kleinbronzen:
J. Montagu, Bronzen. Stuttgart und Frankfurt a. M. 1963.
H. Beck und P.C. Bol, Natur und Antike in der Renaissance. Ausstellungskatalog. Liebieghaus – Museum alter Plastik Frankfurt a.M. 1985 (mit umfassender Literatur).
D. Blume, Anticos Antike, in: Städel-Jahrbuch N.F. 11, 1987, S. 179–204.

Michelangelo:
Die Literatur zu Michelangelo ist so umfangreich, daß hier nur wenige neuere Titel genannt werden:
D. Summers, Michelangelo and the Language of Art. Princeton, N.J. 1981.
C. Echinger-Maurach, Studien zu Michelangelos Juliusgrabmal, Hildesheim-Zürich-New York 1991, 2 Bde.
F. J. Verspohl, Der Moses des Michelangelo, in: Städel-Jahrbuch N. F. 13, 1991, 155–176.
ders., Michelangelo Buonarroti. Das Wort und das Bild. Mit einem Beitrag von Horst Bredekamp zur ersten Planungsstufe des Juliusgrabes und Zeichnungen von Jörg Friedrich. Kunststück. Frankfurt a.M. (im Erscheinen).

Tullio Lombardo:
M. Maek-Gerard, Tullio Lombardo. Ein Beitrag zur Problematik der venezianischen Werkstatt bis zu den Auswirkungen des Krieges gegen die Liga von Cambrai. Diss. Frankfurt a. M. 1974.
ders., Die »Milanexi« in Venedig. Ein Beitrag zur Entwicklungsgeschichte der Lombardi-Werkstatt, Wallraf-Richartz Jahrbuch 41, 1980, 105–130.
A. Luchs, Tullio Lombardo's Ca' d'Oro Relief: A Self-Portrait with the Artist's Wife?, The Art Bulletin 71, 1989, 230–236.

Jacopo Sansovino:
B. Boucher, The Sculpture of Jacopo Sansovino. 2 Bde. New Haven, London 1991.

Baccio Bandinelli:
V.L. Bush, Bandinelli's »Hercules and Cacus« and Florentine Traditions, Memoires of the American Academy in Rome 35, 1980, 163–206.
K. Weil-Garris, Bandinelli and Michelangelo: A Problem of Artistic Identity, in: Art the Ape of Nature. Studies in Honor of H.W. Janson. New York 1981, 223– 251.

Benvenuto Cellini:
B. Cellini, Leben des Benvenuto Cellini, übersetzt von Goethe. Mit einem Nachwort von Harald Keller. Frankfurt a.M. 1981.
J. Pope-Hennessy, Cellini, London 1985.

A. Prater, Cellinis Salzfaß für Franz I. Ein Tischgerät als Herrschaftszeichen. Stuttgart 1988.

Giambologna (Giovanni da Bologna):
C. Avery, A. Radcliffe, M. Leithe-Jasper (Hrsg.), Giambologna. 1529 bis 1608. Ein Wendepunkt der europäischen Plastik. Ausstellungskatalog. Wien 1978.

BARBARA DEIMLING
Malerei der Frührenaissance in Florenz und Mittelitalien

Die Beiträge zu Perugino, Pinturicchio, Signorelli und Piero di Cosimo wurden von Marlis Fraatz-von Hessert ausgeführt.

Die Internationale Gotik:
L. Castelfranchi Vegas, International Gothic Art in Italy, Leipzig, 1966.
Europäische Kunst um 1400, Ausstellungkatalog, Wien 1962.
Courajods, Léçons professées à l'École du Louvre, 1887–1896, Paris 1901, 3 Bde. (Begriff »gothicité universelle«).

Gentile da Fabriano:
A. de Marchi, Gentile da Fabriano: Un viaggio nella pittura italiana alla fine del gotico, Mailand 1992.
K. Christiansen, Gentile da Fabriano, Ithaca, N.Y. 1982. (Sieht Gentile da Fabriano als einen Renaissance-Maler und nicht als 'Spätgotiker' an).

Masaccio:
L. Berti, Masaccio, Florenz 1988.

Masaccio und Giotto:
M. Boskovits, »'Giotto born again': Beiträge zu den Quellen Masaccios«, in Zeitschrift für Kunstgeschichte, 29, 1966, S. 51–66.

Zur Perspektive bei Masaccio:
Div. Beiträge, in: Marburger Jahrbuch für Kunstwissenschaft, XXI, 1986.

Masaccios Trinität:
U. Schlegel, »Observations on Masaccio's Trinity Fresco in Santa Maria Novella«, in Art Bulletin, XLV, 1963, S. 19–33. (Deutung der Trinität als Kopie der Golgatha-Kapelle in Jerusalem)
E. Hertlein, Masaccios Trinität: Kunst, Geschichte und Politik der Frührenaissance in Florenz, Florenz 1979.
O. von Simson, »Über die Bedeutung von Masaccios Trinitätsfresko in Santa Maria Novella«, in Jahrbuch der Berliner Museen, VIII, 1966, S. 119–159. (Theologische Deutung des Freskos in Verbindung mit dem Jüngsten Gericht und der Endzeiterwartung).

Fra Angelico:
J. Pope Hennesy, Fra Angelico, London 1952.
K. Bering, Fra Angelico: Mittelalterlicher Mystiker oder Maler der Renaissance?, Essen 1984 (Überblick zur Rezeptionsgeschichte Fra Angelicos).

Fra Angelico und San Marco:
W. Hood, Fra Angelico at San Marco, New Haven-London 1993.

Das Hauptaltarbild von San Marco:
J. I. Miller, »Medici Patronage and the Iconography of Fra Angelico's San Marco Altarpiece«, in Studies in Iconography, XI, 1987, S. 1–13.
C. Gardner von Teuffel, »Lorenzo Monaco, Filippo Lippi und Filippo Brunelleschi: die Erfindung der Renaissancepala«, in Zeitschrift für Kunstgeschichte, 45, 1982, S. 1–30.

Benozzo Gozzoli und die Drei-Königs-Kapelle im Palazzo Medici:
Benozzo Gozzoli: La Cappella dei Magi, hrsg. von C. Acidini Luchinat, Mailand 1993. (Mit hervorragenden Photos der restaurierten Fresken)
R. Hatfield, »Cosimo de' Medici and the Chapel of His Palace«, in Cosimo il Vecchio de' Medici, 1389–1464. Essays in Commemoration of the 600th Anniversary of Cosimo de' Medici's Birth, hrsg. von F. Ames-Lewis, Oxford 1992, S. 221–244.

Filippo Lippi:
J. Ruda, Fra Filippo Lippi: Life and Work with a Complete Catalogue, London 1993. (Streitet den flämischen Einfluß auf Filippo Lippi ab und versucht stattdessen, den Wandel Filippos durch toskanische Traditionen zu erklären; im Ganzen nicht überzeugend; mit weiterführender Literatur.)
R. Oertel, Fra Filippo Lippi, Wien 1942.

Filippo Lippis Frühwerk:
M. Boskovits, »Fra Filippo Lippi, i carmelitani, e il Rinascimento«, in Arte Cristiana, LXXIV, 1986, S. 235–242.

Filippo Lippi und Flandern:
F. Ames-Lewis, »Fra Filippo Lippi and Flanders«, in Storia dell'Arte, LXIX, 1990, S. 255–273.
F. Ames-Lewis, »Painters in Padua and Netherlandish Art, 1435–1455«, in Italienische Frührenaissance und Nordeuropäisches Spätmittelalter, hrsg. von J. Poeschke, München 1993, S. 179–202.

Die Verkündigung von San Lorenzo:
C. Gardner von Teuffel, »Lorenzo Monaco, Filippo Lippi und Filippo Brunelleschi: die Erfindung der Renaissancepala«, in Zeitschrift für Kunstgeschichte, 45, 1982, S. 1–30.
F. Ames-Lewis, Fra Filippo Lippi's S. Lorenzo Annunciation«, in Zeitschrift für Kunstgeschichte, 42, 1979, S. 155– 163.

Die Fresken von Prato:
M. Baxandall, Die Wirklichkeit der Bilder: Malerei und Erfahrung im Italien des 15. Jahrhunderts, Frankfurt, 1984, S. 169–178. (Englische Ausgabe: Painting and Experience in Fifteenth-Century Italy, Oxford [2]1988, S. 128–135.)

Paolo Uccello:
F. und S. Borsi, Paolo Uccello, Mailand, 1992. (in deutscher Ausgabe idem, Zürich 1993.)
G. Vasari, (Zitat in:) Vite de' più eccelenti pittori, scultori e architetti, Bd. IV [Florenz 1568], Mailand 1808, S. 89–90.
J. von Schlosser, Künstlerprobleme der Frührenaissance, III, Paolo Uccello, Wien 1933, S. 42. (Bezeichnet Uccello als »Halbkünstler«).

Das Reiterstandbild des John Hawkwood:
A. Schmitt, »Paolo Uccellos Entwurf für das Reiterbild des Hawkwood«, in Mitteilungen des Kunsthistorischen Institutes, VIII, 1959, S. 125–130.
H.-E. Mittig, »Uccellos Hawkwood-Fresko: Platz und Wirkung«, in Mitteilungen des Kunsthistorischen Institutes, XIV, 1969–70, S. 235–239. (Untersuchung der doppelten Perspektive.)
E. Borsook, »L' «Hakwood» d'Uccello et la Vie de Fabius Maximus de Plutarque«, in Revue de l'Art, no. 55, 1982, S. 44–51.

Das Sintflut-Fresko in Santa Maria Novella:
H.M. von Erffa, Ikonologie der Genesis, Bd. I, München 1989, S. 432–511.
V. Gebhardt, »Ein Portrait Cosimo de' Medicis von Paolo Uccello: Zur Ikonologie der »Sintflut« von Santa Maria Novella in Florenz«, in Pantheon, XLVIII, 1990, S. 28–35.

Die Schlacht von San Romano:
V. Gebhardt, Paolo Uccellos 'Schlacht von San Romano': Ein Beitrag zur Kunst der Medici in Florenz, Diss.Phil., Frankfurt 1991.
ders., »Some Problems in the Reconstruction of Uccello's 'Route of San Romano' cycle«, in Burlington Magazine, 133, March, 1991, S. 179–184.

Cosimo de' Medici als Herrscher und Mäzen:
Cosimo il Vecchio de' Medici, 1389–1464. Essays in Commemoration of the 600th Anniversary of Cosimo de' Medici's Birth, hrsg. von F. Ames-Lewis, Oxford 1992.
V. Gebhardt, »Beiträge zur Ikonographie und Ikonologie des Palazzo Medici und seiner Ausstattung«, in: ders., »Ein Portrait Cosimo de' Medicis von Paolo Uccello: Zur Ikonologie der »Sintflut« von Santa Maria Novella in Florenz«, in Pantheon, XLVIII, 1990, S. 83–138.

Domenico Veneziano:
H. Wohl, The Paintings of Domenico Veneziano: A Study in Florentine Art of the Early Renaissance, New York-London 1980.

Zur Tendenz der »pittura di luce« in Florenz:
Pittura di luce: Giovanni di Francesco e l'arte fiorentina di metà Quattrocento, hrsg. von L. Bellosi, Ausstellungskatalog, Mailand 1990, bes. S. 11–45.
Una scuola per Piero: Luce, colore, prospettiva nella formazione fiorentina di Piero della Francesca, hrsg. von L. Bellosi, Ausstellungskatalog, Venedig 1992, bes. S. 17–34.

Andrea del Castagno:
M. Horster, Andrea del Castagno: Complete Edition with a Critical Catalogue, Oxford 1980.
E. Borsook, The Mural Painters of Tuscany: From Cimabue to Andrea del Sarto, London 1960.
M. Meiss, The Great Age of Fresco: Discoveries, Recoveries and Survivals, New York 1970.
John R. Spencer, Andrea del Castagno and his Patrons, Durham-London 1991.

Zum Zyklus der berühmten Männer und Frauen:
R.L. Mode, »Re-Creating Adam at Villa Carducci«, in Zeitschrift für Kunstgeschichte, 47, 1984, S. 501–514.
E. Borsook, »L' «Hakwood» d'Uccello et la Vie de Fabius Maximus de Plutarque«, in Revue de l'Art, no. 55, 1982, S. 44–51, bes. S. 49 (zu der Aufstellung der Figuren in Nischen mit Inschrifttafeln; dort auch das Zitat von Alberti aus seinem Traktat De Re Aedificatoria).
C.L. Joost Gaugier, »Castagno's Humanistic Program at Legnaia and Its Possible Inventor«, in Zeitschrift für Kunstgeschichte, 45, 1982, S. 274–282.

Der Hl. Hieronymus: Gelehrter und Büßer:
M. Meiss, »Scholarship and Penitence in the Early Renaissance: The Image of St. Jerome«, in idem, The Painter's Choice: Problems in the Interpretation of Renaissance Art, New York, 1976, S. 189–202.

Piero della Francesca:
E. Battisti, Piero della Francesca, 2 Bde., Mailand 1971 (zum 500. Todesjahr; die englische Ausgabe mit neuer Bibliographie idem, 1992).

Das Frühwerk Pieros mit der Taufe Christi:
L. Bellosi, »Sulla formazione fiorentina di Piero della Francesca«, in Una scuola per Piero: Luce, colore, prospettiva nella formazione fiorentina di Piero della Francesca, hrsg. von L. Bellosi, Ausstellungskatalog, Venedig 1992, S. 17–54.
M. Aronberg Lavin, Piero della Francesca's Baptism of Christ, New Haven-London 1981.
M. Tanner, »Concordia in Piero della Francesca's Baptism of Christ«, in Art Quarterly, XXXV, 1972, S. 1–20. (Eine politische Deutung des Bildes als Anspielung auf die Einigung der West- und Ostkirche).

Der Freskenzyklus in Arezzo und die Kreuzzugspropaganda:
L. Schneider, »The Iconography of Piero della Francesca's Frescoes Illustrating the Legend of the True Cross in the Church of San Francesco in Arezzo«, in Art Quarterly, XXXII, 1969, S. 22–48.
C. Ginzburg, Erkundungen über Piero: Piero della Francesca ein Maler der frühen Renaissance, Berlin 1985. (Englische Ausgabe: The Enigma of Piero, Piero della Francesca: The Baptism, the Arezzo Cycle, the Flagellation, London, 1985).

F. Büttner, »Das Thema der 'Konstantinsschlacht' bei Piero della Francesca«, in Mitteilungen des Kunsthistorischen Institutes in Florenz, XXXVI, 1992, S. 23–49.

Die Geißelung Christi:
C. Bertelli, Piero della Francesca: La forza divina della pittura, Mailand, 1991, S. 184.
T. Gouma-Peterson, »Piero della Francesca's Flagellation: An Historical Interpretation«, in Storia dell'arte, no. 26, 1967, S. 217–33, bes. S. 217–18.
C. Ginzburg, Erkundungen über Piero: Piero della Francesca ein Maler der frühen Renaissance, Berlin 1985, S. 133–141
ders., The Enigma of Piero, Piero della Francesca: The Baptism, the Arezzo Cycle, the Flagellation, London 1985, S. 116–119).

Piero della Francesca und Federico da Montefeltro von Urbino:
G. Vasari nachzulesen, Vite de' più eccelenti pittori, scultori e architetti, Bd. V [Florenz 1568], Mailand 1809, S. 165. (Dort die Annahme, daß Domenico Veneziano die Öltechnik nach Italien brachte).
C. J. Hessler, »Piero della Francescas Panorama«, in Zeitschrift für Kunstgeschichte, 55, 1992, S. 161–179.

Verrocchio:
Zur Beteiligung Leonardos an der Taufe Christi siehe die unter diesem Maler aufgeführte Literatur.
G. Passavant, Andrea del Verrocchio als Maler, Düsseldorf 1959.
K. Oberhuber, »Le problème des premières œuvres de Verrocchio«, in Revue de l'Art, XLII, 1978, S. 63–76.
L. Bellosi, »Andrea del Verrocchio«, in Pittura di luce: Giovanni di Francesco e l'arte fiorentina di metà Quattrocento, hrsg. von L. Bellosi, Ausstellungskatalog, Mailand 1990, S. 177–189.

Antonio und Piero Pollaiuolo:
L.D. Ettlinger, Antonio und Piero Pollaiuolo: Complete Edition with a Critical Catalogue, London, 1978.

Die Medici und Hercules:
L.D. Ettlinger, »Hercules Florentinus«, in Mitteilungen des Kunsthistorischen Institutes, XVI, 1972, S. 119–142.
A. Wright, »The Myth of Hercules«, in Lorenzo il Magnifico e il suo mondo, Convegno Internazionale di Studi (Firenze, 9–13 giugno 1992), hrsg. von G. C. Garfagnini, Florenz, 1994, S. 323–339.
W. A. Bulst, »Uso e trasformazione del palazzo mediceo fino ai Riccardi«, in Il Palazzo Medici Riccardi di Firenze, hrsg. von G. Cherubini und G. Fanelli, S. 98–142, spez. S. 113.

Der Körper als Gefängnis der Seele:
Das Zitat bei **L.D. Ettlinger**, Antonio und Piero Pollaiuolo: Complete Edition with a Critical Catalogue, London 1978, S. 31. (Dort auch die These des Kupferstichs als Musterblatt (S. 32–35).

P. Emison, »The Word Made Naked in Pollaiuolo's Battle of the Nudes«, in Art History, 13/3, 1990, S. 261–275.
L.S. Richards in einer interessanten Studie diskutiert: »Antonio Pollaiuolo: Battle of Naked Men«, in The Bulletin of the Cleveland Museum of Art, 55, 1968, S. 62–70.

Sandro Botticelli:
R. Lightbown, Sandro Botticelli: Leben und Werk, München, 1989 (im Englischen: Sandro Botticelli: Life and Work, New York 1989).
ders., Sandro Botticelli, Berkeley-Los Angeles, 1978, 2 Bde., (Mit vollständigem Katalog).
R. Hatfield, Botticelli's Uffizi »Adoration«, Princeton, NJ 1976.

Künstlerische Selbstfindung:
M. Meiss, The Great Age of Fresco, New York 1970, S. 170.
R. Lightbown, Sandro Botticelli, Berkeley-Los Angeles 1978, Bd. II, S. 39.
R. Stapleford, »Intellect and Intuition in Botticelli's Saint Augustine«, in: Art Bulletin, LXXVI, 1994, S. 69–80.

Das hohe Ideal der Liebe:
J. Shearman, »The Collections of the Younger Branch of the Medici«, in Burlington Magazine, 117, January, 1975, S. 12–27.
W. Smith, »On the Original Location of the Primavera«, in: Art Bulletin, LVII, 1975, S. 31–40.
A. Warburg, Sandro Botticelli's '»Geburt der Venus« und »Frühling«: Eine Untersuchung über die Vorstellungen von der Antike in der italienischen Frührenaissance, Leipzig 1893 (Nachdruck in: ders., Gesammelte Schriften, Leipzig-Berlin 1932, I, S. 1–58; siehe bes. S. 32–33.
E.H. Gombrich, »Botticelli's Mythologies: A Study in the Neoplatonic Symbolism of His Circle«, in Journal of the Warburg and Courtauld Institutes, VIII, 1945, S. 7–60.
E. Wind, Heidnische Mysterien in der Renaissance, 1981, Kap. VII (Primavera), Kap. VIII (Geburt der Venus) (Englisch: ders., Pagan Mysteries in the Renaissance, London 1958).
H. Bredekamp, Botticelli Primavera, Florenz als Garten der Venus, Frankfurt 1988.
C. Dempsey, The Portrayal of Love: Botticelli's 'Primavera' and Humanist Culture at the Time of Lorenzo the Magnificent, Princeton, NJ 1992.
ders., Concerning Famous Women, New Brunswick, N. J., 1963, S. 79–80.

Die Medici in Florenz:
J. Hale, Florence and the Medici: The Pattern of Control, London, 1977.
D. Kent, The Rise of the Medici, Oxford, 1978.
G. Brucker, Renaissance Florence, Berkeley, CA, 1983 (Deutsche Übersetzung: Florenz in der Renaissance: Stadt, Gesellschaft, Kultur, Hamburg 1990).
E.H. Gombrich, »The Early Medici as Patrons of Art«, in Italian Renaissance Studies: A Tribute to the Late Cecilia M. Ady, hrsg. v. E.F. Jacob, London, 1960, S. 279 ff.
Cosimo 'il Vecchio de' Medici', 1389–1464: Essays in Commemoration of the 600th Anniversary of Cosimo de' Medici's Birth, hrsg. von F. Ames-Lewis, Oxford 1992.
Piero di Cosimo de' Medici: Art and Politics in Fifteenth-Century Florence. (Auf die Publikation der Akten des Symposiums vom 5.–8. Juni 1991 in Bad Homburg sei hingewiesen).
Lorenzo il Magnifico e il suo mondo, Convegno Internazionale di Studi (Firenze, 9–13 giugno 1992), hrsg. von G. C. Garfagnini, Florenz 1994.

Domenico Ghirlandaio:
E. Micheletti, Domenico Ghirlandaio, Antella 1990.

Die Fresken in der Sassetti-Kapelle:
E. Borsook & J. Offerhaus, Francesco Sassetti and Ghirlandaio at Santa Trinita, Florence: History and Legend in a Renaissance Chapel, Doornspijk 1981.

Das Portinari-Altargemälde:
B. Strens-Hatfield, »L'arrivo del trittico Portinari a Firenze,« in Commentari, XIX, 1968, S. 315–319.
F. Ames-Lewis, »On Domenico Ghirlandaio's Responsiveness to North European Art«, in Gazette des Beaux-Arts, ser. 6, CXIV, 1989, S. 111–122.

Der Künstlervertrag:
M. Baxandall, Die Wirklichkeit der Bilder: Malerei und Erfahrung im Italien des 15. Jahrhunderts, Frankfurt, 1984, S. 12–25, bes. S. 15–18. (Englisch: Painting and Experience in Fifteenth-Century Italy, Oxford [2]1988, S. 3–14, bes. S. 5–8.)

Filippino Lippi:
A. Scharf, Filippino Lippi, Wien, 1950.
L. Berti & U. Baldini, Filippino Lippi, Florenz 1991. (Sehr gute Abbildungen).

Die Fresken der Strozzi-Kapelle:
E. Borsook, »Documents for Filippo Strozzi's Chapel in Santa Maria Novella and Other Related Papers«, in Burlington Magazine, 112, September, 1970, S. 737–747, 800–804.
S. Peters-Schildgen, Die Bedeutung Filippino Lippis für den Manierismus unter besonderer Berücksichtigung der Strozzi-Fresken in Santa Maria Novella zu Florenz, Essen, 1989.

Die sienesische Malerei des Quattrocento:
K. Christiansen, L. Kanter und C.B. Strehlke, Painting in Renaissance Siena, 1420–1500, Ausstellungskatalog, New York 1988. (Mit weiterführender Literatur.)

Francesco di Giorgio:
R. Toledano, Francesco di Giorgio Martini: Pittore e scultore, Mailand 1987, bes. S. 82–85.
Francesco di Giorgio e il Rinascimento a Siena, 1450–1500, Ausstellungskatalog, hrsg. von L. Bellosi, Siena 1992.

Giovanni di Paolo:
L.B. Kanter, Italian Paintings in the Museum of Fine Arts Boston, Bd. I, 13th– 15th Century, Boston 1994, S. 180–182.

Domenico di Bartolo:
C.B. Strehlke, »La 'Madonna dell'Umiltà' di Domenico di Bartolo e San Bernardino«, in Arte Cristiana, 72, 1984, S. 381–390.
Una scuola per Piero: Luce, colore, prospettiva nella formazione fiorentina di Piero della Francesca, hrsg. von L. Bellosi, Ausstellungskatalog, Venedig, 1992, S. 59–63.

Sassetta:
J.R. Banker, »The Program for the Sassetta Altarpiece in the Church of S. Francesco in Borgo S. Sepolcro«, in I Tatti Studies, Essays in the Renaissance, 4, 1991, S. 11 ff. (mit weiterführender Bibliographie).
D. Gordon, »The Reconstruction of Sassetta's Altar-Piece for S. Francesco, Borgo San Sepolcro, Postscript«, in Burlington Magazine, 135, September, 1993, S. 620–623.

ALEXANDER RAUCH
Malerei der Hochrenaissance und des Manierismus in Rom und Florenz

Malerei der Renaissance in Venedig und Norditalien

Livia Alberton und Vinco Da Sesso, Jacopo Bassano, i Da Ponte; una dinastia di pittori; Bassano de Grappa 1992.
Kurt Badt, Paolo Veronese, (aus d. Nachlaß hrsg. v. Lorenz Dittmann) Köln 1981.
Fritz Baumgart, Renaissance und die Kunst des Manierismus, Dumont-Dokumente, Köln 1963.
Gino Benzoni, u.a., Tiziano, Ausst.-Kat. Palazzo Ducale Venezia und National Gallery Washington; Venezia 1990.
Bernhard Berenson, Die italienischen Maler der Renaissance, Neuauflage Gütersloh 1952.
Jan Bialostocki, Spätmittelalter und beginnende Neuzeit, Bd.7 Propyläen Kunstgeschichte, Berlin-Frankfurt am Main-Wien 1972.
Anna Maria Brizio, Leonardo da Vinci, il Cenacolo, Firenze 1983.
Beverly Louise Brown und Paola Marini, (Hrsg.), Jacopo Bassano, Ausst.-Kat.; Bologna 1992.
Luigi Coletti, La Camera degli Sposi del Mantegna a Mantova, Milano 1959.
Regid De Campos, Raffaello nelle Stanze, Firenze 1983.
Pier Luigi De Vecchi, Raffaello, La Pittura, Firenze 1981.
ders., Michelangelo, Köln 1991.
Mario Di Giampaolo, Parmigianino, Catalogo completo dei dipinti, Firenze 1991.
Luitpold Dussler, Raphael. A Critical Catalogue of His Pictures, Wall Paintings and Tapestries, London-New York 1971.

Giuseppe Fiocco, Giorgione, Hamburg-Rom-Bergamo 1941.
Kurt W. Forster, Pontormo, München 1966.
C. Frey, Le Vite di Michelangelo scritte da Giorgio Vasari e da Ascanio Condivi, Berlin 1887.
Dagobert Frey, Manierismus als europäische Stilerscheinung, Studien zur Kunst des 16. und 17. Jahrhunderts, Stuttgart 1964.
K. Frey, Die Briefe des Michelangiolo Buonarroti, Berlin ²1914.
Rona Goffen, Giovanni Bellini; New Haven-London 1989.
Ludwig Goldscheider, The Paintings of Michelangelo, London-Hayes 1948.
ders., Leonardo da Vinci, Third Edition, London-Northampton, 1948.
Cecil Gould, The Paintings of Correggio, London 1976.
Ernst Guhl, Künstlerbriefe, Hrsg. Adolf Rosenberg, Berlin 1880.
Detlev von Hadeln, Paolo Veronese, (aus dem Nachlaß des Verfassers hrsg.v. Kunsthistorischen Institut in Florenz), Florenz 1978.
My Heilmann, Florenz und die Medici, Köln 1985.
Theodor Hetzer, Venezianische Malerei, Bd. 8 der Schriften Hetzers, hrsg. von Gertrude Berthold, Stuttgart 1985.
ders., Tizian. Geschichte seiner Farbe, Frankfurt 1935.
Gustav René Hocke, Die Welt als Labyrinth, Manier und Manie in der europäischen Kunst, von 1520 bis 1650 und in der Gegenwart, Hamburg 1957 bis 1966.
Christian Hornig, Giorgiones Spätwerk, (= Annali della Scuola normale superiore di Pisa, Classe di lettere e filosofia, Serie III, Vol. VI,3) Pisa 1976.
Norbert Huse, Studien zu Giovanni Bellini, Reihe Beiträge zur Kunstgeschichte Bd. 7, Berlin-N.Y. 1972.
Norbert Huse und **Wolfgang Wolters** Venedig. Die Kunst der Renaissance, München 1986.
Christiane L. Joost-Gaugier, Jacopo Bellini, selected Drawings, New York 1980.
Georg Kauffmann, Die Kunst des 16. Jahrhunderts, Berlin 1970. Bd.8 Propyläen Kunstgeschichte.
Harald Keller, Michelangelo, Bildhauer, Maler, Architekt, Frankfurt a.M. 1976.
Jan Lauts, Carpaccio, Gemälde und Zeichnungen, Köln 1962.
Fabrizio Mancinelli und Anna Maria De Strobel, Michelangelo, Le Lunette e la Vela della Capella Sistina, Rom 1992.
Pietro C. Marani, Leonardo e i Leonardesci a Brera, Florenz 1987.
Antonio Morassi, Tiziano, Mailand 1964.
Paccagnini, Giovanni und **Salmi,** Mario: Andrea Mantegna, Mailand 1961.
ders., Pisanello e il ciclo cavalleresco di Mantova, Electa Editrice 1972.
Ridolfo Pallucini und Paola Rosi, Tintoretto, Le Opere Sacre e Profane, 2 Bde., Mailand 1982.
Erwin Panofsky, »Idea«, Ein Beitrag zur Begriffsbestimmung der älteren Kunsttheorie, Leipzig-Berlin 1924.
Terisio Pignatti, Giorgione, Mailand 1978.
Carlo Pirovano, (Hrsg.), Raffaello in Vaticano – Raffaello a Firenze, Ausst.-Kat., 2 Bde. Vatikan und Palazzo Pitti; Mailand 1984.
Andreas Prater, Jenseits und diesseits des Vorhangs, Bemerkungen zu Raffaels »Sixtinischer Madonna« als religiöses Kunstwerk, in: Münchner Jahrbuch der bildenden Kunst, 3. Folge Bd. XLII, München 1991, S. 117–136.
ders., Mantegnas »Cristo in Scurto«, in: Zeitschrift für Kunstgeschichte, Bd. 48, 1985 Heft 1, S. 279–299.
W.R. Rearick und Terisio Pignatti, The Art of Paolo Veronese 1528–1588, Ausstellungs-Kat. National Gallery of Art, Washington 1988.
Robin Richmond, Michelangelo und die Sixtinische Kapelle; Freiburg i. Br., Basel, Wien 1993.
Giles Robertson, Giovanni Bellini, Oxford 1968.
Marcel Röthlisberger, Studi du Jacopo Bellini, Venezia 1960.
David Rosand, Titian, New York 1978.
Marco Rosci, Leonardo, Mailand 1976.
Mario Salmi, (Hrsg.): Raffaello, L'Opera, Le Fonti, La Fortuna, Novara 1968.
Emil Schaeffer, (Hrsg.), Raffaels Sixtinische Madonna als Erlebnis der Nachwelt (Anthologie), Dresden 1927 und 1956.
Armando Schiavo, Michelangelo, nel complesso delle sue opere, 2 Bde., Rom 1990.
Norbert Schneider, Porträtmalerei, Köln 1992.
Paul Schubring, Die Kunst der Hochrenaissance in Italien, Berlin 1926.
Le Siècle de Titien. L'âge d'or de la peinture à Venise, Ausstellungskatalog, Paris 1993.
Wilhelm E. Suida, Raphael, London ³1948.
Hans Tietze, Tizian, Leben und Werk, Wien 1936
ders., Titian, The Paintings and Drawings, London 1950.
ders., Tintoretto, The Paintings and Drawings, London 1948.
Charles de Tolnay, Michelangelo I–V, Princeton 1947–1960.
ders., Michelangelo Buonarroti, Persönlichkeit und Werk, Bd. 1, Würzburg 1964.
Ernst Ullmann, Leonardo da Vinci, New York 1975.
Francesco Valcanover, Carpaccio, Florenz 1989.
Giorgio Vasari, Lebensläufe der berühmten Maler, Bildhauer und Architekten, Übers. v. Trude Fein, Nachwort v. R. Steiner, Zürich 1974.
A. Venturi, Storia dell'Arte Italiana I–XI, Mailand 1901–1940.
Herbert von Einen, Michelangelo, Stuttgart 1959.
Jack Wasserman, Leonardo da Vinci, New York 1975.
Pietro Zampetti, Carlo Crivelli, Florenz 1987.
Roberto Zapperi, Paul III. und seine Enkel. Nepotismus und Staatsportrait, Frankfurt a. M. 1990.

ALEXANDER PERRIG
Vom Zeichnen und von der künstlerischen Grundausbildung

Jacopo Bellini:
B. Degenhart und A. Schmitt, Corpus der italienischen Zeichnungen 1300–1450, Teil II, Bde. 5–8, Berlin 1990.
A. Perrig, »Die theoriebedingten Landschaftsformen in der italienischen Malerei des 14. und 15. Jahrhunderts«, in: Die Kunst und das Studium der Natur vom 14. zum 16. Jahrhundert, hrsg. v. W. Prinz und A. Beyer, Weinheim 1987, 41–60.

Benvenuto Cellini:
Opere. Vita. Trattati. Rime. Lettere, a cura di B. Maier, Mailand 1968.
A. Perrig, Michelangelo-Studien IV: Die »Michelangelo«-Zeichnungen Benvenuto Cellinis, Frankfurt-Bern 1977.

Cennino Cennini:
Das Buch von der Kunst oder Tractat der Malerei des Cennino Cennini da Colle di Valdelsa. Übersetzt von A. Ilg, Wien 1888.
Il Libro dell'arte commentato e annotato da F. Brunello, Vicenza 1971.

Francesco da Barberino:
B. Degenhart und A. Schmitt, Corpus, Teil I, Bd. 1, 31–38.
S. Partsch, Profane Buchmalerei der bürgerlichen Gesellschaft im spätmittelalterlichen Florenz, Worms 1981, 79–87.

Jean Bourré:
L. Campbell, Renaissance Portraits. European Portrait-Painting in the 14th, 15th and 16th Centuries, New Haven-London 1990, Abb. 176.

Lorenzo Ghiberti:
I Commentarii, übersetzt von J. von Schlosser, Berlin 1911–12, I–II.
R. Krautheimer und T. Krautheimer-Hess, Lorenzo Ghiberti, Princeton ³1982.
A. Perrig, Lorenzo Ghiberti: Die Paradiesestür. Warum ein Künstler den Rahmen sprengt, Frankfurt/M 1987.

Künstlerausbildung:
S. Rossi, Dalle botteghe alle accademie. Realtà sociale e teorie artistiche a Firenze dal XIV al XVI secolo, Mailand 1980.

Laienzeichnung (siehe auch: Francesco da Barberino):
W. Kemp, »...einen wahrhaft bildenden Zeichenunterricht überall einzuführen«. Zeichnen und Zeichenunterricht der Laien 1500–1870. Ein Handbuch, Frankfurt a.M. 1979. (im Vorwort dieses erhellenden Buches der auf S. 421 zitierte Satz).

Leonardo da Vinci:
H. Ludwig, Lionardo da Vinci: Das Buch von der Malerei, Wien 1882.
J.P. Richter, The Literary Works of Leonardo da Vinci, New York ³1970, I–II; Leonardo da Vinci On Painting. A Lost Book (Libro A), reassembled from the Codex Vaticanus Urbinas 1270 and from the Codex Leicester by C. Pedretti, London 1965.
K. Clark, The Drawings of Leonardo da Vinci in the Collection of Her Majesty the Queen at Windsor Castle, London 1968–69, I–III.
C. Pedretti, The Literary Works of Leonardo da Vinci. A Commentary to J.P. Richter's Edition, Oxford 1977, I–II.
A. Perrig, »Leonardo: Die Anatomie der Erde«, Jahrbuch der Hamburger Kunstsammlungen, XXV, 1980, 51–80.
L.H. Heydenreich, B. Dibner, L. Reti, C. Zammattio, A. Marinoni, A.M. Brizio, M.V. Brugnoli, A. Chastel, Leonardo, der Erfinder, der Forscher, der Künstler, Stuttgart-Zürich 1981.

Michelangelo:
C. de Tolnay, Corpus dei disegni di Michelangelo, Novara 1975–80, I–IV.
A. Perrig, Michelangelo-Studien I, Michelangelo und die Zeichnungswissenschaft – Ein methodologischer Versuch, Frankfurt-Bern 1976.
ders., Das Münchener Blatt mit der Kopie nach Masaccios 'Zinsgroschen'-Fresko und die Methoden der Michelangelo-Forschung«, Kritische Berichte, X, 1982, 3–35.
ders., Michelangelo's Drawings – The Science of Attribution, New Haven and London 1991.
ders., »Zeichne, Antonio, zeichne«, Antiquitäten-Zeitung, XXI, Nr.19, 10. Sept. 1993, 569–71.

Modellstudie:
C. Ragghianti e G. Dalli Regoli, Firenze 1470–1480, Disegni dal modello. Pollaiolo, Leonardo, Botticelli, Filippino, Pisa 1975.

Musterbuch:
R.W. Scheller, A Survey of Medieval Model Books, Haarlem 1963.
J.G. Ruston, Italian Renaissance Figurative Sketchbooks, 1450–1520, Phil.Diss. University of Minnesota, 1976.

Sinopien:
U. Procacci, Sinopie ed affreschi, Mailand 1960.
Fresken aus Florenz, Kat. der Ausst. im Haus der Kunst, München 1969.

Zeichnung (13.–16. Jahrhundert):
B. Degenhart und A. Schmitt, Corpus der italienischen Zeichnungen 1300–1450, Teile I–II, Berlin 1968–80.
M.W. Evans, Medieval Drawings, London 1969.
F. Ames-Lewis, Drawing in Early Renaissance Italy, New Haven-London 1981.
W. Strauss and T. Felker, Drawings Defined, New York 1987.
G.C. Sciolla (Hrsg.), Il Disegno. Forme, tecniche, significati, Mailand 1991.
E. Cropper (Hrsg.), Florentine Drawing at the Time of Lorenzo the Magnificent. Papers from a Colloquium held at the Villa Spelman, Florenz 1994.

Personenindex

Abbate, Niccolò del (1512–1571) 348
Acciaiuoli, Niccolò 266
Aelst, Pieter van 337
Aertsen, Pieter (um 1507/08–1575) 413
Agnolo, Battista d' 179
Alamagno, Giovanni 350
Alberti, Catelana degli 92
Alberti, Leon Battista (1404–1472) 12, 15, 23, 98, 100, 106ff., 112ff., 117, 121ff., 147, 160, 170, 200, 260, 264f., 336, 338, 341, 353, 363, 375, 431, 439
Albizzi, Rinaldo degli 263
Aldobrandini, Giovanni 114
Alessandro 231
Alexander VI. 298
Alfonso I. 208
Alfons von Aragon 124
Alighieri, Dante (1265–1321) 24, 60, 89, 266, 308, 319, 331, 352, 421
Almerico, Paolo 174
Amiens, Colin d' 422
Ammannati, Bartolomeo (auch Ammanati) (1511–1592) 232, 348
Ancono, Ciriacus von 359
Andrea da Firenze s. Firenze, Andrea da
Angelico, Fra (eigentl. Fra Giovanni da Fiesole) (um 1387–1455) 246f., 249f., 253, 258, 264f., 273, 304, 335
Antico (eigentl. Pier Jacopo Alari Bonacolsi) 214ff.
Antonio Tatti, Jacopo d' 228
Appiano, Semiramide d' 284
Aquila, Branconio d' 140
Aquin, Thomas von (um 1225–1274) 75, 80
Arca, Niccolò dell' (eigentl. Niccolò d'Antonio) (um 1435–1494) 208f.
Archimedes 335
Arcimboldo, Giuseppe (1527–1593) 343, 386
Arculf 416, 421
Aretino, Pietro (1492–1556) 136, 316, 330, 386, 398, 401, 404
Aretino, Spinello 86, 91
Arezzo, Niccolò d' 177
Aristoteles (384–322 v.Chr.) 300, 335, 389
Arius 84
Arnoldi, Alberto 26
Arnolfini, Giovanni 361
Arnolfo di Cambio s. Cambio, Arnolfo di
Assisi, Franz von (1182–1226) 23, 36, 45
Augustus 109
Avalos, Alfonso d' 410
Averroes 84

Bacon, Roger (um 1220–1292) 49ff., 67, 72, 86, 106, 419, 421
Badile, Antonio 409
Baldese, Ambrogio di 86
Banco, Maso di 74
Banco, Nanni di (um 1375–1421) 27, 100, 104f., 184f., 187, 189f., 199, 210
Bandinelli, Baccio (1493–1560) 230ff., 236
Barbaro, Daniele 171
Barbaro, Marcantonio 161, 171, 173
Barberino, Francesco da (1264–1348) 422
Barna 65
Bartolo, Andrea di 91
Bartolo, Domenico di (um 1400/10–1461) 293
Bartolo, Nanni di 186
Bartolommeo, Fra (1472–1512) 330, 332, 338, 347, 435
Bartolommeo, Michelozzo di (1396–1472) 15, 100, 107, 109, 113f., 120f., 126, 128, 210, 249, 351
Basinio 352
Bassano, Jacopo 410
Bassano, Leandro (1557–1622) 355, 401, 410, 413
Bastiani, Lazzaro 338
Battiferri, Laura 232, 348
Beethoven, Ludwig van 310
Bellincioni, Bernardo 375
Bellini, Gentile (1429–1507) 354f., 358, 362, 366, 393
Bellini, Giovanni (gen. Giambellino) (um 1430–1516) 355, 358f., 361ff., 365ff., 388, 392f., 396
Bellini, Jacopo (um 1400 – um 1470/71) 338, 352, 354f., 358, 371f., 425, 428
Bellini, Nikolosia 355
Bembo, Pietro (1470–1547) 136
Berlinghieri, Bonaventura 37
Bernini, Gianlorenzo (1598–1680) 214
Bessarion 270
Bibbiena (eigentl. Bernardo Dovizi) (1470–1520) 136
Bicci, Lorenzo di 88
Bilhères de Lagraulas, Jean 226
Biondo, Giovanni del 86, 91
Boccaccio, Giovanni (1313–1375) 74, 266, 283
Bologna, Giovanni da s. Giambologna
Boltraffio, Giovanni (1467–1516) 375
Bonacolsi, Pier Jacopo Alari s. Antico
Bonaiuti, Andrea 83, 86, 91, 93, 419
Bonamico di Martino s. Buffalmacco
Bondone, Giotto di (um 1266–1337) 49, 58ff., 62, 65, 67, 68, 70, 72f., 75, 78, 85, 89, 106, 241, 246, 258, 351f., 417
Bonifaz VIII. 262
Bordone, Paris (1500–1571) 404
Borgia, Duca Valentino Cesare 314
Borgia, Francesco 151
Borgognone 371
Borromeo, Carlo 161f.
Bosch, Hieronymus (um 1450–1516) 331
Botticelli, Sandro (eigentl. Alessandro di Mariano Filipepi) (um 1415–1510) 220, 274, 276ff., 282ff., 289ff., 294f., 297, 310, 321, 335, 361ff., 373
Botticini, Francesco 274
Boucher, François (1703–1770) 385, 413
Bourré 422
Bramante, Donato (um 1444–1514) 107, 115, 119, 125, 130ff., 136f., 141, 144, 146f., 158, 164, 168, 223, 228, 296, 317, 332, 335, 337, 371ff.
Bramantino (eigentl. Bartolomeo Suardi) (1465–1530) 365, 371
Brancacci, Felice 240f., 244
Brandini, Michelangelo 230, 232
Braye, Guillaume de 47
Brienne, Walter de 73
Bronzino, Agnolo (1503–1572) 343, 347f.
Brunelleschi, Filippo (1377–1446) 15, 35, 100f., 104ff., 113, 115, 120, 122, 128, 139, 147, 177ff., 190, 245, 366, 422, 430
Bruni, Leonardo (um 1370–1444) 200, 420f.
Bufalini, Niccolò di Manno 298
Buffalmacco (eigentl. Bonamico di Martino) 75f., 91, 417
Buon, Bartolomeo (1440–1529) 157
Buonarroti, Michelangelo (eigentl. Michelagniolo di Ludovico di Lionardo di Buonarroti Simoni) (1475–1564) 130, 132, 139, 141, 143f., 146f., 168ff., 197, 204, 212, 214, 218ff., 223f., 226f., 230, 232, 236f., 246, 279, 290, 294, 301, 305f., 308ff., 314, 316, 317ff., 321f., 329ff., 335ff., 341ff., 347, 375, 392, 404, 416, 434,f., 438f.
Buoninsegna, Duccio di (um 1250/60–1318) 42ff., 62f., 65, 68ff., 78, 106, 363
Burgund, Gebhard von 16
Buschetto 18
Buti, Lucrezia 290
Butinone, Bernardin 365

Calabria, Alfonso di 294
Calixtus II. 269
Cambio, Arnolfo di 25f., 28, 47, 88
Cambrensis, Giraldus (um 1146–1223) 421
Camerino, Jacopo da 52
Campin, Robert 258
Carafa 290ff.
Caravaggio (eigentl. Michelangelo Merisi, Amerighi da Caravaggio) (1573– 1610) 336, 385
Carducci, Giovanni 266
Caron, Antoine 348
Caroto, Giovanni Francesco (um 1480–1546) 382, 409
Carpaccio, Vittore (1455–1526) 354, 361ff.
Carracci, Agostino (1557–1602) 440
Carracci, Annibale (1560–1609) 440
Carracci, Ludovico (1555–1619) 440
Carrara, Ubertino da 422
Carus, Carl Gustav (1789–1869) 337
Casale, Ubertino di 60
Castagno, Andrea del (um 1421–1457) 264ff., 275f., 350, 372
Castiglione, Baldassare (1478–1529) 308, 422
Cavalieri, Tommaso de' 439
Celano, Tommaso da 36, 49
Celle, Giovanni delle 74
Cellini, Benvenuto (1500–1571) 230ff., 236, 235, 337, 438f.
Cellini, Giovanni 232
Cennini, Cennino (um 1370 geb.) 87f., 93, 204, 417ff., 423, 425, 428f., 439
Chabanne, Adémar de (um 988–1034) 421
Chiericati, Girolamo 169f.
Chigi, Agostino 136
Christus, Petrus (um 1410/20–1472/73)
Chigi, Agostino 336
Cicero 125
Cima, Giovanni Battista (um 1460 – um 1517/18) 365, 392
Cimabue, Giovanni (eigentl. Cenni di Peppo) (um 1240 – nach 1302) 58, 75, 352, 363
Cione, Andrea di 75
Cione, Benci di 30, 88
Cione, Jacopo di 86
Cione, Nardo di 86
Ciuffagni, Bernardo 185
Clairvaux, Bernhard von 116f
Clemens IV. 50
Clemens VII. 142, 230f., 385f
Cock, H. 152
Codussi, Mauro (1440–1504) 159, 167f
Colalucci, Gianluigi 322
Colle Val d'Elsa, Simone di 177
Colombini, Giovanni 74
Condi, Giovanni 167
Condivi, Ascanio 310
Conegliano, Cima da (um 1459–1517) 361
Corboli, Girolamo 266
Cornaro, Alvise 171, 173
Cornaro, Catarina 358
Cornaro, Giovanni 167

Correggi 366
Correggio (eigentl. Antonio Allegri) (um 1489–1534) 310, 376, 383, 385, 386
Cortona, Elias von 36ff., 62
Cosimo, Piero di (eigentl. Piero di Lorenzo) (1462–1521) 305f., 321
Cossa, Francesco del (um 1435/36 – um 1477/78) 376, 380
Costa, Lorenzo (um 1460–1535) 354, 367, 377
Courajod, Louis 238
Cousin, Jean 348
Credi, Lorenzo di 274, 429
Cristofano, Michelangelo 91
Crivelli, Carlo (um 1435/40 – um 1495) 361ff.
Cronaca, Il 123
Curtius, E.R. 342

Daddi, Bernardo 27, 74f., 78f.
Dante Alighieri s. Alighieri, Dante
Datini, Francesco s. Marco Datini
Diamante, Fra 290
Dianti, Laura de 393
Diotisalvi 20
Doffo 86
Dolci, Giovanni de' 294
Dominikus 38
Donatello (eigentl. Donato di Niccolò di Betto Bardi) (1386–1466) 27, 100, 104f., 107f., 184ff., 189f., 192, 195ff., 199f., 204, 210f., 218, 220, 236, 266, 290, 293, 314, 317, 351, 366, 367, 401, 429, 430
Dosi, Giovanni Antonio 137
Dossi, Dosso (um 1489/90 – um 1542) 344, 381f.
Dubroeucq, Jacques 236
Duccio, Agostino di (1418 – nach 1481) 200, 204, 220
Duccio di Buoninsegna s. Buoninsegna, Duccio di
Dürer, Albrecht (1471–1528) 344, 350, 366, 371, 400
Dvoràk, Max 342

Este, Alfonso d' 393
Este, Ginevra d' 351
Este, Ippolito d' 232
Este, Isabella d' 215, 219, 367
Este, Lionello d' 108, 352
Eugen IV. 265
Eugenius IV. 108
Euklid 106
Eyck, Jan van († 1441) 258, 359, 361

Fabriano, Gentile da (eigentl. Gentile di Niccolò di Giovanni Massi) (um 1360/70–1427) 238ff., 253, 258, 264, 298, 335, 355, 358, 429
Fano, Girolamo da 330
Farinati, Giambattista (gen. Zelotti) 409
Farnese, Alessandro 151, 398
Farnese, Piero 418
Fazio, Bartolomeo (1400–1457) 359
Feliciani, Feliciano 425
Feltre, Vittorino da (1378–1446) 422f., 431
Ficino, Marsilio (1433–1499) 283f.
Fiesole, Mino da 204
Filarete, (eigentl. Antonio di Pietro Averlino) (um 1400– 1469) 115, 119, 212
Finiguerra, Maso 425
Fioravante, Neri di 26
Fiorentino, Rosso (eigentl. Giovanni Battista di Jacopo di Guasparre) (1494– 1540) 343f., 347
Firenze, Andrea da (um 1320 – nach 1377) 26
Foppa, Vicenzo 371
Forlì, Melozzo da (1438–1494) 306, 331, 371
Fragonard 385
Francesca, Piero della (1415/20–1492) 106, 115, 124, 268ff., 273f., 294f., 300, 306, 335, 367, 371
Francesco I. 93f
Francesco, Simone di 26
François I. 410
Franz I. 230, 236, 316, 347f.
Franziskusmeister 50
Fredi, Bartolo di 74f., 91
Fréminet, Martin 348
Friedrich Barbarossa 33
Friedrich II. 24, 33f., 46, 93, 113, 120f., 124, 128, 429

Gaddi, Agnolo (um 1350–1396) 86ff., 91, 95, 418f
Gaddi, Giovanni 86, 228
Gaddi, Taddeo (1366 gest.) 26, 72, 75, 86, 88, 91, 93
Gafurio 375
Galli, Jacopo 219, 226
Gama, Vasco da 171
Gambacorta, Pietro 74
Gambello, Antonio 159, 161
Gamberelli s. Rossellino, Antonio
Gauricus, Pomponius (gest. 1492) 228
Gent, Justus van 273, 331
Ghiberti, Lorenzo (1378–1455) 15, 27, 65, 72, 89, 102, 177ff., 184, 187, 189, 199, 246, 261, 419f., 422, 430, 434
Ghirlandaio, Domenico (1449–1494) 218, 274, 278, 279, 286, 289f., 312, 317, 321, 335, 359, 373, 435
Giambologna, (eigentl. Giovanni Bologna bzw. Jean de Boulogne) (1529–1608) 217, 236, 344
Gianpetrino 375
Giocondo, Fra Giovanni (um 1433–1514) 137f.
Giorgio, Francesco di (1439–1501/02) 112f., 115, 123, 131, 293, 331
Giorgione (eigentl. Giorgio oder Zorzo Barbarelli) (um1477/78–1510) 310, 341, 350, 363, 381, 385, 388f., 392f., 396ff.
Giottino 86
Giotto di Bondone s. Bondone, Giotto di
Giovanni, Bertoldo di 218
Giovanni, Ludovico di 84
Giovanni Fei, Paolo di 91
Giovanni Tedesco, Piero di 88
Giovio 136
Giusto, Andrea di 261
Goes, Hugo van der 286, 289, 292, 359
Goethe, Johann Wolfgang von 174, 232, 337
Gombrich, Sir Ernst 342
Gonzaga, Federigo 146, 335
Gonzaga, Ludovico 114f., 215
Gonzaga, Margherita 351
Gozzoli, Benozzo (1420–1498) 91, 253
Grassi, Giovanni de' 351
Greco, El (eigentl. Dominico Theotocopuli) (um 1541–1614) 344, 404, 408
Gregor der Große 50, 74
Gregor X. 86
Gregor XI 86
Gregorovius, 130
Grillparzer, Franz (1791–1872) 337
Grimani, Domenico 228
Grimani, Girolamo 169
Grosseteste, Robert 106
Guarino 352
Guglielmo 47
Guglielmus 18

Hals, Frans (um 1581/85–1666) 393
Hawkwood, John 261f., 418
Hebbel, Friedrich (1813–1863) 337
Heemskerck, Marten van 124, 143, 219
Hocke, Gustav René 342
Hollanda, Francesco de (1517–1584) 329
Honorius III. 22, 286
Hy, Adamnanus von (ca. 624–704) 416, 421

Ingres, Dominique 376
Innocenz VIII. 134
Innozenz III. 22

Jacobus, Meister 39
Jefferson 128
Johannes XXII. 75
Julius II. 130ff., 136ff., 139, 147, 212f., 220, 223, 317, 319, 329, 330, 335, 337

Karl der Große 15
Karl V. 142f., 147, 392, 400, 410
Konstantin 13, 109, 116, 125, 147, 289
Kopernikus 310

Labeo, Notker (um 950–1022) 421
Lama, Guasparre del 277f.
Landino, Cristoforo 89
Lapo di Lizio Guidalotti 84
Lapo Ghini, Giovanni di 26
Lapo Guidalotti, Buonamico di 80, 83
Laurana, Francesco (um 1420–1503) 208
Laurana, Luciano (gest. 1479) 123f.
Lenbach, Franz von (1836–1904) 392
Leo X. 136ff., 142, 144, 147, 223, 230
Leopardi, Alessandro 211
Lippi, Filippino (um 1457–1504) 240, 274, 290ff.
Lippi, Fra Filippo (1400–1469) 253, 258ff., 264, 277, 290f., 293, 350
Lippo 91
Lombardo, Antonio (um 1458–1516) 210, 228
Lombardo, Pietro (um 1435–1515) 160, 209f., 228
Lombardo, Tullio (um 1455–1532) 169, 210, 228
Loredan, Andrea 167
Loredan, Leonardo 358f., 361
Lorenzetti, Ambrogio (um 1348 gest.) 65, 74f., 293, 417
Lorenzetti, Pietro (um 1280–1348) 65, 68ff., 293
Lorenzo, Bicci di (1370–1427) 269
Lorrain, Claude (1600–1682) 425
Lotto, Lorenzo (um 1480–1556) 341, 396, 398f., 404
Loyola, Ignazio di 151
Lucari, Bonaguida 40
Ludovico il Moro 314
Ludwig XI. 422
Ludwig der Große von Ungarn 94f.
Luini, Bernardino (um 1475–1531/32) 371, 375f.
Lupi di Soragna, Bonifacio 93f., 96
Luther, Martin (1483–1546) 13f.

Maiano, Benedetto da (1442–1492) 123, 204
Makart, Hans (1840–1884) 392
Malatesta, Sigismondo 268, 351f.
Malpiero, Pasquale 159
Manetti, Antonio 105, 107, 114
Manfred, König von Sizilien 42
Mann, Thomas 167
Mantegna, Andrea (1431–1506) 350f., 354f., 361f., 366f., 370ff., 376, 383, 388
Maragone 19
Marcovaldo, Coppo di 41, 45
Margherita, Monna 89
Marco Datini, Francesco di 89
Martial 141
Martini, Simone (1284–1344) 45, 65, 68ff., 73
Masaccio (eigentl. Tommaso di Ser Giovanni Casai) (1401 – um 1428) 107f., 240ff., 244ff., 258f., 291, 293, 299
Masolino s. Panicale, Masolino da
Maturanzio, Francesco 296
Maxentius 289
Mazzoni, Guido 208f
Medici, Bernardo de' 266
Medici, Cosimo I. (1519–1574) 236
Medici, Cosimo der Ältere (1389–1464) 178, 190, 204, 224, 236, 249f., 253, 258, 261ff., 266, 278
Medici, Giovanni de' (1421–1463) 289
Medici, Giuliano de' (1453–1478) 315
Medici, Giuliano de' (1478–1516) 138, 224, 289
Medici, Lorenzo de' (gen. Lorenzo il Magnifico) (1469–1492) 113, 137, 204, 218, 253, 282, 286, 289f., 297, 300
Medici, Lorenzo de' (1492–1519) 139, 224
Medici, Lorenzo di Pierfrancesco de' (1463–1503) 300
Medici, Piero de' (1472–1503) 115, 204, 253, 264, 275, 289
Megenberg, Konrad von (1309–1374) 421
Memling, Hans 361
Menabuoi, Giusto de' 93
Messina, Antonello da 359, 361, 363, 396, 398
Michelangelo Buonarroti s. Buonarroti, Michelangelo
Michele di Francesco de' Cioni, Andrea di 210
Michelino, Domenico di 6
Michelozzo di Bartolommeo s. Bartolommeo, Michelozzo di
Milano, Giovanni da 84, 86
Milano, Pietro da 208
Miles, George H. 337
Mini, Antonio (1506–1533) 439
Mirandola, Pico della 354
Mocenigo, Pietro 210
Modena, Tommaso da 91f.
Monaco, Lorenzo (um 1370–1423/24) 91, 249
Monet, Claude 392
Montefeltro, Federico da 123f., 128, 268, 273f., 306, 331
Montefiore, Gentile da 70
Montorsoli, Giovanni Angiolo 230, 232
Moretto da Brescia, Alessandro (um 1498–1554) 396, 398ff.
Moroni, Giovanni Battista (um 1520/25–1578) 398, 400
Moulins, Jean de 78
Mozart, Wolfgang Amadeus 310
Murano, Antonio da 350
Mylius 392

Naldini, Giovan Battista 143
Nardo, Mariotto di 91
Nelli, Pietro 86
Niccoli, Niccolò (1364–1437) 420
Niccolò, Lorenzo di 86
Nikolaus II. 16

Nikolaus III. 50, 52, 419
Nikolaus IV. 52
Nikolaus V. 12ff., 108, 115, 119, 124, 130f., 269

Odoni, Andrea 399
Oggioni, Marco d' 375
Opere, Francesco delle 297
Orcagna, Andrea 26f., 75, 77f., 86, 88, 351
Orsini, Napoleone (Kardinal) 67

Pacioli 375
Palladio, Andrea, (eigentl. Andrea di Piero) (1508–1580) 115, 128, 133, 143, 156, 159, 161f., 164f., 170f., 173f., 296, 410
Palma il Vecchio (eigentl. Jacopo Negreto) (um 1480–1525) 385, 393, 398, 404
Panicale, Masolino da (um 1383 – vor 1447) 240ff., 291
Panofsky, Erwin 342
Paolo, Giovanni di (1403–1482) 293
Paris, Matthew (um 1200–1259) 421, 429
Parmigianino (eigentl. Girolamo Francesco Mazzola) (1503–1540) 343, 385f., 404, 409
Passavanti, Fra Jacopo 83
Paul II. 125
Paul III. 143f., 147, 223, 329
Paul IV. 330
Peckham, John (um 1240–1492) 49, 51, 421
Pedemuro, Giovanni da 164
Penni, Francesco 341
Perikles 296
Perugino, Pietro (eigentl. Pietro Vannucci) (1448–1523) 228, 274, 279, 282, 286, 294ff., 304, 321, 331f., 359
Peruzzi, Baldassare (1481–1536) 132, 136, 144, 146, 335
Pesaro, Jacopo 396
Pesellino (eigentl. Guiliano Arrighi) 121, 275, 418
Petrarca, Francesco (1304–1374) 73f., 93f., 212, 266
Philipp II. 392
Piccolomini, Enea Silvio 299
Pierfrancesco, Lorenzo di 282ff.
Piero, Andrea di 156
Piero della Francesca s. Francesca, Piero della
Pietro, Giovanni di 92
Pietro Gerini, Niccolò di 86, 89, 91
Pietro Lamberti, Niccolò di 177, 185
Pino, Paolo 388
Pinturicchio (eigentl. Bernardino di Betto di Biagio) (1454–1513) 294, 298ff., 321
Piombo, Sebastiano del (um 1485–1547) 136, 389, 392
Pippi, Giulio s. Romano, Giulio
Pisanello (eigentl. Vittorio Pisano) 238, 264, 351ff., 355, 359, 371, 396, 429
Pisano, Andrea 15, 74, 176, 186
Pisano, Giovanni (um 1250 – nach 1314) 28, 30, 47, 69
Pisano, Giunta 37
Pisano, Niccolò (um 1225 geb.) 25, 28, 46f., 69, 176f., 179f.
Pitati, Bonifazio de' 404
Pius II. 119, 124, 128, 269, 299
Pius III. 298
Platina 306
Platon 300, 335
Plinius 140, 173, 213f.
Plutarch 304
Polizian, Angelo (eigentl. Angiolo Ambrogini) (1454–1494) 282f., 289, 306
Pollaioulo, Antonio del (um 1430–1498) 121, 275ff., 300, 434, 435
Pollaioulo, Piero del (um 1443–1496) 121, 275, 276
Pontano, Teobaldo da 67
Ponte, Giovanni del 89
Pontormo, Jacopo (eigentl. Jacopo Carrucci) (1494–1557) 305, 343, 347
Porta, Giacomo della 147, 152
Portinari, Tommaso 289
Poussin, Nicolas (1594–1665) 366
Predis, Giovanni Ambrogio de (1455–nach 1508) 375
Primaticcio, Francesco (1504–1570) 200, 348
Pucci, Antonio 289
Puccio, Piero di 91
Pugliese, Piero di Francesco del 291

Quercia, Jacopo della (eigentl. Jacopo di Pietro) 91, 177, 198, 199

Raffael s. Santi, Raffaelo
Rainaldus 18
Rainierius 15
Ravenna, Severo da 217
Rembrandt Harmensz van Rijn (1606–1669) 385, 393
Riario, Raffaello 125, 219
Riccio, Andrea 217
Ridolfi, Carlo 404, 409
Riegl, Alois 342
Rinuccini, Cino 89
Rizzo, Antonio 209f
Rivalto, Giordano da 62
Robbia, Andrea della (1435–1525) 200
Robbia, Giovanni della (1469 – nach 1529) 200
Robbia, Girolamo della (1488–1566) 200
Robbia, Luca della (um 1399/1400–1482) 190, 192, 199f., 293
Romano, Giulio (um 1499–1546) 140f., 146, 335, 337, 341, 376, 381, 385, 409
Rosselli, Cosimo (1439–1507) 138, 279, 286, 306, 321
Rossellino, Antonio (eigentl. Antonio di Matteo di Domenico Gamberelli) 200, 202, 205
Rossellino, Bernardo (1409–1461) 119, 122, 125, 200
Rottenhammer, Hans (1564–1625) 401
Rotterdam, Erasmus von 132, 142f.
Rovere, Francesco Maria della 158
Rovere, Giuliano della 130, 214
Rubens, Peter Paul (1577–1640) 366, 392
Rucellai, Giovanni 108, 121ff., 125
Rudolph II. 386
Runge, Philipp Otto (1777–1810) 337
Rustici 315

Sabellius 84
Sacchetti, Franco 75
Salisbury, Johann von 117
Salutati, Coluccio 10, 98
Sangallo der Ältere, Antonio da 133
Sangallo der Jüngere, Antonio da (1485–1546) 133, 137f., 143f.
Sangallo, Giuliano da (1445–1516) 112f., 123, 125, 128, 131ff., 138f., 158, 212, 296, 317
Sanmicheli, Michele (1484–1559) 156, 158f., 169, 171
Sansovino, Andrea (1460–1529) 228
Sansovino, Francesco 156
Sansovino, Jacopo (1486–1570) 139, 156ff., 162, 164, 167f., 171, 228, 232
Sant'Agata, Francesco da 215
Santi, Andriolo de' 93
Santi, Giovanni 331
Santi, Raffael (eigentl. Sanzio Raffaelo Santi) (1483–1520) 130, 133f., 136f., 139ff.,146, 168, 228, 296ff., 306, 308, 310, 319, 331, 332, 335ff., 341, 344, 347, 375f., 386
Salvoldo, Giovanni Girolamo (um 1480–nach 1548) 404
Sarto, Andrea del (eigentl. Andrea d'Agnolo) (1486–1530) 330, 338, 341, 347
Sassetta, Stefano (1392–1450) 293f.
Sassetti, Federigo 289
Sassetti, Francesco 286, 289
Savonarola, Girolamo (1452–1498) 284f., 297, 338
Scamozzi, Vicenzo 162, 169
Schiavo, Paolo 266
Schiavone, Andrea 404
Schlegel, Friedrich (1772–1829) 337
Schopenhauer, Arthur (1788–1860) 337
Schröder, Rudolf Alexander 337f.
Scrovegni, Enrico 58, 60
Serlio, Sebastiano (1475–1554) 115, 130, 132f., 136f., 143, 146, 156, 159, 165, 169
Seta, Lombardo della 96
Settignano, Desiderio 200, 204, 210
Sforza, Battista 274
Sforza, Francesco 373
Sforza, Ludovico 118
Signorelli, Luca (um 1445–1523) 300f., 304, 305, 317, 321, 331
Siena, Guido da 41
Simone di Francesco s. Francesco, Simone di
Sixtus IV. 279, 282, 294, 298, 306, 317, 321
Soderini, Francesco 314
Soderini, Gonfaloniere 332
Sodoma, Il (eigentl. Giovanni Antonio Bazzi) (1477–1549) 136, 335
Spano, Pippo 266
Speme, Dietisalvi di 41
Squarcione, Francesco 362, 366
Starnina 91, 238
Stefano 75, 86, 91
Strozzi, Filippo 292
Strozzi, Lorenzo 239f.
Strozzi, Palla 238ff., 253
Stuck, Franz von (1863–1928) 392
Suger 30, 116f.
Suleiman I. 410

Talenti, Francesco 26
Talenti, Simone 88
Tasso, Domenico del 296
Thomas von Aquin s. Aquin, Thomas von
Tiepolo 355
Tintoretto (eigentl. Jacopo Robusti) (1518–1594) 343f., 355, 404f., 408ff.
Tizian Vecelli s. Vecelli, Tizian
Todeschini-Piccolomini, Francesco 299
Tolentino, Niccolò da 263f.
Tommaso Davizzi, Francesco di 92
Torriti, Jacopo 52, 54
Toskanischer Meister 418
Traversari, Ambrogio (1386–1438) 420
Tressa, Meister von 40
Trissino, Giangiorgio (1478–1550) 156
Tuornabuoni, Giovanni 290
Tura, Cosimo (um 1430–1495) 354, 361, 363f.

Uberti, Farinata degli 266
Uccello, Paolo (um 1397–1475) 106, 121, 261ff., 331, 350f., 429, 430
Utens, Giusto 257
Valambrino, Francesco di 177
Valmaranas, Giovanni Alvise 170
Vanni, Andrea 74, 91
Vannucci, Pietro 294
Vasari, Giorgio (1511–1574) 65, 91, 139, 144, 146, 185f., 189, 195, 197, 227f., 230f., 241, 261, 274f., 290, 292, 298, 305, 308, 310, 315, 335, 342, 343f., 347, 350, 355, 358, 361, 373, 376, 383, 385, 389, 434f.
Vecchietti, Bernardo 237
Vecelli, Tizian (um 1477 oder um 1488/90–1576) 136, 310, 316, 367, 381, 385, 388, 393, 395, 396ff., 400f., 404f., 408, 410
Velázquez, Diego Rodriguez de Silva y (1599–1660) 393
Vendramin, Andrea 228
Veneziano, Domenico (nachweisbar 1333–1358) 264f., 268, 269, 274, 293, 351, 365
Veneziano, Andrea 91
Vergerio, Pier Paolo (1370–1444) 422f.
Vergil, Publius 283, 300f., 389
Veronese, Paolo (eigentl. Paolo Caliari) (1528–1588) 173, 354f., 401, 408ff., 413
Verrocchio, Andrea del (eigentl. Andrea di Cione) (1435–1488) 27, 210, 211, 273, 276, 294f., 310, 312, 314, 336, 359, 373, 401
Vesalius, Andreas 435
Vespasian 289
Vignola, Il (eigentl. Giacomo Barozzi) 11, 151ff
Villani, Filippo 89
Villani, Matteo14, 35
Vinci, Leonardo da (1452–1519) 106, 119, 131, 133, 210, 220, 273, 305, 308, 310, 312, 314ff., 332, 335f., 338, 342f., 361, 371ff., 375f., 383, 385, 393, 396, 408, 434f., 438, 440
Visconti, Federigo 47
Viterbo, Egidio da 130
Vitruv 100, 112, 116f., 123, 130, 136, 141, 144, 159, 173
Vittoria, Alessandro 386
Vivarini, Alvise (um 1455– um 1504) 358, 361, 398
Vivarini, Bartolomeo (um 1432 – um 1499) 365
Volterra, Daniele da 227, 330
Voragine, Jacobus de 95

Wagner, Richard 167
Weyden, Roger van der (um 1399–1464) 258, 359, 361
Witelo 49, 51
Wittkower, Rudolf 112

Zenale, Bernardino (1517–1590) 371
Zevio, Altichiero da 93, 95f., 351, 355
Zuccari, Federico (um 1540–1609) 343
Zuccato, Sebastiano 393

Bildnachweis

Der Verlag dankt den Museen, Archiven und Fotografen für die erteilte Reproduktionsgenehmigung und die freundliche Unterstützung bei der Realisierung dieses Buches:

Alinari: 25 rechts, 28, 113 oben, 122 oben, 124 oben, 142 unten, 150 oben, 155 unten

Anders, Jörg P.: 133 unten links, 190, 205 oben rechts, 219 links, 259 oben, 301 unten, 404 unten

Archivio Fotografico Vasari: 51

Archivio I.G.D.A.: 19 unten

Artothek: 245 unten rechts (Joachim Blauel), 297 oben (Blauel/Gnamm), 338, 384 links, 397 oben, 409 unten (Josef S. Martin), 413 oben (Joachim Blauel)

Beyer (Atelier): 403

Bednorz, Achim: 9 unten, 13 oben, 19 oben, 20, 21, 23, 29, 31, 32, 34 unten, 88 oben, unten, 89 oben, unten, 101, 102 oben, unten, 109 oben, 110/111, 114 unten, 119, 123, 125 oben, , 125, 135, 143 unten, 145 oben, unten, 146 oben, 148 links, rechts, 149, 151 oben, 153 oben, unten links, unten rechts, 178 oben, 179 links, rechts, 184, 224 unten

Bencini, Raffaello: 2, 6, 38 oben, 42 oben, unten, 43, 44, 54, 55 links, rechts, 56, 57, 62, 76 oben, 79 oben, unten, 80 unten links, unten rechts, 81, 82, 90, 103, 109 unten, 118 unten, 121 unten, 122 unten, 128, 141 unten, 177 oben, unten, 178 unten, 180, 181, 182, 183, 185 rechts, 187, 188 links, 191, 193 oben links, oben rechts, unten, 196 oben, unten links, 198 rechts, 203 rechts, 211 unten, 219 rechts, 220, 221 rechts, 223 links, 224, 225, 226 rechts, 241, 242 links, rechts, 243, 244/45 oben, 246, 247, 254, 255, 256 rechts, 258 oben, 260 oben, unten, 264, 267 unten, 268 unten, 269, 270, 271 oben links, unten links, oben rechts, unten rechts, 273, 274, 275 unten, 278 oben, unten links, unten rechts, 279, 280, 281, 282, 283, 284 oben, 285 unten, 286 unten rechts, 291 oben, 311, 315 oben, unten, 331, 336 oben, 337, 342 links, rechts, 343 unten, 345 links, 346, 347, 364 links oben, 371 oben, 375 rechts, 391, 406, 408 unten

Böhm, Osvaldo: 59 unten rechts, 60, 61 oben links, oben rechts, unten links, unten rechts, 160 oben, unten, 164 oben, 167, 208, 228, 354 oben, 355 oben, 356, 362 oben, unten, 364 links unten, 365 oben, 394, 395, 409 oben, 413 unten, 415

© British Museum: 427, 430 oben

Bruchi, Bruno: 99 oben

The Governing Body, Christ Church, Oxford: 420 rechts

Claßen, Martin: 11, 155 oben
Degano: 206 unten

Edelmann, Ursula: 214, 216/217

Electra: 136 oben, unten, 138 unten, 140 links, rechts, 144 unten

Elemond Spa, Editiori Associati: 136 oben, 138, 140 rechts und links, 144 unten

Fantoni: 206 oben, 207

Giovetti, Giancarlo: 147 oben, unten, 368, 369, 378, 379

Haartsen, Tom: 424 oben

Istituto Centrale per il Catalago e la Documentazione: 137

Istituto Geografico De Agostini: 19 unten

Lensini, Fabio: 40 oben links, unten links, 41 oben, 45, 46, 48, 63 unten, 64 oben links, oben rechts, 65, 66 oben, unten, 67 oben, unten, 198 links, 294, 299, 417

Listri, Massimo: 126

McLean, Alick: 16, 24, 26, 27, 30 links, rechts, 33, 35, 91 unten, 154 unten links, 213 oben links, oben rechts, unten

Marton, Paolo: 18, 39, 80 oben, 91 oben, 104 oben, unten, 105, 107 unten, oben, 112 links, 127 oben, 129, 137 unten rechts, 156/57, 158, 159 unten, 161 oben, unten, 162, 163, 164 unten links, unten rechts, 165 oben, unten, 166, 168, 169 unten, oben, 170 oben, unten, 171, 172 173, 174 oben, unten, 175, 196 unten rechts, 197, 199, 209, 230, 232, 234, 235 oben, unten, 239 oben, unten, 266, 286 unten links, 287, 288, 309 unten, 331 unten, 348 unten, 414

The Metropolitan Museum of Art, All rights reserved: 275 oben, 412, 422 oben

Meyer Fachlabor Wien: 388 unten

Mezzanotte, Bernardino: 94, 95, 115 oben, unten, 120, 227, 300, 364 oben links, 370 oben, unten, 372 oben, 376, 404 oben

© Museo del Prado, Madrid, Derechos Reservados: 396, 408 oben

Naranjo, Jose A.: 367 oben

Reproduced by courtesy of the Trustees, The National Gallery, London: 268 links, 276, 285 oben, 313, 348 oben, 352, 355 unten, 357, 359, 361, 363, 366 oben, 366 unten, 398 oben, 399 links, 399 rechts, 400 oben

Orsi Battaglini, Nicolò: 218 rechts, 248, 249, 250 oben, unten, 251, 252, 253, 343 oben

© Photo/RMN.: 223 rechts, 258 unten, 290, 312, 314, 353, 354 unten, 367 unten, 373, 377, 384 rechts, 390, 411, 419 oben (Richard Lambert), 422 unten, 425 oben, 431 links

Photographie Giraudon, Paris: 305

Quattrone, Antonio: 293

Rabatti, Marco und Serge Domingie: 17, 22, 25 links, 36 unten rechts, 37, 47 oben, unten, 49, 50, 53, 68, 69, 70 oben, unten, 71 oben, unten, 72 rechts, 75, 76 unten, 77, 78, 85 links, rechts, 131, 132, 185 links, 186 links, Mitte rechts, 188 rechts, 189, 192 links, rechts, 194, 195, 200, 201, 203 links, 205 oben links, 205 unten links, 215, 221 links, 222 links, rechts, 236, 237, 261 links, rechts, 262, 263, 265 oben, 267 oben, 272 oben links, oben rechts, unten, 277 unten, oben, 286 oben, 289, 291 unten, 297 unten, 301 oben, 309 oben, 330, 340, 341, 345 rechts, 387 oben, 397 unten, 400 unten, 401 unten, 402

Rödel, Volker: 114 oben, 134 links

SCALA: 58, 59 oben, 64 unten, 97, 202, 211 oben, 226 links, 231 oben, 295, 296 oben, unten, 298, 302, 304, 306, 307, 323, 327, 328, 329, 332, 334, 335, 339, 360, 380, 381 unten, 382 unten, 385, 388 oben, 401 oben, 410 unten

Saporetti: 420 links

Sgrilli, Grazia: 121 oben, Mitte

Courtesy of the Vatican Museums.: 316/317 (A. Bracchetti/P. Zigrossi, 1993), 318–321 (A. Bracchetti/P. Zigrossi, 1992), 322 unten links (P. Zigrossi, 1990), 322 rechts, 324–326 (A. Bracchetti/P. Zigrossi, 1992)

Velo, Massimo: 210

Viani, Umberto: 431 rechts

Alle übrigen Abbildungsvorlagen stammen von den in den Bildlegenden genannten Institutionen oder aus den Archiven des Herausgebers und der Autoren.

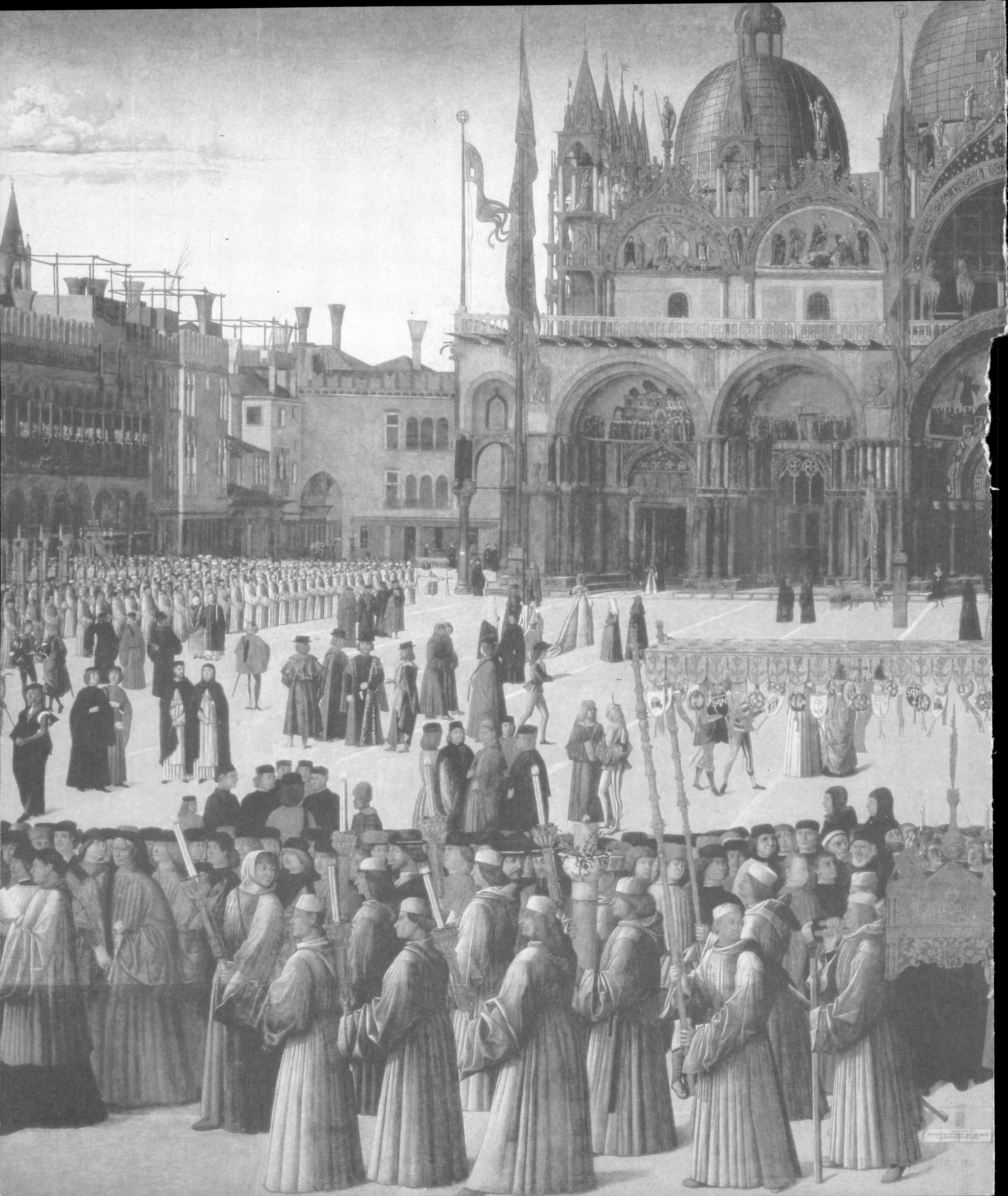